KB135671

제4판 제2권

김정룡 소화기계 질환

Ⅱ

제4판

김정룡

소화기계 질환

Diseases of Digestive System

2. 간질환의 임상적 접근
3. 담 · 췌질환의 임상적 접근

감수 · 편집
윤정환
김주성
류지곤

일조각

제4판 머리말

그간 많은 기초 및 임상 연구 결과가 집적되고 새로운 치료법과 신약의 개발을 통해 지식이 크게 늘어남에 따라 소화기학의 각 분야가 더욱 전문화되어 개정판을 발행해야 할 필요성이 커졌다. 제4판에서는 소화기학의 기본 이론과 함께 최신 지견을 최대한 반영하여 소화기계 질환에 관련된 지식을 습득하기 위한 교과서로뿐만 아니라 임상 진료에 유용한 지침서로도 활용할 수 있도록 집필하였다.

위장관 부문에서는 흔히 보는 증상과 징후에 대한 접근법과 복통, 장관 과다가스, 설사, 위장관 출혈의 내용을 제3판에 비하여 보완하여 기술했고, 병력 청취와 신체검진도 보완하였다. 최근에 위종양의 치료로서 중요성이 커진 내시경적 치료법을 새로 추가하여 상세히 다루었으며, 식도의 운동성 질환과 식도 종양, *Helicobacter pylori*, 흡수장애와 소장질환, 궤양성 대장염과 대장암도 최신 지견을 반영하여 기술하였다. 영양과 관련하여 영양공급의 내용을 보강했고, 임상적으로 중요성이 커지고 있는 비만을 추가로 포함하였다.

간 부문에서는 간질환의 병리학적 해석을 새로 추가하였고, 간경변증에 동반된 저나트륨혈증 및 간경변성 심근병증 등을 추가로 다루었다. 또한 간이식 후의 관리 및 이식 후 바이러스성 간염 재발의 예방 및 치료법을 새롭게 기술하였다. 기존의 간염 바이러스 감염 실태 및 검사실적 진단 부분은 급-만성 바이러스성 간염 단원과 통합했고, 간섬유화 및 문맥압항진증의 영상의학적 치료, 식도-위정맥 출혈의 치료, 간세포암종의 역학 및 분자생물학적 병인, 진단과 국소영역치료 및 전신치료, 유전성 소아 간질환 부분을 보강하였다.

담췌 부문에서는 이전 제3판에서 새로이 기술되었던 폐쇄성 황달의 병태생리, 담췌 질환의 임상적 평가 및 췌장의 외분비 기능검사와 영상학적 진단 및 비수술적 치료 부분을 보완하였고, 담췌부 악성 종양의 항암 화학요법의 최근 발전을 상세히 다루었다. 아울러, 최근 새롭게 각광 받고 있는 질환인 자가면역췌장염과 흔한 임상적 문제로 대두되는 췌장 낭성 종양을 상세히 기술하여 임상의에게 도움이 될 수 있도록 노력하였다.

바쁘신 중에도 좋은 책을 만들기 위해 노력하신 집필진과 제4판을 출간할 수 있도록 도와주신 일조각 임직원 여러분께 깊은 감사를 드린다.

2016년 5월

김정룡

제3판 머리말

제2판 발행 후 5년이 지나면서 의학지식의 발달과 더불어 내시경적 진단 및 치료법이라든지 영상의학기기의 발전으로 제3판을 발행해야 할 필요성을 느끼게 되었다.

질환의 증상과 징후의 분석, 그리고 병력 청취 등은 개정할 필요를 느끼지 않았으나 제3판에서는 각 장기 중심으로 병인에 기준하여 내용을 새로 첨가 기술하였다.

따라서 위장관 부문에서는 위 용종 및 상피하 종괴를 새로 기술하였을 뿐만 아니라 궤양성 대장염의 약물치료에 대한 자세한 설명을 첨가하였으며, 크론병, 식품 알레르기 및 호산구성 위장염, 항생제 연관 대장염 및 과민성 장증후군은 새로 기술하였고 항문질환에서는 항문 크론병을 첨가하였다.

간질환 부문에서는 Gilbert 증후군과 Dubin-Johnson 증후군, Rotor 증후군을 상세히 기술하였고 만성 바이러스성 간염은 B형과 C형을 분리 서술하면서 치료법을 상세하게 다루었다. 새로 쓰거나 보강한 부분은 복수 복막염, 간신증후군, 간질환과 동반된 폐증후군을 비롯하여 급성 간부전, 간세포암종의 진단과 국소영역치료 및 전신치료 편이며 윌슨병과 영양, 내분비 및 면역 질환과 전신감염성 간질환이다.

장기별 및 병인에 따라 질환을 다루었으므로 담·췌 부분에서 새로 기술한 부분이 제3판에서는 많아졌다. 췌장 외분비의 생화학적·생리학적 특성을 비롯하여 폐쇄성 황달의 병태생리, 담·췌질환의 임상적 평가 및 췌장 외분비 기능 검사와 영상의학적 진단, 핵의학검사, 내시경검사를 새로 기술하였고 담관배액술 및 중재적 치료와 내시경치료를 새로 첨가하였으며, 담석질환의 외과적 치료와 담낭 용종, 간담도계 기생충질환, 담관암, 팽대부 종양, 담도계 악성종양의 방사선치료를 새로 기술하였다. 췌장 부문에서는 내분비 종양을 새로 기술하였고 만성 췌장염과 췌장염의 외과적 치료를 첨가하였으며, 낭성종양에 대해서도 상세하게 기술하면서 많은 그림을 첨가하였다. 췌장암의 임상상 및 진단과 수술요법, 항암화학요법 및 방사선치료를 첨가하였다.

개정 쇄신판을 발간하도록 애쓰신 집필진에 감사드리며, 제3판을 출간할 수 있도록 노고를 아끼지 않으신 일조각 임직원 여러분께 심심한 사의를 표한다.

2011년 1월

김정룡

제2판 머리말

의학지식의 반감기는 5년이라는 정설이 있다. 초판이 나오고 나서 지난 5년 사이에 영상의학의 눈부신 발달은 더욱 정밀한 진단 기법을 제공하였으며 병인과 치료법에 있어서도 많은 발전이 있었다. 개정 쇄신판을 내야 할 시기가 된 것이다.

위장관의 해부학적 구조라든지 소화기병 환자에서 흔히 보는 증상과 징후 그리고 결핵성 장염이나 방사선 장염 등 몇 장은 개정할 필요를 느끼지 못했으나 그 밖의 대부분 장은 거의 모든 내용을 개정하였으며 과민성 장증후군이라든지 위의 폴립, 위선암 등은 새 원고로 대체하였고 영상의학에 대한 내용은 전부 교체하였다. 임상 경험을 축적하기 위하여 흥미 있는 증례 토의도 첨가하였다.

간의 구조와 기능 그리고 간질환 환자의 병력 청취는 개정할 필요가 없었으나, 그 밖의 장은 많이 수정하였고 원발성 가족성 간내 담즙정체와 혈색소증을 새로 첨가하였으며 비교적 도수가 높은 알코올을 섭취하는 음주문화가 확산됨에 따라 알코올대사와 알코올성 간질환을 전면 교체하였고, 독성간염과 간세포암의 국소 치료에 대한 내용도 전면 교체하였다. 또한 일선 병의원에서 드물지 않게 경험하고 있는 간농양을 새로 집필하였다.

담관계 기능장애, 총담관석, 담낭염, 담관계 종양, 췌장외분비의 생화학적·생리적 특성, 급성 췌장염, 만성 췌장염 그리고 췌장 낭성 종양은 전부 새로 기술하였다.

개정 쇄신판을 발간하도록 애써준 집필진에 감사드리며, 책다운 책을 만들기 위해 노고를 아끼지 않으신 일조각 직원 여러분에게도 심심한 사의를 표한다.

2005년 10월

김정룡

제1판 서문

나라마다 고유 질환이 있고 그 나라의 식이 및 환경에 따라 질병의 양상이 각각 다르게 나타난다. 우리나라에서도 예외는 아니다.

우리나라에서 소화기 전문의가 접하기 쉬운 질병의 양상도 경제사정이 좋아지면서 많이 변하였다. 1960년대와 1970년대에는 장내 기생충 감염이 가장 큰 문제였으므로 십이지장충 감염에 의한 빈혈이나 부종을 흔히 경험하였고, 회충의 위내 유입이나 총수담관 유입에 의한 급성 위 및 담관증상을 내시경으로 진단·치료하였다. 아메바성 간농양도 초음파 유도 없이 검진 후 배농하여 치료하는 상황이었다. 그때는 만성 간질환의 여러 원인 인자를 정확히 규명하지 못하였고, 췌·담관계 질환도 진단 방법의 미숙과 현재와 같은 진단기기가 없어 진단하기가 어려웠다. 그러나 이후 내시경의 발달과 초음파 및 전산화단층촬영의 진전으로 인해 위염이나 소화성 궤양 및 기생충 감염 질환, 담낭염, 만성 간염, 간경변증 등 흔한 질환의 진단 및 치료에 큰 성과가 있었다. 또한 조기 진단과 치료법의 발달로 암 환자들의 생존기간이 크게 향상되었다.

이에 장차 의사가 되려는 의학도나 소화기 전문의들에게 보여주어야 할 우리 나름의 소화기병 교과서의 필요성을 느꼈으며, 이제 경험을 바탕으로 한 지침서를 출간하게 되었다.

이 책에는 현재 우리가 쉽게 접할 수 없는 질환들은 다루지 않았으며, 또한 표기에 있어서 순수 우리말로 표현할 수 없는 일부 용어를 영어로 표기한 점이 유감스럽다. 각 질환별로 뒷부분에 이해와 실기를 돕기 위하여 수술과 병리 조직검사로 확진된 예들의 증례·토의를 덧붙였다.

앞으로 해가 거듭되면서 더 확실해진 내용들을 첨가하고 교정한 쇄신판이 거듭되기를 바라며, 출판에 서슴없이 애써주신 일조각 임직원들과 집필진에 깊은 감사를 드린다.

2000년 8월

김정룡

집필진

강건욱
서울대학교 의과대학 핵의학과, 서울대학교병원

강창현
서울대학교 의과대학 흉부외과, 서울대학교병원

고광철
성균관대학교 의과대학 내과, 삼성서울병원

고재성
서울대학교 의과대학 소아청소년과, 서울대학교병원

곽금연
성균관대학교 의과대학 내과, 삼성서울병원

김강모
울산대학교 의과대학 내과, 서울아산병원

김경아
인제대학교 의과대학 내과, 일산백병원

김나영
서울대학교 의과대학 내과, 분당서울대학교병원

김병관
서울대학교 의과대학 내과, 서울특별시보라매병원

김상균
서울대학교 의과대학 내과, 서울대학교병원

김선회
서울대학교 의과대학 외과, 서울대학교병원

김영호
성균관대학교 의과대학 내과, 삼성서울병원

김용태
서울대학교 의과대학 내과, 서울대학교병원

김유선
인제대학교 의과대학 내과, 서울백병원

김윤준
서울대학교 의과대학 내과, 서울대학교병원

김재규
중앙대학교 의과대학 내과, 중앙대학교병원

김재성
서울대학교 의과대학 방사선종양학과, 분당서울대학교병원

김재준
성균관대학교 의과대학 내과, 삼성서울병원

김주성
서울대학교 의과대학 내과, 서울대학교병원

김지원
서울대학교 의과대학 내과, 서울특별시보라매병원

김　진
원자력병원 내과

김진욱
서울대학교 의과대학 내과, 분당서울대학교병원

김진호
울산대학교 의과대학 내과, 서울아산병원

김찬규
국립암센터 내과

김창민
국립암센터 내과

김태헌
이화여자대학교 의과대학 내과, 이화여자대학교목동병원

류지곤
서울대학교 의과대학 내과, 서울대학교병원

박규주
서울대학교 의과대학 외과, 서울대학교병원

박영수
서울대학교 의과대학 내과, 분당서울대학교병원

박영태
고려대학교 의과대학 내과, 고려대학교구로병원

박중원
국립암센터 내과

백승운
성균관대학교 의과대학 내과, 삼성서울병원

백현욱
분당제생병원 내과

서경석
서울대학교 의과대학 외과, 서울대학교병원

서동완
울산대학교 의과대학 내과, 서울아산병원

양석균
울산대학교 의과대학 내과, 서울아산병원

양한광
서울대학교 의과대학 외과, 서울대학교병원

우상명
국립암센터 내과

유 권
이화여자대학교 의과대학 내과, 이화여자대학교목동병원

유병철
성균관대학교 의과대학 내과, 삼성서울병원

유수종
서울대학교 의과대학 내과, 서울대학교병원

윤병철
한양대학교 의과대학 내과, 한양대학교병원

윤용범
국립중앙의료원 내과

윤유석
서울대학교 의과대학 외과, 분당서울대학교병원

윤정환
서울대학교 의과대학 내과, 서울대학교병원

이경분
서울대학교 의과대학 병리과, 서울대학교병원

이광웅
서울대학교 의과대학 외과, 서울대학교병원

이광혁
성균관대학교 의과대학 내과, 삼성서울병원

이국래
서울대학교 의과대학 내과, 서울특별시보라매병원

이동호
서울대학교 의과대학 내과, 분당서울대학교병원

이상협
서울대학교 의과대학 내과, 서울대학교병원

이영상
울산대학교 의과대학 내과, 서울아산병원

이우진
국립암센터 내과

이재영
서울대학교 의과대학 영상의학과, 서울대학교병원

이정민
서울대학교 의과대학 영상의학과, 서울대학교병원

이정훈
서울대학교 의과대학 내과, 서울대학교병원

이종균
성균관대학교 의과대학 내과, 삼성서울병원

이준규
동국대학교 의과대학 내과, 동국대일산병원

이준성
인제대학교 의과대학 내과, 일산백병원

이준혁
성균관대학교 의과대학 내과, 삼성서울병원

이진혁
울산대학교 의과대학 내과, 서울아산병원

이진호
동국대학교 의과대학 내과, 동국대일산병원

이풍렬
성균관대학교 의과대학 내과, 삼성서울병원

이한주
울산대학교 의과대학 내과, 서울아산병원

이효석
서울대학교 의과대학 내과, 서울대학교병원

임영석
울산대학교 의과대학 내과, 서울아산병원

장동경
성균관대학교 의과대학 내과, 삼성서울병원

장자준
서울대학교 의과대학 병리과, 서울대학교병원

장진영
서울대학교 의과대학 외과, 서울대학교병원

정숙향
서울대학교 의과대학 내과, 분당서울대학교병원

정승용
서울대학교 의과대학 외과, 서울대학교병원

정영화
울산대학교 의과대학 내과, 서울아산병원

정용진
서울대학교 의과대학 내과, 서울특별시보라매병원

정지봉
서울대학교 의과대학 내과, 서울특별시보라매병원

정진욱
서울대학교 의과대학 영상의학과, 서울대학교병원

정현채
서울대학교 의과대학 내과, 서울대학교병원

정훈용
울산대학교 의과대학 내과, 서울아산병원

조은주
서울대학교 의과대학 내과, 서울대학교병원

지의규
서울대학교 의과대학 방사선종양학과, 서울대학교병원

천재희
연세대학교 의과대학 내과, 세브란스병원

최문석
성균관대학교 의과대학 내과, 삼성서울병원

최병인
서울대학교 의과대학 영상의학과, 서울대학교병원

최일주
국립암센터 내과

한준구
서울대학교 의과대학 영상의학과, 서울대학교병원

한철주
원자력병원 내과

한호성
서울대학교 의과대학 외과, 분당서울대학교병원

황진혁
서울대학교 의과대학 내과, 분당서울대학교병원

차례

제1권 Ⅰ 위장관질환의 임상적 접근

Ⅰ 위장관질환의 임상적 접근

위장관의 해부학적 구조와 기능

소화기병 환자에서 흔히 보는 증상과 징후에 대한 접근

위장관질환 환자의 임상적 평가 및 진단기법

식도질환

위 및 십이지장 질환

소장 및 대장 질환

식이 및 영양

제2권 Ⅱ 간질환의 임상적 접근 / Ⅲ 담·췌질환의 임상적 접근

Ⅱ 간질환의 임상적 접근

간질환 개론

바이러스성 간염

자가면역성 간질환

알코올성, 약물유발성 및 독성 간질환

간경변증 및 간부전증

간종양

유전성, 대사성, 혈관성 간질환 및 전신질환 관련 간질환

감염성 간질환

간이식

Ⅲ 담·췌질환의 임상적 접근

담도계 및 췌장의 해부학 및 병태생리

담도계 및 췌장 질환의 진단

담도계 및 췌장 질환의 비수술적 치료

담낭 및 담관의 양성 질환

담도계 악성 질환

위장관 호르몬 및 췌장 내분비 종양

췌장의 염증성 질환

췌장 낭성종양

췌장암

Ⅱ
간질환의 임상적 접근

chapter

01 간의 구조와 기능

윤정환, 이정훈

- 간은 간동맥과 간문맥으로부터 혈액을 공급받는데, 정상적인 경우 혈류량은 간문맥을 통한 정맥혈이 약 80%를 차지하고 간동맥혈은 약 20%를 차지하며, 산소공급비율은 각각 50% 정도이다.
- 간은 혈관분포 및 담즙배설 양상에 따라 우전엽, 우후엽, 좌내엽 및 좌외엽의 4개 구역으로, 더 세분하면 총 8개의 분엽으로 나뉘어 우전엽은 Ⅴ번 분엽과 Ⅷ번 분엽, 우후엽은 Ⅵ번 분엽과 Ⅶ번 분엽, 좌외엽은 Ⅱ번 분엽과 Ⅲ번 분엽, 좌내엽은 Ⅳ번 분엽으로 구분되고, Ⅰ번 분엽은 꼬리엽이다.
- 간을 구성하는 세포는 크게 실질세포, 즉 간세포*hepatocyte*와 비실질세포로 구분되는데, 비실질세포에는 간의 내피세포, Kupffer세포, 간 성상세포, 담관세포, 섬유아세포 등이 있다.
- 내피세포는 굴모양혈관의 벽을 이루고, Kupffer세포는 굴모양혈관 내에 존재하여 혈액 내의 여러 가지 입자를 제거하는 기능을 하며, 굴모양혈관과 간세포 사이의 공간인 Disse강에 존재하는 간 성상세포는 간섬유화 과정에서 중요한 역할을 한다.
- 간의 기능은 미세한 간세포판의 수준에서 이루어지는데, 간세포판은 간문맥 구역과 중심정맥 사이에 1개의 간세포 두께로 15~25개의 간세포가 나열되어 있는 구조물로 구성된다.
- 간세포는 사각형 모양이며 기능적으로는 세 가지 면, 즉 굴모양혈관 면, 미세담관*bile canaliculus*을 이루는 면 및 이웃한 간세포와 만나는 면으로 구분된다.
- 동일한 간세포판 내의 이웃한 간세포와 접하는 세포막은 폐쇄막과 부착반으로 이웃 간세포와 결합되어 있고, 간극결합을 통하여 서로 기능적 연결을 가능하게 하며, 또한 미세담관을 이루게 된다. 여러 미세담관은 담소관*bile ductule*(cholangiole, canals of Hering)으로 모이게 된다.
- 간세포판은 여러 개가 모여서 간의 기능적 단위, 즉 간의 미세혈관 단위*microcirculatory subunit*를 이루게 된다. 이러한 기능적 단위가 여러 개 모이면 2개의 인접한 문맥 구역에 의해서 이루어지는 일차소엽*primary lobule*을 형성하며, 6개의 일차소엽을 합쳐 이차소엽*secondary lobule*(classic lobule)이라 정의한다.
- 간은 탄수화물대사, 아미노산 및 단백질 대사, 지방대사, 담즙산 및 빌리루빈 대사, 비타민 및 무기질 대사, 호르몬대사, 해독 및 살균 작용 등의 주요기능을 가지고 있다.

간은 인체의 여러 장기 중 가장 크기가 큰 장기로서 무게는 1,000~1,500g이며, 성인 체중의 2~3%에 해당한다. 간은 인체의 생존에 필수적인 합성 및 해독 기능을 담당하는데, 간의 정상적인 해부학적 구조 및 기능을 살펴보아 각종 간질환의 제반 증상 및 징후를 이해하고자 한다.

Ⅰ 간의 구조

1. 간의 태생학적 발달

태생학적으로 장은 전장, 중장, 후장으로 나뉘는데, 이들은 태아가 자라면서 각각 위-십이지장, 소장-상부 대장의 일부, 그리고 하부대장-직장으로 발달하게 된다. 간은 임신 3주 때부터 복측 전장*foregut*에서 싹이 터 자라는데, 이 싹은 자라서 간게실*hepatic diverticulum*을 형성하며 더욱 자라 횡중격*transverse septum*을 파고 들어가 간실질과 간내담관을 만드는 간 부분, 담낭을 만드는 낭성 부분, 췌두부를 만드는 복측 부분으로 나뉘게 된다. 간실질을 이루는 부분은 간세포와 담관세포로 모두 분화가 가능한 간모세포*hepatoblast*로 구성되어 있는데, 세포 내 세포골격을 이루는 섬유성 물질(cytokeratin)의 발현 양상에 따라 각각의 세포로 분화하게 된다. 이 세포들은 발생 4주째 난황*vitelline* 및 제대 정맥으로부터 자라나오는 모세혈관총(후에 굴모양혈관*sinusoid*을 이룸)과 만나서 간실질을 이루게 되며, 발생 7주째는 난황정맥이 합쳐져 간문맥을 형성한다.

담관이 될 부분은 이러한 간실질이 될 부분과 만나면서 담낭 및 간외담관을 형성하게 되며, 담즙은 발생 약 12주째부터 분비되기 시작한다. 조혈세포, Kupffer세포 및 결체조직을 이루게 되는 세포는 횡중격으로부터 기원하게 된다. 태아의 간은 발생 6주째부터 출생 시까지 왕성한 조혈기능을 가지게 되는데, 그 이후에는 점차 이 기능이 소실되어 출생 시에는 소수의 조혈세포만이 남아 있게 된다.

태생기에는 난황 및 제대정맥으로부터 자라나오는 모세혈관총, 즉 간문맥이 간실질을 이루는 데 중요한 역할을 하는 것에 반하여 간동맥의 역할은 미비하다. 간동맥계는 담도계와 더불어 출생 후에 계속 자라서 생후 15년 정도가 지나면 성인의 간동맥 및 담관 체계를 이루게 된다.

2. 간의 육안적 구조 및 구분

간은 오른쪽 횡격막 아래 복강 내에 위치하며 늑골로 싸여 있다. 앞쪽에서 바라볼 경우, 간의 맨 위쪽은 오른쪽 다섯 번째 늑골 사이, 즉 유두 아래 1cm 부근까지 올라와 있으며, 아래쪽은 오른쪽 복부–늑골 경계부까지 내려와 있어, 숨을 들이마실 경우에는 정상인에서도 만져질 수 있다. 간은 혈관과 림프관을 포함하는 고유의 섬유성 피막*Glisson's capsule*으로 싸여 있는데, 표면은 광택이 있고 매끈하며 적갈색을 띠고 있다. 간의 앞쪽 표면은 반구형을 이루며 매끈하나, 아래쪽과 뒤쪽은 이웃한 콩팥, 대장, 십이지장, 위 등과 접하여 생긴 얕은 함몰 부분들이 있다. 간의 앞쪽에는 겸상*falciform*인대가 관찰되는데, 태생기에는 제대정맥*umbilical vein*을 포함하고 있다가 출생 후에는 제대정맥이 막히면서 아래쪽으로 간원삭*ligamentum teres*을 형성하게 되지만, 제대 주변의 정맥계와 문맥계를 잇는 일부 작은 혈관이 남아 있게 된다. 뒤쪽으로는 왼쪽 간문맥지와 대정맥을 잇는 가느다란 정맥이 막혀서 생긴 정맥인대*ligamentum venosum*에 의한 구릉*fissure*이 있으며, 이들 인대에 의해서 육안적으로 간을 우엽 및 좌엽으로 구분할 수 있다. 또한 간은 앞쪽의 겸상인대와 뒤쪽의 관상인대, 좌/우 삼각인대에 의해서 제 위치에 고정되어 있다(그림 1–1).

3. 간의 기능적 구분

앞서 기술한 바와 같이 간은 해부학적으로 겸상인대에 의하여 좌·우엽으로 구분할 수 있으나, 이러한 구분은 간의 혈관분포 및 담즙배설 양상과 반드시 일치하지는 않는다. 최근에는 혈관 및 담관 분포 양상에 따라 간을 기능적으로 구분하는 분류를 많이 사용하는데, 간문맥이 좌·우엽 분지로 나뉜 후 우엽 분지는 다시 앞·뒤 분지로, 좌엽 분지는 다시 내측·외측 분지로 나뉘므로 크게는 우전엽, 우후엽, 좌내엽 및 좌외엽의 네 구역*section*으로 구분한다. 따라서 기능적으로 좌·우엽을 나누는 선은 겸상인대가 아니라 이보다 약간 오른쪽인 위쪽의 하대정맥으로부터 아래쪽의 담낭을 잇는 선이 된다. 이러한 네 구역을 다시 세분화하면 8개의 분엽*segment*으로 나뉜다. 우전엽은 Ⅴ번 분엽과 Ⅷ번 분엽, 우후엽은 Ⅵ번 분엽과 Ⅶ번 분엽으로 나뉘며, 좌외엽은 Ⅱ번 분엽과 Ⅲ번 분엽, 좌내엽은 Ⅳ번 분엽으로 구분된다. Ⅰ번분엽은 꼬리엽*caudate lobe*을 의미하는데, 다른 분엽과는 달리 좌·우문맥지로부터 혈액을 공급받지도 간정맥으로 혈액이 흘러나가지도 않는 독자적 혈관 분포 양상을 보인다. 이러한 기능적 분

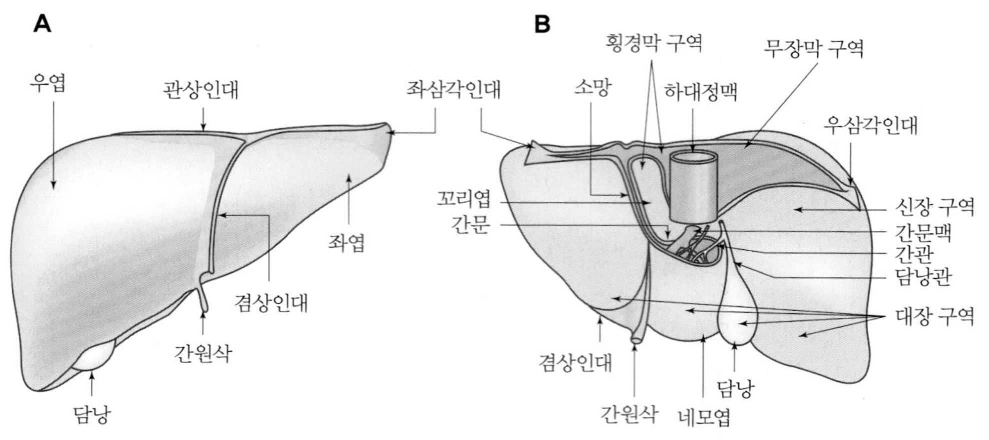

그림 1–1. 간의 육안적 구조 A. 앞쪽에서 본 모양, B. 뒤쪽에서 본 모양

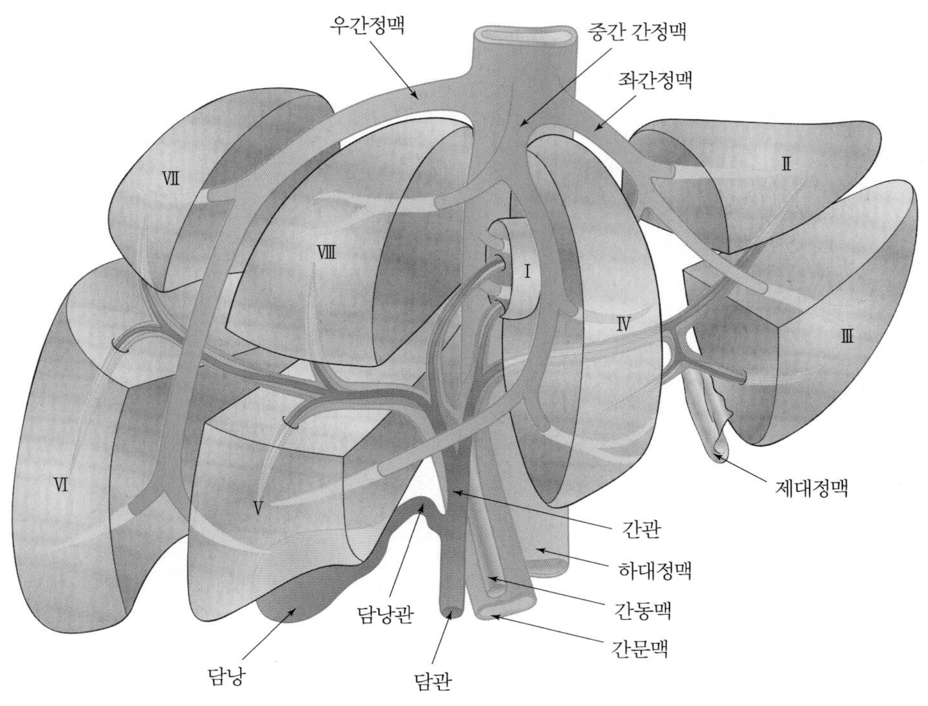

그림 1-2. 간의 기능적 구조

류는 간의 영상자료를 해석하거나 간절제를 계획하는 과정에 필수적이다(그림 1-2).

4. 간의 혈관분포

간에 산소와 영양을 공급하는 혈관에는 간동맥과 간문맥 두 가지가 있다. 산소가 풍부한 대동맥으로부터 분지되어 위, 십이지장 및 췌장에 혈액을 공급하는 복강동맥 *celiac artery*에서 다시 나뉘어 간으로 들어오는 것이 간동맥이며, 복강동맥의 다른 분지들이나 상/하 장간막동맥 *mesenteric artery*에서 혈액공급을 받는 위, 십이지장, 소장, 대장과 비장 등으로부터 흡수된 영양분을 풍부하게 포함하고 있는 상/하 장간막정맥, 비장정맥, 관상정맥(좌위정맥) 등의 혈류가 합쳐져 간으로 들어오는 혈관이 간문맥이다. 정상적인 경우 간에 공급되는 혈류량은 문맥을 통한 정맥혈이 약 80%를 차지하고 간동맥혈은 약 20%를 차지한다. 그런데 간동맥혈의 산소 농도가 문맥혈보다 높기 때문에 산소공급비율은 각각 50% 정도로 비슷하다. 간동맥과 문맥을 통하여 각각 간 속으로 들어온 혈액은 간의 굴모양혈관 속에서 섞이고 중심정맥을 거쳐 간정맥으로 모여들어서 하대정맥을 통해 심장으로 들어간다.

간문맥의 분포 양상을 좀 더 세분화하여 살펴보면(그림 1-3), 간문맥은 혈액을 간의 말단 부위까지 균등하게 운반하는 분지와 이로부터 간실질 내, 즉 굴모양혈관 내로 혈액을 공급하는 분지로 구분할 수 있다. 1개의 일차 분지로부터는 약 1.6×1.2×0.8mm에 해당하는 간실질 부위가 혈액을 공급받는다. 이 일차 분지는 다시 약 11개의 이차 분지로 나뉘는데, 이 분지가 광학현미경으로 문맥 구역에서 관찰되는 문맥지에 해당한다. 이로부터 다시 삼차 분지가 나뉘며, 이는 소엽 사이에 위치하게 된다(interlobular 혹은 septal branch). 이들 이차 및 삼차 분지로부터 초입 미세정맥*inlet venule*이 분지되어 굴모양혈관 내로 혈액을 공급한다. 한편 간문맥은 간으로 들어가기 전에 비장정맥 및 관상정맥 등과 연결이 되어 있어 문맥압이 상승할 경우 이들 정맥의 압력이 증가하면서 비장이 커지고 위 및 식도 등에 정맥류가 생길 수 있다.

간동맥의 경우, 문맥 구역까지는 간문맥과 비슷한 양상으로 분지되어 말단 간동맥*terminal hepatic artery*으로 나뉘고, 담관 주위에 혈관총을 형성하여 문맥 구역의 여러 구조물에 혈액을 공급한다. 간동맥은 크게 우간동맥 및 좌간동맥으로 나뉘며 각각은 2개의 분지로 나뉘어 우간동맥은 우전엽과 우후엽에, 좌간동맥은 좌내엽과 좌외엽에 혈액을 공급한다. 그리고 중간간동맥은 좌간동맥 혹은 우간동맥에서 기원하여 꼬리엽에 혈액을 공급한다. 그러나 아직까지 사람에서 말단 간동맥으로부터 분지되는 간소동맥의 혈액이 정확히 어느 부위로 흘러들어 가는지에 관하여는 명확히 알려져 있지 않다. 즉 간소동맥이 직접 굴모양혈관으로 연결되는지, 연결된다면 문맥 영역에서부터 간정맥 주변까지의 굴모양혈관 중 어느 부위로 연결되는지, 혹은 초입 정맥으로 직접 연결되는지 등이 아직 알려져 있지 않다. 다만 사람에서 간동맥 및 간문맥 사이의 직접적인 연결은 없는 것으로 알려져 있다.

한편 간내에는 림프관도 존재하는데, 문맥관 내 결체조직공간 내의 모세혈관 말단부에서 기시하며 Disse강*space of Disse*이 혈장을 림프액으로 통하도록 하는 통로로서 작용하는 것으로 추정된다. 간의 림프관은 크게 심부와 표면 네트워크로 나뉜다. 심부 림프관은 간문맥 및 간정맥 가지와 나란히 주행하는데, 간문맥과 나란히 주행하는 림프관은 간문 좌측의 간림프절로, 간정맥과 나란히 주행하는 림프관은 대정맥 주변의 림프절로 배액된다. 간 표면의 림프관은 간의 피막에 위치하며 상부는 식도와 흉골 림프절로 배액되고 하부는 간문부 림프절로 배액된다.

5. 간의 미세구조

(1) 간을 구성하는 세포

간을 구성하는 세포는 크게 실질세포인 간세포*hepatocyte*와 비실질세포로 구분되는데, 비실질세포로는 간의 내피세포, Kupffer세포, 간 성상세포*hepatic stellate cell*(Ito cell, lipocytes, fat-storing cell), 담관세포, pit세포, 섬유아세포*fibroblast* 등이 있다. 내피세포는 굴모양혈관의 성긴 벽을 이뤄 특정한 혈액성분이 간세포와 쉽게 접촉할 수 있도록 해주면서도 적혈구 등 혈구세포가 간세포와 상호작용을 하지 못하게 막는 역할도 한다. Kupffer세포는 굴모양혈관의 안쪽 면에 존재하며 혈액 내의 여러 가지 물질을 제거하는 기능이 있는 대식세포로, 염증 매개물질 등을 분비한다. 굴모양혈관과 간세포 사이의 공간인 Disse강에 존재하는 간 성상세포는 비타민 A 등 지용성 비타민을 보관하고 간섬유화 과정에서 중요한 역할을 한다(그림 1-3A). Pit세포는 내피세포 아래쪽에 위치하는 자연살*natural killer*세포에 해당하며, 섬유아세포는 간 성상세포와 함께 간섬유화 과정에 참여한다.

근래 간섬유화 과정에 관한 연구를 통하여 이에 관여하는 세포의 역할이 많이 규명되었으므로 이를 간략히 살펴

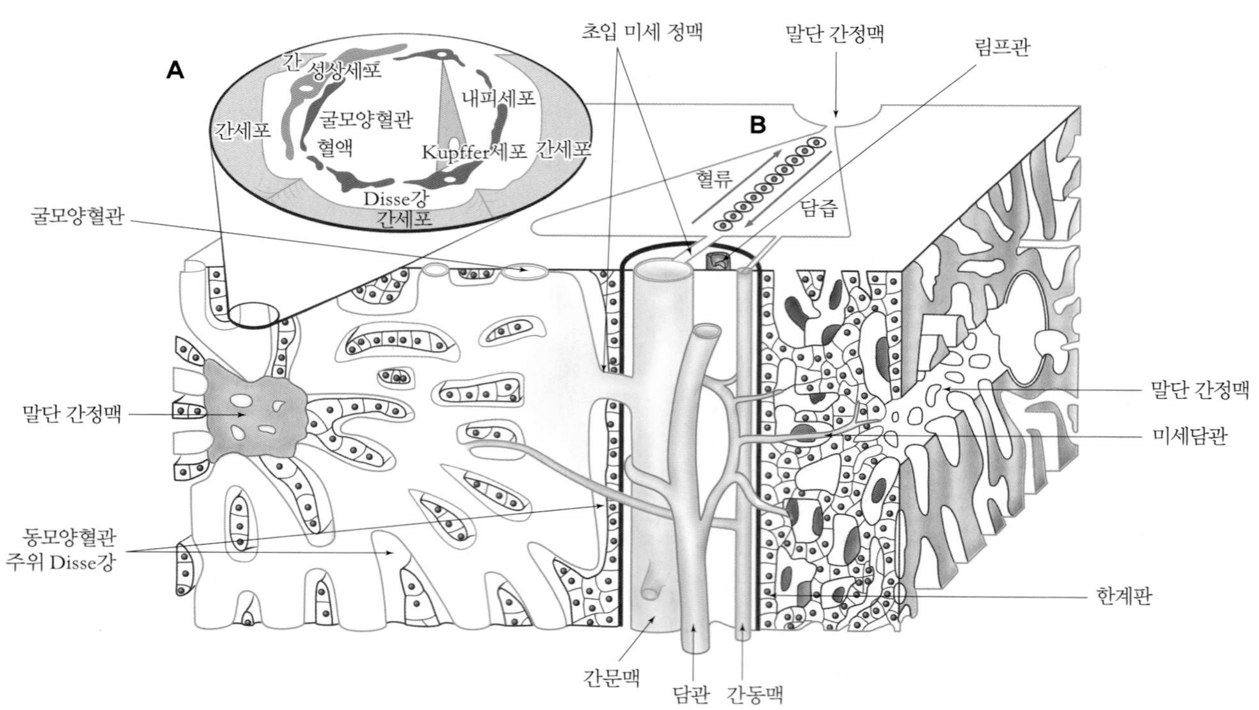

그림 1-3. 간의 미세구조 A. 간을 구성하는 주요 세포인 간세포와 내피세포로 이루어지는 굴모양혈관 및 Disse강, 그리고 Kupffer세포 및 간 성상세포의 확대도, B. 간문맥 구역과 중심정맥 사이에 1개의 간세포 두께로 약 15~25개의 간세포가 나열해 있는 구조물인 간세포판의 모식도

보겠다. 간섬유화 과정은, 그 원인이 무엇이건 간에 간실질 내의 세포외기질*extracellular matrix*의 증가를 동반하는데, 이들 대부분은 간 성상세포가 활성화되어 생기는 근섬유아양 세포*myofibroblast-like cells*에서 생성되는 것으로 알려져 왔다. 즉 간 성상세포가 활성화되어 근섬유아양 세포로 형질 변화되면, ① 세포증식이 증가하고, ② 특징적인 평활근 α-actin이 발현되면서 수축성을 지니게 되며, ③ 여러 가지 세포외기질 단백질에 대한 유전자 발현이 증가하며, ④ 사이토카인을 분비하며, ⑤ 기질 단백 분해효소*matrix protease* 분비로 정상적인 세포외기질 단백을 파괴해 간섬유화를 유발, 진행되게 한다. 최근 간문맥 주위 섬유아세포 혹은 혈관 근섬유아세포 등 다양한 섬유아세포의 역할이 밝혀졌는데, 간 성상세포에서 유래한 근섬유아양 세포뿐만 아니라 다양한 섬유아 계통 세포에서 유래한, 형태학적 혹은 기능적으로 다양한 세포들로 구성된 근섬유아세포*myofibroblast*도 간섬유화 과정에 매우 중요한 역할을 한다.

최근 비실질세포들의 기능이 규명되면서 간세포와 이들 세포들 간의 관계도 간의 구조 및 기능 유지에 매우 중요한 역할을 담당하는 것으로 알려지고 있다. 간 전체 용적의 약 78%는 실질세포인 간세포가 차지하며, 약 6%는 비실질세포(내피세포 약 2.8%, Kupffer세포 약 2.1%, 간 성상세포 약 1.4%)가 차지하고, 세포 밖 공간이 약 16%를 차지한다. 이 장에서는 현재까지 알려진 간 실질세포인 간세포의 구조 및 기능에 초점을 맞추어 기술한다.

(2) 간세포판*liver cell plate*

간세포판은 간문맥 구역*portal tract*과 말단 간정맥*terminal hepatic venule*(혹은 중심정맥) 사이에 1개의 간세포 두께로 15~25개의 간세포가 나열되어 있는 구조이며, 간세포판 양쪽으로는 혈액이 차 있는 굴모양혈관이 존재한다. 간의 기능은 이 간세포판 수준에서 이루어진다(그림 1-3B). 간세포는 광학현미경상으로 균일한 세포로 보이지만 기능적으로는 간문맥 주변*periportal* 간세포와 간정맥 주변*perivenular*(centrilobular) 간세포로 구분된다. 간문맥 구역에는 간문맥, 간동맥 및 담관이 있으며, 혈류는 문맥 영역에서 굴모양혈관을 거쳐 중심정맥 방향으로 흐르고, 담즙은 반대 방향으로 흘러 문맥 영역으로 모인 후 배설된다.

간세포는 간을 이루는 세포의 65%, 전체 간 부피의 약 78%를 차지한다. 간세포는 지름 20~30μm 크기의 사각형 모양이나, 기능적으로는 ① 굴모양혈관과 닿아 있는 기저면*basal surface*, ② 이웃한 간세포와 닿아 미세담관강과 기질공간을 나누는 측면*lateral membrane* 및 ③ 인근 간세포와 닿아 미세담관을 이루는 첨단면*apical surface*의 세 면으로 구분된다. 이 중 기저면과 측면은 하나의 단위로 간주하여 기저측면*basolateral membrane*이라 부르기도 한다. 동일한 간세포판 내의 이웃한 간세포와 접하는 세포막은 폐쇄막*tight junction*과 부착반*desmosome*으로 이웃 간세포와 결합되어 있고, 간극결합*gap junction*을 통하여 서로 기능적으로 통화를 하며, 또한 미세담관을 이루게 된다. 즉 미세담관은 이웃한 간세포들끼리 이루는 구조물이며, 여러 미세담관은 담소관*bile ductule*(cholangiole, canals of Hering)이라는 관으로 모이게 된다. 이 관은 문맥 구역 근처에 존재하는데, 일부는 간세포로 이루어져 있으며, 나머지는 담관 상피세포로 구성된다. 이 관을 통하여 운반된 담즙은 담관 상피세포로만 구성되어 있는 담관으로 모인 후 담낭 및 십이지장으로 배설된다. 담소관의 일부 및 담관을 구성하는 담관 상피세포는 단순히 담즙을 운반하는 기능 외에도 담즙 형성에 능동적으로 참여하기도 하며, 담관폐쇄 등의 자극이 있으면 증식하기도 한다.

(3) 간의 기능적 단위 및 소엽

간세포판은 여러 개가 모여 신장에서의 네프론*nephron*과 유사한 간의 기능적 단위를 이루는데, 이를 간의 미세혈관 단위*microcirculatory subunit*라고 한다. 즉 간문맥의 말단 분지에서 초입 미세정맥*inlet venule* 하나가 분지되어 이루게 되는 단위를 의미하는데, 이 초입 미세정맥은 약 19개의 굴모양혈관으로 나뉘고 문맥 구역 주변으로부터 말단 간정맥 주변으로 가면서 굴모양혈관이 합쳐지면서 모여 문맥 주변에 저변을 둔 피라미드 모양을 나타낸다. 반대로 미세담관은 간정맥 주변에서부터 점차 분지가 늘어나면서 문맥 주변에서 담소관으로 합쳐져 담관으로 연결된다. 이러한 기능적 단위가 여러 개 모여 일차소엽*primary lobule*을 형성하는데, 이는 2개의 인접한 문맥 구역에 의해서 이루어지는 영역을 의미한다. 6개의 일차소엽을 합쳐 이차소엽*secondary lobule*으로 정의하며 고전적인 의미의 소엽은 이차소엽을 말한다. 즉 이 이차소엽은 그 중심에 1개의 말단 간정맥이 있고 주변으로 6개의 문맥 영역으로 구성된 육각형의 영역이다.

(4) 간의 세포외 공간

1) Disse강*space of Disse*

간세포와 내피세포 사이의 공간은 Disse강, 혹은 굴모양혈관주위간격*perisinusoidal space*이라고 불리는데, 굴모양혈관 내(간 동)의 물질과 간세포 사이의 접촉이 이루어지는 장소이다. 즉 굴모양혈관 내의 물질이 이 공간으로 들어오면 간세포 표면의 미세융모와 접촉하여 물질교환이 이루어진다. 물질교환이 이루어진 후 이 공간에 남는 수분과 용질이 모여서 간 림프를 형성하고, 이는 문맥 구역으로 운반된 후 간문*porta hepatis* 부위의 림프선 및 복강축*celiac axis* 주변의 림프선으로 배출된다. 일부 간의 표면에 위치한 림프관은 겸상인대를 통하여 횡격막을 통과한 후 종격동 내 림프선으로 배출되며, 일부는 하대정맥 주변의 림프관을 통하여 흉곽 내로 배출되기도 한다.

2) 굴모양혈관

간의 굴모양혈관에는 다른 모세혈관과는 달리 기저막이 없고 내피세포의 열린 틈*fenestration*이 존재하기 때문에 쉽게 혈액 내 물질이 Disse강으로 흘러들어 갈 수 있다. 이 틈은 극히 일부의 큰 물질을 제외하고는 모든 물질이 통과할 수 있을 정도로 큰데, 최근 이 틈 주변으로도 세포골격이 존재한다는 것이 알려지게 되어, 이 틈의 수축이 물질교환에 어느 정도 영향을 미칠 것으로 예상된다.

(5) 간의 신경 분포

간에는 교감신경과 부교감신경이 각각 분포하는데, 교감신경이 더 광범위하게 분포한다. 교감신경은 간내 혈관 주위에서 신경총을 이룬 다음 미세분지가 인접한 혈관의 근육세포 및 간소동맥의 내피세포에 분포하며, 또한 일부 분지는 굴모양혈관 내로 들어와서 굴모양혈관 주변의 비실질세포인 Kupffer세포와 간 성상세포 및 간세포에 분포한다. 부교감신경도 간외 및 간내 간문맥, 간동맥, 간정맥 주위에 신경총을 이루어 이들 혈관을 지배하지만, 굴모양혈관 내 및 간세포에 직접적으로 분포하는 분지는 거의 없다. 교감신경이 자극되면 혈관저항이 증가하여 간혈류량이 감소하고 간세포 내 당원 분해 과정이 항진되어 혈당이 증가하며, 반대로 부교감신경이 자극되면 포도당의 세포 내로의 섭취가 증가한다.

간에서도 이와 같은 신경의 역할이 알려져 있지만, 실제 간세포에서의 역할은 뚜렷하지 않다. 간이식을 할 때 간의 여러 혈관과 담관을 연결하지만 신경은 연결하지 않는데도 불구하고 대부분의 이식된 간이 제 기능을 원활히 수행하므로 간에서 신경의 역할이 매우 크지는 않다고 볼 수 있다. 이는 간세포 사이에 존재하는 간극결합을 통하여 각종 세포 내 신호가 매우 효율적으로 인접한 간세포로 전달될 수 있기 때문으로 설명하고 있다. 다만 이식받은 간은 혈장량이 감소할 경우 간에서의 혈관수축 기능이 감소하여 저혈량성 쇼크에 더 취약하고 이식받은 간은 인슐린 저항성을 보인다는 점에서 간에서도 신경의 역할을 어느 정도 인정하고 있다.

Ⅱ 간의 기능

1. 대사 및 합성 기능

(1) 탄수화물

간은 우리 몸 안에서 탄수화물의 혈중농도를 일정하게 유지해주는 조절기관이다. 만약 이러한 조절기전이 없다면 당분의 혈중농도는 식사 직후 소장에서 탄수화물을 흡수하면서 갑작스런 상승을 보이다가 공복 시 당분을 공급받지 못하면 심한 저혈당이 초래되어 생명이 위험할 수 있다. 그런데 실제로는 사람의 혈중 당분 농도는 식사 직후나 공복기간에 관계없이 거의 일정하여 30% 내외의 변동만 보일 뿐이다.

사람이 섭취하는 주된 탄수화물은 녹말과 설탕인데, 기본적인 단위는 포도당, 과당, 갈락토오스이다. 입으로 섭취된 모든 탄수화물은 소장 효소에 의하여 대부분 포도당으로 전환되어 흡수되고 문맥을 통하여 모두 간으로 운반된다. 이때 간에 도달한 포도당의 약 60%는 글리코겐으로 바뀌어(당원 형성 과정) 간에 저장되고, 약 40%는 간을 그대로 통과하여 몸 속 여러 말초장기로 운반되어 이용된다. 간의 글리코겐 합성은 혈당 상승에 따라 췌장에서 분비되는 인슐린에 의하여 촉진된다. 즉 탄수화물을 섭취할 때 췌장에서 분비된 인슐린은 소장에서 흡수된 포도당과 함께 문맥을 통하여 간으로 운반되어 여분의 포도당을 글리코겐으로 전환시키는 당원 형성 과정을 촉진한다. 한편 공복 시에도 간은 당원 분해 과정을 통하여 저장된 글리코겐을 분해(glucogenolysis)하여 포도당을 만들어 포도당의 혈중농도(혈당)를 일정하게 유지시킨다. 그러나 간에 비축되어 있는 글리코겐의 양에 한계가 있어 24시간 이상 굶게 되면 간에서는 아미노산, 글리세롤, 유산 등을 이용해 포도당을 새로 만들어내는 포도당 신생*gluconeogenesis* 과정이 활발히 일어나며, 포도당의 가장 주요한 실수요자인 뇌는 포도당 대신에 케톤체나 지방산 등을 이용하여 부족한 포도당을 절약한다. 한편 만성 간질환 환자에서는 이러한 탄수화물 대사에 장애가 초래되어 공복 시 저혈당과 식사 직후 고혈당 현상이 나타날 수 있다. 실제로는 간질환이 매우 심하지 않은 경우에는 탄수화물 대사 기능이 비교적 잘 보존되고 신장이 간을 대신해서 포도당을 생성할 수 있기 때문에 큰 혈당 변화는 자주 일어나지 않으나, 간경변증 환자의 15~30%에서는 근육에서의 인슐린 저항성으로 고혈당이나 당뇨가 나타날 수 있으며 간이식을 할 경우 인슐린 저항성이 개선된다.

(2) 아미노산 및 단백질

섭취한 음식물의 단백질 성분은 소장에서 아미노산으로 분해되어 문맥을 통하여 간에 들어오는데, 이 흡수된 아미노산은 새로운 여러 단백질, 호르몬 등의 합성에 이용되며, 아미노기 전이 과정을 거쳐 포도당 신생 과정에 이용되어 에너지원으로도 사용된다. 몸무게가 70kg인 성인은 약 12kg의 단백질을 몸에 지니고 있는데, 이 중 하루 200~400g의 단백질이 대사작용에 사용되며, 이 중 1/4은 포도당 신생에 쓰이는데, 이 양은 식사로 재보급 되어야 한다. 정상적 식사를 하는 성인에서는 낡은 단백질이 분해될 때 생기는 아미노산이 간과 근육에서 새로운 단백질을 합성하는 데 다시 이용되며, 재이용률은 50% 정도이다. 간에서는 하루에 약 50g의 새 단백질이 합성되는데, 혈장단백질 중 면역글로불린을 제외한 거의 모든 단백질이 만들어진다.

오직 간에서만 생성되는 알부민은 하루에 약 12g이 만들어지는데, 이것은 간이 하루에 생산하는 총 단백량의 약 25%로 혈장단백질 중 가장 많은 부분을 차지한다. 따라서 만성적으로 간의 합성 능력이 저하되면 혈청 알부민 농도가 감소하나 글로불린 농도는 변화가 없어 일반적으로 혈청 알부민/글로불린 비는 1 미만으로 감소한다. 알부민은 체내에서 생성되든 체외에서 주입되든 간에 혈장 안에 존재하는 다양한 이온, 호르몬 및 지방산 등을 혈관을 통하여 필요한 조직으로 운반하는 역할을 하며, 빌리루빈, 철이나 구리 등의 중금속, 독소 등과 결합하여 이들의 독성 효과를 줄이기도 하고, 혈장의 삼투압의 약 80%를 담당한다.

알부민 외에도 간에서만 생성되는 중요한 단백질로는 혈액응고인자들이 있다. 혈액응고인자 중 인자 Ⅰ, Ⅱ, Ⅴ, Ⅶ, Ⅸ, Ⅹ 등이 간에서 만들어진다. 따라서 간기능이 저하될 경우 출혈성 경향이 증가하게 된다. 한편 간에서는 혈액응고를 막는 일부의 항응고인자 및 섬유소 용해 단백질도 만들므로 간질환의 상태에 따라 혈액응고인자와 항응고인자 사이의 균형에 따라서 혈액응고 기능이 감소하거나 오히려 증가할 수도 있다.

간의 포도당 신생을 포함한 우리 몸 여러 장기에서의 단백질대사로 1일 6~20g의 노폐물인 질소화합물이 생성되는데, 이때 형성된 기체 성분인 암모니아는 다른 기체들(산소, 탄산가스)과는 달리 체외 배출이 용이하지 않고 뇌신경 독성을 지니고 있다. 즉 암모니아는 간으로 운반되어 요소회로*urea cycle*를 거쳐 소변으로 배출되어야만 한다. 그러나 간경변증이 심해지면 암모니아를 요소로 전환하는 능력이 저하되어 뇌독성이 있는 암모니아가 체내에 머물게 되며, 대장에서 세균에 의하여 단백질이 분해될 때 생성된 암모니아가 문맥을 통하여 간에서 처리되지 못하고 측부 정맥을 통하여 바로 심장으로 운반된 후 뇌로 전달되어 의식장애, 즉 간성 뇌증을 일으킬 수 있다.

(3) 지방

지방대사에서 간의 역할은 크게 세 가지로 분류될 수 있다. 첫째, 식사로 섭취된 지방질은 췌장 효소와 담즙에 의하여 분해되어 지방산이 된 후 소장에서 흡수되며, 문맥혈을 따라 알부민과 결합하여 간까지 운반되어 산화 과정과 트리카르복실산 회로를 거쳐 에너지원이 된다. 둘째, 간은 에너지원으로 쓰이고 글리코겐으로 저장되고도 남은 탄수화물을 트라이글리세라이드로 변환시켜 지방조직에 저장되도록 한다. 셋째, 간은 지방산의 산화 과정 중 생긴 물질을 이용하여 콜레스테롤을 만들며, 하루에 약 500mg의 콜레스테롤을 담즙산으로 변환시킨다.

(4) 담즙산 및 빌리루빈

간은 담즙의 중요 성분인 담즙산을 생성하고 빌리루빈이라는 노폐된 색소를 제거하는 역할도 한다. 간세포에 의하여 콜레스테롤로부터 생성된 담즙산은 담관으로 내려가 담낭에 저장되어 있다가 식사 때 음식물이 장에 들어오면 담낭이 수축하여 십이지장으로 배출된다. 소장으로 배출된 담즙산은 지방이나 지용성 비타민 A, D, E, K 등의 흡수를 돕고 회장에서 대부분 재흡수되어 문맥을 통하여 다시 간으로 들어가 재활용되며 일부만 대변으로 배설된다.

간은 수명을 다한 적혈구가 비장과 간에서 파괴될 때 나오는 빌리루빈을 가공하여 몸 밖으로 내보내기 쉽게 만든다. 빌리루빈의 혈중농도가 높아지면 눈과 피부가 노랗게 변색되며 소변색이 붉게 변하는 황달이 초래된다. 뇌에 독성을 나타내는 노폐물인 빌리루빈을 몸 밖으로 배설시키기 위해서는 간에서 포합 과정이 반드시 필요하다. 즉 알부민과 결합하여 간에 도달된 지용성인 빌리루빈은 포합 과정에 의해 수용성 물질로 변환되어 담관으로 분비된 후, 담즙에 섞여 일단 담낭에 머물다가 식사 시 담낭이 수축될 때 장으로 배출되어 대변으로 배설된다. 대변색이 누런 것은 바로 빌리루빈 색소 때문이다. 황달이 발생하는 기전을 앞서 설명한 간의 기능과 연관 지어 보면, 첫째, 비정상적으로 적혈구가 많이 파괴되어 간에서 처리할 수 있는 양 이상으로 빌리루빈이 생성되는 경우, 둘째, 급성 혹은 만성 간염, 간경변증 등에 의하여 간세포기능이 저하됨으로써 간의 빌리루빈 처리능력이 현저히 감소하는 경우, 셋째, 통상적인 빌리루빈 생산과 처리 능력이 보존되어 있더라도 빌리루빈을 간으로부터 소장으로 운반하는 길인 담관이 어떤 원인으로 인하여 막히게 되면 빌리루빈이 담관 내에서 혈액으로 다시 역류하는 경우 등이다(제 Ⅱ편 제3장 빌리루빈대사 및 황달 참조).

(5) 비타민 및 무기질

간은 인체의 3대 영양소인 탄수화물, 단백질, 지방 대사뿐만 아니라 비타민이나 무기질 대사에도 크게 관여하고 있다. 비타민 A는 지용성이므로 소장에서의 흡수는 지방질의 흡수와 밀접한 관계가 있다. 흡수된 비타민 A는 일단 간에서 가공되어 레티놀이 되는데, 이것이 부족하면 야맹증을 일으킬 수 있다. 간이나 담관에 병이 생기면 비타민 A의 흡수나 레티놀 생산에 장애가 올 수 있으나 실제 간에 저장된 비타민 A의 양이 방대하여 간질환에서 야맹증 등의 심한 비타민 A 결핍증이 오는 경우는 극히 드물다. 오히려 간유구 등에 많이 포함되어 있는 비타민 A를 오랫동안 다량으로 섭취하면 간에 손상이 올 수 있다. 비타민 D는 콜레칼시페롤이라고 불리는 D_3 형태가 주인데, 이 자체는 어떤 역할이 없고 간이나 콩팥에서 활성화 과정을 거쳐야만 그 기능을 발휘한다. 활성화 과정을 거친 비타민 D_3는 소장과 콩팥에서 칼슘과 인의 흡수를 촉진하여 뼈의 성장과 건강을 유지시킨다. 그러나 간질환이 생기더라도 비타민 D 결핍증은 잘 나타나지 않는데, 비타민 D의 체내 저장량이 매우 많을 뿐만 아니라 비타민 D_3는 자외선에 의해 피부에서도 생성될 수 있기 때문이다. 지용성인 비타민 K는 담즙의 도움으로 소장에서 흡수되어 간에서 농축되며 간에서 생산되는 혈액응고인자의 활성화에 필수적이다. 수용성인 비타민 B군의 결핍은 특히 알코올성 간질환 환자에서 흔히 관찰되는데, 아마도 전반적인 영양실조와 관계가 있는 것으로 생각되며, 특히 B_1(티아민) 결핍이 알코올중독증의 발생기전과 관련된다고 생각되나 정확한 기전은 아직 불분명하다.

(6) 호르몬

호르몬은 간을 보호하고 간기능을 제대로 발휘하도록 도와주는 반면, 간은 우리 몸의 여러 장기에서 만들어지는 각종 호르몬을 분해하는 기능이 있어 호르몬 공급의 전반적인 감시관과 같은 역할을 한다. 따라서 간질환에 의해서 간기능 저하가 생기면 호르몬 대사장애가 일어날 수 있다.

인슐린은 췌장에서 분비되며 문맥혈에 섞여 소장에서 흡수된 포도당과 함께 간에 도달한 후 포도당을 글리코겐으로 전환시켜 간에 저장시키는 당원 형성 과정을 돕는다. 이러한 과정을 다 마친 인슐린의 약 50%는 간에서 분해된다. 그러므로 심한 간경변증이 있는 경우, 간에서 인슐린의 분해가 제대로 안 될 뿐만 아니라 인슐린이 포함된 문맥혈이 식도정맥류 등의 샛길을 통하여 간을 지나쳐 버리므로 결국 혈중 인슐린 농도가 높아지게 된다. 높은 인슐린 농도는 부족한 글리코겐 저장량과 더불어 간경변증 환자에서 공복 시 저혈당의 원인이다. 또한 인슐린은 간세포의 형태 유지나 재생에 필수적이다. 실험적으로 동물의 간 일부를 절제한 후 인슐린이 포함된 문맥혈을 간에 공급한 경우와 인슐린이 섞여 있지 않은 일반 혈액을 공급한 경우 재생상태를 비교해 보면, 인슐린이 포함된 문맥혈을 공급해준 경우에만 간이 곧 정상으로 재생되는 것을 관찰할 수 있다. 만성 간염이나 간경변증 등 간기능이 저하된 상태에서는 간에서 성호르몬인 에스트로겐이나 테스토스테론 대사가 저하되어 겨드랑이나 치부의 털이 빠지거나 여성의 경우 생리이상이 오고 몸에 털이 많아지기도 하며 남성의 경우 고환이 위축되기도 한다. 또한 간에서 분해될 남성호르몬인 테스토스테론이 간을 거치지 않고 샛길을 통하여 말초 혈액으로 가서 여성호르몬으로 변하면 남성에서도 젖멍울이 커지는 여성유방증이 나타나는데, 이런 현상은 알코올성 간경변증일 때 더 심하다.

(7) 약물

생체 내에서 생성되거나 생체 외로부터 들어오는 약물을 비롯한 각종 물질 중 적절한 대사 과정을 거쳐 체외로 배출되지 못하는 물질은 간에서 대사 과정, 즉 해독작용을 거쳐 배출되어야 한다. 이러한 물질의 대부분은 지용성이며, 혈장단백과 결합하여 혈액 속을 돌게 되는데, 간은 이러한 물질을 수용성으로 변환시켜 담즙이나 소변으로 배설되게 한다. 이러한 과정은 크게 제Ⅰ, 제Ⅱ 및 제Ⅲ 단계 반응으로 구분한다. 제Ⅰ단계는 지용성 물질의 수용성을 높임과 동시에 제Ⅱ단계 반응에서 사용될 기질로 변환시키는 과정이며, 제Ⅱ단계는 체내의 특정물질과 결합시켜 수용성이 더욱 높은 화합물로 변환시키는 과정이다. 제Ⅲ단계 반응은 이러한 과정을 거쳐서 대사된 물질을 간세포막에 존재하는 수송단백질(운반체)을 통하여 간세포 밖으로 유출시키는 과정이다.

제Ⅰ단계 반응에 관여하는 대표적인 효소는 산화효소 기능을 갖는 사이토크롬 P450라는 효소계인데, 여러 가지의 동종 효소로 인하여 수많은 서로 다른 물질을 처리할 수 있다. 그 외에 제Ⅰ단계 반응에 관여하는 반응으로는 사이토크롬 P450 의존성이 아닌 산화반응, 화합물의 nitro, diazo, carbonyl, disulfide, sulfoxide, alkene 등의 기능기를 환원시키는 반응, 화합물의 ester, amide, phosphate 치환기 등을 가수분해시키는 반응 및 화합물의 epoxide ring에 물분자를 첨가하여 diol 형태로 바꾸는 반응 등이 있다. 제Ⅱ단계 반응은 hydroxyl, amino, carboxyl, epoxide, halogen 등의 기능기를 갖는 물질들을 포합*conjugation* 과정을 통하여 보다 수용성이며 체외로의 배출이 더 용이한 형태로 변환시키는 과정으로서, glycosylation, sulfation, methylation, acetylation 등의 제1형 및 peptide conjugation의 제2형으로 구분하기도 한다. 제Ⅲ단계 반응에 관여하는 각종 수송단백질에 관해서는 제Ⅱ편 제3장 빌리루빈대사 및 황달에 구체적으로 기술되어 있다.

이러한 해독 과정이 없다면 간을 통하여 대사되어야 하는 각종 약물이 체내에 계속 남아 부작용을 초래할 수 있으므로, 각종 이물질로부터 인체를 보호해주는 필수 대사작용이다. 또한 일부 약물들은 이러한 해독 과정을 거쳐 비로소 약리작용을 나타내기도 하는데, 일부에서는 이러한 과정 중 생기는 중간대사산물이 오히려 간에 독성을 나타내어 약물 유발성 간장애를 초래하기도 한다(제Ⅱ편 제15장 약물유발성 간손상 참조). 간의 해독작용은 각종 음식물에 포함된 발암성 물질의 대사에도 관여하는데, 약물대사와 같이 일부 발암성 물질은 대사되어 그 독작용이 소실되기도 하지만, 일부에서는 오히려 대사 과정을 거치면서 발암 위험성이 더 높은 물질로 변화되기도 한다. 또한 해독 과정에서 중요한 사이토크롬 P450 효소 활성도가 인체에 들어오는 각종 물질에 의해서 증가하기도 하는데, 대표적 예로 만성 음주자에서는 정상인에서 독작용이 없는 용량의 약물도 대사 과정이 항진되어 그 중간대사산물이 비정상적으로 상승하여 각종 부작용을 초래할 수 있다.

2. 살균작용

간에서 생성되는 단백질 중에는 살균작용에 중요한 보체*complement*가 있다. 따라서 간의 단백 합성능력이 저하되면 보체농도가 감소하여 살균기능이 떨어지게 된다. 한편 간질환으로 문맥압항진증이 초래되면 장내 부종이 형성되어 장세포 사이의 결합, 즉 점막 방어벽이 무너짐으로써 장내 세균이 문맥의 혈류 속으로 쉽게 침투할 수 있게 된다. 한편 간은 세망내피세포계로서 세균을 포함한 각종 이물질을 제거하는 기능이 있어 정상 간에서는 장내 세균이 간에 도달할 경우 제거할 수 있으나, 문맥압항진증으로 문맥전신단락이 형성되면 간내로 유입되어서 제거되어야 하는 세균의 일부가 간을 통과하지 않고 빠져나가 세균감염의 위험성이 증가하게 된다. 따라서 자발성 세균성 복막염, 각종 비뇨기계 및 호흡기계 등의 감염 위험성이 증가하게 된다.

이상에서 살펴본, 정상 간의 구조 및 기능에 관한 설명이 각종 간질환의 병인 및 병태생리, 제반 증상 및 증후, 그리고 각종 진단법 및 치료법의 원리 등을 이해하는 데 도움이 될 것이다. 근자에 이르러 각종 새로운 연구 기술이 도입되어 간의 구조 및 기능에 관해 더 많은 부분이 알려지게 되었지만, 아직도 간의 미세구조 및 분자생물학적인 간세포기능 조절기전, 그리고 간내 각종 세포들 간의 상호작용 등에 관한 더 많은 연구가 필요하다.

참고문헌

1. Ghany M, Hoofnagle JH. Approach to the patient with liver disease. In: Kasper DL, Fauci AS, Longo DL, et al. eds. Harrison's priciples of internal medicine. 18th ed. New York: McGraw-Hill, 2012;2520-2527
2. Wanless IR. Anatomy, histology, embryology, and developmental anomalies of the liver. In: Feldman M, Friedman LS, Sleisenger MH, eds. Sleisenger and Fordtran's gastrointestinal and liver disease: pathophysiology, diagnosis, management. 8th ed. Philadelphia: WB Saunders, 2008;1543-1550
3. Roy-Chowdhyry N, Roy-Chowdhury J. Liver physiology and energy metabolism. In: Feldman M, Friedman LS, Sleisenger MH, eds. Sleisenger and Fordtran's gastrointestinal and liver disease: pathophysiology, diagnosis, management. 8th ed. Philadelphia: WB Saunders, 2008;1551-1574
4. Sherlock S, Dooley J. Anatomy and function. In: Sherlock S, Dooley J. Diseases of the liver and biliary system. 11th ed. Oxford: Blackwell publishing, 2002;1-17
5. McCuskey R. Anatomy of the liver. In: Zakim D, Boyer TD, eds. Hepatology a textbook of liver disease. 6th ed. Philadelphia: WB Saunders, 2011;3-19
6. Peter L.M. Jansen. Mechanisms of Bile Secretion In: Zakim D, Boyer TD, eds. Hepatology a textbook of liver disease. 6th ed. Philadelphia: WB Saunders, 2011;47-63
7. Cooper AJ. Amino acid metabolism and synthesis of urea. In: Zakim D, Boyer TD, eds. Hepatology a textbook of liver disease. 4th ed. Philadelphia: WB Saunders, 2003;81-125

chapter

02 병력 청취 및 신체검진

윤정환, 조은주

- 간질환 환자에서의 병력 문진, 시진, 촉진 및 청진은 진단 접근에 있어 매우 중요하다.
- 발열, 오한, 근육통, 두통 등은 바이러스성 간염에서 나타날 수 있는데, 우상복부의 통증을 동반한 발열과 오한 및 황달은 담도계 질환, 특히 담관결석과 담관염을 시사하는 소견이기도 하다.
- 횡격막에 닿아 있는 간 표면에서 간세포암종이 발생할 경우에는 횡격막을 자극하여 어깨 부위의 통증이 유발되기도 한다.
- 소양감으로 인해 긁은 자국은 간내나 간외 담즙정체, 특히 원발성 담즙정체성 간경변증이나 담관폐쇄를 시사하는 소견이다.
- 각종 약제 및 건강보조식품, 생약, 민간요법 제제 등의 복용력, 만성 B형간염의 가족력, 현재와 과거의 음주력에 대해 자세한 병력 청취가 필요하며, 직업, 주삿바늘 사용, 약물중독, 수혈력, 문신이나 피어싱 등을 한 적이 있는지 확인이 필요하다.
- 만성 간질환의 증거는 신체의 여러 군데에서 나타나는데, 간성 얼굴, 거미혈관종, 여성형 유방, 수장 홍반, 복부팽만, 제대부 탈장, 음낭 수종, 전 복부 측부 혈관확장 등이 관찰된다.
- 복부 청진 소견 중 간세포암종에서 잡음*bruit*이 들릴 수 있으며, 간 부위에서 복막 마찰음이 들리면 간세포암종, 간의 경색이나 간농양 등을 의심할 수 있다.
- 간의 타진은 오른쪽 쇄골의 중앙을 지나는 선에서 시행하며, 간 탁음의 위아래 경계 거리는 남성에서 10~12cm, 여성에서 8~11cm 정도이다.
- 촉진을 통해 간이 부드러운지, 단단한지, 표면이 불규칙한지의 여부와 간의 변연이 예리한지, 둔한지, 그리고 정중선을 넘어서 간의 좌엽이 만져지는지 등의 여부를 확인해야 하며, 비장종대도 확인해야 한다.
- 복수 유무를 검사하는 방법으로는 이동탁음검사법, 유동파*fluid wave*검사법 및 웅덩이징후*puddle sign* 등이 있다.

I 간질환이 의심되는 환자의 병력 청취

간질환 환자에서는 특별한 증상이 없는 경우에서부터 혼수에 이르기까지 다양한 증상이 나타날 수 있기 때문에, 각 질환의 주 증상을 알고 있어야만 환자가 호소하는 주소를 바탕으로 문진하여 감별진단에 접근할 수 있다. 간질환 중 대표적인 급성 간염, 지방간, 만성 간질환 및 간세포암종 환자에서 나타날 수 있는 일반적인 증상을 먼저 살펴본다. 주로 호소하는 증상은 무력감이나 권태감, 그리고 식욕부진이나 구역이며, 통증을 호소할 수도 있다. 증상을 호소하면 언제부터 있었는지, 양상이 어떠한지, 증상의 변동이 있는지를 반드시 물어야 한다.

급성 간염의 증상은 대부분 원인에 상관없이 비슷한데, 특히 급성 바이러스성 간염의 경우에는 비특이적 전신적 증상, 즉 감기 증상이나 소화기계 증상을 호소한다. 황달이 나타나기 전에 발열, 두통, 전신피로, 권태감, 식욕부진, 구토, 소화불량, 상복부 통증 등의 비특이적인 증상이 나타나고, 황달기에 접어들면 소변색이 갈색 또는 흑갈색으로 변하고, 눈의 공막이 황색으로 변하며, 병이 진전되면 피부까지 노란색으로 착색된다. 이후 회복기에 접어들면 이러한 증상이 점차 호전된다. 소변색이 진하고 때로는 속옷에 노란색이 비친다고 호소하는 환자에서는 통증의 유무와 위치 및 음식 섭취와의 관계나 방사통 여부와 발열 동반 여부를 물어야 한다.

지방간은 무증상인 경우가 많다. 대부분 정기 신체검진이나 다른 병으로 병원을 찾은 경우 간기능검사의 이상 소견이나 초음파검사에서 이상 소견이 우연히 발견되는 경우이다. 그렇지만 지방간이 심한 경우 증상을 호소할 수 있는데, 식욕부진, 구역질, 피곤함 등의 일반적인 증상 외에도 우상복부가 뻐근함을 호소할 수 있다.

만성 간질환의 자연경과는 만성 간염에서부터 간경변증에 이르기까지 다양하며 증상도 무증상부터 심한 간기능 부전까지 나타날 수 있다. 따라서 대부분은 별다른 증상 없는 경우가 많으나, 일부에서는 질병의 반복적인 악화로 몇 년 내에 말기 간질환으로 이행하는 경우도 있다. 일반적으로 만성 간질환은 증상이 없거나 있더라도 심하지 않고 비특이적이다. 흔한 주소로는 피로감, 전신권태, 식욕부진, 구역질, 소화불량 등과 복부팽만감이다. 병세가 진행하면 간세포 기능장애와 이에 따른 합병증으로 인한 증상을 호소한다. 즉 소변색이 진해지면서 황달이 나타나며 잇몸이나 코에서 출혈이 있고 성욕이 감퇴하거나 여성의 경우 월경이 불순해진다. 간문맥압 항진으로 인해 비장이 커져 좌상복부에 당기는 듯한 감각을 호소하기도 하고, 복수로 헛배가 부르다고 하며 다리에 부종이 생기는데, 특히 발목이 자주 붓는다고 하고, 치질을 호소하기도 한다. 피를 토하거나 흑변을 호소할 수도 있다.

간세포암종이 발생해도 특별한 증상은 드물며, 간경변증 등에 의한 증상이 주된 것이다. 간세포암종이 간의 좌엽에 발생했을 때 명치에 응어리가 있는 듯한 느낌을 호소할 수 있다. 간세포암종이 횡격막에 닿아 있는 간 표면에서 발생할 경우에는 횡격막을 자극하여 오른쪽 어깨 부위의 통증을 호소하기도 한다. 또한 간세포암종이 파열되어 복강 내로 출혈이 있는 경우에는 급성 복부팽만과 현기증을 호소할 수 있다. 또한 우상복부의 통증이나 야간통을 호소하기도 하고 복부종물을 호소하기도 하는데, 이러한 증상들은 간세포암종이 매우 진행된 상태에서 나타나는 것으로 조기발견에는 도움이 되지 않는다.

위 증상 중 황달은 바이러스성 간염이나 간경변증 같은 간질환 외에 담도계 질환을 가진 환자에서도 흔한 증상 중 하나이며, 급격한 용혈성 빈혈에서도 올 수 있다. 황달 환자의 대부분에서는 주의 깊은 병력 청취와 신체검진, 그리고 기본적인 검사실 소견으로 그 원인을 밝힐 수 있다.

식욕부진은 급성 간염에서 특히 심한데, 후각이 감소되거나*hyposmia*, 음식 냄새를 역겹게 여기거나*dysosmia*, 미각이 감소되거나*hypogeusia*, 음식 맛을 역겹게 느끼는 현상*dysgeusia* 등으로 인한다. 미각감퇴의 한 증상으로 환자들이 담배 맛을 잃었다고 표현하기도 한다. 이러한 식욕부진은 간질환뿐만 아니라 다른 악성 종양에서도 중요한 증상인데, 과도한 체중감소 시에는 악성 종양의 가능성을 고려해야 한다. 체중감소뿐만 아니라 최근의 체중증가 여부도 물어보아야 하는데, 지방간의 경우 간기능검사의 이상 정도가 체중증가 정도와 관련이 있기 때문이다.

발열, 오한, 근육통, 두통이 동반될 경우 바이러스성 간염을 의심해야 하는데, 우상복부의 통증을 동반한 발열과 오한, 황달은 담도계 질환, 특히 담관결석과 담관염을 시사하는 소견이기도 하다. 관절염은 바이러스성 간염, 자가면역성 간염, 기존의 간질환에 동반된 염증성 장질환, 원발성 경화성 담관염*primary sclerosing cholangitis*, 혹은 유육종증*sarcoidosis* 등의 육아종성 질환의 전조일 수도 있다. 위치가 자주 변하는 피부질환은 만성 간염에서 나타날 수 있다. 소양감으로 인해 긁은 자국은 간내나 간외 담즙정체, 특히 원발성 담즙정체성 간경변증*primary biliary cirrhosis*이나 담관폐쇄를 시사하는데, 짙은 오줌과 옅은 대변색 등 황달이 시작된 시기에 대해 자세히 물어보면 유병기간을 알 수 있다.

복통을 호소하는 경우에는 위치, 성상, 방사통, 유발 혹은 완화 인자, 동반되는 전신적 증상 등에 대한 기본적인 병력 청취가 필요하다. 또한 환자가 과거에 위·식도역류나 기타 위장관질환을 앓았던 병력이 있다면 이로 인해 느꼈던 복통과 현재의 증상을 비교하여 물어보아야 한다.

바이러스성 간염과 연관해서는 수혈력이 중요한데, 특히 1990년 이전에는 C형간염을 진단할 혈청학적 검사가 없었기 때문에 문진이 중요하다. 현재에는 주삿바늘을 이용한 마약 사용이 B형이나 C형 간염의 흔한 전파경로이므로 이에 대한 병력 청취도 필요하다. 성생활에 대해서도 물어보아야 하는데, 특히 C형간염과 연관해서는 성교, 다른 성 매개 질환의 병력, 다수의 성 파트너 등이 감염 위험성을 높인다. 의료인은 B형 내지 C형 간염에 감염될 위험성이 높은데, 특히 오염된 주삿바늘에 노출되거나, 혈액투석실에서 근무하거나, 응급실, 수술실 등에서 B형이나 C형간염을 가진 환자에게 노출되는 경우 감염 위험성이 높아진다. 문신, 귀 등의 피어싱, 코카인 흡입, 치약이나 면도기의 공동사용 등도 B형이나 C형 간염의 위험인자이다.

간질환 환자에서는 부모, 형제에 관한 가족력을 꼭 물어보아야 한다. 특히 어머니 계통에 B형간염과 연관된 급·만성 간질환이 있었는지를 물어보아야 하는데, 어머니로부터의 수직감염이 만성 간질환 유발에 큰 의미가 있기 때문이다.

각종 간질환이 약물에 의해 초래될 수 있으므로, 의사의 처방으로 혹은 스스로 구입해서 섭취한 모든 약에 대한 자세한 병력 청취가 필요하다. 황달이나 비정상적인 간기능검사 소견을 가진 환자에서 발열, 관절통이나 관절염, 피부 발진 등의 증상이나 검사실 소견상 호산구증가증이 동반될 때에는 특히 약물에 의한 간질환을 의심해야 한다. 최근에는 성분 미상의 한약, 생약제를 포함한 각종 건강보조식품과 민간요법 제제 등을 복용하는 경우가 아주 많은데, 이에 따르는 간 손상도 증가 추세에 있다. 이 밖에도 비타민, 특히 비타민 A라든지 항생제, 감기약, 피임약, 성호르몬제, 피부과 약(경구용 무좀약, 메토트렉세이트 등) 등의 약물 섭취력이 없는지를 반드시 물어보아야 한다. 환자를 계속 치료하는 중에 간기능검사치(특히 아스파탐산아미노전이효소*aspartate aminotransferase*; *AST*나 알라닌아미노전이효소*alanine aminotransferase*; *ALT*치, 심할 때는 빌리루빈치)가 전에 비해 나빠졌을 때 환자에게 물어보면 과격한 운동이나 음주, 그리고 건강보조식품들이나 항생제, 감기약, 관절 치료제, 진통제 등의 복용력을 알 수 있다. 또한 이러한 특정약물이나 간독성 제제를 복용한 병력이 없다 하더라도 환자의 직업에 대한 정보도 필요한데, 특정 직업에서는 간독성 물질(화공약품이나 농약)에 노출될 가능성이 있기 때문이다.

환자와 가족으로부터 현재와 과거의 음주력에 대한 자세한 정보를 얻는 것 또한 필요하다. 간경변증이 발생하는 최소 알코올 양은 일반적으로 남자에서 하루 20~40g 이상, 여자에서 10~20g이며 대부분의 후향적 연구에서도 하루 40~80g의 알코올 소비는 간 손상의 위험도를 높이는 것으로 알려져 있다. 알코올 간질환의 위험도는 알코올 소비량과 용량 의존적 관계가 있기 때문에 과도한 음주를 피하도록 권고해야 한다. 일반적으로 우리가 마시는 술에 포함된 알코올의 양은 다음과 같다. 소주(19%) 한 병(360mL)은 54g, 막걸리(8%) 100cc는 8g, 맥주(4~5%) 한 병(500cc)은 20~25g, 위스키(40~45%) 한 잔(1Oz.)은 12g, 포도주(12%) 한 병은 80~90g 정도의 알코올을 포함한다. 술의 종류 및 음주습관(지속적 혹은 간헐적)에 따른 간경변증 발생빈도는 차이가 없는 것으로 알려져 있다. 이상과 같은 음주력뿐만 아니라 알코올로 인해 초래될 수 있는 췌장염이나 말초 신경염 등이 동반되었는지에 대한 병력 청취도 필요하다.

Ⅱ 신체검진

간질환 환자에서는 병력 청취와 더불어 일반적인 신체검진(시진, 청진, 타진, 촉진)에 의해 80% 정도까지는 진단에 도달해야 한다.

시진 소견 중 공막의 황달 여부는 반드시 낮에 밝은 쪽을 향하게 하고 검진해야 하는데, 공막 황달은 혈청 총 빌리루빈치가 3.0mg/dL 이상일 때 나타난다. 주삿바늘 자국이 있으면 마약 상용을 의심해야 한다. 피부의 긁은 자국은 환자가 소양감을 느꼈다는 것을 의미하는데, 견갑골 사이는 긁을 수 없기 때문에 이곳에는 대개 긁은 자국이 없다. 점상 출혈이나 출혈반은 응고장애나 혈소판감소증을 의미한다. 여드름 같은 피부 병변을 앞가슴이나 등에서 볼 수 있다. 근육통이나 근력 약화는 알코올중독이나 알코올성 근질환에서 드물지 않게 볼 수 있다. 만약 심한 급성 췌장염과 동반된다면 복부의 변색(배꼽 주변 혹은 옆구리)을 관찰할 수도 있는데 예후가 매우 불량하다.

만성 간질환의 증거는 신체의 여러 군데에서 나타난다. 환자의 얼굴은 매끄럽지 못하고 윤기가 없으며 피부색보다 검게 보인다(간성 얼굴). 여드름이 많을 수도 있고, 입술이 검을 수도 있다(간폐증후군). 혀는 유두 위축으로 인해 빤질빤질하고 비교적 빨간색을 띤다(간 혀). 거미혈관종은 대개 상대정맥의 분포 부위에서 주로 나타나는데, 가슴 상부, 목, 얼굴 등에서 쉽게 관찰할 수 있으며(그림 2-1), 대개 12개 이상의 거미혈관종이 관찰되면 문맥압항진증을 의심해야 하고 심할 때에는 상복부에서도 한두 개 보일 수 있다. 상박부와 팔까지 선명한 혈관종이 보이

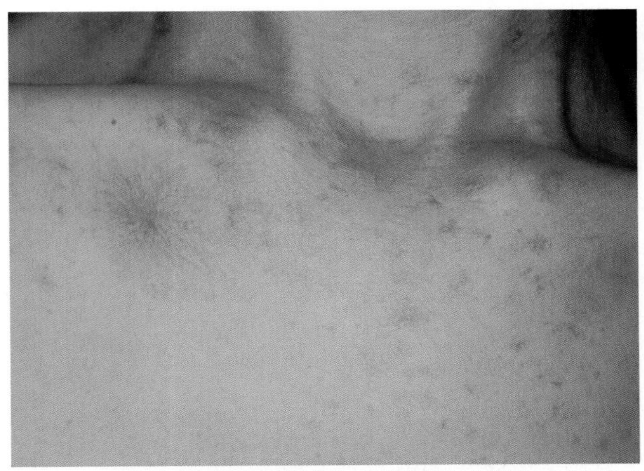

그림 2-1. 간경변증 환자 전흉부의 거미혈관종 오른쪽 거미혈관종의 중심부를 펜 끝으로 누르면 주위의 방사상 혈관이 퇴색한다.

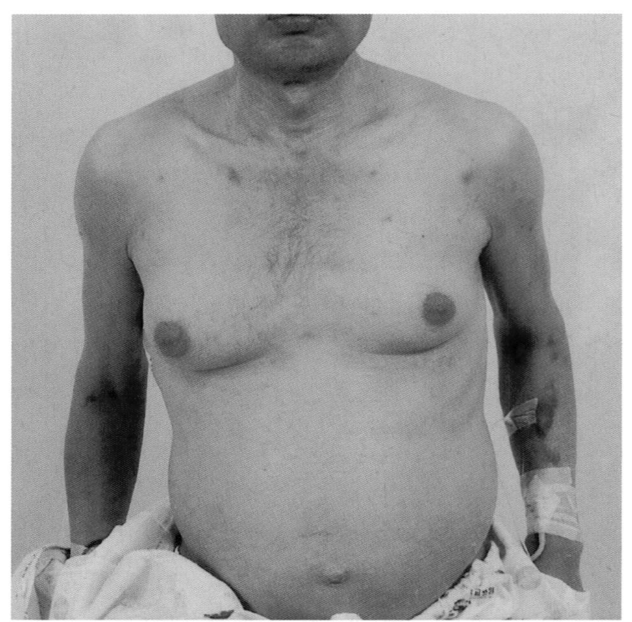
그림 2-2. 간경변증 환자에서 관찰되는 여성형 유방 및 거미혈관종

면 간세포암종을 의심할 수 있다. 간질환이 호전되면 숫자가 줄면서 혈관종의 색깔이 빨간색에서 초콜릿색으로 변색한다. 거미혈관종은 급성 간염 시에도 일시적으로 나타날 수 있고 류마티스성 관절염이나 임신 중에도 나타날 수 있다. 간세포암종이 전이되어 우쇄골 상부에서 림프절이 만져질 때가 있다. 여성형 유방(그림 2-2), Dupuytren 경축*contracture*(손바닥 인대가 굵고 경직되어 손이 손바닥 쪽으로 구부러지는 것), 이하선 종대(그림 2-3)의 3대 징후가 나타나면 만성 알코올 섭취에 의한 간질환을 의심해야 하며, 그 밖에 딸기코*rhinophyma*도 관찰될 수 있고(그림 2-4), 얼굴의 미세혈관이 흐트러진 실타래처럼 보인다(헌 달러 지폐상 피부*paper money skin*, 그림 2-5). 수장 홍반(그림 2-6), 하지 정강이의 색소침착(그림 2-7), 액와 및 음모 소실, 혹은 고환 지름이 3cm 이하인 고환 위축 등도 만

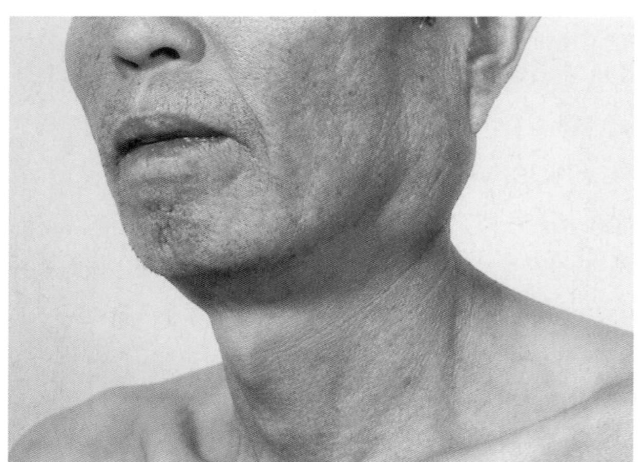
그림 2-3. 알코올성 간경변증 환자에서 관찰되는 이하선 종대

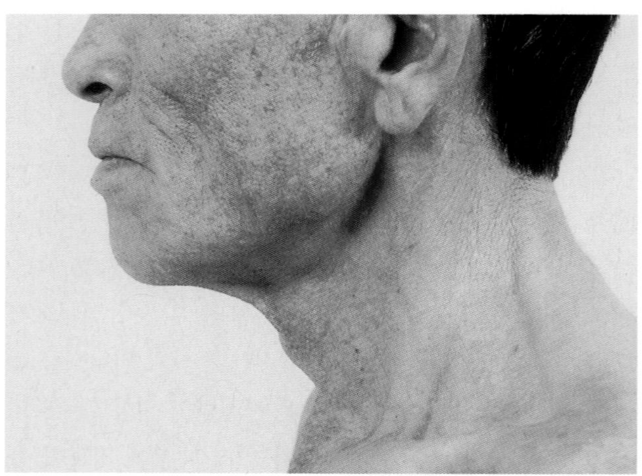
그림 2-5. 알코올성 간경변증 환자에서 관찰되는 얼굴(턱 부분)의 미세 혈관

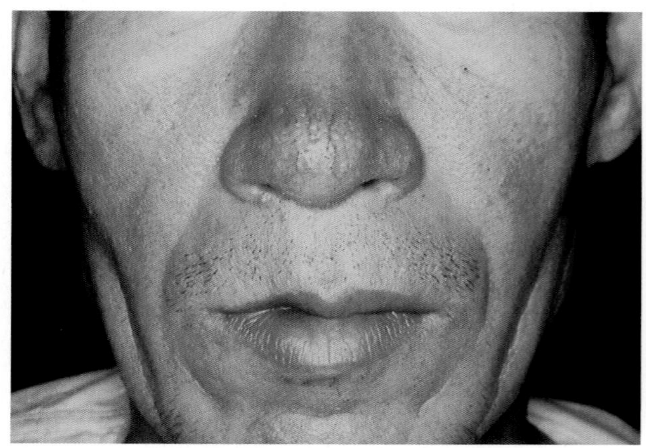
그림 2-4. 알코올성 간경변증 환자에서 관찰되는 딸기코*rhinophyma*

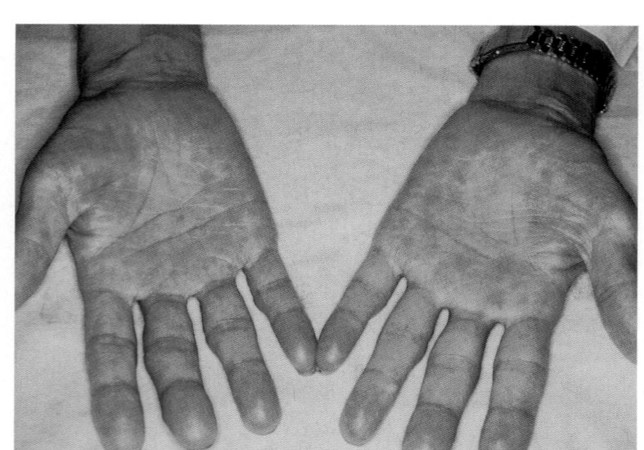
그림 2-6. 간경변증 환자에서 관찰되는 수장 홍반

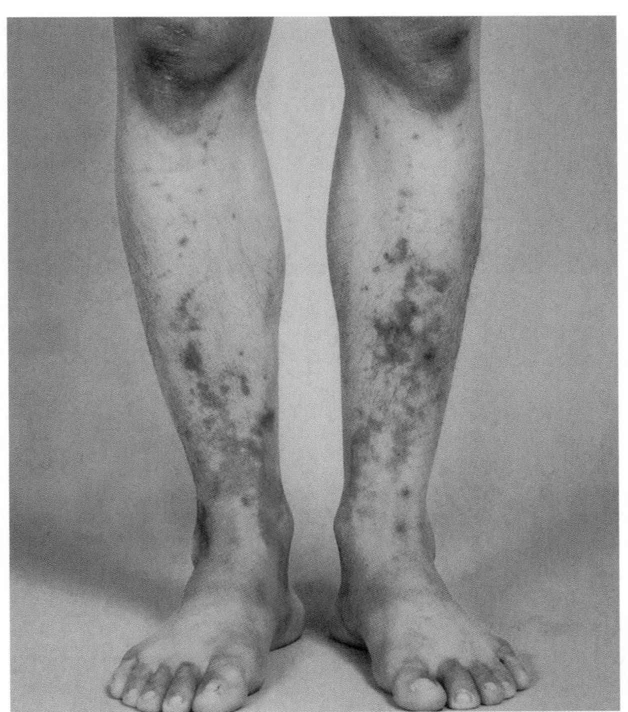

그림 2-7. 간경변증 환자에서 관찰되는 하지 피부의 색소침착

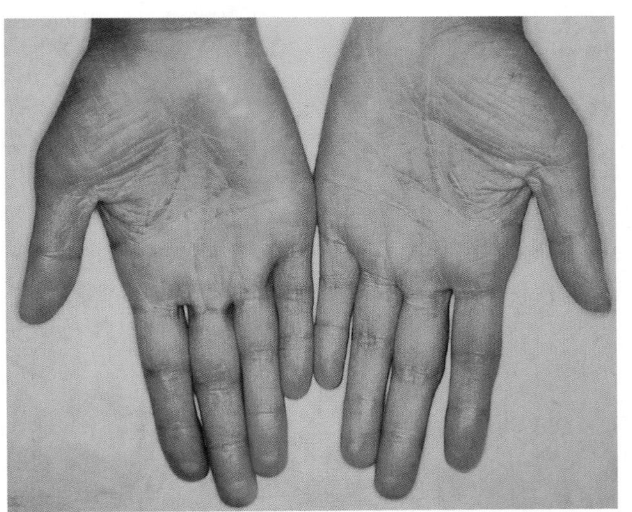

그림 2-8. 원발성 담즙정체성 간경변증에서 손바닥 주름을 따라 관찰되는 황색종*xanthoma*

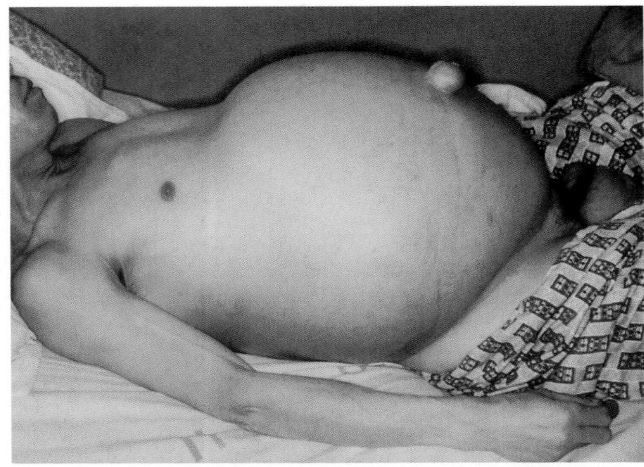

그림 2-9. 간경변증 환자에서 관찰되는 복부팽만, 제대부 탈장, 음낭 수종, 전복부 측부 혈관확장

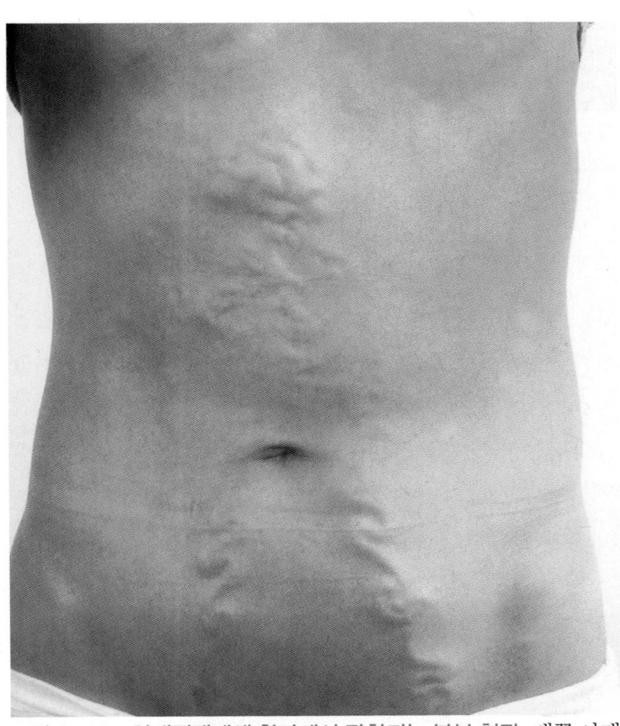

그림 2-10. 하대정맥폐쇄 환자에서 관찰되는 복부 혈관 배꼽 아래의 정맥혈도 상부로 혈행한다.

성 간질환이 진행하면 관찰될 수 있다. 수장 홍반은 류마티스성 관절염이나 임신, 만성 발열성 질환, 백혈병 및 갑상선기능항진증에서도 관찰된다. 원발성 담즙정체성 간경변증에서는 손바닥 주름을 따라 황색종*xanthoma*이 관찰되기도 한다(그림 2-8). 이 황색종은 상부 안검과 그 내각에서도 관찰된다. 문맥압항진증이 심하면 복수에 의한 복부팽만, 제대부 탈장, 음낭 수종, 전복부 측부 혈관확장 등이 관찰된다(그림 2-9). 하대정맥이 막힌 경우에는 복벽의 아래에서부터 위로 혈류가 진행하는 측부 혈관이 복벽에서 관찰된다(그림 2-10, 한쪽 손끝으로 복부 혈관을 누르고 다른 손끝으로 정맥을 훑으면 혈행을 알 수 있다). 전 상복부에 측부 혈관이 뚜렷하지는 않으나 피하에 푸른 혈관이 보일 때는 대변보듯이 힘을 쓰라고 하면 혈관확장이 있으면서 뚜렷해지는 것을 볼 수 있다. 간혹 진행된 간세포암종 환자에서는 오른쪽 늑골 하연 아래쪽으로 돌출되는 종괴를 관찰할 수도 있으며(그림 2-11), 주 문맥이 종양 혈전으

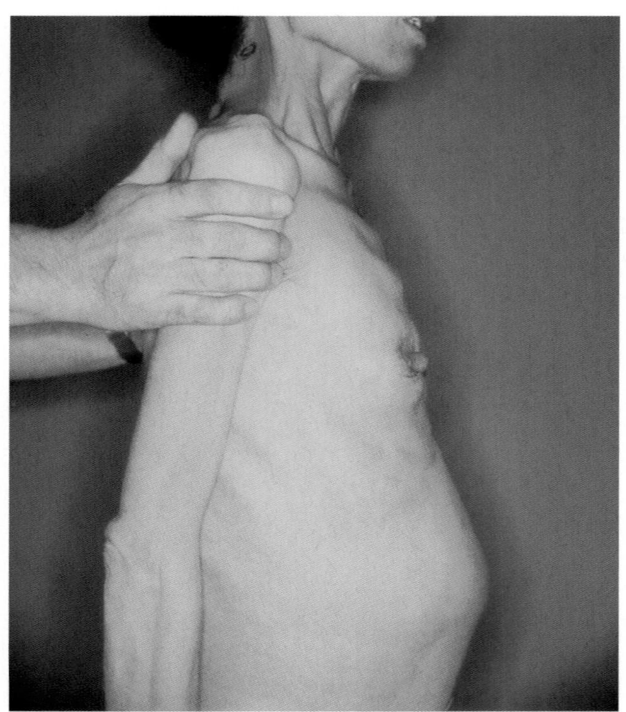

그림 2-11. 진행된 간세포암종 환자에서 오른쪽 늑골 하연 아래쪽으로 돌출되는 종괴

로 막히면 복수와 더불어 심한 복부 혈관 종창을 볼 수 있다(그림 2-12, 2-13). 팔목을 뒤로 힘차게 구부리게 하고 손가락을 쭉 펴게 하면 관찰되는 퍼덕떨림*asterixis, flapping tremor*은 특징적이기는 하나 간성 뇌증에서만 유일하게 나타나는 증상은 아니며 신부전, 폐부전 혹은 울혈성 심부전에서도 나타날 수 있다. 간성 뇌증 환자에서는 또한 혀를 충분히 내밀게 하면 혀가 들락날락하는 진전운동을 관찰할 수 있고, 네모, 나선, 별 등을 그리거나 자신의 이름을 쓰는 쉬운 일도 잘하지 못하는 것을 관찰할 수 있다. 임박한 간성 뇌증*impending coma* 시에 기록해 두었다가 정상 상태로 회복했을 때와 비교할 수 있다. 이때 환자와 이야기를 하면 언어의 구사가 똑똑치 않음을 알 수 있을 것이며, 특이한 냄새*fetor hepaticus*가 나는 것을 알 수 있다. 이 냄새는 mercaptan 대사산물이 호기로 배출되기 때문으로 여겨지는데, 간성 뇌증에 빠지지 않은 간경변증 환자에서도 맡을 수 있다.

복부 청진 소견 중 잡음*bruit*은 혈관 내 혈액의 난류에 의해 수축기에 들리는 잡음이다. 복부에서 들리는 잡음의 가장 흔한 원인은 대동맥 석회화, 내장축 압박 및 알코올성 간염 등이다. 복부 심와부에서 들리는 잡음은 마르고 건강한 젊은 성인의 약 20%에서 들릴 수 있는데 특히 식후에 더 잘 들린다. 이런 잡음은 대개 횡격막의 각부 *crus*에 의해 내장축이 눌려서 발생한다. 복부의 잡음은 가끔 간세포암종, 신동맥 협착, 신동맥의 근섬유 과증식 *fibromuscular hyperplasia*, 장성 협심통*intestinal angina*, 대동맥류, 췌장암의 진단에 도움을 줄 수 있다. 간 부위에서 복막 마찰음이 들리면 원발성 간세포암종이나 전이성 간세포암종을 의심해야 하며, 그 밖에는 간의 경색이나 간농양 등을 의심해 볼 수 있다. 간 생검 후 생긴 혈종으로 인한 마찰음은 흔하나 대개 하루를 넘기지 않는다.

복부 진찰 시 간과 비장의 크기 측정이 중요하다. 복부 타진은 간이나 비장 같은 장기의 크기 측정과 복수의 유

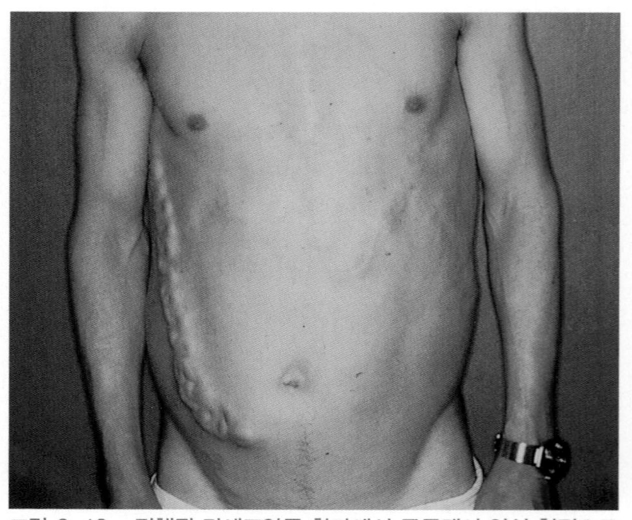

그림 2-12. 진행된 간세포암종 환자에서 주문맥이 암성 혈전으로 막혔을 때의 모습 왼쪽보다는 오른쪽 복부 혈관이 종창되는 것을 볼 수 있다.

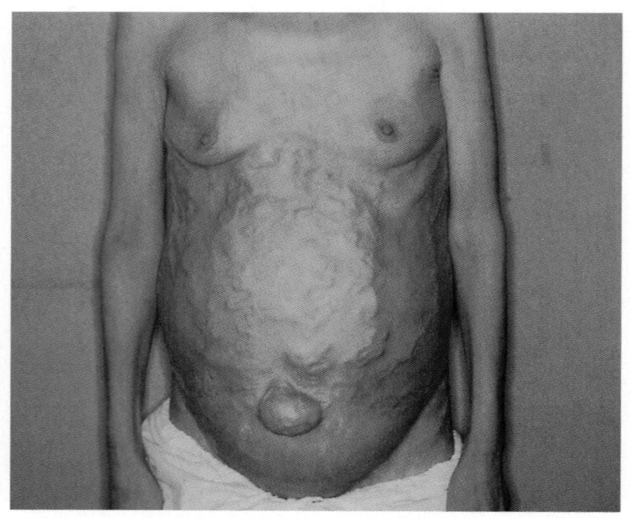

그림 2-13. 진행된 간경변증에 합병한 간세포암종 예에서 주문맥이 암성 혈전으로 막혔을 때의 모습

무 확인에 중요하다. 간의 타진은 오른쪽 쇄골의 중앙을 지나는 선에서 시행한다. 이때 환자의 호흡에 따른 간 탁음의 위치 변화도 확인한다. 간 탁음의 하연에서는 간의 변연을 만질 수도 있다. 간 탁음의 위아래 경계의 길이는 남성에서 10~12cm, 여성에서 8~11cm 정도이다. 간 탁음의 급격한 감소는 전격성 간염, 독성 거대결장 같은 대장의 확장, 전격성 대장염, 복막염과 동반된 장폐쇄, 위장 관천공 등에서 보일 수 있다. 정상적으로는 비장은 만져지지 않고 비장 탁음은 왼쪽 열 번째 늑골 후연의 정중 액와선에서 앞가슴을 향한다. 흡기 시 이러한 탁음은 아래와 오른쪽으로 이동한다. 비장 탁음을 확인하게 되면, 비장종대를 촉진하기 전에 어느 부위를 촉진해야 하느냐를 예상할 수 있다.

복부 전체는 순서에 의해서 촉진해야 한다. 복부 촉진 시 검사자의 손은 항상 따뜻해야 하며, 오른손 손가락과 손바닥은 복부 표면과 평행하게 위치해야 한다. 처음에는 가볍게 촉진하다가 복부 근육이 이완되면 더 깊은 촉진을 시도해야 한다. 빠르게 찌르는 듯한 촉진은 바람직하지 않으며 통증이 있거나 근육 강직이 있는 부위는 주위로부터 점차적으로 접근하여 더 자세히 검사한다.

앞서 기술한 바와 같이 검사자는 타진을 통해 간의 크기와 간 하연의 위치를 어느 정도 파악한 다음 촉진한다. 누워서 무릎을 세우게 한 자세에서 복벽의 오른쪽 장골 부위에서 시작하여 오른손을 서서히 위로 올려 간의 변연을 만진다. 환자에게 천천히 깊은 숨을 들이마시게 하는데, 이때 횡격막이 아래로 내려오면서 간의 하강을 가져와 변연을 만지기가 더 쉬워진다. 가끔 정상인에서 간의 일부분이 우하복부에서 만져질 때도 있는데 이는 간의 Riedel엽이다. 간의 변연을 만지는 또 다른 방법은 오른손 손가락으로 오른쪽 늑골 하연을 감아쥐고 있으면서 환자에게 천천히 숨을 들이마시게 하는 것인데, Middleton 법이라고 부른다. 이 방법의 경우에는 간의 하강이 손가락 끝에서 느껴지는데 극히 미미한 간종대나 심와부에서만 간이 만져지는 간경변증의 경우에 특히 유용하다.

검사자는 간이 부드러운지, 단단한지, 불규칙한지 여부와 간의 변연이 예리한지, 무딘지, 그리고 정중선을 넘어서 간의 좌엽이 만져지는지 등의 여부를 확인해야 한다. 또한 오른쪽 쇄골 중앙선과 검상 돌기에서 촉지된 간의 변연 위치에 의해서 간의 크기를 측정할 수 있다. 간이 정상일 경우 변연은 예리하고 표면은 평활하며 부드럽고 좌엽은 만져지지 않는다. 간의 변연이 무디어진 것은 간질환을 의미하며 간의 좌엽이 만져지는 경우는 대개 병적인 상태를 의미하는데 만성 침윤성 간질환, 신생물성 간질환, 특히 간경변증 등을 의미한다. 급·만성 간염 환자에서는 오른쪽 늑골 하부 전연에 걸쳐 간이 만져지지만 간경변증에서는 변연이 무디고 딱딱하며, 간혹 표면이 고르지 못한 간을 명치끝에서만 만질 수 있다. 급성 간염의 초기에는 예리하고 압통이 있는 연한 간을 만질 수 있으나 회복기에서나 만성 간염 시에는 무디고 약간 딱딱한 간을 만질 수 있다. 간종대를 보이는 질환으로는 바이러스성 간염, 만성 간염, 간경변증, 담관결석, 간외 담관폐쇄 등이 대표적이다. 늑골 하연에서 10cm 이상 변연이 내려간 중증의 간종대는 흔치는 않은데, 원발성 간세포암종이나 림프종을 포함한 전이성 간세포암종, 알코올성 간질환(지방간, 알코올성 간염, 간경변증), 심한 울혈성 심부전, 유전분증 같은 침윤성 간질환, 만성 골수성 백혈병 등에서 촉지될 수 있다. 박동성 간은 심한 승모판협착 등에서 동반되는 삼첨판부전, 삼첨판을 침범한 심내막염 혹은 심한 폐고혈압 등에서 나타난다.

비장을 촉진하기 위해서는 왼쪽 장골 부위에서부터 시작하여 왼쪽 늑골 하연을 향해 올라가면서 촉진한다. 만약 반듯이 누운 자세에서 비장이 촉지되지 않으면 환자를 오른쪽으로 눕게 하여 다시 좌상복부를 촉진해야 하는데, 이 자세에서 비장종대가 더 잘 촉진되기 때문이다. 다른 방법으로는 검사자가 환자의 왼쪽에서 한 손이나 양손으로 환자의 늑골 하연을 말아 쥐고 환자의 왼손을 환자의 왼쪽 11번째 늑골 밑에 받치게 하고 환자에게 깊은 흡기를 시키면 비장의 끝이 검사자의 손가락 끝에서 느껴질 수 있다.

좌상복부에서 종괴가 촉진될 경우에는 이 종괴가 비장인지 혹은 왼쪽 신장인지를 구분해야 하는데, 내측의 홈이 만져지면 비장이다. 또는 검사자의 왼 손바닥을 왼쪽 등 뒤 신장 부위에 붙이고 오른 손바닥으로 가볍게 톡톡 누를 때 왼 손바닥에서 덩어리감을 느끼면 신장의 종괴이며, 왼손 엄지와 나머지 손가락으로 환자의 옆구리를 거머쥐고 오른손 끝으로 하복부부터 만져갈 때 만져지면 신장이다. 중증의 간종대가 있는 경우에는 간 좌엽과 비장의 구분이 어려울 수 있는데, 대개는 두 장기의 떨어진 공간으로 감별할 수 있다. 비장종대의 원인으로 흔한 것은 간경변증으로 인한 문맥압항진증, 바이러스, 세균, 곰팡이 감염, 백혈병이나 림프종, 전신홍반루푸스나 류마티스성 관절염과 같은 결체조직질환, 유전분증 등의 침윤성 질환, 용혈성 질환, 골수섬유화증 등이다.

담낭이 커져 있을 때 우상복부에서 고무공을 만지는 것 같은 느낌의 담낭이 만져질 수 있는데, 복직근의 외측면과 오른쪽 늑골 하연이 만나는 점에서 만져진다. 췌장두부 악성 종양의 약 25%에서 무통성의 담낭확장이 만져진다(Courvoisier's law). 또한 급성 담낭염의 약 30%에서 담낭 경부에 낀 담석에 의해 담낭이 커지는데, 이 경우에는 심한 우상복부의 압통과 복근의 강직으로 인해 만지기 어려울 수도 있다. 급성 담낭염의 대표적 징후는 흡기 시 심해지는 우상복부 통증*Murphy's sign*인데, 검사자의 손가락이 오른쪽 늑골 하연에 위치한 상태에서 환자에게 흡기를 하도록 하면 담낭이 아래로 내려와 손가락과 닿아 통증이 유발되고 흡기가 정지하는 현상이다.

복수의 유무는 초음파나 전산화단층촬영 등의 영상진단을 이용해 가장 확실히 진단할 수 있지만, 신체검진을 통해서도 쉽게 판단할 수 있다. 복수검사법으로는 우선 복부팽창이 대칭성인지 또는 일측성인지를 보아서 알아야 하며, 환자가 누워 있는 상태에서는 양쪽으로 처져 있는지 또는 복벽이 꼿꼿한지를 보아야 한다. 다음으로는 이동탁음검사법이 있다. 복수를 가진 환자가 앙와위로 누워 있으면 복수는 중력에 의해 양쪽 옆구리로 가게 되고 위장관이 위로 뜨게 된다. 이 위치에서 타진을 하면 옆구리에서는 탁음, 복부에서는 공명음을 들을 수 있다. 환자가 한쪽 옆으로 누우면 공기가 찬 위장관이 떠오르는 윗부분이 공명음으로 바뀌고 탁음이 아래로 이동하며, 반대로 누우면 그 위치가 바뀌는 현상으로 복수의 유무를 판단할 수 있다. 복수의 또 다른 검사법은 유동파*fluid wave*검사인데, 환자나 다른 검사자가 척골 쪽의 손을 복부의 정중선에 대고 있을 때 검사자가 양손을 환자의 양쪽 옆구리에 각각 대고 한쪽 옆구리를 빠르게 톡톡 치는 동작을 해 그 파동이 반대쪽 손에 느껴지는가의 유무로 판정한다. 또한 검사자가 혼자일 때는 환자의 앙와위에서 왼손 엄지손가락 끝으로 환자 복벽의 중앙선을 누르고 나머지 왼 손바닥을 환자의 왼쪽 벽에 붙인 다음 오른손 집게손가락으로 환자의 오른쪽 복벽을 톡톡 치면 왼손끝 바닥에서 유동파를 느낄 수 있다. 위의 방법으로는 보통 1L 미만으로 복수가 존재할 경우에는 복수의 존재를 알아내기 힘든데, 초음파검사에 비해 두 방법의 민감도는 약 60%라고 알려져 있으며, 또한 이 검사법들은 비만한 환자에서는 위양성을 초래할 수도 있다. 또 다른 복수검사법으로는 웅덩이징후*puddle sign*가 있다. 환자를 먼저 몇 분 간 앙와위로 눕힌 후 무릎과 손으로 엎드리게 한 다음, 청진기의 다이아프램을 복수가 고여 있을 것으로 생각되는 복부의 가장 낮은 곳에 대고 반복적으로 한쪽 옆구리를 가볍게 두드리며 청진기를 반대쪽 옆구리를 향해 움직이면 복수가 존재하는 경우 청진기가 움직이는 동안에 타진하는 소리의 강도와 양상이 변화하는 것을 들을 수 있다.

참고문헌

1. Ghany M, Hoofnagle JH. Approach to the patient with liver disease. In: Kasper DL, Fauci AS, Longo DL, et al. eds. Harrison's priciples of internal medicine. 18th ed. New York: McGraw-Hill, 2012;2520-2526
2. Bergasa NV. Approach to the patient with liver disease. In: Goldman L, Ausiello D, et al. eds. Cecil medicine. 24rd ed. Philadelphia: WB Saunders, 2011;1087-1091
3. Greenberger NJ. History taking and physical examination for the patient with liver disease. In: Schiff ER, Sorrell MF, Meddrey WC, eds. Schiff's Diseases of the liver. 11th ed. Philadelphia: Lippincott Williams & Wilkins, 2011;3-16

chapter 03

빌리루빈대사 및 황달

윤정환, 유수종

- 빌리루빈은 헴*heme*의 분해산물로서 주 생성원은 혈색소 내의 헴이며, 혈색소 헴 이외의 헴 함유 단백에서도 생성된다.
- 비포합형 빌리루빈은 지용성이므로 혈장 내에서는 알부민과 결합하여 간세포로 이동한다. 따라서 알부민과 결합할 수 있는 다른 유기 음이온물질이 비포합형 빌리루빈과 알부민의 결합을 방해하여 핵황달의 위험성을 높일 수 있다.
- 장기간의 담관폐쇄나 담즙저류의 경우처럼 포합형 빌리루빈이 체내에 장기간 존재하게 될 때에는 알부민과 비가역성 공유결합을 할 수 있다.
- 간세포는 빌리루빈대사에서 중심적인 역할을 하는데, 간세포에서의 빌리루빈대사는 ① 간세포 섭취, ② 포합, ③ 담즙 배설 등 세 가지의 단계로 구분되며, 이 중 담즙 배설이 속도 조절 단계로서 간세포손상 시 가장 손상받기 쉽다.
- 포합형 빌리루빈은 소장 벽을 통해 흡수되지 않고 대장에서 장 내 세균에 의해 urobilinogen으로 대사된 후 대변으로 배설된다.
- 비포합형 고빌리루빈혈증은 빌리루빈이 과형성되거나, 간 섭취에 장애가 있거나 혹은 빌리루빈 포합 과정에서 장애가 초래될 경우 발생한다.
- 포합형 고빌리루빈혈증은 선천성 혹은 후천성으로 포합형 빌리루빈의 배설장애가 있거나 담관이 폐쇄된 경우에 발생한다.

황달은 체내에 과다하게 축적된 빌리루빈*bilirubin*이 피부나 공막 등 엘라스틴*elastin*이 많은 조직에 침착되어 노란색으로 변하는 현상이다. 빌리루빈의 정상적인 대사 과정 및 이의 장애로 인해서 초래되는 빌리루빈의 체내 축적, 즉 고빌리루빈혈증(황달)의 병태생리는 다음과 같다.

I 빌리루빈 정상대사

빌리루빈의 정상대사 과정은 그림 3-1에 도시한 바와 같다.

1. 빌리루빈의 생성

빌리루빈은 헴*heme*으로부터 분해된 노폐 산물로서, 이 중 80~85%는 수명을 다한 적혈구가 비장, 간 혹은 골수에 존재하는 세망내피세포계에서 파괴될 때 유리되는 혈색소 내의 헴으로부터 생성된다. 헴이 NADPH-사이토크롬 C 환원효소 및 헴 산화효소에 의해 일산화탄소와 빌리버딘*biliverdin*으로 변환되고, 다시 용해성 빌리버딘 환원효소에 의해서 황색이나 오렌지색의 빌리루빈으로 변환되게 된다. 이 밖에도 빌리루빈은 골수에서 성숙 과정의 적혈구계 세포가 파괴되는 경우(비효율적 적혈구생성), 출혈로 인한 혈종이 체내 흡수되는 경우, 혈관 내 용혈이 발생하는 경우 혹은 혈색소 헴 이외의 헴 함유 단백인 사이토크롬 P450, tryptophan, pyrrolase, catalase, myoglobin 등이 대사되는 경우 등에서도 생성된다(간 분획).

포합 과정을 거치지 않은 빌리루빈(비포합형 빌리루빈)은 생리적 pH에서는 물과 반응할 수 없는 지용성의 상태로 존재한다. 따라서 비포합형 빌리루빈은 지질을 함유하는 생체 내의 막을 통과할 수 있는데, 특히 혈액·뇌 장벽*blood-brain barrier*을 통과하여 신경독성(핵황달 *kernicterus*)을 초래할 수 있다. 비포합형 빌리루빈이 체외로 배설되기 위해서는 수용성으로 변환되어야 하는데, 간세포로 운반된 다음 글루쿠론산*glucuronic acid*과의 포합 과정을 거쳐서 수용성이 된 다음에 담즙으로 배설되게 된다. 비포합형 빌리루빈이 수용성으로 되는 또 다른 과정으로, 빛에 의해서 lumirubin이라는 수용성의 광학이성체*polar photoisomer*로 변환되는 과정이 있다.

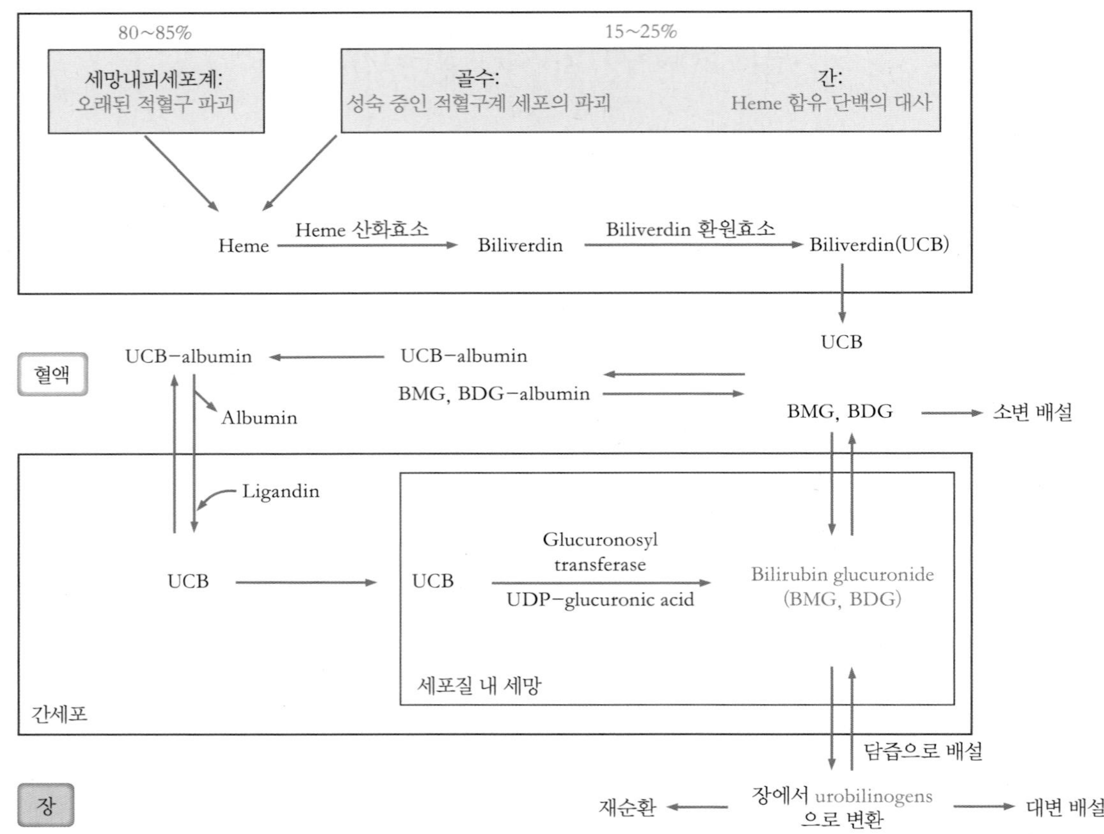

그림 3−1. 빌리루빈의 정상대사 과정 UCB: unconjugated bilirubin, BMG: bilirubin monoglucuronide, BDG: bilirubin diglucuronide, UDP: uridine diphosphate

2. 빌리루빈의 혈장 내 운반

생성된 비포합형 빌리루빈은 지용성이므로 혈장 내에서는 알부민과 결합하여(1:2) 간세포로 이동하게 된다. 혈장 빌리루빈치가 35mg/dL 이내에서는 알부민과 아주 강하게 결합하여 비가역적 상태가 되지만, 그 이상 빌리루빈치가 상승할 경우에는 알부민과의 결합 정도가 상대적으로 약한 가역성이 된다. 따라서 알부민과 결합할 수 있는 다른 유기 음이온물질, 즉 살리실산염*salicylate*, 설폰아마이드*sulfonamide*, 티록신*thyroxine*, 지방산, 페니실린*penicillin* 유도체, 푸로세미드*furosemide* 혹은 조영제 등을 신생아 황달 시에 같이 사용할 경우에는 비포합형 빌리루빈과 알부민의 결합을 더욱 방해하여 핵황달의 위험성을 높인다.

포합형 빌리루빈도 혈장 내에서는 알부민과 가역적으로 혹은 비가역적으로 결합하여 두 가지 형태를 띠게 된다. 포합형 빌리루빈은 수용성이므로 신장의 사구체에서 쉽게 여과될 수 있고, 또한 세뇨관에서 완전히 재흡수되지 않기 때문에 소변으로 배설될 수 있다. 한편 장기간의 담관폐쇄나 담즙저류의 경우처럼 포합형 빌리루빈이 체내에 장기간 존재하게 될 때에는 알부민과 비가역성 공유결합을 할 수 있는데, 이를 'delta 분획' 혹은 'biliprotein'이라고 표현한다. 이러한 분획은 신장으로 배설될 수 없고 알부민과 비슷한 반감기(15~20일)를 가지게 되어 담관폐쇄나 간염의 회복기에도 몇 주 동안 고빌리루빈혈증이 지속되는 원인이 된다.

3. 빌리루빈의 간세포 내 대사

간세포는 빌리루빈대사에 있어 중심적인 역할을 하는데, 빌리루빈대사는 ① 간세포 섭취, ② 포합, ③ 담즙 배설 등 세 가지의 단계로 나누어 볼 수 있다. 이 중 담즙으로의 배설이 속도조절*rate-limiting* 단계로서 간세포손상 시 가장 손상받기 쉬운 단계이다.

(1) 간세포 섭취

알부민과 결합된 비포합형 빌리루빈은 간세포로 가서 결합이 분리된 후 빌리루빈만이 간세포 내로 들어가게 된다. 혈액 내의 물질은 혈관내피세포 사이의 틈새 *fenestration*를 쉽게 통과하여 간내의 구조인 Disse강으로 들어가게 된다. 이와 인접한 간세포막에는 미세융모가 있어 이들 물질과 접촉하는 표면적이 크기 때문에 간세포는 빌리루빈을 포함한 각종 혈장 단백과 결합된 물질을 효율적으로 흡수하게 된다.

빌리루빈이 간세포의 굴모양혈관 막*sinusoidal membrane*으로 들어오는 과정은 sulfobromophthalein(BSP)이나 indocyanine green(ICG)과 같은 다른 유기 음이온에 의해 경쟁적으로 억제된다. sinusoidal organic anion transport protein-2(OATP-2), SLC21A6와 같은 특정 유기 음이온이 빌리루빈의 간세포 섭취를 매개하는 것으로 생각되는데 아직 명확히 규명되지는 않았다.

간세포 내로 들어온 비포합형 빌리루빈은 세포질 내에서 ligandin이나 fatty acid-binding protein(FABP)과 결합하여 혈장 내로 역확산되지 않는다. 이 중 ligandin이 결합력이 강하여 주 역할을 할 것으로 추정된다.

(2) 포합*conjugation*

비포합형 빌리루빈이 담즙 내로 배설되기 위해서는 포합이라는 단계, 즉 글루쿠론산과 결합하여 수용성인 bilirubin glucuronide가 되는 과정을 거쳐야 한다. 이러한 과정은 간세포 내의 세포질 내 세망*endoplasmic reticulum*에서 이루어지며, bilirubin-uridine diphosphate(UDP) glucuronosyl-transferase(bilirubin-UGT)라는 효소에 의한다.

세포 내로 들어온 비포합형 빌리루빈이 세망으로 이동하는 기전으로는, 지용성인 비포합형 빌리루빈이 같은 지용성인 세포막을 통해 이동하다가 세망막으로 직접 이동하는 경로가 주된 경로인 것으로 알려졌다. 한편 최근에는 비포합형 빌리루빈이 과다하게 막에 축적될 경우에는 그 자체가 세포독성을 나타내며, 세포질 내 결합 단백인 ligandin 및 FABP가 이러한 세포독성을 억제하는 역할을 한다는 것이 밝혀졌다.

비포합형 빌리루빈은 bilirubin-UGT 효소에 의해서 bilirubin monoglucuronide(BMG)가 된 후 다시 포합 과정을 거쳐 bilirubin diglucuronide(BDG)로 배설된다. 이러한 포합 과정에서는 UDP-glucuronic acid(UDP-GA)가 필요한데, UDP-GA를 이용하여 포합되는 다른 물질(acetaminophen, salicylamide, phenobarbital, ketamine, ether 등)을 복용한 경우, UDP-GA 생성을 억제하는 NADH의 농도를 높이는 경우(알코올) 혹은 UDP-GA의 농도 자체를 감소시키는 경우(금식) 등에서는 빌리루빈 포합 과정의 효율이 감소한다.

(3) 배설

빌리루빈이 포합 과정을 거치면 신속하게 세포질 내로 확산되어 세담관*canaliculi* 세포막으로 이동하게 되고 배설 과정을 거치게 된다. 배설 과정은 에너지가 필요한 능동적인 과정으로 빌리루빈대사의 속도 조절 단계에 해당되므로, 각종 간 손상 시에 가장 손상되기 쉬운 단계이다. 약물 중에는 에스트로겐제제가 담즙산 및 빌리루빈 배설의 장애를 초래하는 것으로 알려져 있으며, 임신 시에도 이러한 현상이 초래될 수 있다.

최근 빌리루빈 배설 과정에 관여하는 운반 단백 multidrug resistance protein(MRP2)이 규명되었다. 과거부터 담즙산인 ursodeoxycholate를 투여하면 빌리루빈의 배설이 증가한다고 알려져 왔는데, 최근에는 담즙산이 이러한 MRP2를 세포질 내의 저장장소에서 세담관 세포막으로의 이동을 증가시켜 빌리루빈 배설을 증가시킨다는 것이 밝혀졌다. 또한 각종 원인에 의한 빌리루빈 간내 혹은 간외 배설장애가 있을 경우 포합형 빌리루빈이 Disse강에 연한 세포막을 통해 역확산되는 경로뿐만 아니라, 최근에는 multispecific organic ion export pump MRP3(ABCC3)가 간세포의 외측막*lateral membrane*으로 재배치되어 포합형 빌리루빈이 세포간극*intercellular space*으로 배설된 후 혈액 내로 흘러들어 가는 과정도 밝혀지고 있다.

4. 빌리루빈의 장관 내 대사

담즙 내로 분비된 후 포합형 빌리루빈은 담관을 통해 십이지장으로 이동한다. 포합형 빌리루빈은 소장 벽을 통해 흡수되지 않고 대변을 통해 배설되거나 장내 세균의 β-glucuronidase에 의해 urobilinogen으로 대사된다. 이

urobilinogen의 20% 정도는 소장과 대장에서 재흡수되어 문맥으로 들어가는데, 간에 섭취된 urobilinogen은 대부분 담즙을 통해 장으로 다시 분비되고(장-간 순환) 극히 일부(2%)는 간에서 전신순환으로 나와 신장을 통해 배설된다. 간세포질환으로 인해 urobilinogen을 간에서 섭취하는 데 장애(재순환장애)가 있거나 용혈과 같이 빌리루빈의 생성이 증가된 때에는 소변 내 urobilinogen 양이 증가하고, 담즙정체나 담관폐쇄 등의 경우에는 소변 내 urobilinogen 양이 감소한다. 또한 장기간 비흡수성 항생제를 경구 투여한 경우에는 소변 내 urobilinogen이 없다.

5. 빌리루빈의 신장 배설

소변 내 빌리루빈은 정상적으로는 광학분석법에 의해서만 증명될 정도로 소량 존재한다. 비포합형 빌리루빈은 알부민에 비교적 강하게 결합되어 있고 신세뇨관에서 분비도 되지 않으므로 신장 배설이 없는 반면, 포합형 빌리루빈은 상대적으로 알부민과의 결합이 약해 비결합형이 사구체에 여과될 수 있다. 따라서 소변 내 빌리루빈의 존재는 포합형 빌리루빈혈증을 나타내는 소견이다. 담즙산은 포합형 빌리루빈의 사구체 여과를 증가시키는 기능이 있어 담즙정체나 담관폐쇄 등 혈중 담즙산을 증가시키는 상황에서는 요 중 빌리루빈의 배설이 증가한다. 따라서 일반적인 담관폐쇄질환에서는 혈중 빌리루빈 농도가 30~40mg/dL 이상으로 올라가지 않는다.

Ⅱ 빌리루빈에 대한 화학적 검사

빌리루빈을 측정하기 위해 가장 많이 쓰이는 화학적 검사는 van den Bergh 반응이다. 이것은 sulfanilic acid와 빌리루빈이 반응하여 형성된 diazo 포합체를 비색기로 측정하는 방법이다. 특별한 첨가물 없이 이 반응을 일으키면(직접반응법) 포합형 빌리루빈만이 반응하는 반면, 에탄올을 첨가한 후 이 반응을 일으키면(간접반응법) 비포합형도 반응을 해서 전체 빌리루빈의 양을 알 수 있게 되므로 비포합형과 포합형 빌리루빈을 구별할 수 있는 장점이 있다. 포합형과 비포합형 빌리루빈의 특성 비교는 표 3-1에 요약되어 있다. 이 밖에 소변에서 정성적으로 빌리루빈을 측정하는 방법으로 Ictotest 정제나 dipstick을 이용하는 것 외에도 침상에서 바로 알 수 있는 거품*foam*검사법이 있다.

표 3-1 포합형과 비포합형 빌리루빈 비교

특성	비포합형	포합형
수용성	0	+
지방 친화성	++	±±
신장 배설	0	+
van den Bergh 반응	간접(전체-직접)	직접
혈청 알부민 결합(가역적)	+++	+
빌리루빈-알부민 결합체 형성 (비가역적: delta 빌리루빈)	0	+

Ⅲ 고빌리루빈혈증(황달)

혈중 빌리루빈의 농도는 헴으로부터의 생성이 빌리루빈의 대사나 배설보다 많아지면 올라가게 되며, 이때는 혈행이 좋은 조직이 노랗게 보이게 된다. 이러한 현상은 빌리루빈 전구물질의 증가, 빌리루빈 대사 및 배설에 관련된 기전의 손상이 있을 때 일어나며, 이러한 고빌리루빈혈증에 의해 피부나 공막이 노랗게 보이는 것을 황달*jaundice*이라 한다. 황달은 대개 혈중 빌리루빈의 농도가 2.0~2.5mg/dL를 넘으면 발견될 수 있는데, 피부가 희거나 빈혈이 있을 때는 더 낮은 농도에서도 발견될 수 있고, 짙은 피부이거나 부종이 있을 때는 높은 농도에서도 나타나지 않을 수 있다. 공막조직은 엘라스틴이 풍부한데 빌리루빈과 친화성이 강하여 고빌리루빈혈증의 초기에 황달을 나타내며, 소변색이 짙어지는 것도 초기에 나타날 수 있는 소견이다. 황달이 심하고 오래되면 빌리루빈이 빌리버딘으로 산화되어 피부가 진한 녹색조를 띨 수도 있다(흑달). β-carotene의 과다섭취나 그 함량이 많은 식물(고추나 감귤)을 자주 만졌을 때에도 피부가 노랗게 보이는 수가 있으나 carotene혈증에서는 공막의 색깔이 변하지 않는다.

1. 고빌리루빈혈증의 병태생리적 결과

피부에 침착되어 소양증의 원인으로 짐작되는 담즙산과는 달리, 대부분의 경우에서 고빌리루빈혈증 자체가 크게 문제되지는 않는다. 다만 비포합형 빌리루빈이 알부민과 결합되어 있지 않을 때 혈액·뇌 장벽을 통과하여 뇌에 침착하여 뇌증을 유발할 수 있다. 최근 고빌리루빈혈증에 의한 뇌증의 병태생리에 대하여 더 상세히 알려지게 되었는데, 알부민과 결합하지 않은 빌리루빈이 혈액·뇌 장벽을 통과하여 중추신경계로 많이 유입되면 빌리루빈 운반단백인 혈액·뇌 장벽의 ATP-binding cassette transporter B1(ABCB1)과 혈액·뇌척수액 장벽의 ATP-binding cassette transporter C1(ABCC1)이 빌리루빈의 배출을 촉진한다. 또한 알부민과 결합하지 않은 빌리루빈은 빌리루빈 산화효소와 사이토크롬 P450 동형효소 *isoenzymes*에 의하여 배설이 촉진되고 일부는 세포막에 결합하는 것으로 알려졌는데, 특히 조산아에서는 조직의 결합능이 감소되어 있는 경우가 많다. 비포합형 빌리루빈은 파란빛에 노출될 때 더 수용성인 광학이성체로 바뀌게 되어 포합되지 않고 간이나 신장으로 배설되므로 심한 신생아 황달에서 핵황달을 막기 위한 치료법으로 사용된다.

표 3-2 황달의 분류

<table>
<tr><td rowspan="7">주로 비포합형
고빌리루빈혈증</td><td>과형성</td><td colspan="2">용혈(혈관 내, 혈관 외)
적혈구형성이상</td></tr>
<tr><td>운반장애</td><td colspan="2">울혈성 심부전증
문맥전신단락*portosystemic shunt*</td></tr>
<tr><td>간섭취장애</td><td colspan="2">약물
장기간 금식
패혈증</td></tr>
<tr><td rowspan="4">빌리루빈 포합
장애</td><td colspan="2">신생아 황달(일시적 glucuronosyl transferase 결핍, 비포합형 빌리루빈의 장흡수 증가)</td></tr>
<tr><td>선천성 glucuronosyl transferase
결핍</td><td>Gilbert 증후군(경도 결핍)
Crigler-Najjar Ⅱ형(중등도 결핍)/Crigler-Najjar Ⅰ형(완전 소실)</td></tr>
<tr><td>후천성 glucuronosyl transferase
결핍</td><td>약물(chloramphenicol, pregnanediol)
모유 황달(pregnanediol과 지방산에 의한 glucuronosyl transferase 억제)
간세포질환(간염, 간경변증)</td></tr>
<tr><td colspan="2">패혈증</td></tr>
<tr><td rowspan="4">주로 포합형
고빌리루빈혈증</td><td rowspan="2">간배설장애
(간내 이상)</td><td>가족성 또는 선천성 이상</td><td>Dubin-Johnson 증후군
Rotor 증후군
양성 재발성 간내 담즙정체
진행성 가족성 간내 담즙정체
임신성 간내 담즙정체</td></tr>
<tr><td>후천성 이상</td><td>간세포질환(바이러스 혹은 약물에 의한 간염, 간경변증)
약물에 의한 담즙저류(피임약, androgens, chlorpromazine)
알코올성 간질환
패혈증
수술 후 합병증
완전정맥영양
담즙성 간경변증(일차적 또는 이차적)</td></tr>
<tr><td rowspan="2">간외 담즙정체</td><td>담관 내 폐쇄</td><td>담석
담관기형(협착, 이형성, choledochal cyst)
감염(간흡충증, 회충, oriental cholangiohepatitis)
악성 종양(담도암, 유두부암)
hemobilia(외상, 종양)
경화성 담도염</td></tr>
<tr><td>담관 압박</td><td>악성 종양(췌장암, 림프종, 간문맥 림프선으로의 전이)
염증(췌장염)</td></tr>
</table>

2. 고빌리루빈혈증의 원인 및 분류

(1) 비포합형 고빌리루빈혈증

황달의 원인 및 분류를 표 3-2에 제시하였다. 비포합형 빌리루빈의 혈중농도는 빌리루빈이 새로 합성되는 속도와 간에 의해 제거되는 속도에 의해 결정되며, 후자는 간에 의한 섭취장애나 포합장애 모두에 의해 일어날 수 있다.

1) 빌리루빈 과잉생성

① 순환 적혈구 파괴의 증가(용혈)

가장 흔한 원인으로서, 용혈과 관련된 질환에서는 빌리루빈의 생성이 간에서의 섭취속도보다 더 증가하여 비포합형 고빌리루빈혈증이 발생한다. 이때 발열, 패혈증, 저산소증, 혈압저하 등이 동반되면 간에서 빌리루빈을 처리할 수 있는 능력도 감소하여 황달이 더 심해질 수 있다. 망상적혈구증가증, 적혈구 생존기간 감소, 대변 내 urobilinogen의 증가 등이 나타날 수 있으며, 기저 간기능에 이상이 없는 경우에는 용혈만으로는 평균 총 빌리루빈치가 대개 3~5mg/dL를 넘지 않는다. 용혈 시에는 소변 urobilinogen이 증가한다.

신생아를 제외하면 비포합형 고빌리루빈혈증 자체가 해가 되지는 않으며, 예후도 용혈성 질환 자체의 예후를 따른다. 하지만 신생아나 영아에서는 비포합형 빌리루빈이 20mg/dL를 넘을 경우 지질이 풍부한 대뇌 기저핵에 침착하여 핵황달을 일으킬 수 있다. 만성적 빌리루빈 과잉형성은 빌리루빈으로 구성된 색소성 담석을 형성할 수도 있다.

② 순환 적혈구 이외에서의 빌리루빈 과잉생성

혈액 내 빌리루빈의 15~20%는 순환 적혈구 이외의 헴, 즉 골수에서의 혈색소 헴과 간에서의 nonhemoglobin 헴으로부터 생성되는데, 이를 조기표식분획*early-labeled fraction*이라 일컫는다. Thalassemia, 악성 빈혈, 선천성 erythropoietic porphyria 등 적혈구 조혈이 효과적이지 않을 경우 골수에서 적혈구나 그 전구물질의 분해가 증가되어 황달이 발생할 수 있다.

2) 빌리루빈 운반장애

울혈성 심부전증이나 간경변증 및 문맥접합술 등 문맥전신단락*portosystemic shunt*이 있을 때에는 혈장의 비포합형 빌리루빈이 증가한다.

3) 빌리루빈의 간섭취장애

① 약물

몇 가지 약물은 간에서의 빌리루빈 섭취를 억제하는 것으로 알려져 있다. 촌충 치료제로 사용되었던 flavaspidic acid는 투여 시 ligandin에 대해 경쟁적으로 결합하여 가역적인 비포합형 고빌리루빈혈증을 일으키는 것으로 알려져 있고, novobiocin과 담낭조영색소도 빌리루빈 섭취를 억제한다. 장기간 금식과 패혈증 때에도 빌리루빈 간섭취에 장애가 온다.

② Gilbert 증후군

이 증후군은 빌리루빈 포합효소*bilirubin-UGT*의 결핍에 의한 것으로 알려져 있으나, 일부에서는 금식이나 간섭취의 장애로 일어나는 것으로 알려져 있다.

4) 빌리루빈 포합장애

① 신생아 황달

거의 대부분의 신생아는 생후 2~5일 사이에 비포합형 고빌리루빈혈증을 보이는데, 신생아가 미숙할수록 장애가 더 심하다. 출생 전에는 태반에 의해 빌리루빈이 제거되다가 출생 후에는 간의 색소 과부하, 섭취의 장애나 bilirubin-UGT의 미성숙으로 제대로 처리하지 못하고 배설에도 장애가 있으며, 또한 장관 내 glucuronidase가 많아 탈포합*deconjugation*이 증가하기 때문에 장으로부터의 비포합형 빌리루빈 재흡수가 증가하여 고빌리루빈혈증이 초래된다. 이때 혈중 빌리루빈의 농도는 대개 5mg/dL를 넘지 않으며 효소활성이 증가되는 1~2주 뒤에는 정상화된다. 빌리루빈 포합효소억제제(chloramphenicol, 비타민 K)에 의해 황달이 악화되며, 적아세포증*erythroblastosis*이 동반된 경우에는 빌리루빈의 과잉생성으로 황달이 더 심해질 수 있는데 20mg/dL 이상으로 증가되기도 한다. 신생아 황달은 출산 시에는 없으며, 출산 시 황달이 보이는 경우에는 다른 원인을 감별해야 한다.

간혹 신생아의 미성숙 간에서는 포합형 빌리루빈의 배설장애가 초래될 수 있는데, 드물게는 bilirubin-UGT의 활성이 정상화된 후에도 지속될 수 있어서 적아세포증을 가진 신생아에서의 포합형 고빌리루빈혈증 원인이 되기도 한다(농축담즙*inspissated bile* 증후군).

신생아에서 적아세포증 외에도 글루코스-6-인산탈수소효소*G6PD* 결핍증, 패혈증, 혈색소병증에 용혈이 동반되면 비포합형 빌리루빈 농도가 20mg/dL를 넘을 수

표 3-3 Glucuronosyl transferase 결핍을 동반하는 선천성 비포합형 고빌리루빈혈증

구분	Crigler-Najjar 증후군 I형	Crigler-Najjar 증후군 II형	Gilbert 증후군
유전	AR	AD(?)	AD(?)
발병연령	신생아 시	출생~10세	10대 이후
빌리루빈 포합	없다	↓↓	↓
혈청 빌리루빈(mg/dL)	17~50(대부분 20 이상)	6~45(대부분 20 이하)	5 이하(대부분 3 이하)
핵황달	+	±	−
담즙	무색	황색	황색
담즙 내 포합형 빌리루빈	−	+(↑↑mono-conjugates)	+(↑mono-conjugates)
phenobarbital에 대한 반응	−	+	+
치료	간이식, 광선치료	빌리루빈 상승 시 phenobarbital, 광선치료	필요 없음

가 있는데, 이때에는 지질이 풍부한 대뇌 기저핵에 빌리루빈이 침착되어 핵황달을 일으킬 수 있으며, 빌리루빈 뇌증에 의해 사망하기도 한다. 이때에는 알부민 주입이나 교환수혈, 산모에 phenobarbital 산전 투여, 신생아에 phenobarbital 투여를 하거나, 모유를 먹이지 않으며, 설파제나 아스피린, 그리고 산증을 피해야 하고, 가시광선인 백색 또는 파란색 빛(430~470nm)을 쬐어서 지용성인 비포합형 빌리루빈을 빌리버딘을 거쳐 수용성이며 무독성인 dipyrrole로 만들어 담관을 통해 배설되게 한다. 또한 이와 같은 광선치료를 하면 지용성 빌리루빈이 수용성 광학이성체가 되어 담즙으로 배설된다. 한편 헴 산화효소 억제제나 합성 protoporphyrin이 혈중 빌리루빈을 낮추는 약물로 사용되기도 한다.

② 선천성 비용혈성 황달

여기에는 3개의 증후군이 해당되는데, 빌리루빈 포합효소 활성도가 전혀 없는 것에서부터 어느 정도 존재하는 것까지의 스펙트럼을 이룬다(표 3-3).

i) Crigler-Najjar 증후군

Crigler-Najjar 증후군 I형

인구 백만 명당 0.6~1.0명의 유병률을 보이는 아주 드문 상염색체 열성 유전질환으로, UGT1A1 유전자의 돌연변이로 UGT1A1 효소 활성도가 거의 없거나 소실되는 질환이다. 영아기에 비포합형 빌리루빈이 20~45mg/dL에 달하며 일생 동안 지속된다. I형은 IA형과 IB형으로 나눌 수 있는데, IA형이 더욱 흔하며 UGT1 유전자의 2번에서 5번 exons에 mutation이 발생하여 빌리루빈뿐만 아니라 다른 물질들의 글루쿠론산 포합 과정도 소실된다. IB형은 드문 형태로 exon A1에 돌연변이가 발생하여 빌리루빈의 글루쿠론산 포합 과정만 소실된다. 에스트로겐 글루쿠론산 포합 과정은 모든 Crigler-Najjar 증후군 I형 환자에서 UGT1A1에 의해 매개된다. 30개 이상의 서로 다른 UGT1A1 유전자 병변이 보고되었는데, 결손, 삽입, intronic splice donor와 acceptor 자리의 변이, exon skipping, 그리고 점돌연변이가 조기에 정지 코돈을 유발하거나 중요 아미노산을 변경시킨다.

혈청 아미노전이효소와 알칼리성 인산분해효소*alkaline phosphatase*와 같은 생화학적 간기능검사 소견은 정상이고, 용혈을 시사하는 소견이 없으며, 간조직검사에서도 간혹 세담관에 bile plug가 존재하는 것을 제외하면 정상 소견을 보인다. Phenobarbital이나 다른 효소 유도물질을 투여해도 UGT1A1 활성도나 혈청 빌리루빈 농도는 변화가 없다. 간에서의 빌리루빈 포합이 전혀 이루어지지 않아 간을 통해 빌리루빈이 배설되지 않고 담즙의 색깔이 없어지게 된다. 비포합형 빌리루빈이 혈장에 축적되며 담즙과 소장으로 직접 배출되는 대체경로를 통해 매우 느리게 제거되며 대변에서 소량의 urobilinogen이 검출되지만 소변에서는 빌리루빈이 검출되지 않는다.

10대나 20대까지 생존하는 경우도 있으나, 대개는 핵황달에 의해 1세 이전에 사망하게 된다. Phenobarbital은 효과가 없으며 광선요법의 등장으로 생존율이 증가되었으나 생존자들은 후기에 비특이적인 열성 질환에 병발하는 빌리루빈뇌증의 위험이 높아진다. 혈장교환*plasmapheresis*이나 분리된 간세포 이식수술이 제한된 수에서 실험적으로 시도되었으나, 조기에 간이식을 시행하는 것이 뇌손상

과 사망을 방지하는 최선의 치료이다.

Crigler-Najjar 증후군 Ⅱ형

이 질환은 비포합형 빌리루빈이 증가되어 있으나 생화학적 간기능검사와 간조직검사 소견이 정상을 보이며 용혈이 동반되지 않는다. 간내 UGT1A1의 활성도는 정상의 10% 미만으로 감소되어 있는데, 덜 민감한 검사법을 사용하였을 때는 검출되지 않을 수도 있다. Ⅰ형에 비해 혈중 빌리루빈의 농도가 낮아 6~25mg/dL 정도이고, 담즙의 색이 진하며, monoconjugate 빌리루빈*BMG*의 비율이 증가되어 있다. 대개 영아기에 고빌리루빈혈증이 발견되지만 드물게 늦게 발견될 수도 있다. Ⅰ형에서와 같이 Ⅱ형에서도 salicylamide와 menthol 같은 물질의 포합에 장애가 있을 수 있으나 대개는 빌리루빈에 국한된다. Ⅱ형에서는 phenobarbital과 같은 효소 유도물질이 빌리루빈 농도를 25% 이상 낮출 수 있어 Ⅰ형과 Ⅱ형을 구분하는 데 도움이 되지만, 이러한 반응은 영아기에는 유발되지 않고 측정 가능한 UGT1A1의 유도는 동반되지 않는다. Phenobarbital을 투여하는 동안 빌리루빈치가 정상화되지는 않지만 특징적으로 3~5mg/dL의 범위에서 측정된다. 기저 또는 phenobarbital 자극 효소 활성도 모두 핵황달을 방지하는 데 충분한 효소 활성도를 보여 Ⅰ형에 비해 낮은 핵황달 유병률을 보인다. 청소년기가 지나서 황달이 나타나며, 신경학적 이상은 대개 드물지만 영아기뿐만 아니라 청소년기와 성인기에도 나타날 수 있으며, 병발하는 질병이나 금식 또는 혈청 빌리루빈치가 기저치 이상으로 증가하거나 알부민이 감소하는 여러 가지 요인들에 의해 유발될 수 있다. 정상 알부민치를 가지는 환자들에서 비포합형 빌리루빈이 16mg/dL 이하이면 신경학적 손상은 유발되지 않는다. 이러한 이유로 phenobarbital을 취침 전 1회 투여하는 것이 임상적으로 안전한 수준의 빌리루빈치를 유지하는 데 효과적이어서 널리 추천된다.

현재까지 UGT1 유전자에서 Crigler-Najjar 증후군과 관련된 77개의 서로 다른 돌연변이가 발견되었는데, chain-terminating mutation은 Ⅰ형과 연관되어 있는 반면, missense mutation은 Ⅱ형에 이환된 경한 환자들에서 자주 관찰된다. 이들의 공통적인 특징은 활성도가 감소되어 있으나 검출 가능한 정도의 bilirubin-UDP-glucuronosyl-transferase를 암호화하는 것이다. Crigler-Najjar 증후군 Ⅱ형 환자들을 분자유전학적으로 분석한 결과 대부분이 동형접합체*homozygous*이거나 복합이형접합체*heterozygous*이며, 돌연변이 대립유전자를 하나만 가지고 나머지 대립유전자가 정상인 환자는 정상 빌리루빈치를 가진다는 것이 밝혀졌다.

ii) Gilbert 증후군

양성, 경증 지속성 비포합형 고빌리루빈혈증을 특징으로 한다. Gilbert 증후군은 전체 인구의 3~10%에서 발견되어 경도의 비포합형 고빌리루빈혈증에서 용혈성 빈혈 다음으로 흔한 원인인데, bilirubin-UGT의 부분적 결핍 때문에 발생한다. Gilbert 증후군에서 bilirubin-UGT의 활성도가 감소되지만, 어느 정도의 활성이 존재한다는 증거로는 phenobarbital 투여 시 빌리루빈 농도가 감소하게 되며, 담즙 내에 빌리루빈의 monoconjugate 형태가 증가하는 것을 들 수 있다. Gilbert 증후군은 대개 10대 이후에 우연히 발견되며 혈청 총 빌리루빈치가 대개 1.2~3mg/dL로 4mg/dL를 넘지 않는 경우가 대부분이다. 그러나 Gilbert 증후군과 일단의 용혈성 질환을 함께 가진 신생아에서는 일시적으로 위험한 수준까지 빌리루빈이 상승할 수도 있다. 특징적으로 황달은 금식, 수술, 발열, 감염, 과도한 운동 및 알코올 섭취나 스트레스에 의해 심해지며, 섭취 열량이 증가하거나 효소 유도물질을 투여하면 감소한다. 빌리루빈 수치 이외의 기타 생화학적 간기능검사는 정상이고 간조직검사에서도 lipofuscin이 중등도로 증가된 것을 제외하면 이상을 발견할 수 없다. 일부 Gilbert 증후군 환자들은 menthol, lamotrigine, estradiol benzoate, tolbutamide, acetaminophene, rifamycin, 그리고 HIV protease inhibitors 등과 같이 glucuronidation에 의해 대사되는 물질의 처리에 장애를 보이나 임상적 합병증이 보고된 예는 없다. Gilbert 증후군 환자의 유일한 실질적인 임상적 문제는 항암제인 irinotecan(CPT-11)을 사용하였을 때 irinotecan의 활성 대사산물(SN-38)이 UGT1A1에 의해 글루쿠론산과 포합되기 때문에 난치성 설사와 골수기능부전과 같은 중증의 독성이 발생하는 것이다. 한편 비포합형 빌리루빈이 심혈관계 질환 예방 효과가 있다는 보고가 있는데, 중등도로 상승된 비포합형 빌리루빈은 산화 스트레스 매개 질환*oxidative stress-mediated diseases*, 특히 혈관 질환, 당뇨, 대사증후군, 그리고 비만과 같은 질환에서 보호 효과가 있음이 알려지게 되었다. 또한 중등도로 상승된 빌리루빈은 항산화 효과로 인하여 대장암의 위험도도 줄이는 것으로 보고되었다.

Gilbert 증후군 가계도 연구를 통해 상염색체 우성 유전 및 다양한 발현율이 밝혀졌고, UGT1 유전자를 분석한 결과 형질 발현과 유전 양상의 근간이 되는 분자유전학적 다양성이 밝혀졌다. Gilbert 증후군의 유전자 이상은 A1 exon의 촉진자*promotor*의 전사개시 염기 서열*transcription initiation sequence; TATAA box* 부위에 TA nucleotide가 추가로 존재하게 되는 것이다. 정상 A(TA)6TAA 서열과 비교하여 A(TA)7TAA 서열이 Gilbert 증후군에서 흔히 발견되며 A(TA)5TAA 또는 A(TA)8TAA 돌연변이 등도 드물게 발견되는데, 결과적으로 전사요소 ⅡD의 결합을 방해하여 UGT1A1 유전자의 발현을 감소시키게 된다. 아시아인에서 전형적인 A(TA)7TAA 돌연변이에 이어 두 번째로 흔한 변이는 UGT1A1 gene의 coding region에 mutation이 발생하는 missense mutation(G71R)이며, bilirubin-UGT 효소 활성도가 경도로 감소되어 Gilbert 증후군의 임상양상을 보이는 것으로 알려져 있다. 경미한 비포합형 고빌리루빈혈증을 보이는 환자에서 신체검진 소견과 기타 생화학적 간기능검사 소견이 정상이고 용혈을 시사하는 소견이 없을 때 이 질환으로 진단하게 된다.

③ 후천성 bilirubin-UGT 결핍

Bilirubin-UGT는 다른 여러 효소와 마찬가지로 다양한 약물에 의해 억제되며 이 효소의 활성도가 저하되어 있는 신생아 시기에 이러한 현상이 더욱 현저하다. 클로람페니콜*chloramphenicol*, novobiocin, 비타민 K에 의해 신생아 황달이 심해지거나 길어질 수 있고, 모유에 포함되어 있는 pregnane-3β, 20α-diol과 유리지방산도 bilirubin-UGT를 억제한다. 이러한 '모유 황달'은 모유를 끊으면 호전된다. 갑상선기능저하증은 bilirubin-UGT의 정상적인 성숙을 방해하여 신생아 황달을 몇 주 내지 몇 개월 동안 지속되게 한다. 영아에서의 간세포손상도 효소의 활성을 저하시켜 포합장애를 일으키나 성인과 같이 배설 기능의 장애가 더 많이 일어나므로 혈중에는 주로 포합형 빌리루빈이 증가하게 된다. 후천성 bilirubin-UGT 결핍은 간염이나 간경변증 등 간질환 시에도 발생한다.

(2) 포합형 고빌리루빈혈증

선천성 및 후천성 포합형 빌리루빈 분비과정의 장애(간세포성)와 각종 간손상에 동반되는 고빌리루빈혈증은 포합형과 비포합형 빌리루빈이 모두 증가하는 소견을 보이는데, 이 경우에는 소변 내 빌리루빈이 증가하게 된다. 이러한 소견은 간외 담관폐쇄의 경우에서와 마찬가지로 각 분획의 비로서는 간내 및 간외 담즙정체를 감별할 수 없다. 즉 빌리루빈의 직접 또는 간접형 검사법은 주로 비포합형 고빌리루빈혈증과 구별하는 데에 이용된다.

1) 선천성 간배설이상

① Dubin-Johnson 증후군

만성 특발성 황달*chronic idiopathic jaundice*이라고도 불리는 Dubin-Johnson 증후군은 상염색체 열성으로 유전되는데, 빌리루빈 배설을 담당하는 것으로 알려진 ATP 의존성 세담관 막운반체 MRP2가 정상적인 기능을 하지 못하게 되기 때문으로 알려져 있다. MRP2가 포합형 빌리루빈의 배설에 있어 중요하지만 MRP2 없이도 빌리루빈의 배설은 가능하기 때문에 아직까지 정확하게 알려진 바는 없다. 이 증후군은 간세포의 중심소엽 부위의 간세포 내 에피네프린*epinephrine* 대사물의 중합체로 추정되는 황색 또는 검은색 색소의 침착을 특징으로 하는 양성 질환이다.

빌리루빈, cholephilic dye, porphyrin의 담즙 내 배설이 감소하며, diazo법을 이용하여 측정한 빌리루빈은 3~15mg/dL로서 주로 포합형이다. 최근 더 정확한 방법(alkaline methanolysis, high-pressure liquid chromatography)으로 측정할 때 Dubin-Johnson 증후군의 동형접합체일 경우에 혈중 비포합형 빌리루빈도 상당히 상승하는 것이 관찰되는데, 이는 간세포 내에 저류된 포합형 빌리루빈의 탈포합에 의한 것으로 추정된다. 혈중에는 monoconjugate보다 diconjugate 빌리루빈의 양이 많아지는데, 이러한 점은 후천성 간담도질환이나 Rotor 증후군과 다른 동형접합 Dubin-Johnson 증후군 환자에서 특징적인 소견이다.

환자는 대개 증상이 없으며, 막연한 전신증상이나 소화기 증상을 호소할 수 있고, 혈중 담즙산 농도가 정상이므로 소양감을 호소하지 않는다. 황달은 유동적 경향이 있고 간종대가 관찰될 수도 있으며, 약 1/3에서 가벼운 간압통이 나타난다. 황달은 동반된 다른 질환이나 경구피임약 복용, 임신 등에 의해 심해지고 경구 또는 경정맥 담낭조영술에서 담낭이 조영되지 않는다. 특징적으로 sodium sulfobromophthalein(BSP) 제거 곡선에서 90분에 상승을 보이는데, 이것은 포합색소의 간배설장애에 의한 간세포로부터의 유출에 의한 것으로서 간에서 포합 과정을 거치지 않는 indo-cyanine green의 경우에는 나타나지 않는 소견이다. 간조직검사에서 색소침착 외에 반흔조직은 없다.

Dubin-Johnson 증후군 환자는 coproporphyrin 배설에도 장애가 있다. 자연계에 존재하는 coproporphyrin 이성질체는 I과 III이 있는데, 정상적으로는 소변의 coproporphyrin은 75% 정도가 III이다. Dubin-Johnson 증후군 환자의 소변 내에 coproporphyrin의 총량은 정상이지만 I의 분획이 III의 분획에 비해 많아져 80% 이상을 차지한다. 이형접합체인 환자는 중간적인 양상을 보인다. 이러한 현상을 설명하는 분자 수준의 근거는 아직 명확하지 않다. 포합형 빌리루빈, BSP, 옥소화*iodinated* 색소의 배설에는 장애가 있으나 담즙산의 배설은 정상이고 소양감, 지방변의 증상도 없으며 알칼리성 인산분해효소의 혈중농도도 증가되어 있지 않다. 임신 시 고빌리루빈혈증이 심해져 황달로 발현할 수 있는데, 전반적으로 예후는 매우 양호하며 특별한 치료는 필요치 않으나, 여성의 경우 에스트로겐제제는 황달을 악화시킬 수 있으므로 피해야 한다.

② Rotor 증후군

상염색체 열성으로 유전되며 여러 가지 면에서 Dubin-Johnson 증후군과 비슷하지만 유병률은 낮다. 그 유전적 이상은 아직 명확히 규명되지 않았으나 Dubin-Johnson 증후군과는 다르며, 간세포 내에 색소침착이 없어 간이 정상으로 보인다. 혈액 내 빌리루빈은 diconjugate보다 monoconjugate가 많으며 소변에서 빌리루빈이 검출된다. Dubin-Johnson 증후군과의 차이점은 다음과 같다. Rotor 증후군에서는 담낭조영술에서 담낭이 조영되고, 소변으로 배설되는 coproporphyrin의 총량이 증가되며 주로 coproporphyrin I이 증가되기는 하나 70% 미만으로 증가한다. 혈청으로부터 BSP의 제거가 늦어지기는 하지만 포합 BSP가 간세포로부터 유출되지 않아 BSP 제거 곡선에서 90분에 특징적인 상승이 존재하지 않는다. 혈청 BSP 주입 연구의 역동학적 분석을 통해 이 화합물의 간세포 내 저장에 장애가 있음이 제시되었으나 아직까지 직접적으로 증명된 바가 없으며 Rotor 증후군을 분자 수준에서 설명하지는 못하고 있다.

③ 양성 재발성 간내 담즙정체*benign recurrent intrahepatic cholestasis; BRIC*

주기적 배설장애로 재발성 소양감과 황달이 특징인 드문 증후군이며 가족력이 있고 상염색체 열성 유전을 한다. 최근 FIC1 유전자의 돌연변이가 BRIC 환자에서 발견되었으며, 소장에서 강하게 발현되나 간에서는 약하게 발현된다. FIC1 단백은 미세담관의 배설에 관여하지는 않는 것으로 보이며, 오히려 다양한 세포막의 외부에서 내부로 아미노인지질을 수송하는 P-type ATPase군의 구성원인 것으로 생각된다. 이 유전자와 본 질환의 병태생물학적 관련성은 불명확한 상태이다. 진행성 가족성 간내 담즙정체 2형에서 결함이 있는 것으로 밝혀진 담즙산 배설단백*bile salt excretory protein; BSEP*의 돌연변이가 BRIC 2형과 관련이 있는 것으로 알려져 있는데, BRIC와 표현형은 동일하나 이 단백의 어떤 돌연변이들이 간헐적인 BRIC 표현형을 유발하는지는 확실하지 않다.

재발성 담석증과 비슷한데, 처음 한두 번의 발병 시에는 급성 바이러스성 간염으로 오인될 수 있다. 담즙 정체기는 유아기나 성인기에 시작되고 몇 주에서 몇 개월의 기간을 거쳐 임상적, 또는 간기능검사상으로 완전관해에 이른다. 담즙 정체기와 다음 정체기 사이의 기간은 몇 개월에서 수년까지 다양하다. 담관폐쇄의 소견 없이 혈중 알칼리성 인산분해효소와 담즙산의 증가나 담즙저류가 나타나며 대개 저절로 좋아진다. 정체기 동안에는 대증적 치료를 시행하게 되며 정체기를 예방하거나 짧게 할 수 있는 특별한 치료법은 없다. 간경변증이나 말기 간질환으로의 진행은 없으나 일부 환자에서는 소양증이 매우 심한 경우 증상을 경감시키고자 간이식을 시행하기도 한다.

④ 진행성 가족성 간내 담즙정체*progressive familial intrahepatic cholestasis; PFIC*

양성 재발성 간내 담즙정체와는 달리 담즙정체가 지속적으로 진행하여 간기능부전을 초래하는 질환군이 있는데, 이를 총괄하여 진행성 가족성 간내 담즙정체*PFIC*라고 부른다. 최근 간세포 내 여러 운반체들의 존재 및 기능이 규명되면서 PFIC의 병인에 특정 운반체의 이상이 관여한다는 것이 알려졌다. 최근 알려지고 있는 간세포막의

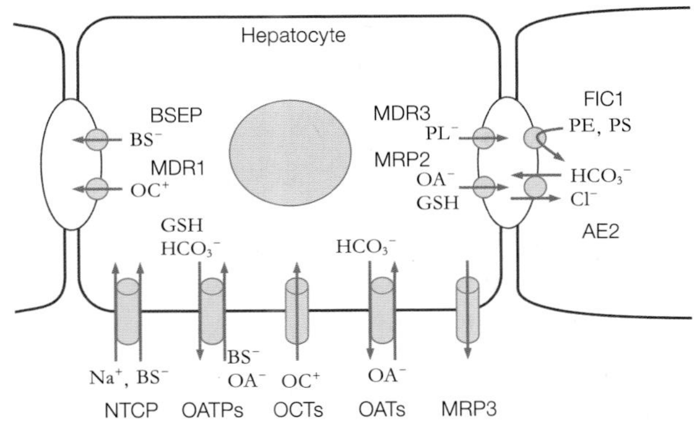

그림 3-2. 간세포 내 각종 운반체 NTCP: sodium taurocholate cotransporting polypeptide, OATP: organic anion transporting polypeptide, OCT: organic cation transporter, OAT: organic anion transporter, MRP3: multidrug resistance associated protein 3

여러 운반체의 종류 및 기능을 살펴보면 그림 3-2와 같다. 자세한 내용에 대해서는 제Ⅱ편 제32장 유전성/소아성 간질환에 구체적으로 기술되어 있다.

2) 임신성 간내 담즙정체*intrahepatic cholestasis of pregnancy; ICP*

이 질환은 에스트로겐이나 프로게스테론의 간에 대한 효과, 즉 담즙저류 효과에 대한 감수성이 증가되기 때문에 발생하는 것으로 생각된다. 일부 여성에서는 피임약의 복용으로 재현이 가능하다. PFIC 3형과 관련된 유전자인 ABCB4(MDR3)의 이상이 최근 보고되었는데, 이 유전자는 미세담관에 존재하는 phosphatidylcholine의 운반체를 코딩하며 담즙 내에 인지질이 소실되면 담즙이 미세담관막에 손상을 입혀 담즙정체가 유발된다. 몇 가지 ABCB4 유전자의 돌연변이가 알려져 있으나 ICP에서의 역할은 아직 확실하지 않고 전형적인 임상양상을 보이는 ICP 환자에서의 유병률에 대한 연구가 진행 중이다. PFIC 1형의 병인에 관련된 유전자인 ATP8B1(FIC-1)의 결함도 보고되었으나 주요원인은 아닌 것으로 생각된다.

정상 임신의 경우 제3임신기에 알칼리성 인산분해효소의 상승과 BSP의 저류 증가 등이 일어날 수 있는데, 이 경우 알칼리성 인산분해효소는 태반에서 유래된 것이다. 황달이 존재하더라도 2mg/dL를 넘지 않는 것이 보통이지만 일부에서는 간 내 담즙저류가 일어나 소양감과 황달이 생길 수 있다. 이는 주로 제3임신기에 발생하나 임신 7주 이후 언제라도 생길 수 있고, 양성 재발성 간내 담즙정체와 비슷하며, 혈중 빌리루빈이 6mg/dL까지 오를 수 있고, 알칼리성 인산분해효소나 콜레스테롤치가 상당히 상승할 수도 있다. 조직학적으로 간은 다양한 정도의 담즙저류를 보이지만 실질세포의 파괴는 거의 보이지 않는다. 출산 후 증세가 호전되며 7~14일 내에 정상으로 돌아온다. 예후는 산모에게는 양호하나 태아에게는 좋지 않아 조산, 질식, 양수의 태변착색 등을 일으키는 것으로 보고되어 있다. 우르소데옥시콜린산*ursodeoxycholic acid; UDCA* 치료가 소양감과 간기능 호전에 효과적인 것으로 알려져 있다. 이 질환은 바이러스성 간염, 임신성 급성 지방간 혹은 테트라사이클린에 의한 지방간 등과 감별해야 하며, 임신성 급성 지방간이나 테트라사이클린에 의한 지방간의 경우는 제3임신기에 생겨 간실질의 손상을 동반하며 사망률이 매우 높은 질환이므로 반드시 감별해야 한다.

3) 후천성 간배설이상

① 약물에 의한 담즙저류

경구피임약을 섭취하는 일부 여성에서 임신성 간내 담즙저류와 동일한 소견이 관찰되는 경우가 있는데, 이때 약을 끊으면 호전되며 만성 간질환으로 진행하지는 않는다. 경구피임약에 의한 황달이 있었던 환자의 약 1/3은 임신성 간내 담즙저류의 병력을 가지고 있다.

테스토스테론 유사체(methyltestosterone, norethandrolone)에 의해서도 여성호르몬에 의한 황달과 유사한 간병변증이 발생할 수 있는데 여성호르몬의 경우와는 달리 만성 간질환, 특히 담도성 간경변증의 원인이 될 수 있다.

단순한 담즙저류만이 아닌 급성 간염이나 담즙정체성 간염 같은 간손상을 일으키는 약물이 많이 있으며, 황달 외에도 발열, 발진, 관절통, 때때로 호산구증가증 등의 과민성 반응을 동반하기도 한다.

② 간염과 간경변증

간염과 간경변증은 황달을 일으키는 가장 흔한 질환이며, 이때에는 간섭취, 포합, 배설 기능에 모두 장애가 생기지만 속도 조절 단계인 배설기능이 가장 많이 영향을 받아서 주로 포합형 빌리루빈이 증가한다. 간염이나 간경변증에 의한 황달의 경우 혈중 총 빌리루빈치가 50mg/dL를 넘는 경우는 드물다.

바이러스성 간염에 의한 황달은 주로 간세포성 간손상에 의한 것이지만, 급성 A형간염의 일부, 간이식 후 B형 혹은 C형 간염바이러스 재감염에 의한 섬유성 담즙정체성 간염*fibrosing cholestatic hepatitis*이 발생하는 경우, 혹은 면역억제 상태에서 거대세포바이러스*cytomegalovirus*/단순헤르페스바이러스*herpes simplex virus*에 의한 간염이 발생하는 경우에는 담즙정체성 간손상 양상의 황달이 발생할 수 있다.

③ 패혈증

간을 직접 침범하지 않더라도 세균감염이 있을 경우, 특히 패혈증이 있을 경우 담즙정체를 초래할 수 있다. 패혈증이 발생하였을 때에는 동반된 저혈압, 투여된 여러 약물, 그리고 내독소*endotoxin* 등 여러 요인이 관여하여 담즙정체가 동반될 수 있다. 특히, 세균에 의해 분비된 내독소가 간에 도착하면 주로 Kupffer세포를 자극하여 TNF-α, IL-1b, IL-6, IL-8 등의 사이토카인 분비를 조장한다. 이러한 사이토카인이 간세포 내의 운반체 발현 및 기능을 저하시켜 담즙 배설에 장애가 발생하게 된다. 대부분에서 기저 감염증이 호전되면 담즙정체도 소실되지만, 패혈증과 관련된 경우 황달이 지속될 경우에는 그 치사율이 90% 이상이 된다.

④ 완전정맥영양*total parenteral nutrition; TPN*

TPN 시행 후 2~3주에 발생하게 되며, 발생기전은 장관 영양의 감소와 정상적인 경구식이의 감소로 인한 장내 세균 증식 및 장상피 위축으로 내독소가 쉽게 간으로 유입되어 각종 사이토카인이 분비되기 때문으로 생각된다. 또한 콜레시스토키닌*cholecystokinin* 분비량 감소로 인해 담관 내 찌꺼기*sludge*가 형성되는 것도 담즙정체를 일으킬 수 있다. TPN의 열량이 높을 경우(당과 지질의 양이 많을 경우), 아미노산이 부족한 경우(메티오닌이나 담즙산의 포합 과정에 필요한 타우린 등), 알루미늄, 구리 등이 포함된 경우에도 담즙정체를 유발할 수 있으며, 단장증후군*short bowel syndrome*, 염증성 장질환 등과 같이 TPN을 해야 하는 기저질환 자체 또한 담즙정체를 유발할 수 있다.

치료는 TPN을 중단하는 것이며, 중단하지 못하는 경우에는 적절한 영양공급과 주기적 요법(하루 6~12시간 정도 중단)을 시행하며 메트로니다졸과 같은 항생제로 장내 세균의 증식을 억제할 수도 있다.

⑤ 침윤성 간질환

빌리루빈의 상승이 없거나 미미한 데 비해 알칼리성 인산분해효소가 상대적으로 상승한 경우 의심하게 되며 초음파 유도하 간조직검사가 진단에 도움이 된다. 악성 종양, 특히 유방암과 대장직장암의 병력이 있는 환자에서 알칼리성 인산분해효소가 상승할 경우 간전이, 특히 침윤성 전이의 가능성이 있으며, 기존의 간경변증이 있는 환자에서 간세포암종이 병발한 경우 혹은 간세포암종이 침윤성 양상으로 진행할 경우에도 비슷한 소견을 보일 수 있다. 림프종, 결핵, 진균감염, 매독, 유육종증*sarcoidosis*, 아밀로이드증*amyloidosis* 등도 간에 침윤성 양상을 보이면서 간내 담즙정체로 발현할 수 있다.

⑥ 부종양증후군*paraneoplastic syndrome*

신세포암 환자에서 간으로의 전이가 없고 담관폐쇄를 유발하는 병변 없이 알칼리성 인산분해효소가 상승하는 경우가 대표적인데, 최대 21%까지 보고되며 빌리루빈의 상승은 없거나 미미하다. 종양 또는 염증세포에서 분비되는 IL-6와 GM-CSF와 같은 사이토카인이 관여할 것으로 생각되며, 상승된 빌리루빈과 알칼리성 인산분해효소치는 신절제술 후에 호전된다. 연조직 육종, 호지킨병 등에서도 간으로의 전이가 없이 침윤성 간질환과 유사한 양상을 나타낼 수 있으며 기저질환을 치료하면 호전된다.

⑦ 이식 후 담즙정체

골수나 간과 같은 장기이식을 받은 환자에서 흔히 발생하며 원인으로는 면역억제제를 포함한 여러 약제, 장기간의 TPN, 혹은 감염 때문일 가능성이 있으며, 이식편대숙주병*graft versus host disease; GVHD*이 발생하면 간의 small interlobular bile duct를 침범하여 담즙정체를 유발하는 것으로 알려져 있다.

4) 간외 담즙정체

병변이 담관 내부, 담관 자체, 그리고 담관 외부로부터의 압박에 의한 경우로 나누어 볼 수 있는데 담석증, 혈전, 출혈, 기생충 감염(Ascaris lumbricoides, Clonorchis sinensis, Fasciola hepatica)은 담관 내부의 이상으로, 담관협착(오래된 담석이나 담도계 수술 후), 담관에 발생한 양성 종양(papilloma, adenoma), 악성 종양(원발성 경화성 담관염, 궤양성 대장염, 카롤리병*Caroli disease*, 만성 기생충 감염과 관련)은 담관 자체의 병변에 의한 담관폐쇄로, 급성 췌장염, 췌장암, 십이지장 게실은 담관 외부의 압박에 의한 담관폐쇄로 분류된다.

결석이나 염증, 협착 혹은 종양에 의해 기계적으로 간관 분지 부위에서 Oddi 조임근까지의 담관이 폐쇄된 경우에는 간내 담즙정체와 비슷한 임상증상을 보이는데, 폐쇄 부위 상부에서 간내, 간외 담관의 확장이 관찰되지만 간 섬유화가 이미 동반된 경우에는 이러한 소견이 관찰되지 않을 수도 있다. 포합형 고빌리루빈혈증과 알칼리성 인산분해효소가 증가하며, 소양증, 오한, 발열, 통증이 동반될 수도 있고, 장관 내 담즙염의 결핍으로 인해 가벼운 지방변이 있을 수 있다. 임상적으로 열과 오한을 동반한 세균성 감염(담관염)이 잘 동반되지만 증상은 원인에 관계없이 폐쇄의 정도와 기간에 따라 결정된다.

감별진단의 첫 단계로 복부초음파검사를 시행하여 담관확장 소견이 있으면 내시경 역행성 담췌관조영술*ERCP*이나 경피담관조영술*PTC*을 시행하게 되는데, 담관폐쇄의 기간이 짧은 경우에는 담관확장 소견이 없을 수 있으므로 간외 담즙정체가 강력히 의심되면 초음파검사 소견이 정상이더라도 ERCP나 PTC를 시행하는 것이 추천된다.

5) 수술 후 담즙정체

수술 후에는 이상에서 기술한 바와 같은 각종 원인으로 황달이 초래될 수 있는데, 즉 ① 색소 부하의 증가, ② 간세포기능 저하, ③ 간외 담관폐쇄 등이 모두 원인이 될 수 있다(표 3-4). 색소 과부하의 원인으로는 수혈받은 적혈구의 파괴 혹은 혈종으로부터의 흡수나 드물게 용혈성 빈혈 등이 있을 수 있고, 간독성 약물이나 저혈압, 저산소증 등에 의해 간세포의 구조적 이상보다 더 심한 간세포기능의 저하가 초래될 수도 있다. 패혈증도 담즙저류 형태의 황달을 일으킬 수 있고, 동반된 신기능저하에 의해 포합형 빌리루빈의 제거장애로 황달이 더욱 심해질 수 있다. 수술에 따른 담관손상이나 결석에 의해 간외 담관폐쇄가 초래되는 경우도 있다.

수술 후 황달의 한 형태로 양성 수술 후 간내 담즙저류*benign postoperative intrahepatic cholestasis*가 있는데, 전형적인 예로는 대동맥류 파열같이 매우 긴박한 상황에서 오랜 시간 수술을 받으면서 출혈이 심하여 혈종이 몸 안에 고이고 혈압이 떨어지면서 저산소증이 초래되어 다량의 수혈을 받은 경우에 수술 후 2~3일째부터 혈중 총 빌리루빈치가 상승하여 20~40mg/dL까지 오를 수 있고, 알칼리성 인산분해효소나 아스파탐산아미노전이효소*aspartate aminotransferase; AST*치도 3~10배 정도 상승하는 경우이다. 일반적으로 혈청 AST치는 경미한 상승을 보이지만 간세포괴사의 소견 없이 담즙저류의 소견만 보이는 수가 많다. 수술과 연관된 다른 합병증이 없는 경우 황달은 진행하지 않고 대부분 저절로 호전된다.

표 3-4 수술 후 황달의 원인

색소 과부하	용혈성 빈혈 수혈(특히 저장혈) 혈종의 흡수	
간세포기능저하	간염 양상을 보이는 경우	마취제(halothane) 약물 쇼크 간염바이러스 감염
	담즙정체 양상을 보이는 경우	저혈압, 저산소증 약물 패혈증
간외 담관폐쇄	담관손상 담관결석	

Ⅳ 황달 환자에 대한 진단적 접근

병력 및 신체검진상 황달 외에는 특이한 소견이 없으며, 생화학적 간기능검사상 알칼리성 인산분해효소 및 AST, 알라닌아미노전이효소*alanine aminotransferase; ALT*치의 상승 없이 빌리루빈치만 증가된 경우에는 비포합형 고빌리루빈혈증을 일으키는 각종 원인 및 포합형 고빌리루빈혈증의 원인 중 선천성을 고려해야 한다. 알칼리성 인산분해효소 혹은 AST/ALT치가 상승된 경우에는, 폐쇄성과 간세포성 황달을 감별해야 하는데, 병력상 복통, 발열, 담도계 수술의 과거력, 고령 등의 소견이 있거나, 신체검진상 압통, 수술 반흔, 복부종괴 등의 소견이 있으며, 간기능검사상 알칼리성 인산분해효소 및 GGT가 모두 상승하고, 특히 알칼리성 인산분해효소의 상승 정도가 AST/ALT치의 상승 정도보다 현저한 경우에는 폐쇄성 황달의 가능성이 더 많다. 반면에 만성 간질환의 병력 혹은 약물복용 등과 같은 간손상을 일으킬 수 있는 원인에 노출된 과거력 등이 있으며, 간기능검사상 AST/ALT치의 상승 정도가 알칼리성 인산분해효소의 상승 정도보다 현저한 경우에는 간세포성 황달의 가능성이 더 많다.

폐쇄성 황달의 경우에는 초음파검사, 복부 전산화단층촬영*CT*, 자기공명담췌관조영술*MRCP*, ERCP, 혹은 PTC 등의 영상검사를 시행하게 된다. 초음파검사나 CT상 담관확장의 소견이 있으면 ERCP 혹은 PTC로써 정확한 폐쇄 부위를 관찰할 수 있는데, 폐쇄성 황달이 강력히 의심되면 처음부터 ERCP 혹은 PTC를 시행할 수 있다. 폐쇄 부위(근위부 혹은 원위부), 출혈성 경향, 과거 위장관계 수술 여부 및 치료적인 시술의 필요성 등에 따라 ERCP 혹은 PTC 중 한 가지를 선택하게 된다.

참고문헌

1. Burroughs A, Dagher L. Acute jaundice. Clin Med 2001;1:285-289
2. Hass PL. Differentiation and diagnosis of jaundice. AACN Clin Issues 1999;10:433-441
3. Watchko JF, Tiribelli C. Bilirubin-Induced Neurologic Damage-Bilirubin-Induced Neurologic Damage. N Engl J Med 2013;369:2021-2030
4. Erlinger S, Arias IM, Dhumeaux D. Inherited disorders of bilirubin transport and conjugation: new insights into molecular mechanisms and consequences. Gastroenterology 2014, doi: 10.1053/j.gastro.2014.03.047.
5. Daniel S. Pratt, Maeshall M. Kaplan. Jaundice. In: Dan L. Longo, Anthony S. Fauci, et al. eds. Harrison's principles of internal medicine. 18th ed. New York: McGraw-Hill, 2012;324-329
6. Wolkoff AW. The hyperbilirubinemias. In: Fauci AS, Braunwald E, Kasper DL, et al. eds. Harrison's principles of internal medicine. 17th ed. New York: McGraw-Hill, 2008; 1927-1931
7. Berk PD. Approach to the patient with jaundice or abnormal liver test results. In: Goldman L, Ausiello D, et al. eds. Cecil textbook of medicine. 23th ed. Philadelphia: WB Saunders, 2007;1091-1100
8. Lidofsky SD. Jaundice. In: Feldman M, Friedman LS, Brandt LJ. Sleisenger and Fordtran's gastrointestinal and liver disease: pathophysiology, diagnosis, management. 8th ed. Philadelphia: WB Saunders, 2006;301-316
9. Wolkoff AW, Berk PD. Bilirubin Metabolism and Jaundice. In: Schiff ER, Maddery WC, Sorrell MF, eds. Diseases of the Liver. 11th ed. Philadelphia: LWW, 2011;120-151
10. Peter LM, Jansen, Ulrich Beuers, et al. Mechanisms of Bile Secretion. In: Boyer TD, Manns MP, Sanyal AJ eds. Hepatology A textbook of liver disease. 6th ed. Philadelphia: WB Saunders, 2012;47-63
11. Chowdhury JR, Chowdhury NR. Bilirubin metabolism and its disorders. In: Boyer TD, Manns MP, Sanyal AJ eds. Hepatology A textbook of liver disease. 6th ed. Philadelphia: WB Saunders, 2012;1079-1109
12. Jansen PL, Sturm E. Genetic cholestasis, causes and consequences for hepatobiliary transport. Liver Int 2003; 23:315-322
13. Harris MJ, Couteur DG, Arias IM. Progressive familial intrahepatic cholestasis: Genetic disorders of bilibary transporters. J Gastroenterol Hepatol. 2005;20:807-817

chapter

04 생화학적 간기능검사와 판정

이효석, 이정훈

- 간기능검사*liver function tests; LFT*로 불리는 간의 생화학적 검사는 간, 담도계 질환의 간접적인 증거를 제시하는데, 민감도를 높이기 위해서는 여러 검사들을 묶어서 시행해야 한다.
- AST는 간외에 다른 여러 장기에도 존재하는 데 비해, ALT는 거의 전적으로 간에만 존재하므로 간세포손상의 더 좋은 지표이다.
- 담즙정체장애의 경우 혈청 알칼리성 인산분해효소의 상승이 가장 두드러진다. 이때 먼저 GGT의 동반 상승 여부를 확인하여 간 이외의 다른 질환을 배제한 후, 간 초음파검사를 시행하여 담관폐쇄의 존재 여부를 확인한다.
- 만성적인 간접 고빌리루빈혈증의 경우는 Gilbert 증후군이 가장 흔하며, 용혈성 질환 등을 감별해야 한다.
- 프로트롬빈시간의 측정은, 간기능검사 항목에는 포함되어 있지 않지만 간세포의 단백 합성능을 반영하므로 간세포기능 평가에 매우 유용하며, 간부전 정도를 평가하기 위해서는 INR보다 활성도 백분율(%)로 표시하는 것이 좋다.
- 간기능검사의 이상에 대한 진단적 접근의 첫 번째 단계는 간기능검사 이상 소견이 실제로 간질환의 존재를 반영하는 것인지를 확인하는 것이며, 두 번째 단계는 간세포성인지, 담즙정체성인지, 또는 침윤성인지 등 크게 간질환의 범주를 가리는 일이다. 세 번째 단계는 각각의 질환에 특이한 검사방법들을 이용하여 특정진단에 이르는 것이다.
- 간기능검사에 이상 소견을 보일 때 감별 진단해야 할 질환은 매우 많지만 숙달된 문진과 신체검진을 통해 그 범위를 좁히고, 비교적 특징적인 간손상의 생화학적 양상을 인식하여 간질환의 범주를 나누면 대상을 더욱 좁힐 수 있으며, 대부분의 경우에서 잠정적 진단을 내릴 수 있다.

'간기능검사*liver function tests; LFT*'로 불리는 간의 생화학적 검사는 간, 담도계 질환의 간접적인 증거를 제시한다. 간기능검사는 보통 기본적으로 혈청 콜레스테롤, 혈청 총 단백 및 알부민, 혈청 빌리루빈, 혈청 알칼리성 인산분해효소*alkaline phosphatase; ALP*, 혈청 아스파탐산 아미노전이효소*aspartate aminotransferase; AST*와 알라닌 아미노전이효소*alanine aminotransferase; ALT* 등을 포함한다. 민감도를 높이기 위해서는 여러 검사들을 묶어서 *battery* 혹은 패널*panel*로 검사해야 한다. 프로트롬빈시간*prothrombin time; PT*은 혈액응고검사지만 간질환의 중증도를 반영하는 중요한 지표이다. 한편 혈청 ALT, AST 및 ALP의 상승은 간기능의 부전 정도를 반영하는 지표라기보다는 간손상의 표지자로서의 의미를 가지며 혈청 알부민과 빌리루빈 농도, 프로트롬빈시간도 여러 간 외적인 인자들에 의해 영향을 받기 때문에 '간기능검사'라는 용어는 부적절한 명칭이라 할 수 있다.

선별검사*screening test*로 시행한 간기능검사에서 예상치 않았던 이상 소견이 발견되는 경우는 매우 흔하여 약 30%까지 보고되지만, 임상적으로 의미 있는 간질환이 있는 경우는 그중 약 1%에 불과한 것으로 알려져 있다. 따라서 선별검사에서 나타난 이상 소견을 바로 간기능장애로 해석하거나 고가의 정밀검사를 즉시 시행하는 것보다는 논리적으로 비용-효과적 측면을 고려하여 접근하는 것이 중요하다. 또한 이상이 발견되었을 때는 검사 오차나 실수를 배제하기 위해 반복검사를 해볼 필요가 있다.

I 환자에 대한 임상적 평가

간질환의 전신증상은 대부분 식욕감퇴, 체중감소, 발열, 구역, 구토 등 비특이적이며 때로는 증상이 아예 없는 경우도 많아서 간기능검사에서의 이상에 대한 감별진단으로는 별 도움이 되지 않는다. 반면에 약물이나 건강보조식품 복용력, 알코올 섭취력, 여행력, 수혈력이나 주삿바늘 손상 경험, 가족력과 직업력이나 주변 환경에 대한 문진, 그리고 과거 간 이외 장기의 질환 병력(내과적 혹은 외과적)에 대한 문진 등은 매우 중요한 정보를 제공하는 경우가 많다. 약물이나 한약, 대체요법, 성분 미상의 건강보조식품 등 독성물질에 의한 간손상은 간기능검사에 이상을 나타내는 모든 환자에서 고려되어야 한다. 약물에 의한 간손상은 간세포성, 담즙정체성, 혼합형 등 다양한 양상으로 나타날 수 있다. 경구피임약의 복용은 간내 담즙정체증*intrahepatic cholestasis*, Budd-Chiari 증후군 등과 연관될 수 있고, 임신 중 발생한 간기능검사 이상에서는 임신성 급성 지방간*acute fatty liver of pregnancy*, HELLP 증후군 등도 의심해야 한다.

간은 각종 다양한 전신질환에 의해 침범될 수 있다. 진성적혈구증가증*polycythemia vera*과 같은 골수증식질환*myeloproliferative disease* 등은 간정맥혈전증의 원인이 될 수 있고, 잠재성 우심부전은 간염의 양상을 보일 수 있다. 그러므로 과거력에서는 간염이나 간기능이상 여부뿐만 아니라 간을 침범할 수 있는 상기 질환에 대해서도 물어야 한다. 가족력에서는 B형간염이나 간경변증, 간세포암종 등의 병력을 물어야 한다. 또한 가족력은 혈색소침착증*hemochromatosis*, 윌슨*Wilson*병, 알파 1-항트립신*α 1-antitrypsin* 결핍증 등 상염색체 열성 유전질환을 찾아내는 데 중요하다. 비포합형(간접) 고빌리루빈혈증이 있는 환자에서 가족력이 있으면 Gilbert 증후군이나 용혈성 질환(유전구형 적혈구증*hereditary spherocytosis* 등)일 가능성을 고려해야 하고, 포합형(직접) 고빌리루빈혈증의 경우에는 Dubin-Johnson 증후군의 가능성을 고려해야 한다.

신체검진 소견에서 나타난 간과 비장의 비대, 그리고 거미혈관종*spider angioma*이나 수장 홍반*palmar erythema* 등의 소견들은 특정 간질환의 진단보다는 만성 간질환의 존재를 확인하는 데 중요성이 있다. 한편 Murphy's sign 양성은 급성 담낭염을 시사하며, 담낭이 만져지면 간외 담즙정체를 의심해야 한다.

Ⅱ 간기능검사 이상 소견의 해석

1. 아미노전이효소

간효소의 일부는 정상적으로 소량이 혈청에 존재하지만 간세포손상이 있는 경우 다량이 혈액으로 흘러들어가 농도가 증가한다. 아미노전이효소*AST*의 증가는 간세포 손상 및 질환의 활성도와 관련이 있다. AST는 간외에 심근, 골격근, 신장, 적혈구, 뇌 등에도 존재하는 데 비해 ALT는 거의 전적으로 간에만 존재하므로 간세포손상의 더 좋은 지표이다. ALT의 상승 없는 AST만의 상승은 간질환보다는 심근이나 골격근 등의 근육질환을 의미한다. 드물게 AST가 면역글로불린과 복합체를 형성하여 거대효소*macro-AST*로 존재하는 경우에도 AST만 높게 나타날 수 있다.

AST와 ALT의 비는 때로 특정 간질환을 진단하는 데 유용하게 이용될 수 있다. AST는 간세포의 세포질보다 사립체에 더 많이 존재하는 데 비해, ALT는 주로 세포질에 분포되어 있다. 알코올성 간염의 경우 주로 사립체가 손상되며, 따라서 AST가 ALT보다 더 높게 증가한다. 또한 알코올중독 환자들에서는 피리독신*pyridoxine*이 결핍되어 있는데, ALT는 AST보다 피리독신 결핍에 더 예민하고, 따라서 혈청치가 더 낮아진다. 즉, 알코올성 간염에서 AST와 ALT는 대개 300IU/L를 넘지 않고 AST/ALT 비는 2.0 이상인 경우가 대부분이다. 그러나 간경변증 등 만성 간질환에서는 AST/ALT 비가 1.0 이상으로 높을 수 있어서 이 비율만으로는 감별진단을 할 수 없다. 그러므로 만성 음주의 병력이 꼭 필요하다. 만성 음주 병력이 있으면서 AST/ALT 비가 2 이상이면 알코올성 간염이나 간경변증을 의심해야 하고, 음주 병력이 없다면 바이러스성 간경변증이나 간암인 경우가 더 흔하다. 바이러스성 간염의 경우에는 대개 ALT가 AST보다 높고, 비알코올성 지방간염*nonalcoholic steatohepatitis; NASH*에서도 AST/ALT 비가 대부분 1.0 이하이다.

2. 알칼리성 인산분해효소

ALP는 간세포에서 담소관*bile canaliculus*에 연한 세포막에 존재하며 그 밖에 골조직의 골모세포, 소장점막세포, 신장의 근위세관, 태반 등에도 존재하기 때문에 골 성장기인 청소년기와 임신 말기에는 상승한다. 또한 고령층에서도 상승할 수 있다. 그러므로 혈청 정상 범위는 연령과 나이에 따라서 다르다. 혈액형이 O형이나 B형인 사람은 지방식 이후에 혈청 ALP가 상승할 수 있기 때문에 공복 시에 채혈하는 것이 추천된다.

간담도질환들 중에서 혈청 ALP의 상승이 가장 두드러지는 경우는 담즙정체이다. 담즙정체가 있는 상태에서는 담즙산*bile salt*에 의해 간에서 ALP의 합성이 증가되어 혈액 내로 유출된다. 정상 상한치보다 3배 이하의 가벼운 상승은 비특이적이어서 간염이나 간경변증 등 어떠한 간질환에서도 나타날 수 있다. 그러나 폐쇄성 황달 등 지속적인 담즙정체성 질환이 있는 환자에서 정상치를 보이는 경우는 드물고 대부분 4배 이상의 상승을 나타내며, 10배 이상으로 매우 높이 증가하는 경우는 거의 간외 담관폐쇄나 간내 담즙정체에 기인한다. 즉, ALP는 비록 뼈 질환 등에서도 상승할 수 있지만 대체적으로 특이도가 높은 지표라고 할 수 있다. 이 효소는 침윤성 간질환(백혈병, 림프종, 간결핵 등)이나 전이성 간질환에서 대개 경도로 상승하지만, 매우 많이 증가할 수도 있다.

담관폐쇄가 부분적으로 일어나거나 간내 담관 중 일부만 폐쇄된 경우 또는 침윤성 간질환의 경우에 혈청 빌리루빈과 아미노전이효소들은 정상이거나 경도의 증가만 보이면서 ALP만 상승할 수 있다. 이런 경우 상승된 ALP가 골질환에서가 아니라 간내 담관에서 기원하였음을 감별하는 것이 중요하다. 전기영동법이나 열 안정성 등의 방법으로 ALP의 동종효소들을 분리하여 그 근원을 확인하는 방법이 이용된 적이 있으나 부정확하고 비실용적이어서 최근 임상에서는 거의 사용되지 않고, 간세포의 담소관 세포막에서 유리되는 다른 효소들, 즉 5′-nucleotidase(5′-NT) 혹은 감마-글루타밀 전이효소 *gamma-glutamyl transpeptidase; GGT*, 특히 GGT를 ALP와 동시에 측정하는 방법이 간편하기 때문에 주로 이용되고 있다.

ALP만 단독으로 증가된 환자에서의 원인은 대부분 전이암과 같이 간외 증상이 뚜렷한 질환이거나 감염(패혈증) 등 급성기 반응의 일환으로 나타나는 일시적인 현상이다. 증상 없이 ALP만 증가한 경우 먼저 GGT의 동반 상승 여부를 확인하여 간 이외의 다른 질환을 배제한 후, 정상치의 3배 이상 증가한 경우 간 초음파검사를 시행하여 담관폐쇄 여부를 확인한다. 그러나 드물게는 원인불명일 경우가 있는데 이때 간생검이 필요하며, 결국은 간결핵이나 악성 림프종으로 확인되는 경우가 흔하다.

3. 감마-글루타밀 전이효소

GGT는 포유동물 세포의 주된 항산화 물질인 글루타티온*glutathione*의 세포 외 이화작용을 담당하는 효소로, 간, 신장, 췌장, 비장, 심장, 뇌 등 많은 조직의 세포막에 존재한다. 그러므로 이 검사는 간질환뿐만 아니라 췌장염, 심근경색증, 전립선암, 유방암, 악성 흑색종, 폐암, 신세포암, 비만, 요독증, 만성 폐쇄성 폐질환, 류마티스성 관절염, 당뇨병 등 다양한 경우에 상승될 수 있어서 특이성이 없다. 그러나 뼈에는 존재하지 않으므로 골질환에서 상승되는 경우는 거의 없다. 또한 ALP가 정상적으로 증가되어 있는 성장기 소아에서나 임산부에서도 정상치를 나타낸다. 간질환에서는 ALP와 거의 비슷하거나 더 우수한 예민도를 보인다. 따라서 이 검사의 주된 임상적 가치는 상승된 ALP의 근원 장기가 간인지, 뼈인지를 확인하는 데 있으며 담관폐쇄의 매우 민감도가 높은 지표로 이용된다.

만성 음주자나 특정약물(바비튜레이트*barbiturates*, 페니토인*phenytoin*, 와파린*warfarin*)을 복용 중인 경우에 다른 간기능검사치가 정상이면서 GGT만 매우 높이 증가할 수 있다. 특히 GGT/ALP 비가 3 이상인 경우 최근의 과다 음주력과 상기의 특정약물 복용을 더욱 강하게 시사한다. 따라서 GGT의 변화 추이는 만성 음주자의 경과관찰에서 최근 음주 여부를 확인하기 위해 사용될 수 있다.

한편 최근에 다수의 비만한 사람들을 대상으로 장기추적 관찰한 코호트 연구에 의하면, 지방간이 있는 경우 GGT는 내장지방의 지표이며 GGT가 높은 경우 제2형 당뇨병 발생의 위험인자로 작용할 수 있고, GGT가 내장지방, 지방간, 인슐린저항성의 지표로 이용될 수 있음을 제시하고 있다. 그러나 반대로 GGT의 증가만으로 지방간을 진단해서는 안 된다.

요약하면, 무증상이면서 GGT가 상승된 경우는 술, 약물 등의 복용 여부를 확인해야 한다. 다른 간기능검사치, 특히 ALP가 정상이라면 간질환의 존재 가능성은 적다.

4. 혈청 빌리루빈

빌리루빈은 담즙산과는 달리 생리적 기능이 없는 대사산물일 뿐이며, 헴*heme*을 포함하는 단백질의 포르피린

porphyrin 고리가 비장이나 간 등의 망상내피계에서 깨지면서 생긴다. 하루에 만들어지는 빌리루빈의 80~85%는 노화 적혈구의 헤모글로빈이 파괴됨으로써 생성되고, 나머지는 골수의 미성숙 적혈구계 세포들이나 전신의 다른 조직의 hemoprotein으로부터 생산된다(제II편 제3장 빌리루빈대사 및 황달 참조).

포합형(직접 반응형) 빌리루빈의 상승은 거의 대부분 간실질의 장애(간염, 간경변증, 간부전, 담즙정체, 침윤성 질환)나 간내 및 간외 담관폐쇄의 존재를 나타낼 뿐만 아니라 그 중증도를 나타낸다. 간세포손상 시에 증가하는 직접 반응형 빌리루빈치는 총 빌리루빈의 50%를 차지하며 이때의 고빌리루빈혈증은 간세포손상의 정도를 반영한다. 또한 패혈증이나 다량의 수혈이 필요했던 수술 뒤에도 나타난다(제II편 제3장 빌리루빈대사 및 황달 참조). 드문 유전성 질환인 Dubin-Johnson 증후군이나 Rotor 증후군에서도 포합형 빌리루빈이 증가한다.

만성적으로 비포합형 빌리루빈만 증가(총 빌리루빈의 80% 이상)된 경우는 빌리루빈의 생성이 증가하거나, 간으로의 빌리루빈 운반장애나 간에서 빌리루빈의 섭취·포합이 감소하는 때에 나타날 수 있다(간경변증). 그 원인으로서는 양성 유전성 질환인 Gilbert 증후군이 가장 흔하여 68%를 차지하고 용혈성 질환(12%), 간경변증에 의한 문맥대정맥 단락*portoacaval shunt*(12%)의 순이고 드물게 수술에 의한 단락, 갑상선질환, Crigler-Najjar 증후군 등이 있다. 용혈의 증거가 없고 다른 간기능의 이상이 없이 중등도(혈청 총 빌리루빈치가 5~7mg/dL) 이하로 빌리루빈이 증가한 경우의 대부분은 Gilbert 증후군이 원인이므로 금식 등 유발인자를 찾아본다. 대개의 경우 진단은 임상적으로 이루어지는데, ① 경미한 간접 고빌리루빈혈증이 있고, ② 전신증상이 없으며, ③ 임상적으로 뚜렷한 용혈이 없고, ④ 다른 간기능검사는 정상이면 진단할 수 있다. 그 밖에 간경변증 등의 만성 간질환에서도 간접 빌리루빈이 증가하는 수가 있으므로 신체 검진상 특이 소견이 있는지 꼭 확인해야 한다.

5. 혈청 알부민

간은 감마글로불린을 제외한 대부분의 혈청 단백질을 생산한다. 알부민은 양적으로 가장 중요한 혈청 단백질이며 전적으로 간에서만 합성된다. 정상 혈청 알부민치는 3.5~4.5g/dL이고, 성인에서 하루에 약 15g이 합성된다. 급격한 알부민의 소실이 있거나 갑자기 복수가 차는 등 그 농도가 급격히 낮아지는 경우에 알부민 합성률은 2~3배 촉진될 수 있다. 복수를 동반한 간경변증 환자에서는 알부민 합성이 절대적으로 감소할 뿐만 아니라 체분포 용적이 증가하여 저알부민혈증이 나타날 수 있다. 알부민은 약 20일의 긴 반감기를 가지고 있기 때문에 그 감소는 간질환의 만성도를 반영할 뿐만 아니라 혈청 콜레스테롤치의 감소와 더불어 예후를 판정하는 가치가 있다. 간의 알부민 합성능은 상당한 여분이 있기 때문에 급성 또는 경증 간손상은 잘 반영하지 못한다. 이런 제한에도 불구하고 혈청 알부민치의 감소는 만성 간질환에 대해서는 그 중증도의 좋은 지표가 될 수 있다. 간질환 외에 영양장애나 신증후군, 단백상실성 장병증, 만성 소모성 질환 등의 경우에도 저알부민혈증이 나타날 수 있다.

6. 프로트롬빈시간

간은 대부분의 혈액응고인자들(인자 I, II, V, VII, IX, X, XII, XIII 등)을 합성한다. 이 인자들의 이상 여부는 프로트롬빈시간을 측정하면 빨리, 가장 효율적으로 알 수 있다. 이 인자들의 혈청 반감기는 대부분 1일 이내로 알부민보다 훨씬 짧기 때문에 특히 급성 간질환의 경과관찰과 예후의 예견에 좋은 지표가 된다. 프로트롬빈시간의 측정은 간세포의 단백 합성능을 반영하므로 간세포기능 평가에 매우 유용하다.

프로트롬빈(인자 II)과 VII, IX, X 인자들이 합성되기 위해서는 비타민 K의 적절한 공급이 필요하다. 비타민 K는 지용성 비타민으로서 음식을 통해 섭취되거나 장내 세균에 의해 합성되어 흡수된다. 그러므로 영양실조가 있거나 담관폐쇄나 만성 췌장염 등 지방흡수장애가 있는 경우, 항생제에 의해 장내 세균의 성장이 억제된 경우, 와파린계 항응고제를 사용한 경우 등에서는 간기능의 부전 없이도 프로트롬빈시간이 지연될 수 있다. 이런 경우들은 비타민 K를 5~10mg 정주하고 24~48시간 내에 프로트롬빈시간이 30% 이상 호전되는가를 봄으로써 간기능부전과 구별할 수 있다.

프로트롬빈시간을 측정하는 데 이용되는 트롬보플라스

틴*thromboplastin* 시약은 실험실마다 다르므로 서로 결과를 비교하기 위해 INR(international normalization ratio)를 이용하고 있다. 그러나 간부전 환자들을 대상으로 한 연구에 의하면, 간부전 환자들의 경우에는 활성도 백분율*activity percentage*만이 시약에 따른 프로트롬빈시간 변이도를 제거할 수 있는 것으로 보고되어서, 간부전 정도를 평가하기 위한 목적으로 프로트롬빈시간을 측정하였을 때는 INR로 표시하는 것보다도 활성도 백분율(%)을 이용하는 것이 좋다.

Ⅲ 간기능검사 이상 환자의 진단적 접근방법

간기능검사의 이상은 간 이외의 다양한 원인들에 의해서도 초래될 수 있다(표 4-1). 진단적 접근의 첫 번째 단계는 이상이 있는 간기능검사 소견이 실제로 간질환의 존재를 반영하는 것인지 확인하는 것이다. 그 원칙은 이상 소견을 보이는 각각의 검사 결과를 battery로 묶어서 동시에 측정한 다른 검사 항목의 결과로 확인하는 것이다. 예를 들면, AST 상승은 ALT 상승으로, ALP의 상승은 GGT로, 그리고 저알부민치는 프로트롬빈시간의 연장으로 확인하는 등 검사 이상 소견이 간에서 유래하였음을 확인해야 한다.

표 4-2 간담도질환에서 특징적인 생화학적 이상 소견들

검사	간세포손상형	담즙정체형	침윤형
아미노전이효소	++~+++	0~+	0~+
알칼리성 인산분해효소	0~+	++~+++	++~+++
총/직접 빌리루빈	0~+++	0~+++	0~+
프로트롬빈시간	0~연장	0~연장: 비타민 K에 반응	0
알부민	만성 질환에서 감소	0	0

0: normal, +~+++ : degrees of abnormality

정확한 진단에 이르는 두 번째 단계는 간질환으로 확인된 경우에 ① 간세포성인지, ② 담즙정체성(간내, 혹은 간외)인지, ③ 침윤성인지 등 크게 간질환의 범주를 가리는 일이다. 이때는 동시에 측정한 항목들*battery*에 나타난 이상 소견들의 조합으로 해석한다(표 4-2).

세 번째 단계는 각각의 질환에 특이한 검사방법들을 이용하여 특정진단에 이르는 것이다. 아래에 각 범주별로 특정질환들의 진단방법에 대해 기술하였다.

1. 간세포손상형 간질환

간세포손상형에서는 주로 아미노전이효소가 상승하고 ALP는 정상치의 3배 미만으로 상승한다. 이에 따라 ALP가 정상 상한치에 비해 상승한 비율을 알라닌아미노

표 4-1 간기능검사 이상의 간외 원인들

검사	간외 원인	확인검사
알부민	단백상실성 장병증 신증후군 영양불량 울혈성 심부전	혈청 글로불린, α1-antitrypsin clearance 요검사, 24시간 요단백 임상적 소견 임상적 소견
알칼리성 인산분해효소*ALP*	골질환 임신 악성 종양	GGT GGT 알칼리성 인산분해효소의 전기영동
AST	심근경색증 골격근질환	MB-CK CK
빌리루빈	용혈 패혈증 적혈구 형성 이상	망상적혈구 수*reticulocyte count*, 말초혈액도말, 요 빌리루빈 임상적 소견, 배양검사 말초혈액도말, 요 빌리루빈, 골수검사, 혈색소의 전기영동
프로트롬빈시간	약물(항생제, 항경련제) 지방흡수장애	비타민 K에 반응, 임상적 소견

GGT: gamma-glutamyl transpeptidase, AST: aspartate aminotransferase, CK: creatine kinase

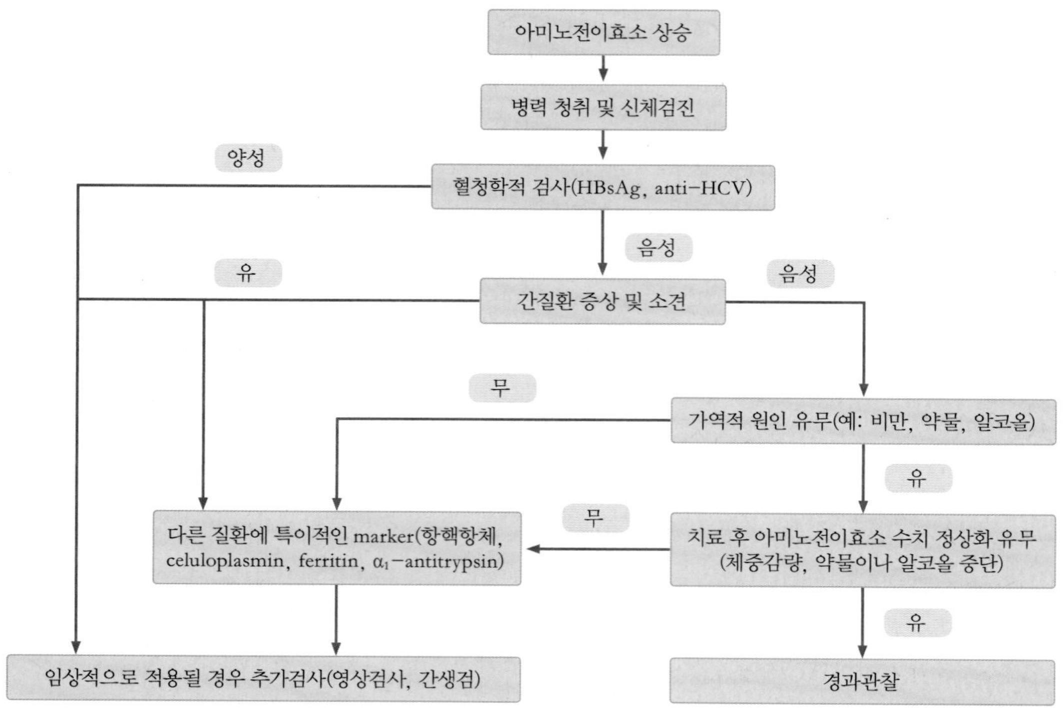

그림 4-1. 지속적으로 경미하게 아미노전이효소 상승을 보이는 경우 평가 알고리즘

전이효소가 정상 상한치에 비해 상승한 비율로 나눈 값이 2 미만인 경우를 간세포손상형 간기능 이상이라 말한다. 간기능검사에서 간세포손상형의 이상 소견을 보일 때에는 임상 소견, 아미노전이효소의 상승 정도 및 속도, AST/ALT 비, 다른 검사실 소견의 이상을 종합하여 판단한다(그림 4-1).

(1) 바이러스성 간염

바이러스성 간염은 바이러스에 대한 혈청학적 검사로 진단되며, 간조직검사가 필요한 경우는 거의 없다. A형간염은 만성형이 없으므로 만성적으로 혈청 아미노전이효소가 상승한 경우에는 가능성이 배제되며, 급성형인 경우 HAV에 특이적인 IgM 항체(IgM anti-HAV)를 검출함으로써 진단할 수 있다. 급성 B형간염에서 첫 번째로 나타나는 혈청 지표는 B형간염바이러스표면항원*Hepatitis B surface antigen; HBsAg*이며, 이 지표가 소멸되고 이후 HBsAg에 대한 항체(anti-HBs)가 나타나기 전인 항체미형성기간*window period*에는 IgM형 anti-HBc가 유일한 혈청학적 지표이다. 급성 혹은 만성 B형간염 환자에서 경과가 중하거나 고위험군인 경우에는 D형간염의 중복감염을 고려해야 하고, HDV 항원(HDV-RNA)이나 항HDV 항체로 확인한다. 그러나 우리나라에서는 HDV 감염은 HBsAg 양성 환자의 1% 미만에서만 나타나므로 만성 B형간염이 의심되는 경우에는 HBsAg의 검사만으로 충분하다. C형간염은 HCV에 대한 항체*anti-HCV*를 검출하여 진단한다. 간혹 위음성이나 위양성이 의심될 때는 HCV-RNA를 중합효소연쇄반응*polymerase chain reaction; PCR*으로 검사한다. C형간염은 혈청 아미노전이효소치와 조직학적 소견의 연관성이 희박하다(제Ⅱ편 제11장 만성 바이러스성 간염 참조).

(2) 알코올성 간질환

알코올성 간염은 일반적으로 음주 병력으로 진단하되, 혈청 AST가 300IU/L 이하면서 AST/ALT 비가 2 이상이면 강력히 의심할 수 있다. 때로 확진과 병기판정을 위해 간조직검사가 필요한 경우도 있다. 알코올성 간염에서는 치료용량의 아세트아미노펜을 복용해도 간손상이 나타나서 혈청 아미노전이효소치가 매우 높이 증가할 수 있다.

(3) 지방간질환과 비알코올성 지방간염*nonalcoholic steatohepatitis; NASH*

지방간질환은 조직검사상 지방성 변화만 있는 경우이

고, NASH 환자에서는 대개 AST 또는 ALT 증가가 있으면서 환자들의 15~50%에서 조직학적으로 유의한 섬유화나 간경변증 변화가 관찰된다.

NASH는 혈청 간효소치의 지속적인 상승과 간조직검사상 알코올성 간염과 동일한 소견을 보이는 것을 특징으로 하는 질환이다. 지속적인 간효소치의 상승이 있으면서 바이러스성 간염이 배제되고 알코올성 간염을 초래할 정도의 음주력이 없는 경우의 진단은 대부분 NASH에 해당된다. 주로 중년 여성에 흔하며, 약 40%에서 과체중 혹은 비만이 있고, 20%에서 당뇨병, 20%에서 고지혈증이 동반된다. NASH는 공장회장문합술*jejunoileal bypass surgery* 후에도 합병증으로 발생하며, 몇몇 약물(amiodarone, valproate 등)에 의해서도 유발될 수 있다. 알코올성 간염과의 감별에는 철저한 음주력의 조사와 더불어 AST/ALT 비가 유용하다. NASH에서는 AST/ALT 비가 거의 대부분 1.0 이하인 반면, 알코올성 간염에서는 거의 모두 1.0 이상이다.

실제로 임상에서는 지방간질환과 만성 간염의 구분이 중요한데, 이때 흔한 질환들을 먼저 고려하는 것이 중요하다. 아무런 증상이 없고 HBsAg이 음성이면서 혈청 ALT가 6개월 이상 상승되어 있는 환자들에 대해 간조직검사를 시행한 결과를 조사한 우리나라의 보고에 의하면, 지방성 간질환(지방간, 지방간염)이 65%, 만성 활동성 간질환(만성 활동성 간염, 간경변증)이 35%를 차지하였다. 특히 ALT가 정상 상한치의 2배 이하면서 환자의 체중이 이상 체중의 120% 이상인 경우 거의 대부분 지방성 변화를 동반하였다. 외국의 결과들을 종합해 보면 역시 지방성 변화가 42%로 가장 많고, 만성 간염으로 인한 염증이 있는 경우가 24%, 알코올성 손상의 소견이 있는 경우가 14%로 비슷하였다.

(4) 약제유발성 간손상

약물, 천연물 등에 의한 약제유발성 간손상은 임상적인 배경에 기초하여 진단하며, 간조직검사는 특정약물에 의한 간염의 진단에 도움이 되지 않는다.

(5) 자가면역성 간염

고감마글로불린혈증, 혈청 자가항체의 존재, 조직검사상 문맥 주위의 간염 등이 특징이다. 세 가지 유형이 있는데, 제1유형은 자가항체들 중에서 항핵항체*antinuclear antibody* 또는 평활근항체*smooth muscle antibody*가 나타나며, 주로 젊은 여성에서 발생한다. 제2유형은 간/신장 미세소체항체*anti-LKM1*가 발견되며 더 심한 경과를 보이고 주로 소아를 침범한다. 제3유형은 수용성 간 항원에 대한 항체*anti-SLA*가 나타난다(제Ⅱ편 제12장 자가면역성 간염 참조).

(6) 혈색소침착증*hemochromatosis*

간종대와 간기능검사 이상, 그리고 피부 색소침착 및 당뇨병의 동반이 흔하며 특징적이다. 트랜스페린 포화도*transferrin saturation*(혈청 철/총 철결합능×100)가 50~100%이면서, 혈청 페리틴*ferritin*이 상승되어 있는 소견은 진단의 예민한 지표이다. 그러나 확진은 간조직검사에 의한다. 간경변증으로 진행하기 전에 진단하여 사혈*phlebotomy*로 치료하면 정상 생존기간을 유지할 수 있으므로 질환에 대한 정확한 인식이 중요하다.

(7) 윌슨*Wilson*병

상염색체 열성 유전을 하는 질환으로서 급성 전격성 간염, 만성 간염, 간경변증 등의 다양한 임상상을 보인다. 대부분 청소년기에 진단이 이루어진다. 혈청 세룰로플라스민*ceruloplasmin*치가 감소되어 있고, 혈청 비非세룰로플라스민 구리의 양은 증가되어 있으며, 소변 구리의 양이 증가되어 있다. 진단은 혈청 세룰로플라스민의 양, 안과 검진에서의 Kayser-Fleischer ring, 24시간 소변 구리 배설량이 100μg/day, 간 생검 내 구리 농도 등을 통하여 내려지게 된다(제Ⅱ편 제31장 윌슨병 참조).

(8) 허혈성 간염

허혈은 중심정맥성 간세포 괴사를 일으켜서 혈청 아미노전이효소치의 심한 상승을 유발한다. 그러나 바이러스성이나 독성 간염과 달리 검사치는 2~6일 내에 급격히 정상화되는 점이 특징이다. 혈청 락트산탈수소효소*lactate dehydrogenase; LDH*치가 두드러지게 증가하여 급성 바이러스성 간염과의 감별에 도움이 되기도 한다.

2. 담즙정체성 간질환

담즙정체성 간손상이 있는 경우 특징적으로 ALP가 4배 이상 상승한다. 이에 따라 ALP가 정상 상한치에 비해 상승한 비율을 알라닌아미노전이효소가 정상 상한치에 비해 상승한 비율로 나눈 값이 5를 넘는 경우를 담즙정체성 간기능 이상이라 말한다. 혈청 GGT나 5′-NT 또는 ALP의 동종효소 분석을 이용하여 상승된 ALP가 간에서 기원하였음을 확인할 수 있으나 대부분 GGT 검사만으로 충분하다. 담즙정체성 간질환은 간내성과 간외성으로 나누며 감별진단의 첫 단계는 복부초음파검사를 시행하는 것이다. 만약 담관확장 소견이 있으면 내시경 역행성 담췌관조영술*endoscopic retrograde cholangiopancreatography; ERCP*이나 자기공명 담관조영술*magnetic resonance cholangiopancreatography; MRCP*을 시행해야 한다. 담관폐쇄 기간이 짧은 경우에는 담관확장 소견이 없을 수 있으므로, 간외 담즙정체가 강력히 의심되면 초음파검사 소견이 정상이더라도 ERCP나 MRCP를 시행할 수 있다(그림 4-2).

(1) 원발성 담즙성 간경변증*primary biliary cirrhosis; PBC*

거의 여성에서 발생하며 40~50대에 호발한다. ALP가 상승되어 있으면서 항사립체항체*antimitochondrial antibody; AMA*가 양성이면 PBC를 강력히 의심할 수 있다. ① 담즙정체성 간기능 이상의 양상, ② AMA 양성 소견, ③ 조직검사에서 특징적인 담관 손상의 양상(담관소실증) 가운데 두 가지 이상을 만족하면 진단을 할 수 있다. AMA가 음성이지만 조직검사에서 PBC에 합당한 양상을 보이는 경우를 AMA 음성 PBC 혹은 자가면역성 담관병증*autoimmune cholagiopathy*이라고 한다(제II편 제13장 원발성 담즙정체성 간경변증 참조).

(2) 원발성 경화성 담관염*primary sclerosing cholangitis*

염증성 장질환, 특히 궤양성 대장염 환자에서 담즙정체의 소견을 보이면 이 질환을 의심해야 한다. 만성적이고 진행하는 간내 및 간외 담관의 염증성 질환이며, 결국 섬유화와 담관의 협착을 초래한다. 주로 20~30대의 남성을 침범한다. 초기 무증상기에는 ALP의 상승만이 유일한 이상 소견일 수 있다. ERCP나 MRCP, 경피담관조영술*percutaneous transhepatic cholangiography; PTC*로 특징적 소견을 관찰함으로써 진단한다.

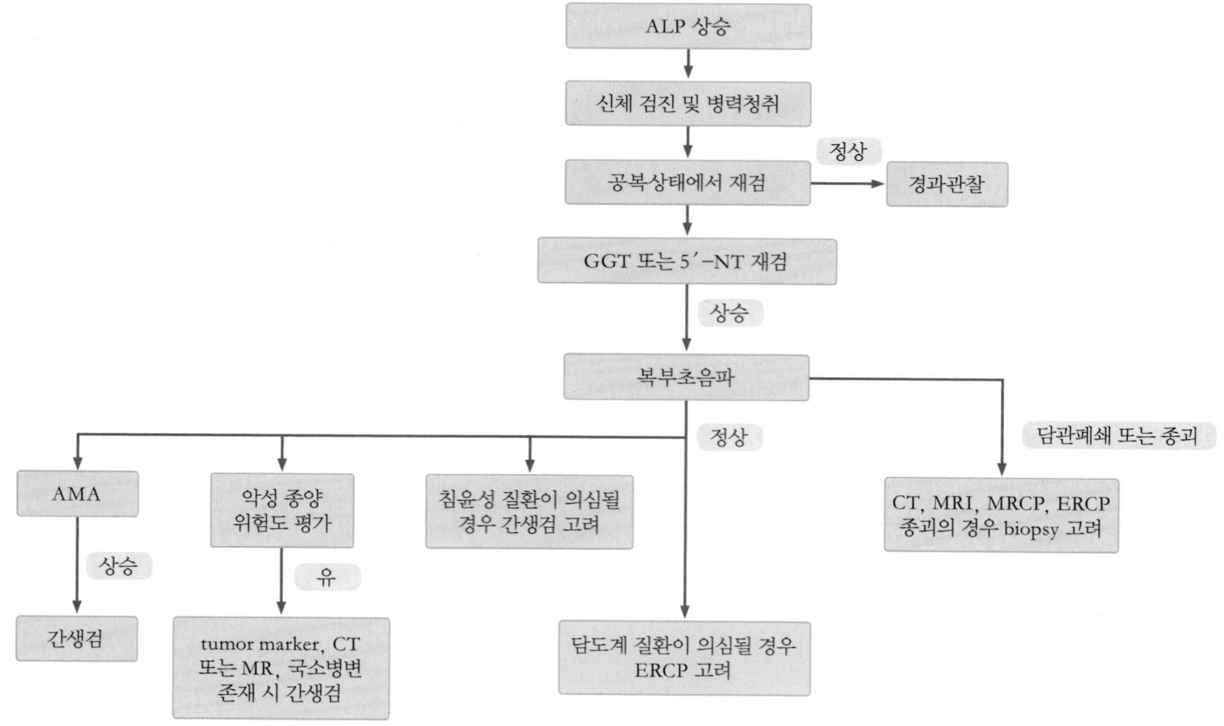

그림 4-2. 알칼리성 인산분해효소 단독상승을 보이는 경우 평가 알고리즘

(3) 약물 유발성 담즙정체

약물 유발성 담즙정체는 스테로이드나 피임약, 페니실린 계열 항생제, 에리트로마이신*erythromycin*, 시메티딘*cimetidine* 등의 약제로 유발될 수 있다. ALP 값만 정상 상한치의 2배 이상이거나 ALT/ALP 비가 2 이하로 나타난다. 임상적으로 의심하여 철저한 병력 청취를 하는 것이 중요하며, 원인약제를 중단할 경우 대부분 가역적으로 회복되나 chlorpromazine이나 prochlorperazine의 경우 만성 담즙정체를 일으켜 드물게 섬유화를 일으킬 수 있는 것으로 보고된 바 있다.

(4) 임신성 간내 담즙정체*intrahepatic cholestasis of pregnancy*

에스트로겐*estrogen*이나 프로게스테론*progesterone*에 의한 담즙저류 효과에 대한 감수성 증가가 원인으로 생각되며 다음 임신 시 재발하기도 한다. 주로 임신 2, 3기에 간내 담즙정체가 발생하면서 모든 환자에서 소양감이 발생하게 되며 보통 황달보다 먼저 나타난다. 간기능검사에서 혈중 빌리루빈이 6mg/dL까지, 콜레스테롤과 ALP가 상당히 상승할 수도 있으나, 임신 3기에는 태반 유래의 ALP가 상승하게 되므로 진단적 가치는 적다(제Ⅱ편 제35장 임신과 간, 혈색소증, 육아종성 간질환 참조).

(5) 완전정맥영양*total parenteral nutrition; TPN*으로 인한 담즙정체

보통 TPN 시행 후 2~3주에 발생하게 되며 TPN 열량 조성이 높을 경우(당과 지질의 양이 많을 경우), 메티오닌*methionine*이나 담즙산의 포합 과정에 필요한 타우린*taurine* 등의 아미노산이 부족한 경우, 알루미늄이나 구리 등이 포함되는 경우 호발하며 TPN이 필요한 기저질환 자체(단장증후군, 염증성 장질환)도 담즙정체 발생에 기여하는 것으로 알려져 있다.

(6) 감염과 관련된 담즙정체

간염바이러스로 인한 급성 A, B형 간염이나 만성 C형 간염, CMV, HSV 감염도 원인이 될 수 있다. 또한 패혈증 시 내독소, 저혈압, 여러 약제의 투여 등이 담즙정체를 일으킬 수 있다.

(7) 양성 수술 후 간내 담즙저류*benign postoperative intrahepatic cholestasis*

수술 중 허혈, 저혈압, 출혈 등이 심할 경우 수술 후 간내 담즙저류가 발생하는데, 총 빌리루빈 수치가 수술 후 2~10일째부터 시작하여 10~40mg/dL까지 상승하며 ALP와 AST는 5배 이하 정도로 상승하고 ALT의 경미한 상승이 동반된다. 복부초음파를 통해 간외 담관폐쇄를 배제해야 하며 수술 연관 합병증이 없는 경우 황달은 진행하지 않고 대부분 저절로 호전된다.

3. 침윤성 간질환

빌리루빈의 상승이 없거나 미미한 데 비해 ALP만 단독으로 상승한 경우에 의심할 수 있으며, 진단에 초음파 인도하의 조직검사가 필수적이다. 악성 종양, 특히 유방암과 대장직장암의 병력이 있는 환자에서 나타난 ALP의 상승에 대해서는 전이의 가능성에 대해 검사해야 한다. 기존의 간경변증이 있는 환자에서 간세포암종이 병발한 경우에도 비슷하게 나타날 수 있다. 비전이성 신세포암에서 부종양증후군*paraneoplastic syndrome, Stauffer's syndrome*으로 유사하게 나타날 수 있다. 간에 침윤성 양상을 보이면서 육아종을 형성하는 질환들은 림프종, 결핵, 진균감염, 매독, 사르코이드증*sarcoidosis* 등이 있다.

Ⅳ 요약

간은 수천 종류의 생화학적 반응을 수행하는데, 대부분은 혈액검사로 쉽게 측정되지 않는다. 또한 어떠한 단일 간기능검사치도 임상의사로 하여금 간기능의 총량*total functional capacity of the liver*을 정확하게 판정하는 데 도움을 주지 못한다. 간기능검사의 유용성은 간질환 유무의 판정, 간질환 범주의 감별진단, 간장애의 정도 판단, 간질환의 치료에 대한 반응을 추적하는 데 있다. 그러나 진행된 간질환인 경우에도 정상으로 나타날 수 있으며(간경변증, 간세포암종) 또한 간질환 이외의 다른 질환에서도 비정상적으로 나타날 수 있기 때문에(용혈성 빈혈, 심근경색증, 췌장염) 간기능검사 자체의 이상이 각 간질환의 원인 진단에는 이용되지 못하는 결점이 있다. 그러므로 간기능검사는 각 질환의 진단보다는 간질환의 범주(간세포성, 혹은 담즙정체성, 침윤성)를 결정하는 데 도움이 되며, 임상의사에게 좀 더 특이적인 진단적 검사를 할 수 있는 정보를 제공한다. 또한 각 간질환의 정확한 진단을 위해서는 상세한 병력(수혈, 약물, 가족력, 황달, 통증, 소양증, 체중감소)과 정확한 신체검진 소견들(황달, 거미혈관종, 복수, 간 혹은 비장 종대, 수장 홍반, 운동장애*asterixis*, 고환 위축) 등을 함께 고려해야 한다.

참고문헌

1. 양석균, 이영상, 이효석 등. 혈청 aminotrasferase치의 만성적 상승을 보이면서 HBsAg 음성인 환자의 간조직 소견. 대한내과학회지 1992;42:139-147
2. Pratt DS. Liver chemistry and function tests. In: Feldman M, Friedman LS, Brandt LJ, eds. Sleisenger and Fordtran's gastrointestinal and liver disease. 9th ed. Philadelphia: WB Saunders, 2010;1227-1238
3. Poynard T, Imbert-Bismut F. Laboratory testing for liver disease. In: Boyer TD, Manns MP, Sanyal AJ, eds. Hepatology a textbook of liver disease. 6th ed. Philadelphia: WB Saunders, 2011;201-215
4. Herlong HF and Mitchell Jr MC. Laboratory tests. In: Schiff ER, Maddrey WC, Sorrell MF, eds. Schiff's disease of the liver. 11th ed. Philadelphia: John Willey & Sons, 2012
5. Berk P, Korenblat K. Approach to the patient with jaundice or abnormal liver tests. In: Goldman L, Shafer AI, et al. eds. Cecil textbook of medicine. 24nd ed. Philadelphia: WB Saunders, 2012;956-965
6. Pratt DS, Kaplan MM. Evaluation of abnormal liver-enzyme results in asymptomatic patients. NEJM 2000;342:1266-1271
7. Kamath PS. Clinical approach to the patient with abnormal liver test results. Mayo Clin Proc 1996;71:1089-1094
8. Clark JM, Brancati FL, Diehl AM. Nonalcoholic fatty liver disease. Gastroenterology 2002;122:1649-1657
9. Nakanishi N, Suzuki K, Tatara K. Serum gamma-glutamyltransferase and risk of metabolic syndrome and type 2 diabetes in middle-aged Japanese men. Diabetes Care 2004;27:1427-1432

chapter 05

간생검과 병리검사의 해석

김진욱, 이경분, 장자준

- 간생검은 불확실한 진단의 확인, 예후 판정 또는 치료 방침의 결정을 위하여 사용된다.
- 출혈 위험이 크거나 다량의 복수가 있는 경우 경정맥 간생검을 고려한다.
- 간생검에 따르는 합병증은 대부분 생검 후 2~3시간 내에 나타나며, 가장 심각한 합병증은 출혈로 수혈이나 혈관조형술이 필요한 심각한 출혈은 0.05~0.24%에서 관찰된다.
- 간생검에서 동일한 조직학적 소견이 관찰되더라도 원인으로 여러 간질환을 고려할 수 있으며, 임상 소견, 검사에 대한 정보 및 질환에 대한 이해가 해석에 중요하다.
- 간 손상의 형태학적 구분은 조직 손상의 주요 형태, 병변의 급만성 여부, 손상된 주 표적세포의 종류, 침윤된 염증세포의 종류 및 비세포성 물질의 침착 여부에 따라 크게 급성 간염*acute hepatitis*, 만성 간염*chronic hepatitis*, 급성 담즙정체*acute cholestasis*, 만성 담즙정체*chronic cholestasis*, 지방간염*steatohepatitis*, 혈관성 손상의 여섯 가지로 나눌 수 있다.

I 간생검

경피적 간생검은 Menghini가 신속한 간조직흡입술을 개발한 이후부터 임상에 널리 쓰이기 시작하였다. 간생검은 불확실한 진단의 확인, 예후 판정 또는 치료방침의 결정을 위하여 사용되는데, 간생검을 통하여 임상적 진단의 확진뿐 아니라 만성 B형간염에 동반된 지방간과 같은 동반질환의 감별, 불명열이나 설명되지 않는 간기능검사 이상의 원인 규명이 가능하다. 대부분의 만성 간질환에서 간섬유화는 질병의 진행을 예측하는 가장 중요한 예후인자이므로 간섬유화 평가의 기준검사로서 간생검은 중요한 역할을 담당하며, 간생검 결과로 평가된 질환의 진행도에 따라 치료방침을 결정해야 한다.

1. 간생검의 종류

(1) 경피적 간생검*percutaneous transhepatic liver biopsy*

앙와위 늑간에서 국소마취하에 생검바늘을 이용하여 시행한다. 간생검에 이용되는 바늘은 Tru-cut needle과 Menghini needle이 가장 많이 이용된다. 전자는 sheathed cutting needle이고 후자는 suction biopsy needle이다. 회수 조직의 양은 차이가 없으며, Tru-cut needle이 간경변증의 진단에 더 좋은 성적을 보인 보고가 있다. 합병증은 Menghini needle을 사용한 경우 더 적은 경향을 보인다.

(2) 경정맥 간생검*transjugular liver biopsy*

우측 속목정맥*internal jugular vein*에 카테터를 삽입하여 시행하는 간생검으로, 출혈 위험성이 크거나 고도비만, 다량의 복수가 있는 경우 고려한다.

(3) 복강경 간생검*laparoscopic liver biopsy*

간 표면을 직접 관찰함으로써 간경변증 진단의 정확도를 높일 수 있으며 원인 불명의 복수가 동반된 경우 유용하다.

2. 간생검의 적응증과 금기증

일반적으로 인정되는 적응증과 금기증은 각각 표 5-1 및 표 5-2와 같다.

3. 간생검 전처치 및 시술 후 관리

시술자는 간생검 수기에 대한 지식을 숙지해야 하고 환자에 대한 병력 청취와 신체검진을 충분히 해야 할 뿐만 아니라 혈액검사와 약물복용에 대한 정보를 알아야 한

표 5-1 간생검의 적응증

원인 불명의 급성 간염	
만성 B형간염	항바이러스치료 필요성 판정
만성 C형간염	예후 및 항바이러스치료 필요성 판정
비알코올 지방간질환	지방간염이나 진행된 섬유화의 진단 동반질환의 감별
알코올 간질환	중증 알코올 간염으로 부신피질호르몬 치료를 고려하는 경우
자가면역간질환	자가면역간염: 확진, 치료 종료 전 관해 확인 원발성 담즙정체성 간경변증: 확진, 동반질환 확인
대사성 간질환	혈색소침착증*hemochromatosis*에서 질병의 병기 결정 윌슨병이 의심되는 경우 간 조직 구리정량검사
원인 불명의 간기능검사 이상	
국소 종괴의 진단	
간이식 후 간기능검사 이상	

표 5-2 경피적 간생검의 금기증

절대 금기증	비협조적인 환자	
	출혈 성향	프로트롬빈시간 연장>4초(INR>1.5) 혈소판<60,000/mm^3
	간외 담도폐쇄	
	세균성 복막염	
상대적 금기증	복수	
	고도 비만	
	포충병*Hydatid disease*	

다. 항혈소판 약제는 시술 1주일 정도 전에 중단하며, 경구 항응고제를 복용하고 있는 경우 적어도 5일 이상 끊고 간생검을 해야 한다. 간생검 전 혈소판 수치를 포함한 일반혈액검사, 프로트롬빈시간*prothrombin time* 등을 포함한 출혈성 경향검사 등을 시행한다. 프로트롬빈시간이 연장되거나(INR>1.5) 혈소판수가 60,000/mm^3 미만인 경우 출혈의 위험이 증가하지만 정상 수치를 보이는 경우에도 심각한 출혈이 발생할 수 있음을 유의해야 한다. 경정맥 간생검은 출혈의 위험이 높은 경우에 보다 안전하게 할 수 있다.

시술 전날 밤부터 금식이 필요하며 안정적인 시술을 위하여 페티딘*pethidine* 혹은 미다졸람*Midazolam* 등을 투여할 수 있다.

활력징후는 시술 후 1시간 동안 15분 간격으로, 이후 1시간 동안 30분 간격으로 측정한다. 관행적으로 생검 후 우측 옆으로 눕는 자세를 권유하였으나 앙와위보다 출혈의 위험이 줄어든다는 근거는 뚜렷하지 않다.

생검 24시간 후부터 경구 항응고제를 투여할 수 있으며 항혈소판제는 2~3일 후부터 복용하는 것이 안전하다.

시술 후 관찰 시간을 1시간으로 줄여도 6시간 관찰한 경우보다 주요 합병증이 늘지 않으며 외래에서 간생검을 시행한 경우 입원 시술보다 합병증의 빈도가 높지 않으므로, 대상 환자를 적절히 선택하여 주의 깊게 관찰하는 경우 외래에서 간생검을 시행할 수 있다.

4. 적절한 생검 검체의 조건

간생검은 전체 간의 1/50,000의 조직을 얻어내는 것이므로 그 결과가 전체 간의 상태를 대변하지 못할 가능성이 있다. 일반적으로 조직의 길이가 15mm 이상이고 4~6개의 문맥이 포함되어야 적절한 검체라 할 수 있으며, 만성 B형/C형 간염 환자의 간섬유화 정도 평가를 위해서는 조직의 길이가 20mm 이상이고 11~15개의 문맥이 포함되어 있어야 한다.

5. 합병증

간생검의 합병증은 보고마다 큰 차이를 보이며, 합병증의 종류를 표 5-3에 열거하였다.

통증은 간생검을 받은 환자의 약 1/3에서 나타나며 입원을 요하는 가장 흔한 원인이다. 심한 복통이 있는 경우

표 5-3 경피적 간생검의 합병증

통증	
출혈	복강 내 출혈 간내 출혈 간막하 혈종 혈액담즙증
복막염	
기흉, 혈흉	
균혈증	
동정맥루	
종양 전이	
사망	

출혈이나 복막염 등의 합병증을 고려해야 한다.

가장 심각한 합병증은 출혈로서 복강 내 출혈, 간내 출혈, 간막하 혈종, 혈액담즙증*hemobilia* 등의 형태로 나타날 수 있다. 복강 출혈은 가장 심각한 합병증으로 생검바늘이 삽입된 상태에서 호흡에 의하여 간막이 찢기거나 간동맥/간문맥의 천공 때문으로 여겨지며 대개 시술 2~3시간 내에 나타난다. 혈역학적으로 불안정한 상태이거나 혈색소가 2g/dL 이상 하강하는 심각한 출혈의 발생률은 0.05~0.24%로 보고되고 있으며, 혈관조영술을 이용한 지혈술이나 수술을 고려한다. 무증상의 간내 출혈이나 간막하 혈종은 더 흔한 빈도로 발생하며, 복통, 황달, 흑색변이 동반되는 경우 혈액담즙증을 의심해야 한다. 경정맥 간생검 후의 복강 내 출혈은 0.2%로 보고되었다. 그 밖에 복막염과 피하 기종, 패혈증, 혈흉, 간내 동정맥루 형성 등의 합병증이 발생할 수 있다.

간세포암종의 생검 시 약 2.7%에서 생검경로를 통하여 악성 종양이 피하조직으로 전이될 수 있다.

경피적 간생검에 의한 사망률은 0.01% 정도로 보고되었으며 경정맥 간생검의 경우에도 0.09%의 사망률을 보이는데, 이는 상대적으로 고위험군이 경정맥 간생검을 시술받기 때문이다.

Ⅱ 병리검사의 해석

간생검의 목적은 간내 결절성 병변에 대해 시행하는 경우와 결절성 병변이 없이 간기능 이상을 동반한 간질환에서 시행하는 경우가 다르며, 전자는 종양 유무 및 조직형 판독이 주요 목적이며 후자는 간질환의 원인 추정, 현재 손상 정도 및 만성 정도를 평가함이 목적이다. 본 장에서는 비종양성 간질환에서 시행하는 간생검을 주로 다루고, 종양성 병변은 뒷부분에서 간단히 다루도록 하겠다.

간 손상의 형태학적 변화는 간의 조직생리학적 구획에 따라 나타나며, 손상 시간에 따라 조직 수복 과정에 따른 형태학적 변화가 동반되는 일반적인 방식으로 나타나기 때문에, 특정 원인질환에 특이적인 형태학적 특징을 일대일로 짝지을 수 있는 경우가 그리 많지 않다. 따라서 동일한 조직학적 소견이 관찰되더라도 원인으로 여러 간질환을 고려할 수 있으며, 임상 소견, 검사에 대한 정보 및 질환에 대한 이해가 해석에 중요하다. 특히 다른 질환에 이차적으로 발생한 간기능 이상 혹은 간비종대의 경우 형태학적 특징이 매우 비특이적이어서 특정 원인을 추정하기 어려운 경우가 많다. 따라서 손상의 형태를 크게 몇 가지의 정형화된 형태에 따라 구분하고 이에 가능한 원인들을 찾아가는 방식으로 접근해야 하며, 원인 추정이 어렵다 하더라도 현재 간 손상의 범위 및 정도, 만성 간질환의 진행 상태 등을 평가하는 것도 판독에 중요한 요소이다.

1. 조직처리 및 부가검사

채취한 조직을 포르말린 고정액으로 고정하고 파라핀 블록으로 포매하여 블록으로 제작하는 것이 현재 가장 널리 사용되는 방법이다. 이 조직으로 기본 염색인 헤마톡실린-에오신 염색*hematoxylin-eosin stain*을 비롯한 대부분의 조직 염색들이 가능하며, 면역조직화학검사*immunohistochemistry*, 동소교잡법*in situ hybridization*을 포함한 RNA, DNA 대상의 분자 검사들도 가능하다. 소아 대사성 질환의 경우 간세포 내 침착물을 확인하거나 세포 소기관의 이상을 확인하기 위해 전자현미경 검사를 시행하는데, 이 경우 포르말린 고정보다는 글루타르알데하이드*glutaraldehyde* 고정액을 사용하는 것이 일반적이다. 지방을 대상으로 하는 oil red O 염색의 경우 파라핀 포매 과정에서 지방성분이 용해되기 때문에 포르말린 고정 전 신선검체를 급속 동결하여 슬라이드를 제작해야 하므로 검사 전 미리 고지하는 것이 필요하다. 이 후 조직은 녹인 후 포르말린에 고정하는 일반적인 처리를 할 수 있다. 기본염색 이외에 시행하는 염색 및 검사는 크게 ① 콜라겐 염색, ② 세포 내 침착 물질에 대한 염색, ③ 면역조직화학검사가 있으며, 대표 염색법 및 단백질을 표 5-4에 정리하고 그림 5-1에 양성 소견을 실었다. 일반적으로 Masson-trichrome 및 reticulin 염색은 헤마톡실린-에오신 염색과 함께 필수검사로 시행하고 이외의 특수염색 및 면역조직화학검사는 형태학적 소견에 따라 시행 여부를 판단한다. 윌슨병의 진단에 중요한 간내 구리 함량은 건조 간 중량을 기준으로 측정된 값으로 일반 검사실에서는 시행이 어려우며, 대개는 조직에서 구리 염색으로 침착된 구리의 양을 가늠하는 방식으로 진단하고 있다.

표 5-4 간생검 조직검사에서 주로 사용하는 특수염색 및 면역조직화학검사 검사 단백

특수염색	염색 대상	손상의 형태 및 관련 질환
Masson trichrome	Collagen, type Ⅰ	섬유화 평가; 만성 간질환
Sirius red	Collagen	섬유화 평가; 만성 간질환
Reticulin	Collagen, type Ⅲ	간세포판; 급성 간질환 및 간세포성 종양
Periodic acid-Schiff(PAS)	Glycogen	간세포; 당원축적병*glygogen storage disease*
Modified Perls'	Iron	헤모글로빈; 혈색소침착증
Rhodanin	Copper	구리; 윌슨병
Congo-red	Amyloid	아밀로이드증
Oil red O	Fat	지방성 간질환
면역조직화학검사	**발현 위치**	**관련 질환**
Hepatitis B surface Antigen(HBsAg)	세포질 및 세포막	만성 B형간염
Hepatiti B core antigen(HBcAg)	핵	만성 B형간염
CMV	핵, 세포 내 봉입체	CMV 감염
HSV	핵	HSV 감염
Adenovirus	핵	Adenovirus 감염
Cytokeratin 8/18	간세포 세포질	Mallory-Denk body(지방간염)
Cytokeratin 7/19	담관세포 세포막	담관 질환의 담관 손상 및 소실 평가 간세포암종 및 담관암 감별 간 전구세포 및 줄기세포성 분화 확인
Polycolonal carcinoembryonic antigen(pCEA)	간세포 내 담세관*bile canaliculi*	간세포암종
CD10	간세포 내 담세관*bile canaliculi*	간세포암종
α-fetoprotein(AFP)	세포질	간세포암종, 간모세포종
Glypican-3	세포질	간세포암종, 이형결절 및 재생결절 감별
Hepar/Hepatocyte antigen	세포질	간세포암종
Glutamine synthetase	세포질	간세포암종, 이형결절 및 재생결절 감별
Heat shock protein 70(HSP70)	핵 및 세포질	간세포암종, 이형결절 및 재생결절 감별

2. 간 손상의 형태학적 구분방식 및 접근방법

간 손상의 형태학적 구분은 크게 다음과 같은 4단계 접근이 병변의 이해에 도움이 된다. 첫 번째는 조직 손상의 주요 형태에 따라 분류하는 것으로, ① 간염성*hepatitic* 손상, ② 담즙정체성*cholestatic* 손상, ③ 혈관성*vascular* 손상으로 구분하는 것이고, 두 번째는 병변의 급만성 여부를 섬유화 및 정상 간 분엽의 결절성 변화 정도 및 담관 소실 여부로 판단하고, 세 번째는 손상된 주 표적 세포의 종류에 따라 ① 문맥 염증성*portal tract infiltrates*, ② 간세포 손상*lobular injury*, ③ 담관 손상*bile duct injury*, ④ 굴모양혈관의 손상*sinusoidal injury*으로 평가하고, 마지막으로 침윤된 염증 세포의 종류 및 비세포성 물질의 침착 여부를 평가하게 된다. 이러한 단계적 접근 방식에 따른 손상의 형태학적 양상과 대표적 원인 간질환을 표 5-5에 정리하였다. 단계적 접근방식은 간의 해부생리학적 특성을 바탕으로 하였기 때문에 질환의 진행에 따른 변화를 반영하고 임상상과도 상관관계가 좋은 편이다. 이런 방식으로 분류한 간 손상의 대표적인 형태는, ① 급성 간염*acute hepatitis*, ② 만성 간염*chronic hepatitis*, ③ 급성 담즙정체*acute cholestasis*, ④ 만성 담즙정체*chronic cholestasis*, ⑤ 지방간염*steatohepatitis*, ⑥ 혈관성 손상으로 개관할 수 있으며, 이 중 지방성 간질환은 형태학적 특이성으로 인해 추가로 기술하고자 한다.

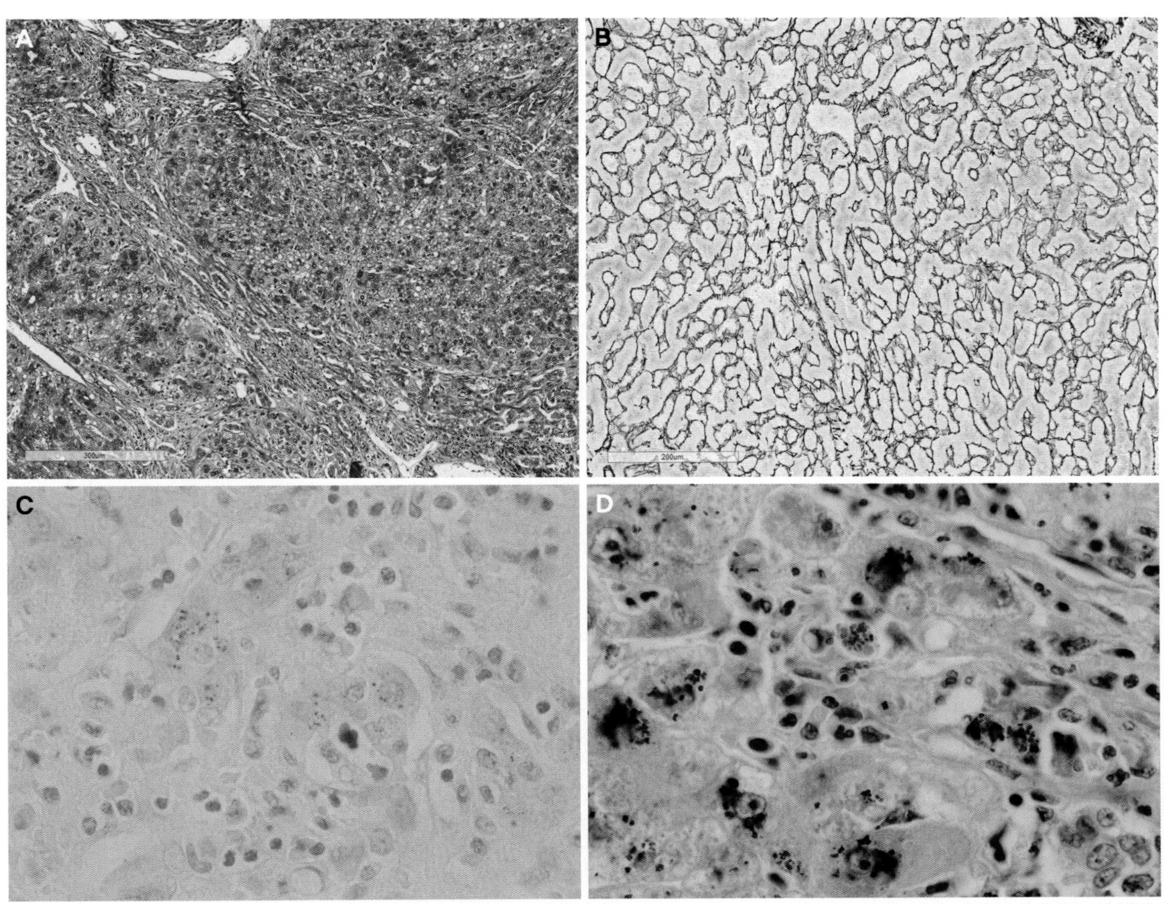

그림 5-1. 특수 염색 A. 섬유화된 부분의 아교질이 파란색으로 염색된다(Masson-trichrome stain ×84). B. 간세포판과 굴모양혈관을 따라 레티쿨린 섬유가 검은색으로 염색된다(Reticulin stain ×116). C. 헤모글로빈의 철이 세포질 내 파란색 점으로 염색된다(Perl's stain ×1000) D. 간세포 내에 침착된 구리 성분이 갈색으로 염색된다(rhodanin stain ×1000).

표 5-5 간 손상의 형태학적 양상에 따른 대표적 원인 간질환

손상 형태	급/만성 여부	표적세포	표적 원인질환
간염성	급성: 섬유화(-)	간세포 손상	간염바이러스: A, B, D, E 비간염성 바이러스: CMV, EBV, HSV 약물/독소
	만성:섬유화(+)	문맥역 문맥역 및 간세포	만성 간염바이러스: HBV, HCV 자가면역성 간염 대사성 질환: 윌슨병, 지방간염
담즙정체성	급성 손상: Zone 3 중심	과립구성 담관염 담관 증식	상행성 담관염, 간외 담도계 감염/폐색 약물, 패혈증
	만성 손상: Zone 1 중심	림프구성 담관염 담관소실	PBC PBC, PSC, IAD, GVHD, 약물
혈관성	급성 소상: Zone 3 중심	중심정맥, 염증 비동반	대혈관 패색, 우심부전
	만성 손상: Zone 3 중심	중심정맥 및 굴모양혈관	대혈관 패색, 우심부전, 항암치료, 굴모양혈관폐쇄증후군

PBC: 원발성 담즙성 간경변증*primary biliary cirrhosis*, PSC: 원발성 경화성 담관염*primary sclerosing cholangitis*, IAD: 특발성 담관소실증*idiopathic adulthood ductopenia*, GVHD: 이식편대숙주반응*graft versus host disease*, CMV: Cytomegalovirus, HSV: 단순헤르페스바이러스*Herpes simplex virus*

3. 대표적인 간질환의 형태학적 특징

(1) 급성 간염*acute hepatitis*

급성 간염은 간 분엽 내 간세포의 염증, 손상 및 괴사가 주요 소견으로, 임상적으로 급성 경과를 보이는 경우와 대개 일치한다. 세포 단위 간세포의 괴사를 초점성 괴사*spotty necrosis*라 하고(그림 5-2A), 분엽 전체의 괴사를 광범위 괴사*confluent necrosis*, zone 3의 중심정맥 주위의 괴사는 따로 perivenular necrosis라 한다. 괴사된 간세포가 탈락하고 간세포판을 구성하는 레티쿨린*reticulin* 틀만 응축되어 문맥역과 중심정맥을 잇는 사이막이 도드라져 보이는 형태를 bridging necrosis라 하며(그림 5-2B), 임상적으로 전격간염*fulminant hepatitis*의 경우 관찰할 수 있으며, 이 부위에 간세포 재생을 시사하는 소담관이 증식하고 급성기가 지나면 교질섬유가 침착하여 섬유화된다. Bridging necrosis는 헤마톡실린-에오신 염색에서는 섬유화된 사이막과 혼동되어 만성 간염으로 해석하기 쉽다. 이런 급성 간염은 동반된 염증 여부와 괴사의 분포에 따라 원인을 추정할 수 있다. 염증을 동반하지 않은 중심정맥 주위의 허혈성 괴사의 경우 저혈량성 쇼크나 아세트아미노펜 독성 간염에서 관찰할 수 있으며, 염증을 동반하는 경우는 감염성 질환의 가능성이 높다. 구획의 구분이 일정치 않게 괴사가 나타나는 경우, 단순헤르페스바이러스*Herpes simplex virus; HSV* 감염을 의심해 볼 수도 있다. A형 혹은 E형 간염바이러스가 대표적이나 B형 혹은 C형 간염바이러스의 경우에도 만성기에 급성 간염 형태로 재발하거나, 간이식을 받은 환자에서 재발할 경우 초기에 급성 간염의 조직학적 형태를 보일 수 있다. 대개 침윤하는 세포는 단핵구이며, 간 분엽 외에 문맥역에도 염증세포 침윤이 관찰된다. Epstein-Barr virus(EBV) 감염

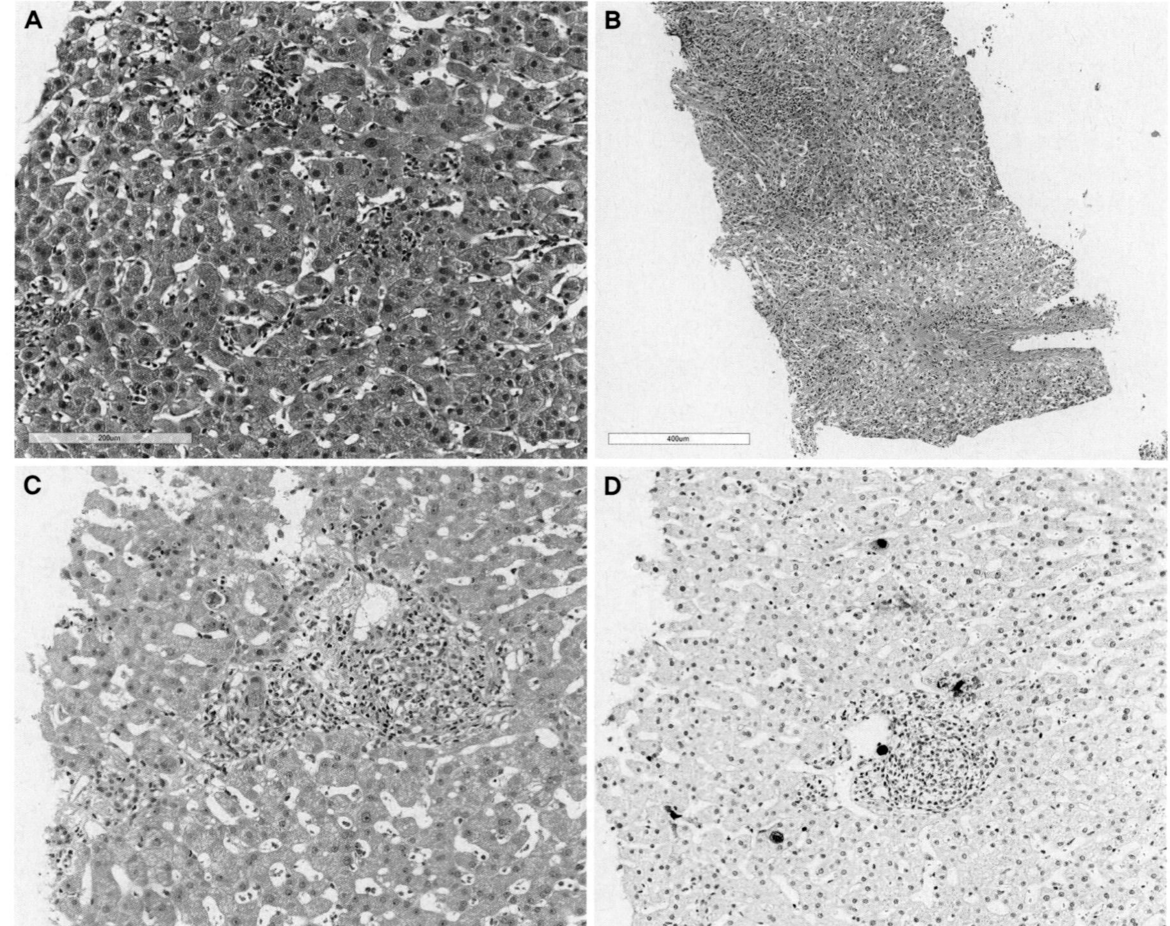

그림 5-2. 급성 간염의 형태학적 소견 A. 간세포의 초점성 괴사*spotty necrosis*(H&E ×144). B. 중심정맥과 문맥역을 잇는 간세포의 괴사로 bridging necrosis를 형성한다(H&E ×62). C. CMV 감염에서는 담관세포와 Kupffer세포에 세포 내 봉입체를 확인할 수 있고, 중성구 위주의 미세농양이 관찰된다(H&E ×200). D. CMV에 대한 면역조직화학검사에서 봉입체는 갈색으로 염색된다(immunohistochemistry ×200).

의 경우는 굴모양혈관 내에 단핵구들이 침착하는 형태가 나타나서, 염증세포가 간세포를 둘러싸고 간세포 괴사가 관찰되는 간염성 바이러스와는 다소 차이가 있다. 침윤된 염증세포가 주로 중성구를 포함한 다형핵백혈구로 미세농양으로 나타날 경우에는 Cytomegalovirus(CMV) 감염을 의심하고, 세포 내 봉입체를 찾아 면역조직화학검사를 통해 확진한다(그림 5-2C, 5-2D). 대표적인 비바이러스성 만성 간염인 자가면역간염*autoimmune hepatitis; AIH*의 경우도 급성 간염의 형태로 나타날 수 있어, 이 경우 감염 여부 및 자가항체 유무 등의 임상 정보가 원인 추정에 중요한 요소이다.

(2) 만성 간염*chronic hepatitis*

만성 간염은 문맥역을 중심으로 문맥 주위 간세포의 괴사 및 손상, 손상 부위의 섬유성 변화가 주요 특징이다. 만성 B형간염, 만성 C형간염 및 자가면역간염이 대표적인 원인 간질환이다. 문맥역을 중심으로 문맥역을 둘러싸는 간세포의 괴사 및 염증세포가 침윤하는 형태를 계면 간염*interface hepatitis* 혹은 piecemeal necrosis라고 부르며 간 분엽 내 간세포 손상과 함께 질환의 활성도를 평가하는 지표가 된다(그림 5-3A, 5-3B). 주로 침윤하는 세포는 단핵구이며, 만성 C형간염의 경우 문맥역 내에 림프소절*lymphoid follicle*을 형성하기도 하지만, 면역저하 환자의 경우에는 전형적인 염증 반응이 다소 약하게 나타난다. 자가면역감염의 경우는 침윤 염증세포 중 형질세포가 많이 관찰되는 것이 특징적이라 할 수 있다(그림 5-3C, 5-3D). 문맥역 주변을 중심으로 손상된 부위는 아교질*collagen*이 침착하면서 섬유화되어 넓어지고, 문맥역과 중심정맥을 잇는 섬유 사이 막이 형성되고, 남아 있는 간세포가 재생성 증식을 하면서 결절성 변화가 나타나 간경

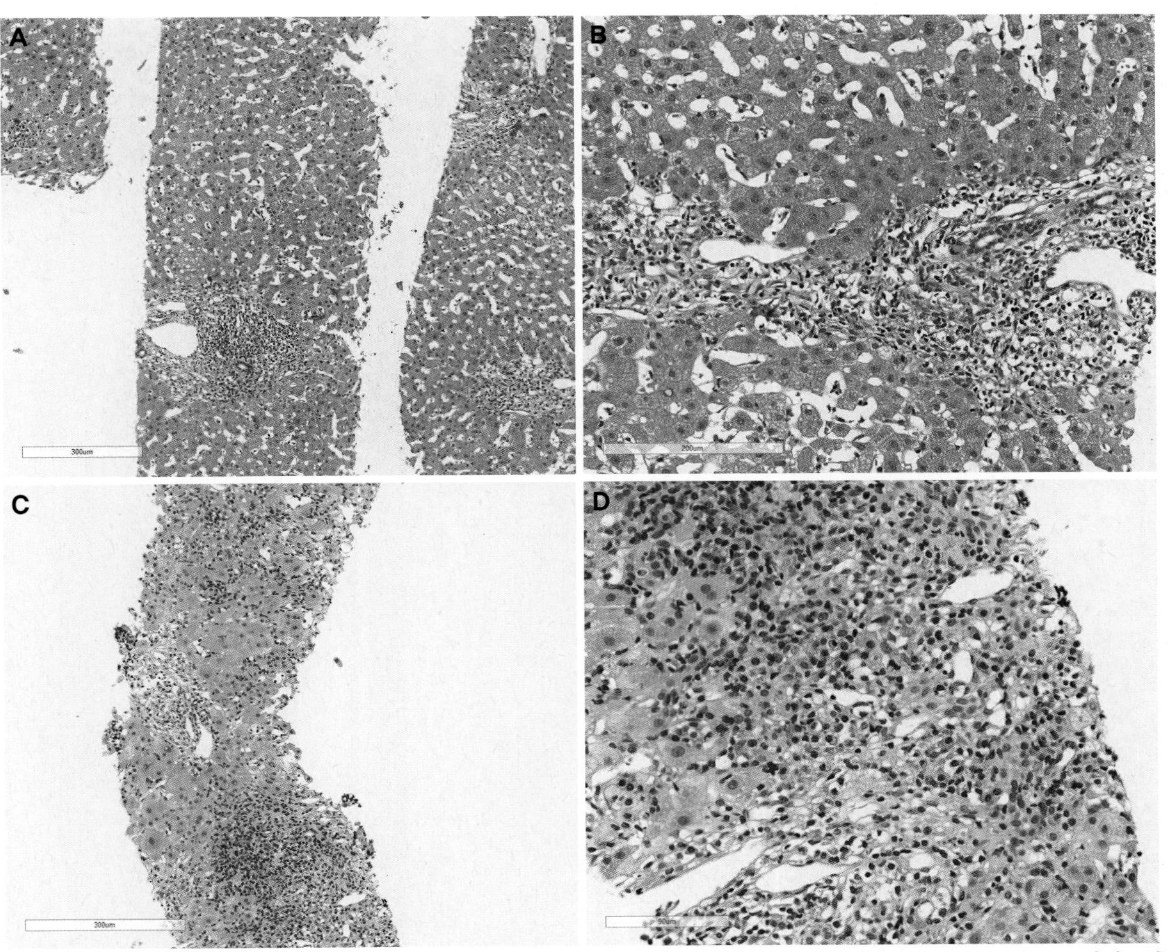

그림 5-3. 만성 간염의 형태학적 소견 A. 만성 B형간염으로 문맥역을 중심으로 염증세포 침윤이 관찰된다(H&E, ×72). B. 만성 B형간염에서 문맥역 경계의 간세포의 괴사*piecemeal necrosis*가 관찰된다(H&E ×162). C. 자가면역간염으로 문맥역을 중심으로 염증세포 침윤이 있고, 간실질로 침윤하고 있다(H&E, ×96). D. 자가면역간염으로 형질세포의 침윤이 많다(H&E ×246).

변증으로 진행하게 된다. 이러한 문맥역 중심의 섬유화는 지방간염을 제외한 대부분의 만성 간질환에서 관찰되는 방식이며, 섬유화 정도를 평가하는 다양한 등급 체계가 있으며, 이들은 일반적으로 활성도 및 섬유화 평가의 두 항목으로 구성되어 있다. Ishak 등에 의한 modified HAI grading and staging과 프랑스 그룹의 METAVIR scoring이 일반적으로 사용되며 국내에서는 대한병리학회를 중심으로 정리된 만성 간염 등급체계에 따라 기술하고 있다. 섬유화 단계별 형태는 그림 5-4와 같다.

(3) 급성 담즙정체*acute cholestasis*

급성 담즙정체는 중심정맥 주위의 zone 3에서 주로 관찰되며, 간세포 사이의 담세관 내 황색의 담즙 침착을 관찰할 수 있고(그림 5-5A), 주변의 간세포가 부풀어 세포질이 투명하게 보이는 현상을 관찰할 수 있는데, 이를 feathery degeneration이라 부른다(그림 5-5B). 담즙정체의 원인으로는 담도계의 기계적 폐색과 동반된 감염과 약물이나 패혈증에 의한 손상, 간이식 환자에서 재발하는 만성 C형 혹은 B형 간염의 일부, 이식편대숙주반응(그림 5-5D) 등이 있다. 약물에 의한 담즙정체는 염증을 많이 동반하지 않거나 동반된 염증이 담관염의 형태로 나타나지 않고, 분엽 내 간세포를 대상으로 미만성으로 나타날 경우 의심해 볼 수 있으며, 패혈증에 의한 경우에는 문맥역과 간분엽의 경계를 따라 미성숙한 소담관이 증식하고 내부에 담즙정체가 관찰된다. 반면 간외 담도계를 포함한 큰 담도의 갑작스런 패색에 의한 담즙정체의 경우는 간내 문맥역이 부종으로 확장되고 문맥 내 담도를 둘러싸고 동심원의 섬유성 변화가 일어나며, 재생을 위해 담관이 증식하는 특징을 관찰할 수 있다(그림 5-5C). 침윤하는 염증세포는 주로 중성구 중심의 다핵성 백혈구로 담관

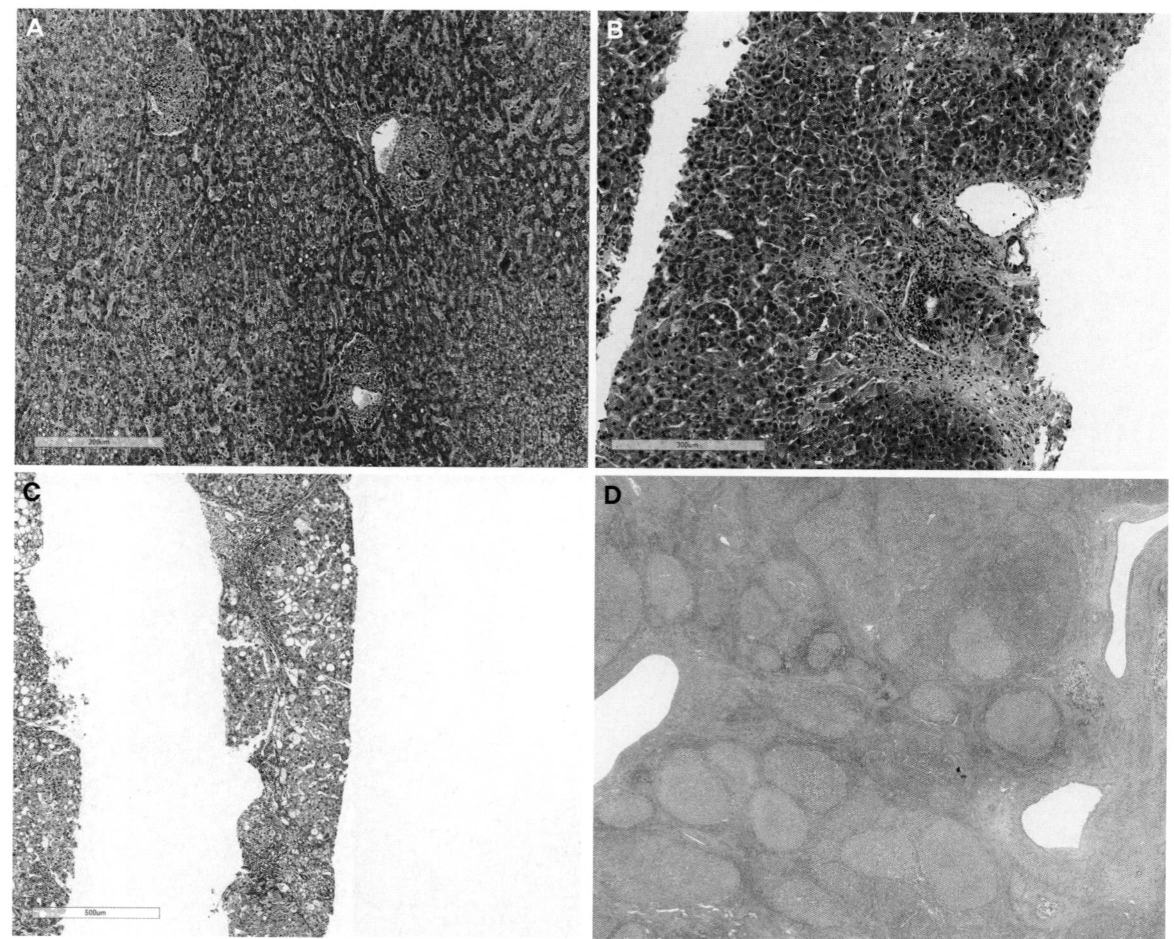

그림 5-4. 만성 간질환의 단계별 섬유화 A. 문맥역이 확장되어 있다(portal fibrosis, Trichrome stain ×78). B. 확장된 문맥역에서 섬유돌기가 생성된다(periportal fibrosis, Trichrome stain ×92). C. 문맥역-중심정맥 사이가 섬유성 사이막으로 연결된다(septal fibrosis, Trichrome stain ×46). D. 원형의 재생성 결절이 생성된 간경변증이다(cirrhosis, H&E ×7).

세포 사이나 담관 내부에서 관찰할 수 있다. 만성 바이러스성 간염으로 간이식을 받은 환자에서 바이러스성 간염이 재발할 때 통상의 간염성 손상 대신 담즙정체성 변화를 보이며, 염증세포 침윤이 적고, 중심정맥 주위로 굴모양혈관을 따라 섬유화가 일어나는 fibrosing cholestatic hepatitis도 급성 담즙정체의 형태학적 특징을 관찰할 수 있다.

(4) 만성 담즙정체*chronic cholestasis*

담즙정체가 계속 진행하면 급성기의 zone 3 중심의 담즙정체가 문맥역 주변인 zone 1 주위로 이동하면서 문맥역 주위 간세포의 괴사가 일어나기 시작한다. 문맥역 내 담관도 초기에는 증식성 변화를 보이다가 진행하면 점차 소실되고 간세포 괴사 부위에 아교질이 침착하면서 섬유화되고 넓어지면서 문맥역끼리 이어지면 담관성 간경변증*biliary cirrhosis*이 된다. 담관성 간경변증은 만성 간염의 간경변증에 비해 중심정맥 주변은 비교적 섬유화가 잘 일어나지 않고 주로 문맥역끼리 이어지는 형태로 직소퍼즐 조각과 같은 인상을 주며, 원형의 재생결절 형성이 적게 나타나 육안상 간이 진한 녹색으로 보이며 단단해진다(그림 5-6D). 만성 담즙정체의 원인으로는 해소되지 않는 큰 담도계의 폐색과 함께, 간내 담도 대상의 면역질환인 원발성 담즙성 간경변증*primary biliary cirrhosis; PBC*과 간외 담도계의 원인불명의 경화성 변화를 주 병리로 하는 원발성 경화성 담관염*primary sclerosing cholangitis; PSC*, 동반된 염증이 거의 없이 문맥역의 담관이 소실되는 담관소실증*ductopenia*이 있다. 간외 담도계 폐색이나 원발성 경화성 담관염의 경우 모두 하위 담도계의 폐색에 의한

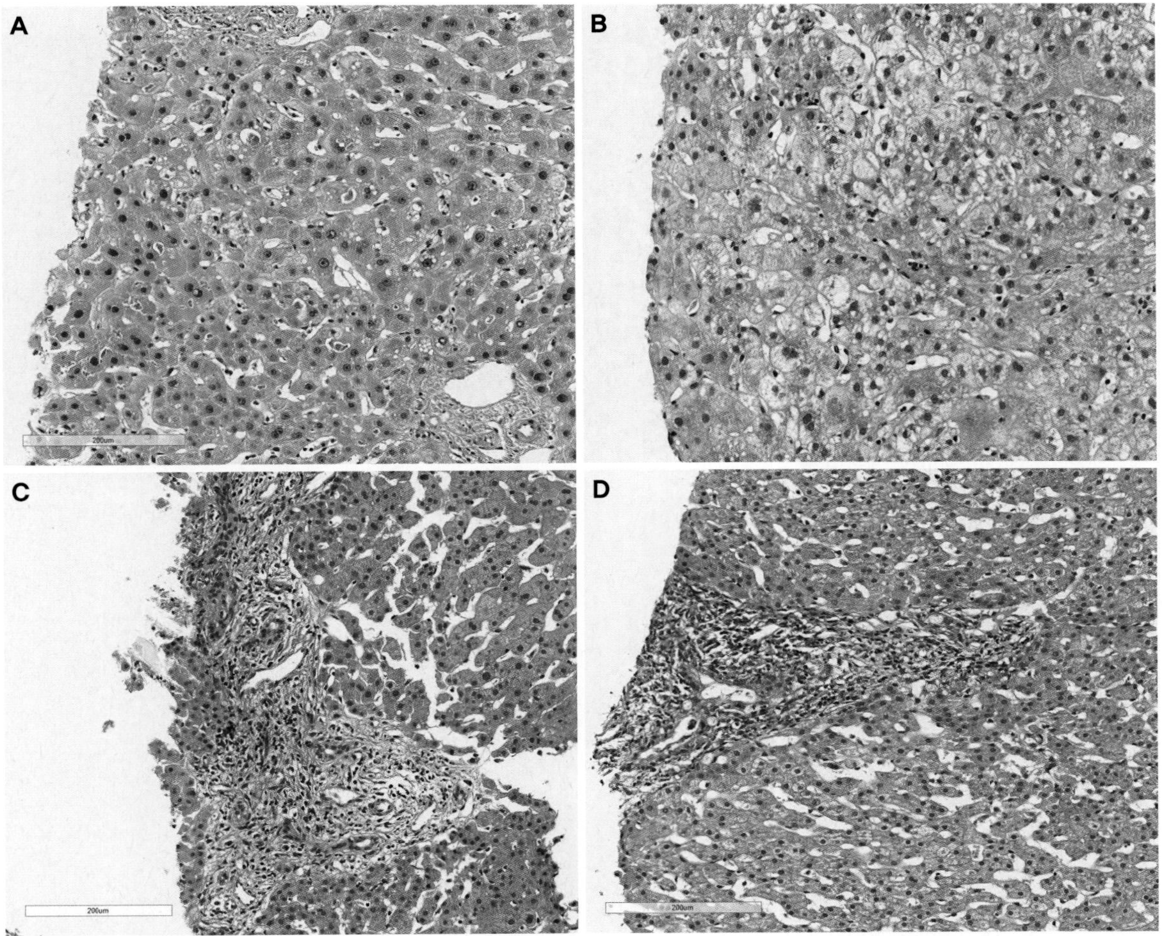

그림 5-5. 급성 담즙정체의 형태학적 소견 A. 간세포 사이의 담세관 내에 황색의 담즙정체가 관찰된다(canaliculi cholestasis, H&E ×146). B. 담즙정체로 손상받은 간세포의 변성(feathery degeneration, H&E ×200). C. 간외 담도계의 폐색으로 문맥역이 확대되고 불규칙한 담관 증식과 중성구 침윤의 담관염이 관찰된다(cholangitis and large duct obstruction, H&E ×132). D. 이식편대숙주반응에서 관찰되는 담관세포의 퇴행성 변화와 자멸사(graft versus host disease, H&E ×140).

변화에 해당되어 문맥역의 담관이 재생성으로 증식하나, 그 형태가 매우 불규칙하게 연결되어 있어 정체된 담즙이 세포 밖으로 유출되며, 간내 조직구인 Kupffer세포가 모여 황생육아종성*xanthogranulomatous* 염증이 관찰된다(그림 5-6B). 이와는 달리 원발성 담즙성 간경변증의 경우는 간내 담관이 주로 단핵구에 의해 손상되고 점차 사라지는 형태로 초기에 염증이 활발할 때에는 재생성 담관증식을 관찰할 수 있으나 곧 관찰되지 않는다. 염증이 활발할 때 문맥역에 작은 육아종을 동반하나 관찰률이 50% 미만이다(그림 5-6A). 병변이 진행되면 담관이 소실되고 경화로 진행한다. 담관소실은 관찰되는 문맥역 중 50% 이상에서 담관이 관찰되지 않을 때로 정의하며, 염증 및 폐색 혹은 섬유화의 소견이 심하지 않은 상태에서 관찰해야 폐쇄에 의한 이차성 담관소실과 구분할 수 있다. 성인에서 간내 담관소실의 주요 원인질환으로는 만성 이식편대숙주반응, 이식 간의 만성 거부 반응, 허혈성 담관염, 약물, 성인의 특발성 담관소실증*idiopathic adulthood ductopenia* 등이 있다(그림 5-6C).

(5) 지방간염*steatohepatits*

지방간질환*fatty liver disease*의 한 스펙트럼인 지방간염은 중등도 이상의 지방 침착과 간세포의 풍선모양 변성*ballooning degeneration*과 중심정맥을 중심으로 시작되는 섬유화가 주요 형태학적 특징이다(그림 5-7B, 5-7D). 간세포의 풍선모양 변성 중 일부 간세포는 세포질 내 cytokeratin이 뭉쳐서 분홍색 세포 내 덩어리로 나타나는데, 이를 Mallory-Denk body라 부르며 지방간염에서 자주 관찰된다(그림 5-7A, 5-7C). 지방간염을 단순한 지방간과 구분하는 형태학적 기준은 풍선모양 변성과 섬유화이며, 이는 간세포의 비가역적 손상의 형태학적 특징으로

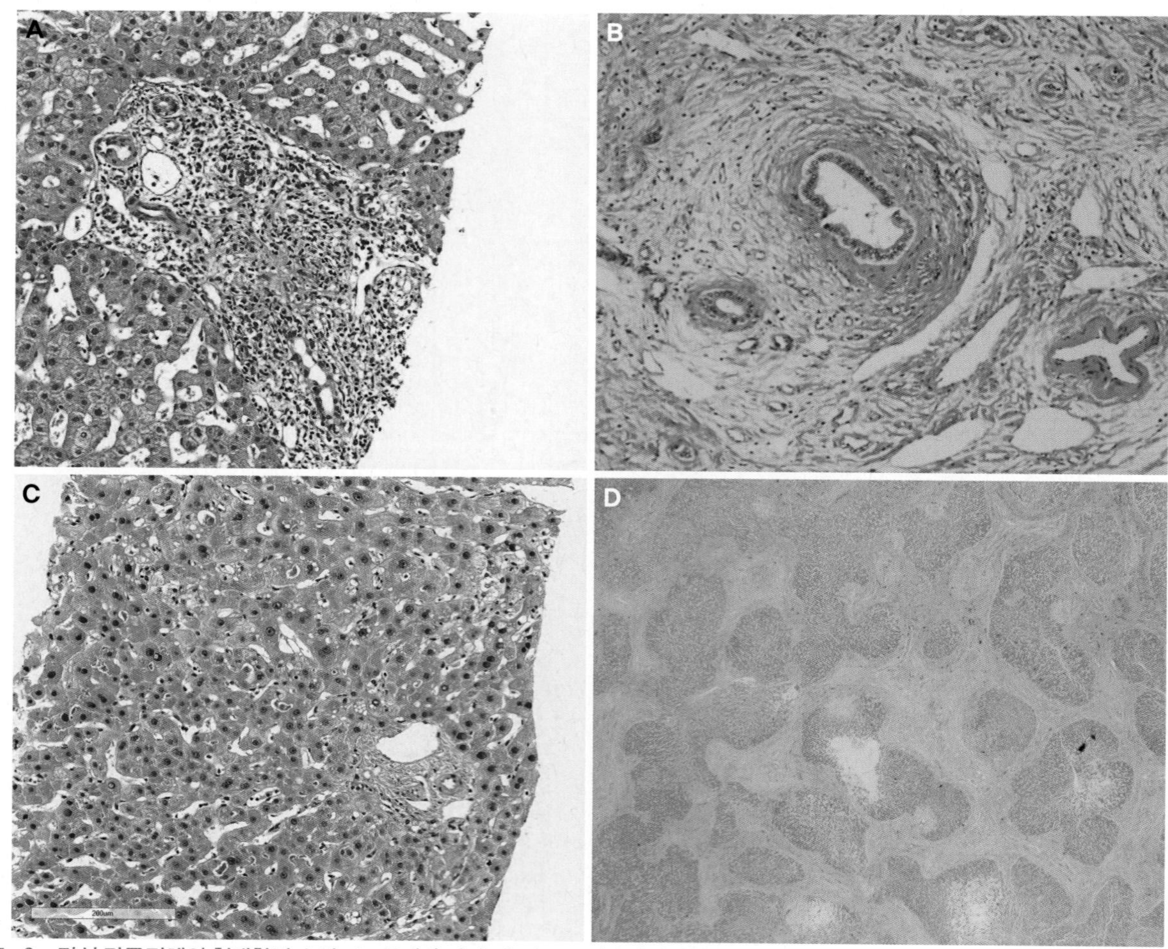

그림 5-6. 만성 담즙정체의 형태학적 소견 A. 문맥역 담관 내 림프구 침윤과 육아종이 관찰된다(primary biliary cirrhosis, H&E ×200). B. 담관을 둘러싸는 동심원의 섬유화가 관찰된다(primary sclerosing cholangitis, H&E ×100). C. 간이식 후 만성 이식 거부 반응에서 관찰되는 담관소실(ductopenia, H&E ×130). D. 담관성 간경변증의 직소퍼즐 형태의 간 실질(biliary cirrhosis, H&E ×40).

간주된다. 활성도와 섬유화 정도를 평가하는 평가기준이 2005년 발표되어 사용되고 있다. 지방간염의 원인은 알코올성과 비알코올성이 있으나, 형태학적으로 두 병변을 구분할 수는 없다. 이외 지방간질환의 주요원인은 약물이며, 스테로이드성 약제들이 이에 해당한다. 만성 간염 및 담즙정체성 질환에서도 지방 침착은 관찰되며, 특히 만성 C형간염이나 폐색성 담관염으로 인한 담즙정체의 경우 담즙의 정상 기능의 상실로 인한 지방대사 이상으로 이차적으로 간내 지방 축적이 관찰된다.

(6) 혈관성 손상*vascular injury*

간의 큰 혈관의 혈전이나 색전, 경화 등으로 인한 질환들의 진단에는 조직검사보다는 영상학적 검사들이 더 많은 정보를 주며, 간 손상의 형태도 현미경적 변화보다는 육안상 확인되는 경우가 많다. 그러나 간내 말초혈관계인 굴모양혈관의 손상은 임상적으로 원인이 불분명한 간종대 혹은 간의 미만성 침윤성 질환의 감별을 위해 시행되는 생검조직에서 관찰할 수 있다. 굴모양혈관의 손상이란 간세포 사이의 혈액이 지나는 혈관에 물리적으로 세포 혹은 비세포성 침착물이 증가하면서 혈관을 막는 폐쇄성 변화를 일으키는 경우와 이러한 물리적 요인이 관찰되지 않으면서 굴모양혈관이 확장되고 혈액이 저류되는 경우로 나누어 볼 수 있으며, 굴모양혈관폐쇄증후군*sinusoidal obstruction syndrome*에 해당한다. 전자에 해당하는 대표적인 질환은 지방소포 침착, 골수외성 조혈*extramedullary hematopoiesis* 혈액암 및 림프계 종양, EBV 감염, 전이성 암, 혈관육종, 아밀로이드증이 있다. 후자는 주로 골수이식 환자나 항암치료를 받은 환자의 간에서 관찰되며, 굴

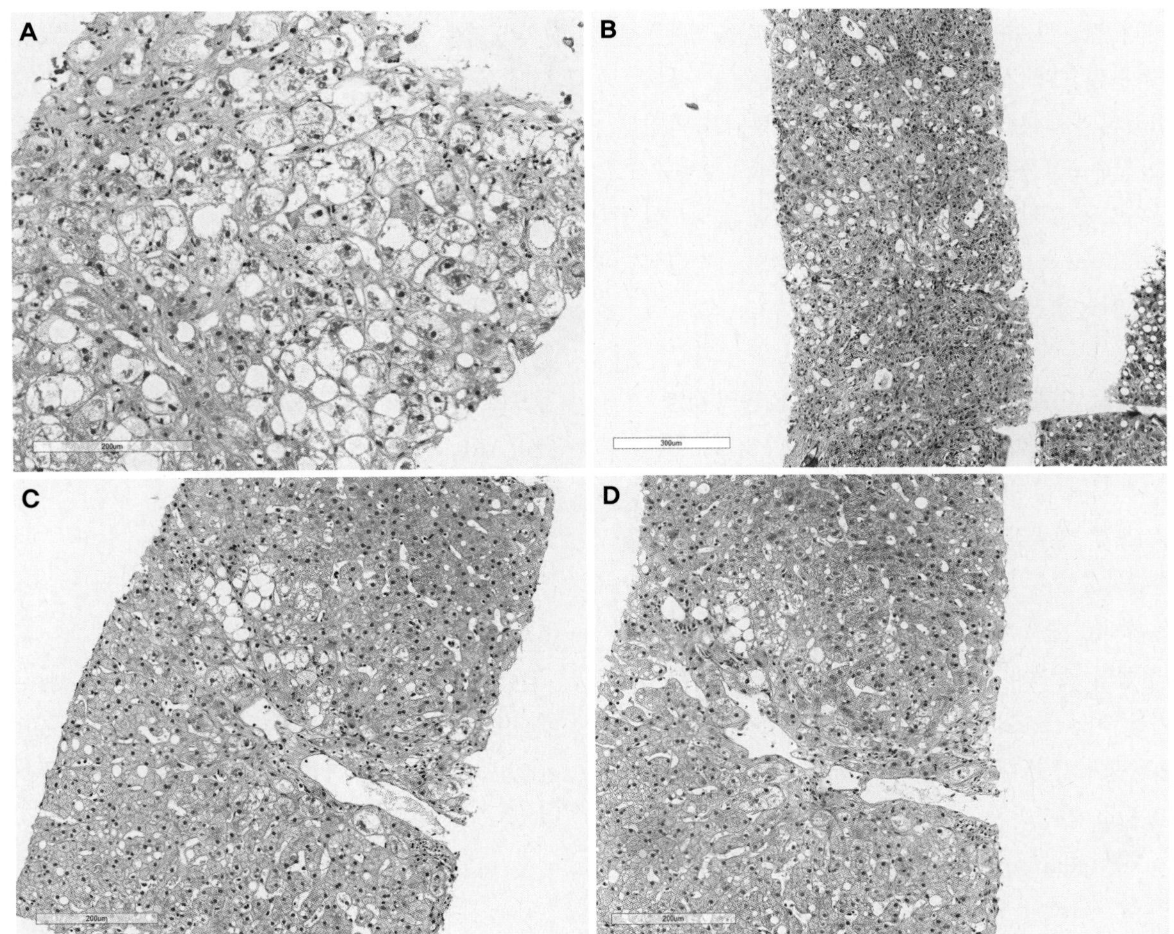

그림 5-7. 지방간염 A. 알코올성 지방간염에서 세포질이 투명하면서 세포막이 원형으로 두꺼워지는 풍선모양 변성*ballooning degeneration*과 분홍색 세포질 응집체인 Mallory-Denk body가 관찰된다(H&E ×200). B. 간세포를 둘러싸는 섬유화(alcoholic steatohepatitis, Trichrome stain ×100). C. 비알콜성 지방간염의 풍선모양 변성 및 Mallory-Denk body(H&E ×110). D. 비알콜성 지방간염의 중심정맥 주위의 섬유화(Trichrome stain ×110).

모양혈관이 확장되면서 정상 간세포가 탈락하고 정상 구조가 변형되며 굴모양혈관을 따라 섬유화가 진행되기도 한다.

4. 종양성 병변의 감별진단

간의 원발종양은 세포 기원에 따라 간세포성과 담도 기원 세포로 크게 구분할 수 있으며, 이외 간의 기관 특성상 전이암 발생이 많다. 간의 종양성 병변에 대해 시행하는 생검은 크게 다음과 같은 목적으로 시행되는데, 감별에 도움이 되는 형태학적 소견 및 면역조직화학검사를 간략히 기술하였다.

(1) 양성 간세포성 종양의 감별

국소 결절성 과증식*focal nodular hyperplasia; FNH*과 간선종*hepatocellular adenoma*은 영상검사 및 위험인자 여부에 따라 진단할 수 있어 생검을 통해 확진을 하는 경우는 많지 않으나, 생검조직에서 감별이 필요한 경우는 reticulin 염색을 통해 간세포의 밀도가 정상임을 확인하여 악성 간세포암종을 우선 배제하고, 증식된 간세포 사이에 담관이 관찰되며 증식된 혈관 주위에 양성으로 염색되는 glutamine synthetase 발현을 확인하면 국소 결절성 과증식의 가능성이 높다.

(2) 재생결절, 이형성 결절 및 초기 간세포암종의 감별

간세포암종의 위험인자를 갖고 있는 환자의 초기 결절성 병변에 대해 시행하는 생검의 주요 목적에 해당한다. 형태학적으로 재생결절, 이형성 결절 및 초기 간세포암종은 형태학적으로 동일 스펙트럼에 위치하며, 점차 세포 밀도가 높아지고 세포 이형성이 증가하는 특징을 갖고 있으나, 이형성의 정도가 낮아 형태학적 특징만으로 감별하기는 어려우며, reticulin 염색으로 세포 밀도 및 정상 간세포판의 구조가 소실 여부를 확인한다. 면역조직화학검사는 표 5-4에 정리한 단백 중 glypican-3, heat shock protein 70, glutamine synthetase의 3개 항체를 검사하여 3개 중 2개 이상이 양성인 경우 초기 간세포암종의 가능성이 높고 검사의 민감도는 70% 정도이다.

(3) 간세포암종 유사 종양

형태학적으로 간세포암종과 유사하게 종양세포가 기둥 형태로 배열하고 내부에 혈관이 많으며 세포질이 풍부하거나 투명한 종양으로는 혈관근육지방종*angiomyolipoma; AML*, 전이성 신세포암*metastatic renal cell carcinoma*, 고분화 신경내분비암종*well differenatiated neuroendocrine tumor*이 있다. 간세포암종의 위험인자가 없거나 신장 혹은 타 장기에 위와 같은 종양이 있었다면 감별해야 하며, 감별을 위해서 HMB45, RccAg, chromogranin, synaptophysin, CD56 등의 단백에 대한 면역조직화학검사를 추가로 시행한다.

(4) 간세포암종과 담도암의 감별

담도암은 전형적인 경우 종양세포가 관을 형성하고 내부에 뮤신이 관찰되고 교질성분이 많아 간세포암종과의 감별이 어렵지 않으나, 분화도가 나빠지면 간세포암종과 유사한 형태학적 특징이 관찰되고 반대로 간세포암종에서도 담도계 분화를 보이는 간세포의 경우 간 전구세포 기원의 종양으로 해석하고 예후도 나쁜 것으로 알려져 있다. 이를 확인하기 위해서 알파태아단백*alpha-fetoprotein; AFP*, 간세포 항원*hepatocyte antigen*, glypican-3, CD10 등으로 간세포성 분화를 확인하고, cytokeratin-19, EpCAM, c-kit 등을 이용하여 담도 세포성 분화를 확인하여 간세포암종과 담도암의 감별 혹은 복합성 여부를 판별하게 된다(표 5-4).

(5) 전이성 암의 조직형 및 원발 부위 추정

전이성 암의 종류는 매우 다양하고 광범위하여 이 장에서 전부 다루기는 어려우나, 기본적으로 cytokeratin profile과 장기별로 특이적인 생물표지자를 사용하여 감별하는 것이 일반적이다.

참고문헌

1. Menghini G. One-second needle biopsy of the liver. Gastroenterology 1958;35:190-199
2. Rockey DC, Caldwell SH, Goodman ZD, et al. Liver biopsy. Hepatology 2009;49:1017-1044
3. Maharaj B, Pillay S. 'Tru-Cut' needle biopsy of the liver: importance of the correct technique. Postgraduate medical journal 1991;67:170-173
4. Menghini G. One-second biopsy of the liver--problems of its clinical application. The New England journal of medicine 1970;283:582-585
5. Menghini G, Lauro G, Caraceni M. Some innovations in the technic of the one-second needle biopsy of the liver. The American journal of gastroenterology 1975;64:175-180
6. Guido M, Rugge M. Liver biopsy sampling in chronic viral hepatitis. Seminars in liver disease 2004;24:89-97
7. Colombo M, Del Ninno E, Franchis Rd, et al. Ultrasound-assisted percutaneous liver biopsy: superiority of the Tru-Cut over the Menghini needle for diagnosis of cirrhosis. Gastroenterology 1988;95:487-489
8. Piccinino F, Sagnelli E, Pasquale G, et al. Complications following percutaneous liver biopsy. A multicentre retrospective study on 68,276 biopsies. Journal of hepatology 1986;2:165-173
9. Grant A, Neuberger J. Guidelines on the use of liver biopsy in clinical practice. British Society of Gastroenterology. Gut 1999;45 Suppl 4:IV1-IV11
10. Bravo AA, Sheth SG, Chopra S. Liver biopsy. The New England journal of medicine 2001;344:495-500
11. Gilmore IT, Burroughs A, Murray-Lyon IM, et al. Indications, methods, and outcomes of percutaneous liver biopsy in England and Wales: an audit by the British Society of Gastroenterology and the Royal College of Physicians of London. Gut 1995;36:437-441
12. Sharma P, McDonald GB, Banaji M. The risk of bleeding after percutaneous liver biopsy: relation to platelet count. Journal of clinical gastroenterology 1982;4:451-453
13. Terjung B, Lemnitzer I, Dumoulin FL, et al. Bleeding complications after percutaneous liver biopsy. An analysis of risk factors. Digestion 2003;67:138-145
14. Hyun CB, Beutel VJ. Prospective randomized trial of post-liver biopsy recovery positions: does positioning really matter? Journal of clinical gastroenterology 2005;39:328-332
15. Firpi RJ, Soldevila-Pico C, Abdelmalek MF, et al. Short recovery time after percutaneous liver biopsy: should we change our current practices? Clinical gastroenterology and hepatology: the official clinical practice journal of the American Gastroenterological Association 2005;3:926-929
16. Beddy P, Lyburn IL, Geoghegan T, et al. Outpatient liver biopsy: a prospective evaluation of 500 cases. Gut 2007;56:307
17. Montalto G, Soresi M, Carroccio A, et al. Percutaneous liver biopsy: a safe outpatient procedure? Digestion 2001;63:55-60
18. Kalambokis G, Manousou P, Vibhakorn S, et al. Transjugular liver biopsy--indications, adequacy, quality of specimens, and complications--a systematic review. J Hepatol 2007;47:284-294
19. Silva MA, Hegab B, Hyde C, et al. Needle track seeding following biopsy of liver lesions in the diagnosis of hepatocellular cancer: a systematic review and meta-analysis. Gut 2008;57:1592-1596
20. 대한병리학회 소화기연구회. 만성간염의 등급체계. 대한병리학회지 1999;33:337-346
21. Bedossa P and Poynard T. An algorithm for the grading of activity in chronic hepatitis C. The METAVIR Cooperative Study Group. Hepatology 1996;24:289-293
22. Di Tommaso L, Destro A, Seok JY, et al. The application of markers (HSP70 GPC3 and GS) in liver biopsies is useful for detection of hepatocellular carcinoma. J Hepatol 2009;50:746-754
23. Ishak KA, Baptista L, Bianchi F, et al. Histological grading and staging of chronic hepatitis. J Hepatol 1995;22:696-699
24. Kakar S, Gown AM, Goodman ZD, et al. Best practices in diagnostic immunohistochemistry: hepatocellular carcinoma versus metastatic neoplasms. Arch Pathol Lab Med 2007;131:1648-1654
25. Kleiner DE, Brunt EM, Van Natta M, et al. Design and validation of a histological scoring system for nonalcoholic fatty liver disease. Hepatology 2005;41:1313-1321
26. Rubbia-Brandt L, Mentha G, Terris B. Sinusoidal obstruction syndrome is a major feature of hepatic lesions associated with oxaliplatin neoadjuvant chemotherapy for liver colorectal metastases. J Am Coll Surg 2006;202:199-200

chapter

06 영상의학적 검사

최병인

- 간의 영상의학적 검사는 컴퓨터의 발전과 더불어 절단면 영상이 발전함에 따라 속도와 영상의 질이 향상되고 있다.
- 일차 검사는 초음파검사, 이차 검사는 CT, 보완 검사는 도플러초음파검사, 조영증강 초음파검사, MRI이며 중재적 시술을 위한 혈관조영술이 있다.
- 간질환의 평가에서 영상진단의 목적은 간실질의 조직특성 분석에 따른 미만성 간질환의 평가, 국소 간질환의 발견 및 정확한 위치 평가, 국소 간질환의 특성화, 악성 간질환의 병기결정 및 치료 후 효과 판정, 그리고 외과적 치료 시 고려해야 할 주위 담관, 혈관, 임파절 등과의 상관관계의 평가 등이 있다.
- 간의 영상의학적 검사는 경쟁적 검사가 아니고 상호 보완적 검사로서 각 방법의 유용성, 장단점을 충분히 인식하여 적절한 방법을 환자의 상황에 따라서 선택해야 한다.

간의 영상진단은 절단면 영상*cross-sectional image*의 개발·발전과 더불어 급속도로 발전하고 있으며 임상적 이용이 폭넓게 증가하고 있다. 절단면 영상기법은 초음파검사, 핵의학검사, 혈관조영술, 전산화단층촬영술*computed tomography; CT*, 자기공명영상술*magnetic resonance imaging; MRI* 등이다. 최근 컴퓨터 등 첨단기술의 발전과 더불어 영상진단방법의 속도가 더욱 빨라져서 운동에 의한 영상의 질적 손상을 최소화하여 공간해상도*spatial resolution*를 극대화하고 영상의 3차원적 재구성*three-dimensional reconstruction*을 자유자재로 할 수 있는 최신식의 다검출기*multidetector row CT*도 보편화되었다. 또한, 더 강한 자장의 도입, 획기적으로 빨라진 영상 획득시간과 조영제의 발전 등에 힘입어 MRI도 폭넓게 간의 영상진단에 이용되고 있으며, 이러한 절단면 영상기법의 발전은 간질환의 조기발견 및 병기결정에 크게 기여하고 있다.

간질환의 영상의학적 검사의 일반적인 원칙은 첫째, 검사의 분명한 목적을 인식해야 하며, 둘째, 임상 상황에 따라 선별검사 및 침습적인 정밀검사를 선택해야 하고, 셋째, 영상진단 방법을 치료방침과 연계하여 설정해야 한다. 예컨대, 간의 전이성 암 중 대장암의 전이는 외과적 치료가 필요하므로 간종양의 개수, 위치 및 간혈관과의 관계 등(그림 6-1) 수술 전의 모든 정보가 필요하지만, 유방암의 전이는 내과적 치료 대상이므로 간종양의 존재 유무 판정, 치료 경과를 확인하기 위한 크기 측정이면 족

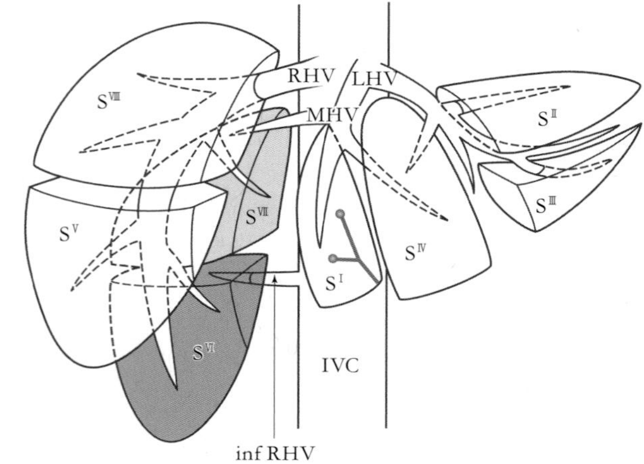

그림 6-1. 간 분절 해부도*Couinaud segmental classification* RHV: 우간정맥, MHV: 중간정맥, LHV: 좌간정맥, IVC: 하대정맥

하다.

간질환의 평가에서 영상진단의 목적은 간실질의 조직특성 분석에 따른 미만성 간질환의 평가, 국소 간질환의 발견 및 정확한 위치 평가, 국소 간질환의 특성화, 악성 간질환의 병기결정 및 치료 후 효과 판정, 그리고 외과적 치료 시 고려해야 할 주위 담관, 혈관, 임파절 등과의 상관관계의 평가 등이 있다.

이 장에서는 최근에 발전한 간의 영상의학적 진단방법을 설명하고 각 진단방법의 장점과 단점, 유용성과 대표적인 질환의 전형적인 소견을 기술하고자 한다.

I 초음파검사

전산화단층촬영 및 자기공명영상과는 달리, 초음파검사는 빠르고 휴대가 가능하며 중재적 시술의 유도에 사용할 수 있다. 이온화 방사선을 사용하지 않으므로 임산부나 조영제에 대한 알레르기가 있는 환자, 또는 MRI가 금기인 환자에서 가장 적합한 검사이다.

간의 초음파검사는 가장 흔히 시행되는 초음파검사 중 하나이며, 특히 국내에 만성 B형간염 환자가 많고 최근 비알코올성 지방간 질환의 유병률이 증가하고 있어 간질환의 일차적 선별검사로 사용되고 있다. 더욱이 초음파유도하 조직흡인생검술을 안전하고 용이하게 할 수 있으며, 간농양에서 배농이나 악성 종양의 화학물질 주입치료, 고주파 열치료*radiofrequency ablation; RFA*를 쉽게 시행할 수 있기 때문에 간질환의 진단 및 치료에 필수적인 검사방법이다. 이 검사의 단점은 진단의 정확도가 검사자의 수기와 숙련도에 좌우된다는 것과 촬영 부위가 CT나 MRI에 비하여 좁기 때문에 전체적인 해부학적 위치의 파악이 다소 어렵다는 것이다.

1. 재래식 초음파검사*conventional ultrasound*

B mode를 이용한 기본적인 실시간*real time* 초음파검사는 컴퓨터의 발전과 더불어 최근에 속도 및 트랜스듀서의 모양, 해상력 등이 현저히 발전하였다. B-mode 초음파는 2.5~6MHz의 중심주파수를 가지는 곡선 선형 탐촉자*curved linear array probe*를 주로 사용한다. 병변을 놓치는 것을 방지하기 위해서 간의 종단 스캔, 횡단 스캔, 늑골하 스캔 및 늑간 스캔 등을 모두 시행해야 하며, 국소성 병변이나 미만성 이상 여부를 평가해야 한다. 가능하면 우신의 에코와 비교하여 간실질의 에코를 평가한다. 간의 지붕*hepatic dome* 부위는 폐의 공기에 가려 초음파에 잘 보이지 않으나, 최대한 간 전체를 볼 수 있도록 다양하게 노력해야 한다. 효과적인 음창*sonic window*을 확보하기

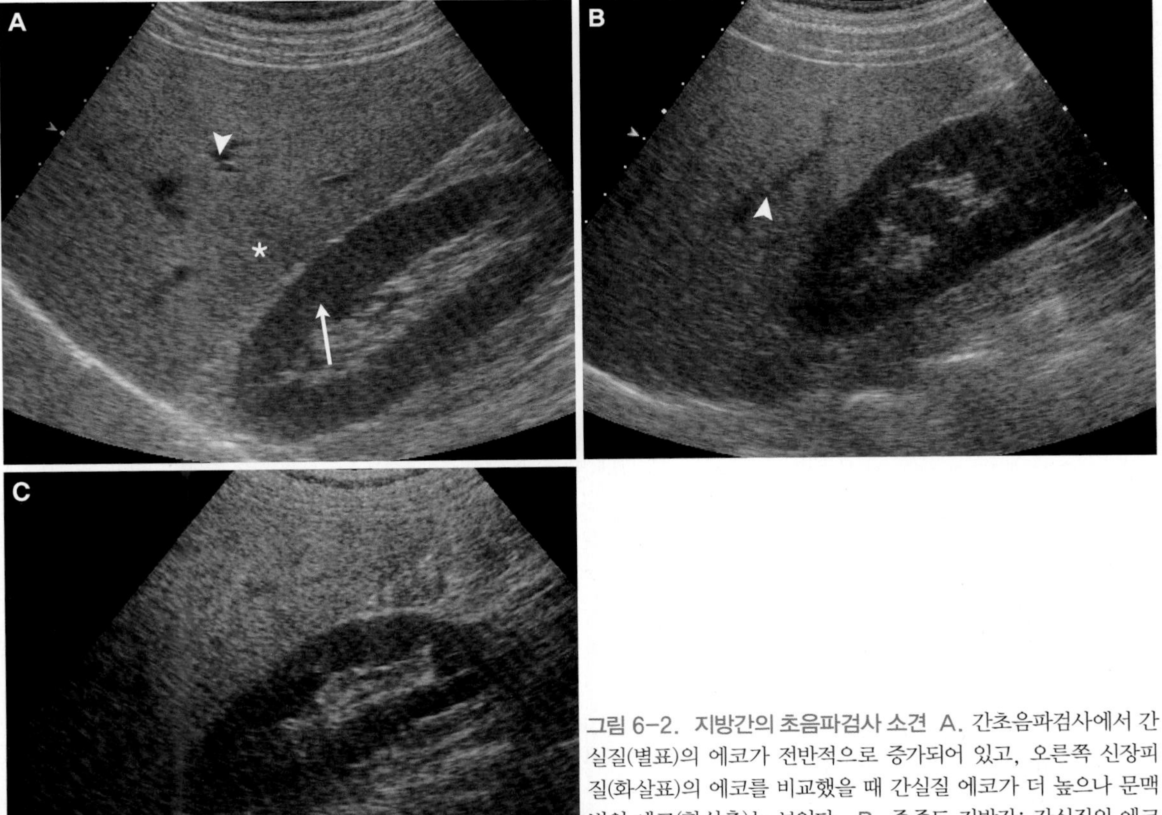

그림 6-2. 지방간의 초음파검사 소견 A. 간초음파검사에서 간실질(별표)의 에코가 전반적으로 증가되어 있고, 오른쪽 신장피질(화살표)의 에코를 비교했을 때 간실질 에코가 더 높으나 문맥벽의 에코(화살촉)는 보인다. B. 중증도 지방간: 간실질의 에코가 전반적으로 증가되어 있고, 문맥 벽 에코(화살촉)가 잘 보이지 않는다. C. 중증 지방간: 간 에코가 증가되어 있고 문맥벽 에코나 횡격막 에코(화살표)가 잘 보이지 않는다.

위해서는 간이 흉곽 아래에 위치하도록 환자에게 숨을 들이마시고 참거나 복벽을 앞으로 내밀도록 요구하는 것이 중요하다.

초음파는 실시간 검사이므로 입체적인 3차원 해부학에 대한 정확한 이해가 기본이고, 정상과 비정상 소견을 잘 구별할 수 있어야 올바른 해석이 가능하다. 특히 늑골, 늑막, 폐, 위장관 등에 의해 양질의 초음파 영상을 얻을 수 없는 맹점*blind spot*에 주의해야 한다. 맹점을 최소화하기 위해서 환자의 자세를 바꾸거나 여러 음창을 이용하여 가능한 한 많은 중복 스캔을 하는 것이 중요하다. 간내 병변이 발견되면 병변의 분절위치를 정해야 하고, 우간, 중간, 좌간 정맥으로 분절을 구획한 후 좌우 문맥을 따른 문맥축을 중심으로 양측 간의 구역을 상하 분절로 나누어 결정한다. 또한 병변과 문맥, 간정맥, 간문 등의 해부학적 구조물과의 관계를 평가하는 것이 중요하다.

대표적인 간질환의 재래식 초음파검사 소견은 다음과 같다.

(1) 지방간*fatty liver*

간종대 및 균일한 고에코를 보이며 후방음영감쇠*posterior sonic attenuation*로 음창이 제한되며, 간내 문맥의 경계, 심부 간구조물 및 횡격막이 잘 보이지 않는다. 오른쪽 신장의 에코보다 간실질의 에코가 증가된다. 진단에는 CT보다 초음파검사가 민감하다(그림 6-2).

(2) 만성 간염*chronic hepatitis*

초기에는 정상이나, 장기간 지속되면 간실질의 에코가 전반적으로 증가하고 조잡하게*coarse* 보이며, 문맥 벽 에코가 현저히 감소한다. 그러나 이는 매우 주관적이며, 만성 간염의 민감도와 특이도는 60% 미만으로, 간경변증, 지방간 등 다른 미만성 병변들과 중복되는 경우가 많다.

(3) 간경변증*liver cirrhosis*

초기에는 만성 간염과 구분이 모호하다. 특징적인 소견은 간 우엽과 좌엽 내분절의 크기가 줄고 미상엽과 좌엽

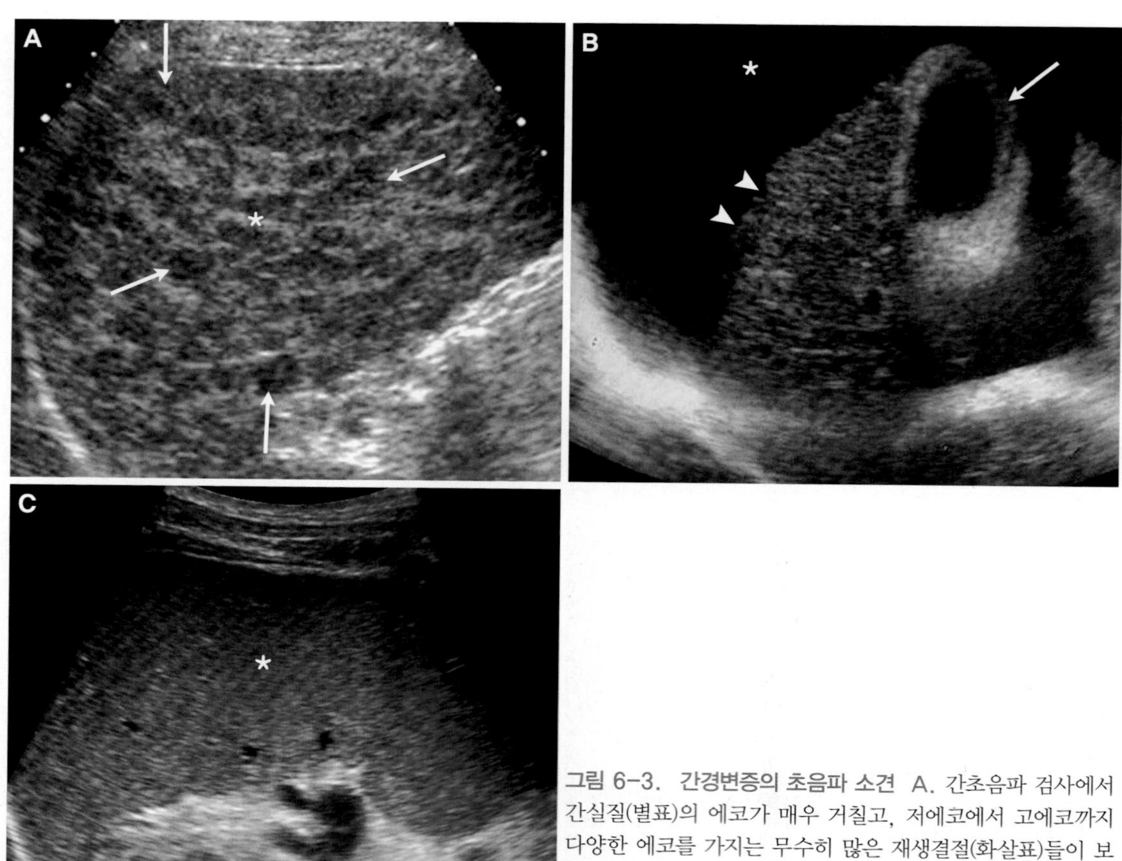

그림 6-3. 간경변증의 초음파 소견 A. 간초음파 검사에서 간실질(별표)의 에코가 매우 거칠고, 저에코에서 고에코까지 다양한 에코를 가지는 무수히 많은 재생결절(화살표)들이 보인다. B. 복수(별표)가 있으며 간 표면이 울퉁불퉁하고(화살촉) 담낭 벽(화살표)이 부종으로 두꺼워져 있다. C. 비장(별표)이 15cm 이상으로 비대해 있다.

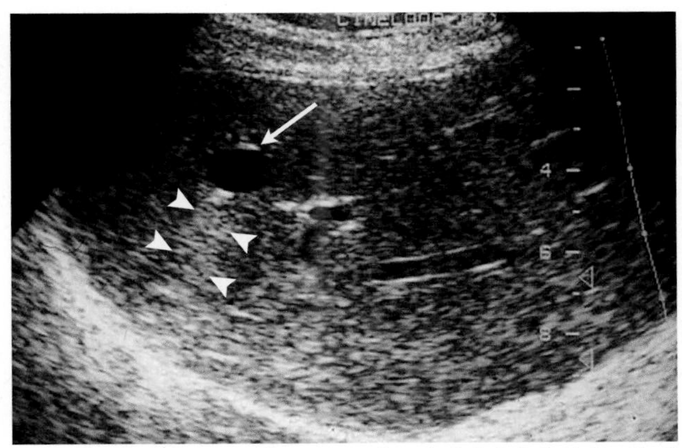
그림 6-4. 간낭종의 초음파 소견 간 초음파검사에서 무에코의 매우 얇은 벽을 갖는 병변이 있다(화살표). 병변의 뒤쪽으로 후방음영증강의 소견이 있다(화살촉).

외분절이 커지며, 전체 간 용적이 감소하고, 간 표면이 울퉁불퉁해지며, 거친 고에코로 간내 초음파투과가 감소하여 간내 혈관이 잘 보이지 않으며, 저에코 혹은 고에코의 무수한 재생성 결절*regenerating nodule*이나 이형성 결절*dysplastic nodule*, 문맥압항진증에 의한 문맥 확장, 측부혈관 개통, 복수, 비장비대, 위장관벽 비후 등이 나타난다(그림 6-3).

(4) 간낭종*hepatic cyst*

전체 국소 간 병변 중 가장 흔하다. 초음파로 쉽게 진단이 가능하며, 무에코이며, 변연이 부드럽고 경계가 뚜렷하며, 후방음영증강*posterior sonic enhancement*을 보이며, 거의 구분할 수 없는 얇은 벽을 갖고 있다(그림 6-4).

(5) 간혈관종*hemangioma*

전형적인 소견은 고에코의 경계가 분명한 종양으로, 에코가 균일하게 높고, 종양의 둘레에 테가 없으며(그림 6-5), 후방음영증강이 보일 수 있다. 하지만 이러한 특징적 소견을 갖는 경우는 1/3에 불과하며, 나머지는 이 중 한두 가지만 보인다. 지방간이 있는 경우, 간혈관종은 저에코로 보일 수 있다(그림 6-6).

(6) 간농양*pyogenic abscess*

초기에는 주로 경계가 불분명한 고에코 양상이나, 진행할수록 경계가 뚜렷해지고 단방성 혹은 다방성으로 비후된 불규칙한 벽을 가지는 저에코(그림 6-7)나 무에코성 종괴가 된다. 가스가 있는 경우 강한 에코를 보여 진단에 도움이 된다.

(7) 간세포암종*hepatocellular carcinoma*

간세포암종의 초음파 소견은 다양하며 종양의 크기, 성장 양상, 세포 구성성분, 괴사 정도, 기존 간질환의 정도 등과 관련이 있다. 종괴의 에코는 다양하며, 2cm 미만인 소간세포암종의 경우 후방음영증강을 동반하는 저에코의 병변으로 보이는 경향이 있는데, 이는 균질한 고형 암세포 덩어리로 구성되어 있기 때문이다. 크기가 커지는 경

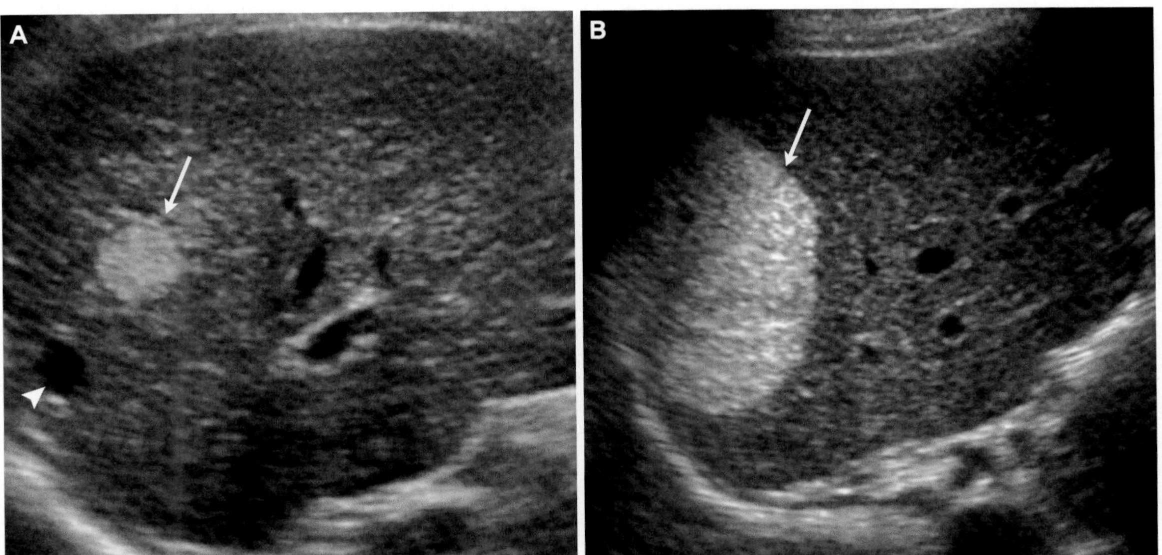

그림 6-5. 간혈관종의 초음파검사 소견 A. B. 고에코로 보이는 경계가 분명한 병변이 있다(화살표). 저에코의 테두리는 없으며, 작은혈관종의 후방에 작은 낭종이 보인다(화살촉).

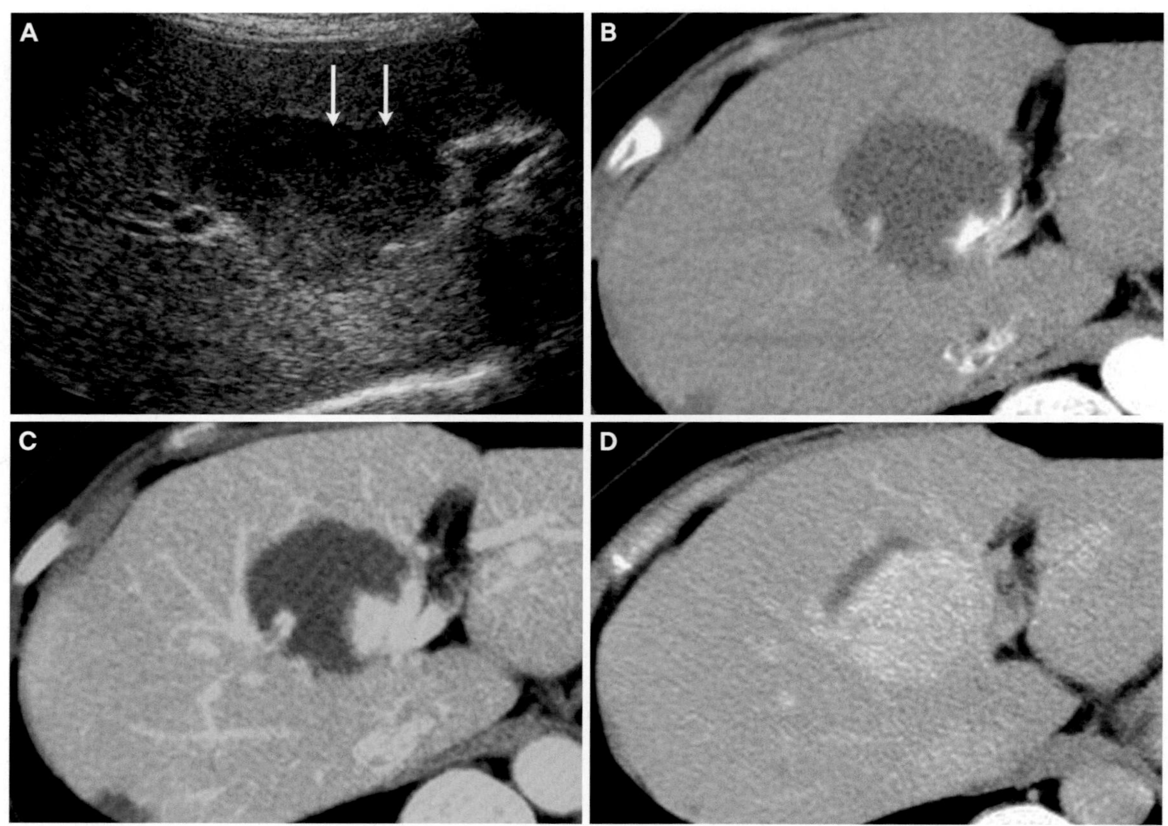

그림 6-6. 간혈관종의 초음파검사와 CT 소견 A. 지방간에 의해 간실질 에코가 증가된 다른 환자에서 간혈관종은 저에코로 보일 수도 있다(화살표). B. 동맥기. 종양의 변연부에 결절형의 조영증강이 보인다. C. 문맥기. 결절형의 조영증강이 확대된다. D. 지연기. 종양의 변연부부터 중앙부까지 완전히 조영증강을 보이는 전형적인 간혈관종 소견이다.

우, 내부에 괴사, 출혈, 섬유화 등이 생겨 고에코를 동반한 불균일한 혼합 에코가 된다. 지방변성이 있는 경우 작은 종양도 고에코가 되기도 한다. 종괴 내부 에코가 서로 달라 모자이크 형태로 보이는 것도 특징 중 하나이다(그림 6-8A). 종양의 변연은 결절형의 경우 대개 뚜렷하고 저에코의 달무리*halo*를 보이며, 피막하에 있는 경우 돌출하는

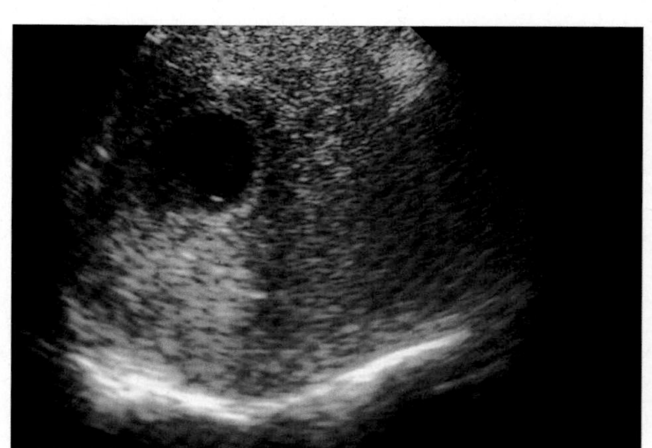

그림 6-7. 간농양의 초음파 소견 경계가 분명한 단방성의 저에코 종괴로 여러 층의 벽을 보이고 있으며 후방음영증강을 보이나 내부에는 약한 에코들이 관찰되는 액화가 진행된 간농양이다.

모양을 보이는데(그림 6-8B), 크기가 커지면서 피막이나 주위 간조직을 침습하여 경계가 불분명해진다. 괴상형의 경우 경계가 불분명하고, 미만형의 경우 확실한 종괴 없이 간실질 에코가 불균일하게 보이는데, 간내 문맥 혈관 내 종양 혈전이 없는 경우 초음파로 진단이 어려울 수 있다. 혈관(특히 문맥)을 침범하는 경향을 보이며, 문맥 외에도 간정맥, 하대정맥을 침범할 수 있다(그림 6-9).

(8) 전이암*metastasis*

전이암의 초음파검사 소견은 다양하고 특징이 없다. 일반적으로 저에코이나 고에코이거나 혼합에코일 수도 있다. 피막이 없으며, 낭성 변화나 석회화를 동반할 수도 있다. 표적징후*target sign*는 특징적인 소견으로 알려져 있는데, 이는 종양 가장자리에 있는 종양세포와 압박된 간실질에 의해서 생기는 저반향성의 띠를 의미한다.

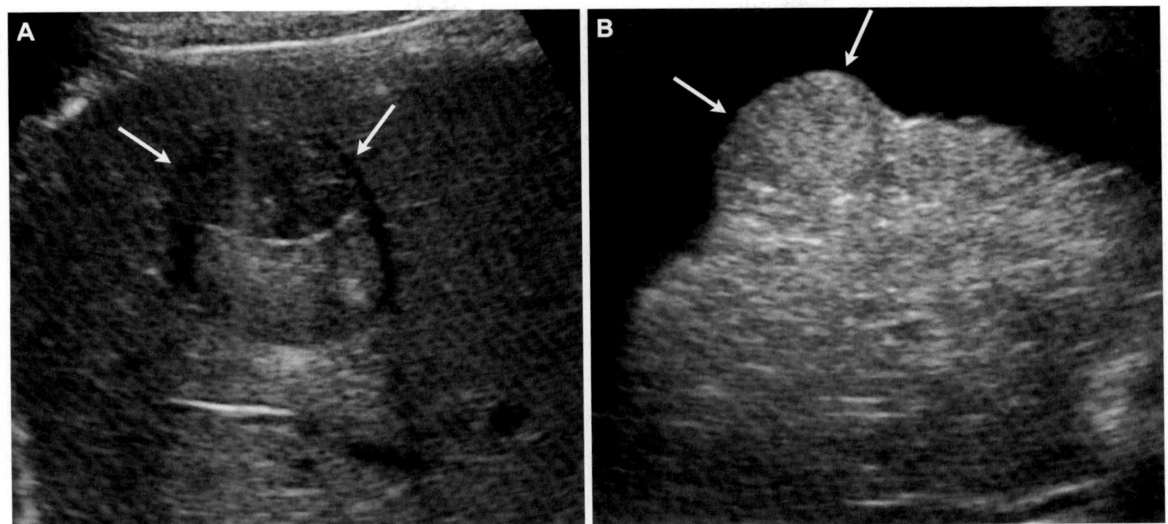

그림 6-8. 간세포암종의 특징적 초음파 소견 A. 종괴 변연의 피막을 시사하는 저에코의 달무리(화살표), 그리고 종괴 내부의 저에코 및 고에코 부위가 혼합된 모자이크 형태는 간세포암종의 특징적인 초음파 소견이다. B. 종양이 간의 피막 직하부에 위치하는 경우 외연으로 돌출되는 경향(화살표)이 있어 간내 담관암과 감별에 도움을 준다.

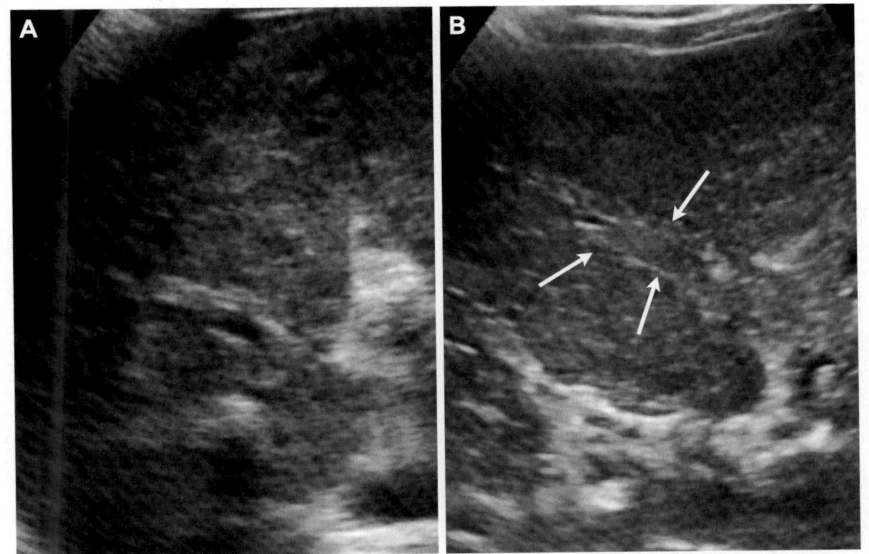

그림 6-9. 미만성 간세포암종의 초음파 소견 A. 간에코가 매우 거치나 뚜렷한 종괴를 찾을 수 없다. B. 간문맥(PV)이 확장되어 있고 내부에 에코가 보이며(화살표) 간실질의 에코와 유사하여 미만형 간세포암종의 간문맥 침범을 의심할 수 있다.

2. 도플러초음파검사*doppler ultrasound*

도플러초음파검사는 혈관조영술에 비하여 비침습적이고 시행하기 쉬우면서도 인체 내의 혈관과 내부의 혈류에 대한 많은 정보를 줄 수 있다. 혈관의 폐쇄 및 협착 유무, 혈류방향을 측정하는 것 외에 혈류속도 파형을 분석함으로써 혈관협착의 정도와 혈류속도를 정량적으로 산출할 수 있으며, 조직 내부의 혈류 분포 및 속도와 혈류량을 측정함으로써 조직특성 분석에도 이용되고 있다. 색도플러초음파검사가 도입되어 실용화됨으로써 기존의 밝기 방식(B-mode)인 이중*duplex* 도플러초음파검사의 단점을 보완하여 더욱 편리하게 이용할 수 있게 되어 현재 도플러초음파검사가 인체의 혈관질환에 대한 일차적 검사라는 것은 주지의 사실이다.

도플러초음파검사를 이용한 간질환의 조직특성 분석에 대한 연구 결과, 현재 종양 내의 도플러 신호는 종양혈관이나 동정맥 단락에서 발생하며 혈류의 속도에 좌우되고 혈류의 양이나 혈관의 직경과는 직접적인 관계가 없는

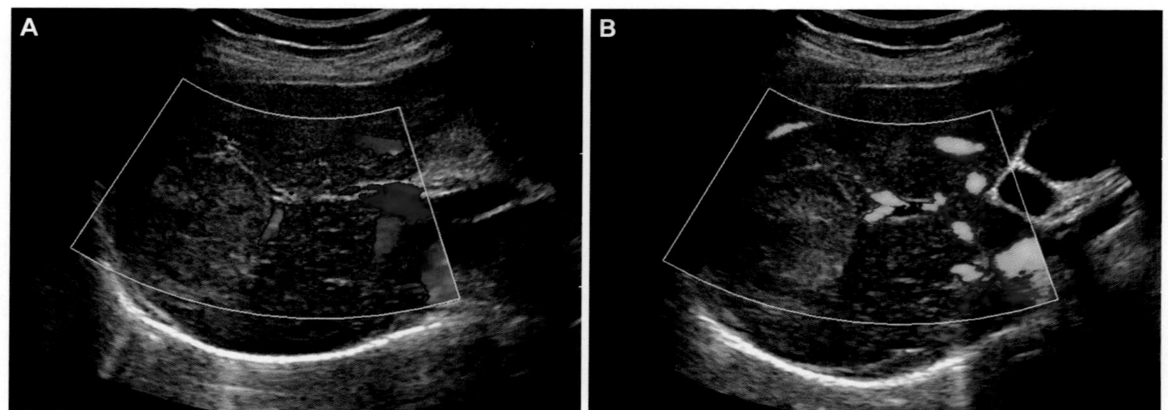

그림 6-10. 간혈관종의 색도플러 소견(A)과 출력 도플러 소견(B) 간우엽에 원형의 고에코 종괴가 보이며 간 도플러검사상 내부에 뚜렷한 도플러 신호가 보이지 않아 혈류속도가 매우 느린 간혈관종에 합당한 소견이다.

것으로 알려져 있다. 간세포암종의 도플러초음파검사 소견은 높은 주파수 변위를 보이는 박동성*pulsatile* 파형이나 연속 파형을 보이는 경우가 많다. 그러나 종양의 크기가 작을 경우 내부의 도플러 신호 발견율은 감소한다. 간혈관종은 혈류속도가 매우 느려 종양 내부의 도플러 신호를 찾기 어려우며(그림 6-10), 전이성 간암은 종양 내부의 도플러 신호를 발견할 수 있고 주파수 변위는 간세포암종보다 낮은 경우가 많으나 감별이 어려운 경우도 많다.

간혈관에 대한 도플러초음파검사 중 가장 많이 이용되는 것이 경정맥 간내 문맥전신단락술*transjugular intrahepatic portosystemic shunt; TIPS*에 대한 추적검사와 간이식 수술을 시행받은 환자의 혈관 합병증 조기진단을 위한 간혈관 추적검사이다. 도플러초음파검사는 혈류검출에 민감하고 그 방향과 파형을 분석할 수 있어 간혈관

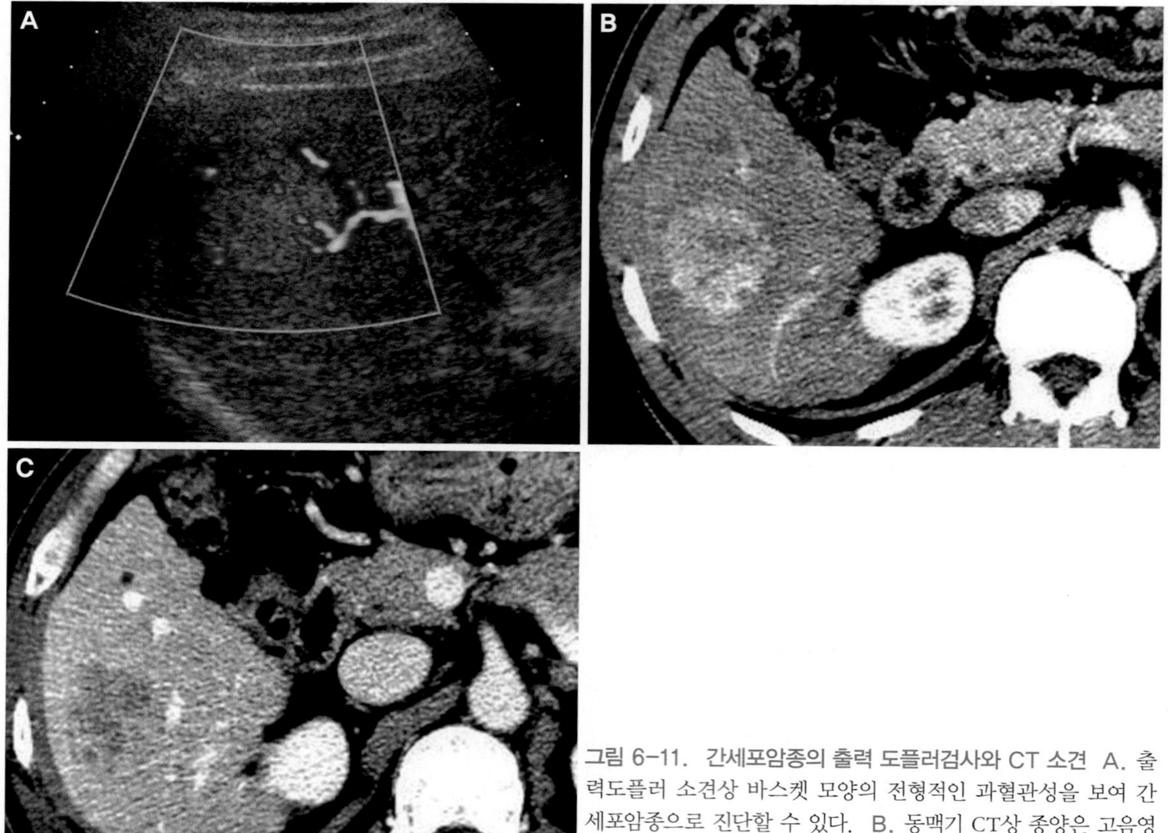

그림 6-11. 간세포암종의 출력 도플러검사와 CT 소견 A. 출력도플러 소견상 바스켓 모양의 전형적인 과혈관성을 보여 간세포암종으로 진단할 수 있다. B. 동맥기 CT상 종양은 고음영의 과혈관성을 보인다. C. 지연기 CT상 종양은 조영제의 씻김 *washout* 현상을 보여 간세포암종으로 진단할 수 있다.

합병증을 비교적 정확히 진단할 수 있다고 알려져 있다.

3. 출력 도플러초음파검사*power doppler ultrasound*

출력 도플러 영상에서는 보통의 도플러 기계에서 이용하는 평균 주파수 변환*mean frequency shift* 대신 반사된 도플러 에너지*Doppler energy*, *Doppler power*를 기록한다. 혈관 내에 아무리 작은 혈류가 있더라도 잡음*noise*보다는 큰 에너지*power*를 가지므로 잡음을 제거할 수 있어서 보통의 평균 주파수 변환보다 3~5배 정도 혈류에 민감하다. 즉 작은 혈관의 천천히 흐르는 적은 양의 혈류도 영상화할 수 있는 것이 가장 큰 장점이다(그림 6-11). 도플러 신호의 세기는 움직이는 물체의 수*number of moving scatterers*, 즉 혈관 내의 적혈구 수에 좌우되므로 초음파 입사각이 변화하더라도 도플러의 세기는 변화하지 않는다(angle independency). 다른 장점은 혈류속도가 아무리 빠르더라도 전체 도플러 에너지 양은 변화하지 않으므로 aliasing이 없다(평균 주파수 변환 방식은 PRF/2에서 aliasing이 생김). 단점은 혈류의 속도와 방향에 대한 정보가 없다는 것이다. 또 조직의 움직임, 호흡이나 혈관 박동으로 주위 조직이 움직임에 따라 flash artifact가 생긴다. 혈류에 민감하다는 장점 때문에 색도플러초음파검사를 보완할 수 있다고 판단된다.

4. 하모닉 초음파검사*harmonic ultrasound*

최근에 개발된 하모닉 영상은 트랜스듀서에서 인체로 내보내는 초음파가 전달되는 동안 보내는 기본 주파수*fundamental frequency*의 두 배에 해당하는 주파수를 갖는 2차 하모닉*second harmonic* 초음파 신호가 인체 조직 내부에서 유발되는데, 이 초음파 신호를 받아 영상을 형성하는 것이다. 2차 하모닉 초음파 신호는 강도가 기본 주파수의 초음파 신호보다 약하지만 획기적으로 주변의 잡음 신호를 줄일 수 있어 미세기포 조영제를 이용한 도플러초음파검사뿐만 아니라 회색조*gray scale*의 조직*tissue* 초음파검사에도 응용되고 있다. 최근 기술의 발달로 다양한 하모닉 초음파검사법이 개발되고 있다.

기본 주파수 초음파를 인체로 보낼 때 체벽*body wall*이 매우 지저분한 음창*sonic window*이므로 체벽에서 초음파 속*beam*이 왜곡되고 불균질한 흡수 및 굴절이 일어나며 초음파 속도에 차이가 발생한다. 따라서 체벽 내부에 들어간 초음파에 의해 발생되는 에코에 의한 영상은 질이 저하된다. 특히 비만하거나 체격이 큰 사람에게서 영상의 질 저하는 더욱 심하다.

하모닉 영상은 기본 초음파 주파수를 보낸 후 주파수가 두 배에 해당하는 2차 하모닉 초음파 신호를 받아 체벽에 의한 지저분한 음창을 제거할 수 있으므로 영상의 질이 향상되어 병변이 명료하게 보이며, 초음파 속의 폭이 줄어

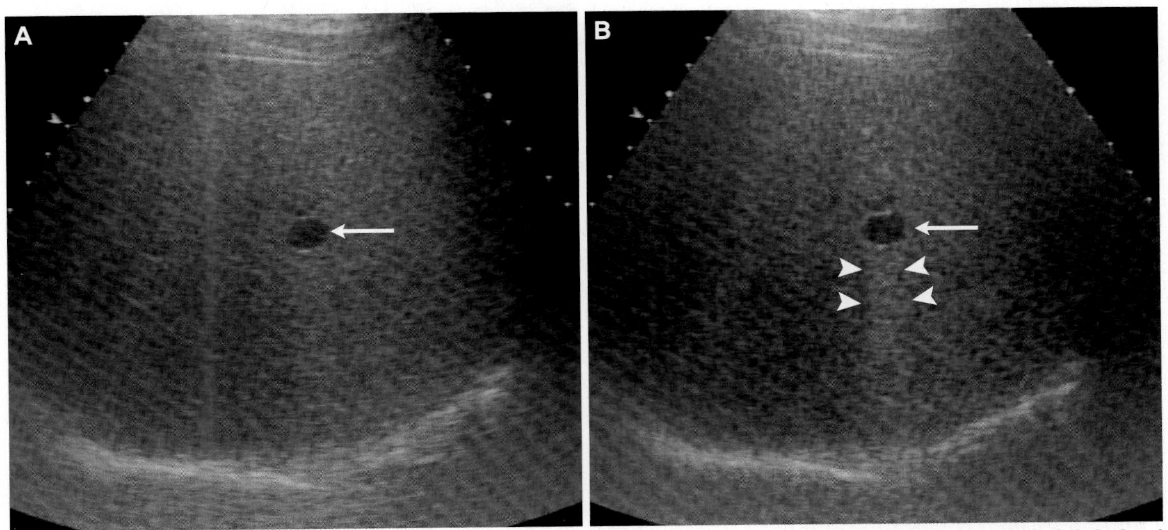

그림 6-12. 하모닉 초음파검사를 이용한 간낭종의 진단 A. 기본 주파수를 이용한 재래식 초음파에서 우엽에 낮은 에코의 병변이 있으나, 그 성상이 불분명하다(화살표). B. 하모닉 초음파검사를 시행했을 때 매우 낮은 에코와 얇은 벽의 병변(화살표), 후방음영증강(화살촉) 등을 확인할 수 있어 간낭종을 쉽게 진단할 수 있다.

듦으로써 해상력이 좋아지고 초음파 측엽*side lobe* 인공음영이 적게 발생하여 진단적 가치가 높아진다. 따라서 간 내부의 병변에 대한 발견이나 조직특성 분석의 정확도가 증가하고 있다. 간낭종의 경우 매우 유용한데, 잡음이 감소하고 인공음영이 줄어들어 무에코인 낭종 자체와 후방음영 증가가 강조되어 진단에 도움이 된다(그림 6-12).

5. 조영증강 초음파검사

contrast enhanced ultrasound

최근 개발되어 활발한 연구가 진행 중인 초음파 조영제는 기존의 초음파검사의 한계를 극복하려는 노력의 산물로, 기존의 재래식 초음파검사와 도플러초음파검사로 탐지할 수 없는 작은 혈관 내 신호를 증강시킬 목적으로 개발이 시작되었다. 초음파 조영제로 주로 이용되는 미세기포*microbubble*는 진단용으로 이용되는 초음파의 파장보다 훨씬 작은 직경을 갖고 있으며 초음파를 맞았을 때 산란체*scatters*로서 작용한다. 낮은 음파가 입사되면 미세기포의 직경은 변화되지 않고, 이 경우 산란 강도는 입사음파의 강도와 비례한다. 하지만 미세기포의 직경이 음파의 특정값보다 약간 더 커지고 음파의 강도가 증가하면, 미세기포는 공명*resonance*을 일으켜 진동하게 되며 직경이 주기적으로 변하게 된다. 이때의 음파 주파수를 공명주파수*resonance frequency*라고 한다. 공명주파수에서 음파의 강도가 증가하면, 기포는 공명주파수의 하모닉 신호*harmonics*를 방출하기 시작한다. 미세기포 내에 공명주파수를 가진 강한 음파가 계속 입사될 때, 기포는 진동하며 에너지를 저장하고 점점 그 직경이 커지다가 결국 에너지를 방출하면서 부서진다. 이때 일시적으로 강한 신호를 내는데, 이를 자극음향방출*stimulated acoustic emission; SAE*이라 한다.

초음파 조영제를 이용하면 혈관 내 혈류 유무를 잘 볼 수 있고 종양의 과혈관성*hypervasculaity* 정도를 더욱 잘 평가할 수 있어, 종양의 감별진단에 도움이 된다(그림

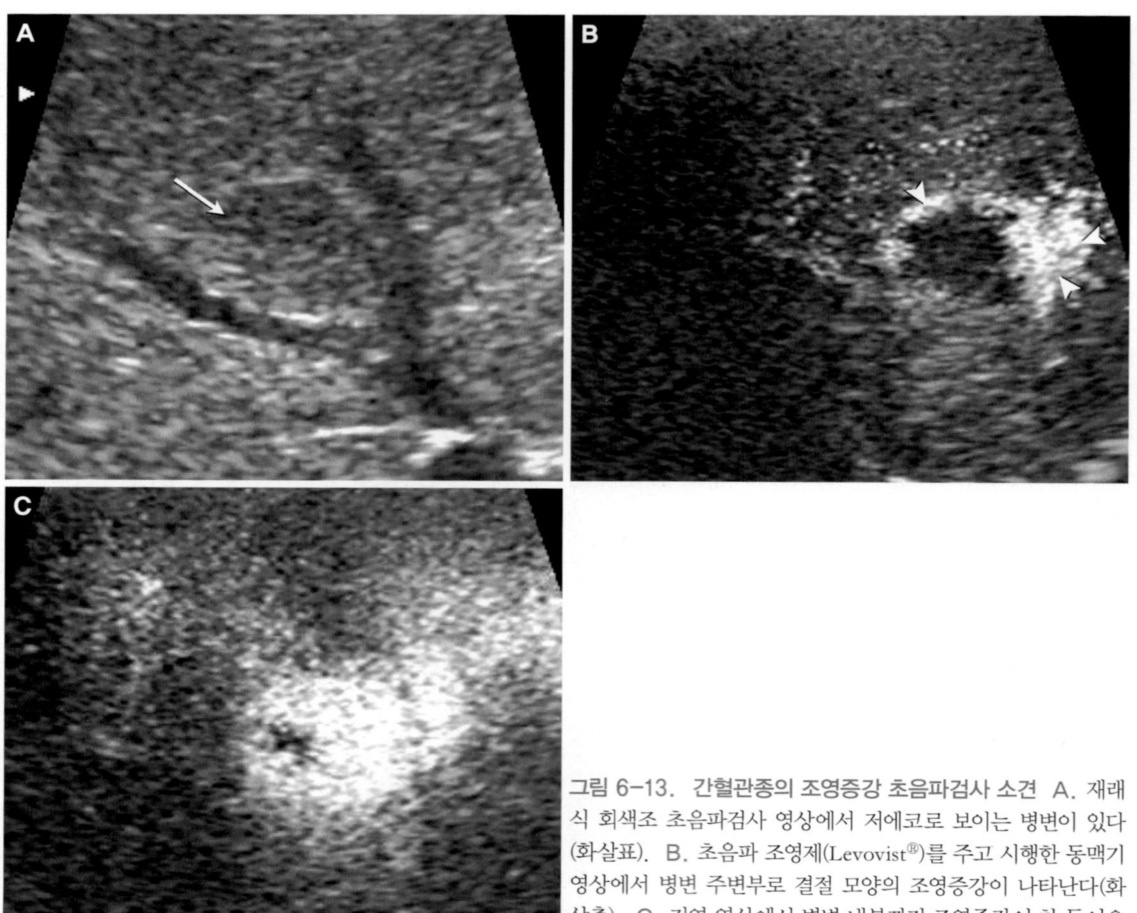

그림 6-13. 간혈관종의 조영증강 초음파검사 소견 A. 재래식 회색조 초음파검사 영상에서 저에코로 보이는 병변이 있다(화살표). B. 초음파 조영제(Levovist®)를 주고 시행한 동맥기 영상에서 병변 주변부로 결절 모양의 조영증강이 나타난다(화살촉). C. 지연 영상에서 병변 내부까지 조영증강이 차 들어오는 것을 볼 수 있어 간혈관종으로 진단할 수 있다.

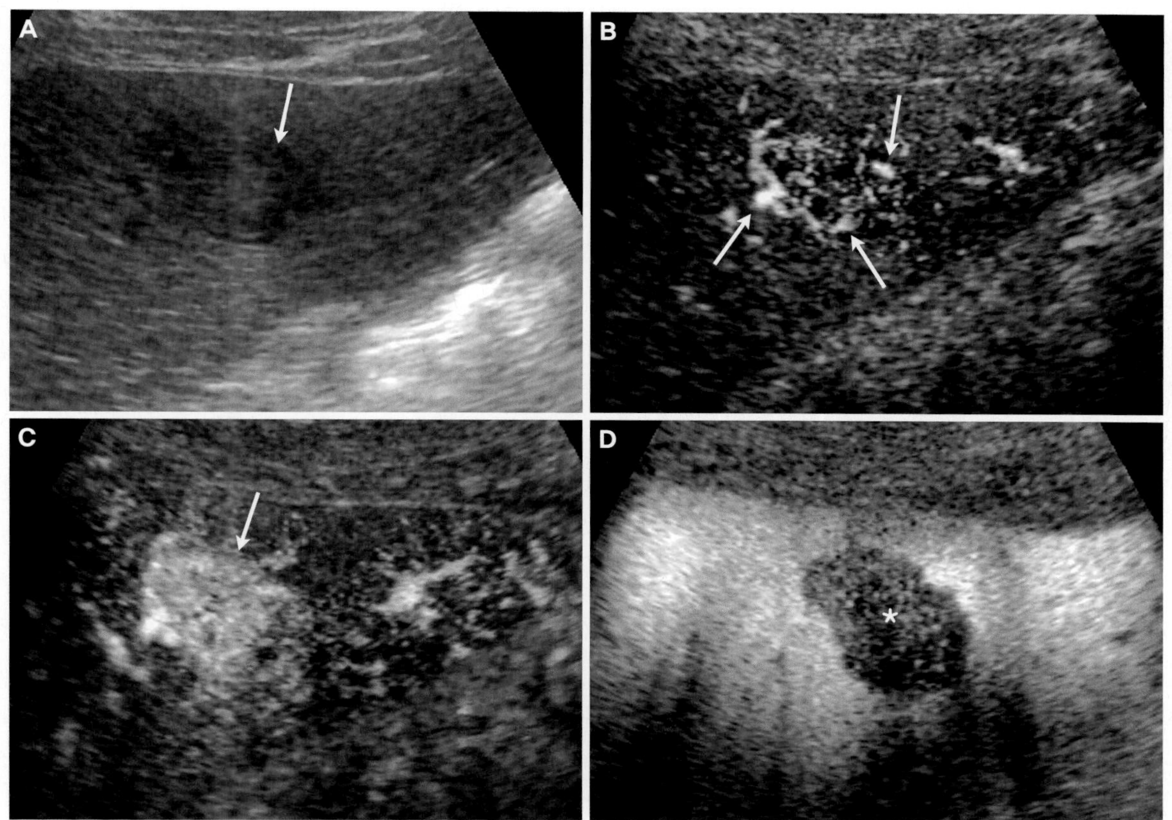

그림 6-14. 간세포암종의 조영증강 초음파검사 소견 A. 종괴는 재래식 회색조 초음파검사 영상에서 약간의 저에코(화살표)로 보인다. B. 초음파 조영제 주입 후 30초 지연영상에서 종양 내부 동맥의 조영증강(화살표)이 보인다. C. 조영제 주입 후 50초 지연영상에서 종괴는 강한 비교적 균일한 조영증강(화살표)을 보인다. D. 조영제 주입 후 100초 지연영상에서 종괴(별표) 내 조영제는 빠져나가고 주위 간실질에 조영증강이 되는 것이 보인다. 이러한 조영증강 초음파검사는 시간에 따른 종괴의 역동적 영상을 실시간으로 얻을 수 있다는 장점이 있다.

6-13). 또한 간실질의 조영증강을 이용하여 전이암 발견에 유용하게 이용할 수도 있는데, 역동적 조영증강 CT에 버금가거나 능가하는 성적도 보고되어 있다. 그 밖에도 간의 악성 종괴에 대한 고주파 열치료*RFA* 후 변연부 재발 여부 평가에도 매우 우수한 성적이 보고되어 있다.

새로운 제2세대의 초음파 조영제들 중 국내에서 사용이 가능한 조영제는 SonoVue(Bracco, Geneve, Swizerland)와 Sonazoid(Daiichi Sankyo, Tokyo, Japan)이며, 미세기포의 안정성을 보강하여 조영증강 지속시간을 늘리고 낮은 초음파 강도에서도 조영증강효과가 나타나므로 시간해상도*temporal resolution*가 매우 좋은 실시간 역동적 영상을 얻을 수 있게 되었다. 이에 따라 조영제 주입 후 종양혈관의 미세한 변화도 관찰할 수 있게 되었다(그림 6-14).

6. 초음파 탄성영상

최근 다양한 간의 초음파 탄성영상*ultrasound elastography*이 개발되어 연구가 진행되고 있다. 탄성영상이란 조직의 탄성을 평가하는 영상기법으로, 조직 내에 횡긴장*shear stress*을 유도하기 위해 저진동수의 펄스를 이용하며 조직 내에서 횡파*shear wave*의 전달속도를 측정하여 이를 조직의 탄성도로 변환하게 된다.

외부의 진동기*external vibrator*를 이용하는 MR 탄성기법과 달리 조직을 동요시키기 위하여 초음파빔에 의해 유도된 음향방사포스임펄스를 이용하며, 생성된 압력 또는 음향바람*acoustic wind*이 조직을 밀어내고 인체의 조직은 이러한 밀어내는 힘에 다시 복귀하는 힘으로 대항하며, 이러한 힘이 물리적인 파*mechanical wave*와 횡파를 만들어내는 원리를 이용한다.

1차원 탄성영상인 Transient elastography(TE)기법에 비하여 최근 개발된 음향방사포스임펄스영상*acoustic radiation force impulse imaging; ARFI*기법이나(그림 6-15) 횡파탄성영상*shear-wave elastorgraphy* 등은 실시간으로 초음파 영상을 보면서 간의 탄성계수를 구할 수 있는 장

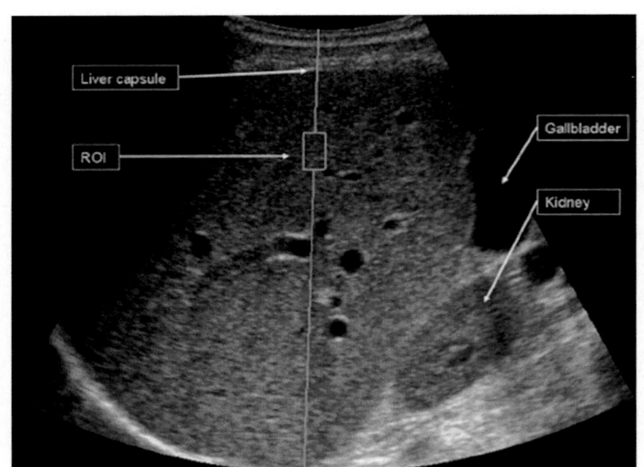

그림 6-15. 초음파 탄성영상 중 음향방사포스임펄스영상*ARFI* 기법 실시간 초음파검사와 병행하여 ARFI를 이용하여 네모칸 *region of interest*; *ROI* 부위의 간의 탄성계수를 구한다.

점이 있다.

최근 개발된 초음파 탄성영상을 이용한 연구에 의하면, 간 조직의 섬유화 정도를 비침습적으로 평가할 수 있으며, 섬유화 정도의 평가 및 문맥압항진증의 평가에 그 이용이 증가하고 있으며, 기존의 TE기법의 정확도와 비슷하거나 보다 나은 것으로 보고되고 있다. 국소 간질환에 대한 임상 적용 관련 연구도 진행되고 있다(그림 6-16).

Ⅱ 전산화단층촬영술

computed tomography; *CT*

1. 재래식 CT

1972년 노벨상 수상자인 하운스필드 박사에 의해 개발된 CT로서, 한 단면을 스캔하고 테이블을 이동하여 다음 단면을 스캔하는 단절된 스캔 방식을 이용하였다. 1980년대 후반까지 발전을 거듭하여 간질환을 평가하는 비침습적인 방법 중 진단의 정확도가 높은 방법으로 널리 이용되었다. 진단의 정확도는 보다 더 적극적인 방법을 병용할수록 높아진다. 또한 절편*slice*의 두께를 얇게 할수록 작은 병변도 찾을 수 있으나 아주 얇게 할 경우는 영상 수가 증가하므로 간에서는 보통 3mm 두께의 절편을 사용한다.

정맥으로 조영제를 주입하지 않고 CT를 하는 방법과 주입 후 CT를 하는 방법이 있는데, 대부분 주입 후 CT를 하거나 둘 다 시행하게 된다.

정맥으로 조영제를 주입하는 것은 간종양과 다른 간실질 부위의 대조도*contrast*를 극대화하여 종양 검출을 용이하게 하며 간내 혈관을 조영시켜 종양과의 연관성이나 침범 부위를 판정하는 데 용이하기 때문이다. 또한 역동적 CT를 시행하여 조영제 주입 후에 종양의 혈관성 판정 및 혈류역학을 분석함으로써 조직특성 분석에 도움을 줄 수 있다.

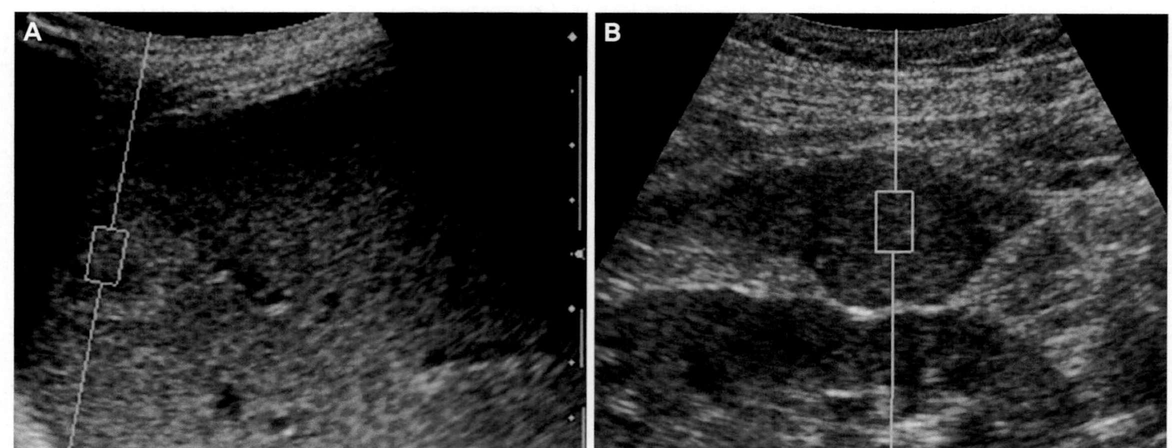

그림 6-16. 초음파 탄성영상을 이용한 국소 간 병변 진단 A. 간의 우측 상부에 있는 고에코의 종괴에 대한 탄성 계수는 1.25m/초로 비교적 연한 종괴이다. 간혈관종으로 확인되었다. B. 간의 우측 하부에 있는 저에코의 종괴에 대한 탄성계수는 3.68m/초로 단단한 종괴이다. 전이성 간암으로 판명되었다.

2. 나선식 CT*spiral or helical CT*

CT는 1980년대에 들어와서 많이 발전하였고, 1980년대 후반에는 의학의 전반에서 황금표준*gold standard* 검사로 인정되었으며, 더 이상의 발전을 기대하기 힘든 전성기에 도달한 것 같았다. 그러나 1989년에 Siemens 의료기기 회사가 'slip ring' 기술을 개발함으로써 CT 영상의 새로운 혁명을 불러일으켰다. 과거의 '스캔, 테이블 이동, 스캔……'의 단절적인 개념과는 다른 연속 스캔, 연속 테이블 이동, 연속 데이터 수집의 나선식*spiral* CT의 개념은 과거 CT의 여러 단점을 보완해주었다.

나선식 CT의 기본 원리는 CT 기계 내부에 있는 스캔 시스템(X선 관구와 검출기를 말함)과 X선 발생 장치의 연결에 'slip ring'이라는 새로운 기법을 적용하여 X선 관구의 연속적 회전과 동시에 환자의 연속적 이동의 결과로 나선형의 데이터*spiral data*를 얻는 것으로, 이로써 나선식이라는 용어를 사용하게 되었다.

장점을 두 가지로 요약하면 첫째, 스캔 속도가 재래식 CT에 비하여 매우 빠르다. 예를 들면 간 전체에 대한 CT 스캔은 과거 방식으로는 3분 정도 소요되었으나 이 방법으로는 20초 이내에 가능하다. 따라서 1회 호흡정지로 일정 부위 전체를 연속적으로 촬영할 수 있다. 스캔시간이 짧으므로 단위시간당 환자 진료 건수를 증가시킬 수 있다. 둘째, 고식적 CT 데이터와는 달리 연속적인 데이터로서 스캔을 한 후에 영상 재구성 간격*interval*을 임의대로 할 수 있고, 임의의 방향으로 이차원적 영상 재구성, 3차원적 영상 형성이 가능하다.

대표적인 간종양의 CT 소견은 다음과 같다.

(1) 간혈관종*hemangioma*

전형적인 CT 소견은 혈관조영 주변부의 결절성 조영*nodular globular enhancement*이며 문맥기*portal phase*와 조

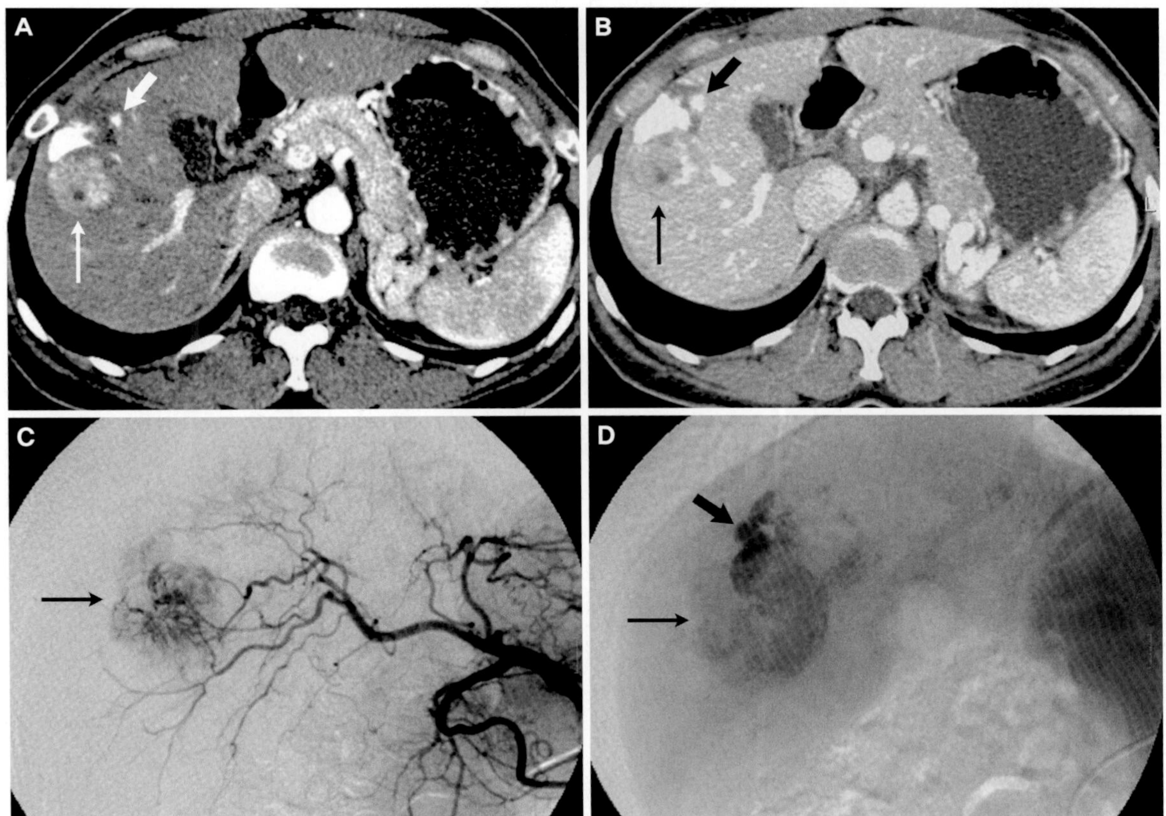

그림 6-17. 간세포암종과 간혈관종의 조영증강 CT, 혈관조영술 소견 A. 나선식 CT를 이용한 역동적 CT 동맥기에서 간의 8번 분절에 전체적으로 조영 증강되는 병변이 있다(화살표, 간세포암종). 또한 그 바로 앞쪽으로 결절 모양으로 주변부 조영증강이 되는 또 다른 병변이 있다(굵은 화살표, 혈관종). B. 역동적 CT 문맥기에서 간세포암종은 조영제가 빠져나가나(화살표), 간혈관종은 오히려 주변부에서 안쪽으로 조영제가 차들어오고 있다(굵은 화살표). C. 혈관조영술 동맥기에 과혈관성*hypervascularity*으로 보이는 간세포암종(화살표)이 있다. D. 지연기 영상에서 간세포암종은 CT와 마찬가지로 조영제가 빠져나갔고(화살표), 간혈관종은 조영제가 좀 더 차들어 오는 모습이다(굵은 화살표).

직 평형기*equilibrium phase*로 가면서 이들 주변부 결절성 조영이 천천히 간혈관종 전체의 조영증강으로 바뀐다. 1cm 이하의 작은 혈관종은 전형적인 경우와 달리 일시에 매우 강하게 조영 증가되어 작은 간세포암종과 감별이 어려울 수 있다. 그러나 문맥기와 조직 평형기에도 계속 조영 증강되어, 조영증강이 사라지는 간세포암종과는 다르

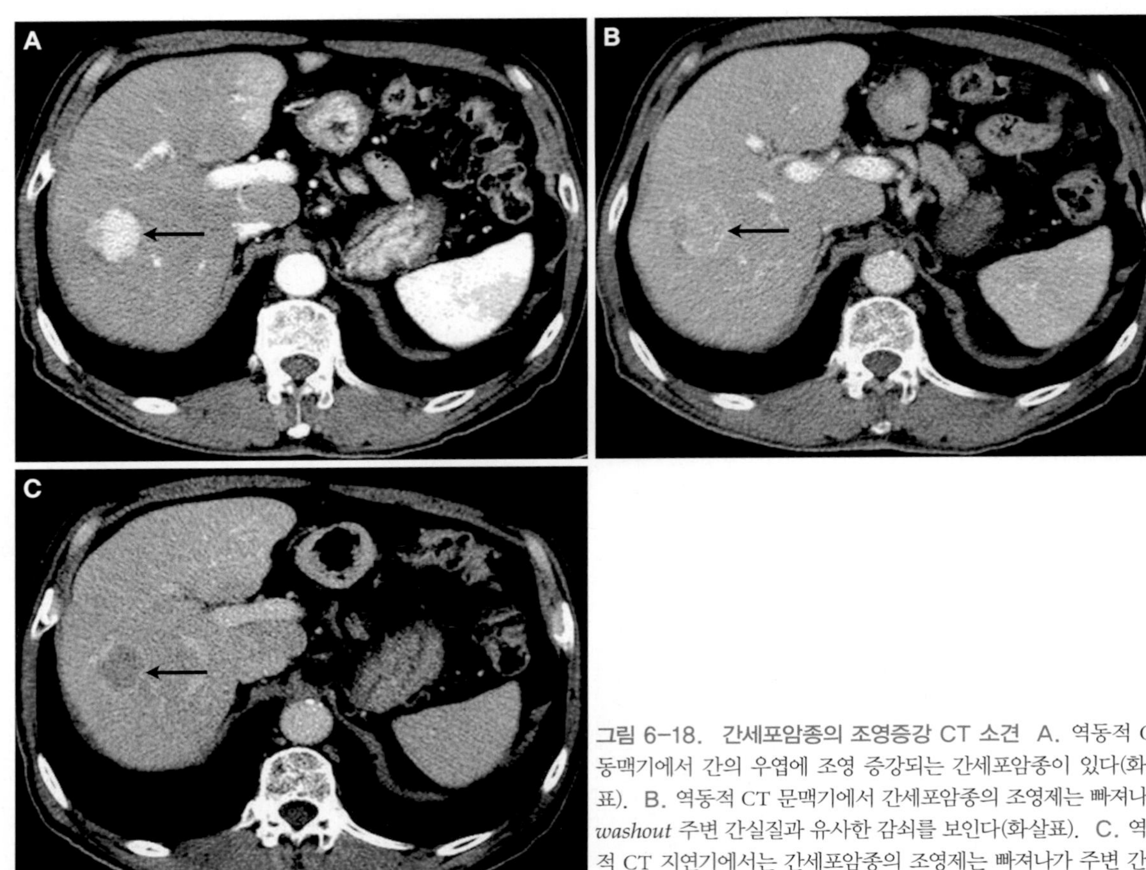

그림 6-18. 간세포암종의 조영증강 CT 소견 A. 역동적 CT 동맥기에서 간의 우엽에 조영 증강되는 간세포암종이 있다(화살표). B. 역동적 CT 문맥기에서 간세포암종의 조영제는 빠져나가*washout* 주변 간실질과 유사한 감쇠를 보인다(화살표). C. 역동적 CT 지연기에서는 간세포암종의 조영제는 빠져나가 주변 간실질보다 낮은 감쇠를 보인다(화살표).

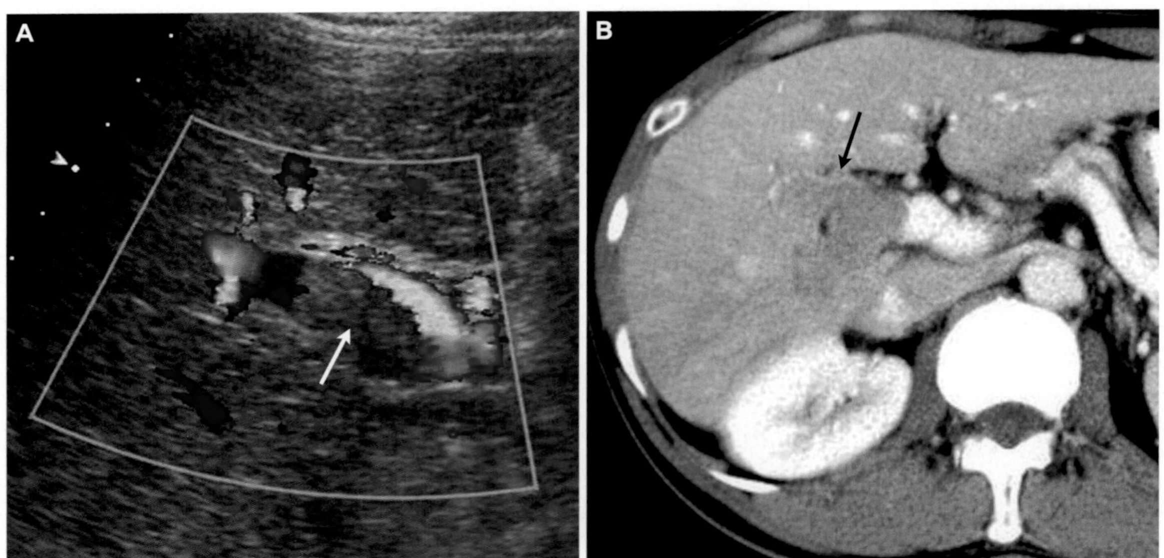

그림 6-19. 간세포암종의 문맥 침범의 초음파와 CT 소견 A. 도플러 초음파상 우측 문맥이 확장되어 있고 내부에 혈전이 보이며(화살표) 도플러 신호를 보이고 있어 과혈관성 종양의 혈전임을 시사한다. B. 역동적 CT 문맥기에서 우측 문맥이 혈전에 의하여 막혀 있고 확장되어 있다(화살표).

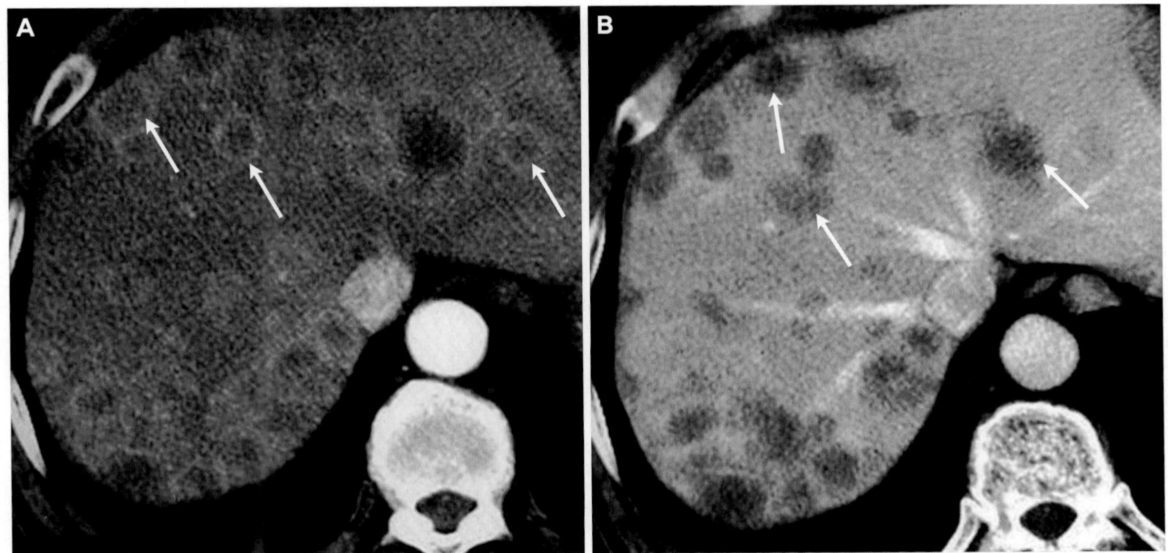

그림 6-20. 간전이암의 CT 소견 A. 역동적 CT 동맥기 영상에서 간 우엽에 여러 개의 테두리 조영증강을 보이고 내부는 낮은 음영인 전이암(화살표)이 있다. B. 지연기 영상에서 전이암은 저음영(화살표)으로 보인다.

다(그림 6-17).

(2) 간세포암종*hepatocellular carcinoma*

전형적으로 동맥기*arterial phase*에 주변 간실질보다 조영증강이 되어 발견율이 매우 높으며, 문맥기가 되면 간실질과 동일 혹은 저음영이 된다. 조직 평형기에는 저음영이 되나, 섬유성 피막이 있는 경우 고음영의 테두리를 보이기도 한다. 간혹 고분화성의 조기 간세포암종은 지방성분을 갖고 있어 조영증강 전 CT에서 저음영으로 보일 수 있고, 결절 내 동맥혈류가 주변에 비해 높지 않아 병변이 잘 보이지 않는 경우도 많다. 간세포암종은 혈관 침범, 특히 문맥 침범이 흔하며, 이는 미만형 간세포암종의 진단에 도움이 되기도 한다(그림 6-18, 6-19).

(3) 전이암*metastasis*

현재 CT는 전이암의 발견 및 평가를 위해 가장 널리 쓰이는 방법이다. 일반적으로 문맥기에서 가장 잘 보이는데, 대부분의 전이암이 저혈관성*hypovascular*으로 간실질이 최대한 조영 증강되는 문맥기에 저음영으로 보이기 때문이다. 그러나 신경내분비종양*neuroendocrine tumor*, 도세포종*islet cell tumor*, 신세포암*renal cell carcinoma* 등의 전이는 동맥기에 간실질보다 고음영으로 보이다가 문맥기에 등음영으로 보이기도 하여, 간세포암종과 감별이 어려운 경우도 있고, 동맥기를 얻지 않으면 발견하지 못하는 경우도 있다. 테두리 조영증강은 특징적 소견으로 알려진 표적징후의 원인이 되는데, 이는 비교적 균일하여 간혈관종의 결절성 조영증강과는 다르며, 문맥기와 조직 평형기가 되면서 점차 중심으로 이동해 간다(그림 6-20).

3. 다중검출기 CT*Multidetector row CT*; *MDCT*

1992년 처음 발표되고 1998년 상용화된 다검출기 CT는 나선식 CT에 이은 CT 기술의 혁명으로 받아들여진다. 여러 개의 검출기와 빠른 관구 회전을 기본원리로 하고, 초고성능 컴퓨터를 이용하여 기존 나선식 CT의 장점을 극대화시켰다. 최근에는 나선식 CT의 검출기의 수를 여러 개로 늘인 다중검출기*multidetector*; *MD* CT의 발달로 촬영시간은 더 짧아지고 단위시간당 촬영범위가 넓어졌으며 공간해상도 및 시간해상도의 획기적인 향상이 이루어졌다. MDCT는 여러 개의 검출률과 여러 채널로의 데이터 전송이 가능하므로 한 번의 나선 스캔으로 여러 절편의 자료를 얻을 수 있다. 최근에는 320 채널과 한 번 회전에 16cm를 촬영할 수 있는 기기까지 사용이 가능하고, 복부 및 골반부의 CT검사의 촬영시간이 5~10초대로 단축되었으며, CT 영상획득 시 절편의 두께가 0.5~0.6mm까지 감소하였다.

구체적인 장점은 첫째, 1회 호흡정지 영상*single-breath hold image*을 얻을 수 있다. 1회 호흡정지 상태에서 스캔

데이터를 얻게 되므로 10초 이내로 검사시간이 단축되고 연속적인 데이터를 얻을 수 있다. 둘째, 호흡운동에 의한 데이터의 등록 오류*misregistration*를 방지할 수 있다. 셋째, 조영증강의 효과를 극대화할 수 있다. 스캔 시간이 단일 호흡정지로 단축되기 때문에 결과적으로 조영제가 혈관 내에 최고 농도로 분포된 상태에서 데이터를 얻게 되어 혈관과 병변을 명확히 구분할 수 있을 뿐만 아니라 혈관의 영상만을 표출하는 CT 혈관조영술*angiography*이 가능하며 고전적인 간동맥조영술과 비교하여 간혈관의 해부학적 변이를 파악하는 데 거의 동일한 진단능을 제공한다(그림 6-17). 넷째, 임의의 간격으로 영상을 재구성할 수 있다. 고식적 CT의 일상적 검사로 10mm 간격으로 스캔하였다면 영상 재구성의 간격도 10mm로 자동적으로 결정되는 데 비하여 MDCT는 연속적인 체적 데이터로부터 영상을 재구성하므로 영상 재구성의 간격을 1mm부터 10mm까지 임의로 선택할 수 있다. 다섯째, 여러 방향*multiplanar*의 2차원 또는 3차원 영상을 쉽게 얻을 수 있으며 이러한 다평면 재구성영상은 국소 병변의 위치 확인 및 주변 구조물과의 관계를 파악하는 데 매우 도움이 되어 횡단면 영상과 함께 흔히 부가적으로 이용된다(그림 6-21).

간에서는 빠른 스캔속도를 이용하여 동맥기, 문맥기, 지연기 등 조영증강 이후의 적절한 스캔시기를 임의로 선택할 수 있어서 종괴의 발견율을 높이고 종괴에 대한 혈류역학적인 측면을 정확하게 파악할 수 있어 조직특성 분석이 가능하므로 간종양의 감별진단이 용이하다.

영상획득 프로토콜은 영상의 목적, 환자의 체중이나 정맥의 상태 및 사용하는 CT 기기에 따라 달라질 수 있으며, CT검사의 임상적인 적응증에 따라 달라진다. 간세포암종의 평가를 위한 간의 CT검사를 위해서는 조영 전, 후기동맥기, 문맥기, 평형기로 이루어진 4중 시기 CT검사가 흔히 사용되고, 간세포암종은 후기 동맥기에 가장 잘 보이며, 저혈관성 전이암의 경우는 문맥기에 가장 잘 검출될 수 있다(그림 6-18, 6-20). 평형기 영상에서는 혈관종이나 담관세포암의 지연조영증강양상을 확인할 수 있다. 조영 전 CT의 유용성에 관해서는 여전히 논란이 있으나, 간내 담석의 발견이나 경동맥화학색전술을 받은 기왕력이 있는 환자에서 리피오돌의 분포 및 잔존 종양 내 조영증강과 리피오돌을 구분하는 데 유용하다.

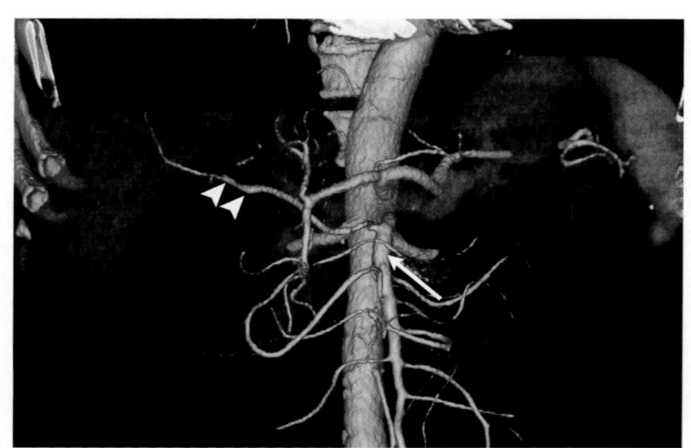

그림 6-21. 다검출기 CT를 이용한 3차원 재구성 3차원 재구성을 통해 얻은 volume rendering 영상에서 우간동맥(화살촉)이 상장간동맥(화살표)에서 나오는 변이를 확인할 수 있다.

4. CT 동맥조영술*CT hepatic arteriography*; *CTHA*

CT와 동맥조영술의 병용 방식으로 간동맥에 카테터를 삽입하고 조영제를 주입하면서 간 부위 CT를 시행하는 방법이다. 진단의 원리는 간종양은 간동맥으로부터 혈액을 공급받고 간문맥으로부터는 공급받지 않는다는 사실에 착안한 것이다. 따라서 간동맥으로부터 혈액을 공급받는 종양의 발견 및 혈류역학 파악에 도움이 된다.

5. CT 문맥조영술 *CT during arterial portography*; *CTPA*

상장간막동맥이나 비장동맥에 선택적으로 카테터를 삽입한 후 조영제를 주입하여 조영제가 비장이나 장관을 통과한 후 비장정맥과 상장간막정맥을 통하여 문맥을 조영시키는 시기에 CT 영상을 얻는 방법이다.

정상 간 조직은 주로 간문맥으로부터 혈액을 공급받고 간세포암종이나 전이성 암 등의 간종양은 간동맥으로부터 혈액을 공급받는다는 원리를 이용하여 문맥 시기에 CT를 시행함으로써 정상적으로 조영되는 간조직 내에 간문맥의 공급을 받지 않는 간종양은 조영결손으로 나타나게 함으로써 종양을 쉽게 발견할 수 있도록 한 것이다.

6. 리피오돌 CT *lipiodol-CT*

간세포암종 치료의 한 방법인 간동맥색전술에 이용되는 리피오돌은 과혈관성 종양이면 아주 작은 결절에도 침

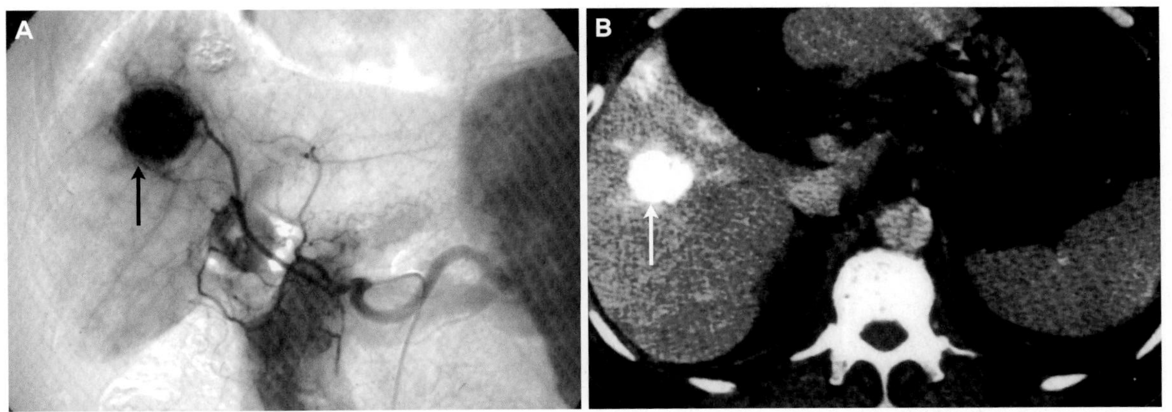

그림 6-22. 리피오돌 CT A. 간혈관 조영술로 과혈관성 간세포암종(화살표)을 확인한 후 암 색전 물질과 항암제 및 리피오돌로 시술(TACE)한 후의 사진, B. 시행 후 2주 후에 촬영한 리피오돌 CT에서 간세포암종 전체(화살표)에 리피오돌이 차 있어 성공적인 색전술로 평가된다.

착하며 iodine제제를 첨가하여 밀도가 매우 높기 때문에 CT 영상에서 쉽게 확인할 수가 있어 간세포암종을 위시한 과혈관성 종양의 발견 및 딸결절*daughter nodule* 검출에 매우 유용하게 사용된다(그림 6-22). 간 혈관조영술을 시행할 때 간동맥에 리피오돌을 주입한 후 대개 2주일 후에 CT를 시행한다. 2주일 시차를 두는 이유는, 정상 간조직도 주입 후에는 실질에 리피오돌을 함유하므로 초기에는 간종양과의 감별이 어렵다. 그러나 2주일 후에는 간종양은 리피오돌을 함유하고 있는 반면 간실질에서는 리피오돌이 씻겨 나가므로 간종양 검출이 용이하다.

Ⅲ 자기공명영상 *magnetic resonance imaging; MRI*

자기공명영상은 강한 자기장 내에서 수소핵*proton*들의 세차운동*precession movements*과 이완*relaxation* 정도로써 영상을 얻는 진단기기이며, 기존의 X선을 이용한 영상과는 달리 피폭 피해*radiation hazard*가 없으면서도 우수한 연부조직 대조도*soft tissue contrast*를 얻을 수 있고 조직의 성분을 분석할 수 있다는 장점이 있다. 좋은 연부조직 대조도 때문에 CT보다 간결절 발견에 더욱 유리한 것으로 알려져 있다. 하지만 이전에는 이러한 장점에도 불구하고 널리 이용되지 못하였는데, 영상 획득시간이 매우 길어 환자의 움직임, 호흡운동, 장 연동운동 등에 따른 움직임 허상 때문에 공간해상도*spatial resolution*가 떨어졌고, 시간해상도*temporal resolution* 역시 좋지 못하였기 때문이었다. 특히 소아 환자나 전신상태가 좋지 않아 검사시간 동안 안정이 필요한 환자들에게 제약이 있었다. 또한 움직임 허상*motion artifact*, 고비용 및 폐쇄공포증 환자에서 쓸 수 없는 문제 등이 있다.

그러나 최근 고자기장 MRI의 보급, 표면 코일*surface coil*의 개발, 코일*coil*의 채널 수 증가 및 이로 인한 평행획득영상*parallel acquisition imaging*과 고속 촬영기법*fast pulse sequence*의 발전으로 양질의 복부 MR 영상의 획득이 가능해짐에 따라 매우 유용한 진단의 수단으로 자리잡고 있다. 최근 다검출기 CT가 개발되어 CT의 영상의 질이 많이 향상되고 3차원 재구성을 자유자재로 할 수 있게 되었으나, 여전히 연부조직의 대조도는 MRI가 훨씬 우월하다. 그리고 요오드 조영제에 비하여 가돌리늄 조영제가 더 안전한 장점이 있어서 최근 CT의 대체 검사법으로 인정받고 있다. 특히 자기공명 담도췌관조영술*MRCP*, 확산강조영상*Diffusion-weighted imaging* 등의 기능적 영상을 제공할 수 있는 장점이 있고 다양한 조직특이 조영제가 개발되면서 MRI의 이용이 꾸준히 증가하고 있다. 현재 일상적으로 사용되는 고자기장의 MRI는 3.0 테슬러의 MRI로, 이는 높은 신호대잡음비*signal to noise ratio*를 가짐으로써 공간해상도를 높이거나 촬영시간을 단축할 수 있다. 실제로 간세포암종 진단에 있어 다검출기 CT보다 우수하다는 연구 결과들이 최근 보고되고 있다. 또한 2008년부터 역동적 조영증강영상도 얻을 수 있는 간세포 특이 조영제인 프리모비스트*Primovist*®(gadoxetate disodium)가 보급되어 현재 널리 이용되고 있으며, 다른 여러 MR 조영제에 비해 간세포암종진단에 도움이 된다는 연구 결과들도 보고되고 있다.

일반적으로는 CT가 MRI에 비하여 공간 해상도가 우월하며 MRI는 조직대조도가 뛰어난 특징으로 인하여, CT는 복강 내 간외 장기의 평가나 석회화 병변의 평가에 우월하고, MRI는 국소 병변의 특성화 및 지방침윤 및 조직의 세포질 구성정보에 관한 정보를 더 잘 얻을 수 있는 점으로 인하여, 간질환의 평가에는 MRI가 CT에 비하여 더 우월한 것으로 평가되고 있다.

1. 간 MR 영상기법*liver MRI sequences*

다양한 영상기법이 있으나, 기본적으로는 조영 전 검사 및 역동조영증강 검사로 경사에코 T1강조영상을 얻으며 필요에 의해 지방억제펄스를 추가하여 지방억제 T1강조영상을 얻는다. 또한 고속스핀에코 T2강조영상 및 HASTE T2강조영상을 얻어 병변의 T2 신호강도 정보를 얻는다.

(1) T1강조영상*T1-weighted image; T1WI*

짧은 TR과 TE를 이용하여 조직 고유의 T1이완시간을 영상에 반영하는 MRI의 기본적인 영상기법으로, 간 MRI에서는 경사에코 T1강조영상*T1 weighted GRE image*을 얻는다. 물과 같이 T1이 긴 조직은 저신호강도(검게 보임)로 보이고, 지방조직과 같이 T1이 짧은 조직은 고신호강도(희게 보임)로 보인다. T1이 짧은 병적 상태로 지방종, 아급성 출혈, 점액낭종과 같은 고단백질 함유병소가 대표적이며 MR 영상으로 그 성분을 분석할 수 있는 좋은 예이다(그림 6-23).

최근 경사에코 T1강조영상의 TE값을 조절하여 지방과 물의 위상이 같아지는 시기(In-phase, 위상 내 영상)와 서로 달라지는 시기(Out of phase, 탈위상 영상)에 영상을 얻어 세포 내 지방 침윤을 평가한다(그림 6-24).

또한 경사에코 T1강조영상은 가돌리늄 조영제 또는 이중기능 조영제를 이용한 역동적 조영증강영상*dynamic contrast enhanced MR imaging*에 이용되며, 동맥기(25~30초), 문맥기(50~70초), 평형기(90~180초), 그리고 지연기는 횡단면 지방억제 T1강조 경사에코로 비특이적 세포 외 가돌리늄 조영제를 사용할 경우 조영제 주입 후 5분에 영상을 얻으며, 간특이 조영제(Gd-EOB-DTPA)를 사용할 경우 조영제 주입 후 10~20분 후에 영상을 얻는다(그림 6-25).

(2) T2강조영상*T2-weighted image; T2WI*

긴 TR과 TE를 이용하여 조직의 T2이완시간을 영상에 반영하는 기법으로, 주로 고속스핀에코 T2강조영상*T2 weighted FSE image*을 얻는다. 물과 같이 T2가 긴 조직은 고신호강도를 나타내고 T2가 짧은 조직은 저신호강도를 보인다. 병변의 T2 신호강도는 수분함량에 비례하고, 간낭종이나 혈관종은 수분함량이 높아 고신호강도를 보인다. T2강조효과를 극대화한 영상기법으로 HASTE(half-Fourier single-shot turbo spin-echo) 기법이 있는데, 이를 이용하면 혈관종과 간낭종이 매우 밝은 고신호강도를 보여 보통 정도의 고신호강도를 보이는 다른 간 병변과 감별이 가능하다(그림 6-26).

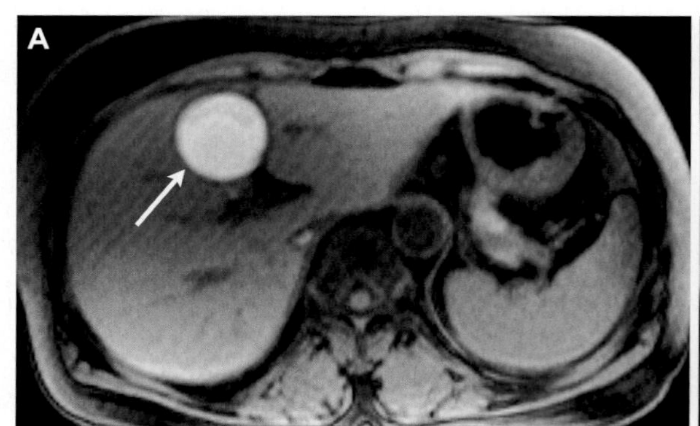

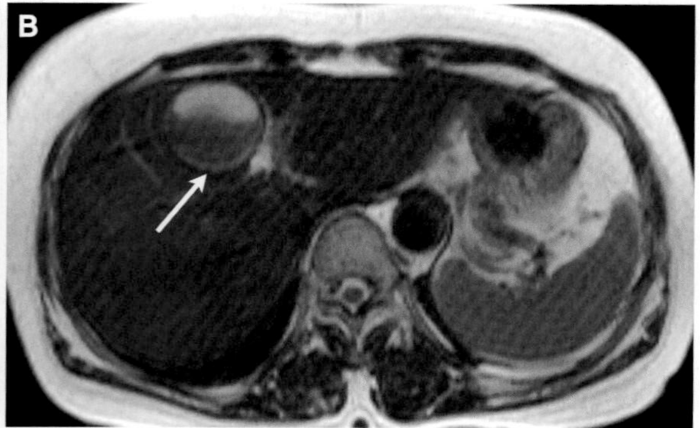

그림 6-23. 출혈성 낭종의 자기공명영상 소견 A. 횡단면 지방억제 T1강조영상에서 간의 제4분절에 지방이 억제되지 않고 고신호강도를 보이는 병변이 있어 내부 성분이 아급성 출혈이거나 단백질 성분임을 추정할 수 있다(화살표). B. 횡단면 T2강조영상에서 병변은 고신호와 저신호를 가지는 액체-액체 층을 보이고 아래층의 저신호강도가 출혈에 동반된 세포 내 methemoglobin에 의한 효과이므로 이 병변은 출혈성 낭종임을 알 수 있다(화살표).

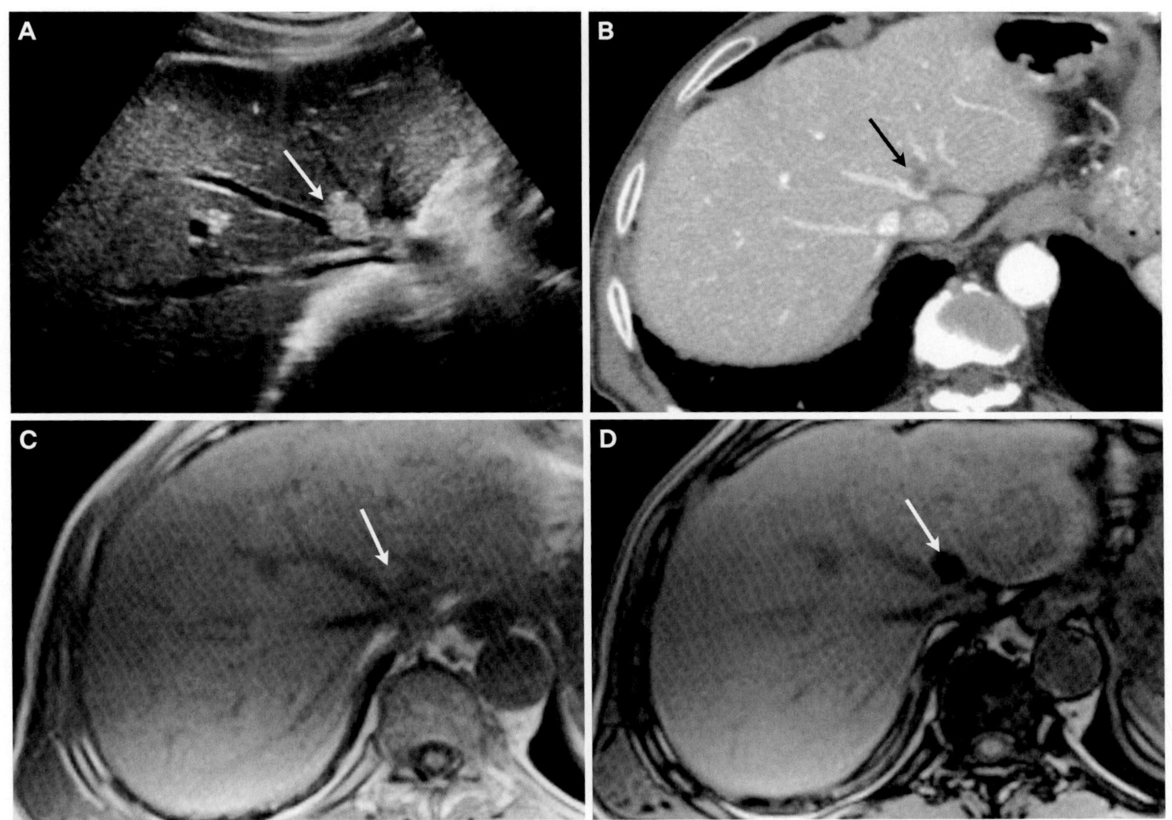

그림 6-24. 화학적 변위*chemical shift* 자기공명영상을 이용한 지방조직을 함유한 간세포암종 진단 A. 간 초음파검사상 좌간정맥과 중간정맥 사이의 S4에 난원형의 1.5cm 크기의 고에코의 종괴(화살표)가 보인다. B. 역동적 CT 문맥기 영상에서 S4 부위의 종괴는 저음영(화살표)으로 나타난다. C. 지방과 물 성분의 위상이 같은 위상 내 T1강조영상(in phase)에서 종괴는 불분명하다(화살표). D. 지방과 물 성분 위상이 서로 다른 탈위상 T1강조영상(out of phase)에서는 지방 성분이 있는 경우 신호강도가 감소한다. 이 증례에서는 간 좌엽 S4 신호강도가 확실히 감소하여 병변 내 지방성분이 있음을 시사한다(화살표). 병리조직학으로 종괴는 맑은 세포*clear cell* 간세포암종으로 확진되었다.

(3) 확산강조영상

최근 간 MRI 검사의 표준 프로토콜의 하나로 이용되고 있으며, 주로 간의 국소병변의 검출 및 특성화, 간 섬유화의 평가 및 악성 간종양의 치료 후 반응평가 등에 이용된다. 조직 내에서의 물 분자의 움직임을 조사하기 위해 강한 경사자장을 쓰며, 스핀에코 에코플라나 영상*spin-echo echoplanar imaging* 기반의 확산강조영상기법을 쓸 경우 180도 재집중 펄스의 앞뒤로 위상경사*dephasing gradient*와 재위상경사*rephasing gradient*를 적용한다. 조직의 세포충실도*cellularity*나 세포막의 투과도, 물의 조성이 바뀌게 되면 물분자의 비정형 확산*random diffusion*이 제한된다. 움직임이 제한된 물분자는 확산이 잘 되는 물분자에 비하여 확산민감경사*diffusion-sensitizing gradients*에 의하여 유도된 위상의 분산*phase dispersion*을 적게 경험하게 되므로 확산강조영상에서 고신호강도를 보이게 된다. 확산민감경사의 강도는 b값에 의해 조절한다. 낮은 b값(<100mm^2/s)의 확산강조영상은 자화율허상*susceptibility artifact*이 적고 혈관 내 혈류가 검게 보이는 검정혈류 T2강조영상*black blood T2-weighted image*의 특징을 보이고, 높은 b값(>500mm^2/s)의 확산강조영상에서는 신호잡음비가 낮고 움직임이나 자화율허상으로 인하여 영상의 질이 떨어지기는 하나 전이암과 같은 병변이 정상 간조직과 같은 다른 조직에 비하여 대조도가 상승하여 더 분명히 잘 보이게 된다(그림 6-27). 각 센터에서 다양한 b값들이 이용되고 있으나 많은 경우 0, 100, 400, 800mm^2/s의 b값들이 기본적으로 많이 사용된다. 특히 간의 MRI 검사에서는 500~1000mm^2/s 사이의 b값을 가지는 높은 b값 확산강조영상이 필요한데, 높은 b값을 가지는 확산강조영상이 조직의 관류에 의한 효과를 최소화하고 확산과 관련한 신호 변화에 높은 특이도를 보이기 때문이다. 신호잡음비를 향상시키기 위하여 호흡촉발기법이나 네비게이터 기법이 많이 사용되며, 자유호흡 기법에 비하여 호흡

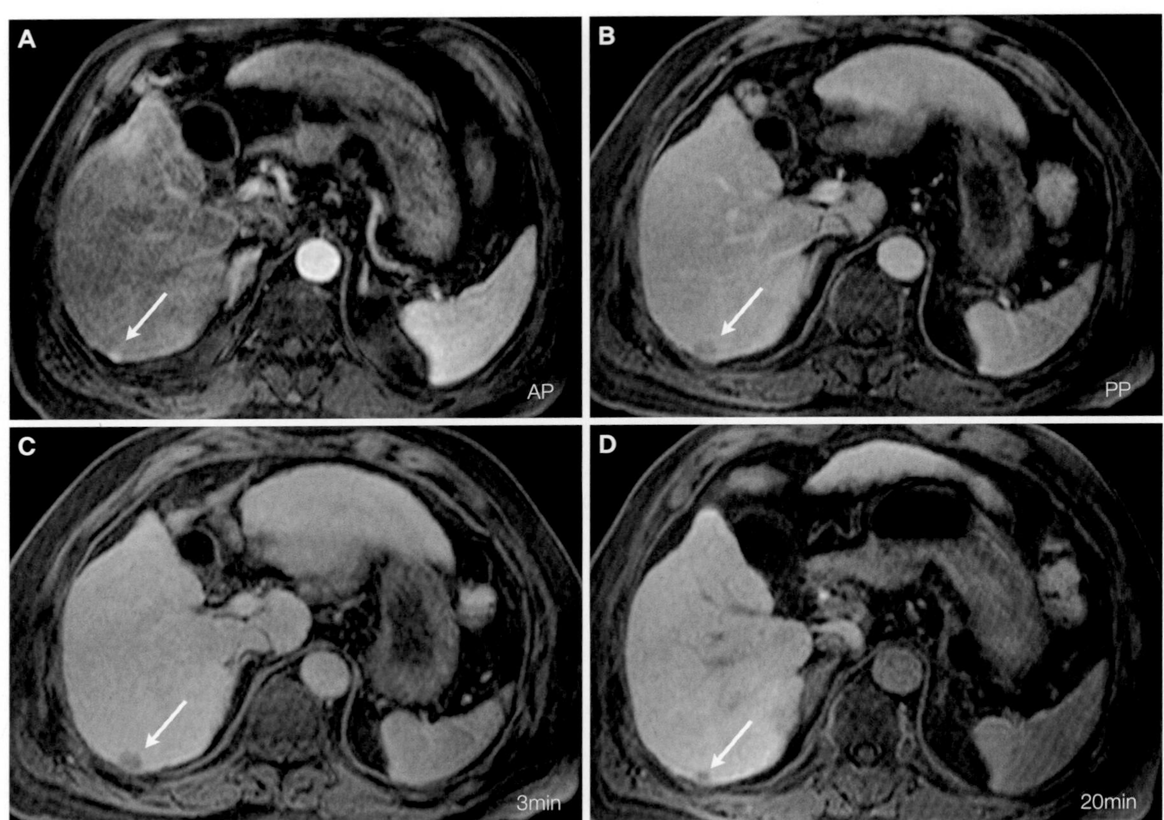

그림 6-25. 간세포 특이 조영제를 이용한 역동적 조영증강 MRI A. 간세포 특이 조영제 주입 후 25~30초 후의 동맥기, B. 50~70초 후의 문맥기, C. 90~180초 후의 평형기, D. 20분 후의 간담도기. 작은 간세포암종(화살표)이 간우엽(S6)에서 관찰된다.

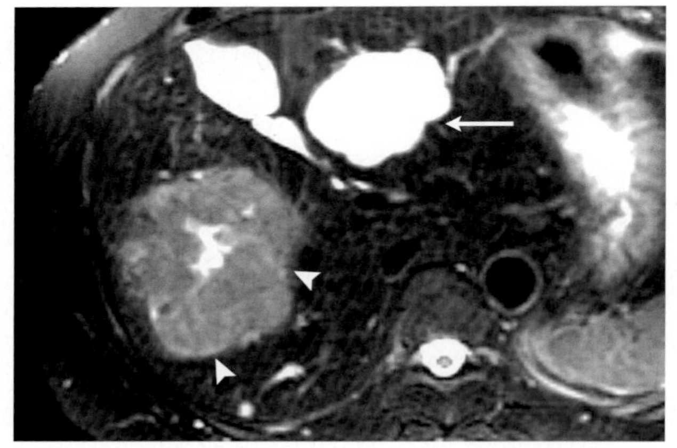

그림 6-26. HASTE 영상기법의 이용 반복 재초점화 펄스로 인해 T2강조효과가 증가되어 신호강도가 매우 높은 혈관종(화살표)의 검출이 우수하고, 간실질보다는 고신호 강도를 보이나 혈관종보다는 상대적으로 낮은 간세포암종(화살촉)의 T2신호강도가 대비가 되어 간 내 국소병변의 감별진단에 도움을 준다.

과 관련한 허상이 적은 장점이 있으나 ADC값의 재현성이 떨어지는 문제점이 있다.

2. 간 MRI를 위한 조영제

이미 1990년대에 CT와 마찬가지로, 가돌리늄을 T1 조영제로 이용하여 역동적 MRI를 시행할 수 있는 단계에 이르렀으며, 다양한 촬영기법과 장기 특이적 조영제*organ specific contrast agents* 등 최신 개발된 조영제 등에 대해 활발한 연구가 이루어지고 있다. 간 MRI에서 많이 사용되는 조영제의 특징과 영상소견은 다음과 같다.

(1) 가돌리늄 조영제*gadolinium chelates*

비특이적 세포 외 조영제로서 CT 조영제처럼 역동적 조영증강 MRI를 가능하게 하여 간종양의 감별진단에 필수적인 혈류역동학적 정보를 제공할 수 있다. 간동맥기는 조영제 주입 시작 후 16~17초 후에 T1강조영상을 얻는데, 대부분의 간종양이 간동맥에 의해 혈류를 받기 때문에 종양의 발견과 감별진단에 중요한 시기이다. 간문맥기는 조영제 주입 후 45~75초 지연시간에 영상을 얻는데, 간문맥과 간실질이 최고의 조영증강을 보이는 시기로 이

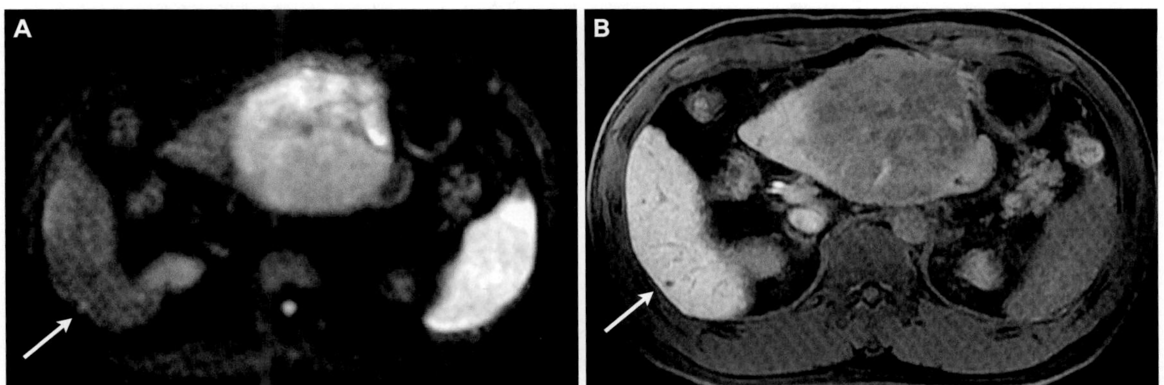

그림 6-27. 확산강조영상 A. 확산강조 MRI 영상상 좌엽의 간세포암종의 우엽으로 전이한 아주 작은 종양(화살표)이 고신호 강도로 관찰된다. B. 프리모비스트 조영제 주입 후 20분 간담도기(hepatobiliary phase) 영상에서 저신호 강도의 작은 종양(화살표)이 관찰된다.

미 조영제가 빠져나가는 간종양과의 대비로 진단에 도움을 준다. 평형기는 조영제 주입 후 2~3분 후에 영상을 얻으며 간병변의 후기 조영양상을 보여주어 병변의 감별진단에 도움을 준다.

(2) 초상자성 산화철*superparamagnetic iron oxide; SPIO* **제제**

간내 세망내피계 세포인 Kupffer세포 특이 조영제로서 T2강조영상 또는 T2*강조영상에서 신호강도를 떨어뜨리는 음성 조영제의 역할을 한다. T2강조영상에서 Kupffer세포가 있는 정상 간조직은 검게 보이고 Kupffer세포가

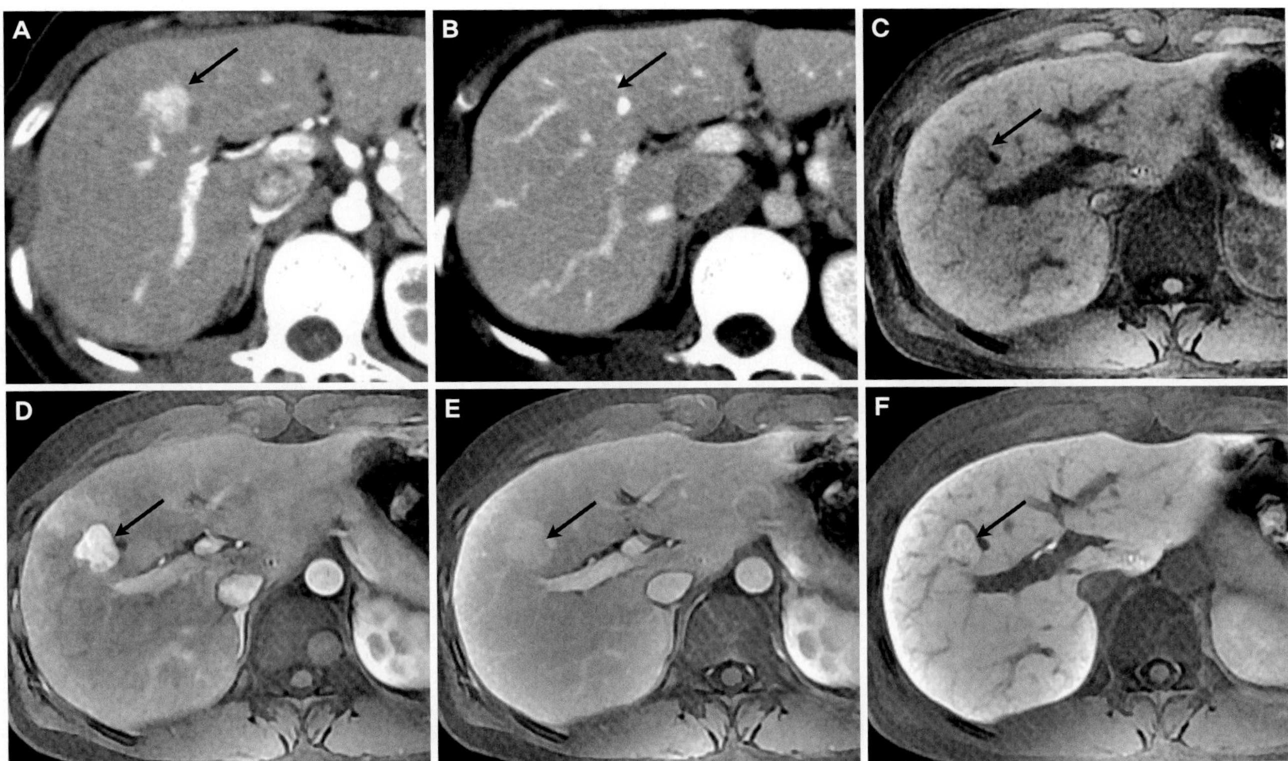

그림 6-28. 국소결절과증식의 조영증강 CT 및 프리모비스트*Primovist®* 조영증강 MRI A. 역동적 CT 동맥기에서 간의 5번 분절에 조영증강되는 종괴가 있다(화살표). B. 역동적 CT 문맥기에서 종괴의 감쇠 정도는 주변 간실질과 유사하여 잘 보이지 않는다(화살표). C. MRI T1강조영상에서 종괴는 저신호강도를 보인다(화살표). D. 역동적 조영증강기능과 간세포 특이적 섭취 및 담도배설기능을 모두 가지고 있는 이중기능 조영제인 프리모비스트를 주입 후 얻은 역동적 MR 동맥기에서 종괴는 강한 조영증강을 보인다(화살표). E. 역동적 MR 문맥기에서 주변 간실질의 신호강도가 증가하며 종괴의 신호강도와 차이가 적어졌다(화살표). F. 조영제 주입 후 20분 간담도기(hepatobiliary phase) 영상에서 종괴의 신호강도는 더욱 증가하여 종괴 내부에 담도가 있고 이를 통해 조영제가 배출됨을 시사한다(화살표). 이러한 소견은 국소결절과증식의 특징적인 소견으로 간선종과 감별하는 데 도움이 된다.

없는 간종양 병변은 상대적으로 밝게 보여, Kupffer세포가 있는 이형성 결절*dysplastic nodule*이나 간선종*hepatic adenoma*과 Kupffer세포가 없는 간세포암종, 간전이의 구분을 용이하게 해준다. 그러나 이 조영제는 생산이 중단되어 더 이상 임상적으로 사용하지 않는다.

(3) 간세포 특이 조영제*hepatobiliary agent*

간세포에 포획되어 T1신호를 증가시키는 제제로, 최근 역동적 조영증강영상이 가능한 가돌리늄 조영제의 특성과 지연기에 간을 통해서 배설되는 간세포 특이 조영제의 특성을 모두 가진 이중기능 조영제가 개발되어 이용빈도가 급속히 증가하고 있다. 대표적인 Gadoxetic acid(Gd-EOB-DTPA, Primovist®)는 동맥기-문맥기-평형기의 역

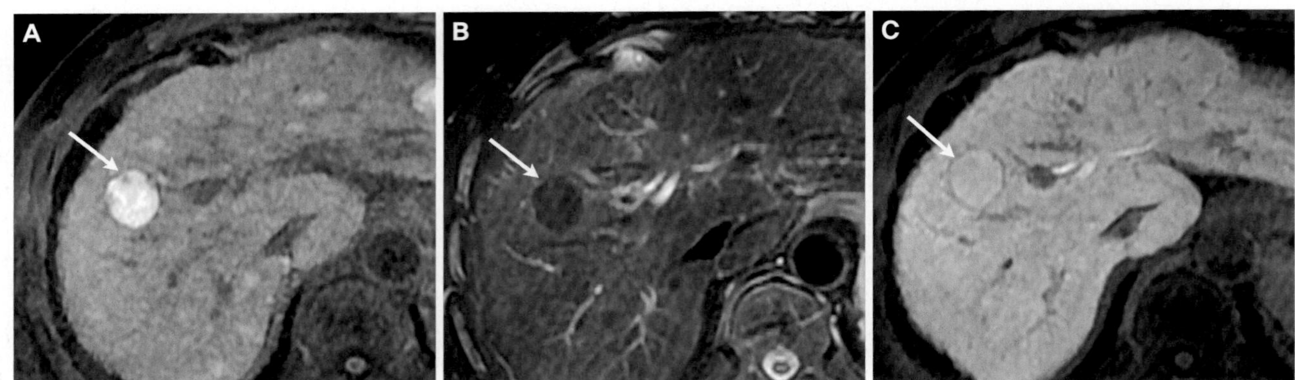

그림 6-29. 저등급 이형성 결절의 프리모비스트 MRI 소견 A. 조영 전 T1강조영상에서 종괴(화살표)는 주변 간실질보다 고신호강도를 보인다. B. T2강조영상에서 종괴(화살표)는 저신호강도를 보인다. C. 조영제 주입 후 20분의 간담도기에서는 등신호 강도를 보여 간세포기능이 유지되어 있음을 시사한다.

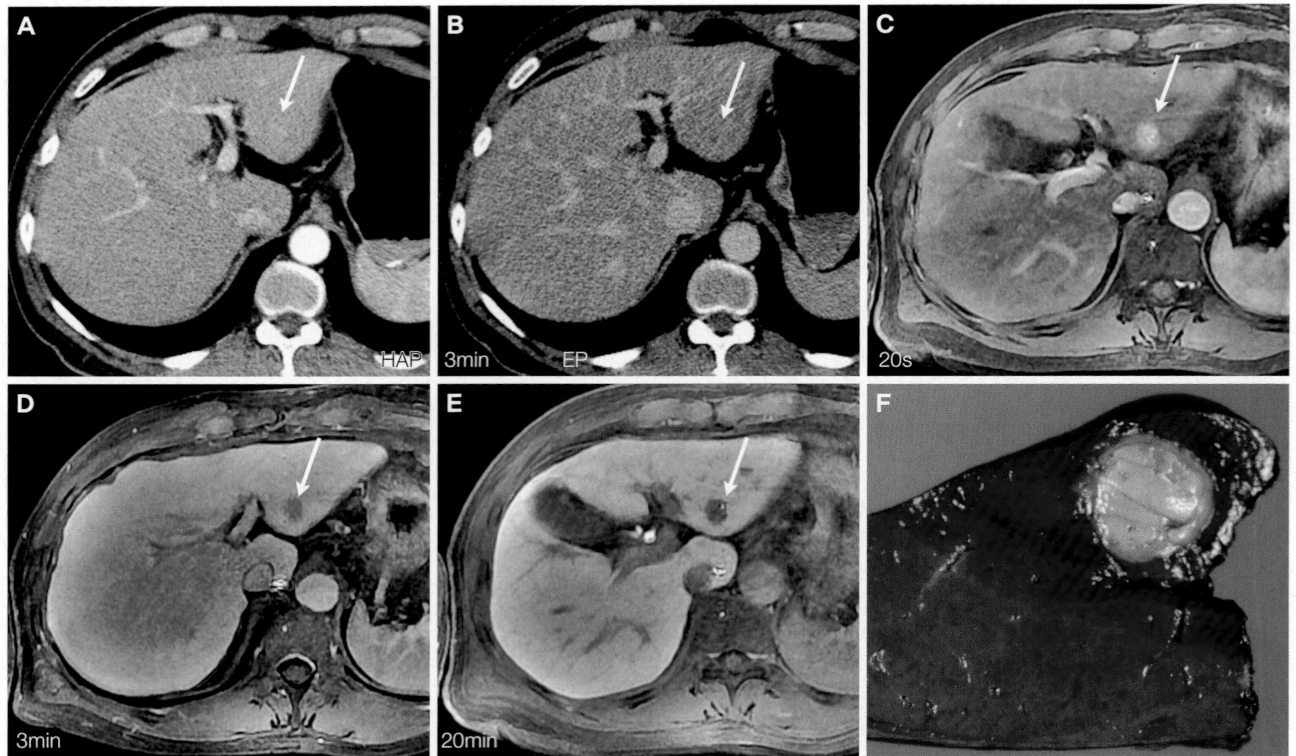

그림 6-30. 소간세포암종의 진단에서 CT보다 우월한 MRI 소견 A. 역동적 CT 동맥기. B. CT 문맥기에서 간내 종양(화살표)을 찾기 어렵다. C. 역동적 MR 동맥기에서 고신호강도의 과혈관성 간세포암종(화살표)이 잘 보인다. D. 3분 지연기에서 간세포암종(화살표)에서 조영제 씻김 현상이 뚜렷하다. E. 20분 간담도기에서 저신호 강도의 신호 결손(화살표)을 보여 간세포기능이 없음을 시사한다. F. 육안적 조직 표본상 소*small*간세포암종으로 확진되었다.

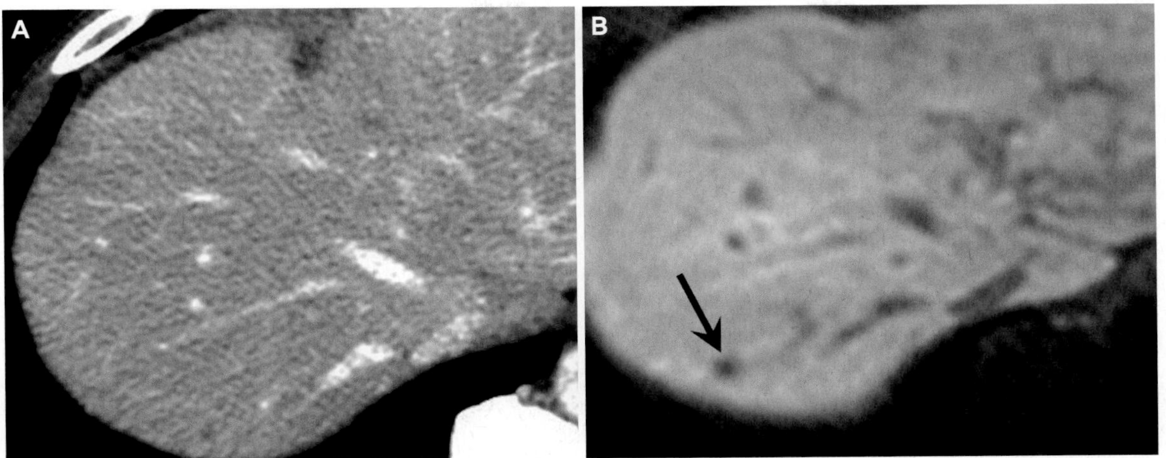

그림 6-31. 전이성 간세포암종의 간세포 특이 조영제를 이용한 MRI A. 역동적 조영증강 CT에서 간내 전이암이 잘 보이지 않는다. B. 프리모비스트 MRI상 전이암(화살표)이 뚜렷이 관찰된다.

동적 조영증강 기능과 20분 지연영상에서 간세포 흡수 및 담도로의 배출을 통한 조영증강 기능의 두 가지 특성을 동시에 갖고 있어 간종양 발견과 감별진단에 도움이 된다(그림 6-28).

최근 보고에 의하면 간특이 조영제는 간경변증 환자의 전암 병변의 발견(그림 6-29) 및 간세포암종 발견에 유용하고(그림 6-30), 정상 간실질을 배경으로 발생하는 국소 간병변의 감별이나 전이성 간세포암종의 평가에 매우 유용하다(그림 6-31). 특히 프리모비스트 조영증강 MRI의 간세포특이기 영상과 확산강조영상을 같이 사용할 경우에는 두 영상 모두 간세포암종과 간실질 간의 대조도가 뛰어나기 때문에 2cm 이하의 소간세포암종의 발견에 매우 도움이 된다(그림 6-30).

3. 주요 간종양의 MRI 소견

(1) 혈관종*hemangioma*

조영 전에 경계가 분명한 낮은 신호강도의 종괴로, 조영제 주입 후 초기에 종괴의 가장자리에 공모양 또는 결절성 조영증강 양상으로 시작하여 점차 종괴 중심부로 조영증

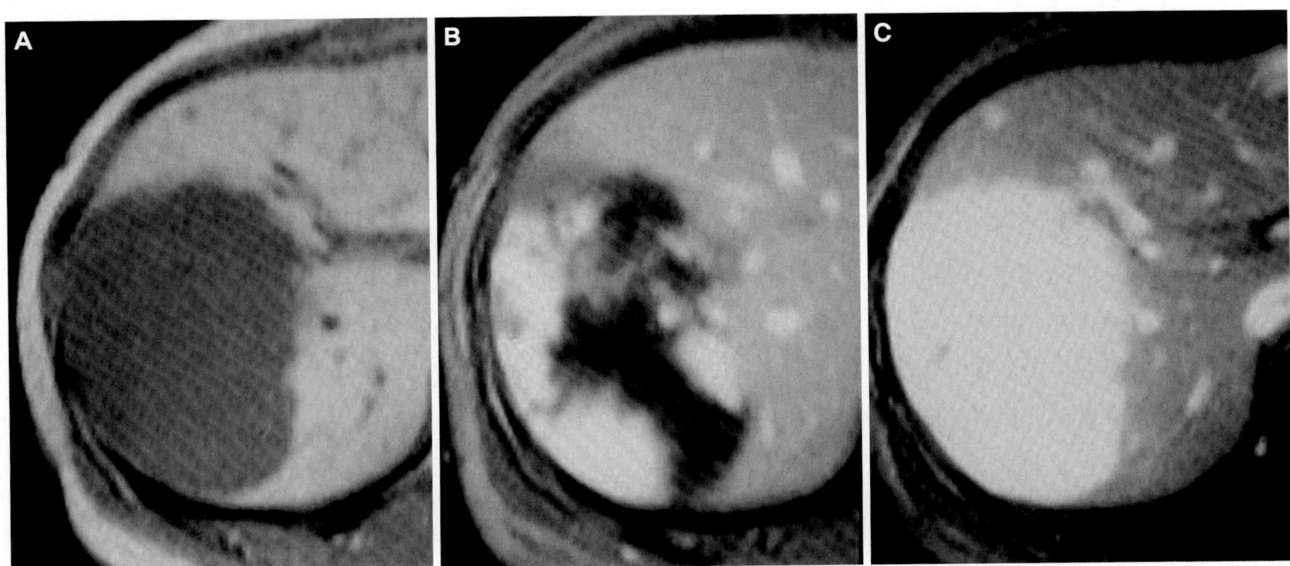

그림 6-32. 거대 간혈관종의 역동적 MRI 소견 A. 조영증강 전 T1 강조영상 MRI상 간우엽에 저신호강도의 커다란 종괴가 관찰된다. B. 조영증강 MRI 동맥기에 종괴 변연부에 결절성 조영증강 소견이 보인다. C. 조영증강 MRI 지연기에 변연부와 중심부에 완전한 조영증강 소견으로 거대 간혈관종으로 진단할 수 있다.

강이 차들어와*fill-in* 완전히 종괴가 조영 증강되고 지연기까지 조영증강을 지속하는 것이 전형적이다. 5cm 이상으로 큰 경우 내부에 반흔 등에 의해 조영 증강되지 않는 부위가 있을 수 있다(그림 6-32). 또한 T2강조영상에서 매우 높은 고신호강도를 보이고 HASTE 영상에서도 매우 높은 고신호강도를 보여 감별에 도움이 된다(그림 6-26).

(2) 간세포암종*hepatocellular carcinoma*

종양의 분화도, 내부구조에 따라 다양하지만, 진행성 간세포암종은 조영 전 T1강조영상에서 약 30%에서 정상 간보다 높은 신호강도를 보이고, 조영제 주입 뒤 빨리 조영증강되어 동맥기에 최고에 달하나 그 정도는 혈관종보다 덜하고, 그 뒤 조영제가 종양에서 빠져나가 지연기에는 낮은 신호강도로 보인다. 그러나 저혈관성*hypovascular* 간세포암종의 경우 동맥기 조영증강이 없을 수 있다. 20분 지연영상에서는 경계가 명확한 저신호강도 병변*clear defect*으로 보인다. T2강조영상에서 간세포암종의 70%는 신호강도가 높고 30%는 등신호강도를 보이는 것으로 알려져 있다(그림 6-30). 이에 비해 이형성 결절*dysplastic nodule*은 T2강조영상에서 저신호강도 또는 등신호강도를 보이고 조영 전 T1강조영상에서는 고신호강도를 보인다. 조영증강은 되지 않으나, 지연영상에서 저신호강도 병변으로 보일 수 있다(그림 6-29). 즉, 이형성 결절과 간세포암종의 MRI 소견이 서로 겹치는 부위*overlap*가 있지만, 일단 병변의 T2 고신호강도와 동맥기 조영증강 소견은 간세포암종을 강하게 시사하는 소견이다.

Ⅳ 핵의학검사

핵의학검사의 간의 형태학적 특성을 판정하는 역할은 과거에 비하여 현저히 감소하였으며, 초음파검사, CT, MRI 등의 영상진단방법이 이를 대체하고 있다. Tc 99m-sulfur colloid를 사용하는 간 동위원소검사는 다른 영상진단방법에 비하여 공간분해능이 열등하여 2~3cm 이하의 간종양은 발견하기 힘들고 병변이 냉소*cold spot*로 보이므로 조직특성 분석이 불가능하며 해부학적 변이에 따른 위양성이 많은 단점이 있다.

단일양자방출 전산화단층촬영술*single photon emission computed tomography; SPECT*이 도입되면서 간종양에 대한 민감도가 증가하였으나 특이도가 낮아서 많이 사용되지 않는다. 그 밖에 비록 제한적이긴 하나 Tc 99m-RBC labeled blood-pool scan으로 간혈관종, Tc 99m-sulfur colloid나 HIDA scan으로 국소결절과증식증 및 GA-67-citrate scan으로 간선종 및 간세포암종의 조직특성 분석에 이용할 수 있다. 그러나 최근의 역동적 CT나 MRI의 간종양에 대한 조직특성 분석능력이 탁월하므로 그 사용은 감소하고 있다.

최근 널리 보급되고 있는 양전자방출단층촬영*Positron emission tomography; PET*은 탄소나 산소, 포도당*FDG* 등 대사물질에 동위원소를 결합시켜 전신에 분포시킨 뒤 그 분포를 3차원 영상으로 얻는 검사이다. PET는 해부학적인 변화가 아닌 대사나 생화학적 변화를 추적할 수 있는 검사로, 악성 종양의 조기 발견에 유용한 것으로 알려져 있다. 간전이에 대해서는 매우 예민하나, 간세포암종의 발견에는 CT나 MRI보다 열등한 것으로 알려져 있다.

Ⅴ 혈관조영술*angiography*

간은 간 동맥 및 문맥으로부터 2개의 혈관을 공급받고 있으며, 혈액은 간정맥을 통하여 하행대정맥으로 들어간다. 간동맥이나 그 분지의 조영은 Seldinger법으로 경피로 대퇴동맥에 삽입된 카테터를 복강동맥 혹은 간동맥에 선택적으로 삽입하여 얻는다.

상장간막동맥의 도자법도 같이 시행하는데, 이 혈관으로부터 부분적인 혈액공급을 받을 수 있기 때문이다. 간동맥이 조영된 후 정상 간은 동맥성 간상기*arterial hepatogram phase*에 소혈관과 모세관이 충만되면서 고른 홍조*uniform blush*를 보이며 그다음 간정맥이 조영된다. 만약 조영제가 복강동맥으로 주사되고 비동맥이 조영되면 뒤에 비장문정맥 계통이 보이게 된다. 문맥의 조영이 없어진 후, 간에 정맥성 간상*venous hepatogram*을 나타내는 또 하나의 홍조가 일어난다.

원발성 악성 종양 중 간세포암종이 가장 흔한데 많은 종양 혈관을 가지고 있으며, 간상기에 짙은 염색을 보이는 과혈관성 병소이다. 다른 악성 종양은 특이한 혈관조영상의 변화가 적다. 양성 종양 중에서는 혈관종이 가장 흔하며 해면상 혈관종에서 수많은 꽈리 모양의 혈관이 동맥조영에서 특징적으로 보인다.

전이암 중 악성 유암종*malignant carcinoid*, 악성 도세포종양*malignant islet cell tumor*, 평골근육종, 그리고 신세포암의 전이 등이 과혈관성이며, 유방암, 자궁내막암, 대장암, 위선암, 부신의 암종 등이 저혈관성이고, 췌장암, 담낭암 등이 무혈관성이다.

간혈관조영술은 과거에는 원발성 또는 전이성 간종양의 진단에 사용되었으나, 현재는 주로 과혈관성 종양의 진단 후 중재적 치료 또는 출혈 병소의 진단 및 중재적 치료에 시술 전 단계로 시행하는 경우가 대부분이며, 진단 목적의 혈관조영술은 CT/MR 혈관조영술로 거의 대치되었다.

Ⅵ 융합영상*fusion imaging*

1. PET-CT

최근 FluoroDeoxy Glucose(FDG)-Positron Emission Tomography(PET)에 CT를 합한 PET-CT는 종양 환자의 진단에 매우 중요한 검사법으로 자리 잡았고, 특히 수술이 필요한 환자를 선택하거나 치료반응을 평가하는 데 중요한 역할을 하고 있다. FDG-PET의 단점인 해부학적 위치 결정*anatomical localization*과 감쇠보정*attenuation correction*을 CT를 통해 보완함으로써 해부학적 정보와 기능적 정보를 하나의 검사로 통합하게 되었다(그림 6-33).

최근 FDG-PET/CT를 이용한 악성 종양의 전이 여부 평가에 관한 보고들이 많으나, 간은 생리적으로 미만성의 증가된 FDG 활동성을 보이며, 대부분 약간의 이질성을 보이므로 작은 전이성 간세포암종의 발견은 제한적이다. 특히 간세포암종에서의 임상적 유용성은 다소 제한적인데, glucose-6-phosphatase의 활동성이 다양하고 많은 경우 오히려 증가되어 있기 때문이다. PET은 간세포암종의 50~70%만을 검출할 수 있으며, 오히려 국소치료 후 재발이나 원격성 전이의 발견에 더 도움이 된다. 반면, 대부분의 전이성 간세포암종은 FDG-PET상 FDG의 활동성을 보이며 높은 검출률을 보인다.

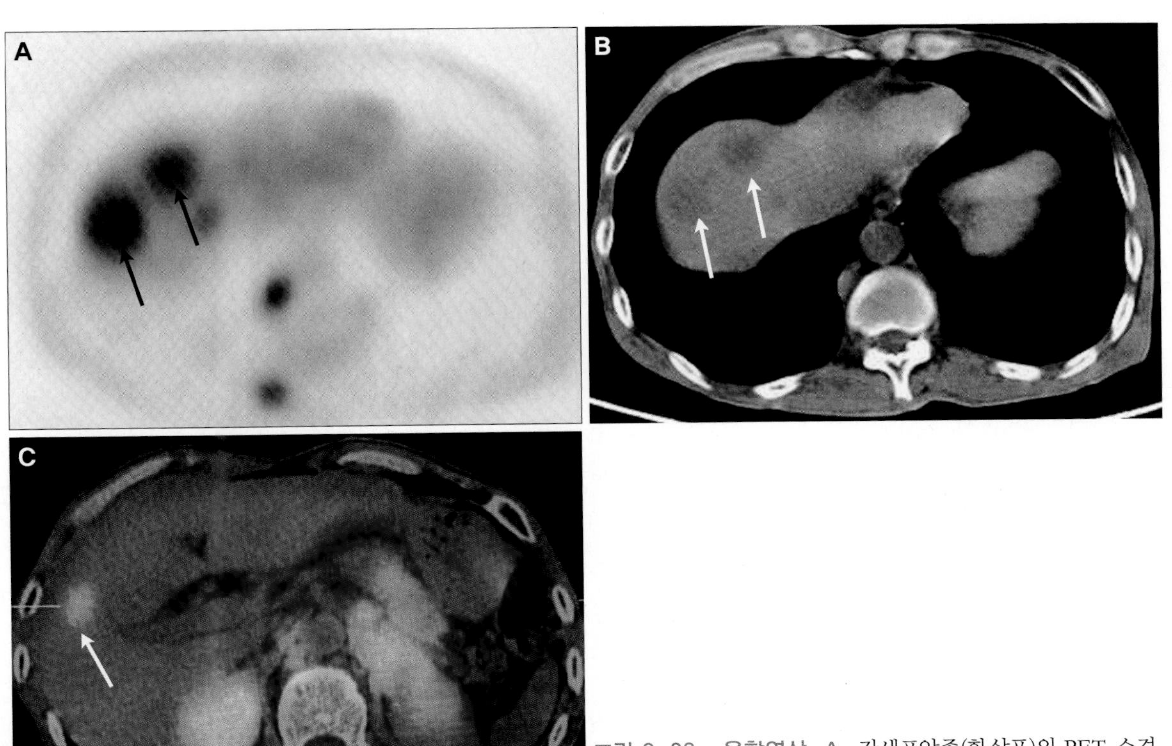

그림 6-33. 융합영상 A. 간세포암종(화살표)의 PET 소견. B. 간세포암종(화살표)의 CT 소견. C. 간세포암종(화살표)의 PET/CT 소견

2. MRI-PET

CT와 마찬가지로 해부학적 영상을 제공하는 MRI와 PET을 결합한 MRI-PET의 개념이 나온 지는 오래되었으나 기술적인 장벽이 있었다. MRI의 강한 자기장에서는 PET의 검출기가 간섭을 받으므로 두 스캐너를 분리시켜 영상을 얻는 방법과 새로운 검출기를 만드는 방향으로 개발이 진행되어 왔다. 최근 MRI 스캐너 내부에 장착할 수 있는 MRI compatible PET 검출기가 개발되었고 MRI의 전신영상 기술이 가능해져 한 스캐너로 MRI와 PET 영상을 동시에 얻는 완전 통합 시스템이 가능해졌다.

PET-CT는 해부학적 영상인 CT와 기능적 영상인 PET이 결합된 것이지만, MRI는 해부학적 정보 이외에도 다양한 기능적 정보를 줄 수 있다. 즉 MRI에서는 높은 대조도의 해부학적 영상 이외에도 확산*diffusion*, 이완도*relaxometry*, 관류*perfusion*, 혈류*blood flow*, 세포 표지*cell labeling*, 자기공명 분광술*spectroscopy* 등 다양한 매개변수의 사용이 가능하므로 단순한 해부학적 영상의 융합뿐 아니라 다양한 기능적 영상을 얻을 수 있으므로 종양 환자의 병기나 치료방침의 결정에 더 나은 정확도를 보일 수 있을 것으로 기대된다.

3. 초음파-CT, 초음파-MRI

최근에 영상진단 기술의 발전으로 악성 간종양의 조기 발견이 증가하면서 환자의 생존율이나 예후도 향상되고 있다.

조기 간세포암종에 대한 비수술적인 치료로 고주파열치료*radiofrequency ablation*가 많이 이용되고 있으며 치료 효과도 수술법과 대등한 결과를 보이고 있다. 고주파열치료의 유도영상으로 초음파를 가장 많이 사용한다. 초음파에서는 보이지 않으나 CT나 MRI로 발견되는 경우는 컴퓨터를 이용하여 영상을 연계하여 CT나 MRI에서의 종양의 위치를 초음파 영상 상에 나타나게 하여(그림 6-33) 그 부위를 치료하는 방법이 최근에 광범위하게 사용되고 있고, 치료 성적도 과거에 비하여 매우 향상되었다.

4. Angio-CT

최근 혈관조영장비에 부착하여 CT처럼 360도 돌며 스캔 후 이를 3차원적으로 재구성하는 소위 C-arm CT가 개발되어, 간종양 혈관에 대한 3차원적 지도*road map*를 제공하고 혈관조영시술 도중 CT 동맥조영술*CTHA*이 가능해져 간세포암종 중재시술에 큰 도움이 되고 있다(그림 6-34).

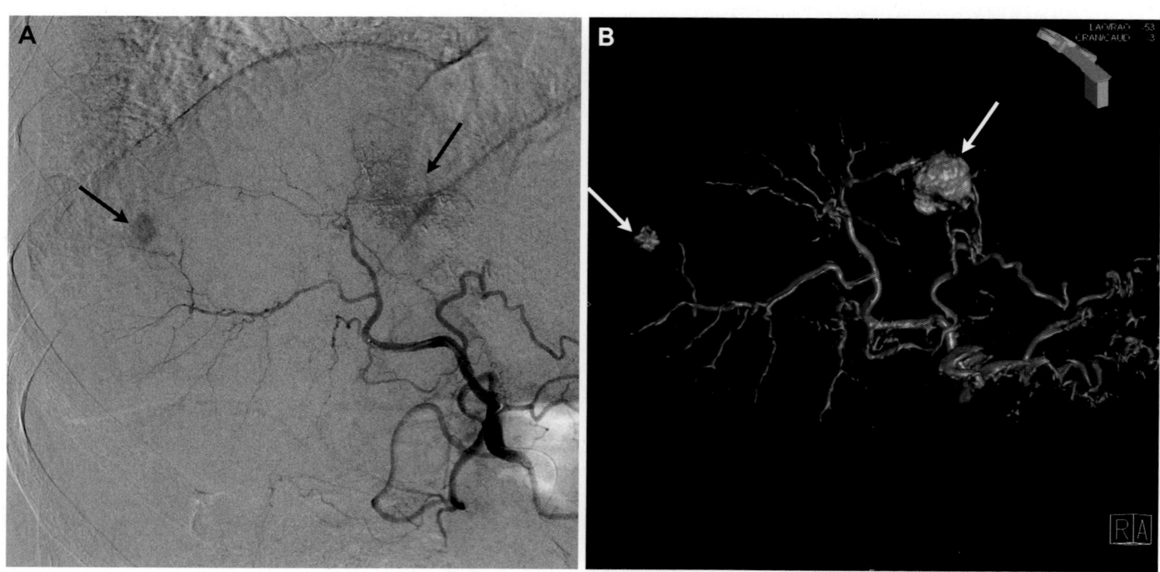

그림 6-34. C-arm CT를 이용한 종양혈관의 3차원적 재구성 A. 혈관조영술 동맥기에 과혈관성*hypervascularity*을 보이는 간세포암종(화살표)이 있다. B. C-arm CT를 이용하여 종양(화살표) 및 종양 혈관의 3차원적 재구성 영상을 얻어 중재시술 시 혈관과 종양의 관계를 보다 정확히 파악할 수 있다.

Ⅶ 요약

21세기에 들어서면서 간질환에 대한 다양한 영상진단방법 개발과 더불어 각 방법에 의한 간질환의 진단적 가치에 대한 많은 연구들이 이루어졌으나, 진단의 정확성은 사용한 기기, 방법, 대상군에 따라 다양하게 보고되고 있으며, 현재까지 간질환의 영상진단에 단일한 최선의 방법은 없는 실정이다. 따라서 영상의 접근방법은 각 기관의 최대의 장점을 살려 특성 있게 개발해야 하는데 기기, 영상진단을 의뢰하는 의사의 지식과 관심, 검사의뢰를 받는 영상의학과 의사의 자질 및 성의, 검사비용 등을 고려하여 최선의 방법을 택해야 하며 환자의 임상상황에 따라 영상진단 방법의 장, 단점을 고려해 적절한 방법들을 선택하여 비용에 따른 최대의 효과를 얻도록 하여야 할 것이다.

최근 간질환의 제 일차 검사로 간 초음파검사를 실시하며, 이차 검사로 질환의 확인 및 조직특성 분석을 겸한 조영 전 CT와 조영 후 동맥기, 문맥기 및 지연기의 사중 시기*quadruple phase* 역동적*dynamic* CT를 사용한다. 이를 보완하는 방법으로, 특히 간혈관종이나 조기 간세포암종의 조직특성 분석, CT에서 진단이 어려운 간질환, 대장암에서 수술 전의 간전이의 유무판정 등에서 MRI를 시행한다. 간종양 중 악성 과혈관성 종양으로 중재적 치료의 대상인 경우 간 혈관조영술을 시행하며 이때 필요하면 리피오돌을 간혈관 내 주입하고 2주일 후에 리피오돌 CT를 시행한다. 수술을 요하는 경우는 술중 초음파검사를 시행하게 된다.

결론적으로 간질환에 대한 영상진단방법은 1970년대 이후 급속하게 발전을 하였고 여러 가지 방법이 개발되었으나, 현재까지 황금표준이라고 할 만한 최선의 단일방법은 없다. 따라서 각 진단방법은 서로 경쟁적인*competitive* 관계가 아니라 상호보완적*complementary*인 관계에 있다는 점을 인식하고 각 방법의 유용성, 장점, 단점, 한계성을 충분히 인식하여 각 환자의 상황에 따라서 최선의 방법을 택해야 한다.

참고문헌

1. Bieze M, van den Esschert JW, Nio CY, et al. Diagnostic accuracy of MRI in differentiating hepatocellular adenoma from focal nodular hyperplasia: prospective study of the additional value of gadoxetate disodium. AJR Am J Roentgenol 2012;199:26-34
2. Bota S, Herkner H, Sporea I, et al. Meta-analysis: ARFI elastography versus transient elastography for the evaluation of liver fibrosis. Liver Int 2013;33:1138-1147
3. Choi BI. Radiology illustrated: hepatobiliary and pancreatic radiology. 1st ed. Heidelberg, New York, London: Springer, 2014;3-389
4. Choi JW, Lee JM, Kim SJ, et al. Hepatocellular carcinoma: imaging patterns on gadoxetic acid-enhanced MR Images and their value as an imaging biomarker. Radiology 2013;267:776-786
5. de Souza DA, Parente DB, de Araujo AL, et al. Modern imaging evaluation of the liver: emerging MR imaging techniques and indications. Magn Reson Imaging Clin N Am 2013;21:337-363
6. Foley WD. Special focus session: multidetector CT: abdominal visceral imaging. Radiographics 2002;22:701-719
7. Galea N, Cantisani V, Taouli B. Liver lesion detection and characterization: role of diffusion-weighted imaging. J Magn Reson Imaging 2013;37:1260-1276
8. Garra BS. Elastography: current status, future prospects, and making it work for you. Ultrasound Q 2011;27:177-186
9. Gennisson JL, Deffieux T, Fink M, et al. Ultrasound elastography: principles and techniques. Diagn Interv Imaging 2013;94:487-495
10. Goshima S, Kanematsu M, Kondo H, et al. Optimal acquisition delay for dynamic contrast-enhanced MRI of hypervascular hepatocellular carcinoma. AJR Am J Roentgenol 2009;192:686-692
11. Grazioli L, Bondioni MP, Haradome H, et al. Hepatocellular adenoma and focal nodular hyperplasia: value of gadoxetic acid-enhanced MR imaging in differential diagnosis. Radiology 2012;262:520-529
12. Hohmann J, Muller A, Skrok J, et al. Detection of hepatocellular carcinoma and liver metastases with BR14: a multicenter phase IIA study. Ultrasound Med Biol 2012;38:377-382
13. Kim JE, Lee JY, Bae KS, et al. Acoustic radiation force impulse elastography for focal hepatic tumors: usefulness for differentiating hemangiomas form malignant tumors. Korean J Radiol 2013;14:743-753
14. Koh DM, Padhani AR. Functional magnetic resonance imaging of the liver: parametric assessments beyond morphology. Magn Reson Imaging Clin N Am 2010;18:565-585
15. Lee JH, Lee JM, Kim SJ, et al. Enhancement patterns of

hepatocellular carcinomas on multiphasicmultidetector row CT: comparison with pathological differentiation. Br J Radiol 2012;85:e573-583
16. Lee JM, Yoon JH, Kim KW. Diagnosis of hepatocellular carcinoma: newer radiological tools. Semin Oncol 2012;39:399-409
17. Lee MW, Lee JM, Lee JY, et al. Preoperative evaluation of the hepatic vascular anatomy in living liver donors: comparison of CT angiography and MR angiography. J Magn Reson Imaging 2006;24:1081-1087
18. Merkle EM, Nelson RC. Dual gradient-echo in-phase and opposed-phase hepatic MR imaging: a useful tool for evaluating more than fatty infiltration or fatty sparing. Radiographics 2006;26:1409-1418
19. Murakami T, Kim T, Kawata S, et al. Evaluation of optimal timing of arterial phase imaging for the detection of hypervascular hepatocellular carcinoma by using triple arterial phase imaging with multidetectorrow helical computed tomography. Invest Radiol 2003;38:497-503
20. Park MJ, Kim YK, Lee MW, et al. Small hepatocellular carcinomas: improved sensitivity by combining gadoxetic acid-enhanced and diffusion-weighted MR imaging patterns. Radiology 2012;264:761-770
21. Rogalla P, Kloeters C, Hein PA. CT technology overview: 64-slice and beyond. Radiol Clin North Am 2009;47:1-11
22. Scharitzer M, Ba-Ssalamah A, Ringl H, et al. Preoperative evaluation of colorectal liver metastases: comparison between gadoxetic acid-enhanced 3.0-T MRI and contrast-enhanced MDCT with histopathological correlation. Eur Radiol 2013;23:2187-2196
23. Sherman M. Hepatocellular carcinoma: screening and staging. Clin Liver Dis 2011;15:323-334
24. Sun HY, Lee JM, Shin CI, et al. Gadoxetic acid-enhanced magnetic resonance imaging for differentiating small hepatocellular carcinomas (< or =2 cm in diameter) from arterial enhancing pseudolesions: special emphasis on hepatobiliary phase imaging. Invest Radiol 2010;45:96-103
25. Sun L, Guan YS, Pan WM, et al. Positron emission tomography/computer tomography in guidance of extrahepatic hepatocellular carcinoma metastasis management. World J Gastroenterol 2007;13:5413-5415
26. Torigian DA, Zaidi H, Kwee TC, et al. PET/MR imaging: technical aspects and potential clinical applications. Radiology 2013;267:26-44
27. Agnello F, Ronot M, Valla DC, et al. High-b-value diffusion-weighted MR imaging of benign hepatocellular lesions: quantitative and qualitative analysis. Radiology 2012;262:511-519
28. Werner MK, Schmidt H, Schwenzer NF. MR/PET: a new challenge in hybrid imaging. AJR 2012;199:272-277
29. Wong TZ, Paulson EK, Nelson RC, et al. Practical approach to diagnostic CT combined with PET. AJR Am J Roentgenol 2007;188:622-629
30. Zech CJ, Reiser MF, Herrmann KA. Imaging of hepatocellular carcinoma by computed tomography and magnetic resonance imaging: state of the art. Dig Dis 2009;27:114-124

chapter 07 간질환 환자의 수술 전 평가 및 처치

김윤준

- 간질환 환자들, 특히 급성 간염과 증상이 있는 활동성의 만성 간염 환자에서 수술사망률과 수술 후 합병증 발생률이 높다.
- 간경변증 환자에서 수술 위험은 증가하는데, 특히 예정수술보다 응급수술일 때, 또 심장수술이나 복부수술 시, 특히 담낭절제술을 포함하는 담도계 수술 시 복강 외 수술의 경우보다 현저히 수술 위험이 증가한다.
- 수술 후 사망률과 합병증 발생률 예측을 위하여 현재 가장 널리 이용되고 있는 체계는 Child 등급과 MELD 점수이다.
- 간경변증 환자에서는 Child 등급으로 반영되는 간기능부전의 정도(B와 C군)에 따라 수술 위험이 증가한다. Child 등급 B군에서는 10~15% 이상의 간절제술은 금기이며, C군에서는 긴급히 생명을 구하기 위한 경우가 아니면 간절제술뿐만 아니라 어떠한 다른 수술도 일반적으로 금기로 되어 있다.
- Child 등급 A군(MELD<10)에는 수술 전 처치가 필요 없으며, C군(MELD>15)인 경우는 대부분 수술 위험이 커지게 된다. 그러므로 적극적인 수술 전 처치가 필요한 경우는 Child 등급 B군(MELD 10~15)에 해당하는 환자들이다. 즉 세심한 수술 전 평가를 통하여 수술 전에 교정 가능한 요인들을 치료함으로써 수술의 합병증을 최소화할 수 있다.
- 간이식 대상자에서는 수술이 이식 후로 미루어질 수 있는지에 대한 면밀한 검토가 필요하다.

간질환 환자에서 수술이나 마취에 의한 위험성을 높이는 다양한 문제들이 야기될 수 있음은 잘 알려져 있다. 간기능 저하 및 약물-혈장 단백질(알부민) 결합의 변화로 인해 마취제나 근육이완제, 진통제, 안정제 등의 약동학적 변화가 초래되며 응고장애로 인하여 출혈성 위험이 증가하고 간내 세망내피세포*reticuloendothelial cells*의 기능저하로 감염에 대한 감수성이 증가한다. 이러한 문제들을 수술 전에 인지하여 평가하는 것은 수술에 따른 위험과 수술 후에 얻는 이득을 비교, 판단하는 데 매우 중요하다. 그러나 간질환 환자가 마취나 수술의 부담을 어떻게 이겨낼 것인가를 예측하는 일은 매우 어렵다. 즉 수술 전후에 발생할 수 있는 제반 문제들에 적절히 대응하기 위해서는 간의 다양한 기능들에 대한 이해가 필요할 뿐만 아니라 생길 수 있는 합병증에 대한 병태생리학적 기전에 대한 폭넓은 지식도 필요하다. 여기에서는 우선 마취나 수술이 정상 간에 미치는 영향을 알아보고, 이들을 바탕으로 수술위험도를 예측하는 데 초점을 맞추어, 간질환 환자의 수술 전 평가방법을 설명한 후 가장 최적의 수술경과를 밟기 위한 수술 전 준비에 대하여 기술하고자 한다.

I 마취나 수술이 정상 간에 미치는 영향

1. 간혈류

흡입성 전신마취제뿐만 아니라 척추*spinal*나 경막외*epidural* 마취제 등을 포함하여 모든 마취제는 간혈류량을 저하시켜 간의 산소 섭취를 감소시키는데, 그 기전은 동맥저혈압과 간동맥의 수축으로 생각된다. 건강한 지원자를 대상으로 한 연구에 의하면, 첫 30분 동안에 평균 35%의 간혈류 감소가 나타났다가 회복되었다. 그러므로 수술 후의 간기능장애는 초기의 간혈류 저하나 그 후의 재관류에 의한 손상일 가능성이 있다. 이렇게 모든 마취제가 간의 산소 섭취를 저하시키지만, 마취되었을 때만 일어나는 정상 간의 저산소증이 임상적으로 증명되지는 않았다. 즉 수술 중에 나타나는 간의 저산소증은 마취 자체에 의한 것뿐만 아니라 저혈압, 출혈, 산소공급의 부족, 혈관수축제의 사용, 간헐적 양압 호흡 등의 다른 요인들도 작용하는 것으로 생각된다. 이상과 같은 다양한 요인들은 수술방법에 따라 크게 좌우된다. 예를 들면, 개복수술은 복부 이외의 장기수술보다 많은 간혈류 저하를 일으킨다. 왜냐하면 수술 중에 복강 내 장기를 견인하면 대정맥이 반사적으로 확장하여 심장으로의 정맥혈류량이 줄어서 결국에는 간으로의 산소공급이 저하되기 때문이다. 복강 이외의 수술과정에서는 10% 정도 간혈류량이 저하되나 복강 내 수술과정에서는 약 50%가 감소한다. 또한 이전에 복부수술을 받았던 간경변증 환자는 간 주변 유착 부위에 혈관이 잘 발달되어 수술 중 출혈과 간의 허혈성 손상 위험이 높다. 특히 담낭절제술이나 위절제술을 시행할 때 이환율*morbidity*과 사망률*mortality*이 높다. 그러므로 간질환을 가진 환자에서는 이와 같은 혈류량의 변화를 고려해야 한다.

2. 생화학적 간기능이상

마취나 수술 후에 발생하는 생화학적 간기능검사의 이상 정도는 마취시간보다는 수술의 방법 및 그 범위와 더욱 밀접한 관계가 있다. 예를 들어서, 알라닌아미노전이효소*alanine aminotransferase; ALT*나 아스파탐산아미노전이효소*aspartate aminotransferase; AST*의 상승은 상복부나 담도계 수술 시에 하복부나 유방수술 시보다 더욱 흔히 관찰된다. 즉 마취제 이외의 여러 요인들이 수술 후에 간기능장애를 일으키는 요인이 되는데, 정상인에서의 장애는 대부분 가볍고 큰 문제를 일으키지 않는다.

3. 약물에 의한 간손상 및 약동학적 변화

정상인에서는 간혈류의 30%는 간동맥이, 70%는 간문맥이 담당하며, 산소공급은 각각 50%씩 담당하게 된다. 만약 간문맥혈류가 감소하면 간동맥혈류가 증가되어 적절한 산소공급을 유지하게 되는데, 이것을 간동맥 완충 반응*hepatic arterial buffer response*이라고 한다. 할로탄*halothane*과 엔플루란*enflurane*은 이런 보상작용의 장애를 일으키고 전신 혈관확장과 심근 수축력 저하를 일으켜 간동맥혈류를 감소시킨다. 반면 이소푸루란*isoflurane*, 세보푸루란*sevoflurane*은 이런 보상 작용을 유지시키고 간혈류량을 유지 혹은 증가시켜 간질환 환자에서 선호되며, 할로탄(20%)이나 엔플루란(2~4%)보다 간대사를 덜 거치기 때문에(0.2%) 면역학적 기전에 의한 간염의 위험성도 낮다.

마취 시 흔히 쓰이는 신경근육차단제는 간질환 환자에서 작용시간이 길어진다. 그 이유는 간질환 환자에서는 혈중 pseudocholinesterase 농도가 낮고, 약물의 담관배설이 적어지며, 분포용적이 커지기 때문이다. 따라서 간질환 환자에서는 간대사를 거치지 않는 atracurium이 추천된다.

간혈류량의 감소 때문에 간질환 환자에서 모르핀*morphine*, 페티딘*pethidine*, 옥시코돈*oxycodone* 등의 대사가 감소한다. 반면 펜타닐*fentanyl*은 그 대사가 간혈류의 영향을 덜 받아서 비교적 안전하게 쓸 수 있다. 하지만 펜타닐은 저장 영역으로 신속히 재분포하여 작용시간이 짧기 때문에 심한 수술 전후의 통증을 관리하기 어려운 경우가 있을 수 있다. 이런 경우는 모르핀이나 페티딘 등의 투여 간격을 1.5~2배 정도 늘리고 시작 용량도 보통의 절반 정도로 감량하여 사용해 볼 수 있으나, 일단 흡수된 약물의 배설시간이 길어서 간성 뇌증의 위험이 있음을 항상 주지하고 주의해서 사용해야 한다. 비슷하게 벤조디아제핀*benzodiazepine* 계통의 약물대사도 지연되므로 간대사를 거치지 않는 옥사제팜*oxazepam*이나 로라제팜*lorazepam*이 선호된다.

Ⅱ 마취나 수술이 질병이 있는 간에 미치는 영향

마취나 수술이 질병이 있는 간에 미치는 영향과 기전은 정상 간에 미치는 것과 똑같다. 그러나 간질환 환자에서는 간장애의 결과가 임상적으로 쉽게 나타나며 가끔 심각한 합병증을 일으킬 뿐만 아니라 치명적일 수도 있다는 점

표 7-1 간질환 환자에서 선택적 수술의 금기증

급성 바이러스성 간염	
급성 알코올성 간염	
급성 간부전	
심한 만성 간염	
Child 등급 C 간경변증	
심한 응고장애	
비타민 K 투여 후에도 프로트롬빈시간이 3초 이상 지연	
혈소판 수<50,000/mm³	
심한 간외 합병증	저산소증 심근병증: 심부전 급성 신부전

에서 분명히 구별해야 한다. 이 경우 간장애로 나타나는 임상상은 마취제의 선택과 수술방법뿐만 아니라 기존 간질환의 원인과 급·만성에 따라서 영향을 받는다. 일반적인 선택적 수술*elective surgery*의 금기증은 표 7-1에 정리하였다.

1. 급성 간염, 급성 간부전

개복수술을 시행한 급성 간염 환자 42만 명을 대상으로 조사한 Summerskill 등의 보고에 의하면 10%에서는 치명적이었고, 12%에서는 간성 뇌증 및 복수 등의 심각한 합병증을 나타냈다. Sherlock 및 Dykes 등이 비슷한 관찰 결과를 발표한 반면, Hardy 및 Bouke 등은 수술 후에 치명적인 예를 관찰할 수 없다고 하였다. 그런데 이들 연구가 모두 후향적이어서 정확한 결론을 내리기 어려운 실정이지만, 일반적으로는 급성 바이러스성 간염 환자들은 수술 위험과 수술 후 사망률이 높다고 인정되므로, 현 시점에서는 선택적 수술은 금기사항으로 간주하는 것이 안전하다고 생각된다. 급성 간부전 환자 또한 간이식 이외의 수술은 금기로 생각된다.

2. 만성 간염

만성 간염 환자에서 수술 위험은 임상적·생화학적·조직학적 중증도와 관련이 있다. 증상이 없는 가벼운 만성 간염(이전의 만성 지속성 간염) 환자에서 선택적 수술은 안전하다.

반면 증상이 있고 조직학적으로 심한 만성 간염 환자에서는 수술 위험이 증가한다. 특히 간의 생화학적 합성능이나 배설능이 저하되어 있는 경우, 문맥압항진증이 있거나 조직학적으로 조각 괴사, 광범위한 소엽 괴사 등이 있을 때 수술 위험은 더욱 증가한다. 따라서 증상이나 질환의 활동성을 시사하는 소견이 동반될 경우에 증상이 완화되고 활동성이 가라앉을 때까지 선택적 수술을 연기하도록 권고하고 있다. 특히 효과적인 항바이러스제 치료가 가능한 경우 먼저 치료를 시작하는 것이 좋다.

무증상이고 AST/ALT가 정상인 만성 B형간염바이러스표면항원*Hepatitis B surface antigen; HBsAg* 보유자나 간기능이 보존되어 있는 만성 C형간염 환자는 수술 후 합병증의 위험이 정상인보다 더 높지는 않다.

3. 지방간 및 비알코올성 지방간염
nonalcoholic steatohepatitis; NASH

중등도 내지 중증의 지방간일 경우 간절제술 후 사망률이 증가하는 경향이 보고되었지만, 알코올성 간염과 달리 비알코올성 지방간*NASH*과 간염에서 선택적 수술은 금기가 아니다.

심한 비만 환자에서 위 우회술*gastric bypass surgery* 도중 우연히 비알코올성 지방간염에 의한 간경변증이 발견되기도 하는데, 임상증상이 없는 간경변증이라면 수술이 금기는 아니다. 그러나 비알코올성 지방간염에 의한 간경변증인 경우, 간세포 재생능에 이상이 있기 때문에 간이식술의 공여자가 될 수 없다.

4. 알코올성 간질환

알코올성 간질환이나 만성 음주 병력이 있는 환자들은 수술 전 몇 주 동안 금주할 것을 권하는데, 그 까닭은 첫째, 수술 직후에 알코올 금단증상이 나타날 수 있고, 둘째, 알코올에 의한 할로탄 간염의 위험이 증가하며, 셋째, 진통제로 사용하는 아세트아미노펜*acetaminophen*의 상용량에서도 간기능장애가 초래될 수 있기 때문이다. 알코올성 간염 환자에서는 높은 사망률이 관찰되기 때문에 수술은 일반적으로 금기이다.

5. 간경변증

한 대규모 연구에서는 8년간 미국 전 지역에서 계획수술을 받았던 간질환이 없는 환자 2,778,145명과 문맥압항진증이 없는 간경변증 환자 18,355명, 문맥압항진증이 있는 간경변증 환자 4,214명을 대상으로 병원 내 사망률을 비교한 결과, 담낭절제를 시행한 간경변증만 있는 환자 및 문맥압항진증을 동반하는 간경변증 환자에서 사망률이 일반인에 비하여 각각 3.4배, 12.3배 높았고, 대장절제의 경우에는 각각 3.7배, 14.3배 높았으며, 복부 대동맥류 수술을 한 경우에는 5배, 7.8배 높았고, 관상동맥 우회술을 받은 경우는 각각 8배, 22.7배 높았다. 수술 위험에 관

표 7-2 간수술을 시행받은 간경변증 환자에서 합병증 및 사망의 위험인자들

수술의 종류	응급 복부수술(특히 담낭절제술, 위절제술, 대장절제술) 심장수술 간절제술
환자의 특성	Child 등급(C군>B군) 간염 빈혈 영양결핍 문맥압항진

표 7-3 간기능과 수술 가능성

Child A	간기능 제한 없음 모든 수술에 대하여 정상적인 반응 정상 간 재생능
Child B	간기능에 약간의 제한 수술에 대한 반응이 정상과 다를 수 있으나, 수술 전 처치로 극복 가능 간 재생능의 제한, 따라서 대량의 간절제술은 금기
Child C	간기능의 심한 제한 수술 전 처치에도 불구하고 모든 수술에 대하여 불량한 반응 크기에 무관하게 간절제술은 금기

한 보고들에서 얻을 수 있는 결론은 ① 간경변증 환자에서 수술 위험은 확실히 증가한다, ② 간경변증 환자에서 수술 위험은 선택적 수술일 때보다도 응급수술일 때에 상당히 증가한다, ③ 심장수술이나 복부수술 시에 다른 부위 수술 시보다 현저히 증가한다(특히 담낭절제술을 포함하는 담도계 수술 시에 매우 위험이 높다) 등이다. 한편 수술 시 및 수술 후 사망률은 '간기능부전의 정도', 즉 간경변증의 심한 정도에 따라 결정된다고 인정되고 있다. 간기능부전의 정도를 정확히 측정할 수 있는 방법은 없는 실정이지만, 현재 가장 널리 이용되고 있는 체계는 Child 등급이다. 이 분류는 원래 간경변증 환자에서 문맥대정맥문합술 시행 후의 사망률을 예견하기 위하여 고안되었으나, 현재는 간경변증 환자에게 시행되는 모든 수술 후의 사망률과 합병증의 발생빈도를 예측하는 데도 효과적으로 이용되고 있는데, 이 분류에 따른 수술 위험 예견에 관해서는 뒤에서 설명하겠다. Child 등급을 포함하여, 수술을 받은 간경변증 환자에서 합병증 및 사망의 위험인자들에 대해서는 표 7-2에 정리하였다. 이 밖에도 간기능의 정량적 평가방법들인 갈락토오스*galactose* 제거능, 아미노피린*aminopyrine* 호기검사, indocyanine green 청소율 등이 제안되었으나, Child 체계에 추가 정보를 제공하지는 못한다.

6. 간세포암종의 절제

과거에는 사망률이 50%까지 보고되는 등 간경변증 환자에서 간세포암 절제술은 금기로 생각되었다. 그러나 대상 환자의 선택, 수술 전 처치와 수술 중과 후의 모니터, 수술 수기의 발전 등에 힘입어 간경변증 환자에서 간세포암종 절제술의 사망률은 3~16%로 감소하였다. 현재까지는 Child 등급이 수술 가능성*operability*을 측정하는 가장 편리하고도 유용한 방법이다(표 7-3). 간세포암 절제술에서도 역시 간 예비능을 측정하는 다른 검사들—indocyanine green 청소율, Kupffer세포에 의한 동위원소 표지 콜로이드의 섭취, 간 핵의학영상, 전산화단층촬영에 의한 간 용적의 측정 등—의 유용성은 널리 인정받고 있지 못하다.

Child 등급 A군 환자들에서 종양절제술은 비교적 무리 없이 시행될 수 있지만, Bruix 등에 의하면 종양절제술을 받은 Child 등급 A군 환자들의 약 60%에서 수술 후 간기능부전이 발생하였고, 특히 문맥압항진증이 동반되었을 경우는 약 73%에서 3개월 후에도 해결되지 않은 간기능부전이 발생하여 문맥압항진증이 동반된 경우는 Child 등급 A군이라 하더라도 종양절제술을 받지 않도록 주장하였다. 다른 연구에서 Capussotti와 Cucchetti 등은 Child 등급 A군 환자에서 문맥압항진증의 여부가 수술 후 간기능부전, 합병증 발생률, 사망률에 영향을 미치지 않고 MELD(Model for End-stage Liver Disease) 점수와 간절제 범위가 수술 후 사망률 및 합병증 발생률을 예측하는 주요인자임을 제시하여 문맥압항진증이 있는 것만으로 Child 등급 A군 환자에서의 종양절제술을 금기로 하지 않을 것을 주장하기도 하였다. 현재로서는 Child 등급 A군 환자에서 문맥압항진증이 동반되었을 경우 간의 종양절제술은 각각의 사례에 대하여 신중하게 판단해야 할 것으로 생각한다. 그 밖에 수술 위험을 증가시키는 조건으로 개흉술, 폐질환, 당뇨병, 악성 종양, 간내 염증질환 등이 있다.

7. 심장수술

심장수술은 수술시간이 길 뿐 아니라 심폐우회로 등을 사용하여 응고, 혈관 저항 및 투과, 수분 균형 및 주요 장기의 기능에 영향을 끼치는 많은 세포독성 물질이나 혈관활성물질의 생성과 분비를 증가시키게 된다. 결과적으로 간내 혈류량 감소, 혈액희석, 헤파린의 사용 등으로 응고장애가 심화되어 간경변증을 가진 환자에서 수술 후 합병증이 높다. 한 연구에서 Child-Turcotte-Pugh(CTP) A인 환자에서 심폐우회로를 하는 경우 술 후 이환율과 사망률은 각각 9.7%, 3%였고, CTP B인 경우는 각각 66%, 41%로 나타나, 결론적으로 CTP B, C인 경우에는 심폐우회를 사용한 심장수술은 피하는 것이 좋다. 또한 관상동맥 우회술이나 밸브수술 또한 CTP B인 경우에 수술 후 간부전이나 다장기부전의 위험성이 높다.

8. 폐쇄성 황달

폐쇄성 황달 환자의 수술 후 합병증과 사망률을 조사한 Dixion 등에 의하면 ① 수술 전 Hct가 30% 이하, ② 혈청 총 빌리루빈이 11mg/dL 이상, ③ 악성 종양에 의한 폐쇄 등 세 가지가 높은 수술 위험과 관련이 있다. 즉 세 요인이 모두 있는 경우는 사망률이 60%, 세 요인이 모두 없는 경우에는 사망률이 5% 미만이었다. 그 밖에도 알부민이 낮거나 고질소혈증이나 담관염이 있으면 수술 위험이 증가한다. 이들을 포함하여 폐쇄성 황달 환자에서 수술 후 사망의 위험인자들은 표 7-4에 정리하였다.

전향적 무작위 연구 결과, 폐쇄성 황달 환자에서 수술 전 외부 담관배액술은 수술 사망률과 합병증을 감소시키지 못하는 것으로 나타났다. 내시경 담관배액술 역시 악성 종양에 의한 폐쇄성 황달 환자의 수술 사망률을 감소시키지 못하였다. 그러나 담석을 동반한 담관염 환자에서는 외부 담관배액술이 수술적 배액술보다 사망률과 합병증이 낮은 것으로 알려져 있다. 간경변증 환자에서 내시경 유두절개술은 일반인보다는 합병증의 위험이 높기는 하지만, Child 등급 C군 환자에게도 비교적 안전하게 시행될 수 있다.

표 7-4 폐쇄성 황달에서의 수술 사망의 위험인자들

적혈구 용적률<30%
혈청 빌리루빈>11mg/dL
악성 종양에 의한 담관폐쇄
고질소혈증
저알부민혈증
담관염

9. 기타 간질환들

자가면역성 간염 환자는 간기능이 유지되는 경우 선택적 수술을 잘 견딘다. 그러나 프레드니솔론*prednisolone*을 복용 중인 환자에서는 '수술 스트레스'에 의해서 부신피질결핍증이 나타날 수 있으므로 히드로코르티손*hydrocortisone*의 투여가 필요할 수 있다.

윌슨*Wilson*병인 경우에는 수술에 의해서 기존의 신경증상이 악화되거나 유발될 수 있음을 유의해야 한다. 또한 D-페니실라민*D-penicillamin*은 교원질의 합성을 저해하므로 상처의 회복이 지연될 수 있다. 이때는 수술 후 1~2주 동안 D-페니실라민을 감량하여 투여한다.

Ⅲ 수술 전 평가

1. 잔존 간기능의 평가

현재 알려진 '간기능검사'는 매우 다양하지만 어떠한 검사도 간의 잔존 능력을 반영하지는 못하므로 수술 위험을 예측하는 '가장 좋은' 검사법은 없는 실정이다. 이러한 현실에서 아직까지도 Child 등급(표 7-5)이 가장 간편하고 유용하며 광범위하게 이용되고 있다. Child가 128명의 문맥대정맥문합술을 행한 환자를 대상으로 1964년도에 발표한 Child A, B 및 C군에 따른 수술 전후*perioperative* 사망률은 각각 0%, 9% 및 53%였고, 1984년에 Garrison

표 7-5 간경변증 환자에서 간기능 예비력 평가를 위한 Child 등급

구분	1	2	3
혈청 빌리루빈(mg/dL)	<2.0	2.0~3.0	>3.0
혈청 알부민(g/dL)	>3.5	2.8~3.5	<2.8
복수	없음	가벼움	심함
간성 뇌증	없음	1~2단계	3~4단계
프로트롬빈시간(초)	정상	4~6초 연장	6초 이상 연장

Child 등급: A: 5~6, B: 7~9, C: >9

등이 100명의 복부수술 환자를 대상으로 Child 등급에 따라 구한 수술 전후 사망률은 A, B 및 C군에서 각각 10%, 31% 및 76%였다. 더구나 1997년 Mansour 등이 복부수술을 받은 환자들을 대상으로 한 연구에서도 Child 등급 A, B 및 C군에서의 수술 전후 사망률은 각각 10%, 30% 및 82%로 비슷하였다. 또한 Child 등급은 수술 전후 사망률을 예측하는 데 유용할 뿐만 아니라, 수술 후 간성 뇌증의 악화, 복수의 발생이나 악화, 출혈, 감염, 패혈증, 신기능장애, 폐기능 장애 등의 다양한 합병증 병발빈도와도 밀접한 관계가 있다.

일반적으로 Child의 A, B, C군은 정상인과 비교할 때 전체 간세포량이 각각 30% 미만, 50~70% 및 90~95% 가량 상실된 상태로 간주된다. 이때 중요한 차이점은 정상인에서는 상당량의 간절제 후에 재생능력이 촉진되어 수술 후에 빠른 회복이 가능한 반면 간경변증 환자에서는 간절제 후에 간세포 재생에 따른 간기능 회복을 거의 기대할 수 없다는 점이다. 그러므로 Child B군에서는 10~15% 이상의 간절제술은 금기이며, C군에서는 긴급히 생명을 구하기 위한 경우가 아니면 간절제술뿐만 아니라 어떠한 다른 수술도 금기이다. 이러한 여러 문제점을 고려하여 Stone이 제시한 수술 가능성에 대한 평가지침(표 7-3)이 임상가에게 매우 유용할 것으로 생각된다.

하지만 Child 점수체계는 몇 가지 한계점을 가지고 있다. 우선 5개의 구성요소 중 복수와 간성 뇌증이라는 주관적인 요소가 들어가 있으며, 객관적 요소, 예컨대 프로트롬빈시간*prothrombin time*이나 알부민*albumin* 등의 수치는 패혈증, 콩팥기능장애 등으로 일시적 변화를 일으킬 수 있고, 모든 요소들이 가중치 없이 동일하게 취급되고 있다. 또한 절단값*cut-off value*이 통계적인 근거 없이 임의로 설정되었으며, 같은 등급 내의 환자들에서도 서로 다른 예후를 보일 수 있다는 점 등이 있다.

이에 반해 Model for End-Stage Liver Disease(MELD) 점수는 경정맥 간내 문맥전신단락술*transjugular intrahepatic portosystemic shunt; TIPS*을 시행한 간경변증 환자들의 생존율을 예측하기 위하여 개발된 것으로, Child 점수체계와는 달리 객관적인 변수들로만 이루어져 있고, 중요도에 따라 변수들에 가중치를 두고 있으며, 임의적인 절단값을 사용하지 않고 연속적이며, MELD 점수가 1점만 올라도 위험성이 비례하여 증가한다. MELD 점수는 간절제술 환자의 예후를 예측하는 데 매우 유용한 것으로 알려져 있고, 알코올 간염, 정맥류 출혈, 담낭제거술을 시행하는 간경변증 환자, 아세트아미노펜 중독 이외의 원인에 의한 급성 간부전 환자 등의 사망률 예측에도 유용한 것으로 알려져 있다. Child 및 MELD 점수체계를 비교한 대규모 전향적인 연구는 없지만, 몇몇 연구 결과를 살펴보았을 때 MELD 점수가 Child 점수체계보다 사망률 예측에 최소한 열등하지는 않다고 생각할 수 있는데, MELD 7점 이하인 경우 수술 후 30일 사망률이 5.7%, 8~11점인 경우 10.3%, 12~15인 경우 25.4%였으며, 8점 이상인 경우는 직선적으로 증가하였다. 낮은 MELD 점수를 보이더라도 예후가 좋지 않은 것으로 예상할 수 있는 것은 만성 간성 뇌증, 난치성 복수, 대용량 흉수, 간폐증후군 등이 동반되었을 때이다. 최근 Teh 등은 비교적 대규모 환자군에 대한 연구에서 MELD 점수와 연령 및 ASA(American Society of Anesthesiologists) 점수가 수술 종류에 관계없이 수술 후 사망률을 정량적으로 예측할 수 있음을 주장하였고, 이런 위험요소들을 공식화하여 수술 후 사망률(7일, 30일, 90일, 1년, 5년)을 예측할 수 있는 모델을 만들었다. http://www.mayoclinic.org/medical-professionals/model-end-stage-liver-disease/post-operative-mortality-risk-patients-cirrhosis에 방문하여 이를 쉽게 계산할 수 있도록 하였다.

이상에서 언급한 간질환의 종류 및 중증도만을 기준으로 했을 때 간질환 환자에서 수술 시행 여부의 일반적인 가이드라인을 살펴보면, CTP A(MELD<10)인 간경변증 환자는 비교적 안전하게 계획수술을 시행할 수 있고, CTP B(MELD 10~15)인 환자는 간절제와 심장수술을 제외한 다른 수술을 진행하되 환자의 상태를 수술 전에 최적의 상태로 만들어야 하며, CTP C(MELD>15)인 환자는 수술이 금기이며 비수술적인 다른 방법을 찾아야 한다.

2. 수술 전 평가방법

수술 위험은 Child 등급으로 대변되는 잔존 간기능뿐만 아니라 환자가 지닌 간질환 자체의 성질에 따라 결정된다. 그러므로 수술 전 평가는 Child 분류를 위한 혈청 알부민, 빌리루빈, 복수 및 간성 뇌증의 확인 및 혈액응고에 대한 검사뿐만 아니라 급성 간염, 약물 유발성 간염, 지방간, 만성 간염, 간경변증 및 폐쇄성 담관질환 등의 원인 질환의 감별 등이 꼭 포함되어야 한다. 그러므로 수술 전 평가에는 약물복용 경험 및 병력의 철저한 문진과 완전한 신체검진이 필수적이다. 만일 문진상 간염의 과거력이 있고 신체검진상 만성 간질환의 징후인 거미혈관종, 수장 홍반 등이 나타나거나 간 혹은 비장 비대 등이 발견되면 우선 생화학적 간기능검사 및 HBsAg와 항C형 간염바이러스항체*anti-hepatitis C virus antibody*; *Anti-HCV* 검사를 꼭 시행해야 하며, 어느 정도까지 철저한 검사를 해야 할 것인가는 이들 검사 결과의 이상 정도에 따라 다를 수 있다. 생화학적 간기능검사에서 일단 이상이 발견되면 경과관찰을 하여 그 질환의 성질에 대한 평가가 완료될 때까지 수술을 연기하는 것이 타당하다. 그런데 건강하고 전혀 간질환의 병력이 없으며 아무런 증상도 없는 환자에서 획일적으로 생화학적 간기능검사를 시행해야 할 것인가에 대해서는 아직도 논란이 많다. 다시 말해서 이렇게 해서 발견될 수 있는 불현성 급성 간염 환자나 Child 등급 B, C군에 해당되는 간경변증 환자가 얼마나 되겠느냐 하는 점이다. 미국에서의 보고에 의하면 건강한 사람이 수술을 받을 경우 우연히 간질환이 발견될 확률은 약 700명 중에 1명 정도이며, 이들 중 일부는 불현성 급성 간염이어서 수술이나 마취 후에 전형적인 급성 간염으로 발현하여 증상과 황달을 나타냈다고 한다.

Ⅳ 수술 전 처치

철저한 문진 및 신체검진, 그리고 생화학적 간기능검사 등을 통하여 간질환이 확인되었으나 수술에 대한 금기사항이 없으므로 수술에 적응증이 된다고 판단되면, 수술이나 마취에 의한 위험과 합병증 발생을 최소화하기 위한 전처치가 필요하다. Child 등급 A군은 수술 위험성이 정상인과 비교하여 큰 차이가 없으므로 특별한 전처치가 필요 없다. Child 등급 C군인 경우에는 대부분이 수술 적응에 해당되지 않지만, 절대 적응증인 경우에는 간기능을 수술 가능한 상태로 호전시키려는 노력을 시도해도 대부분은 실패하고 수술을 못하게 된다. 그러므로 가장 적극적인 수술 전 처치가 필요한 경우는 Child 등급 B군에 해당하는 환자들이다.

1. 복수의 조절

복수를 동반한 간경변증 환자에서는 수분 및 전해질 이상에 대한 세심한 평가가 필수적이다. 복부수술 시 상처가 아물지 않거나 탈장의 위험성이 높아지므로 복수를 완전히 제거하거나 최소한 효과적으로 조절할 수 있도록 최선의 노력을 기울여야 한다.

수술 후 정맥류 출혈 위험이 증가한다는 증거는 없지만, 문맥압항진증이 있는 환자에서는 특히 체내 수분이 과잉되지 않도록 주의해야 한다.

2. 혈액응고의 개선

만성 간질환, 특히 간경변증 환자에서는 혈액응고장애에 대한 특별한 주의가 필요하다. 혈액응고장애가 간경변증에 동반된 영양장애나 폐쇄성 황달에 의해서 발생된 경우에는 프로트롬빈시간을 교정하기 위하여 비타민 K 10mg을 3일 연속 주입하는 것이 추천되어 왔으나, 최근에는 1회 투여로도 충분하다고 알려졌다. 그러나 위의 원인이 아니고 간세포기능장애가 원인인 경우에는 이와 같은 방법으로는 교정되지 않는다. 이 경우에는 응고인자를 직접 주입하는 방법, 즉 신선동결혈장의 수혈이 가장 중요한 조치인데 불행히도 프로트롬빈시간을 단축하기 위해서는 상당량의 신선동결혈장이 필요하며, 그 효과도 일과성이다. 이때 epsilon-amino-caproic산 제제는 혈전 합병증을 일으킬 수 있으므로 반드시 피해야 한다. 혈소판 숫자가 50,000/mm^3 이하이면 혈소판 수혈을 권장하기도 하나, 만일 이차적인 비기능항진증*hypersplenism*에 의해서 혈소판결핍증이 동반된 경우에는 출혈시간*bleeding time*이 연장되지 않으므로 혈소판 수혈이 필요한 경우는 매우 드물다.

3. 간성 뇌증의 예방

수술 후에는 특히 변비에 의해서, 그리고 알칼리혈증, 중추신경계 억제제, 저산소증, 패혈증, 고질소혈증, 위장관출혈 등으로 인하여 간성 뇌증이 발생하기 쉽다. 그러므로 수술 전에 간성 뇌증의 유무를 평가하고 수술 전후 기간 동안 앞에서 기술한 간성 뇌증 유발요인을 모니터하여 교정해야 할 것이다.

4. 영양상태의 개선

간경변증 환자에서는 흔히 영양실조가 동반된다. 수술 전 영양공급은 수술 후 이환율을 낮추므로 계획수술의 경우 수술 전에 영양실조 상태를 개선하는 데 모든 노력을 기울여야 한다. 입원 환자의 경우 경구섭취가 불가능하다면 비위관 영양공급을 해야 하고, 외래 환자의 경우 고칼로리(고당분, 고지방)식이를 할 필요가 있지만 간성 뇌증이 있었던 경우는 단백질 투여를 하루에 1~1.5g/kg로 제한해야 하며, 이런 경우 경정맥영양공급이 도움이 될 수도 있다. 알코올 간질환의 경우 비타민 B_1도 포함하여 영양공급을 하도록 한다.

5. 기타

위와 같은 보조적인 전처치 외에 간기능을 향상시키는 데 효과적이라고 인정되는 치료법은 없는 실정이며, 오히려 간경변증 환자에서 신기능장애를 유발하거나 악화시킬 수 있기 때문에 수술 전에는 피해야 하는 몇 가지 약물이 알려져 있다. 즉 아미노글리코시드*aminoglycoside* 계열 항생제는 복수가 있는 간경변증 환자에서 쉽게 신기능부전을 초래하므로 3세대 세팔로스포린*cephalosporin* 계열의 항생제로 대치하여 사용할 것이 추천되며, 비스테로이드성 소염제도 신기능장애를 쉽게 유발하므로 피해야 하고 꼭 필요한 경우에는 신기능장애를 가장 덜 일으키는 비스테로이드성 소염제인 sulindac이나 아세트아미노펜을 조심스럽게 사용한다.

간질환을 가진 환자들은 정상인에 비하여 수술 중 사망률과 수술 후 합병증 발생률이 높다. 특히 급성 간염과 증상이 있는 활동성의 만성 간염 환자에서 높고, 간경변증 환자에서는 Child 분류로 반영되는 간기능부전의 정도(B, C군)나 MELD score의 증가에 따라 증가된다. 그러므로 중증의 간환자들에서는 선택적 수술은 금기이다. 세심한 수술 전 평가를 통하여 수술 위험이 높은 환자들을 찾아내어 수술을 피하고, 수술 전에 교정 가능한 요인들(복수, 혈액응고장애)을 치료함으로써 수술의 합병증을 최소화하여 생존의 연장을 기대할 수 있을 것이다(그림 7-1).

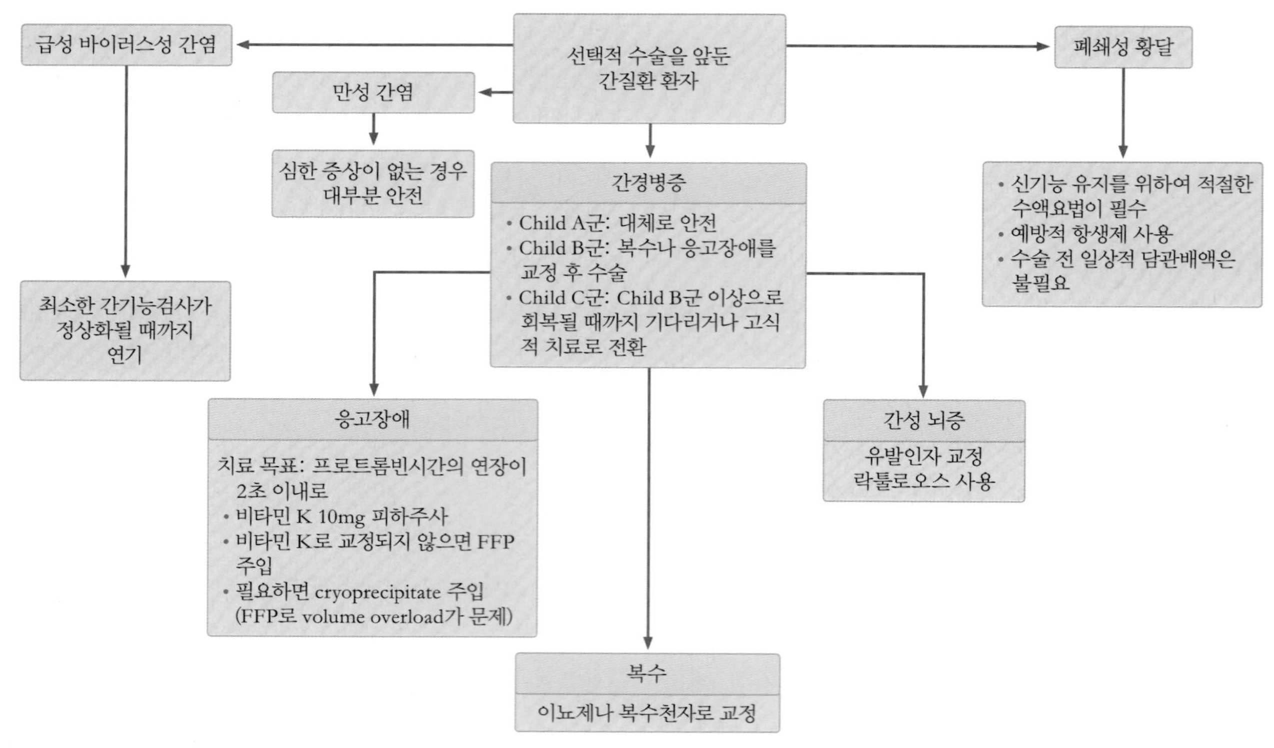

그림 7-1. 간질환 환자의 수술 전 평가 및 처치

참고문헌

1. 이효석. 간질환 환자의 수술전 평가 및 처치. 대한소화기병학회지 1990;22:233-236
2. Hanje AJ, Patel RE. Preoperative evaluation of patients with liver disease. Nat Clin Pract Gastroenterol Hepatol 2007;4:266-276
3. Bruix J, Castells A, Bosch J, et al. Surgical resection of hepatocellular carcinoma in cirrhotic patients: prognostic value of preoperative portal pressure. Gastroenterology 1996;111:1018-1022
4. Cucchetti A, Ercolani G, Vivarelli M, et al. Is portal hypertension a contraindication to hepatic resection? Ann Surg 2009;250:922-928
5. Friedman LS. The risk of surgery in patients with liver disease. Hepatology 1999;29:1617-1623
6. Teh SH, Nagorney DM, Stevens SR, et al. Risk factors for mortality after surgery in patients with cirrhosis. Gastroenterology 2007;132:1261-1269
7. Millwala F, Nguyen GC, Thuluvath PJ. Outcomes of patients with cirrhosis undergoing non hepatic surgery: Risk assessement and management. World J Gastroenterol 2007;13:4056-4063
8. Rizvon MK, Chou CL. Surgery in the patient with liver disease. Med Clin N Am 2003;87:211-227
9. Csikesz NG, Nguyen LN, Tseng JF, et al. Nationwide volume and mortality after elective surgery in cirrhotic patients. J Am Coll Surg 2009;208:96-103
10. Suman A, Barnes DS, Zein NN, et al. Predicting outcome after cardiac surgery in patients with cirrhosis: a comparison of Child-Pugh and MELD scores. Clin Gastroenterol Hepatol 2004;2:719-723
11. Hanje AJ, Patel T. Preoperative evaluation of patients with liver disease. Nat Clin Pract Gastroenterol Hepatol 2007;4:266-276

chapter

08 간질환에서의 약물 사용지침

이효석, 조은주

- 간에서 일정 시간에 약물이 제거되는 혈액량인 간청소율 *hepatic clearance*; CL_H은 간에 도달하는 혈류량*Q*과 간을 한 번 통과할 때마다 제거되는 비율인 추출률*extraction ratio*의 곱과 같다.
- 각 약물의 약동학의 변화를 이해하기 위해서는 약물들이 간청소율에 따라 분류된다는 것을 알아야 할 뿐만 아니라, 각 급·만성 간질환들에서 나타나는 간추출 및 혈류량의 변화를 이해해야 한다.
- 급성 간손상, 특히 전격성 간염일 때에는 약물 제거능의 장애 등을 포함하여 전반적인 대사기능의 감소가 초래된다.
- 간경변증 환자에서는 약물의 제거능이 일반적으로 상당히 저하되어 있으며, 또한 간 내 및 외 문맥전신단락*portosystemic shunt*으로 인하여 혈역학적 변화도 초래되어 있다.
- Child 점수는 간경변증 환자에서 약물의 용량을 조절하는 데 유용하게 사용될 수 있다.
- 간경변증 환자에서 옥사제팜*oxazepam*과 로라제팜*lorazepam* 같은 진정제는 간청소율이 정상이기 때문에 다른 벤조디아제핀*benzodiazepine*보다 선호될 수 있다.
- 높은 간추출률을 가진 약물의 1회 경구투여 시, 투여 직후에 혈중농도 과잉상승에 의한 위험이 초래될 수 있다.
- 간추출률이 낮은 약물의 경구투여 시에는 간에서의 내인성 청소율의 저하로 인하여 반감기가 길어진다.
- 복수를 동반한 환자에서 요 중 푸로세미드*furosemide*의 농도가 일정 수준 이하로 떨어져서 이뇨작용이 감소한다.
- 간질환 환자들은 아미노글리코시드*aminoglycoside*계 및 베타락탐계 항생제와 비스테로이드성 소염제의 부작용에 대한 감수성이 증가되어 있다.

약물대사에서 간의 기능은 지용성인 약물을 수용성인 물질로 변화시켜서 담즙이나 소변으로 배설되도록 하는 것이다. 간기능이 저하되는 급성 혹은 만성 간질환 환자들에서 간을 통하여 대사되는 약물들의 비활성화 혹은 제거에 이상이 초래될 수 있음은 쉽게 예견되나 이에 대한 예견지표가 제시되어 있지 않다. 그러므로 정상 간에서의 약물대사의 기본원리와 간질환의 종류에 따른 약물대사 기능의 변화를 이해하고, 이에 근거하여 간질환에서 약물의 약동학*pharmacokinetics*과 약역학*pharmacodynamics*의 변화, 그리고 약물 부작용에 대한 감수성의 변화 등을 고려하여 투여 용량과 간격을 조절해야 한다. 이 장에서는 이상의 고려점들을 설명하고, 마지막으로 일반적인 약물들을 안전하게 투여하는 요령을 제시하고자 한다.

I 정상인의 간에서 약물대사를 결정하는 요인

간은 약물의 흡수 장소인 내장과 약물의 표적장기 사이에 위치하는, 약물대사의 중추적인 역할을 담당하는 장기이기 때문에 만성 간질환 환자에서 약물의 약동학에는 많은 변화가 뒤따른다. 정상인에서 약동학의 변화는 두 가지 요소의 변화, 즉 혈역학의 변화와 간의 내인성 청소율의 변화 중 어느 한 가지, 혹은 모두의 작용으로 설명할 수 있다. 간에서 일정 시간에 약물이 제거되는 혈액량인 간청소율*hepatic clearance*; CL_H은 간에 도달하는 혈류량 *Q*과 간을 한 번 통과할 때마다 제거되는 비율인 추출률 *extraction ratio*의 곱과 같다.

$$CL_H = Q \times E$$

CL_H: 간청소율

Q: 간혈류량

E: 간추출률

표 8-1 내인성 간청소율에 따른 약물의 분류

약물		내인성 청소율
고내인성 청소 *high intrinsic clearance*	Lidocaine	0.75
	Morphine	0.60
	Pentazocine	0.60
	Propranolol	0.65
저내인성 청소 *low intrinsic clearance*	Cefoperazone	0.04
	Chlordiazepoxide	0.02
	Diazepam	0.02
	Diphenylhydantoin	0.03
	Fenoprofen	0.13
	Naproxen	0.005
	Rifampin	0.11
	Tolbutamide	0.02
	Valproic acid	0.02
	Warfarin	0.005
	Antipyrine	0.05
	Caffeine	0.04
	Cyclophosphamide	0.08
	Theophylline	0.05
중간 내인성 청소 *intermediate intrinsic clearance*	Acetaminophen	0.30
	Chloramphenicol	0.28
	Chlorpromazine	0.30
	Erythromycin	0.30
	Isoniazid	0.27
	Meperidine	0.50
	Nafcillin	0.27
	Quinidine	0.27
	Ranitidine	0.28

어떤 약물(프로프라놀롤)이 간에서 매우 효과적으로 제거된다면(간추출률이 1에 가까우면) 간청소율은 간혈류량과 동일하게 된다. 이러한 약물을 혈류-제한성 약물이라고 한다. 반면에 내인성 간청소율이 매우 낮으면, 즉 간추출률이 0에 가까우면(디아제팜) 간청소율은 간혈류량에 영향을 받지 않고 내인성 청소율인 약물대사 효소의 활성에 따라 결정된다. 이러한 약물을 효소-제한성 약물이라고 한다. 간질환에서 나타나는 각 약물의 약동학의 변화를 이해하기 위해서는 약물들이 간청소율에 따라서 표 8-1과 같이 분류된다는 것을 알아야 할 뿐만 아니라 급·만성 간질환들에서 나타나는 간추출 및 혈류량의 변화를 이해해야 한다.

Ⅱ 간질환에서의 해부학 및 혈역학적 변화

정상 간에서의 약물의 제거는 혈류량의 변화와 간세포의 약물대사 효소활성에 의하여 결정되므로, 급·만성 간질환에서 약물대사의 이상을 이해하기 위해서는 각 질환들에서 나타나는 해부학 및 혈역학적 변화를 우선 이해해야 한다.

1. 급성 간손상

급성 간손상, 특히 전격성 간염일 때는 약물 제거능의 장애 등을 포함하여 전반적으로 대사기능이 감소한다. 급성 간손상에서는 간의 미세순환의 변화보다는 세포손상에 의한 대사의 장애가 약물 제거능 감소의 주된 원인으로 작용한다.

2. 간경변증이 동반되지 않은 만성 간손상

만성 간질환과 연관된 간기능의 장애는 경미한 것에서부터 아주 심한 정도까지 있을 수 있으며, 그 결과 다양한 정도의 약물대사의 장애가 초래된다. 간경변증이 동반되지 않은 만성 바이러스성 간염의 경우 일반적으로 세포손상은 가볍고 그 범위도 간내에서 균일하지 않기 때문에 약물 제거능이 일반적으로 잘 유지된다.

3. 간경변증이 동반된 만성 간손상

일반적으로 간경변증 환자에서 약물 제거능이 상당히 저하되어 있다는 것은 잘 알려져 있다. 간경변증에서 각 간세포의 기능은 정상이나 그 절대 숫자는 감소되어 있어 내인성 간청소율이 감소하며, 또한 간 내 및 외 문맥전신단락으로 인하여 혈역학적 변화도 초래되어 있다.

Ⅲ 약동학의 변화

만성 간질환, 특히 간경변증 환자에서는 간혈류량과 내인성 간청소율이 감소하기 때문에 상기한 약동학이 변한다. 간 내, 외 단락이 있는 경우, 일차통과효과*first-pass effect*가 있는 약물, 즉 간추출률이 높은 약물을 복용하면 약물 제거에 현저한 장애가 초래되고, 그 결과로 복용 직후 혈중농도가 비정상적으로 상승하며 반감기도 길어진다. 한편 간추출률이 낮은 약물의 경우에는 간청소율이 각 약물의 단백질과의 결합능력과 정상 기능을 가진 간세포 수에 의하여 결정된다.

$CL_H = Q \times F_{UB} \times CL_{int}$

CL_H: 간청소율

Q: 간혈류량

F_{UB}: 단백질과 결합하지 않은 분율

CL_{int}: 내인성 간청소율

내인성 간청소율을 예측하기 위하여 많은 검사가 시도되었지만 현재까지 임상에 적용할 만큼 유용한 검사는 없는 실정이다. 따라서 간혈류량과 내인성 간청소율이 정상인과 다른 간질환 환자에게 약물을 투여할 때는 각 환자의 간질환의 중증도, 개개 약물의 대사경로, 약물의 투여경로 등을 고려하여 투여약물의 종류, 용량 및 투여간격 등을 결정해야 한다.

1. 간질환의 중증도

만성 간질환에서 약물 제거의 장애는 병이 말기로 진행되어서야 나타나기 때문에 약물용량의 조절은 심한 간기능의 장애가 있을 때 요구된다. 임상 소견과 검사실 성적에 근거하여 간경변증의 중증도를 평가하는 것은 신기능장애가 있는 환자에서 사구체여과율을 측정하고 약물을 조절하는 것에 비하면 상대적으로 부정확한 방법이다. Child 점수는 간기능장애의 중증도를 평가하기 위하여 가장 널리 사용해 왔던 방법으로 간경변증 환자에서 약물용량을 조절하는 데 유용하게 사용될 수 있다. Child 등급 A의 대상성 간경변증 환자는 내인성 간청소율의 감소가 아주 적기 때문에 간추출률이 낮은 약물은 정상적인 용량의 투여가 가능하지만, 문맥전신단락이 발달되어 있는 경우 간추출률이 높은 약물은 복용 후에 혈중농도가 현저히 증가할 수 있으므로 주의를 요한다. Child 등급 C군의 환자에게 간으로 대사되는 약물을 투여할 때는 혈중농도와 반감기 등이 모두 증가하므로 최초투여량은 상용량의 최소한 50% 이상의 감량이 필요하고, 임상적인 반응이나 혈중 약물농도에 따라 투여용량의 수정이 요구된다.

2. 약물의 대사경로

간부전이 있을 때 간으로 대사되는 모든 약물은 간청소율이 감소하리라고 여겨지지만 몇 가지 예외가 밝혀졌다. 옥사제팜, 로라제팜, 테마제팜, 클로람페니콜 등의 간청소율은 간질환이 있음에도 불구하고 정상이다. 이러한 약물의 공통점은 사이토크롬 P450을 매개로 한 산화성 대사 과정*oxidative metabolism*보다는 글루쿠론산과의 포합*conjugation*을 통하여 대사된다는 것이다. 정확한 기전은 아직 밝혀지지 않았지만 포합 과정에 관여하는 효소가 세포의 미세소체*microsome* 깊숙이 위치하고 있어서 간손상에 덜 민감하거나, 간질환이 있을 때 간외에서 글루쿠론산 포합반응이 상당 부분 일어날 수 있는 가능성이 제시되고 있다. 그러나 예외가 있어, 간경변증 환자에서 아세트아미노펜과 zomepirac의 글루쿠론산 포합반응은 감소된다고 보고되고 있다.

3. 약물의 투여경로

(1) 정맥주입

어떤 약물이 정맥으로 주입된 경우에는 주입된 전량이 몸 전체에서 이용 가능하여 모든 장기에 동일량이 관류된다고 생각할 수 있다. 그러므로 간에서의 추출률이 높은 약물이 정맥으로 주입된 경우에는 일차통과효과의 영향을 받지 않으므로 경구투여 시보다도 투여 직후의 혈중농도가 높고 따라서 작용시간도 길어지며, 만성 간질환으로 단락이 있는 경우에는 그 현상은 두드러진다. 한편 간추출률이 낮은 약물이 정맥으로 주입되는 경우에는 경구투여와 비교하여 큰 차이를 보이지 않는다.

(2) 경구투여

간추출률이 높은 약물이 정상인에 경구 투여된 경우에는 흡수된 약물의 전량이 문맥을 통하여 간에 관류되면서 제거되므로 전신순환으로 들어가는 양은 매우 적다. 그런데 간경변증 환자에게 경구 투여된 경우에는 흡수된

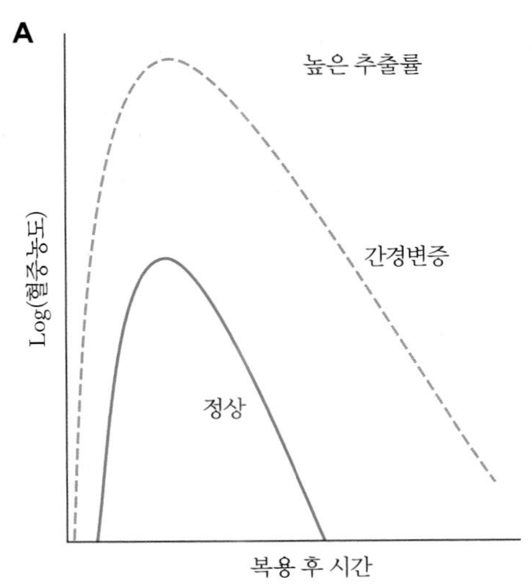

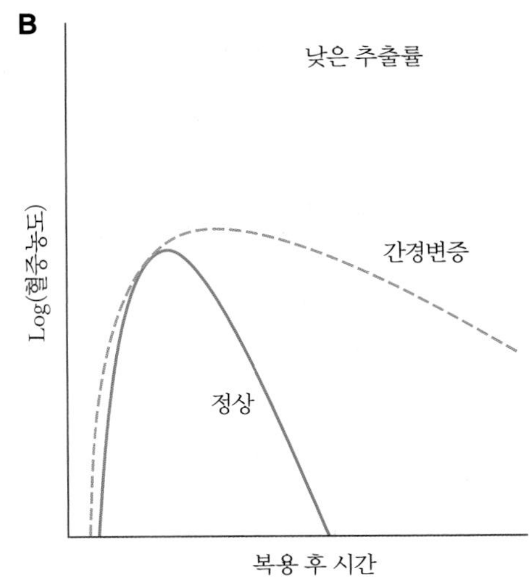

그림 8-1. 간질환 환자에서의 경구복용 후 혈중농도 A. 높은 추출률을 가진 약물은 복용 후 최대 혈중농도가 높아지나 반감기는 변화가 없다. B. 낮은 추출률을 가진 약물은 최대 혈중농도는 변화가 없으나 반감기가 길어진다.

표 8-2 간기능부전 환자에서의 마약성 진통제 처방지침

약물	간부전에서의 문제	처방지침
코데인*codeine*	O-demethylation에 의해서 모르핀으로 전환된 후 효과를 나타내나 모르핀으로의 전환능력이 감소되어 있다.	간부전 환자에서 진통 목적으로는 사용하지 않는다.
펜타닐*fentanyl*	비경구적으로 1회 투여 후에 약동학에 변화는 없다.	상용량을 사용하고 지속 주입한다. 그러나 주입 중단 후 회복될 때까지의 기간은 길어진다.
모르핀*morphine*	간에서의 glucuronidation 능력의 저하로 인하여 제거능이 떨어져서 경구복용 후에 생체이용률이 증가되어 작용시간이 길어진다	심한 간경변증이 있는 경우에는 조심하여 사용하고 경구복용량을 줄인다.
펜타조신*pentazocine*	경구복용 후 생체이용률이 2~3배 증가하며 제거율은 약 50% 감소하여 반감기가 약 2배 길어진다.	감량하여 사용하거나 다른 진통제로 대체한다.
페티딘*pethidine*	페티딘과 이의 대사산물인 norpethidine의 제거능이 감소하고 반감기가 길어진다. Norpethidine의 축적으로 발작을 일으킬 수 있다.	규칙적 사용을 피한다.
트라마돌*Tramadol*	활성화합물인 O-demethyl-tramadol의 변환이 감소되나, 이의 반감기는 증가한다.	간질환 환자에서의 진통효과가 확인되지 않았으므로 다른 진통제의 사용이 추천된다.

양의 상당 부분이 단락을 통하여 직접 전신순환으로 들어가므로 혈중농도가 비정상적으로 높아질 수 있다. 이러한 소견은 안전 영역*margin of safety*이 적고 높은 간추출률을 가진 약물의 1회 투여 시, 투여 직후에 혈중농도 과잉상승에 의한 위험이 초래될 수 있음을 의미한다(그림 8-1A). 한편 간추출률이 낮은 약물의 경구투여 시에는 내인성 간청소율의 저하로 인하여 반감기가 길어진다(그림 8-1B). 그러므로 반복 투여 시 축적효과에 의하여 혈중농도가 상승하여 위험해질 수 있다.

이상의 간기능부전에 따른 혈류량의 변화, 간세포의 약물대사 효소의 변화, 약동학의 변화에 기초하여 흔히 사용되는 마약성 진통제의 투여지침을 표 8-2에 정리하였다.

Ⅳ 약역학의 변화

만성 간질환 환자에게 흔히 처방되는 세 가지 약물, 즉 이뇨제, 혈관수축제, 진정제(특히 벤조디아제핀)에 대하여 임상적인 약역학의 변화가 알려져 있다.

고리이뇨제*loop diuretic*인 푸로세미드*furosemide*의 약동학은 간경변증 환자에서 크게 변화하지 않는다. 그러나 복수를 동반한 환자에서 요 중 푸로세미드의 농도가 일정 수준 이하로 떨어지게 되면 나트륨 배설속도도 감소한다.

앤지오텐신Ⅱ*angiotensin II*, 베타작용제, 심방나트륨이뇨펩타이드*atrial natriuretic peptide*, 엔도텔린*endothelin* 같은 여러 종류의 혈관수축제에 대한 반응성이 간경변증 환자에서는 저하된다. 이러한 현상에 대하여 수용체 밀도의 변화, nitric oxide synthase의 증가, 평활근 이온통로의 변화, 신호전달의 변화, 세포막의 생물리학적 성질의 변화 등 여러 가지 설명이 제시되고 있으나 아직까지 구체적인 원인은 밝혀져 있지 않다.

간질환 환자에서 진정제는 간성 뇌증을 야기할 수 있기 때문에 주의하여 사용해야 한다. 간경변증 환자에서 진정제에 대한 약동학의 변화가 있는 것은 명백할 뿐만 아니라, 간경변증 환자에서 벤조디아제핀의 작용에 대한 뇌의 감수성도 증가되어 있다는 보고들도 있다.

V 약물부작용에 대한 감수성의 변화

내과의사가 간질환 환자에게 간독성의 잠재력이 있는 약물을 처방하게 되는 경우를 흔히 접하게 된다. 그러나 아래에 언급하게 될 몇몇 약물(표 8-3)을 제외하고는 만성 간질환 환자가 간독성에 더 감수성이 있는 것은 아니다.

아세트아미노펜의 경우는 앞서 언급한 바와 다르다. 만성 간질환, 특히 그 원인이 알코올성인 경우에는 글루타티온의 저장이 감소되어 아세트아미노펜의 간독성에 더 민감하다. 알코올을 많이 섭취하는 환자에서는 알코올에 의하여 유발된 사이토크롬 P4502E1의 효소활성의 증가로 인하여 아세트아미노펜의 독성 대사산물의 생성이 증가하는 것도 추가적인 간독성의 원인이 된다. 그러므로 간효소치가 높은 알코올성 간질환 환자에서는 아세트아미노펜이 이와 같은 합병증을 일으킨다는 사실을 염두에 두어야 한다. 이것을 모르고 위와 같은 환자에게 투여할 경우 사망률이 무려 20%에 달한다. 특히 소아에서는 아세트아미노펜을 치료용량으로 투여하더라도 간독성의 위험요인이 된다.

복수를 동반한 만성 간질환 환자에서 비스테로이드성 소염제를 사용하는 경우 임상적으로 심각한 부작용이 발생할 수 있다. 이러한 환자에서는 신장의 관류를 유지하기 위하여 신장에서의 프로스타글란딘 생성이 필수적인데, 비스테로이드성 소염제는 신장의 프로스타글란딘 생성을 방해하여 신부전을 유발할 수 있다.

간질환은 베타락탐계 항생제 유발성 호중구감소증, 페플록사신 유발성 경련, 아미노글리코시드 관련성 신독성의 위험인자가 될 수도 있다. 아미노글리코시드 관련성 신독성의 경우에는 간질환에서 그 위험성이 무려 32배나 증가한다. 아미노글리코시드는 특히 폐쇄성 황달에서 더욱 독성이 강하여 혈청 빌리루빈이 주요한 부작용 예견인자가 된다.

표 8-3 간질환 환자에서 부작용이 많은 약물들

아세트아미노펜
아미노글리코시드
비스테로이드성 소염진통제
페플록사신
베타락탐계 항생제

이상 간질환 환자에게 약물을 투여할 때 고려해야 할 점들을 설명하였다. 이제 결론적으로 간질환 환자에게 안전하게 약물을 투여할 수 있는 몇 가지 지침을 제시하고자 한다.

① 간질환 환자에게는 특이한 적응증이 없는 한 약물의 사용을 금한다.
② 가능하다면 주로 신장으로 배설되는 약물을 투여한다.
③ 간기능검사만으로는 약동학의 변화를 정확히 예측할 수 없다.
④ 투여약물의 약동학과 독성에 친숙해야 하고, 투여 시에는 독성 증상을 주의 깊게 관찰한다.
  ⓐ 간추출률이 높은 혈류-제한성 약물 투여 시에는 부하용량*loading dose*과 유지용량*maintenance dose* 모두를 조절해야 한다. 일차통과효과가 큰 약물은 경구투여 시 상당량의 용량 감소가 필요하다.
  ⓑ 간추출률이 낮은 효소-제한성 약물 투여 시에는 유지용량을 조절해야 한다.
⑤ 약물의 효과와 부작용에 대하여 자주 관찰하고, 안전영역이 좁은 약물을 투여할 때는 약물의 혈중농도를 측정해야 한다.
⑥ 간질환에서는 약동학의 변화뿐만 아니라 약역학 및 부작용에 대한 감수성의 변화에 의해서도 독성이 발현될 수 있음을 숙지해야 한다.

참고문헌

1. 이효석. 간질환에서의 약물사용지침. 대한간학회지 1998;4:S25-S33
2. Brater DC, Anderson SA, Brown Cartwright D. Reversible acute decrease in renal function by NSAIDs in cirrhosis. Am J Med Sci 1987;294:168-174
3. Gariepy L, Fenyves D, Kassissia I, et al. Clearance by the liver in cirrhosis. II. Characterization of propranolol uptake with the multiple-indicator dilution technique. Hepatology 1993;18:823-831
4. Huet PM, Villeneuve JP. Determinants of drug disposition in patients with cirrhosis. Hepatology 1983;3:913-918
5. Moore RD, Smith CR, Lietman PS. Increased risk of renal dysfunction due to interaction of liver disease and aminoglycosides. Am J Med 1986;80:1093-1097
6. Reichen J. Prescribing in liver disease. J Hepatol 1997;26(suppl. 1):36-40
7. Roberts RK, Wilkinson GR, Branch RA, et al. Effect of age and parenchymal liver disease on the disposition and elimination of chlordiazepoxide. Gastroenterology 1978;75:479-485
8. Shull HJ, Wilkinson GR, Johnson R, et al. Normal disposition of oxazepam in acute viral hepatitis and cirrhosis. Ann Intern Med 1976;84:420-425
9. Singh N, Yu VL, Mieles LA, et al. Beta-lactam antibiotic-induced leukopenia in severe hepatic dysfunction: risk factors and implications for dosing in patients with liver disease. Am J Med 1993;94:251-256
10. Tegeder I, Lotsch J, Geisslinger G. Pharmacokinetics of opioids in liver disease. Clin Pharmacokinet 1999;37:17-40
11. Zimmerman HJ, Maddrey WC. Acetaminophen (Paracetamol) hepatotoxicity with regular intake of alcohol: analysis of instances of therapeutic misadventure. Hepatology 1995;22: 767-773

chapter 09

만성 간질환 환자에서의 식이 및 영양요법

백승운

- 간부전 환자에서는 당원질대사와 포도당 합성이 저하되어 저혈당과 포도당불내성*glucose intolerance*이 올 수 있고 콜레스테롤, 담즙산 및 지단백의 합성이 영향을 받으며 분지 아미노산이 감소하고 방향족 아미노산이 증가하며 비타민대사의 균형이 깨진다.
- 진행된 간질환에서는 영양실조가 높은 빈도로 나타나므로 간부전 시의 영양요법 원칙은 간성 뇌증을 악화시키지 않고 질소균형을 유지하는 것이며, 영양 유지를 위해서는 1일 표준체중 1kg당 30~40kcal의 열량이 필요하다. 단백질은 1.0~1.5g/kg/일이 필요한데, 분지 아미노산 함량이 많은 식품과 식물성 단백질이 추천된다. 지방은 총 열량의 25~40%가 되게 하고 지방흡수장애가 없으면 제한할 필요가 없고 탄수화물은 단백질 식이와 함께 섭취해야 한다.
- 간염식은 고열량(35~40kcal/kg/일)식이로서 고단백과 균형 잡힌 식사가 필요하며 비타민 및 무기질의 공급을 위해 신선한 채소와 과일의 섭취가 필수적이다. 만성 간염이나 간경변증 환자에서도 간염식이 일반적으로 필요하나, 식도정맥류 출혈의 위험성이 있는 환자에게는 부드럽고 연한 식품이 권장되며, 복수가 동반된 경우는 저염식이 필요하고, 간성 뇌증이 있는 환자에서는 단백질 투여의 제한이 필요하다.
- 최근 약 20년 동안은 비알코올성 지방간질환*nonalcoholic fatty liver disease*; *NAFLD*의 빈도가 증가하고 있으며 이에 의한 간경변증도 늘어나고 있다. NAFLD는 과잉의 칼로리섭취, 대사증후군, 인슐린 저항성을 특징으로 한다.

영양과 간질환은 서로 분리할 수 없는 상호의존적 관계에 있다. 간질환의 증상인 구역과 식욕부진은 음식물의 섭취에 영향을 주며, 특히 만성 간질환에서는 간에서 영양소의 대사장애가 나타날 수 있다. 만성 간질환 환자에서는 영양결핍이 흔히 나타나는데 이는 환자의 장단기 예후에 영향을 주며, 적절한 영양치료를 하면 간기능의 향상과 함께 예후를 향상시킬 수 있다. 간의 재생능과 환자의 회복 여부는 충분한 영양소의 섭취와 깊은 연관성이 있다. 말기 간질환 환자의 영양상태가 간이식 후의 생존율과 밀접한 관련이 있다는 보고도 간질환 환자에서의 영양관리의 중요성을 말해준다. 한편 영양소의 결핍이 간괴사와 섬유화를 일으킬 수 있음이 동물실험에서 입증되고 있으며, 이는 사람에서도 콰시오커*kwashiorkor*라는 단백질 영양실조의 형태로 나타난다. 따라서 간질환 환자의 병인과 치료에서 영양이 매우 중요한 역할을 담당한다.

I 간질환에서의 대사장애

1. 탄수화물대사

간은 당원질*glycogen*의 합성, 저장, 분해를 통해 탄수화물대사를 조절한다. 외부로부터 포도당의 공급이 불충분하면 간은 당원질을 분해하여 혈당치를 올리고, 반면 저장된 당원질이 고갈되면 포도당 합성*gluconeogenesis*을 통해 아미노산을 포도당으로 변환한다. 심한 간부전 환자에서는 당원질대사와 포도당 합성이 저하되어 저혈당이 올 수 있다. 포도당불내성*glucose intolerance*은 간경변증, 만성 활동성 간염 및 폐쇄성 간질환에서 흔히 나타나는 소견으로 대개 인슐린치는 정상 또는 증가된 수치를 보이게 된다.

2. 지방대사

간은 지방산대사 및 중성지방 합성의 주요기관이다. 내인적·외인적 경로를 통해 얻은 지방산은 아세틸조효소*acetyl-coenzyme* A로 전환되며 이는 에너지 생산을 위해

구연산회로*citric acid cycle*를 거치게 된다. 지방산이 분해하여 생성되는 케톤체*ketone body*는 금식과 같이 포도당이 없는 상황에서 대체 에너지원으로 이용된다. 지방산 대사는 포도당이 부족할 때 근육에서 단백질이 소모되는 것을 피할 수 있는 유용한 방법이다. 또한 간은 콜레스테롤, 담즙산 및 지단백의 합성에도 관여하므로 간부전 시에는 이들 모두의 합성이 영향을 받게 된다. 한편 담즙산의 생성 부족으로 인해 장에서의 지방 흡수장애가 초래되고 결과적으로 지용성 비타민 결핍도 가져올 수 있다.

3. 단백질대사

간질환에서 가장 두드러지게 나타나는 변화가 단백질대사 장애이다. 임상적으로 간성 뇌증 및 근육위축 등으로 나타나고 혈중 아미노산치가 두드러지게 변한다. 특히 분지 아미노산*branched-chain amino acid; BCAA*인 류신*leucine*, 이소류신*isoleucine*, 발린*valine* 등이 감소하고 방향족 아미노산*aromatic amino acid; AAA*인 페닐알라닌*phenylalanine*, 타이로신*tyrosine*, 트립토판*tryptophan* 등이 증가하며 메티오닌*methionine*치가 증가한다. 간성 뇌증 환자에서는, 간이 더 이상 체내에서 포도당을 에너지원으로 이용하지 못하여 BCAA가 대체 에너지원으로 사용되므로 혈중 BCAA가 낮아진다. 한편 간에서 대사되지 않는 AAA의 혈중치는 올라간다. 그 결과 BCAA:AAA의 비율이 감소하면 더 많은 AAA가 혈뇌 장벽*blood-brain barrier*을 통과하게 된다. 또 피셔율*Fischer ratio*((Iso + Leu + Val)/(Phen + Tyr))이 정상치인 3.0~3.5에서 1 이하로 내려가는 것이 간성 뇌증과 연관이 있다.

4. 비타민과 미량원소*trace element*의 대사

간은 많은 비타민의 저장 및 활성화에 관여할 뿐만 아니라 비타민의 운송에 관여하는 전달단백질*carrier protein*의 합성에 관여하므로 간부전이 있으면 비타민대사의 균형이 깨지게 된다. 비타민 결핍은 섭취량의 부족, 간부전 시에 나타나는 대사 스트레스의 증가에 의한 비타민 요구량의 증가, 간내의 저장량 감소(특히 엽산*folate*)로 인해 나타난다. 유사한 기전에 의해서 아연, 구리, 칼륨, 마그네슘, 몰리브데넘, 카드뮴 및 셀륨 등의 대사장애가 올 수 있다.

Ⅱ 만성 간질환과 영양실조

알코올성 간질환을 비롯한 많은 만성 간질환에서 영양실조*malnutrition*가 흔히 나타난다. 간경변증을 가진 성인은 평균 1,320kcal/일의 열량을 섭취하며 소아는 하루 권장량의 63% 정도만 섭취한다는 통계 보고가 있다. 심한 단백열량영양실조*protein-calrorie malnutrition*인 소모증*marasmus*은 진행된 간질환에서는 거의 모두 나타나서, 간세포가 재생되어 기능을 회복하는 과정을 방해하게 된다. 영양실조가 심할수록 예후가 나쁘다.

간경변증에서 영양실조가 생기는 원인은 다양하다(표 9-1). 주요원인은 식욕부진과 구역인데, 간경변증에서 흔히 나타나는 식욕부진은 tumor necrosis factor α(TNF-α), 렙틴*leptin* 등의 사이토카인*cytokine*에 의한 것으로 여겨지고 있다. 간성 뇌증이 있을 때는 치료 목적으로 단백제한 식이요법을 하므로 영양 섭취가 더욱 줄게 된다.

한편 간경변증 환자는 영양소를 잘 섭취하더라도, 흡수장애로 인해 근육과 지방을 많이 소모한다. 간질환이 진행되면 담즙분비가 줄어들어 지방흡수에 장애가 생기며, 네오마이신과 콜레스티라민 등의 약물을 쓰는 경우 지방흡수가 더 저해된다.

또한 간경변증 환자는 열량대사에서 지방을 더 많이 사용한다. 건강인은 열량의 40%를 지방에서 얻는 데 비해 알코올성 간경변증 환자는 열량의 70%를 지방에서 얻는다. 탄수화물에 대한 불내인성과 말초성 인슐린저항, 고인슐린혈증으로 인해 간내 당원질 저장이 감소되며, 특히 고인슐린혈증에도 불구하고 지방이 건강인에 비해 많이 산화되는 것으로 알려져 있다. 원발성 담즙성 간경변증에

표 9-1 간경변증 환자에서의 영양실조의 원인

영양소 섭취의 감소
식욕부진/구역
단백제한 식이요법
영양소 흡수장애
췌장액 및 담즙 결핍
네오마이신 요법
안정 시 열량 소비의 증가
패혈증 및 알코올대사에서의 에너지 요구량의 증가
간경변증 자체에 의한 대사항진
탄수화물, 지방, 단백 대사의 장애
성장호르몬 조절기능장애
IGF-1 생산의 감소

서도 비슷한 양상으로 지방이 점차로 고갈되는데, 이는 기아상태에서의 열량소모 양상과 유사하다.

체내 단백의 감소는 특히 말기 간질환 환자에서 흔히 관찰되는데, 이는 단백질 합성의 저하와 더불어 간내 단백저장 용적이 줄어들기 때문이다. 그 외에도 간경변증에서는 앞서 언급한 것과 같이 포도당 합성이 증가되어 단백질 소모가 증가하게 된다.

한편 말기 간질환 환자에서 대사항진이 늘 존재하는지는 아직 불명확하다. 원발성 담즙성 간경변증 환자에서는 간질환이 진행될수록 안정 시 열량소비*resting energy expend-iture; REE*가 증가하나, 간경변증에서의 안정 시 열량소비에 대한 많은 연구 결과는 서로 일치하지 않는다.

성장호르몬은 간 및 여러 조직에 작용하여 인슐린양 성장인자-1*insulin-like growth factor-1; IGF-1*의 생산을 촉진한다. IGF-1은 성장호르몬의 동화작용을 조절하여 단백질의 합성을 촉진하고 이화를 감소시킨다고 알려져 있다. 따라서 간경변증 환자에서 IGF-1의 수치가 낮은 것은 체세포 용적의 감소와 관련이 있다고 여겨진다. 또한 간경변증 환자에서 흔히 나타나는 성장호르몬의 과잉분비는 인슐린의 지방합성기능을 억제하고 지방분해를 유발하는 것으로 생각된다.

비타민, 미네랄 및 미량원소의 결핍은 급성 및 만성 간질환에서 흔히 나타나는 소견으로, 특히 지용성 비타민의 결핍이 자주 보고되고 있다. 특히 담즙정체성 간질환의 경우에는 장내 담즙산의 감소로 인하여 영양분, 특히 지용성 비타민인 vitamin A, D, E, K의 흡수장애가 발생할 수 있다. 비타민 D 결핍은 골다공증을 유발하며 칼슘소모를 증가시킨다. 수용성 비타민 결핍 역시 발생할 수 있으나 지용성에 비해 덜하다. 이런 결핍의 원인은 섭취의 감소, 흡수장애, 간내 저장량의 감소 및 대사장애, 요구량의 증가 등이다. 아연 및 마그네슘의 결핍은 상처의 치유를 지연시키며 세포면역의 저하, 전신쇠약 등을 초래할 수 있다.

Ⅲ 간경변증 환자에서의 영양상태 평가

간경변증 환자에서 영양상태 평가는 간부전이 있는 간경변증 환자에게서 가장 필요하나, 역설적으로 이런 환자는 복수와 부종 등으로 인하여 기존의 영양평가적인 방법의 적용이 매우 어려워진다.

1. 체중

과거부터 널리 사용되던 영양평가 방법인 신장*height*으로 교정된 체중은 간질환 환자의 영양을 평가하는 데 적절하지 않다. 복수나 부종 등은 체중의 증가를 초래하여 실제로 체세포 용적이 감소된 경우에도 오히려 증가된 것으로 해석할 수 있기 때문이다. 따라서 체질량지수*body mass index; BMI*나 이상체중 백분율*percent of ideal body weight* 등도 신뢰성이 적다. 따라서 평상시 체중과 최근의 체중감소를 문진하는 것이 더 중요할 수 있다. 6개월 이상의 기간에 10%의 체중감소가 있다면 중증의 체중감소로 정의할 수 있다.

Campillo 등은 복수 정도에 따라 BMI치를 다르게 하여 영양실조를 분류하였는데, 복수가 없을 때는 22kg/m^2 미만, 경증의 복수 시에는 23kg/m^2 미만, 심한 복수에는 25kg/m^2 미만일 경우를 영양실조로 분류하였다.

2. 혈장 단백

간경변증이 없는 사람에서는 알부민, 프리알부민*pre-albumin*, 트랜스페린*transferrin* 및 레티놀 결합단백*retinol binding protein* 등의 혈장 단백을 영양상태의 평가에 이용할 수 있다. 그러나 이들은 간에서 합성되므로 간질환 환자에서는 영양실조보다는 간내 합성의 저하로 인해 이러한 혈장 단백 수치가 감소되었을 수 있으며, 그 밖에도 수혈, 탈수의 정도, 대사속도 등 많은 요인의 영향을 받으므로 간경변증 환자의 영양평가법으로는 적절하지 않다.

3. 24시간 요 크레아티닌

24시간 요 크레아티닌은 근육 용적*muscle bulk*을 측정하기 위해 가장 많이 사용되는 측정법이다. 건강인에서는 상관관계가 매우 좋으나 간경변증 환자에서는 그 역할이 불분명하다. 크레아티닌의 전구물질인 크레아틴은 간에서 합성되므로 간기능의 변화는 제지방체중*lean body mass*에 영향을 주지 않고도 크레아티닌 배설에 영향을 줄 수 있기 때문이다. 또한 신혈류의 변화와 신독성 약물의 투여, 사구체의 이상과 제한식이요법 등도 영향을 줄 수 있어 24시간 요 크레아티닌 측정법 역시 간경변증 환자에서의 영양평가법으로는 적절하지 않다.

4. 요 3-메틸히스티딘

간경변증 환자에서의 근육 소모량을 예측하기 위해 소변에서의 3-메틸히스티딘 측정법이 사용되어 왔으나, 3-메틸히스티딘이 비근육조직에서도 유리되며 연령, 성별 및 섭취량에 따라 차이가 많음이 밝혀져서 이 수치를 표준화하기 위해서는 여러 변수들의 보정이 필요하다.

5. 체지방 측정

체지방 측정법 중 가장 많이 사용되는 방법은 삼두박근 피하지방 두께*triceps skinfold thickness; TSF*의 측정이다. 정상인에서는 TSF와 체지방의 상관관계가 좋고 체액저류의 가능성이 극히 낮으므로 이 공식을 이용하여 총 지방량을 구할 수 있으나, 만성 간질환 환자에 대해서는 이런 공식이 적용되기 어렵다. 하지만 이런 제약에도 불구하고 사용이 간편하기 때문에 만성 간질환에도 적용되어 광범위하게 사용되고 있다. 같은 이유로 중완 근위*midarm muscle circumference; MAMC*는 피하지방의 저장 정도와 근육의 양을 측정하는 지표로서 만성 간질환 환자의 영양 측정에 많이 사용되고 있다. 수침농도측정*immersion densitometry*이 체지방 측정의 표준 측정법으로 이용되어야 한다는 주장이 있으나 중증 환자에서 시행하기 어렵다는 문제점으로 인해 이용이 제한된다.

6. 기타 검사법

최근에 도입된 검사법으로 in vivo total body neutron activation analysis(IVNAA)가 있는데, 비싸고 쉽게 사용하기 어려운 제한점이 있으나 단백질 저장량을 측정하는 데는 신뢰성이 높은 검사법이다. 또한 dual energy x-ray absorptiometry(DEXA)도 다양한 체구간을 정확하게 측정할 수 있는 장점이 있다. Bioelectrical impedance analysis(BIA)의 간경변증에서의 유용성에 대해서는 아직 밝혀지지 않았으나 total body water(TBW)와 상관관계가 좋다고 알려져 있다.

Ⅳ 영양요법의 원칙

에너지 소비량을 제지방체중의 단위로 표시하여 나타낼 때, 보통 대부분의 대상성 간경변증 환자는 영양 유지를 위해 30~35kcal/kg의 영양이 필요하며 대상기능장애를 보이는 간경변증 환자는 약 45kcal/kg까지 필요하게 된다.

간부전에서 가장 기본적인 단백질 섭취 원칙은 간성 뇌증의 악화를 유발하지 않고 질소균형*nitrogen balance*을 유지하는 것이다. 하지만 간경변증 환자에서는 정상적인 단백질 섭취량에서도 간성 뇌증이 올 수 있으므로 단백질 제한식이 필요한 반면에, 단백질 섭취 부족이 단백질 합성의 부족을 초래하여 장기의 기능부전을 유발할 수도 있기 때문에 조절이 매우 어렵다.

일반적으로 건강인에서 질소균형을 이루는 단백질 요구량은 0.6g/kg/일이나 간경변증 환자에서는 0.75g/kg/일로 증가한다. 단백질 섭취량은 간성 뇌증이 있는 환자에서는 0.5~0.6g/kg/일에서 시작해서 1.0g/kg/일로 늘리도록 하며, 대상기능장애를 보이는 간경변증 환자는 1.0~1.5g/kg/일의 단백질을 섭취해야 한다. 이상적으로는 BCAA가 많은 식이요법이 좋다.

지방흡수장애가 없다면 지방 섭취를 제한할 필요는 없으며, 총 열량의 25~40%는 지방으로 섭취하도록 해야 한다. 만약 지방변증이나 매우 심한 담즙정체성 간질환을 갖고 있는 경우에는 중쇄 중성지방*medium chain triglyceride; MCT*을 지방 대신 사용할 수 있다.

비타민과 무기질의 보충을 위해 환자를 주기적으로 관찰해야 하며 전해질 장애는 나타나는 즉시 교정해주어야 한다.

영양요법은 금기증이 따로 없는 경우는 경구, 경장 투여가 원칙이며 환자가 간성 뇌증이 있다면 BCAA 용액을 경정맥으로 투여해야 할 수 있다. 또한 예측되는 필요 열량과 단백질 요구량을 주기적으로 측정하고 관찰하는 것이 매우 중요하다.

Ⅴ 영양요법의 효과

1,400명의 간경변증 환자를 대상으로 한 다기관 연구 결과, MAMC와 TSF 등의 영양측정방법은 영양실조를 평가하는 유용한 방법이었고, 특히 알코올성 간경변증에서의 영양실조가 심했으며, 이런 영양상태의 지표가 간질환의 중증도 및 생존과 연관된 예후인자로 나타났다. 그러나 간경변증 환자에서의 영양상태 평가는 일반적으로 객관화하기 어렵고 신뢰성이 떨어진다는 문제점이 있다. 2006년에 발표된 The European Society of Clinical Nutrition and Metabolism(ESPEN)에서는 간성 뇌증을 가진 간경변증 환자에서 무작위 대조연구결과를 바탕으로 임상지표나 생존율 향상을 위하여 BCAA 보충요법을 권장하였다. 하지만 BCAA 제제는 맛과 가격 때문에 환자의 순응도가 낮은 편임을 고려해야 한다.

Ⅵ 간염식

1. 열량

급성 간염에서는 단백질 분해를 막기 위해 충분한 칼로리 섭취가 필요하다. 열량은 체중 1kg당 35~40kcal 정도로 충분히 섭취하게 한다. 구역 및 식욕부진으로 식사가 어려운 경우에는 포도당 용액을 정맥 주사한다. 그러나 비만하거나 혈당이 높다면 지나친 열량 섭취는 피하도록 한다. 만성 간염에서 고열량식을 계속하면 지방간, 비만, 당뇨병 같은 문제가 발생될 수 있으므로 과도한 칼로리 섭취보다는 균형적인 식사를 통한 영양 섭취가 요구된다.

2. 탄수화물

간염으로 인해 간세포가 손상되면 간의 당원질 양이 감소하므로 당질 섭취가 중요하다. 그러나 충분한 단백질 섭취 없이 탄수화물만 지나치게 섭취하면 지방간을 초래할 수 있기 때문에, 1일 350~400g 정도의 당질공급이 권장된다.

3. 단백질

단백질은 손상된 간세포를 재생시키는 데 반드시 필요하므로 간기능 개선에 도움이 되도록 충분한 양을 섭취한다(급성 간염: 1일 90~120g 또는 체중 1kg당 1.5~2g, 만성 간염: 70~80g 또는 체중 1kg당 1.2~1.3g). 식욕 저하, 구토 등 급성 간염의 증상이 심할 때는 처음부터 많은 양을 주지 말고 섭취량을 천천히 늘려가도록 한다. 가능한 한 우리 몸에 있는 단백질의 아미노산 조성과 비슷한 단백질을 섭취하는 것이 좋으므로, 식이 단백질 중 50% 이상은 양질의 동물성 단백질로 섭취한다.

4. 지방

지방은 충분한 열량 섭취를 위한 주요한 열량원이며 지용성 비타민과 필수지방산의 공급원이므로, 적절한 섭취는 간기능 회복에 큰 도움이 된다. 그러나 황달이 심하고 구역과 식욕부진이 심하며 지방 소화장애가 있다면 저지방식을 하도록 한다.

5. 비타민과 무기질

간질환 환자는 각종 비타민의 저장과 활성화에 장애가 있으므로 신선한 채소와 과일을 충분히 섭취하여 보충한다. 알코올성 간질환 환자에서는 티아민(비타민 B_1), 비타민 B_{12}, 엽산이 결핍되기 쉬우므로 보충제 및 급원식품을 통한 영양 섭취를 고려한다.

Ⅶ 간경변식

간경변증 환자의 영양 관리 목표는 남은 간기능을 최대한 유지 향상시키는 것으로, 이를 위해 적당한 칼로리를 섭취하고 여러 영양소 및 비타민을 고루 섭취함으로써 단백질의 이화작용을 억제하고 간조직 재생을 촉진해야 한다.

1. 열량

간경변증 환자의 기초대사율*basal energy expenditure*;

*BEE*은 정상인의 1.2~1.4배이며 충분한 열량 섭취가 이루어지지 못하면 영양결핍이 쉽게 나타날 수 있다. 안정된 간경변증 환자의 경우 체중 1kg당 30~35kcal 또는 기초대사율의 1.2~1.5배 칼로리가 권장된다. 그러나 감염, 패혈증 등의 심한 스트레스가 있는 경우 건체중*dry weight* 1kg당 40kcal 이상의 칼로리가 필요하다.

2. 탄수화물

간경변증 환자는 간내 당원질 저장, 합성이 모두 부족한 상태이므로 1일 300~400g 정도의 당질 섭취가 권장되며 식사 섭취량이 적을 경우에는 과일, 주스, 사탕, 꿀 등 농축된 당질 섭취가 필요하다.

만성 간질환의 경우 포도당불내성으로 고혈당이 나타날 수 있는데, 이런 경우 인슐린치료와 함께 식이조절을 통해 혈당을 150~200mg/dL 이하로 유지하는 것을 목표로 한다. 이 경우 간질환을 우선적으로 고려하여 단순당만 제한하고 엄격한 당질제한을 권장하지는 않는다. 한편 전격성 간부전*fulminant hepatic failure*같이 단기간 내에 발병된 위중한 간질환에서는 오히려 저혈당 동반 가능성에 주의하면서 관찰하고 영양관리를 한다.

3. 단백질

질소균형을 유지하고 내인성 단백질 이화를 최소화할 수 있도록 적정량의 단백질 섭취가 요구된다. 간성 뇌증 같은 단백질불내성*protein intolerance*이 있는 경우를 제외하고는 건체중 1kg당 1~1.5g의 단백질 섭취가 권장된다. 간성 뇌증이 있는 경우에는 간성 뇌증의 지침을 참조한다.

4. 지방

지방으로 섭취하는 열량은 총 칼로리의 20% 내외를 권장한다. 지방변*steatorrhea*이 1일 10g 이상으로 많으면 총 지방량을 1일 40g 이하로 제한하고 유화지방을 사용한다. 경우에 따라 중쇄 중성지방도 사용하며 필수지방산 결핍을 막기 위해서는 장쇄 지방산*long chain fatty aicd* 또는 리놀렌산*linoleic acid*을 총 지방량의 10% 정도 공급한다.

5. 비타민과 무기질

간경변증 환자에서는 지용성 비타민 흡수가 저해되고 비타민 B 복합체(B_1, B_{12}, 엽산)의 필요량이 증가되므로 종합비타민 보충제를 고려한다. 그러나 지방변이 있을 경우에는 수용성 비타민제제를 이용한다. 복수나 부종으로 이뇨제를 사용할 경우에는 전해질이상이 초래될 수 있으므로 더욱 주의해야 한다.

골다공증은 간경변증에서 흔히 나타나며 흡연과 고령, 과음, 골절 병력 등이 위험요인으로 작용한다. 원인과 관계없이 간경변증에서는 비타민 D 결핍이 자주 발생하므로 매일 1200~1500mg의 칼슘 및 400~800IU의 비타민 D를 보충하는 것이 좋다. 골다공증이 확인되면 추가적으로 더 보충을 해주어야 한다.

6. 복수가 있는 경우

복수가 있다면 우선 안정을 취하면서 체내 대사산물의 발생을 억제하고 신장의 혈류를 증가시켜 이뇨작용을 촉진시키는 것이 필요하다. 복수가 있는 환자의 가장 중요한 식사요법은 나트륨 섭취 제한이다. 나트륨 1g은 200mL 정도의 수분을 체내에 축적시킬 수 있기 때문이다. 복수가 있는 간경변증 환자의 1일 나트륨 배설량은 소변으로 200mg(10mEq), 소변 외로 500mg(25mEq) 정도로 이론적으로는 1일 700mg 이하의 나트륨을 섭취해야 한다. 그러나 지나치게 나트륨을 제한하면 식사 순응도가 떨어져 음식 섭취가 힘들므로 일반적으로 나트륨 2,000mg(소금 5g) 이하의 식사를 권하고 있다. 수분 섭취는 일반적으로 1,000~1,500mL로 제한하도록 하나 혈청 나트륨 농도가 120mEq/L 이하인 경우에는 1일 수분 섭취량을 1,000mL 이내로 줄이는 것이 필요하다. 소변으로 배출되는 나트륨이 하루 25mEq 이상인 경우는 고염식이 원인이므로 우선 저염식을 하여 복수를 줄이는 것이 필요하다. 복수 조절을 위해 혈액 및 소변의 나트륨을 정기적으로 측정해야 하며 매일 체중을 측정함으로써 수분 균형 상태를 평가해야 한다.

또한 복수가 있는 경우에는 영양 손실이 증대되고 에너지 소모량이 증가되므로, 정상인의 1.5배 정도로 칼로리를 보충한다. 대개 저알부민혈증이 있고, 특히 복수천자 시행 시 단백질 필요량이 증가하므로 표준체중 또는 건체중 1kg당 1.25~1.75g 정도의 단백질 섭취를 권장한다.

7. 식도정맥류가 있는 경우

식도정맥류 결찰술 등의 처치를 받은 후에는 더 이상의 식도출혈을 막기 위해 섬유소가 많은 식품이나 거칠고 딱딱한 식품의 섭취를 피하고 부드럽고 연한 식품 위주로 2~3주간 연식을 권장하는데, 그 이후에는 정상식이 가능하다. 식도정맥류가 있는 경우에는 한 끼에 과도한 식이 섭취를 하거나 과음하는 것은 출혈의 위험요인이 될 수 있으므로 주의하고 1일 5~6회 식사로 조금씩 자주 섭취하는 것을 권장한다.

8. 간성 뇌증이 있는 경우

간성 뇌증이 있는 환자에서는 혈중 암모니아의 상승을 억제하기 위해 단백질을 제한하는 식사가 필요하다. 그러나 과잉의 단백질 섭취가 간성 뇌증의 유발요인이 되는 경우는 전체의 7~9%에 불과하므로, 처음부터 단백제한식을 하는 것이 아니라 락툴로오스*lactulose* 투여와 같은 표준치료를 먼저 시행해야 한다.

단백질 과잉으로 인한 간성 뇌증이 있는 경우 단백질은 증상에 따라 체중 1kg당 0.6~0.8g으로 제한하지만, 환자의 상태가 호전됨에 따라 3~5일마다 10g씩 증량하여 식이 내 단백질을 30~50g으로 조절함으로써 근육조직의 이화를 막는다. 단백질원으로는 AAA 함유량이 많은 육류보다는 BCAA 함량이 높고 암모니아, 메티오닌, AAA가 적은 채소류, 유제품을 권장한다. 식물성 식이는 섬유질이 많으므로 체내의 질소 배출에 도움을 주는 효과도 있다.

한편 체단백이 이화되는 것을 막기 위해 충분한 열량 섭취가 중요하다. 일단 간성 뇌증 증상이 개선되면 부종이나 복수가 동반된 경우 저염식(나트륨 2,000mg)을 해야 하지만, 이로 인해 식사 섭취가 너무 저조할 때에는 영양상태의 호전이 우선이므로 반저염식(나트륨 4,000mg) 처방으로 변경하여 섭취량을 증가시키도록 한다. 1일 50g 이하로 단백질을 제한하는 저단백식에서는 칼슘, 철, 인, 비타민 B_1, B_2, 니아신, 엽산이 권장량보다 부족하므로 복합 비타민, 무기질 보충제 복용이 필요하다.

VIII 비알코올성 지방간질환에서의 영양요법

비알코올성 지방간질환은 본질적으로 영양과잉으로 인한 질환으로 탄수화물과 지방의 과잉섭취 및 소모량보다 많은 열량 섭취를 특징으로 한다. 당뇨병이 흔히 병발하므로 인슐린을 초기에부터 투여하여 혈당을 정상화시키는 노력을 해야 하며 또한 자주 소식을 하도록 하여 저혈당에 빠지는 것을 막아야 한다. 간경변증에 도달하지 않은 비알코올 지방간염 환자에 있어서의 영양요법은 아직 확립되어 있지는 않으나, 다른 약제치료와 더불어 체중감량식 등의 영양요법은 매우 중요한 요소로 판단되고 있다.

참고문헌

1. Bunout D, Aicardi V, Hirsch S, et al. Nutritional support in hospitalized patients with alcoholic liver disease. Eur J Clin Nutr 1989;43:615-621
2. Campillo B, Richardet JP, Bories PN. Enteral nutrition in severely malnourished and anorectic cirrhotic patients in clinical practice. Gastroenterol Clin Biol 2005;29:645-651
3. Caregaro L, Alberino F, Amodio P, et al. Malnutrition in alcoholic and virus-related cirrhosis. Am J Clin Nutr 1996;63:602-609
4. Crawford DH, Cuneo RC, Shepherd RW. Pathogenesis and assessment of malnutrition in liver disease. J Gastroenterol Hepatology 1993;8:89-94
5. Delich PC, Spiepler JK, Parker P. Liver disease. In: Glottschlich MM, ed. The A.S.P.E.N. nutrition support core curriculum: a case based approach-the adult patient. Silver Spring(MD): American Society for Parenteral and Enteral Nutrition, 2007;540-557
6. Goldbach BA, Nickleach J. Nutritional care in diseases of the liver, biliary system, and exocrine pancreas. In: Mahan LK, ed. Food, nutrition and diet therapy. 9th ed. Philadelphia: WB Saunders, 1996;641-661
7. Italian multicenter cooperative project on nutrition in liver cirrhosis. Nutritional status in cirrhosis. J Hepatol 1994;21:317-325
8. Juakiem W, Torres D, Harrison SA. Nutrition in cirrhosis and chronic liver disease. Clinics in Liver Dieases 2014;18:179-190

9. Kondrup J, Muller MJ. Energy and protein requirements of patients with chronic liver disease. J Hepatol 1997;27:239-247
10. Kondrup J, Nielsen K, Hamberg O. Nutritional therapy in patients with liver cirrhosis. Eur J Clin Nutr 1992;46:239-246
11. Leevy CM, Davison E. Portal hypertension and hepatic coma. Postra Med J 1997;41:84-93
12. Marchesini G, Bianchi G, Merli M, et al. Nutritional supplementation with branched-chain amino acids in advanced cirrhosis: double blind randomized trial. Gastroenterology 2003;124:1792-1801
13. Muller MJ, Lauttz HU, Plogmann B, et al. Energy expenditure and substrate oxidation in patients with cirrhosis: the impact of cause, clinical staging and nutritional state. Hepatology 1992;15:782-794
14. Muto Y, Sato S, Watanabe A, et al. Effects of oral branched chain amino acid granules on event-free survival in patients with liver cirrhosis. Clin Gastroenterol Hepatol 2005;3:705-713
15. Nakaya Y, Okita K, Suzuki K, et al. BCAA-enriched snack improves nutritional state of cirrhosis. Nutrition 2007;23:113-120
16. Nelson JK, Moxness KE, Jensen MD, et al. Mayo clinic diet manual: a handbook of nutrition practices. 6th ed. St. louis: Mosby, 1988:517-531
17. Plauth M, Cabre E, Riggio O et al. ESPEN guidelines on central nutrition: liver disease. Clin Nutr 2006;25:285-294
18. Plauth M, Schütz ET. Cachexia in liver cirrhosis. Int J Cardiol 2002;85:83-87
19. Tsiaousi ET, Hatzitolios AI, Trygonis SK, et al. Malnutrition in end of stage liver disease: recommendation and nutritional support. J Gastroenterol Hepatol 2008;23:527-533

chapter 10

급성 바이러스성 간염

유병철

- 급성 바이러스성 간염의 주요 발생 원인은 A형, B형, C형, D형 및 E형 간염바이러스이다.
- 급성 바이러스성 간염의 특징적인 병리 소견은 단핵 염증세포의 광범위한 침윤, 간세포의 괴사, Kupffer세포의 증식과 담즙정체이고, 섬유화는 관찰되지 않는다.
- 급성 바이러스성 간염의 임상경과는 다양하여 불현성 감염, 재발형, 담즙정체형 혹은 전격성 간염 등으로 발현되며, 전형적인 급성 간염은 수개월 안에 완전히 회복되고 바이러스가 제거되지만, B형, C형 및 D형의 일부에서는 만성 지속성 감염으로 진행되며, E형의 경우 이식환자들을 중심으로 만성 간염을 일으킬 수 있다.
- A형간염은 경구 감염으로 전염된다. 급성 A형간염은 IgM anti-HAV 양성으로 진단하며 대부분 완전히 회복되고 만성화는 없으나, 드물게 담즙정체성 간염, 재발성 간염 및 전격성 간염을 일으킬 수 있다.
- B형간염은 비경구적으로 전염되며, 우리나라에서 과거 가장 중요한 감염경로는 모자간 수직전파였으나 최근 성공적인 B형간염 수직 감염 예방사업으로 모자간 수직 전파는 현저히 감소하였다. 급성 B형간염은 IgM anti-HBc 양성으로 진단되며, 대부분 HBsAg 양성이나 일부에서는 HBsAg이 음성이면서 IgM anti-HBc만 양성으로 나타날 수 있다. 1% 정도에서 전격성 간염이 발생하며 신생아에서는 90% 이상, 유년기에서는 20~50%, 성인에서는 5% 정도에서 만성 간염으로 진행한다.
- C형간염바이러스는 비경구적으로 전염되며, 급성 C형간염은 임상증상과 검사실 소견 등을 종합하여 진단하며, 감염을 확인할 수 있는 HCV RNA 검사는 감염 후 2주 후, HCV 항체는 감염 후 8~9주 소요되는 점을 고려해야 한다. 급성 간염은 대부분 황달 없이 무증상으로 지나가며, 55~85% 정도에서 만성화된다.
- D형간염바이러스는 전파 및 증식 과정에서 B형간염바이러스의 도움이 필요한 불완전한 RNA 바이러스이며 주로 비경구적으로 전염된다. HBV와 동시에 감염될 경우 급성 간염을 일으키는데, 급성 B형간염보다 임상증상이 심하고 전격성 간염의 발생률이 높다. IgM anti-HDV로 진단할 수 있으나, 만성기에서 양성을 보일 수 있어 진단에 제한적이다. 중복감염은 HBV 보유자에서 급성 악화를 일으키기도 하며 만성 D형간염으로 흔히 진행된다.
- E형간염바이러스는 수인성 감염을 일으키는 RNA 바이러스로서 전파경로는 경구감염이며 임상상은 A형간염바이러스와 비슷하다. 전격성 간괴사에 의한 사망률은 1~2%에 달하며, 특히 임산부에서는 20%에 달한다. 급성 E형간염은 IgM anti-HEV 양성으로 진단할 수 있으나, 위양성 등의 문제로 혈청학적 항체검사만으로 확진은 어려움이 있다. 이식 등으로 면역기능이 저하된 사람들의 경우 만성 간염이 유발될 수 있으며, 간경변증의 원인이 될 수 있다.

급성 바이러스성 간염은 주로 간을 침범하여 간세포 괴사와 변성을 초래하는 염증성 질환으로, 원인 병원체는 A형, B형, C형, D형 혹은 E형 간염바이러스이다. 그 외에도 앱스타인-바바이러스*Epstein-Barr virus; EBV*, 단순헤르페스바이러스*herpes simplex virus; HSV*, 거대세포바이러스*cytomegalovirus; CMV* 등이 전신감염증과 함께 간염을 유발할 수 있다. 간염바이러스들은 DNA 바이러스인 B형간염바이러스를 제외하고는 모두 RNA 바이러스이며, 항원성 및 분자생물학적 특성들이 각각 상이하여 각 바이러스에 특이적인 항원 또는 항체 검사, 그리고 바이러스 유전자를 검출하는 분자유전학적 검사를 통해 구별할 수 있으며, 바이러스 간염의 임상양상 및 생화학적 또는 병리학적 소견은 그 원인에 관계없이 비슷하다(표 10-1). 급성 간염의 임상양상은 무증상 감염에서 전격성 간염에 이르기까지 다양하다. 일반적으로 발병 후 6개월 이내 회복되지 않고 지속적인 간염 소견을 보일 때 만성 간염으로 정의한다. 급성 간염과 만성 간염은 임상적으로 구분할 수 있는 경우가 대부분이지만, 과거력이 불확실한 B형간염이나 C형간염의 경우 만성 간염의 급성 악화와 급성 간염을 구분할 수 없는 경우도 있다. 이 장에서는 최근 우리나라 A, B, C, D, E형 간염바이러스에 의한 급성 바이러스성 간염에 대해 서술하고자 한다.

표 10-1 급성 바이러스성 간염의 원인

간염바이러스	크기(nm)	유전자	전파경로	잠복기(일)	사망률(%)	만성화(%)	항체
A	27	RNA	경구적	15~45 평균: 25	1	없음	anti-HAV
B	45	DNA	경주적 성적 접촉 모자 감염	30~180 평균: 75	1	2~7	anti-HBs anti-HBc anti-HBe
C	60	RNA	경주적	15~150 평균: 50	<0.1	70~85	anti-HCV
D	40	RNA	경주적 성적 접촉	30~150	2~10	2~7 50	anti-HDV
E	32	RNA	경구적	30~60	1	없음	anti-HEV

I 원인

1. A형간염

A형간염바이러스*hepatitis A virus; HAV*는 외피*envelope*가 없는 직경 27nm인 RNA 바이러스로, 열과 산성 및 에테르에 강하고 피코르나바이러스과*Picornaviridae family*의 헤파토바이러스*genus hepatovirus*로 분류된다. A형간염바이러스의 게놈*genome*은 7.5Kb의 RNA이며 single polyprotein을 발현시키는 하나의 해독틀*open reading frame*을 갖고 있다. 바이러스는 주로 간세포의 세포질에서 증식하고 대부분 담즙으로 분비되며 일부는 혈액으로 분비된다. 잠복기와 전구기 초기에 대변에서 가장 높은 농도의 바이러스가 출현하며 일단 황달이 나타나면 대변 내의 바이러스 방출, 바이러스 혈증 및 전염성이 급격히 감소한다. HAV의 혈청형*serotype*은 하나이나 염기서열에 따라 7종의 유전자형*genotype*으로 분류할 수 있다. 이 중 사람에게서 발견되는 유전자형은 Ⅰ, Ⅱ, Ⅲ, Ⅳ의 네 가지이다. 그러나 이 유전자형들은 서로 간의 염기서열 동질성이 90% 정도로 높고 간염의 임상상과 경과의 차이가 없으며 역학적인 분포에 약간의 차이가 있을 뿐이다. 간손상의 발병기전은 아직 불확실하다. 다른 장바이러스*enterovirus*와는 달리 직접적인 세포독성은 없으며 간손상은 세포면역반응에 의한다고 생각되고 있다. 바이러스는 1시간 이상 끓이거나 포름알데하이드와 염소 소독 또는 자외선조사에 의하여 비활성화된다.

2. B형간염

B형간염바이러스*hepatitis B virus; HBV*는 외피와 핵*core*으로 구성된 이중구조의 DNA바이러스로서 헤파드나바이러스과*hepadnaviridae family*의 오르소헤파드나바이러스*genus orthohepadnavirus*로 분류된다. B형간염바이러스의 바이러스입자는 직경이 약 42nm인 구형 입자로서 HBsAg인 외피와 직경 약 27nm의 뉴클레오캡시드*nucleocapsid*인 핵심으로 구성되어 있으며, 핵심은 HBcAg, 바이러스 DNA, 역전사효소 활성*reverse transcriptase activity*을 갖는 DNA 중합효소*polymerase* 등을 포함하고 있다. B형간염바이러스의 게놈은 약 3,200 염기쌍으로 구성된 이중 쇄환상*double-stranded circular* DNA로서 전체 길이의 15~50%에 해당하는 단쇄 구역*single-stranded region*이 있다. DNA바이러스 중에서는 유일하게 게놈 전*pregenomic* RNA 중간체*intermediate*의 역전사*reverse transcription*를 통하여 minus-strand DNA가 합성되고 다시 minus-strand DNA의 전사에 의하여 plus-strand DNA가 합성되는 독특한 증식기전을 갖고 있다(그림 10-1). 바이러스의 게놈은 서로 겹치는 4개의 해독틀로 구성되어 있다. S 유전자는 HBsAg를 코드화하며 3개의 시작 코돈*start codon*을 갖고 있어 3종류의 다른 크기의 HBsAg(small, medium, large S)을 생산한다. C 유전자는 2개의 시작코돈을 갖고 있어 핵 입자*core particle*를 구성하는 HBcAg와 혈청 내로 분비되는 B형간염바이러스 E항원*Hepatitis B E antigen; HBeAg*을 생산한다. P 유전자는 DNA 중합효소를 생산하고 X 유전자

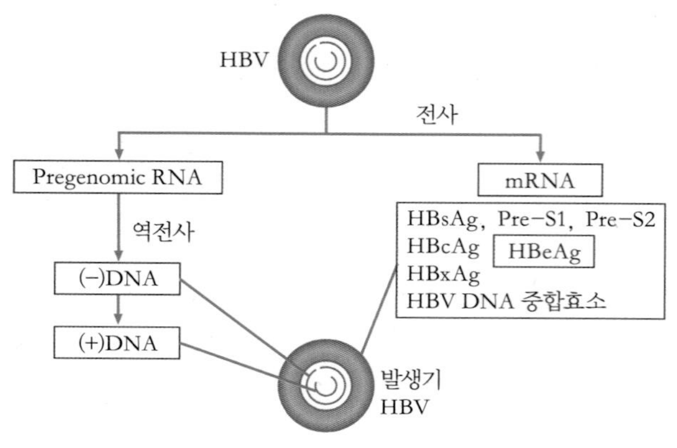

그림 10-1. B형간염바이러스의 증식기전

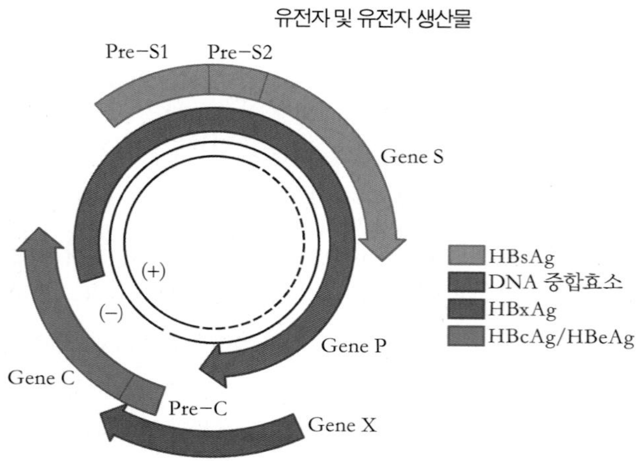

그림 10-2. B형간염바이러스의 유전자 구조

는 transactivation 기능을 갖는 HBxAg를 생산한다(그림 10-2). 이 중 HBxAg는 세포와 바이러스 유전자의 전사를 활성화하며 이의 임상적 연관성은 잘 알려져 있지 않지만 *p53* 유전자와 결합하여 발암과정에 기여하는 것으로 알려져 있다.

B형간염바이러스에 감염된 환자의 혈청에서 검출되는 항원은 HBsAg, 그리고 HBcAg의 분비형인 HBeAg이며 HBcAg는 간세포 내에서 혈중으로 분비되지 않으므로 혈청에서는 검출되지 않는다. 근래에 HBsAg 유전자의 다양한 변이 양상에 따라 분류하는 유전자형이 개발되었는데, A부터 G까지 7종류로 분류되며 각각의 아형은 전체 염기서열에서 8% 이상씩 차이가 나는 것으로 알려져 있다. 이들 유전자형은 지역에 따라 분포 양식이 다른데 B형과 C형은 아시아, A형과 D형은 서유럽과 북미 지역, F형은 중앙아메리카의 주종으로 알려져 있고 E형은 아프리카에 국한되어 있다. 우리나라의 경우에는 C형이 대부분이다. B형간염이 흔한 지역에서는 B와 C 유전자형이 흔하며 또한 B와 C형이 다른 형에 비하여 바이러스 증식이 오래 지속되는 경향을 보인다. 또한 근래에는 C형이 B형에 비하여 더 심한 간손상과 연관되어 있다는 보고들이 증가하고 있다. 혈청에서 검출될 수 있는 항체는 HBsAg에 대한 anti-HBs, HBeAg에 대한 anti-HBe 및 HBcAg에 대한 IgM형과 IgG형의 anti-HBc이다.

최근 여러 종류의 B형간염바이러스 변이종이 발견되었고, 크게 precore 및 core promoter 영역의 변이, S 유전자 영역의 변이, P 유전자 영역의 변이로 구분할 수 있다. 먼저 precore 변이종은 지중해 연안 국가에서 비전형적인 혈청학적 및 임상적 양상을 보이는 환자들에서 처음으로 확인되었다. 이들은 심한 만성 지속성 감염을 나타내어 HBV DNA가 혈청에서 다량 검출되지만 precore 부위의 변이에 의하여 HBeAg를 생성하지 못하므로 HBeAg는 음성이고 오히려 anti-HBe가 양성으로 나타난다. 가장 흔히 나타나는 변이는 precore 유전자의 뉴클레오타이드 1896번에서 G가 A로 바뀌는 단일 염기치환으로, 트립토판*tryptophan* 유전부호 TGG가 종료코돈*stop codon* TAG로 바뀌게 되므로 HBeAg의 생성이 불가능하게 된다. 또한 core promoter 부위의 변이에 의하여 HBeAg 유전부호 부위의 전사가 억제되는 HBeAg 음성 변이종도 발견되었다. HBeAg를 분비할 수 없는 이러한 precore 변이종에 감염된 환자들은 임상적으로 심한 간손상이 동반되어 빠르게 간경변증으로 진행되며 항바이러스치료에도 반응하지 않는 경향이 있으나 precore 변이종이 B형간염의 병원성과 자연경과에 미치는 영향에 관하여는 앞으로 더욱 연구가 필요한 실정이다. 우리나라에서의 precore 변이종은 HBeAg 음전시기에 간염의 중증도와 관련 없이 흔히 발견되며 아직 precore 변이종에 의한 전격성 간염에 대한 보고는 없다. 한편 만성 활동성 또는 전격성 간염을 보이는 HBeAg 음성인 환자들에게서 자주 보이는 core promoter 변이형 역시 뉴클레오타이드 1762번이 A에서 T로, 1764번의 G가 A로 바뀌는 염기치환으로 TA 변이라고도 부른다. 이 변이종은 선택적으로 precore mRNA의 전사를 하향 조절하여 B형간염바이러스의 증식과 HBcAg의 표현에는 영향을 미치지 않으며 HBeAg의 생성을 억제한다고 알려졌다. 그러나 우리나라의 경우 이 변이종 역시 바이러스의 증식 정도나 간질환의 중증도와 무관하게 HBeAg 양성 및 음성 환자에게 흔히 관찰되고 있다. 핵심 유전자 변이종은 만성 B형간염 환자에게서 자주 나타나는데, 대부분 핵심 유전자 내 면역세포에 의하여 인식되는 항원결정기를 코드하는 유전자 영역에 변이가 집중되는 경향을 보이며 숙주의 면역 공격을 회피하기 위한 바이러스의 전략일 것으로 생각된다. S 유전자 영역의 변이에서 중요한 변이종은 외피의 도피 변이 *escape mutation*로서 HBsAg의 모든 아형에 대하여 공통적인 면역결정인자인 a항원결정인자 내의 145번째 아미노산이 glycine에서 arginine으로 치환된 것이다. 이 변이는 HBsAg의 구조 변화를 일으켜 anti-HBs의 중화능력의 소실을 초래한다. 이 변이종은 anti-HBs의 면역제거 압력을 피하여 선택적으로 출현한 도피변이로 추정되며 HBsAg 양성인 산모에서 태어나 능동 및 수동 면역치료를 받은 신생아나 HBIG를 지속적으로 투여받은 간이식 수혜자에서 보고되었다. 이 변이종은 흔히 발견되는 것은 아니지만 앞으로의 예방 전략과 혈청학적 진단에 혼란을 야기할 수 있어 주목받고 있다. 그 밖의 S 유전자 변이종으로는 pre-S 변이종이 있다. 만성 B형간염 환자에게서 자주 보이는 pre-S1과 pre-S2 영역의 결실 변이는 아직 확실하게 규명되지 않았지만 S 단백질의 합성과 분비에 불균형을 초래하고 그 결과 HBsAg가 숙주의 간세포 내의 세포질그물*endoplasmic reticulum*에 축적되어 세포독성으로 작용하며 간세포암종 발생 및 간질환의 진행에 영향을 주는 것으로 생각되고 있다. P 유전자 영역의 변이는 자연적으로는 극히 드물게 발생하며 만성 B형간염을 치료하기 위하여 핵산유도체*nucleos(t)ide analogues*를 사용할 경우에 발생한다. 그중 YMDD 변이가 대표적인데, 항바이러스제인 라미부딘*lamivudine*을 장기간 투여할 경우 이 약제에 대한 내성 변이종이 흔히 출현한다. YMDD 변이는 B형간염바이러스의 P 유전자 C 도메인의 YMDD (Tyrosine-methionine-aspartate-aspartate) 부분 중 552번 코돈의 methionine이 발린*valine*(M552V, YVDD)이나 이소류신*isoleucine*(M552I, YIDD)으로 치환되어 나타난다. 또한 YMDD motif의 변이종들은 528번 코돈의 류신*leucine*이 메티오닌*methionine*으로 치환되는 L528M을 동반하는 경우가 흔하다. 이들 변이종들은 야생형에 비하여 증식능력은 감소하지만 라미부딘이나 기타 핵산유도체에 대한 바이러스 증식억제효과를 현저하게 감소시켜 이들 약물에 대한 내성을 띠게 된다.

3. C형간염

C형간염바이러스*hepatitis C virus; HCV*는 직경 50~60nm의 외피를 갖는 이중구조의 RNA바이러스로, 플라비바이러스과*Flaviviridae family*의 헤파시바이러스*genus hepacivirus*로 분류된다. 바이러스의 게놈은 9,500 염기쌍의 single-stranded, positive polarity RNA이며 하나의 해독틀로부터 약 3,030개의 아미노산으로 구성된 전구단백*polyprotein*이 먼저 형성된 다음 단백분해효소들에 의하여 절단됨으로써 3개의 구조단백질*structural proteins*과 단백분해효소, 헬리케이즈*helicase*, RNA 중합효소 등의 여러 비구조단백질*non-structural proteins*들이 발현된다(그림 10-3). 구조단백질 중 뉴클레오캡시드를 구성하는 핵단백질(C)은 비교적 높게 보전되어 있으나 외피를 구성하는 외피항원(E1과 E2)은 변이성이 매우 크다.

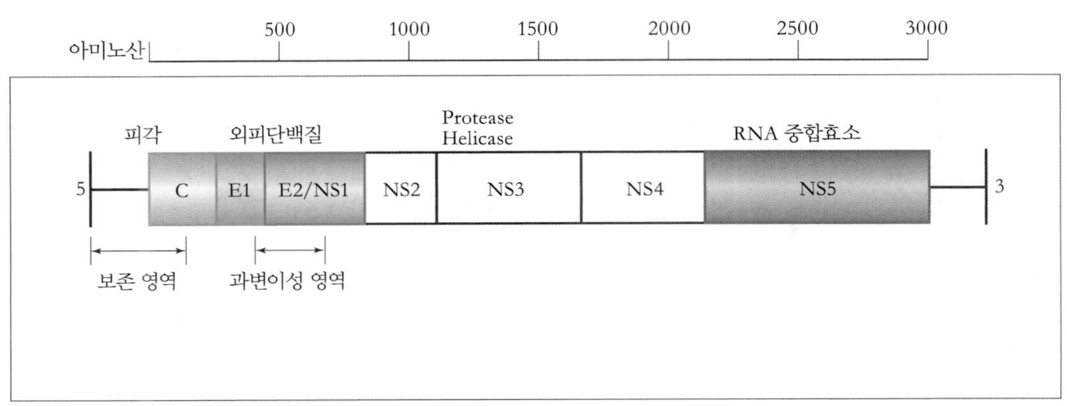

그림 10-3. C형간염바이러스의 유전자 구조

C형간염바이러스는 지역 및 인종적 차이에 따라 유전자의 변이성이 매우 크며 같은 인종 내, 심지어 같은 환자에서도 감염 시기에 따라 유전자의 변이가 흔히 관찰된다. 현재까지 적어도 6종 이상의 상이한 유전자형이 발견되었고 같은 유전자형 안에서도 분리종*isolate* 간에 유전자변이가 관찰되는데, 이러한 유전자형 내의 차이를 유사종*quasispecies*이라 부른다. 이러한 유전적 변이성은 바이러스가 숙주의 면역학적 공격을 피하는 데 중요한 역할을 하며 C형간염바이러스의 감염이 흔히 만성화되는 데 기여한다. 또한 이 유전적 변이성은 C형간염바이러스에 대한 효과적인 백신을 개발하는 데에도 큰 장애가 되고 있다. C형간염바이러스의 유전자형은 항바이러스 치료반응을 예측하는 주요인자이며, 적정한 항바이러스 치료기간과 약물용량을 결정하는 데 중요한 정보를 제공한다.

4. D형간염

D형간염바이러스*hepatitis D virus; HDV*는 증식을 위하여 B형간염바이러스가 필요한 36nm 크기의 독특한 RNA바이러스로서, 두 종류의 구조단백질과 RNA 유전자로 구성된 핵피각이 HBsAg로 구성된 외투에 싸여 있다. 바이러스의 유전자는 1.7kb의 원형의 단쇄 RNA이며 델타*delta* 항원을 발현시키는 하나의 해독틀과 바이로이드*viroid*의 자가복제요소*self-replicating element*와 유사한 비전사영역*non-translated region*으로 이루어져 있다. 델타 항원은 RNA의 교정*editing*에 의하여 소형(195개 아미노산) 혹은 대형(214개 아미노산)의 두 종류로 분류하며, 소형 델타 항원은 HDV RNA의 복제를 촉진하고 대형 델타 항원은 바이러스의 부속장치*assembly*와 혈청 내로의 분비를 촉진한다. 간세포에서 HDV에 대한 수용체는 밝혀지지 않았으나 HDV는 HBsAg 외피를 이용하여 간세포 내로 침입한다. 첫 복제는 핵에서 이루어지며 HDV는 자체의 중합효소가 없기 때문에 숙주의 중합효소를 이용하는 것으로 생각된다. HDV의 복제 과정은 확실하지 않으나 이중원형 복제모델*double-rolling circle model*에 의한 것으로 유추된다. 즉 본래 유전자는 숙주의 중합효소에 의하여 여러 개의 선형 유전자로 복제된 후 자가촉매작용으로 분리되어 반대 혹은 양성의 극성을 지닌 원형으로 융합되고 이 전사체는 본래 유전자와 같은 원형으로 복제되어 복제과정을 종료한다. 이상에서처럼 HDV는 바이러스 전파과정에서 HBV의 도움을 받아야 하는 불완전한 바이러스로 현재의 분류기준에 따르면 부수체*satellites*에 해당한다. 기존의 HBV 감염자에서 HDV가 중복 감염되거나 급성 간염의 경우 HDV와 HBV가 동시감염 될 수 있다.

5. E형간염

E형간염바이러스*hepatitis E virus; HEV*는 수인성 간염을 일으키는 직경 32~34nm의 정이십면체이며 7.2kb의 단일가닥 RNA로 구성된 바이러스로서 hepeviridae family, Hepevirus genus에 속하며, 4개의 유전자형(유전자형 1, 2, 3, 4)으로 구분된다. 돼지에서 처음 HEV가 발견되었고, 이후 노루나 야생 곰 등에서도 발견되었다. 사람에서 분리된 HEV형과 유사성을 보였으며, 인수공통감염을 유발할 수 있는 것으로 알려져 있다.

Ⅱ 병리 소견 및 병리기전

급성 바이러스성 간염의 병리 소견은 원인 바이러스의 종류에 상관없이 유사하여, 단핵 염증세포의 광범위한 침윤, 간세포의 괴사, Kupffer세포의 증식과 다양한 정도의 담즙정체가 간세포의 재생과 함께 관찰되고 섬유화는 관찰되지 않는다. 단핵세포 침윤은 주로 작은 림프구로 구성되며 형질세포와 호산구가 가끔 관찰된다. 간세포손상은 간세포 변성과 괴사, 세포 탈락, 풍선양 변성*ballooning degeneration* 및 간세포의 호산성 변성*acidophilic degeneration* 등으로 나타난다. 심한 급성 간염 환자에서 가끔 관찰되는 연결상 간괴사*bridging necrosis*에서는 주변의 문맥역끼리, 문맥역과 중심정맥 사이, 혹은 중심정맥과 중심정맥 사이로 연결되는 광범위한 지역의 간세포 탈락이 관찰되고 레티큘린*reticulin* 골격이 무너진다. 이러한 병변은 만성 간염에서는 불량한 예후를 시사하지만, 최근 급성 간염 환자에서는 연결상 간괴사와 불량한 예후 사이에 연관성이 없는 것으로 밝혀졌다. 광범위성 간괴사*massive hepatic necrosis*는 전격성 간염에서 관찰되며 육안적으로 간은 물렁하며 줄어들고 광범위한 괴사와 간세포 탈락 및 레티큘린 골격의 허탈 소견을 나타낸다.

바이러스성 간염의 병리기전은 아직 확실히 알려져 있지 않다. B형간염바이러스의 무증상 보유자가 있는 반면에 간세포 손상이 있을 때 림프양 세포가 침윤하는 점과 두드러기나 관절통 등 간외성 증상과 더불어 면역복합체에 의한 조직 파괴가 있다는 점은 간손상이 숙주의 면역반응에 의한 것임을 시사한다. 한편 C형간염바이러스에서는 바이러스 유전자의 유무 내지는 양에 따라 세포손상의 정도가 비례하는데, 이러한 점은 바이러스에 의한 세포독성을 시사한다. 그러나 간세포막에 발현된 바이러스 항원에 대한 세포독성 T세포*cytotoxic T cell*의 반응이 간세포손상의 주된 기전으로 여겨진다.

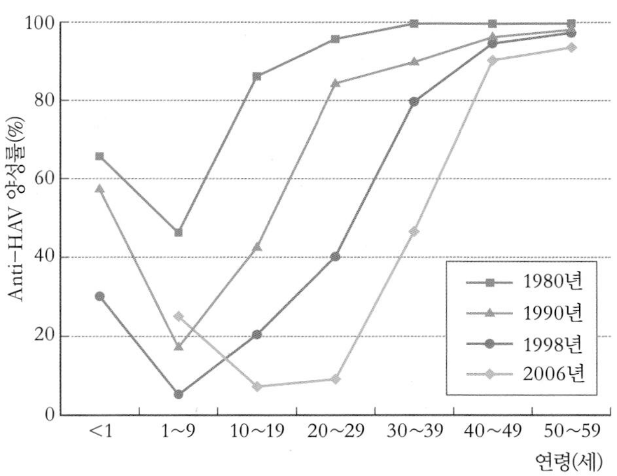

그림 10-4. 연도별 우리나라 인구의 나이별 Anti-HAV 양성률

Ⅲ 감염실태

1. A형간염

A형간염은 전염성이 매우 높고 주된 감염경로는 오염된 물이나 음식물에 의한 분변-경구*fecal-oral*감염이다. 환자를 통하여 가족 또는 친지에게 전파되거나, 밀집된 단체생활을 하는 군대, 고아원, 탁아소 등에서 집단 발생의 형태로 나타나기 쉽고, 드물지만 수혈이나 혈액제제를 통한 비경구적인 경로의 전파도 보고되어 있다. A형간염은 지역 및 사회경제적인 발전 정도에 따라 다른 양상으로 확인된다. 아프리카 및 아시아 일부, 중남미 일부 등 저개발 지역에서는 대부분 유·소아기에 A형간염바이러스에 노출되며, 대부분 무증상이거나 경미한 증상의 간염을 앓은 후에 바이러스 외피항원에 대한 항체(anti-HAV)가 출현하여 재감염에 대한 면역이 나타나게 되어, 성인 대부분이 항체를 보유하고 있으므로 현증 A형간염의 빈도는 매우 낮다. 개발도상국의 유·소아들은 상당수가 어릴 때 감염되지 않아 청소년기의 감염률이 높아지므로 현증 A형간염의 빈도가 오히려 증가하고 대규모의 집단 발생 보고는 주로 이러한 지역에서 나오고 있다. 생활환경과 위생상태가 선진국 수준에 이르면 A형간염의 이환율은 급격히 감소하여 사회적인 접촉이 제한된 유아나 소아에서의 이환율은 아주 낮아지고 주로 성인층에서 환자와의 접촉을 통한 현증 간염이 산발적으로 발생하고, 군인, 유행지역으로의 해외여행자, 마약중독자, 탁아소 근무자 등 특정한 감염 위험군에서 주로 발생한다.

우리나라의 경우 20~30년 전에는 거의 대부분의 국민이 어릴 적 무증상 혹은 경미한 자연감염을 통해 방어항체(IgG anti-HAV)를 가지고 성인이 되므로 성인에서 현증 A형간염 증례를 찾아보기 어려웠다. 그러나 사회경제 발전 및 위생여건의 개선으로 어릴 때 자연감염이 되지 않아 방어항체가 없는 상태로 성인이 된 최근의 20~30대에서는 급성 간염 발생이 증가하여 우리나라 성인에서 발생하는 급성 바이러스성 간염의 50~80%를 A형간염이 차지하고 있으며 2009년에는 A형간염의 전국적 발생을 경험하기도 하였다. 우리나라 인구의 나이에 따른 방어항체 유병률은 지난 30년 동안 급격하게 후진국형에서 선진국형으로 역학적 이동이 일어나고 있다(그림 10-4).

2. B형간염

우리나라 성인의 급성 바이러스성 간염 원인으로는 B형간염바이러스가 1980년대까지는 60~63%로 가장 흔하였으나 최근에는 효과적인 예방접종으로 급성 B형간염의 발생 빈도는 현저히 감소하였다. B형간염바이러스의 표면항원은 감염된 사람의 혈액뿐만 아니라 타액, 눈물, 정액, 뇌척수액, 복수, 모유, 관절활액, 위액, 늑막 삼출액, 소변 및 대변 등 거의 모든 체액에서 확인된다. 특히 우리나라를 포함한 B형간염바이러스 유행지역에서는 모체의 혈액이나 분비물에 존재하는 바이러스가 출산 시 혹은 출산 직후 밀접한 접촉에 의하여 자녀에게 감염되는 모자간 주산기 전파가 중요한 감염경로로 알려져 있다. 주산기 수직전파는 HBeAg 양성인 산모는 90% 이상의 전파율을, anti-HBe 양성인 산모는 10~15%의 전파율을 보인다. 감염된 신생아에서는 2개월 이내에 혈중 HBsAg가 출현하는데, 면역기능이 미숙할 때 감염되었기 때문에 대부분 임상적으로 무증상이며 만성 보유자 상태가 평생 지속되는 경향이 있다. 우리나라에서는 모자간 수직전파가 지속성 만성 감염의 가장 중요한 원인이며, 또한 수혈, 관혈적인 시술, 비위생적인 주삿바늘, 침, 면도기 혹은 문신 등을 통해서도 전염되며, 동성애자, 마약중독자, 혈액투석치료 환자, 그리고 의료인 등도 감염될 위험이 높다.

우리나라는 전통적으로 HBV 감염의 만연 지역이었으나 1983년 김정룡 등이 세계에서 세 번째로 환자 혈청의 B형간염바이러스표면항원*Hepatitis B surface antigen; HBsAg*을 순수 분리하여 만든 국산 백신개발에 힘입어 적극적인 전 국민 접종사업을 벌인 결과, 1990년대 전 국민의 HBsAg 양성률이 7~9%였던 것에 비해 2007년 국민영양조사 결과 HBsAg 양성률이 4.6%로 감소하였으며, 특히 10세 미만 소아연령에서 HBsAg 양성률은 1983년 6.2%에서 2007년 0.2%로 현격히 감소하였다. 특히 2002년부터 적극적으로 시행해 온 주산기 감염 예방프로그램에 의해 성공적으로 주산기 감염을 예방하게 되었다. 그러나 아직도 전체적으로 5~10% 정도의 접종실패가 발생하며, 특히 B형간염바이러스 E항원*Hepatitis B E antigen; HBeAg* 양성이거나 HBV DNA 역가가 높은 산모에서 태어난 영아의 경우 두 가지 예방접종을 제대로 시행해도 20~40% 정도의 접종실패율을 보이고 있으므로 향후 모자간 수직전파의 위험이 높은 경우에는 임신 중 산모에게 항바이러스 치료를 하는 것을 고려해 볼 필요가 있다. 최근 발생하는 급성 B형간염의 임상적 특징은 주로 20~30대 중반의 성인들에 발생하며 성관계나 기타 관혈적인 경로로 전염될 가능성이 높다.

3. C형간염

C형간염바이러스의 감염경로는 거의 대부분 비경구적으로, 과거에는 수혈이 가장 중요한 감염경로였으나 수혈 혈액에 대하여 anti-HCV 검사가 보편화된 이후에는 수혈 후 C형간염은 드물다. 비경구적 전파의 노출 위험이 높은 혈액투석 환자, 혈우병 환자, 정맥 투여 약물 중독자 등에서 매우 높은 빈도로 발견된다.

HCV는 환자의 혈중에 극히 미량으로 존재하기 때문에 아직도 HCV의 존재 여부를 확인할 수 있는 항원 검출법은 없으며, 항C형간염바이러스항체*anti-hepatitis C virus antibody; anti-HCV*를 검출함으로써 진단적 접근이 시작된다. 우리나라 성인의 경우 제3세대 효소면역검사*enzyme immunoassay; EIA*로 측정한 결과 C형간염바이러스 항체 양성률은 0.4~2.1%로 보고되었고, 50대 및 60대에서 가장 높은 양성률을 보이고 있다. Anti-HCV 양성인 환자에서 정성 또는 정량 검사로 HCV RNA가 검출되면 증식성 HCV 감염이 확인된다. 혈청 HCV RNA 정량검사는 진단과 치료대상이 되는 환자의 선택, 항바이러스 치료반응의 모니터링 등을 위해 유용하다. HCV RNA 정량검사와 함께 HCV 유전자형 검사도 항바이러스 치료에 필수적인 검사이며, 우리나라에서 주된 HCV 유전자형은 1b와 2a로 보고되고 있다.

4. D형간염

D형간염은 B형간염과 연관되어 발생하므로 위험인자도 유사하다. D형간염의 감염경로는 주로 비경구적이며 성적 접촉으로도 전염된다. 가장 전염 위험성이 높은 집단은 B형간염바이러스 보유자와 정맥투여 약물중독자, 혈우병 환자 등이다. HDV 유행지역은 남부 유럽, 발칸반도, 아마존강 유역, 브라질(Labrea fever), 콜롬비아(Santa Maria hepatitis), 베네수엘라 및 중부 아프리카 등이며, HBV 유병률과 일치하지는 않아 B형간염 유병률이 높은 극동아시아 지역에서의 D형간염은 드문 편이다. 전 세계적으로 5% 정도의 HBV 감염자가 HDV에 중복감염되어 있다. 우리나라의 경우 1985년 조사에서 혈청 anti-HDV의 양성률은 0.9% 정도로 보고되고 있으나 간조직에서 HDV 항원은 모두 음성으로 보고되었다. 한편 2003년에는 대상 환자 중 79%의 원발성 간암 환자가 포함된 HBsAg 양성자 194명에 대한 혈청 anti-HDV 조사 결과 3.6%의 양성률을 보였다는 보고도 있다.

5. E형간염

인도, 파키스탄을 위시한 아시아지역과 멕시코를 포함

하는 남미지역, 그리고 북부아프리카가 HEV 감염률이 높은 지역이며, 주된 전염경로는 분변-경구경로이다. 주로 HEV에 오염된 식수나 음식을 통해 전염되며 미국, 일본, 유럽 등에서도 소수에서 감염이 보고되는데, 인수공통감염으로 밝혀진 경우로서 불충분하게 익힌 돼지나 멧돼지, 사슴 등의 고기를 먹고 감염된 보고들이 있다. 우리나라에서 2005년 국민건강영양조사에서 수집된 대표혈청 총 497례를 이용하여 조사한 연구에 따르면, IgM anti-HEV 양성률은 0.2%, IgG anti-HEV 양성률은 8.9%였으며, 40대 이후부터 양성률이 증가하여 40대(12.1%), 50대(33.3%), 60대 이상(47.1%)의 양성률을 보고한 바 있다. 또 우리나라에서 가축으로 기르는 돼지의 간에서 HEV RNA(유전자형 3형)가 검출된 보고가 있으며, 성남지역 급성 간염 연구결과 2례의 급성 E형간염이 확인되었는데(2례 모두 유전자형 4형), 이 중 1례는 지리산에서 멧돼지를 생포하여 담즙액을 마신 후 발병한 경우로 우리나라에서도 인수공통감염으로 E형간염이 발생할 수 있음을 보여준다.

집단 발생은 주로 저개발국에서 나타나며 선진국 등에서는 유행지역에서 유입된 경우가 대부분이다. 우리나라의 경우 2002년 유행지역으로의 여행력이 없는 젊은 남성에서 급성 E형간염이 확인되었고, 최근에는 인도를 여행하고 귀국한 가임기 여성에서 E형간염바이러스에 의한 전격성 간염이 보고된 바 있다. 한편 2003년부터 2004년 사이 증례 보고된 7명의 환자 가운데 해외여행 중 유입된 것으로 추정된 1명을 제외한 6명은 국내에서 토착, 산발성으로 발생한 것으로 추정된다. 또한 국내의 IgG anti-HEV의 양성률은 10% 정도로 나타나고 있으므로 외국여행자들을 통한 감염에 주의를 기울이는 한편, 원인불명 급성 간염의 경우 E형간염의 가능성도 고려해야 한다.

Ⅳ 임상양상

급성 바이러스성 간염에는 황달을 동반하지 않고 임상증상이 가벼운 불현성 감염이 매우 흔하고, 재발형이나 담즙정체형으로 발현되기도 하며, 드물게 전격성 경과를 보일 수도 있다.

전형적인 현성 급성 바이러스성 간염의 잠복기는 원인 바이러스의 종류와 바이러스의 접종량에 따라 2주에서 20주까지 다양하다. 이 기간 중 혈청 내에 바이러스가 나타나나 혈청 빌리루빈이나 아미노전이효소는 정상이고 바이러스 항체는 검출되지 않는다. 임상적으로 급성 바이러스 간염을 황달 발현을 기준으로 하여 황달 전 전구기 *preicteric prodromal phase*와 황달기*icteric phase*, 그리고 황달이 없어진 회복기*convalescent phase*로 나눈다. 환자들은 일정 기간의 잠복기를 거쳐 3~10일간의 전구기를 거치는데, 식욕부진, 구역, 구토 등의 비특이적 소화기 증상 및 우상복부 불편감, 전신 무력감 등이 나타날 수 있다. 어린이에서는 단순 복통을 호소하는 경우가 많다. 급성 B형간염의 약 5~10%에서 전신증상으로 미열이나 두통, 인후통 내지는 기침이나 콧물 같은 감기양 증상을 호소하며 전구기에 발열, 피부 두드러기, 관절통, 근육통 등이 동반되는 혈청병양 증후군*serum sickness-like syndrome*을 보일 수 있다. 이는 바이러스의 항원*HBsAg*, 항체*anti-HBs*와 보체를 포함한 면역복합체가 원인인 것으로 알려져 있다. 이 기간 중 혈청 내의 바이러스 농도가 가장 높고 혈청 아미노전이효소가 상승하기 시작한다. 신체검진상 황달은 없으나 우측 늑골 하부 전연에서 예리하고 부드러우나 압통이 있는 간을 만질 수 있다.

황달기에 들어서면 소변색이 진해지고 대변색이 옅어지며 황달이 점차 심해지다가 차츰 호전된다. 황달이 생기면 대개는 식욕은 좋아지고 구역, 구토, 우상복부 통증 등도 서서히 호전된다. 황달의 절정기는 황달이 생긴 후 1~2주째이다. 임상 경과 중 떨어지던 빌리루빈이 갑자기 증가하는 경우도 있는데, 적혈구의 포도당-6-인산화효소*glucose-6-phosphatase* 결핍으로 인한 용혈성 황달 때문인 경우가 있고, 이때에는 말초 세망 적혈구*reticulocyte*가 증가하며 소변색은 간장색일 수 있다. 신체검진상 황달이 있고 간종대(70%), 비장종대(10~20%), 림프절종대, 그리고 드물게 거미혈관종이 일과성으로 있을 수 있다. 전형적으로 황달기는 1~4주간 지속된 후 회복기로 접어들지만 8주까지 지속하는 예도 있다.

약 2~12주의 기간을 보이는 회복기에는 전신증상이 없어지나, 가끔 피로감이나 우측 상복부 둔통은 남아 있을 수 있다. 이 시기에도 둔하고 압통이 있는 간이 미만성으로 만져질 수 있으며 아미노전이효소의 미미한 상승은 있을 수 있다. 임상적으로나 생화학적으로 충분한 회복은

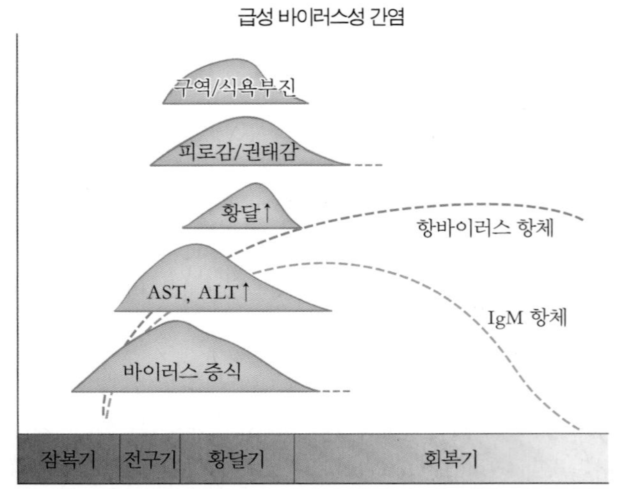

그림 10-5. 급성 바이러스성 간염의 전형적 경과

황달형 급성 간염의 75%에서 기대할 수 있으며, A형이나 E형간염에서는 1~2개월 내, B형이나 C형에서는 3~4개월 내에 기대할 수 있다. 바이러스가 제거되면 항바이러스 항체는 황달기에 검출되기 시작하여 회복기에 역가가 상승한다(그림 10-5). 급성 바이러스성 간염의 생화학적 및 혈액학적 소견은 표 10-2에 제시하였다.

1. A형간염

A형간염은 다른 바이러스성 간염과 유사한 증상을 나타낸다. 유·소아기의 감염은 대부분 불현감염으로 나타나며 연령이 높아질수록 증상이 심해지는 것이 특징이다. 일반적으로 6세 이하에서는 약 50%가 증상이 없으며 증상이 있더라도 경미하다. 6세 이후에 발생하면 70%

표 10-2 급성 바이러스성 간염의 검사실(생화학적 및 혈액학적 검사) **소견**

혈청 AST, ALT	황달이 나타나기 1~2주 전에 증가하는 첫 이상 소견 점진적으로 증가하여 절정치는 임상적 황달이 나타난 1주 후 혈청 빌리루빈보다 빨리 정상치가 됨 효소의 실제 증가치는 간세포손상의 정도와 무관하며 오르락내리락하는 것을 예후적 가치로 인정해서는 안 됨 이차적 상승(25~50%)은 용혈일 경우가 많음
혈청 빌리루빈	2.5~3.0mg/dL의 총 빌리루빈의 50%가 직접반응형임 5~20mg/dL까지 오를 수 있음 20mg/dL 이상이거나 계속적으로 증가하고 황달이 오래 지속되면 더욱 중하게 앓고 있는 간염(예후적 가치로 인정) 이차적 상승이 있을 때(용혈)에는 30mg/dL 이상일 수 있으나 이때는 간접형이 증가함
프로트롬빈시간(PT)	반감기가 짧기 때문에 급성기의 측정이 임상적으로 의미 있음 빌리루빈이나 AST, ALT가 미미하게 증가할 때도 PT의 연장이 있음 황달기에 어느 정도 떨어지나 출혈에는 별다른 문제를 일으키지 않음 PT가 심하게 연장되어 있으면 나쁜 예후를 시사함
알칼리성 인산분해효소 혈청 단백	초기 급성기에 GGT와 함께 약간 증가하거나 정상임 총 단백량: 정상 알부민: 떨어지는 경우는 흔하지 않음 GGT: IgG와 IgM이 급성기에 약간 증가(1/3), IgM이 A형간염의 급성기에 증가
혈청 콜레스테롤	정상이지만 황달기에 약간 감소 저콜레스테롤은 광범위 간괴사 시에 나타나므로 예후에 중요 소견임
혈당	중증 간염 시에 때로는 경증 저혈당이 있음
소변 빌리루빈, 우로빌리노겐*urobilinogen*	전구증상기에도 양성 전구증상기에 증가하였다가 대변색이 엷어질 때 감소 대변색이 짙어지면 다시 증가
현미경적 혈뇨 및 경한 단백뇨 말초혈액	양성 빈혈: 없음 경증의 백혈구 감소: 관찰됨(나중에 림프구 증가가 따름) 비특이적 림프구: 급성기에 관찰됨(2~20%) 경증의 그물적혈구증가증*reticulocytosis* 관찰됨
비특이적 항체	급성기에 여러 가지 면역표지자가 양성일 수 있음

이상이 황달을 동반한 전형적인 간염 증상을 보이고, 연령이 증가할수록 현증 간염의 발현율과 치명률은 증가하여 전격성 간염의 빈도는 소아에서는 증상이 있는 예에서 0.2~0.4% 정도이지만 50세 이상에서는 3%를 상회한다. 또한 A형간염은 어린이에서의 담즙정체성 간염과 재발성 간염의 가장 흔한 원인이다.

2. B형간염

B형간염바이러스 감염의 잠복기는 평균 75일 정도이나 바이러스의 접종량에 따라 30일에서 6개월까지 다양하다. 혈청 HBsAg은 임상증상이 나타나기 2~4주 전에 출현하며 혈청 AST, ALT가 증가하면서 anti-HBc가 검출되기 시작한다. 초기에는 IgM anti-HBc가 높은 역가로 검출되며 몇 개월 지속되다가 IgG anti-HBc가 장기간 검출되기 때문에 IgM anti-HBc 양성을 급성 B형간염의 진단표지자로 사용한다. 바이러스의 활발한 증식을 반영하는 HBeAg와 HBV-DNA는 HBsAg 출현 직후에 나타나서 HBsAg가 소실되기 몇 주 전에 먼저 음전된다. HBsAg가 양성으로 지속되는 기간은 며칠에서 3개월까지 매우 다양하나 3개월 이상 지속되는 경우는 만성 감염으로의 진행을 시사하는 경우가 흔하다. 전형적으로 HBsAg가 소실된 후 anti-HBs가 나타나며 이 항체는 면역성을 반영한다.

B형간염의 임상경과는 매우 다양하다. 일반적으로 성인에서 급성 B형간염은 A형이나 C형보다 심한 임상증상을 나타내나 대개 4~6개월 내에 완전 회복된다. 급성 B형간염 환자들 중 담즙정체성 간염이 간혹 관찰되나 A형에 비하여 드물다. 담즙정체성 간염 발생 시에는 황달이 평균 8~30주간 지속되는 수가 있으나 대개 완전히 회복된다. 급성 B형간염은 1% 정도에서 전격성 경과를 거치는데 A형이나 C형보다는 흔히 발생한다. 이때에는 HBsAg 및 HBeAg에 대한 항체들이 많아지고 바이러스의 증식이 멈추기 때문에 혈청 내 HBsAg의 역가가 낮거나 음성으로 나타난다. 이 경우 혈청 IgM anti-HBc 항체가 B형간염바이러스 감염의 유일한 증거가 될 수 있다. 전격성 간염은 D형간염바이러스의 동시감염 혹은 중복감염에서 더욱 흔하고, HBeAg 음성인 precore 변종 감염과 관련되어 있다는 보고들이 있다. 이는 HBeAg의 면역조절작용이 소실되어 면역반응이 항진된 결과로 추측된다. 우리나라에서는 다행히 D형간염바이러스 감염이 매우 드물고 precore 변종과 관련된 전격성 간염도 보고된 바 없다.

급성 B형간염이 만성 지속성 감염으로 진행될 위험은 감염 시 연령이 낮을수록 높아서 신생아에서는 90% 이상, 영아에서는 50%, 유년기에서는 20~50%, 성인에서는 5% 정도에서 만성 감염을 일으킨다고 알려져 있다. 그러나 만성 보유자의 급성 악화를 철저히 배제한 급성 간염만을 대상으로 하면 성인에서 만성으로의 진행률은 1~2% 정도라는 보고도 있다.

B형간염의 유행지역인 우리나라에서 급성 간염의 임상상을 보이면서 HBsAg 양성이고 IgM anti-HBc 양성일 때 6개월 이상 HBsAg가 지속되는 경우는 4.76%에 불과하다는 최근의 보고를 보면, 우리나라 성인에서 급성 B형간염이 만성 간염으로 진행되는 것은 5% 미만이며 만성 지속성 감염의 대부분은 모자간 수직감염과 유년기 감염의 결과일 것으로 생각된다.

3. C형간염

C형간염의 잠복기는 15~120일(평균 50일)이며 C형간염바이러스 감염의 임상경과는 매우 다양하다. 급성 간염은 대부분 황달 없이 무증상으로 가볍게 지나가지만 다른 간염바이러스에 기인한 급성 간염과 유사한 증상을 일으키며 수혈 후 간염에서 증상이 심하고 황달의 빈도(25%)도 높은 경향이 있다. 그러나 대부분 서서히 발병하면서 증상도 별로 없이 만성 간염으로 진행하며 55~85% 정도에서 만성화된다. 전형적인 급성 C형간염은 4~6개월 이내에 완전히 정상으로 회복되며 HCV RNA가 지속적으로 음성이고 아미노전이효소치가 정상을 유지하며 anti-HCV 역가도 서서히 감소하여 음성이 되기도 한다.

4. D형간염

D형간염은 환자가 HDV와 HBV에 동시에 감염되는 동시감염, HBV에 이미 감염된 환자가 HDV에 감염되는 중복감염으로 나눌 수 있다. 동시감염은 HBV 감염이 한시적이고 HDV가 이보다 오래 생존할 수 없기 때문에 대부분 급성 간염을 앓고 회복되어 장기적인 예후는 양호하

다. 급성 B형간염과 임상상은 구분되지 않으나 HDV의 증식과 연관되어 아미노전이효소의 상승이 두 번 나타날 수 있다. 급성 D형간염은 단일 급성 B형간염보다는 임상 증상이 더 심하고 전격성 간염의 발생률이 높은 편이다. 중복감염은 동시감염보다 더 흔하고 HBV 보유자의 급성 악화 및 흔히 만성 D형간염으로 진행하여 간경변증으로까지 진행한다. 임상적으로 안정되어 있던 HBV 보유자가 갑자기 악화되는 경우에는 HDV 감염 가능성을 반드시 고려해야 한다. D형간염은 우리나라 만성 B형간염 감염자의 1~3%에서(주로 간세포암종이나 간경변증 환자군에서) 동반되고 아직까지 HDV의 증식 여부를 확인한 연구는 없다.

5. E형간염

임상상은 A형간염바이러스와 비슷하여 담즙정체형이 흔하나 만성으로 진행되지는 않는다. 전격성 간괴사에 의한 사망률은 1~2%에 달하며 특히 임산부에서는 20%에 달한다.

V 진단

급성 바이러스성 간염의 진단은 전형적인 임상상을 갖는 환자에서 바이러스의 혈청학적 검사에 의존한다(표 10-3, 10-4). 그러나 환자의 약 2~10%에서 원인 바이러스를 찾을 수 없는데, 이러한 경우에는 간염을 초래할 수 있는 다른 바이러스(앱스타인-바바이러스, 거대세포바이러스, 헤르페스바이러스, 황열바이러스, 바리셀라바이러스, Echo 바이러스, 홍역바이러스)의 감염, 약물성 또는 독성 간염, 윌슨*Wilson*병, 저혈압, 쇼크, 우심방장애에 의한 간울혈 등 허혈성 손상에 의한 급성 간손상 등을 감별해야 한다. 또한 만성 간염이라든지 급성 담낭염이나 담도염, 담석증, 알코올성 간염과 황달이 나타나기 전에는 류마티스성 관절염 및 전신홍반루푸스 등과 감별해야 하고, 어린아이에서는 상기도감염증(감기)이나 위장염과 감별해야 한다. 일반적으로 급성 간염의 진단은 병력 청취와 혈청학적 검사로 가능하므로 간조직생검은 필요하지 않다. 급성 바이러스 간염의 검사실적 진단적 접근은 그림과 같다(그림 10-6).

표 10-3 급성 바이러스성 간염의 혈청학적 진단

진단	선별검사	보조 검사
A형간염	IgM anti-HAV, IgG anti-HAV 역가의 점진적 증가	불필요
B형간염	HBsAg, IgM anti-HBc, 경과 중 HBsAg 음전	HBeAg, anti-HBe, HBV DNA
C형간염	anti-HCV	PCR에 의한 HCV RNA: immunoblot에 의한 anti-HCV
D형간염	HBsAg	anti-HDV, HDV RNA
E형간염	anti-HEV	anti-HEV, HEV RNA

표 10-4 급성 바이러스성 간염에서 혈청학적 검사의 해석

환자의 혈청				진단적 해석
HBsAg	IgM anti-HAV	IgM anti-HBc	anti-HCV	
+	−	+	−	급성 B형간염
+	−	−	−	만성 B형간염
+	+	−	−	만성 B형간염에 중복된 급성 A형간염
−	+	−	−	급성 A형간염
−	−	+	−	급성 B형간염(HBsAg가 검출되지 않을 정도로 낮음)
−	−	−	+	급성 C형간염

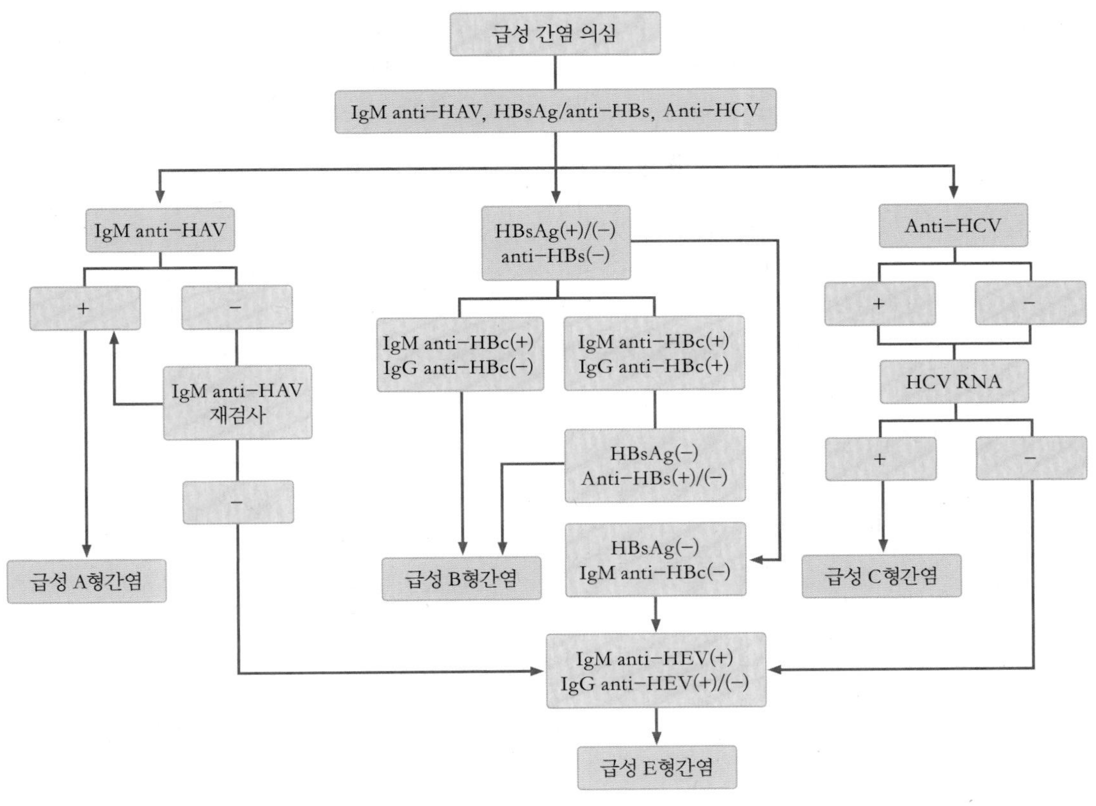

그림 10-6. 급성 바이러스성 간염이 의심되는 경우 사용되는 혈청학적 검사와 진단

1. A형간염

급성 A형간염의 진단적 혈청학적 검사는 IgM anti-HAV 양성이다. A형간염은 잠복기가 15~45일(평균 25일)이며 감염 후 평균 4주 내외에 혈청 아미노전이효소치의 상승과 함께 IgM anti-HAV가 발현된다. 감염 초기에 혈액이나 분변에서 HAV 항원 또는 HAV RNA를 직접 검출할 수 있으나 황달이 시작되면 바이러스의 혈중농도와 분변 배출이 급격히 감소하므로 급성 A형간염의 진단은 주로 혈청 IgM anti-HAV에 의존한다. IgM anti-HAV는 예민도와 특이도가 매우 높은 검사이며 증상이 나타나는 시기에 이미 99%에서 양성을 보이고 대체로 3~4개월 지속되는 것이 보통이나 드물게는 6~12개월까지 지속되기도 한다. 중화항체인 IgG anti-HAV도 이 시기에 동시에 검출되기 시작하며 일생 지속되므로 혈중 IgG anti-HAV의 검출은 과거의 감염에 의한 면역상태를 나타낸다(그림 10-7). 증상이 심하더라도 감염 초기에는 IgM anti-HAV가 음성으로 나오는 혈청학적 window period가 있을 수 있으므로 첫 번째 검사에서 음성으로 나오더라도 임상적으로 A형간염이 의심되면 3~7일 이후에 다시 IgM anti-HAV를 재검해야 한다. 급성기를 지나면서 발병 후 4~12개월 이내에 IgM anti-HAV 역가가 감소하고 음전되며, IgG anti-HAV 역가가 상승하여

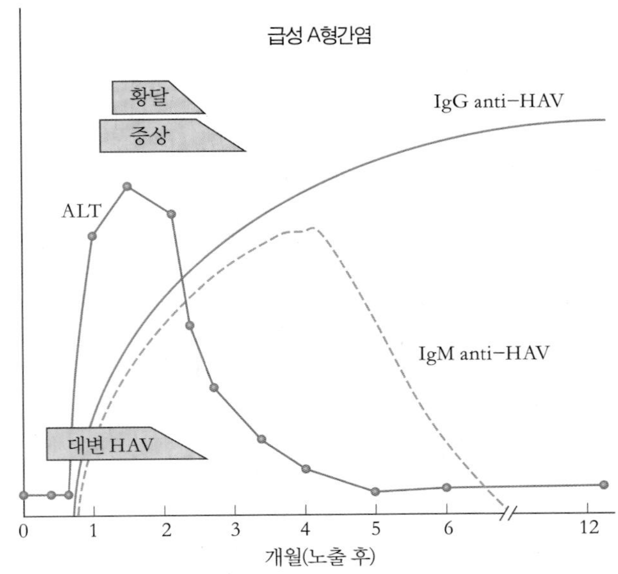

그림 10-7. 급성 A형간염의 전형적 경과

평생 지속 존재하면서 재감염으로부터 방어해준다. IgM anti-HAV 음성이면서 IgG anti-HAV만 양성이면 과거 감염을 의미한다. 물론 A형간염에 대한 백신을 맞으면 IgG anti-HAV가 양성으로 나타날 수 있지만, 백신에 의해 생기는 IgG anti-HAV 역가는 현재 여러 검출법의 한계 미만에 머무는 경우가 많으며 건강한 사람에서 기존의 백신은 거의 100%의 항체 생성률을 보이므로, 일반적으로는 A형간염 백신 접종 후 항체 형성 여부를 확인하지 않는다.

HAV RNA의 존재를 혈청이나 분변에서 reverse transcription-PCR(RT-PCR) 또는 real-time PCR로 확인할 수 있으며, 그 결과를 이용하여 HAV의 유전자형 *genotype*을 규명하여 역학적 분석에 이용하기도 한다. 일반적으로 전격성 간염일 경우 HAV RNA titer가 낮거나 검출되지 않으며, 지속성 담즙정체성 간염으로 합병될 경우 HAV RNA 양성이 6개월 이상 지속되는 경우도 있다.

2. B형간염

HBV에 감염된 환자의 혈청에서 검출될 수 있는 항원은 HBsAg와 HBcAg의 분비형인 HBeAg이며, HBcAg는 간세포 내에서 혈중으로 분비되지 않으므로 혈청에서는 검출되지 않으나 anti-HBc는 혈청에서 검출할 수 있다. 급성 간염에서 IgM anti-HBc는 증상이 발생하자마자 급격히 역가가 증가하여 급성 증상이 있는 동안 지속적으로 혈청에서 검출되다가 6개월 이내에 사라지므로 급성 B형간염 진단에 HBsAg와 더불어 가장 중요한 혈청학적 표지자로 이용된다. 대부분의 환자에서는 HBsAg 및 IgM anti-HBc가 동시에 양성으로 나타나지만 약 10%에서는 HBsAg가 혈중으로부터 빨리 제거되기 때문에 HBsAg가 음성이고 IgM anti-HBc만 양성으로 나타난다. 회복기가 시작되면서 IgM anti-HBc의 역가는 감소되고, 완전 회복은 HBsAg의 음전으로 규명되며 anti-HBs가 나타난다. 또한 IgG anti-HBs도 경과 중에 그 역가가 변하기 때문에 회복기에 HBsAg가 없어지면서 이 항체의 역가가 증가함을 관찰하는 것으로도 급성 B형간염을 진단할 수 있다. 따라서 anti-HBc 항체의 면역글로불린형이 주로 IgM이라면 최근 6개월 이내의 감염을 시사하고 주로 IgG라면 과거의 감염을 의미한다. 완전 회복

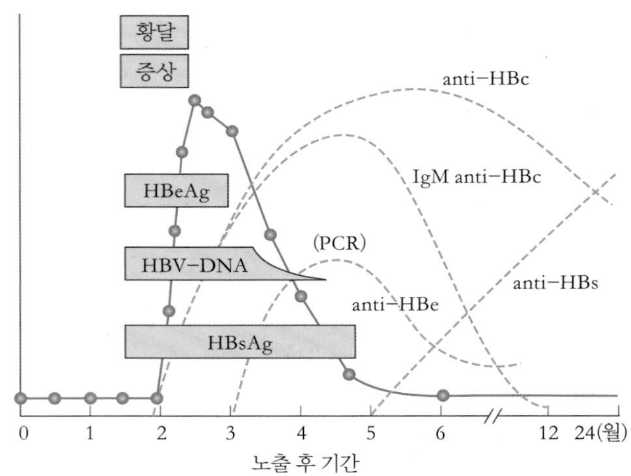

그림 10-8. 전형적인 급성 B형간염의 경과

은 HBsAg 음전으로 규명되는데, 전형적으로는 HBsAg가 소실된 후 anti-HBs가 나타나지만 회복된 후에도 5~10%의 환자에서는 anti-HBs가 증명되지 않는 경우도 있다(그림 10-8).

급성 간염의 임상상을 보이면서 HBsAg 양성이라고 해서 반드시 급성 B형간염은 아니며 만성 B형간염 시 급성 악화를 초래할 수 있는 상황들, 즉 만성 B형간염에서 HBeAg가 음전되면서 일시적 악화를 보이는 경우, anti-HBe 양성인 만성 B형간염 환자에서 HBeAg 및 HBV DNA가 다시 나타나면서 급성 재발을 보이는 경우, 다른 간염바이러스(HAV, HCV, HDV)나 간염을 초래할 수 있는 바이러스(엡스타인-바바이러스, 거대세포바이러스)의 중복감염이 있는 경우, 약물, 알코올, 쇼크, 간울혈 등에 의한 급성 간손상 등을 감별해야 한다.

HBV 감염 후 HBsAg가 혈청에서 6개월 이상 지속적으로 검출되는 경우를 만성 간염으로 정의하며, 진단은 HBsAg 양성이 6개월 이상 지속되고 IgG anti-HBc가 양성인 경우 진단할 수 있다. 그러나 만성 간염의 급성 악화 시에 IgM anti-HBc가 양성으로 나타날 수 있으므로 과거 HBsAg 양성 유무를 확인할 수 없을 경우 급성인지 만성인지를 확진하기 어려운 경우가 많으며 이 경우 경과 관찰이 진단에 도움이 된다.

3. C형간염

C형간염바이러스 감염의 진단은 HCV에 대한 특이 항체를 검사하는 간접검사와 C형간염바이러스의 유전자를

검출하는 직접검사가 있다. 간접검사는 무증상인 사람의 선별검사로 추천되며 EIA가 있다. 이 방법은 특이도가 낮아 추가검사*supplemental test*와 확진검사*confirmatory test*가 필요하다. 제1세대 EIA는 HCV 유전자의 비구조 부위*non-structural region* 4에서 유래한 재조합항원인 C100-3에 대한 항체를 측정하는 것으로 검사의 민감도가 낮고 검출시기가 지연될 뿐만 아니라 특이도도 떨어진다.

제2세대 EIA는 C100-3뿐만 아니라 C33, C22-3 항원 등을 함께 사용하며 제1세대 검사에 비하여 검출시기를 30~90일 정도 앞당기고 예민도를 10~20% 정도 더 향상시킬 수 있었다. 제3세대 EIA는 HCV의 core(C22-3), NS3와 NS4(C200), NS5 단백질에 위치한 다양한 항원결정기에 대한 항체들을 검출하며 민감도와 특이도는 각각 99% 이상으로 알려져 현재 가장 널리 사용되며, 급성 감염기에서 anti-HCV의 검출이 가능하다.

Anti-HCV EIA의 특이도를 보완하기 위하여 재조합 면역검사*recombinant immnunoblot assay; RIBA*가 개발되었다. RIBA의 주요 용도는 EIA에 의한 anti-HCV 양성 결과를 확인하는 것으로서, 특히 anti-HCV 위양성 가능성이 높은 군(C형간염의 저위험군)에서 위양성을 배제하는 데 유용하다. 반면 C형간염의 고위험군에서는 anti-HCV 검출의 예민도를 높일 수 있다. 그러나 제3세대 ELISA 및 RT-PCR을 사용한 HCV RNA 검출이 널리 사용되면서 RIBA 검사는 실제 임상에서 거의 이용되지 않는다.

역전사효소-중합효소반응*RT-PCR*을 사용한 HCV RNA의 검출은 예민도를 높일 수 있을 뿐만 아니라 현재의 HCV 감염 자체를 직접 검출하는 거의 유일한 방법이며 바이러스 증식에 대한 정보를 제공한다. 급성 C형간염 환자에서 PCR에 의한 HCV RNA 검출은 다른 어떤 지표나 임상증상보다 먼저 나타나며 만성 C형간염의 거의 모든 예에서 양성으로 나타난다.

급성 C형간염의 전형적 경과 중 표지자들의 변화는 그림 10-9와 같다. 급성 간염의 window period나 면역억제환자에서는 anti-HCV가 위음성으로 나올 수 있다. 급성 C형간염에서 IgM anti-HCV의 진단적 가치는 매우 낮아 사용되지 않는다. HCV RNA 검출은 RT-PCR법으로 시행되며 정성검사와 정량검사로 구분된다. 과거에는 정성검사가 정량검사보다 예민하여 PCR법에 의한 경우(Cobas Amplicor HCV v2.0 Roche) 검출 하한치가 50IU/mL이며 transcription-mediated amplification(TMA assay, Versant HCV RNA Qualitative Assay)의 경우 검출 하한치가 5~10IU/mL로 정성검사 및 정량검사를 임상상황에 맞추어 검사하였으나, 최근에는 real-time PCR법을 사용한 정량검사 방법이 매우 예민하여 검출 하한치가 10~15IU/mL에 달하여, real-time PCR법이 점점 많이 이용되고 있다. Real-time PCR법은 매우 예민하여 검출 하한치가 10~15IU/mL에 달하며 측정 범위도 넓어서 검출 상한치가 7~8$\log_{10}$IU/mL에 이르며 샘플 간의 오염*carryover contamination*에 의한 위양성률이 거의 없고 자동화로 진행되는 장점을 가지고 있다.

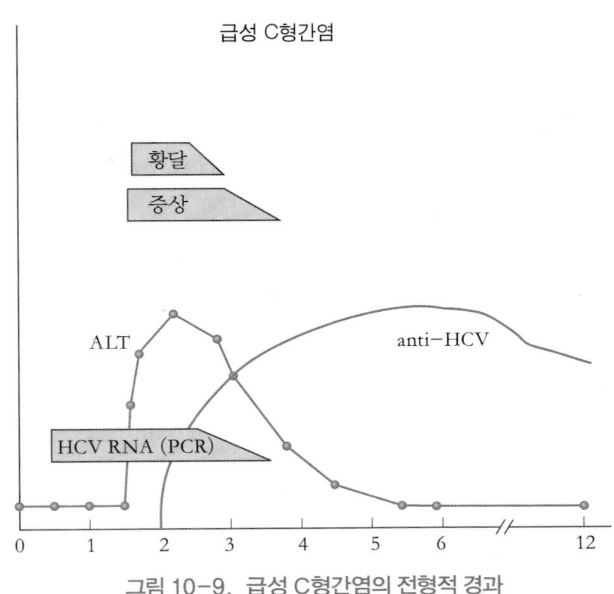

그림 10-9. 급성 C형간염의 전형적 경과

HCV 유전자형 검사는 크게 HCV 게놈의 일부, 주로 5′untranslated region(5′NC genotyping kit, Visible Genetics)을 RT-PCR한 후 direct sequencing하여 측정하는 방법과 PCR 산물을 reverse hybridization하는 방법(INNO-LiPA HCV II, Innogenetics)이 있으며 genotyping error는 5~8%, subgenotyping error는 15~20% 정도 발생한다.

4. D형간염

HDV 감염의 진단은 HDV 항원에 대한 항체를 측정하는 것이 가장 간편한 방법으로 IgM anti-HDV와 IgG anti-HDV를 포함하는 총 anti-HDV 검사가 쉽고 신뢰할 만한 진단검사로 널리 사용되고 있다. IgM anti-HDV

는 급성기뿐 아니라 만성기에도 나타날 수 있어 진단에 제한적이며 면역억제상태의 환자들에서는 anti-HDV 위음성으로 나올 수 있고, 건강한 사람에서 급성 D형간염 회복 후에도 anti-HDV가 남아 위양성을 보일 수 있다. IgG anti-HDV는 면역학적으로 정상적이면서 HDV에 감염된 모든 환자 및 HBV와 HDV에 공동 감염되어 회복된 환자의 일부에서 나타난다. IgG anti-HDV의 높은 역가(1:1,000 이상)는 HDV의 과거 감염보다는 만성 D형간염을 의미한다. 혈청에서 IgM anti-HBc가 높은 역가로 측정되면서 IgM anti-HDV가 검출되면 동시감염으로 진단한다. IgM anti-HDV는 감염 1주 후에 나타나 5~6주에 사라지나 12주까지 지속되는 경우도 있다. 혈청 내 IgM anti-HDV가 사라지면 IgG anti-HDV가 나타난다. 중복감염은 혈청 내 IgM anti-HDV가 조기에 나타나며 IgG anti-HDV도 조기에 거의 같은 시간에 나타난다. 이 환자들에서는 HBsAg는 양성이나 IgM anti-HBc는 음성이다. HDV RNA 검사는 바이러스의 증식을 확인하고 항바이러스 약제의 효과를 모니터링하는 데 필수적인 방법이지만 바이러스 유전자 구조상 쉽게 검출되지 않아 아직 상업적으로 판매되는 HDV RNA 검사는 없다.

5. E형간염

급성 간염 시기에 IgM anti-HEV가 2~12주 정도 나타날 수 있고 뒤이어 IgG anti-HEV가 나타나는데, 급성기에 높은 역가를 보이다가 회복기에 점차 역가가 감소되어 몇 년 후에는 절반 이하의 환자들만 양성으로 남게 된다. IgM anti-HEV 검사의 급성 간염에 대한 예민도는 72~91%, 특이도는 74~100%로 보고되고 있다. 그러나 HAV, HBV 또는 HCV 감염이 있는 환자에서 IgM anti-HEV 위양성률이 5~10%에서 나타나 현재까지 혈청학적 항체검사만으로 확진하는 데 어려움이 많고 추후 표준화된 진단법의 개발이 필요한 상황이다. 따라서 급성 E형간염의 진단을 위해서는 급성기에 IgM anti-HEV가 양성이고 추적검사에서 IgG anti-HEV이 양성을 보이는 경우 잠정적인 진단을 내릴 수 있으며 HEV RNA를 혈청 또는 분변에서 RT-PCR 또는 real-time PCR를 통해 검출하게 되면 확진할 수 있다. 그러나 아직까지 HEV RNA를 검사할 수 있는 상업화된 진단방법은 없다.

Ⅵ 예후

비황달성 간염이나 전에 건강하였던 전형적인 간염에서는 예후가 좋으면 80%에서 대개는 4개월 이내에 회복하고 15~20%만이 4개월 이상 지속한다. 프로트롬빈시간의 연장, 저혈당증, 저알부민, 저콜레스테롤혈증, 높은 혈청 빌리루빈과 부종, 복수, 그리고 간성 뇌증은 중증의 간세포 괴사와 불량한 예후를 시사한다. 우리나라 A형간염의 치사율은 0.1% 미만이고 급성 B형간염의 치사율은 1.4%에 달한다. 후유증으로는, 예전에 앓고 있을 때의 증상인 우상복부 내지 늑골 하부 둔통이나 복부팽만감과 더불어 불면증을 호소하면서 간조직검사까지 원하는 식의 정신적 문제를 일으키는 간염후성 증후군이 있고, Gilbert 증후군에서처럼 경증의 비포합 고빌리루빈혈증(4~5mg/dL)이 있을 수 있으며(간염후성 고빌리루빈혈증), 혈청 AST가 다소 증가되어 있는 경우(간염후성 고아미노전이효소혈증) 등이 있다.

Ⅶ 치료

급성 바이러스성 간염에 대한 특이적인 치료법은 없고 일반적으로 고식적 치료에 의존한다. 포도당 정주로 칼로리를 보충하고 휴식을 취하며 적절한 고단백, 고칼로리 식이요법을 권장한다. 간혹 담즙정체성 간염에 의한 소양증이 지속되는 경우 담즙염 분리 레진*bile salt-sequestering resin*인 콜레스티라민*cholestyramine*이나 항히스타민제(페노바르비탈과 함께) 또는 우르소데옥시콜산*ursodeoxycholic acid; UDCA*을 사용할 수 있고 구역, 구토가 있는 환자에게는 메토클로프라마이드 및 수용성 비타민 B 복합체를 사용할 수 있다. 모든 약물은 간에서 대사된다는 점을 알고 약물유발성 간염을 일으키는 약제의 사용은 절대 피해야 한다. 전격성 간부전 발생 유무를 관찰하고 내과적인 치료로 회복이 불가능하다고 판단될 때에는 적절한 시기에 간이식을 고려한다(제Ⅱ편 제22장 급성 간부전 참조).

1. A형간염

A형간염은 다른 급성 간염같이 특이적인 치료는 없으며 대부분 완전히 회복된다. 담즙정체성 간염과 재발성 간염도 경과는 길지만 완전히 회복되므로 특별한 조치는 필요하지 않다. 그러나 고령군과 만성 소모성 질환이 동반된 환자에서는 전격성 간부전의 위험이 높으므로 세심한 경과관찰이 필요하다.

2. B형간염

성인에서 발생한 대부분의 급성 B형간염은 후유증이나 만성화 없이 완전히 회복되므로 고식적 보존요법으로 충분하며, 일반적으로 항바이러스제 투여는 추천되지 않으며, 발병 초기에 인위적인 항바이러스제 치료가 인체의 방어적인 면역반응을 방해하여 만성화의 위험도를 증가시킬 수 있다는 연구결과도 있다. 그러나 한편으로 소규모 연구이나 심한 급성 B형간염 환자에서 경구용 항바이러스제(라미부딘) 투여 시 유의하게 간이식율을 낮추고 생존율을 향상시킬 수 있다고 보고된 바도 있다. 따라서 임상양상의 정도에 따라, 특히 급성 간부전이나 심한 간염을 동반하는 경우에는 경구용 항바이러스 치료를 고려해 볼 수 있다.

3. C형간염

급성 C형간염의 자연 관해율은 연구에 따라 차이가 있지만 20~50% 정도로 보고된다. 따라서 급성 C형간염을 진단 즉시 치료하지 않고, 특히 좋은 interleukin-28B genotype, 여성, HCV genotype 1 등 자연 관해의 가능성이 높다고 판단되는 경우에는, 진단 후 8~12주 정도 기다리면서 자연관해의 기회를 가지는 치료전략을 고려해 볼 수 있다. 다만, 급성 C형간염의 진단이 용이하지 않아 특히 만성 C형간염의 급성 악화와의 감별이 어려운 경우가 있으며, 이런 경우에는 만성 C형간염에 준하여 치료해야 한다. 급성 C형간염에서 리바비린*ribavirin* 병합의 추가적 이익은 확실하지 않아 치료를 시작하는 경우 페그인터페론 알파 단독 치료를 우선적으로 고려해 볼 수 있다. 적절한 치료기간에 대한 연구도 아직 부족하나, 일반적으로 24주 치료가 우선적으로 고려되나 12주로 충분하다는 연구도 있으며, 조기 바이러스 반응*rapid virological response*에 따라 치료기간을 결정할 수 있다는 제안도 있다. 경구용 C형간염 치료제들*direct acting antivirals; DAA*의 발전에 따라 급성 C형간염에서도 DAA들을 포함한 약제들의 치료 효과가 기대되나, 아직 연구결과가 보고된 바는 없다.

4. D형간염

HDV 중복 감염이 있는 만성 B형간염 환자에서는 페그인터페론 알파 혹은 고용량의 인터페론 알파를 최소 1년 이상 투여해 볼 수 있다. B형간염 환자들에게 사용되는 경구용 항바이러스제는 HDV 복제 억제에 효과적이지 못하다.

5. E형간염

다른 급성 간염같이 특이적인 치료는 없으며 대부분 완전히 회복된다. 임산부에서는 전격성 간부전의 위험이 높으므로 세심한 경과관찰이 필요하다. 이식 환자들을 중심으로 만성 E형간염이 확인된 경우에는 리바비린을 투약해 볼 수 있다.

Ⅷ 예방

1. A형간염

A형간염의 예방은 고위험군의 환자들이나 사회경제적 비용을 고려해 적절한 연령대를 선택하여 예방적 백신을 투여하는 것이 바람직하다. 일반적으로 12~24개월 된 유아는 모두 A형간염 백신을 접종하고, 성인의 경우 A형간염 유행지역으로의 여행자나 군복무자, 마약중독자나 동성애자, 만성 간질환자, 혈우병 환자, 혈액을 취급하는 의료인이나 실험실 종사자들에게 백신을 권고하고 있다. 현재 안전하고 항체 생성률이 95% 이상인 효과적인 백신(formalin-inacti-vated whole virus vaccine)이 시판되고 있다. 우리나라에서는 20대 이하의 항체 보유율이 매우 낮

고 현증 A형간염의 발생빈도가 급격히 증가하므로 이들을 대상으로 하는 백신접종을 고려해야 한다. 이는 추후 이들의 평균 나이가 30대 중반 이후로 이동할 경우 나이 증가에 따라 심한 경과를 보이는 A형간염의 특성상 중증 환자를 치료해야 하는 사회적 부담을 감소시키기 위해서도 필요하다. 또한 아직 A형간염 백신이 소아 기본접종에 포함되지 않는 우리나라의 경우 자발적인 소아 접종에 대한 적극적인 홍보가 필요한 실정이다. 한편 A형간염에 감염되었다고 의심되거나 A형간염에 노출된 경우 감염예방을 위하여 면역글로불린을 사용할 수 있다.

2. B형간염

효과적인 B형간염 백신들이 이미 개발되어 널리 사용되고 있다. 백신 접종 후 정상인에서 중화항체인 anti-HBs의 양성률은 국내외의 보고에서 대체로 85~100%의 높은 양전율을 보인다. 우리나라에서는 정기 예방접종 계획에 B형간염 예방을 포함시키고 모든 신생아에게 출생 직후 B형간염 백신을 접종하도록 권장하고 있다. HBsAg 양성인 산모에게서 태어난 신생아는 출생 직후 가능하면 12시간 이내 HBIG를 0.5mL 근육 주사하면서 예방접종을 생후 12시간 내 1차 접종을 시작하는 것이 권고되며, 이후 1개월 후 및 6개월 후에 2차 및 3차 예방접종이 권고된다. 주삿바늘에 찔리는 등 HBsAg 양성인 혈액이나 체액에 경피적 또는 점막 노출된 경우, 혹은 B형간염바이러스 보유자와 성관계 등의 긴밀한 신체접촉이 있는 경우 등에서는 B형간염 면역글로불린을 가능한 한 빨리 투여하고 동시에 B형간염 백신 접종을 시작한다(표 10-5).

3. C형간염

C형간염 백신을 개발하려는 다양한 노력들이 계속되고 있으나 현재까지 그 전망은 매우 불투명하다. 따라서 C형간염의 예방은 C형간염의 보유자 발견과 그 감염경로 차단에 의존할 수밖에 없는 실정이다. 수혈 후 간염은 C형간염 항체검사를 수행함으로써 발생률이 현저히 감소하였으나, 문신, 침술, 성적 접촉, 정맥투여 약물 중독자 등을 통한 전파는 사회적 안전지침의 확보 및 교육을 통하여 막을 수밖에 없다.

4. D형간염

D형간염은 B형간염을 예방함으로써 예방할 수 있다. 그러나 이미 B형간염바이러스를 보유하고 있는 경우에는 확실한 예방법이 없으므로 정맥 약물 사용이나 무분별한 성생활 같은 위험인자를 줄여야 한다.

5. E형간염

E형간염 백신이 개발되어 있으나, 아직 그 효과와 유용성에 대해서는 추가적인 연구가 필요하다.

표 10-5 B형간염바이러스 감염 노출 후 예방법*postexposure prophylaxis*

감염 노출	HBIG		B형간염 백신	
	용법	시기	용법	시기
주산기 감염	0.5mL 근육주사	출생 즉시 가능하면 12시간 내 1회	0.5mL 근육주사 3회 접종	(1차) 생후 12시간 내 (2차) 1개월 후 (3차) 6개월 후
경피 또는 경점막 감염	0.06mL/kg 근육주사	24시간 내 1회	1.0mL 근육주사 3회 접종	(1차) 노출 7일 내 (2차) 1개월 후 (3차) 6개월 후
성적 접촉	0.06mL/kg 근육주사 (최대 성인 5mL)	접촉 2주 내 1회	1.0mL 근육주사 3회 접종	(1차) 노출 7일 내 (2차) 1개월 후 (3차) 6개월 후

참고문헌

1. 김정룡. 간염 B바이러스의 급만성 간질환의 원인적 역할과 감염예방 대책. 서울대학교병원 법인화 십주년 기념 학술대회 논문집. 서울: 서울대학교 출판부, 1988;57-773
2. 유병철. B형 간염의 자연경과. 대한소화기학회 총서 2 간염. 대한소화기학회 1998;37-455
3. BC Yoo, JW Park, HJ Kim, et al. Precore and core promoter mutations of hepatitis B virus and epatitis B e antigen-negative chronic hepatitis B in Korea. Journal of Hepatology 2003;38:98-103
4. 2013년 대한간학회 C형 간염 진료 가이드라인
5. 송문희, 임영석, 이한주 등. 최근 3년간 급성 바이러스성 간염의 원인분석(초록). 대한간학회지 2004;10(suppl. 3):47
6. 이준혁, 고광철, 백승운 등. 혈액투석 중인 만성 신부전환자에서 G형 간염 바이러스의 감염률 및 임상적 의의. 대한소화기학회지 1999;33:78-89
7. 정숙향, 김정민, 안희준 등. 우리나라의 D형 간염 바이러스 유병율과 임상양상. 대한간학회지 2005;11:43-50
8. Jeong SH, Hwang SG, Park SJ, et al. Current status of acute viral hepatitis. Korean J Hepatol 2007;13:S101-S107
9. Lee DH, Cho YA, Park Y, et al. Hepatitis A in Korea: Epidermiological shift and call for vaccine strategy. Intervirology 2008;51:70-74
10. 임영석, 임정우, 정석원 등. 국내에서 진단된 산발성 급성 E형 간염 7예. 대한간학회지 2005;11:67
11. 2011년 대한간학회 B형 간염 진료 가이드라인

chapter 11A

만성 바이러스성 간염 —만성 B형간염

이효석, 유수종

- B형간염은 적극적인 백신접종으로 B형간염바이러스표면항원*hepatitis B surface antigen*; *HBsAg* 보유율이 지속적으로 감소하고 있다. 급성 B형간염은 대부분 HBsAg 양성이며 IgM anti-HBc 양성으로 진단되나, 일부에서 HBsAg이 음성이면서 IgM anti-HBc만 양성으로 나타날 수 있다.
- 만성 B형간염은 HBsAg 양성이 6개월 이상 지속된 것으로 정의하며, 일부에서 anti-HBs가 동시에 나타날 수 있다. B형간염바이러스 E항원*hepatitis B virus E antigen*; *HBeAg* 및 HBV DNA 검사결과에 따라 만성 간염과 비활동성 보유자로 구분할 수 있으며, 이 검사결과는 항바이러스 치료를 계획하고 모니터하는 데 필수적이다. 일부에서는 경과 중에 HBsAg이 소실되지만 이후에도 간세포암종이 병발할 수 있음에 유의하고 추적이 필요하다.
- 만성 B형간염에서 HBeAg 연간 자연소실률은 16%로 알려졌으며, 혈청 알라닌아미노전이효소*alanine aminotransferase*; *ALT*치가 높은 경우 더 높은 자연소실률을 나타낸다(22% 대 14%).
- 만성 B형간염에서 인터페론에 대한 좋은 반응을 나타내는 환자들은 자연 음전 가능성이 높은 환자들, 즉 치료 없이도 자연 음전에 임박한 환자들이다.
- 약 10%의 환자에서는 조기에 인터페론치료를 중단할 정도의 심한 부작용이 나타나는데, 우울증에 동반된 자살 기도는 임상적으로 심각한 부작용 중 하나이다.
- 만성 B형간염의 라미부딘*lamivudine* 치료는 한시적인 ALT 정상화와 조직학적 소견의 호전을 가져오나, 간세포 내의 B형간염바이러스*hepatitis B virus*; *HBV* 제거에 대한 한계점, 내성 획득에 의한 급성 악화, 낮은 HBeAg 음전율, HBeAg 음전 후에도 치료 중단 후의 높은 재발률 등으로 인하여 일차 치료제로는 추천되지 않는다.
- 라미부딘 내성 바이러스에 대한 아데포비어*adefovir* 단독요법은 아데포비어 내성 바이러스의 발생 위험을 증가시키므로 아데포비어와 라미부딘의 병합요법*combination therapy*이 권고된다.
- 항바이러스약제 내성의 출현을 감소시키는 최선의 방법은 대상 환자를 정확히 선정하고 적절한 시점에 적당한 약제를 선택하여 치료를 시작하는 것이다.
- 적절한 항바이러스제란 B형간염바이러스 증식억제효과가 강하고 유전학적 장벽*genetic barrier*이 높아 내성 바이러스 발현이 적은 것을 일컬으며 엔테카비어*entecavir*나 테노포비어*tenofovir* 등이 해당된다.
- 적절한 만성 B형간염의 항바이러스치료는 비대상성 간경변증으로의 진행을 예방하는 데는 효과적이나 간세포암종 발생에 대한 장기적인 치료효과에 대해 검증이 필요한 상태이다.

I 역학

B형간염바이러스*hepatitis B virus*; *HBV*는 hepadnaviridae family에 속하는 DNA 바이러스로 비경구적인 경로로 전염되는데, 우리나라에서 가장 흔한 경로는 B형간염에 걸린 어머니로부터 출산 시를 포함하는 주산기에 감염되는 것이며, 그 외에 성관계나 마약주사 남용, 수혈, 관혈적인 시술 등의 경로로 전염될 수 있다.

우리나라 만성 간질환의 45~73%(보고자에 따라)는 B형간염바이러스와 연관되고 7.5~15%는 C형간염바이러스와 연관된다. 그러므로 우리나라에서의 만성 간질환 관리는 곧 바이러스성 간질환의 관리라 할 수 있다. 만성 간염은 6개월 이상에서 몇 년간 지속되는 여러 중증도의 증상과 더불어 간의 염증 및 간세포괴사가 지속되는 질환으로서, 과거에는 만성 간염을 조직학적 소견에 따라 만성 지속성, 만성 활동성, 만성 소엽성 간염 등으로 구분하여 간경변증으로의 진행 가능성을 예측하려 하였다. 그러나 만성 간염의 원인 바이러스가 밝혀져 만성 간염의 자연경과가 알려지고 치료에 대한 연구가 진행되면서 조직학적 소견보다 원인에 따른 분류를 따르게 되었다.

현재 만성 간염의 분류는 더 이상 조직학적 소견에 따라 구분하지는 않으며, 일차적으로 원인에 따라 B형, C형 및 D형 만성 간염, 자가면역성 간염, 약물유발성 만성 간염, 원발성 경화성 담관염*PSC*, 원발성 담즙정체성 간경변증*PBC*, 윌슨*Wilson*병 등으로 구분한다.

1996년부터 2004년까지 일반 성인 건강검진자 5만 5,672명을 대상으로 하여 우리나라에서 이루어진 한 보고에 의하면, HBsAg 평균 양성률은 4.17%, 항C형간염바이러스항체*anti-hepatitis C virus antibody; Anti-HCV* 평균 양성률은 0.64%였고, HBsAg 양성률은 50세 전후를 기점으로 낮아졌으며, anti-HCV 양성률은 출생 이후 점점 높아져 60대에 가장 높았다.

만성 간염 1,455례를 대상으로 한 우리나라에서의 보고를 보면, HBsAg는 45.3%에서 양성이었고 anti-HCV는 27.3%에서 양성이었는데, HBsAg가 음성이었던 예에서의 anti-HCV 양성률은 48.1%였다. 한편 HBsAg나 HCV 항체 모두가 증명되지 않는 만성 간염도 28.4%에서 관찰되었으며 HDV의 감염은 1% 미만에서만 증명된다.

HBV와 연관된 간세포암종 환자의 평균연령은 51.6세인 데 반하여 C형간염바이러스*hepatitis C virus; HCV*와 연관된 간세포암종에서는 60.4세가 평균연령인 점으로 보아, 우리나라에서는 60세 전에는 HBV가, 60세가 넘으면 HCV가 중요한 원인인자로 여겨진다.

Ⅱ 증상 및 징후

무증상부터 간장애의 말기 증상을 보이는 예까지 다양하나, 그 증상을 세 가지 형으로 구별할 수 있다. 즉 대다수 예(2/3)에서는 증상이 서서히 나타나는데, 무력감이나 권태감, 식욕부진 및 소화불량증과 뚜렷하지는 않지만 기분 나쁜 복통, 우상복부 둔통이나 불쾌감 등과 더불어 코피가 나거나 잇몸에서 피가 자주 나며 여드름이라든지 피부발진이 많아지고 성욕감퇴와 월경불순이 생긴다. 활동기에는 미열이 있거나 소변색이 짙어지다가 서서히 황달까지 나타나는 증상이 몇 주에서 몇 개월(흔히 6개월 이상)에 걸쳐 있는가 하면, 일부에서는 증상이 급성 간염과 비슷한 수도 있고 복수나 황달 등 간경변증 증상이나 간성 뇌증을 보이는 예도 있으며, 일부에서는 전혀 증상이 없는 수도 있다. 즉 건강검진 시 오로지 간종대만 있을 뿐 우연히 만성 간염을 진단하는 경우도 있다. 뿐만 아니라 예상과 다르게 간외 증상 및 징후(표 11A-1) 발현이 임상상의 전부일 때가 있다. 즉 만성 간염은 여러 기관을 침범하는 전신적 질환이다. 간외 증상 및 징후의 발현은 면역복합체에 의한 것으로서 임상적 만성 간질환의 증상이나 징후가 나타나기 전에 있을 수 있고 또는 발병과 동시에 있을 수 있는데, 대개는 임상적 만성 간염에 뒤이어 나타난다.

만성 간염의 징후로는 환자는 일견 건강하고 영양상태도 좋아 보이지만 윤기 없고 약간 거친 진한 색의 간성 얼굴에다 피부발진, 혹은 여드름이나 황달(중증도)을 나타낼 수 있고 거미혈관종이나 수장 홍반이 나타나기도 한다. 우상복부에서는 약간 뜬뜬하고 둔한 연변을 보이는 반횡지에서 1횡지 정도의 간이 균일하게 만져질 수 있고(50~70%) 때로는 비장종대가 증명되는 수가 있다(비장 탁음대가 양성이거나 비장 끝 부분이 만져진다). 이 비장종대는 림프여

표 11A-1 만성 간염 환자의 간외성 증상 및 징후의 발현*

피부 병변		여드름 발진: maculopapule 홍반 두드러기 하지의 색소침착(미만성이며 광범위, 때로는 궤양 동반) 피부의 결절성 병변(혈관염)
신사구체 변화		사구체 신염(막성, 증식성) 신증후군 악성 고혈압 요질소혈증 일과성 혈뇨 및 단백뇨
관절통, 관절염		팔목과 무릎 관절(큰 관절, 흔히 미열 동반, 활동기) 손마디(작은 관절, 흔히 morning stiffness of finger)
당뇨병**		
그 외	심폐 침범	늑막염, 심낭염, 폐문림프선종대, 폐 atelectasis(lobar collapse), fibrosing alveolitis(일차성 폐성 고혈압)
	조혈기관	빈혈 혈소판감소성 자반증 쿰 양성 용혈성 빈혈
	내분비 기관	남성 유방 여성화, 무월경, 여성 남성화, 갑상선염, 미만성 갑상선종(갑상선종대), 쿠싱병
	위장계	궤양성 대장염 경증의 설사(30%)

* 특히 자가면역성 간염에서 자주 나타나며 B형에서보다 C형에서는 덜하다. 만성 C형간염에서는 본태성 혼합형 한랭 글로불린혈증과 쇼그렌*Sjogren*증후군, Lichen planus, 그리고 지연성 피부성 포르피리아가 더 흔하다.
** 인슐린 비의존성 당뇨병은 B형에서보다 C형에서 흔하다.

포의 과증식으로 오는 것이기 때문에 증상이 호전되면 만져지지 않는다(혈소판이나 백혈구 감소도 정상화됨).

Ⅲ 진단

만성 간염은 활동성 간질환의 증상과 생화학적 증거가 6개월 이상 지속되는 환자에서 만성 간질환의 임상적 징후*stigmata*가 있을 때, 또는 간외 증상 및 징후가 발현하고 있을 때라든지 급성 간염 같은 임상상을 몇 번 반복하였을 때, 식도 내시경상 1도*grade 1* 이하의 식도정맥류가 증명되며 간 초음파에서 간 표면이 매끄러울 때 진단할 수 있다.

원인적 감별진단은 혈청 HBV(HBsAg)가 6개월 이상 지속적으로 검출되며 혈청 알라닌아미노전이효소*alanine aminotransferase; ALT* 상승이 동반되면, 조직검사 없이 만성 바이러스성 간염으로 진단이 가능하다. 약물유발성 간염이나 알코올성 간염은 이들에 의한 다른 임상 증상과 징후, 그리고 조심스럽고 깊이 있는 병력 문진으로써 감별한다. 또한 전신홍반루푸스나 류마티스성 관절염 같은 교원조직성 질환(간외 증상 때문에)이나 원발성 담즙정체성 간경변증이나 원발성 경화성 담관염, pericholangitis, 신경증상이 나타나기 전의 윌슨병과 감별해야 한다.

HBV에 감염된 환자의 혈청에서 검출될 수 있는 항원은 HBsAg와 HBcAg의 분비형인 HBeAg이며, HBcAg는 간세포 내에서 혈중으로 분비되지 않으므로 혈청에서는 검출되지 않으나 anti-HBc를 혈청에서 검출할 수 있다.

HBV에 감염된 후 완전 회복되지 못하고 만성 간염으로 진행되는 비율은 감염시기에 따라 큰 차이를 보인다. 즉 출생 직후에 감염된 경우 90% 이상인 반면 성인에서 감염된 경우에는 1~10% 미만에서만 만성화된다. HBV 감염 후 HBsAg가 혈청에서 6개월 이상 지속적으로 검출되는 경우를 만성 간염으로 진행되었다고 하는데, 이때에 나타나는 혈청학적 표지자의 변화를 그림 11A-1에 도시하였다. 만성 B형간염의 진단은 HBsAg 양성이 6개월 이상 유지되고 IgG anti-HBc가 양성인 경우 진단할 수 있다. 그러나 만성 간염의 급성 악화 시에 IgM anti-HBc 양성으로 나타날 수 있으므로 과거 HBsAg 양성 유무를 확인할 수 없을 경우 급성인지 만성인지를 확진하기 어려운 경우가 있으며, 이 경우 경과관찰이 진단에 도움이 된다. 만성 간염에서 HBsAg는 평생 지속되나 드물게 소실되면서 anti-HBs가 나타나기도 한다. 그러나 이들에서 HBV가 박멸된 것은 아니며 대부분 간세포 내에서는 사람의 DNA에 통합되어 바이러스가 존재하면서 간세포암종 발생 가능성이 잔존하므로 추적검사에 소홀해서는 안 된다.

HBeAg의 존재는 높은 혈청 HBV DNA 농도를 나타내고 HBV DNA의 농도는 HBV의 증식을 의미하며 HBV 증식은 간염의 진행 및 간세포암종의 발생 위험을 높인다. 따라서 장기적으로 간질환의 악화와 사망률을 줄이기 위해 지속적으로 HBV의 증식을 억제하는 것이 항바이러스 치료의 일차적인 목표가 된다. 일반적으로 HBeAg가 자연적으로 또는 항바이러스 치료에 의해 혈청에서 사라지면 간염이 중지되고 바이러스 증식이 감소 또는 비증식기로 이행한다. 그러나 HBeAg가 소실되었어도 HBV DNA가 높은 농도로 지속되면서 간질환의 활동성도 지속될 수 있는데, 이는 대부분의 경우 HBeAg를 생성할 수 없는 precore region에 변이가 생긴 HBV 때문이다.

최근에는 혈중 HBV DNA 정량검사가 만성 B형간염의 진단뿐만 아니라 항바이러스제의 치료효과와 치료반응의 모니터링, 그리고 내성 바이러스의 발견에도 중요한 역할을 하고 있다. 현재 여러 종류의 HBV DNA 검사법들이 개발되어 있고, 대부분 PCR방법을 이용하여 그 검출 한계 하한치가 50~200IU/mL(250~1,000copies/mL)이다. 최근에는 점점 예민한 검사법을 사용하게 되면서 real-time PCR이 이용되고 있는데, 그 검출한계는

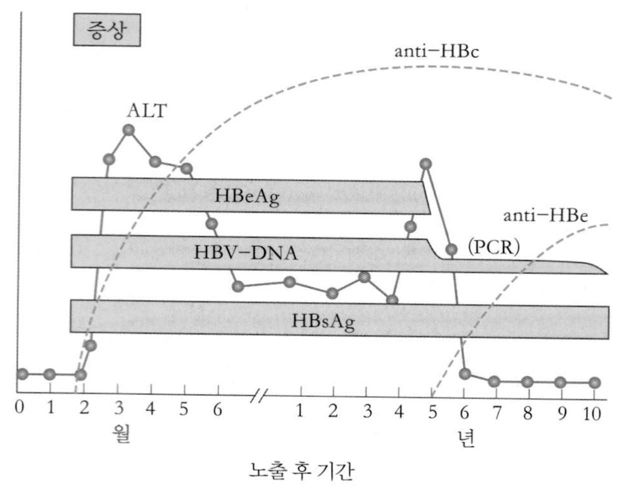

그림 11A-1. 만성 B형간염 환자의 혈청학적 표지자의 변화

10~15IU/mL~8~9$\log_{10}$IU/mL이다.

만성 B형간염에서 항바이러스 치료반응을 모니터하는 검사항목은 HBV DNA 정량검사와 HBeAg/anti-HBe, 그리고 HBsAg이다. 치료 도중 HBV DNA치가 기저치에서 10배 이상 상승하는 것이 최소 1개월 간격으로 2회 이상 확인되었을 경우 바이러스 돌파현상*virologic breakthrough*이라고 하며, 약을 잘 복용한 환자의 경우 약제내성검사를 시행하게 된다.

Ⅳ 만성 간염의 자연사

어떤 질환에 대한 치료방침을 설정하기 위해서는 해당 질환의 자연사*natural history*에 대한 정확한 이해가 필요하다.

1. 만성 B형간염의 자연사

HBV 감염 이후 만성 간염, 간경변증, 간세포암종으로의 진행은 환자의 첫 감염 시 나이와 감염경로, 면역상태 등에 따라 달라진다. 즉 급성 간염을 앓은 성인에서 만성 간염으로의 진행률은 1~2% 정도이나 초기 감염이 출생 시 어머니로부터의 조기 감염(수직전파)인 경우 대부분(90% 이상)이 무증상이며 만성화한다. 수직전파 이후 만성 간염으로의 진행은 몇 가지 단계를 거치는데 크게 증식기*replicative phase*와 비증식기*nonreplicative phase*로 나눌 수 있으며, 증식기는 다시 면역관용기*immune tolerance*와 면역제거기*immune clearance*로 나누어진다(그림 11A-2).

① 첫 단계는 HBeAg 양성이며 HBV의 증식이 있으나 간조직의 괴사는 없거나 경도로 있는(정상 ALT치 혹은 경도의 상승) 면역관용기로 20~30년간 지속된다. 즉 이 시기에는 HBV의 증식이 많음에도 불구하고 병의 활동성*disease activity*은 낮다.

② 이후 병의 활동성이 증가하기 시작하면서 임상적으로 몇 차례의 급성 악화*acute exacerbation*를 여러 번 반복 경험하게 되는데, HBeAg 양성이나 HBV의 증식은 시간이 지나면서 점점 감소하면서 심한 간조직 괴사가 동반되는(높은 ALT) 면역제거기로 간조직이 지속적으로 손상받게 된다. 이 기간 동안에는 HBV에 감염된 간세포가 파괴되어 소멸되어 간다.

③ 마침내 HBV의 증식이 사라지게 되는 비증식기가 되면 HBeAg가 음전되며 HBV 증식이 없고 간조직 소견상 간세포의 괴사도 없어져서(정상 ALT) 궁극적으로는 비활동화된다. HBV의 증식이 사라지게 되는 이 시기의 간조직 소견이 향후 환자의 장기 예후와 깊은 관계가 있어 만약 면역제거기 동안에 간경변증까지 진행하지 않은 경우라면 이전의 급성 악화에도 불구하고 간기능이 잘 보존되어 비활동성 상태가 유지되겠지만, 반대로 HBeAg 음전 시기에 이미 간경변성 병변이 와 있다면 간질환은 서서히 진행할 수 있다. 만일 이 시기에 HBV의 증식이 계속 존재하는 경우 간경변증은 활동성으로 남아 있게 되고 예후는 매우 나빠서 환자는 간기능부전이나 다른 간경변증의 합병증이 짧은 시간 안에 오게 되는 경우도 있다. 만성 B형간염 환자에서의 HBeAg 연간 소실률은 16%로 알려졌으며 혈청 ALT가 높은 경우(120IU/L 대 120IU/L 미만) 더 높은 자연소실률을 나타낸다(22% 대 14%). 그러나 비증식기가 되어 HBeAg가 음전되고 HBV의 증식이 사라진다고 해도 HBV DNA의 integration 빈도는 오히려 높아져서 간세포암종 발생의 위험은 증가된다.

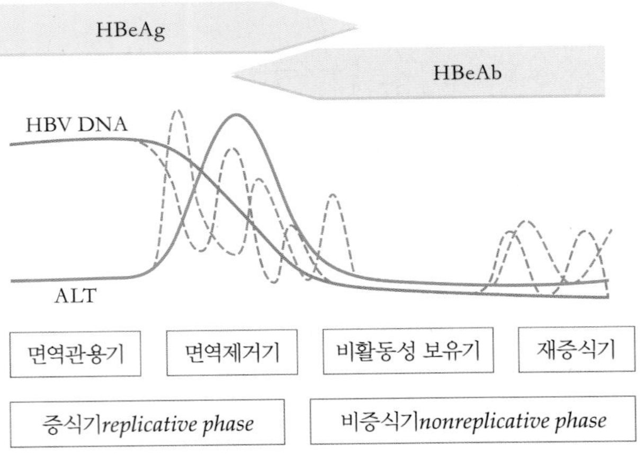

그림 11A-2. 만성 B형간염의 자연사*natural history* 모든 환자가 각 단계를 모두 거치는 것은 아니지만 대부분의 환자에서는 4개의 단계로 나누어지며 면역관용기*immune tolerance*, 면역제거기*immune clearance*(HBeAg-positive chronic hepatitis), 비활동성 보유기*inactive carrier*, 그리고 재증식기(HBeAg-negative chronic hepatitis)로 나누어 볼 수 있다. HBeAg: Hepatitis B E antigen, HBeAb: Hepatitis B E antibody, HBV: hepatitis B virus, ALT: alanine aminotransferase

우리나라 만성 간질환 환자의 자연경과와 생존율 보고에 의하면 만성 간염 환자의 5년, 10년, 15년 생존율은 각각 97%, 90%, 79%이나 간경변증 환자의 생존율은 68%, 57%, 43%로 나타났으며, 만성 B형간염에서 간경변증으로의 진행률은 5년, 10년, 15년, 20년에 9%, 23%, 36%, 48%, 간세포암종으로의 진행률은 3%, 11%, 25%, 35%로 나타났다.

2. 치사율

점진적으로 서서히 발병한 만성 간염 환자나 황달이 없는 비활동성의 만성 간염 환자(B형 및 C형)에서는 사망률이 낮다. 그러나 급성 간염처럼 급작스러운 재발병이나 오랫동안 황달이 지속된 환자, 복수라든지 간성 뇌증 증상을 동반한 환자와 간조직검사에서 광범위한 간세포괴사와 더불어 rosette 형성이 있었던 환자에서는 활동기 초기에 사망률이 현저하게 높다. 이런 환자에서는 처음 2년 이내의 생존율이 급격하게 떨어진다. 하지만 복수나 간성 뇌증이 말기 현상인 것은 확실하나 이런 에피소드도 가역성일 수 있으며, 간기능검사의 절대적 수치가 예후를 예측하는 데 도움이 되지 않는다는 것을 알아야 한다.

V 치료

1. 대증치료

만성 간염 환자의 일반적 대증치료는 ① 황달이나 미열, 관절통이 있을 때는 신체적 활동을 줄이고, ② 감염증, 정신혼탁 증상, 간외 증상 및 징후가 있으면 입원할 것을 권하나, ③ 임상증상이나 간기능검사에서 호전을 보인 환자를 오랫동안 입원시키는 것은 무의미하며 가치가 없다.

만성 간염 환자의 식이요법은 환자가 섭취하고 싶은 대로 맡겨 두며 급성 간염이나 간경변증에서의 식이요법과 같다.

필요한 약물로서는, 관절통이나 미열이 있을 때는 소량의 아세트아미노펜을 사용하고 가려움증에 대해서는 항히스타민제를 사용할 수 있다. 구역이나 식욕감퇴, 복부팽만 시에는 prokinetics인 domperidone이나 metoclopramide를 투여할 수 있다. 그리고 과체중인 만성 B형 또는 C형 간염 예에서 아스파탐산아미노전이효소*aspartate aminotransferase; AST* 및 ALT치가 호전되지 않으면 체중감소요법도 고려해야 한다.

2. 항바이러스제

만성 간염에 대한 항바이러스제의 이상적 치료 목표는 바이러스의 완전 퇴치이다. 그러나 현실적으로 완전 퇴치가 어렵기 때문에 바이러스의 증식을 지속적으로 억제하여 간조직의 염증을 경감시킴으로써 간경변증으로의 진행이나 간세포암종의 발생을 예방하는 것이 현실적인 치료 목표라 할 수 있다. 이를 위해서는 만성 간염의 자연사에 대한 이해가 필수적이다. 또한 바이러스가 어떠한 방법으로 우리 체내의 면역계를 피하면서 생존하고 증식하는지를 알아야 한다.

만성 B형간염의 치료에 사용되는 항바이러스제로는 예전에는 인터페론*interferon*이 유일한 약물이었으나 근래에는 라미부딘*lamivudine*, 아데포비어*adefovir*, 엔테카비어*entecavir*, 클레부딘*clevudine*, 텔비부딘*telbivudine* 및 테노포비어*tenofovir*가 있다. 그러나 만성 간염에 대한 각 치료법들의 성적이 전 세계적으로 해마다 수백 편 이상씩 보고되고 있지만 '어떤 환자를 치료할 것인가', '어떤 용량으로 얼마나 오래 치료해야 하고 치료 뒤 어떻게 관찰할 것인가', '치료의 장기적인 효과가 간세포암종의 유병률과 사망률, 특히 합병증에 미치는 영향은 어떠한가' 등의 많은 문제점들이 아직 완전히 해결이 되지 않은 상태로 남아 있다.

(1) 만성 B형간염의 인터페론치료

1) 만성 B형간염에서 인터페론치료(미국 및 유럽 지역)

Wong 등은 1976년부터 1992년까지 837례의 환자를 대상으로 한 15개 임상실험 결과를 메타 분석해 보고하였는데, 전체적인 반응률(HBeAg가 소실된 환자 수를 기초로 한 경우)은 치료군에서 33%인 반면 치료하지 않은 군에서는 12%를 보여서 치료군에서 약 20% 더 높은 효과를 보였다. 즉 5명 중 1명에서 효과를 보였다.

인터페론치료에 반응이 좋을 것으로 예견되는 지표는

표 11A-2에 제시하였다. 비록 혈청 ALT가 간기능부전의 진행 정도와 직접적인 비례관계는 없더라도 혈청 ALT의 상승은 HBV의 증식과 매우 밀접한 상관관계가 있음이 잘 알려져 있다. 그런데 인터페론에 대한 반응이 양호할 것으로 예견하는 인자들인 높은 ALT와 낮은 HBV DNA를 동시에 보이는 시기는 HBV 감염의 자연사에서 면역제거기의 끝 부분이다. 따라서 이러한 특징을 지닌 환자군은 모두 자연적인 음전이 임박해 있음을 알 수 있다. 즉 자연적으로 HBeAg가 소실될 가능성이 높은 환자에서 인터페론의 치료효과가 높다는 것이다. 실제로 만성 B형간염 환자의 HBeAg 자연 음전율은 1년에 16% 정도이나 이것을 ALT의 높고 낮음에 따라 구분하여 살펴보면, ALT가 정상의 3배 이하로 낮은 경우에는 HBeAg 자연 음전율이 1년에 5% 정도밖에 되지 않으나, ALT가 3배 이상으로 높은 경우에는 1년에 25%, 2년에 50%에 달하므로 이 경우에는 기존 인터페론의 치료효과와 비교하여 대등하다고 생각된다. 그러므로 인터페론은 자연 음전 가능성이 높은 환자들, 즉 치료 없이도 자연 음전이 임박한 환자들에서 자연 호전을 조금 앞당기는 효과에 불과하다는 해석도 가능하다.

반응이 좋지 않을 것으로 예측되는 지표들은 간경변증이 합병된 환자, 주산기 감염에 의한 만성 간염, 환자가 동양인일 경우 등이다. 동양인을 대상으로 한 인터페론의 치료는 대체로 서양에 비하여 나쁜 결과를 보이고 있다. HBeAg 소실은 약 15~20%로서 치료하지 않은 대조군의 16%와 의미 있는 차이를 보이지 않았다. 이러한 결과는 동양인에서는 출생 시 어머니에게서 HBV에 감염된 경우가 많아 치료 당시 유병기간이 긴 환자가 많기 때문으로 생각된다.

표 11A-2 만성 간염 환자의 인터페론에 대한 좋은 반응의 예측인자

만성 B형간염	만성 C형간염
짧은 유병기간	짧은 유병기간
높은 혈청 아미노전이 효소치	젊은 연령
섬유화가 있는 활동성 간질환	간경변증이 없거나 경미한 간섬유화
낮은 HBV DNA치	낮은 HCV RNA치
야생형(양성 HBeAg) 바이러스	유전자형 2 또는 3 또는 고도의 유전적 이형성(유사성)이 없는 경우
면역억제가 없는 상태	낮은 간내 저장철

2) 우리나라에서 만성 B형간염에서의 인터페론치료

우리나라는 외국에 비하여 반응률이 낮은 경향을 보여서 대조군과 비교하여 유의한 차이가 없었다. 이는 동양인에서의 인터페론 반응률이 낮다는 일반적인 견해 외에도 대부분 연구에서 인터페론 용량(300만 단위)이 너무 적었기 때문일 수도 있다. 특히 외국의 투여 용량의 50% 정도에 지나지 않으므로 재고해야 할 것이다. 또한 충분한 수의 대조군과의 비교 검토가 이루어지지 않아 치료효과를 판정할 만한 결과가 없는 실정이다.

이상의 결과들을 요약하면, 유럽이나 미국에서는 만성 B형간염에서 인터페론 500만 단위/매일 또는 1,000만 단위/일주일에 3회로 4개월 동안 근육주사 또는 피하주사하였을 때 치료받은 환자의 1/3에서, 대조군의 자연 음전율을 감안하면 1/5에서만 HBeAg와 HBV DNA가 소실되었다. 그리고 간조직 염증의 소실과 혈청 ALT의 정상화가 동반되었다. 그러나 이런 반응을 보이는 환자군은 까다로운 선택 조건을 지닌 환자군이라는 제한점이 있으며, 반응을 보인 환자군에서도 만성 간염의 합병증에 의한 유병률과 사망률을 감소시키는 장기적인 효과가 있는지에 대해서는 아직 확실하지 않다. 더구나 우리나라를 포함하는 아시아지역에서는 의미 있는 효과에 대한 보고가 매우 부족하다.

3) 인터페론치료의 부작용

초기 부작용으로는 발열, 오한, 전신무력감, 식욕부진, 구역 및 근육통 등이 있으며, 거의 모든 환자에서 투여용량에 비례하여 나타나는데, 처음 몇 회 투여 후 가장 심하며 치료 중단 후에는 일반적으로 사라진다. 장기 투여 시 부작용으로는 피로감, 구역, 경미한 발열, 근육통, 배부통, 두통, 우울, 불안, 골수기능 감소 및 자가면역질환의 발생 등이 있다. 약 10%의 환자에서는 조기에 치료를 중단할 정도의 심한 부작용이 나타나는데, 심한 피로감, 간염의 급격한 악화, 급성 세균 감염, 심한 우울이나 불안감, 정신병증, 발작, 울혈성 심부전 및 급성 신부전 등이 원인이 된다. 특히 심한 정신병적 부작용인 우울증에 동반된 자살 기도는 임상적으로 심각한 부작용 중의 하나이다. 간기능부전, 부정맥, 조절되지 않는 경련성 질환이나 심한 우울증, 정신과적 질환, 호중구감소증이나 혈소판감소증, 갑상선질환 이외의 자가면역성 질환이 있는 경우 사용의 금기증이 된다.

4) 인터페론치료의 실제적 문제점

① 낮은 반응률: 유럽과 미국의 인터페론치료의 관해율은 25~40% 정도로서 대조군의 자연관해율인 5~15%와 비교하여 20% 정도의 치료효과가 있다. 즉 인터페론치료에 의하여 병세의 호전이 오는 경우는 5명 중 1명 정도밖에 되지 않으며, 초기치료 후 효과가 없었던 환자들은 더 많은 용량으로 치료를 해도 반응이 없는 것으로 알려져 있다. ② 무반응: HBV 감염 만연지역인 아시아지역의 환자들에서는 치료효과가 이보다도 훨씬 떨어지며, 실제로 중국인이나 우리나라 사람을 대상으로 시행된 대조군 연구에서는 치료군에서 통계적으로 유의한 효과를 보이지 않았다. 또한 소아나 면역기능이 저하된 환자 및 이미 간경변증으로 진행된 환자 등에서도 미미한 효과밖에 없는 것으로 알려졌다. ③ 높은 부작용률: 치료 시 부작용이 발생하여 감량이 필요하였던 경우는 64%, 중단이 필요하였던 경우는 12%였으며, 치명적 부작용은 0.1%에서 발생하였다. ④ 반응군의 특성: 높은 반응을 예견하는 인자인 높은 ALT와 낮은 HBV DNA를 동시에 보이는 시기는 HBV 감염의 자연사에서 면역제거기의 끝 부분으로 모두 자연적인 음전이 임박한 환자들이다. 그러므로 인터페론은 치료 없이도 자연 음전에 임박한 환자들에서 주로 효과가 있음을 알 수 있다.

5) 근본적인 문제점

일반적으로 의학적인 치료의 궁극적 목표는 첫째, 괴로운 증상이나 불구를 교정함으로써 생활의 질적 향상을 도모하고, 둘째, 비록 치료가 부작용을 동반한다 하더라도 수명을 연장하는 것이다. 만성 바이러스성 간염 환자의 경우에는 대부분이 무증상으로 지내므로 치료목표는 수명 연장이다. 만성 바이러스성 간염의 사망원인으로서 가장 흔한 것은 간경변증에 의한 간기능부전과 간세포암종의 발생이므로 간기능부전이나 간세포암종 발생을 줄이는 것이 궁극적인 치료효과 판정기준이 되어야 할 것이다. 그런데 이러한 결과를 얻는 데에는 20~30년이 걸리므로, 현실적인 판정기준은 간기능부전과 간세포암종 발생을 줄일 수 있을 것으로 인정되는 인자들이어야 한다. 그러나 현실적인 인터페론 치료효과 판정기준은 B형간염의 경우에는 HBeAg의 소실과 혈청 내 HBV DNA의 소실인데, 이들 판정기준이 간기능부전이나 간세포암종의 발생을 줄일 수 있는 지표가 되는지에 대해서는 아직 밝혀져 있지 않다. 더구나 HBsAg가 음전되는 경우에서조차 여전히 간세포암종 발생률은 줄지 않는다는 중국인들을 대상으로 한 보고가 최근 발표되기도 하였다. 그러므로 현재 인터페론 치료효과 판정기준인 HBeAg 음전이 만족되더라도 만성 B형간염의 가장 흔한 사망원인인 간세포암종 발생을 줄여서 수명 연장이 가능할지는 아직 불확실하다.

(2) 만성 B형간염의 페그인터페론치료

페그인터페론은 인터페론 분자에 불활성의 폴리에틸렌글리콜*polyethylene glycol*을 결합시킴으로써 신장 제거율을 감소시키고 반감기를 길게 하여 주 1회 피하주사로 기존의 주 3회 인터페론 주사보다 우수하게 장시간 일정한 혈중농도를 유지할 수 있게 한 제제이다. 현재 허가받은 제제는 40-kd의 페그인터페론 알파-2a(Pegasys, Hoffmann-La Roche)와 12-kd의 페그인터페론 알파-2b(Peg-Intron, Scherring-Plough Co)가 있다. HBeAg 양성 환자에서 페그인터페론 알파-2a(180μg/주) 48주 치료 후 HBeAg 소실률과 anti-HBe 양전율은 각각 35%와 33%에 달하였다. HBeAg 음성 환자에서도 역시 페그인터페론 알파-2a(180μg/주) 48주 치료 후 24주가 경과하였을 때 HBV DNA 음전율이 43%로 라미부딘의 29%보다 좋은 성적을 보였다. 페그인터페론 알파-2b를 사용한 연구에서는 HBsAg 음전율도 7~9%로 보고하였는데, 이는 뉴클레오시드*nucleoside* 혹은 뉴클레오티드*nucleotide* 유사제제 연구에서는 관찰할 수 없었던 결과이다. 이러한 치료성적과 돌연변이에 의한 내성 HBV 발생의 위험이 없는 점 등을 고려할 때 페그인터페론이 향후 만성 B형간염의 치료에서 뉴클레오시드 유사체보다도 높은 위치를 차지할 것으로 유럽의 연구자들은 기대하나, 주산기 감염이 대부분인 아시아지역에서도 같은 효과가 있을지는 재확인이 필요하다. 또한 위에서 기술한 간기능부전이나 간세포암종 발생에 대한 장기적 연구가 뒷받침되지 않는 한 기존의 인터페론제제의 한계를 벗어나기는 어려울 것으로 판단된다.

(3) 만성 B형간염의 라미부딘치료

라미부딘은 cytosine nucleoside analogue로서 HIV치료를 위하여 개발된 여러 가지 역전사효소억제제 중 하나이다. 인터페론에 비하여 부작용이 적고 경구투여가 가능하며 precore mutant(HBeAg 음성)가 있거나 면역력이 낮은 경우에도 바이러스 증식을 억제할 수 있다고 알려져 주목받고 있었다.

그런데 최근 한 연구에서 진행된 간질환 혹은 간경변증이 있는 환자에서 간기능부전과 간세포암종 발생에 대한 라미부딘의 효과에 대하여 보고한 바에 의하면, 2.5년간의 추적관찰 기간 중 Child 등급 점수가 2점 이상 증가한 경우가 라미부딘군과 위약군에서 각각 3.4%와 8.8%, 간세포암종의 발생이 각각 3.9%와 7.4%로 라미부딘이 간기능부전과 간세포암종 발생을 줄인다고 결론지었으나, 라미부딘 투여군 가운데 49%의 환자에서 라미부딘 내성 돌연변이가 발생하였고 전체 사망률은 오히려 라미부딘 투여군에서 더 높았으며 이것이 거의 라미부딘 내성 돌연변이 발생 후 간기능부전과 간세포암종 발생 때문이었음을 고려한다면 라미부딘의 장기적 효과와 안전성에 대해서는 반드시 재평가가 필요할 것으로 판단된다.

라미부딘의 부작용으로 설사, 어지럼증, 구역, 구토 등이 치료받은 환자의 17% 이하에서 드물게 관찰되었으며 심각한 부작용은 관찰되지 않았다. 중국인을 대상으로 한 1년간의 치료 연구에서 부작용의 발생률은 위약군, 라미부딘치료군 간에 큰 차이가 없었다(위약*placebo* 77%; 25mg 라미부딘 77%; 100mg 라미부딘 80%). 이러한 부작용 이외에 가장 큰 문제는 저항성의 획득이다. 저항성은 치료 시작 6~9개월 뒤부터 발생하기 시작하여 치료기간이 길어질수록 발생률은 증가하여 1년 치료기간 중 16~32%의 발생률을 보이고 3년째에 49%의 발생률을 보인다. 일차 약제 내성 돌연변이*primary drug resistant mutations*가 발생하면 아미노산 치환*substitution*을 통하여 항바이러스제제에 대한 감수성을 저하시키게 된다. 이차 보상 변이*secondary compensatory mutations*가 발생하면 일차 약제 내성과 관련된 바이러스 복제 능력의 저하를 회복시키는 아미노산 치환이 발생하게 된다. 예를 들어 코돈*codon* 204에서 일차 라미부딘 내성과 관련된 변화가 발생하면 라미부딘에 대한 감수성이 100배 이상 저하됨을 형질분석을 통하여 알 수 있다. 가장 흔한 보상 변이는 rtL180M(류신*leucine*이 메티오닌*methionine*으로 치환)으로서 rtM204V/I 변이가 있는 HBV 폴리머레이스의 복제 적합능*replication fitness*을 복원시키게 된다. 돌연변이의 발생은 대부분 ALT 상승과 HBV DNA의 재검출을 동반하게 된다. 998명을 대상으로 6년 이상의 라미부딘치료를 한 최근의 연구 결과에 의하면 1년째에 23%에서 라미부딘 내성 돌연변이가 발생하였고, 5년째에는 65%에서 라미부딘 내성 돌연변이가 발생하였다. 그리고 라미부딘 내성 돌연변이 발생 후 45.1%에서 3배 이상의 ALT 상승이 나타났으며 22.7%에서는 ALT가 정상치의 10배 이상 상승하는 급성 악화를 경험하였다. 또한 최근 라미부딘 내성 돌연변이에 따른 치명적인 간기능 악화 사례가 국내외에서 보고되고 있다. 그러므로 라미부딘은 부작용 없이 투여할 수 있는 안전한 약물이라기보다는 내성에 의한 간기능 악화를 초래할 수도 있는 심각한 부작용을 지닌 약물로 받아들여져서 일차 치료약제로는 추천되지 않는다.

(4) 만성 B형간염의 아데포비어치료

아데포비어는 adenosine의 nucleotide analogue로, 일차 치료로 사용하는 경우 HBeAg 양성 환자에서 매일 10mg씩 12개월 복용하였을 때 24%에서 HBeAg 혈청전환이 일어나는 것으로 보고되었다. 또한 치료기간을 2~3년 연장해도 큰 부작용 없이 HBeAg 소실이나 혈청전환을 일으키며, 항바이러스제제를 복용한 경험이 없는 HBeAg 음성 만성 B형간염 환자의 첫 치료로서 아데포비어를 사용하는 경우 1, 3, 5년째의 유전자형 내성의 비율은 각각 0%, 11%, 29%이며 바이러스 돌파현상은 각각 0%, 8%, 16%이고 생화학적 돌파현상은 각각 0%, 6%, 11%로 보고되어 라미부딘에 비해서는 매우 낮은 것을 알 수 있으나, 상대적으로 낮은 항바이러스 역가로 인하여 라미부딘 혹은 엔테카비어 내성 HBV의 치료에 주로 이용된다.

아데포비어에 대한 내성은 HBV 폴리머레이스 domain D의 residue rt236에서 asparagine이 threonine(rtN236T)으로 치환되는 것과 연관이 있다. 한편 주요 라미부딘 저항성 돌연변이인 rtM204V/I는 아데포비어에 교차내성을 보이지 않는 반면, rtA181T와 rtQ215S는 부분적으로 아데포비어에 교차내성을 보이는 것으로 알려져 있다. 이전에 항바이러스제제를 투약받은 병력이 없는 환자에게 아데포비어를 48주간 투약하였을 때 유전자형 내성의 비율이 0%인 반면 라미부딘 내성 만성 B형간염 환자를 아데포비어 단독으로 48주간 치료하였을 때 유전자형 내성의 비율은 18%를 보였다. 그리고 투여 시 주의해야 할 점은

표 11A-3 생체 외*in vitro* 교차내성 분석

약제	B형간염바이러스에 대한 효능		
	야생형 *Wild type*	라미부딘 내성 (L180M+M204V)	아데포비어 내성(N236T)
라미부딘	+	−	+
클레부딘	+	−	+
텔비부딘	+	−	+
엠트리시타빈	+	−	+
엔테카비어	+	+/−	+
아데포비어	+	+	−
테노포비어	+	+	+/−

신기능의 장애가 있는 경우 투여간격을 조절해야 한다.

한편 아데포비어에 내성을 보이는 환자의 치료는 아데포비어에 의하여 선택된*selected* 돌연변이의 교차내성 양상을 참고하여 결정해야 한다(표 11A-3). 표현형을 분석한 생체 외*in vitro* 자료에 따르면 rtN236T 돌연변이는 라미부딘과 엔테카비어에 감수성이 있는 것으로 알려져 있다. rtA181V 돌연변이는 라미부딘에 대한 감수성이 저하되어 있으나 엔테카비어에 대한 감수성은 유지되는 것으로 알려져 있다.

(5) 만성 B형간염의 엔테카비어치료

Deoxy-guanosine 뉴클레오시드 analogue인 엔테카비어는 라미부딘이나 아데포비어와 비교하여 약 100배 이상의 바이러스 억제 효과가 있으며 조직검사의 호전율, HBV DNA의 감소 정도, HBV DNA 음전율, ALT 정상화율 등이 라미부딘에 비하여 우월하다. 엔테카비어는 HBV DNA 폴리머레이스의 시동*priming*, pregenomic mRNA로부터 HBV DNA의 음성 가닥의 역전사*reverse transcription*, HBV DNA 양성 가닥의 합성 등 세 단계를 억제하여 HBV를 억제한다. 타 약제와 비교하여 내성 바이러스 출현율이 현저하게 낮아 이전에 뉴클레오시드 ana-logue 치료를 받은 적이 없는 환자에게서 엔테카비어를 일차 치료약제로 사용하였을 경우 4년 누적 내성률이 0.8%에 불과하였다. 이렇게 강력한 HBV 억제효과와 낮은 내성 바이러스 발생률로 인하여 엔테카비어는 현재 만성 B형간염 치료의 일차 약제로 추천되고 있다(표 11A-4). 또한 엔테카비어는 라미부딘 내성이 있는 환자의 치료제로 사용할 수 있으나 1년 사용 시 약 7%에서 엔테카비어 내성 바이러스가 출현하여 첫 치료로 사용한 경우에 비하여 그 빈도가 높다. 엔테카비어 내성 바이러스는 라미부딘에 내성을 보이지만 아데포비어와 테노포비어에 대한 감수성은 유지된다. 엔테카비어 내성은 이전에 라미부딘에 대한 내성을 가지는 환자에게서만 발생하며 M204V/I 그리고/또는 L180M과 관련이 있다. 최초 M204V/I 돌연변이가 선택되고 rtI169, rtT184, rtS202, 또는 rtM250에서 아미노산의 치환이 일어나게 되는 two-hit mechanism에 의하여 발생하게 된다. 엔테카비어 내성의 위험성을 줄이기 위해서 엔테카비어치료 중에는 라미부딘을 중단해야 한다. 엔테카비어는 라미부딘 내성이 없는 환자에서는 1일 1회 0.5mg을 경구 투여하고 라미부딘 내성이 있는 환자에서는 1일 1회 1.0mg을 경구 투여함을 원칙으로 하며 신기능에 따라 용량의 조절이 필요하다.

표 11A-4 B형간염 항바이러스제제들의 상대적인 효능*potency*

약제	48주째 HBV DNA의 Log_{10} 감소
아데포비어	3~3.5
라미부딘	4~5
텔비부딘	5.2~6.4
엔테카비어	6~7
테노포비어	6~7

(6) 만성 B형간염의 클레부딘치료

Pyrimidine 뉴클레오시드 analogue인 클레부딘은 우리나라에서 개발된 항바이러스제제로서 HBV의 증식을 현저하게 억제하며 앱스타인-바바이러스*Epstein-Barr virus; EBV*의 증식도 부분적으로 억제하는 것으로 알려져 있다. 클레부딘을 24주간 투여한 경우, HBeAg 양성 만성 간염 환자에서는 HBV DNA 음전율이 59%, ALT 정상화율이 68.2%였으며 HBeAg 음성 만성 간염 환자에서는 HBV DNA 음전율이 92.1%, ALT 정상화율이 74.6%였다. 클레부딘은 특히 투약 중지 후에도 지속적으로 HBV DNA 억제 효과를 보이는 우수한 특성을 보여 우리나라에서는 만성 B형간염의 일차 치료약제로 추천되고 있다. 한편 1년 이상 사용 환자의 약 2%에서 근력 감소 등의 근육 관련 증상이 보고되고 있어 이에 대한 면밀한 관찰이 필요하며 신사구체 여과율이 60mL/분 미만인 환자에서는 사용을 삼가야 한다. 클레부딘의 투여용량은

1일 1회 30mg이다. 또한 내성 발현율은 엔테카비어보다 높으며 라미부딘과 교차내성을 보인다.

(7) 만성 B형간염의 텔비부딘치료

L-뉴클레오시드 analogue인 텔비부딘은 HBV에 대하여 라미부딘보다 강력한 항바이러스 효과를 보이지만 내성 발현율이 높고 라미부딘과 교차내성을 보인다. 따라서 만성 B형간염의 치료에서 텔비부딘 단독요법의 사용은 제한적이다. 텔비부딘의 내성은 라미부딘 내성 돌연변이에 의한 것으로 현재까지 M204I(M204V는 아님)가 보고되고 있다. 라미부딘에 비해서는 내성 비율이 낮지만 치료 시작 첫해를 지나면서 내성률이 급격히 증가하기 시작한다. 3상 임상연구에서 1, 2년째의 유전학적 내성은 텔비부딘 사용군 중 HBeAg 양성 환자에서는 각각 4.4%, 21.6%였고, HBeAg 음성 환자에서는 각각 2.7%, 8.6%를 보였다. 반면 라미부딘 사용군 중 HBeAg 양성 환자에서는 1, 2년째 유전학적 내성 비율이 각각 9.1%, 35%, HBeAg 음성 환자에서는 각각 9.8%, 21.9%로 보고되었다. 텔비부딘의 부작용은 라미부딘과 유사하며 투여용량은 1일 1회 600mg이고 신사구체 여과율이 50mL/분 미만인 환자에서는 용량 조절이 필요하다.

(8) 만성 B형간염의 테노포비어치료

테노포비어는 HIV 감염 치료제로 승인을 받은 뉴클레오티드 analogue로서 테노포비어 단독 또는 엠트리시타빈 병합제제가 있다. 테노포비어는 아데포비어와 구조가 유사하다. 생체 외 실험에서 테노포비어와 아데포비어는 유사한 항바이러스 효과를 보였다. 그러나 테노포비어는 아데포비어에 비하여 신독성이 적기 때문에 아데포비어의 10mg에 비하여 높은 용량인 300mg으로 승인을 받았고 이로 인하여 테노포비어가 아데포비어에 비하여 더욱 강력한 항바이러스 효과를 보이는 것으로 생각된다. HIV와 HBV에 동시 감염된 환자를 테노포비어로 치료하였을 때 아데포비어에 비하여 우수한 효과를 보였다. 유사한 결과가 HIV 음성, 라미부딘 내성 HBV 감염 환자에서도 보고되었다. 몇몇 증례 보고에서는 바이러스 치료반응*virologic response*을 보이는 환자에서 테노포비어를 아데포비어로 교체하였을 때 바이러스 반동*viral rebound*이 관찰되었고 불충분한 바이러스 억제를 보이는 환자에서는 아데포비어를 테노포비어로 교체하였을 때 추가적인 바이러스 감소효과가 관찰되었다. 테노포비어를 48주간 투여하였을 때, HBV DNA가 HBeAg 양성 환자에서는 6.2$\log_{10}$, HBeAg 음성 환자에서는 4.6$\log_{10}$ 감소하였고 HBeAg 양성 만성 간염 환자에서는 HBV DNA 음전율이 76%, ALT 정상화율이 68%였으며 HBeAg 음성 만성 간염 환자에서는 HBV DNA 음전율이 93%, ALT 정상화율이 76%였다. HBeAg 양성 환자 238명과 HBeAg 음성 환자 347명을 대상으로 진행된 2개의 3상 임상시험을 연장하여 6년간 테노포비어를 초치료로 사용한 최근의 연구 결과에서 테노포비어 내성 바이러스는 검출되지 않았다. 그러나 아데포비어 내성 변이가 테노포비어에도 교차내성을 가지고 있으며, rtA194T 변이가 테노포비어에 대한 부분적인 항바이러스 내성과 관련이 있다고 알려져 있다. 하지만 아데포비어와 테노포비어를 48주간 사용 후 테노포비어로 교체하여 총 96주간 유지하였던 임상연구에서 항바이러스 내성은 발견되지 않았으며, 144주간 테노포비어를 투약한 임상연구에서 치료기간 동안 발생한 유전자 변이들은 바이러스 돌파와 관련이 없음을 확인하였다. 대신 환자의 낮은 순응도가 바이러스 돌파에 가장 중요한 영향을 미친다고 하였다. 테노포비어는 전반적으로 안전하고 부작용이 적은 약제이지만 드물게 Fanconi 증후군과 신부전을 일으킬 수 있다. 테노포비어를 시작하는 환자에서는 크레아티닌 제거율을 측정해야 하며 신기능에 따라 용량의 조절이 필요하다. 다른 신독성이 있는 약과 병용 투여해서는 안 된다. 테노포비어는 강력한 항바이러스 효과와 낮은 내성 바이러스 발생률로 만성 B형간염 치료의 일차 약제로 추천될 수 있으나 향후 신독성이나 뼈 대사와 관련한 장기간의 안전성에 대한 추가 보고가 필요하다.

(9) 새로운 치료약제들

엠트리시타빈은 HIV와 HBV 복제를 강력하게 억제하며 HIV 치료제로서 승인되었다. 엠트리시타빈 단독제제와 테노포비어 병합제제가 있다. 엠트리시타빈은 구조가 라미부딘과 유사하여 라미부딘과 유사한 내성 돌연변이가 발생한다. 환자들 중 13%에서 라미부딘 내성 motif에서 엠트리시타빈 내성 돌연변이가 발견되었다.

(10) 항바이러스약제 내성을 극복하기 위한 전략

순차적 치료*sequential therapy* 동안 다제 내성 B형간염바이러스의 발생에 대한 기전을 밝히기 위해서 3명의 환자로부터 연속적으로 채혈을 하여 클론 분석*clonal analysis*을 시행한 연구에 의하면, 처음에는 모든 클론들이 라미부딘 내성 돌연변이만을 보였고, 이후 다제 내성 변이를 보이는 클론과 라미부딘에만 내성을 보이는 클론이 공존하게 되고, 결국 모든 클론들이 다제 내성 돌연변이를 보유하게 되었다. 즉, 항바이러스제제 단독요법을 시행하다가 내성 돌연변이가 발생하여 다른 약제로 순차적 구제요법을 시행하게 되면 결과적으로 다제 내성 돌연변이가 발생하게 되며 각각의 뉴클레오티드 analogue와 관련된 돌연변이들이 같은 클론 안에 존재하게 된다.

항바이러스약제 내성의 치료를 위한 추천 사항을 표 11A-5와 그림 11A-3에 정리하였다.

(11) 항바이러스약제 내성과 관련된 요인들

1) 바이러스 요인

약제 순응도가 좋은 상황에서 바이러스 측면의 위험요소는 기저 바이러스 부하*load*가 높은 것으로서, 특징적으로 면역관용기에 있는 HBeAg 양성 감염 환자에서 관찰된다. 약제 유발 변이가 바이러스 내에 이미 존재하고 있을 때 새로운 경구 항바이러스제제로 치료에 성공하는 것은 매우 어렵다.

2) 약제 요인

높은 신체질량지수가 라미부딘 저항성의 주요한 위험인자가 될 수 있다는 보고가 있는데, 매일 100mg을 복용하는 것이 충분하지 않을 수 있음을 시사한다.

3) 숙주 요인

순응도*compliance*의 저하가 장·단기 치료에 있어 문제가 되는데, 이는 비용 문제 때문이기도 하지만 장기간의

표 11A-5 교차 내성 양상에 따른 항바이러스약제 내성 B형간염바이러스의 치료

약제	라미부딘/엠트리시타빈	아데포비어/테노포비어	텔비부딘	엔테카비어
라미부딘		S	R	감소
아데포비어	S		S	S
텔비부딘	R	S		S
엔테카비어	R	S	R	

R: 내성, S: 감수성

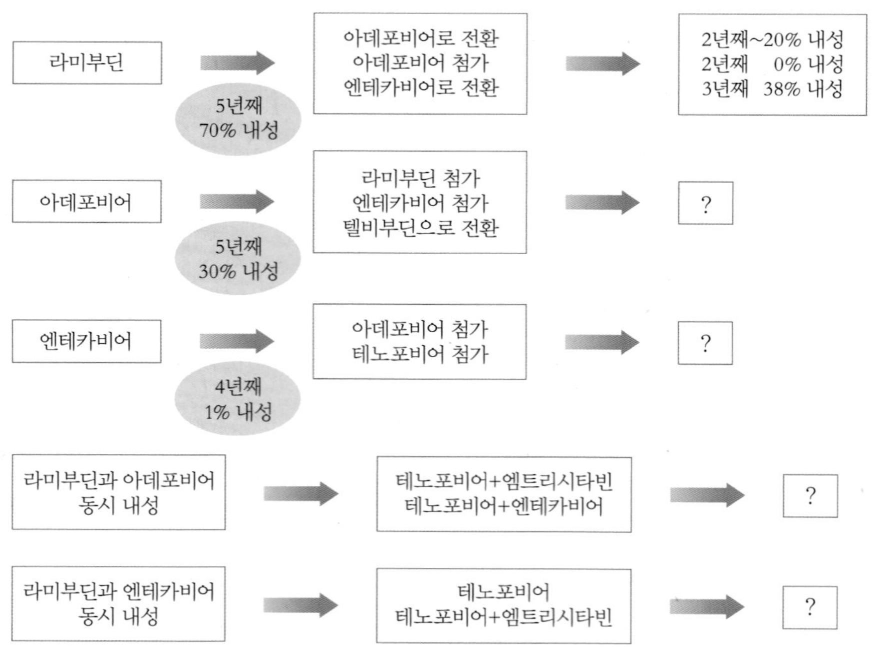

그림 11A-3. 항바이러스제 내성을 보이는 환자의 치료 추천안

치료에 있어서는 무증상의 환자가 엄격한 순응도를 유지하기 어려워서 발생하게 되는 이른바 약제피로*drug fatigue*가 큰 비중을 차지한다.

(12) 항바이러스치료제의 신중한 사용을 통한 내성의 예방

현재 여러 진료지침들은 HBV DNA가 높고 ALT가 정상 범위보다 상승되어 있는 경우에는 치료를 시작하도록 권고하고 있다. 이는 2개의 중요 연구에 기초한 것으로 각각 HBV DNA가 높은 환자에서 간경변증과 간세포암종의 발생이 유의하게 높으며, 라미부딘을 장기간 사용하였을 때 간기능부전과 간세포암종의 발생 가능성이 유의하게 감소한다는 결과를 보여주었다. 그러나 이들 연구는 HBV DNA level이 시간 경과에 따라 변동이 있음에도 불구하고 어느 한 시점에서의 HBV DNA level을 사용하였고 HBV 유전자형*genotype*이 고려되어 있지 않으며 예후인자로 사용되기에는 한계를 가지고 있는 비교 위험도*relative risk*를 사용하였다는 제한점을 지니고 있어 추후 연구가 필요하다. 또한 라미부딘 사용이 간세포암종의 발생을 줄인다는 결론을 내린 연구에서는 연구 시작 첫해에 간세포암종으로 진단된 5명의 환자를 제외할 경우 간세포암종의 발생률에 차이가 나지 않으며 라미부딘 투약군과 위약군의 사망률은 유사하였으나 라미부딘 투약군 사망 환자 10명 중 8명에서 라미부딘 내성 돌연변이가 발생하였다는 점에 주목해야 한다. 따라서 현재 만성 B형간염의 항바이러스치료는 장기간의 유용성이 아직 확립되지 않은 상태인 것으로 생각되므로 항바이러스제제의 사용 여부는 신중하게 결정해야 한다. 일단 항바이러스제제에 내성을 가지는 B형간염바이러스 돌연변이가 선택되고 나면 치료를 중단하더라도 돌연변이들이 바이러스군 내에 존재하게 된다. 따라서 약제 내성의 출현을 감소시키는 최선의 방법은 대상 환자를 정확히 선정하고, 적절한 시점에 적당한 약제를 선택하여 치료를 시작하는 것이다. 적당한 약제는 효능*potency*이 뛰어나고 유전학적 장벽*genetic barrier*이 높아서 항바이러스제제 내성 돌연변이가 적게 발생하는 약제이다. 대상 환자를 선정할 때에는 간질환과 연관된 이환율과 사망률의 위험성과 항바이러스제제를 사용함으로써 얻게 되는 이득을 비교하여 결정해야 한다. 예를 들어 간질환과 관련된 사망률이 높을 것으로 예상되는 환자에게 항바이러스제제를 사용하여 생존율이 증가하게 된다면 그런 환자는 당연히 치료를 해야 할 것이다. 그러나 환자의 질병 상태가 간질환과 관련된 사망률이 낮을 것으로 예측되고 항바이러스치료를 하였을 때 얻을 수 있는 이득은 작은 반면 약제 내성으로 대표되는 부작용과 고비용이 문제가 된다면 그런 환자는 항바이러스치료를 하지 말아야 할 것이다.

만성 B형간염의 자연사는 잘 알려진 대로 간경변증, 간

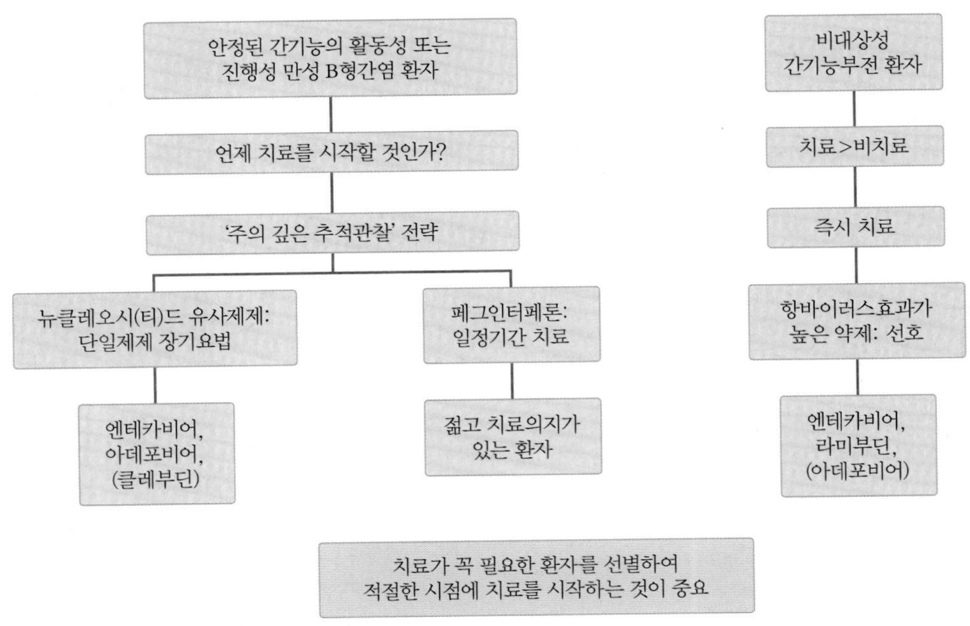

그림 11A-4. 만성 B형간염 환자의 항바이러스약제 내성을 방지하기 위한 치료방안

기능부전, 간세포암종의 발병, 그리고 결국에는 사망(15~25%)으로 진행할 수 있다. 동시에 환자들의 대부분은 간질환과 관련 없는 사망(75~85%)을 하게 된다는 점을 이해할 필요가 있다. 따라서 간이식을 기다리고 있는 비대상성 간기능부전 환자는 효과적인 치료를 받을 필요가 있으며 활동성 염증을 동반하는 대상성 간경변증 환자 또한 치료의 필요성이 인정된다. 그러나 안정적인 간기능을 보이는 만성 B형간염 환자의 5년 생존율이 90% 이상인 점을 고려하면 이러한 환자들에서의 항바이러스치료는 여전히 논란의 여지가 있다.

여러 진료지침에서 권고하는 치료 대상 환자들 중 높은 ALT와 낮은 HBV DNA level을 보이는 경우 치료반응이 좋을 것으로 예상되는데, 역으로 이러한 환자들의 대부분은 면역제거기에 해당하는 환자들로서 자발적인 HBeAg 혈청전환이 일어날 가능성이 높은 환자들이다. 그러므로 3~6개월 혹은 그 이상을 추적 관찰하면서 혈청전환이 일어나는지 기다려보는 것이 장래의 다제 내성 돌연변이 발생을 예방하고 불필요한 고가의 약을 평생 동안 복용하는 것을 방지하는 방안이 될 것이다(그림 11A-4).

참고문헌

1. 김정룡, 김진욱, 이효석 등. 만성 간염 및 간경변증 환자의 자연경과와 생존률에 관한 연구-20년간의 자료 분석-. 대한내과학지 1994;46:168-180
2. 보건복지부 질병관리본부. 2012 국민건강통계. 국민건강영양조사 제5기 3차년도(2012). 문형표편. 2012. http://knhanes.cdc.go.kr/
3. 윤정환, 이효석, 김정룡. 지속적으로 HBeAg 양성인 B형 만성 간염 환자에서의 생화학적 간기능검사치의 높은 관해율. 대한소화기병학회지 1993;25:1206
4. 윤정환, 이풍렬, 이효석 등. 우리나라 B형 만성 간염 환자에서 자연 HBeAg 음전률 및 그 결정 인자. 대한소화기병학회지 1992;24;1313-1319
5. Brunelle MN, Jacquard AC, Pichoud C, et al. Susceptibility to antivirals of a human HBV strain with mutations conferring resistance to both lamivudine and adefovir. Hepatology 2005;41:1391-1398
6. Chen CJ, Yang HI, Su J, et al. Risk of hepatocellular carcinoma across a biological gradient of serum hepatitis B virus DNA level. JAMA 2006;295:65-73
7. Chien RN, Lin CH, Liaw YF. The effect of lamivudine therapy in hepatic decompensation during acute exacerbation of chronic hepatitis B. J Hepatol 2003;38:322-327
8. European Association for the Study of the Liver. EASL Clinical Practice Guidelines: Management of chronic hepatitis B. Journal of hepatology 2012;57:167-185
9. Hoofnagle JH, di Bisceglie AM. The treatment of chronic viral hepatitis. N Engl J Med 1997;336:347-356
10. Janssen HL, Sentruk H, Zeuzem S, et al. Peginterferon alfa-2B and lamivudine combination therapy compared with peginterferon alfa-2B for chronic HBeAg positive hepatitis B: A randomized controlled trial of 307 patients. Hepatology 2003:A246
11. Karayiannis P. Current therapies for chronic hepatitis B virus infection. Expert Rev Anti Infect Ther 2004;2:745-760
12. Kim JW, Lee HS, Woo GH, et al. Fatal submassive hepatic necrosis associated with tyrosine-methionine-aspartate-aspartate-motif mutation of hepatitis B virus after long-term lamivudine therapy. Clin Infect Dis 2001;33:403-405
13. Kitrinos KM, Corsa A, Liu Y, et al. No detectable resistance to tenofovir disoproxil fumarate after 6 years of therapy in patients with chronic hepatitis B. Hepatology. 2014;59:434-442
14. Lai CL, Chien RN, Leung NWY, et al. A one year trial of lamivudine for chronic hepatitis B. Asia Hepatitis Lamivudine Study Group. N Engl J Med 1998;339:61-68
15. Lai CL, Lim SG, Brown NA, et al. A dose-finding study of once-daily oral telbivudine in HBeAg-positive patients with chronic hepatitis B virus infection. Hepatology 2004;40:719-726
16. Lai MY, Cooksley WG, Piratvisuth T. Efficacy and safety of peginterferon alfa-2A (40KD) (PEGASYS) in chronic hepatitis B (CHB): 48-week results from a phase II study. J Gastroenterol Hepatol 2002;17:A27
17. Lee HS, Yoon JH, Kim CY. Frequent reactivations of anti- HBe-positive Chronic hepatitis B in patients with no demonstrable HBV DNA in serum by polymerase chain reaction. Korean J Intern Med 1995;10:103-107
18. Liaw YF, Chien RN, Yeh CT, et al. Acute exacerbation and hepatitis B virus clearance after emergence of YMDD motif mutation during Lamivudine therapy. Hepatology 1999;30:567-572
19. Liaw YF, Sung JJY, Chow WC, et al. Lamivudine for patients with chronic hepatitis B and advanced liver disease. N Engl J Med 2004;351:1521-1531
20. Locarnini S. Molecular virology and the development of resistant mutants: Implications for therapy Semi Liver Dis 2005;25:9-19
21. Lok AS, McMahon BJ. Chronic hepatitis B. Hepatology 2009;50:661-662
22. Zoulim F. Mechanism of viral persistence and resistance to nucleoside and nucleotide analogs in chronic hepatitis B virus infection. Antiviral Res 2004;64:1-15

chapter 11B

만성 바이러스성 간염 —만성 C형간염

정숙향

- C형간염바이러스*hepatitis C virus*; *HCV*는 우리나라 만성 간질환 원인의 10~20%를 차지하며, 우리나라 20세 이상 성인의 약 1%가 HCV에 감염되어 있다.
- 감염된 후 10~25년이 지나면 약 15~35%가 간경변증으로 진행하고, 간경변증이 생기면 연간 1~7%에서 간세포암종이 발생한다.
- 고위험군은 정맥주사 약물 남용자, HCV 선별검사 시행 이전에 수혈받은 사람이나 HCV 감염자의 혈액에 주사침 등으로 노출된 경우, HIV 감염자, 혈액투석 환자, 혈우병 환자, 고위험 성행위를 하는 사람 및 HCV에 감염된 산모에서 태어난 아이 등이며, 이들에서 항C형간염바이러스 항체*anti-hepatitis C virus antibod*; *anti-HCV* 검사로 감염 여부를 선별하고, HCV RNA 검사로 현증 감염 여부를 확진한다.
- 혈중 HCV RNA가 6개월 이상 양성으로 나오면 만성 C형간염으로 진단하고, HCV RNA 농도, HCV 유전자형 및 간질환의 정도를 파악하며 치료의 금기증 유무를 확인하고 항바이러스 치료 여부를 결정한다.
- 치료의 단기적 목표는 치료 후 24주에 혈중 HCV RNA가 검출되지 않는 지속바이러스반응*sustained virological response*; *SVR*에 도달하는 것으로, 이는 HCV 박멸을 의미하고 질병의 진행이 멈추거나 호전된다.
- 2014년 현재 우리나라에서 만성 C형간염의 표준치료는 페그인터페론 알파와 리바비린 병합요법으로 HCV 유전자형 1, 4형에서는 48주 치료하고 SVR률은 약 60%이며, HCV 유전자형 2, 3형에서는 24주 치료하고 SVR률은 약 80%이다. 치료 전 바이러스 농도가 낮고 간경변증이나 진행된 간섬유화가 없으며, 치료 중 급속바이러스반응*rapid virological response*; *RVR*이 오는 환자에서 치료기간을 단축하는 치료반응에 따른 치료법*response guided therapy*; *RGT*을 사용할 수 있다.
- 치료 중에 나타나는 부작용을 모니터링하고 주의 깊게 대처해야 하며, 치료 전 간경변증이나 진행된 간섬유화가 있는 환자에서는 SVR가 온 후에도 간세포암종에 대한 선별검사와 간경변증의 진행에 대한 모니터링이 필요하다.
- 현재 사용하는 약제들의 부작용을 극복하고 경구약제만으로 12~24주 치료로 SVR률 80~90%를 획득하는 직접 작용 약물*direct acting antivirals*; *DAA* 병합치료가 개발되고 있어 획기적인 전기를 맞이하고 있다.

I 서론

C형간염바이러스*hepatitis C virus*; *HCV*는 A형간염도 B형간염도 아닌 'non-A, non-B(NANB)' 간염의 주된 원인으로 1989년에 처음 발견되었고, Flaviviridae family, Hepacivirus genus로 분류되며 9.6-kb의 RNA 유전체를 가지고 있다(그림 11B-1). HCV는 하루 약 1,012개의 바이러스입자를 생성하고 제거하는 높은 증식률을 보이고, HCV RNA dependent RNA polymerase는 증식 오류가 높기 때문에 감염된 환자에서 변이가 매우 심한 바이러스 준종*quasispecies*들로 구성된다. HCV에 의한 간질환은 이식 후 예외적인 상황 이외에는 바이러스 자체의 독성보다는 숙주 면역반응에 의해 간세포 손상이 일어난다. B형간염바이러스*hepatitis b virus*; *HBV*와 달리 숙주 유전자와 통합되지 않으며 HCV 증식은 세포질 내에서 일어난다. 자연상태의 HCV는 실험실에서 배양이 어렵고 침팬지 외에는 소동물에 감염이 되지 않아 바이러스 생활사 연구에 어려움이 많았다. 1999년 감염성 있는 subgenomic replicon system이 간세포암세포주(Huh-7)에서 성공적으로 증식되었고 2005년 Japanese fulminant hepatitis 1(JFH-1)으로 불리는 유전자형 2a HCV cDNA clone이 발견되어 세포배양에서 감염성 있는 HCV 입자 생성이 가능하게 되면서 HCV의 감염생활사 및 항바이러스 약제 개발에 박차를 가하게 되었다. HCV 단백질을 저해하는 직접 작용 약물*direct acting antivirals*; *DAA*의 등장은 페그인터페론 알파와 리바비린 병합요법으로 구성된 표준치료의 패러다임을 바꾸고 인터페론 없이 경구약제 병합으로 박멸할 수 있음을 보여주고 있다.

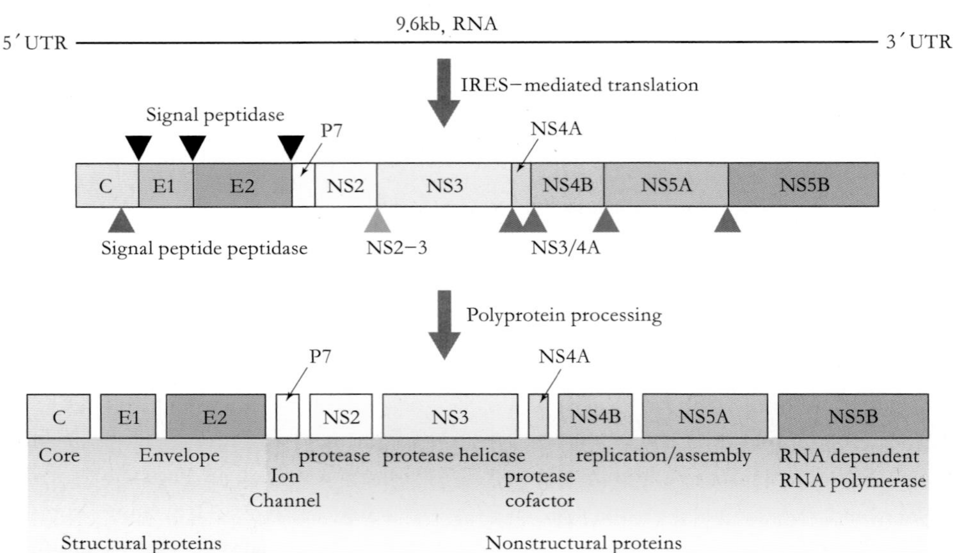

그림 11B-1. C형간염바이러스의 유전자 구조 5′ UTR: 5′ untranslated region, 3′ UTR: 3′ untranslated region, IRES: internal ribosome entry site

Ⅱ 역학과 예방

2005년 전 세계 HCV 항체 양성률은 2.8%로 약 1억 8천5백만 명이 HCV 감염인구로 추산된다. 우리나라에서는 2009년 전국적으로 20세 이상 검진자 291,314명의 나이, 성별 및 지역을 보정한 anti-HCV 유병률은 0.78%였고 HCV 유병률이 낮은 지역에 속한다. 국내 역학의 특징은 항체 유병률이 여성에서 높고 나이가 많을수록 증가하여 60세 이상에서 가장 높으며, 부산 및 전남 지역에서 유의하게 높았다(그림 11B-2). HCV 감염의 고위험군인 국내 정맥주사 약물 남용자에서 HCV 항체 양성률은 48.4~79.2%, 혈액투석 환자들에서는 5.9~14.7%, HIV 감염자에서는 5.0~6.3%, 혈우병 환자들에서는 20.0%이다. HCV 감염 발생률은 반복 헌혈자 분석 결과 2000~2001년에 연간 십만 명당 6.8명에서 2009~2010년에 0.8명으로 감소하였다.

주된 전염경로는 HCV에 오염된 혈액제제 수혈이나 장기이식, 정맥주사 약물 남용 및 주사침 찔림, 불안전한 주사나 의료시술, HCV 감염자와 점막손상을 동반하는 성관계, HCV에 감염된 산모로부터 신생아로의 수직감염 등이다. 대한간학회 가이드라인에서 권고하는 HCV 항체 선별검사 대상자는 1992년 이전 수혈을 받은 경우, 정맥주사 약물 남용의 병력이 있는 경우, 혈액투석을 받은 경우, HIV 감염자, 혈우병 환자, HCV 감염자가 성 상대방인 경우, HCV 감염된 산모로부터 태어난 경우, HCV 감염 혈액에 노출된 보건의료 종사자이다. 그러나 C형간염의 진단이 늦어져 간경변증이나 간세포암종으로 진행한 후에야 진단될 가능성에 대한 우려로, 40세 이상의 성인에서 일생에 1회 선별검사의 필요성이 대두되고 있다.

우리나라에서는 2005년부터 수혈혈액에 대한 선별검

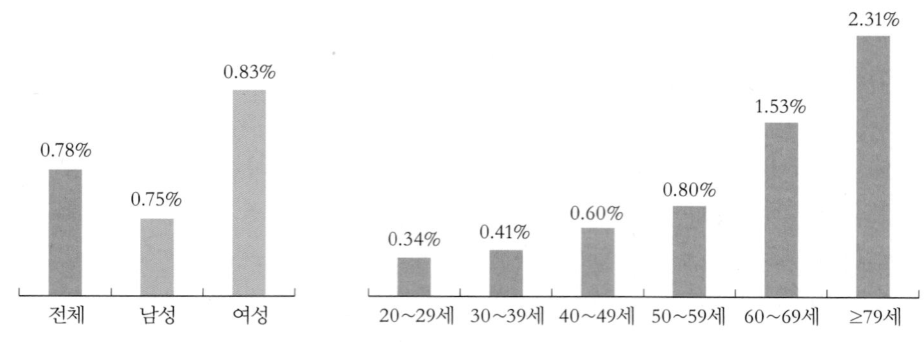

그림 11B-2. 국내 성인 검진자에서 성별 및 나이에 따른 anti-HCV 유병률(2009년, n=291,314)

사로 HCV핵산검사법을 시행하므로 현재 수혈로 인한 HCV 감염 위험은 거의 없다. 의료기관 및 침술, 문신, 피어싱 등을 포함하는 침술적 시술을 시행할 경우 적절히 소독된 재료를 사용하고, 정맥주사 약물 남용자들에게 HCV 감염 및 전염 위험이 높음을 교육하며, HCV에 감염된 사람은 면도기나 칫솔 등을 다른 사람과 공유하지 않도록 교육한다. 단일 상대방과 지속적 성관계를 할 경우 HCV 감염의 위험은 매우 낮으므로 반드시 콘돔을 사용해야 하는 것은 아니나 다수의 상대방이나 남성 간 성교, 점막손상을 동반하는 성관계 등에서는 콘돔을 사용하도록 추천한다. 임산부가 HCV에 감염되었다고 하여 제왕절개나 모유수유의 제한은 필요 없지만, HIV와 HCV가 중복 감염된 산모의 경우 수직감염 위험이 증가한다. 의료종사자가 우발적으로 HCV 감염 혈액에 노출될 경우 감염률은 0.73~1.8%로 보고되었다. 노출 즉시 anti-HCV와 간기능검사를 시행하고 1개월째에 HCV RNA를 검사한다. 초기 검사에서 모두 음성이더라도 3~6개월에 anti-HCV와 혈청 ALT 검사를 추적하고, anti-HCV가 양성이면 HCV RNA 검사를 시행하고 항바이러스 치료를 고려한다.

Ⅲ 자연경과

감염되면 1~3주 이내로 혈중에서 HCV RNA가 검출되며 4~12주 사이에 간세포 손상에 따른 ALT 증가가 나타난다. 대부분 무증상이며 일부에서 독감 유사 증상, 피로, 구역, 구토, 우상복부 통증, 가려움증, 황달 등이 나타나며 급성 간부전은 매우 드물다. 급성 감염 후 50~80%는 만성 간염으로 진행한다. 자연회복은 유전적 요인과 관련 있는데, *IL28B* gene의 단일 염기서열 다형성 *single nucleotide polymorphism; SNP* rs12979860 유전자형 CC인 경우가 CT나 TT보다 높은 자연회복률을 보인다.

HCV RNA가 6개월 이상 혈중에서 검출되는 만성 간염으로 이행되면 간경변증과 간세포암종을 초래할 수 있다. 만성 C형간염 환자들 중 15~35%는 10~25년에 걸쳐 간경변증이 발생한다. 간경변증이 발생하면 연간 1~7%의 빈도로 간세포암종이 발생한다. 면역기능이 정상이고 간질환이 경미한 성인들을 관찰한 전향연구에서 HCV 감염자의 전반적 생존율이 일반인구와 차이가 없었고, HCV RNA 양성이고 간기능검사에서 이상 소견을 보인 경우 25년 후에 35%에서 간경변증이 발생하였으며, 정상 간기능인 사람은 간경변증으로 진행한 경우가 없었다. 만성 C형간염의 진행에 영향을 주는 요인으로 감염기간, 감염 당시 나이, 알코올 섭취(50g/일 이상), HBV나 HIV와 중복감염, 인슐린 저항성, 비만, 면역억제자, ALT 상승, 남성, 유전적 요인 등이 있다. 간경변증 환자의 경우 연간 3~6%가 비대상성 간경변증으로 진행하며 사망률은 연간 2~4%이다. 국내 1,137명의 만성 C형간염 및 간경변증 환자들을 평균 55.2개월 추적 관찰하였을 때 5년 및 10년 질병진행률(간세포암종, 자발성 세균성 복막염, 정맥류출혈, 간성 뇌증 및 간질환 사망률 포함)은 각각 12.9% 및 26.1%였다. 이들 중 43%가 항바이러스 치료를 받았고 60.4%가 지속바이러스반응*sustained virologic response; SVR*을 보였으며 SVR를 보인 군은 그렇지 않은 군에 비해 질병의 진행률이 유의하게 낮았다(3.7% 대 13.0%).

만성 간염의 진단 시 간섬유화 정도는 간경변증으로 진행을 예측하는 가장 중요한 지표이다. 간섬유화 정도가 Metavir stage 또는 대한소화기병리학회 섬유화단계 1단계인 경우 15년 동안 간경변증으로 진행할 가능성이 10~30% 정도이지만 3단계이면 대부분 간경변증으로 진행할 것으로 예측되므로 일반적으로 간섬유화 2단계 이상의 환자들이 항바이러스치료의 일차적 대상이 된다.

Ⅳ 진단

대부분은 증상이 없으나 가장 흔하게 피로감을 호소한다. 그 외 구역, 구토, 복부불편감, 관절통이나 근육통, 우울증 등의 다양한 증상이 동반될 수 있는데, 증상의 중증도와 간질환의 중증도는 일치하지 않는다. 간경변증으로 진행하게 되면 문맥압항진증에 의한 합병증이 나타날 수 있고 간기능이 Child 등급 B~C 또는 Model for End-Stage Liver Disease(MELD) 점수 10 이상이면 간이식을 고려해야 한다. 간외 증상을 초래할 수 있는데, 가장 흔한 것이 한냉글로불린혈증*mixed cryoglobulinemia*로 한냉글로불린이 저온에서 조직에 침착되어 관절통, 자반증 및 쇠약감을 동반할 수 있고 신장(막증식성 사구체신염), 신경, 피부 병변으로 발현된다. 그 외에도 porphyria cutanea tarda, lichen planus, 쇼그렌증후군, 림프구 증식 병변 및 림프종 등이 있다.

진단은 일차적으로 anti-HCV 검사를 시행하는데, HCV의 core, NS3, NS4, NS5 재조합항원을 사용하여 환자의 혈액에서 HCV 항체를 검출하는 효소면역분석법이 널리 이용된다. 면역기능이 정상인 경우 anti-HCV 검사의 C형간염 진단 민감도와 특이도는 각각 97.2%, 99% 이상이지만, 장기이식 수혜자, 저감마글로불린혈증, HIV 중복 감염자, 혈액투석 환자 등 면역기능 저하 환자, 또는 급성 C형간염의 초기인 경우 등에서는 anti-HCV 위음성이 가능하다. 이 경우 C형간염이 의심되면 HCV RNA 검사를 시행해야 한다.

일반적으로 선별검사 또는 일차 검사에서 anti-HCV 양성이면 HCV RNA 검사를 시행하여 확진하며 정성검사와 정량검사로 분류되는데, 정성검사의 검출한계는 일반적으로 50IU/mL 이하다. 최근에는 실시간 중합효소 연쇄반응법(real-time PCR)이나 transcription-mediated amplification(TMA)법이 도입되어 HCV RNA 정량 하한값이 12~15IU/mL로 매우 예민하고 정량 상한값도 7~8logIU/mL에 이르는 넓은 측정범위를 보이고 샘플 간의 오염*carryover contamination*에 의한 위양성률이 거의 없으며 자동화의 장점이 있다. 따라서 진단과 치료반응 평가에 정량 HCV RNA 검사가 널리 사용되며, 상품화된 검사법에 대해 표 11B-1에 요약하였다.

HCV 유전자형은 항바이러스 치료반응을 예측하는 가장 중요한 인자로 치료 전에 반드시 검사해야 한다. 1~6형 유전자형으로 분석되며 유전자아형은 소문자로 1a, 1b 등으로 표시한다. 세계적으로 유전자형 1, 2, 3형이 흔한데 우리나라 환자들에서는 유전자형 1b형(45~59%)과 2a형(26~51%)이 대부분이다. 유전자형 간에는 염기서열이 31~33% 이상 차이가 나고 유전자 아형 간에는 20~25%

표 11B-1 상품화된 혈중 HCV RNA의 검사법

	검사법(회사)	증폭방법	검출한계
정성검사	Amplicor v2.0(Roche)	Manual RT-PCR	50IU/mL
	COBAS v2.0(Roche)	Semiautomated RT-PCR	50IU/mL
	Versant	Manual TMA	10IU/mL
정량검사	Versant 3.0(Siemens)	bDNA signal amplification	615~7,700,000IU/mL
	LCx(Abbott)	Semiautomated RT-PCR	25~2,630,000IU/mL
	Amplicor(Roche)	Manual RT-PCR	600~500,000IU/mL
	COBAS(Roche)	Semiautomated RT-PCR	600~500,000IU/mL
	Abbott Real-time RT-PCR(Abbott)	automated Real-time RT-PCR	12~100,000,000IU/mL
	COBAS Taq(Roche)	automated Real-time RT-PCR	43~69,000,000IU/mL

표 11B-2 비침습적 간섬유화 검사법

Serum fibrosis marker for ≥F2		
Test	Items	AUROC, median(range)
Age-platelet index	Age, platelet count	0.74(0.64~0.79)
AST to Platelet Ratio index(APRI)	AST, platelet count	0.77(0.58~0.8)
FIB-4	Platelet count, AST, ALT, age	0.74(0.61~0.81)
Forns index	Age, Platelet count, γGT, cholesterol	0.76(0.60~0.86)
FibroTest®	α2-macroglobulin, γGT, apolipoprotein A1, haptoglobin, total bilirubin, age and gender	0.79(0.60~0.86)
FIBROSpect®	TIMP-1, α2-macroglobulin, hyaluronic acid	0.86(0.77~0.90)
Liver stiffness measurement for ≥F2		
Fibroscan®	Cutoff 6.4 kPa	0.84
Acoustic radiation force impulse(ARFI)	Cutoff 7.6 kPa	0.92

차이가 난다. 검사방법은 HCV 유전자 일부, 주로 5′ untranslated region을 RT-PCR한 후 직접염기서열분석*direct sequence analysis*이나 역교잡법*reverse hybridization*, 제한절편 질량다형성분석*restriction fragment mass polymorphism* 등을 이용하는데, genotyping error는 5~8%, subgenotyping error는 15~20% 정도 발생한다. 이 방법으로 불확실할 경우 HCV core 부위를 추가로 분석할 수 있으며 HCV NS5b 부위의 염기서열분석이 표준검사이다.

만성 C형간염으로 진단되면 간질환의 중증도를 평가하며 간생검이 표준검사이지만, 침습적 검사로 합병증 발생 가능성, 표본추출오차, 판독자 간의 불일치, 비용소요 등의 문제점이 있다. 따라서 비침습적으로 혈액검사나 간의 탄성도*elasticity* 또는 경도*stiffness*를 측정하여 간섬유화 정도를 평가하는 방법이 사용되며 진단적 유용성에 대해 표 11B-2에 정리하였다.

V 치료

1. 치료의 목표와 대상

치료의 구체적 목표는 항바이러스 치료 후 24주에 혈중 HCV RNA가 검출되지 않는 SVR에 도달하는 것이다. SVR에 도달하면 99% 이상의 환자에서 재발 없이 바이러스가 박멸되며, 90% 이상의 환자에서 조직학적 간섬유화가 호전되거나 악화되지 않으며, SVR에 도달하지 못한 군에 비하여 간경변증의 합병증이나 간세포암종 발생이 감소하고 생존율이 향상된다. 최근 DAA를 포함하는 임상시험에서는 치료 종료 12주째 HCV RNA가 검출되지 않는 SVR12를 보고하는 경우가 많은데 대부분 SVR와 거의 일치한다고 알려져 있으나, 페그인터페론 알파와 리바비린 병합요법의 경우 SVR12가 SVR보다 높다는 보고도 있다.

금기증이 없으면 누구나 치료의 대상이 될 수 있지만 병의 자연경과와 치료에 따르는 이득과 위험을 고려하여 결정해야 한다. 간섬유화의 진행 정도, 치료성공 가능성, 치료의 부작용과 비용, 환자의 연령이나 치료의지, 향후 적용 가능한 치료법 등을 고려하여 환자와 충분히 상의하고 치료를 시작해야 한다.

2014년 현재 우리나라에서 사용되는 치료법인 페그인터페론 알파와 리바비린 병합요법의 금기증은 조절되지 않는 우울증이나 정신질환, 자가면역질환, 간외 고형장기 이식 수혜자, 치료되지 않은 갑상선질환, 임신 중이거나 피임의 의지가 없는 경우, 조절되지 않는 심혈관계 및 폐질환, 당뇨 등의 심각한 내과질환, 2세 이하, 치료약제에 과민반응을 보인 경우 등이다.

SVR 예측인자로는 HCV 유전자형, 간섬유화 정도,

표 11B-3 치료반응의 정의

바이러스반응	정의
급속바이러스반응*rapid virological response; RVR*	치료 4주째 HCV RNA 검출 안 됨
조기바이러스반응*early virological response; EVR*	치료 12주째 HCV RNA가 기저치보다 100배 이상 감소
완전조기바이러스반응*complete EVR*	치료 12주째 HCV RNA가 검출 안 됨
부분조기바이러스반응*partial EVR*	치료 12주째 HCV RNA가 검출됨
지연바이러스반응*delayed virological response; DVR*	partial EVR이면서 치료 24주째 HCV RNA가 검출 안 됨
치료종료바이러스반응*end of treatment response; ETR*	치료종료 시점에 HCV RNA가 검출 안 됨
지속바이러스반응*sustained virological response; SVR*	치료종료 후 24주에 HCV RNA가 검출 안 됨
SVR12	치료종료 후 12주에 HCV RNA가 검출 안 됨
재발*relapse*	치료종료 시점에 HCV RNA가 검출 안 되었으나 치료 후 검출됨
치료무반응*null response*	치료 12주째 HCV RNA가 기저치보다 100배 미만 감소
치료 부분무반응*partial nonresponse*	EVR은 도달하였으나 치료 12와 24주에 HCV RNA 검출됨
바이러스 돌파현상*viral breakthrough*	치료 중 검출 안 되던 HCV RNA가 재출현

환자의 IL28B 유전자다형성, 치료 전 HCV RNA 농도가 중요하며, 그 외 나이, 인종, 인슐린저항성이나 비만 등도 영향을 미친다. HCV 유전자형 1형의 SVR률은 40~60%, 유전자형 2, 3형은 70~80%이다. 간섬유화가 진행할수록 혈중 HCV RNA가 400,000~800,000IU/mL 이상인 경우 SVR률이 감소한다. IL28B 유전자의 유전적 다형성, 즉 rs12979869의 유전자형이 CC인 경우 SVR률이 73~88%, CT인 경우 0~40%로 차이가 난다. 국내 인구 및 C형간염 환자군에서는 치료반응이 좋은 CC 유전자형이 약 85~90%를 차지하므로 서구 환자들에 비해 유전자형 1형의 SVR률이 10% 이상 높은 성적을 보인다. 한편 치료 중 SVR를 예측하는 지표로 치료 4주째 혈중 HCV RNA가 검출되지 않는 급속바이러스 반응 *rapid virologic response; RVR*을 보일 경우 SVR률이 90%로 예측되며, 치료 12주째 HCV RNA가 치료 전에 비해 100배 이상 감소하는 조기바이러스 반응*early virologic response; EVR*이 없을 경우 SVR 도달 가능성이 3%에 불과하여 치료중단의 지표가 된다. 이처럼 RVR나 EVR를 적용하는 치료전략을 치료반응에 따른 요법*response-guided therapy; RGT*이라고 하는데, 치료부작용과 비용을 최소화하는 개인별 맞춤치료의 일종이며 치료 중 반응의 정의는 표 11B-3, 그림 11B-3과 같다.

간섬유화가 경미하거나 혈소판이 정상이면서 4년 이상 지속적으로 ALT치가 정상인 군에서는 경과를 관찰하면서 향후 DAA들로 이루어진 치료를 기다려 볼 수 있겠으나 간섬유화 3, 4단계의 환자들에서는 가급적 빨리 치료를 시작하는 것이 좋다. 간섬유화가 진행할수록 치료성공률이 낮아지므로 치료를 연기하여 미래의 치료반응을 감소시키는 일이 없도록 해야 한다.

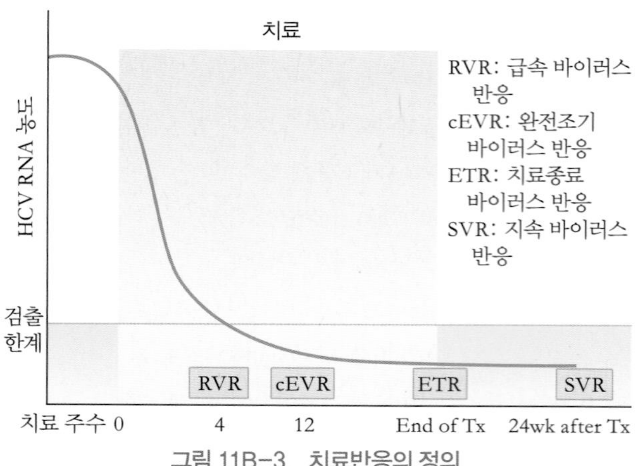

그림 11B-3. 치료반응의 정의

2. 치료약제와 치료방법

(1) C형간염 치료의 발전사

인터페론 단독 6개월 요법(주 3회 또는 매일 피하주사)으로 SVR률이 10% 미만이었던 초기 성적에 비해 1998년 인터페론과 리바비린 병합요법으로 SVR률이 약 40%, 2000년 이후 페그인터페론 알파(주 1회 피하주사)와 리바비린의 병합으로 SVR률은 약 50%로 향상되었고 편이성이 증대되었다. 2011년부터 미국과 유럽에서 1세대 DAA인 protease inhibitor(boceprevir, telaprevir)를 포함하는 3제요법이 사용되면서 SVR가 약 70%로 향상되었으나 부작용과 비용, 약물상호반응 및 투약의 불편성 등으로 인해 2014년 1월부터 미국에서는 1세대 DAA를 제외 하 고 2세 대 DAA인 simeprevir(protease inhibitor)와 sofosbuvir(NS5B non-nucleoside inhibitor)를 사용하는데 SVR률은 85~90%에 달하였다.

(2) 페그인터페론 알파와 리바비린 병합요법

1) 초치료 환자의 치료

2014년 현재 우리나라에서 표준치료는 페그인터페론 알파와 리바비린 병합요법이며 표 11B-4에 정리하였다.

유전자형 1형의 경우 48주가 표준 치료기간이지만, 치료실패와 관련된 인자가 없는 환자에서 치료 중 4주째에 RVR가 오면 치료기간을 24주로 단축할 수 있다. 그리고 치료 12주째 EVR가 없으면 치료를 중단해야 하며, 치료 12주째 partial EVR(치료 전 HCV RNA 농도보다 100배 이상 감소하지만 검출은 되는 상태)를 보였으나 치료 24주에 HCV RNA가 여전히 검출되면 24주에 치료를 중단한다. 그러나 치료 24주에 검출되지 않으면(delayed virological response) 치료기간을 72주로 연장해 볼 수 있으나 부작용과 비용부담을 고려하여 결정한다.

유전자형 2, 3형의 경우 24주가 표준 치료기간이지만 간경변증이나 진행된 간섬유화가 없고 치료 4주째에 RVR가 올 경우 치료기간을 16주로 단축할 수 있다. 그러나 재발가능성이 24주에 비해 높을 수 있음을 고려하여 치료부작용이 심한 경우 적용해 볼 수 있다.

페그인터페론과 리바비린으로 초치료에 실패한 경우

표 11B-4 페그인터페론 알파와 리바비린 병합요법의 치료 용량, 기간 및 국내 환자의 지속바이러스 반응률(sustained virologic response, SVR, rate)

유전자형 1, 4형 만성 C형간염의 치료				국내 SVR률
Regimen 1: 48주		Regimen 2: 48주		
Peginterferon α-2A	180mg/주, 피하주사	Peginterferon α-2B	1.5mg/kg/주, 피하주사	53.6~69.5%
Ribavirin Bwt<75kg Bwt≥75kg	 1,000mg/일 1,200mg/일	Ribavirin Bwt<65kg Bwt 65~80kg Bwt 80~105kg Bwt≥105kg	 800mg/일 1,000mg/일 1,200mg/일 1,400mg/일	

치료 전 HCV RNA<400,000IU/mL이고 간섬유화 2단계 이하면서 당뇨병 등의 치료 실패인자가 없고 치료 중 RVR가 있으면 치료기간을 24주로 중단 가능, EVR가 없으면 치료 12주에 중단, DVR이 없으면 치료 12주에 중단

유전자형 2, 3형 만성 C형간염의 치료				국내 SVR률
Regimen 1: 24주		Regimen 2: 24주		
Peginterferon α-2A	180mg/주, 피하주사	Peginterferon α-2B	1.5mg/kg/주, 피하주사	71~92%
Ribavirin	800mg/일	Ribavirin	800mg/일	

치료 전 HCV RNA<400,000IU/mL이고 간섬유화 2단계 이하면서 치료 중 RVR가 있으면 치료기간을 16주로 중단 가능하나 재발률이 높음에 유의

는 동일한 치료를 다시 하는 것은 추천되지 않으며 재발군과 무반응군으로 구분하여 향후 DAA를 포함하는 치료를 적용하는 것이 좋다. 1세대 DAA인 telaprevir나 boceprevir를 포함한 3제요법에서 재발군은 80% 이상의 SVR를 보이므로 적극적인 치료의 대상이 되지만 무반응군에서는 좀 더 강력한 2세대 DAA 약제의 사용이 바람직하다.

페그인터페론과 리바비린 병합치료에서 두 약제 모두 80% 이상의 용량으로 치료기간의 80% 이상을 투여받아야 SVR률이 높기 때문에 부작용을 잘 관리하는 것이 중요하다. 페그인터페론 알파의 부작용으로는 독감유사 증상(발열, 피로, 근육통, 두통, 오한)이 1/3 이상에서 발생하는데, 해열진통제의 투여로(acetaminophen 2~3g/일) 완화시킬 수 있고, 1~2개월 지나면 대부분 약화된다. 또 골수기능 억제에 의한 부작용(백혈구감소증, 혈소판감소증), 신경정신학적 부작용(불면증, 집중력 저하, 기억장애, 자극과민성, 우울증) 및 자가면역부작용(갑상선기능장애 및 다양한 자가면역질환 유발 가능성)이 있고, 드물게 망막장애, 청력장애, 피부가려움증이나 탈모 등의 각종 부작용에 대처하며 필요시 치료를 중단한다. 리바비린의 부작용으로는 용혈성 빈혈이 흔하며 기저 심폐질환이 있는 경우 악화시킬 수 있다. 또한 임신 중 태아 기형의 위험성으로 남녀 공히 치료기간 및 치료 후 6개월은 피임을 유지해야 한다. 그 외 피로감, 가려움증, 부비동염, 통풍 등이 있다.

부작용 모니터링은 치료 개시 후 2~4주에 여러 부작용 여부를 확인하고, 그 이후에는 4~12주 간격으로 시행하며 CBC, LFT, renal function 등을 모니터링하여 용량을 조정한다. 절대호중구수가 750/mm^3 미만으로 감소하거나 혈소판치가 50,000/mm^3 이하로 감소하면 25~50% 감량하며 절대호중구수가 500/mm^3 미만으로 감소하거나 혈소판치가 25,000/mm^3 이하로 감소하면 중단하고 경과관찰 후 50% 용량으로 다시 시작하면서 조절한다. 갑상선 부작용을 모니터링하기 위해 치료 중에는 2~4개월마다 치료 후 6~12개월까지 thyroid stimulating hormone(TSH)와 free thyroxine값을 측정한다. 리바비린에 의한 빈혈이 발생하면 혈색소 10g/dL 미만에서는 용량을 감량하고 혈색소 8.5g/dL 미만에서는 투여중단을 고려한다. 빈혈이 심할 경우 recombinant erythropoietin을 사용하여 투여중단을 막고 증상 개선에 도움을 줄 수 있으나 SVR를 높이지는 못한다. SVR에 도달했더라도 치료 전에 진행된 간섬유화가 있는 경우 수년 후에 간세포암종이 발생하는 경우가 있으므로 지속적인 간세포암종에 대한 선별검사가 필요하다.

2) 간경변증 및 간이식 환자들의 치료

간경변증 환자들은 간부전 및 간세포암종 발생률이 높아 치료의 필요성은 가장 시급하지만 현재 치료법의 SVR률은 가장 낮아서 국내 환자들의 페그인터페론 알파와 리바비린 병합요법의 SVR률은 유전자형 1형에서 20% 정

도, 유전자형 2, 3형에서는 50% 정도였다. 이들에서는 치료반응에 따르는 단축치료를 해서는 안 되고 표준치료기간을 유지해야 한다. 또 SVR에 도달하였다 하더라도 간세포암종의 발생에 대한 감시검진을 지속적으로 유지해야 한다. Child 등급 B에 속하는 비대상성 간경변증 환자들 중에 치료에 금기가 아닌 경우 부작용 모니터링을 하며 치료를 해볼 수 있으나 용량감소나 중단이 흔하여 SVR률이 20%에 불과하다.

간이식 후 대부분 재감염이 되며 약 1/3의 환자에서 5년 이내 간경변증으로 진행한다. 이식 후 6개월이 경과하여 상태가 안정되었을 때 페그인터페론 알파와 리바비린의 병합치료를 시도해 볼 수 있으나 인터페론에 의한 거부반응, 면역억제제와 약물상호반응 및 빈번한 부작용으로 매우 조심스럽게 치료를 진행해야 한다. SVR률은 30~40% 정도이다.

3) HIV 또는 HBV 중복감염자의 치료

HIV와 HCV 중복감염자는 단독감염자에 비해 간질환의 진행이 빠르므로 항레트로바이러스 치료로 면역기능을 회복시키고 C형간염 치료를 하는 것이 일반적이다. 치료약제는 HCV 유전자형에 상관없이 페그인터페론 알파와 체중에 따라 용량을 변화하는 리바비린을 48주 치료한다. 유전자형 2, 3형에서 RVR가 있으면 치료기간을 24주로 단축할 수 있다. 이들에서 SVR률은 HCV 단독감염자에 비해 낮은 경향을 보이는데, 치료 전 HCV RNA 농도가 높음과 관련이 있다. HIV와 HCV 중복감염자에서 치료는 약물상호반응에 의해 리바비린의 빈혈이 심하게 나타날 수 있고, 특히 항레트로바이러스 치료약제 중에 zidovudine이나 didanosine을 사용하지 않는 것이 좋다.

HBV와 HCV 중복감염자들은 간경변증 및 간세포암종 발생률이 높으므로 적극적인 치료가 필요하다. 바이러스의 증식상태를 혈중 HBV DNA와 HCV RNA 농도로 각각 평가하고 우세한 바이러스를 먼저 치료한다. HCV가 주된 원인이라면 HCV 단독감염과 동일하게 치료를 하며 SVR률도 동일하다. 치료 중이나 후에 HBV의 재활성화가 일어날 경우 HBV에 대한 경구용 항바이러스 치료를 해야 한다.

4) 만성 콩팥병 환자들의 치료

만성 콩팥병 환자에서 HCV와 관련된 사구체신염이 의심되는 경우 또는 유지혈액투석을 시작하거나 콩팥이식을 예정하고 있는 환자에서는 HCV 항체 검사를 일차적으로 시행해야 하고, 설명되지 않는 ALT 이상을 보일 경우 anti-HCV가 음성이라도 HCV RNA 검사를 시행한다. HCV에 감염된 혈액투석 환자는 간경변증 및 간세포암종으로 진행이 빠르고 간질환 사망률이 높으므로 6~12개월 간격으로 anti-HCV 검사를 추적한다. 콩팥이식 후에는 이식거부반응 때문에 인터페론 기반의 치료에 금기가 되므로 가능하면 이식 전에 HCV 항바이러스 치료를 시작하는 것이 좋다. 그러나 인터페론 및 리바비린의 용량을 콩팥기능 장애의 정도에 따라 감량해야 하고 사구체 청소율이 60mL/분 미만인 경우에는 리바비린 사용에 매우 주의를 요한다. 일반적으로 사구체 청소율이 15~59mL/분인 투석 전 환자에서는 페그인터페론을 25~33%, 리바비린도 200~800mg/일로 감량하며, 투석 환자에서는 리바비린을 일반적으로 병용하지 않고 페그인터페론이나 인터페론 단독치료를 주로 한다.

(3) 1세대 protease inhibiter 포함한 3제요법의 성적

HCV 생활사에 관여하는 모든 단계가 DAA의 대상이 될 수 있지만 현재 임상적으로 사용되는 약제는 NS3-4A protease inhibitor, NS5B inhibitor이며 곧 승인될 것으로 예상되는 약은 NS5A inhibitor이다. 초치료 및 재발한 유전자형 1형의 치료로 boceprevir(800mg q 8시간, 12capsules/일)나 telaprevir(750mg q 8시간, 6pills/일)에 페그인터페론 알파와 리바비린을 병합한 3제요법의 SVR률은 68~75%로 페그인테페론알파와 리바비린 2제요법보다 25%가량 향상되었고, 초치료 환자의 절반 정도는 RVR를 보여 치료기간을 24~28주로 단축할 수 있다. 그러나 초치료 시 무반응자나 간경변증 환자들의 SVR률은 30% 정도로 낮았다. 부작용, 즉 boceprevir의 경우 빈혈(45~50%), 입맛이 변하는 이상미각*dysguesia*이 35~44%에서 발생하며, telaprevir의 경우 피부발진(56%), 빈혈(36%), 항문직장 증상(29%)이 많이 발생하고, 매일 다량의 약제를 복용하는 어려움이 큰 데다가 statins 등을 비롯한 많은 약제들과 약물 상호반응을 보이고, 약제내성률도 높은 문제가 있다. 또 유전자형 1형에서만 효과가 있고 sub-genotype 1a는 1b에 비해 반응이 떨어지며 내성발생 위험은 높았다. 따라서 2세대 protease inhibitor

인 simeprevir(부작용이 적고 하루 1회 복용)와 HCV NS5B polymerase inhibitor인 sofosbuvir가 2013년 후반에 미국 FDA에서 승인받으면서 더 이상 1세대 약제를 추천하고 있지 않으며 2014년 1월에 변경된 치료 가이드라인은 관련 웹사이트에서 확인할 수 있다(http://www.hcvguidlines.org).

(4) 2세대 DAA와 인터페론을 포함하는 치료 및 인터페론 없는 경구약제 병합치료

항바이러스 치료 중에 HCV 동력학 연구에 의하면 1단계는 HCV 생성이 급작스럽게 중단되면서 혈중 HCV RNA 농도가 급격히 감소하는 단계이고, 2단계는 바이러스에 감염된 간세포를 점진적으로 제거하거나 감염된 세포에서 HCV를 제거하는 과정이다. 2단계를 완료하기 위해 충분한 기간 약물이 투여되어야 하며 리바비린은 2단계 바이러스 제거에 도움을 준다. 2세대 DAA들은 매우 빠르고 강력하게 HCV 생성을 차단하지만 각 약제의 내성 가능성을 고려하여 약제를 병합하고 치료기간을 12주 이상 지속하여야 인터페론 없이 경구약제로 바이러스가 박멸된다.

유전자형 1형에서 Sofosbuvir+페그인터페론알파+리바비린 3제요법으로 12주 치료한 결과 전체 SVR12률이 90%, 간경변증이 있는 경우 81%였다. 유전자형 2, 3형에서 Sofosbuvir+리바비린 2제요법으로 12주 치료한 결과 SVR12률이 유전자형 2형에서는 97%, 유전자형 3형에서는 56%였다. 이 치료는 간경변증이 있는 경우 SVR12률이 47%로 간경변증이 없는 경우(72%)보다 낮았다. 페그인터페론을 사용하기 어려운 환자에서 sofosbuvir+simeprevir+/−리바비린 병합요법으로 12주 치료 시 SVR12률은 90% 이상이었다.

유전자형 1형에서 Sofosbuvir+ledipasvir(NS5A inhibitor)+리바비린 3제요법으로 12주 치료한 초치료 환자 25명에서 SVR12률은 100%, 간경변증이 있으면서 초치료 무반응자 9명 중 9명 모두에서 SVR12가 관찰되었다. Sofosbuvir+GS−9669(non−nucleoside NS5B inhibitor)+리바비린 3제요법으로 12주 치료한 초치료 환자 25명에서 SVR12률은 92%였다. 또 유전자형 1형 초치료 실패군에서 Sofosbuvir+ledipasvir(NS5A inhibitor)+리바비린 3제요법으로 12주 치료군(n=21)과 리바비린 없이 Sofosbuvir+ledipasvir(NS5A inhibitor) 2제요법으로 12주 치료한 군(n=19) 간에 SVR12률은 각각 100%, 95%로 차이가 없었다. 또 다른 연구에서 66명의 유전자형 1형 초치료 환자에서 daclatasvir(NS5A inhibitor)+asunaprevir(NS3 protease inhibitor)+BMS−791325(non−nucleoside NS5B inhibitor) 3제 요법 결과 SVR12률은 92%였다. 이러한 연구들은 인터페론 없이 종류가 다른 DAA 병합요법에 의해 높은 SVR률을 얻을 수 있음을 보여주었다. 또 2세대 DAA들은 대부분 하루 1~2회 1정의 용량으로 복용 편이성과 순응도가 향상되었다.

우리나라에서도 곧 DAA들이 인가될 것으로 예상되는데, 고가의 비용이 문제이고 아직 대규모 장기간 연구결과가 없으므로 내성 발현율이나 알려지지 않은 부작용 등에 대한 지속적인 모니터링이 필요하다.

(5) 기타 치료제

페그인터페론 람다는 수용체가 주로 간세포에 있어 인터페론 알파에 비해 전신 부작용이 적어 치료순응도가 높으나 간독성이 문제이며 페그인터페론 알파와 비교한 치료효과에 대한 연구 결과가 아직 불충분하다. Cyclophilin 억제제(alisporivir)는 HCV 유전자형 1~4를 포함하는 바이러스 증식억제와 내성장벽이 높은 장점이 있으나 췌장염 등의 부작용이 발생하여 임상시험이 중단되었다. MicroRNA−122는 간내에서 HCV 증식을 촉진시키는 역할을 하는데, 그 길항제(miravirsen)로 HCV에 감염된 침팬지 및 36명의 유전자형 1형 환자에서 항바이러스 효과와 단기간의 안전성은 입증되었으나 아직 본격적인 임상시험결과가 보고되지 않았다.

참고문헌

1. 대한간학회. 2013년 대한간학회 C형간염 진료 가이드라인 (http://www.kasl.org)
2. Chou R, Wasson N. Blood tests to diagnose fibrosis or cirrhosis in patients with chronic hepatitis C virus infection. Ann Intern Med 2013;158:807-820
3. Darling JM, Lemon SM, Fried MW. Hepatitis C. In Schiff ER, Maddrey WC, Sorrell MF, eds. Schiff's Diseases of the liver. 11th ed. New Jersey: John Willey & sons Ltd., 2012;582-652
4. Everson GT, Sims KD, Rodrigues-Torres M, et al. Efficacy of an interferon and ribavirin-free regimen of daclatasvir, asunaprevir, and BMS-791325 in treatment-naïve patients with HCV genotype 1 infection. Gastroenterol 2014;146:420-429
5. Ferraioli G, Tinelli C, Dal Bello B, et al. Accuracy of realtime shear wave elastography for assessing liver fibrosis in chronic hepatitis C: a pilot study. Hepatology 2012;56:2125-2133
6. Gane EJ, Stedman CA, Hyland RH, et al. Efficacy of nucleotide polymerase inhibitor sofosbuvir plus the NS5A inhibitor ledipasvir or the NS5B non-nucleoside inhibitor GS-9669 against HCV genotype 1 infection. Gastroenterol 2014;146:736-743
7. Janssen HL, Reesink HW, Lawitz EJ, et al. Treatment of HCV infection by targeting microRNA. N Engl J Med 2013;368:1685-1694
8. Kil H, Jeong SH, Kim JW, et al. Role of interleutin-28B genetic polymorphisms in Korean patients with hepatitis C virus infection. Gut Liver 2014;8:70-78
9. Kim DY, Kim IH, Jeong SH, et al. A nationwide seroepidemiology of hepatitis C virus infection in South Korea. Liver Int 2013;33:586-594
10. Kim JY, Won JE, Jeong SH, et al. Acute hepatitis C in Korea: different modes of infection, high rate of spontaneous recovery, and low rate of seroconversion. J Med Virol 2011;83:1195-1202
11. Kim SE, Jang HW, Cheong JY, et al. The usefulness of liver stiffness measurement using FibroScan in chronic hepatitis C in South Korea: A multicenter, prospective study. J Gastroenterol Hepatol 2011;26:171-178
12. Lawitz E, Mangia A, Syles D, et al Sofosbuvir for previously untreated chronic hepatitis C infection. N Engl J Med 2013;368:1878-1887
13. Moradpour D, Penin F, Rice C. Replication of Hepatitis C virus. In Boyer TD, Mann MP, Sanyal AJ, eds. Zakim and Boyer's hepatology, a textbook of liver disease. 6th ed. Philadelphia: Elsevier Saunders, 2012;97-110
14. Muir A, Shiffman MI, Zaman A, et al. Phase 1b study of pegylated interferon lamda 1 with or without ribavirin in patients with chronic genotype 1 hepatitis C virus infection. Hepatology 2010;52:822-832
15. Park SH, Park Ck, Lee JW, et al. Efficacy and tolerability of peginterferon alpha plus ribavirin in the routine daily treatment of chronic hepatitis C patients in Korea: a multicenter, retrospective observational study. Gut Liver 2012;6:98-106
16. Recommendations for testing, managing and treating hepatitis C. http://www.hcvguidlines.org
17. Seong MH, Kil H, Kim YS, et al. Clinical and epidemiological features of hepatitis C virus infection in South Korea: A prospective, multicenter cohort study. J Med Virol 2013;85:1724-1733
18. Sinn DH, Paik SW, Kang P, et al. Diasease progression and the risk factor analysis for chronic hepatitis C. Liver Int 2008;28:1363-1369
19. Thein HH, Yi Q, Dore GJ, et al. Estimation of stage-specific fibrosis progression rates in chronic hepatitis C virus infection: A meta-analysis and meta-regression. Hepatology 2008;48:418-431
20. Tillmann HL, McHutchison JG. Hepatitis C. In Boyer TD, Mann MP, Sanyal AJ, eds. Zakim and Boyer's hepatology, a textbook of liver disease. 6th ed. Philadelphia: Elsevier Saunders, 2012;564-598

chapter 12

자가면역성 간염

이영상

- 자가면역성 간염은 여성에서 호발하며, 자가항체 출현, 고감마글로불린혈증, 면역억제 치료에 대한 좋은 반응, 문맥 및 문맥주위 간염의 조직 소견 등을 특징으로 하는 원인 미상의 지속성 간염이다.
- 출현하는 자가항체의 종류에 따라 아형이 나누어지며, 아형에 따라 서로 다른 임상양상을 보일 수 있다.
- 자가면역성 간염은 특징적인 임상상 및 조직 소견, 자가항체, 간손상을 일으킬 수 있는 다른 원인의 배제 등 임상적 소견을 근거로 한 진단기준에 의해 진단한다.
- 자가면역성 간염의 치료에는 부신피질호르몬 및 아자티오프린 등이 주로 사용되며, 대개 장기적인 치료가 필요하다. 말기 간부전으로 진행할 수 있으며 간이식 수술의 대상이 된다.

Ⅰ 서론

1950년 Waldenström에 의해 처음 기술된 자가면역성 간염*autoimmune hepatitis*은 뚜렷한 이유 없이 지속적인 간세포 손상을 보이는 원인 미상의 만성 간질환으로, 여성에서 호발하며 자가항체 출현, 고감마글로불린혈증, 면역억제 치료에 대한 좋은 반응, 조직학적으로 계면간염 *interface hepatitis*을 특징으로 한다. 간손상을 일으킬 수 있는 다른 원인의 배제가 필요하며, 적극적인 치료로 예후를 현저히 개선시킬 수 있는 중요한 만성 간질환 중 하나이다.

Ⅱ 자가면역성 간염의 진단

자가면역성 간염의 진단을 위해서는, ① 지속적인 간염의 증명, ② 항진된 면역반응의 존재, ③ 적합한 조직학적 소견, 그리고 ④ 바이러스 간염(A, B, C형), 알코올 및

표 12-1 자가면역성 간염의 진단 조건

요구사항	진단기준	
	확정*definite*	가능*probable*
유전적 간질환 배제	정상 알파1 항트립신 발현형 정상 혈청 세룰로플라스민 정상 철, 페리틴 농도	알파1 항트립신 부분 결핍 혈청 구리, 세룰로플라스민 비특이적 이상 비특이적 철, 페리틴 이상
활동성 바이러스 간염 배제	A, B, C형 현증 바이러스 감염 표지자 음성	A, B, C형 현증 바이러스 감염 표지자 음성
독성, 알콜성 간염 배제	알코올섭취량: <25g/일 최근 약제 사용력 없음	알콜섭취량: <50g/일 최근 약제 사용력 없음
검사 소견	주로 혈청 아미노전이효소 농도 상승 글로불린, 감마글로불린*IgG* 상승: 정상의 1.5배 이상	주로 혈청 아미노전이효소 농도 상승 글로불린, 감마글로불린*IgG* 상승(정도 무관)
자가항체 출현	ANA, SMA, anti-LKM_1 ≥1 : 80(성인) ≥1 : 20(소아) AMA 음성	ANA, SMA, anti-LKM_1 ≥1 : 40(성인) 다른 자가항체 출현*
조직학적 소견	계면간염 담도병변, 육아종 및 타 질환을 시사하는 중요한 소견이 없을 것	계면감염 담도병변, 육아종 및 타 질환을 시사하는 중요한 소견이 없을 것

* p-ANCA, SLA/LP항체, LC_1항체 및 ASGPR항체

표 12-2 개정된 자가면역성 간염의 진단기준(점수제)

임상지표(소견)		점수
성별(여성)		+2
약물복용력	유 무	−4 +1
평균 알콜 섭취량	<25g/일 >60g/일	+2 −2
간조직소견	interface hepatitis lymphoplamacyte 주 침윤 간세포의 rosetting 상기 소견이 전혀 없음 담도 변화[†] 기타 소견[§]	+3 +1 +1 −5 −3 −3
다른 자가면역성질환 동반[‖]		+2
추가지표*optional*	다른 자가항체 발견[¶] HLA DR3 또는 DR4	+2 +1
치료 반응	완전반응[**] 중단 후 재발[††]	+2 +3
ALP/AST(ALT)비[*]	1.5 미만 1.5~3.0 3.0 이상	+2 0 −2
혈청 글로불린 농도 (IgG, ×정상치)	>2.0 1.5~2.0 1.0~1.5 <1.0	+3 +2 +1 0
ANA, SMA, or LKM_1[†]	>1:80 1:80 1:40 <1:40	+3 +2 +1 0
항미토콘드리아 항체	양성	−4
간염바이러스 표지자[††]	양성 음성	−3 +3
종합 점수의 판정		
치료 전	확정적 가능성	>15 10~15
치료 후	확정적 가능성	>17 12~17

* 정상 범위 상한의 ×배로 계산, † 설치류 조직이나 HEP-2 세포로 시행한 간접면역형광법, † PBC나 PSC를 시사하는 전형적 담도 소견±구리/구리단백 침착, § 다른 원인을 시사하는 다른 주요 소견, ‖ 환자나 그 부모 형제 중 발생한 다른 자가면역성 질환, ¶ pANCA, anti-LC1, anti-SLA, anti-ASGPR, anti-LP, anti-sulfatide (본문 참조), ** ① 1년 내 증상의 현저한 호전, 간기능 및 면역글로불린 농도의 정상화+유지요법으로 6개월 지속/조직학적 관해, ② 증상의 현저한 호전+치료 1개월 동안 간기능 50% 이상 호전+6개월 내 정상 범위의 2배 이내 또는 치료 1년 내 간생검상 최소한의 염증소견, †† ① 완전관해 후 AST/ALT가 정상의 2배 이상 상승하거나 조직검사상 염증재발±증상재발, ② 완전관해 후 면역억제를 증가시키거나 새로 시작한 정도의 심한 증상재발+AST/ALT 상승, †† IgM anti-HAV, HBsAg, IgM anti-HBc, anti-HCV and HCV-RNA (바이러스 간염이 의심되는 경우 CMV, EBV 포함)

표 12-3 단순화된 진단기준(2008)

변수	기준	점수
1. ANA or SMA ANA or SMA LKM_1 SLA	1:40 1:80 1:40 양성	1 2
2. IgG	정상 상한 이상 정상 상한 1.1배 이상	1 2
3. 간생검 소견*	합당 전형적	1 2
4. 바이러스 간염 증거	없음	2

확정적≥7점 가능성≥6점.

* 전형적: ① 계면간염, 문맥 및 문맥주위 임파구/임파형질세포 침윤, ② emperipolesis(세포 내 세포의 능동적 침투), ③ hepatic rosette formation, 합당: 전형적인 소견에 부합하지는 않으나 임파구 침윤을 동반한 만성 간염 소견

약제에 의한 간 손상, 그리고 만성 간질환을 초래하는 일부 유전질환의 배제가 필요하다(표 12-1). 비전형적인 자가면역성 간염은 진단이 쉽지 않고 주관적일 수 있기 때문에, 국제 자가면역성 간염 모임*International Autoimmune Hepatitis Group; IAIHG*에 의해 1992년 점수제 진단이 도입되었고, 개정된 점수제 진단이 1998년 발표되었다(표 12-2). 그러나 이 점수제 진단법을 임상에 적용해 본 결과, 자가면역성 간염의 진단에 특이적이나(98.1%), 중복증후군처럼 다른 간질환이 동반되어 있는 경우 진단적 예민도가 낮으며(50~66.7%), 비알코올성 지방간염*nonalcoholic steatohepatitis; NASH*과 자가면역성 간염의 구별이 불완전한 등 단점이 제기되었으며, 일상적으로 임상에 사용하기에 너무 복잡하다는 지적이 있어 2008년 간생검 소견, 자가항체 역가, 면역글로불린 농도, 그리고 바이러스 간염의 배제 등 네 가지 지표만 사용하는 단순화된 진단기준(표 12-3)이 제시되어, 2014년 현재 이 두 종류의 진단기준이 같이 사용되고 있다.

만성 간질환 진단을 위한 수개월 관찰기간은 불필요하며, 임상적으로 의심되고 조직학적으로 부합한 소견을 보이면 조속히 치료를 시작해야 한다. 계면간염, 형질세포*plasma cell* 침윤 등의 소견이 자가면역성 간염에 특이적이지는 않으나, 적합한 조직 소견은 진단에 필수적이다. 항핵항체*antinuclear antibody; ANA*, 항평활근항체*anti-smooth muscle antibody; SMA*, 간신미소체 항체*anti LKM-1* 등 자가항체의 고역가 출현은 자가면역성 간염을 강력하게 시사하는 소견이나, 때로 자가항체가 검출되지 않거나

알코올 및 바이러스 간염 등 다른 질환에서도 자가항체가 나타날 수 있으므로 판단에 주의를 요한다.

임상적으로 자가면역성 간염이 의심되나 통상적인 검사만으로 진단적이지 않을 경우, 다른 자가면역성 질환의 동반 유무, 특정 HLA 표현형의 존재, 그리고 핵주위 항중성구세포질항체*perinuclear anti-neutrophil cytoplasmic antibody*; *p-ANCA*, anti-LC1, anti-ASGPR 등 드문 자가항체의 검출이 도움이 될 수 있으며, 부신피질호르몬을 주로 하는 면역억제 치료에 대한 반응이 진단에 필요한 경우도 있다.

Ⅲ 자가면역성 간염의 감별진단

자가면역성 간염의 진단과정은 원인 미상의 급·만성 간기능 장애의 감별진단에서 시작되며, 혈청 아미노전이효소 농도가 정상치의 5배 미만의 경증과 15배 이상의 중증 또는 급성형을 구분하여 감별하는 것이 권고되고 있다. 경도의 아미노전이효소 농도 상승의 원인들은 바이러스(급·만성, 엡스타인바바이러스, 거대세포바이러스 포함), 지방간질환, 약제 및 독소, 자가면역성 간염, 유전적 질환(알파1-항트립신*alpha-1-antitrypsin* 결핍, 윌슨병, 유전적 혈색소증), 기타(셀리악병, 용혈성 질환, 근육질환, 갑상선질환, 격렬한 운동, macro-AST) 등이 있으며, 혈청 아미노전이효소 농도가 정상의 15배를 상회하는 중증, 급성 간기능 장애의 원인들은 급성 바이러스 간염(A~E형 간염 바이러스, 헤르페스바이러스), 약제 및 독소, 허혈성 간염, 자가면역성 간염, 윌슨병, 급성 담도폐색, 급성 Budd-Chiari 증후군, 그리고 간동맥 폐색 등이 있다.

급성형의 경우 약제 및 독소에 노출된 과거력, 허혈성 간손상의 발생이 가능한 임상상황을 검토하고, 초음파 또는 CT 검사를 이용하여 담도 및 혈관의 이상을 관찰하고, 혈청 세룰로플라스민*ceruloplasmin*, 바이러스 표지자, 자가항체 등을 검사하면 충분하고, 경증의 경우 병력, 이학적 소견과 함께 간독성 약물의 중단 후 간기능검사, 철과부하검사(iron, TIBC, 페리틴*ferritin*), 간염바이러스 표지자(A, B, C형) 등을 검사하고 진단적이지 않으면 간초음파, 자가항체, 혈청 세룰로플라스민치, 알파1-항트립신, 그리고 간생검 등의 순서로 검사를 진행하도록 권고되고 있다.

상기 임상적 접근법을 이용한 감별진단 후에도 진단적 어려움을 겪는 경우는 ① 잠재간염*cryptogenic hepatitis*, ② 중복증후군*overlap syndrome*, ③ 약물 섭취력이 있으면서 자가항체가 양성인 경우, ④ 바이러스 표지자가 양성이면서 자가항체가 출현하는 경우, ⑤ 전신성 홍반 낭창 등 다른 면역 질환에 간장애가 동반된 경우 등이다.

바이러스 표지자 및 자가항체 검사를 포함한 일차 검색에서 진단적이지 않을 경우 cryptogenic hepatitis로 분류될 수 있으며, 이런 환자들의 일부는 나중에 자가항체가 출현하거나 면역억제 치료에 반응하여 자가면역성 간염으로 재분류되기도 한다. 자가항체가 음성이라 하더라도 전형적인 임상상, 고감마글로불린혈증, 합당한 조직 소견,

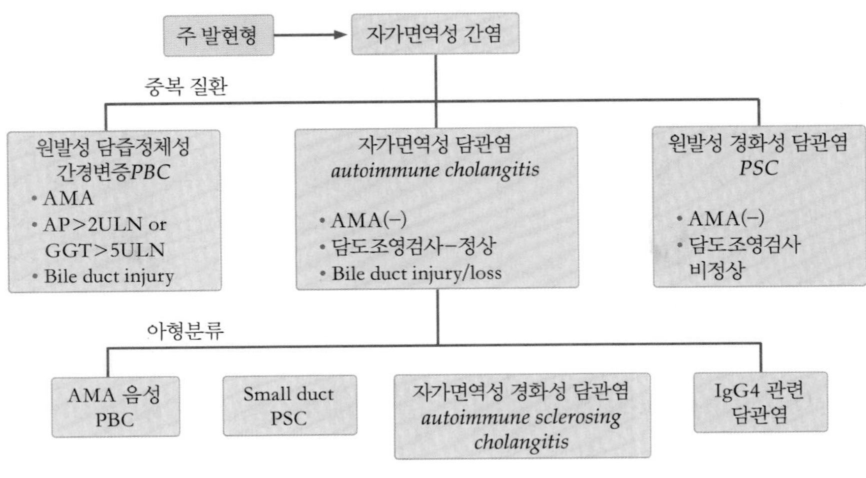

그림 12-1. 중복 증후군의 감별

그리고 다른 원인의 배제를 통해 자가면역성 간염으로 진단되는 경우가 10~20%에 달한다.

중복증후군(overlap syndrome) 또는 변이형(variant) 자가면역성 감염은 점수제 진단에서 자가면역성 간염의 진단이 가능하나 원발성 담즙정체성 간경변증, 원발성 경화성 담관염 등 다른 간질환의 동반이 의심되면 감별진단에 포함해야 하나 구체적인 진단기준이 확립된 것은 아니다(그림 12-1). 원발성 담즙정체성 간경변증 소견을 동반한 자가면역성 간염의 진단이 가장 잘 정리되어 있으며(파리 진단기준*Paris criteria*), 자가면역성 간염의 세 가지 진단기준(혈청 아미노전이효소 농도가 정상 상한의 5배 이상, 면역글로불린 농도가 정상 상한의 2배 이상이거나 항평활근항체 양성, 그리고 조직학적으로 중등도 이상의 계면간염 소견) 중 두 가지 이상을 충족하고, 원발성 담즙정체성 간경변증의 세 가지 진단기준(혈청 알칼리성 인산분해효소 농도가 정상 상한의 2배 이상이거나 감마-글루타밀 전이효소*GGT* 농도가 정상 상한의 5배 이상, 항미토콘드리아항체 양성, 그리고 조직학적으로 전형적인 담도염증 소견) 중 두 가지 이상을 충족할 때 진단한다. 원발성 경화성 담관염을 동반한 자가면역성 간염은 점수제 진단으로 자가면역성 간염의 진단이 가능하나 생화학적으로 담즙정체의 소견이 있으면서 조직학적으로 담도손상 또는 담관소실 소견을 보이거나 영상의학적으로 전형적인 담도 협착 및 확장 소견을 보이는 경우 의심할 수 있다. 생화학적·조직학적으로 원발성 담즙정체성 간경변증에 유사하나 항미토콘드리아항체가 음성이면서 항핵항체가 양성인 경우 자가면역성 담관염*autoimmune cholangitis*으로 불려 왔으며 이 중 일부는 점수제 진단으로 자가면역성 간염으로 분류되기도 한다. 이들은 항미토콘드리아항체 음성 원발성 담즙정체성 간경변증, 소담관 원발성 경화성 담관염, 자가면역성 경화 담관염, Ig-G4 관련 담관염 등의 가능성을 염두에 두고 치료 및 경과관찰을 해야 한다.

약제는 급·만성 간손상의 중요한 원인 중 하나이고 일부 약제들은 면역매개 간손상을 일으키며, 약제대사에 관계하는 효소들에 반응하는 자가항체가 약제 유발 간질환에 동반되기도 하여, 약제가 자가면역성 간염을 촉발할 수 있다고 알려져 있다. 약제가 간손상의 원인일 것이라는 인과관계의 입증이 약물투여와 간손상 발생과의 시간적 관계, 중단 후 반응, 재투여 시 반응, 타 원인의 배제, 전신적인 과민반응 유무, 해당 약제의 간손상 보고 유무 등 간접적인 증거에 의존하고, 자가면역성 간염의 진단도 다양한 임상적 자료를 취합한 점수제에 의존하기 때문에, 약제가 자가항체를 포함한 면역매개 간 손상을 일으키고 적합한 조직 소견을 보인다면, 점수제 진단법으로 가능성*probable* 자가면역성 간염의 진단은 가능할 수 있다. 이 경우 양자의 감별에 가장 중요한 점은 약제 중단 후 간기능이 정상적인 호전 과정을 밟느냐 하는 점일 것이다.

항핵항체와 항평활근항체 등 자가항체가 B, C형 만성 간염 환자의 20~40%에서 검출 가능하고 C형 간염의 일부에서 제1형 간신소포체항체가 나타난다는 보고가 있으며, 여러 면역 질환이 바이러스 간염에 동반되는 등 자가면역성 간염과 바이러스 간염의 중복을 의심할 수 있는 경우를 자주 보게 된다. 때로는 자가항체의 역가가 높고, 고감마글로블린혈증, 특정 HLA 동반, 그리고 인터페론 치료로 자가면역 증상이 악화되는 등 점수제 진단을 통해 자가면역성 간염의 진단기준에 부합되는 경우도 경험하게 된다.

Ⅳ 자가면역성 간염의 임상상

자가면역성 간염은 출현하는 자가항체 종류에 따라 제1형, 제2형으로 분류되며 아형에 따라 임상상의 차이를 보일 수 있다. 항핵항체나 항평활근항체가 나타나는 제1형은 3/4이 여성이며 10세 이후 어느 연령에서나 다 발병할 수 있다. 보통 피로감, 우상복부 둔통, 근육통 등 비특이적 증상의 서서한 발병을 보이나, 약 40%에서 황달을 동반한 급성 발병을 보이며, 25%에서는 진단 당시 이미 간경변증이 있는 것으로 판명되기도 한다. 약 40%에서 자가면역성 갑상선염, 궤양성 대장염, 그레이브씨병 등 다른 면역질환이 동반되며, HLA-B8, DR3, DR4 등 특정 HLA 유형과의 관련성이 제시되고 있다.

제1형 간신소포체 항체*LKM*-1 양성을 보이는 제2형 자가면역성 간염은 2~14세의 소아에서 호발하며 90%가 여성이다. 갑상선, 위벽세포*parietal cell*, 그리고 랑게르한스 소도*Langerhans islet*에 대한 자가항체 출현빈도가 높으며, 34%에서 백반*vitiligo*, 인슐린 의존성 당뇨병, 자가면역성 갑상선염 등 다른 면역질환이 동반된다. 제1형보다는 간경변증으로의 진행이 빠르다고 알려져 있다.

용해성 간항원*soluble liver antigen*에 대한 항체*anti*-SLA가 출현하는 자가면역성 간염이 제3형으로 분류된 적이 있으나 다른 임상상이 제1형과 크게 다르지 않아 대부분 독립된 아형으로 인정되지 않고 있다.

V 병인 및 발생기전

일반적으로 자가면역성 질환의 발생은 격리된 항원의 노출, 분자구조의 유사성, 변화된 자가항원, 정상적인 억제기능의 상실 등의 이유로 생기는 자기관용*self-tolerance*의 소실에 의한다고 생각되며, 자가항체의 발현과 이에 반응하는 T 세포의 존재가 필수적이다.

자가면역성 간염에서도 바이러스, 약제, 화학물질 또는 기타 환경적 인자나 유전적 소인에 의하여 정상 간조직의 일부가 간세포 밖으로 유출되어 자가항원의 역할을 할 것으로 추측되며 이에 반응하는 세포 독성 T 세포가 직접 간세포를 파괴하거나, 항원·항체 반응과 이에 따른 자연 살세포의 활성화가 간손상에 관여할 것으로 여겨진다. 자가면역성 반응의 촉발인자로서 간염바이러스나 홍역바이러스 등의 역할이 거론되었으나 아직 자료가 불충분하다. 여러 종류의 간질환에서 발견되는 자가항체 중에는 간세포의 약물대사에 관계하는 효소가 상당수 포함되어 있고(표 12-4), 실제로 약물의 대사산물 중 일부가 간세포 내 거대분자와 결합 면역매개 간손상을 초래하는 것이 잘 알려져 있어, 약물이 자가면역성 간손상을 촉발할 가능성이 검토되어 왔다. 자가면역성 간염의 발생이 특정 HLA 유형과 관련이 있음이 보고되고 있으며, HLA-DR3를 갖는 환자는 HLA-DR4를 갖는 환자보

표 12-4 자가면역성 간염(AIH) 진단과 관련되는 자가항체들

항체	항원(들)	간질환	자가면역성 간염 관련
항핵항체(ANA)*	다양함(chromatin, ribonucleoproteins, ribonucleoprotein complexes 포함)	AIH, PBC, PSC 약제성 간질환 만성 B, C형 간염 비알코올성 지방간 질환	제1형 AIH 진단
항평활근항체 (SMA)*	Microfilaments(filamentous actin) and intermediate filaments(vimentin, desmin)	AIH, PBC, PSE 약제성 간질환 만성 B, C형 간염 비알코올성 지방간 질환	제1형 AIH 진단
간신소포체 항체* (LKM-1)	Cytochrome P450 2D6(CYP2D6)	제2형 AIH 만성 C형간염	제2형 AIH 진단
LC-1*†	Formiminotransferase cyclo-deaminase(FTCD)	제2형 AIH 만성 C형간염	제2형 AIH 진단 예후 예측
pANCA(비전형적)‡	Nuclear lamina proteins	AIH, PSC	제1형 AIH 진단 원인 미상 만성 간염의 AIH 재분류
SLA§	tRNP^(SER)Sec	AIH, 만성 C형간염	AIH의 진단 예후 예측(심한 질환, 재발 확률 높고 치료에 의존적)
LKM-3¶	family 1 UDP-glucuronosyl-transferases(UGT1A)	제2형 AIH 만성 C형간염	제2형 AIH 진단
ASGPR**	Asialoglycoprotein receptor	AIH, PBC 약제성 간질환 만성 B, C, D형 간염	예후 예측(조직학적 활성도, 재발 가능성)
LKM2	Cytochrome P450 2C9	Ticrynafen 유발 간염	(-), 약제 중단 후 호전
LM††	Cytochrome P450 1A2	Dihydralazine 유발 간염 APECED 간염	APECED 간염 진단

* 자가면역성 간염 진단에 필요한 전통적 혈청 검사들, † liver cytosol type I, ‡ perinuclear anti-neutrophil cytoplasmic antibody, § soluble liver antigen, ¶ liver kidney/microsome, ** antibody to asialoglycoprotein receptor, †† liver microsome antibody

다 더 심한 경과를 취하는 것이 알려져 있으며, HLA 분포는 지역적으로 차이가 있을 수 있어 유전적인 소인이 관계할 것으로 추측된다. 제1형 자가면역성 다발선 증후군 Type 1*autoimmune polyglandular syndrome; APS-1*은 상염색체 열성으로 유전되는 질환으로 피부나 점막의 칸디다증, 부갑상선기능 저하, 부신부전, 여성의 성선기능 장애 등과 함께 자가면역성 간염이 병발하는데, 특정 유전자(autoimmune regulator type 1; AIRE-1)의 변이가 유전적 배경인 것으로 밝혀져 유전적 소인의 중요성이 강조되고 있다. 이와 같은 여러 연구에도 불구하고 가장 흔한 제1형 자가면역성 간염의 조직 특이 자가항원 등 자가면역성 간염의 병인 및 발병기전은 충분히 밝혀지지 않은 부분이 많다.

Ⅵ 역학 및 자연경과

서유럽과 미주의 유병률은 인구 백만 명당 50~200명으로 보고되고 있으며, 만성 간염 환자의 약 20%가 자가면역성 간염에 의한 것으로 보고되고 있다. 일본 및 우리나라를 포함한 동양권의 유병률은 이보다 낮다고 알려져 있으며, 바이러스 간염의 만연지역에서의 상대적인 빈도는 월등히 낮다.

무증상일 수도 있으나 진단 당시 간경변증의 동반도 흔하고(~30%), 급성 간염으로 발병하기도 하며(~40%) 심한 경우에는 혼수를 동반한 급성 간부전으로 발현할 수도 있다. 심한 자가면역성 간염을 치료하지 않으면 약 40%가 6개월 내 사망할 수 있으며, 생존자도 상당수가 간경변증으로 진행한다. 혈청 아미노전이효소 농도가 지속적으로 정상의 10배 이상이거나 5배 이상이면서 혈청 감마글로불린 농도가 정상의 2배 이상 증가된 경우 조기 사망이 우려된다. 조직검사상 교량괴사*bridging necrosis*나 다포상 허탈*multiactinar collapse*이 있는 경우 5년 내 82%에서 간경변증이 발생하고 45%가 사망한다고 보고되었다. 치료받지 않은 환자의 5년 및 10년 생존율이 각각 50% 및 10%로 보고되었다.

간경변증 유무와 관계없이 적절한 치료는 예후를 현저히 개선시키며 약 86%에서 관해에 도달할 수 있다. 그러나 약 15%는 표준치료에 반응하지 않고 간부전으로 진행하여 간이식의 대상이 된다. 이식 후 경과는 양호하여 다른 간질환과 차이가 없으며, 5년 생존율이 80% 이상 보고되고 있다. 간세포암종의 발생은 바이러스 간염이나 알코올 등에 의한 간경변증 환자보다 훨씬 적다.

발병 당시 간염의 중등도, 초기 치료에 대한 반응, HLA 유형 등이 장기적인 예후를 결정한다.

Ⅶ 자가면역성 간염의 치료

자가면역성 간염의 치료에는 프레드니솔론*prednisolone; Pd* 단독 또는 Pd와 아자티오프린*azathioprine; AZA* 병합 요법의 표준치료(표 12-5) 외에도, 약제 부작용의 감시 예방 치료 및 간경변증의 합병증 예방 및 치료가 포함되어야 한다. 18개월 치료로 약 75%에서 임상적·생화학적·조직학적 관해가 기대된다. 체중증가, 당뇨, 정신질환, 고혈압, 무혈골괴사, 골다공증, 백내장 등 PD의 부작용을 줄이기 위해 병합요법이 더 선호된다. 그러나 혈구감소증이 심하거나, 임신을 고려하는 경우, thiopurine methyltransferase(TMT) 결핍증, 그리고 종양이 동반된 경우에는 AZA 사용은 피하는 것이 좋다. 진단이 확정적이지 않아 단기 임상시도를 하는 경우, Pd 단독치료가 권장된다.

모든 자가면역성 간염이 치료의 적응이 되는 것은 아니며, 증상이 없고 혈청 아미노전이효소 농도가 정상의 2배 미만, 그리고 조직학적으로 계면간염이 미미한 경우, 비활동성 간경변증, 그리고 문맥압항진의 합병증이 있는 경

표 12-5 자가면역성 간염의 표준치료

약제		용량·기간	선택 이유
병합 요법	Prednisone (mg)	30mg·1주 20mg·1주 15mg·2주 10mg 유지요법	비만, 당뇨, 고혈압, 골결핍증, 폐경 후 상태, 정서불안, 여드름 등
	Azathioprine (mg)	50mg 유지요법(미국) 1~2mg/kg(유럽)	
단독 요법	Prednisone (mg)	60mg·1주 40mg·1주 30mg·2주 20mg 유지요법	심한 혈구 감소증, TMT결핍,* 임신, 악성 종양, 6개월 미만 단기치료

* TMT: thiopurine methyltansferase

우는 대개 면역억제 치료 대상에서 제외된다. ① 급성 또는 전격성 간염, ② 혈청 아미노전이효소 농도가 정상 범위의 10배 이상의 심한 간염, ③ 혈청 아미노전이효소 농도가 정상의 5배 이상이고 감마글로불린 농도가 정상의 2배 이상, ④ 조직학적으로 교량 괴사, 다포상 허탈, 활동성 간경변증 등이 있는 경우 등은 치료가 꼭 필요하다. 상기 조건에 합당치 않은 경우의 치료 유무는 개인별로 차별화하여 결정해야 한다. 초기에 치료 대상이 아니라고 판단된 경우라도 임상경과 관찰이 필요하며 일부는 악화되어 치료 대상이 될 수 있다.

치료는 관해*remission*에 도달하거나, 치료에 실패하거나 불완전한 반응을 보이는 경우, 그리고 심각한 약제 부작용이 발생한 경우 중단할 수 있다. 관해라 함은 증상 및 간기능이 호전되고 조직학적으로 정상화된 상태를 말하며, 조직학적 호전은 간기능 및 혈청 글로불린 농도가 정상화되고도 3~8개월 더 필요하므로 충분한 기간 유지요법을 시행하도록 권고되고 있다. 조직학적 관해 없이 치료를 중단할 경우 재발의 위험이 크며(문맥염증이 남은 경우 50%, 계면간염이 남은 경우 86~100%), 재발하여 재치료하게 되면 초기 용량부터 다시 시작해야 하므로, 약제 부작용 및 간경변증으로의 진행을 피하기 어렵다. 불완전 반응*incomplete response*이라 함은 치료 중 악화되지는 않으나 임상적·생화학적·조직학적으로 호전이 없거나 부분적 호전만 보일 때, 그리고 3년 이내에 관해에 이르지 못하는 경우를 말하며, 이 경우 간기능의 악화를 막을 수 있는 최소한의 용량으로 줄여 장기간 유지하는 도리밖에 없다.

치료 실패*treatment failure*란 약물을 복용하여도 임상적·생화학적·조직학적으로 악화되는 상태를 말하며, 특히 혈청 아미노전이효소 농도가 치료 전보다 67% 상승한 경우로 정의된다. 이 경우 고용량(Pd 60mg/일, Pd 30mg/일 +AZA 150mg/일 등)을 장기간(1달 이상) 유지하여 간기능이 호전되면 매달 감량(Pd 10mg/월, AZA 50mg/월)하여 유지 용량까지 내리도록 권고되고 있다.

치료에 충분한 반응을 보이지 않거나 약물의 부작용으로 표준치료를 계속할 수 없는 환자에게 사이클로스포린 A, tacrolimus, mycophenolate mofetil, budesonide 등의 약제를 시도하여 좋은 성적을 얻었다는 보고들이 있으나 아직 표준치료로 인정받을 만큼 효과적이고 안전하지 않다. 치료를 중단하게 되는 약물의 부작용은 심한 미용상의 문제, 증상을 동반한 골결핍증, 정서적 불안정, 조절이 어려운 고혈압, 불안정한 당뇨, 또는 진행성 혈구감소 등이며, 증상에 따라 용량을 줄이거나 약제를 중단하도록 한다. 심한 부작용으로 Pd 사용이 불가능할 경우 Pd 용량을 줄이면서 AZA 용량을 증가시켜 AZA 2mg/kg 단독으로 관해를 유지할 수 있다. 충분한 유지요법 후 조직학적 관해가 확인된 경우라도 급작스럽게 약제를 중단하기보다는 3~6개월에 걸쳐 서서히 감량해야 안전하다. 관해 후 성공적으로 약물중단이 된 후에도 재발이 흔하기 때문에(6개월 내 49%) 조심스런 관찰이 요망된다. 그러나 중단 후 1년 이후에는 재발 가능성이 낮다. 혈청 아미노전이효소 농도가 정상의 3배 이상 증가하면 재발로 간주 치료계획을 세워야 하며, 첫 재발에는 초기의 표준치료를 다시 시도하는 것이 보통이고, 다발성 재발에는 아미노전이효소치를 5배 미만으로 유지하는 저용량 Pd 요법이나 AZA 장기요법(2mg/kg)이 권고된다.

비대상성 간경변증 상태라도 심한 염증 반응이 동반된 경우 단기간 Pd 치료(통상 2주)는 시도해 볼 만하며, 치료에 반응하는 경우 좋은 예후를 기대할 수 있다(6개월 생존율 98%). 그러나 치료에 반응하지 않으면 조기 사망을 피할 수 없으므로 간이식을 준비하는 것이 좋다.

금주, 금연, 규칙적인 운동, 체중유지를 위한 식이조절, 비타민 및 칼슘 등의 공급, 골다공증의 예방 및 치료, 그리고 정기적인 악성 종양 발생의 여부 확인이 보조적인 치료로 요구된다. 치료 실패로 간부전 및 간경변증의 합병증이 발생한 경우 간이식이 고려될 수 있다.

참고문헌

1. 이영상. 자가면연성 간염의 감별진단과 치료. 대한간학회지 2002;8(Suppl 3):S76-S86
2. Alvarez F, Berg PA, Bianchi FB, et al. International Autoimmune Hepatitis Group Report: review of criteria for diagnosis of autoimmune hepatitis. J Hepatol 1999;31:929-938
3. Czaja AJ, Freese DK. Diagnosis and treatment of autoimmune hepatitis. Hepatology 2002;36:479-497
4. Czaja AJ. Progress in the diagnosis and treatment of autoimmune hepatitis. Minerva Med 2008;99:549-568
5. Czaja AJ. Review article: the management of autoimmune hepatitis beyond consensus guidelines. Aliment Pharmacol Ther 2013;38:343-364

6. Czaja AJ. The overlap syndromes of autoimmune hepatitis. Dig Dis Sci 2013;58:326-343
7. Gleeson D, Heneghan MA. British Society of Gastroenterology(BSG) guidelines for management of autoimmune hepatitis. Gut 2011;60:1611-1629
8. Heneghan MA, Yeoman AD, Verma S, et al. Autoimmune hepatitis. Lancet 2013;382:1433-1444
9. Hennes EM, Zeniya M, Czaja AJ, et al. International Autoimmune Hepatitis Group. Simplified criteria for the diagnosis of autoimmune hepatitis. Hepatology 2008;48;169-176
10. Ishibashi H, Komori A, Shimoda S, et al. Guidelines of therapy of autoimmune liver disease. Semin Liver Dis 2007;27:214-226
11. Johnson PJ, McFarlan IG. Meeting reports; International Autoimmune Hepatitis Group. Hepatology 1993;18:998-1005
12. Manns MP, Czaja AJ, Gorham JD, et al. AASLD Practice Guidelines. Diagnosis and management of autoimmune hepatitis. Hepatology 2010;51:2193-2213
13. Manns MP, Vogel A. Autoimmune hepatitis, from mechanisms to therapy. Hepatology 2006;43(2, Suppl 1):S132-S144
14. Strassburg CP. Autoimmune hepatitis. Dig Dis 2013;31:155-163
15. Strassburg CP, Manns MP. Treatment of autoimmune hepatitis. Semin Liver Dis 2009;29:273-285
16. Wiegard C, Schramm C, Lohse AW. Scoring systems for the diagnosis of autoimmune hepatitis: past, present, and future. Semin Liver Dis 2009;29:254-261

chapter 13

원발성 담즙정체성 간경변증

김진욱

- 원발성 담즙정체성 간경변증*primary biliary cirrhosis*은 주로 중년 여성에서 담즙정체의 임상적 소견과 함께 항미토콘드리아항체 양성, 진행성 비화농성 담관염의 조직 소견을 보이는 자가면역성 간질환이다.
- 우르소데옥시콜산*ursodeoxycholic acid*(13~15mg/kg/일)은 원발성 담즙정체성 간경변증의 검사 소견을 개선시키고 질병의 진행을 늦춘다.

원발성 담즙정체성 간경변증*primary biliary cirrhosis*은 원인 미상의 만성 담즙정체성 간질환*chronic cholestatic liver disease*으로서, 비화농성 담관염*nonsuppurative cholangitis*에 의하여 소담관의 소실이 진행되면서 담즙정체와 간섬유화, 간경변증을 거쳐 간부전증으로 서서히 진행하게 된다. 우리나라 환자에서 남/여 비율은 약 1/9이며 진단 당시 평균 연령은 55세로, 주로 중년 여성에서 호발하는 질환이다.

I 원발성 담즙정체성 간경변증의 임상상

1. 증상 및 신체검진 소견

약 60%의 환자에서 진단 당시 증상 없이 간기능검사 이상 소견만을 보인다. 피로감이나 소양증*pruritus*이 비교적 흔한 증상이며, 건성 증후군*sicca syndrome*(눈마름증, 입안 건조)도 자주 동반된다. 문맥압항진증에 의한 증상 및 골다공증, 황색종*xanthoma*, 흡수장애에 의한 소화관 증상과 지용성 비타민 결핍 등의 증상을 보일 수 있다.

2. 검사실 소견

혈청 내 알칼리성 인산분해효소*alkaline phosphatase; ALP*가 증가하는 것이 중요한 소견이며, 감마-글루타밀 전이효소*gamma glutamyl transferase; GGT*가 동반 상승함을 확인하여 골질환으로 유발된 ALP 상승과 구별할 수 있다. 혈청 아미노전이효소는 정상이거나 약간 상승한다. 초진 당시 혈청 빌리루빈은 대체로 정상이지만 상승된 경우 진행된 질환을 의미한다. 혈중 콜레스테롤이 상승할 수 있고 특징적으로 고밀도지질단백 콜레스테롤*high-density lipoprotein cholesterol*이 상승한다. 혈청 면역글로불린 M*IgM*이 증가하는 경우도 있다.

원발성 담즙정체성 간경변증에서 항미토콘드리아항체*antimitochondrial antibody; AMA*의 민감도와 특이도는 모두 95% 이상으로 진단에 가장 중요한 검사이며, M2 분획(anti-PDC-E2)이 가장 특이적인 것으로 알려져 있다. 항핵항체*antinuclear antibody*는 1/3~1/4의 환자에서 발견되며(gp210, Sp100), 항핵항체가 양성인 경우 더 불량한 예후를 나타낸다.

임상적으로 전형적인 원발성 담즙정체성 간경변증의 양상을 보이지만 항미토콘드리아항체가 음성인 경우를 항미토콘드리아항체 음성 원발성 담즙정체성 간경변증이라고 하며, 대부분 항핵항체 또는 항평활근항체*anti-smooth muscle antibody* 양성 소견을 보인다. 예후와 우르소데옥시콜산*ursodeoxycholic acid; UDCA*에 대한 치료 반응은 항미토콘드리아항체 양성인 경우와 유사하다.

3. 병리 소견

병리 소견은 4단계로 구분해볼 수 있는데, 1기는 문맥에 국한된 단핵세포 침윤에 의한 소담관의 손상이 특징

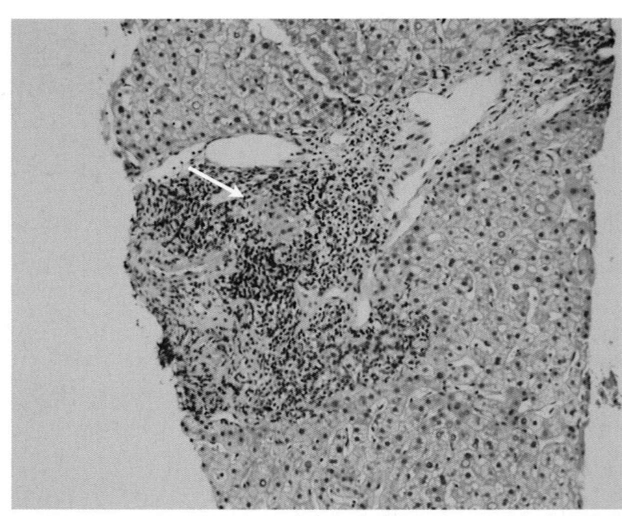
그림 13-1. 1기 병리소견 문맥역에 단핵염증세포의 침윤이 관찰되며 소수의 탐식세포가 모여 육아종(화살표)을 형성하고 있다.

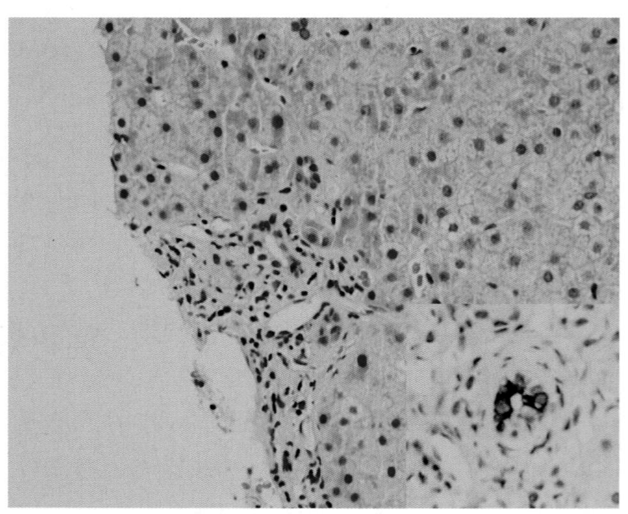
그림 13-2. 2기 병리소견 염증세포들이 담관상피 기저막 내로 침윤하여 담관손상을 일으키는 모습이 보인다.

적이며 육아종이 관찰되기도 한다(그림 13-1). 2기에서는 염증이 문맥 주위로 확장되며*interphase hepatitis* 담관염 및 담관 증식의 소견을 보인다(그림 13-2). 3기에서는 중격 섬유화*septal fibrosis*, 담관소실*ductopenia*, 담즙정체*cholestasis* 소견을 보이고, 4기는 간경변증 및 재생결절 소견을 보인다.

4. 동반 질환

다른 자가면역질환이 동반되는 경우가 흔한데, 쇼그렌증후군, 갑상선염/갑상선기능저하증, 담석증, 공피증*scleroderma*, CREST 증후군, 신세관산증*renal tubular acidosis* 등이 동반되기도 한다.

Ⅱ 원발성 담즙정체성 간경변증의 진단

1. 진단기준

원발성 담즙정체성 간경변증은 다음 세 가지 기준 중 두 가지 이상을 만족하는 경우 진단할 수 있다.

① ALP와 GGT가 상승하는 담즙정체의 생화학검사 소견
② 항미토콘드리아항체 양성
③ 비화농성 담관염 또는 간 소엽간담도*interlobular bile duct* 파괴의 병리 소견

2. 감별진단을 위한 알고리즘

담즙의 생성이나 배출 이상으로 인한 피로, 가려움증의 발생 및 혈청 ALP와 GGT의 상승을 보이는 담즙정체성 간질환은 간외 담관폐쇄와 간내 담즙정체로 구별할 수 있다. 먼저 유전성 질환, 약물, 임신, 패혈증 등에 대한 병력을 조사한 후 복부초음파검사로 담관폐쇄에 의한 담도확장 여부를 확인한다. 간내 담즙정체가 의심되는 경우 항미토콘드리아항체를 검사하여 원발성 담즙정체성 간경변증 여부를 확인한다. 항미토콘드리아항체 음성 소견을 보이는 경우 원발성 경화성 담관염*primary sclerosing cholangitis*이 의심되면 자기공명 담췌관조영술*magnetic resonance cholangiopancreatography; MRCP* 혹은 내시경 역행성 담췌관조영술*endoscopic retrograde cholangio-pancreatography; ERCP*을 시행하여 감별할 수 있다. 항미토콘드리아항체 음성 원발성 담즙정체성 간경변증이나 소담관 원발성 경화성 담관염*small duct primary sclerosing cholangitis*의 확진을 위해서는 간생검이 필요하다.

Ⅲ 발병기전

원발성 담즙정체성 간경변증의 정확한 발병기전은 아직 알려지지 않았으나 약 95%의 환자에서 자가항체가 발

견되며 혈청 IgM이 상승하는 점 등으로 미루어 자가면역 기전이 주된 원인으로 생각된다. 미토콘드리아 내막에 존재하는 pyruvate dehydrogenase complex(PDC-E2)나 2-oxo-acid dehydrogenase complex와 같은 M2 분획과 반응하는 항미토콘드리아항체의 존재, 그리고 간내 PDC-E2와 특이적으로 반응하는 CD4, CD8 세포의 증가 등이 자가면역 기전을 시사하는 증거들이다. 이러한 자가면역 기전에 의하여 담관이 파괴된 후에는 담즙정체에 의한 화학적 간세포손상으로 인하여 간섬유화가 진행된다.

Ⅳ 자연경과 및 치료

1. 자연경과

무증상 환자의 10년 생존율은 50~70%로 추정되며 증상이 있는 경우 평균 생존기간은 5~8년 정도이다. 1, 2기에서 간경변증으로 진행하는 데 약 4~6년이 소요된다. 황달의 발생은 생존율 예측에 가장 중요한 예후인자로서 메이요*Mayo* 클리닉에서는 혈청 빌리루빈, 혈청 알부민, 연령, 프로트롬빈시간, 부종의 정도를 지표로 하는 Mayo risk score를 예후모델로 제시하였다[prognostic index R=0.871×loge(bilirubin[mg/dl])−2.53×loge(albumin[g/dl])+0.039×age(years)+2.38×loge(prothrombintime[s])+0.859×edema(0=no edema, no diuretic therapy: 0.5=edema, no diuretic therapy or no edema, diuretic therapy: 1=edema and diuretic therapy)].

2. 치료

UDCA는 간세포 내 담즙배출을 촉진하여 간세포의 파괴를 억제한다. 하루 13~15mg/kg의 용량을 투여할 때 약 30%의 환자에서 간효소치가 정상화되는 등 생화학적 지표 개선을 보인다. 또한 조직학적 진행의 억제 및 생존율의 향상을 가져온다. 그러나 빌리루빈과 알부민 수치가 정상이면서 UDCA를 투여받는 환자의 경우 5년 생존율은 정상인과 동일하다. 면역억제제의 단독치료는 생존율을 개선시키지 못하며, UDCA와 병합치료는 아직 자료가 부족하다.

또한 피로, 가려움증 등의 증상이나 항미토콘드리아 항체 역가, 골질환 등은 UDCA 치료로 호전되지 않는다. 모다피닐*modafinil*이 원발성 담즙정체성 간경변증 환자의 피로감을 경감시킨다는 보고가 있다. 소양증에 대해서는 콜레스티라민*cholestyramine*(4~16g/일)을 우선적으로 사용한다. 아침 식전 혹은 식후에 투여하고, 다른 약제 섭취와는 2~4시간의 간격을 둔다. 리팜피신*rifampicin*(150~300mg/일), 날트렉손*naltrexone*(50mg/일), 서트랄린*sertraline*(75~100mg/일)도 소양증의 조절에 효과가 있다. 간이식으로 피로감과 소양증이 호전될 수 있다.

안구건조증에 대해서는 인공누액, 필로카르핀*pilocarpine*, 시클로스포린*cyclosporine* 점안액을 사용할 수 있다.

골질환에 대해서는 초진 및 2년 간격으로 골밀도를 측정하여 골다공증 유무를 평가하고, 골다공증을 예방하기 위하여 적절한 운동과 비타민 D(1000IU/일), 칼슘(1000~1500mg/일) 섭취를 권장한다. 간경변증이 의심되는 경우 정맥류출혈의 예방과 간세포암종의 조기 발견을 위한 선별검사를 시행한다.

원발성 담즙정체성 간경변증 환자에서 간이식을 시행하면 다른 어떠한 원인에 의한 간이식보다 좋은 예후를 보이므로, 빌리루빈치가 6mg/dL를 상회하거나 MELD 점수가 12 이상인 간부전 소견을 보이는 경우 간이식을 고려한다. 이식 후 재발은 20~25%로 보고되나 생존율은 저하되지 않는다.

참고문헌

1. Kim KA, Jeong SH, Lee JI, et al. [Clinical features and prognosis of primary biliary cirrhosis in Korea]. The Korean journal of hepatology 2010;16:139-146
2. Lindor KD, Gershwin ME, Poupon R, et al. Primary biliary cirrhosis. Hepatology 2009;50:291-308
3. Dickson ER, Grambsch PM, Fleming TR, et al. Prognosis in primary biliary cirrhosis: model for decision making. Hepatology 1989;10:1-7

chapter 14

알코올대사, 알코올성 간염 및 알코올성 간경변증

정용진, 김윤준

- 알코올성 간질환의 조직 분류는 지방간, 알코올성 간염, 간경변증 등 세 가지 유형으로 나눌 수 있다.
- 알코올성 간질환을 일으키는 알코올의 최소 섭취량은 매일 60~80g 정도이며 이러한 과음자 90% 이상에서 알코올성 지방간 소견을 보인다. 반면에 10~35%만이 알코올성 간염으로, 5~15%는 간경변증으로 진행한다. 여성이나 비만이 동반되어 있거나 만성 C형간염을 가진 경우는 이보다 낮을 수 있다.
- 알코올성 간질환의 발생기전에는 알코올 소비량이 가장 중요하나, 유전적 요소(알코올대사 효소의 유전적 다형성 등) 및 환경 요소(성별, 영양상태, 비만, 간염바이러스의 중복감염 등)도 동시에 작용한다.
- 알코올성 간질환의 임상적 진단은 간질환이 초래될 수 있는 충분한 음주 경력을 가진 환자에서 간기능검사의 이상 소견, 알코올 이외의 간질환을 초래할 수 있는 다른 원인의 배제, 금주 후 임상 소견의 호전(심한 알코올성 간염과 비대상성 간경변증 등은 제외), 만성 음주를 반영하는 생화학적 지표 등을 종합하여 추정할 수 있다.
- 진단이 불분명하거나 동반질환이 의심되는 경우 조직검사가 필요할 수 있다. 특히 코르티코스테로이드의 사용 같은 치료방법의 선택을 위해서 조직검사의 필요성을 고려해야 한다.
- 치료의 근간은 금주와 적절한 영양의 보충에 있다. 금주만으로도 간경변증 같은 심한 알코올성 간질환의 생존율이 증가된다. 간성 뇌증을 동반하거나 심한 알코올성 간염(MDF 점수≥32)에서는 코르티코스테로이드의 사용이나 펜톡시필린의 사용을 고려해야 한다.
- 알코올성 간질환에서 간이식 성적은 다른 질환과 비교하여 나쁘지 않으며, 대상군을 적절히 선택하면 간이식의 좋은 대상이 될 수 있다.

Ⅰ 서론

알코올은 역사적으로 가장 널리 사용되는 사회적으로 허용된 간독성 물질이다. 알코올 소비량과 알코올성 간질환 유병률의 지역학적 특징은 계속해서 변화하고 있으며, 특히 서구 여러 나라에서는 간질환 중 가장 많은 형태가 알코올성 간질환이다. 한 보고에 의하면 미국에서 간질환으로 사망한 환자의 44%가 알코올에 기인한다고 한다. 우리나라의 한 보고에 의하면 만성 간질환(간경변증 환자)의 18.6%가 알코올과 관련이 있다고 한다.

알코올성 간질환은 크게 지방간, 알코올성 간염, 간경변증으로 분류된다. 그러나 이들은 단독 형태로 발견되는 경우는 드물고 환자에 따라 소견이 서로 상당히 겹쳐 있다. 알코올성 간질환 발생에 필요한 알코올의 양은 서구 환자 경우 일반적으로 남성의 경우 60~80g/일, 여성의 경우 20g/일로 알려져 있으나, 이러한 알코올 소비량은 상한선을 일단 넘긴 다음부터는 알코올 소비량과 간질환의 중증도가 완전히 비례하지 않을 뿐만 아니라 이들 중 10~35% 정도에서만 알코올성 간염, 5~15%에서 간경변증이 발생한다. 그러므로 알코올성 간질환의 발생기전에는 알코올 소비량 외에 유전적 요소(알코올대사 효소의 유전적 다형성 등) 및 환경요소(성별, 영양상태, 비만, 간염바이러스의 중복감염 등)가 동시에 작용할 것으로 생각된다.

Ⅱ 알코올의 특징

1. 알코올의 약리작용 및 영양학적 요소

음주의 효과는 대개 체중 1kg당 마신 알코올의 양에 좌우되는데, 흔히 mg/dL로 표현한다. 보통 20mg/dL(=0.02g/dL, 0.02%)의 수치가 한 잔의 음주로 상승하는 혈중 알코올 농도이다. 맥주 한 캔(340mL), 포도주 한 잔(115mL), 양주 한 잔(약 25mL), 소주 한 잔(약 50mL)에 들어 있는 알코올의 양은 대개 10g 전후로 한 잔의 기본 양(one standard drink)에 해당된다. 소주 360mL 한 병에는 약 60g, 양주 500mL에는 약 160g, 와인 750mL 한 병에는 약 60g의 알코올이 들어 있다.

알코올은 입이나 식도의 점막에서 소량 흡수되며 위나 대장에서 좀 더 흡수되나 대부분은 소장의 근위부에서 흡수된다. 흡수되는 속도는 위 배출시간이 빠를수록, 함께 흡수하는 단백질이나 지방, 탄수화물이 없을 때, 적당한 농도로 희석되었을 때(전체 부피의 20% 정도에 해당될 때가 최대), 샴페인이나 맥주같이 탄산가스가 있을 때 빨라진다. 흡수된 알코올의 2%(혈중 알코올 농도가 낮을 때)에서 10%(혈중 알코올 농도가 높을 때)는 알코올 상태 그대로 폐나 소변, 땀 등을 통해서 배출된다. 그러나 대부분은 주로 간에서 아세트알데히드로 대사되며 이로 인한 알코올의 처리 속도는 대략 한 시간당 한 잔 정도이다.

1g의 알코올은 약 7.1kcal의 열량을 가지는데, 실제 한 잔의 술은 들어 있는 탄수화물의 양에 따라 달라 약 70~100kcal의 열량을 갖는다. 이 열량은 미네랄이나 단백질, 비타민 등이 포함되어 있지 않은 '텅 빈 칼로리*empty calory*'이며, 거기에 더하여 알코올은 소장에서의 비타민 흡수를 막고 간에서의 비타민 저장을 감소시킨다. 따라서 엽산*folate*, 비타민 A, 비타민 B_1(티아민*thiamine*), B_3(니아신*niacin*), B_6(피리독신*pyridoxine*)의 부족을 가져온다. 다량의 음주는 적정한 음식물의 섭취를 저하시키고 다량 섭취 시와 금단 시의 산염기 불균형에 의하여 칼륨, 아연, 마그네슘, 칼슘, 인의 혈중농도를 저하시킨다.

2. 알코올의 작용기전, 내성, 의존성

알코올의 중독효과는 주로 특정 신경전달물질의 수용체와 운반체에 대한 작용으로 나타난다. 알코올은 감마아미노부티르산*γ-aminobutyric acid A; GABAA* 수용체의 작용은 향상시키며 N-메틸-D-아스파라진산염*N-methyl-D-aspartate; NMDA* 수용체의 작용은 억제한다. 시험관 내 연구에서는 아데노신 유입을 방해하고 고리 AMP 의존성 단백활성효소*cyclic AMP-dependent protein kinase* 촉매 부위의 세포질에서 핵 내로의 유입을 방해하는 등 추가적인 작용이 알려졌다. 신경세포는 이런 변화에 비교적 빠르게 적응하기 때문에 만성 음주나 금단 시에 나타나는 효과는 이와는 다를 수 있다.

지속적인 음주로 인한 높은 농도의 알코올에 견디기 위하여 발생하는 인체 내성의 기전은 세 가지로 요약할 수 있다. 첫째, 1~2주에 걸친 매일의 음주는 대사적 혹은 약동학적 내성*pharmacokinetic tolerance*을 가져오는데 이에 의하여 간에서의 알코올대사를 30%가량 증가시킨다. 약동학적 내성은 빨리 발생하는 것만큼 금주 시 빠른 속도로 그 내성이 소실된다. 둘째, 세포적*cellular* 혹은 약력학적 내성*pharmacodynamic tolerance*으로 신경화학적 변화를 통한 내성이다. 이 내성은 신체적 의존성과 관련이 있다. 셋째, 행동학적 내성*behavioral tolerance*으로 지속적으로 알코올에 노출된 개인이 자신들의 행동을 적응함으로써 알코올의 영향에서 더 잘 기능할 수 있게 내성을 가지는 것이다. 이 중 두 번째 내성기전인 만성적인 음주에 의하여 발생한 세포 변화는 금주 후에도 수 주 이상 지속되는데, 이 사이에 신경세포들은 적절하게 작용하기 위하여 알코올을 필요로 하게 된다. 이 상태를 알코올에 대한 신체적인 의존성을 가진 상태라고 말하며, 갑자기 혈중 알코올 농도가 떨어질 경우 심한 금단 증상은 첫 5일 내에 심해지고 불안, 초조, 불면증 등의 증상은 회복되는 데에 4~6개월 정도 걸릴 수 있다.

3. 적절한 알코올 섭취량

신체 각 부위에 미치는 알코올의 영향을 고려하여 알코올의 적정량을 고려한다면, 심혈관계 보호 등의 순작용 등에 의거하여 하루 한 잔 혹은 두 잔 정도(주당 7~14잔)가 대부분의 건강한 성인에서 허용 가능한 양이라고 할 것이다. 하지만 여성에게 있어서는 알코올성 간질환이 더 심하고 더 빨리 나타나며 더 적은 양에서도 나타난다는 사실에 주의해야 한다. 만성 C형간염 환자의 경우 알코올 섭취 시 간경변증으로의 진행이나 간세포암종의 발생이 증가되므로 역시 음주를 금해야 한다. 임신 중의 여성에 있어서는 술은 절대 금기에 해당한다. 비록 심혈관계 보호 효과가 있다 하더라도 술을 마시지 않는 사람에게 술을 권할 근거는 아직 없다고 생각되므로 음주를 권장할 수는 없다고 생각된다.

4. 간내 알코올대사

섭취된 알코올은 대부분 간에서 연료로서 산화된다.

간의 알코올대사경로는 알코올탈수소효소체계*alcoholic dehydrogenase; ADH pathway*, 마이크로솜의 알코올산화체계*micorsomal ethanol oxydizing system; MEOS*, 카탈라아제체계*catalase pathway* 등 세 가지 효소체계가 있으며, 이 중 임상적으로 중요한 경로는 ADH체계와 MEOS체계이고 양자 모두 아세트알데히드*acetaldehyde*를 거쳐 아세테이트로 산화된다. 조직의 알코올농도가 낮을 때에는 주로 ADH체계가 알코올을 처리하며 알코올농도가 높을 때는 MEOS체계가 알코올대사에 관여하게 된다. ADH에 의해 생성되는 아세트알데히드는 잠재적인 독성물질이지만 알데히드탈수소효소*acetaldehyde dehydrogenase; ALDH*에 의해 신속히 처리되는데, 이 작용은 4종의 ALDH 동위효소*isozyme* 중 주로 2번 동위효소(ALDH-2)가 주 역할을 맡고 있다.

MEOS의 중요한 효소는 알코올 특이 사이토크롬*cytochrome P450 2E1; CYP2E1*이다. 이 대사경로는 주로 알코올의 농도가 높을 때 작용하며 대개 10% 혹은 그 이상의 알코올을 처리하게 된다. CYP2E1은 알코올 외의 약물(아세트아미노펜, 니트로사민계 약물 등)대사에도 관여한다. CYP2E1은 음주가 장기간 반복되면 효소능력이 5~10배 상향 조정된다.

동위효소의 종류는 간과 다르지만 ADH는 위점막에도 존재하여 알코올이 간에 이르기 전에 그 일부를 처리한다. 습관성 음주자, 일반 여성은 위점막의 ADH 활성이 낮고 아스피린, H_2 차단제 등의 사용은 이러한 위점막의 ADH 활성을 억제시킨다.

Ⅲ 알코올성 간질환의 병인

ADH와 ALDH는 알코올 산화과정의 보조효소로 니코틴아미드 아데노신 디뉴클레오티드계(NADH: NAD)를 필요로 하며, 음주 후에 보이는 대사혼란 상태는 NADH가 과잉 축적되기 때문이다. 결과적으로 간의 산소 이용 증가, 포도당 양의 감소, 젖산염의 생산 증가, 지방산의 산화 감소가 나타나며, 간세포에서 지방 축적이 증가되고 알코올에 반복 노출되는 경우에는 간기능이 심각한 손상을 입을 수도 있다(Redox 변화). 이러한 변화는 주로 급성 알코올중독에서 나타나며, 만성 알코올성 간질환에는 주로 MEOS체계가 관련되나 간세포의 사립체 손상이 있으면 이곳에서 이루어지는 NADH에서 NAD로의 재산화가 원활치 못하게 되므로 만성 알코올성 간질환에서도 ADH체계가 간손상에 어느 정도 역할을 한다.

장기적인 음주로 인한 아세트알데히드의 축적도 간손상에 중요한 역할을 한다. 아세트알데히드는 지방대사장애, 자유라디칼*free radical* 생성, 각종 단백과 결합체 생성*acetaldehyde protein adducts*, 이에 의한 면역반응 유도, 교원질 형성 촉진 등 각종 방법으로 간손상을 초래할 수 있다. CYP2E1에 의한 알코올 산화도 습관성 음주자에서는 부산물로 각종 유리산소라디칼*free oxygen radicals*을 과도히 생성하여 간손상에 중요한 역할을 한다.

간손상에 관여하는 인자는 상기 원인 외에도 알코올 간손상 시에 나타나는 각종 사이토카인의 역할, 내독소*endotoxin* 및 Kupffer세포의 역할 등 여러 가지가 있으나 각기 어느 정도의 역할을 하는가는 확실치 않다. 특히 아세트알데히드 또는 이와 단백과의 결합물질, Kupffer세포에 의해 생성되는 사이토카인(TGF-β, TNF-α 및 IL-6) 등은 간성상세포*hepatic stellate cell*를 자극하여 간의 섬유화에 일역을 한다고 생각되고 있다. 내독소는 장내 세균의 세포 벽 구성성분으로 알코올을 섭취하게 되면 장의 투과도가 증가하여 간문맥을 통해 간으로 유입되는 내독소의 양이 많아지게 된다. 이것들은 정상적으로 CD14나 Toll-like receptor-4(TLR-4)에 의해 간의 Kupffer세포에 결합하게 되며, 이렇게 되면 Kupffer세포가 활성화되어 각종 사이토카인을 분비하여 간세포의 자연사와 괴사를 유발하게 되는데 여기에서 가장 중요한 사이토카인이 바로 TNF-α이다. 알코올대사 과정에서 만들어진 결합물질*adduct*들은 Kupffer세포에 의해 섭취되어 항원 발현의 과정을 거치게 되고 이후 일련의 과정을 거쳐 T세포와 B세포를 활성화시키고 세포매개면역반응에 의해 직접적으로 간세포손상을 일으키거나 항체의존 세포매개독성 과정을 거치게 된다. 또는 간성상세포를 활성화시켜 간섬유화를 일으키기도 한다. 이와 같은 알코올대사, 내독소, 면역반응과 알코올성 간질환의 관계는 그림 14-1에 정리하였다.

알코올성 간손상은 간소엽의 효소 분포 및 산소공급 상태와도 유관하다. 알코올성 간손상의 병리조직학적인 특징은 병변이 간소엽의 중심정맥 주위에서 가장 심하다는

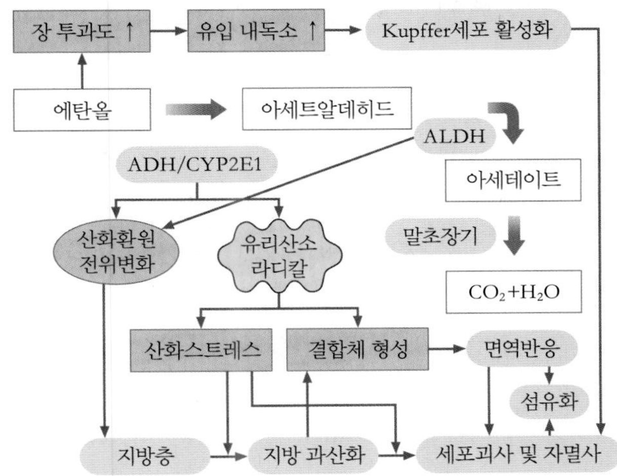

그림 14-1. 알코올대사, 내독소, 면역반응과 알코올성 간질환의 관계

것이다. 이곳에 CYP2E1, ADH 등 알코올 산화효소가 가장 많이 존재하며, 대사 항진이 특징인 알코올성 간손상에서 상대적인 저산소증이 발생하면 가장 손상받기 쉬운 장소도 이 부위이기 때문이다.

알코올에 의한 간손상은 환자의 영양상태와도 관련이 있다. 알코올성 간손상은 물론 충분한 영양을 공급하는 경우에도 발생되나 영양상태가 좋지 않을수록 간손상의 빈도나 중증도는 증가된다. 과거에는 단백-열량부족상태 *protein caloric malnutrition*를 알코올성 간질환의 필수 조건이라고 생각한 적도 있었다. 그러나 대개의 환자가 단백-열량부족상태에 있기는 하지만, 이는 알코올성 간질환의 필수조건은 아니며 알코올 자체는 영양상태와 무관하게 간에 독성이 있다. 반면에 비만은 오히려 알코올성 간질환의 발병에 독립적인 위험인자로 알려졌다.

알코올대사에 관여하는 효소는 유전적 다양성이 있기 때문에 종족이나 개인에 따라 알코올성 간질환 발생에 영향을 줄 수 있다. 이 중 ADH는 동위효소의 조합이 동·서양인에서 차이가 있어 동양인의 알코올 대사속도가 서양인보다 약간 빠르다는 정도로 알려져 있으나 우리나라 사람에서는 간질환 발생에 영향이 없다고 보고되고 있다. 가장 최근에 유전적 다양성이 밝혀진 CYP2E1의 경우 유전적 다양성과 간손상의 관계는 국내외에서 상반된 의견들이 나오고 있어 아직 결론이 없는 상태이다. 그러나 ALDH-2는 서양인과는 달리 상당수의 동양인이 변이형을 가지고 있어 음주 행태 및 알코올성 간질환 발현에 적지 않은 영향을 미치고 있다. 변이형은 아세트알데히드의 처리능력이 몹시 저하되어 결과적으로 아세트알데히드가 축적되어 안면발적, 빈맥 등이 나타나며 심하면 쇼크상태가 올 수도 있다. 우리나라 사람은 40% 내외가 ALDH-2의 변이 이형접합체*mutant heterozygote*를 가지고 있고 2~3% 정도는 변이 동형접합체*mutant homozygote*로 구성되어 있으며, 전자는 과음에 견디지 못하므로 알코올성 간질환이 거의 발생하지 않고 후자는 ALDH-2의 효소기능이 완전히 불활성화된 상태이므로 전혀 알코올을 섭취할 수 없다.

알코올성 간질환의 발생은 바이러스성 간염이 병존하는가, 특히 C형간염을 동시에 앓고 있는가 여부와 관련이 깊다. 습관성 음주자에서 C형간염바이러스*Hepatitis C Virus; HCV* 감염률이 18~25% 정도 높게 보고되고 있으며, 알코올성 간질환에서는 더욱 높고, 특히 중증 알코올성 간질환(간경변증과 이에 동반된 원발성 간세포암종)일수록 그 감염률이 매우 높다고 보고되고 있다. 대체로 알코올성 간질환과 HCV의 복합감염은 간손상이 나타나는 연령이 보다 젊고 알코올 섭취 상한선이 보다 낮다고 알려져 있다.

Ⅳ 알코올성 간질환의 진단

알코올성 간질환의 임상진단은 간질환이 초래될 수 있는 충분한 음주 경력을 가진 환자에서 간질환의 신체징후, 간기능검사의 이상 소견, 알코올 이외의 간질환을 초래할 수 있는 다른 원인의 배제, 금주 후 임상 소견의 호전(심한 알코올성 간염과 비대상성 간경변증 등은 제외), 만성 음주를 반영하는 생화학적 지표 등을 종합하여 추정할 수 있다. 최소 음주량의 기준이 많으면 많을수록, 음주기간의 기준이 길수록 알코올성 간질환 진단의 특이도는 증가하나 예민도는 감소하게 된다. 그러나 알코올성 간질환이 발생되는 데 필요한 최소 음주량과 음주기간에 대한 통일된 기준은 아직 없는 실정이지만, 일반적으로 남성의 경우 60~80g/일, 10년 정도로 알려져 있으며 160g 이상일 경우 간경변증이 발생할 가능성이 25배 증가한다고 한다. 여성의 경우 최소 음주량은 20~40g/일로 보고되고 있다. 또한 여러 가지 유전적 요소(알코올대사 효소의 유전적 다형성 등) 및 환경 요소(성별, 영양상태, 비만, 간염바이러스의 중복감염 등)가 알코올성 간질환 발생에 작용하기 때문에 알코올성 간질환의 진단 시에는 인종, 성별, 환자 개개인의 상황을 고려하여 음주 경력의 융통성 있는 해석이 필요하다.

1. 임상진단

그림 14-2는 과다 음주자에서의 대략적인 병리학적 소견의 유병률을 보여주고 있다. 이와 같이 병의 위중성과 각자의 알코올에 대한 감수성에 따라 다양한 임상증상이 나타날 수 있음을 염두에 두어야 한다. 알코올성 지방간인 경우 대부분에서는 간손상에 의한 임상증상, 검사 소견 및 임상경과가 경미하거나 없으며 오히려 알코올에 의한 다른 장기의 손상에 의한 증상으로 병원을 찾는 경우가 많다. 일반적으로 매일 60g 이상의 술을 먹을 경우 90%에서 발생할 수 있다고 알려져 있으며 대개의 경우 금주 시 4~6주 내에 정상으로 회복될 수 있다. 알코올성 간염은 경미한 임상상을 보이는 예에서부터 간부전에 의해 사망에 이르는 중증까지 임상상이 다양하다. 특징적으로 대개 50% 이상에서 간경변증이 동반되어 있으며, 이와 같이 진행된 간질환을 가지고 있는 환자에서 급성 간부전의 증상을 추가로 보이는 경우가 많다. 아주 가벼운 알코올성 간염의 임상증상을 가지고 있는 환자라 할지라도 진행성의 간손상으로 이어질 위험은 높으며, 많게는 50% 이상에서 간경변증으로 진행한다는 보고도 있다. 계속 음주할 경우 이러한 영구적 간손상으로의 진행 위험이 높으며 완전 금주한다고 할지라도 완전히 정상으로 회복하지 못하는 환자도 있다. 심한 알코올성 간염의 임상증상은 주로 간실질의 부전에 의해 초래되고 간내 섬유화 때문에 문맥압항진증이 초래되어 간경변증과의 임상적 감별이 불가능할 수도 있다. 환자는 식욕부진, 구역과 구토, 권태감, 체중감소, 복부 불쾌감과 황달을 경험하며 39° C 이상의 고열이 증례의 약 반수에서 나타난다. 압통이 동반된 간종대를 볼 수 있고 환자의 약 1/3에서 비종대가 발견되며 피부에 거미혈관종*spider angioma*을 볼 수도 있다. 심한 예는 복수, 부종, 출혈과 간성 뇌증이 합병된다. 간성 뇌증과 알코올중독 증상, 금단현상은 구별하기 쉽지 않은 경우도 많다. 이러한 경우 계속적인 음주와 불충분한 식사습관으로 사망하는 환자도 있으며 완전 금주한 후라도 임상적 회복은 빠르지 않고 조직학적 이상 소견도 6개월 이상 지속한다. 급성 알코올성 간염의 증례에서는 담도폐쇄와 감별이 어려운 담즙정체황달이 발생할 수도 있다.

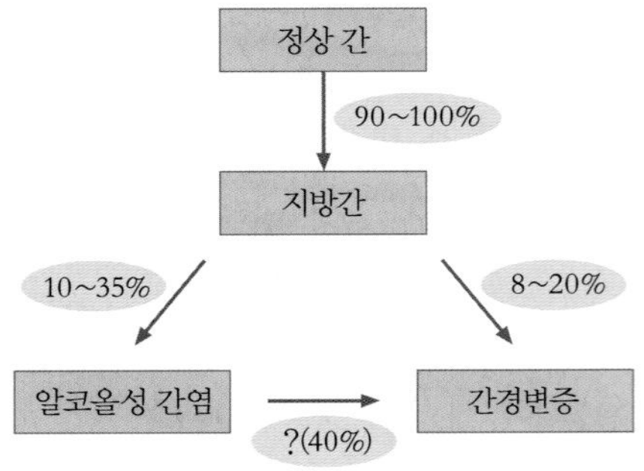

그림 14-2. 과다 음주자에서의 알코올성 간질환의 각각 다른 단계와 그 진행분율

알코올성 간경변증은 알코올성 간염의 진단 시에 간경변증이 처음으로 확인되는 예도 있지만 증상이 없는 경우도 적지 않으며 10%는 시험 개복 또는 부검 시에 우연히 발견된다. 대부분에서 증상은 시작이 완만하고 서서히 진행되면서 습관성 음주에 따른 식욕부진과 영양불량이 체

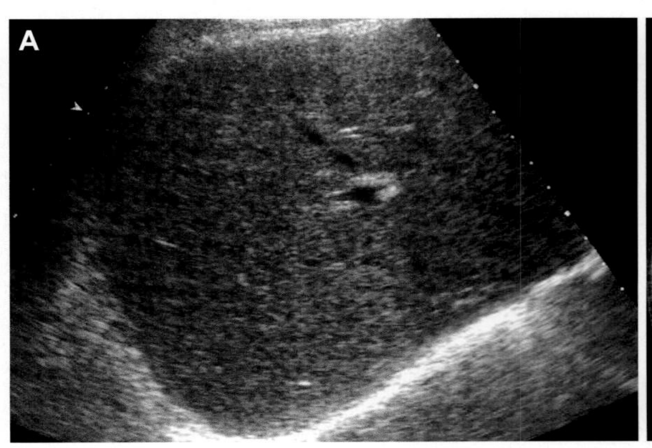

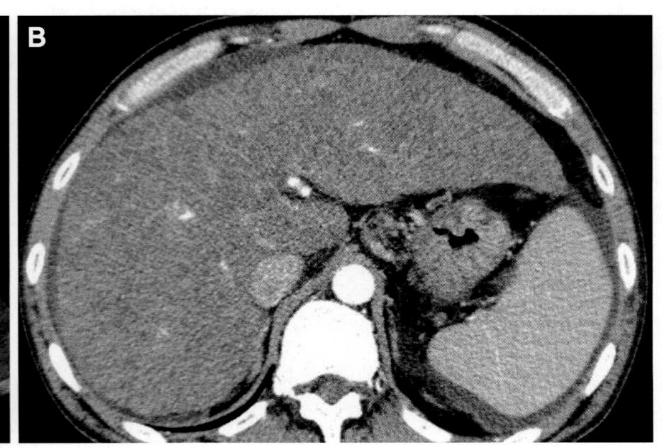

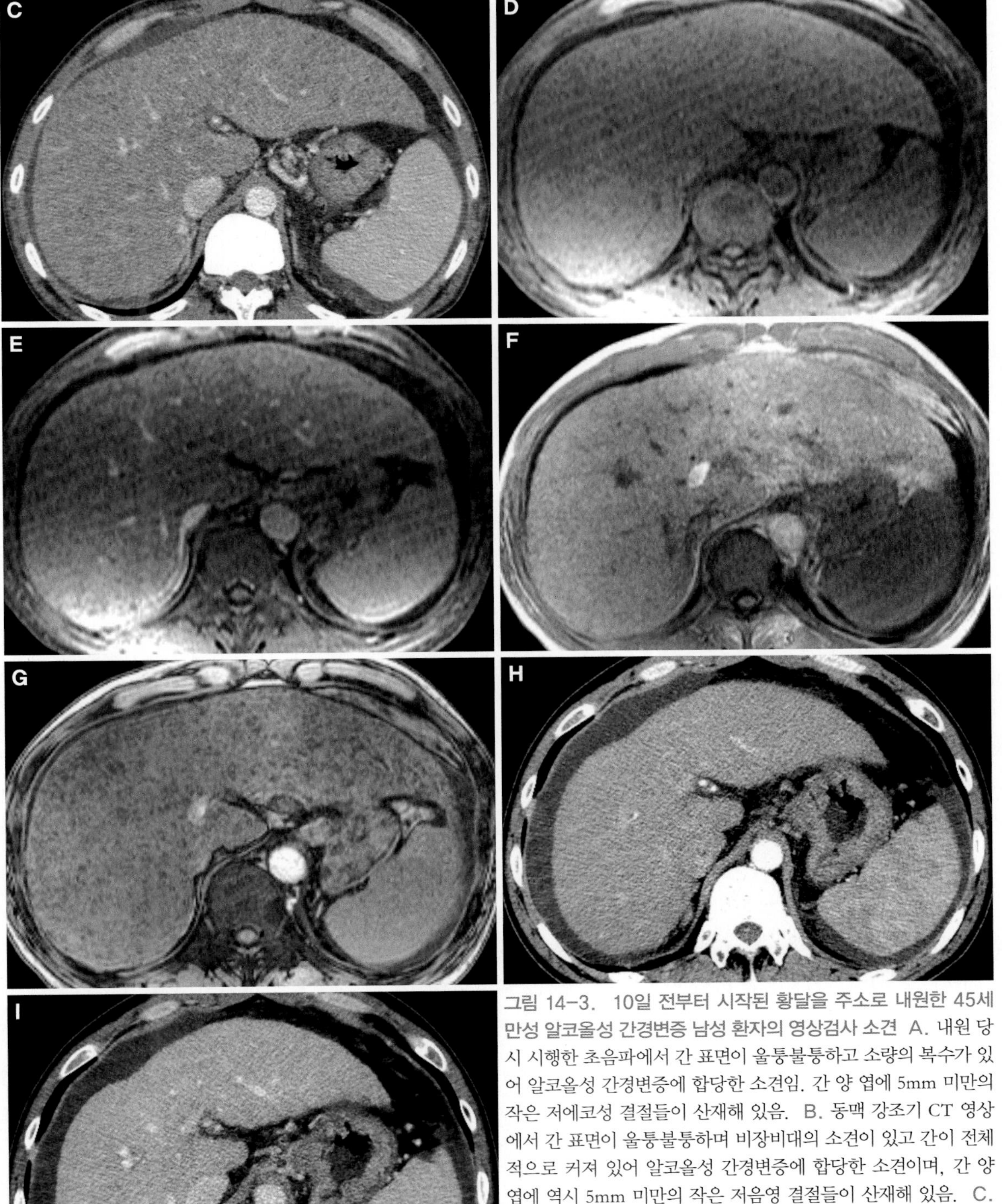

그림 14-3. 10일 전부터 시작된 황달을 주소로 내원한 45세 만성 알코올성 간경변증 남성 환자의 영상검사 소견 A. 내원 당시 시행한 초음파에서 간 표면이 울퉁불퉁하고 소량의 복수가 있어 알코올성 간경변증에 합당한 소견임. 간 양 엽에 5mm 미만의 작은 저에코성 결절들이 산재해 있음. B. 동맥 강조기 CT 영상에서 간 표면이 울퉁불퉁하며 비장비대의 소견이 있고 간이 전체적으로 커져 있어 알코올성 간경변증에 합당한 소견이며, 간 양 엽에 역시 5mm 미만의 작은 저음영 결절들이 산재해 있음. C. 이러한 병변들은 문맥 강조기 CT 영상에서도 저음영의 결절로 보이며 더 뚜렷해 보임. 이상은 알코올성 간염에 동반된 미만성 간세포암종의 가능성을 생각해야 하는 CT 소견임. D, E. 동맥 강조기(D)와 문맥 강조기(E) MR 영상에서도 이러한 병변들은 저신호강도의 결절들로 보임. F, G. 이러한 결절은 동위상(F) MR T1강조영상에서는 등신호강도를, 역위상(G) MR T1강조영상에서는 저신호강도를 보여 미만성 간세포암종보다는 결절성 지방침착의 가능성이 더 높아 보임. H, I. 약 5개월 후 시행한 CT 동맥 강조기(H) 및 문맥 강조기(I) 영상에서 이러한 병변은 더 이상 보이지 않으며 간경변증이 진행되어 간의 부피가 전체적으로 감소되어 있음.

중감소와 골격근의 위축을 초래한다. 말기에는 진행성 황달, 위 식도정맥류출혈, 복수와 간성 뇌증 등의 간세포기능부전과 문맥압항진증의 임상증상이 나타나게 된다.

간혹 알코올성 가성종양*alcoholic pseudotumor*의 형태를 임상에서 접할 수도 있다. 이는 기존의 알코올성 간경변증을 가지고 있는 환자에서 급성 알코올성 간염이 병발하였을 때 자주 관찰되는데, 대개 신체검진상 간종대와 더불어 종괴가 촉진되고 전산화단층촬영에서 침윤성 간세포암종과 아주 비슷한 소견을 보이게 된다. 이는 급성 알코올성 간염의 드문 형태라고 할 수 있으며, 상당 기간 금주 후 다시 전산화단층촬영 시 이러한 소견이 없어지는 것을 관찰할 수 있다(그림 14-3). 일부 진행된 간세포암종이 치료 없이, 혹은 의학적 치료 외의 방법으로 완치되었다고 하는 사례를 종종 듣는데, 그중 일부는 위와 같은 경우의 영상의학적 소견을 오진한 경우가 많이 포함되었으리라 생각된다.

2. 검사실 소견

알코올성 간질환을 진단할 수 있는 어떠한 특이적인 생화학적 검사소견은 없지만, 진단에 도움이 되는 소견들은 다음과 같다.

알코올성 지방간 환자에서 특이적인 생화학적 혈액검사는 없으며 혈청 아스파탐산아미노전이효소*aspartate aminotransferase; AST*, 알라닌아미노전이효소*alanine aminotransferase; ALT*, 감마-글루타밀 전이효소*gamma-glutamyltransferase; GGT*가 상승되어 있을 수 있다. GGT 자체로 알코올성 간질환을 진단하기에는 민감도와 특이도가 낮기 때문에 효용성이 낮다. 알코올성 간염의 경우는 AST 수치가 정상 상한치의 2~6배 정도 상승하지만 AST가 500IU/L 이상 ALT 200IU/L 이상으로 크게 상승하면 또 다른 합병요인이 있는지 조사해야 한다. 70%의 환자에서 AST/ALT비가 2 이상이며 간경변증을 동반하지 않을 경우는 이 비가 더 커질 수 있다. AST/ALT 비가 3 이상일 경우 알코올성 간질환을 강력하게 의심할 수 있다. 알코올성 간염이나 간경변증 환자의 경우 대체로 급·만성 위장관출혈, 공존하는 영양결핍(특히 엽산과 비타민 B_{12}의 결핍), 비장기능항진증, 알코올의 직접적인 골수기능억제, 용혈성 빈혈 등의 이유로 빈혈이 나타난다. 심한 알코올성 간염에서는 혈청 칼륨치의 저하와 더불어 말초 백혈구 수의 증가가 자주 관찰되나 동반된 비장기능항진증*hypersplenism*, 알코올의 직접적인 골수기능억제효과로 백혈구 수가 오히려 감소하기도 한다. 대개 면역글로불린 A&G, 요산, 중성지방이 증가하고 혈당, 마그네슘, 인은 감소하는 경향이 있다. 알코올성 간경변증 환자에서 혈청 빌리루빈 및 AST가 급격히 증가하면서 말초 백혈구 수가 전에 비해 증가했고 혈청 칼륨치가 낮으면 알코올성 간염이 합병되어 있음을 알아야 한다.

알코올성 간질환의 진단을 위해서는 과음 여부를 알아보는 것과 음주의 중단 여부를 확인하는 것이 필요하다. 임상에서 음주 여부를 판단하기 위한 객관적 검사로서 GGT, 평균적혈구용적*mean corpuscular volume; MCV* 등이 이용되고 있으나 이들 검사의 예민도와 특이도는 기대에 미치지 못하고 있지만 GGT의 상승과 대적혈구증*macrocytosis*이 같이 동반되었을 경우 민감도를 높일 수 있다는 보고가 있다. 음주 여부를 판정하는 지표로서 당분결핍 트랜스페린*carbohydrate deficient transferrin; CDT*검사가 많이 연구되었다. 혈청 CDT는 GGT와 달리 간질환의 중증도에 영향을 받지 않고 항경련제, 항정신병치료제, 항응고제 등의 약물에 의해서도 상승되지 않으며 비알코올성 간질환에 의한 영향도 거의 없다는 장점이 있지만 역시 단일 검사지표로 사용하기에는 민감도와 특이도가 낮다.

3. 병리 소견

간조직검사는 알코올성 간질환 진단 및 치료에 유용하기는 하지만 반드시 필요한 검사는 아니다. 하지만 일반적으로 코르티코스테로이드 등의 약물치료를 계획 중인 임상적으로 진단한 알코올성 간염 환자나 알코올성 간질환으로 진단하기에 모호한 경우에는 간조직검사를 고려해야 한다. 알코올 유발성 간손상의 조직학적 소견은 진행 정도에 따라 다양한 특징을 보인다.

알코올성 지방간의 간세포는 지방 소적*fat droplet*에 의해 팽창되고 핵을 세포막 쪽으로 밀어붙이는 전형적인 대수포성*macrovesicular* 지방변성의 소견을 보인다. 지방간은 하루 60g 이상의 알코올을 섭취하는 사람에서는 거의 모두 발견되며 초기에는 중심정맥 주위나 중심정맥에 발생한다. 대개 증상이 없으며 가역적이다. 알코올성 간염의 조직 소견은 간세포 변성과 괴사이며 가끔 풍선양 변형*ballooning degeneration*, 다형핵백혈구*polymorphonuclear cells; PMNs*와 림프구의 침윤이 보인다. 다형핵백혈구는 Mallory체를 함유하고 있는 손상된 간세포를 포위하고 있다. Mallory체는 핵 주위에 진한 호산성 물질이 뭉쳐진 중간 사상체*intermediate filaments*로 생각된다. Mallory체는 알코올성 간염의 진단에 큰 도움이 되나 비만증, 공회장우회로술, 당뇨병과 윌슨병 및 인디언 소아 간경변증 등에서도 보일 수 있는 비특이적 소견이다. 알코올성 간염에서는 중심정맥 주위에 중심성 초자경화*central hyaline sclerosis*로 불리는 교원질의 침착이 보이며 이는 간경변증으로 진행될 가능성이 높은 병변으로 취급된다. 간세포 파괴와 교원질 침착이 계속됨에 따라 간은 크기가 작아지고 결절성 모양을 띠며 '말기'의 간경변증이 발생함에 따라 단단하게 된다. 알코올성 간경변증은 보편적으로 미만성의 섬세한 반흔, 아주 일률적인 간세포의 소실과 작은 재생 결절이 특징적이다. 그래서 때로는 소결절성*micronodular* 간경변증으로 불린다. 그러나 소결절성 간경변증 역시 다른 형태의 간손상에서 나타날 수도 있고, 알코올성 간경변증은 시간이 지남에 따라 대결절성*macronodular* 간경변증으로 진행될 수도 있다. 알코올성 간경변증은 가끔 다른 형태의 알코올성 간손상을 동반한다.

알코올성 간질환의 조직분류는 1981년 국제 병리학자 모임에서 권장한 바와 같이 지방간, 알코올성 간염, 간경변증 등 세 가지 유형으로 분류할 수 있으며 이러한 전통적 분류방법이 널리 이용되고 있다. 그러나 기존의 세 가지 유형 외에 알코올성 섬유증*alcoholic fibrosis*과 알코올에 의한 만성 간염*chronic hepatitis of heavy drinker*이 추가된 분류방법을 채택하기도 한다. 알코올성 섬유증이란 간조직 변화의 주 소견이 섬유화(perivenular fibrosis, pericellular fibrosis, periportal stellate fibrosis 중 하나 또는 모두)인 반면 간세포 괴사나 염증세포의 침윤 등 알코올성 간염의 소견이 거의 없고, 간경변증의 전형적 소견이 없는 경우를 의미한다. 알코올에 의한 만성 간염이란 문맥역*portal tract* 및 그 주변의 섬유화와 염증세포의 침윤이 주 소견으로 간염바이러스 등 다른 원인의 만성 간염과 감별이 불가능하나 알코올 외에 다른 원인이 없고 금주 후 임상증상이 호전되는 경우를 말한다. 그러나 HCV 발견 이후에 이러한 알코올에 의한 만성 간염의 대부분에서 C형간염이 동반되었다는 사실이 밝혀지면서 알코올성 만성 간염의 분류를 인정하지 않는 학자도 있다. 구미에서는 알코올성 간염이 상대적으로 빈도가 높은 반면 일본에서는 알코올성 섬유증의 빈도가 높은 것이 특징이다. 이렇게 지역, 인종 간에 알코올성 간질환의 조직학적 차이가 나타나는 이유는 알코올성 간질환 환자의 평균 알코올 소비량의 차이, 지방 섭취량의 차이, 음주 문화의 차이, 알코올 분해에 관여하는 인자의 유전적 차이 등과 같은 알코올성 간질환 환자의 배경 차이와 HCV의 동반감염 여부 등에 의한 병리학자들의 판독기준 차이 때문으로 설명되고 있다.

4. 임상진단과 병리진단의 상관관계

알코올성 간질환 환자에서 간조직검사가 필수적인가 하는 의문은 과거부터 논란의 대상이 되어왔다. 실제 알코올성 간질환이 있으리라고 임상적으로 추정된 알코올중독자에서 조직검사를 시행해 보면 이 중 약 66%에서는 알코올성 간질환만이, 약 13%에서는 알코올성 간질환과 비알코올성 간질환이 혼재되어 있고, 약 21%에서는 비알코올성 간질환만이 존재했다는 보고가 있으며, 이는 임상적으로 알코올성 간질환을 진단해도 그중 상당수에서 비알코올성 간질환이 있을 수 있음을 의미하는 것이다. 이 결과는 HCV가 발견되기 전의 자료이므로 현재와는 차이가 있으리라 생각된다. 또한 임상적으로 진단된 알코올성 간경변증 환자 중 70~80%에서 조직검사로 간경변증을 확인할 수 있었던 반면 임상적으로 알코올성 지방간 또는 알코올성 간염으로 진단된 예에서의 조직검사 결과를 보면 이 중 약 1/3에서만 임상진단과 동일한 결과를 얻을 수 있었다는 관찰도 있다. 또한 간질환의 임상적 증거가 없었던 알코올성 중독자에서 간조직검사를 시행한 연구를 보면 이 중 약 45%에서 지방간, 약 20%에서 알코올성 간염, 약 9%에서 간경변증의 소견을 보여 임상적으로 간질환 소견이 없다 하더라도 상당수에서 의미 있는 간손상이 있을 수 있음을 보이기도 한다. 이러한 보고들은 결국 알코올성 간질환의 임상적 진단과 병리학적 진단 사이에 큰 차이가 있음을 의미한다.

따라서 알코올성 간질환 환자에서 간조직검사의 적응증을 넓게 적용한다면, 알코올성 간질환의 확진과 만성 음주자에서 발생할 수 있는 알코올 이외의 다른 원인에 의한 간질환의 감별, 중증 알코올성 간염에서의 코르티코스테로이드 등 치료방법의 결정, 간경변증의 유무, 그리고 간경변증으로 진행할 수 있는 전구질환의 유무를 알아봄으로써 예후를 짐작할 수 있다는 이유 때문에, 특별히 간조직검사의 금기사항이 없는 이상 알코올성 간질환이 의심되는 모든 환자를 대상으로 고려해야 할 것이다. 그러나 과연 증상이 전혀 없고 간기능검사상 경미한 이상 소견만 있는 만성 음주자에서 간조직검사를 시행해야 하는가, 조직학적 검사 소견이 과연 임상적 중증도를 잘 반영하는가, 조직검사 소견이 알코올성 간질환 치료의 방향 설정에 큰 영향을 미치는가, 치료반응을 관찰하기 위해 반복적인 간조직검사가 필요한가에 대한 의문들은 아직도 해결되고 있지 않다. 한편 간손상이 심하여 출혈성 경향이 있는 환자의 간조직검사는 경정맥을 통해 비교적 안전하게 시행할 수 있다.

V 예후

문맥압항진증 같은 합병증이 없는 단순 알코올성 지방간은 대개의 경우 증상이 없으며 저절로 회복될 수 있으며, 합병증이 없는 환자에서는 예후가 좋으며 음주를 중지하면 빠르고 완전하게 회복된다.

알코올성 간염의 중증도와 예후를 평가하기 위한 여러 가지 지표가 있는데, 대표적으로 사용하는 방법이 Maddrey discriminant function(MDF)[MDF=4.6×(Patient's PT time−control PT time)+bilirubin(mg/dl)] 점수체계로 알코올성 간염 환자에서 예후를 예측하는 데에 간단하면서도 유용한 지표이다. 이 지표는 알코올성 간염에서 단기간 내(30일) 사망률을 예측하는 데 Child 점수 등보다 간단하면서도 더 정확하며, MDF 점수가 32 이상이면 1개월 사망률이 30~50%까지 보고되고 있다. 특히 간성 뇌증이 동반되어 있을 경우 사망률은 더 높아진다. 이 밖에 Model for End-Stage Liver Diseas(MELD) score, Glasgow Alcoholic Hepatitis Score(GAHS), Age, serum Bilirubin, INR, serum Creatine score(ABIC) 등이 있고, 이들 역시 환자의 단기 생존율을 예측하고 코르티코스테로이드 사용 여부를 결정하는 데 도움이 된다. 한편 미국간학회에는 MDF 점수와 MELD 점수로 중등도 평가를 하도록 권장하고 있다.

알코올성 간경변증은 B형간염이나 C형간염 등 다른 원인에 의한 간경변증에 비해 나쁜 예후를 갖는다. 간경변증의 주요 합병증을 가지고 있었던 환자가 계속해서 술을 마시면 5년 생존율이 50% 이하로 줄어든다. 그러나 금주를 지속하는 환자는 대체로 이보다 예후가 더 좋다. 알코올성 간경변증 역시 간세포암종 발생과 관련이 있다. 하지만 지금까지의 연구는 대부분 HCV가 발견되기 전의 결과로, 많은 알코올성 간경변증 환자가 만성 C형간염이 동반되어 있어서 순수한 알코올성 간경변증의 간세포암종 발생률은 HBV, HCV 간경변증에 비해 높지 않다는 것이 일반적인 견해이다. 기전으로 알코올대사에 관여하는 CYP2E1 효소계는 습관성 음주자에서는 그 기능이 상향 조정되어 여러 물질의 대사과정 중 중간산물로서 각종 발암물질들의 생성을 촉진시키고 이들이 위장계 악성 종양의 발현에 어떠한 역할을 할 것이라 생각되고 있고 이를 시사하는 보고도 있다. 알코올의 섭취량과 기간에 비례하여 간세포암종의 발생이 증가하는 것으로 알려져 있으며 만성 B형 및 C형 간염(특히 C형간염)이 동반되어 있을 경우 가능성은 더 높아진다.

알코올성 간질환에서 간경변증의 발생, 저알부민혈증, 복수의 유무, 문맥압항진증의 유무 등 장기적인 예후에 관여하는 인자는 많으나 가장 중요한 예후인자는 금주 여부와 조직학적인 간염 소견의 유무 두 가지이다. 특히 금주는 간손상의 병리학적 변화, 예후, 문맥압항진증, 간경변증으로의 진행 등 모든 인자를 호전시키며 특히 그 효과는 거의 즉각적이며 간질환의 모든 단계에서 영향을 미친다. 반면 지속적인 음주는 단기적·장기적 생존율을 모두 떨어뜨린다.

VI 치료

알코올성 간질환의 치료는 금주와 더불어 식이요법 등 보존적 치료와 문맥압항진증(정맥류 출혈, 복수)에 의한 합병증 치료로 나눌 수 있다. 문맥압항진증에 의한 합병증은 일반적인 간경변증 합병증 치료와 같으므로 여기에서는 알코올성 간염의 치료에 대해서 다루기로 한다.

1. 금주

치료의 근간은 금주에 있다. 금주만으로도 모든 단계의 알코올성 간질환의 생존율을 증가시킬 수 있으며, 간경변증으로의 진행을 감소시키며, 문맥압을 감소시킬 수 있다. 알코올 의존성으로 인해 다시 알코올을 섭취할 가능성이 1년에 67~81% 정도 된다고 보고될 정도로 재발의 위험성이 높기 때문에 일단 금주에 성공한 환자에서 날트렉손*naltrexone*이나 acamprosate를 적절한 상담과 함께 사용하면 알코올 의존의 재발을 줄일 수 있다. 알코올성 간염에서는 특히 평생에 걸쳐 완전히 금주하는 것이 중요한데, 계속 음주 시 간경변증으로의 진행이 높아지고 알코올성 간염의 재발을 일으키는 알코올의 양이 정확히 알려져 있지 않기 때문이다. 알코올 섭취량이 갑자기 감소되면 중추신경계 억제효과로 금단증상이 올 수 있다. 보통 임상증상은 경미하며 손의 진전, 맥박, 호흡, 체온 등의 증가, 불면, 불안, 위장 증상 등이 나타난다. 증상은 알코올을 섭취 중단 후 5~10시간 후에 나타나기 시작하고, 2~3일 후에 최고조에 이르며, 4~5일 후에 호전된다. 불안, 불면, 경미한 자율신경계 기능이상은 6개월간 지속되거나 더 연장되기도 한다. 알코올중독자의 약 5%에서 심한 금단증상이 나타난다. 간혹 환시, 환촉, 환청을 동반한 의식의 혼란상태가 있으며 일부는 금주 48시간 이내에 1~2회의 전신적 발작을 보이기도 하나 보통 며칠 내에 정상으로 돌아오며 드물게는 진전 섬망으로 발전하여 간성 뇌증과 감별이 필요한 경우도 있다.

2. 영양 치료*nutrition therapy*

보존적 치료를 뒷받침할 수 있는 영양치료가 특히 알코올성 간염 치료에 중요한데, 많은 경우에 단백질 칼로리 영양실조 및 각종 비타민과 미네랄 부족이 동반되기 때문이다. 특히 비타민 A, D, 티아민, 엽산*folate*, 피리독신(Vit B6), 아연*zinc* 등이 부족해진다고 보고되고 있다. 단백-열량부족상태는 단기·장기 사망률, 간기능부전의 정도와 연관되며 영양상태가 회복되면 생존율이 향상된다. 종합비타민 및 미네랄제를 투여하고 심각한 간성 뇌증의 증세가 없으면 1~1.5g/kg의 단백질을 포함한 1일 2,000~3,000kcal(30~40kcal/kg)의 식이요법이 추천된다. 이러한 환자에게서 경구 및 비경구 영양요법은 질환의 회복에 큰 역할을 하는데, 가능한 한 경구요법을 시행하는 것이 바람직하다. 특히 부신피질호르몬을 사용할 때는 2,000kcal/일씩 경구 투여하면 심한 알코올성 간염에서 치료효과가 있는 것으로 알려져 있다. 분지사슬 아미노산이 풍부한 아미노산 용액이나 식이는 간성 뇌증에 걸리기 쉬운 환자에게 추천되나 대상성 간경변증 환자에게는 불필요하다.

3. 코르티코스테로이드

알코올성 간염에서 가장 많이 연구된 치료 방법은 코르티코스테로이드 투여로, 심한 알코올성 간염(MDF 점수≥32) 환자에서 대조군에 비해 단기 생존율을 높이는 것으로 밝혀졌다. 코르티코스테로이드는 면역매개성 간세포 손상을 줄이고 직접적인 항섬유화작용과 항염증작용이 있으며 IL-1, IL-6, IL-8, TNF-α 같은 사이토카인의 작용을 억제함으로써 그 효과를 나타낸다. 사용 용량 및 기간은 일반적으로 프레드니솔론*prednisolone* 기준으로 40mg/일, 4주 사용 후 2~4주에 걸쳐 감량하는 것으로 되어 있다. 하지만 초기의 많은 연구에서 심한 알코올성 간염 환자에서 동반될 수 있는 췌장염, 위장관출혈, 신부전, 진행성 감염 등이 제외 기준이었고 또한 MDF 점수>54인 경우에는 코르티코스테로이드 사용으로 사망률이 더 높았다는 연구결과도 있으므로 신중한 선택을 해야 한다.

최근 6가지 변수(나이, 알부민, 혈청크레아티닌 또는 크레아티닌 청소율, 프로트롬빈 시간, 빌리루빈, 1주일 빌리루빈 변화)를 사용한 Lille 점수가 기존의 MDF나 MELD 점수에 비해 더 정확하게 사망률을 예측한다고 보고되고 있으며, 현재 코르티코스테로이드를 1주 사용 후 치료 지속 여부를 결정하는 데 이용되기도 한다.

요약하면 패혈증, 신부전, 위장관 출혈이 없고, MDF 점수≥32인 심한 알코올성 간염 환자는 나쁜 생존율을 시사하는 소견인 동시에 코르티코스테로이드 치료 적응증을 시사하는 소견이기도 하므로 사용을 고려해야 한다.

4. 항사이토카인 치료*anticytokine therapy*

많은 연구를 통해 알코올성 간염의 발병 및 진행에 사이토카인이 중요한 역할을 하는 것으로 이해되고 있다. 이 중에 대표적인 사이토카인이 TNF-α로 이를 억제하는 많은 약물이 시도되고 있다. 펜톡시필린*pentoxifylline*은 경구 phosphodiesterase 억제제로 다른 사이토카인과 함께 TNF-α의 생성을 억제하는 약물로, 4주간의 전향적 무작위성 이중맹검 연구에서 MDF 점수≥32의 심한 알코올성 간염에서 4주에 걸쳐 하루에 400mg을 세 번 투여하였을 때 위약군에 비해서 간신증후군을 줄이고 생존율을 향상시켰다. 그 외 TNF-α를 억제하는 특이적인 제제로 infliximab이나 etanercept가 연구되었으나 생존율에 차이가 없으며 오히려 감염의 부작용이 확인되어 임상 사용은 연구 목적 이외에는 고려해서는 안 된다.

현재까지의 근거를 토대로 코르티코스테로이드를 사용할 수 없는 심한 알코올성 간염 환자에서는 펜톡시필린 400mg을 하루 세 번 4주 투여를 고려해야 한다. 하지만 스테로이드에 반응이 없는 환자에서 구제요법으로서 펜톡시필린은 효과는 없다.

5. 간이식

알코올성 간질환 환자들은 알코올중독의 재발, 자기 자신으로 인한 간손상이라는 윤리적 문제, 이식 이후의 불량한 순응도 등이 문제가 되어 간이식의 적절한 수혜자 기준과 관련하여 아직 혼란이 있다. 이식 전 상당 기간(최소 6개월) 금주에 성공한 사람을 대상으로 이식하는 등 합당한 수혜자를 찾는 노력이 성공한다면, 알코올성 간질환도 간이식의 좋은 대상이 될 수 있으며 생존 성적이나 간질환의 재발률, 거부반응의 비율도 비알코올성 간질환과 유사하다.

참고문헌

1. Lucey MR, Mathurin P, Morgan TR. Alcoholic hepatitis. New Eng J Med 2009;360:2758-2769
2. Mailliard ME, Sorrell MF. Alcoholic liver disease. In: Fauci AS, Braunwald E, Kasper DL, eds. Harrison's principles of internal medicine. Volume 2. 18th ed. New York: McGraw-Hill, 2012;2589-2591
3. Schuckit MA. Alcohol and alcoholism. In: Fauci AS, Braunwald E, Kasper DL, eds. Harrison's principles of internal medicine. Volume 2. 18th ed. New York: McGraw-Hill, 2012;3546-3552
4. Dasarathy S, McCullough AJ. Alcoholic liver disease. In: Shiff ES, Sorrell MF, Maddrey WC, eds. Schiff's diseases of the liver. 11th ed. Philadelphia: Lippincott and Wilkins, 2012; 657-701
5. Stewart SF, Day CP. Alcoholic liver disease. In: Boyer DT, Wright TL, Manns MP, eds. Zakim and Boyer's hepatology: a textbook of liver disease. 6th ed. Philadelphia: Saunders, 2012;493-527
6. O'Shea R, Dasarathy S, McCullough AJ et al. Alcoholic liver disease. Hepatology 2010;51:307-328
7. 김윤준. 알코올대사, 알코올성 지방간, 알코올성 간염 및 알코올성 간경변증. 2006년 소화기연관학회 춘계학술대회 Postgraduate Course 216-232
8. Mathurin P, Lucey MR. Management of alcoholic hepatitis. J Hepatol 2012;S39-45
9. Lee HJ. Update and Perspectives on alcoholic liver disease in Korea. Korean J Hepatol 2010;16:23-44

chapter

15 약물 유발성 간손상

김강모

- 외인성 물질*xenobiotics*에 의한 간손상의 원인은 크게 합성물질과 천연물질로 나눌 수 있다. 합성물질로는 상용약물이 대표적이며, 천연물질로는 한약이나 민간요법제, 대체요법제 및 버섯 같은 식물제제가 대표적이다.
- 외인성 물질에 의한 간손상은 단순한 간 효소치의 상승에서부터 치명적인 간세포괴사, 만성 간염, 혈관질환, 육아종, 간경변증 혹은 간세포암종이나 담관암 같은 신생물성 질환에 이르기까지 다양한 종류의 간담도계 질환을 초래할 수 있다.
- 간손상을 초래하는 외인성 물질은 기전에 따라 크게 내인성 간독소*intrinsic hepatotoxin*와 특이반응 독소*idiosyncratic hepatotoxin*로 분류된다.
- 내인성 간독소는 실험동물에서도 간독성을 쉽게 유발할 수 있고, 투여용량에 따라 간독성이 증가하는 용량의존성을 보이며, 잠복기간이 비교적 짧고 일정한 것이 특징이다.
- 특이반응 독소는 실험동물에서의 재현성이 없으며, 용량의존성이 없고, 발생빈도가 낮을 뿐 아니라, 잠복기가 일정하지 않다는 점이 특징이다.
- 특이반응에 의한 간손상은 면역학적 기전에 의한 것으로서 '면역-알레르기성 간손상'이라고도 하며 과민반응의 임상증상을 동반하는 전형적인 증례와 그렇지 않은 예가 있다.
- 외인성 물질에 의한 간손상은 간세포성, 순수 담즙정체성 및 혼합형 간손상으로 분류된다.
- 대부분의 임상 예에서 확진은 어려우나 외인성 물질에 의한 간손상을 의심하여 복용력을 조사하고 인과관계를 규명하고자 하는 노력이 가장 중요한 원인 규명 과정이다.
- 몇 가지 원인 물질 외에는 효과적인 길항제나 치료제가 없으므로, 간손상의 예방과 조기진단 및 적절한 시기에 약물 투여를 중단하는 것이 가장 중요한 치료법이다.

Ⅰ 개요

간은 신장과 함께 외부에서 들어온 물질*xenobiotics*이나 체내에서 생성된 노폐물을 대사, 배설하는 주된 기관이다. 작은 분자량을 가지거나 높은 친수성*hydrophilic*을 가지는 물질은 주로 신장을 통해 직접 배설되나, 큰 분자량을 가지거나 소수성*hydrophobic*을 가지는 물질은 간에서 친수성 물질로 변환되어 담즙이나 소변으로 배설된다. 간에서 약물이 대사되는 과정은 간세포 내로 유입, 간세포 내 대사 및 간세포 밖으로 유출되는 세 가지 과정으로 나눌 수 있는데, 유입과 유출 과정에 세포막 수송 단백이 관여한다(그림 15-1). 간세포 내에서 일어나는 대사 과정은 Ⅰ상 반응과 Ⅱ상 반응이 있으며 대사된 물질을 수송 단백을 통해 간세포 밖으로 유출시키는 과정을 Ⅲ상 반응이라 한다. Ⅰ상 반응에는 산화, 환원 및 가수 분해 반응이 있는데, 이 중 간세포의 세포질 내망계*endoplasmic reticulum*에 존재하는 사이토크롬 P450 효소군에 의해 물질을 산화시켜 hydroxyl기를 만드는 반응이 대표적이다. Ⅰ상 반응의 대사산물은 극성 물질로서 대부분 작용이 약하게 되거나 없어지지만 반대로 불활성 물질이 활성 물질로 되기도 한다. Ⅱ상 반응은 약물 또는 대사산물이 내인성 물질과 결합하는 과정으로서, uridine 5′-diphophate(UDP) glucuronosyltransferase,

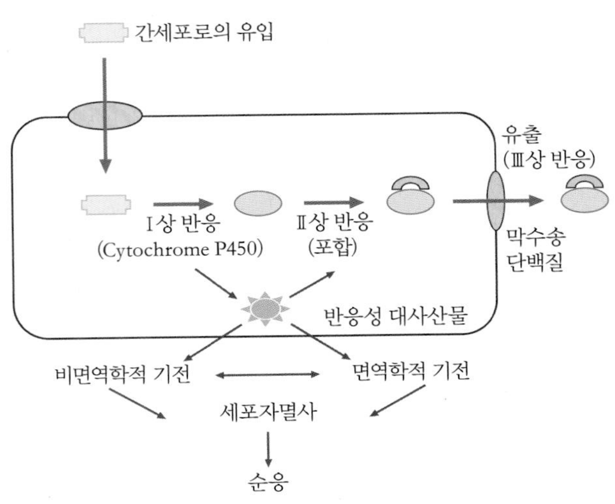

그림 15-1. 간에서의 약물대사 경로와 약물에 의한 간손상 기전

sulfotransferase, glutathione S-transferase(GST), epoxide hydrolase 등에 의해 glucuronic acid, 황산염*sulfate*, 글루타티온*glutathione* 등을 포함시키는 반응이며, 대부분의 약물은 이에 의해 친수성 물질이 된 후 간세포막에 존재하는 수송단백에 의해 안전하게 제거된다(III상 반응). 하지만 일부에서는 이러한 일련의 간내 대사 과정 중 반응성 대사산물*reactive metabolites*이 형성되며 이것이 약물 유발성 간손상의 주된 원인으로 작용한다.

신약의 개발 단계에 있어서 부작용의 발견은 향후 해당 약물이 시판될 경우 발생할 위험성을 고려할 때 매우 중요하며, 통상 약 2,000명 내지 10,000명의 환자에서의 임상연구를 거쳐 신약이 허가된다. 하지만 약물에 의한 이상 반응으로 일어나는 간손상은 100,000명당 1~10명 정도에서 발생할 수 있으므로 안전하다고 인정되어 시판되고 있는 약물이라 하더라도 간손상 가능성에서 완전히 자유로울 수는 없다(표 15-1). 또한 간손상을 일으킬 수 있는 것으로 잘 알려져 있는 acetaminophen, isoniazid, valproate, phenytoin, propylthiouracil, 일부 세포독성 항암제도 약물에 의해 얻을 수 있는 이득이 더 크다고 판단되어 임상에서 흔히 사용되고 있으며, 건강보조 식품에 관심이 많은 우리나라에서는 여러 천연물을 자의로 사용하고 있는 경우가 많아서 약물 유발성 간염이 임상에서 흔히 접하게 되는 중요한 문제임을 알 수 있다. 하지만 약물 유발성 간손상은 다양한 임상상을 보이고 그 진단이 쉽지 않아 발병률을 연구하기가 아주 어려우며, 우리나라에서는 그나마 대규모 역학연구가 아직 되어 있지 않아 정확한 발병률을 알지는 못하지만 서양에서 황달을 주소로 입원하는 환자의 약 5%, 급성 간염 환자의 약 10%가 약물에 의한 간염이라는 보고를 참고하면 이보다는 더 높을 것으로 추정된다. 또한 약물 유발성 간손상을 적절한 시기에 발견하지 못하고 계속 약물을 투여하게 되면 심각한 결과를 초래할 수 있고, 약물 유발성 간손상은 무증상의 간기능 이상에서부터 치명적인 급성 간부전, 간경변증 혹은 간세포암종까지 다양한 종류의 간담도계 질환을 초래할 수 있으므로 이들 질환의 원인에 대한 감별진단에 약물 유발성 간손상의 가능성을 포함시켜야 하며, 또한 약물 유발성 간손상의 예방은 담당의사뿐만 아니라 사회 전체의 윤리적 및 법적 책임에 해당하므로 이의 예견 및 조기발견에 항상 관심을 기울여야 한다. 이 장에서는 이러한 약물 유발성 간손상의 기전, 분류, 진단, 예방, 치료 및 임상에서 흔히 접하게 되는 예에 관하여 기술하고 더불어 우리나라에서 건강보조 식품으로 흔히 사용하고 있는 천연물에 의한 간손상도 소개하고자 한다.

표 15-1 약물 유발성 간손상의 빈도

빈도	약물
5~20/1,000	isoniazid, chlorpromazine, dantrolene
1~2.5/10,000	estrogen
0.5~20/10,000	ketoconazole
1~10/100,000	diclofenac, sulindac, phenytoin, flucloxacilline
0.5~3/100,000	amoxicillin-clavulanate, nitrofurantoin, terbinafin, dicloxacillin
1~10/1,000,000	minocycline

II 약물 유발성 간손상의 기전

간손상을 야기시키는 약물은 크게 간손상을 예측할 수 있는 내인성 간독성*intrinsic hepatotoxin* 약물과 간손상을 예측하기 어려운 특이반응*idiosyncratic hepatotoxin* 약물로 분류된다(표 15-2). 즉, 내인성 간독성 약물은 실험동물에서 간독성을 쉽게 유발할 수 있고, 투여 용량에 따라 간독성이 증가하며, 피노출자에서 발생 빈도가 비교적 높고 잠복 기간이 비교적 짧고 일정하다. 이와는 대조적으로 특이반응 약물은 실험동물에서의 재현성이 없고, 용량과의 상관관계가 없으며, 발생 빈도가 낮고 잠복기가 일정하지 않다. 용량 의존성 간독성은 acetaminophen, cyclophosphamide, busulphan, BCNU, amodiaquine 등 일부의 약물에서만 일어나는 현상으로, 약물의 개발 단계에서 치료 용량으로 이러한 반응이 확인될 경우 개발이 중단되므로 흔히 접하기 어렵다. 하지만 약물 부작용의 대부분의 원인을 차지하는 반응성 대사산물의 생성과 이에 대한 민감도는 숙주요인에 의해 달라지는 경우가 많고, 같이 사용하는 약물이나 알코올 섭취, 영양상태 등에 의해 치료 용량에서도 간손상이 일어날 수 있다는 사실을 명심해야 한다. 용량 의존성 간독성과는 달리 특이반응에 의한 간손상은 약물의 투여 용량과는 상관없이 대개 투여 후 수일에서 수 주 후 발병하는 것으로, 민감한 일부 환자 이외의 대부분의 환자에서는 특이반응

표 15-2 내인성 간독성에 의한 간손상과 특이반응에 의한 간손상의 비교

특성	내인성 간독성	특이반응
빈도	피노출자에서 높은 빈도로 발생	10,000명당 1명 미만
성별	여성>남성	여성>남성
잠복기	48시간~수 주, 비교적 짧음	2~10주, 비교적 일정함
약물 중단 후 경과	신속한 호전	즉각적인 호전
재투여 시의 반응	대부분 짧은 편이나 독성의 정도에 따라 다양	12~72시간 내 발현
발열	간혹 나타남	흔함
발진, 관절통, 림프선 종대	매우 드묾	흔함
호산구증가-혈액	<10%	20~70%
호산구증가-조직	관찰될 수 있으나, 드묾	흔함
육아종	매우 드묾	흔히 관찰됨
자가항체	매우 드묾	흔히 관찰됨

을 일으키지 않으나 일단 발병하면 심한 간손상이 나타날 수도 있다. 특이반응에 의한 간손상은 면역알레르기 반응*immunoallergic reaction*에 의해 피부발진, 발열 및 호산구증가와 같은 과민 반응*hypersensitivity*의 임상 소견을 동반하는 경우도 있지만 그렇지 않은 대사성 특이반응*metabolic idiosyncrasy*도 있다.

현재까지 알려진 약물 유발성 간손상의 각종 기전을 정리하면 다음과 같다. ① 사이토크롬 P450에 의해 생성된 반응성 대사산물이 세포 내 단백질과 공유결합을 하고 이에 의한 세포 내 단백질의 기능 이상으로 세포 내 칼슘 항상성의 장애가 일어나 간세포 표면에 있는 actin fibril이 분리되어 세포막이 파열된다. ② 약물에 의한 담즙정체성 질환에서는 약물이나 반응성 대사산물이 multidrug-resistance-associated protein 3(MRP3)와 같은 담즙산 운반 단백과 결합하거나 미세담관 주변에 있는 actin fibril을 분리하여 담즙정체를 일으킨다. 간세포 내에 독성 담즙산이 축적되며 이어서 간세포 자멸사가 초래되어 간기능이 저하된다. 또한 담도 주변 세포가 손상되어 임상적으로 담도소실증후군*vanishing bile duct syndrome*이 초래되기도 한다. ③ 약물이나 그 대사산물은 크기가 작아서 그 자체로는 면역 반응을 일으키지 않으나 사이토크롬 P450과 같은 효소와 공유결합을 하여 그 효소의 기능을 억제하기도 하고, ④ 사이토크롬 P450과 결합된 상태로 세포 표면으로 이동하여 면역원*immunogen*으로서 세포 독성 T세포의 반응을 유도하기도 한다. 이때 이차적인 사이토카인에 의해 중성구 매개 간독성이 나타날 수 있다. ⑤ 이러한 면역 매개 간독성에서는 tumor necrosis factor-α와 Fas에 의한 세포 자멸사가 중요한 역할을 한다. ⑥ 이외에도 약물 유발성 간손상의 기전 중 사립체*mitochondria* 관련 기전이 비교적 자세히 알려져 있는데, aspirin, valproic acid, tetracycline 등과 같은 일부 약물은 사립체에서 지방산의 β-산화와 호흡사슬*respiratory chain* 효소를 억제하여 지방산을 축적시키며 아울러 지방과산화물의 생성을 증가시켜 각종 염증 및 섬유화 반응을 유도한다. 즉, 이러한 기전을 통하여 미세소포성 지방증*microvesicular steatosis* 및 지방간염*steatohepatitis* 등을 일으킨다. ⑦ 간세포 외의 다른 세포들도 약물 유발성 간손상의 과정에 참여하는데, Kupffer 세포는 사이토카인 생성을 통하여 손상을 증폭시키고 간성상세포와 대식세포는 간섬유화와 육아종*granuloma* 형성에 중요한 역할을 한다. ⑧ 한편 세포 독성 항암제는 유동 내피세포에 손상을 일으켜 굴모양혈관폐쇄증후군*sinusoidal obstruction syndrome*을 일으킬 수 있으며, ⑨호르몬 치료 시에는 간세포의 탈분화*dedifferentiation*를 일으켜 양성 선종이나 드물게 간세포암종을 발생시키기도 한다. ⑩ 그 외에도 약물과 독성 물질에 의해 활성화되어 수송 단백과 사이토크롬 효소의 발현을 증가시켜 외부로부터 유입된 독성 물질을 간세포 밖으로 내보내는 방어기전에 중요한 역할을 하는 전사 조절인자인 핵수용체 pregenane X receptor(PXR)와 constitutive androstane receptor(CAR) 등이 억제되는 경우에도 간손상이 초래되게 된다.

Ⅲ 약물 유발성 간손상의 분류

약물 유발성 간손상은 약제의 종류와 투여기간 등에 의해 간에서 다양한 정도의 손상을 일으키는데, 각각의 약제에 의한 손상은 그 약제에 전형적인 모습을 보이는 경우가 많다. 약물 유발성 간손상은 임상적으로 간세포성*hepatocellular pattern*, 담즙정체성*cholestatic pattern* 및 혼합형*mixed pattern*의 세 가지로 구분하는 것이 유용하다. 간세포성 간손상은 간세포의 자멸사*apoptosis*나 괴사*necrosis*가 주된 병인으로 가장 흔한 약제 유발성 간손상의 유형이다. 간세포 손상의 정도에 따라 무증상에서 간부전까지 다양한 양상을 보이며 대부분 aspartate aminotransferase(AST)나 alanine aminotransferase(ALT)가 정상 상한치의 5배 이상으로 상승하는 반면 alkaline phosphatase(ALP)는 정상이거나 오르더라도 정상 상한치의 2배 미만이다. 간성 혼수를 동반하는 급성 간부전이 아닌 경우에는 원인 약제를 중단하면 급속히 호전되어 대개 8~30일 이후 간기능이 정상화되나 아주 드물게는 자가면역성 간염이 이후 병발되는 경우도 있다. 대부분은 원인 약제의 중단과 보존적 치료로 충분하지만 acetaminophen 독성에서는 초기에 N-acetylcysteine 사용이 추천되며 일부 면역알레르기 특이반응에 의한 심한 간손상에서는 prednisolone (20~30mg/일)이나 azathioprine(1~2mg/kg/일)이 시도되기도 한다. 담즙정체성 간손상은 AST나 ALT는 높게 오르지 않고(보통 정상 상한치의 5배 미만) ALP와 빌리루빈이 주로 상승하는 유형으로(정상 상한치의 2배 이상) 황달과 소양감을 주된 증상으로 보인다. 치료는 간세포성 간손상과 마찬가지로 원인 약제의 중단과 보존적 치료로 동일하지만, 황달의 호전이 일반적으로 느려서 대개 30~60일이 소요되며 길게는 6개월까지 황달이 지속하는 경우도 있고, 아주 드물게는 굴모양혈관폐쇄증후군이나 담도성 간경변증*biliary cirrhosis*으로 진행하는 경우도 있다. 치료로는 원인 약제의 중단 외에 ursodeoxycholic acid가 일반적으로 추천되며, 소양감에 대해서는 cholestyramine을 시도하며 심한 경우 phenobarbital이나 rifampin을 고려할 수도 있으나 자체의 간독성으로 인해 주의를 요한다. 혼합형 간손상은 앞서 언급한 간세포성과 담도정체성 간손상이 혼합되어 있는 유형으로 AST, ALT는 정상 상한치의 3배 이상, ALP는 정상 상한치의 2배 이상을 보이며 치료 및 예후도 두 유형을 섞어 놓은 듯한 양상을 보인다. 전술한 세 가지 유형에 더해서 약물에 의해 특징적으로 간세포 내 지방침착이 일어나는 유형이 있는데, 이러한 지방침착은 작은 지방소포가 침착되는 미세소포성 지방증*microvesicular steatosis*과 큰 지방소포 침착이 주로 일어나는 거대소포성 또는 혼합형 지방증*macrovesicular or mixed steatosis*으로 나눌 수 있다. 미세소포성 지방증은 대표적으로 amiodarone, aspirin, cocaine, coumadin, deferoxamine 등에 의해 일어날 수 있는데, 사립체*mitochondria*에서의 지방산 β-산화와 호흡사슬 효소 억제가 주된 기전이다. 증상으로는 구역, 구토, 드물게 간성혼수도 동반할 수 있고 유산 산증*lactic acidosis*이 동반되기도 하는데, 치료는 원인 약제의 중단이며 심한 경우 간이식이 필요할 수도 있다. 이에 반해 거대소포성 또는 혼합형 지방증은 halothane, methotrexate, minocycline, mitomycin tamoxifen, tetracycline, valproic acid 등과 음주에 의해 일어날 수 있으며, 대부분이 증상이 없고 대사증후군과 연관이 되는 경우가 많다. 거대소포성 또는 혼합형 지방증은 해당 약제가 반드시 필요한 경우에는 중지하지 않고 주의 깊게 계속 사용하는 경우도 있다.

Ⅳ 약물 유발성 간손상의 진단

진단에 특이적인 검사방법은 없으며, 현재까지 인정되는 진단의 표준은 재투여 시의 악화 유무인데 이는 윤리적으로 불가능하다. 따라서 임상적으로 의심하여 약물 복용력을 철저히 조사하고 인과관계를 규명하고자 하는 노력이 가장 중요한 진단법이라고 하겠다.

진단을 위해서는 바이러스성 간염, 혈관성 간질환, 알코올 간질환, 자가면역성 간염, 대사성 간질환, 담도폐쇄 등 다른 질환 등을 배제하고 약물 투여 후 발병하는 시간적 관계와 약물 중단 후 호전되는 현상 등을 종합하여 추정하게 된다. 진단에 가장 중요한 것은 약물 섭취와 증

표 15-3 Council for International Organizations of Medical Sciences(CIOMS)의 원인 산정법-간세포형

항목	점수	증례
1. 증상 발현까지의 시간		
최초 투여 시작 후 5~90일 이내(재투약의 경우: 1~15일)	2	
최초 투여 시작 후 <5일 또는 >90일(재투약의 경우: >15일) 또는 투여 종료 후 ≤15일(단 느리게 대사되는 약물의 경우 >15일)	1	
2. 투여 종료 후 ALT 변화(ALT 최고치와 ULN의 차이, %)		
8일 이내 50% 이상 감소	3	
30일 이내 50% 이상 감소	2	
정보가 없거나 30일 이후에 50% 이상 감소	0	
30일 이후에 50% 미만으로 감소 또는 재상승	−2	
3. 위험인자		
알코올		
여성: >20g/일 , 남성: >30g/일	1	
여성: ≤20g/일, 남성: ≤30g/일	0	
연령		
≥55세	1	
<55세	0	
4. 동반 투여 약물		
동반 투여 약물이 없거나, 정보가 없거나, 또는 증상 발현 시점과 맞지 않는 시간 간격	0	
동반 투여 약물이 있으며 증상 발현과 시사적이거나 합당한 시간 간격	−1	
간독성이 알려진 약물을 동반 투여하였으며 증상과는 시사적이거나 합당한 시간 간격	−2	
동반 약물이 있으며 간독성 역할의 증거가 밝혀짐(양성 재투여 반응 및 기타 증거)	−3	
5. 약물 이외의 간 손상 원인 조사		
I군(6대 원인)		
Anti-HAV IgM		
HBsAg, anti-HBc IgM, HBV DNA		
Anti-HCV, HCV RNA		
간초음파/CT/MRI		
음주력(AST/ALT ≥2)		
최근 저혈압 병력		
II군(6대 원인)		
폐혈증, 자가면역간염, 만성 B형, C형 간염, 원발성 담즙성 간경변증, 원발성 경화성 담관염, 유전적 간질환 등 기저질환		
CMV(anti-CMV IgM, anti-CMV IgG)		
EBV(anti-EBV IgM, anti-EBV IgG)		
HEV(anti-HEV IgM, anti-HEV IgG)		
HSV(anti-HSV IgM, anti-HSV IgG)		
VZV(anti-VZV IgM, anti-VZV IgG)		
I, II군이 모두 배제될 경우	2	−
I군의 6가지 원인이 모두 배제될 경우	1	−
I군의 4~5가지 원인이 배제될 경우	0	−
I군의 4가지 미만의 원인만 배제될 경우	−2	−
비약물성 원인이 강력하게 의심될 경우	−3	−
6. 약물의 간독성에 대해 알려진 정보		
제품에 간독성 경고가 표시되어 있을 때	2	−
간독성에 대한 문헌보고는 있으나 제품에 표시되지 않았을 때	1	−
간독성에 대해 알려진 바가 없을 때	0	−
7. 재투여에 대한 반응		
재투여 전 ALT가 ULN×5배 미만이면서 재투여 후 ALT가 2배 이상 상승할 때	3	−
첫 투약 시보다 ALT가 2배 이상 상승할 때	1	−
ALT가 상승하지만 ULN 미만일 때	−2	−
기타 상황	0	−

총점: ≤0: 진단 배제, 1~2: 가능성 희박, 3~5: 가능성 있음, 6~8: 가능성 높음, ≥9: 확정적

표 15-4 Council for International Organizations of Medical Sciences(CIOMS)의 원인 산정법-담즙정체형 또는 혼합형

항목	점수	증례
1. 증상 발현까지의 시간		
최초 투여 시작 후 5~90일 이내(재투약의 경우: 1~90일)	2	
최초 투여 시작 후 <5일 또는 >90일(재투약의 경우: >90일) 또는 투여 종료 후 ≤30일(단 느리게 대사되는 약물의 경우 >30일)	1	
2. 투여 종료 후 ALP 변화(ALT 최고치와 ULN의 차이, %)		
180일 이내 50% 이상 감소	2	
180일 이내 50% 미만 감소	1	
정보가 없거나 변동 없거나 더욱 상승할 경우	0	
3. 위험인자		
알코올		
여성: >20g/일, 남성: >30g/일	1	
여성: ≤2g/일, 남성: ≤30g/일	0	
연령		
≥55세	1	
<55세	0	
4. 동반 투여 약물		
동반 투여 약물이 없거나, 정보가 없거나, 또는 증상 발현 시점과 맞지 않는 시간 간격	0	
동반 투여 약물이 있으며 증상 발현과 시사적이거나 합당한 시간 간격	−1	
간독성이 알려진 약물을 동반 투여하였으며 증상과는 시사적이거나 합당한 시간 간격	−2	
동반 약물이 있으며 간독성 역할의 증거가 밝혀짐(양성 재투여 반응 및 기타 증거)	−3	
5. 약물 이외의 간손상 원인 조사		
I군(6대 원인)		
Anti-HAV IgM		
HBsAg, anti-HBc IgM, HBV DNA		
Anti-HCV, HCV RNA		
간초음파/CT/MRI		
음주력 (AST/ALT ≥2)		
최근 저혈압 병력		
II군(6대 원인)		
폐혈증, 자가면역감염, 만성 B형, C형 간염, 원발성 담즙성 간경변증, 원발성 경화성 담관염, 유전적 간질환 등 기저질환		
CMV(anti-CMV IgM, anti-CMV IgG)		
EBV(anti-EBV IgM, anti-EBV IgG)		
HEV(anti-HEV IgM, anti-HEV IgG)		
HSV(anti-HSV IgM, anti-HSV IgG)		
VZV(anti-VZV IgM, anti-VZV IgG)		
I, II군이 모두 배제될 경우	2	−
I군의 6가지 원인이 모두 배제될 경우	1	−
I군의 4~5가지 원인이 배제될 경우	0	−
I군의 4가지 미만의 원인만 배제될 경우	−2	−
비약물성 원인이 강력하게 의심될 경우	−3	−
6. 약물의 간독성에 대해 알려진 정보		
제품에 간독성 경고가 표시되어 있을 때	2	−
간독성에 대한 문헌보고는 있으나 제품에 표시되지 않았을 때	1	−
간독성에 대해 알려진 바가 없을 때	0	−
7. 재투여에 대한 반응		
재투여 전 ALP가 ULN×5배 미만이면서 재투여 후 ALP가 2배 이상 상승할 때	3	−
첫 투약 시보다 ALP가 2배 이상 상승할 때	1	−
ALP가 상승하지만 ULN 미만일 때	−2	−
기타 상황	0	−

총점: ≤0: 진단 배제, 1~2: 가능성 희박, 3~5: 가능성 있음, 6~8: 가능성 높음, ≥9: 확정적

상 발현의 시간적 관계인데, acetaminophen과 같이 용량 의존성 간독성은 약물 섭취 후 수 시간에서 수일 내에 간기능의 이상이 나타나게 되나 면역학적 특이반응에 의한 간염, 육아종성 간염, 약물에 의한 담즙정체 등에서는 3/4 이상에서 2주 내지 10주의 잠복기를 가지며, 때로는 amoxicillin-clavulanate에서 보이는 것처럼 약물을 끊고 6주가 지난 뒤 증상이 나타나기도 한다. 대사성 특이반응에 의한 간손상은 이보다 잠복기가 더 길 수 있어서 약물을 처음 섭취한 지 6주 내지 26주가 지난 뒤 발현될 수 있고 만성 간염이나 지방 간염, 혈관손상에 의한 간질환의 경우에는 증상 발현까지 6개월에서 1년이 걸리기도 하므로 진단에 유의해야 한다. 대부분 약물을 끊으면 수일에서 수 주 내에 간기능의 호전을 보이나 ketoconazole, troglitazone, coumarol, etretinate, amiodarone, minocycline과 같은 일부 약물은 간기능이 호전되는 데 수개월이 걸리기도 한다. 피부발진, 발열 및 호산구증가 등의 과민반응이 나타날 경우 약물 유발성 간손상을 더욱 시사하지만 이러한 임상 소견이 나타나지 않는 경우가 더 흔하다. 일부에서는 간조직 소견이 진단에 도움을 줄 수 있는데, 특히 zonal necrosis, microvesicular

표 15-5 Maria and Victorino Scale(CDC)에 의한 원인 산정법

항목	점수
Ⅰ. 약물 투여와 임상증상과의 시간적 관련성	
A. 약물 투여 후 첫 임상 증상 혹은 간기능검사 이상이 발생하기까지의 기간	
4일~8주(재투여 시에는 4일 이내)	+3
4일 미만 또는 8주 초과	+1
B. 약물 투여 중단 후부터 첫 임상 증상 혹은 간기능검사 이상이 발생하기까지의 기간	
0~7일	+3
8~15일	0
15일 초과	−3
C. 약물 투여 중단 후부터 간기능검사 호전까지의 기간	
6개월(담즙정체형 혹은 혼합형) 또는 2개월(간세포형) 이내	+3
6개월(담즙정체형 혹은 혼합형) 또는 2개월(간세포형) 초과	0
Ⅱ. 약물 이외의 다른 원인 배제	
바이러스성 간염(HAV, HBV, HCV, CMV, EBV)	
알코올성 간질환	
담도 폐색	
기저 간질환	
기타(임신, 급격한 혈압 강하 등)	
모든 가능성이 배제될 경우	+3
일부만 배제될 경우	0
다른 원인에 의한 간손상의 가능성이 있는 경우	−1
다른 원인에 의한 간손상이 강력히 의심되는 경우	−3
Ⅲ. 간외 증상의 유무	
발진, 발열, 관절통, 호산구 증가(>6%), 혈구감소증	
4개 이상	+3
2~3	+2
1	+1
0	0
Ⅳ. 의도적 혹은 우연한 재투여 시 증상 재현 유무	
양성	+3
음성 혹은 재투여하지 못한 경우	0
Ⅴ. 기존에 동일한 약물에 의한 간 손상의 보고 유무	
있는 경우	+2
없는 경우(약물 시판 후 5년 이내인 경우)	0
없는 경우(약물 시판 후 5년 초과인 경우)	−3

총점 ≥17: 확정적, 14~17: 가능성 높음, 10~13: 가능성 있음, ~9: 가능성 희박, <6: 진단 배제

steatosis, 담관손상, 혈관 병변 및 호산구침윤 등이 있다.

진단의 객관성을 보완하기 위해 1989년 Council for International Organizations of Medical Sciences (CIOMS)의 주최로 열린 International Consensus Meeting에서 인과관계 추정을 위한 scoring system이 발표되었고 이후 수차례의 수정이 이루어 졌으며(RUCAM으로 불리기도 함. Roussel-UCLAF causality assessment method)(표 15-3, 15-4), 1997년에 Maria와 Victorino에 의해 또 다른 원인 산정법인 Clinical Diagnostic Scale(CDS)이 발표되었다(표 15-5). 이러한 기준 역시 약물 투여 후 발병하는 시간적 관계와 약물 중단 후 호전되는 현상, 면역 매개 기전을 시사하는 각종 간외 증상, 약물 재투여 시의 반응, 다른 원인질환의 배제 등이 그 기준으로 이전에 임상적으로 사용하던 방법과 크게 다르지 않다. 임상적으로 약물에 의한 간독성으로 확진된 환자를 대상으로 두 기준을 각각 적용한 연구에 따르면 환자의 약 13%와 34%가 '가능성 희박*unlikely*' 또는 '배제*excluded*'로 산정되어 아직 보완할 부분이 있는 실정이다. 하지만 현재로서는 확률적인 판정을 내리는 방법으로 이 두 척도가 가장 널리 쓰이고 있다.

V 약물 유발성 간손상의 예방 및 치료

약물 유발성 간손상을 예방하기 위해서는 먼저 간손상이 어떠한 경우에 잘 생기는지를 파악해야 한다. 대부분의 경우 숙주 및 각종 환경 위험인자가 상호 복합적으로 작용하여 노출된 사람의 일부에서만 초래되는데, 현재까지 약물 유발성 간손상의 위험인자로 알려진 것을 종합하면 다음과 같다(표 15-6).

1. 연령

대부분에서 연령이 증가할수록 빈도가 증가하며, 그 정도도 더 심해지는 경향이 있으며, 특히 isoniazid, nitrofurantoin, halothane 및 flucloxacillin 등의 경우가 특징적이다. 반면에 valproic acid와 salicylate에 의한 간장애는 소아에서 더 흔한 것으로 알려져 있다.

2. 성별

Halothane, methyldopa, nitrofurantion 혹은 diclofenac에 의한 간손상은 여자에서 더 흔히 초래되며, 반면

표 15-6 약물 유발성 간손상의 위험인자

위험인자		간손상의 위험을 증가시키는 약물
연령	고령	isoniazid, nitrofurantoin, halothane, flucloxacillin, NSAIDs
	소아	valproic acid, salicylate
성별	여성	halothane, methyldopa, nitrofurantoin, diclofenac, zidovudine
	남성	azathioprine
용량		acetaminophen, aspirin, tetracycline, tacrine, oxypenicllins, methotrexate, vitamin A
유전적 요인	slow acetylators	isoniazid
	P450 2D6	perhexiline maleate
	urea cycle	valproic acid
	마이토콘드리아 β-oxidation	valproic acid, salicylate
	UDP glucuronyl transferase	acetaminophen
다른 약물의 사용	isoniazid	acetaminophen
	anticonvulsants	acetaminophen, valproic acid
	rifampin	isoniazid
만성 음주		acetaminophen, isoniazid, methotrexate
영양상태	비만	halothane, methotrexate
	공복	acetaminophen
기타 질환	당뇨병	methotrexate
	신부전	tetracycline, methotrexate, NSAIDs
	장기 이식	azathioprine, thioguanine, busulfan

에 담즙정체성 간손상은 일반적으로 남녀 비슷하거나 혹은 남자에서 다소 더 흔히 나타나며, 특히 신장이식을 받은 남자 환자에서는 azathioprine에 의한 간손상이 더 흔한 것으로 알려져 있다.

3. 용량

용량 의존성 간독성을 가지는 acetaminophen, aspirin, cyclophosphamide, methotrexate 및 vitamin A뿐만 아니라 특이반응 약물 중 tetracycline, dantrolene, tacrine 및 oxypenicillin의 경우에는 용량, 혈중농도 및 투여기간이 증가할수록 간손상이 더 흔한 것으로 알려져 있다.

4. 유전적 요인

특히 가족 내 발생이 흔한 경우가 있으며, 특정 사립체 효소의 결핍 시 valproic acid에 의한 간손상의 위험이 증가한다.

5. 여러 종류의 약물을 같이 사용할 경우

약물 상호작용으로 인하여 간손상의 위험성이 증가하는데, 특히 약물대사 효소인 사이토크롬 P450 활성의 변화가 초래되어 다른 약물의 독성대사 산물의 생성이 증가하는 경우가 있다. 또한 경구피임약의 경우 담즙배설을 감소시켜서 타 약물의 담즙정체성 간손상을 심화시킬 수 있다.

6. 음주

만성적으로 음주를 할 경우 acetaminophen에 의한 간손상의 용량 역치*dose threshold*를 낮추고 간손상의 정도를 증가시킬 수 있으며, isoniazid 및 methotrexate에 의한 간손상의 위험도를 증가시킬 수 있다.

7. 영양상태

비만한 경우 halothane 및 methotrexate에 의한 간손상이 증가하며, 반대로 장시간의 금식*starvation* 시에는 acetaminophen에 의한 간손상이 증가한다.

8. 기타 질환

당뇨병 환자에서는 methotrexate에 의한 간손상이 증가하고, 신부전 시에는 tetracycline과 methotrexate에 의한 간손상이 증가하며, 장기 이식 환자에서는 azathioprine, thioguanine 및 busulphan에 의한 혈관독성이 증가한다.

이상과 같은 위험인자들도 함께 고려하여 간손상을 예방하고 조기 발견하고자 하는 노력이 필요한데, 예컨대 만성 음주자나 공복 시에는 acetaminophen의 투여를 금하고, 소아는 valproic acid의 투여를 피하고 특히 타 항경련제와 같이 투여하지 않도록 한다. 또한 간손상을 조기에 발견하기 위해 간손상의 전 증상이 될 수 있는 구역, 구토, 무력감, 우상복부 통증 혹은 발열 등의 증상에 대해 인지할 수 있도록 교육시키고 증상 발생 즉시 검사가 이루어질 수 있도록 한다.

간손상을 유발할 수 있는 약물을 투여받는 모든 환자에서 주기적으로 간기능검사를 시행할 경우 얼마나 효율적으로 또한 경제적으로 간손상을 줄일 수 있는지는 아직 밝혀지지 않았다. 그러나 일부 약물을 제외하고는 약물 유발성 간손상의 발생 빈도가 매우 낮고 급격히 발생하는 경우가 많아 한 달 혹은 2주 간격으로 검사해도 조기에 발견하지 못하게 되므로 모든 환자에서 주기적인 간기능검사가 필요하다고 볼 수는 없다. 반면에 isoniazid, pyrazinamide, valproic acid, ketoconazole, dantrolene, tacrine, synthetic retinoids 및 labetalol과 같은 일부 약물의 경우에는 점진적으로 간손상이 초래될 수 있어 주기적인 간기능검사가 추천되기도 한다. 이러한 경우 약물 투여를 중단해야 하는 간기능 검사치의 기준은 명확하지 않으나, isoniazid의 경우 gamma-glutamyl transpeptidase(GGT)나 ALP의 상승만 있을 경우에는 약물 투여를 중단할 필요가 없으나, ① ALT가 250IU/L 혹은 정상 상한치의 5배 이상 상승한 경우, 혹은 ② TB 상승, 혈청 알부민 저하 혹은 프로트롬빈 시간 연장 등이 나타난 경우 약물 투여를 중단할 것이 추천된다.

약물 유발성 간손상의 치료에서 가장 중요한 것은 조

기진단과 원인약물의 중단이다. Acetaminophen, 중금속, 독버섯의 경우에는 흡수되지 않은 위장관 내의 약물을 제거하기 위해 초기에 위세척*gastric lavage*을 시행할 수 있다. 현재 약물 유발성 간손상의 특이한 해독제로 알려진 유일한 것은 acetaminophen 독성에 사용하는 N-acetylcysteine이며 이외에 사용할 수 있는 치료제로는 corticosteroid와 ursodeoxycholic acid가 있다. Corticosteroid와 ursodeoxycholic acid의 명확한 사용 지침은 아직 정해져 있지 않지만, corticosteroid의 경우 allopurinol, sulfonamide에 의한 혈관염 관련 간손상과 일부 면역알레르기 반응에 의한 간손상에 효과적이라는 보고가 있다. Ursodeoxycholic acid의 경우 amoxicillin-clavulanate, flucloxacillin, flutamide, cyclosporine 등에 의한 담즙정체성 간손상에 효과적이라는 보고가 있다.

Ⅵ 흔히 쓰는 약물에서의 약물 유발성 간손상

1. 심혈관계 약물

(1) 항고혈압제

1) Angiotensin converting enzyme 억제제

간손상의 빈도는 낮지만 임상에서 흔히 처방되는 약물이라는 면에서 주의할 필요가 있다. Captopril이나 enalapril에 의한 간손상은 주로 담즙정체성이지만 간세포성 간손상도 동반될 수 있으며 captopril의 경우 발열, 발진, 호산구증과 같은 과민반응의 증상을 동반한다. 대부분 끊으면 호전되나 완전 회복까지 6개월이 걸린 경우도 있다. 이외에 lisinopril에 의한 전격성 간염의 보고와 fosinopril에 의한 담즙정체의 보고가 있다.

2) β차단제

β차단제에 의한 간독성은 아주 드물지만 acebutolol, propranolol, metoprolol에 의한 간세포성 손상과 atenolol에 의한 담즙정체성 손상이 보고되어 있다. Labetalol의 경우는 11례 이상의 급성 간염이 보고되어 있는데 이 중 3례에서는 치명적이었다.

3) 칼슘 통로 차단제*calcium channel blocker*

Verapamil에 의한 간세포성 손상과 diltiazem에 의한 육아종성 간염, nifedipine에 의한 지방간염이 보고되어 있지만 calcium channel 차단제에 의한 간손상은 흔하지 않다.

4) 이뇨제

Chlorthiazide, chlorthalidone, hydrochlorthiazide에 의해 드물게 담즙정체가 보고되어 있고 spironolactone에 의한 급성 간염이 몇 예에서 보고되어 있다. Ticrynafen의 경우는 일부에서 치명적인 자가면역성 간염을 일으켜 허가가 취소되었다.

5) 기타 항고혈압제

Methyl-dopa는 내과에서보다 산부인과에서 많이 사용되는 약물로서 사용 환자의 약 10~30%에서 간 효소치의 상승이 있을 수 있으나 대부분 계속 사용해도 간기능이 호전된다. 0.1% 이하에서 구역, 구토를 동반하는 바이러스성 급성 간염의 형태로 나타날 수 있는데, 황달을 동반하는 경우 치사율이 10%에 이른다. 이외에도 처음 발현하는 증상이 만성 간염이나 간경변증의 형태로 나타날 수 있으므로 가능성을 염두에 두어야 한다. Hydralazine에서는 약물 유발성 전신홍반루푸스의 일환으로 급성 간염, 육아종성 간염, 담즙정체성 간질환의 보고가 있다.

Angiotensin II receptor antagonist 중에서는 irbesartan에 의한 담즙정체와 candesartan에 의한 급성 간염이 보고되어 있다. Losartan에 의한 간세포 손상의 보고는 있으나 심하지 않은 것으로 알려져 있다.

(2) 항부정맥제

Amiodarone은 사용 환자의 약 25%에서 ALT가 정상 상한치의 5배까지 상승할 수 있으며 0.6%에서 임상적으로 의미 있는 간질환이 나타난다. 주로 지방간염의 형태로 나타나며 15~50%에서 대결절성 간경변증이 발생한다. 이외에도 육아종성 간질환, 담관염, 급성 간염의 보고가 있는데, 주사 주입 후 수 시간에서 수일 내에 치명적인 급성 간염이 발생한 보고도 있다. 1년 이상 사용하였을 때 발생할 수 있는 만성 간염은 흔히 피로감, 구역, 구토 등을 동반하며 심한 경우 황달, 혈청 알부민 감소, 프로트롬빈 시간 연장을 동반할 수 있다. 심하지 않은 간손상의 경우에는 약물을 끊으면 2주에서 4달에 걸쳐 간기능이 호전되나 간경변증으로 진행한 심한 경우에는 예후가 좋지 않다. Quinidine에 의한 간손상은 드물지만 약물 투여 1주 내지 6달 내에 발열 등 과민반응을 동반하는 간기능장애가 있을 수 있으며 끊으면 호전된다. Procainamide는 간 육아종, 간세포성 간손상, 담즙정체에 대한 보고가 있으며 propafenone은 4례의 담즙정체성 황달의 보고가 있으나 약물 중단 후 호전되었다.

(3) 항응고제

Unfractionated heparin과 low-molecular heparin은 투여 환자에 있어서 간 효소치의 상승을 일으킬 수 있으며 unfractionated heparin에 의한 담즙정체의 보고도 있다. Warfarin의 경우도 간세포 손상과 담즙정체를 모두 일으킬 수 있는 것으로 알려져 있다.

(4) 지질 강하제

HMG Co-A reductase 억제제 사용 시 1~3%에서 간 효소치가 상승할 수 있으나 약물을 중단해야 할 정도로 심한 간손상은 드물다. 다만 lovastatin, pravastatin, atorvastatin, simvastatin과 관련된 담즙정체성 간염이 보고되어 있다. 이들 약물과 gemfibrozil을 같이 사용하는 경우 근육염 발생이 증가된다는 보고는 있으나 간손상을 증가시킨다는 보고는 없다. Niacin은 용량 의존성 간손상을 일으키는 약물로 잘 알려져 있는데, 주로 2g/일 이상의 용량에서 급성 간염의 형태로 발현되며 생체 이용률이 높은 서방형 제제의 경우에는 500mg/일의 용량에서도 간기능장애가 나타날 수 있고 잠복기는 1주에서 4년까지 다양하다. Sulfonylurea를 같이 사용하거나 기존에 간질환이 있던 사람에게서 더 흔히 일어나며 일부에서는 치명적이므로 주의를 요한다. Niaspan은 새로 개발된 nicotinamide 제제로서 아직은 간손상의 보고가 없지만 추후 관찰이 필요하다. 비알코올성 지방간염의 경우 많은 환자에서 비만과 지질대사의 이상이 관찰되는데, 이와 같은 원인으로 경하게 간 효소치가 상승되어 있는 환자에서 statin계열 약물을 사용해야 하는 경우가 있다. 비교적 안전하게 사용할 수 있으므로 관상동맥질환 등의 고위험군에서는 지방간염을 동반하더라도 statin계열 약물을 사용할 수 있다.

(5) 항혈소판제제

Aspirin은 용량 의존성 간손상을 일으키고 종종 간 효소치가 상승하지만 황달은 매우 드물며 약물을 중단하면 즉시 호전되고 저용량으로 다시 투여해도 재발하지 않는 경우가 많다. 하지만 치명적인 경우가 1례 보고되어 있고 소아 열성 환자에서 Reye 증후군을 일으킬 수 있으므로 주의를 요한다. 약 30례의 간손상 보고가 있는 ticlopidine의 경우는 용량 비의존성으로, 주로 담즙정체성으로 나타나며 약물 시작 2~12주 내에 증상이 나타나고 중단 시 대부분 회복된다. Clopidogrel은 ticlopidine에 의한 담즙정체 환자에서 대체하여 사용할 수 있으나 이 역시 간세포성-담즙 정체성 간손상의 보고가 있다.

2. 내분비계 약물

(1) 경구 혈당강하제

Troglitazone은 1997년 FDA에서 승인된 thiazolidinedione계 약물로 시판 후 75례 이상의 치명적인 간손상 예가 보고되어 1999년 승인이 취소되었다. 1999년 승인된 rosiglitazone과 pioglitazone은 각각 현재까지 2례와 1례의 급성 간세포 손상이 보고되었으나 아직 이로 인한 사망자는 없다. FDA는 이들 약물의 사용 전에 ALT가 정상 상한치의 2.5배 이하이어야 하고 약물 사용 후 2달마다 ALT를 추적해서 정상 상한치의 3배 이상이 지속될 때 약물을 중단할 것을 권고하고 있다. 하지만 troglitazone의 경우 정상 간기능에서 간부전에 이르는 시간이 1~2주에 불과했고 당뇨병으로 이들 약물을 처방받는 환자의 많은 수에서 비알코올성 지방간염을 동반하고 있어 정상 상한치 3배 이상의 간기능 이상은 비교적 흔하므로 이러한 권고안이 효과적일지는 미지수이다. 개발된 지 오래된 sulfonylurea(carbutamide, metahexamide, chlorpropamide)는 간세포성 손상을 비교적 흔히 초래하지만 새로 개발된 tolbutamide, tolazamide, glibenclamide의 경우 간손상의 보고가 드물며 담즙정체성 손상에 대한 보고가 일부 있다. 이들 sulfonylurea에 의한 간손상의 경우에는 발열, 발진, 호산구증 등 과민반응의 증상이 동반되는 경우가 많고 tolbutamide, tolazamide의 경우 vanishing bile duct syndrome의 보고가 있으며 glibenclamide에 의한 간세포성 손상의 보고가 있는데 치명적인 경우도 있다.

Gliclazide의 경우 과민반응을 동반하는 급성 간염의 보고가 있고, metformin, acarbose, human insulin에 의한 담즙정체성 또는 간세포성 간손상이 보고되어 있으나 매우 드물다.

(2) 항갑상선제

항갑상선제에 의한 간독성의 빈도는 0.5% 이하이다. Methimazole과 carbimazole에 의한 간손상은 드물지만 담즙정체성 간손상의 보고가 있다. Propylthiouracil에 의한 간손상은 비교적 흔하며 급성 간염의 형태로 나타나는데 종종 과민반응의 증상을 동반하며 보고된 36례 중 7례에서 치명적이었다. Propylthiouracil에 의한 만성 간염은 드물며 대부분 약물 중단 시 호전된다.

(3) 스테로이드제

경구스테로이드제를 사용하는 환자 10,000명당 2.5명에서 2~3달 뒤에 담즙정체가 일어날 수 있으며 임신성 담즙정체가 있었던 환자에서 더 흔히 일어나지만 중단 시 모두 회복된다. 경구피임제와 국소성 결절형 증식증*focal nodular hyperplasia*은 관련이 없는 것으로 여겨지지만, 간혈관종*hemangioma*은 경구피임제를 사용할 때 크기가 커질 수 있고 경구피임제 사용이 간선종*hepatic adenoma*의 발생을 증가시킨다. 간선종은 약물을 중단하면 대개 크기가 줄어들지만 크기가 클 경우 파열의 위험이 있고 악성변화의 위험이 있으므로 치료를 요할 수 있다. 경구피임제를 8년 이상 사용하였을 때 간세포암종의 상대적 위험성이 7배 증가하지만 우리나라처럼 만성 바이러스성 간염에 의한 간세포암종의 발생이 많은 나라에서 차지하는 빈도는 극히 낮다. 고용량의 anabolic steroid를 사용하였을 때 1~6개월 내에 담즙정체가 종종 발생하지만 약물을 끊으면 호전된다. Anabolic steroid를 장기간 사용한 환자에서 간선종과 간세포암종의 보고가 있으므로 이러한 환자에서는 간 영상검사가 추천된다.

(4) Estrogen 수용체 길항제*estrogen receptor antagonist*

Tamoxifen은 장기간 사용 시 비알코올성 지방간염을 일으키는 것으로 잘 알려져 있는데, tamoxifen 자체의 독성과 이 약물을 사용할 때 증가하는 중성 지방과의 상승효과에 의한 것으로 여겨진다. Tamoxifen에 의한 비알코올성 지방간염은 약물을 중단하면 대부분 호전되지만 약물을 사용해야 하는 유방암과 같은 원인질환을 고려할 때 비알코올성 지방간염이 발생하였다고 반드시 약물을 끊어야 하는 것은 아니다. Toremifene은 tamoxifen에 비하여 지방간이나 지방간염을 일으키는 빈도가 낮다.

3. 항생제

(1) Penicillin계

Penicillin G나 penicillin V 같은 천연 페니실린의 경우 직접적인 간손상의 보고는 없고 과민반응에 동반된 허혈성 간손상의 보고가 있다. Oxacillin은 간 효소치의 상승을 동반하는 간기능장애에 대한 보고가 많고 일부에서 담즙정체나 급성 간염의 보고도 있으나 중단하면 대부분 정상화된다. Flucloxacillin은 10만 명당 1~10명에서 약물 시작 1~9주 후에 담즙 정체성 간손상이 발생하는 것으로 알려져 있는데, 사망률이 5%에 이르고 중단 후에도 10~30%에서 담즙정체가 지속되며 일부는 간경변증으로 진행하므로 주의를 요한다. 치료는 주로 보존적 치료이나 담즙정체가 지속되는 환자의 2/3에서 ursodeoxycholic acid가 효과적인 것으로 알려져 있다. Cloxacillin과 dicloxacillin도 flucloxacillin과 유사한 간손상을 일으킬 수 있다는 보고가 있다. 현재까지 amoxicillin-clavulanate에 의한 150례 이상의 담즙 정체성 간손상의 보고가 있는데, 대개 약물 시작 후 6주 내에(평균 18일) 발생하나 드물게 중단 6주 이후에 증상이 발생하기도 한다. 환자들의 30~60%에서 발열, 발진, 호산구증이 동반되고 치사율 없이 약물 중단 후 완전 회복되나 회복 시까지 4달이 걸리기도 한다.

(2) 퀴놀론계

Ciprofloxacin, norfloxacin, ofloxacin에 의한 간손상은 흔하지 않으며 나타난다면 주로 담즙정체성이다. 하지만 ciprofloxacin과 ofloxacin에 의한 급성 간부전의 보고가 있고 norfloxacin에 의한 괴사성 육아종성 간염*necrotizing granulomatous hepatitis*의 보고가 있다. 심한 간기능장애를 초래했던 trovafloxacin은 그 허가가 취소되었다.

(3) Tetracyclin계

고용량 정주요법 시 발생할 수 있는 microvesicular steatosis와 급성 간부전이 대표적이나 현재 주로 사용되는 경구형에서는 2례의 담즙정체성 간손상이 보고되어 있다. 여드름 치료에 흔히 사용되는 minocyclin은 두 가지 형태의 간손상이 잘 알려져 있는데, 하나는 약물사용 5주 내에 발생하는 급성 간염으로 exfoliative dermatitis, 임파선 종대, 호산구증 등 과민반응의 증상을 동반한다. 다른 하나는 1년 이상 사용한 경우 발열, 관절통, anti-nuclear antibody, anti-smooth muscle antibody를 동반하여 나타나는 자가면역성 간염의 형태인데 둘 다 끊으면 대부분에서 완전히 회복되며 일부에서만 치사율이 보고되어 있다.

(4) Sulfonamide계

Sulfonamide에 의한 간손상은 담즙정체성 또는 육아종성 간염의 형태로 많은 보고가 있으며, 특히 HIV 감염자와 slow acetylator에서 흔하다. 대개 약물 시작 2주 내에 일어나고 피부 발진(때로는 Stevens-Johnson syndrome), 혈관염, 임파선 종대, 췌장염, 신경 증상, 범혈구감소증, 신부전과 동반되는 경우가 많다. Cotrimoxazole(Bactrim)에서는 이외에 지속성 담즙정체에 대한 보고가 있다. Sulfapyridine기를 포함하고 있는 sulfasalazine에서도 sulfonamide와 같은 간손상의 보고가 있고 이에 의한 사망 예가 적어도 10례 이상인데, 5-aminosalicylate만으로 구성된 mesalamine이나 olsalazine도 급성 간염을 일으킬 수 있으므로 5-aminosalicylate도 간손상의 일부 예에 기여할 것으로 여겨진다. Mesalamine의 경우 담즙정체성 간손상이나 만성 간염을 일으켰다는 보고도 있다.

(5) Macrolide계

Erythromycin estolate 사용 시 나타나는 담즙 정체성 간손상은 잘 알려져 있으며 약물 시작 2일에서 25일 이후에 식욕부진, 구역, 구토, 복통과 함께 간 효소치가 상승되지만 약물 중단 후 회복되는 것으로 알려져 있다. 주사제로 사용되는 erythromycin lactobionate 사용 후에 전격성 간염이 발생하였다는 보고도 있다. 이외에 clarithromycin, azithromycin, roxithromycin의 경우 담즙정체성이나 혼합형(간세포성 및 담즙정체성) 간손상의 보고가 있다.

(6) 항결핵 약물

Isoniazid는 사이토크롬 P450 효소계에 의해 대사되어 생성되는 반응성 대사산물에 의한 대사성 특이반응을 통해 간손상을 일으킨다. 사용 후 첫 3달 동안 10~20%에서 정상 상한치 3배 이하의 경미한 간 효소치 상승이 나타날 수 있는데, 계속 사용해도 저절로 호전되지만 사용자의 약 1%에서 황달이 나타나며 이는 알코올 중독자, 여성, HBV, HCV, HIV 감염자에서 더 흔하다. 간기능부전이 발생하기 전에 중단하면 호전되지만 증상이 있음에도 불구하고 계속 사용할 경우 간부전에 의해 사망할 수 있다. 따라서 HIV 감염자, 알코올중독이나 간질환의 병력, 임신 중이거나 주산기인 여성 등 고위험군에서는 치료 시작 전과 후 규칙적으로 간기능검사를 해야 하며, 모든 환자에서 피로감, 구역 등의 경미한 증상이 있을 경우 의료기관에서 검사를 할 것이 추천된다. Rifampin은 사이토크롬 P450 효소계의 활성을 증가시켜서 isoniazid와 같이 사용하였을 때 isoniazid의 간독성을 증가시키는 약물로 잘 알려져 있으나 rifampin 단독으로도 간독성을 유발하였다는 보고가 있다. 사용 후 1달 내에 바이러스성 간염과 유사한 간세포성 손상의 형태로 나타나며 황달이 동반되기도 한다. Pyrazinamide는 용량 의존성 간손상을 일으켜서 40~50mg/kg의 고용량을 사용할 때 그 빈도가 높아지며 isoniazid, rifampin과 같이 사용할 때 간독성이 증가한다. 증상 발생 후에도 계속 사용할 경우 치명적일 수 있으므로 시작 전과 시작 2, 4, 6주 뒤에 간기능검사를 할 것이 추천되며 간 효소치가 정상치의 5배 이상 증가하면 약물을 중단해야 한다.

4. 산분비 억제 약물

(1) H_2 차단제

현재 사용되는 H_2 차단제인 cimetidine, ranitidine, famotidine에 의한 간손상은 아주 드물지만, 이들 약물 외에 개발되었던 oximetidine, ebrotidine, niperotidine 등은 심한 간손상으로 인해 허가가 취소되었다. 약 100,000명을 대상으로 실시된 연구에 의하면 cimetidine, ranitidine, omeprazole을 사용하는 환자에서 사용하지 않는 환자에 비해 원인 불명의 간기능장애가 일어날 상대 위험도가 각각 5.5, 1.7, 2.1이라는 보고가 있고 cimetidine, ranitidine 또는 famotidine이 담즙정체성 간손상이나 급성 간염을 일으킨 보고도 있으므로 간손상의 가능성을 염두에 두어야 하겠다. Cimetidine의 경우 800mg/일 이상의 용량을 사용하거나 치료 시작 초기에 간손상이 많이 발생한다고 알려져 있다.

(2) Proton pump 억제제

Omeprazole이나 lansoprazole에 의한 급성 간염에 대한 몇 예의 보고가 있으며 omeprazole과 rabeprazole의 경우 전격성 간염의 보고가 하나씩 있으나, 전격성 간염의 경우 acetaminophen이나 terbinafine을 같이 사용하던 환자였으므로 그 인과관계는 확실하지는 않다.

5. 소염 진통제

(1) Acetaminophen

Acetaminophen은 미국, 영국, 오스트레일리아 등에서 급성 간부전의 주된 원인으로 많은 연구가 되어 왔다. 이에 의한 간손상은 용량 의존성으로 1~4g/일의 치료 용량에서는 대부분 안전하지만 15~25g 이상의 양을 한 번에 섭취할 경우 간손상이 일어난다. Acetaminophen에 의한 간손상의 기전은 사이토크롬 P450 2E1이나 사이토크롬 P450 3A4에 의해 생성되는 반응성 대사산물인 N-acetyl-p-benzo-quinoneimine(NAPQI)이 간 세포의 세포막에 있는 단백질을 직접 변화시키거나 간세포 내 glutathione을 소모시킴으로써 증가된 산화스트레스에 의해 세포손상과 세포자멸사를 일으키는 것으로 알려져 있다. 따라서 사이토크롬 P450 2E1의 활성을 증가시키고 세포 내 glutathione을 소모시키는 만성적 알코올 섭취나 금식(48시간 이상의 탄수화물 섭취를 하지 않은 경우)의 경우 4g/일 이하의 치료 용량에서도 간독성을 일으킬 수 있다. 이외에도 isoniazid와 phenytoin과 같이 사이토크롬 P450 2E1과 사이토크롬 P450 3A4의 활성을 증가시키는 약물을 동시에 사용할 때에도 주의를 요한다. Acetaminophen에 의한 간손상 시 glutathione을 공급해주는 N-acetylcysteine의 투여가 효과적 치료법으로 16시간 내에 투여하면 심각한 간손상은 드문 것으로 알려져 있으나 24시간까지 투여해도 효과를 볼 수 있다. N-acetylcysteine의 경구요법으로는 처음 140mg/kg을 투여하고 이후 초기 용량의 절반을 4시간마다 72시간 동안 투여한다. 주사요법으로는 처음 150mg/kg을 15분간, 50mg/kg을 4시간 동안, 100mg/kg을 16시간 동안 주사하는 20시간 요법과 처음 140mg/kg을 주사하고 이후 4시간마다 70mg/kg을 12회 주사하는 48시간 요법이 있다. N-acetylcysteine을 투여할 때 6~15%에서 anaphylactoid reaction이 일어날 수 있는데, angioedema나 호흡곤란 증상이 있으면 투여를 중단하고 항히스타민제를 투여하며 증상이 사라지면 한 시간 내에 다시 투여할 수 있다. N-acetylcysteine에 의한 과민반응이 심할 경우 acetaminophen을 섭취한 지 10시간 이내이면 methionine을 대신 투여할 수 있다.

(2) 비스테로이드성 소염제*nonsteroidal anti-inflammatory drugs; NSAID*

약 15%에서 간 효소치의 상승을 관찰할 수 있으나 현재 사용되는 NSAID에 의한 간손상의 빈도는 그리 높지 않다. 한편 NSAID는 그 구조의 다양성으로 인해 간세포성 손상, 담즙정체성 손상, 육아종성 간질환, 전격성 간염 등이 약물에 따라 다양하게 나타날 수 있다. Diclofenac에 의한 간손상은 100,000명당 1~5명의 빈도로 나타나고 노인이나 여성에서 흔하며 주로 급성 간염이나 간세포성-담즙 정체성의 혼합형이다. 대개 약물 시작 후 3달 내에 전구증상이 발생하며 대부분은 중단하면 호전되나 노인에서는 일부 치명적이다. Diclofenac에 의한 만성 간염의 경과를 보인 일부에서 중단 후 3개월까지 증상의 호전이 없을 경우 corticosteroid가 효과적이었다는 보고가 있다. Propionic acid 유도체인 fenoprofen, ketoprofen, pirprofen, tiaprofenic acid에 의한 전격성 간염의 보고가 있으며 같은 계열인 bromfenac, benoxaprofen, ibufenac은 치명적인 간독성으로 인해 허가가 취소되었다. Ibuprofe은 심각한 간손상은 거의 일으키지 않으나 간세포성 또는 혼합형 간손상에 대한 몇 예의 보고가 있으며 치명적인 간부전과 소아에서의 vanishing bile duct syndrome의 보고도 있다. Piroxicam에 의한 간손상은 드물지만 급성 간염이나 담즙정체의 보고가 있고 전격성 간세포 괴사의 보고도 있으며 다른 oxicam 유도체인 isoxicam, droxicam도 급성 담즙정체성 간염의 보고가 있다. 선택적 COX-2 억제제인 celecoxib의 경우 임상시험에서 위약과 비교하여 간기능장애의 빈도는 차이가 없었으나 적어도 3례 이상의 담즙정체성 간손상이 중년 여성에서 보고되었는데, 시작 4일에서 3주 사이에 시작되었고 중단 후 1~4달 뒤에 호전되었다. 다른 선택적 COX-2 억제제인 nimesulide에 의한 간세포성 손상과 전격정 간부전의 보고도 있다.

6. 항암제

대부분의 경우 간세포성 손상이 특징적이나 steatosis의 형 태 는 dactinomycin, L-asparaginase, methotrexate에서 관찰되고 담즙정체성 간손상은 aminoglutethimide 등의 호르몬제제, azathioprine, IL-2 등에서 관찰될 수 있다. Cyclophosphamide, dacarbazine, busulphan 등은 VOD를 일으킬 수 있다. 만성 간염은 흔하지 않지만 doxorubicin과 azathioprine등에서 관찰될 수 있으며, 간경변증은 아주 드문데 rheumatoid arthritis, 건선*psoriasis*에서도 쓰이는 methotrexate에서 나타날 수 있다. 한편 항암제는 여러 약물을 동시에 사용하는 경우가 많으므로 약물 상호작용에 대하여도 주의해야 한다.

7. 항히스타민제

Cetirizine 사용 환자의 약 2% 이내에서 일시적인 간기능 이상이 일어날 수 있는데, 이외에도 cetirizine에 의한 담즙정체와 호산구증을 동반한 급성 간염이 1례씩 보고되어 있다. 또한 다른 항히스타민제인 terfenadine, cinnarizine, chlorpheniramine, pizotyline에 의한 담즙정체성 간손상의 보고가 있다.

Ⅶ 천연물에 의한 간손상

우리나라는 전통적으로 건강보조 식품에 대한 관심이 높아서 많은 환자나 일반인이 헛개나무, 고로쇠물, 인진쑥, 여러 버섯 달인 물, 신선초, 민들레, 하수오, 개똥쑥, 겨우살이, 봉황삼(백선), 백굴채(애기똥풀), 여러 형태의 녹즙, 다슬기즙 등을 자의로 섭취하는 경우가 많다. 물론 이러한 건강보조 식품이 모두 간에 위험하다고는 할 수 없으나, 급성 간염으로 입원하는 많은 환자에서 드물지 않게 건강보조 식품이 원인으로 추정되는 경우를 접하게 된다. 천연물이 너무 다양하고 상대적으로 간손상의 발생 빈도가 적어서 체계적으로 조사한 연구는 아주 드물지만 증례 보고는 어렵지 않게 찾을 수 있다. 우리나라에서 천연물에 의한 간손상의 빈도는 전체 급성 간손상의 약 10% 내외로 추정되고 있으며, 대전과 충남 일부 지역에서 만성 간질환 환자를 대상으로 조사한 연구에 따르면, 약 28%의 환자에서 천연식물을 사용한 경험이 있다고 하여 이러한 환자에서의 잠재적 위험성이 적지 않음을 알 수 있다. 간손상의 기전은 약물에 의한 간손상과 다르지 않으나 내인성 간독성에 의한 용량 의존성 간독성이 더 흔한 것으로 보고되었다. 진단 또한 다른 약물에 의한 경우와 같으나 환자가 기억을 잘 하지 못하거나 식품과는 다른 천연물로 인지하지 못하는 경우가 많아서 섭취력의 청취에 제한이 많다. 하지만 중단 후 호전된 뒤에도 원인물질에 대한 인지를 못하는 경우 다시 섭취하여 간손상이 재발되는 경우도 임상에서 드물지 않으므로 원인 모를 간기능 이상 환자를 접할 경우 자세한 섭취력 청취가 진단에 무엇보다 중요하다. 이 장에서는 대표적으로 기전 등이 알려져 있는 몇 가지 천연물에 대해 간단히 소개하고자 한다.

1. Pyrrolizidine alkaloids 함유 식물

Pyrrolizidine alkaloids(PA)를 함유하는 식물은 전 세계에 350종 이상이 알려져 있으며, 주로 포유동물에서 간독성을 일으키는데 인체독성은 *Senecio*속, *Crotalaria*속, *Symphytum*속, *Heliotropium*속의 네 가지 식물 속*genera*에 의해 초래된다. PA 함유 식물에 의한 간손상의 호발지역은 자메이카와 아프리카의 일부 지역으로 주로 허브차에 의해 발생하는데 그 외의 지역에서도 산발적으로 발생한다. 간손상의 형태는 VOD로서 복부팽만, 간비대, 복수 등이 나타난다. 급성 VOD는 고용량 pyrrolizidine alkaloids의 단기간 노출로 초래되며 만성형은 저용량의 장기 노출에 의해 초래된다. 급성기 조직소견은 간 세정맥의 비혈전성 폐쇄 소견과 간울혈, 출혈성 소엽 중심 괴사 및 유동*sinusoid*의 확장 등이며 만성

형에서는 중심 섬유화와 bridging fibrosis가 나타날 수 있고 문맥압항진증도 유발된다. 급성형에서는 15~20%가 사망하며 50%는 회복되나 어린이보다 어른이 예후가 더 나쁘다. 급성형의 약 15%는 아급성형과 만성형으로 진행하는데 간경변증으로 진행될 수 있다. 간독성의 기전은 사이토크롬 P450 3A4에 의해 대사된 반응성 대사산물이 alkylating agent로서 혈관내피세포*vascular endothelium*에 작용하여 발생하는데, 간손상의 정도는 pyrrolizidine alkaloids의 종류, 복용량 및 환자의 감수성에 따라 다르다. 한국에서는 아직까지 pyrrolizidine alkaloids 함유 식물에 의한 VOD는 보고되지 않았으나, *Symphytum*속의 컴프리(Symphytum officinale), *Senecio*속의 솜방망이(Senecio integrifolius), *Crotalaria*속의 활나물(Crotaralia sessiliflora) 등이 PA를 함유하는 식물이다. 컴프리*comfrey*(일명 감부리)는 우리나라에서 잎을 녹즙의 형태로 복용하는 경우가 있는데 그 뿌리에 pyrrolizidine alkaloids의 함유가 많아서 뿌리를 말려 차의 형태로 섭취하는 경우는 간독성의 가능성을 염두에 두어야 한다.

2. 야생 버섯에 의한 급성 간손상

간손상을 초래하는 버섯 독소에는 독우산광대버섯의 아마톡신*amatoxins*을 비롯하여 마귀곰보버섯의 MMH, 노란다발의 nematolin 등이 있으나 한국에서는 아마톡신이 유일하다. 독성 간염의 여러 가지 원인 중 유일하게 약 20%에 달하는 높은 사망률을 보인다. 아마톡신을 함유한 한국산 버섯은 독우산광대버섯(Amanita virosa)이 대표적으로 가장 흔하지만 그 외에도 개나리광대버섯(Amanita subjunquillea)이 알려져 있다.

아마톡신은 이환성 펩타이드*bicyclic peptide*로서 열에 강하여 끓여도 파괴되지 않으며 LD50가 2mg/kg로서 cyanide의 약 10배에 달하는 독성을 가지고 있다. 아마톡신의 표적세포는 위장관 점막세포와 간세포 및 신장세포로서 위장관 증상, 간부전 및 신부전을 초래하는데, 표적세포 내에서 RNA polymerase Ⅱ와 결합함으로써 mRNA 생산이 중단되어 세포사멸을 초래한다. 섭식 후 최초 약 6~12시간의 무증상기가 있은 후 심한 복통과 구토, 설사가 주 증상인 위장관 증상기가 12~24시간 지속된다. 이후 황달과 급속한 간 효소치 상승을 동반하는 간염기가 나타나며 4~7일에 걸쳐 간신증후군*hepatorenal syndrome*이나 급성 간부전으로 진행하게 된다. 콜린*choline*과 같은 위장관 자극독소를 함유한 다른 야생 버섯들은 위장관 증상만을 초래하는데 대부분 2시간 이내에 복통이나 구토, 설사가 나타나고 5~6시간 이내에 완전히 회복된다.

아마톡신 중독이 의심되는 경우 4시간 이내 병원에 도착하면 활성탄을 이용한 위세척을 시행하고 충분한 수액요법을 시행해야 한다. 체내 전해질, 혈당, 산-염기 균형을 맞추기 위한 보조요법과 함께 고용량 penicillin G와 silibinin(silymarin) 투여가 효과적이라는 보고가 있는데, penicillin G를 300,000~1,000,000units/kg/일 정주하거나 silymarin(Legalon®)을 20~50mg/kg/일 사용하기도 한다. 고용량 penicillin G의 주사 제형에 potassium이 포함되어 있으므로 고용량 정주 시 혈청 전해질 검사를 하루에 두 번 이상 시행해야 한다. 또한 근거가 충분하지는 않으나 N-acetylcysteine을 같이 사용할 수도 있으며 드물게 약제에 대한 과민반응이 있을 수 있다. 간성 혼수, 간신증후군을 동반하며 급성 간부전으로 진행하는 경우에는 즉시 간이식을 고려해야 한다.

3. 기타 천연물에 의한 간손상

백선(Dictamnus dasycarpus)은 국내에서도 보고된 간손상 원인식물인데, 흔히 봉황삼으로 불리는 뿌리에 의해 발생한다. 비교적 잠복기가 짧은 편이고 섭취한 사람에서 높은 빈도로 간손상이 발생하는 것으로 보아 내인성 간독성이 주된 기전일 것으로 추정된다. Cassia angustifolia(Senna)는 변비 치료제로 흔히 사용되며 다량 복용 시 간손상을 유발하는데, 주성분인 sennoside가 장내 박테리아에 의해 anthron으로 분리되어 간독성을 초래한다고 알려져 있다. 또한 신경안정제로 쓰이는 Jin Bu Huan은 국내에서도 서식하는 뱀톱(Lycopodium serratum)의 추출물로서 성분 중 한 가지가 pyrrolizidine alkaloids와 구조가 비슷한 levo-tetrahydropalmitine으로 알려져 있다. Germander는 담장 게르만더 꽃으로 유명한 꿀풀과(Labiatae) 식물*Teucrium chamaedrys*로서 프랑스에서 체중 감량이나 경한 설사의 치료제로 허가되어 차나 캡슐의 형태로 판매되었으나 30례 이상의 독성 간염이 보고되었고 급성 간부전으로 사망한 예도 있어 판매가 중지되었다. 간손상은 복용을 시작한 지 평균 2달 후에 나타났는데, 빌리루빈과 ALT의 심한 상승을 보였고 투여를 중지한 경우에는 약 2~6개월 후에 정상화되었으나 고용량 또는 장기간 복용한 일부의 환자들에서는 만성 간염 및 간경변증으로 진행하였다. Germander에 의한 간손상은 동물실험에서 용량 의존성이 확인되어 내인성 간독성에 의할 것으로 생각되나 회복 후 다시 노출된 환자에서의 간손상에서 잠복기가 단축된 것으로 미루어 면역 매개성 기전도 관여할 수 있다. 국내에 germander는 없으나 이와 가까운 종으로 곽향(Teucrium vernocoides), 개곽향(Teucrium japonicum) 등이 있으며 아직 이들에 의한 간손상 예는 보고되지 않았다. 이외에도 Scutellaria(Skullcap)와 Valeriana officinalis(Valerian)에 의해 초래되는 급성 간손상 예가 있는데, skullcap diterpenoids 성분에 의한 간손상 기전은 잘 연구되어 있다. 국내에서 사용되는 *Scutellaria*속의 식물에는 황금(Scutellaria baicalensis)이 있고 *Valeriana*속에는 쥐오줌풀(Valeriana fauriei)이 있다. 겨우사리(Viscum album)의 예에서도 내인성 간독성에 의한 소견이 주로 나타난다.

식물에서는 드물지만 면역성 특이반응의 가능성을 보이는 예로서 greater celandine으로 알려진 애기똥풀(Chelidonium majus)에 의한 간손상이 있는데, 외국에서 보고된 예에서 호산구 침윤, 자가항체, 재노출 시 신속한 재발 등은 면역성 특이반응을 시사하지만 용량 의존성도 보이고 있어 내인성 간독성도 같이 관여할 가능성이 있다. 마지막으로 중국산 하수오(Polygonum multiflorum)에 의한 간손상이 국내에서도 보고되어 있는데 국내에서는 마디풀과의 하수오(Pleuropterus multiflorus)와 나도하수오(Pleuropterus cilinervis)가 있다.

Ⅷ 결론

실제 임상에서 급성 간염 환자의 약 10%에서 그 원인을 차지하는 약물 유발성 간손상은 적절한 시기에 발견하지 못하면 심각한 결과를 초래할 수 있으며, 아울러 각종 간담도계 질환의 감별진단에서도 항상 고려해야 한다. 또한 약물 유발성 간손상의 예방은 담당의뿐만 아니라 사회 전체의 윤리적 및 법적 책임에 해당하므로, 간질환을 다루는 임상의로서는 이의 예견 및 조기발견에 항상 관심을 기울여야 한다. 한편 약물 유발성 간손상을 진단할 수 있는 특이 검사방법이 없으며, acetaminophen에 의한 경우를 제외하고는 효과적인 치료법이 없으므로, 임상적으로 의심하여 약물 복용력을 철저히 조사하고 인과관계를 규명하고자 하는 노력이 가장 중요한 진단법이다. 또한 간손상의 예방과 조기진단 및 적절한 시기에 약물 투여를 중단하는 것이 무엇보다도 가장 중요한 치료법이다.

참고문헌

1. 안병민. 약인성 간손상의 진단과 치료. 대한간학회지 2001;7(1s):45-63
2. 안병민. 식물에 의한 간손상의 사례와 대책. 대한간학회지 2001;7(3s):99-110
3. 안병민. 버섯에 의한 간손상. 대한간학회지 2004;10(2s):87-94
4. Barrio J, Castiella A, Lobo C, et al. Cholestatic acute hepatitis induced by amoxycillin-clavulanic acid combination. Role of ursodeoxycholic acid in drug-induced cholestasis. Rev Esp Enferm Dig 1998;90:523-526
5. Beaune P, Dansette PM, Mansuy D, et al. Human anti-endoplasmic reticulum autoantibodies appearing in a drug-induced hepatitis are directed against a human liver cytochrome P-450 that hydroxylates the drug. Proc Natl Acad Sci U S A 1987;84:551-555
6. Benichou C. Criteria of drug-induced liver disorders. Report of an international consensus meeting. J Hepatol 1990;11:272-276
7. Brosens I, Johannisson E, Baulieu EE, et al. Oral contraceptives and hepatocellular carcinoma. Br Med J 1986;292:1667-1668
8. Chitturi S, Farrell GC. Drug-Induced Liver Disease. Curr Treat Options Gastroenterol 2000;3:457-462
9. Cicognani C, Malavolti M, Morselli-Labate AM, et al. Flutamide-induced toxic hepatitis. Potential utility of ursodeoxycholic acid administration in toxic hepatitis. Dig Dis Sci 1996;41:2219-2221
10. Danan G, Benichou C. Causality assessment of adverse reactions to drugs--I. A novel method based on the conclusions of international consensus meetings: application to drug-induced liver injuries. J Clin Epidemiol 1993;46:1323-1330
11. DeLeve LD, Shulman HM, McDonald GB. Toxic injury to hepatic sinusoids: sinusoidal obstruction syndrome (veno-occlusive disease). Semin Liver Dis 2002;22:27-42
12. Jaeschke H, Gores GJ, Cederbaum AI, et al. Mechanisms

of hepatotoxicity. Toxicol Sci 2002;65:166-176
13. Jonsson JR, Edwards-Smith CJ, Catania SC, et al. Expression of cytokines and factors modulating apoptosis by human sinusoidal leucocytes. J Hepatol 2000;32:392-398
14. Kallinowski B, Theilmann L, Zimmermann R, et al. Effective treatment of cyclosporine-induced cholestasis in heart-transplanted patients treated with ursodeoxycholic acid. Transplantation 1991;51:1128-1129
15. Kaplowitz N. Causality assessment versus guilt-by-association in drug hepatotoxicity. Hepatology 2001;33:308-310
16. Katsinelos P, Vasiliadis T, Xiarchos P, et al. Ursodeoxycholic acid (UDCA) for the treatment of amoxycillin-clavulanate potassium (Augmentin)-induced intra-hepatic cholestasis: report of two cases. Eur J Gastroenterol Hepatol 2000;12:365-368
17. Lee WM. Drug-induced hepatotoxicity. N Engl J Med 2003;349:474-485
18. Lucena MI, Camargo R, Andrade RJ, et al. Comparison of two clinical scales for causality assessment in hepatotoxicity. Hepatology 2001;33:123-130
19. Maria VA, Victorino RM. Development and validation of a clinical scale for the diagnosis of drug-induced hepatitis. Hepatology 1997;26:664-669
20. Pessayre D, Berson A, Fromenty B, et al. Mitochondria in steatohepatitis. Semin Liver Dis 2001;21:57-69
21. Piotrowicz A, Polkey M, Wilkinson M. Ursodeoxycholic acid for the treatment of flucloxacillin-associated cholestasis. J Hepatol 1995;22:119-120
22. Reed JC. Apoptosis-regulating proteins as targets for drug discovery. Trends Mol Med 2001;7:314-319
23. Robin M-A, Le Roy M, Descatoire V, et al. Plasma membrane cytochromes P450 as neoantigens and autoimmune targets in drug-induced hepatitis. J Hepatol 1997;26(Suppl 1):23-30
24. Trauner M, Meier PJ, Boyer JL. Molecular pathogenesis of cholestasis. N Engl J Med 1998;339:1217-1227
25. Yun CH, Okerholm RA, Guengerich FP. Oxidation of the antihistaminic drug terfenadine in human liver microsomes. Role of cytochrome P-450 3A(4) in N-dealkylation and C-hydroxylation. Drug Metab Dispos 1993;21:403-409

chapter 16

간경변증: 간섬유화 및 문맥압항진증

윤정환, 조은주

- 간경변증은 만성적인 간손상-회복 과정에서 간섬유화가 진행되어 조직학적으로 섬유성 반흔으로 둘러싸인 재생결절이 생긴 상태이다.
- 간경변증에서는 간섬유화로 인한 간내 혈관의 저항 증가 및 내장혈관 확장에 따른 문맥 유입 혈류량의 증가로 인해 문맥압항진증이 발생한다.
- 문맥압은 실제로 간정맥압 경사*hepatic venous pressure gradient*; *HVPG*로 측정되며, 이 값이 6mmHg 이상일 때 문맥압항진증으로 정의한다.
- 간경변증의 가장 흔한 원인은 만성적인 B형 및 C형 간염바이러스 감염이며 장기간의 알코올 과다섭취도 원인이 된다.
- 간경변증은 임상적으로 대상성 간경변증과 비대상성 간경변증으로 분류하며, 비대상성 간경변증은 복수, 정맥류 출혈, 간성 뇌증, 황달 등의 합병증이 있는 경우이다.
- 간경변증의 진단은 병력, 진찰 소견, 혈액검사 및 영상 소견, 조직검사 결과 등을 종합하여 진단한다.
- 문맥압항진증은 정맥류 출혈, 복수, 간성 뇌증, 간신증후군 등 여러 합병증을 초래하여 간경변증 환자의 예후에 중요한 인자로 작용한다.
- 간경변증 환자에서 간섬유화를 호전시키기 위하여 원인질환에 대한 치료를 권장한다.

간경변증이란 반복적인 간손상에 대한 상처 회복 과정의 결과로 나타나는 질환으로, 간손상이 반복되어 간세포 재생이 감소하고 교원질*collagen* 같은 세포외기질*extracellular matrix*; *ECM*이 과도하게 침착하여 간내 구조가 변형(간섬유화)되고 간세포수*effective hepatocyte cell mass*가 감소하는 질환이다. 간경변증은 여러 가지 원인에 의해 발생하나 최종적으로 나타나는 조직학적 병변은 유사하다.

I 원인 및 분류

전 세계적으로 간경변증의 원인으로 가장 흔한 것은 B형 및 C형 간염바이러스의 만성적인 감염 및 알코올 과다섭취이다(표 16-1). 국내의 경우 간경변증 환자의 63~73%가 B형간염바이러스 표면항원*Hepatitis B surface antigen*; *HBsAg* 양성이며, 다음으로 C형간염에 기인한 간경변증이 10~15%를 차지하고, 나머지는 알코올 및 그 외 여러 원인에 의해 발생한다.

간경변증은 일반적으로 간실질이 섬유조직에 의해 둘러싸여서 형성된 해부학 단위구조에 따라 다음과 같이 분류한다.

표 16-1 간경변증의 원인

흔한 원인	만성 바이러스성 간염(B형, C형) 알콜성 간질환
드문 원인	자가면역성 간염 원발성 담즙성 간경변증, 원발성 경화성 담관염 이차성 담즙성 간경변증: 담관폐쇄(담석, 종양, 협착, 선천적 폐쇄) 선천적 대사이상: 혈색소증, 윌슨병, α1-항트립신 결핍증, 갈락토오스혈증, 과당 불내성, 글리코겐 축적 질환 다낭성 간질환 사르코이드증 혈관질환: 정맥폐쇄 질환, Budd-Chiari 증후군, 심부전(울혈성 간경변증) 약물(메토트렉세이트*methotrexate*, 이소니아지드*isoniazid*) 비알콜성 지방간 잠재성*cryptogenic* 간경변증(원인불명)

① 소결절성 간경변증*micronodular cirrhosis, portal cirrhosis*: 대부분의 결절의 크기가 3mm 미만으로 작으며, 균일한 것이 특징적이다. 초기에는 균일한 소결절이 특징적이지만 진행하면 거대결절들이 생겨날 수도 있다.

② 거대결절성 간경변증*macronodular cirrhosis, postnecrotic cirrhosis*: 서로 다른 크기의 결절과 섬유화 중격*septa*이

특징적이다. 상당수의 결절은 크기가 3mm 이상이며, 때로 수 cm에 이르는 결절들도 있다. 거대결절형은 정상 세엽이 7~8개 모인 것과 비슷한 크기의 넓은 간실질로 구성된 단위구조를 가지며, 중심정맥과 유사한 정맥을 가지며 때로 문맥역도 가지고 있으나 정상 간과는 달리 배열이 불규칙하다. 간생검 시 채취한 조직의 절편이 작으면 소엽의 일부만 포함되기에 간경변증으로 판독하기 어려운 경우도 있다.

③ 혼합결절성 간경변증*mixed cirrhosis*: 소결절과 거대결절들이 비슷한 분포로 섞여 있는 간경변증을 말한다.

Ⅱ 간경변증의 발생: 간섬유화 및 문맥압항진증의 발생기전

다양한 원인에 의하여 장기간 간손상이 일어나면 간세포 재생이 감소하며 섬유화가 발생하고, 손상이 반복됨에 따라 가역적 상태에서 비가역적 상태로 진행된다. 나아가 괴사된 간세포가 교원질에 싸여 결절이 생기고 간의 구조가 손상되어 간경변증으로 진행된다. 그러므로 원인에 상관없이 최종적인 조직 변화는 거의 비슷하다.

1. 간섬유화의 발생기전

간섬유화의 기전은 알코올, 간염바이러스, 담즙산 등 간손상의 원인에 따라 차이를 보이지만, 간손상에 의하여 먼저 간세포가 손상받고 손상된 간세포에서 활성산소기와 염증성 물질들을 분비하며 뒤이어 Kupffer세포와 염증세포들이 활성화되고 모여듦으로서 간성상세포*stellate cell*를 활성화시키는 것이 일반적이다.

정상적인 간조직의 ECM은 기저막*basement membrane* ECM과 간질성 ECM으로 구분된다. Disse강을 구성하는 기저막 ECM은 원섬유*fibril*를 형성하지 않는 Ⅳ, Ⅵ 및 XⅣ형 교원질, 당단백(fibronectin, laminin), proteoglycan(heparan, chondroitin sulphate) 같은 결체조직 기질로 구성된다. 간질성 ECM에는 원섬유를 형성하는 Ⅰ, Ⅲ, Ⅴ, XⅠ형 교원질을 비롯하여 fibronectin, undulin(Ⅳ, Ⅵ, XⅣ), XⅧ형 교원질 및 다른 glycoconjugate들이 포함되는데 문맥부와 간소엽에 분포하며 간조직의 구조를 유지하는 역할을 한다.

섬유성 반흔의 형성은 ECM이 과잉 생산되고 분해는 감소한 결과이다. 정상 간에서는 간세포, 동모양혈관 내피세포*endothelial cell* 및 간성상세포에서 ECM이 생성되지만, 간이 손상된 후에는 주로 활성화된 간성상세포에서 세포외기질이 생성된다. 간성상세포는 ito cell 또는 pericyte라고도 불리며 섬유생성에 관여하는 주된 세포로, 간세포의 굴모양혈관*sinusoid*과 내피세포 사이, 즉 Disse강에 위치한다. 성상세포들은 정상일 때에는 비타민 A를 함유하는 작은 방울을 세포질 내에 가지고 있으면서 레티노이드의 주된 저장고 역할을 한다. 그

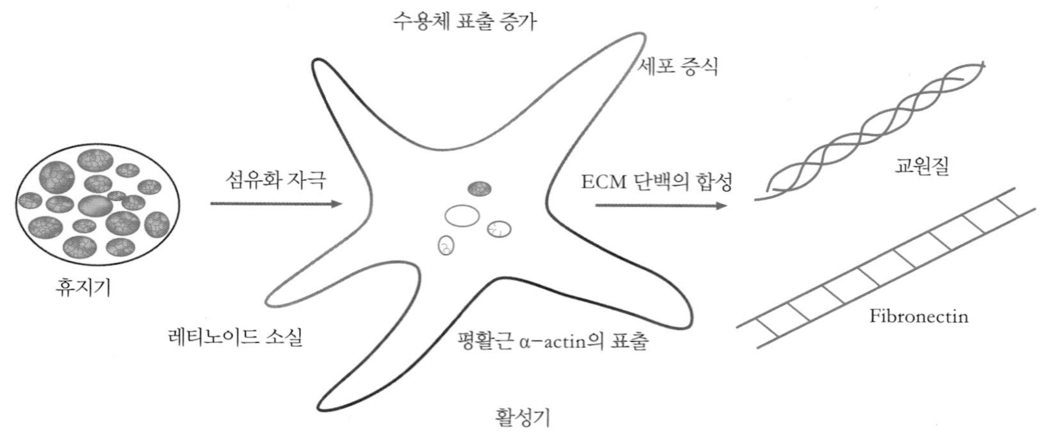

그림 16-1. 간성상세포 활성화 간성상세포 활성화는 간섬유화 및 간경변증의 병태생리에서 핵심적인 역할을 한다. 간손상 후 간성상세포는 개시*initiation*, 지속*perpetuation*의 2단계로 이뤄진 '활성화' 단계를 거쳐 근섬유모세포로 분화하고 이 과정에서 세포 증식, ECM 생성, 섬유화, 기질 분해, 레티노이드 소실, 각종 펩타이드 및 염증성 사이토카인 분비, 성상세포 및 백혈구 화학주성*chemotaxis* 등이 일어난다. 간손상이 더 진행하지 않고 관해가 되는 경우 활성화된 성상세포가 활성화 이전 상태로 돌아가는지 혹은 세포 자멸사로 가는지는 아직 명확히 밝혀지지 않았다.

러나 간손상이 발생하면 이들 세포가 활성화되어 레티노이드 방울이 소실되고 세포가 커지면서 증식하고 세포질 내 세망*rough endoplasmic reticulum*이 증가하며 평활근 특이 α-actin이 발현하면서 수축성이 높은 근섬유모세포*myofibroblast*로 변한다(그림 16-1). 근섬유모세포는 각종 성장인자에 대한 반응이 증가해 있고 다양한 혈관 수축성 물질을 분비하며 교원질(주로 Ⅰ, Ⅲ형)을 합성, 분비한다. 여러 사이토카인 중 Kupffer세포에서 유리된 transforming growth factor-β(TGF-β)와 혈소판에서 유리된 platelet derived growth factor(PDGF) 등이 간성상세포 활성에 가장 중요한 인자로 알려져 있다. PDGF는 간성상세포의 증식을 강력하게 유발하며, PDGF 신호전달차단은 간섬유화 억제효과가 있는 것으로 알려져 있다. TGF-β는 간섬유화 과정의 핵심적인 물질로서 간성상세포를 활성화시키며 세포화기질의 합성을 유발하고 분해는 억제하여 간섬유화를 유발하며, TGF-β 세포전달을 차단했을 때 간섬유화 동물모델에서 간섬유화 감소에 효과가 있었다. 그 외 여러 가지 혈관작용성 물질들도 간섬유화에 중요한 역할을 한다. 혈관이완성 물질들(nitric oxide, relaxin) 등은 항섬유화 효과가 있는 반면 혈관수축성 물질들(endothelin-1, norepinephrine, angiotensin Ⅱ) 등은 간섬유화를 유발한다. 특히 angiotensin-Ⅱ는 손상된 간에서 증가하며 활성화된 간성상세포에서도 생성되어 간성상세포의 증식, 이동, 염증반응, 교원질 합성을 유발하는 물질로 알려졌다.

섬유조직 생성을 결정하는 또 다른 중요한 요인은 기질단백의 분해이다. 이 과정은 metalloproteinase에 의하여 조절되는데, 이 효소계는 collagenase, gelatinase(type Ⅳ collagenase), stromelysin으로 분류할 수 있다. Collagenase는 Ⅰ, Ⅱ, Ⅲ형 교원질을 분해하며 gelatinase는 기저막의 Ⅳ형 교원질 및 젤라틴에 작용한다. Stromelysin은 proteoglycan, laminin, gelatin 및 fibronectin 같은 여러 기질을 분해한다. 이들 효소들은 주로 Kupffer세포 및 활성화된 성상세포에서 합성되며 tissue inhibitors of metalloproteinase(TIMPs)에 의해 억제된다. 활성화된 성상세포는 섬유조직을 생성할 뿐만 아니라 TIMP-1을 분비하므로 기질을 분해하는 데에도 중추적인 역할을 한다.

간이 손상된 후 Disse강에 원섬유를 형성하는 Ⅰ, Ⅲ, Ⅳ형 교원질 및 fibronectin이 침착하면 굴모양혈관은 모세혈관*capillarization*으로 전환되고 내피창*endothelial fenestrae*이 소실되며, 그 결과 간세포와 혈액 간의 대사산물 교환이 장애를 받아 허혈성 손상 및 섬유화를 가속화한다. 간섬유화와 재생 결절로 미세순환계가 압박을 받아 굴모양혈관의 협착이 진행되면 간실질 내 혈관저항이 증가하고 결과적으로 문맥압항진증이 초래된다.

2. 문맥압항진증의 발생기전

문맥압항진증이란 문맥*portal vein*과 하대정맥*inferior vena cava* 간의 압력경사*pressure gradient*가 6mmHg 이상일 경우를 일컫는다. 정상인에서 문맥압은 1~5mmHg 정도로 낮다.

문맥압은 문맥으로 유입되는 혈류량*portal venous inflow*과 이 혈류가 간정맥으로 유출되는 경로(주로 간내)에서 받는 혈관저항*portal outflow resistance*에 의해 결정된다[ΔP(압력)=Q(혈류)×R(저항)]. 따라서 문맥압항진증은 문맥계로의 유입 혈류량의 증가나 유출로 혈관저항의 증가에 의해 발생할 수 있으나, 일반적인 주원인은 혈관저항의 증가이다. 문맥압항진증은 혈관저항이 증가하는 부위에 따라 굴모양혈관전*presinusoidal*, 굴모양혈관내*sinusoidal*, 굴모양혈관후*postsinusoidal* 문맥압항진증으로 구분한다. 굴모양혈관전 문맥압항진증의 원인으로는 간 외부의 병변으로 문정맥혈전증, 간 내부의 병변으로 schistosomiasis가 있다. 굴모양혈관후 문맥압항진증의 원인으로는 간 외부의 병변으로 Budd-Chiari 증후군, 간 내부의 병변으로 정맥폐쇄질환이 있다. 굴모양혈관 부위의 저항 증가를 일으키는 간경변증은 문맥압항진증의 가장 흔한 원인으로 간경변증 환자의 60% 정도는 이미 임상적으로 문맥압항진증의 소견을 가지고 있다. 한편 간경변증에 수반되는 과역동성 순환*hyperdynamic circulation*과 내장동맥의 확장에 의하여 문맥으로 유입되는 혈액량이 증가하는 것도 문맥압 상승에 기여한다. 내장혈관의 확장은 글루카곤, 프로스타시클린, 내독소*endotoxin* 및 산화질소*NO* 같은 혈관확장물질들이 간에서 적절히 대사되지 못하고 혈액 내에서 증가하는 데 기인한다. 각각에 대하여 살펴보면 표 16-2와 같다.

표 16-2 문맥압항진증의 병태생리

문맥 혈류를 증가시키는 요인들	글루카곤 프로스타글란딘 산화질소*nitric oxide; NO* 종양괴사인자*TNF-α*
문맥 혈류에 대한 저항을 증가시키는 요인들	고정된 해부학적 요소 섬유화 결절에 의한 혈관 주행의 왜곡 가변 요소 엔도텔린-1 대 산화질소

(1) 문맥 혈류를 증가시키는 요인

동물실험에 의하여 간전*prehepatic* 문맥압항진증과 간내*intrahepatic* 문맥압항진증에서 모두 체순환의 혈관확장이 증명되었다. 이러한 동물에서는 노르에피네프린*norepinephrine*이나 엔도텔린*endothelin* 같은 혈관수축제에 대한 장간막동맥의 반응성이 감소*hyporesponsiveness*한 결과 혈관이 확장되어 내장순환 혈류와 문맥 혈류의 증가가 관찰된다. 그러나 이러한 물질에 대한 혈관의 수축반응 감소보다 혈관내피세포의 혈관확장물질의 생성 증가가 더 중요한 기전으로 이해되고 있다. 문맥압항진 실험쥐의 내장혈관을 이용한 실험에서 혈관내피세포를 제거한 후에 혈관수축력은 거의 회복되며, 또한 산화질소*nitric oxide; NO* 억제제 투여 후에 혈류가 감소하고 혈관수축물질에 대한 수축력이 회복되는데, 이는 내피세포의 산화질소 생성효소*endothelial nitric oxide synthase; eNOS*에 의하여 생성된 NO가 내장혈관의 혈류량 증가와 확장에 직접 관여함을 의미한다. 문맥압항진증에서 내장 혈류량의 증가와 선단 장력*shear stress*에 의해서 혈관내피세포의 eNOS 발현과 NO 생성이 증가함에 따라 혈관이 확장되고 수축력은 감소하게 된다. 이 밖에 혈관확장물질로 eNOS 외에 nNOS나 iNOS에 의한 NO, 글루카곤, 프로스타사이클린*prostacyclins*, 내인성 카나비노이드*endocannabinoids* 등이 있다.

간질환이 진행됨에 따라서 문맥전신 단락*portosystemic shunt*이 발생하고, 이는 혈관확장물질이 간으로 전달되는 것을 줄이며 체순환에서 혈관확장물질의 농도를 더욱 증가시킨다. 그러므로 혈관확장물질은 문맥압항진증의 발생뿐만 아니라 진행에 있어서도 중요한 역할을 한다.

(2) 문맥 혈류에 대한 저항을 증가시키는 요인

문맥 순환에서 저항을 형성하는 주된 장소는 굴모양혈관*hepatic sinusoid*이다. 혈류에 대한 저항은 두 가지 성분으로 나눌 수 있는데, 하나는 경변성 결절에 의한 혈관의 변형과 관련된 고정요소*fixed component*이며, 다른 하나는 혈관조절물질과 관련된 가변요소*variable component*이다. 정상 간내 혈관에서 여러 혈관조절물질들(NO와 엔도텔린-1 등)은 혈관의 평활근에 작용하여 혈관의 긴장도를 일정하게 유지시킨다. 간경변증에서는 이러한 혈관 조절 작용이 소실되어 간내 혈관압력이 증가하게 되는데 NO의 생성 감소와 엔도텔린-1의 증가가 그 대표적인 현상이다. 엔도텔린-1은 강력한 혈관평활근수축제로서 복수가 있는 만성 간질환 환자와 간신증후군 환자의 말초혈액에서 증가되어 있다.

문맥압항진증의 평가에 널리 이용되고 있는 방법은 간정맥압력차*hepatic venous pressure gradient; HVPG*의 측정이다. 우측대퇴동맥이나 경정맥을 통하여 카테터를 간정맥에 위치한 후 압력을 재면 간정맥자유압*free hepatic venous pressure*을 잴 수 있다. 이후 간정맥의 작은 가지까지 카테터를 넣은 후 카테터 끝의 풍선을 부풀려 간정맥을 막은 상태에서 압력을 재면 간실질 내 굴모양혈관의 압력을 반영하는 간정맥쐐기압*wedged hepatic venous pressure; WHVP*을 잴 수 있다. 간정맥쐐기압은 굴모양혈관 및 굴모양혈관후 부위의 문맥압항진증일 때에는 증가하지만 굴모양혈관전 문맥압항진증일 때에는 정상이다. 간정맥쐐기압에서 간정맥 자유압을 뺀 차이가 HVPG이며, 정상인의 간정맥쐐기압은 10mmHg 이하이고, 간정맥자유압은 5mmHg 이하로, HVPG는 정상인에서 5mmHg 이하이다(그림 16-2). HVPG가 보통 10mmHg 이상이 되면 정맥류가 발생하고, 12mmHg 이상일 때 정맥류 출혈의 위험이 있다. HVPG 측정은 비교적 간편하며 안전하나 침습적이라는 제한점이 있다. 그 외 장간막동맥조영술도 간문맥의 구조를 관찰할 때 도움이 되는데, 문맥압항진증의 원인이 간 외부에 있는지를 확인하거나 간수술이 필요한 경우에 시행할 수 있다.

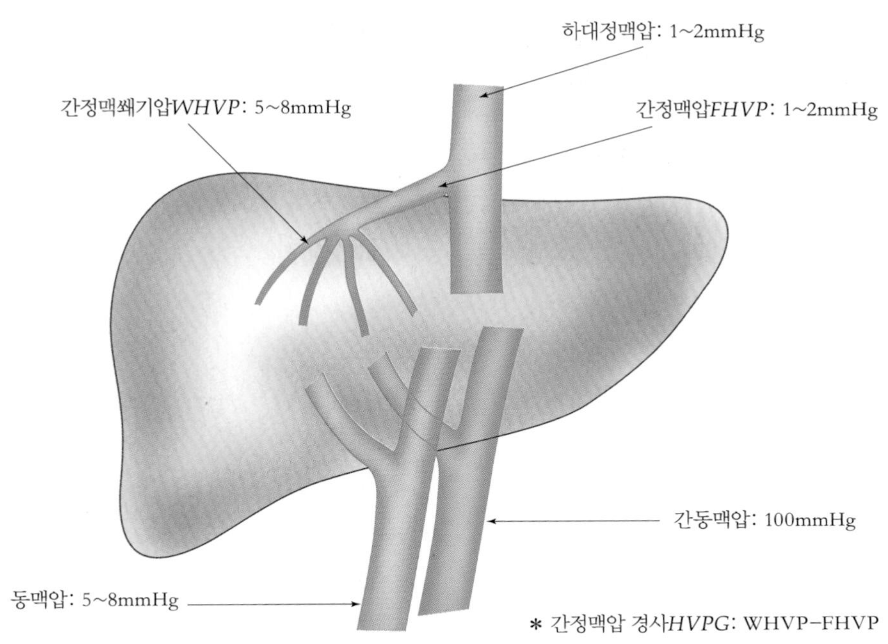

그림 16-2. 문맥압의 측정방법과 정상 간의 혈역학적 측정치들

Ⅲ 간경변증의 임상양상

간경변증의 임상증상은 만성 간염 증상의 연장이며 초기에는 증상이 없는 수가 많다. 진행되었을 때의 주요 임상증상은 간부전에 의한 것과 문맥압항진증 및 그 합병증에 의한 것이다. 합병증이 없는 간경변증을 '대상성 *compensated*'이라고 하고, 한 가지 이상의 합병증이 있으면 '비대상성*decompensated*'이라고 한다. 대상성 간경변증 환자가 비대상성으로 진행하는 빈도는 매년 10% 정도이며 복수가 대개 첫 징후로 나타난다. 한편 비대상성 간경변증도 치료 후 호전되면 대상성 간경변증으로 될 수 있는데, 치료를 받으면서 이전에 있었던 증상이나 징후의 소실 및 검사실 소견이 정상을 유지하게 되면 잠재성 간경변증 *latent cirrhosis*이라고 한다.

1. 증상*symptom*

대상성 간경변증 환자는 일반적으로 무증상이거나 식욕부진, 체중감소, 전신 위약감 및 피로 등의 비특이적인 증상을 호소한다. 비대상성 간경변증 환자는 황달, 상복부 출혈로 인한 징후(토혈, 흑변, 혈변), 복수로 인한 복부 팽만, 간성 뇌증으로 인한 의식 저하 등을 보일 수 있다. 간경변증 환자에서의 소양감은 과거 담즙산 때문인 것으로 여겨졌으나, 임신 때의 간내 담즙정체증이나 원발성 담즙정체성 간병변증과 유사하게 인지질*phospholipid*인 리소포스파티드산*lyso-phosphatidic acid*; *LPA*과 리소포스파티딜 콜린*lysophosphatidyl choline*을 LPA로 전환시키는 혈청 효소 오토탁신*autotaxin*의 혈중 증가에 의한 것으로 알려져 있다. 피로감, 쉽게 멍이 드는 경향, 하지 부종, 발열, 체중감소, 설사, 소양감, 복부 둘레 증가, 의식 저하 혹은 수면 경향 유무에 대해 문진해야 한다. 여성의 경우 무배란으로 인한 생리불순이 흔한데 일부에서는 테스토스테론, 프로락틴, 에스트라디올 등과 같은 체내 성호르몬 수치 변동에 의한 경우가 있다. 남성의 경우 생식샘기능저하증*hypogonadism*에 의한 발기부전, 불임, 성욕 감퇴 및 고환위축이 나타날 수 있으며 알콜성 간경변증 환자에서 좀 더 흔하다.

2. 징후*sign* 및 신체검진

황달 및 복수의 유무와 복부의 측부 혈관확장 유무, 지주상 혈관종이나 수장 홍반, 치질, 하지 부종, 간비종대를 확인해야 한다(제Ⅱ편 제2장 병력 청취 및 신체검진 참조). 명치 끝에서 둔하며 표면이 매끄럽지 못한 간이 만져지고 비장종대나 비장 탁음대가 있으면 진단에 도움이 된다. 만성 간질환의 징후인 간성 얼굴이나 간 혀, 체모의 손실, 피부에 미만성 착색 또는 팔에 흰 점이 있는지를 보아야 하며 남성의 여성유방증과 고환 위축, 여성의 남성화, 이하선종대와 손바닥 인대의 비후(알코올성 간), 자반증이나 멍, 분홍색이 없어진 흰 손톱이나 손가락의 곤봉화, 푸른 입술 등을 확인해야 한다. 복수가 생기려고 하는 환자에서는 심첨에서 수축기잡음을, 심기저부에서 P2 항진을 확인할 수 있다. 그러나 일부 비전형적인 간경변증에서는 증상이나 합병증이 거의 없는 경우도 있다.

Ⅳ 진단

1. 병력 청취 및 신체검진

간경변증 환자를 대할 때 간경변증의 원인을 감별하며 중증도를 평가해야 한다. 병력 청취로 피로감 등의 증상을, 과거력에서 간염, 황달, 약물복용, 수혈, 음주, 마약 사용 등을 확인한다. 신체검진상 복수, 거미혈관종, 간종대, 비장종대 등 간경변증의 소견이 있는지를 살펴보아야 한다.

2. 검사실 소견

간경변증 환자에서는 대부분 아스파라긴산아미노전이효소*aspartate aminotrasferase; AST*와 알라닌아미노전이효소*alanine aminotransferase; ALT*가 중등도로 증가해 있고 종종 AST가 ALT보다 높다. 그러나 AST 및 ALT가 정상이라고 해서 간경변증을 배제할 수 있는 것은 아니다. 알코올성 간질환을 제외한 대부분의 만성 간염에서는 ALT가 AST보다 높으나, 간경변증으로 진행할수록 AST/ALT비가 역전된다. 알칼리성 인산분해효소*alkaline phosphatase; ALP*는 정상 상한치의 2~3배 이내로 상승한다. 이보다 높은 수치는 원발성 경화성 담관염이나 원발성 담즙성 간경변증처럼 담즙정체성 간질환에서 관찰된다. 감마-글루타밀 전이효소*gamma-glutamyl transpeptidase; GGT*는 다른 원인보다 알코올로 인한 간경변증에서 특징적으로 높다. 빌리루빈은 간세포 손상 정도에 따라 상승되며, 원발성 담즙성 간경변증에서는 빌리루빈 수치가 예후를 반영한다. 한편 경미한 비포합 고빌리루빈혈증은 문맥달락술 후 또는 특별한 시술 없이도 간경변증 환자에서 상승이 가능하다. 알부민은 간의 합성기능을 반영하므로 간경변증이 악화될수록 감소하며 예후 판정에 유효하다. 프로트롬빈 시간 역시 간의 합성기능을 반영하며 심한 간경변증 시 현저히 감소하고 비타민 K 주사로도 교정이 되지 않는다. 전해질검사에서는 복수나 부종이 동반될 경우 혈청 나트륨이 감소하고, 중증 알코올성 환자에서는 알도스테론 증가로 인해 혈청 칼륨이 감소한다. 혈구감소증은 매우 흔한데 혈소판감소가 가장 먼저 발생하며 백혈구 감소 및 빈혈은 질병 경과의 후반에 발생한다. 혈소판감소는 주로 문맥압항진증으로 인한 비장비대로 발생한다. 비대해진 비장은 혈중 혈소판 총량의 90%까지 일시적으로 격리*sequestration*할 수 있지만, 이로 인해 혈소판 수치가 50,000/mm^3 미만으로 되는 경우는 드물며, 유의한 응고 장애문제가 동반되지 않는 한 임상적으로 출혈을 유발하는 경우 또한 드물다. 빈혈의 원인은 여러 가지가 있는데 급, 만성 위장관 출혈, 엽산 결핍, 알코올이 조혈기관에 직접적으로 미치는 독성, 비장비대, 골수 저하, 용혈 등이 그 원인이다. 이 밖에도 간성 뇌증이 있는 간경변증 환자에서는 고암모니아혈증 및 중추성 호흡항진으로 인하여 호흡성 알칼리증이 있을 수 있고, 식이 내의 결핍과 소변으로의 손실 때문에 저마그네슘혈증이나 저인산혈증이 있을 수 있다. 간경변증 환자는 대부분 근육량이 감소해 있으므로, 신기능을 확인하기 위해서는 BUN검사가 아니라 혈청 크레아티닌검사 결과에 주목해야 한다.

실제 임상에서 간경변증의 진단은 문맥압항진증으로 인한 합병증의 임상증상과 영상 소견 및 간기능 저하로 초래되는 혈액 소견을 기초로 하여 진단하며, 혈액검사에서는 혈소판, 프로트롬빈 시간, 알부민 등이 주로 사용된다. 혈소판 수치는 주로 100,000/mm^3을 기준으로 하지만 아직 정립되지 않았으며, 특히 대상성 간경변증 환자의 진단기준은 아직 미흡하다. 최근 한국인을 대상으로 시행한 보고에 따르면 간표면 결절성 소견, 혈소판치 100,000/mm^3 이하, 알부민 3.5g/dL 이하, 프로트롬빈 시간*INR* 1.3 이상 등 4개 기준 중 한 가지를 만족할 경우 간경변증일 가능성이 높았으며, 이때 특이도와 민감도는 각각 90%, 61%였다. 그러나 경미한 검사실적 소견 이상, 심지어는 거의 정상인 검사실 소견을 보이는 간경변증 환자도 있다(20%, 잠재성 간경변증).

3. 혈청 표지자

간경변증 환자에서 간섬유화의 비침습적 진단을 위한 혈청 표지자로는, ECM의 대사를 직접 반영하지 못하는, 일반적인 생화학적 검사에 이용되는 혈소판, 콜레스테롤, transaminase 등과 같은 간접표지자*indirect marker*와 세포 외 기질의 합성과 분해 산물인 laminin, procollagen Ⅲ aminoterminal peptide(PIIINP) 등과 같은 직접표지자*direct marker*, 그리고 직접표지자와 간접표지자를 묶은 복합표지자가 있다. AST/ALT비, PGA 지수, PGAA 지수, Forns 섬유화지수, FIB-4, FibroTest, APRI, hyaluronic acid, procollagen N-terminal peptide, TIMP-1, MMP-2 등이 대표적인 간섬유화 표지자이다. 실제 대부분의 혈청 표지자 연구에서는 섬유화 정도를 정확히 단계별로 구별하는 것은 어려우므로 만성 C형 간염에서의 치료 권장기준인 임상적으로 의미 있는 섬유화(Metavir 분류에서는 F2 이상 또는 Ishak 분류에서는 F3 이상)를 구별하는 데 주안점을 두고 있다. 그러나 간경변증을 진단하는 항목으로 임상적 유용성은 검증되지 않았다.

4. 영상진단

(1) 초음파검사

복부초음파는 싸고 안전하며 선별검사로 쉽게 접근할 수 있으므로 간경변증의 진단에 유용한 검사법이다. 간의 형태와 크기, 에코, 지방간의 동반 여부, 비장종대, 복수 및 문맥 내 혈전 등을 확인할 수 있다. 초음파검사상 간경변증의 전형적인 소견은 거친 간실질 에코*coarse echo pattern*이다. 간경변증에서는 섬유화와 재생결절에 의해 에코성상이 전반적으로 거칠게 변하게 되고, 약간 거친 경우부터 육안 확인이 가능한 결절로 보이는 경우까지 다양하다. 간표면의 결절은 재생결절, 섬유화 반흔 및 간엽의 비균일적 위축과 비대에 기인하는데, 여러 연구에서 간 표면의 결절성은 가장 정확도가 높은 척도이고 특이도가 95%에 이른다. 복부초음파로 간경변증을 진단하는 정확도는 66~95%로 비교적 정확하다. 간세포암종의 조기 진단을 위해 간경변증 환자에서는 정기적인 초음파검사가 필수적이다.

(2) 전산화단층촬영*CT*

CT는 초음파로 간세포암종이 의심스러울 때 외에는 간경변증의 진단을 위하여 일차적으로 사용하지는 않는다. 간의 크기나 모양의 변화 및 결절성 표면이 초음파와 마찬가지로 잘 나타난다. 양성 재생결절은 CT로는 잘 보이지 않으나 지방간, 철분침착에 의한 음영 증가 및 국소 점유병소를 볼 수 있다. 조영제를 정맥 주사하면 간문맥과 간정맥을 확인할 수 있고, 측부 순환 및 비장비대도 보여 문맥압항진증을 진단할 수 있다. 복수 및 담석증도 쉽게 발견된다(제Ⅱ편 제6장 영상의학적 검사 참조).

(3) 간탄력도검사*transient elastography*

간탄력도검사는 초음파의 원리를 이용하여 간의 탄력도*elasticity*를 측정함으로써 간의 단단함*stiffness* 정도를 계산하는 비침습적 간섬유화 측정방법이다. 간탄력도 검사기기의 탐촉자를 간 표면에 가까운 늑골 사이에 대고 저진동수의 탄력파를 통과시킨 후 변환기*transducer*를 통하여 되돌아오는 초음파의 이동속도를 측정한다. 이동속도가 빠를수록 간이 더 단단함을 시사하며 간섬유화의 진행 정도를 나타낸다.

간탄력도검사는 쉽고 빠르며 반복검사가 용이하다는 장점이 있으나, 복수가 있거나 늑골 사이 간격이 좁거나 비만한 환자에서는 시행하기 어려우며, 급성 간염과 같이 섬유화는 심하지 않아도 염증괴사가 심한 경우에 탄력도가 실제보다 높게 나와 위양성을 초래하는 경우가 많아 아직 조직검사를 대체하지 못한다.

5. 간조직검사

간경변증의 확진을 위해서는 간조직검사가 황금률로 알려져 있으나, 침습적이고 표본추출 오류가 발생할 수 있으며 작은 조직만으로 진단해야 하므로 병리의사의 판독에도 오차가 발생할 수 있어 실제 임상에서 간경변증의 진단 목적으로는 널리 시행되지 않는다. 그러나 간경변증의 형태, 중증도 및 활동도를 평가하고 간경변증의 원인을 찾는 데 유용하게 적용할 수 있다. 병리진단에 있어 오류를 줄이기 위해 간섬유화를 판정하기 위한 생검조직은 최소 길이 20mm(너비 1.4mm인 경우), 최소 11개의 문맥 역을 포함할 것을 권장하고 있다. 많이 사용되는 분류체계는 Knodell, Ishak, METAVIR, Scheuer 등에 의한 분류가 있으며, 국내에서는 Knodell scoring system을 수정하여 만든 대한병리학회 분류법을 따르고, 간경변증은 섬유화 4단계에 해당한다.

간조직검사는 초음파나 CT 유도하에 생검침을 사용하여 시행하며, 복수나 응고장애가 있을 때에는 경정맥을 통한 간조직 채취도 가능하다. 채취한 조직절편이 적합하지 않으면 정확한 판독이 어려운데, 소결절성 간경변증은 결절의 크기가 3mm 이하로 균일하여 판독이 쉬우나, 거대결절이 채취되면 현미경 소견이 정상일 수 있기 때문이다. 이에 레티쿨린 및 교원질 염색을 하여 결절 주위의 섬유화를 증명해야 하며, 그 외 문맥부의 소실, 비정상적인 혈관 배열, 섬유화 중격을 가진 결절, 간세포의 크기나 모양이 구역에 따라 다양하거나 간세포판이 두꺼워져 있을 때에도 간경변증을 의심할 수 있다. 조직의 분절화 *fragmentation*도 간경변증일 때 볼 수 있는 특징적인 소견이다.

V 치료

간경변증의 치료원칙은 간질환의 진행을 늦추고 추가적인 손상 및 합병증을 예방하거나 조기에 치료하고 간이식의 적절한 시점을 결정하여 적용하는 것이다.

1. 일반 치료

간경변증 환자에서 간질환의 진행을 늦추기 위해 기저원인에 대한 치료를 한다. 즉 만성 B형간염으로 인한 간경변증 환자에서 바이러스 증식이 있는 경우 항바이러스 치료를, 만성 C형간염은 대상성 간경변증이고 바이러스 증식이 있는 경우 페그인터페론과 리바비린을 병합 투여할 수 있고, 알코올성 간경변증 환자는 완전히 금주시켜야 한다. 자가면역성 간염의 경우는 부신피질호르몬을, 원발성 담즙성 간경변증 환자에서는 우르소데옥시콜산 *ursodeoxycholic acid*을 투여하고, 혈색소증에는 사혈을 시행하며, 윌슨병에는 페니실라민*penicillamine*이나 트리엔틴*trientine*을 투여한다. 또한 추가적인 간손상을 막기 위해 A형, B형 간염에 대한 항체가 없는 경우 예방접종을 시행한다. 매년 시행하는 인플루엔자 예방접종 또한 권고된다. 그리고 간경변증 환자는 간에서 약물을 대사하는 기능이 떨어져 있으므로 아스피린이나 진통제, 항생제, 관절염 치료제, 신경안정제 또는 호르몬제 같은 약물의 사용을 가급적 피해야 한다. 또한 성분 미상의 한약이나 건강보조 식품을 복용할 경우 약독성 간염으로 기존의 간경변증이 더욱 악화될 수 있으므로 약물을 함부로 복용하지 않도록 교육하는 것이 중요하다.

대부분 여러 영양소가 결핍되어 있으며 간질환의 중증도에 따라 심해지므로 적극적 영양 관리가 필요하다. 바이러스성 간경변증보다는 알코올성 간경변증이 식이요법에 반응이 좋다. 단백질 섭취량은 1일 체중 1kg당 1g 이상, 당질은 총 열량의 50~55%, 지방은 30~35%로 구성하며 40%를 초과하지 않도록 한다. 부족하기 쉬운 아연, 비타민 B_1, 엽산과 종합비타민은 간질환 환자에게 정기적으로 공급하며, 지용성 비타민인 비타민 A, D, E, K도 보충이 필요하다. 비대상성 간경변증 환자는 복수나 부종을 예방 및 치료하기 위하여 평소에 염분을 제한한다. 간성 뇌증의 증상이 생기면 음식을 저단백식으로 바꾸어야 한다.

2. 간섬유화의 치료

간경변증은 오랫동안 비가역적인 것으로 알려져 왔으나 만성 B형간염에 의한 간경변증 환자에서 항바이러스제 치료 후 간섬유화 정도가 의미 있게 호전되어 적어도 일부 간질환에 의한 간섬유화 및 간경변증은 가역적인 것으로 받아들여지고 있다. 간섬유화 치료의 일차적 접근방법은 손상 원인을 제거하는 것이다. 간섬유화 치료의 이차적인 접근방법은 간경변증 발생원인과 무관하게 간섬유화의 발생기전을 공략하는 항섬유화 치료이다. 간섬유화의 효과적인 치료제를 개발하기 위하여 지난 20여 년간 간섬유화의 분자생물학적 발생기전 및 치료방법에 대해 많은 연구가 이루어진 결과, 동물실험에서 항섬유화 효과가 입증된 물질이나 약제들이 다수 발견되었지만, 대부분은 아직까지 사람에서 항섬유화 효과와 안정성에 대한 검증이 안 된 상태이다. 비교적 장기간의 치료기간이 필요하고, 치료 전과 후의 섬유화 정도를 비교하기 위해 예민한 비침습적 간섬유화 표지자 개발이 필요하며, 사람이 설치류보다 항섬유화 치료에 덜 예민하다는 점 등이 그 원인으로 설명되고 있다.

사람을 대상으로 임상시험이 이뤄졌던 항섬유화 약물들로 항산화제, UDCA, renin-angiotensin system 억제제 등이 있다. 항산화제는 간세포를 세포사로부터 보호하며 간성상세포의 활성화를 억제하여 간섬유화를 억제하는 효과가 동물모델에서 입증되었다. 비타민 E 또는 α-Tocopherol은 널리 알려진 항산화제로서 in vitro 및 동물실험에서 비타민 E가 간내 염증반응을 억제하고 간성상세포의 활성화를 억제하여 간섬유화로의 진행을 막는다고 보고되었다. Harrison 등이 45명을 대상으로 시행한 소규모 무작위 대조군 연구에서 매일 1000IU의 비타민 E를 비알코올성 지방간염 환자에게 6개월간 투여한 결과 간섬유화의 유의미한 감소를 보고하였다. 또한 최근 시행된 대규모 무작위 대조군 연구인 PIVENS 연구에서 고용량의 비타민 E(800IU/일) 투여는 대조군에 비해 유의하게 높은 간내 염증 개선 효과를 보였다. 그러나 최근에 발표된 중재분석 연구에 따르면 하루 400IU 이상의 비타민 E 섭취는 사망률을 증가시키는 것으로 보고되어 고용량으로 사용 시 주의가 필요하다.

UDCA는 매우 안전하며 약물상호작용이 적으며, 세포보호작용과 항산화작용, NF-κB를 억제하는 면역조절작용이 있다. 최근 166명의 조직검사로 확진된 NASH 환자에서 UDCA를 13~15mg/kg/일 용량으로 2년간 투여하여 위약군과 비교한 무작위 연구에서 치료 후의 생화학적 변화나 간조직검사상의 염증, 간섬유화 정도는 UDCA 군과 위약군 사이에 차이가 없는 것으로 나타났다.

간 손상 시 앤지오텐신 Ⅱ*angiotensin II*의 간내 국소적 증가와 간성상세포 자극 효과로 인하여 앤지오텐신 Ⅱ의 작용을 억제하는 항섬유화 치료도 시도되고 있다. 고혈압을 동반한 비알콜성 지방간염 환자에서 losartan의 항섬유화 효과가 보고되었으며 현재 3상 무작위 대조군 연구(FELINE study)가 진행 중이다.

그 외에도 간섬유화 진행에 핵심적인 역할을 담당하는 TGF-β의 신호전달을 억제하는 약물은 동물실험에서는 항섬유화 효과가 입증되었으나 아직 사람에 대한 임상실험은 시행되지 않았다. 비선택적 TNF-α 길항제인 pentoxifylline도 동물모델에서 항섬유화 효과가 입증되었으나, 비알코올 지방간염 환자를 대상으로 시행한 무작위 대조군 연구에서 유의한 호전은 관찰되지 않았다. 간성상세포는 cyclooxygenase 2를 발현하며 in vitro 및 in vivo에서 COX-2 억제제의 항섬유화 효과가 보고되어 기대된다. 간손상으로 인해 간세포의 파괴가 일어나고 그로 인해 이차적인 간성상세포의 활성화가 일어나므로 caspase inhibitor가 항섬유화 효과를 보일 수 있으며, 현재 몇몇 약물이 개발되어 초기 임상시험 중이다.

간경변증의 합병증에 대한 치료는 다음의 각 장에서 기술하였다.

3. 간이식

말기 간경변증 환자, 즉 심한 황달 및 프로트롬빈 시간의 연장, 혈중 알부민치가 2.5g/dL 이하로 저하, 난치성 복수, 반복적인 식도정맥류 출혈, 반복되는 자발성 세균성 복막염 또는 간부전이 있을 때는 간이식을 고려해야 하는데, 기능성 신부전이 생기기 전에 이식해야 생존율이 높다.

Ⅵ 예후

간경변증의 예후는 원인, 임상상 및 검사 소견, 조직 소견의 심한 정도에 따라 달라질 수 있다. 국내 연구에 의하면 대상성 간경변증에서 비대상성 간경변증으로 진행하는 비율은 5년간 약 44%이며, 비대상성 간견병증으로 진행한 후의 5년 생존율은 약 25%이다. 복수, 식도정맥류 출혈, 간성 뇌증이 나타났을 때부터의 5년 생존율은 각각 32%, 21%, 40%이다. 간경변증의 예후는 효과적인 치료제 유무에 따라서도 달라지는데, 최근 국내 연구에 의하면 엔테카비어 또는 라미부딘을 투여받은 간경변증 환자들을 추적 관찰했을 때, 엔테카비어군에서 라미부딘군에 비해 사망 또는 간이식의 위험이 58% 감소하였고, 대상성(63% 감소) 및 비대상성(57% 감소) 환자군 모두 유사한 결과를 보였다.

간경변증 환자의 예후를 반영하는 지표로 Child 등급은 간경변증을 황달, 복수, 간성 뇌증, 혈청 알부민치, 영양상태의 정도에 따라 등급 A, B, C로 분류하고, 등급 C로 갈수록 예후가 나쁘다고 하였다. 그 후 Pugh 등은 이 분류에 영양상태 대신 프로트롬빈 시간의 연장을 포함하였고, 각 항목마다 점수를 부여하여 점수의 합이 높을수록 불량한 예후를 반영한다(제Ⅱ편 제7장 간질환 환자의 수술 전 평가 및 처치 참조). 또한 원발성 담즙성 간경변증에서는 빌리루빈의 상승 정도를 추가로 반영하였는데, 'Pugh' 점수는 단기 생존율을 예견하는 데 매우 유용하여 예민도와 특이도가 90%에 이른다고 알려져 있다.

최근에는 말기 간질환 모델*model for end-stage liver disease; MELD* 점수가 많이 이용되고 있다. MELD 점수는 프로트롬빈 시간의 international normalized ratio(INR)치, 혈청 빌리루빈치, 그리고 혈청 크레아티닌 수치를 이용한 공식으로 산출하는데, Child 점수보다 말기 간질환의 중증도를 보다 더 객관적으로 판정할 수 있고 연속변수로 측정되어 값의 범위가 더 넓으므로 보다 실용적이다. MELD 점수는 입원한 간경변증 환자의 3개월 사망률을 예견하는 데 유용하여(20~35점: 10~60%의 사망률, 35점 이상: 80% 이상의 사망률) 미국에서는 간이식 우선순위를 정하는 데 사용하고 있다.

참고문헌

1. Anthony PP, Ishak KG, Nayak NC, et al. The morphology of cirrhosis. Recommendation on definition, nomenculature and classification by a working group sponsored by the World Health Organization. J Clin Path 1977;31:395-414
2. Rockey DC. The cellular pathogenesis of portal hypertension; stellate cell contractility, endothelin, and nitric oxide. Hepatology 1997;25:2-5
3. Kamath PS, Wiesner RH, Malinchoc M, et al. A model to predict survival in patients with end-stage liver disease. Hepatology 2001;33:464-470
4. Friedman SL. Molecular regulation of hepatic fibrosis, an integrated cellular response to tissue injury. J Biol Chem 2000;275:2247-2250
5. Kim CY, Lee HS, Han CJ. Relative etiologic role of HBV and HCV in chronic liver disease and hepatocellular carcinoma among age specific groups in Korea. The Seoul Journal of Medicine 1993;34:27-33
6. Castera L. Noninvasive methods to assess liver disease in patients with hepatitis B or C. Gastroenterology 2012;142:1293-1302
7. Friedrich-Rust M, Ong MF, Martens S, et al. Performance of transient elastography for the staging of liver fibrosis: a meta-analysis. Gastroenterology 2008;134:960-974
8. Ripoll C1, Groszmann R, Garcia-Tsao G, et al. Hepatic venous pressure gradient predicts clinical decompensation in patients with compensated cirrhosis. Gastroenterology 2007;133:481-488
9. Suk KT, Baik SK, Yoon JH, et al. Revision and update on clinical practice guideline for liver cirrhosis. Korean J Hepatol 2012;18:1-21
10. Sandrin L1, Fourquet B, Hasquenoph JM, et al. Transient elastography: a new noninvasive method for assessment of hepatic fibrosis. Ultrasound in medicine & biology 2003;29:1705-1713
11. Merkel C1, Montagnese S. Hepatic venous pressure gradient measurement in clinical hepatology. Dig Liver Dis 2011;43:762-767
12. Kim YS, Um SH, Ryu HS, et al. The prognosis of liver cirrhosis in recent years in Korea. J Korean Med Sci 2003;18:833-841
13. Lim YS, Han S, Heo NY, et al. Mortality, Liver Transplantation, and Hepatocellular Carcinoma Among Patients with Chronic Hepatitis B Treated with Entecavir vs Lamivudine. Gastroenterology 2014 [Epub ahead of print]
14. Sanyal AJ, Chalasani N, Kowdley KV, et al. Pioglitazone, vitamin E, or placebo for nonalcoholic steatohepatitis. N Engl J Med 2010;362:1675-1685
15. Miller ER, 3rd, Pastor-Barriuso R, Dalal D, et al. Meta-analysis: high-dosage vitamin E supplementation may increase all-cause mortality. Ann Intern Med 2005;142:37-46
16. Harrison SA, Torgerson S, Hayashi P, et al. Vitamin E and vitamin C treatment improves fibrosis in patients with nonalcoholic steatohepatitis. Am J Gastroenterol 2003;98:2485-2490
17. Lindor KD, Kowdley KV, Heathcote EJ, et al. Ursodeoxycholic acid for treatment of nonalcoholic steatohepatitis: results of a randomized trial. Hepatology 2004;39:770-778
18. Yokohama S, Yoneda M, Haneda M, et al. Therapeutic efficacy of an angiotensin II receptor antagonist in patients with nonalcoholic steatohepatitis. Hepatology 2004;40:1222-1225
19. Zein CO, Yerian LM, Gogate P, et al. Pentoxifylline improves nonalcoholic steatohepatitis: a randomized placebo-controlled trial. Hepatology 2011;54:1610-1619
20. Lee HS, Kim JK, Cheong JY, et al. Prediction of compensated liver cirrhosis by ultrasonography and routine blood tests in patients with chronic viral hepatitis. Korean J Hepatol 2010;16:369-375

chapter

17 식도·위정맥류 출혈의 치료

정영화

- 급성 정맥류 출혈의 경우 털리프레신*terlipressin*이나 소마토스타틴*somatostatin* 및 그 유사체의 하나인 옥트레오타이드*octreotide* 같은 약물을 우선적으로 투여하고 이와 병행하여 내시경적 치료법을 시행한다.
- 내시경 정맥류 결찰술*endoscopic variceal ligation*; *EVL*은 내시경 정맥류 경화술*endoscopic injection sclerotherapy*; *EIS*만큼의 치료효과를 얻을 수 있으면서도 수기의 습득 및 시술이 좀 더 용이하고 합병증이 적어서 현재 식도정맥류 출혈에 가장 널리 이용되는 치료법이다.
- 급성 정맥류 출혈의 지혈에서 내시경적 치료가 두 차례 실패하였거나 간이식을 기다리고 있는 환자에서 내시경적 치료나 약물요법으로 재출혈을 예방하지 못하였을 경우에는 경정맥 간내 문맥전신 단락술*transjugular intrahepatic portosystemic shunt*; *TIPS*의 시행을 고려한다.
- 식도정맥류 재출혈의 예방을 위해 가장 추천되는 치료법은 내시경적 치료와 비선택적 베타차단제 투여의 병합요법이다.
- 첫 번째 출혈의 독립적 위험인자는 Child 등급 B 또는 C의 잔여 간기능, 크기가 큰 정맥류, 정맥류의 적색 소견이다. 정맥류의 초출혈을 예방하기 위해서는 고위험군에 한해 비선택적 베타차단제를 고려할 수 있다.
- 위정맥류, 특히 위저부 정맥류는 식도정맥류에 비해 드물게 출혈을 일으키나, 출혈량이 월등히 많기 때문에 요구되는 수혈량 역시 많다. 위정맥류 출혈에 대해서는 시아노아크릴레이트*cyanoacrylate* 주입술과 TIPS 등 여러 가지 방법들이 개발되어 시행되고 있다.
- 문맥압항진 위병증*portal hypertensive gastropathy*; *PHG*은 점막 및 점막하층의 혈관확장이 특징적이며, PHG에 의한 출혈은 우선 털리프레신이나 옥트레오타이드로 지혈한 후에 재출혈 예방을 위해서 비선택적 베타차단제를 사용한다. 지혈이 실패하면 TIPS로 문맥압을 감소시킨다.

문맥압항진증은 만성 간질환의 주요한 합병증으로서 그 임상적 결과로 나타나는 식도·위정맥류의 파열 및 출혈은 간경변증 환자의 주된 사망원인 중 하나이다. 지난 30여 년 동안 정맥류 출혈의 치료와 예방을 위한 많은 노력이 있었으며, 그 결과의 하나로 내시경 정맥류 경화술*endoscopic injection sclerotherapy*; *EIS*이 도입되었다. 최근 10여 년 동안에는 문맥압항진증의 병태생리에 대한 지식의 발전에 힘입어 약물요법이 가능해지면서 정맥류 출혈 환자의 치료에 획기적인 변화가 있었다. 이와 더불어 내시경 정맥류 결찰술*endoscopic variceal ligation*; *EVL*과 경정맥 간내 문맥전신 단락술*transjugular intrahepatic portosystemic shunt*; *TIPS*이 도입되어 치료 선택의 폭이 더욱 확대되었다. 또한 말기 간질환 환자에서 문맥압항진증에 의한 합병증의 치료를 위한 간이식도 점점 증가하고 있다. 이 장에서는 정맥류 출혈의 자연경과와 앞에 기술한 치료법들의 현황에 대하여 살펴보고자 한다.

I 정맥류 출혈의 자연경과

대상성 간경변증 환자에서 식도정맥류의 유병률은 40% 정도로 알려져 있으며, Child 등급 C 환자인 경우는 80% 정도이다. 정맥류가 증명된 환자의 1/3은 일생 중에 한 번 이상 정맥류 출혈을 경험하는데, 출혈의 발생빈도는 기저 간질환의 정도와 관련이 있다. 또한 정맥류의 발생률은 간경변증으로 진단받은 환자에서 매년 5~8%인데, 대부분의 출혈은 정맥류가 발견된 후 1~2년 내에 발생한다. 정맥류 출혈 시 환자의 약 40~50%에서 저절로 출혈이 멈추지만 적절한 치료에도 불구하고 5%의 환자가 조절되지 않은 출혈로 사망한다. 첫 출혈 후 6주 이내 조기 재출혈의 빈도는 30~40%이다. 특히 출혈 후 처음 5일 동안이 재출혈의 위험이 매우 높고, 이후 재출혈의 위험성은 점차 낮아져 6주 이후에는 출혈 전과 같아진다. 초기 6주 이내의 사망률은 20% 정도이며, 이 중 절반이 조절되지 않은 첫 출혈 또는 조기 재출혈 때문이다. 첫 출혈 후 생존한 환자의 63%가 1년 이내에 재출혈을 경험하며, 재출혈과 연관된 사망률은 약 33%이다. 실제 사망률은 첫 출혈이나 재출혈 시 기저 간기능 상태인 Child 등급에 따라 달라지는데, 즉 첫 출혈이나 재출혈에 관계없이 A등급에서는 5%, B등급에서는 25% 이하, C등급에서는 50% 이상이다.

Ⅱ 급성 식도정맥류 출혈의 치료

1. 일반적 치료: 응급처치 및 진단

급성 식도정맥류 출혈의 응급처치는 여타 위장관 출혈의 경우와 크게 다를 바가 없으나, 간경변증 환자에서 발생하는 식도정맥류 출혈은 간성 뇌증의 유발인자로 작용하여 대부분 의식장애가 동반된다는 점을 염두에 두어야 한다. 우선 신속히 정주용 정맥을 확보하고 실혈량을 보충해주는 것이 중요하다. 실혈량 보충의 지표는 혈압, 요량 및 기립성 저혈압의 유무이다. 혈압이 떨어져 있을 때에는 수혈을 해야 하는데, 수축기 혈압이 120mmHg을 넘어서는 안 된다. 수혈이나 수액을 공급할 때는 혈장량이 약간 부족한 상태를 유지하는 것이 좋은데, 과다한 수혈로 혈장량이 증가하면 문맥압이 다시 높아져서 출혈을 더 악화시킬 수 있기 때문이다. 혈액응고인자의 공급 및 혈장량 보충을 위하여 신선동결혈장*fresh frozen plasma*을 적절히 사용한다. 혈소판 수가 적더라도 이는 간경변증에 의해 이차적으로 발생한 비기능항진증*hypersplenism*에 의한 것이므로 혈소판 수혈이 필요한 경우는 거의 없다.

내시경 전 비위관*nasogastric tube* 삽입 후 위세척은 현재의 출혈 여부를 평가하거나 간성 혼수가 있는 경우 고려할 수 있으나, 응급 내시경검사 시 시야를 확보하기 위한 목적으로는 권장되지 않는다.

출혈 병소를 확인하기 위하여 응급 내시경검사를 시행하는데, 만일 이때 간성 뇌증이 있는 경우에는 우선 관장으로 대장 내 혈액을 제거하여 의식을 회복시켜야 한다. 첫 출혈뿐만 아니라 재출혈 시에도 항상 응급 내시경을 시행하는 것은, 환자 중 상당수에서 출혈성 위염이나 소화성 궤양으로 인한 출혈 등과 같은 비정맥류성 출혈이 원인일 수 있기 때문이며, 문맥압항진 혹은 울혈성 위병증으로 인한 출혈을 감별하기 위함이다. 한편 식도정맥류 출혈 환자일지라도 실제로 정맥류에 출혈점이 확인되는 경우는 10~20% 정도로서 그다지 많지 않다. 따라서 식도정맥류를 갖고 있고 다른 출혈 병소가 확인되지 않으면 출혈의 원인을 정맥류로 간주하고 그에 준해서 치료하면 된다.

2. 약물요법

(1) 정맥류 출혈 환자에서 약물요법의 원리

식도정맥류가 있지만 출혈이 없었던 간경변증 환자에게 프로프라놀롤*propranolol*을 투여하고 추적 관찰한 전향적 연구에서, 프로프라놀롤을 투여한 군에서 위약*placebo*군에 비하여 HVPG와 정맥류 출혈의 빈도가 유의하게 감소하며, HVPG가 12mmHg 이하로 감소한 환자에서는 정맥류 출혈이 없고 생존율이 증가한다고 보고하였다. 그러나 프로프라놀롤을 투여하여 HVPG가 12mmHg 이하로 감소한 경우는 27%에 불과하였다. 다른 전향적 연구에서는 식도정맥류 출혈로 입원하여 내과적 치료 후 혈역학적으로 안정된 환자들을 대상으로 하여 HVPG를 측정하고 프로프라놀롤을 투여하였다. 프로프라놀롤 투여 3개월째에 다시 HVPG를 측정하여 약물요법에 대한 반응 정도를 평가하고, 환자들을 평균 28개월 동안 전향적으로 추적 관찰하였다. 두 번째 시행한 HVPG가 12mmHg 이하인 환자에서는 추적관찰 기간 동안 재출혈이 없었고, HVPG가 12mmHg 이하로 감소하지는 않았지만 첫 번째 시행에 비하여 20% 이상 감소한 환자군에서는 그렇지 않은 환자군에 비하여 재출혈의 빈도가 유의하게 낮다는 것을 알 수 있었다. 특히 이 연구에서는 혈역학적 반응만이 유일한 재출혈의 독립적 예견인자임을 보여주었다. HVPG가 12mmHg 이하이면 정맥류 출혈의 위험성이 없다는 기존의 결과를 다시 확인하였을 뿐만 아니라, 약물요법으로 HVPG를 12mmHg 이하로 낮추지 못하더라도 20% 이상 감소시킬 수 있다면 출혈의 위험성을 유의하게 낮출 수 있다고 입증함으로써 정맥류 출혈의 치료에 대한 약물요법의 효과를 개선할 수 있는 지침을 제시하였다.

(2) 급성 정맥류 출혈에서 약물요법의 효과

급성 정맥류 출혈 환자의 40~50%에서는 출혈이 저절로 멈추지만 사망률이 상당히 높기 때문에 출혈을 빨리 멈추고 조기 재출혈을 예방하기 위한 치료를 즉시 시행해야 한다. 급성 정맥류 출혈이 의심되는 환자에서 우선 혈역동학 교정과 약물요법을 시작한 후 12시간 이내에 상부위장관내시경검사를 시행하여 정맥류 출혈을 확인하게 되면 내시경 정맥류 결찰술이나 경화술을 실시한다.

현재 급성 정맥류 출혈의 치료에 사용되고 있는 두 가지 유형의 혈관 활성 약물은 털리프레신*terlipressin*과 소마토스타틴*somatostatin*, 혹은 그 유사체*analogue*이다. 이들 약물이 개발되기 전에 쓰이던 바소프레신*vasopressin*은 단독으로 사용하면 부작용이 있어서 부작용을 줄이기 위하여 니트로글리세린*nitroglycerin*과 함께 사용해야 하였으나 현재는 털리프레신으로 대치되었다.

털리프레신은 합성한 바소프레신의 트라이글리실-라이신*triglycyl-lysin* 유사체로서 체내에서 서서히 분해되어 바소프레신이 되므로 부작용이 바소프레신에 비하여 상당히 적은 편이다. 털리프레신은 문맥압항진증을 가진 사람이나 동물에서 주로 내장혈관을 수축시켜서 문맥압과 정맥류 내압*intravariceal pressure*, 문맥-전신 측부 혈류*collateral blood flow*를 감소시키는데, 정맥류 내압이 문맥압보다 더 큰 폭으로 감소하는 것으로 보고되었다. 털리프레신은 임상시험에서 치료하지 않은 군에 비하여 급성 정맥류 출혈을 의미 있게 조절한다는 것이 입증되었고, 급성 정맥류 출혈로 입원한 간경변증 환자의 사망률을 낮추는 유일한 약물로 보고되었다. 또한 풍선압박지혈법*balloon tamponade*과 비교한 연구에서도 출혈의 조절이나 사망률에 있어서 비슷한 성적을 보였다. 부작용은 바소프레신에 비해 상당히 감소하였음에도 불구하고 심실세동, 발작성 심실상성 빈맥, 서맥, 고혈압 등의 심혈관계 부작용, 저나트륨혈증, 복통, 설사, 안면 창백 등의 부작용이 간혹 관찰된다. 털리프레신은 작용시간이 길어서 매 4시간마다 2mg씩(체중이 40kg 미만일 경우는 1mg) 정주하고 24시간 뒤 출혈이 조절되면 4시간마다 1mg씩 감량하여 주입한다.

소마토스타틴 혹은 그 유사체의 혈역학적 작용기전은 확실하게 밝혀져 있지 않다. 간경변증에서 혈관확장을 유발하는 글루카곤의 분비를 저해한다는 설이 우세하지만, 혈액량의 감소, 식후 내장혈관 충만의 예방, 내장혈관 긴장도에 대한 혈관 활성효과 등의 설도 제시되고 있다. 소마토스타틴 혹은 그 유사체의 임상적 효과가 털리프레신과 비슷하다는 보고가 있으나 아직 일관된 결론은 없다. 그러나 소마토스타틴 혹은 그 유사체의 장점은 전신 혈역학에 영향을 주지 않고 문맥압만을 낮추기 때문에 부작용과 금기증이 거의 없다는 것이다. 임상에서는 작용시간이 길고 역가가 높은 소마토스타틴의 유사체인 옥트레오타이드*octreotide*도 사용된다. 옥트레오타이드는 50μg을 초기 정주 후 시간당 50μg을 3~5일간 지속 정주한다. 소마토스타틴은 처음 정맥으로 한 번에 250μg을 주입하고 이후 2~3일간 시간당 250μg의 속도로 지속 정주한다.

정맥류 출혈이 있을 때 예방적으로 항생제를 단기간 사용하는 것이 표준치료로 권장되고 있다. 상부위장관 출혈을 보인 모든 간경변증 환자에서 복수 유무와 상관없이 심각한 세균감염이 발생할 수 있고 이런 세균감염이 조기 재출혈의 원인이 될 수 있다. 한 보고를 보면 예방적 항생제 사용으로 세균감염의 빈도를 45%에서 14%로 줄였으며 사망률도 24%에서 15%로 의미 있게 감소시켰다. 항생제는 노르플록사신*norfloxacin* 400mg을 하루 두 번 경구로 7일간 투여하는데, 경구투여가 불가능할 경우에는 시프로플록사신*ciprofloxacin*이나 세프트리악손*ceftriaxone* 등을 정맥으로 투여할 수 있다.

3. 풍선압박지혈법

풍선을 이용한 정맥류의 압박지혈법은 지혈 성공률이 86%로 우수하나, 재출혈률이 50%로 비교적 높다. 지혈에 실패하는 경우는 정맥류가 아닌 다른 원인에 의한 출혈이거나 위저부 정맥류의 출혈인 경우가 많다.

튜브를 위에 정확히 삽입한 후, 일단 위 풍선*gastric balloon*을 팽창시켜 위분문부 쪽으로 당긴 후 관찰하여 출혈이 계속되면 식도 풍선까지 팽창시킨다. 위 풍선은 48~72시간 동안 유지할 수 있으며, 식도점막은 위점막에 비해 압력에 약하므로 식도 풍선은 24시간 이상 팽창시키지 않는 것이 좋다. 부작용은 약 15%의 환자에서 발생하는데, 식도파열이나 흡인성 폐렴 등이 포함된다. 풍선 삽입 후에는 튜브를 통해 잔류 혈액을 세척할 수 있을 뿐만 아니라 유동식을 공급하거나 약물을 투여할 수 있다.

풍선압박지혈법은 일시적인 지혈에는 효과적이지만 치명적인 합병증을 유발하기 때문에 약물요법으로 조절되지 않는 출혈에서 24시간 내에 TIPS 등의 최종적인 시술이 계획된 환자에게 제한적으로 사용할 것을 추천하고 있다.

4. 내시경적 치료

(1) 내시경 정맥류 경화술*EIS*

식도정맥류 출혈의 내시경 정맥류 경화술은 1939년 Crafoord와 Frenckner가 발표한 이래 식도정맥류 출혈에 일차적으로 널리 이용되는 가장 보편화된 치료법이었다. 그러나 최근 10개의 무작위 대조군 연구들을 종합 분석한 결과, EVL이 EIS보다 지혈효과가 우수한 것으로 나와 내시경적 치료법이 EIS에서 EVL로 대치되고 있다. 다량의 출혈로 시야가 확보되지 않아 기술적으로 EVL을 시행하기 어려운 경우에는 EIS를 시도할 수도 있다.

경화술의 기본적 원리는 경화제를 정맥류 내 혹은 정맥류 주위에 주입함으로써, 정맥류에 혈전성 정맥염을 유발하고 식도 하부 점막고유층과 점막하층의 섬유화를 유발시키는 것이다. 현재 사용되는 대표적인 경화제는 에탄올아민올레이트*ethanolamine oleate*(5%), 폴리도카놀*polidocanol*(1%), 모루에이트나트륨*sodium morrhuate*(5%), 황산테트라데실나트륨*sodium tetradecyl sulfate*(0.5~3%) 등의 4종류이다. 어느 경화제가 가장 우수한지는 아직 정립되어 있지 않으며, 시술자의 숙련도에 따른 의존도가 매우 크다.

경화술에 의한 급성 출혈의 지혈 성공률은 75~90%에 이르며, 이는 약물요법이나 풍선압박지혈법보다 우수하다. 경화술의 단점은 수기 습득이 비교적 어렵고 합병증이 많다는 점이다. 합병증의 빈도는 10~30%에 이르며, 시술에 따른 사망률은 0.5~2%이다. 치료 후 급성 합병증에는 발열, 일시적인 흉통 및 호흡곤란, 궤양 형성, 흉수, 균혈증 등이 있으며, 반복 시행 후 합병증으로는 식도협착이 가장 흔하다.

(2) 내시경 정맥류 결찰술*EVL*

EVL은 1989년 발표된 이래 지혈률의 우수성과 안전성으로 현재 가장 널리 사용되는 정맥류의 내시경적 치료술이다. 시판되는 결찰술 세트를 이용하여 시술하는데, 내시경 끝에 실린더를 장착하고 정맥류를 60~100mmHg의 압력으로 흡인하여 작은 'O'형 고무 밴드로 묶어 버림으로써 지혈 및 정맥류 소실을 유발하는 것이다. 첫 표적은 식도 하단부에서 1~2cm 이내의 정맥류가 된다. 1~2주 간격으로 반복하여 식도정맥류가 소실될 때까지 시행하며, 완전히 소실한 후 처음에는 1~3개월마다 내시경검사를 시행하여 재발 여부를 확인하고 이후에는 6~12개월마다 시행한다.

EVL의 장점은 EIS만큼 치료효과를 얻으면서도 독성 물질인 경화제를 주입함으로써 생기는 각종 국소 및 전신적 합병증의 발생을 피할 수 있고, 수기의 습득 및 시술이 좀 더 용이하다는 점이다. 활동성 출혈의 지혈 성공률은 86%에 이르는 것으로 보고되어 있다. EVL의 합병증은 시술 부위의 가벼운 궤양, 일시적인 삼킴장애, 흉부 통증 정도였으며, EIS의 주요 합병증인 식도협착은 발생하지 않았다. 합병증 발생률은 EIS가 10~30%임에 비해 EVL의 경우는 2%에 불과하였다. 다만 오버튜브*overtube*의 삽입이 필요한 경우, 이로 인한 환자의 고통 및 식도천공의 위험이 문제가 된다. 그러나 최근에는 다중밴드 결찰술 세트의 개발로 인해 오버튜브 삽입의 필요성이 줄어들어 이로 인한 합병증 역시 줄었다.

5. 경정맥 간내 문맥전신 단락술*TIPS*

두 차례의 내시경적 치료에도 불구하고 약 10%의 환자에서는 출혈이 조절되지 않는데, 이 경우에는 수술이나 TIPS 등의 단락술*shunting*이 권장된다. 단락술로 문맥압이 12mmHg 이하로 낮아지면 정맥류는 거의 출혈하지 않는다.

TIPS의 시술방법은 내경정맥*internal jugular vein*을 통하여 간정맥에 접근하고 간내에서 간 정맥과 문맥을 연결하는 통로를 만든 후 이를 넓히고 금속 스텐트*stent*를 삽입하여 단락을 형성하는 것이다(그림 17-1). 단락의 직경은 문맥압을 12mmHg 이하로 낮추고 혈관조영상 정맥류 관류가 보이지 않을 정도가 적당한데, 대개 9mm 정도이다. 직경이 작으면 효과적인 감압이 되지 않고, 크면 합병증으로 간성 뇌증의 빈도가 증가하게 된다. TIPS는 외과적 단락형성술에 비하여 전신마취를 하지 않아도 되고 환자에게 개복수술이라는 부담을 주지 않으면서 효과적인 문맥감압을 얻을 수 있다.

시술에 따른 합병증은 약 10%로, 시술 직후 발열, 균혈증, 복강 내 출혈, 혈액담즙증*hemobilia* 등이 있을 수 있

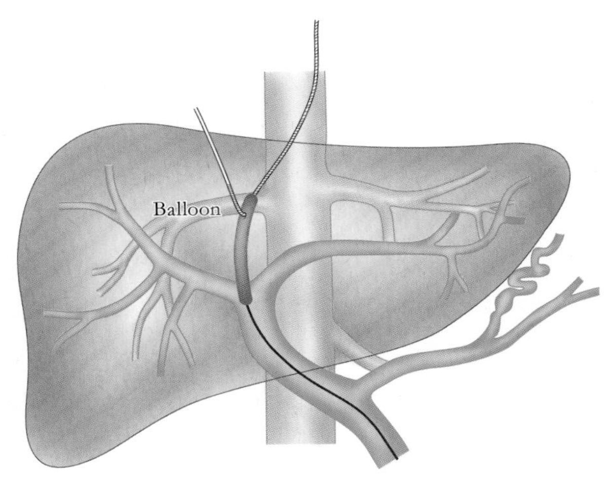

그림 17-1. 경정맥 간내 문맥전신단락술

고, 일시적으로 간기능의 저하가 10~20%에서 나타나나 대부분 1~2주 이내에 시술 전 상태로 복귀하게 된다. 시술과 관련된 사망률은 1~3%로 보고되고 있고, 시술 후 30일 이내 사망률은 3~15%인데 이는 주로 간기능부전에 의한 것이다. 장기적으로는 간기능부전과 간성 뇌증이 중요한 합병증으로, 이는 문맥 혈류 감소로 인한 간기능저하와 암모니아 등 독성물질에 의한 뇌기능장애가 그 원인으로 알려져 있다. 그리고 단락기능부전, 즉 협착(33%), 폐쇄(15%) 및 이동 등이 문제가 되는데, 협착이나 폐쇄가 재출혈의 원인 중 80%를 차지하며 대부분 시술 후 2년 이내에 나타난다. 따라서 도플러초음파를 이용하여 정기적으로 단락의 개존성*patency*을 확인하는 것이 필요하며, 협착이나 폐쇄가 있을 때는 풍선확장술이나 추가적인 스텐트 삽입을 시행한다.

TIPS 적응증은 다른 내과적 치료에 반응하지 않는 급성 정맥류 출혈, 약물요법과 병행한 내시경적 치료의 반복 시행에도 불구하고 재출혈하는 경우, 위정맥류 출혈 또는 외과적 단락형성술 후에도 출혈이 재발하는 경우 등을 들 수 있으며, 금기로는 간부전, 출혈과 무관한 심한 간성 뇌증, 문맥혈전증, 진행된 원발성 간세포암종 등을 들 수 있다. 치료성적은 1년 후 재출혈률이 12% 정도로 나타나 있으나, 장기적인 재출혈 방지효과, 환자 생존율 등은 향후 더 규명되어야 할 과제이다.

Ⅲ 식도 정맥류 재출혈의 예방

급성 정맥류 출혈이 조절되고 난 후 55~67%의 환자에서 1년 이내에 재출혈이 발생하므로 이를 예방하기 위한 조치를 취해야 한다. 재출혈의 위험은 전 출혈로부터 경과한 시간, 전 출혈의 지혈에 사용되었던 방법, 기저 간질환 정도에 영향을 받는다. 재출혈의 예방을 위하여 가장 널리 사용하는 방법은 내시경적 치료법과 프로프라놀롤의 투여이다.

1. 내시경적 시술

(1) 내시경 정맥류 경화술

EIS는 환자의 재출혈 및 그로 인한 사망을 의미 있게 감소시키는 것으로 알려져 있다. 그러나 최근에는 주로 EVL이 기술적으로 불가능한 경우에 한해서만 사용되고 있다. 대개 3주 간격으로 4~5회 시행하면 정맥류를 소멸시킬 수 있는데, 정맥류가 소실되지 않는 경우는 17~56% 정도로서 이는 대개 환자의 조기사망의 원인이 된다. 정맥류가 소실된 후에도 환자의 10~23%에서는 재출혈이 발생하는데, 이는 대개 정맥류 소실 후 1년 이내에 발생한다. 따라서 정맥류가 소실된 후에도 정맥류의 재발 여부를 확인하기 위한 정기적인 내시경검사가 필요하며, 재발 시에는 재시술이 필요하다.

(2) 내시경 정맥류 결찰술

최근 총 1,091명의 환자가 포함된 13개의 연구 결과를 종합 분석한 결과에 따르면, 재출혈의 방지 및 정맥류 근절에 있어 EVL은 EIS보다 우수한 효과가 있고 합병증이 적다는 장점이 있어서, 현재 임상에서는 내시경 정맥류 결찰술이 우선적으로 선택되고 있다. 재출혈 예방을 위한 EVL이 EIS에 비하여 환자의 생존율을 개선시킨다는 연구 결과도 있다. 이상적인 EVL의 시술 간격에 대해서는 아직 표준이 정해지지 않았지만, 일반적으로 1~2주 간격으로 정맥류가 소멸될 때까지 시행한다. 기술적인 면에서 EVL은 정맥류가 크고 잘 움직이는 경우에 더 효과적인 반면, EIS는 비교적 가늘고 팽팽한 정맥류의 소멸에 더 효과적이다.

간경변증에 동반된 정맥류 출혈이 있었던 환자들을 대

상으로 EVL과 EIS를 전향적으로 비교한 최근의 연구에 의하면, EVL은 EIS에 비해 정맥류 소실률은 비슷하지만 EVL에서 정맥류 소실이 더 빨리 이루어지고, 시술에 따른 부작용도 더 적으며, 재출혈률이 더 낮은 것으로 보고되었다. 그러나 1년 이상 추적 관찰한 결과 EVL을 시행받은 환자에서 EIS의 경우에 비하여 정맥류의 재출현이 더 많았고, 문맥압항진 위병증*portal hypertensive gastropathy; PHG*의 악화가 더 심하였다. EVL과 EIS의 병합요법은 EVL 단독요법에 비하여 재출혈률, 사망률 및 정맥류 소실에 필요한 시술횟수의 개선 없이 오히려 식도 협착의 빈도만 증가시켜 추천되지 않는다.

2. 장기 약물요법

문맥압을 낮춰서 장기적으로 재출혈을 방지할 수 있는 방법은 당연히 비용이 적게 들고 간편해야 할 것이다. 이론적으로 이런 점을 가장 잘 만족시키는 것은 약물요법이며, 이런 목적에 가장 근접한 약물은 베타차단제이다. 급성 정맥류 출혈의 경우는 동반되는 저혈량성 저혈압 때문에 베타차단제의 효과가 제한적이지만, 재출혈 예방에 있어서는 내장 혈류를 감소시켜 문맥압을 낮춤으로써 효과가 있는 것으로 보고되어 있다. 베타차단제는 심박출량을 줄여서 문맥 혈류량을 감소시키고, 길항되지 않은 알파교감신경계 활성화를 통하여 내장혈관을 직접적으로 수축시킴으로써 문맥압을 강하시킨다. 베타차단제를 투여한 군은 위약군에 비하여 재출혈의 위험성이 감소되었고, 생존율이 향상되었다는 것이 밝혀졌다. 또 다른 연구에 의하면 베타차단제가 2주 이내의 조기 출혈을 유의하게 감소시키기 때문에 출혈을 하는 간경변증 환자에서 가급적 빨리 투여하는 것이 좋다고 한다. 재출혈 예방에 대한 베타차단제와 EIS의 비교 연구에서는, EIS가 약물요법보다 재출혈의 예방에 있어서 효과적이나 훨씬 더 부작용을 많이 동반하기 때문에 생존율에 있어서는 차이가 없다고 보고하고 있다. 특히 심한 문맥압항진 위병증이 동반되어 있거나 내시경적 치료로 재출혈이 예방되지 않을 경우 우선적으로 베타차단제의 투여를 고려할 수 있다. 베타차단제는 내시경적 치료에 비하여 덜 침습적이어서 내시경에 의한 고통이 없다는 장점이 있다.

보통 임상에서는 안정 상태 심박수의 25% 감소를 목표로 용량을 조절하되, 분당 55회 이하로 떨어지지 않도록 한다. 일반적으로 프로프라놀롤은 12시간마다 20mg부터 시작하여 2~3일마다 용량을 조절하면서 하루 320mg까지 투여해 볼 수 있다. 나도롤*nadolol*은 프로프라놀롤보다 작용시간이 길며 일차적으로 신장을 통하여 배설되기 때문에 용량 조절이 더 용이하고, 혈뇌장벽*blood-brain barrier*을 통과하지 않기 때문에 중추신경계에 대한 부작용이 적다. 초기용량은 20~40mg에서 시작하여 하루 최고 240mg까지 투여할 수 있다. 베타차단제 투여에 대한 금기증은 울혈성 심부전, 방실전도장애, 부정맥, 심한 만성 폐쇄성 호흡기질환, 천식, 정신병, 당뇨병 등이다. 베타차단제 복용에 따른 주요 부작용은 피로감, 발기불능, 우울증, 저혈압, 서맥, 수면장애, 심부전 등이다. 베타차단제는 대부분의 환자에서 별 부작용 없이 투여할 수 있지만 끊을 때는 반동현상에 의하여 재출혈이 야기될 수 있으므로, 일주일 이상에 걸쳐서 서서히 끊어야 하며 가능한 한 지속적으로 복용해야 한다.

재출혈을 예방하기 위한 치료에도 불구하고 저혈량성 쇼크를 동반한 재출혈이 한 번 있거나 2g/dL 이상의 혈색소농도 감소를 동반한 재출혈이 두 번 있을 때는 단락술을 고려해 보아야 한다.

3. 내시경치료와 약물요법의 병용

EVL과 베타차단제의 병합치료에 대한 전향적 무작위 대조 연구가 2례 있었다. 연구 결과에 의하면, 비록 부작용의 발생빈도와 생존율의 차이는 없었으나, EVL과 베타차단제의 병합요법이 EVL 단독에 비하여 재출혈을 유의하게 감소시켰다. 현재로서는 EVL과 베타차단제의 병합요법이 정맥류 재출혈의 예방을 위해서 가장 추천되는 치료법이다.

4. 외과적 단락술*shunt surgery* 및 경정맥 간내 문맥전신 단락술*TIPS*

외과적 단락술은 재출혈을 방지하는 데 효과적이긴 하나 간성 뇌증 발생의 위험이 크며 생존율 향상에는 영향을 주지 못한다. TIPS는 내시경적 치료법에 비해서 재출혈의 빈도는 낮추나 간성 뇌증의 발생빈도가 높고 생존율은 두 치료군 간에 차이가 없다. 최근 연구에서 프로프라놀롤과 질산염의 병합 약물 치료법은 TIPS에 비하여 재출혈 예방에서는 효과가 떨어졌으나 사망률에서는 차이가 없었고 간성 뇌증의 빈도는 낮추었다. 더구나 약물 치료법이 TIPS보다 비용-효과적이었다. 따라서 TIPS는 재출혈의 예방을 위한 일차치료법으로 사용하기보다는, 약물치료와 내시경치료의 병합요법에 실패한 환자들의 구제요법으로 사용할 것을 추천한다. 외과적 단락술과 TIPS는 비슷한 효과를 보이므로 각 기관에서 시행한 경험이 많고 성적이 우수한 치료법을 선택하는 것을 권한다.

Ⅳ 식도정맥류 첫 출혈에 대한 예방적 치료

출혈한 적이 없는 식도정맥류의 자연경과를 보면 25~40%의 환자에서 출혈이 생기는데, 대부분 관찰된 지 1년 이내에 발생한다. 따라서 출혈의 위험성이 높은 환자를 식별해내는 것은 임상적 유용성이 아주 크다. 첫 출혈의 독립적 위험인자는 Child 등급 B 또는 C의 잔여 간기능, 크기가 큰 정맥류, 정맥류의 적색 소견(red spot이나 red wale marking 등)이다. 알코올은 소량 섭취만으로도 문맥압을 상승시킬 수 있기 때문에 모든 환자는 금주해야 한다. 비스테로이드성 소염제*nonsteroidal antiinflammatory drugs; NSAIDs*도 복용하지 않는 것이 좋다. 약물요법과 관련하여 비선택적 베타차단제가 정맥류 첫 출혈을 예방하는지에 대한 한 메타분석 결과에 의하면, 24개월 추적관찰 기간 동안 출혈률은 대조군에서 25%였고, 베타차단제로 치료한 군에서는 15%로 감소하였다. 특히 중간 크기 이상의 큰 정맥류를 가진 환자에서 첫 출혈의 빈도는 베타차단제를 사용한 군에서 유의하게 낮았으나 작은 정맥류를 가진 환자군에서는 통계학적 유의성은 없었다. 최근 연구 결과에서 사망률도 대조군에 비하여 베타차단제 치료군이 통계학적으로 낮은 것을 보여주었으며, 예방적 치료의 비용-효과적인 측면에서도 베타차단제치료가 내시경적 치료나 수술적 치료에 비해 우수하였다.

첫 출혈을 예방하기 위해서 시행하는 EVL의 경우, 최근 발표된 메타분석 결과에 따르면 베타차단제 치료에 비하여 비록 미미하지만 첫 출혈의 빈도를 유의하게 낮추는 것으로 확인되었다. 그러나 두 군 간에 사망률의 차이는 없었다. 부작용의 발생빈도 역시 EVL군에서 낮았지만 심각한 부작용은 더 자주 발생하였다. 그러나 최근 EVL과 베타차단제의 효과를 비교한 대규모 전향적 무작위 연구들에서는 두 군 간에 출혈률과 사망률 차이는 없었다. 하지만 EVL은 시행 중의 고통과 평생 동안 반복해서 재발을 확인하는 것이 필요하다는 점 때문에 환자들의 순응도가 낮은 단점이 있다.

EIS의 경우 대규모 연구에도 불구하고 그 효용성은 여전히 불확실하다. 더구나 EVL에 비하여 시술과 관련된 합병증의 빈도가 높아서 예방 목적의 EIS는 추천되지 않는다. TIPS나 외과적 단락술은 간성 뇌증을 유발할 우려가 있고 오히려 사망률을 높여 예방적 목적의 치료로는 부적합하다.

결론적으로 중간 크기 이상의 큰 정맥류를 가진 환자에서 비선택적 베타차단제는 초출혈 예방의 일차 치료법으로 추천된다. 일단 환자가 베타차단제 복용을 시작할 때는 효과적인 용량을 평생 복용해야 한다는 것을 주지시키고, 부작용의 발생에도 유의해야 한다. 비용-효과적인 측면과 시술의 침습성 등을 고려할 때 EVL은 베타차단제를 쓸 수 없는 고위험군이나 베타차단제에 심각한 부작용을 보이는 군에서 고려해야 한다. 작은 정맥류를 가진 환자는 출혈의 위험성이 매우 낮으며, 일부 연구에서 예방적 베타차단제가 정맥류의 크기 증가 및 출혈의 위험을 줄일 수 있는 것으로 보고된 바 있으나 생존율을 높이지는 못하였다. 따라서 이러한 환자에서는 정맥류에 적색 소견이 있거나 기저 간기능 상태가 Child 등급 B 또는 C인 경우에 주로 베타차단제를 쓴다. 그 외의 환자는 1~2년마다 추적 내시경검사를 권한다.

Ⅴ 위저부 정맥류의 치료

위정맥류의 존재는 이미 80여 년 전에 알려졌음에도 불구하고 이에 대한 이해는 아직 불충분한 실정이다. 원발성 위정맥류는 출혈이 있는 경우에 그렇지 않은 경우보다 더 쉽게 발견되는 것으로 알려져 있다. 그러나 이러한 출혈 위험의 증가는 동반된 식도정맥류에 의한 것이지 위정맥류 자체에 의한 것은 아니다. 그러므로 위정맥류를 출혈의 중요한 원인으로 여기기보다는 간문맥압 항진의 한 증거로 여기는 것이 타당하다.

위정맥류는 식도정맥류에 비하여 출혈이 드물지만, 출혈량이 많기 때문에 요구되는 수혈량도 월등히 많다. 위정맥류, 특히 위저부 정맥류에 대한 적절한 치료법의 선택이 중요한데 이를 위해서는 우선 위정맥류의 분류, 자연경과 및 출혈 위험인자들에 대한 이해가 필요하다.

1. 위정맥류의 분류

위정맥류는 위·식도정맥류*gastrooesophageal varices; GOV*와 단독 위정맥류*isolated gastric varices; IGV*로 나눌 수 있다. GOV는 다시 식도정맥류와 잇닿아 위·식도 문합 부위 아래 2~5cm까지 소만곡을 따라 확장되어 있는 경우(GOV1)와 위·식도 문합 부위를 지나 위저부까지 이어지는 경우(GOV2)로 나뉜다. IGV는 다시 위저부에 위치하여 위·식도 문합 부위와 몇 cm 떨어져 있는 경우(IGV1)와 그 밖의 다른 부위의 십이지장과 위에서 관찰되는 경우(IGV2)로 나뉜다(그림 17-2).

흔히 이야기하는 위저부 정맥류*fundic varices; FV*는 위·식도 문합 부위를 가로질러 지날 수도 있고(GOV2), 위저부에 국한되어 있을 수도 있다(IGV1). 이러한 두 가지 경

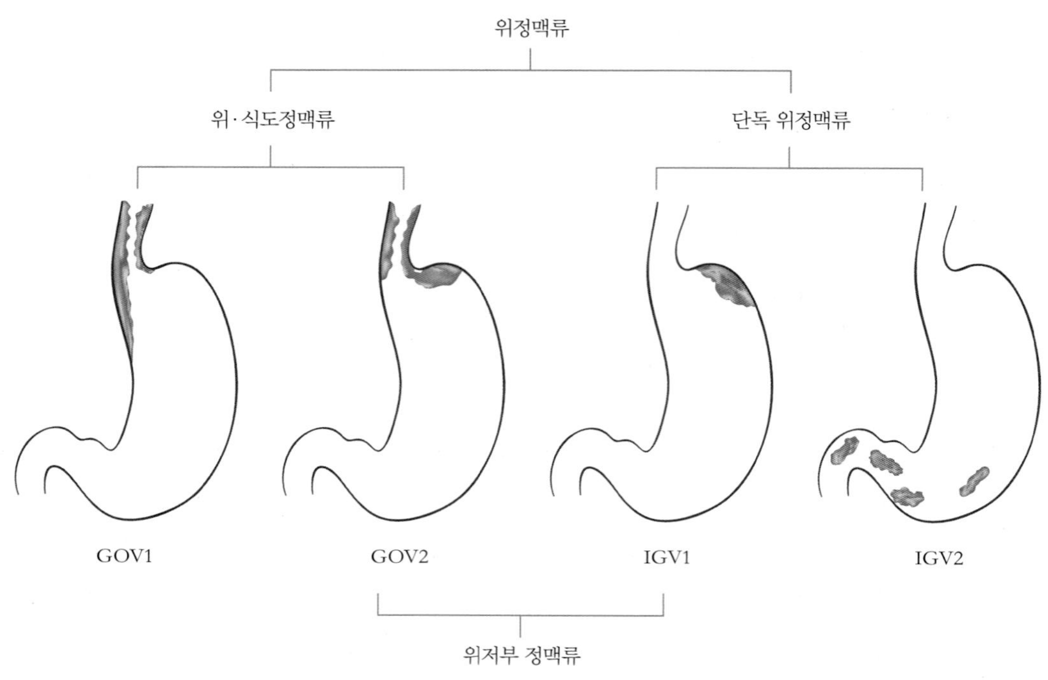

그림 17-2. 위정맥류의 분류 GOV: gastrooesophageal varices, IGV: isolated gastric varices

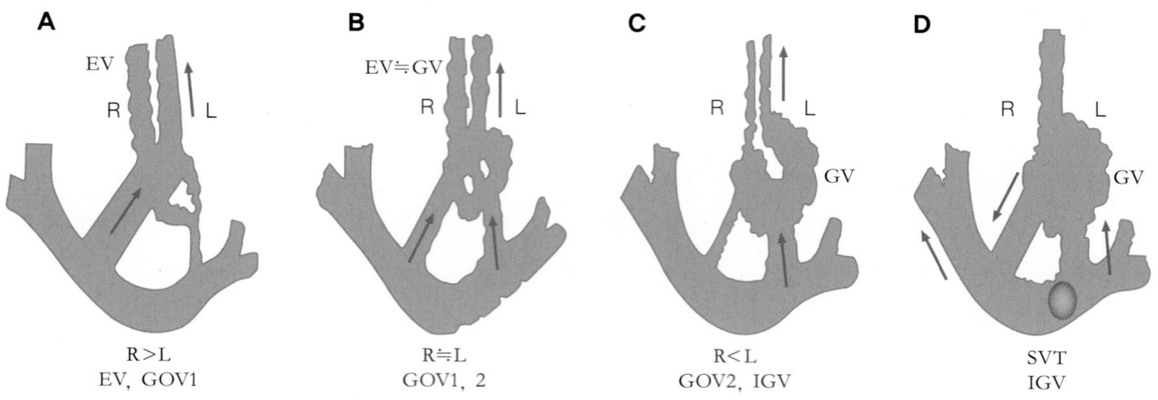

그림 17-3. 위정맥류 환자에서의 문맥 혈역학 A. 우측형, B. 동일형, C. 좌측형, D. 독립형. EV: esophageal varices, GV: gastric varices, SVT: Splenic vein thrombosis

우 모두 GOV1에 비해 출혈이 흔하며, 큰 식도정맥류의 동반이 적고 사망률이 높으며 치료가 어렵다(그림 17-2, 17-3).

2. 위정맥류 환자에서의 정맥 영상 소견 및 혈류 방향

위정맥류 환자에서의 정맥 영상 소견은 아래와 같이 4군으로 나뉜다(그림 17-3).

① 좌/우 위정맥*left/right gastric vein*이 주요 측부 순환로로 작용하여 위정맥류를 형성하는 우측형, ② 좌/우 위정맥과 후/단 위정맥*posterior/short gastric vein*들이 정맥류 형성에 동일하게 기여하는 동일형, ③ 후/단 위정맥들이 위정맥류를 형성하는 주요 통로인 좌측형, ④ 비장정맥폐쇄로 인하여 단위 정맥을 통하여 위저부 정맥류가 형성된 독립형 등이다. 이들 중에서 가장 흔한 경우는 우측형이고(약 80%), 동일형과 좌측형이 각각 10%가량을 차지하며 독립형은 매우 드물다.

상장간막정맥*superior mesenteric vein; SMV*으로부터 문맥과 비장정맥으로의 혈류는 다음과 같이 3군으로 나뉜다(그림 17-4).

① 대부분의 SMV 혈류가 문맥으로 들어가는 경우(A형), ② SMV 혈류의 일부가 비장(혹은 왼쪽 위*gastric*)정맥으로 들어감으로써 문맥으로의 혈류가 감소된 경우(B형), ③ 모든 SMV 혈류가 비장정맥으로 들어감으로써 문맥으로의 혈류가 거의 없는 경우(C형) 등이다. 이러한 혈류 방향이 위정맥류의 형태를 결정하게 되어 A형 혈류인 경우에는 위정맥류보다는 주로 식도정맥류를 형성하고 (EV, GOV1), B형이 될수록 위정맥류가 점점 커지게 되며 (GOV1, 2), C형이 되면 위정맥류(GOV2, IGV)를 주로 형성하게 된다. 이러한 혈류의 방향에 따라서 간성 뇌증에 빈도도 차이를 보이게 되어 A형, B형, C형에서의 간성 뇌증의 동반빈도는 각각 1%, 31%, 67%를 나타낸다.

3. 위정맥류의 자연경과

GOV1은 가장 흔한(58~74.6%) 형태의 위정맥류로서, 심한(3~4도) 식도정맥류를 동반하고, 93%의 환자가 출혈을 일으켰으며, 식도정맥류 출혈을 일으킨 84명을 대상으로 한 어떤 연구에서 83명의 출혈 원인이 식도정맥류(99%)였고, 단 1명만이 위정맥류 때문에 출혈을 일으켰다. 출혈을 보인 모든 환자들에 대해 EIS를 시행할 경우 59%의 환자에서 식도정맥류 소실 6개월 이내에 위정맥류도 소실되었다. 요컨대 가장 흔한 위정맥류는 GOV1이며, 이는 식도정맥류 치료 후 약 60%에서 소실된다.

GOV2는 위정맥류의 16~24%를 차지한다. GOV1보다는 훨씬 적지만 18명의 원발성 GOV2 환자 중 50%에서 심한(3~4도) 식도정맥류가 동반되어 있다. GOV1과는 달리 GOV2 환자들에서는 성공적인 EIS 후 6개월 이내에 위정맥류가 소실되는 경우가 17%에 불과하였다. GOV2 환자의 55%에서 중등도 이상의 출혈이 있었는데, 이는 GOV1 환자의 출혈률 12%에 비하여 높았다. 총 10례의 위정맥류 급성 출혈 중 7례에서 경화술로 성공적인 지혈이 이루어졌고, 선택적 위정맥류 경화술을 시행받은 13명 중 7명(54%)에서 위정맥류의 소실이 관찰되었다.

IGV1 혹은 독립된 위저부 정맥류는 1.6~8%에서 보였

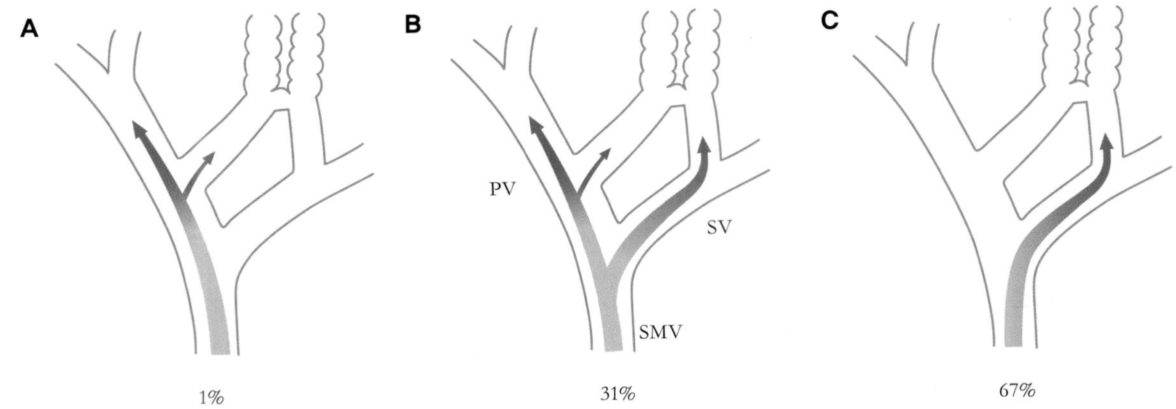

그림 17-4. 상장간막정맥*superior mesenteric vein; SMV* **혈류 방향과 위정맥류 형태** PV: portal vein, SV: splenic vein

으며, 간외 문맥폐쇄*extrahepatic portal venous obstruction*; *EHPVO*의 가장 흔한(44%) 원인이었다. 78%는 과거 출혈의 병력이 있었다. 독립된 위저부 정맥류의 적절한 치료는 수술이라고 여겨져 왔는데, 실제로 비장정맥 혈전에 의한 부분적인 간문맥압 항진의 경우 비장절제술이 최선의 치료로 시행되어 왔다.

위저부 외 다른 부위의 십이지장과 위에서 관찰되는 독립된 정맥류(IGV2)는 2~4.7%에서 관찰된다. 전정부(53%)와 십이지장(32%)이 흔한 발생 위치이고 이 두 곳 모두에서 관찰되는 경우도 11%에 달하며, 체부에서 보이는 경우는 4% 정도이다. IGV2는 대부분(85%) 재발된 정맥류나 이차성 정맥류로 나타나는데, 보통 내시경적 치료 후 8~12개월에 발생한다. 출혈률은 평균 36개월 관찰기간 중 5.7% 정도이며, 일차성 정맥류보다는 이차성 정맥류에서 더 높다.

이상에서 위정맥류 중에서 위저부에 존재하는 정맥류(GOV2와 IGV1)는 다른 부위에 존재하는 정맥류(GOV1과 IGV2)에 비해 상대적으로 출혈률과 사망률이 훨씬 높다는 것을 인지해야 한다.

4. 위저부 정맥류 출혈의 위험인자

위정맥류 출혈의 전체 발생률은 일반적으로 식도정맥류에 의한 출혈 발생률보다 낮다. 이는 위 소만곡에 있는 위정맥류(GOV1)의 출혈빈도가 낮기 때문으로 여겨진다. 그러나 일부 학자들은 위저부 정맥류의 매우 높은 출혈빈도를 보고하고 있어 큰 식도 정맥류에서와 같이 위저부 정맥류에서도 출혈은 흔한 것으로 생각된다. 많은 수의 위저부 정맥류 환자들을 대상으로 한 한 연구는 1년, 3년, 5년의 누적 출혈률이 각각 16%, 36%, 44%임을 밝혔다. 같은 추적기간 동안 출혈 위험이 있는 식도정맥류의 출혈률은 19~40%로 나타났다. 따라서 위저부 정맥류에 의한 출혈률은 중등도 이상의 식도정맥류 출혈률과 비슷한 것으로 보인다. 위저부 정맥류의 출혈 위험요소를 분석한 후향적 연구 결과에서는 정맥류에서 출혈이 있었던 경우 출혈이 없었던 환자보다 위저부 정맥류의 크기가 컸으며, 홍반*red spot*이 더 흔하였고, 간기능부전이 더 심하였다. 전향적 연구에서도 간기능의 상태, 위저부 정맥류의 크기, 홍반의 유무가 독립적인 출혈의 예측인자였다. 전향적 연구와 후향적 연구에서 위험요소들이 동일하게 나타났으므로 이들이 믿을 만한 위저부 정맥류 출혈의 위험요소일 것으로 생각된다.

5. 위저부 정맥류의 내시경적 치료

(1) 내시경적 경화술

위정맥류에 대한 내시경적 경화술은 식도정맥류의 경우보다 지혈이 힘들고 치료효과가 불충분한데, 위정맥류는 위신 단락*gastrorenal shunt* 등 주요 측부 순환*collateral circulation*을 많이 가지고 있으며, 정맥류 내 혈류가 빠르고 회전상의 형태로 되어 있으며, 공간이 큰 장기 내에 위치하고 있기 때문이다. 지금까지 일반적으로 사용되고 있는 경화제는 주입하더라도 위정맥류 내의 혈류가 빠르기 때문에 정맥류 내에 혈전이 형성될 수 있는 70% 이상의 농도에 도달하기 전에 유출되는 경우가 많아서 지혈이 어려웠다.

또한 시술 후 위궤양이나 위천공, 재출혈 등의 합병증 빈도가 37~53% 정도로 높게 나타난다. 식도정맥류 경화술 후에 발생하는 궤양이 얕은 점막성인 것과는 대조적으로, 위정맥류에 대한 경화술 후에 발생하는 궤양은 점막하까지 침범되어 더 깊은 양상을 보여, 치유가 늦고 재출혈 경향이 크며 천공의 위험성이 높다고 여겨진다. 지금까지 사용되어 온 경화제로는 5% 에탄올아민올레이트, 순수 에탄올*ethanol*, 1% 폴리도카놀 등이 있다. 5% 에탄올아민올레이트의 경우 52~67%의 지혈률을 보이고 재출혈률은 25~43%, 1년 사망률은 67%로 보고되고 있다. 순수 에탄올과 시아노아크릴레이트를 비교한 소규모 무작위 대조군 연구에서 두 치료군의 지혈률이 각각 62%와 89%로 시아노아크릴레이트 치료군이 좀 더 우수한 효과를 보였으나 통계적으로 유의한 수준은 아니었다. 일반적으로 내시경적 경과요법은 IGV에 비하여 GOV에서 더 효과적이며 재출혈률도 낮은 것으로 알려져 있다.

한편 1987년 새로운 경화제로 시아노아크릴레이트 계통의 조직접착제인 히스토아크릴*Histoacryl*이 식도·위정맥류의 치료에 사용되어 우수한 지혈효과를 보였다. 이후 여러 연구에서, 시아노아크릴레이트 주입술은 58~100%의 지혈률과 0~40%의 재출혈률을 보였다. 히스토아크릴은 원래 하지정맥류의 폐쇄와 피부 내 창상 유합 등에 사용되어 온 조직접착제의 일종으로서, 혈액과 접촉하면 즉시 중합체를 형성하며 고형화되고, 또 습기에 노출되면 20~40초 내에 굳어 버리는 성질이 있다. 부크릴레이트*Bucrylate*, N-butyl-2-cyanoacrylate를 이용한 경화술 환자의 부검 소견에서 주입 직후에 색전 형성 및 급성 혈관내막괴사가 일어나고, 부크릴레이트 쇠퇴와 함께 섬유화가 발생한다고 보고된 바 있으나, 최근의 연구에서는 기존의 경화제가 정맥류를 섬유화하는 기전이 있는 반면에 히스토아크릴은 섬유화보다는 정맥류 내강을 혈액과 함께 굳게 하는 특성이 있어 결국에는 새로운 정맥류가 다시 형성된다는 보고도 있다. 최근 급성 위정맥류 출혈에서 히스토아크릴을 이용한 경화술과 결찰술을 비교한 전향적 무작위 연구 결과에 따르면, 두 군 간에 지혈 효과는 비슷하였으나 재출혈률은 히스토아크릴을 이용한 경화술군이 유의하게 작은 것으로 나타났다. 5% 에탄올아민을 이용한 경화술과의 비교 연구에서는 더 효과적인 지혈률을 보이긴 하였지만 생존율의 차이는 없었다. 히스토아크릴을 이용한 내시경적 치료법의 합병증으로는 후흉골 통증, 발열, 식도협착, 중합체 탈락에 의한 재출혈, 뇌혈전증, 문맥 및 비정맥 혈전증, 위천공 등이 일어날 수 있다. 현재 위정맥류의 치료에 있어서 히스토아크릴은 미국 FDA의 공인은 받지 못한 상태이나 가능한 경우에 한하여 우선적 치료법 중 하나로 추천되고 있다. 이외에도 트롬빈*thrombin*이나 섬유소풀*fibrin glue* 등을 이용한 내시경적 치료법이 소개된 바 있으나 더 많은 연구가 필요하다.

(2) 위정맥류에 있어서 내시경 치료의 문제점

위저부 정맥류는 거목형 식도정맥류, 간세포암종 합병 정맥류 등과 함께 난치성 정맥류 중 하나이다. 치료가 어려운 원인은 정맥류 내강의 증가, 혈행 속도, 혈류량 급증 등으로 인한 주입 경화제의 희석, 농도 저하, 내피세포장애, 혈전형성의 부족 등 때문이다. 또한 위정맥류는 식도정맥류의 내시경적 치료 적응증과 차이가 있는데, 위정맥류의 해부학적 원인으로 위내강에 돌출된 위정맥류는 전체 위정맥류의 빙산의 일각으로 결찰술 혹은 경화술을 시행하더라도 부분적으로만 치료되어 정맥류의 근절이 어렵기 때문이다. 그리고 간문맥의 혈행학적 원인으로 인하여 위정맥류의 혈행 방향이 구간성*hepatopetal*인 경우 정맥류 내로 내려오는 혈류량이 많아 일반적인 내시경 치료 방법으로는 잘 치료되지 않고 합병증도 많은 것으로 알려져 있다.

6. 위저부 정맥류의 중재적 영상의학적 치료

(1) 경정맥 간내 문맥전신 단락술*TIPS*

TIPS의 기술적 성공률은 95~100%로 보고되며, 추적 내시경검사상 위정맥류와 식도정맥류의 경우 각각 82%와 77%에서 정맥류가 감소되거나 소실되었으며, 완전 소실된 경우는 각각 38%와 21%를 보여, TIPS는 식도정맥류 출혈보다 위정맥류 출혈에 더욱 효과적으로 적용될 수 있음을 알 수 있다. 그러나 다른 치료방법과 마찬가지로 환자의 장기 생존율을 증가시키지 못하는데, 다른 지혈방법이 없는 위정맥류 출혈의 경우 적절하게 사용되면 생명유지 시술로서 유용하다.

(2) 풍선하 역행성 경정맥 폐쇄술*balloon-occluded retrograde transvenous obliteration of gastric varices; BRTO*

BRTO는 1996년에 고안된 방법으로서, 일본에서는 위정맥류의 치료방법으로 활발히 시행되고 있으며 현재 우리나라에서도 시행되고 있다. 이 방법은 위정맥류가 있고 위정맥이나 비장정맥에서 신정맥으로 단락이 있는 경우에 시술이 가능하다. 시술방법은 대퇴정맥이나 내경정맥을 천자하여 왼쪽 신정맥에서 부신정맥을 선택하여 폐색 풍선 카테터를 삽입하고 풍선을 팽창시켜 혈류를 막고 5% 에탄올아민올레이트를 리피오돌*lipiodol*과 3:1 또는 6:1로 섞은 다음 혈류를 역행시켜 정맥류 내로 삽입하고 3시간 동안 유지시켜 정맥류를 색전하는 것이다(그림 17-5). 이 방법은 TIPS 또는 수술적인 단락술과 비교하여 덜 침습적이며 더 효과적이라고 보고되고 있다. 시술 후 위정맥류가 없어져 간 쪽으로의 혈류가 증가되어 복수가 형성될 가능성은 증가하나 간성 뇌증의 위험도는 증가하지 않고 간기능이 좋아질 수 있다는 이론적 장점도 있다.

7. 위정맥류의 외과적 치료

위정맥류에 대한 문맥 하대정맥 문합술 등 문맥압 감압 치료는 수술 후 간부전, 간성 뇌증 등의 합병증이 있어 최근에는 거의 사용하지 않고 생체기능에 영향이 적은 정맥

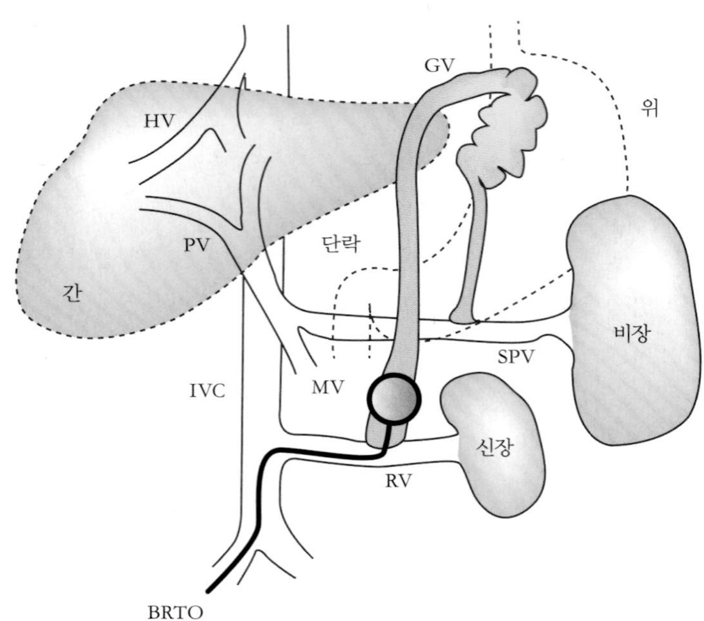

그림 17-5. 풍선하 역행성 경정맥 폐쇄술*balloon-occluded retrograde transvenous obliteration of gastric varices; BRTO* GV: 위정맥류*gastric varices*, HV: 간정맥*hepatic vein*, IVC: 하대정맥*inferior vena cava*, MV: 장간막정맥*mesenteric vein*, PV: 간문맥*portal vein*, RV: 신정맥*renal vein*, SPV: 비장정맥*splenic vein*

류 가로 절단 수술*transection*로 국소적으로 처리하는 추세다. 정맥류 가로 절단 수술에서 정맥류 처리의 기본적인 원칙은 ① 상류 쪽으로 공혈의 차단 및 삭감, ② 국소 정맥류에 대한 절제와 차단 및 폐쇄, ③ 하류 쪽 배출 혈로의 확보 및 확대이다. 그 방법으로는 하부식도·위 상부 절제술, Hassab 수술, 원위부 비신 단락술 등이 있으며, 비장 적출과 위 상부 및 하부 식도로의 혈행을 차단하는 것 등으로 구성된다. 특히 식도정맥류가 동반되지 않은 순수한 위정맥류의 치료에 필요한 경우가 있다.

8. 문맥압항진증 치료의 전망

문맥압항진증의 합병증인 식도·위정맥류의 치료법에 대해 설명하였으나, 대부분이 침습적이어서 환자에게 고통을 주는 시술이다. 그런데 간경변증에서 섬유화와 재생 결절로 인한 간 미세순환의 구조적 장애가 문맥압항진증의 가장 중요한 기전으로 생각되지만, 비정상적으로 상승된 혈관 장력도 중요한데, 이런 가역적이고 기능적인 이상의 원인으로 NO와 엔도텔린이 주목받고 있다. 최근에는 이들의 역할을 조절하는 비침습적인 치료방법이 개발되고 있다.

NO는 간내 혈관 압력 조절에 기여하는 것으로 알려져 있는데, 경변성 간에서는 NO의 생성이 감소되어 있고, NO 유사체, 니트로푸루시드*nitroprusside*, 니트로글리세린에 대한 간내 혈관의 확장반응이 감소된다고 보고되었다. 그러나 전신 및 내장혈관계 내에서는 NO의 농도가 오히려 증가되어 있기 때문에 NO를 문맥압항진증의 치료에 응용하기 위해서는 간내 미세순환계에서는 NO의 생성을 증가시키고, 전신 및 내장 순환계에서는 감소시켜야 한다는 어려움이 있다. 최근에 동물실험을 통하여 전신순환계에 거의 영향을 주지 않으면서 간내 NO의 생성을 증가시키는 여러 연구 결과가 발표되었다. 한 보고에서는 NO 합성효소*NOS* 유전자를 간경변증을 유발한 쥐에 투여하여 간에서의 NO 생성이 증가되고 문맥압이 낮아졌음을 관찰하였고, 간특이적 NO 분비유도체인 NCX-1000을 쥐에게 투여하였을 때 역시 전신순환계에 영향 없이 문맥압이 낮아졌다고 보고하였다. 현재 이들에 대한 임상적 적용이 기대되고 있다. 아직은 전 임상 연구단계이지만 CB1 수용체 차단제인 SR 141716A가 내인성 카나비노이드의 혈관확장 작용을 방지하여 간경변증 모델에서 과역동*hyperdynamic* 혈역학을 회복시킨 보고가 있다. 최근 문맥압항진증과 이로 인한 합병증의 발생과정에서 혈관생성인자들의 역할이 많이 규명되어 새로운 치료법에 응용되고 있다. 특히 한 동물실험에서는 소라페닙*sorafenib*이 복부

신혈관 형성 억제*anti-angiogenesis* 및 과역동 혈역학 상태의 호전을 가져오는 동시에 문맥압을 감소시키고 간손상을 유의하게 호전시킨다고 보고한 바 있다.

엔도텔린은 혈관내피세포에서 합성되어 혈관평활근세포에 존재하는 수용체에 작용하여 강력한 수축효과를 나타낸다. 엔도텔린-1이 가장 먼저 분리되었고 수용체와 가장 긴밀히 결합한다. 간경변증에서는 엔도텔린의 동맥 및 정맥 내 혈장농도가 증가되어 있고, 간에서 엔도텔린의 유전자 발현이 증가되어 있으며, 그 수용체의 농도도 증가되어 있다. 간 미세순환 혈류에 대한 엔도텔린의 효과는 주로 굴모양혈관 주위에 존재하는 간 성상세포*hepatic stellate cell*의 수축에 의하여 매개되는 것으로 생각되고 있다. 동물실험에서 문맥압항진증에 대해 비선택적인 엔도텔린 수용체차단제를 투여하면 문맥압이 단기적으로 11~40%까지 감소한다. 그러나 장기적으로는 문맥압항진증을 억제하는 데 실패하여, 임상에 실용화될 때까지는 더 많은 연구가 필요하다.

Ⅵ 문맥압항진 위병증

문맥압항진증 환자는 식도·위정맥류뿐만 아니라 문맥압항진 위병증으로 인하여 위점막에서도 출혈을 일으킬 수 있다. 이 병변은 점막 및 점막하층의 혈관확장이 특징적이며 염증 소견은 없으므로 '위염*gastritis*'이 아니라 '위병증*gastropathy*'이라고 부르는 것이 적합하다.

문맥압항진증에서 발견되는 빈도는 4~98%로 보고자에 따라 큰 차이를 보이며, 이 병변으로 문맥압항진증을 진단할 때 특이도는 약 98%로 높으나 민감도는 약 38%로 낮다.

New Italian Endoscopic Club에 의하여 내시경상 점막변화의 양상에 따라 모자이크 양상*mosaic-like pattern*, 적색 점상 병변*red point lesions*, 선홍색 반점*cherry-red spots*, 그리고 검갈색 반점*black-brown spots*의 네 가지 주된 형태로 분류한다. 문맥압항진증 환자에서 이러한 위점막의 변화와 유사한 형태가 소장과 대장에서도 관찰될 수 있다.

병리학적으로는 전모세혈관*precapillary*, 모세혈관, 점막하 정맥 등이 확장되어 있고, 간경변증이 있는 경우에는 수많은 동정맥 단락*arteriovenous shunt*과 적혈구의 혈관 외 유출이 관찰되므로 위점막 출혈의 전 단계로 생각된다.

내시경적 등급체계*grading system*는 주로 Baveno Ⅲ Consensus Workshop에서 정의한 바와 같이 크게 둘로 분류하는데, 적색 징후*red signs*나 검갈색 반점 없이 분홍색 모자이크 양상*pink mosaic-like pattern*의 점막변화만 존재하는 경증 PHG와 적색 모자이크 양상*red mosaic-like pattern*과 함께 적색 점상병변 또는 선홍색 반점이 나타나는 중증 PHG로 나눈다.

1. 병태생리 및 자연경과

PHG 발생기전은 문맥혈류 저항 증가로 인한 문맥압 항진으로 생각된다. 그러나 지금까지 많은 연구들에서 문맥압항진증의 정도와 PHG의 중증도 간의 직접적인 연관성을 증명하지는 못하였다. 더구나 식도정맥류의 크기나 간기능이 PHG의 빈도 및 중증도에 직접적인 영향을 미치지 않는다. 몇몇 연구들에서 식도정맥류의 내시경적 치료가 오히려 PHG을 악화시키거나 발생을 조장한다고 보고한 바 있다. 결국 임상적으로 의미 있는 문맥압항진증은 PHG 발생에 필수적이긴 하나 충분조건은 되지 못한다. 그리고 PHG는 간경변증이 없는 문맥압항진증보다 간경변증에 의한 문맥압항진증에서 더 잘 생기고, 그 중증도는 간부전의 정도와 관계가 있다. 따라서 문맥압 외에 다른 요소들(가스트린, 글루카곤, 프로스타글란딘 E2, NO 등)도 병태생리에 작용할 것으로 생각된다. 한편 위저부 정맥류나 비-위-신 단락*splenogastrorenal shunt*이 있는 환자에서는 드물게 관찰된다. 이는 식도 하부의 혈관들은 저항이 높은 데 비하여 위저부 정맥류는 수많은 측부 순환을 동반하는 경우가 많아서 문맥에 대한 감압효과가 있기 때문으로 생각된다.

PHG에 의한 출혈은 점진적이고 간헐적인 양상에서 대량출혈로 치명적인 경우까지 다양하게 나타난다. 137명의 간경변증 환자들을 평균 46개월간 관찰한 한 연구에 의하면 처음에 PHG가 없었던 환자들 중 약 26%에서 PHG가 새로 생겼고, 경증 PHG에서는 약 8%의 환자들이 출혈을 일으킨 데 비하여 중증 PHG에서는 29%에서 출혈이 생겼다. 5년 생존율은 PHG가 없었던 경우 85%, 경증 PHG

가 있었던 경우 72%인 데 비해, 중증 PHG가 있었던 경우에는 46%에 불과하였다. 따라서 PHG는 진행하며, 중증 PHG가 주된 출혈의 원인이라는 것을 알 수 있다.

2. 치료

PHG에서는 위산의 분비가 저하되어 있고, 수크랄페이트*sucralfate*, 히스타민 H_2 수용체 길항제, 프로톤펌프억제제 등은 지혈효과가 없다. 그러나 프로톤펌프억제제의 경우 아스피린이나 비스테로이드성 소염제를 복용 중이거나 헬리코박터균*Helicobacter pylori*에 감염되어 있는 등 소화성 궤양 발생의 위험요소가 있으면 사용할 수 있다. 물론 PHG에 의한 출혈의 치료는 문맥압의 감압이 주된 요소가 된다. 프로프라놀롤은 PHG에 의한 출혈에 지혈효과가 있고, 재출혈 예방에도 효과가 있으며, PHG의 중증도를 개선하는 효과가 있다는 것이 여러 연구에서 밝혀졌다. 그러나 프로프라놀롤은 출혈이 있는 환자에서 저혈량증에 대한 보상반응을 저지하는 악영향을 나타낼 수 있고, 일부 환자에서는 지혈효과가 나타나지 않는다. 따라서 프로프라놀롤은 출혈 중인 환자에서는 거의 사용되지 않고, 털리프레신, 옥트레오타이드 또는 소마토스타틴으로 우선 지혈한 후에 재출혈의 예방을 위해서 사용한다. 하지만 프로프라놀롤을 제외한 다른 약물들의 효과에 대해서는 아직 명백한 증거가 제시되어 있지 않은 실정이다. 최근 PHG 치료에 있어 프로스타글란딘 유사체*prostaglandin analogs*나 앤지오텐신 Ⅱ 수용체*angiotensin II receptor* 등이 연구 중이다.

PHG가 있는 10명의 간경변증 환자들을 대상으로 TIPS를 시행한 한 연구에 의하면, TIPS 후에 PHG가 9명에서 호전되어 TIPS가 PHG의 유용한 치료방법이라는 것을 알 수 있다. 수술적 치료법 역시 PHG에 효과적이긴 하나 합병증이 많고 사망률이 높다. TIPS나 수술적 치료법은 약물치료법이 실패하는 경우에 한하여 응급구조 목적으로 시행한다. 비대상성 간경변증이 동반된 경우 궁극적으로 간이식만이 PHG의 의한 출혈을 막고 간기능을 호전시킬 수 있다.

문맥압항진증으로 인한 식도·위정맥류 출혈에 대해 실제로 임상에서 대처하는 방법을 요약하면 그림 17-6과

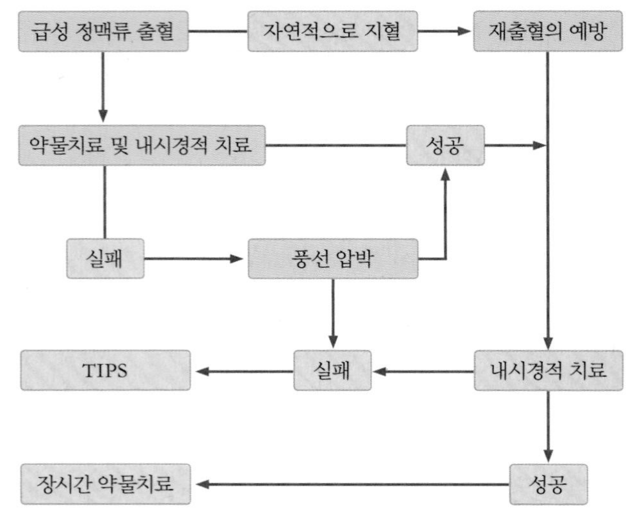

그림 17-6. 정맥류 출혈 환자의 치료적 접근방법

같다. 급성 정맥류 출혈의 경우 털리프레신이나 소마토스타틴 같은 약물치료와 병행해서 내시경적 치료법을 우선 고려한다. 재출혈의 효과적인 예방을 위해서는 내시경적 치료법과 비선택적 베타차단제의 병합요법이 가장 추천된다. 급성 정맥류 출혈의 조절에서 24시간 동안 두 번의 내시경적 치료법이 실패했거나, 간이식을 기다리고 있는 환자에서 내시경적 치료법이나 약물요법으로 재출혈의 예방이 실패하였을 경우에는 TIPS의 시행을 고려한다. 식도정맥류의 첫 출혈을 예방하기 위해서는 고위험군의 경우 비선택적 베타차단제의 장기치료를 고려해 볼 수 있다. 위정맥류 출혈에 대해서는 아직 해결되어야 할 문제점들이 남아 있는 실정이며 TIPS나 히스토아크릴을 이용한 내시경적 경화술 등이 고려될 수 있다. 문맥압항진 위병증도 문맥압항진증 환자에서 출혈의 중요한 원인이며, 재출혈의 방지에는 프로프라놀롤이 효과적으로 이용된다.

참고문헌

1. 대한간학회. 간경변증 진료 가이드라인. 대한간학회지 2011;http://www.kasl.org/html/sub05_03_2.asp
2. 신경한, 이준성, 윤정환 등. 식도정맥류 출혈에 대한 내시경적 결찰술 단독요법과 내시경적 결찰술 및 경화술 병합요법의 비교. 대한간학회지 1998;4:143-150
3. 이동호, 이국래, 이한주 등. 식도정맥류에 대한 내시경적 결찰요법의 치료효과 및 장기 추적관찰. 대한소화기내시경학회지 1996;16:707-714
4. Bernard B, Grange JD, Khac EN, et al. Antibiotics

prophylaxis for the prevention of bacterial infections in cirrhotic patients with gastrointestinal bleeding: A Metaanlaysis. Hepatology 1999;29:1655-1661

5. Bosch J, Abraldes JG. Management of gastrointestinal bleeding in patients with cirrhosis of the liver. Semin Hematol 2004;41(suppl.1):8-12
6. Bosch J, Garcia-Pagan JC. Prevention of variceal rebleeding. Lancet 2003;361:952-954
7. Bosch J, Pizcueta P, Feu F, et al. Pathophysiology of portal hypertension. Gastroenterol Clin North Am 1992;21:1-14
8. Bureau C, Garcia-Pagan JC, Otal P, et al. Improved clinical outcome using poly-tetrafluoroethylene-coated stents for TIPS: Results of a randomized study. Gastroenterology 2004;126:469-475
9. D'mico G, Pagliaro L, Bosch J. Pharmacological treatment of portal hypertension: an evidence-based approach. Sem Liv Dis 1999;19:475-505
10. de Franchis R, Primignani M. Endoscopic treatment for portal hypertension. Semin Liver Dis 1999;19:439-455
11. de Franchis R. Evolving Consensus in Portal Hypertension Report of theBaveno IV Consensus Workshop on methodology of diagnosis and therapy in portal hypertension. J Hepatol 2005;43:167-176
12. Garcia-Pagan JC, Bosch J. Endoscopic band ligation in the treatment of portal hypertension. Nat Clin Pract Gastroenterol Hepatol 2005;2:526-535
13. Garcia-Tsao G, Sanyal AJ, Grace ND, et al and the Practice Guidelines Committee of the American Association for the Study of Liver Diseases; Practice Parameters Committee of the American College of Gastroenterology. Prevention and management of gastroesophageal varices and variceal hemorrhage in cirrhosis. Hepatology 2007;46:922-938
14. Groszmann RJ, Wongcharatrawee S. The hepatic venous pressure gradient: Anything worth doing should be done right. Hepatology 2004;39:280-283
15. Lata J, Hulek P, Vanasek T. Management of acute variceal bleeding. Dig Dis 2003;21:6-15
16. Park WG, Yeh RW, Triadafilopoulos G. Injection therapies for variceal bleeding disorders of the 16 tract. Gastrointest Endosc 2008;67:313-323
17. Perini RF, Camara PR, Ferraz JG. Pathogenesis of portal hypertensive gastropathy: translating basic research into clinical practice. Nat Clin Pract Gastroenterol Hepatol 2009;6:150-158
18. Primignani M, Carpinelli L, Preatoni P, et al. Natural history of portal hypertensive gastropathy in patients with liver cirrhosis. The New Italian Endoscopic Club for the study and treatment of esophageal varices(NIEC). Gastroenterology 2000;119:181-187
19. Ryan BM, Stockbrugger RW, Ryan JM. A pathophysiologic, gastroenterologic, and radiologic approach to the management of gastric varices. Gastroenterology 2004;126: 1175-1189
20. Sharara AI, Rockey DC. Gastroesophageal variceal hemorrhage. N Engl J Med 2001;345:669-681
21. Watanabe K, Kimura K, Matsutani S, et al. Portal hemodynamics in patients with gastric varices. Gastroenterology 1988;95:434-440
22. Garcia-Tsao G, Sanyal AJ, Grace ND, et al.; Practice Guidelines Committee of the American Association for the Study of Liver Diseases; Practice Parameters Committee of the American College of Gastroenterology. Prevention and management of gastroesophageal varices and variceal hemorrhage in cirrhosis. Hepatology 2007;46:922-938

chapter 18

복수와 자발성 복막염

한철주

- 내장혈관 확장이 간경변성 복수 형성의 가장 중요한 기전이다. 내장혈관 확장은 순환기 기능 이상과 신장에서의 나트륨 및 수분 저류를 초래하고, 내장 미세순환계에서의 림프 형성을 증가시킴으로써 지속적으로 복수 형성을 유발한다.
- 내장혈관 확장은 문맥압항진증과 연관이 있으며, 내장혈관계에서 국소적으로 혈관확장 물질들이 생성됨에 기인하며, 그 중 가장 대표적인 것은 산화질소*nitric oxide*; *NO*이다.
- 복수를 가진 간경변증 환자에서 복수 감염 등의 합병증이 의심되지 않는 경우, 처음 검체에서는 선별검사로 총 세포 수와 분획, 알부민, 총 단백질 검사를 시행한다. 합병증이 없는 복수의 소견을 보이는 경우 더 이상의 검사는 불필요하며, 검사 결과가 비정상적인 경우에는 추가적인 다른 검사를 시행한다.
- 혈중 알부민 농도에서 복수 알부민 농도를 뺀 값을 혈청-복수 간 알부민 경사*serum-ascites albumin gradient*; *SAAG*라 하며, 이는 문맥압을 반영하기 때문에 복수의 원인 감별과 치료방침 수립에 중요하다.
- 간경변증 환자의 복수에서 호중구 수치가 250/mm^3 이상이면 자발성 세균성 복막염을 강력히 의심할 수 있으며 경험적으로 항생제를 투여할 요건이 된다.
- 자발성 세균성 복막염으로 치료 중인 간경변증 환자에서 항생제에 잘 반응하지 않거나, 복수 배양검사에서 두 종류 이상의 세균이 자라는 경우 또는 복수 내 단백 농도가 1g/dL 이상, 포도당 농도가 50mg/dL 미만, LDH 농도가 정상 혈청치보다 높은 세 가지 조건 중 두 가지 이상을 충족할 경우, 이차성 복막염을 강력히 의심하고 원인을 찾아야 한다.
- 간경변성 복수 환자에서 임상 소견과 복수검사 소견으로 결핵성 복막염의 합병이 의심될 때 비록 복수 내 아데노신탈아미노효소*adenosine deaminase*; *ADA* 농도가 낮더라도 결핵을 배제할 수 없지만, 만일 ADA 농도가 높은 경우에는 결핵 가능성을 강력히 시사한다.
- 복수천자는 복수의 진단과 치료에 매우 요긴하게 사용되는 술기이므로 정확한 시술 요령을 습득하는 것이 중요하다.
- 간경변성 복수 환자에서는 이차적 고알도스테론혈증이 발생하기 때문에 스피로놀락톤*spironolactone*이 복수치료의 근간을 이루는 이뇨제이다. 스피로놀락톤과 푸로세미드*furosemide*의 동시투여는 각 약제의 나트륨 배출 효과를 증가시키고, 단독투여 시 나타날 수 있는 고칼륨혈증이나 저칼륨혈증의 발생을 줄이는 효과가 있다.
- 반복적인 대량 복수천자는 난치성 복수의 조절에 유효하며, 혈장확장제를 같이 사용함으로써 비교적 안전하게 시행할 수 있다. 난치성 복수 환자에 대해서는 궁극적으로 간이식을 고려해야 하며, 교량적 또는 완화적 치료로서 치료적 복수천자나 경정맥 간내 문맥전신 단락술*transjugular intrahepatic portosystemic shunt*; *TIPS*을 시행할 수 있다.
- 간경변성 복수를 가진 환자에서 아미노글리코시드계 항생제나 비스테로이드성 소염제는 신기능 장애를 초래할 수 있어 주의를 요한다.
- 자발성 세균성 복막염 환자의 예후 개선을 위해서는 조기 진단, 적절한 항생제 사용, 필요할 때 적절한 혈장확장제 사용 등이 중요하다.
- 간경변증 환자에서 자발성 세균성 복막염 발생 위험이 증가하는 것은 복수 단백 농도가 1g/dL 이하, 위장관 출혈, 기존에 자발성 세균성 복막염이 발생되었던 과거력이 있는 경우 등이다.

I 서론

복수는 간경변증 환자의 10%에서 어느 때건 한 번은 발생한다. 또한 기존에 자각증상이 없던 간경변증 환자에서 복수가 최초의 증상인 경우도 흔하다. 간경변증 환자에서 복수는 간경변증이 더 이상 병리학적 변화에 대응할 수 없는 한계에 다다른 단계에서 발생하며, 간질환의 중증도에 비례하여 진행한다. 복수의 중증도는 내과적 치료로 조절되는 단계, 내과적 치료로 조절되지 않는 단계 및 간신증후군 단계로 나눌 수 있다. 복수가 있는 간경변증 환자의 많은 예에서 자발성 세균성 복막염이나 간신증후군이 발생하여 치명적인 상황으로 발전할 수 있다.

Ⅱ 간경변증 환자에서 복수의 발생기전

간경변증 환자에서 복수 형성의 주된 원인은 문맥압항진증이다. 복수를 가진 환자들은 그렇지 않은 환자들보다 문맥압이 높은 경향이 있으며, 간정맥압 경사*hepatic venous pressure gradient; HVPG*가 12mmHg 이상인 경우에만 복수가 발생한다. 또한 TIPS 등의 치료에 의해 문맥압이 감소하면 복수가 완화되고, 다시 막혀 문맥압이 증가하면 복수도 증가하는 현상을 관찰할 수 있다.

간경변증 환자에서 문맥압항진증은 문맥혈류에 대한 저항 증가와 문맥으로 유입되는 혈류 증가에 기인한다. 문맥압항진증이 복수 형성을 유발하는 과정에서 가장 중요한 기전은 내장혈관확장이다. 간경변증 환자에서는 동맥확장이 관찰되는데, 이는 주로 내장혈관계에서 나타나며, 신장, 근육, 피부, 뇌 등 다른 주요 혈관계에서는 오히려 혈관수축이 일어난다. 내장혈관확장의 원인은 국소적으로 내장혈관계에서 혈관확장물질들이 생성되기 때문으로 생각되는데, 대표적인 혈관확장물질은 산화질소*nitric oxide; NO*이다.

간경변증 초기에는 내장혈관확장이 심하지 않고 과역동순환*hyperdynamic circulation*에 의해 내장혈관으로 빠져 나간 혈액량이 보상되지만, 간경변증이 진행할수록 유효 동맥혈류량*effective arterial blood volume*의 저하를 가져와 전신순환계의 동맥저충만*arterial underfilling*이 일어나게 된다. 이에 대한 보상반응으로 레닌-앤지오텐신-알도스테론*renin-angiotensin-aldosterone*계와 교감신경계, 항이뇨 호르몬들이 활성화되어 신장에서 나트륨 및 수분 저류가 발생한다.

한편 문맥압항진증과 내장혈관확장은 그 자체로서 굴모양혈관*hepatic sinusoid* 및 장 모세혈관의 압력과 투과도를 변화시켜 복강 내 림프액의 형성을 촉진하게 된다. 건강한 성인에서 흉관을 통한 림프액의 흐름은 하루 1L 정도이나 간경변증 환자에서는 평균 8~9L, 최대 20L에 달한다. 복강 내 림프액은 횡경막 표면 및 흉관을 통해 재흡수되는데, 그 양은 평균 하루 1.4L 정도이며(범위 0.5~4L), 재흡수 역량을 초과하는 체액은 복강 내에 고이게 된다. 진행된 간경변증 환자에서 혈관확장에 따른 혈관저충만 *vascular underfilling*에 의해 몸에 저류된 수분과 염분은 이와 같이 혈관 내에서 복강 내로 계속 새어나가기 때문에 결코 혈관충만*vascular filling* 상태에 이를 수 없으며 이러한 과정이 지속되게 된다(복수 형성의 전방 이론forward theory of ascites formation)(그림 18-1).

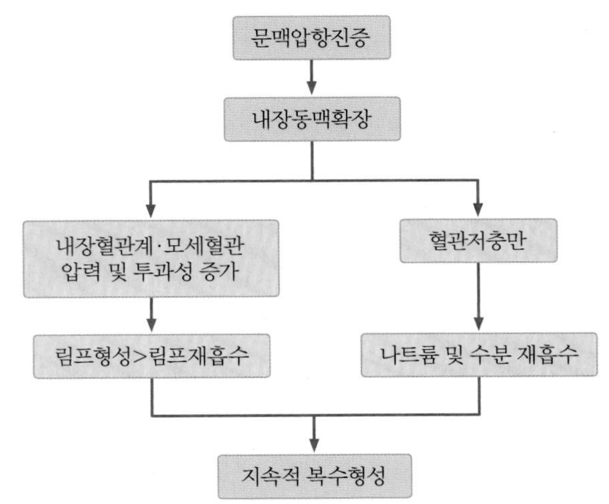

그림 18-1. 복수 형성의 전방 이론*forward theory of ascites formation*

Ⅲ 원인질환의 감별

1. 신체검진에 의한 감별

배가 부르다고 호소하는 환자에서는 우선 배의 모양이 대칭성인가를 관찰해야 하며, 타진 시 고장음*tympanic sound*인지, 이동 탁음*shifting dullness*이나 수액파가 있는지를 검진해야 한다. 복강 내 거대 낭성 종양에서는 배가 부르고 수액파가 있을 수 있지만 이동 탁음은 없기 때문이다. 간경변증 환자에서는 복수가 고이기 전에 헛배가 부르며 가스가 많이 나온다. 팽팽한 복수를 2~3번 경험하였던 간경변증 환자에서는 배꼽탈장*umbilical hernia*이나 그 흔적을 볼 수 있다. 복막에 염증이 없는 간경변성 복수와 염증을 동반한 악성 혹은 결핵성 복막염을 감별하는데 복부의 시진이 도움이 될 수 있다. 즉 전자의 경우에는 복막의 자극이 없기 때문에 환자가 누운 상태에서 복벽이 물주머니처럼 좌우로 축 처져서*sagging* 옆구리가 튀어나오는 형태를 보이는 반면, 후자에서는 복막 자극으로 인하여 복벽이 처지지 않고 꼿꼿하게 보인다. 한편 촉진 시에 전자의 경우에는 복벽이 부드러운 반면 후자의 경우에는 근육이 경직*guarding*된다.

2. 복수 성상에 의한 감별

복수가 있는 간경변증 환자에서 복수감염 등의 합병증이 의심되지 않는 경우, 처음 검체에서는 선별검사로 총 세포 수와 분획, 알부민, 총 단백질 검사를 시행한다. 임상적 판단에 따라 포도당*glucose*, LDH도 최초 검체에서 시행할 수 있다. 합병증이 없는 복수의 소견을 보이는 경우 더 이상의 검사는 불필요하며, 검사 결과가 비정상적인 경우에는 추가적인 검사를 시행한다. 최근 새로 복수가 발생하였거나 복수를 주소로 입원한 환자 또는 발열, 복통 등 복수감염증이 의심되거나 원인 미상의 임상적 악화를 보이는 경우(간성 뇌증, 신기능 악화 등)에는 반드시 진단적 복수천자를 시행해야 하며, 선별검사에서 복수감염이 의심되면 세균배양검사를 추가로 시행해야 한다(표 18-1).

표 18-2 혈청-복수 간 알부민 경사*SAAG*에 의한 복수의 감별진단

높은 SAAG (>1.1g/dL)	간경변증 알코올성 간염 심장성 복수 대량 간전이 전격성 간부전 Budd-Chiari 증후군 간문맥혈전증 간정맥폐쇄성 질환*veno-occlusive disease; VOD* 임신성 지방간 점액수종*myxedema* 혼합형 복수*mixed ascites*
낮은 SAAG (<1.1g/dL)	복막암종증*peritoneal carcinomatosis* 결핵성 복막염 췌장성 복수 담즙성 복수*biliary ascites* 신증후군*nephrotic syndrome* 결합조직질환에 의한 장막염*serositis*

(1) 세포 수 검사

합병증을 동반하지 않은 간경변증 환자에서 복수 내 백혈구 수는 평균 280/mm³이며, 상한선은 500/mm³이다. 그러나 급속한 이뇨로 인하여 복수가 농축되었을 때는 1,000/mm³까지 상승할 수도 있다. 호중구 수는 총 백혈구 수의 27~30%로 250/mm³을 넘지 않으며, 급속한 이뇨 시에도 이 수치를 넘지 않는다. 간경변증 환자에서 복수 내 백혈구 수가 상승하는 가장 흔한 이유는 자발성 세균성 복막염이며, 이 경우에는 호중구가 정상 분획보다 높다. 결핵성 및 암성 복수의 경우에도 백혈구가 상승하는데 이때는 림프구가 우세하다.

혈성 복수일 경우 적혈구 250개당 호중구가 1개씩 섞이게 되는데, 이 점을 고려하여 혈액의 오염에 의한 복수 호중구 수 증가를 자발성 세균성 복막염에 의한 것으로 잘못 해석하는 일이 없어야 한다. 심장성과 유미성*chylous* 복수에서는 울혈된 간이나 림프관으로부터 적혈구가 누출되어 복수 내 적혈구 수가 높아질 수 있다.

(2) 혈청-복수 간 알부민 경사*serum-ascites albumin gradient; SAAG*

SAAG는 혈청과 복수의 알부민 농도차인데 혈청과 복수의 알부민 농도를 같은 날에 측정해야 정확하다. SAAG에 따라 문맥압 항진에 의한 복수(SAAG≥1.1g/dL)와 다른 원인에 의한 복수(SAAG<1.1g/dL)를 구분하는 것(표 18-2)은 감별진단과 치료방침 결정에 중요하다. 문맥압 항진에 의한 복수인 경우에는 이뇨제의 사용, 염분 제한 등으로 효과적으로 치료될 수 있는 반면, 복막 염증, 악성 종양 등이 원인인 경우에는 이뇨제만으로는 효과가 없고 반복적인 복수천자가 가장 단순하고 효과적인 치료법이기 때문이다.

표 18-1 복수검사

필수 검사 항목	조건부 검사 항목	의심되는 경우에만 시행하는 항목	도움이 안 되는 항목
혈구 수와 분획*cell count & differential*	세균배양(혈액배양용기)	항산균 도말/배양	pH
알부민	포도당	세포진검사	젖산
총 단백질	아밀라아제	중성지방	콜레스테롤
	그람염색	빌리루빈	섬유결합소*fibronectin*
	LDH	ADA	글리코사미노글리칸*glycosaminoglycans*

LDH: Lactate dehydrogenase, ADA: Adenosine deaminase

SAAG가 문맥압 항진을 반영한다는 개념은 체내 삼투압과 정수압이 균형을 이룬다는 데 근거한다. 즉 문맥압이 높은 환자에서는 삼투압이 높은데 체내 삼투압은 대부분 알부민에 의하여 형성되기 때문에 이 경우 SAAG가 상승한다. 또한 문맥압이 높을수록 SAAG가 더 높은데 간경변증 환자에서 단락술 후 문맥압이 떨어지면 SAAG도 함께 떨어지는 현상이 이를 입증해준다. 복합 요인에 의한 복수(예를 들면 간경변증 환자에서 복막결핵의 병발)의 경우에도 문맥압 상승이 동반되어 있기 때문에 SAAG가 높게 측정된다.

(3) 세균 배양

간경변증에 의한 복수로 입원한 환자의 10~27%에서 복수감염이 관찰되므로 진단적 복수천자에 의하여 복수감염이 의심되는 경우에는 반드시 복수 세균배양검사를 시행해야 한다. 복수를 천자하여 그 자리에서 혈액 배양 용기에 10~20mL를 주입해야만 양성률을 높일 수 있다.

(4) 총 단백 농도

이전에는 복수 내 단백 농도가 2.5g/dL 미만이면 여출액*exudate*, 2.5g/dL 이상이면 삼출액*transudate*이라 하여 복수 원인의 감별진단에 이용하였다. 그러나 복수 총 단백은 복수의 원인을 규명하는 데 SAAG보다 부정확하면서 예민하지 않은 검사법이다. 예를 들면, 간경변증 환자의 19~20%에서 복수 내 총 단백 농도가 2.5g/dL 이상이고, 이뇨제를 투여하여 복수가 농축되면 간경변증 환자의 2/3에서 복수 내 단백 농도가 2.5g/dL 이상으로 상승한다. 반면 간경변증 환자에서 자발성 세균성 복막염이 발생하더라도 복수 내 단백의 농도는 낮은 상태로 유지되는 경우가 많다. 또한 악성 복수의 1/3, 결핵성 복수의 절반에서 복수 내 단백 농도가 2.5g/dL 이하이며, 심장성 복수의 경우 모든 예에서 2.5g/dL 이상이다.

(5) LDH

LDH는 복수의 원인을 규명하는 검사로서 진단적 가치가 적은 편이나 자발성 세균성 복막염과 이차성 세균성 복막염의 감별진단에 유용하다. 대개 복수와 혈청 LDH의 농도 비는 0.4~0.5이며 복막염이 발생할 경우 상승한다.

(6) 포도당*glucose*

정상적으로 복수 내 포도당의 농도는 혈당과 비슷하다. 장천공의 경우를 제외한 대부분의 경우(자발성 세균성 복막염, 결핵성 복막염 등)에서 복수 내 포도당의 농도는 정상을 유지한다. 그러므로 복수 내 포도당 농도 저하는 이차성 복막염을 시사하는 소견이다.

(7) 아밀라아제*amylase*

췌장성 복수나 장천공 등에서 복수 내 아밀라아제가 상승한다. 대개 췌장성 복수는 복수 내 아밀라아제가 2,000IU/L 이상으로 장천공의 경우보다 훨씬 높다.

(8) 결핵균 도말 및 배양

결핵균 도말검사는 민감도가 낮아(0~2%) 거의 도움이 되지 않는다. 때문에 결핵균 배양이 목적이라면 1L의 복수를 원심 침전시켜 배양해야 한다. 반면 복강경하 복막생검의 민감도는 거의 100%이다.

(9) 아데노신탈아미노효소*adenosine deaminase; ADA*

복수 내 ADA 검사는 cut-off를 36~40IU/L로 하였을 때 결핵성 복막염 진단에 있어 민감도 100%, 특이도 97%의 성적을 보이는 것으로 알려져 있다. 그러나 간경변증 환자에서는 ADA가 낮더라도 결핵성 복막염을 배제하기 어려우며, 임상 소견과 복수 소견이 합당하고 ADA가 높은 경우에는 간경변증성 복수에 합병된 결핵성 복막염을 의심해야 한다.

(10) 세포진검사*cytology*

암의 복막전이에 의한 복수의 경우에는 세포진검사가 매우 유용하다. 악성 종양과 관련된 복수의 2/3가 암의 복막전이에 의한 경우이고 나머지 1/3이 대량 간전이에 의한 것이며, 일부는 유미성 복수이다. 대개 뒤의 두 경우는 세포진검사가 음성이므로 복막전이와 감별이 가능하다. 그러나 다른 악성 종양과 달리 간세포암종에서 발생하는 복수는 복막전이보다는 기저질환인 간경변증에 의한 것이 대부분이기 때문에, 간세포암종 환자에서 복수 세포진검사의 양성률은 10% 이하이다.

(11) 기타 검사

악성 종양에 의한 복수를 진단하기 위해 임상에서 널리 쓰이는 복수 내 CEA 농도 측정은 민감도가 낮아 임상적 가치가 거의 없다. 마찬가지로 악성 복수를 시사하는 것으로 알려진 다른 검사 항목들(섬유결합소*fibronectin*, 콜레스테롤, α_1-항트립신)도 도움이 되지 않는다.

Cancer antigen-125(CA-125)는 원인이 무엇이건 간에 복수나 흉수를 가진 환자에선 누구나, 심지어 남자에서조차도 혈청농도가 상승한다. 그리고 복수가 조절되면 혈청 CA-125는 급격히 감소한다. CA-125는 중피세포*mesothelial cell*가 복수나 흉수에 의해 압력을 받는 상황에서는 혈청농도가 상승하므로 매우 비특이적인 검사이다. 문제는 이런 상황에서 여성들이 부인과의사에게 의뢰되어 불필요한 수술을 받을 수 있다는 점이며, 때로 수술 후 환자가 사망하는 경우도 있다. 따라서 영상검사 등을 통해 강력히 난소암이 의심되는 상황이 아니라면 복수 환자에서 CA-125는 아예 검사를 내지 않는 것이 좋다.

Ⅳ 원인질환에 따른 복수의 특성

여러 흔한 질환에서 복수의 특징 및 검사 소견은 표 18-3에 제시하였다.

1. 간경변증 환자에서 발생한 자발성 세균성 복막염

복수가 있는 모든 간경변증 환자에서 자발성 세균성 복막염이 생길 수 있다. 복수로 입원한 환자의 약 10~30%에서 자발성 세균성 복막염이 있는 것으로 알려져 있으며, 이 중 약 절반이 입원 당시에 이미 동반되어 있고, 나머지는 입원기간 중 발생한다.

자발성 세균성 복막염이 있는 대부분의 환자들은 복막감염을 시사하는 증상과 징후, 특히 복통, 발열, 위장관 운동의 변화 등을 나타낸다. 일부 환자에서는 간기능 저하(간성 혼수)나 신기능 저하만으로 발현하기도 한다. 그러나 증상이 없거나 경미한 증상만 있는 경우도 있다. 따라서 입원 시 자발성 세균성 복막염을 진단하기 위한 복수검사가 반드시 필요하다(진단기준은 '자발성 세균성 복막염' 부분 참조).

혈성 복수(복수 내 적혈구>10,000/mm^3)를 해석할 때는, 위에서 언급한 바와 같이 적혈구 250개당 백혈구가 1개씩 섞이는 것을 감안해야 한다. 증상이나 징후에 근거하여 자발성 세균성 복막염을 진단하는 것은 적절하지 않다.

2. 자발성 세균성 복막염과 이차성 복막염의 감별

복수가 있는 환자에서 발생하는 복막염은 대부분 자발성 세균성 복막염이다. 그러나 소수의 환자에서는 복강 내 장기의 천공이나 염증, 복벽의 염증, 이전의 복부수술

표 18-3 복수의 특징 및 검사 소견

질환	육안적 소견	백혈구 수 (μL)	적혈구치 (>10^4/μL)	총 단백량 (g/dL)	SAAG (g/dL)	기타
간경변증	담황색	<250	1%	<2.5	>1.1	30%에서는 총 단백량 >2.5g/dL
자발성 세균성 복막염	담황색	다형핵구 >250	드물다	<2.5	>1.1	배양 양성: 69~90%
이차성 복막염	담황색, 탁함	>10,000		>10.0	>1.1	항생제에 반응 없음 2종류 이상의 균당<50mg/dL LDH>정상 혈청치
결핵성 복막염	탁함, 혈성, 유미성	>1,000 (림프구>50%)	7%	>2.5	<1.1	도말 양성: 5% 배양 양성: 40~85%
악성 종양	담황색, 혈성, 유미성	>1,000 (림프구>50%)	20%	>2.5	<1.1	세포진검사 양성: 60%

등에 의하여 이차성 복막염이 생길 수 있다. 대부분 자발성 복막염과 이차성 복막염을 감별하기는 어렵지만, 임상적으로 이의 감별은 매우 중요하다. 이차성 복막염 환자에서 수술을 시행하지 않으면 거의 100% 사망하며, 반대로 자발성 세균성 복막염 환자는 개복수술을 하면 수술 후 사망률이 매우 높다.

대상 환자 수가 적기는 하지만, 몇몇 연구에서 적어도 다음 소견 중 한 가지가 있으면 이차성 복막염을 의심해야 한다고 시사하고 있다.

① 항생제에 반응이 없는 경우, 즉 치료 도중 시행한 복수천자 소견상 호중구 수치의 의미 있는 감소가 없거나 증가하는 경우
② 복수에서 두 가지 이상의 균이 배양될 때(특히 혐기성 균이 배양될 때)
③ 복수에서 적어도 다음 중 두 가지 이상의 소견이 있을 때: 포도당<50mg/dL, 단백>1g/dL, LDH>정상 혈청농도

이러한 기준은 이차성 복막염을 진단하는 데 매우 민감한 방법이지만, 특이도는 낮다. 따라서 자발성과 이차성 복막염을 감별 진단하기 위한 방법을 개선하기 위해서는 더 많은 환자들을 대상으로 한 연구가 필요하다.

한편 이차성 복막염이 의심될 때에는 혐기성 구균이나 장구균*enterococci*을 겨냥한 항생제를 포함해야 하며, 외과적 치료가 필요한 병변이 있는지를 면밀히 조사해야 한다.

3. 악성 복수

악성 복수는 복막 암종증*peritoneal carcinomatosis*으로, 중피종*mesothelioma* 등의 일차 복막질환에 의해 발생하거나 여러 가지 다른 악성 종양이 복막으로 전이하여 생긴다. 이때는 복수 내로 악성 종양세포의 탈락이 일어나 세포진검사의 97~100%가 양성이다. SAAG는 문맥압항진증이 없는 환자의 80~85%에서 1.1 이하이고, 대부분 복수 내 총 단백은 2.5g/dL 이상이다. 5~10%는 혈성 복수이며 백혈구는 2,000~3,000/mm^3, 포도당과 LDH는 정상이다. 가끔 악성 종양 환자에서 복막전이 없이 원발성 종양의 간전이만으로 문맥압항진증이 발생하여 복수가 생길 수도 있다. 이 경우에는 복수 내로 악성 종양세포가 탈락하는 일은 거의 없다. 따라서 암의 복막전이의 진단에는 복수에서의 암세포진검사가 매우 중요하다. 그러나 중피종은 예외인데, 그 이유는 세포검사의 해석이 매우 어렵기 때문이다.

4. 결핵성 복수

결핵성 복수는 이론적으로는 SAAG가 1.1 이하이지만, 알코올성 간경변증 환자에 병발하는 경우가 많아서 문맥압항진증 동반 여부에 따라 SAAG와 단백농도는 다양하다. 복수 내 백혈구는 1,000~3,000/mm^{3}이며 림프구가 우세하다. 포도당과 LDH는 대개 정상범위이다. 복수 내 ADA는 간경변증 환자에서 결핵성 복막염이 병발한 경우에는 간경변성 복수에 의하여 희석되어 낮게 측정되는 경우가 많다. 그러나 정상보다 높은 경우(한 메타분석에서 제시된 cut-off는 39IU/L)에는 진단에 도움을 준다. 그리고 경우에 따라 결핵균 유전자에 대한 중합효소연쇄반응*polymerase chain reaction*; *PCR* 검사가 도움이 되기도 한다.

5. 심장성 복수

미국에서 심장성 복수의 원인은 허혈성 심질환(31%), 심근병증(23%), 판막질환(23%), 제한성 폐질환(15%), 압축성 심낭염(8%) 순이다. 이러한 질병들에서 복수가 만들어지는 기전은 만성적인 간울혈로 인한 간소정맥 주변의 섬유화와 그에 따른 문맥압 항진인 것으로 생각된다.

심장성 복수는 특징적으로 SAAG와 복수 내 단백농도가 모두 상승해 있으며, 울혈된 간으로부터 적혈구가 누출되어 복수 내 적혈구 수 또한 높게 나타난다.

6. Budd-Chiari 증후군

Budd-Chiari 증후군이나 기타 간정맥 혹은 굴모양혈관 폐쇄질환에서도 복수가 발생할 수 있다. 이때 SAAG는 상승하고 복수 내 단백농도는 다양하다.

7. 신장성 복수*nephrogenous ascites*

투석 중인 환자에서 체액이 과다할 때 복수가 생길 수 있다. 정확한 기전은 알려져 있지 않지만, 이러한 환자의 상당수가 기저 간질환을 가지고 있다. SAAG는 75%에서 상승해 있고, 복수 내 단백은 대체로 높다.

8. 신증후군

어른에서 신증후군에 의해 복수가 발생하는 경우는 극히 드물다. SAAG와 복수 내 단백농도는 둘 다 낮다.

9. 유미성 복수

유미성 복수란 중성지방치의 농도가 증가된(200mg/dL 이상) 우윳빛 복수이다. 림프액이 복강 내로 누출되어서 생기는데, 새로 발생한 유미성 복수의 원인은 대부분이 악성 종양, 특히 림프종 때문인 경우가 많다. 가끔 외상, 복강 내 수술, 결핵 등의 복강 염증에 의하여 유미성 복수가 생기기도 하며, 드물게 이러한 원인 없이 간경변증 환자에서 우연히 발견될 수도 있다. 뚜렷한 외상으로 인한 경우 외에는 악성 종양에 의해 발생하는 경우가 가장 흔하다. 악성 유미성 복수의 경우에는 복수에서 악성 종양 세포를 발견하기 어려우며, 복부 전산화단층촬영상 림프절종대의 발현이 도움이 될 수 있다. 복부 전산화단층촬영에 의하여 발견되지 않는 림프절종대가 림프관조영술로 발견되기는 어렵다. 유미성 복수는 간경변증 또는 기타 문맥압항진증과 연관된 경우를 제외하고는 이뇨제의 사용 및 염분 제한으로 효과를 볼 수 없어, 대부분의 경우 발생 원인을 파악하여 이를 치료해야 한다. 가끔 유미성 복수 생성을 줄이기 위해 완전정맥영양*total parenteral nutrition*을 시행하기도 한다.

10. 췌장성 복수

췌장성 복수는 췌장액이 복강 내로 누출되어 발생하는 것으로, 주로 췌장염의 합병증으로 발생한 가성낭종*pseudocyst*이 복강 내로 파열된 환자에서 생긴다. 알코올이 췌장염 및 만성 간부전의 흔한 원인이기 때문에 알코올성 췌장염에 의한 췌장성 복수와 알코올성 간경변증에 의한 복수를 만성 알코올 중독자에서 임상적으로만 감별하기는 어렵다. 이러한 환자에서 복수천자를 통한 감별진단은 두 가지 의미를 지닌다. 첫째, 높은 SAAG는 문맥압항진증성 복수의 존재를 의미하는 것으로 췌장염에 의한 것보다는 간경변증에 의한 복수임을 의미하고, 둘째, 췌장성 복수인 경우에는 복수 내 아밀라아제치가 대개 혈청 농도보다 높으며, 혈청 아밀라아제 농도가 정상범위로 감소해도 복수 내에서는 지속적으로 높게 측정된다. 췌장성 복수 환자에서 췌장의 병변을 확인하는 데 내시경 역행성 췌관조영술이 매우 유용하다. 특히 외상성인 경우 내시경 역행성 췌관조영술을 시행하면 손상된 췌관을 확인할 수 있다.

V 복수천자 요령 및 적응증/금기

1. 복수천자 방법

복수천자는 상대적으로 복벽이 얇고 다량의 복수를 뽑기가 용이한 좌하복부에서 시행하는 것이 좋다. 전상장골극*anterior superior iliac spine; ASIS*에서 3cm 상방, 3cm 내측에 바늘을 삽입한다. 충수염 수술 반흔이나 팽창된 맹장을 피할 수 있다는 점에서 우측보다는 좌측이 선호된다. 수술 반흔 근처는 장천공 위험 때문에 바늘 삽입을 피하는 것이 좋으며 반흔으로부터 수 cm 이상 거리를 두는 것이 좋다. 복수 양이 적은 경우에는 초음파유도하 천자가 필요한 경우도 있다. 바늘은 1.5인치 표준 금속침이 선호되는데, 진단적 복수천자를 위해서는 22게이지, 치료적 복수천자를 위해서는 16~18게이지 바늘을 많이 사용한다. 복벽이 두꺼운 경우에는 3.5인치 척수 천자침을 사용하기도 한다. 플라스틱 sheath를 가진 정맥 내 삽입관*intravenous cannula*(Medicut® 등)을 쓰는 경우도 있으나 플라스틱은 꺾이거나 부러질 염려가 있기 때문에 금속침이 선호된다. 수술 반흔 근처나 장이 팽창된 경우가 아니라면 금속침은 장천공의 위험을 증가시키지 않는다.

복수천자 후 바늘 삽입 자리에서 계속 복수가 새어나오는 것을 방지하기 위해 바늘 삽입 시 'Z tract' 방법을 사용하는 것이 좋다. Z tract를 만들기 위해서는 한 손으로 피부를 2cm 정도 밀고 있는 상태에서 다른 손으로 천자침을 삽입한다. 이때 한 손으로 바늘에 달린 주사기를 조작할 수 있어야 하며, 주사침이 복막을 관통하여 복수가 나올 때까지 다른 손으로 계속 피부를 밀고 있어야 한다. 이렇게 Z tract를 만들어 놓으면 바늘을 뽑은 후에 피부가 다시 원위치로 복귀하면서 바늘 삽입 경로를 폐쇄하게 된다. 만일 복수천자 후에 계속 복수가 새어나올 경우에는 한 바늘 정도 봉합해줌으로써 손쉽게 문제를 해결할 수 있다.

바늘 삽입 시 바늘은 5mm 정도씩 천천히 전진하도록 한다. 바늘을 한 번에 급히 푹 꽂을 경우에는 장이나 혈관이 관통될 수 있다. 바늘을 단계적으로 천천히 전진할 경우에는 바늘이 혈관에 들어가더라도 피가 나오는 것을 확인하고 삽입을 중단함으로써 더 이상의 손상을 피할 수 있고, 바늘이 장과 접촉해도 장이 밀리기 때문에 장천공을 피할 수 있다. 바늘 삽입 시 바늘에 달린 주사기에 지속적으로 흡인을 가해서는 안 된다. 바늘 삽입 중 계속 흡인을 가하면 바늘이 복강으로 들어가자마자 장이나 대망이 바늘 끝에 달라붙어서 복수가 안 나올 수 있다. 따라서 바늘을 5mm 전진하고 정지해서 주사기를 흡인해 보고 복수가 나오지 않으면 다시 5mm 전진해서 흡인해 보는 식으로 복수가 나올 때까지 같은 과정을 계속 반복한다. 그러다 바늘 허브*hub*에 복수가 비치면 바늘이 복강 내로 들어갔음을 알 수 있다. 복수가 흡인이 되면 바늘이 흔들거리거나 빠지지 않고 복수의 흐름이 지속적으로 유지될 수 있도록 바늘을 적절히 고정해야 한다. 복수가 나오다가 장이나 대망이 바늘 끝을 덮어서 복수 배출이 중단되는 경우가 종종 있는데, 이때는 주사기를 바늘에서 제거한 후 바늘을 90도 정도 회전하고 1~2mm 정도 전진하면 다시 복수가 나오게 할 수 있다. 때때로 주사기를 흡인하면 복수가 나오지 않지만 주사기를 제거하면 바늘을 통해 복수가 방울방울 맺혀 나오는 경우도 있는데, 이때는 마치 척수 천자액을 받듯이 용기에 검체를 받으면 된다.

2. 복수천자의 적응증

앞서 언급했던 것처럼 간경변성 복수를 가진 환자들은 입원 시점에 복수감염증을 동반하는 경우가 적지 않고, 이때 별다른 증상이 없을 수도 있다. 그러나 조기에 감염증을 찾아내는 것이 환자들에게 매우 유익하기 때문에 복수가 새로 발생했거나 복수를 가진 환자가 입원할 때는 매번 진단적 복수천자를 시행하는 것이 좋다. 또한 입원 중이라도 저혈압, 복통 및 압통, 발열, 간성 뇌증, 신부전, 말초혈액 백혈구 증가 등 감염 의심 소견이 새로 나타나면 다시 진단적 복수천자를 시행한다.

3. 복수천자의 금기

전향적 연구를 통해 복수천자는 매우 안전한 시술임이 밝혀져 있다. 출혈이 발생하거나 수혈이 필요한 경우는 1% 이하였다. 이들 연구에서 간경변성 복수를 가진 환자들은 PT가 연장되거나 혈소판이 감소한 경우가 많았지만 복수천자 시 문제가 발생한 경우는 없었다. 심지어 INR이 8.7이거나 혈소판 수치가 19,000/mm^{3}인 환자에서도 출혈 합병증 없이 성공적으로 복수천자를 시행할 수 있었다. 그리고 합병증 예방을 위한 혈액제제의 수혈이 굳이 필요하지도 않았다. 따라서 범발성 혈관내 응고증*disseminated intravascular coagulation*; *DIC*과 같은 중대한 문제를 갖고 있는 경우가 아니라면 복수천자의 금기는 없다고 할 수 있다.

Ⅵ 간경변성 복수의 치료

복수 자체는 환자의 생존에 직접 영향을 주지는 않으나, 복수에 의해 복부팽만이 심해지면 다른 진단술을 시행하기 어렵고 복부 통증이나 호흡곤란 같은 증상을 유발하거나 제대탈장 같은 합병증을 동반할 수 있으므로 이러한 경우에는 복수에 대한 치료가 필요하다.

복수가 발견되면 우선 그 촉진인자를 찾아야 한다. 즉 최근에 염분을 과다하게 섭취하였는지, 치료약을 중단하였는지, 감염증이 겹쳤는지, 간경변증이 악화한 것은 아닌지, 문맥이나 정맥 혈전이 생긴 것은 아닌지 또는 간세포암종이 합병된 것은 아닌지에 대한 규명이 필요하다. 따라서 이를 위해 진단적 복수천자를 반드시 시행해야 한다.

1. 일반적 치료

복수 환자는 침상 안정을 취하게 하는 것이 좋다. 그렇게 함으로써 체내 대사산물의 발생을 억제하고 문맥 및 신장의 혈류가 증가하여 신장의 청소능을 호전시킬 뿐만 아니라 알도스테론의 저하를 유발함으로써 이뇨작용을 촉진시킬 수도 있다. 이러한 효과는 환자가 두 시간 정도 누워 있어야 나타난다. 그러나 지나친 안정은 하지근육의 위축을 초래하므로 주의해야 한다. 환자는 가능하면 매일 아침 식전 일정한 시각에 체중을 측정해야 하며, 하루의 소변량을 측정하여 이를 복수 치료의 지침으로 이용한다. 복부 둘레는 부정확하여 이용 가치가 적다. 환자가 입원 중일 때는 일주일에 두 번 정도 혈청 전해질, 혈중 요소질소 및 크레아티닌 수치를 측정하는 것이 좋다.

복수의 정도가 심하지 않은 환자는 외래에서 식이요법과 이뇨제로 복수를 조절할 수 있지만, 복수의 원인이 불확실하거나 복수로 인한 증상이 심하거나 복수에 대한 전반적인 교육을 해야 할 필요가 있을 때는 입원 치료를 권유한다.

2. 식이요법

무엇보다도 중요한 것은 음식 내 염분, 특히 나트륨을 제한하는 것이다. 나트륨 1g은 200mL의 수분을 체내에 축적시키는 역할을 한다. 복수를 동반한 간경변증 환자에서 하루에 섭취하는 염분(NaCl)은 5g 이하로 제한한다. 단 저염식으로 인해 음식 섭취가 줄어 영양상태가 나빠지지 않도록 주의해야 하며, 식사의 종류나 조리법에 변화를 주는 것도 한 가지 방법이다. 고단백 음식은 대체로 나트륨의 함량이 많기 때문에 식물성 단백질을 적극 이용하는 것이 좋다. 두부나 녹두지짐을 기름에 바삭바삭하게 튀기면 간장 없이도 먹기 쉬우며, 누룽지를 푹 끓이면 소금 없이도 먹기 쉽다. 염분이 들어 있지 않은 것으로 생각하고 환자가 염분이 많이 포함된 빵이나 시원한 국수를 먹는 수가 있으므로 음식 섭취를 상세히 관찰할 필요가 있다.

저염식에 대한 순응도는 소변으로의 나트륨 배출량과 체중변화로 확인할 수 있다. 엄격한 저염식(하루 염분 5g 미만, Na 88mEq/일)에도 불구하고 복수 조절이 잘되지 않는 환자의 경우, 24시간 요 나트륨이 78mEq 이상이라면 환자가 저염식을 지키지 않는다고 판단할 수 있다(78mEq=하루 섭취한 나트륨 88mEq−하루 소변 외로 배출되는 나트륨 10mEq). 그러나 24시간 소변을 매번 수집하기 쉽지 않고, 간경변증 환자는 근육량이 적기 때문에 크레아티닌 수치를 이용하여 소변 수집 정도를 정확히 판단하기 어렵다. 이를 대체할 방법으로 임의뇨 나트륨/칼륨 농도비*spot urine Na/K ratio*를 측정한다. 임의뇨 나트륨/칼륨 농도비가 1 이상이면 24시간 소변 나트륨 배설량이 78mEq 이상일 가능성이 90% 이상이다. 그러나 임의뇨 나트륨/칼륨 농도비는 하루 동안에도 변화가 있으며, 특히 작용시간이 짧은 루프이뇨제*loop diuretics* 사용 여부에 따라 달라질 수 있다.

염분 제한만으로 복수가 조절되는 경우는 10~15%에 불과하지만, 다음과 같은 경우에는 식이요법만으로 조절될 가능성이 많다. 즉 처음 생긴 복수, 사구체여과율이 정상인 경우, 원인질환이 가역적인 경우, 감염, 출혈 등 치료 가능한 합병증 이후에 발생한 복수, 과도한 염분 섭취 이후 발생한 복수 등이다. 한편 한 번도 복수가 발생하지 않았던 간경변증 환자에서 예방적인 목적으로 저염식을 권하는 것은 권장되지 않는다.

신장에서 수분 제거는 나트륨 배설에 의하여 수동적으로 이루어지기 때문에 혈중 나트륨 농도가 120~125mEq 이하로 떨어질 때 수분 섭취를 하루 1~1.5L로 제한해볼 수는 있으나 수분 제한이 반드시 필요한 것은 아니다. 전통적으로 희석 저나트륨혈증에 대한 치료로서 수분 제한을 하지만, 그 효과가 증명되지는 않았다. 오히려 무분별한 수분 제한은 부적절한 고나트륨혈증을 초래할 수도 있다. 혈청 나트륨치의 감소는 대개 수분 축적에 따른 혈중 농도의 희석에 기인한 것으로서, 만성적이며 증상이 없는 경우에는 특별한 치료가 필요치 않다. 간경변증 환자에선 혈중 나트륨 농도가 110mEq/L 이하이거나 혈중 나트륨 농도의 감소가 매우 빠른 경우를 제외하고는 대부분 증상이 없기 때문에, 혈중 나트륨 농도가 120mEq/L 미만으로 떨어지기 전에는 대개 수분 제한을 할 필요가 없다.

3. 이뇨제

이뇨제 사용의 가장 큰 목표는 신장의 여러 가지 염분 보유 기능을 차단하여 소변량과 염분 배출을 증가시키는 것이다. 여러 가지 이뇨제들이 복수 치료에 사용되어 왔는데 가장 대표적인 것은 알도스테론 길항제와 루프이뇨제이다.

사구체에서 여과된 나트륨은 근위세뇨관*proximal tubule*에서 등삼투압성 재흡수에 의하여 상당 부분(70%) 재흡수되며, 10~25%가 헨레 고리의 비후 상행각*thick ascending limb of Henle's loop*에서 재흡수된다. 루프이뇨제는 이곳에 작용하여 나트륨 및 칼륨의 재흡수를 억제하여 강력한 이뇨효과를 나타낸다. 이후 2~3% 정도가 피질부 원위네프론에서 알도스테론 작용에 의하여 재흡수되며, 소변 성분을 결정하는 최종 조정자 역할을 한다. 스피로놀락톤은 알도스테론의 경쟁적 길항제로서 나트륨 재흡수를 차단하여 나트륨을 배설시키고 칼륨 배설은 억제한다.

간경변성 복수 환자는 이차적 고알도스테론혈증이 발생하기 때문에 말단 세뇨관과 집합관에서 나트륨이 강하게 재흡수되고 수분 저류가 일어나는 동시에 저칼륨혈증이 발생할 수 있다. 알도스테론 길항제는 이러한 병리기전을 차단하는 데 유용하며, 혈류를 통하여 직접 작용하기 때문에 세뇨관으로의 분비가 필요 없다는 장점이 있다. 그러므로 신혈류량이 감소된 간경변증 환자에서도 효과적으로 사용할 수 있다. 따라서 간경변성 복수 치료의 근간을 이루는 치료제는 스피로놀락톤으로, 정상인에서는 소변량을 2% 정도 증가시키는 약한 이뇨제이지만, 간경변성 복수 환자에서는 푸로세미드 단독보다도 이뇨효과가 더 우수하다. 스피로놀락톤과 푸로세미드를 동시에 투여하면 각 약제의 나트륨 배출효과를 증가시키고 단독투여 시 나타날 수 있는 고칼륨혈증이나 저칼륨혈증의 발생을 줄이는 효과가 있다.

스피로놀락톤은 반감기가 매우 길며 작용 시작이 늦기 때문에 안정적인 작용 농도에 도달하기 위해서는 3~4일이 걸린다. 그러므로 용량 변경은 3~5일의 간격을 두고 결정하는 것이 좋다. 대개 하루 50~100mg으로 시작하여 400mg까지 증량한다. 스피로놀락톤은 테스토스테론의 합성을 감소시키는 한편 에스트라디올*estradiol*로의 변환을 촉진하여 남성에서는 성욕감퇴, 발기부전, 여성형 유방증 및 유방통을, 여성에서는 생리불순을 초래할 수 있다. 이 경우 유사한 이뇨제인 아밀로라이드*amiloride*(하루 10~40mg)로 대체하여 사용할 수 있다.

루프이뇨제는 근위세뇨관에서 분비되어 헨레 고리의 비후 상행각에서 작용한다. 이뇨작용은 약물의 혈중농도가 아니라 세뇨관 내 농도에 의하여 결정되기 때문에 신혈류량이 감소된 간경변성 복수 환자에서는 약제 분비량이 감소하여 이뇨효과가 떨어진다. 또한 이 환자들에서는 알도스테론이 증가되어 있기 때문에 루프이뇨제를 사용하여 나트륨 재흡수를 차단하더라도 배설된 나트륨이 결국 원위네프론에서 알도스테론의 작용에 의하여 재흡수된다. 따라서 간경변성 복수 환자에서 푸로세미드 단독투여는 권장되지 않는다. 스피로놀락톤과 푸로세미드를 100:40의 비율로 병용하면 스피로놀락톤 단독사용에 의한 고칼륨혈증을 예방하는 효과가 있다. 푸로세미드는 하루 20~40mg으로 시작하여 최대 160mg까지 증량한다. 이 약제는 신장에서 프로스타글란딘 합성을 증가시키기 때문에 비스테로이드성 소염제를 같이 사용하면 이뇨작용이 감소한다. 새로운 루프이뇨제로 푸로세미드에 비하여 작용시간이 긴 장점을 가진 토라세미드*torasemide*(하루 5~40mg)를 푸로세미드 사용량의 1/4 용량으로 교체 투여할 수 있다.

간경변성 복수 환자에서 이뇨제 사용법은 순차적 사용법*step-care approach*과 병합요법*combined treatment* 두 가지가 있다. 순차적 사용법이란 스피로놀락톤을 먼저 시작하여 최대 400mg까지 증량하고, 반응이 없으면 푸로세미드를 최대 160mg까지 추가하는 방법이다(스피로놀락톤 하루 100mg으로 시작하여 4일 이내에 반응이 없으면 2배로 증량, 푸로세미드 하루 40mg으로 시작하여 2일 이내에 반응이 없으면 2배로 증량). 병합요법은 하루 스피로놀락톤 100mg과 푸로세미드 40mg을 동시에 시작하여 4일 이내에 반응이 없으면 각각을 2배로 증량하고, 다시 반응이 없으면 최대 용량까지 증량하는 것이다. 두 방법 모두 도중에 이뇨제 사용에 의한 합병증이 나타나면 투약을 중단한다. 최근의 무작위 대조군 연구에 의하면, 순차적 사용법과 병합요법 간에 치료 반응률, 복수 조절 속도, 합병증 발생 모두에서 차이가 없었다. 그러나 일반적으로 병합요법을 많이 사용하는 추세인데, 특히 입원 환자의 경우에는 의료인이 늘 가까이에 있어 적절히 약 용량을 조절할 수 있으므로 부작용에 대한 우려 없이 입원기간 단축, 전해질 불균형 감소 등의 이점을 얻을 수 있기 때문이다. 병합요법 사용 시에 과도한 반응이 나타나면 이뇨제, 특히 푸로세미드의 용량을 조절한다. 스피로놀락톤 단독요법은 작용

시간이 더디게 나타나고 부작용으로 고칼륨혈증이 발생할 수 있다는 단점 때문에 주로 소량의 체액과다 환자에게 제한적으로 사용되는 경향이 있다. 두 가지 약제를 사용한 병합요법에 반응이 없을 경우 당뇨병 합병증이 없다면 티아지드*thiazide* 25mg을 추가하는 3제요법을 시행해 볼 수 있다.

이뇨제 치료의 목표는 전신부종이 없는 경우 하루 체중 0.5kg 감량, 전신부종이 있는 경우는 1kg 감량이다. 복수가 줄게 되면 복수가 없는 상태를 유지할 정도로만 이뇨제를 줄이거나 끊는다. 혈청 크레아티닌이 1.2mg/dL를 초과하거나, 혈청 나트륨 130mEq/L 미만, 심한 고알도스테론혈증이 있는 경우에는 이뇨제로 복수가 잘 조절되지 않는다고 알려져 있다.

이뇨제 사용은 전해질 불균형, 신기능장애, 간성 뇌증, 근육경련 등의 여러 가지 합병증을 유발할 수 있다. 이 중 신기능장애에 대해 특히 주의해야 하는데, 신기능 감소는 과도한 이뇨로 인한 혈장량 감소에 기인하며 간신증후군이 유발될 수도 있다. 식도정맥류 출혈 또는 세균감염증에 의한 저혈압이 있거나 혈청 크레아티닌치가 2mg/dL 이상으로 상승하면 이뇨제를 끊는 것이 좋다. 루프이뇨제를 사용하는 경우 알도스테론 길항제보다 신기능 감소가 흔히 발생하며, 특히 이뇨제를 정맥으로 투여하면 사구체여과율이 급격히 감소하므로 가능한 피하는 것이 좋다. 이뇨제를 사용하는 간경변성 복수 환자의 20% 정도에서 저나트륨혈증이 나타나는데, 혈장량이 감소하여 항이뇨호르몬이 과분비될 뿐 아니라 푸로세미드에 의하여 유리수 생성*free water generation*이 억제되기 때문이다. 저나트륨혈증이 심하면 이뇨제(특히 푸로세미드)를 중단하고 염분을 섭취하게 할 수도 있다. 고칼륨혈증이 발생하면 스피로놀락톤을 줄이면서 푸로세미드 양을 늘리거나 칼리메이트*kalimate* 레진*resin* 관장 치료를 한다. 반면 저칼륨혈증이 발생한 경우에는 스피로놀락톤을 늘리거나 오렌지주스 등 칼륨이 풍부한 음식을 섭취하게 한다. 이뇨제 치료 중 간성 뇌증이 발생한 경우 증상이 경미하면 간성 뇌증에 대한 일반적 치료를 하면서 이뇨제를 사용할 수 있지만, 증상이 심할 때는 이뇨제 사용을 잠시 중단하고 호전된 후에 재사용이 가능한지를 다시 평가해야 한다. 근육경련은 대개 유효혈류량이 감소하여 발생하는 것으로 알려져 있는데, 증상이 심한 경우 이뇨제를 줄이거나 중단해야 한다. 일부 환자에서는 알부민, 마그네슘, 퀴니딘*quinidine*, 퀴닌*quinine*, 황산아연*zinc sulfate* 등의 투여가 도움이 되기도 한다.

4. 치료적 복수천자

반복적인 대량 복수천자로 복수를 조절할 수도 있다. 심지어 알도스테론이 지나치게 항진되어 나트륨이 소변 내로 전혀 배설되지 않는 환자에서도 2주 정도의 간격으로 대량 복수천자를 시행하면 복수를 조절할 수 있다. 또한 난치성 복수 환자에서도 알부민이나 합성 혈장확장제를 같이 사용하면서 비교적 안전하게 대량 복수천자를 시행할 수 있다. 그러나 간경변성 복수 환자가 Child 등급 C, 혈청 빌리루빈치 10mg/dL 이상, 프로트롬빈 시간 40% 이하, 혈청 크레아티닌치 3mg/dL 이상, 그리고 소변 내 나트륨 배설량이 하루 10mEq 미만인 경우에는 대량 복수천자 후 합병증이 발생하는 수가 흔하다. 따라서 치료적 복수천자는 호흡곤란을 동반하는 긴장성 복수*tense ascites*가 있어 신속한 증상 완화가 필요하거나 이뇨제에 반응하지 않는 경우에만 고려하는 것이 좋다.

대량 복수천자의 빈도를 줄이기 위해서는 복수천자 후 이뇨제를 적절히 투여해야 하지만, 이뇨제에 의한 심각한 부작용이 있거나 충분한 양의 이뇨제를 사용하였는데도 24시간 소변 내 나트륨 양이 30mmol 이하이면 이뇨제 사용을 중지한다.

한편 복수천자의 빈도는 저염식을 잘 따르는지 여부와 관련이 있다. 혈장과 복수의 나트륨 농도는 비슷하므로 복수를 6L 천자할 경우 780mEq(130mEq/L×6L)의 나트륨이 제거된다. 일반적으로 하루 5g의 염분을 섭취하도록 제한할 경우, 하루에 88mEq의 나트륨을 섭취하게 되고 약 10mEq의 나트륨이 소변 외로 배설되므로 소변으로 나트륨이 전혀 배설되지 않는다면 하루 78mEq의 나트륨이 잔류하게 된다. 따라서 6L의 복수천자를 할 경우에는 저염식 10일분의 잔류 나트륨(780mEq=78mEq/일×10일)을 제거하는 셈이다. 따라서 이 기간 내에 다시 복수천자가 필요한 경우에는 환자가 저염식을 제대로 따르지 않는다고 볼 수 있다.

혈장확장제를 투여해야 하는지, 어떠한 종류를 얼마나 투여해야 하는지에 대하여 일치된 견해는 없으나, 일반적으로 복수 1L당 알부민 8g을 투여하는 것이 추천되는데, 절반은 시술 시 또는 직후에, 나머지 절반은 시술 6시간 후에 투여한다. 대량 복수천자 후 6일째 혈청 레닌 활성도가 기저치에 비해 50% 이상 증가하고 정상 상한치(4ng/mL/시간)를 넘는 것을 대량 복수천자 후 순환기 기능 이상으로 정의하는데, 혈장확장제를 투여하지 않고 대량 복수천자를 시행하였을 때 이러한 순환기 기능 이상은 빈도가 75%에 달할 정도로 흔히 발생하였다. 반면 합성 혈장확장제를 투여했을 경우에는 33~38%, 알부민을 투여했을 경우에는 11~18% 정도로 그 빈도가 감소하였다. 천자량이 5L 이하일 경우에는 알부민과 합성 혈장확장제를 사용한 환자 간에 시술 후 발생한 순환기 기능 이상의 빈도가 비슷하였으나(16% 대 18%), 5L 이상을 천자하였을 때에는 알부민을 투여한 경우가 적었다(19% 대 30%). 뿐만 아니라, 대량 복수천자 시 알부민을 투여하면 혈장확장제를 전혀 사용하지 않는 경우에 비해 저나트륨혈증(3.8% 대 17%)이나 신기능이상(0% 대 11%)이 적게 발생하였다. 따라서 대량 복수천자를 할 경우에는 반드시 혈장확장제를 투여하는 것이 좋고, 특히 천자량이 5L 이하인 경우에는 알부민이나 합성 혈장확장제 사이에 별 차이가 없으나, 그 이상을 천자할 경우에는 알부민을 투여해야 한다.

대량 복수천자는 복수 생성기전에 대한 조절과는 관계가 없는, 오로지 증상의 호전을 위한 치료이므로 복수는 다시 재발할 수 있으며, 난치성 복수에서 증상 완화를 위하여 대량 복수천자 및 알부민 투여가 권고되고 있으나 이러한 치료를 통하여 생존율이 높아지는 것은 아니다.

5. 경정맥 간내 문맥전신 단락술 *transjugular intrahepatic portosystemic shunt; TIPS*

TIPS는 문맥압항진증을 개선하기 위하여 도입된 치료법으로, 복수 생성과 관련된 두 가지 기전을 교정함으로써 복수를 조절한다. 첫째, 문맥압이 감소되면서 체내 혈관이 수축되는 것을 억제하여 신혈류량이 늘어나고 사구체여과율이 호전된다. 둘째로는 간 및 내장의 미세순환계를 감압시킴으로써 림프액 생성이 줄어들어 복수 생성을 줄인다.

난치성 복수에서 TIPS와 대량 복수천자의 효과를 비교한 최근의 연구결과들을 살펴보면, 복수 자체를 줄이는 효과는 TIPS가 대량 복수천자보다 우수하였으나, 삶의 질이나 환자의 생존은 두 가지 방법 간에 거의 차이가 없었다. 한편 TIPS를 시행한 경우 간성 뇌증이 대량 복수천자군보다 흔히 발생하였다.

TIPS는 시술 후 부작용이 흔한 편으로, 출혈, 감염 등의 일반적 합병증 외에 간성 뇌증이 30%, 단락폐쇄가 22~50%의 높은 빈도로 나타난다. 따라서 TIPS 시술을 받기 위해서는 어느 정도 간기능이 보존되어 있어야 하며(혈청 총 빌리루빈 3mg/dL 이하, 혈청 나트륨 130mEq/L 이상, Child 점수 <12, MELD 점수 <18), 70세 이하이고, 간성 뇌증이나 간세포암종, 심폐질환 등이 없어야 한다.

난치성 복수에 대해 TIPS를 시행할지는 대량 복수천자의 빈도에 달려 있다. 한 달에 3회 이상의 대량 복수천자를 시행해야 한다면 TIPS를 고려해야 하며, 대량 복수천자를 견디지 못하는 경우, 복강 내 다발성 유착이나 국소적인 복수로 인해 대량 복수천자를 할 수 없는 경우에도 TIPS를 시행할 수 있다. 또한 간이식을 기다리는 환자에서는 식도나 위 정맥류 출혈과 난치성 복수 치료에 TIPS가 외과적 단락술보다 선호되는데, 수술보다는 TIPS가 덜 침습적일 뿐만 아니라 복강 내 유착 같은 기술적 문제를 일으키지 않기 때문이다.

6. 간이식

현재 간이식 수술 후 5년 생존율은 70%를 상회하여, 난치성 복수를 가진 간경변증 환자에서 간이식은 가장 이상적인 치료법이 되었다. 복수가 있는 환자의 5년 생존율이 32%로 불량하기 때문에, 복수뿐 아니라 간경변증의 다른 합병증을 함께 개선시키는 간이식이 가장 효과적인 치료임은 자명한 사실이다. 장기 공급이 제한되어 있고 기술적으로도 더 해결되어야 할 문제점들이 남아 있기는 하지만, 복수가 발생하면 일단 간이식 대상이 된다는 점을 인식하고 간신증후군과 같은 기능성 신부전이 발생하기 전에 간이식을 적극 고려해야 할 것이다. 신부전이 생긴 후에는 간이식 자체의 예후가 나빠진다.

7. 난치성 복수*refractory ascites*

복수가 발생한 간경변증 환자의 대부분은 염분 섭취 제한, 적절한 이뇨제의 사용으로 복수조절이 가능하지만

5~10%에서는 약물치료에 반응하지 않는 난치성 복수로 진행하게 된다. 난치성 복수로 진행된 환자는 예후가 좋지 않아 환자의 50%는 6개월 이내에 사망하며 중앙 생존기간은 1년 이내로 급격히 감소한다. 난치성 복수는 기저 간기능이 매우 저하되었음을 의미하며, 간이식을 심각하게 고려해야 한다. 그러나 실제 임상에서는 간이식이 쉽지 않아, 간이식을 하기까지 환자의 생존을 연장해줄 교량적 치료 또는 간이식을 받지 못하는 환자의 삶의 질을 높여줄 치료가 필요하다.

난치성 복수는 이뇨제 저항성 복수*diuretic-resistant ascites*와 이뇨제 난치성 복수*diuretic-intractable ascites*로 구분할 수 있다. 전자는 저염식을 하면서 이뇨제를 최대용량으로 사용함에도 불구하고 치료에 반응하지 않거나 복수가 조기 재발하는 경우이고, 후자는 합병증 발생 때문에 이뇨제를 충분히 사용할 수 없어 복수 조절이 제대로 되지 않는 경우이다. 여기서 저염식이란 하루 5g 이하의 염분을 의미하며, 이뇨제의 하루 최대용량은 스피로놀락톤은 400mg, 푸로세미드는 160mg이다. 치료 후 4일 동안 체중감소가 0.8kg 미만이고 소변 나트륨 배설이 섭취량보다 적으면 치료반응이 없다고 정의한다. 한편 치료에 반응하여 복수가 없어진 지 4주 이내에 2등급 이상의 복수가 다시 생기는 경우를 조기 재발이라고 칭한다. 이뇨제에 의한 합병증은 다른 유발인자가 없는 간성 뇌증, 혈청 크레아티닌치가 100% 이상 증가하면서 2mg/dL를 초과하는 신기능 장애, 혈청 나트륨이 10mEq/L 이상 감소하면서 125mEq/L를 밑도는 경우, 혈청 칼륨치가 3mEq/L보다 낮거나 6mEq/L보다 높은 경우를 일컫는다.

난치성 복수를 궁극적으로 치료할 수 있는 방법은 간이식뿐이지만, 교량적 또는 완화적 치료로서 복막-정맥 단락술*peritoneovenous shunting*, 대량 복수천자, TIPS의 세 가지 방법이 사용되어 왔다. 복막-정맥 단락술은 피하조직에 카테터를 넣고 이를 통하여 복강에서 내경정맥으로 복수가 유입되도록 하는 시술인데, 대량 복수천자와 비교했을 때 장기간의 복수조절 효과는 더 우수하였으나 재원기간이나 생존률의 차이는 없었다. 반면 단락폐쇄가 잦고(50%), 정맥혈전증, 장폐쇄 등의 합병증이 생길 수 있기 때문에 복막-정맥 단락술보다는 대량 복수천자가 더 선호된다.

앞서 언급하였듯이, TIPS는 난치성 복수를 조절하고 각종 혈역학적 지표를 개선시키는 효과가 있지만 간성 뇌증과 단락폐쇄의 빈도가 높은 편이다. TIPS는 난치성 복수 환자의 치료에 있어 대량 복수천자에 비하여 재원기간이나 생존율의 차이가 거의 없기 때문에, 환자의 전반적인 예후 개선 없이 다만 간경변증 환자의 임상경과를 복수에서 간성 뇌증 쪽으로 전환시킨다고 하겠다.

8. 흉수

간경변성 복수를 가진 환자에서 흉수는 드물지 않다. 이 경우 흉수는 우측에만 있는 경우가 많으나 때로 양측에 있을 수도 있다. 만일 흉수가 좌측에만 있다면 간경변증보다는 결핵이나 췌장염 등에 의할 가능성이 더 많다. 다량의 우측 흉수는 대부분 우측 횡경막에 위치한 작은 결손을 통해 발생하며, 때로 복수는 없이 흉수만 있는 경우도 있다. 다량의 흉수가 발생하면 호흡곤란이 생기고, 때로 자발성 복막염의 여파로서 흉수 감염증이 발생할 수도 있다. 흉수의 성상은 복수와 비슷하나, 단백농도는 복수에 비해 0.75~1g/dL 정도 더 높은 경향이 있다.

다량의 흉수를 치료하기는 쉽지 않다. 흉관*chest tube*을 삽입하게 되면 지속적으로 흉수가 배출되어 흉관을 제거하기가 쉽지 않으며, 다량의 수분과 단백 손실에 의해 환자가 사망할 수도 있다. 필자의 경험으로는 호흡곤란이 있을 경우 흉관 대신 가는 카테터를 삽입하여 흉수를 단계적으로 제거하고 이뇨제와 염분 제한 등 복수 치료를 병행하는 방법이 무난해 보인다. 다량의 흉수를 동반한 간경변증 환자는 장기적으로 예후가 좋지 않기 때문에 간이식을 적극 고려하는 것이 좋다.

Ⅶ 간경변성 복수 환자에서 약물에 의한 신장애

1. 항생제

간경변성 복수 환자는 아미노글리코시드계 항생제에 의한 신독성이 증가하는데, 그 기전은 확실치 않다. 따라서 세균 감염 시 3세대 세팔로스포린을 사용하는 것이 더 효과적이며 신독성도 피할 수 있어 안전한 방법이다.

2. 비스테로이드성 소염제NSAIDS

소변으로 배출되는 나트륨의 양이 적을수록, 혈중 레닌이나 노르에피네프린치가 높을수록 비스테로이드성 소염제에 의하여 신기능이 저하될 위험이 높다. 이런 약물에는 인도메타신*indomethacin*, 나프록센*naproxen*, 리신 아세틸살리실산*lysine acetylsalicylate* 등이 있다. 설린닥*sulindac*이 간경변증 환자에서 소변 내 프로스타글란딘 배출을 억제하지 않으므로 신기능 저하를 유발하지 않을 것으로 거론되었으나, 이후의 연구에서 설린닥도 다른 소염제와 같은 신독성을 보인다고 보고된 바 있다. 소염제 중에서는 비아세틸화 살리실산염*nonacetylated salicylate*이 프로스타글란딘 합성을 가장 적게 억제하기 때문에 신장애가 가장 적다. 그러나 무엇보다도 비스테로이드성 소염제를 사용하지 않는 것이 신부전을 피할 수 있는 가장 좋은 방법이다.

3. 문맥압항진증 치료제

프로프라놀롤*propranolol*은 문맥압을 낮추어 식도정맥류 출혈을 방지하는 데 사용된다. 기전상으로는 신혈류를 감소시켜 사구체여과율을 떨어뜨릴 수 있으나, 실제 임상적으로는 신장 기능을 저하시키지 않을 뿐만 아니라, 교감신경 활동이 증가된 환자에서 오히려 사구체여과율을 증가시켜 이뇨작용을 나타내기도 한다.

간경변증 환자에서는 전신혈관이 확장되면서 유효 순환혈액량이 감소하여 기능적 신부전이 초래될 수 있다. 이에 대해 강력한 내장혈관 수축제인 바소프레신을 투여하면 소변 내 나트륨의 배설을 촉진하고 급성 정맥류 출혈을 지혈하는 효과도 있으나, 심혈관계 부작용으로 인하여 단독 사용은 권장되지 않는다. 그 밖에 털리프레신*terlipressin*, 오르니프레신*ornipressin* 등도 신장 기능을 개선하는 약제이다. 털리프레신은 간신증후군의 치료에도 사용된다.

소마토스타틴*somatostatin*은 선택적으로 내장혈관을 수축시켜 문맥압을 낮추기 때문에 식도정맥류 출혈의 치료에 널리 사용된다. 그러나 전신순환의 변화나 신경 및 호르몬의 변화는 없이 신장혈관만을 수축시켜 신기능을 악화시키기 때문에 주의해서 사용해야 한다.

간경변성 복수 환자에서는 간질환이 진행할수록 복수가 증가하며 치료에 대한 반응도 점차 줄어든다. 그러나 복수 자체로 사망하는 경우는 별로 없으며, 오히려 과도한 치료로 인한 신부전 같은 문제가 환자에게는 더 치명적일 수 있다. 따라서 복수의 치료 필요성을 정확히 파악하여 지나친 치료를 삼가고, 환자에게 복수의 발병기전, 치료 목표 및 방법 등에 대해 충분히 설명하여 환자의 불안감을 해소해주어야 한다. 그렇게 함으로써 환자가 잘못된 식이습관 등을 스스로 고치고, 임의로 불필요한 치료를 받지 않도록 해야 한다. 다시 강조하지만 복수 치료에서 가장 중요한 원칙은 어느 정도의 복수는 환자에게 허용이 되며, 지나치게 복수를 줄이려다 환자에게 오히려 여러 가지 피해를 줄 수 있다는 사실이다("Dry and demented, wet and wise!").

Ⅷ 자발성 세균성 복막염 *spontaneous bacterial peritonitis*; *SBP*

자발성 세균성 복막염은 뚜렷한 감염의 원인이 없이 복강 내 발생한 복수의 세균감염을 말한다. 간경변증 환자가 복수로 입원한 경우 SBP가 발생할 가능성은 10~30%이며, 복수를 동반한 간경변증 환자에서 1년 내에 SBP가 처음 발생할 가능성은 10% 정도로 알려져 있다. 조기진단과 적절한 항생제의 사용으로 치료 후 관해율과 생존율은 과거에 각각 25~50% 및 20%였던 것에 비하여 최근 80~90% 및 50~70%로 개선되었다. 그러나 여전히 SBP는 간경변증 환자의 주요 사망원인 중 하나이다. SBP 환자는 주로 심한 순환기 기능장애로 인한 다장기부전*multiple organ failure*으로 사망하는데, 최근 3세대 세팔로스포린과 혈장확장제의 병용으로 입원 중 사망률은 10%까지 감소하였다.

발병기전은 다음과 같다. 문맥압항진증으로 인하여 장의 투과성이 증가하고, 이에 따라 위장관 내 세균이 장간막 내 림프절로 이동하고 결국 림프를 통하여 혈류로 들어가서 복수감염증을 일으키게 된다. 이 기전 외에도 문맥을 통하여 유입된 세균이 간내 세망내피계*reticuloendothelial system*에서 제대로 제거되지 않거나, 각종 진단적 치료적 시술 중에 세균이 혈류로 유입되어 복수감염증을 일으키기도 한다. 또한 복수의 옵소닌*opsonin* 활성도가 낮으면 SBP는 증가하는데, 복수 단백농도가 낮을수록 옵소닌 활성도가 낮으므로 이러한 환자는 SBP에 더 잘 걸린다. 즉, 복수 단백농도가 1g/dL 미만인 경우와 그 이상인 경우를 비교해 보면 입원 중 SBP 발생빈도는 15% 대 2%, 1년 내 SBP 발생빈도는 20% 대 2%로 복수 단백농도가 낮을수록 현저히 빈도가 높다.

1. 임상상 및 진단

전형적인 증상 및 진찰 소견은 갑작스런 발열, 오한, 복통, 압통이나 반발압통 등이며, 복수검사에서는 백혈구 수치가 증가되어 있고 세균이 배양된다. 그러나 어떤 환자에서는 이와 같은 전형적인 증상이 없이 구토, 설사, 마비성 장폐쇄, 간성 뇌증, 패혈증성 쇼크로 나타나는 경우도 있어 치명적인 상태에 이르기 전에 진단할 수 있도록 비전형적 증상이 있을 때에도 SBP 가능성을 항상 염두에 두어야 한다. 원인균은 *Escherichia coli*, *Pneumococcus*, *Klebsiella*, 혐기성 세균들이 대부분이나, 그람염색에서 균이 보이는 경우는 드물다. 따라서 SBP는 복수 내의 호중구 수치에 근거하여 진단해야 한다. 호중구 수치가 250/mm^3 이상이면 SBP로 진단하고, 경험적으로 항생제를 투여한다. 호중구 수 500/mm^3 이상을 기준으로 하는 것이 자발성 세균성 복막염을 진단하는 데에 특이도가 더 높기는 하지만, 250~500/mm^{3}의 호중구 수치를 나타내는 복막염 환자를 치료하지 않았을 때의 위험성이 너무 커서 이러한 기준을 적용하기는 어렵다. 이차성 세균성 복막염과의 감별이 중요한데, 그 요령은 감별진단 편에서 언급하였다.

추후 복수 배양검사에서 균이 배양되고 항생제 감수성 결과가 나오면 치료반응이 없는 경우 이에 따라 적절한 항생제로 변경해야 한다. 복수 배양을 할 때는 검출률을 높이기 위해 반드시 혈액배양 배지를 사용해야 한다.

SBP의 아형*subtype*인 단일세균성 비호중구성 복수증*monomicrobial non-neutrocytic bacterascites; MNNB*은 배양검사에서 세균은 확인이 되나 복수 내 호중구가 250개/mm^3 미만인 경우로, 60%는 자연히 치유되나 40%는 SBP로 진행하므로 복수검사를 반복하여 확인해야 한다. 만일 감염의 증상 및 징후가 있다면 경험적 항생제 투여가 필요하다.

배양 음성 호중구성 복수증*culture-negative neutrocytic ascites; CNNA*은 복수 배양검사에서 음성이지만 복수 내 호중구가 250개/mm^3 이상인 경우로, SBP와 같은 임상 증상 및 경과를 보이므로 경험적 항생제 투여가 필요하다.

2. 치료

앞서 강조한 바와 같이 간경변성 복수 환자에서 복수 내 호중구가 250/mm^3 이상이면 즉각 경험적 항생제 치료가 필요하고, 복수 내 호중구가 250/mm^3 미만이더라도 SBP가 의심되는 증상이 있다면 역시 경험적 항생제 투여를 시작한다. 치료에는 광범위 항생제를 사용하며 세포탁심*cefotaxime*이 대표적인 약제이다. 암피실린과 아미노글리코시드 병합요법도 효과가 있으나 신독성의 위험이 높아 세포탁심을 더 선호한다. 세포탁심은 SBP의 주요 원인균들에 대한 치료효과가 탁월하며, 권장용량은 하루 4~8g 정주이다. 신기능이 비정상인 경우 혈청 크레아티닌 및 크레아티닌 혈청 청소율에 맞게 약 용량을 조절한다. 항생제는 적어도 5일 이상 투약해야 하며, 통상 5~10일 정도 사용한다. 임상적인 반응 및 배양검사를 바탕으로 항생제의 종류 및 투약기간을 조절할 수 있다. 세포탁심을 대체하여 사용할 수 있는 주사제로는 세프트리악손*ceftriaxone*, 세포니시드*cefonicid*, 세프티족심*ceftizoxime*, 세프타지딤*ceftazidime*, 아목시실린-클라불린산*amoxicillin-clavulanic acid* 등이 있다.

심한 임상경과(구토, 쇼크, 2도 이상의 간성 뇌증, 혈청 크레아티닌치 3mg/dL 이상)를 동반하지 않는 SBP에 대해서는 주사제 대신 오플록사신*ofloxacin* 등 경구용 약제를 사용할 수도 있다. 그러나 예방적으로 퀴놀론*quinolone* 제제를 복용하던 환자에서 SBP가 발생했을 경우에는 원인균이 퀴놀론 내성균주일 가능성이 있기 때문에 3세대 세팔로스포린을 사용하는 것이 원칙이다.

항생제 치료 후 발열 및 복통 등 증상이 호전되는 전형적인 임상반응을 보일 경우에는 굳이 복수검사를 다시 시행할 필요가 없다. 그러나 치료반응이나 검사 소견, 균주 등이 비전형적인 경우에는 48시간 후에 다시 복수검사를 시행하여 치료반응을 평가한다. 48시간 후에도 호중구가 치료 전에 비해 감소하지 않으면 치료 실패로 간주하고 배양검사 결과를 토대로 감수성이 있는 항생제로 교체한다. 배양검사가 음성이더라도 경험적으로 항생제를 교체하며, 이차성 세균성 복막염의 가능성도 감별해야 한다.

SBP 환자에서 세포탁심 정주와 함께 알부민을 투여하면 사망률을 줄일 수 있다. 세포탁심 단독사용군과 알부민 병용군을 비교한 연구에서 신기능 이상은 33% 대 10%, 입원 중 사망률은 29% 대 10%로 알부민 병용군에서 현저하게 낮았다. 알부민은 SBP 진단 시에 체중 1kg당 1.5g을 투여하며, 3일째 체중 1kg당 1g을 투여한다. 그러나 혈청 크레아티닌치가 1mg/dL 미만이면서 혈청 빌리루빈치도 4mg/dL 미만인 환자들은 알부민을 투여하지 않아도 신기능 이상이나 입원 중 사망이 매우 적으므로, 이 조건을 충족하지 못하는 환자들에 대해서만 알부민 사용을 고려하는 것이 좋겠다.

3. 예방

간경변증 환자 중에서 이전에 SBP를 앓았거나 위장관 출혈이 있는 경우 SBP 발생 위험이 높다. 특히 위장관 출혈이 있을 때는 예방적 항생제 사용이 권장된다. 기존의 연구에 따르면 예방적 사용제를 사용한 경우와 사용하지 않은 경우 SBP를 포함한 감염증 발생의 빈도는 10~20% 대 45~66%로 현저한 차이를 보이며, 생존율도 항생제 사용군에서 높았다. 이전에 SBP를 앓은 경우 1년 이내 재발 가능성은 70%에 달한다. 노르플록사신*norfloxacin*을 예방적으로 투여한 경우 1년 재발률은 20%로, 예방적 항생제를 투약하지 않은 경우의 68%에 비하여 현저히 낮았다. 따라서 이러한 환자들에 대해서는 장기적으로 예방적 항생제 투약이 권장된다.

복수 단백농도가 1g/dL 이하인 경우 예방적 항생제 사용이 필요할지에 대해서는 전문가들의 견해가 일치되어 있지 않으나, 불량한 요인들이 겹쳐 있을 경우에는 위험도가 높으므로 예방적 항생제 사용을 고려하는 것이 좋겠다. 가령 복수 단백농도 <1g/dL, 혈청 빌리루빈치 > 3.2mg/dL, 혈소판 <98,000/mm^{3}의 조건을 모두 가진 간경변증 환자는 1년 내 SBP 발생 위험이 55%에 달한다.

장기간 예방적 항생제의 종류와 용법은 다양하다. 노르플록사신 400mg을 매일 복용하는 방법이 있으며, 시프로플록사신*ciprofloxacin* 750mg을 주 1회 투여하거나, 트리메토프림-설파메톡사졸*trimethoprim-sulfamethoxazole*을 매일 1정씩 주 5회 투여하는 방법 등이 제시되어 있다. 하지만 예방적 항생제를 사용하는 환자에서는 오히려 이후 SBP 발생 시 그람 양성균이나 퀴놀론 내성균이 원인균이 될 위험이 있으므로, 고위험군에 대해서만 신중하게 예방적 항생제 투여를 고려하도록 한다.

참고문헌

1. Runyon BA. Ascites and spontaneous bacterial peritonitis. In: Schiff ER, Sorrel MF, Maddrey WC, eds. Schiff's diseases of the liver. 11th ed. Chichester: John Wiley & Sons, 2012;393-419
2. 대한간학회. 2011년 대한간학회 간경변 합병증 치료 가이드라인. http://www.kasl.org 의학정보; 가이드라인
3. Bacon BR. Cirrhosis and its complications. In: Longo DL, Fauci AS, Kasper DL, et al. eds. Harrison's principles of internal medicine. 18th ed. New York: McGraw-Hill, 2012;2592-2602
4. Corey KE, Friedman LS. Abdominal swelling and ascites. In: Longo DL, Fauci AS, Kasper DL, et al. eds. Harrison's principles of internal medicine. 18th ed. New York: McGraw-Hill, 2012;330-333
5. Runyon BA. Ascites and spontaneous bacterial peritonitis. In: Feldman M, Friedman LS, Brandt LJ, eds. Sleisenger and Fordtran's gastrointestinal and liver disease. 9th ed. Philadelphia: Saunders Elsevier, 2010;1517-1541
6. Runyon BA; AASLD Practice Guidelines Committee. Management of adult patients with ascites due to cirrhosis: an update. Hepatology 2009;49:2087-2107
7. European association for the study of the liver. EASL clinical practice guidelines on the management of ascites, spontaneous bacterial peritonitis, and hepatorenal syndrome in cirrhosis. J Hepatol 2010;53:397-417
8. Ginès P, Schrier RW. Renal failure in cirrhosis. N Engl J Med 2009;361:1279-1290
9. Riquelme A, Calvo M, Salech F, et al. Value of adenosine deaminase (ADA) in ascitic fluid for the diagnosis of tuberculous peritonitis: a meta-analysis. J Clin Gastroenterol. 2006;40:705-710

chapter

19 간신증후군과 저나트륨혈증

이준성

- 간신증후군과 저나트륨혈증은 중증 간경변증의 심각한 합병증으로서 내장혈관확장, 신혈관수축, 불충분한 심박출량 등의 전신순환장애 및 신장에서 수분저류의 결과로 생긴다.
- 복수를 동반한 간경변증 환자가 기존에 신장의 실질질환이 없고 신독성 약제사용 병력이 없는데도 혈청 크레아티닌이 상승되고 알부민 등의 투여로도 혈청 크레아티닌 수치가 호전되지 않을 경우 간신증후군의 발생을 의심할 수 있다.
- 자발성 복막염 환자에서 항생제와 더불어 투여하는 알부민은 간신증후군의 발생을 예방할 수 있다.
- 제1형 간신증후군에서는 간이식이 장기생존을 기대할 수 있는 유일한 치료법이나, 간이식이 불가능할 경우 혹은 간이식 시까지 생존을 연장하기 위해서 치료법으로 혈관수축제와 알부민 병용투여가 권고되고 있다. 이에 반응하지 않을 경우, 일부 환자에서 TIPS를 적용할 수 있다.
- 심한 저나트륨혈증 환자에선 수분 섭취를 제한할 수 있으나 효과는 미미하고, 알부민 혹은 밥탄*vaptan*계 약물을 투여할 수 있으나 그 효과에 대해선 향후 더 많은 연구결과가 필요하다.

I 간신증후군

간신증후군*hepatorenal syndrome*은 간질환 말기에 발병하는 예후가 매우 불량한 질환으로, 주로 복수를 동반한 간경변증 환자에서 전신순환장애*systemic circulation dysfunction*가 동반되어 발생하지만 알코올성 간염 등의 급성 간부전 환자에서도 발생하는 심각한 합병증이다. 대부분 간질환의 말기에 발병하기 때문에 예후가 매우 불량하다.

1. 간신증후군의 병인

간신증후군 발생에 가장 중요한 기전은 주로 내장혈관들*splanchnic vascular beds* 및 말초 동맥의 확장으로 인한 유효혈액량 감소와 이로 인한 전신순환장애이다. 이는 다시 교감신경계와 레닌-앤지오텐신계 등을 활성화시키고 기능적인 신기능장애를 일으켜, 결과적으로 복수, 수분저류, 저나트륨혈증, 나아가 간신증후군으로 발현된다(그림 19-1).

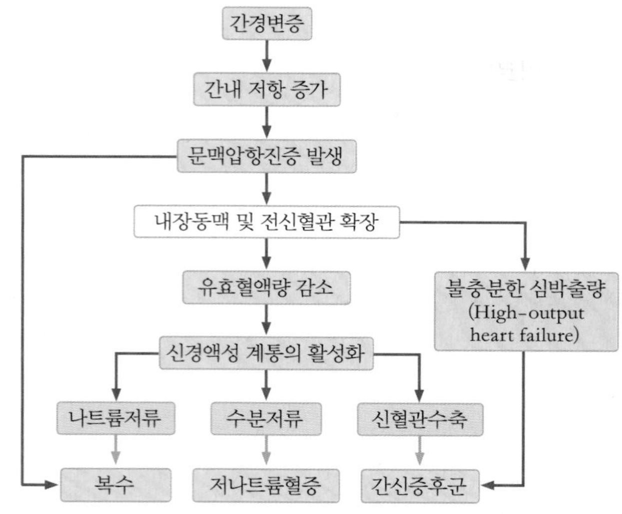

그림 19-1. 복수, 저나트륨혈증 및 간신증후군 발생의 병태생리

최근 간신증후군의 병태생리는 다음 네 가지로 요약될 수 있다. 첫째, 전신혈관들의 확장은 주로 내장혈관들의 확장에 의한 것이며 뇌, 간, 신장 등에 혈액을 공급하는 혈관은 오히려 수축되어 간성뇌증 혹은 간부전을 더 야기한다는 점이다. 내장혈관들의 확장은 국소적으로 발생된 산화질소*nitric oxide; NO*가 앤지오텐신, 노르에피네프린, 엔도텔린-1*enclothelin-I* 등의 강력한 혈관수축물질들에 대한 저항성을 갖게 하여 발생한다. 간질환이 진행되면 내장혈관들의 확장은 더 진행되며 그 결과로 혈압을 유지하기 위한 혈관수축제들의 역할이 중요해지며, 특히 신장, 간, 뇌에 혈액을 공급하는 혈관은 혈관수축제들에 의해서 심한 수축을 하게 되면서 신기능장애 등이 발생하게

된다.

둘째, 불충분한 심박출량은 간신증후군 환자에서 저혈압 및 신혈류의 감소를 더욱 야기하며 혈장 내 레닌의 활성도를 높이고 그 결과로 신혈류량이 더욱 감소하게 되는 악순환을 반복하게 한다. 간신증후군 환자에서 심박출량이 요구량에 비해서 부족하게 되는 기전은 밝혀지지 않았으나, 최근 연구에 의하면 심한 간경변증 환자에서 수축기 및 이완기에서의 심장 근육세포 반응에 장애가 있는 것으로 알려져 있고 이를 간경변성 심근증*cirrhotic cardiomyopathy*으로 명명하고 있다.

셋째, 간신증후군은 감염, 출혈 혹은 혈장 등의 보충 없이 시행되는 대량 복수천자 등의 요인에 의해서 유발되며 특히 제1형 간신증후군 발생의 가장 중요한 요인은 세균감염, 특히 자발성 복막염이라는 사실이다.

넷째, 새롭게 알려진 간신증후군의 병태생리에서 가장 중요한 사실은 제1형 간신증후군이 간이식을 시행하지 않아도 혈관수축제 혹은 경정맥 간내 문맥전신 단락술 등의 치료로서 가역적으로 회복이 가능한 증후군이라는 점이다.

2. 간신증후군의 임상 형태

간신증후군은 신부전의 정도와 발현 양상에 따라 두 가지로 나뉜다(그림 19-2).

제1형 간신증후군은 상대적으로 드물지만 강력한 신장혈관의 수축으로 인하여 유효혈액량의 보충에도 불구하고

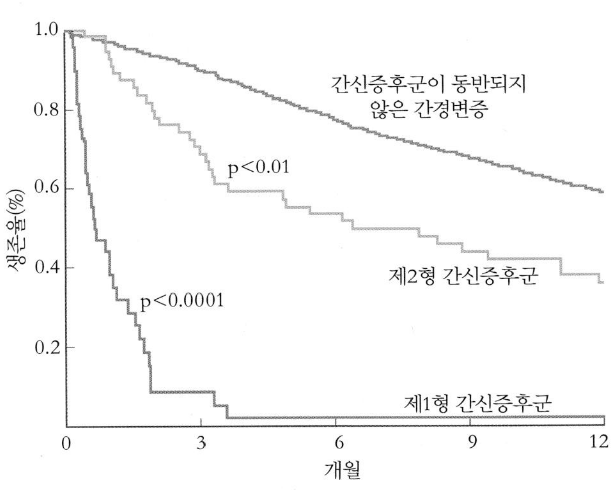

그림 19-2. 신기능 손상을 지닌 간경변증 환자의 생존율 정상 신기능을 지닌 환자(실선)와 제1형 및 제2형 간신증후군 환자의 비교

회복이 잘되지 않으며 2주 내 혈청 크레아티닌치가 2배 이상 증가하거나 2.5mg/dL 이상 증가한다. 제1형은 자발적으로 발생하기도 하지만, 세균감염, 위장관 출혈, 수술 혹은 급성 간염이 중복된 경우에 주로 발생한다. 특히 자발성 세균성 복막염이 병발하는 경우, 복막염은 호전되더라도 심한 염증반응 및 사이토카인 발생으로 제1형 간신증후군이 잘 생긴다. 간기능의 저하와 더불어 순환장애, 심박출 감소 및 뇌증 등을 동반하는 제1형 간신증후군은 중앙생존기간이 2주에 불과할 정도로 매우 나쁘다. 제2형 간신증후군은 중등도의 신기능 장애로 특징지어진다(혈청 크레아티닌 1.5~2.5mg/dL). 신기능이 유지되거나 완만하게 저하되며 대부분 유발인자가 있다. 제2형 간신증후군은 전형적으로 난치성 복수를 동반하며 중앙생존기간이 약 6개

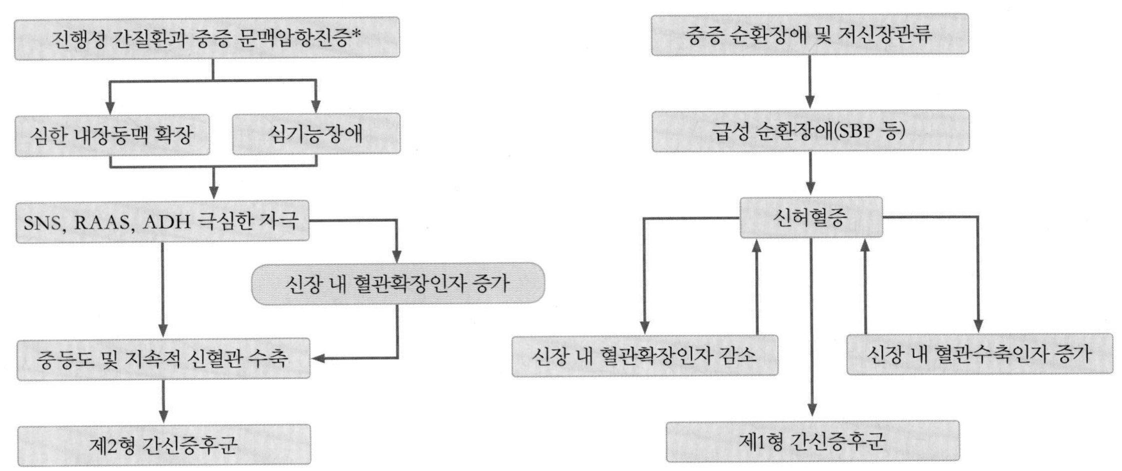

그림 19-3. 제1형 및 제2형 간신증후군의 기전 *SNS: 교감신경계, RAAS: 레닌-앤지오텐신-알도스테론계, ADH: 항이뇨호르몬

월로 신부전이 없는 간경변증 환자보다는 예후가 나쁘다.

제1형과 제2형 간신증후군 발생의 병태생리에는 약간의 차이가 있다(그림 19-3). 제2형에서는 순환장애가 안정적인 데 비하여, 제1형에서는 지속적으로 진행한다. 제2형은 신장 내부의 혈관확장인자가 생산되어 전신 및 신장 내 혈관수축인자의 효과를 어느 정도 감소시켜 신부전이 안정적인 데 비하여, 제1형은 신장 내 혈관확장인자 생산이 급격히 감소하고 혈관수축인자가 급증하여 신부전이 급격히 진행된다. 제2형 간신증후군에서 유발인자들에 의해 신장관류가 저하되면 신장 내 혈관조절작용을 악화시켜 제1형 간신증후군으로 진행한다. 이러한 시간적 관계를 잘 이해하여 혈장확장제와 혈관수축제를 함께 사용해 순환상태를 호전시키면, 신장관류가 증가하고 결국 사구체여과율의 회복을 유도할 수 있다. 이런 치료로 3일 내 혈청 레닌 활성도와 노르에피네프린 농도가 정상화되지만, 신관류와 사구체여과율은 1주 이상 호전되지 않는데 신장 내 기전들의 탈활성화 지연현상 때문으로 여겨진다.

3. 간신증후군의 진단기준

간신증후군의 진단은 신기능장애를 일으킬 수 있는 다른 질환들을 배제한 후 이뤄진다. 2007년 개정된 간신증후군의 진단기준(표 19-1)이 기존의 것과 다른 점은 첫째, 크레아티닌 청소율 사용을 배제하고 혈청 크레아티닌만으로 정의하였고, 둘째, 패혈성 쇼크 상태만 아니면 세균감염이 진행 중인 신기능장애도 간신증후군에 포함시켰다. 이는 세균감염에서부터 회복을 기다릴 필요 없이 바로 간신증후군 치료를 시작해야 한다는 의미이기도 하다. 셋째, 혈장량의 보충은 생리식염수가 아니라 알부민 정맥주사로 효과를 판정하도록 하였고, 넷째, 소진단기준은 삭제하였다는 점이다.

4. 간신증후군의 치료

간신증후군 치료에 대한 대부분의 연구 결과는 후향적 연구가 대부분이며 비록 무작위 대조 연구라 하더라도 대상 환자 수가 너무 적다는 한계를 지니고 있다. 따라서 아직도 치료에 있어서는 해결해야 할 문제들이 많이 남아 있는 실정이다. 최근 수십 년간 많은 혈관작용물질(dopamine, fenoldopan, prostaglandins, misoprostol, saralasin, phentolamine, dazoxiben, norepinephrine, metaraminol, octapressin)이 간신증후군 치료를 위해 시도되었으나 어느 것도 신기능을 개선시키지 못하였다. 그러나 문맥대정맥문합술이나 간이식 후에도 1주에서 1개월이 지나야 간신증후군이 호전되는 현상을 참고할 때, 약제 투여 시간이 짧아 간신증후군을 호전시키기에는 시간적으로 불충분한 것일 가능성이 있다.

(1) 간신증후군의 예방

자발성 복막염 환자에서 알부민의 투여는 간신증후군의 발생을 예방하고 생존율을 향상시킨다. 알부민 투여 용량은 첫날은 체중 1kg당 1.5g, 3일까지는 1kg당 1.0g(최대 각각 150g, 100g)의 고용량 투여가 권장되고 있다. 특히 혈청 빌리루빈 수치가 4mg/dL 이상 혹은 혈청 크레아티닌 수치가 1.0mg/dL 이상인 자발성 복막염 환자에선 알부민의 투여가 권장되고 있다. 그러나 투여하는 알부민 용량 및 비용 효과적인 측면, 나아가 알부민 투여가 필요한 환자군 선정 등은 아직 해결해야 할 문제이다.

(2) 간이식

간이식은 제1형 및 2형 간신증후군의 가장 중요한 치료법이다. 간이식 직후에는 사구체여과율이 더욱 감소하여 간신증후군이 없는 환자는 5%에서만 혈액투석을 하지만,

표 19-1 간신증후군의 새로운 진단기준

복수를 동반한 간경변증
혈청 크레아티닌>1.5mg/dL(133mmol/L). 제1형 간신증후군은 혈청 크레아티닌이 2주 이내 두 배 이상으로 증가하여 2.5mg/dL(266mmol/L) 이상일 때
최소 2일간 이뇨제 사용을 중지하고 알부민으로 혈장을 확장시켰는데도 혈청 크레아티닌이 133mmol/L 이하로 감소하지 않는 경우. 알부민의 용량은 하루에 몸무게 1kg당 알부민 1g으로 최대 100g/일
전신적인 쇼크 상태는 아니어야 함
현재 혹은 최근에 신독성 약제의 사용 병력은 없어야 함
단백뇨(500mg/일), 미세 혈뇨(>50 RBC/고배율) 혹은/그리고 비정상적인 신장 초음파 소견으로 특징지어지는 신실질의 질환이 없어야 함

간신증후군 환자는 35%에서 혈액투석이 필요로 할 수 있다. 그래서 간이식 후 48~72시간이 지나 신기능이 회복된 후에 신독성을 지닌 사이클로스포린*cyclosporine*, 타크로리무스*tacrolimus* 등의 면역억제제를 투여해야 한다. 수술 후 1~2개월이 지나야 평균 30~40mL/분 정도의 사구체여과율에 도달하여 간신증후군의 혈역학적 변화 및 신경호르몬적 이상 소견들이 사라지고, 환자는 정상적인 염분과 수분배설능력을 회복하게 된다.

간신증후군 환자가 간이식을 받는 경우, 간신증후군이 없는 환자에 비하여 중환자실 입원기간도 길고, 입원 중 사망률도 높으며, 사이클로스포린이나 타크로리무스에 대한 신독성도 더 심하다. 하지만 3년 생존율이 60%로, 간신증후군이 없는 환자(70~80%)에 비하여 간이식의 예후가 크게 나쁜 편은 아니다.

제1형 환자는 특히 생존기간이 2주 정도로 짧아 빠른 시간에 간이식을 받아야 하며, 혈관수축제 등의 약제 및 기타 다른 간신증후군의 치료가 동시에 이루어져야 간이식의 기회를 가질 수 있다.

(3) 혈관수축제

혈관수축제 사용의 이론적 근거는 간신증후군의 병태생리에서 내장동맥의 혈관확장, 유효 순환혈액량의 감소 및 신장과 같은 내장 이외 부위의 혈관의 수축에 근거를 두고 있다. 간신증후군 치료를 위한 혈관수축제로는 바소프레신유사체*vasopressin analogues*가 가장 먼저 사용되었다. 바소프레신은 동맥 벽의 평활근에 존재하는 V1 수용체에 작용하여 혈관수축을 일으켜 순환기능을 개선시키고 레닌-앤지오텐신계와 교감신경계의 활성도를 개선시켜, 신혈류 속도, 사구체여과율, 소변량 및 혈청 나트륨 농도의 개선이 치료한 환자의 2/3에서 관찰되었다. 비록 대부분의 연구가 대조군을 포함시키지 않은 약점은 있으나, 자연적인 신부전의 회복률이 5~10%에 불과한 것을 고려한다면 혈관수축제의 간신증후군에서의 효과는 분명히 인정할 수 있다. 그러나 약제로 인한 허혈성 합병증으로 인해 실제 임상에서는 부작용이 적은 털리프레신*terlipressin*, α2 수용체 작용 약제인 미도드린*midodrine*과 옥트레오타이드*octreotide* 병합 등의 약제들을 주로 사용한다. 제1형 간신증후군에서 털리프레신의 효과에 대해선 비록 후향적 연구가 대부분이지만 현재까지 가장 많은 결과가 발표되었고 이들을 요약하면 다음과 같다. ① 제1형 간신증후군 환자에서 털리프레신의 사용은 약 65%의 환자에서 신기능을 호전시키고, ② 알부민을 함께 투여할 때 효과가 더 좋으며, ③ 약제를 끊게 되면 약 20%의 환자에서 간신증후군이 재발하지만 약제 재치료로 효과를 볼 수 있으며, ④ 털리프레신은 간신증후군에 동반된 저나트륨혈증도 개선시키며, ⑤ 심한 부작용은 5~10% 정도에서 발생하였다. 털리프레신에 의해 제1형 간신증후군이 완전히 회복될 경우 단기 생존율은 향상되었지만 60일 생존율을 포함한 장기간의 생존율을 향상시키지는 못하였다. 따라서 제1형 간신증후군에서 털리프레신은 간이식 전까지 가교 역할을 할 수 있을 것으로 생각된다. 털리프레신의 사용법은 매 4~6시간마다 0.5~1.0mg을 투여하는 것으로, 처음 3일에 신기능의 개선이 전혀 없거나 7일간 고용량 사용에도 불구하고 혈청 크레아티닌이 50% 이하로 감소하지 않는 경우에는 치료 종료를 고려해야 한다. 대부분 알부민과 같이 사용하는데, 알부민의 용량은 첫날에는 몸무게 1kg에 1g의 용량으로 최대 100g까지 투여하고 이어서 20~40g/일로 투여한다.

미도드린과 옥트레오타이드의 병용 혹은 알부민과의 삼제 요법은 의미 있게 신기능을 회복시켰지만 반응이 나타나기까지 오랜 시간이 걸렸다. 또 다른 혈관 수축제인 노르아드레날린*noradrenaline*을 동맥압이 평균 10mmHg 정도 상승하게 약 0.2ug/kg/분의 농도로 지속 정주하면서 알부민과 푸로세미드*furosemide*를 병용한 결과 12명의 환자 중 10명에서 신기능의 개선, 혈청 레닌 활성도의 감소 등의 치료효과를 보였다. 노르아드레날린은 비교적 쉽게 구할 수 있으며 가격도 싼 장점이 있지만 부정맥 등의 부작용 빈도가 더 높을 것으로 생각되어 향후 털리프레신과의 비교 연구가 나올 때까지 기다려야 할 것이다.

제2형 간신증후군 환자에 대해선 임상연구 결과들이 매우 적다. 소수의 환자들에서 털리프레신과 알부민으로 치료한 결과들이 발표되었는데 대부분의 경우 혈청 크레아티닌의 감소가 관찰되지만 제1형과는 달리 모든 환자에서 약제를 끊게 되면 재발하였다.

요약하면, 간신증후군의 치료를 위한 혈관수축제 중 털리프레신이 가장 좋은 근거 중심의 치료제지만 다른 약제에 비해 상대적으로 고가이며 비교적 드물게 나타나지만 허혈성 부작용이나 저나트륨혈증 등의 합병증이 발생할 수 있다는 점이 문제가 될 수 있다. 또한 제1형과 달리 제2형 간신증후군의 치료에서는 상반된 결과를 보여주어 앞으로 추가적인 연구결과가 필요하다.

(4) 경정맥 간내 문맥전신 단락술*transjugular intrahepatic portosystemic shunt; TIPS*

TIPS는 간경변증 환자들에서 문맥압항진증을 호전시켜 심박출량 및 중심 혈액량을 증가시키며, 신혈류를 개선시켜 소변으로 소금 및 수분의 배설을 촉진시킨다. 이러한 TIPS의 효과들이 알려지면서 간신증후군의 새로운 치료법으로 등장하게 되었다.

간신증후군 환자에서 TIPS의 효과에 대한 5개의 전향적 임상연구 결과들을 분석해 보면 다음과 같다.

① 대부분의 제1형 간신증후군 환자에서 TIPS 시행 후 혈청 크레아티닌치의 감소와 내인성 혈관수축물질들, 특히 레닌-앤지오텐신 계통의 활동도가 억제되는 것을 관찰할 수 있었다. 혈청 크레아티닌치의 감소는 털리프레신과 알부민 병용 투여보다는 늦게 관찰되었다.
② 단락이 제대로 기능하는 경우, 간신증후군의 재발은 드물었다.
③ 간성 혼수가 흔한 합병증이었지만 대부분 내과적으로 치료가 가능하였다.
④ TIPS는 대부분의 환자에서 동반된 복수를 호전시켰으며,
⑤ TIPS에 의한 제1형 간신증후군의 호전은 생존율의 향상을 가져왔고
⑥ TIPS에 이어서 혈관수축제와 알부민을 동시에 주사한 경우 장기 생존의 가능성을 보여주었다.
⑦ TIPS는 제2형 간신증후군에서 신기능 개선과 난치성 복수의 호전을 가져오지만 생존율을 향상시키는지에 대해서는 아직 밝혀지지 않았다.

그런데 상기 연구들은 심한 간성뇌증, 빌리루빈치>5 mg/dL, Child 점수가 12점 이상인 환자들은 제외된 치료 성적이며, 실제 임상에서 대부분의 간신증후군 환자들은 심한 간기능 저하를 동반하고 있기 때문에 TIPS로 도움이 될 수 있는 간신증후군 환자들은 매우 제한적이라고 할 수밖에 없다.

(5) 체외 알부민 투석*extracorporeal albumin dialysis; ECAD*

알부민을 함유한 투석액을 숯과 음이온교환수지를 재순환하여 관류시키는 방법으로(molecular adsorbent recycling system(MARS)), 혈액 투석기에 연결해 간신증후군 환자의 혈청 알부민에 결합된 빌리루빈, 담즙산, 방향성 아미노산과 여러 사이토카인들을 제거한다. 체외 알부민 투석의 간신증후군에서의 효과에 대해서는 아직까지 이견이 많다. 즉, 체외 알부민 투석 후 혈청 크레아티닌치의 감소가 실제 신기능이 좋아져서 떨어지는 것인지, 아니면 단지 투석에 의해서 떨어지는 것인지 아직 명확하지도 않으며, 대상 환자 수가 너무 적어 일반화하기에는 어려움이 있어 아직까지는 임상연구로서만 시행되는 것이 권고되고 있다. 현재까지 알려진 제1형 간신 증후군의 효과적인 치료법에 대해서 표 19-2에 정리하였다.

Ⅱ 저나트륨혈증

간경변증에 동반된 저나트륨증은 혈청 나트륨 농도가 130mEq/L 이하인 경우로 정의되는데, 복수를 동반한 간경변증 환자의 약 15~20%에서 발생한다. 간경변증 환자에서 발생한 저나트륨혈증은 불량한 예후인자 중 하

표 19-2 제1형 간신증후군의 효과적인 치료법

자발성 복막염 환자에서 항생제와 함께 알부민 투여는 간신증후군을 예방한다.
제1형 간신증후군 환자에서 혈관수축제와 알부민 병용 투여가 첫 번째로 권고되는 치료법이다. 털리프레신이 가장 많이 사용되는 혈관수축제이며 미도드린과 옥트레오타이드의 병용 및 노르에피네프린의 사용 효과에 대해서 임상연구가 진행 중이다.
털리프레신(2~12mg/일)과 알부민(첫날 1g/kg에 이어서 20~40g/일)의 병용은 약 60%의 환자에서 신기능의 회복을 가지고 온다. 그러나 생존율의 향상은 매우 제한적이다.
혈관수축제에 반응하지 않는 경우 제한된 조건을 지닌 환자에서 TIPS를 적용할 수 있다.
간이식이 장기 생존을 기대할 수 있는 유일한 치료법이다.
약제 및 TIPS는 간이식까지의 시간을 벌 수 있게 하고 이식 후 생존을 향상시킬 수 있다.

나로 간경변증 환자들의 예후를 판정하는 MELD 점수 *model for end stage liver disease score; MELD score*에 더해서 나트륨 수치를 함께 반영한 MELD-나트륨 점수*MELD-Na*를 근거로 해서 간이식 대기 환자에서 우선순위를 정하기도 한다.

1. 병태생리

간경변증 환자에서의 저나트륨혈증은 저혈량성 저나트륨혈증*hypovolemic hyponaturemia*과 과혈량성*hypervolemic* 혹은 희석성*dilutional* 저나트륨혈증으로 구분된다. 저혈량성 저나트륨혈증은 이뇨제의 과다복용, 설사 등으로 인한 소화관을 통한 체액 손실의 결과로 생기는 경우로서 탈수의 소견을 보이며, 복수 및 부종은 없고 전신성 고질소혈증*prerenal azotemia*의 검사실 소견을 보인다. 이 경우는 복용하던 이뇨제를 끊고 필요한 경우 수액 보충으로 쉽게 교정이 될 수 있다. 반면에 대부분의 심한 간경변증 환자에서 나타나는 과혈량성 저나트륨혈증은 문맥압 상승에 따른 수분저류의 결과로 발생하는데(그림 19-1), 복수, 특히 난치성 복수 및 신장 기능 손상을 동반한다.

2. 과혈량성 저나트륨혈증의 치료

간경변증 환자에서 과혈량성 혹은 희석성 저나트륨혈증이 발생하는 병태생리학적 병인에 따라 치료방법을 접근할 수 있는데, 즉 수분섭취 제한, 신장을 통한 순수한 수분배설 증가, 그리고 최종적으로 수분저류를 일으키는 병태생리학적 원인인 내장혈관 확장 및 유효혈액량 감소에 대한 접근이다(그림 19-4).

(1) 수분섭취 제한

심한 저나트륨혈증 환자에서 수분섭취를 하루에 1~1.5L 이하로 제한하여 음성수분균형*negative water balance*을 유도해 저나트륨혈증을 호전시킬 수 있다. 그러나 환자들의 순응도가 매우 낮고 혈청나트륨이 더 떨어지는 것을 방지할 뿐 근본적인 치료는 되지 못한다.

(2) 신장을 통한 순수한 수분배설 증가

신장의 집합관에서 이루어진 수분 재흡수 과정을 차단함으로써, 나트륨, 칼륨 등 전해질에는 영향을 미치지 않고 소변으로 오로지 수분만을 배설하도록 하는 밥탄*vaptan*계열 약제들이 저나트륨혈증 치료제로 개발되었다. 항이뇨호르몬*antidiuretic hormone; ADH*으로도 불리는 아르지닌-바소프레신*arginine vasopressin; AVP*은 전신

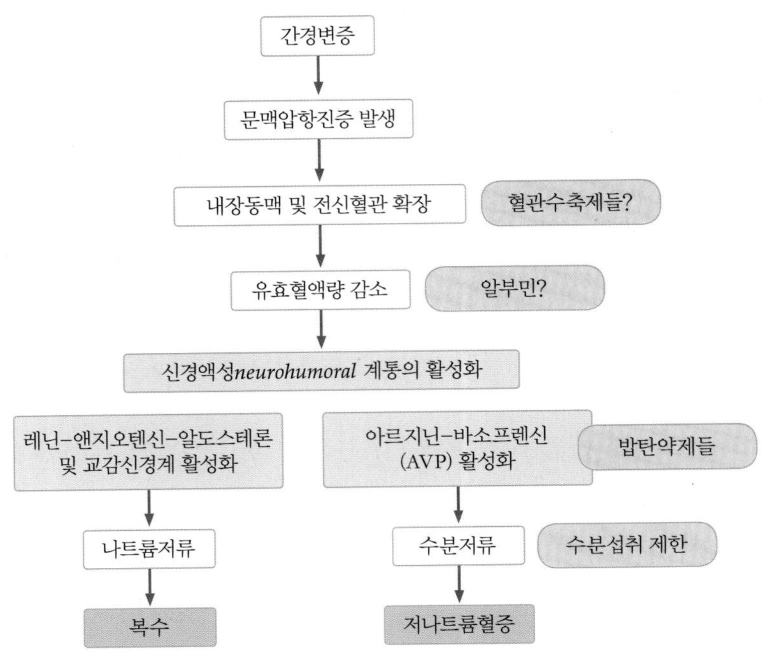

그림 19-4. 저나트륨 치료의 병태생리학적 접근

체액조절 항상성 유지에 중요한 역할을 한다. 신체에 존재하는 세 가지 아형의 아르지닌-바소프레신 수용체 중 신장에는 제2형 수용체만 존재하는데, 이를 선별적으로 길항시키는 약제가 밥탄계열 약제들로서 소변을 통한 나트륨 배설은 증가시키지 않고 수분만을 배출하여 심부전, 항이뇨호르몬 분비이상 증후군*syndrome of inapproapriate antidiuretic hormone secreation; SIADH*에 의한 저나트륨혈증에 사용되고 있고 효과도 입증되었다. 그러나 이들 밥탄 약제들은 간경변증에 동반된 저나트륨혈증 환자에서는 부작용 발생 빈도가 높고 치료 효과에 대해서는 아직 회의적이다. 실제로 가장 많은 임상연구가 이루어진 satavaptan은 미국 식약청에서 간경변증 환자들에겐 아직 허가가 되지 않은 상태이며 유럽식약청에서는 허가가 취소되었고, 다른 밥탄계 약제인 tolvaptan은 간기능 악화가 발생할 수 있으므로 미국 식약청은 간경변증 환자에선 사용하지 말 것을 권고하고 있다.

(3) 유효혈액량 증가 및 내장혈관수축제

간경변증에 동반된 저나트륨혈증의 병태생리 중 유효혈장량 감소에 대한 접근으로 알부민을 정주할 수 있으나 임상연구에서 소수의 환자들에서만 효과가 있었고 장기간의 효과에 대해선 회의적이다. 이들 환자들에서 혈관수축제의 사용이 도움이 될 수 있을 것으로 예상할 수 있으나 이들 환자들만을 대상으로 한 임상연구 결과는 없고, 간신증후군이 동반된 저나트륨혈증 환자에서 효과를 보인다고 하지만 이에 대해선 더 많은 연구결과가 필요한 실정이다.

참고문헌

1. Gines P, Guevara M, Arroyo V, et al. Hepatorenal syndrome. Lancet 2003;362:1819-1827
2. O'Grady JG. Clinical disorders of renal function in acute liver failure. In: Gines P, Arroyo V, Rodes J, et al. eds. Ascites and renal dysfunction in liver disease. 2nd ed. Oxford: Blackwell Publishing, 2005;383-393
3. Salerno F, Gerbes A, Gines P, et al. Diagnosis, prevention and treatment of hepatorenal syndrome in cirrhosis. Gut 2007;56:1310-1318
4. Wong F, Pantea L, Sniderman K. Midodrine, octreotide, albumin and TIPS in selected patients with cirrhosis and type 1 hepatorenal syndrome. Hepatology 2004;40:55-64
5. Sort P, Navasa M, Arroyo V, et al. Effect of intravenous albumin on renal impairment and mortality in patients with cirrhosis and spontaneous bacterial peritonitis. N Eng J Med 1999;5:403-409
6. Arroyo V, Gines P, Gerbes A, et al. Definition and diagnostic criteria of refractory ascites and hepatorenal syndrome in cirrhosis. Hepatology 1996;23:164-176
7. Bacon BR. Cirrhosis and its complications. In Longo DL, Fauci AS, Kasper DL, Hauser S, et al. eds. Harrison's principles of internal medicine. 18th ed. NewYork: Mcgraw-Hill, 2012;2592-2602
8. Kim JH, Lee JS, Lee SH, et al. The association between the serum sodium level and the severity of complications in liver cirrhosis. Korean J Intern Med 2009;24:106-112
9. Kim WR, Beggins SW, Kremers WK, et al. Hyponatremia and mortality among patients on the liver-transplant waiting list. N Eng J Med 2008;359:1018-1026
10. Dahl E, Gluud LL, Kimer N, et al. Meta-analysis: the safety and efficacy of vaptans (tolvaptan, satavaptan and lixivaptan) in cirrhosis with ascites or hyponatremia. Aliment Pharmacol Ther 2012;36:619-626

chapter 20

간성 뇌증

유권

- 간성 뇌증은 심한 간기능 저하와 문맥전신 단락에 동반되어 나타나는 광범위한 신경학적·정신신경학적 이상이다.
- 간성 뇌증은 세 가지 유형으로 분류된다. A형은 급성 간부전 시 나타나는 경우, B형은 만성 간질환이 없으면서 대형 문맥전신 단락에 의해 유발되는 경우, C형은 간경변증 환자에서 유발되는 경우이며 가장 흔하다.
- 간성 뇌증은 간기능의 장애와 간으로의 혈액순환장애로 인해 장에서 생성된 독소가 체내에 축적되고 그 독소에 뇌가 노출되면서 생긴다.
- 간성 뇌증의 발생에 관여하는 독소 중 암모니아가 가장 중요하다.
- 명백한 간성 뇌증(West-Haven Criteria 2~4등급)은 의식의 변화와 운동기능장애가 확실히 관찰되는 경우이고, 미세 뇌증은 신경학적 검사는 정상이나 심리측정 검사상 특정 분야의 인지장애를 보이는 경우를 말한다.
- 미세 뇌증과 명백한 간성 뇌증의 가장 약한 등급(West-Haven Criteria 1등급)을 합쳐서 숨어 있는 covert 간성 뇌증이라 한다.
- 간성 뇌증이 진행되면 뇌부종이 생기는데, 이것은 암모니아가 대뇌의 성상세포에 들어가 영향을 미침으로써 유발된다.
- 간성 뇌증은 임상적으로 진단한다. 심한 간기능 저하를 확인하고 뇌기능장애의 중증도를 평가한다. 동시에 뇌기능장애를 동반하는 다른 질환을 감별해야 한다.
- 간성 뇌증 환자의 치료를 위해 의식장애 환자에 대한 보존적 치료와 간성 뇌증의 유발요인을 교정하는 것이 필요하다.
- 혈중 암모니아를 낮추기 위해 저단백 식이, 비흡수성 이당류, 항생제 등을 이용한 치료가 필요하다.

간성 뇌증은 심한 간기능 저하와 문맥전신 단락에 동반되어 나타나는 의식 및 지남력 장애, 각종 신경학적 이상을 특징으로 하는 일련의 신경정신학적 장애를 의미하며, 진단을 위해 뇌기능장애를 보일 수 있는 다른 신경정신질환과 감별되어야 한다. 간성 뇌증의 신경정신학적 이상은 인지장애, 기억력 감퇴, 수면장애, 성격변화 등과 같이 간과되기 쉬운 가벼운 증상으로부터 신경증상, 혼돈, 혼수 등과 같은 심각한 증상까지 다양하게 나타날 수 있는데, 유발요인 교정과 약물치료를 통해 회복될 수 있는 가역적인 질환이다.

간성 뇌증은 원인과 발현양상에 따라 세 가지로 구분할 수 있다. A형은 급성 간부전 시 나타나는 경우이고, B형은 간질환이 없는 환자에서 복강 내 대형 간문맥 단락이 있어 유발되는 경우, C형은 간경변증 환자에서 유발되는 경우로 임상적으로 가장 흔하다. C형은 다시 간성 뇌증이 생겼다가 정상으로 회복되어 유지되거나 가끔씩 반복되는 경우*episodic*와, 치료에도 불구하고 4주 이상 뇌증이 지속되는 경우*persistent*, 그리고 뚜렷한 의식장애는 나타나지 않지만 정밀 정신측정검사를 통해서 진단되는 미세 뇌증*minimal encephalopathy*으로 구분된다(표 20-1).

표 20-1 간성 뇌증의 유형 분류

유형	정의	세부항목
A	급성 간부전으로 유발된 간성 뇌증	
B	기저 간질환이 없으면서 문맥전신순환 우회로에 의한 간성 뇌증	
C	간경변증 또는 문맥압합진증/문맥전신순환 우회로와 연관된 간경변증	간헐적*episodic* 지속적*persistent* 미세*minimal*

I 병태생리

간성 뇌증은 말기 간부전 환자에서 주로 나타나지만 급성 간부전이나 문맥전신 단락이 있는 경우에도 나타날 수 있다. 확진할 수 있는 진단방법이 없어 정확한 유병률은 알기 어렵지만 간경변증 환자의 1/3에서 간성 뇌증의 임상 소견이 나타나는데, 정밀 신경정신학적 검사를 실시할 경우 1/2의 환자에서 간성 뇌증에 합당한 소견이 나타난다. 우리나라 전체 간경변증 환자의 5년 생존율은 68%이며 약 21~40%에서 간성 뇌증이 합병되어 있다. 간성 뇌증이 동반된 간경변증 환자의 5년 생존율은 40%로 매우 불량하다.

간경변증 환자에서 뇌증이 유발되는 것은 간부전과 문맥전신 단락 형성과 연관되어 있다. 장에서 흡수되거나 정상 대사과정 중에 부산물로 생성된 대부분의 독소는 간문맥을 통해 간에 도달하여 제거되거나 해독된다. 간경변증 환자는 기능을 유지하는 간세포의 수가 현저히 감소되어 있어 간에서 요소와 글루타민을 합성하는 능력이 떨어져 간으로 유입된 암모니아를 빨리 처리하지 못한다. 또한 간경변증이 진행하면 간의 저항성이 커져 문맥을 통해 간으로 가려던 혈액은 간을 우회하여 문맥전신 단락을 통하여 심장으로 흘러가게 된다. 심장으로 간 독소들은 심장에서 다시 뇌를 비롯한 전신기관으로 이동한다. 뇌로 유입된 독소는 뇌조직에서 다양한 이상을 유발하여 간성 뇌증을 일으킨다. 간질환이 없거나 경도의 간경변증이 있는 환자에서는 문맥전신 단락이 있더라도 간성 뇌증의 빈도가 낮으며, 문맥전신단락술을 시행받은 간경변증 환자에서는 단락이 없는 환자보다 간성 뇌증의 빈도가 높다. 간경변증이 있지만 문맥전신 단락이 형성되지 않은 환자에서는 일반적으로 유발요인에 의해 간성 뇌증이 발생하지만 간부전이 심하거나 문맥전신 단락이 있는 환자는 유발요인이 없어도 발생할 수 있다.

1. 신경독소

(1) 암모니아

암모니아는 위장관에서 아미노산이나 아민, 퓨린, 요소 등의 질소화합물이 장내 세균에 의해 분해되어 생성되고 장점막을 통해 흡수되어 문맥으로 유입된다. 전신 정맥순환에 비해 문맥에서 2~8배 높은 수준으로 암모니아가 존재한다. 흡수된 암모니아의 약 80%는 간에서 처리된다. 정상 간은 유입된 대부분의 암모니아를 처리하여 요소나 글루타민으로 전환시켜 전신순환으로의 유입을 막는다. 요소는 가장 중요한 암모니아 대사산물이다. 혈액을 순환하던 요소는 장으로 다시 빠져나가 장내 세균에 의해 다시 암모니아로 분해된다. 암모니아는 근육, 뇌 및 신장 조직에서도 생산된다. 암모니아는 근육에서 글루타민 합성에 이용될 수 있는데, 전격성 간부전 시 근육에서의 암모니아 대사가 매우 중요한 역할을 한다. 간경변증 환자에서는 근위축이 심해 암모니아 제거가 원활하지 못하다. 신장에서도 글루타민이 대사되어 암모니아가 생성된다. 간경변증 환자에서 이뇨제를 만성적으로 사용하는 것은 신장기능 저하나 탈수를 일으켜 신장에서의 암모니아 배출을 감소시킨다.

간경변증 환자에서 장내 암모니아는 결국 중추신경계로 유입되는데, 암모니아가 뇌기능 저하를 일으키는 기전은 명확히 밝혀지지는 않았으나 성상세포와 뉴론에 독성작용을 하여 뇌기능 저하를 유발한다고 알려져 있다. 간성 뇌증 환자의 경우는 암모니아의 뇌 유입이 촉진되며 혈뇌장벽*blood brain barrier*을 통과한 암모니아는 뇌의 성상세포로 이동한다. 성상세포는 뇌세포 중 암모니아를 대사할 수 있는 유일한 세포인데, 암모니아와 글루탐산을 결합하여 글루타민으로 전환시켜 암모니아의 독성이 나타나지 않게 한다. 그러나 성상세포에서 글루타민의 생성이 과도하게 증가하여 축적되면 성상세포가 팽윤되면서 결국 뇌부종이 유발된다. 이에 따라 뇌의 구조적·기능적 변화가 생겨 뇌의 알파–케토글루탈산의 고갈, 불충분한 피루브산*pyruvic acid*의 탈카르복실작용*decarboxylation*, 글루타민 합성과정에서 많은 ATP 소모 등 뇌의 에너지대사의 장애를 유발하고 아미노산, 물, 전해질의 신경세포막 이동의 변화, neurosteroids 합성 증가, gamma–aminobutyric acid(GABA) 수용체 변화, 말단 벤조디아제핀*benzodiazepine* 수용체의 항진, 뇌 글루타민 농도 증가, 주요 단백 관련 유전자 염기서열의 변화, 뇌혈류의 이상 등이 초래된다. 뇌세포의 등의 변화를 일으켜 다양한 신경독소 효과를 나타내고, 흥분성, 억제성 시냅스 후 전위의 생성을 저해할 수 있다.

간성 뇌증의 발생기전에 암모니아가 관여한다는 근거는

여러 가지로 제시되었다. 간성 뇌증 환자에서 혈중 암모니아가 상승되어 있고, 간성 뇌증의 유발요인들은 대부분 고암모니아혈증을 초래하며, 혈중 암모니아를 낮추는 치료가 임상적으로 간성 뇌증을 호전시키는 점 등이다. 그러나 간성 뇌증 환자에서 혈중 암모니아 농도가 지속적으로 높게 나타나지는 않으며 상승 정도가 간성 뇌증의 존재 유무, 중증도와 일치하지 않는다. 즉, 간성 뇌증 환자의 일부는 혈중 암모니아가 정상이며 많은 간경변증 환자가 혈중 암모니아가 높음에도 불구하고 간성 뇌증이 발생하지 않는다. 또한 간경변증 환자에게 암모니아를 투여하였을 경우에도 간성 뇌증이 항상 발생하지는 않는다. 요소*urea* 회로의 장애가 있는 소아에서도 순수 고암모니아혈증이 발생하고 발작, 흥분, 진행성 지능저하 등이 나타나지만 간성 뇌증과 유사한 증후군은 발생하지 않는다. 따라서 암모니아뿐만 아니라 다른 인자들도 간성 뇌증 발생에 관여한다고 볼 수 있다.

(2) 다른 독소

장내 미생물에 의해 생성되는 많은 독소[mercaptans, short-chain fatty acids(C4 to C8), oxindole]가 암모니아의 신경독성을 증강시킨다. Mercaptans은 대장 내 세균에 의해 메티오닌*methionine*이 변형되어 생기는데, 간에서 제거되고 간경변증 환자에서 혈중 농도가 증가되어 있다. 단쇄 지방산은 대장 내 세균에 의해 생성되고 간에서 대사된다. Oxindole은 장내 세균에 의해 생성되는 tryptophan 대사물질로 간에서 대사된다. 또한 진정, 근육약화, 저혈압, 혼수를 일으킬 수 있는 것으로 알려져 있고, 간경변증, 간성 뇌증 환자에서 혈중농도가 높다는 보고가 있다. 이런 독소들이 암모니아와 함께 중추신경계에 작용하여 간성 뇌증을 유발하는 데 관여한다고 알려지고 있다.

2. 신경전달 이상

(1) 가성 신경전달물질

간경변증 환자 혈액에는 방향족 아미노산(phenylalanine, tyrosine, tryptophan)이 증가하고 분쇄형 아미노산(leucine, isoleucine, valine)이 감소하여 아미노산 불균형이 생긴다. 또한 혈중 암모니아가 증가되면 혈뇌장벽의 L-아미노산 transporter의 활성이 증가하고 방향족 아미노산이 대뇌로 대량 이동하게 되며 티라민, 옥토파민, 세로토닌과 같은 가성 신경전달물질이 생성되면서 정상 신경전달물질인 도파민, 노르에피네프린*norepinephrine* 대신 시냅스를 차지하여 신경전달에 관여한다.

(2) GABA

GABA는 위장관에서 장내 세균에 의해 생성되는 아미노산 대사물로 뇌의 대표적인 억제성 신경전달물질이다. GABA는 문맥을 통해 간으로 이동되어 대사되는데, 정상적으로 간에서 대사가 되면 GABA는 뇌로 갈 수가 없다. 간경변증 환자는 간에서의 GABA 대사가 감소하여 혈중 GABA 농도가 증가하게 된다. 증가된 GABA는 혈뇌장벽을 통과하여 뇌로 들어가 GABA 수용체와 결합하고 시냅스후 뉴런에 염소*chloride*이온이 유입되게 하여 hyperpolarization 상태를 만들면서 결과적으로 신경전달을 억제한다.

(3) 벤조디아제핀

간경변증 환자에서는 내인성 벤조디아제핀*benzodiazepine* 유사물질이 증가된다(혈중, 뇌척수액, 뇌). 벤조디아제핀 수용체는 GABA 수용체 복합체의 일부로 알려졌는데, 내인성 벤조디아제핀 유사물질의 혈중농도가 증가하면 이 복합체의 수용체와 결합하여 뇌의 GABA 관련 억제성 신경전달을 항진시킴으로써 간성 뇌증의 유발에 관여하는 것으로 생각된다. 내인성 벤조디아제핀 유사물질은 화학적·기능적으로 아직 밝혀지지 않은 부분이 많으며 정상적으로 인체조직에 다양하게 존재하고 간성 뇌증 환자의 뇌에 축적된다고 알려졌다.

3. 기타 관련인자

(1) 저나트륨혈증

간경변증 환자의 경우 저나트륨혈증이 흔한데, 저나트륨혈증이 동반되면 암모니아에 의해 유발된 뇌부종이 더 악화되는 것으로 알려졌다. 암모니아와 다른 신경독소가 작용하여 성상세포의 팽윤을 일으켜 경도의 뇌부종이 발생한다. 성상세포가 팽윤되어 있는 상태에서 저나트륨혈증이 겹치면 성상세포에 추가적인 삼투압 스트레스를 주게 되고 삼투압 보상체계가 고갈되면서 뇌 세포는 세포 부피의 변화에 더 이상 적응하지 못하게 된다.

(2) 신경스테로이드

Allopregnanolone 같은 신경스테로이드*neurosteroids*는 성상세포의 팽윤과 관련하여 간경변증 환자의 뇌에서 증가하는데, GABA 수용체 복합체에 결합하여 억제성 신경전달을 증가(GABA ergic tone 증가)시킨다고 알려져 있다.

(3) 산화스트레스

최근의 연구에 의하면 간성 뇌증 환자에서 산화스트레스 관련 표지자가 증가된다고 보고하였다. 암모니아는 성상세포를 팽윤시키고 미토콘드리아의 기능과 신경전달을 변화시켜 산화스트레스를 유발한다. 성상세포의 팽윤과 산화스트레스가 계속 맞물리면서 간성 뇌증이 유발되는 방향으로 진행된다.

(4) 염증

패혈증이나 신체 내 염증상태가 뇌증 유발과 관련이 있다고 알려지고 있다. 간은 소화관으로부터 오는 감염물질에 대한 일차적 방어를 하는 기관이다. 하지만 간경변증이 발생하면 문맥전신 단락에 의해 세균이 전신 혈류순환으로 유입되어 염증 상태가 유발된다. 이러한 염증 상태에서는 TNF-α, IL-1, IL-6, IL-6 등의 염증 표지자가 상승되고 암모니아가 뇌에 미치는 영향을 더 악화시킨다. 또한 고암모니아혈증도 염증에 대한 뇌세포의 예민도를 증가시킨다.

(5) 내인성 아편유사물질

내인성 아편유사물질*opitates*이 축적되면 뇌증이 유발될 수 있다는 보고가 있다.

Ⅱ 임상증상

간성 뇌증은 경미한 의식변화에서부터 깊은 혼수에 이르기까지 다양하게 진행될 수 있는데, 0~4단계로 나누어 구분하는 West Haven 판정기준이 가장 널리 사용된다(표 20-2). 간성 뇌증 환자들은 밤낮이 바뀌는 수면 패턴의 변화도 흔한데 전형적인 신경학적 징후가 발현되기 전에 나타날 수 있다. 말을 정확히 못하고 어둔하면서 단기 기억력이 떨어지며 쉽게 흥분하고 화를 내기도 하고 가족들을 못살게 한다. 심한 경우 통증 자극에도 반응하지 않는 혼수에 빠지게 된다. 이 밖에 인격의 변화, 집중력 장애, 운동 장애도 다양하게 나타난다. 혈중 암모니아 농도는 간성 뇌증의 정도와 비례하지 않으며 정신신경학적 평가를 대체할 수 없다.

미세 뇌증은 운동 및 집중력 저하 증상이 주로 나타난다. 미세 뇌증 환자는 이러한 증상으로 일상생활에 큰 지장을 받지는 않지만 운전을 하거나 정밀기계를 다룰 경우 문제가 될 수 있다. 미세 뇌증이 환자의 삶의 질에 미치는 영향이나 자연경과가 충분히 밝혀지지 않아 치료의 대상이 되는지에 대해서는 아직 논란이 있다.

간질환과 관련한 증상으로는 근육위축, 황달, 복수, 하지부종, 수장홍반*palmar erythema*, 거미상 혈관*spider telangiectasias*, 간성 구취*fetor hepaticus* 등을 관찰할 수 있다. 퍼덕떨림*asterixis*은 자세나 위치를 능동적으로 유지할 수 없는 것을 말하는데, 저절로는 발생하지 않고 특정 동작을 취하도록 했을 때 나타난다. 유발방법은 전체 팔과 손가락을 쭉 편 상태에서 손목을 중심으로 손을 젖히는 것이다. 이때 빠르고 불수의적인 손목의 굴곡-신전운동이 반복되는 양상으로 나타나는데 이를 간성*flap*이라고도 한다. 퍼덕떨림은 지속성이 요구되는 자세에서는 모두 생길 수 있는데, 발목 중심으로 발을 젖힐 때, 혀를 내밀 때, 주먹을 쥘 때, 눈을 꼭 감을 때 나타날 수 있다. 퍼덕떨림

표 20-2 간성 뇌증의 West-Haven Criteria

0도	무의식 상태, 지남력, 성격이나 행동 등에 장애가 없는 정상적인 상태
1도	과수면, 불면증, 행복감, 불안, 덧셈과 뺄셈 곤란, 집중력 감소, 안절부절 상태, 짜증을 잘 냄, 수면패턴의 변화
2도	무기력 상태, 지남력 상실, 인지장애, 부적절한 행동, 발음 느려짐, 손발의 운동실조
3도	몹시 졸림, 혼동, 기괴한 행동, 심한 지남력 상실, 통증 유발 자극에만 반응
4도	통증을 유발하는 강한 자극에도 반응하지 않는 혼수상태

표 20-3 간성 뇌증의 유발요인

질소부하*nitrogen load* 증가: 위장관 출혈, 단백질 과다 섭취, 변비
전해질, 대사장애: 저칼륨혈증, 알칼리혈증, 구토, 저산소증, 저나트륨혈증, 탈수
약물: 진정제, 신경안정제, 마약, 이뇨제
감염/패혈증, 수술, 급성 간질환의 중복, 간질환의 악화, TIPS, 알코올, 빈혈, 발열

은 신부전, 울혈성 심부전, 저산소혈증, 호흡부전, 전두엽 종양, 저칼륨혈증, 요독증, 바비튜레이트*barbiturate* 중독증에서도 나타날 수 있다. 간성 뇌증 환자에서는 근육긴장도의 증가, 과반사*hyperreflexia*, 발바닥신근*extensor plantar* 반사, 운동완만*bradykinesia*, 일시적인 뇌절제자세 *decerebrate posturing* 등도 나타날 수 있다. 발작, 환각, 감각이상 증상도 나타날 수 있으나 흔하지는 않으므로 이런 경우 알코올 금단증상이나 약물남용을 감별해야 한다. 간성 구취는 환자의 호기에 섞여 나오는 냄새로 황화메틸*dimethyl sulfide*에 의한 것으로 알려져 있다. 간성 뇌증이 없는 간경변증 환자에서도 나타날 수 있으며 초기에는 과일 냄새와 비슷한 단내가 나지만 심한 경우 불쾌한 냄새가 난다. 과호흡은 진행된 간성 뇌증 환자에서 관찰되거나 저칼륨혈증, 대사성 산증, 단쇄지방산과 암모니아에 의한 호흡촉진 등에 의하여 이차적으로 발생할 수 있다. 과호흡은 암모니아의 뇌 유입을 감소시키는 효과가 있기 때문에 일종의 보상기전으로 생각된다.

간부전이 심하지 않은 환자에서 증상이 나타나면 유발요인이 있는 경우가 많다(표 20-3). 단백질 과다 섭취, 변비, 중추신경계 약물 복용 등은 간성 뇌증의 흔한 유발요인이며, 위장관출혈이나 패혈증에 의한 경우 사망률이 높다. 문맥전신단락술이나 경정맥 간내 문맥전신 단락술 *TIPS*에 의해서도 간성 뇌증이 유발될 수 있다. 두 가지 이상의 유발요인이 동시에 관여하는 경우도 많다.

간성 뇌증은 일반적으로 가역적이어서 유발요인을 교정하면 회복될 수 있으나 간성 뇌증의 발생은 기저 간질환의 나쁜 예후지표이다. 간부전이 심할수록 간성 뇌증의 발병 횟수가 증가하고 깊은 혼수가 나타나며 회복률도 낮다. 보고에 따라 차이는 있으나 간성 뇌증이 발생한 경우 1년 생존율은 40% 정도이며 심한 간성 뇌증(West Haven Criteria 4등급)이 있는 경우 사망률이 80%까지 보고되고 있다.

Ⅲ 진단

간질환 관련 증상, 간성 뇌증의 증상, 유발인자의 확인 등 다양한 임상양상을 인지하고 조합하여 진단한다. 간경변증을 앓고 있거나 간경변증이 의심되는 환자에서 의식상태의 변화가 있으면 다른 원인이 밝혀지기 전까지는 간성 뇌증으로 생각해야 한다. 그러나 임상적 검사에서 간질환이 진단되지 않거나 의심되지 않았던 환자에서 간성 뇌증이 발생하였을 때에는 진단이 어려울 수 있다. 간성 뇌증 환자의 임상적 평가는 체계적인 신경학적 검사와 의식상태 검사를 포함해야 하며 만성 간질환을 시사하는 신체검사 소견과 간경변증의 합병증 유무도 확인해야 한다. 간성 뇌증의 진단을 위해서는 의식상태의 변화를 나타낼 수 있는 다른 질환들과의 감별이 매우 중요하다. 간성 뇌증의 정도를 평가하기 위해 혈청 암모니아를 반복 측정하는 것은 필요하지 않으며 정신신경학적 평가를 대치할 수도 없다. 간성 뇌증의 정도를 객관적으로 평가하기 위해서 의식수준, 행동학적·신경학적 기능을 반정량적으로 평가하는 West-Haven 판정기준을 많이 이용한다.

미세 뇌증 환자는 기억력, 언어, 운동능력 등이 정상적으로 나타날 수도 있지만, 집중력이 떨어지거나 복합적인 생각이 되지 않아 운전능력에 영향을 미칠 수 있고 신경정신적 검사나 심리측정 검사 시 이상이 나타난다. 최근에는 미세 뇌증과 West Haven 1단계 간성 뇌증을 합쳐서 숨어 있는 covert 간성 뇌증, 2~4단계의 간성 뇌증을 명백한 overt 간성 뇌증으로 분류하기도 한다. 숨어 있는 간성 뇌증의 진단은 명백한 간성 뇌증의 발생을 예측하게 한다는 점에서 중요하게 여겨져 왔지만 임상적으로 진단을 하기는 쉽지 않다. 간성 뇌증의 유발요인(표 20-3) 유무를 확인하기 위해 자세한 병력 청취와 신체검사, 혈액검사, 내시경검사, X-선검사, 진단적 복수천자 등을 필요에 따라 시행한다. 과거에는 간성 뇌증은 임상적 소견으로 진단을 했다. 최근에는 신경운동 이상기능*neuromotor dysfunction*, 신경심리검사*neuropsychological testing*와 hepatic encephalopathy scoring algorithm(HESA), clinical hepatic encephalopathy staging scale(CHESS), modified-orientation log(MO-log) 등의 검사가 시행되고 있어 명백한 간성 뇌증 환자의 뇌증 단계를 정확하게 구별하는 데 도움을 주고 있으나 검사에 소요되는 시간이

길고 장비가 필요하여 임상적인 시행에는 제한점이 있다.

1. 검사실 검사

검사실 검사는 간성 뇌증의 진단에 제한적 가치가 있으나 만성 간질환 유무, 대사성 질환 감별, 알코올중독, 간성 뇌증 확진 등을 위해 시행한다. 만성 간질환 환자의 의식수준이 변하면 다른 원인이 없는 한 간성 뇌증에 준해 치료해야 하므로 혈청 암모니아는 진단을 위해 반드시 필요하지는 않다.

2. 영상의학적 진단

뇌 CT는 두개 내 출혈이나 종양 등의 뇌 병변으로 인한 정신신경학적 이상이 유발된 경우를 감별하는 데 도움이 된다. 뇌 MRI는 CT에 비해 뇌부종 진단에 더 효과적이고 뇌백질의 이상 소견을 나타내지만 간성 뇌증의 진단을 위해 반드시 시행해야 하는 것은 아니다.

3. 전기생리학적 검사

뇌파검사는 간경변증 환자의 초기 정밀검사에 유용하고 정신상태 변화를 감별하기 위해 이용된다. 간성 뇌증 환자에서 보이는 뇌파의 초기변화는, 간헐적이지만 양엽에서 동시에 발생하는 고전압의 서파가 전두엽에서 관찰되다가 뇌증이 심해짐에 따라 후방부로 확산된다. 높은 전압(100~300μV)의 저주파(1.5~2.5Hz)는 간성 뇌증 환자의 대부분에서 나타나지만 비특이적 소견이며 미만성 대사성 뇌증이 있다는 것을 시사할 뿐이다. 그러나 뇌파의 이상은 임상적인 상태와 동맥, 정맥 및 뇌척수액의 암모니아 농도와 연관성을 보인다. 간성 뇌증 환자의 뇌파검사는 정신상태 변화가 주로 나타나거나 원인이 불확실한 경우 외에는 임상적으로 꼭 필요하지는 않다. 유발반응검사는 특정 자극을 준 후 신경망에서 동시에 방출되는 전위를 외부에서 기록하는 검사법이다. 자극의 종류와 분석하는 방법에 따라 시각적·체감각적 또는 청각적 유발반응으로 나뉘는데, 시각적 유발반응과 체감각적 유발반응검사가 간성 뇌증 진단에 유용하다. 그러나 심한 간성 뇌증 환자의 경우는 시각적 유발반응검사가 유용하지 않다. 대부분의 경우 간성 뇌증은 임상적으로 진단이 되지만 전기생리검사는 경증 및 미세 뇌증을 진단하는 데에 도움이 되고 대뇌의 기능이상을 증명하는 데 유용하다. 진행된 간성 뇌증 환자에서는 치료 중 추적검사로 사용할 수 있다.

4. 신경학적 평가

(1) Hepatic encephalopathy scoring algorithm (HESA)

West Haven 1, 2단계의 구분을 더 잘 하기 위해 고안되었으며 임상적 지표와 간단한 신경심리학적 검사를 통해 판단하는데, 광범위한 임상 적용을 위해서는 더 연구가 필요하다.

(2) Clinical hepatic encephalopathy staging scale(CHESS)

9개의 간단한 질문으로 뇌증의 특성을 0~9단계로 간략화한 것으로, West Haven 1, 2단계 환자의 진단에는 유용하나 미세 뇌증의 진단에는 유용하지 않다.

5. 신경심리검사

신경심리검사의 주된 역할은 미세 뇌증 환자를 찾아내고 간성 뇌증 환자에서 인지능력을 평가하는 것이다. 일부 검사는 진단의 정확성이 매우 높아 연구에 많이 이용된다. 그러나 신경심리검사는 여러 변수들에 의해 영향을 받기 때문에 결과 해석 시 주의가 필요하다. 각성이 잘 되지 않는 환자에서는 검사를 진행할 수가 없고 다른 질환의 동반 유무, 시력장애 유무, 문화적 차이 등도 고려해야 한다. 정상군과 비교할 때에도 나이나 교육 수준을 감안해야 한다. 그리고 이 검사들은 반복검사 시 학습효과가 생겨 수행능력이 영향을 받을 수 있다. 간경변증 환자에서 의식수준의 변화 혹은 이전 심리측정검사와 비교 시 수행능력에 변화가 있고 다른 원인이 특별히 확인되지 않았다면 간성 뇌증을 먼저 고려해야 하고 의식수준의 변화를 일으킬 수 있는 다른 원인들을 추가로 감별한다.

(1) 시험지를 이용한 검사

1) Psychometric Hepatic Encephalopathy Score (PHES)

선 따라 긋기, digit symbol test, serial dot test, 숫자 연결검사 A, B의 다섯 가지 검사를 하는데 운동기능의 속도와 정확성, 시각인지, 시각-공간적 방향감각, 집중력, 주의력, 기억력 등을 측정한다.

2) Repeatable Battery for Assessment of Neuropsychological Status(RBANS)

주요 인지영역을 평가하는 선별도구로, 12개의 하위검사가 포함되어 5개의 연령 보정된 지수점수와 하나의 총점이 생성된다. 지수에는 즉각기억, 시각 공간 및 구성, 언어, 주의력과 지연기억이 포함되어 있다. 심한 주의력 장애를 보이는 환자를 대상으로 짧은 시간 내에 반복적인 평가가 가능하다.

(2) 컴퓨터를 이용한 검사

미세 뇌증을 진단하는 데 유용하고 외래 환자에게도 사용가능하다.

1) Inhibitory control test(ICT)

주의력과 반응억제를 측정하는 검사이다.

2) Cognitive drug research(CDR) test

7개의 검사로 구성되어 있으며 환자가 컴퓨터 화면을 보며 체크하는 방식인데, 검사 전에 미리 연습해서 검사에 익숙해져야 하는 제한점이 있다.

3) Critical flicker fusion frequency(CFF) test

간성 뇌증 환자의 망막의 빛 주파수의 인식에 변화가 있다는 점에 기초한 신경생리학적 검사로, 민감도와 특이도가 높다.

6. 감별진단

간경변증 환자가 의식변화로 내원하면 대부분의 경우 간성 뇌증을 먼저 고려하게 된다. 그러나 상당수의 환자들은 다른 원인으로 의식변화가 생길 수 있다는 점을 고려하여 감별진단을 철저히 해야 한다. 간기능이 잘 보존된 대상성 간경변증 환자에서 명백한 간성 뇌증이 나타날 경우, 자발적 대형 문맥전신 단락, 패혈증을 유발하는 병소, 중추신경계 작용 약물 복용, 장운동 저하로 인한 소장에서의 세균과증식이 잘 생기는 당뇨병 등의 가능성을 고려해야 한다. 의식변화를 일으킬 수 있는 다른 원인으로는 뇌병변, 정신과적 이상 등이 있다(표 20-4).

표 20-4 간성 뇌증 환자의 감별진단

대사성	저산소증 고탄산혈증 저혈당 저나트륨혈증 요독증 당뇨병성 혼수(케톤산증, 고삼투압성 혼수) 윌슨병
두개 내 병변	뇌졸중 지주막하 출혈 뇌종양 경막하 혈종 중추신경계 감염: 수막염, 뇌염, 뇌농양
독성물질	급성 알코올중독, 진전 섬망, 알코올 금단증상 Wernicke 뇌증, Korsakoff 정신증 약물: 수면 진정제, 항우울제, 진통제 중금속: 납, 망간, 수은

Ⅳ 치료

급성 간성 뇌증에서는 의식장애가 주로 나타나는데 비해 만성 간성 뇌증은 구음장애나 성격장애, 기억상실 등의 증상이 주로 나타나 발병시기를 명확히 알기 어려운 경우가 많다. 간성 뇌증의 일차적 치료 목표는 유발인자를 교정하고 의식장애를 호전시키는 것이며, 의식이 회복된 후에는 간성 뇌증의 발생을 예방하고 대뇌기능을 정상적으로 유지하여 환자의 예후와 삶의 질을 호전시키는 것이다. 간성 뇌증 치료의 네 가지 요소는 보존적 치료(의식장애에 의한 낙상, 흡인성 폐렴 예방 등), 뇌증을 유발할 수 있는 다른 질환의 확인과 치료, 유발인자 확인 및 치료, 경험적 치료라고 할 수 있다. 간성 뇌증이 있는 모든 환자들이 입원치료를 받을 필요는 없으나 심한 간성 뇌증(West Haven 3, 4단계)이 있는 경우 중환자실에서 치료해야 하는 경우가 많다. 의식 저하로 적절하게 기도를 유지하기 어려우면 기관삽관과 기계호흡이 필요하다. 산소, 수액 공급과 전해질균형 유지 및 혈역학적 안정을 위한 보존적 치료가 시행되어야 한다. 장기적으로는 간부전의 해소를 위해 간이식에 대한 준비가 필요하다.

1. 유발인자 확인

간성 뇌증의 적절한 치료를 위해서는 유발인자를 찾아 교정해주는 것이 중요하다. 유발인자들은 철저한 병력 청취와 신체검사, 혈액검사, 복수검사, 영상검사 등을 통해 확인할 수 있다.

(1) 감염

간경변증 환자는 장내 세균에 의한 일시적인 패혈증이 흔하고 감염증이 간성 뇌증의 중요한 유발인자이므로, 갑자기 의식장애가 생긴 간경변증 환자에서는 감염의 증거가 뚜렷하지 않아도 혈액이나 복수 배양검사가 필요하며 배양검사 결과가 나오기 전에 경험적으로 항생제 치료를 하는 것이 좋다. 자발적 세균복막염과 폐렴이 특히 간성 뇌증과 관련이 있다.

(2) 대사이상

설사나 구토, 이뇨제 사용 등에 의한 탈수는 흔하고 쉽게 교정될 수 있는 유발인자이다. 복수가 동반된 환자에서도 혈관 내 순환혈액은 부족할 수 있으며 이는 혈중 크레아티닌 상승으로 나타난다. 탈수는 이뇨제 중단, 수분 공급 교정 등으로 교정할 수 있는데 전해질 이상이 생기지 않도록 유의한다.

대사성 알칼리증, 저칼륨혈증, 저나트륨혈증 등의 전해질 불균형에 의해 나타날 수 있다. 저나트륨혈증은 성상세포의 팽윤을 초래할 수 있다. 저칼륨혈증이 있는 경우 정맥주사를 통하여 칼륨을 보충한다. 저나트륨혈증(<125mEq/L)이 심하면 이뇨제를 끊고 수분제한을 해야 한다. 새로운 바소프레신수용체 억제제가 심한 저나트륨혈증 교정에 이용되고 있다.

(3) 위장관출혈

위장관출혈이 있는 경우 장내 암모니아 생성을 줄이기 위해 신속히 장을 비워주는 것이 필요하다. 의심되는 경우 직장수지검사, 대변검사나 비위관검사를 하는 것이 필요하다. 상부위장관내시경 검사를 통해 미세한 출혈을 찾아내야 하는 경우도 있다.

(4) 중추신경계작용 약물

벤조디아제핀계열, 모르핀 계통, H_1 항히스타민제, 진정제 등의 사용은 간성 뇌증의 유발이나 악화와 관계가 있다. 따라서 이러한 약물사용 병력을 자세히 확인해야 하고 바로 중단해야 한다.

(5) 변비와 장운동 저하

간성 뇌증이 있는 환자들은 단순 간경변증 환자보다 구강에서 직장까지의 경유시간*orocecal transit time*이 길어지는 경향이 있다. 변비가 있는 경우 장내 암모니아 생성을 줄이기 위해 관장을 통해 장을 비워주는 것이 필요하다. 직장수지검사를 시행하여 변이 꽉 막혀 있지 않은지 확인해야 한다.

(6) 재발방지

유발인자와 관련하여 간성 뇌증을 예방하기 위해 변비의 예방, 식도정맥류출혈 예방, 예방적 항생제 사용, 이뇨제와 정신과 약물을 주의하여 사용하는 등의 치료가 필요하다.

2. 치료

(1) 장내 암모니아 생산의 감소

간성 뇌증에 대한 약물치료는 혈중 암모니아를 낮추는 것이 목표이다. 혈중 암모니아를 낮추기 위해 가장 많이 사용되는 치료는 장내 세균에 의한 암모니아 생성을 억제하는 것이다.

1) 영양, 식이조절

간성 뇌증에 영향을 미칠 수 있는 식이성분으로는 단백질, 아연, 비타민, 섬유소 등이 있다. 암모니아 생성은 일반적으로 동물성 단백이 식물성 단백에 비해 많으며 방향족 아미노산이 분지형 아미노산에 비해 많다. 간성 뇌증을 유발하는 독소는 주로 장에서 생성되기 때문에 간성 뇌증 환자의 단백 섭취를 매우 엄격하게 제한하는 것을 기본치료로 여겨 왔다. 그러나 장기간의 단백질 섭취 제한은 단백질의 분해대사 증가, 간기능 저하를 유발하고 암모니아 대사 장소인 근육의 양을 감소시킴으로써 체내 암모니아 농도를 증가시킬 수 있다. 따라서 단백질의 분해대사를 막기 위해 체중 kg당 하루 1~1.5g의 단백질 섭취를 유지하는 것이 권장된다. 대부분의 환자들이 고단백질 식이(>1.2g/kg/일)도 잘 견딘다. 단백질 제한은 만성 뇌증 환자에서는 거의 필요하지 않고, 급성 환자의 경우에만 일시적으로 필요하다. 즉, 급성 환자의 경우 초기에는 단백질을 제한하고 회복되면 환자가 견딜 수 있는 양으로 점차 늘려 간다. 식물성 단백질은 간성 뇌성을 악화시키지 않으면서 풍부한 식이섬유의 작용으로 위장관운동을 돕고 장내 세균에 의한 발효를 유발해 장관 내 pH를 감소시킨다고 알려져 있는데, 치료불응성 간성 뇌증 환자에게 추천된다. 장기적으로는 영양학적으로 우수한 동물성 단백질 공급이 간경변증 환자의 예후에 유리할 수 있다. 분쇄형 아미노산*branched-chain amino acids; BCAA*은 단백섭취를 거의 하지 못하는 환자나 간성 뇌증 환자의 의식 회복에 도움이 된다고 알려져 있다.

2) 비흡수성 이당류

비흡수성 이당류*Non-absorbable disaccharide*인 락툴로오스*beta-galactoside fructose*는 경구섭취 시 흡수되지 않고 대장으로 내려가 장내 세균에 의해 젖산과 아세테이트로 분해되어 장을 산성화시킨다. 산성 환경에서는 장내 암모니아가 암모늄*NH4⁺*으로 전환되어 장점막에서 흡수가 억제되고 암모니아생성 세균의 증식도 억제된다. 락툴로오스는 고삼투효과에 의한 하제기능도 있어 간성 뇌증을 일으키는 질소유도체를 신속히 배출시킨다. 변비의 교정에도 효과적이다.

락툴로오스는 투여가 간단하고 섭취가 편리한 장점이 있어 간성 뇌증 치료에 많이 사용되었다. 급성 환자의 경우 간성 뇌증의 신속한 호전을 위해 경구섭취가 가능하면 30~50mL의 락툴로오스 용액을 1~2시간 간격으로 계속 투여하다가 설사가 시작되면 하루 2~3번 부드러운 변을 볼 수 있도록 용량을 조절한다. 경미한 환자의 경우 초기 용량은 30mL씩 하루 한 번 또는 두 번 경구 투여하는 것으로 시작하여 환자가 하루 2~3번 부드러운 변을 볼 때까지 증량한다. 심한 간성 뇌증의 경우에는 관장치료가 효과적이다. 락툴로오스 300mL와 물 700mL를 섞어 관장하는데, 의식 호전효과가 나타날 때까지 2~4시간 간격으로 반복적으로 시행한다. 지나친 설사가 생기지 않도록 유의하고 의식이 회복되면 하루 2~3회 배변할 수 있도록 투여량을 조절한다. 70~80%의 환자가 락툴로오스 치료에 반응하여 효과가 있다. 락툴로오스는 지나치게 단맛, 복부팽만감, 복통 등의 불편감을 일으킬 수 있으며 과량 투여 시 삼투성 설사로 인하여 탈수, 고나트륨혈증이나 전해질불균형 등이 오히려 초래되어 간성 뇌증을 악화시킬 수 있으므로 유의해야 한다. 락티톨*beta-galactoside sorbitol*은 분말 이당류로 임상적 효능은 락툴로오스와 같으나 단맛이 덜한 장점이 있다.

3) 폴리에틸렌 글리콜

간성 뇌증 환자에게 폴리에틸렌 글리콜*polyethylene glycol; PEG* 전해질 용액 4L 또는 락툴로오스를 투여한 환자들의 호전효과를 비교해본 결과, PEG는 락툴로오스보다 입원 후 첫 24시간 동안 더 빠르게 간성 뇌증을 호전시켰다는 연구 결과가 있어 간성 뇌증 환자에게 PEG를 먼저 투약하는 것도 고려할 수 있겠다.

4) 항생제

락툴로오스 사용이 힘든 간성 뇌증 환자는, 장에서 전신적으로 흡수되지 않고 장내에서만 작용하는 비흡수성 경구 항생제를 이용해 치료한다. 장내 세균에 의한 암모니아나 신경독소의 생성을 억제하는 작용을 한다. 모든 항생제는 장기간 사용 시 내성균의 발현이 문제가 된다.

① 리팍시민

리팍시민*rifaximin*은 리파마이신*rifamycin* 유도체로 안전한 약물이며 세균의 RNA polymerase의 β-subunit에 결합하여 전사를 억제시킨다. 담즙산염에 의해 소장에서 용해되어 과잉 증식된 소장 내 세균을 감소시킨다. 대장 내 세균주에는 별 영향을 미치지 않는다. 반응속도가 빨라서 효과가 신속하게 나타나고 부작용이 적으며 환자의 삶의 질을 높여주고 간성 뇌증의 재발률을 낮추어 임상적으로 락툴로오스보다 더 좋은 효과를 나타내고 있다. 미세 뇌증 환자의 정신운동성 이상의 호전에도 도움이 되는 것으로 알려져 있다. 리팍시민은 단독(550mg bid) 혹은 락툴로오스와 병합하여 투여할 수 있다.

② 네오마이신, 메트로니다졸, 반코마이신*vancomycin*, paramomycin 등의 경구 항생제도 혐기성 세균에 효과적인데, 과잉 증식된 소장 내 세균들을 감소시키고 이들이 대장으로 집결되는 것을 막는다. 네오마이신은 신독성, 이독성이 있음을 유의해야 하고 메트로니다졸은 말초신경병증을 유발할 수 있어 장기 사용은 바람직하지 않다.

5) Probiotics

Probiotics는 인체에 이로운 세균으로 구성되어 있고,

복용 시 산-저항성*acid-resistant, non-urease producing* 균주가 대장에 증가하여 기존의 장균주의 구성에 변화가 생기면서 혈중 암모니아가 감소되는 효과를 나타낸다. 간성 뇌증에 가장 효과적인 균주는 Lactobacilli와 Bifidobacteria로 알려져 있다.

6) 아카보즈

아카보즈*acarbose*는 경구 혈당강하제로, 장에서의 포도당 흡수를 억제한다. 이에 따라 장에서는 당분해 균주가 증가하고 단백분해 균주가 줄어들어 암모니아 생성이 감소하게 된다. 제2형 당뇨병이 동반된 간경변증 환자에서 경미한 간성 뇌증이 발생한 경우 효과적이라고 알려졌다.

(2) 암모니아 청소율 증가

1) L-오르티닌-L-아스파탐산*L-ornithine-L-aspartate*

L-오르티닌-L-아스파탐산은 투여 시 체내에서 L-오르티닌과 L-아스파탐산으로 분해되어 서로 상호보완적 역할을 한다. L-오르티닌은 요소회로를 높은 효율로 회전시켜 유해한 암모니아를 신속히 요소로 전환시키며, L-아스파탐산은 혈중 암모니아의 농도를 신속하게 저하시켜 간의 해독작용을 촉진시키고 TCA 회로에 작용하여 에너지 생성을 촉진시킬 뿐 아니라 핵산 합성에 관여하여 간세포의 재생을 촉진시킴으로써 간기능을 개선한다.

2) 아연

아연은 요소회로의 보조인자*co-factor*로, 투여 시 요소회로를 활성화시켜 요소 생성을 증가시킴으로써 암모니아를 제거하는 역할을 한다. 간경변증 환자에서 아연결핍이 흔하고 간성 뇌증의 유발인자로 작용할 수 있어서 아연을 보충해주는 것이 도움이 될 수 있으나 치료의 효과에 대해서는 논란이 있다.

3) L-carnitine

L-carnitine은 에너지 대사를 증가시킴으로써 암모니아를 감소시킨다.

4) 소디움 벤조에이트

소디움 벤조에이트*sodium benzoate*는 소변을 통한 hippurate 형태의 암모니아 배출을 증가시켜 혈중 암모니아를 감소시키는 효과가 있다.

5) potassium-iron-phosphate-citrate 복합제

장내 암모니아와 결합하여 위장관 밖으로 배출되는 potassium-iron-phosphate-citrate 복합제를 미세 뇌증 환자에 쓴 결과 치료군이 대조군에 비해 유의하게 문맥전신 뇌증지수*portosystemic encephalopathy score*가 향상되었다.

(3) 신경전달계 작용

1) 플루마제닐

벤조디아제핀 수용체 길항제인 플루마제닐*flumazenil*은 GABA 수용체 복합체의 벤조디아제핀 수용체에 결합하여 효과를 나타내는데, 벤조디아제핀계 약물에 의해 유발된 간성 뇌증 환자에서 일부 효과가 있는 것으로 알려졌다.

2) 도파민계 약물

과거 L-Dopa, 브로모크립틴*bromocriptine*이 일부 간성 뇌증 환자에서 효과가 있는 것으로 알려졌으나 후속연구에서 도파민계 약제의 효과가 뚜렷이 확인되지 않아 최근에는 사용되지 않고 있다.

(4) 기타 치료

1) 문맥전신 단락 폐쇄

유발인자가 뚜렷하지 않은데도 간성 뇌증이 잘 치료되지 않는 난치성 환자 중 일부는 복강 내 대형 문맥전신 단락이 있는 환자가 있는데, 단락을 색전술로 차단하여 간성 뇌증을 호전시킬 수 있다. 그리고 경정맥 간내 문맥전신 단락*transjugular intrahepatic porto-systemic shunt; TIPS*을 시술받은 환자에서는 단락 내강을 좁혀 간성 뇌증을 호전시킬 수 있다. 그러나 이런 경우 문맥압항진증이 다시 유발되어 복수가 생기거나 식도정맥류에 의한 출혈 위험성이 증가한다는 문제점이 있다.

2) Molecular Adsorbent Recirculationg System

Molecular Adsorbent Recirculationg System(MARS)은 1999년에 도입되었으며, 알부민 투석의 개념에 근거하고 있다. 이 시스템은 빌리루빈, 담즙산, 내인성 벤조디아제핀과 같이 단백과 알부민에 결합하는 독소와 간부전 시 축적되는 암모니아를 제거하기 위해서 고안되었다. MARS가 간부전 환자의 생존율 향상에 기여하는지에 대해서는 의문이 있으나 간성 뇌증 자체는 호전시키는 것으로 알려져 있다. 비용이 많이 드는 단점이 있다.

3) 간이식

급성 치료에 반응하지 않는 심한 간성 뇌증 환자는 간

이식의 대상이 되며, 초기 증상으로 간성 뇌증을 보인 급성 간부전 환자의 경우에도 예후가 불량하기 때문에 간이식을 고려해야 한다. 저나트륨혈증은 뇌부종을 악화시킬 수 있기 때문에 저나트륨혈증이 동반된 환자는 더 유의해서 간이식 여부를 고려해야 한다. 간성 뇌증이 일단 발생한 환자에서는 간기능이 악화되어 더 이상 치료가 불가능해지기 전에 간이식에 대한 준비를 하는 것이 필요하다. 환자의 상태에 따라 간이식 때까지 간 보조치료가 필요할 수도 있다.

(5) 재발 예방

간성 뇌증이 있었던 환자의 50~75%에서 1년 내에 간성 뇌증이 재발하며 회복 후 대부분의 환자는 재발을 막기 위해 유지요법이 필요하다. 락툴로오스 또는 리팍시민이 간성 뇌증의 재발 예방에 효과적이다. 특히 비대상성 간경변증 환자들은 회복된 후 간성 뇌증의 이차 예방을 위한 치료가 필요하다. 대상성 간경변증 환자 중에서 감염이나 위장관출혈 후 고립성으로 발생한 간성 뇌증의 경우는 결정이 어려울 수 있다. 이 환자들은 락툴로오스를 이용한 장기적인 유지치료가 불필요하거나 치료하더라도 이득이 없을 수 있다. 이런 경우 퇴원 후 수주 내에 신경심리검사를 시행하여 숨어 있는 covert 간성 뇌증 유무를 확인하여 유지치료를 결정할 수 있겠으나 더 많은 연구가 필요하다.

간성 뇌증으로부터 회복된 환자들에게 락툴로오스 혹은 probiotics를 치료한 연구 결과, 락툴로오스 또는 probiotics 치료를 받은 군에서 위약군에 비해 유의하게 간성 뇌증의 재발이 적게 나타나, 락툴로오스 또는 probiotics 치료가 재발예방에 효과가 있는 것으로 나타났다. 다른 연구에서 락툴로오스 단독 또는 락툴로오스와 리팍시민을 사용한 군에서 간성 뇌증의 재발방지 효과를 본 결과, 락툴로오스 치료군에서 위약군에 비해 간성 뇌증의 재발률이 유의하게 낮았다. 또한 두 번 이상의 간성 뇌증의 병력이 있었던 성인 환자에서 간성 뇌증의 예방을 위해 리팍시민을 투여한 결과, 리팍시민군에서 위약군보다 간성 뇌증의 발현이 감소되었고 리팍시민 군에서 50%의 입원률 감소도 있었다. 반복적으로 간성 뇌증을 보이는 환자는 락툴로오스 치료에 리팍시민을 추가해야 한다. 병합투여 시 락툴로오스 단독투여보다 더 효과적으로 간성 뇌증을 예방할 수 있다.

(6) 미세 뇌증

신경심리검사 결과 미세 뇌증이 있는 간경변증 환자는 락툴로오스, probiotics, LOLA 치료를 받았을 때 치료받지 않은 대조군에 비해 뇌증과 전반적인 건강 관련 삶의 질*overall health-related quality of life; HRQoL*이 유의하게 향상된 것으로 알려져 세 가지 치료 중 하나를 고려해야 한다. 미세 뇌증은 자동차 사고의 위험요소이다. 미세 뇌증이 있는 일부 환자에서 운전기능이 떨어진다는 것이 확인되었기 때문에 운전의 위험성에 대한 상담이 중요하다. 그러나 위험성이 있는 환자를 예측하기 위한 유용한 방법은 아직 없다. 미세 뇌증 환자의 자동 관련 사고를 예방하기 위해 락툴로오스를 투여하는 것이 가장 비용 대비 효과적이라고 보고되었다.

참고문헌

1. Prakash RK, Mullen KD. Hepatic encephalopathy In: Schiff ER, Maddrey WC, Sorrel MF eds. Schiff's Diseases of the Liver. 11th ed. New Jersey: Wiley-Blackwell 2012;421-443
2. Ferenci P, Lockwood A, Mullen K, et al. Hepatic encephalopathy-definition, nomenclature, diagnosis, and quantification: final report of the working party at the 11th World Congresses of Gastroenterology, Vienna, 1998. Hepatology 2002;35:716-721
3. Bajaj JS. Review article: the modern management of hepatic encephalopathy. Aliment Pharmacol Ther 2010;31:537-547
4. Als-Nielsen B, Gluud LL, Gluud C. Nonabsorbable disaccharides for hepatic encephalopathy: systematic review of randomised trials. Br Med J 2004;328:1046
5. Kawaguchi T, lzumi N, Charlton MR, et al. Branched-chainamino acids as pharmacological nutrients in chronic liver disease. Hepatology 2011;54:1063-1070
6. Sharma BC, Sharma P, Lunia MK, et al. A randomized, double-blind, controlled trial comparing rifaximin plus lactulose with lactulose alone in treatment of overt hepatic encephalopathy. Am J Gastroenterol 2013;108:1458-1463
7. Sharma P, Sharma BC, Agrawal A, et al. Primary prophylaxis of overt hepatic encephalopathy in patients with cirrhosis: an open labeled randomized controlled trial of lactulose versus no lactulose. J Gastroenterol Hepatol 2012;27:1329-1335

8. Agrawal A, Sharma BC, Sharma P, et al. Secondary prophylaxis of hepatic encephalopathy in cirrhosis; an open-label, randomized controlled trial of lactulose, probiotics, and no therapy. Am J Gastroenterol 2012;107:1043-1050
9. Rahimi RS, Singal AG, Cuthbert JA, et al. A Randomized trial comparing polyethylene glycol 3350-electrolyte solution (PEG) and lactulose in hopitalized patients with hepatic encephalopathy. Hepatatology 2012;56:191A-1144A
10. Laleman W, Simon-Talero M, Maleux G, et al. Embolization of large spontaneous portosystemic shunts for refractory hepatic encephalopathy: a multicenter survey on safety and efficacy. Hepatology 2013;57:2448-2457
11. Banares R, Nevens F, Larsen FS, et al. Extracorporeal albumin dialysis with the molecular adsorbent recirculating system in acute-on-chronic liver failure; the RELIEF trial. Hepatology 2013:57:1153-1162
12. Bass NM, Mullen KD, Sanyal A, et al. Rifaximin treatment in hepatic encephalopathy. N Engl J Med 2010;362:1071-1081
13. Córdoba J, Garcia-Martinez R, Simon-Talero M. Hyponatremic and hepatic encephalopathies: similarities, differences and coexistence. Metab Brain Dis 2010;25:73-80
14. Bemeur C, Desjardins P, Butterworth RF. Evidence for oxidative/nitrosative stress in the pathogenesis of hepatic encephalopathy. Metab Brain Dis 2010;25:3-9
15. Seyan AS, Hughes RD, Shawcross DL. Changing face of hepatic encephalopathy: role of inflammation and oxidative stress. World J Gastroenterol 2010;16:3347-3357

chapter 21

간경변증의 심-폐 합병증

이진호

- 간경변증을 비롯한 만성 간질환 환자에서 호흡장애 증상은 비교적 흔하며, 이 중 폐혈관 합병증으로는 폐 내 혈관의 확장 및 단락의 형성에 의한 간폐증후군*hepatopulmonary syndrome*과 폐동맥 수축 및 변화에 의한 문맥-폐고혈압 *portopulmonary hypertension*이 있고, 심장 합병증으로는 간경변성 심근병증*cirrhotic cardiomyopathy*이 있다.
- 간폐증후군은 동맥 저산소혈증, 폐 내 혈관확장 및 간질환 세 가지를 특징으로 하며, 실내 공기 호흡 시 동맥혈검사에서 산소분압이 70mmHg 미만이거나, 폐포-동맥산소분압차가 15mmHg(65세 이상은 20mmHg) 이상으로 증가되어 있는 경우로 정의된다.
- 간폐증후군은 간기능이 보존되어 있는 경우에도 삶의 질을 저하시키고 기능 상태를 악화시키며 사망률을 증가시키는데, 간이식만이 유일하게 공인된 치료법으로 아직까지 효과적인 내과적인 치료는 없다.
- 문맥-폐고혈압은 폐동맥고혈압을 유발하는 다른 원인질환 없이 폐동맥고혈압이 발생하는 경우로, 우심도자술을 통한 혈역동학적 측정에서 평균 폐동맥압이 안정 시 25mmHg 이상이면서, 좌심실 확장기말 압력이 15mmHg 이하이고, 폐혈관저항이 240dyne.s.cm−5 이상 증가하는 세 가지 기준을 모두 만족하는 경우를 말한다.
- 문맥-폐고혈압은 폐혈관을 확장시키는 약물치료가 시도되고 있으나, 특정치료를 위한 충분한 근거자료는 아직 부족한 실정이다. 간이식 후 사망률이 평균 폐동맥압과 폐혈관저항에 비례하여 증가하므로, 간이식을 앞둔 환자들에게 문맥-폐고혈압 동반 여부를 검사하는 것이 필요하다.
- 간경변성 심근병증은 안정기에는 기초 심박출량이 정상 혹은 증가되어 있으나, 자극에 대한 심실반응이 저하되어 있고, 수축기능 또는 이완기능의 장애를 동반하고 있으며, 심전도에서 QT 간격의 연장 등과 같은 전기생리학적 장애를 특징으로 하고 있다.
- 간경변성 심근병증은 베타수용체의 신호전달의 장애, 심근세포의 세포막 기능의 장애 및 이온채널의 결함 등 여러 원인에 의해 복합적으로 발생하며, 이에 대한 진단 및 치료약물에 대한 연구가 진행되고 있다.

간경변증을 비롯한 만성 간질환 환자에서 순환기 및 호흡기 증상의 동반은 매우 흔하며 약 50~70%의 환자가 호흡곤란을 호소한다. 간질환과 관련된 폐혈관장애 합병증은 간과 문맥계에서 기인한 정맥의 구성물질이 직접적으로 폐혈관 내피세포를 손상하여 발생할 수 있다. 간질환의 폐혈관 합병증에는 간경변증 및 문맥압항진증과 연관된 간폐증후군과 문맥-폐고혈압이 있으며, 이러한 합병증은 간이식 이전 및 이후에도 질병의 이환 및 생존에 영향을 미치므로 이에 대한 인식의 중요성은 증가하고 있다. 간폐증후군은 폐 내 혈관의 확장 및 단락의 형성에 의한 폐포에서의 산소를 포함한 가스 교환의 문제를 특징으로 하고, 문맥-폐고혈압은 폐동맥 수축 및 변화에 의한 폐동맥압의 증가와 그에 따른 우심부전을 특징으로 한다.

또한 만성 간질환은 다른 심장질환이 없는 경우에도 심장기능에 영향을 미칠 수 있다. 간경변증 환자의 일부에서는 기초 심박출량이 정상 또는 증가되어 있음에도 불구하고, 생리적 또는 약물학적 자극에 의한 심장반응이 정상 이하로 감소되어 있는 간경변성 심근병증이 발생할 수 있는데, 판막 질환, 허혈성 심질환, 선천성 심질환, 전도장애 및 비후형 심근병증과 같은 심장 기능 이상을 초래할 수 있는 다른 질환을 배제한 후 진단이 가능하다. 간경변성 심근병증은 간이식과 같은 중요한 외과수술 과정에서 심장기능장애에 의한 사망이 간경변증 환자의 사망원인의 큰 비중을 차지함에 따라 관심이 증가하고 있다.

I 간폐증후군

간폐증후군은 간질환을 동반한 상태에서 폐혈관확장에 의해 동맥혈 산소화에 장애를 일으키는 경우로, 폐의 환기 이상으로 발생하는 동맥 저산소혈증, 폐 내 혈관확장 및 간질환이라는 세 가지 요소로 정의된다. 주요 병리기전은 폐모세혈관의 비정상적인 확장 및 폐동맥과 폐정맥의 직접적인 교통으로, 혈류의 우측-좌측 단락, 환기와 관류의 불균형 및 확산장애를 유발하여 저산소혈증을 초래한다. 간경변증 환자의 약 15~20%에서 동반되며, 간이식을 받지 않을 경우 5년 생존율은 약 23%, 중앙 생존기간은 24개월로, 간경변증 환자의 예후에 매우 나쁜 영향을 미친다.

간폐증후군은 간질환의 중증도에 상관없이 발생할 수 있는데, 이는 간경변증을 동반하지 않는 대상성 만성 간질환에서부터 간경변증 없이 문맥압항진증만 있는 경우, 그리고 간경변증에 이르기까지 다양하며, 급성 간부전 환자에서도 발생할 수 있다.

1. 정의

간폐증후군은 1977년 Kennedy와 Knudson에 의해 처음 사용되었으며, 간기능의 저하나 문맥압항진증이 있는 상태에서 폐혈관의 확장에 의하여 동맥혈 산소화에 장애를 보이는 것을 특징으로 한다. 산소화의 장애는 실내공기 호흡 시 저산소증의 동반에 관계없이 폐포-동맥산소분압차*alveolar-arterial oxygen gradient*; $DAaO_2$가 15mmHg(65세 이상은 20mmHg) 이상으로 증가되어 있는 경우로 정의한다. 폐포-동맥산소분압차의 계산은 동맥혈 산소분압이 감소하기 전에 증가하므로, 동맥혈 산소화 장애를 초기에 발견하는 데 가장 민감한 검사 중 하나이다.

2. 발병기전

간폐증후군의 발병은 간질환을 동반한 환자에서 몇 가지 인자들이 폐동맥순환 내 모세혈관의 확장*microvascular dilatation*을 일으켜 동맥혈 산소화 장애를 유발함으로써 발생한다. 정상적인 폐실질 내 모세혈관 직경이 8~15㎛인 데 비해, 간폐증후군 환자의 경우 직경이 15~500㎛까지 확장되며, 이는 특히 폐의 하엽에서 발생한다. 폐동맥혈관의 확장으로 인한 동맥혈 산소화의 장애는 환기관류 불일치, 폐 내 단락 및 산소의 확산장애의 세 가지 기전에 의해 발생한다. 이러한 변화로 인해 혈관확장물질[nitric oxide(NO), prostaglandins, vasoactive intestinal peptide, calcitonin, glucagon, substance P 등]의 생성이 증가되고, 손상받은 간에서 이들이 제대로 제거되지 않으며, 혈관수축물질(tyrosine, serotonin, endothelin)의 생성은 억제되어 간폐증후군이 되며, 이 중 혈관확장물질인 NO의 증가가 중요한 역할을 한다.

정상적인 상태에서 엔도텔린-1*endothelin-1; ET-1*은 혈관내피세포나 간성상세포*hepatic stellate cell*의 endothelial A-type 수용체(ETA-R)와 결합할 경우 혈관수축 및 간성상세포의 수축을 일으키고, 혈관내피세포나 간성상세포의 endothelial B-type 수용체(ETB-R)와 결합할 경우 NO의 분비 증가를 통해 혈관확장 및 간성상세포 이완을 일으킨다. 이에 ET-1의 작용과 NO 생성의 적절한 균형이 간내 혈관압을 유지시킨다. 그러나 만성 중증 간질환에서는 간성상세포에서의 ET-1의 분비 증가가 일어나고, 이로 인해 간내 혈관압이 증가하며, 결과적으로 문맥압항진증과 과역동순환*hyperdynamic circulation*이 발생한다. 과역동순환은 폐혈관 벽에 작용하는 전단력*shear stress*을 증가시켜 폐혈관 내피세포의 ETB-R 발현을 증가시킨다. 이에 간성상세포로부터 생성이 증가된 ET-1이 작용하여 폐혈관 내에 endothelial nitric oxide synthase(eNOS)의 생성을 증가시키며, 이는 결국 폐혈관 내피세포의 NO의 분비 증가로 이어져 폐혈관을 확장시킨다. 간폐증후군 환자의 호기를 통해 배출되는 NO 양이 증가되어 있고 간이식 후 정상화되는 소견, 그리고 일부의 간폐증후군 환자에서 NO 생성 억제제인 N-nitro-L-arginine methyl ester(L-NAME) 또는 cyclic GMP의 저해제인 methylene blue를 투여할 경우 간폐증후군이 일시적으로 호전되는 현상은 폐 내의 NO 증가가 간폐증후군의 발생에 중요함을 한다.

또 다른 기전으로는 염증매개물질의 국소적인 증가 및 폐혈관 내 대식세포*macrophage*의 증가로, 대식세포의 증가는 inducible nitric oxide synthase(iNOS)의 활성도와 NO 생산을 증가시키는 것으로 알려져 있다. 이는 장내 세균전위*bacterial translocation*와 전신적인 내독소혈증의 증가 및 이로 인한 Kupffer세포로부터의 알파 종양괴사인자*tumor necrosis factor-alpha*; *TNF-α*의 과분비에 의해 매개되는 것으로 여겨지고 있다.

그 밖에 현재까지 알려진 기전으로는 혈관내피성장인

자*vascular endothelial growth factor; VEGF*를 통한 신생 혈관 생성*angiogenesis*, heme oxygenase 1(HO-1)의 증가를 통한 일산화탄소 생산의 증가 및 에스트로겐과 프로게스테론의 증가가 있다. 최근 유전학적 위험인자 연구에서 간폐증후군과 혈관의 성장, 발달과 연관된 유전자 및 에스트로겐의 활동과 관련된 유전자의 연관성을 보고한 바 있으나, NO synthase, ETB-R 및 HO-1과의 연관성을 증명하는 데는 실패하였다.

3. 임상상

간폐증후군의 임상증상은 간경변증의 소견과 호흡기 증상을 함께 나타낸다. 초기 임상증상은 서서히 발생하는 운동 시 호흡곤란으로, 간폐증후군 환자의 가장 흔한 증상이다. 하지만 이는 간경변증 환자에서 흔하게 동반할 수 있는 복수, 불량한 신체상태 및 피로 등에 의해서도 발생할 수 있으므로, 간폐증후군에 대한 특이도는 떨어진다. 편평호흡*platypnea*과 직립성 저산소혈증*orthodeoxia*(앉거나 선 자세에서 심해지고 누우면 호전되는 호흡곤란 및 저산소혈증)은 중력에 의해 기립 시 폐기저부의 확장된 혈관으로 혈류량이 증가함으로써 발생하는 소견으로, 간폐증후군 환자에게 특징적이다. 직립성 저산소혈증은 간병변증 환자의 약 5%에서 관찰되고, 심한 저산소혈증을 가지는 간폐증후군 환자에서 더 높은 빈도로 관찰된다. 신체검진상 청색증, 곤봉지*digital clubbing* 및 거미혈관종*spider angioma* 등이 간폐증후군을 동반하지 않은 간경변증 환자보다 더 높은 빈도로 발견되나, 대부분 질병의 후반에 나타난다. 곤봉지와 청색증의 경우 민감도는 낮지만 특이도가 98% 이상으로 높아, 신체검진에서 나타나면 간폐증후군이 있을 가능성이 매우 높다. 거미상 혈관종은 간폐증후군과 관련된 폐혈관 확장의 표지자로 여겨지며, 거미상 혈관종이 없는 환자에 비해 전신 및 폐혈관 확장이 더 심하고 가스교환 장애가 훨씬 심하다.

4. 진단

만성 간질환이 있는 환자에서 간폐증후군의 임상증상을 동반한 경우 동맥혈 가스교환 장애와 폐 내 혈관확장을 평가하는 것이 필요하다. 간폐증후군과 관련된 예측인자나 선별검사의 기준이 제시되어 있지는 않으나, 일반적으로 동맥혈검사에서 산소분압이 70mmHg 미만이거나 폐포-동맥산소분압차가 15mmHg(65세 이상은 20mmHg) 이상 증가된 경우로 정의할 수 있다. 일부에서는 산소포화도 검사*pulse oxymetry*를 선별검사로 추천하기도 하는데, 간폐증후군 환자에서 저산소혈증을 확인하는 데에 있어 정확성이 떨어진다는 의견이 많다. 산소포화도(SpO_2)의 작은 차이가 동맥산소압(PaO_2)의 큰 차이를 유발할 수 있으며, 깊은 호흡, 흡연 및 메트헤모글로블린혈증*methemoglobinemia* 등이 검사 결과에 영향을 미칠 수 있기 때문이다. 그러나 SpO_2가 95% 이하인 경우 PaO_2 70mmHg 미만의 진단에 100%의 민감도와 88%의 특이도를 보여, 비침습적이며 저렴한 비용으로 간경화를 동반한 환자에서 순차적 감시 목적으로 고려해볼 수 있다. 또한 폐기능검사와 폐영상검사를 통하여 동반되어 있는 폐질환을 조사하고, 기존의 폐나 심장 질환의 증상이나 저산소혈증이 악화될 경우 간폐증후군이 공존할 수 있다는 것을 고려하는 것이 중요하다.

(1) 동맥혈 가스분석

동맥혈 가스분석의 측정은 저산소혈증의 정도에 따라 간폐증후군을 분류하고 동맥혈 산소화 장애를 확인하는 표준검사로 알려져 있다. 간폐증후군에 있어 가스교환장애에 대한 진단기준은 폐포-동맥산소분압차가 15mmHg 이상인 경우로 정의하고 있으나, 최근 20mmHg 이상을 진단기준으로 사용하거나 연령에 대해 보정한 폐포-동맥산소분압차[정상=10+0.43(연령-20)]의 사용이 진단의 정확도를 향상시킨다는 보고가 있다(15mmHg 이상, 20mmHg 이상 및 연령 보정 폐포-동맥산소분압차의 음성 예측치 75%, 83% 및 87%). 폐포-동맥산소분압차를 15mmHg 이상으로 할 경우 높은 위양성률을 보일 수 있다. 그 외에 폐포-동맥산소분압차를 증가시킬 수 있는 간성 흉수, 무기폐 및 복수와 같은 다른 원인에 대한 감별이 필요하다. PaO_2는 중요한 예후 결정인자로 중증도의 분류에 사용된다. 간폐증후군의 중증도를 각각 80mmHg, 60mmHg, 50mmHg를 기준으로 경증*mild*, 중등증*moderate*, 중증*severe*, 심한 중증*very severe*으로 구분한다.

동맥혈 가스분석은 환자가 앉은 상태에서 실내공기를 호흡하며 시행하는 것이 추천된다. 간폐증후군의 병태생리학과 연관된 두 가지 임상적인 특징을 동맥혈 가스분석을 통하여 확인할 수 있다. 기립성 저산소혈증은 앙와위에서 기립자세로 변경할 경우 PaO_2 4mmHg 이상 또는 5% 이상 감소하는 경우로 정의하며, 폐 내 혈관확장은 폐기저부에 우세하므로 기립 시 폐 내 단락이 더욱 심하게 나타나 유발될 수 있다. 100% 산소를 주입할 경우 PaO_2의 증가 및 300mmHg 이상까지의 도달을 확인할 수 있다.

(2) 조영증강 심초음파

이차원적 경흉부 조영증강 심초음파는 간폐증후군 환자에 있어 폐 내 혈관확장을 진단하기 위해 가장 많이 사용되는 진단방법이다. 조영증강제로는 인도시아닌그린*indocyanine green dye* 또는 발포식염수가 사용된다. 이를 정맥주사 후 심초음파를 시행하면 60~150μm 크기의 미세기포*microbubbles*가 발생하여, 정상인 경우 미세기포가 직경이 8~15μm인 폐모세혈관을 통과하지 못하고 흡수되므로 우심장 부위에서만 관찰되나, 폐 내 혈관확장에 의한 폐 내 단락이 있으면 우심방 관찰 이후 4회 이상의 심장박동 후 좌심장 부위에서도 미세기포 영상이 관찰될 수 있다. 심장 내 단락이 있는 경우에는 심장박동을 3회 하는 동안 미세기포가 좌심장 부위에서 관찰되어 폐 내 단락과 감별할 수 있다. 그러나 경흉부 조영증강 심초음파로는 단락의 정도를 정확히 계산할 수 없으며, 좌심장에 나타나는 미세기포에 의한 에코의 세기를 통해 반정량적으로 등급을 표현할 수 있는 정도이다. 경식도 심초음파*transesophageal echocardiography*를 사용할 경우 폐정맥에서 좌심방으로 유입되는 미세기포를 직접적으로 관찰하여 폐 내 혈관확장 진단의 민감도를 증가시킬 수 있다는 보고가 있으나, 가격이 비싸고 진정제를 사용해야 하며 식도정맥류와 같은 식도질환이 동반된 경우 합병증의 위험이 증가할 수 있는 단점이 있어 초기 선별검사로 사용하기는 어렵다. 조영증강 심초음파 시 정상적인 동맥혈가스 상태를 보이는 간경변증 환자의 약 40%에서도 폐 내 단락이 양성으로 나올 수 있는데, 이는 간경변증에서 가스교환장애와 간폐증후군을 일으키지 않더라도 경도의 폐 내 혈관확장이 나타날 수 있기 때문이다. 또한 동반하는 폐질환이 있는 저산소혈증 환자에서 조영증강 심초음파가 양성으로 나오더라도 간폐증후군으로 진단할 수는 없으며, 이는 간폐증후군이나 기존 폐질환 모두가 가스교환장애를 유발시킬 수 있기 때문이다.

이 밖에도 심장초음파를 통한 우심방 용적의 측정은 진단에 도움이 되며, 우심방의 용적이 50mL 이상인 경우 민감도 86%, 특이도 81%로 간폐증후군을 진단할 수 있다.

(3) 폐관류스캔

대 응 집 알 부 민*macro-aggregated albumin; MAA*을 사용한 폐관류스캔을 통해 폐 내 혈관확장의 중증도에 대한 정량적 평가를 할 수 있다. 직경 20μm 이상의 ^{99m}Tc-MAA은 정상적으로 8~15μm인 폐모세혈관을 통과하지 못하나, 폐혈관의 확장이 있는 경우 전신순환으로 유입되어 동위원소가 신장 또는 뇌에 흡수되는 소견을 보인다. 폐관류스캔이 간폐증후군의 진단에 필수적이지는 않으나, 중증의 폐혈관확장을 규명하는 데 도움을 줄 수 있으며, 이는 특히 내인성 폐질환을 동반한 환자에서 양성이 나올 경우 특이도가 높기 때문에 간폐증후군이 저산소혈증에 미치는 영향을 평가하기 어려울 때 유용할 수 있다. 이외에도 폐 내 단락의 정도를 판단하고 질환의 진행과 관해를 평가하는 데 유용하다. 그러나 조영증강 심초음파에 비해 폐 내 혈관확장의 진단 민감도가 낮으며, 심장의 기능과 심장 내 단락 여부 및 폐동맥혈압을 측정할 수 없어 좋은 선별검사는 아니다.

(4) 폐혈관조영술

침습적이고 폐 내 혈관확장을 진단하는 데 민감도가 낮아 선별검사로는 유용성이 떨어지나, 폐색전증이나 폐동맥고혈압과 같은 저산소혈증의 다른 원인을 배제하는 데 유용하다. 혈관의 양상에 따라 두 가지 형태로 나눌 수 있다. 미만형(type Ⅰ)은 흔히 보이는 형태로, 정상 폐동맥 영상 또는 범발성 스펀지 모양의 폐혈관 이상으로 보이며, 100% 산소흡입을 하면 증상이 호전될 수 있다. 국소형(type Ⅱ)은 비교적 드물게 나타나는 형태로, 작고 불연속적이며 국소적인 동-정맥 연결을 보이고, 100% 산소흡입에 반응이 좋지 않다. 후자의 경우 간이식 후에 저산소증의 회복이 불완전한 경향이 있으며 색전술로 단락의 양을 줄임으로써 개선될 수 있다. 심한 중증의 저산소증을 동반한 환자의 경우, 100% 산소흡입 후 PaO_2가 300mmHg 미만일 경우 혈관조영술을 시행하여 type Ⅱ 간폐증후군을 배제하고 만약 type Ⅱ 간폐증후군으로 확진된다면 간이식 이전에 색전술을 고려해야 한다.

(5) 흉부영상진단

흉부단순촬영은 간폐증후군 환자에서 대개 정상 소견을 보이나, 중증의 간폐증후군 환자에서 동정맥 단락에 의해 양쪽 폐하부에 간질성 음영이 증가될 수 있다. 고해상 흉부전산화단층촬영*high-resolution computed tomography*은 초기의 간폐증후군 환자에서 폐하부에 말초 폐혈관 확장을 발견할 수 있으나, 현재 이러한 소견에 대한 임상적인 유용성은 불명확하다.

5. 자연경과와 예후

자연경과는 아직까지 확실하게 밝혀지지 않았지만, 예후는 불량한 것으로 알려져 있다. 한 후향적 연구에서 간폐증후군의 동반 유무는 간경화 환자의 생존의 독립적인 예후인자였다. 이 연구에서 간폐증후군을 동반한 간경화 환자군의 평균 생존기간이 10.6개월이었던 반면, 동반하지 않은 간경화 환자군의 경우 평균 생존기간이 40.8개월이었다. 전향적 다기관 연구에 따르면, 2.5년의 추적기간 동안 사망률은 40~60%이었고, Model for end-stage liver disease(MELD) 점수와 간이식을 고려하여 분석한 경우, 간폐증후군을 동반하지 않은 환자군에 비해 동반한 환자군에서 사망률의 위험이 2배 높았다. 뇌경색 및 기이색전증*paradoxical embolism* 이외에 간폐증후군 환자에서 사망과 연관된 특이한 원인인자는 없으며, 사망은 간질환의 진행 및 문맥압항진증에서 유발된 합병증과 연관되어 있는 것으로 생각되고 있다. 저산소혈증의 중증도 또한 높은 사망률과 연관되어 있고, 저산소혈증은 매년 5mmHg 속도로 진행하는 것으로 알려져 있다. 대부분의 환자에서 폐 내 혈관확장이 지속적으로 진행되고 가스교환이 점차 악화되며 호흡곤란도 심해진다. 자연적인 호전은 매우 드문 것으로 알려져 있다. 간폐증후군은 간기능이 보존되어 있는 경우에도 삶의 질을 저하시키고 사망률을 증가시킨다.

6. 치료

간폐증후군의 치료에 있어 아직까지 효과적인 내과적 치료는 없다. 현재 간이식이 간폐증후군의 치료에 있어 유일한 치료법이다.

(1) 내과적 치료

여러 가지 약물 치료가 시도되었으나, 현재까지 동맥혈 산소화와 단락을 효과적으로 개선시킬 수 있는 방법은 없다. 교감신경흥분제, 알미트린, 인도메타신, 소마토스타틴 유도체, 면역억제제, cyclooxygenase inhibitor 및 혈장교환술 등이 간폐증후군의 치료에 시도되었으나, 큰 효과는 없었다.

간폐증후군 발생에 NO, TNF-α가 가장 중요한 역할을 하는 것으로 알려져 있으므로, 이와 관련한 여러 가지 약물이 연구되었다. Soluble guanylyl cyclase 억제제인 메틸렌블루를 정맥 주사하여 NO 작용을 억제시켰을 때 수 시간 후 저산소혈증, 폐포-동맥산소분압차 및 과역동순환을 호전시키고 폐혈관 저항을 증가시켰다는 연구 보고가 있었다. NOS 억제제인 L-NAME을 흡입제로 사용하였을 경우 과역동순환의 호전 및 폐혈관 저항의 증가를 관찰할 수 있었다는 증례보고가 있었으나, 이는 환기와 관류의 불균형, 저산소혈증 및 폐포-동맥산소분압차의 개선은 보여주지 못하였다. 심한 간기능장애를 동반한 간폐증후군 환자에서 curcumin, 털리프레신*terlipressin* 및 메틸렌블루 등을 사용하여 NO를 억제한 경우 혈관긴장과 과역동순환의 호전을 관찰할 수 있었던 반면, 저산소혈증과 직립성저산소혈증을 오히려 악화시켰다는 다른 증례보고도 있었다. 이외에도 아스피린, 마늘, norfloxacin, pentoxifyllin 등의 치료효과에 대한 보고가 있으나, 대부분 증례보고이거나 소규모의 비대조연구로 무작위 대조연구가 더 필요하다.

보존적인 산소치료는 생존율을 증가시킨다는 근거는 없지만, PaO_2가 60mmHg 미만일 경우 산소공급을 권장하고 있다. 간폐증후군이 문맥압항진증과 관련되어 발생하므로 경정맥 간내 문맥전신 단락술*transjugular intrahepatic portosystemic shunt; TIPS*을 시행하여 문맥압항진증을 개선시켜주는 것이 효과적일 것으로 생각되었으나, 현재 공식적으로 권장되지 않는다.

(2) 간이식

현재로서는 간이식이 가장 효과적인 치료법으로, 동맥

혈 산소화 장애와 폐 내 혈관확장을 호전시킨다. 간폐증후군으로 간이식을 시행한 환자의 85% 이상에서 6~12개월 이내에 가스교환장애 및 증상이 호전되었고, 간경변증의 중증도가 비슷한 간폐증후군 환자를 대상으로 간이식술을 시행한 경우 생존율이 유의하게 증가하였다. 이식 후 단락분율과 저산소혈증의 개선은 수개월에서 수년으로 다양하게 보고되고 있다. 간이식 후 사망률은 간폐증후군이 동반된 환자의 경우 높고, 이는 심한 저산소혈증과 현저한 폐 내 단락에 의한 것으로 생각된다. 특히 수술 전 저산소혈증이 심하고 단락 분율*shunt fraction*이 높은 경우 조기 사망이 높았다. 최근 간폐증후군이 동반되는 경우 간경변증 환자의 사망률이 증가하고 간폐증후군의 중증도에 따라 간이식 후 생존율이 감소하는 점에 근거하여, 간이식의 우선순위 결정에 있어 PaO_2가 60mmHg 미만인 간폐증후군 환자의 경우 우선순위를 배정하는 것에 대한 의견도 제시되고 있다.

Ⅱ 문맥-폐고혈압

문맥-폐고혈압은 간경변증과 문맥압항진증을 지닌 환자에서 폐고혈압이 발생하는 것으로 호흡곤란, 흉통 피로감 등의 증상을 일으키기도 하며, 간경변증 환자에서 시행한 심초음파에서 수축기 폐동맥압이 증가된 소견으로 진단된다. 원인은 아직까지 정확히 알려져 있지 않으며, 조직병리학적 소견은 특발성 폐동맥고혈압 환자와 차이가 없는 것으로 알려져 있다. 문맥-폐고혈압 환자의 치료로 간이식을 시행하였을 경우 예후에 대해서는 아직 제한적인 연구 결과만 있으며, 중증의 폐동맥고혈압은 이식 후 사망률이 높아 간이식의 금기증이기 때문에 특히 간이식을 앞둔 환자들에게 문맥-폐고혈압 동반 여부를 검사하는 것이 필요하다.

1. 정의

문맥-폐고혈압은 문맥압항진증을 가진 환자에서 폐동맥고혈압을 유발하는 다른 원인질환 없이 폐동맥고혈압이 발생하는 경우를 말한다. 문맥-폐고혈압은 우심장 카테터 삽입을 통한 혈역동학적 측정에서 ① 평균 폐동맥압*mean pulmonary artery pressure; mPAP*이 안정 시 25mmHg 이상이면서, ② 좌심실 확장기말 압력 *pulmonary capillary wedge pressure; PCWP*이 15mmHg 이하이고, ③ 폐혈관저항*pulmonary vascular resistance*이 240dyne.s.cm−5 이상 증가하는 세 가지 기준을 모두 만족하는 경우를 말한다. 폐동맥고혈압은 단순한 심박출량과 혈액량 증가에 의해서도 나타날 수 있기 때문에 우심장 카테터 삽입을 통하여 실제 폐혈관저항을 측정하는 것이 필요하다.

2. 발병기전

문맥-폐고혈압의 원인은 아직까지 정확하게 알려져 있지 않지만, 몇 가지 기전들이 제시되고 있다. 과역동순환으로 폐순환으로 혈류의 유입이 증가하고 그에 따라 전단력이 증가하여 혈관 내막의 손상을 일으킨다. 혈관 내막의 손상은 혈관의 재형성*vascular remodeling*, 평활근의 증식 및 미세혈관 혈전형성*microvascular thrombosis*을 유발한다. 이러한 기전에 혈관수축인자들의 증가 등의 상호작용이 관여할 것으로 추정된다.

ET-1 생성의 증가는 문맥압항진증 발생에 주요한 역할을 할 것으로 생각된다. ET-1은 강력한 혈관수축제이면서 평활근 유사분열의 작용이 있다. 문맥압항진증을 가진 간질환 환자에서 ET-1의 농도가 유의하게 높았으며, 이는 과역동순환에 의해 증가한 전단력에 의해 발생한 것으로 보인다. 문맥-폐고혈압 환자에서 비특이적 ETA/ETB 수용체 차단제인 bosentan을 사용하였을 때 폐동맥압과 문맥압이 감소했다는 증례보고가 있었다. 정상적인 상태에서는 간에서 세로토닌*serotonin*을 대사시켜 폐에 도달할 수 없으나, 간의 대사기능에 장애가 있거나 문맥전신 단락이 발생한 경우 폐순환으로 유입될 수 있다. 또한 문맥-폐고혈압 환자의 폐에서 세로토닌 transporter인 5-HTT의 발현과 활성이 증가되어 있다. 세로토닌은 혈관수축 및 평활근의 증식과 비대를 유도하는 역할을 한다. 이외에도 interleukin-6, angiotensin 1, thromboxane B1 및 prostaglandin F2α 등의 혈관수축물질의 증가나 NO 및 prostacyclin 등의 혈관이완물질의 감소도 이에 관여할 것으로 생각된다.

문맥압항진증이나 간질환의 중증도와 폐고혈압의 정도

가 유의한 상관관계를 보이지 않고, 문맥압항진증을 동반하는 모든 환자에서 문맥-폐고혈압이 발생하지 않는다는 점을 고려할 때 유전적·환경적 요소 등도 관여할 것으로 추측된다.

3. 임상상

문맥-폐고혈압은 증상이 없거나 간경화 또는 문맥압항진증과 연관된 증상만 호소하는 경우가 많다. 운동 시 호흡곤란이 가장 흔한 증상이나 복수, 간성 흉수나 빈혈과 같은 다른 원인에 의해 발생하는 경우가 많음을 고려해야 한다. 그 외 피로감, 전신 쇠약감, 흉통, 실신, 객혈 및 기좌호흡*orthopnea* 등이 나타날 수 있다. 신체검사에서는 우심실 부전에 의해 경정맥압력*jugular venous pressure*의 증가 및 함요부종이 나타날 수 있고, 제2심음의 pulmonic component 증가와 삼천판 역류에 의한 수축기 전 기간 동안의 심잡음이 들릴 수 있다.

4. 진단

호흡기 증상을 유발할 수 있는 다른 질환 및 폐고혈압을 유발할 수 있는 다른 원인을 배제하는 것이 중요하다. 교원성 혈관질환에 의한 폐고혈압, 인간면역결핍바이러스 감염, 만성 혈전색전증, 좌심장 또는 만성 폐질환에 의한 폐고혈압 등을 감별해야 한다.

(1) 심초음파

선별검사로 사용되며, 증상을 동반한 간질환을 가진 환자나 간이식을 준비하는 모든 환자에서 선별검사로 시행할 것을 권고하고 있다. 삼천판 역류가 있을 때 연속파형 도플러법에 의해 삼첨판 역류분사로부터 폐동맥수축기압력을 측정할 수 있으며, 간경변증 환자에서 측정된 폐동맥수축기압력이 50mmHg 이상이면 중등도 및 중증의 문맥-폐고혈압을 가진 것으로 진단할 수 있다(민감도 97%, 특이도 77%). 이 밖에도 심초음파를 통해 폐동맥판막 폐쇄부전, 우심실 비후, 확장 및 부전 또는 우심방 비대 등과 같은 중증의 폐고혈압 소견을 관찰할 수 있다.

(2) 우심도자술

문맥-폐고혈압의 진단 및 중증도 평가에 절대적인 표준검사이다. 심초음파로 측정된 폐동맥수축기압력이 50mmHg 이상인 경우 우심장 카테터를 삽입하여 평균 폐동맥압과 좌심실확장기말압력을 측정하고 폐혈관저항을 산출한다.

(3) 흉부단순촬영 및 심전도

흉부단순촬영상에서는 대부분의 환자에서 심비대와 폐동맥음영의 확장 소견을 관찰할 수 있다. 심전도에서는 대부분의 환자에서 우심실 비대, 우측축 편위 및 우측 전도장애 소견을 볼 수 있다.

5. 예후

우심실 부전의 중증도는 문맥-폐고혈압 환자의 생존과 사망에 밀접한 연관성을 가지며, 심장박출계수*cardiac index* 및 간질환의 중증도가 문맥-폐고혈압의 예후와 연관이 있다.

치료하지 않은 문맥-폐고혈압의 예후는 매우 불량하다. 한 연구결과에 따르면 74명의 문맥-폐고혈압을 가진 간경변증 환자를 대상으로 조사를 하였을 때, 문맥-폐고혈압에 대한 치료를 받지 않은 19명의 5년 생존율은 14%에 불과하였으며, 54%가 1년 이내에 사망하였다. 하지만 치료를 시행한 43명의 5년 생존율은 45%였고, 12%가 1년 내에 사망했으며, 폐동맥고혈압의 치료 및 간이식을 동시에 받은 9명의 5년 생존율은 67%로 폐동맥고혈압에 대한 적극적인 치료가 생존율 향상에 기여함을 시사하였다.

6. 치료

문맥-폐고혈압의 치료 목표는 증상의 개선, 삶의 질과 운동능력의 향상 및 성공적인 간이식을 촉진시키는 데에 있다. 일반적으로 칼슘통로 길항제는 장간막 혈관확장을 유발하여 문맥압항진증을 악화시킬 수 있어 피해야 하며, 베타차단제는 운동능력의 저하 및 폐의 혈역동학의 악화를 유발할 수 있어 중등도 이상의 문맥-폐고혈압을 보이는 환자에서는 사용하지 않는 것이 권고된다. 경구용 항응고제는 일부 다른 형태의 폐고혈압에서는 권고되나, 문맥-폐고혈압에서는 위장관출혈의 위험 때문에 권고되지 않는다. 이뇨제는 문맥-폐고혈압에 의한 우심부전 및 간경변증을 가진 환자에서 복수나 부종이 동반되었을 때 주로 사용된다. 저산소증이 폐혈관 수축을 유발할 수 있으므로, PaO_2 60mmHg 미만인 경우 산소를 공급해줄 것을 권고하고 있다.

(1) 혈관확장 및 혈관재형성 치료

폐혈관을 확장시키는 약물치료가 시도되고 있으나 특정 치료를 위한 충분한 근거 자료는 아직 부족한 실정이다.

Epoprostenol은 정맥주사 제재의 prostacyclin analogue로 유일하게 생존율 향상이 증명된 약제이다. Epoprostenol은 폐혈관 및 전신혈관을 확장시키고 강력한 혈소판응집억제 및 항증식성기능*anti-proliferative effect*을 가지고 있어, 운동허용능*exercise tolerance*을 증가시키고 생존율을 향상시킨다. Iloprost는 흡입제 또는 정맥주사 제제의 prostacyclin analogue로, 한 연구에서 iloprost 흡입제를 3년 사용한 결과 1, 2, 3년 생존율이 각각 77, 62, 46%로 나타났다.

Bosentan은 경구용 비선택적 ETA-R과 ETB-R 차단제로 ET-1의 작용을 억제하여 이의 혈관수축작용을 억제한다. 한 연구에서 Child 등급 분류 A에 해당하는 11명의 간경변증 환자를 대상으로 bosentan을 사용하였을 때 증상 및 운동능력의 향상과 혈역동학적 호전을 보고한 바 있다.

Sildenafil은 경구용 phosphodiesterase 억제제로 14명의 중등도 또는 중증의 문맥-폐고혈압 환자에게 sildenafil 50mg을 하루 3회 사용하였을 때, 3개월 후 평균 폐동맥압과 폐혈관저항이 감소하였고, 치료 3개월 및 1년 후의 운동능력이 향상되었다.

(2) 간이식

간이식을 문맥-폐고혈압 환자에서 시행하였을 때 폐동맥고혈압이 호전되었다는 보고들이 있지만, 중증 폐동맥고혈압은 수술 전후 위험도를 높이고 임상적인 예후가 나쁜 것으로 알려져 있다. 간이식 후 사망률은 평균 폐동맥압과 폐혈관저항에 비례하여 증가하므로, 대부분의 간이식 센터에서는 평균 폐동맥압이 50mmHg 이상이거나 폐혈관저항이 250dyne.s.cm−5 이상인 경우 간이식의 절대금기증으로 규정하고 있다. 우심실의 기능은 간이식의 성공을 결정하는 중요한 요소로, 우심실 기능부전이 있을 경우 간이식 직후 이식간 울혈이 생기고 이식간 부전으로 진행할 수 있다. 그러므로 우심실 및 폐혈관의 상태와 치료 이후 기능 회복 정도가 간이식 후 생존율에 영향을 미치는 중요한 인자로 여겨진다.

Ⅲ 간경변성 심근병증

간경변증 환자는 동맥혈관저항 및 동맥압은 저하되어 있으나, 기초 심박출량은 증가되어 있다. 그러나 기초 심박출량이 증가되어 있음에도 일부 간경변증 환자는 생리적·약리적 자극에 대해 상응하는 심박출량의 증가는 보이지 않는다. 과거 간경변증에서 발생하는 심근병증은 알코올에 의한 심장근육세포의 손상 때문으로 생각되었으나, 비알코올 간경변증에서도 심장수축기능 저하가 발생하는 것이 확인되어 간경변증에서 발생하는 심장기능장애를 간경변성 심근병증으로 부르고 있다.

몇 개의 과거 연구 결과 진행된 간경변증으로 간이식을 시행한 환자의 최대 50%에서 심장기능장애의 특징을 동반하고 있었으며, 수술 후 사망한 환자의 7~21%가 심부전으로 사망하였다. 이와 같이 간이식과 같은 주요한 외과수술 과정에서 간경변증 환자의 사망원인 중 심장기능장애에 의한 사망이 큰 비중을 차지함에 따라 이 증후군에 대한 관심이 증가하고 있다.

1. 정의

간경변성 심근병증은 안정기에는 현증의 명확한 좌심실 기능이상이 없으며 기초 심박출량이 정상 혹은 증가되어 있으나, 자극에 대한 심실반응이 저하되어 있고, 수축기능 또는 이완기능의 장애를 동반하고 있으며, 심전도에서 QT 간격의 연장과 심박동수의 변화 등과 같은 전기생리장애를 갖는 것으로 정의하고 있다. 즉 평소에는 정상 심장수축기능을 갖지만 운동, 약물, 수술 등과 같은 생리적 또는 약물적 자극에 대해 심장이 정상적으로 반응하지 않아 심부전을 일으킬 수 있다. 간경변성 심근병증의 진단은 판막질환, 허혈성 심질환, 선천성 심질환, 전도장애 및 비후형 심근병증과 같은 심장기능 이상을 초래할 수 있는 다른 질환 배제가 필요하다.

2. 발병기전

다양한 요소들이 관여하는 것으로 생각되나, 이에 대해 완전히 밝혀지지는 않았으나 베타수용체의 신호전달의 장애, 심근세포의 세포막기능의 장애 및 이온채널의 결함 등을 들 수 있다.

심근의 수축력은 주로 베타수용체 시스템에 의해 결정된다. Norepinephrine이나 catecholamine이 심근세포의 베타수용체와 결합하면 세포막의 adenylate cyclase를 자극하여 cGMP를 생성하고, 주변 여러 단백의 인산화를 통해 세포 내로의 칼슘 유입을 증가시킨다. 유입된 칼슘은 액틴-마이오신 결합을 유발하여 심근세포의 수축을 일으킨다. 그러나 간경변증 환자에서는 심근세포에 베타수용체의 수가 감소되어 있거나, 수용체와 결합 후 세포 내 전달체계에 문제가 발생하는 것으로 알려져 있다.

심근세포막의 변화는 세포막 유동성 및 심근세포 기능 감소 같은 세포막의 생물 물리학적인 변화를 포함한다. 그리고 iNOS 활성도 증가에 의한 NO의 증가, heme oxygenase-1(HO-1) 활성도 증가에 의한 carbon monoxide(CO)의 증가 등과 같은 심근수축력을 저하시키는 물질들의 과활성이 원인으로 제시되고 있다. NO와 CO는 guanylate cyclase를 자극하여 cGMP를 생성하고, 이를 통해 심근세포의 수축을 억제한다. 또한 cannabinoid의 증가와 CB1 cannabinoid 수용체 발현의 증가도 간경변증을 가진 환자 및 동물 모델에서 보고되었다. 심근세포의 endocannabinoid는 빈맥이나 혈역학 과부하와 같은 자극에 반응하여 생성이 증가하는데, 교감신경성 자극에 대한 베타수용체의 반응을 감소시켜 심근수축력을 저하시키는 것으로 알려져 있다.

3. 임상상

간경변증 환자들은 동맥혈관 내에 NO와 같은 혈관확장물질이 많아 말초혈관 확장에 의해 혈관저항이 감소된 상태로, 심장이 수축할 때 후부하가 크지 않으므로 보상작용에 의해 평소 심부전의 증상을 보이지 않는 경우가 많다. 간경변성 심근병증은 평소에는 심부전 증상을 보이지 않다가, 자극이 주어질 때 정상적으로 심장이 수축하지 못하여 잠재적 심부전이 현증으로 발생할 수 있다. 즉 간경변증 환자에서 감염이나 간이식술 등과 같은 스트레스 상황에서 잠재된 심기능의 상실이 임상적으로 확연한 심기능 상실로 나타날 수 있다. 이식술 전 심장에 특이한 과거력이나 위험 요소가 없었던 간경변증 환자들에서 수술 후 급성으로 좌심실 기능상실이나 심기능 저하가 발생함이 보고되었다.

TIPS나 수술적 문맥정맥단락술이 현성 심부전을 유발함이 보고된 바 있다. TIPS와 대용량 복수천자를 비교한 다기관 연구에서 TIPS군의 12%에서 심기능 상실이 발생한 반면 대용량 복수천자군에서는 심기능 상실의 발생이 없었다.

이외에 심실의 수축예비능의 저하가 간신증후군의 발병에 기여할 수 있다고 보고된 바 있다. 간경변증을 동반한 자발성 세균복막염 환자 연구에서, 간신증후군이 발병한 군에서 감염증 발생 당시 심박출량이 감소된 이후 감염증으로부터 회복된 후에도 심박출량이 적절히 회복되지 못한 경우가 더 많았다. 이는 간신증후군의 발생이 말초혈관확장이 심화된 상태에서 부적절한 심장 수축력의 반응과 연관 있을 것으로 생각된다.

4. 진단

아직까지 단일검사만으로 간경변성 심근병증을 선별하거나 확진할 수 있는 진단법은 없다.

(1) 심초음파

Preejection period(PEP)/left ventricular ejection time(LVET)는 좌심실 수축기능을 나타내는 중요한 표지자로, 대부분의 심근병증은 PEP는 증가되어 있고 LVET는 감소되어 있어, PEP/LVET ratio가 증가되나 간경변성 심근병증에 특이적이지는 않다. 간경변성 심근병증은 자극에 대해 비정상적인 반응을 보이는 특성이 있으므로, 스트레스 심초음파나 스트레스 동위원소 심실촬영이 간경변성 심근병증의 진단에 유용할 것으로 생각된다. 최근 도부타민 스트레스 심초음파를 이용한 연구가 보고되었는데, 도부타민은 베타수용체에 작용하는 합성 카테콜라민으로 베타신호전달체계의 장애가 주요 발병기전으로 알려진 간경변성 심근병증에서 도부타민 주사 후 심장수축변화의 비정상적인 반응을 관찰하는 것이 진단에 유용할 것으로 생각되고 있다.

(2) 심전도

재분극의 지연과 심장 흥분-수축 동조화의 장애와 같은 전기생리학적 변화로 QT 간격의 연장이 나타날 수 있다. 간질환의 중증도와 혈액순환장애가 QT 간격 연장과 관련 있다고 보고된 바 있으며, 이러한 현상은 간이식술 이후 약 50%의 환자에서 사라진다.

(3) 혈청검사

혈중 atrial natriuretic peptide(ANP)와 B-type natriuretic peptide(BNP)가 증가되어 있으며, 특히 BNP는 심실에서 기원하므로 심실 기능부전에 좀 더 예민한 표지자이다. 한 연구에서 혈중 BNP≥250pg/mL가 이식 후 초기에 발생하는 심부전의 예측인자로 보고되었다.

5. 예후

심근병증의 중증도는 간기능부전의 중증도와 연관이 있는 것으로 알려져 있으며, 말기 간질환의 체액성, 혈역동학적 변화는 간이식 후 대부분 회복되는 것으로 알려져 있으나 간경변성 심근병증의 정확한 예후는 아직까지는 명확히 밝혀지지 않았다.

6. 치료

구체적인 치료방법이 정립되어 있지는 않다. 심부전이 현증으로 나타날 경우 저염식, 이뇨제, 앤지오텐신 수용체 차단제 및 질산염과 같은 일반적인 심부전증의 치료에 준하여 치료를 시행한다. 베타차단제는 심근세포의 수축을 저해하는 각종 사이토카인을 억제할 수 있어 심근병증을 호전시킬 수 있는 것으로 알려져 있으나, 추가 연구가 필요하다.

간이식이 근치적인 치료법이다. 간이식 후 동맥압의 증가에 의해 일시적으로 심부전이 현증으로 나타날 수 있으나, 시간이 경과함에 따라 심장 기능은 점차 회복된다. 간이식 후 여러 가지 심장기능지표들이 향상되고, 항진된 심혈관 상태를 포함하여 좌심실 및 좌심방의 비후와 확대가 감소되며 수축 및 이완 기능도 개선된다.

참고문헌

1. Porres-Aguilar M, Altamirano JT, Torre-Delgadillo, et al. Portopulmonary hypertension and hepatopulmonary syndrome: clinician-oriented overview. Eur Respir J 2012;21:223-233
2. Mousa NH. Hepatopulmonary syndrome: An overview. J Gastroenterol Hepatol Res 2013;2:498-502
3. Tumgor G. Cirrhosis and hepatopulmonary syndrome. World J Gastroenterl 2014:20:2586-2594
4. Arguedas MR, Abrams GA, Krowka MJ, et al. Prospective evaluation of outcomes and predictors of mortality in patients with hepatopulmonary syndrome undergoing liver transplantation. Hepatology 2003;37:192-197
5. Fallon MB, Krowka MJ, Brown RS, et al. Impact of hepatopulmonary syndrome on quality of life and survival in liver transplant candidates. Gastroenterology 2008;135:1168-1175
6. Abrams GA, Jaffe CC, Hoffer PB, et al. Diagnostic utility of contrast echocardiography and lung perfusion scan in patients with hepatopulmonary syndrome. Gastroenterology 1995;109:1283-1288
7. Nunes H, Lebrec D, Mazmanian M, et al. Role of nitric oxide in hepatopulmonary syndrome in cirrhotic rats. Am J Respir Crit Care Med 2001;164:879-885
8. Ling Y, Zhang J, Luo B, et al. The role of endothelin-1 and the endothelin B receptor in the pathogenesis of hepatopulmonary syndrome in the rat. Hepatology 2004;39:1593-1602
9. Reichenberger F, Voswinckel R, Steveling E, et al. Sildenafil treatment for portopulmonary hypertension. Eur Respir J 2006;28:563-567
10. Hoeper MM, Seyfarth HJ, Hoeffken G, et al. Experience with inhaled iloprost and bosentan in portopulmonary hypertension. Eur Respir J 2007;30:1096-1102
11. Belay T, Gress T, Sayyed R. Cirrhotic cardiomyopathy among patients with liver cirrhosis. J Gastroenterol 2013;3:344-348
12. Yang YY, Lin HC. The heart: pathophysiology and clinical implications of cirrhotic cardiomyopathy. J Chin Med Assoc 2012;75:619-623
13. Baik SK, Lee SS. Cirrhotic cardiomyopathy: Causes and consequences. J gastroenterol Hepatol 2004;19:S185-S190
14. Kim MY, Baik SK. Cirrhotic cardiomyopathy. Korean J Hepatology 2007;13:20-26

chapter 22

급성 간부전

임영석

- 급성 간부전*acute liver failure*; *ALF*은 중증 급성 간손상에 의해 증상 발현으로부터 26주 이내에 간성 뇌증과 혈액응고장애*coagulopathy*가 나타나는 경우를 말한다. 과거 전격성 간부전, 초급성 간부전, 아급성 간부전 등으로 불리던 모든 개념을 포함한다.
- 급성 간부전의 원인은 환자의 예후를 결정하는 가장 중요한 요인이다. 급성 간부전의 원인은 세계적으로 지역마다 크게 다른데, 우리나라에서는 B형간염바이러스와 생약제가 가장 중요한 원인이다.
- 급성 간부전 환자는 이식을 받지 않는 경우 약 80%가 사망하는데, 간성 뇌증 3~4도로 진행한 경우에는 사망률이 약 90%에 이른다. 사망의 3대 원인은 뇌압상승, 전신감염증, 다장기 부전이다.
- N-아세틸시스테인*N-acetylcysteine* 정주는 간성 뇌증 1~2도의 급성 간부전 환자에서 원인에 관계없이 생존율을 향상시킬 수 있는 유일한 내과적 치료법이다.
- 응급 간이식은 급성 간부전 환자의 생존율을 향상시킬 수 있는 가장 확실한 치료이다.

급성 간부전*acute liver failure*; *ALF*은 간성 뇌증과 혈액응고장애*coagulopathy*로 특징되는 급성 간손상의 비교적 드문 합병증이다. 급성 간부전의 원인이 환자들의 예후를 결정하는 가장 중요한 요인임이 밝혀지면서 급성 간부전의 정의가 새로이 정립되게 되었다.

급성 간부전의 예후는 최근 적극적인 내과적 치료와 간이식의 발전에 힘입어 많이 호전되었지만, 응급 간이식을 받지 못하는 경우 사망률이 50~80%에 이른다.

I 급성 간부전의 정의

급성 간부전의 일반적인 정의는, 이전에 간경변증이 없던 환자에서 급성 간손상의 증상 발현으로부터 26주 이내에 혈액응고장애(프로트롬빈시간 INR ≥1.5)와 함께 어떠한 정도라도 의식변화(간성 뇌증)가 나타나는 경우를 말한다. 만성 B형간염, 자가면역성 간염, 윌슨병 등의 만성 간손상으로 인한 간경변증이 있었던 환자라도, 최근 급성 간손상 이전에 간기능이 정상이었고 증상의 기간이 26주 이내라면 급성 간부전으로 보는 것이 바람직할 것으로 여겨지지만, 이 부분은 아직 논란이 있다. 심한 황달과 혈액응고장애는 있지만 간성 뇌증을 동반하지 않는 급성 간손상은 급성 간부전으로 진단할 수 없고, '중증 급성 간염'으로 분류되며 일반적으로 예후가 좋다.

II 원인과 예후

급성 간부전의 임상상은 원인에 관계없이 비슷하지만, 적절한 치료 선택과 예후 예측에 있어 그 원인을 파악하는 것이 매우 중요하다.

급성 간부전의 원인은 환자의 예후를 결정하는 가장 중요한 요인이다. 미국의 3차 의료기관들에서 진단된 급성 간부전 환자들의 원인과 예후의 연관성에 대한 전향적 조사에 의하면, 아세트아미노펜, A형간염, 임신, 쇼크가 원인이었던 환자들의 경우 무이식 생존율*transplantation-free survival rate*이 60% 이상이었다. 반면에 비아세트아미노펜 약제, B형간염, 자가면역성 간염, 윌슨병, Budd-Chiari 증후군, 악성 종양, 기타 원인 불명 등의 경우 무이식 생존율은 30% 이하였다. 따라서 급성 간부전의 원인은 진단과 동시에 반드시 밝혀야 하지만, 그 원인을 찾는 것은 쉬운 일이 아니다.

전 세계적으로 볼 때 B형간염이 급성 간부전의 가장 흔한 원인으로 알려져 있으나, 지역과 시대에 따라서 그 원

표 22-1 한국에서 흔한 급성 간부전의 원인

B형간염바이러스	만성 B형간염의 급성 악화 급성 B형간염
한약재	
A형간염바이러스	
자가면역성 간염	
약물유발성 간손상	
버섯중독	
아세트아미노펜	
기타	
원인 미상	

인은 크게 다른 것으로 알려졌다. 우리나라는 2007년 이전까지 급성 B형간염과 약물유발 간손상이 급성 간부전의 가장 중요한 두 가지 원인이었다(표 22-1). 환자들의 원인 중 약 90%가 불량한 예후를 나타낸다고 알려진 것들인데, 이러한 특성을 우리나라 급성 간부전 환자들의 예후가 서구에 비해 불량한 이유 중 하나로 볼 수 있다. 바이러스에 의한 급성 간부전의 대부분은 급성 A형 혹은 B형 간염이지만, 드물게 E형간염, 앱스타인-바바이러스 *Epstein-Barr virus*, 거대세포바이러스*cytomegalovirus* 등이 원인이 되기도 한다. 급성 A형 혹은 B형간염에서 급성 간부전으로 진행할 확률은 0.1~1%로 높지 않지만, 40세 이상의 연령에서는 그 가능성이 증가한다.

약제에 의한 급성 간부전은 대부분 투여용량이 과다한 경우에 나타나는 예측이 가능한 내인성 간손상(아세트아미노펜)이나, 투여용량과 무관하게 나타나는 특이약물 반응에 의해 발생하기도 한다. 아세트아미노펜에 의한 내인성 간손상의 경우 간부전은 대부분 황달 발생으로부터 7일 이내에 간성 뇌증이 발생하는 초급성 간부전의 형태로 나타나는 반면에, 특이약물 반응의 경우는 흔히 약제 투여 후 4~6주가 지난 다음에 아급성 간부전의 형태로 나타나며 예후가 매우 불량하다.

식물제제에 의한 간손상은 피롤리지딘 알칼로이드 *pyrrolizidine alkaloids*에 의한 경우가 많으며, 우리나라에서는 B형간염에 이어 급성 간부전의 두 번째 중요한 원인이다. Amanita속 버섯류 중 독우산광대버섯*Amanita virosa*과 개나리광대버섯*Amanita subjunguillea*에 의한 간손상은 가을철에 경상북도 북부, 충청북도 등지에서 드물지 않게 발생한다.

Ⅲ 임상상과 병태생리

급성 간부전의 가장 특징적인 임상상은 간성 뇌증, 혈액응고장애와 황달이다. 혈청 아미노전이효소는 대부분 매우 높이 증가하지만, 그 최대 증가치 및 감소 속도는 환자의 예후와 무관하다. 회복되는 환자에서는 혈청 빌리루빈과 프로트롬빈시간이 호전되지만, 간부전이 진행하는 환자들은 빌리루빈이 상승하고 프로트롬빈시간이 연장된다.

급성 간부전은 간손상 외에도 거의 모든 장기의 기능에 영향을 미치며, 뇌부종, 패혈증, 신부전, 심폐부전 등 다장기부전*multi-organ failure* 형태의 합병증으로 나타나서 높은 사망률의 원인이 된다. 이식을 받지 않는 경우 약 80%의 환자들이 진단 시점으로부터 3주 이내에 사망하는데, 사망의 4대 원인은 뇌부종, 전신감염증, 다장기부전, 출혈 등이다. 진단으로부터 1주 이내에는 거의 대부분 뇌부종으로 사망하며, 1주 이후부터는 전신감염증과 다장기부전이 증가한다.

1. 간성 뇌증

간성 뇌증의 존재는 급성 간부전을 중증 급성 간염과

표 22-2 급성 간성 뇌증의 단계

단계	증상	징후	뇌파 검사
0	정상	정상	정상
1	각성장애, 집중장애, 수면패턴 변화	떨림, 구성행위상실증, 자세고정불능증	대칭적 서파
2	초조, 기면, 발작	과다반사	대칭적 서파 및 삼상파
3	몹시 졸림, 혼동 및 통증을 유발하는 자극에만 반응	과다반사	삼상파
4	통증을 유발하는 자극에도 반응하지 않는 혼수상태	바빈스키 양성, 발목간대성 경련, 제뇌자세	델타파

구분 짓는 필수적인 요소이다. 급성 간부전에서 발생하는 신경학적 증후군의 임상상은 만성 간질환의 경우와 확연히 다르다. 급성 간부전에서 발생하는 뇌증에서는 간경변증의 경우와 달리 경련과 섬망이 빈번히 발생한다. 간성 뇌증은 임상증상, 징후, 뇌파 소견에 따라 네 단계로 구분되는데(표 22-2), 급성 간부전에서는 1도인 경한 의식장애부터 4도인 깊은 혼수까지 몇 시간 안에 급격히 빠르게 진행할 수 있으므로 주의해야 한다.

2. 뇌부종

뇌부종은 3~4도 뇌증으로 진행한 급성 간부전 환자들 중 70~80% 정도에서 발생하며, 뇌압의 상승을 유발함으로써 환자 사망의 가장 중요한 원인이 된다. 뇌부종은 간경변증의 말기 간부전으로 인한 간성 뇌증에서는 발생하지 않는, 급성 간부전의 독특한 현상이다.

일반적으로 뇌압이 상승하면 서맥, 혈압상승, 과호흡, 제뇌자세*decerebrate posture* 등의 증상이 발생할 수 있지만, 이런 증상들은 아주 진행된 일부의 환자들에서만 나타나므로 조기진단에 도움이 되지 않는다. 뇌 전산화단층촬영도 뇌압상승 진단에 대한 민감도가 낮고 급격한 뇌압의 변화를 실시간으로 확인하기 어려우므로 큰 도움이 되지 않는다. 따라서 경막외*epidural* 또는 경막하*subdural*에서 압력을 직접 측정하는 것이 매우 중요하지만, 심한 출혈성 경향으로 인해 실제로 시행할 수 없는 경우가 많다.

일반적으로 뇌부종은 세 가지 기전에 의해 발생할 수 있다. 혈관 투과성이 증가하여 발생하는 혈관인성 부종*vasogenic edema*, 뇌간질 내에 삼투압 증가를 초래하는 용질들이 증가하여 발생하는 간질성 부종*interstitial edema*, 세포 종창*cell swelling*에 의해 발생하는 세포독성 부종*cytotoxic edema* 등이다. 급성 간부전에서 뇌부종이 발생하는 정확한 기전은 밝혀져 있지 않지만, 세포독성 부종이 가장 중요한 기전으로 생각되고 있다. 뇌에서 암모니아가 대사되는 유일한 과정은 성상세포*astrocyte*에서 글루탐산*glutamate*과 결합하여 글루타민*glutamine*이 되는 것인데, 간부전으로 인해 뇌로 유입되는 암모니아가 증가하면 성상세포 내에서 글루타민이 급증함으로써 삼투압에 의해 세포 종창이 일어나게 된다. 만성 간질환에서는 혈중 암모니아의 증가 속도가 느리므로 성상세포 내에서 증가된 글루타민에 대한 적응기전이 작용하여 세포 종창이 일어나지 않지만, 급성 간부전에서는 암모니아의 농도가 매우 급격히 증가하여 적응기전이 작용하지 못하기 때문에 뇌부종이 발생하는 것으로 추정된다.

3. 혈액응고장애

간에서 합성되는 단백질 중 알부민과 혈액응고인자들은 임상적으로 측정할 수 있으므로 중요성을 갖는다. 이 중 혈액응고인자의 생산 감소로 인한 심한 혈액응고장애는 간성 뇌증의 발생보다 먼저 나타나며, 전격성 간부전의 중요한 특징이다. 급성 간부전에서 혈액응고장애는 황달이 임상적으로 뚜렷해지기 전에 매우 급격하고 심하게 발생하는 경우가 많다.

급성 간부전에서 혈액응고장애는 흔히 프로트롬빈시간으로 표시될 수 있으며, 예후를 예측하는 중요한 지표가 된다. 혈액응고인자들뿐만 아니라, 항응고인자들인 C단백이나 S단백 등도 간에서 생산되므로 급성 간부전에서는 감소한다. 따라서 각종 혈액응고 지표들은 파종 혈관내 응고*disseminated intravascular coagulation*; *DIC*의 양상을 나타내는 경우가 많아 실제로 두 가지를 구분하기 어려운 경우가 많다. 한편 급성 간부전에서는 혈소판의 활성화와 섬유소용해*fibrinolysis*로 인해 대부분의 환자들에서 말초혈액 혈소판치가 100,000/mm^3 이하로 감소한다.

4. 심혈관계 합병증

심박출량의 증가와 전신 혈관저항의 감소를 특징으로 하는 과역동성 순환증후군*hyperdynamic circulatory state*은 급성 간부전의 중요한 임상양상 중 하나이다. 과역동상태의 정확한 병태생리적 원인은 밝혀져 있지 않지만, 혈중 산화질소*nitric oxide*; *NO* 농도의 증가가 중요한 역할을 하는 것으로 추정된다. 심박출량은 보통 정상의 두 배 이상인 7~10L/분까지 증가하며, 전신 혈관저항은 정상의 약 65%로 감소한다. 심박출량의 증가에는 빈맥과 일회 박출량*stroke volume*의 증가 모두 기여한다. 그러나 간부전이 진행하면 뇌압의 상승으로 인해 서맥이 흔히 나타난다. 과역동성 순환의 임상적 결과는 동맥저혈압과 승압제*inotropic agent*의 투여에 반응이 감소되는 것으로 나타날 수 있다.

간부전의 초기에 중심정맥압*central venous pressure; CVP*은 대개 낮게 측정되지만, 간부전이 진행할수록 외부에서 주입된 수액과 핍뇨*oliguria*, 신부전 등으로 인해 점차 증가하게 된다. 간부전이 더 진행하면 대개 패혈증과 전신 염증반응 증후군*systemic inflammatory response syndrome; SIRS*으로 인해 심박출량이 감소한다.

5. 조직 저산소증*tissue hypoxia*

급성 간부전에서는 급격하게 파괴된 간세포들로부터 액틴*actin*, 콜라겐*collagen* 등의 세포 파괴산물*cellular debris*들이 혈관 내로 다량 유출되어 모세혈관을 폐쇄시키고 동정맥 단락*arteriovenous shunting*을 초래하는 미세혈관장애*microvascular disturbance*가 발생한다. 결국 전신정맥확장과 미세혈관장애는 모두 적혈구가 조직 내에서 머무는 시간을 단축시킴으로써 산소의 조직 내 이동을 저해한다.

정상적인 상태에서는 조직 내 산소 전달이 다소 감소하더라도 여러 가지 보상기전에 의해 산소섭취량이 일정하게 유지된다. 그러나 급성 간부전이나 패혈증, 급성 호흡곤란증후군*acute respiratory distress syndrome; ARDS* 등 중증 급성 질환에서는 이런 기전이 작동하지 않아 조직 내 산소섭취량은 전달되는 산소량에 전적으로 의존하게 된다. 이로 인해 경미한 저산소혈증에서도 무산소성 대사량*anaerobic metabolism*이 증가하게 되어 젖산산증이 발생한다. 정상적으로 젖산은 간에서 코리회로*cori cycle*를 통해 대사되는데, 간부전에서는 이런 대사 기능이 저해되어 있으므로 결국 빠른 속도로 대사성 산증이 진행하게 된다.

6. 예후 평가

급성 간부전 환자들의 예후지표들은 King's College 기준, MELD(model for end-stage liver disease)를 비롯하여 몇 가지가 있으나, 어느 것도 간이식의 필요성을 정확히 평가하는 데 만족스러울 정도로 정확하지는 않다.

현재로서 급성 간부전 환자의 예후를 판정하는 가장 중요한 지표는 그 원인이다. 즉 아세트아미노펜, A형간염, 임신성, 쇼크 등이 원인인 경우는 비간이식 생존율이 60% 정도로 비교적 높지만, 우리나라에 많은 급성 B형간염이나 특이약물 반응, 독소들, 그리고 원인을 모르는 경우 등에서는 사망률이 80~90%에 이른다. 윌슨병의 전격성 간부전에서는 대부분의 환자들이 간경변증을 동반하고 있어서 간이식을 하지 않으면 생존을 기대하기 어려울 정도로 예후가 불량하다.

두 번째로 중요한 예후지표는 간성 뇌증의 정도로서 심할수록 예후가 나쁘며, 뇌부종이나 신부전 등의 합병증이 많이 발생할수록 역시 예후가 불량한 것으로 보고되어 있다.

Ⅳ 급성 간부전의 내과적 치료

1. 환자의 초기 평가

급성 간부전에서는 처음에 환자의 의식이 명료하더라도 급격하게 혼수로 진행할 수 있다. 급성 간부전에서는 대부분 뇌증이 발생하기 전에 먼저 혈액응고장애로서 프로트롬빈시간이 현저하게 연장된다. 따라서 급성 간염 환자들에서는 프로트롬빈시간을 일정 간격으로 반복 측정하고, 만약 현저한 연장이 급격히 나타난다면 의식변화가 곧이어 나타나지 않는지 면밀히 관찰해야 한다. 각종 약제 복용력에 대해서는 섭취한 약제의 종류와 양, 사용기간, 같이 투여한 약제 등에 대해 아주 꼼꼼하게 확인해야 한다. 한약재나 민간요법, 환각성 약제 등에 대해서도 반드시 물어보아야 한다. 알코올에 대해서도 섭취한 기간 및 동반 투여 약제 등을 확인해야 한다. B형간염에 대해서는 모계 및 형제들에 대한 가족력을 반드시 확인하고, 과거 신체검사나 헌혈에서 간염이 발견된 적이 있는지, 예방접종을 한 적이 있는지 등에 대해 자세히 물어보아야 한다. 환자가 50세 이하인 경우, 과거 A형간염 예방접종력에 대해 확인해야 한다. 자가면역성 간염이나 윌슨병의 병력과 가족력 등도 반드시 확인해야 한다.

일반적으로 급성 간부전에서 고열이 발생하는 경우는 드물지만, A형간염이나 기타 감염성 질환이 원인인 경우 가능하며, 2차 세균성 감염 합병증이 발생하였을 가능성도 의심해야 한다. 급성 간부전에서는 대부분 간의 크기가 줄어드는데, 반대로 간종대가 있으면 Budd-Chiari 증후군이나 말초림프종 등의 침윤성 질환을 의심해야 한다.

의식변화가 있거나 활력징후가 불안정한 환자, 신부전이나 저산소증, 저혈당증 등이 있는 모든 환자들은 중환자실에 입원시켜 관찰해야 한다. 급성 간부전 환자는 불과 몇 시간 내에 뇌부종과 뇌 탈출이 발생할 수 있으므로, 진단과 동시에 가장 가까운 간이식 가능한 기관과 접촉하고 환자를 옮기는 것이 좋다.

2. 원인에 따른 해독제

아세트아미노펜으로 인한 간부전은 약제의 독성 중간대사산물인 N-아세틸파라벤조퀴닌이미드*N-acetyl-para benzoquine imide; NAPQI*에 의해 일어나며, 효과적인 해독제인 N-아세틸시스테인*N-acetylcysteine; NAC*을 약물 섭취 후 12시간 이내에 투여하면 간손상을 현저히 줄이고 생존율을 증가시킬 수 있다. NAC는 그 자체의 독성이 거의 없고 12시간이 경과하여 투여하더라도 생존율을 향상시킬 수 있으므로 반드시 투여해야 한다.

NAC는 체내에서 글루타티온*glutathione*으로 변환되는데, 글루타티온은 아세트아미노펜의 독성 중간대사산물인 NAPQI와 결합하여 독성을 제거한다. 뿐만 아니라 글루타티온은 자유라디칼로부터 세포를 보호하는 효과를 지닌 항산화물질이다.

NAC는 비아세트아미노펜 급성 간부전 환자에서도 생존율을 향상시키는 것으로 입증된 유일한 내과적 치료방법이다. 간성 뇌증 1~2도의 급성 간부전 환자에서 NAC 투여는 비간이식 생존율을 유의하게 향상시킴이 밝혀졌다. 이런 생존율 향상 효과는 특히 B형간염이나 약물이 원인인 경우 더 두드러지게 나타난다.

NAC는 보통 경구로 투여하는데, 140mg/kg을 처음에 투여하고 이후 매 4시간마다 70mg/kg을 17번 더 투여한다. 그러나 환자의 의식이 저하된 경우에는 정주요법을 시행할 수 있는데, 150mg/kg을 5% 포도당용액 200mL에 섞어서 1시간 동안 정주한 후, 50mg/kg을 5% 포도당용액 500mL에 섞어서 4시간에 걸쳐 주입하고, 이후 매 24시간마다 150mg/kg을 5% 포도당용액 1L에 섞어서 총 72시간 동안 천천히 투여한다. 투여 중에는 대부분의 환자들이 구역과 구토를 호소한다. NAC는 드물게 투여 중에 유사아나필락시스반응*anaphylactoid reaction*이 발생하여 혈압이 떨어지거나 흉통을 호소할 수 있다. 따라서 미리 항히스타민제를 투여하고 투여 중 면밀히 환자의 상태를 관찰하여 증상이 나타나면 즉시 투여를 중지해야 한다.

Amanita속 버섯류(독우산광대버섯, 개나리광대버섯)에 의한 간손상의 경우에는 실리마린*silymarin*(20~50mg/kg/일 정주)과 고용량 페니실린*penicillin G*(300,000~1,000,000units/kg/일 정주)의 병합요법이 해독 효과가 있는 것으로 알려져 있다.

B형간염바이러스에 의한 급성 간부전의 경우에는 항바이러스제를 투여할 수 있다. 그러나 증상이 나타날 때에는 이미 대부분 환자들의 혈청에서 바이러스가 제거되어 검출되지 않으므로 효과를 기대하기는 어려울 것으로 생각된다. 이에 대해서는 전향적 대조군 연구가 필요하다.

3. 간성 뇌증과 뇌부종의 치료

급성 간부전에서는 뇌부종으로 인한 뇌압의 상승이 가장 흔한 사망원인이다. 심한 뇌부종과 뇌압상승이 있었던 환자들은 간기능이 호전되어도 신경학적 증상들은 좋아지지 않는다. 따라서 뇌부종의 예방과 치료는 급성 간부전에서 가장 중요한 핵심이 되며, 모든 치료행위들은 뇌압을 낮추거나 적어도 올리지 않는 범위 내에서 이루어져야 한다.

환자들에게는 조용하고 안정적인 환경을 제공해야 하고, 상체는 반드시 30° 정도로 올린 자세를 유지하도록 해야 한다. 각종 검사나 시술들은 매우 부드럽고 조심스럽게 이루어져야 한다. 환자의 의식상태, 동공반응 등의 변화를 수시로 관찰하고 기록해야 한다. 환자의 의식이 둔화되면서 안절부절못하고 돌발적인 몸동작을 하기 시작하면 간성 뇌증이 제3단계로 진행하는 것으로 간주해야 한다. 이런 경우에는 환자의 흥분에 의해 뇌압이 더욱 상승할 수 있으므로 즉시 진정제로 환자를 안정시키고 기도내 삽관과 기계호흡을 시작해야 한다.

2~3도 간성 뇌증이 있는 환자들에서는 진정제가 필요한 경우가 많은데, 벤조디아제핀*benzodiazepine*계 약물들은 뇌증을 더욱 악화시킬 수 있으므로 피하는 것이 좋다. 프로포폴*propofol*은 지질친화성이 강해 혈액과 뇌에 신속히 흡수되며, 뇌 대사량을 감소시킴으로써 뇌 혈류량을 낮추어 뇌압 상승을 막는 것으로 알려져 있어 현재 1차 선택약으로 추천되며, 시간당 3~6mg/kg으로 정주하면

된다.

기도 내 객담 흡인*respiratory suctioning*은 한 번에 15초를 넘지 않도록 하고, 미리 1~2mL의 리도카인*lidocaine*을 기관 내로 주입해서 흡인 중에 뇌압이 상승되지 않도록 조치해야 한다. 호기말양압*positive end-expiratory pressure; PEEP*은 원활한 경정맥 환류*jugular venous return*를 방해함으로써 뇌압을 상승시킬 수 있고 심박출량과 혈압을 떨어뜨릴 수 있으므로 시행하지 않는 것이 가장 좋지만, 적절한 산소압을 확보하기 어려워 불가피한 경우에는 2~4mmHg 정도로 낮게 사용한다. 질소혈증*azotemia*, 위장관출혈, 패혈증, 알칼리증 등은 간성 뇌증을 악화시킬 수 있으므로 확인해서 적절히 교정해야 한다.

증상이나 징후, 검사실 소견들은 뇌압의 상승을 정확히 반영하지 못한다. 뇌 전산화단층촬영은 진행된 뇌부종을 확인할 수는 있으나, 뇌압상승에 대한 진단적 민감도가 낮고 역동적으로 변화하는 뇌압을 실시간으로 모니터할 수 없다. 결국 뇌압과 뇌관류압을 측정하는 가장 좋은 방법은 뇌 내에 압력측정용 변환기*transducer*를 삽입하는 것이다. 그러나 합병증으로 뇌 내 출혈을 유발할 수 있으므로 모든 환자들에서 시행할 수는 없다.

락툴로오스*lactulose*는 혈중 암모니아를 낮추기 위해 흔히 처방되지만, 급성 간부전에서는 락툴로오스를 투여해도 간성 뇌증에 효과가 없고 생존율에도 영향을 미치지 못하는 것으로 알려져 있다. 뿐만 아니라 락툴로오스는 체액감소, 전해질 불균형 등을 유발할 수 있고, 관장으로 인해 뇌압을 상승시킬 수도 있다. 따라서 2~3회 락툴로오스 관장을 해보고 뇌증의 호전이 없으면 중단하는 것이 좋다.

급성 간부전에서는 뇌혈류의 자가조절기전*autoregulation mechanism*이 상실되어 뇌혈관 확장이 초래된다. 과호흡은 동맥 저탄산혈증*hypocapnia*을 유발하여 뇌혈관의 자가조절기전을 회복시킬 수 있으므로, 동맥 이산화탄소 농도를 25~30mmHg 정도로 유지하도록 한다. 그러나 과호흡은 뇌압의 상승을 근본적으로 막지는 못하고 상승속도를 늦추는 정도의 효과밖에 없으므로, 뇌압이 급격히 상승할 때 단기적으로 사용해야 하며, 장기적으로 사용하는 것은 추천되지 않는다.

과호흡을 하고 있음에도 불구하고 뇌압이 25mmHg 이상으로 상승하기 시작하면 일단 악화요인을 찾아서 교정하고 동시에 만니톨*mannitol*을 투여해야 한다. 만니톨은 1회에 1~2g/kg을 20% 용액으로 정주하는데, 보통 뇌압을 낮추기 위해서는 2~3번 투여해야 한다. 만니톨은 뇌 모세혈관의 삼투압을 증가시킴으로써 뇌부종을 흡수하여 뇌압을 낮추는데, 혈청 삼투압 농도*osmolarity*가 320osm/L 이상으로 상승하면 효과가 없다. 따라서 2회 이상 투여하는 경우에는 혈청 삼투질 농도를 확인하여 320osm/L 이상이 되지 않는 범위 내에서 사용해야 한다. 뇌압이 이미 60mmHg 이상으로 상승한 경우에는 투여해도 별로 효과가 없다. 신부전이 있는 경우에 만니톨을 투여하면 오히려 뇌압이 상승할 수 있으므로 주의해야 한다.

고장 식염수*hypertonic saline*를 지속적으로 투입하여 중등도의 고나트륨혈증(145~155mmol)을 유지하면, 혈관과 세포 외 용적 그리고 세포 내 용적 간에 새로운 삼투압 경사를 만들어서 뇌부종을 예방하는 데 도움이 될 수 있다. 그러나 급성 간부전에서는 대부분의 환자들이 저나트륨혈증이 있는 상태이므로 혈청나트륨 농도를 급격히 올리는 것은 오히려 중추신경 손상을 유발할 수도 있으므로 조심스럽게 사용해야 한다.

위의 방법들로도 뇌압이 조절되지 않으면 펜토탈소디움*thiopental sodium*(185~500mg을 15분에 걸쳐 정주)을 투여하여 뇌혈관 수축을 유도함으로써 뇌압을 낮출 수 있다. 그러나 이 약제는 전신 동맥압도 낮춤으로써 뇌관류압을 떨어뜨릴 수 있으므로 그 효과가 상쇄될 수 있다. 펜토탈소디움으로 인해 유발된 혼수는 뇌파 검사*EEG*로도 뇌사와 구분되지 않으므로 간이식의 시행 여부를 결정하는 데 어려움이 있다. 따라서 이미 간이식을 시행하기로 결정된 환자에서 뇌압의 조절이 극히 어려운 경우 등 제한된 경우에만 사용하는 것이 좋다.

급성 간부전에서 중등도의 저체온증*hypothermia*을 유지하면(32~33°C) 전신 및 뇌 대사량을 낮추고 동맥 암모니아치를 감소시키며 뇌혈관 자가조절기전을 회복시킴으로써 뇌압을 낮출 수 있음이 알려져 있다. 그러나 저체온증은 감염성 합병증의 빈도를 증가시킬 수 있다.

4. 경련에 대한 치료

급성 간성 뇌증과 뇌부종에서는 만성 간질환에서와 달

리 국소성 혹은 전신성 경련이 빈번히 나타나고, 경련이 발생하면 뇌부종은 더욱 악화된다. 3~4도 뇌증에서는 경련이 발생하더라도 임상적으로 뚜렷하게 나타나지 않고 뇌파검사에서만 확인되는 경우가 많다. 그러나 최근의 대조군 연구에서 예방적으로 페니토인*phenytoin*을 투여해도 뇌부종이나 경련을 감소시키지 못하였고 생존율도 개선시키지 못하였다. 따라서 예방적 항경련제의 사용은 추천되지 않는다.

5. 심혈관계 및 혈역동학적 치료

급성 간부전에서 혈량이 과도하게 감소하면 심박출량과 조직관류량, 산소공급 등이 감소하고, 따라서 젖산증과 신부전이 발생할 수 있다. 반면에 혈량이 과다하면 고혈압과 뇌압상승, 폐부종을 유발할 수 있다. 따라서 정확한 혈관 내 용적 유지를 위하여 모든 환자들에서 중심정맥 삽관을 통해 중심정맥압을 살펴보고 8~10cmH_2O로 유지해야 한다. 보다 진행된 환자들에서는 Swan-Ganz 카테터를 삽입하여 폐동맥쐐기압을 측정하여 8~12mmHg로 유지할 것이 추천된다. 심박출량은 부정맥이 발생하면 현저히 저하될 수 있다. 따라서 지속적으로 심전도 모니터링이 필요하며, 일단 부정맥이 발생하면 전해질이나 산-염기 불균형이 있는지 확인하고 교정해야 한다. 대부분의 환자들은 중등도의 빈맥을 나타내어 심박출량을 유지한다. 그러나 심박수가 분당 180회 이상으로 증가하는 부정맥이 발생하면 오히려 심박출량이 감소하므로 적절한 조치를 취해야 한다. 동성서맥*sinus bradycardia*이 발생하는 경우에는 심한 뇌압의 상승이나 말기 간부전으로 진행하지 않았는지 의심해야 한다.

폐동맥쐐기압이 정상이고 부정맥이 없는데도 동맥혈압이 감소하면 일단 패혈증이 발생하지 않았는지 의심하고 혈액 배양검사를 실시해야 하며, 승압제의 사용을 고려해야 한다. 승압제로는 노르에피네프린*norepinephrine*이 말초혈관과 심근수축을 모두 촉진하므로 가장 흔히 이용된다. 이런 승압제는 혈압을 유지하는 데는 효과적이지만, 이미 존재하는 말초혈관병증 때문에 말초조직으로의 산소 전달, 섭취를 보장하지는 못한다.

6. 신부전*renal failure*에 대한 치료

급성 간부전 환자들 중 약 40~80%에서는 신부전이 발생하며 뇌증을 악화시키므로 불량한 예후인자로 작용한다. 혈중 요소질소*blood urea nitrogen*; *BUN*는 간내 질소 생산이 저해되어 있으므로 신부전의 중증도를 적절히 반영하지 못한다. 신부전이 발생하는 네 가지 주요 원인은 체액감소로 인한 콩팥전질소혈증*prerenal azotemia*, 급성 세뇨관 괴사*acute tubular necrosis*, 패혈증, 간신증후군*hepatorenal syndrome* 등이다. 간부전 환자에서 신부전은 대개 뇌증이 진행된 후에 발생하지만, 아세트아미노펜이 원인인 경우에는 직접적인 신독성에 의해 처음부터 신부전이 나타날 수 있다.

일단 신부전이 발생한 경우에는 가역적인 악화요인이 있는지 잘 찾아보고 교정해야 한다. 핍뇨가 발생한 초기에는 푸로세미드*furosemide*나 저용량 도파민(2~5mg/kg/시간 정주)을 사용하여 소변량을 유지할 수 있다. 바소프레신*vasopressin*이나 털리프레신*terlipressin*은 고암모니아혈증을 일으키고 뇌혈류량을 증가시킴으로써 뇌압을 상승시키는 것으로 증명되었으므로 간신증후군이 의심되더라도 사용하여서는 안 된다.

푸로세미드나 저용량 도파민에 반응 없이 핍뇨가 지속되거나 고질소혈증이 발생하면 continuous veno-venous hemofiltration(CVVH)이나 continuous arterio-venous hemofiltration(CAVH)을 시작해야 한다. 혈액투석*hemodialysis*은 혈압변화를 일으킬 수 있고 혈액으로부터 요소를 제거하여 삼투압을 급격히 떨어뜨림으로써 뇌압을 상승시킬 수 있으므로 피하는 것이 좋다. CVVH나 CAVH를 적용하는 경우, 처음 12시간 정도는 체액 배출량과 혈청 삼투성 물질 제거량을 최소한으로 하여 급격한 삼투압 변화에 따른 뇌부종의 악화를 예방해야 한다. 혈청 삼투압이 급격히 감소하면 만니톨을 투여하여 유지하도록 해야 한다.

7. 호흡기계 합병증에 대한 치료

급성 간부전의 초기에는 중추성 과호흡*central hyperventilation*으로 인해 분당 호흡수가 증가하고 호흡성 알칼리증이 나타난다. 뇌압이 상승하면 호흡수는 갑자기 심하게 증가하는데, 이것은 곧이어 호흡부전으로 이어질 수 있다.

간부전이 진행하면 환기/관류 불균형*ventilation/perfusion mismatch*이 발생하여 저산소혈증이 나타난다. 환기/관류 불균형은 체액 용적 과부하, 폐 내 동정맥 단락 발생, 폐 모세혈관 투과성 증가, 폐렴, 좌심실부전 등 여러 가지 원인에 의해 발생할 수 있다.

폐부종으로 인한 저산소증이 발생한 환자에서 폐동맥 쐐기압이 정상(18mmHg 이하)이면 급성 호흡부전증후군*ARDS*으로 진단할 수 있다. 급성 간부전에서 ARDS는 전신 염증증후군*SIRS*의 호흡기계 증상으로 나타날 수 있으며, 사망률을 증가시키고 간이식의 부적응증이 된다. ARDS가 발생하면 기계호흡을 하더라도 불가피하게 평균 기도압*mean airway pressure*이 증가하게 되고, PEEP을 높여야 할 경우가 많다. 이러한 요인들은 경정맥압을 증가시켜 뇌부종을 유발할 수 있으므로 치료가 매우 어려워진다.

8. 감염증에 대한 예방과 치료

급성 간부전 환자들은 옵소닌*opsonin*과 보체*complement*의 기능이 떨어져 있고, 백혈구와 Kupffer세포 및 세망내피계*reticuloendothelial system*의 기능도 떨어져 있는 등 여러 가지 요인으로 인해 감염증에 취약하다. 세균감염증은 약 80%의 환자에서 발생하는 것으로 알려져 있는데, 폐렴(50%), 패혈증(26%), 요관감염증(22%) 등의 형태로 나타난다.

가장 흔한 원인균은 그람양성구균들(세균 감염의 61~80%)인데 *Staphylococcus aureus* 감염이 가장 많고, *Staphylococcus epidermidis*와 *Streptococci*들이 다음으로 흔하다. *Escherichia coli*, *Pseudomonas aeruginosa*, *Klebsiella*종 등 그람음성균들도 나머지 원인균을 차지한다. 진균 감염증도 약 1/3의 환자들에서 발생하는데, 입원 치료기간이 길어질수록 증가하며 칸디다*Candida* 감염증이 가장 흔하다.

급성 간부전의 감염증 관리에서 당면하는 문제는 발열, 백혈구 증가 등 전형적인 감염의 징후가 30% 정도의 환자들에서는 나타나지 않아 조기 발견이 어렵다는 것이다. 따라서 모든 환자들에서 처음부터 혈액, 소변, 객담 배양검사와 흉부방사선검사를 포함한 각종 감염증 감시를 정기적으로 실시해야 한다.

예방적 항생제는 감염성 합병증의 발생을 현저히 줄이고 생존율을 향상시키는 경향이 있는 것으로 증명되었다. 현재 추천되는 방법은 3세대 세팔로스포린 항생제 정주와 노르플록사신*norfloxacin*(400mg/일)과 플루코나졸*fluconazole*을 경구적으로 투여하는 것이다.

9. 혈액응고장애에 대한 치료

프로트롬빈시간의 연장과 각종 혈액응고인자들의 감소는 급성 간부전의 특징이면서 예후를 예견하는 지표다. 따라서 신선동결혈장은 출혈성 합병증이 있거나 침습적 시술을 시행하기 전에 제한적으로 사용하는 것이 바람직하며, 무증상인 경우에는 투여하지 않는 것이 좋다. 혈소판도 감소할 수 있으나 출혈이 없으면 보충할 필요가 없다.

가장 흔한 출혈 부위는 위와 상부 십이지장점막이다. 그러므로 모든 환자들에게 H_2 수용체 길항제나 프로톤 펌프억제제*proton pump inhibitor*, 그리고 수크랄페이트*sucralfate*를 예방적으로 투여해야 한다.

10. 대사성 합병증에 대한 치료

간부전에서는 대부분 약제들의 대사가 원활하지 않고 독성으로 인해 간부전이 더 진행할 수 있으므로, 약제 사용은 최소한으로 줄여야 한다. 특히 비스테로이드성 소염제와 아미노글리코시드*aminoglycoside*계 항생제는 신독성을 유발할 수 있으므로 사용을 피해야 한다.

간은 탄수화물, 아미노산, 단백질, 지질 등의 대사에서 중심적 역할을 하는데, 급성 간부전에서는 이런 대사기능이 심하게 교란되어 저혈당증이 흔히 발생한다. 저혈당증은 포도당신합성*gluconeogenesis*과 간내 당원*glycogen* 저장이 감소함으로써 발생한다. 따라서 혈당을 정기적으로 살펴 100mg/dL 이상 유지해야 한다.

저나트륨혈증도 흔히 발생하고 뇌압을 더 상승시킬 수 있으므로 교정해야 하는데, 3~5% 식염수를 사용하여 145~155mmol/L를 유지하는 것이 좋다. 그러나 급격한 나트륨 농도의 상승은 뇌손상을 초래할 수 있으므로 주의해야 한다.

급성 간부전의 초기에는 중추성 과호흡으로 인해 호흡성 알칼리증과 저칼륨혈증이 흔히 발생한다. 그러나 간부전이 진행될수록 조직 내 저산소증으로 인해 젖산산증과 음이온차*anion gap*가 증가하는 대사성 산증이 발생한다. 혈중 젖산 농도가 5mM 이상으로 증가하면 예후가 불량함을 시사한다. 아세트아미노펜이 간부전의 원인인 경우에는, 정확한 이유는 알려져 있지 않으나 대사성 산증이 조기에 발생하며, pH가 7.3 이하인 경우에는 예후가 좋지 않다.

그 외에도 저인산혈증과 저칼슘혈증, 저마그네슘혈증도 빈발하고 의식과 호흡기능 저하를 유발할 수 있으므로 교정해야 한다.

11. 영양공급

급성 간부전은 급성 질환이므로 대부분 환자들의 초기 영양상태는 양호하다. 그러나 간기능이 악화되면서 급격히 이화대사상태*catabolic metabolism*로 진행하므로, 체세포 손실을 막고 간세포 재생을 촉진하기 위해서는 조기에 영양공급을 해야 한다.

열량공급의 목표는 하루에 체중 1kg당 35∼40kcal를 공급하는 것이다. 비위관 등을 통한 경구투여가 어려운 경우, 포도당을 지속적으로 주입하여 저혈당에 빠지지 않도록 해야 하며 지질용액도 안전하게 사용할 수 있다. 아미노산제제는 혈중 암모니아 농도를 상승시킬 수 있으므로 집중 관찰하면서 사용하는 것이 좋다.

Ⅴ 간 지지요법*liver support devices*

간의 수많은 기능 중 단백 합성능은 외부에서 각종 단백질을 보충함으로써 쉽게 교정할 수 있다. 그러므로 인공적 간 지지요법에서 가장 중요한 것은 간의 배설능을 대체할 수 있는지 여부이다.

간 지지요법은 사람 혹은 돼지의 간세포를 이용하는 생인공간*bioartificial liver*과 간세포를 사용하지 않는 인공간*artificial liver*으로 대별된다. 현재 상용화되어 임상에 적용되고 있는 것은 인공간인 'molecular adsorbents recirculating system(MARS)'이 유일하다. MARS는 알부민을 이용하여 체내의 각종 독성물질을 분리, 배출시키는 방법을 사용한다. MARS의 효과는 아직 만성 간질환의 급성 악화*acute on chronic liver failure; ACLF*에서만 증명되어 있는데, 소규모 무작위 대조군 연구에서 생존율을 적지만 유의하게 증가시키는 것으로 증명되었다. 급성 간부전에서는 대조군이 없는 몇 개의 소규모 연구에서 효과가 있을 것으로 시사하고 있다. 그러나 아직 간이식을 대체할 정도의 효과는 없어서, 간이식으로 가는 가교치료*bridging therapy*로서의 역할만을 기대할 수 있다.

Ⅵ 간이식

간이식은 급성 간부전 환자의 생존율을 개선시킬 수 있는 확실한 치료법이다. 환자의 병세는 일반적으로 매우 급격하게 진행하여 간이식을 받을 수 있는 적절한 시간이 충분하지 않은데, 뇌사자 장기 공여율이 낮아서 생체 부분 간이식을 시행할 수밖에 없는 경우가 많다. 따라서 환자가 이식의 기준에 해당하지 않는 것으로 평가된다 하더라도 가능한 공여자를 조기에 확인하여 준비를 해두고 이식팀을 환자의 평가에 참여시키는 것이 좋다.

간성 뇌증이 3∼4도에 이른 경우 자연 생존율이 10∼30% 정도에 불과하다. 이런 진행된 급성 간부전 환자들에서 응급 뇌사자 간이식 혹은 성인 간 생체 간이식술*adult to adult living donor liver transplantation*은 단기 및 장기 생존율을 분명히 증가시킴이 증명되어 있다. 수술 시기가 지연되어 다장기 부전과 대사성 산증이 진행된 상태일수록 수술 후 예후가 나쁘기 때문에 급성 간부전으로 진단된 환자는 가능하면 신속하게 응급 간이식을 시행하는 것이 좋다.

Ⅶ 결론

급성 간부전은 드물지만 치명적인 질환이다. 원인이 예후 판정의 가장 중요한 요인인데, A형간염, 아세트아미노펜, 쇼크, 임신 등이 원인인 경우를 제외하고는 모두 비이식 생존율이 20% 미만으로 불량하다. 사망의 가장 중요한 원인은 뇌부종, 전신감염증, 다장기 부전으로서 철저한 예방과 적절한 치료가 필요하다. NAC를 간성 뇌증의 초기단계에 투여하면 비이식 생존율을 향상시키는 데 도움이 된다는 보고가 있다. 그러나 진행된 환자들의 경우 생존율 향상이 입증된 유일한 치료는 간이식뿐이므로 진단 시점부터 간이식이 가능한 환경에서 내-외과 간의 신속하고 긴밀한 협진이 필요하다.

참고문헌

1. Polson J, Lee WM. AASLD position paper: the management of acute liver failure. Hepatology 2005;41:1179-1197
2. Ostapowicz G, Fontana RJ, Schiodt FV, et al. Results of a prospective study of acute liver failure at 17 tertiary care centers in the United States. Ann Intern Med 2002;137:947-954
3. Park SJ, Lim YS, Hwang S, et al. Emergency adult-to-adult living-donor liver transplantation for acute liver failure in a hepatitis B virus endemic area. Hepatology 2009;51:903-911
4. Lee WM, Hynan LS, Rossaro L, et al. Intravenous N-acetylcysteine improves transplant-free survival in early stage non-acetaminophen acute liver failure. Gastroenterology 2009;137:856-864, 864 e1.
5. 임영석. 전격성 간염의 진단 및 치료. In: 이창홍, eds. 대한소화기학회 총서 2. 2nd ed. 대한소화기학회, 2005
6. Lee WM, Squires RH Jr., Nyberg SL, et al. Acute liver failure: Summary of a workshop. Hepatology 2008;47:1401-1415
7. O'Grady JG, Williams R. Classification of acute liver failure. Lancet 1993;342:743
8. Heo NY, Lim YS, Kang JM, et al. Clinical features of fulminant hepatic failure in a tertiary hospital with a liver transplant center in Korea. Korean J Hepatol 2006;12:82-92
9. Stravitz RT, Kramer DJ. Management of acute liver failure. Nat Rev Gastroenterol Hepatol 2009;6:542-553
10. Blei AT. Brain edema in acute liver failure. Crit Care Clin 2008;24:99-114, ix
11. Jalan R, Olde Damink SW, Deutz NE, et al. Moderate hypothermia in patients with acute liver failure and uncontrolled intracranial hypertension. Gastroenterology 2004;127:1338-1346

chapter 23

양성 간종양 및 낭종

곽금연, 고광철

- 해면상 혈관종*cavernous hemangioma*은 간의 가장 흔한 양성 종양으로, 역동적 CT 및 MRI에서 특징적인 소견을 보인다. 대부분 무증상이며 악성 종양으로 진행하지 않는다. 증상이 있는 경우를 제외하고 치료를 필요로 하는 경우는 극히 드물다.
- 국소결절성 과증식*focal nodular hyperplasia*; *FNH*은 두 번째로 흔한 간의 양성 종양으로, 초음파, 역동적 CT 및 MRI에서 특징적인 중앙 반흔을 보이며 공급 동맥을 찾을 수 있는 경우 진단이 가능하다. 대개 무증상이고 전암성 병변이 아니므로 치료를 필요로 하지 않으며 합병증이 생긴 경우에만 절제한다.
- 간선종*hepatocellular adenoma*은 경구피임약 복용과 연관이 있으며 가임연령의 여성에 흔하다. 종양 내로의 출혈 혹은 경색 시에는 심한 통증이 있을 수도 있고 파열로 인한 혈복강이 생길 수 있다. 악성화의 위험성이 있어 절제술이 권장된다.
- 국소 지방침착*focal fatty infiltration*은 일반적인 지방간질환의 위험인자들과 연관되어 있고 초음파, CT, MRI 소견상 특징적인 소견을 보이며 치료는 위험인자들을 교정하는 것이다.
- 국소성 호산구성 간농양*focal eosinophilic abscess*은 국내에서는 드물지 않은 질환으로서 호산구증가증과 함께 다수의 결절이 발생하는 질환이다. 우리나라에서는 개회충증의 내장유충이행증과 연관성이 큰 것으로 추정되며 간 또는 폐에 국한된 경우 특별한 치료 없이도 자연적으로 소실되는 경우가 많다.
- 최근 초음파 영상진단술이 발전하고 건강검진이 보편화됨에 따라 간에서 단순 낭종이 발견되는 경우가 매우 증가하고 있는데, 대부분 특별한 치료가 필요하지 않다. 다만 간에서 발견되는 다른 낭성 질환과의 감별이 중요하다.

간의 양성 병변은 복부의 영상검사 시 우연히 발견되는 경우가 대부분이며, 임상적으로 악성 종양과의 감별진단이 어려운 경우가 적지 않다. 확진을 위해서는 조직생검이 필요하지만 이의 침습적 성격으로 인한 합병증 발생의 위험성, 표본 오류*sampling error*, 고비용 등의 이유로 모든 환자에서 시행하기는 현실적으로 어려우며 또한 불필요하기도 하다. 따라서 간의 양성 병변의 진단은 대개 영상검사에 의존하게 되는데, 한 가지 영상검사로 확진이 가능한 경우는 드물며 대부분의 경우 추가적인 검사가 필요하다. 임상의는 간의 양성 병변의 정확한 임상상, 영상 소견을 잘 숙지하여 각 환자에게 가장 적합한 검사를 선택하고, 그에 따른 합리적인 판단을 통해 경과관찰, 조직생검, 혹은 수술적 치료에 대한 결정을 내려야 한다.

I 고형성*solid* 양성 병변

1. 해면상 혈관종*cavernous hemangioma*

가장 흔한 양성 간종양이며 최근 영상 진단장비의 발달로 작고 무증상인 혈관종이 많이 발견되고 있다. 해면상 혈관종은 모든 연령에 생길 수 있으나 20~40대에 흔하며, 남성보다 여성에 더 흔하여 남녀비는 1:4에서 1:6 정도이다. 우리나라의 한 건강검진 센터의 통계에 의하면, 2008년 한 해 동안 건강검진을 받은 41,061명의 수진자 중 남성의 3.64%, 여성의 4.23%에서 해면상 혈관종이 발견되며 20대에서 70대까지 고르게 분포한다는 것을 알 수 있다. 해면상 혈관종은 과오종 혹은 선천성 기형의 일종으로 생각되며 간의 성장과 함께 커지거나 신전*ectasia*에 의해 커질 수 있다. 임신 혹은 에스트로겐 투여로 크기가 증가할 수 있어 여성 호르몬이 해면상 혈관종의 발생기전에 허용작용*permissive role* 혹은 촉진작용*promotive role*을 할 가능성을 시사한다.

(1) 임상상

해면상 혈관종은 대부분이 작고 무증상이며, 다른 목적으로 시행한 복부 영상검사에서 우연히 발견되는 경우가 흔하다. 크기가 크거나 다수인 경우 증상을 일으킬 수도 있으며, 특히 4cm보다 큰 경우를 거대해면상 혈관종 *giant cavernous hemangioma*이라고 한다. 거대해면상 혈관종의 증상으로는 복통 혹은 복부불편감이 가장 흔하며, 조기 포만감, 구역, 구토가 있을 수 있고, 복부 장기를 누르거나 밀어서 증상을 유발할 수도 있다. 이러한 증상들은 몇 개월 혹은 몇 년간 지속될 수도 있는데, 혈관종에 의한 증상인지 병발하는 질환에 의한 것인지 확실하지 않다. 종양 내 혈전 혹은 출혈 시 급성 복통의 형태로 나타날 수도 있으며, 일부에서는 파열로 인한 혈성 복강이 오기도 하는데 100년간 28례의 보고만 있을 정도로 극히 드물다. 거대해면상 혈관종에 혈소판이 군집되고 파괴되어 혈소판감소증을 보이는 카사바흐-메리트증후군 *Kasabach-Merritt syndrome*은 영아에서 가끔 관찰되지만 성인에서는 매우 드물다. 해면상 혈관종이 악성화하였다는 보고는 아직 없다.

진찰상 간종대가 유일한 소견일 수도 있으며, 가끔 동맥잡음이 종괴 부위에서 들릴 수 있다.

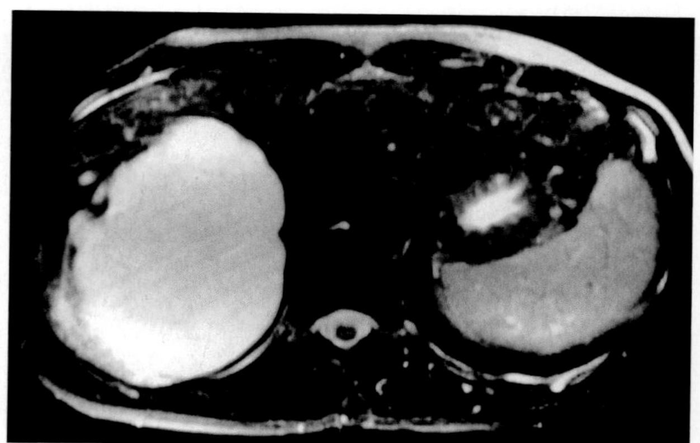

그림 23-1. MRI에서 T2 고신호강도를 보이는 간내 거대한 종괴가 관찰된다.

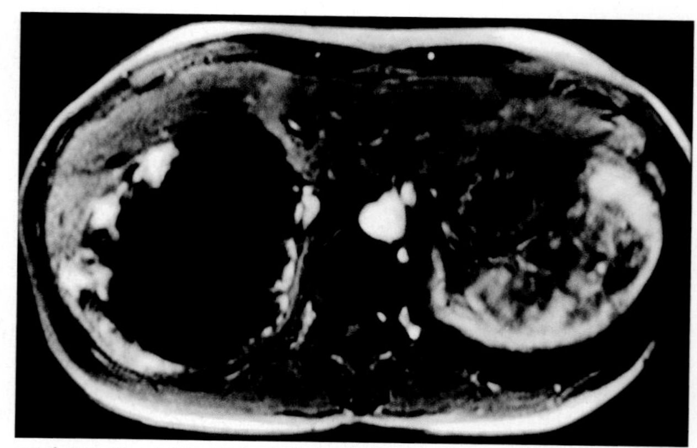

그림 23-2. MRI에서 간내 종괴의 주변부부터 조영제가 차오르는 모습이 관찰된다.

(2) 진단

해면상 혈관종의 진단에 도움이 될 만한 특이적인 생화학적 검사는 없다. 단순복부촬영에서 드물게 종양 내부의 석회화가 관찰되기도 한다(특히 노인에서). 해면상 혈관종은 초음파검사에서 다양한 모습을 보이나 70%가량에서는 고에코성 종괴로 보인다. 나머지 30%에서는 고에코성 변연을 지닌 저에코성 종괴로 보이거나 불균일한 내부 에코를 지닌 종괴로 보이기도 한다. 조영증강 초음파 *contrast enhanced ultrasonography*에서는 대부분에서(78~93%) 조영 초기에 변연부 결절형 조영증강이 생겼다가 점차적으로 중심부로 차 들어오는 양상을 보인다.

해면상 혈관종의 크기가 3cm 이상인 경우 3상 나선식 CT *three-phase spiral CT with sequential scan*에서 병변의 동맥기에 중심부는 저밀도로 남아 있고 변연부는 구형 조영증강 *globular enhancement*이 되며, 시간이 지날수록 내부로 차 들어가서 3분 이상의 지연기까지 조영증강이 유지되며 길게는 1시간까지 조영증강이 유지될 수 있다. 이 방법으로 86%의 혈관종을 정확히 진단해낼 수 있으나 크기가 2cm 미만인 경우에는 정확도가 42%로 감소한다.

자기공명영상은 혈관종의 진단에 매우 예민하며(90% 이상) 특이적인 방법으로 작은 크기의 혈관종인 경우에 특히 유용하다. 균일하고 경계가 명확하며 특징적으로 T1에서 저음영, T2에서 고음영으로 보이는데(그림 23-1), 고혈관성 전이암의 경우에도 이렇게 보일 수 있어서 감별이 필요하다. 이런 경우 혈관종은 diffusion weighted MRI 상 여러 종류의 T2 영상에서 모두 고음영으로 보이는 것으로 감별이 가능하다. 감별이 어려운 경우 가돌리늄 *gadolinium*을 이용한 조영증강을 할 수 있는데, 이때 보이는 소견은 3상 나선식 CT 소견과 유사하다(그림 23-2).

^{99m}Tc 적혈구 스캔은 과거 혈관종의 진단에 많이 이용되던 검사법으로 초기 저관류에서 시작하여 점차 관류가 증가하여 30~50분 후에 최고조에 이르는 것이 특징적이다. 특이도가 100%에 가까우나, 크기가 2.5cm 이하이거

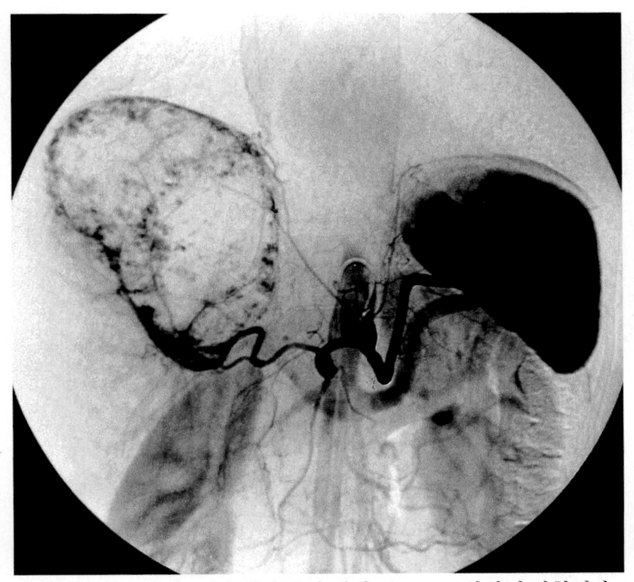
그림 23-3. 혈관조영술에서 종괴 내에 puddling 양상이 관찰된다.

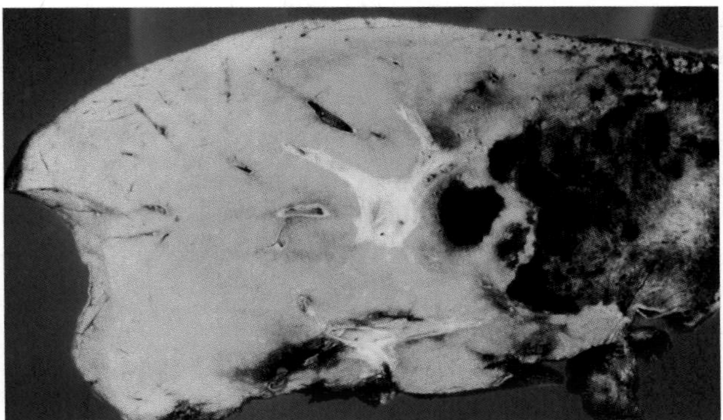
그림 23-4. 거대해면상 혈관종의 육안 소견

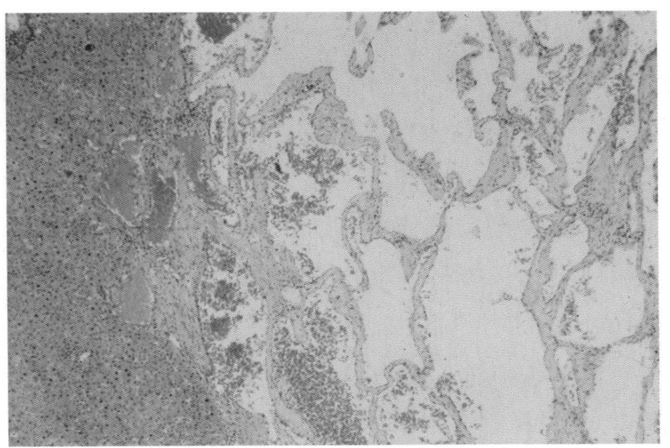
그림 23-5. 현미경 관찰 시 해면상 혈관종 소견을 보인다.

나 종괴 내에 섬유화나 혈전이 있는 경우 위음성일 수 있다. 또한 심장이나 큰 혈관 주위에 있는 경우 병변을 보기 어렵다. 따라서 다른 영상 검사법의 해상능이 발달함에 따라 최근에는 이용 빈도가 크게 줄었다.

혈관조영술은 침습적인 방법으로서 위의 여러 방법을 이용해도 진단할 수 없는 경우에만 시행한다. 크기가 크거나 다수의 병변인 경우 복강동맥*celiac artery*과 간동맥이 확장되며 전위되어 있을 수 있다. 간동맥의 분지들이 전위되고 뭉쳐 있으며 병변 주위로 늘어져 있을 수 있으나 정상적으로는 가늘어진다. 조영제가 조기에 불규칙한 부위 혹은 혈관호*vascular lake*에 차며(그림 23-3) 동맥 조영이 한참 지난 뒤에까지 남아 있는 소견을 볼 수 있다. 크기가 작은 경우에는 조영제가 반지 모양 혹은 C형으로 배열되고 중앙은 무혈관성 부위로 보이기도 한다. 경피적 생검은 출혈 위험으로 인하여 금기시되고 있다.

임상적으로 기저 만성 간질환이 있거나 악성 종양의 병력이 있는 경우에는 간세포암종이나 고혈관성 전이암과 감별하는 것이 중요하다. 감별진단에 있어서 초음파, CT, ^{99m}Tc 적혈구 스캔을 모두 실시하였을 경우의 정확도가 91%이므로, 간세포암종이나 고혈관성 전이암 발생의 위험요인이 있는 경우에는 영상의학적으로 혈관종으로 진단이 내려진 경우라도 추적관찰이 필요하다.

(3) 병리 소견

해면상 혈관종의 크기는 몇 mm에서 몇 cm까지 다양하다. 혈관종의 개수는 한 개인 것이 보통이나 10% 정도에서는 두 개 혹은 그 이상이다. 우엽에 더 흔하며 적자색 혹은 청색의 종괴가 간협막 아래 혹은 실질 깊숙이 존재한다. 혈관 내에 혈전이 존재하기도 한다. 경계가 분명하나 협막으로 싸여 있는 경우는 드물다. 해면상 혈관종의 중심부 섬유화가 관찰되기도 하며, 일부에서는 전체 종괴가 회백색을 띠기도 한다(그림 23-4).

현미경 소견상 해면상 혈관종은 다양한 크기를 가진 다수의 혈관 통로*vascular channel*로 구성되어 있고, 내막은 단층의 납작한 내피세포로 되어 있으며, 섬유성 격막에 의하여 분리, 지지되고 있다(그림 23-5).

간의 해면상 혈관종은 다른 장기의 혈관종과 가끔 동반되며, 간이나 췌장의 낭종, 담관 과오종*bile duct hamartoma*, 국소결절성 과증식*focal nodular hyperplasia*과 공존하기도 한다.

(4) 치료

해면상 혈관종은 대부분의 경우 치료가 필요하지 않다.

다만 혈관종이 크고 증상을 일으키며 간 일부에 국한되어 있다면 수술적으로 절제해야 한다. 절제가 불가능하다면 방사선치료로 그 크기를 줄일 수 있다. 최근에는 고주파 열치료도 시도되고 있다. 파열은 매우 드물기 때문에 표재에 존재하더라도 예방적인 절제술을 할 필요는 없다. 드물게 혈관종이 파열된 경우 일단 간동맥 색전술 혹은 결찰술을 시행하여 출혈을 멈추게 한 후 절제하였다는 보고가 있다.

2. 국소결절성 과증식*focal nodular hyperplasia; FNH*

국소결절성 과증식*FNH*은 간의 두 번째 흔한 양성 종양으로, 여성에 호발하며 20~40대에 흔하지만 어느 연령에서도 생길 수 있고 가끔은 소아에서도 발견된다.

FNH의 발생기전은 잘 알려져 있지 않지만 소, 중 문맥역에서 이상 동맥이 관찰되는 점으로 미루어 혈관 기형이 관여할 것으로 이해되고 있다. 또한 여러 연구자들이 경구피임약의 사용이 FNH의 형성에 기여한다고 보고하고 있다. 하지만 실제로 경구피임약의 사용이 FNH를 유발한다는 확실한 증거는 아직 없는 상태이며 경구피임약이 보편화된 최근 FNH의 발생률이 실제로 증가하였다는 증거도 없다. 다만 경구피임약의 사용을 중단한 후 병변이 위축되며 경구피임약을 사용하면 FNH의 혈관이상이 심화되어 크기가 커지고 증상이 심해지며 파열되기도 한다는 보고들이 있어 FNH가 호르몬 의존적이라는 것을 시사한다.

(1) 임상상

FNH의 3/4 정도는 무증상으로 우연히 발견된다. 대부분 단일 결절(80~90%)로 우엽에 호발한다. 증상이 있는 경우는 경구피임약을 복용하는 여성일 가능성이 절반 정도에 이른다. 상복부에서 종괴가 촉지되는 경우가 있고, 유경성*pedunculated*인 경우에는 하복부에서 만져지기도 한다. 보통 압통이 없는 종괴이며 병변 내 출혈이나 괴사 시에는 상복부의 통증을 호소할 수도 있는데, 이러한 경우는 경구피임약을 복용하는 여성에서 많다. 파열은 경구피임약을 복용하는 여성에서 흔하고(21%) 그렇지 않은 경우에는 드물다(1% 이하). FNH는 혈관종이나 선종과 함께 병발하는 경우가 있는데 경구피임약과 연관이 있다고 한다.

간의 문맥주위부*perihilar region*에 위치한 결절을 간의 부분적 결절형 변환*partial nodular transformation of the liver*이라고 하며, 비종대와 정맥류 출혈을 동반한 장기간의 문맥압항진증을 유발한다.

(2) 진단

FNH의 진단에 도움이 될 만한 특이적인 생화학적 검사는 없다. 초음파, CT(60%), MRI(78%)에서 특징적인 중앙 반흔을 보인다. 초음파 소견상 국소성으로 경계가 잘 지워지는 결절로 발견되나 특이적인 소견은 없다(그림 23-6). 조영증강 초음파에서 종괴의 중심부로 향하는 동맥기 형혈관과 원심성의 마차바퀴 모양의 혈관들을 관찰하면 진단에 도움이 된다.

CT 소견상 조영제 주입 전에는 저밀도 또는 동밀도의 종괴로 관찰되다가 조영제 주입 후에는 동맥기에 고밀도로 보이고(그림 23-7) 1분 이내에 조영제 주입 전의 음영으로 되돌아가는 것이(그림 23-8) 특징적인 소견이다. 혈관종과 달리 정맥기에 조영제의 고임이 없다. 중앙 반흔이 보이는 경우 조영제를 투여하면 반흔이 사라지기도 하며 경우에 따라 중앙 반흔에 조영제가 늦게 고이기도 한다. 드물게 석회화가 동반되는 경우(1.4%) 섬유판 암종*fibrolamellar carcinoma*과 구별하기 위해 개복술이 필요하다.

MRI 소견상 T1에서 등강도*isointense*의 균일한 병변으로 보이며 T2에서 약간 고강도로 보이는 것이 특징적이다. 그러나 T1에서 저강도*hypointense*, T2에서 등강도

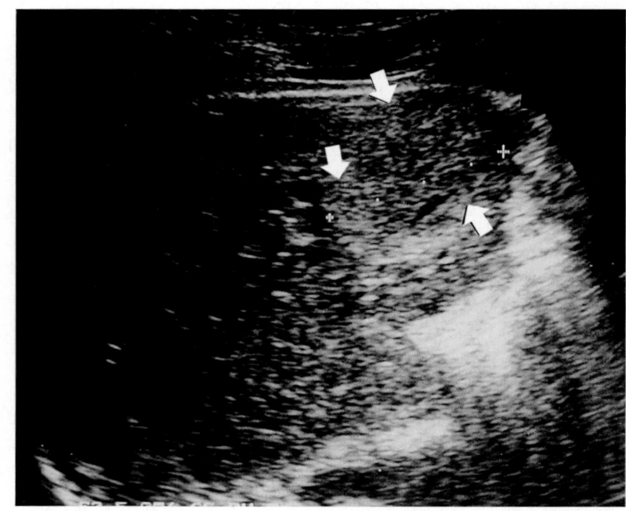

그림 23-6. 초음파검사에서 간 우엽의 하부에 약 4cm 크기로 피막을 동반하지 않은 고에코의 종괴가 관찰된다(화살표).

인 경우도 보고되어 있다. T2에서 고강도의 중앙 반흔이 보이는 경우 FNH에 특이적이다. 가돌리늄 조영증강 후 MRI 소견은 CT 소견과 유사하다.

간동맥조영술상 하나 혹은 그 이상의 매우 혈관성이 높은 부위와 확장된 간동맥을 관찰할 수 있다. 병변 내부의 혈관은 매우 구불구불하며, 절반 정도에서 모세혈관기의 불규칙적인 과립상과 더불어 종괴의 격막화가 관찰된다. 그러나 혈관조영술 소견만으로 FNH와 간선종을 구별하는 것이 종종 불가능할 수도 있다(표 23-1).

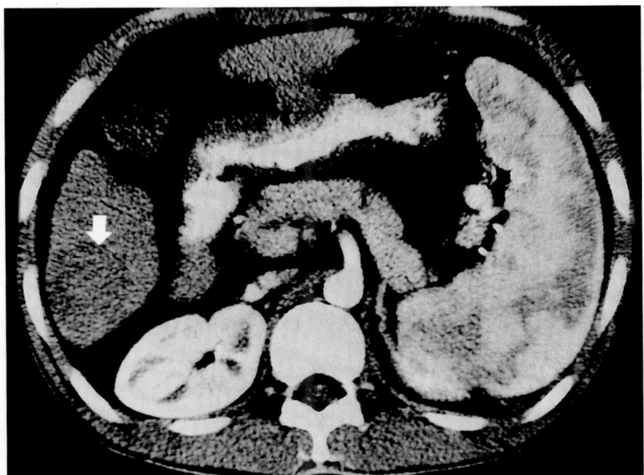

그림 23-7. 간 우엽의 아래쪽에 있는 종괴는 전산화단층촬영의 동맥상*arterial phase*에서 저음영으로 보인다(화살표).

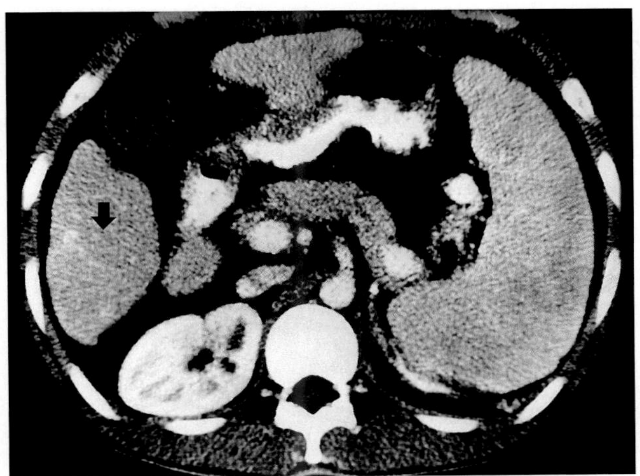

그림 23-8. 전산화단층촬영의 간문맥상에서는 간실질과 같은 음영을 보인다(화살표).

표 23-1 간선종과 국소결절성 과증식의 비교

구분	간선종	국소결절성 과증식
여성 호발 경향	+++	++
경구피임약과의 연관성	+++	±
증상 및 합병증	가끔	드묾
중심 반흔	−	+
악성 변화	+	−
치료	가능한 한 절제	합병증이 있는 경우에만 절제

(3) 병리 소견

육안 소견상 FNH는 보통 단단하고 거친 결절형의 종괴로 관찰되며, 조밀한 성상 반흔*dense stellate scar*과 방사상 섬유 격막*radiating fibrous septa*에 의해 소엽으로 나누어진다. 결절들은 마치 간경변증에서와 같이 작을 수도 있고 매우 클 수도 있다. FNH는 밝은 갈색 혹은 노란 회색을 띠며, 보통 단일 병변이나 여러 개일 수 있고, 대부분 표면 가까이에 위치하며 유경성인 경우도 있다. 간의 양 엽 어디에나 있을 수 있고 간선종의 경우보다는 드물지만 병변의 크기가 큰 경우에는 출혈이나 괴사 부위를 확인할 수 있다. 가끔 섬유성 격막이 잘 발달하지 않고 중심 반흔*central scar*이 없을 수 있다. 주위 간조직과의 경계가 분명하나 협막은 없고 주위 간조직은 정상이다.

현미경 소견상 FNH는 비활동성 간경변증과 매우 유사하며 간세포는 정상 간의 간세포와 구별할 수 없다. 다만 굴모양혈관, 중심정맥, 문맥역과 연관된 정상적인 삭 배열*cord arrangement*은 없다. 큰 결절의 간세포는 크기가 작을 수 있으며, 세포질은 가는 과립상이고 공포화되어 있을 수 있다. 특징적으로 섬유성 격막은 수많은 담소관*bile ductule*과 혈관들을 포함한다. 간동맥과 간문맥의 분지는

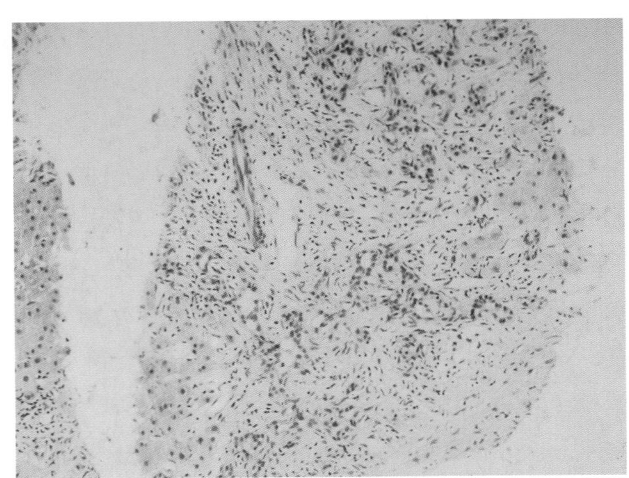

그림 23-9. 간조직생검의 현미경 소견 간세포가 간세포암종에서 보이는 고핵세포질 비율을 보이지 않고 핵의 모양도 정상적이며 간세포 주위에 섬유화가 산재해 있다. 담관 주위에 염증세포들의 침윤 및 담관증식의 소견도 관찰된다(×200).

내피와 평활근의 증식, 내피하 섬유화*subintimal fibrosis*, 벽의 비후, 내강의 폐쇄, 혈전 등의 소견을 보인다(그림 23-9). 혈관의 변화가 일차적인 것인지, 이차적인 것인지는 확실하지 않다.

(4) 치료

대부분 무증상이고 전암성 병변이 아니므로 치료를 필요로 하지 않는다. 합병증이 생긴 경우에는 절제해야 하며 절제가 불가능한 경우 환자가 피임약을 복용하고 있다면 이를 중단해야 하고 임신도 피해야 한다. 전형적인 경우 경과관찰이 꼭 필요하지는 않으며, 경과관찰이 필요하다면 3개월, 6개월, 1년, 2년째에 추적 검사하는 것이 합리적이다.

3. 간선종*hepatocellular adenoma*

간선종은 과거에는 매우 드문 질환이었으나 경구피임약이 널리 보급된 1970년대 이후 유병률이 급증하였다. 주로 가임연령의 여성에 국한되어 있으며, 지금까지 밝혀진 간선종의 위험인자는 경구피임약 장기 복용, 강한 경구피임약제, 30세 이상의 여성, 유전적 요인 등이다. 경구피임약에 포함된 성분 중 에스트로겐과 프로게스테론이 간선종과 연관된다고 보고되고 있는데, 에스트로겐과 프로게스테론 중 어느 것이 실제로 종양 발생과 연관되어 있는지는 아직 불분명하다.

또한 간선종은 장기간 단백동화 남성 호르몬을 복용하는 사람이나 유전적 대사이상 환자에서도 발생한다. 특히 1형 글리코겐 축적증*type 1 glycogen storage disease* 환자에서는 약 60%에서 하나 이상의 간선종을 지니고 있는 것으로 보고되었다.

최근에는 간선종 환자에서 몇몇 유전적 이상들이 보고되어 이에 따른 분류법이 제시되기도 하였다. Hepatic nuclear factor 1α를 coding하는 transcription factor 1 (TCF1) 유전자의 돌연변이가 간선종 환자의 약 60%에서 발견되었으며, 간세포암종 환자의 약 25%에서 활성화되어 있는 wnt 경로*pathway*가 간선종 환자의 일부에서 활성화되어 있음이 밝혀졌는데, 이 경로를 통한 β-catenin 활성화가 간세포암종으로의 악성 변화 위험성과 연관이 있는 것으로 보인다. 그리고 serum amyloid protein(SAA), C-reactive protein(CRP), interleukin-6(IL-6) 등 급성기 염증 반응에 관여하는 물질들의 발현이 증가되어 있는 경우도 보고되었다.

(1) 임상상

간선종의 특이적인 생화학적 검사 소견은 없다. 증상이 없거나 주로 상복부 종괴로 발현하며 1/4에서 우상복부 혹은 명치 부위*epigastrium*에 통증이 있을 수 있으나, 대부분 약하고 부위가 불명확하다. 다만 종양 내로의 출혈 혹은 경색 시에는 심한 통증이 있을 수도 있다. 식욕부진, 구역, 구토, 발열이 동반될 수도 있다. 간선종의 파열로 인한 혈성 복강은 상당한 사망률을 보이는 심각한 경우로 드물지 않게 일어난다(31%). 파열된 종괴는 보통 크기가 큰 단일 종괴이다. 파열은 경구피임약과 연관된 경우에 가장 흔하고 월경 중에 종종 나타나는데, 간선종의 혈관이 자궁내막의 나선상 동맥*spiral artery*과 비슷한 작용을 하리라고 생각된다. 간선종의 일부는 개복술 등을 하는 도중에 우연히 발견되며, 이러한 경우는 보통 크기가 작고 경구피임약을 복용하지 않는 여성에서 더 흔하다.

(2) 진단

간선종 환자의 생화학적 검사 결과는 보통 정상이며, 혈청 알칼리성 인산분해효소*alkaline phosphatase*와 아미노전이효소*aminotransferase*의 경미한 상승이 있을 수 있다. 알파태아단백*alpha-fetoprotein; AFP*치는 정상이다. 간선종이 의심되는 환자에서 AFP가 증가되어 있는 경우에는 악성화를 의심해야 한다.

초음파나 CT에서 종괴로 발견되나 특징적인 소견은 없다. 초음파 소견상 경계가 잘 지어지고 내부에 다양한 에코를 가진 종괴로 발견되며 도플러에서 정맥 신호를 관찰할 수 있다. CT 소견상 저음영으로 보이다가 조영제 주입 후 동맥기에 조영 증강된다(그림 23-10). 내부에 급성 출혈이 동반된 경우 고밀도로 보이나(23%) 출혈이 오래된 경우에는 저밀도로 보이기도 하는데, 이런 경우 FNH의 중앙 반흔과 감별이 어렵다. MRI 소견상 T1에서 저음영으로 보이고 T2에서 불규칙적인 조영증강이 보인다. 종양 괴사가 있는 경우 T2에서 저음영이 보일 수 있으며 출혈이 있는 부위는 고음영으로 보인다. 이렇듯이 CT, MRI 소견은 간세포암종과 비슷하지만 출혈과 괴사가 더 흔하

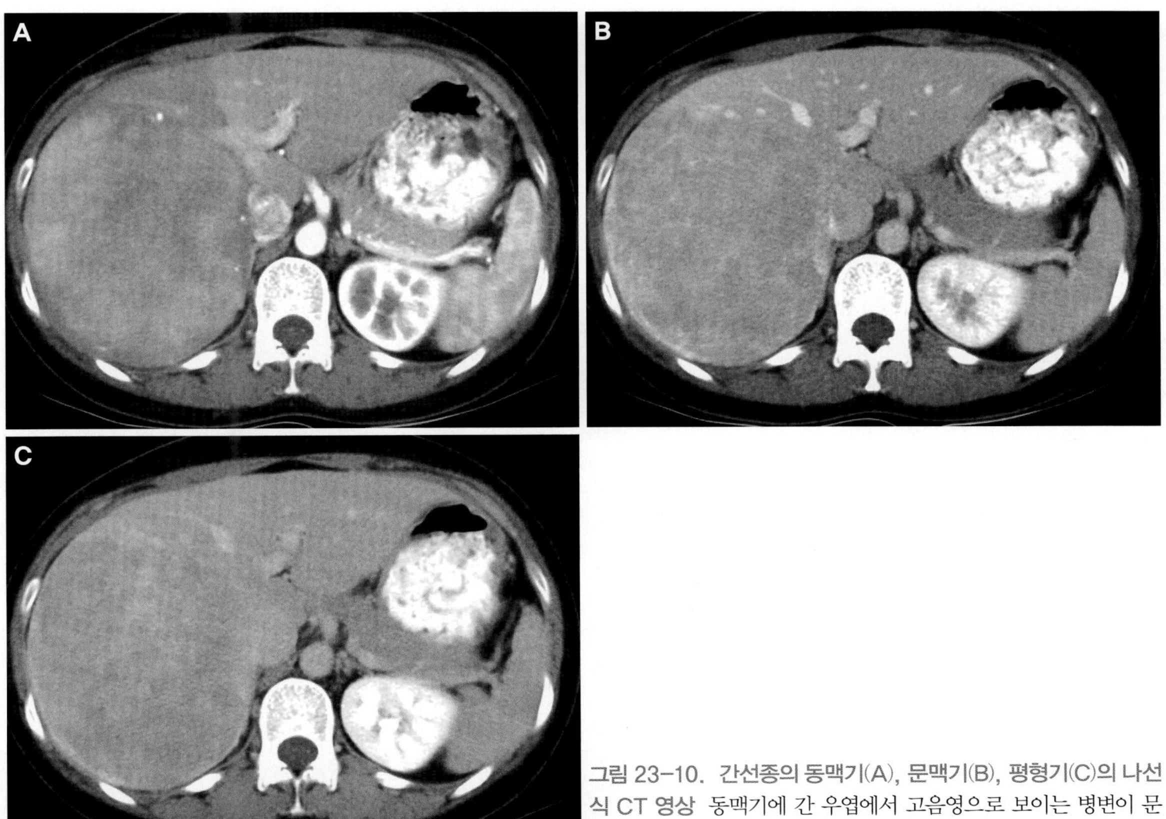

그림 23-10. 간선종의 동맥기(A), 문맥기(B), 평형기(C)의 나선식 CT 영상 동맥기에 간 우엽에서 고음영으로 보이는 병변이 문맥기와 평형기로 가면서 등음영 병변으로 변하는 소견을 보인다.

다는 것이 특징이다. MRI 간담도 조영제인 gadobenate dimeglumine(Gd-BOPTA)이나 gadoxetic acid(Gd-EOB-DTPA)로 조영 증강하면 간담도기에 간선종은 대부분에서 저신호강도를 보이는 반면, FNH는 100%에서 등신호강도 또는 고신호강도를 보여 감별진단에 도움이 된다. 이러한 현상은 FNH에는 담세관이 있어 흡수된 조영제가 축적되나 담세관이 없는 간선종은 조영제가 축적될 수 없기 때문으로 설명된다.

(3) 병리 소견

육안 소견상 간선종은 보통 경계가 분명하고 부드러운 연한 갈색 내지는 녹색의 단일 종괴이며, 협막은 있을 수도 있고 없을 수도 있다. 일부에서 두 개 혹은 그보다 많을 수도 있으며, 주위 간조직은 정상이다. 크기는 보통 직경 8~15cm인 경우가 흔하며, 1~30cm 크기의 분포를 보인다. 간 우엽에 흔하고 협막 하부에 위치하여 표면으로 약간 돌출되어 있다. 종종 유경성인 경우도 있다. 단면은 불명확한 소엽상의 결절 형태이며 섬유화는 관찰되지 않는다.

현미경 소견상 간선종은 정상 간과 매우 유사하여 악성 소견 없이 정상처럼 보이거나 약간 비전형적인 간세포들의 판*sheets* 혹은 삭*cords*으로 구성되며 종종 소엽상 배열*acinar arrangement*을 보이기도 한다(그림 23-11). 문맥역, 담관, 중심정맥, Kupffer세포는 거의 혹은 아예 없으며, 오직 혈관성이 드문 섬유성 격막이 병변을 가로지른다.

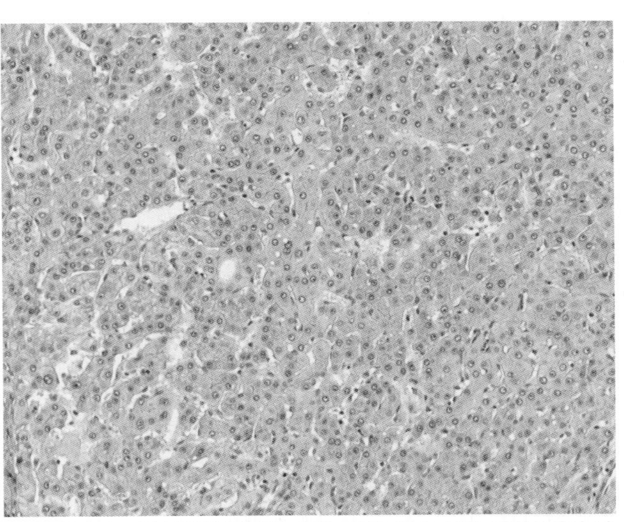

그림 23-11. 간선종의 현미경 소견 정상 혹은 약간 비전형적인 간세포들의 판*sheets* 혹은 삭*cords*으로 구성된 소엽상 배열을 보인다.

레티쿨린*reticulin*의 형태도 거의 정상이다. 담즙울체 소견이 보일 수 있다. 간선종을 이루고 있는 간세포는 정상보다 약간 크고 더 연할 수 있으며, 세포질이 미세한 공포상*vacuolated* 혹은 과립상*granular*을 보이기도 한다. 알파 1-항트립신*alpha 1-antitrypsin*으로 구성된 호산성 봉입체*eosinophilic inclusion*가 발견되기도 하며, 핵의 구조상 변이는 거의 없고 작고 고른 핵소체가 종종 관찰되기도 한다. 굴모양혈관은 국소적으로 확장되어 있고 동맥과 정맥의 벽이 두꺼워져 있다. 혈관이상이 있는 일부 부위의 괴사와 혈전이 관찰되기도 하며, 간자색반병*peliosis hepatis*이 간세포 선종과 관련되어 발견되기도 한다.

(4) 치료

간선종은 파열의 위험성이 높고 악성화될 수 있으므로 가능하다면 수술로 절제하는 것이 추천된다. 이미 파열되었을 때에는 지혈을 위해 가능하다면 응급 절제술을 시행해야 하며, 절제가 불가능하면 간동맥을 결찰해야 한다. 간선종의 파열 위험성은 종양의 크기보다는 얼마나 표면에 근접해 있는지가 더 중요하게 작용한다. 하지만 증상이 없고 깊숙이 위치한 작은 종괴를 절제해야 하는가는 판단하기 어렵다. 절제 여부와 상관없이 경구피임약은 복용하지 말아야 하며 절제하지 않은 경우에 임신은 피해야 한다. 간선종은 소수에서 간세포암종으로 발전할 수 있으므로 가능한 한 절제하는 것이 좋다.

4. 국소 지방침착*focal fatty infiltration*

간에 경계가 불분명한 넓은 부위의 지방침착이 단일 또는 다발성으로 발생하는 경우를 종종 볼 수 있는데, 후자의 경우 다른 장기 암의 간전이*metastatic liver cancer*와의 감별이 필요하다. 음주, 비만, 당뇨, 고중성지방혈증 같은 일반적인 지방간질환의 위험인자와 연관되어 있다. 초음파 소견상 경계가 불명확한 고에코성 병변으로 보이고 CT에서는 저음영으로 보이는데, 간정맥 또는 문정맥에 종괴효과*mass effect*를 나타내지 않는 것이 특징이다. MRI에서는 모든 예(100%)가 T1에서 고신호강도를 보이는 것이 다른 양성 병변(3.9%)과의 감별점이다. T1에서 고신호강도를 보이는 경우의 감별진단은 혈액, 흑색종, 철 과잉상태 등이다. Kupffer세포가 정상적으로 존재하고 있으므로 ^{99m}Tc-sulfur colloid scan에서는 종양이 관찰되지 않는다. 특징적인 소견을 보이는 경우 조직검사 없이도 진단을 내릴 수 있다. 치료는 원인을 교정하는 것이다.

5. 국소성 호산구성 간농양*focal eosinophilic abscess*

호산구성 간농양이란 여러 가지 원인으로 간에 호산구가 침윤되어 다양한 모양의 결절을 형성하는 질환을 말한다. 호산구성 간농양은 우리나라에서는 간혹 접할 수 있는 질환이나 세계적으로는 이에 대한 체계적인 보고는 없다. 우리나라의 한 보고에 따르면 단일 센터에서 1995~1999년에 38례를 경험하였고, 남녀비가 32:6으로서 남성에 호발하며, 연령은 20대에서 70대까지 고르게 분포한다.

(1) 임상상

간내에 호산구가 침윤되는 경우로는 기생충감염, 알레르기성 질환, 약물, 과호산구증후군의 간 침범 등이 잘 알려져 있으며, 원발성 담즙정체성 간경변증, 원발성 경화성 담관염, 드물게는 호산구성 위장관염 등에서도 일어날 수 있는 것으로 보고되고 있다. 또한 악성 종양에서 종양조직과 호산구 침윤의 연관성은 이미 알려져 있는데, 간에 종양의 전이 없이 호산구의 침윤만 보고되는 경우가 있으며, 특히 위암의 경우 진행성 위암뿐만 아니라 조기위암에서도 간내 다발성 호산구 침윤이 보고되고 있기 때문에 간내 종양성 결절이 보일 때는 조직검사 등 보다 정밀한 검사를 통하여 전이성 종양과 감별 진단할 필요가 있다.

기생충 감염으로는 간질증*fascioliasis*, 간흡충증*clonorchiasis*, 회충증*ascariasis*, 주혈흡충*schistosomia species*, 분선충*strongyloides stercoralis* 등이 문헌에 보고되어 있다. 그러나 국내에서는 개회충*toxocara canis*의 내장유충이행증*visceral larva migrans*에 의한 경우가 증가하고 있다. 개회충증의 내장유충이행증은 대부분 간을 침범하고 일부에서는 폐, 심장, 눈, 중추신경계를 침범하기도 한다.

국내 보고에 의하면 임상적으로 약 60%에서 상복부 불쾌감 및 통증, 소화불량, 쇠약감 등의 비특이적인 소화기 증상이 동반된다. 84%에서 민물고기의 회나 동물의 생간, 야생동물 등을 섭취한 병력이 있었다. 10%에서는 개회충의 숙주인 개를 키우고 있었으며, 68%는 중간숙주인 소의 생간, 육회, 천엽 등을 섭취한 병력이 있었다.

(2) 진단

우리나라의 보고에 따르면 모든 예에서 말초혈액 호산구가 증가되어 있었고 면역글로불린 E도 89%에서 증가되어 있었다. 41%에서 toxocariasis 이외의 기생충에 대한 혈청 ELISA 검사에서 양성 반응을 보였고, 대변검사에서 충란이 검출된 경우는 6%였다. 전산화단층촬영에서 저음영의 조영증강이 되지 않는 종괴로 보이며, 2cm 이하의 다발성 종괴가 대부분이었으나 크기가 4.6cm인 경우도 있었다. 80% 이상에서 보풀 같은 변연*fuzzy margin*, 미세한 감쇠*subtle hypoattenuation*, 또는 비구형 모양*nonspherical shape*을 보이는 것이 전이성 간암과의 차이이다. 전이성 간암과의 감별이 어려운 경우에는 간조직검사를 해야 한다.

(3) 병리 소견

다수의 호산구 침윤이 굴모양혈관과 문맥 공간*portal space*에 관찰되며 미세농양*microabscess*과 육아종*granuloma*이 형성되기도 하는데 기생충을 직접 관찰할 수는 없다.

(4) 치료

우리나라의 보고에 따르면 간 또는 폐에 국한된 호산구성 간농양의 경우 스테로이드나 항기생충제(albendazole, praziquantel) 등의 치료를 받지 않더라도 호산구증가증은 약 6개월, 간의 병변은 약 1년 내에 완전히 소실되었다고 한다. 따라서 원인질환이 밝혀지지 않은 경우 치료를 하지 않고 경과를 관찰해 보는 것도 한 방법이다. 그러나 망막, 심근, 중추신경을 침범하는 전신 유충이행증*systemic larva migrans*의 경우에는 스테로이드치료를 고려해야 한다.

기생충 감염이 의심될 경우, 간흡충증에는 1회 praziquantel 25mg/kg의 용량을 하루 3회 경구로 투약하고, 개회충증에는 1회 알벤다졸*albendazole* 400mg의 용량을 하루 2회, 5일간 경구 투약한다.

6. 영아 혈관내피종*infantile hemangioendothelioma*

영아 혈관내피종은 영아에서 생기는 중요한 간종양으로 다결절성 간혈관종증*multinodular hepatic hemangiomatosis*이라고도 한다. 태생기에 발생하는 질환으로 생각되며, 생후 6개월 이내에 발현되고 여아에 2배가량 흔하다. 영아 혈관내피종 시는 울혈성 심부전이 흔히 발생하고, 이와 연관된 높은 사망률(70%)로 인해 임상적으로 중요하다. 다른 기관이나 조직의 혈관종이 흔히 동반되며, 특히 피부에 흔하여 약 반수에서 발견된다. 영아 혈관종이 2개 이상의 기관을 침범한 경우 범발성 영아혈관종증*diffuse neonatal hemangiomatosis*이라고 한다.

(1) 임상상

영아 혈관내피종은 크기가 작은 경우에는 무증상일 수 있으나 크기가 큰 병변은 간종대, 고박출성 심부전, 다수의 피부 혈관종의 진단적 세 증후*triad*를 보인다. 간은 심부전의 정도에 비해 비정상적으로 더 커져 있으며, 심부전이 조절된 후에도 간종대가 지속된다. 보통 간 전체에 걸쳐 전반적으로 퍼져 있는 작은 혈관종들이 심한 말초 동정맥류로 작용하여 고박출성 심부전을 일으킨다. 동맥잡음이 가끔 간 부위에서 들리기도 하며 1/3에서 황달이 관찰된다. 가끔 파열하기도 하는데 이 경우 예후는 불량하다.

일부에서 빈혈이 관찰되는데, 이는 거대한 말초동정맥류로 인해 늘어난 순환혈액량의 희석효과일 수도 있고, 미세혈관병증성 용혈성 빈혈*microangiopathic hemolytic anemia*에 의한 것이기도 한다. 종양 내 혈소판의 집적과 파괴로 인해 혈소판감소증이 올 수 있다.

(2) 진단

영아 혈관내피종의 진단에 도움이 되는 생화학적 검사는 없다. 간 초음파검사에서 하나 혹은 그 이상의 고음영의 종괴로 보인다. 가장 유용한 진단법은 간혈관조영술과 조영증강 CT이다. 혈관조영술에서 복강동맥과 간동맥의 확장이 관찰되며 간내 분지들은 신전되어 있으나 전위되어 있지는 않다. 간동맥에서 이상 혈관이 기시하여 간을 빠르게 채우는 동정맥루의 특징적인 조영상을 보인다. 간을 통과하는 순환시간은 매우 빠르다. 종양 내 출혈이나 경색으로 인한 무혈관 부위가 보일 수 있으며, 미세 석회화가 보이기도 한다. 조영증강 CT는 간혈관조영술과 큰 차이가 없을 만큼 진단적 정확도가 높다. 경피적 생검은 출혈 위험성으로 인하여 금기이다.

(3) 병리 소견

육안 소견상 영아 혈관내피종은 일부 단일 종괴인 경우도 있으나 전형적으로는 다발성이며, 간 전체의 결절성 변형을 초래한다. 결절의 크기는 몇 mm에서 몇 cm로 다양하며 주위와 잘 구분되나 협막은 없다. 적자색을 띠며 개복술 시 박동성으로 보일 수 있다. 큰 종괴는 회색에서 황갈색을 띠며 출혈, 섬유화 혹은 석회화를 보일 수 있다.

현미경적으로 영아 혈관내피종은 단층 혹은 여러 층의 통통한 내피세포들로 이루어져 있다. 단층으로 이루어진 경우를 제I형, 여러 층으로 이루어진 경우를 제II형이라 한다. 종양의 일부 부위에서는 혈관 구조물로 조기 분화한 중배엽성 원기세포*mesoblastic primordial cell*의 고형 종괴가 관찰된다. 핵은 크기와 염색성이 다양할 수 있으나 유사분열은 드물다. 섬유성 격막이 뚜렷하기도 하며 종종 골수 외 조혈이 관찰되기도 한다. 혈전과 경색이 일어나며 이차적인 반흔과 석회화가 생기기도 한다.

(4) 치료

영아 혈관내피종은 초기 몇 개월 동안 성장하다가 점차 소실되는 자연경과를 가진다. 환자가 생존하면 종양은 완전히 사라지기도 한다. 이 질환이 치명적인 것은 난치성인 울혈성 심부전 때문이며, 일부에서는 종양의 파열도 문제가 된다. 심부전은 강심제, 이뇨제, 산소공급 등으로 우선 치료해야 하며 이러한 치료로도 호전이 없을 경우에는 부신피질호르몬의 투여가 다수의 환자에서 성공적일 수 있지만 일부에서는 아니다. 간종양의 방사선치료는 거의 이득이 없다. 일부에서 간동맥의 결찰 혹은 색전을 시도하여 심부전이 소실되기도 한다. 병변이 한쪽 엽에 국한된 경우 외과적 절제가 시도된다. 하지만 이러한 치료들의 정확한 효과는 시간이 지남에 따라 종괴가 저절로 소실되는 자연경과로 인해 정확히 평가하기 힘들다.

7. 담관선종*bile duct adenoma*

간의 담관선종은 매우 드문 간의 양성 종양으로 남성에 더 흔하고 대부분 50세 이상에서 발생한다. 보통 무증상이며 우연히 발견되는 경우가 흔하다. 담관선종은 거의 항상 단일 종양이며 간 우엽에 호발한다. 흔히 협막 하부에 위치하며 보통 크기가 작아 1cm 이상인 경우는 10% 정도이다. 육안 소견에서 회백색의 단단하고 경계가 분명한 종양으로 관찰되며 협막은 없다. 현미경 소견에서 종양은 입방상피 혹은 낮은 원추상피로 구성된 다수의 작고 정상처럼 보이는 소관으로 구성된다. 개복술 시 전이성 간암, 담관세포암, 혹은 다른 국소성 간 병변과의 혼동 가능성이 담관선종의 임상적 중요성이라 할 수 있겠다.

8. 유암종*carcinoid tumor*

극히 드문 간의 양성 종양으로 주로 성인 여성에 많다. 간내담관 벽에 산재된 은친화세포*argentaffin cell*에서 기원한다. 임상적으로 유암종증후군 혹은 다른 내분비증후군(난치성 저혈당증)으로 발현할 수 있다.

9. 기형종*teratoma*

간의 기형종은 드문 질환으로 주로 3세 이하의 여아에서 발생한다. 전형발육능을 가진 세포*totipotent cell*에서 기원하여 3배엽에서 기원한 조직을 함유한다. 육안 소견에서 기형종은 기괴한 모양의 소엽상 구조물로 관찰된다. 현미경 소견에서 분화된 양성 중배엽 요소와 함께 상피 요소를 가지는데, 간세포, 소관성 구조물, 뇌, 피부, 치아 등이 관찰된다. 기형종은 조직학적으로 양성일 수도 있고 악성일 수도 있으나, 조직학적으로 양성이라도 그 크기가 매우 크면 치명적일 수 있다. 수술적 절제가 치료법이지만 종양의 크기가 너무 커서 불가능할 수도 있다.

10. 간엽 과오종*mesenchymal hamartoma*

간엽 과오종은 드문 질환으로 진정한 의미의 종양이라기보다는 간 일부의 혈관공급 이상으로 인한 허혈성 손상에 따른 이차적인 반응성 병변일 수도 있다. 환자는 주로 2세 이하이지만 8세에서도 보고된 적이 있고, 젊은 성인에서 1례가 보고되었다. 남녀 공히 이환된다.

(1) 임상상

점차 진행되는 복부팽만과 종괴로 발현하며 성장속도가 빠를 경우 치명적인 호흡장애를 일으키기도 한다. 복통, 체중감소, 구토, 설사, 변비 등이 있을 수 있으며, 혈청 AFP가 상승하기도 한다.

(2) 병리 소견

육안 소견상 간엽 과오종은 보통 크기가 큰 단일 결절로 관찰되며 평균 지름이 16cm 내외이고, 1/3 정도는 유경성이다. 종괴는 회색 혹은 어두운 적색을 띠고 협막에 싸여 있지 않으며, 주변 간조직과 점차 융화되는 양상을 보인다. 단면에서는 수많은 낭종과 부종성 간질이 관찰되는데, 낭종은 무색 혹은 황색의 수양성 혹은 젤라틴 같은 액체를 함유한다. 드물게 괴사와 출혈이 있을 수도 있다.

현미경 소견에서 간엽 과오종은 풍부한 결합조직에 싸인 관상 구조물의 혼합물로 특징지어진다. 간세포와 조혈세포도 관찰되며, 간질은 많은 양의 액체를 축적하는 특이한 성질로 인하여 마치 림프관종을 연상시키는 크고 작은 무세포 공간*acellular space*을 만드나 내피세포 내막이 없다. 성긴 교원질 조직은 미발달한 간엽*primitive mesenchyme*에서 기원한다. 담관의 증식 혹은 낭성 확장이 두드러지며 간실질이 마치 섬처럼 부종성 간질 부위에 위치한다.

(3) 치료

간엽 과오종의 예후는 일반적으로 양호하다. 수술적 절제가 치료법이며 종괴가 너무 커지기 전에 잘라야 한다. 악성 변화가 알려져 있지는 않으나 미분화성 태아성 육종*undifferentiated embryonal sarcoma*이 이 질환의 악성 형태로 알려져 있다.

Ⅱ 낭종성*cystic* 양성 병변

1. 단순 간낭종*simple hepatic cyst*

간에서 발견되는 단순 낭종은 대부분 크기가 작고 증상을 동반하는 경우가 많지 않으므로 과거에는 비교적 드문 질환으로 여겨졌으나, 최근에는 초음파 영상진단술이 발전하고 또한 건강검진이 보편화됨에 따라서 단순 낭종이 발견되는 경우가 매우 증가하고 있다. 즉 최근에는 간에서 발견되는 대표적인 양성 질환으로서 주목받고 있지만, 실제 대부분에서는 특별한 치료가 필요하지 않으며, 오히려 간에서 발견되는 다른 낭성 질환과의 감별이 더 중요하다.

(1) 임상상

단순 낭종은 전 인구의 약 0.1~2.5%에서 발견되는데, 남성보다 여성에서(대개 1 : 5 정도로 여성에서 더 흔히 발견됨), 또한 우엽에서 더 자주 발견되며, 선천성(유전성이라는 의미는 아님)으로 여겨진다. 단순 낭종은 특별한 합병증을 동반하지 않는 한 평생 문제가 되지 않는 질환으로 알려져 있는데, 일부 단순 낭종 환자에서 간내 종양(간세포암종은 아님)이 발견된 예가 보고되어서 단순 낭종이 오래될 경우 종양이 발생할 가능성이 증가하지 않을까 하는 의문이 생길 수 있다. 그러나 발견된 종양이 낭선종이나 낭선암뿐만 아니라 상피세포암이나 점액상피세포성 암 등 다양한 종류이므로 단순 낭종이 원인이 되었다기보다는 우연히 같이 발견되었을 가능성이 더 크다. 그렇지만 낭선종이나 낭선암이 발견된 경우도 있으므로 단순 낭종으로 여겨졌던 낭종이 빨리 커질 경우에는 이 가능성도 염두에 두어야 한다.

(2) 진단

간 초음파검사만으로도 다른 낭성 질환과 감별되는 경우가 대부분이다. 즉 초음파 음영이 매우 낮은, 비교적 경계가 뚜렷한 부분이 관찰되면서 매우 얇은 막으로 둘러싸여 있고, 후방으로는 초음파 음영이 증강되는 양상을 보이면 거의 확실히 단순 낭종으로 진단할 수 있으며, 더 이상의 검사는 필요하지 않다. 반면에 낭종의 막이 다소 두꺼워져 있는 부분이 관찰되거나 큰 낭종 안에 여러 개의 작은 낭종이 관찰되거나 낭종 내로 출혈이나 감염 등의 양상 없이 낭종의 크기가 빨리 커질 경우에는 종양성 낭종을 감별해야 한다. 또한 두터운 막을 가진 낭종 내에 조그만 딸낭종*daughter cyst*이 관찰되면 hydatid, 즉 에키노코쿠스 낭종*echinococcal cyst*을 감별해야 한다. Hydatid인 경우에는 임상적으로 양고기를 덜 익혀서 먹었거나 유행지역으로 여행한 병력 및 혈청학적 검사가 진단에 도움이 되며, 낭종을 천자할 경우 복강 내로 낭종 구성물이 새어나가 과민반응에 의한 쇼크를 야기하는 경우가 있으므로 반드시 감별해야 한다. 간농양과 단순 낭종의 감별은 일반적으로 쉬운데, 간농양의 경우에는 초음파 음영이 감소되어 있으나 단순 낭종의 경우보다는 증가되어 있으며, 막도 비교적 두껍다. 정확히 감별되지 않으면 간농양의 진단 및 치료 목적으로 천자를 하면 된다.

(3) 병리 소견

단순 낭종의 벽은 주로 단단한 섬유화 조직으로 구성되어 있는데, 바깥쪽일수록 혈관 분포가 많고 안쪽으로 갈수록 섬유조직은 얇아진다. 낭종 안쪽은 상피세포로 둘러싸여 있는 경우가 많은데 단층의 담관상피로 구성된 경우가 가장 많지만 낭종 내용물이 담즙인 경우는 매우 드물다. 낭종벽에서는 염증 소견이 일부 관찰될 수도 있다.

(4) 치료

합병증을 동반하지 않고 증상이 없는 단순 낭종의 치료에서 가장 중요한 점은 치료를 하지 않는다는 것이다. 즉 적응이 되지도 않는데 수술적 치료나 경피적 배액 등의 불필요한 치료를 할 경우, 이에 따르는 합병증이 더 문제가 되기 때문이다. 따라서 다음과 같은 경우에 한해서만 치료를 신중히 고려해야 한다. 먼저 낭종 내로 출혈이 있거나 낭종 내에 감염이 발생하는 경우가 있는데, 이러한 경우 낭종이 커지면서 통증을 유발하거나 주변의 혈관이나 담관을 누를 수 있다. 이와 같은 현상이 진행되면 먼저 경피적 배액을 포함한 보존적인 치료를 시행하는데, 그래도 호전되지 않으면 수술적 치료를 고려한다. 간혹 출혈이나 감염 같은 원인 없이도 낭종이 커져서 통증을 유발하거나 폐쇄성 황달을 초래하거나 복강 내로 파열되는 경우가 있는데, 복막염이나 심한 복강 내로의 출혈이 없다면 역시 경피적 배액술을 포함한 보존적 치료를 먼저 시도해 본다. 수술이 필요한 경우에는 수술적 절제를 시도할 수도 있으나, 낭종 벽의 일부만을 절개하고 낭종 내부를 뒤집어 놓는 수술방법*deroofing*도 고려해볼 수 있다. 최근에는 수술적 방법 대신 경피적으로 낭종액을 배액한 후 에탄올 같은 경화제를 낭종 내로 주입하여 낭종을 굳히는 방법도 사용되고 있는데, 종양성 낭종이 의심되는 경우에 육안적으로 의심되는 부위의 조직검사를 시행할 수 없다는 제한점뿐만 아니라 담관과 연결되어 있는 경우에는 경화제가 담관 내로 주입되어 경화성 담관염을 초래할 수 있다는 위험성이 있으므로 주의를 요한다.

2. 미세 과오종 *microhamartomas, von Myenberg complexes*

미세 과오종은 성인 다낭성 간질환*adult polycystic liver disease*의 스펙트럼의 하나로 생각되며 간에서 흔히 발견된다. 크기가 작고 보통 다수이며 회백색 혹은 녹색으로, 섬유조직 간질에 위치한 낭모양의 확장된 담관으로 구성된다. 문맥역 내부에 위치하거나 이에 인접해 있다. 입방상피세포*cuboidal epithelium*로 된 내막을 가지며 담즙을 함유하고 있을 수 있다. 미세 과오종은 거의 증상을 일으키지 않으나 다수의 병변이 문맥압항진증을 일으킬 수 있다. 담관세포암으로 악성화할 수 있다. 가끔 해면상 혈관종과 연관되어 나타날 수 있다.

3. 담관 낭선종*biliary cystadenoma*

간 혹은 드물게는 간외담관에서 발생하는 드문 종양으로 성인 여성에 주로 발생한다. 임상상은 주로 상복부 종괴로 나타나며, 이 밖에도 복통, 소화불량, 식욕부진 등이 나타날 수 있다. 보통 크기가 크고 구상*globular shape*이며 겉 표면은 매끄럽다. 단면에서는 다양한 크기의 소엽들이 관찰되며, 벽이 얇고 내막은 매끄럽고 윤택이 난다. 현미경 소견에서 담관 낭선종은 마치 난소의 기질과도 유사한 조밀한 섬유성 세포간질로 지지되며 내막은 담관 형태의 상피로 되어 있다. 내막은 혈관, 신경섬유, 담관을 포함하는 더 성기고 세포성이 적은 교원질층으로 둘러싸여 있다. 지방갈색소*lipofuscin*를 탐식한 대식세포의 출현이 특징적인 소견으로 이는 낭종 벽의 변성과 염증에 대한 반응으로 생각된다. 비정상적인 과오종성 담관들이 주종괴를 둘러싸고 있는 경우도 있다. 담관 낭선종은 낭선암으로 진행할 가능성이 있는 전암성 병변으로 치료는 완전 절제이다.

참고문헌

1. Boyer T. Zakim & Boyer's Hepatology: A Textbook of Liver Disease. 6th ed. Philadelphia: Saunders, 2011:1045-1060
2. Feldman M. Sleisenger and Fordtran's Gastrointestinal and Liver Disease. 9th ed. Philadelphia: Saunders, 2010:1569-1592
3. Forbes A, Murray-Lyon IM. Cystic disease of the liver and biliary tract. Gut 1991;S116-S122
4. Gelfand MM, Wiita B. Androgen and estrogen hormone replacement therapy: a review of the safety literature, 1941 to 1996. Clin Ther 1997;93:383-404
5. Kim DY. Benign Vascular Hepatic Tumor. Korean J Med 2013;8:319-324
6. Kim W. Hepatocellular Adenoma and Focal Nodular Hyperplasia. Korean J Med 2013;84:325-332
7. Lee HW. Focal Inflammatory Lesions of the Liver. Korean J Med 2013;84:333-340
8. Lee JS. Cystic Disease of the Liver. Korean J Med 2013;84:341-345
9. Lee WJ, Lim HK, Lim JH, et al. Foci of eosinophil-related necrosis of the liver: imaging findings and correlation with eosinophilia. AJR 1999;172:1255-1261
10. Mays ET, Christopherson W. Hepatic tumors induced by sex steroids. Semin Liver Dis 1984;4:147-157
11. Nakamura Y. Non-neoplastic nodular lesions in the liver. Pathol Int 1995;45:703-714
12. Rodes J, Sherlock S. Focal nodular hyperplasia in a young female. J Hepatol 1998;29:1005-1009
13. Thompson R. Pediatric liver disease. Curr Opin Gastroenterol 1995;15:249-252
14. 삼성서울병원 건강의학센터. 2008년도 건강의학 통계연보. 제14호. 2009
15. 장재권, 백승운, 최문석 등. 조직학적으로 진단된 호산구성 간농양 19예의 임상적 특성: 단일센터 경험. 대한소화기학회지 2001; 38:37-41
16. 황남철, 최문석, 이준혁 등. 수술로 절제된 간의 국소성 결절성 과형성의 임상적 특징. 대한간학회지 2003;9(suppl. 3):S116

chapter 24

간세포암종의 역학 및 병인

김창민

- 간세포암종은 세계적인 발생률이 매우 높은 암종의 하나이며, 한국의 간세포암종 발생률은 세계 최고 수준이다. 국내 암종별 발생 순위에서 간세포암종은 5위이며 치사율이 매우 높아 사망률은 폐암에 이어 2위다.
- 바이러스 간염의 예방과 치료에 있어 괄목할 만한 발전이 있었음에도 불구하고, 세계적인 간세포암종 발생은 여전히 늘어나고 있다. 한국은 적극적인 B형간염백신 접종을 일찍 시행한 효과로 최근 간세포암종 발생률이 감소하기 시작하였다.
- 간세포암종의 위험인자는 B형 및 C형 간염바이러스, 알코올, 비알코올성 지방간질환, 아플라톡신 B_1 등인데 지역에 따라 다양한 분포를 보인다. 한국은 현재 B형간염바이러스의 비중이 가장 크지만 향후 C형간염바이러스, 알코올, 비알코올성 지방간질환의 비중이 증가할 것으로 전망된다.
- B형간염바이러스가 간세포암종을 일으키는 병인으로 만성적인 염증의 반복, HBx 등의 바이러스 종양단백질, 바이러스의 염색체 통합이 중요하며, C형간염바이러스는 만성 염증이 주된 병인이며 중심단백질 등 바이러스 종양단백질의 역할도 일부 인정되고 있다.
- 알코올 및 비알코올성 지방간질환과 연관한 간세포암종의 병인도 만성 염증에서 생기는 유전자변이 및 주요 신호전달체계의 교란이 주된 기전으로 인정되고 있으며 최근 장내 세균의 역할이 부각되고 있다.
- 전장유전체 분석기법의 발전으로 간세포암종 영역에서도 많은 분자적 변이가 새롭게 밝혀지고 있으며, p53/Rb/세포주기, PI3K/Akt/mTOR, Wnt/β-catenin, 성장인자 및 수용체의 신호전달체계의 변화와 후성유전학적 개입의 중요성이 강조되고 있다.
- 간세포암종의 역학과 분자적 병인에 관한 새로운 연구 성과는 분자적 분류, 종양표지자 발굴, 치료제 개발 등 임상적 적용으로 연결시키기 위한 노력으로 이어지고 있다.

간세포암종*hepatocellular carcinoma*은 전체 암종의 세계적 발생빈도에서 6위, 암 사망 중 3위를 차지하는 중요한 암이다. 국제암연구소*International Agency for Research on Cancer; IARC*의 최근 자료에 의하면 한국 남녀의 간세포암종 발생률이 인구 10만 명당 각각 41.3명, 11.2명으로 세계 최고 수준을 차지하고 있을 만큼 한국인으로서는 질병 부담이 큰 질환이다. 간세포암종의 역학적 현황과 병인을 정확히 분석하여 적절한 대응 전략을 수립하는 것이 시급하다.

I 간세포암종의 역학

간세포암종은 간에 일차적으로 발생하는 원발성 간암*primary liver cancer*의 80% 이상을 차지한다. 담관세포암종, 간모세포종, 혈관육종 등이 나머지를 차지하는데, 대부분의 암 통계에서 간세포암종은 원발성 간암으로 같이 다루어지므로 역학적 고찰에서는 따로 명시하지 않는 한 원발성 간암으로 살펴보기로 한다.

1. 세계적 역학 현황

세계적으로 한 해 70만 명 정도의 원발성 간암 환자가 발생하여 전체 암의 6% 정도를 차지하며, 전체 암종 중 6위(남자 5위, 여자 7위)의 발생빈도를 나타낸다. 전 세계 간암의 85% 이상이 아시아 및 아프리카에서 발생하고 있으며, 특히 한국, 중국, 일본, 타이 등에서의 발생률이 높다.

원발성 간암의 발생률은 지역에 따라 큰 차이를 보이는데, IARC의 통계에 의하면 중국 퀴동이 남자 77.5명, 여자 26.1명으로 가장 높고 브라질 포르탈레자가 인구 10만 명당 남자 1.0명, 여자 0.5명으로 가장 낮은 발생률을 보이고 있다(표 24-1). 지역의 간암 발생률에 따라 인구 10만 명당 10명 미만, 10~20명, 20명 이상으로 나누어 각각 저발생 지역, 중간발생 지역, 고발생 지역으로 볼 때,

표 24-1 원발성 간암의 발생 수준에 따른 지역별, 남녀 발생률 현황

(출처: IARC, 2014)

발생 수준	지역	발생률(%)*	
		남자	여자
고발생 지역	중국, 퀴동	77.5	26.1
	타이, 콘캔	64.0	25.6
	한국, 제주	51.6	12.4
	한국, 서울	36.4	10.6
	일본, 히로시마	34.5	12.0
중간발생 지역	타이, 치앙마이	28.0	10.4
	미국, LA, 한국인	26.3	8.1
	일본, 오사카	25.6	8.7
	중국, 상하이	21.7	7.1
	이탈리아, 파르마	21.2	7.6
	필리핀, 마닐라	21.1	7.4
	미국, LA, 중국인	18.4	6.0
	짐바브웨, 하라레	16.7	13.9
저발생 지역	미국, LA, 흑인	10.2	3.2
	이탈리아, 로마냐	8.0	2.4
	미국, LA, 백인	7.8	2.9
	오스트레일리아, 뉴사우스웨일스	5.4	1.9
	영국, 잉글랜드 동부	2.9	1.3
	알제리, 세티프	1.9	1.6
	네덜란드, 아인트호벤	1.6	0.7
	브라질, 포르탈레자	1.0	0.5

*인구 10만 명당 원발성 간암 발생 환자 수(2003~2007년)

브라질, 네덜란드, 영국, 오스트레일리아 등이 저발생 지역에 속하고 짐바브웨, 필리핀, 이탈리아 등이 중간발생 지역에, 한국, 중국, 일본이 고발생 지역에 속한다. 이러한 지역적 차이는 원발성 간암의 주원인인 B형간염바이러스*hepatitis B virus*; *HBV* 및 C형간염바이러스*hepatitis C virus*; *HCV*의 분포, 알코올 섭취 및 흡연의 영향, 아플라톡신 B_1*aflatoxin* B_1; *AFB*$_1$ 오염, 간기생충 감염 등의 지역적 차이에 기인하는 것으로 분석된다. 따라서 지역에 따라 간암의 종양생물학적 차이가 존재할 것이라는 사실과 아울러 지역의 역학조사에 근거한 예방 전략을 추진함으로써 간암 발생률을 효율적으로 감소시킬 수 있을 것임을 시사해준다.

원발성 간암은 세계적으로 한 해 60만 명 정도가 사망하여 암 사망 중 폐암, 위암에 이어 3위(남자 3위, 여자 6위)의 높은 사망률을 나타낸다. 발생에 비해 사망의 비중이 높은 것은 그만큼 다른 암종에 비해 간암의 치사율이 높기 때문이다.

1980년대 초반 도입된 B형간염백신의 효과로 한국, 대만 등 초기에 백신 접종을 적극적으로 시행했던 지역은 간암 발생의 감소를 보이고 있으나, 유럽, 북미, 대양주 등에서는 오히려 간암 발생이 증가하는 추세를 보이고 있는데, 특히 미국에서는 1975년과 2005년 사이에 간암 발생이 3배나 늘어나는 경향을 보였다

2. 한국의 간암 발생 및 사망

(1) 간암 발생

한국에서 높은 간암 발생률을 보이는 것은 간암의 위험인자인 HBV, HCV, 알코올, 흡연, 간흡충증 등에 높은 수준으로 노출되어 있기 때문이다.

『2012년 국가암등록통계』에 의하면 최근 우리나라의 간암 발생은 과거에 비해 유의한 감소를 보이고 있다. 중앙암등록본부가 원발성 간암 중 간세포암종만 별도로 분석한 자료에 따르면 1999년 인구 10만 명당 21.6명이던 간세포암종 연령표준화발생률은 2010년 17.6명으로 줄었고 남녀에서 같은 경향을 보이고 있다(그림 24-1). 원발 장기별 암종 발생빈도에서도 1999년에는 위암(20.7%)에 이어 간암(간세포암종 및 간내 담관세포암종 등 포함)이 2위(13.2%)였으나 2010년에는 5위(7.9%)로 하락하였다(그림 24-2).

우리나라는 국내 연구진이 B형간염백신을 개발하여 1980년대 초부터 적극적으로 백신접종을 시행했기 때문에 향후 B형간염에 의한 간암 발생은 지속적으로 줄어들 것으로 기대된다.

그러나 2010년 전체 간세포암종 발생자 수는 남자 9,408명, 여자 2,686명으로 1999년에 비해 오히려 증가된 숫자를 보이고 있다(그림 24-1). 이러한 현황은 간세포암종이 발생률 측면에서 감소세로 들어서기는 하였으나 여전히 한국인에게 매우 심각한 질병부담을 주는 질환임을 알 수 있게 한다.

(2) 간암 사망

통계청의 『2012년 사망원인통계』에 따르면 한 해 동안 간암 사망자는 11,335명으로 암종별 분율이 15.4%로서 폐암에 이어 2위를 차지하고 있다. 1983년부터의 간질환에 의한 사망률의 변화를 살펴보면, 간암 이외의 간질환으로 인한 사망률은 꾸준히 감소하고 있으나 간암 사망률은 오히려 증가하고 있다(그림 24-3). 근래 만성 간질환

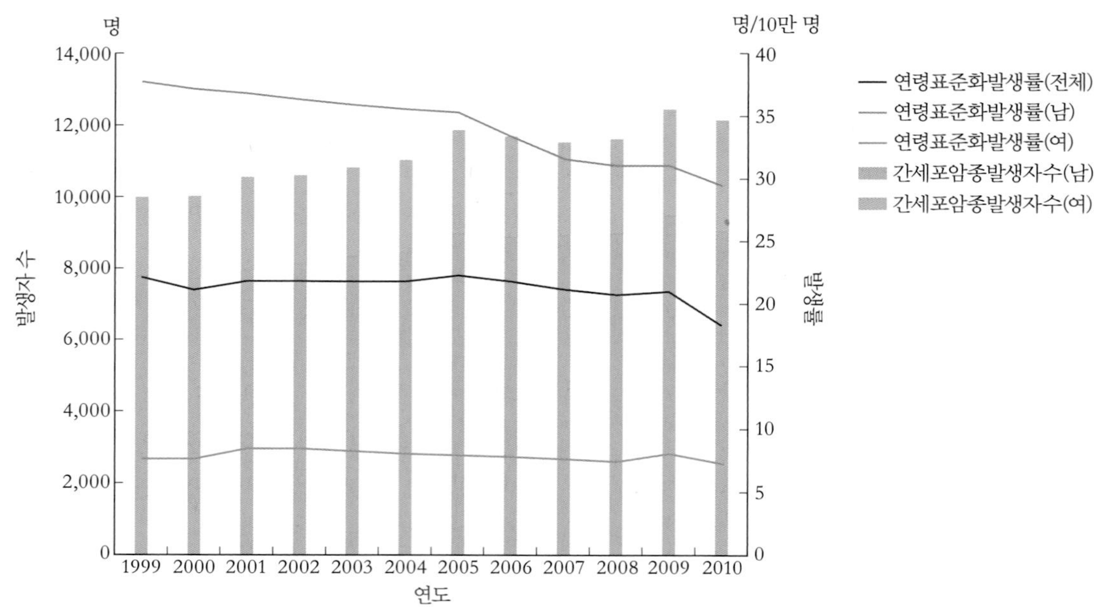

그림 24-1. 연도별 간세포암종 연령표준화발생률 및 발생자 수 연령표준화발생률은 각 연령군에 표준인구의 비율을 가중치로 주어 산출한 가중평균발생률로서 기간별, 지역별 인구의 연령분포가 다른 것을 보정하기 위한 것이다. (출처: 중앙암등록본부, 2012)

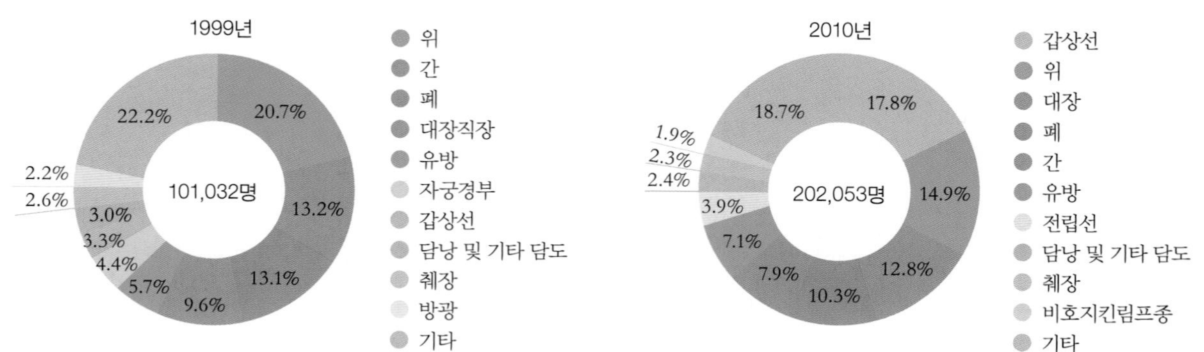

그림 24-2. 1999년과 2010년 사이의 장기별 암종 발생 빈도의 변화 비교 중앙 원의 숫자는 한 해에 발생한 전체 암 환자 수이며, %는 각 암종의 분율이다. (출처: 중앙암등록본부, 2012)

치료의 발전으로 간경변증으로 인한 사망은 줄어들고 있지만 간질환 유병기간이 길어지면서 간암 발생 고위험군이 증가하여 간암에 의한 사망률은 오히려 증가하는 현상을 보이는 것으로 추정된다.

3. 인종, 나이, 성별에 따른 발생양상

원발성 간암의 발생이 아시아, 아프리카 지역에서 많은 것이 인종 간의 유전적 차이 때문인지는 고발생 지역에서 저발생 지역으로 이민을 간 인구를 대상으로 한 연구를 통해 알아볼 수 있다. 미국으로 이주한 아시아인의 간암 사망률이 이민 1세대에서 인구 10만 명당 10.9명에서 이민 2세대가 되면 2.8명으로 현저히 감소하는 것으로 미루어 환경적 위험인자의 비중이 유전적 바탕보다 훨씬 중요할 것임을 알 수 있다.

원발성 간암은 30세 전후부터 발생하기 시작하여 50대, 60대에 정점에 이르고 70세 이후에는 오히려 낮아지는 경향을 보인다(그림 24-4). 이러한 현상은 HBV 감염이 주로 주산기 감염으로 이루어져 간경변증으로 인한 조기 사망으로 인해 고령으로 갈수록 간암 발생 고위험군이 줄어들기 때문인 것으로 판단된다.

원발성 간암 환자의 남녀비는 대체로 3~5 : 1 정도이며 간암 발생률이 높은 지역일수록 남녀비가 높고 나이가 많아질수록 남녀비는 줄어든다. 최근 국내 조사에서 원발

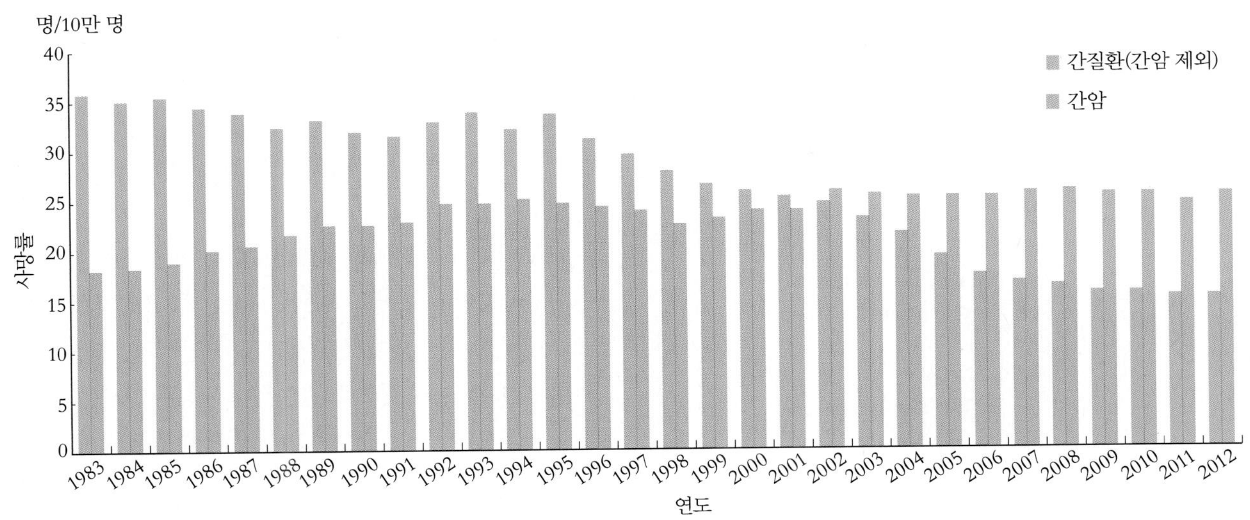

그림 24-3. 간암을 제외한 간질환과 간암에 의한 사망률의 연도별 변화 추이 사망률은 인구 10만 명당 해당 사망자 수이다. (출처: e-나라지표, 2014)

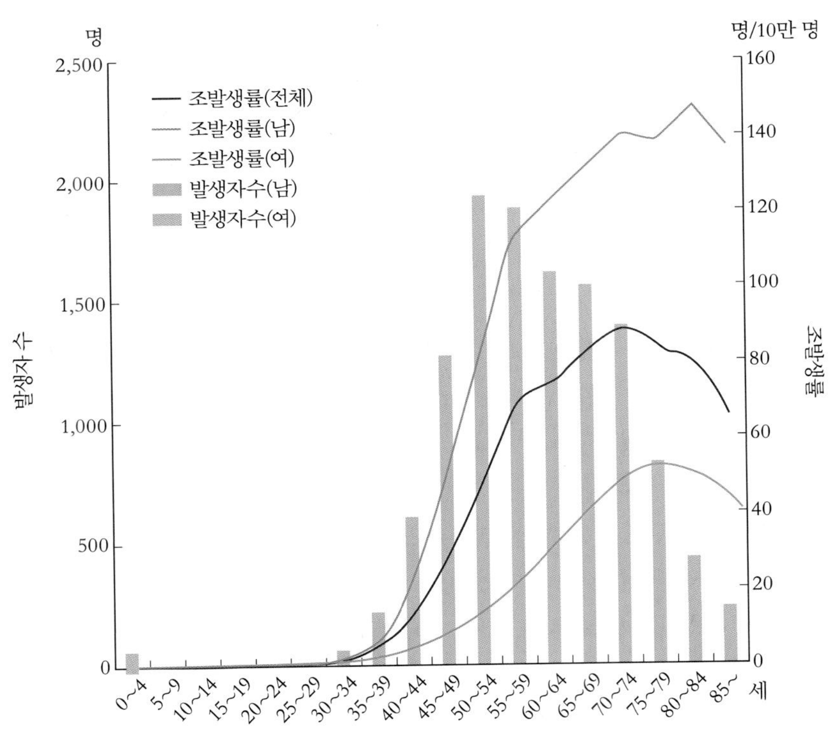

그림 24-4. 2010년에 발생한 간세포암종의 연령대별 조발생률 및 발생자 수 조발생률은 해당 관찰기간 동안 특정 인구 집단 10만 명당 새로 발생한 환자 수이다. (출처: 중앙암등록본부, 2012)

성 간암의 남녀비가 2.9 : 1이고, HBsAg 보유자가 남자 3.4%, 여자 2.6%인 점을 감안해 보면 남자에서 간암 발생률이 현저히 높은 것은 HBV 감염의 차이 외에 알코올, 흡연 등의 추가적인 위험인자에 대한 노출이 남자에서 높기 때문일 것으로 생각된다.

Ⅱ 간세포암종의 위험인자

간세포암종의 위험인자들이 발암에 미치는 영향은 매우 결정적이어서 암 발생의 고위험군이 이들 위험인자들에 의해 규정될 수 있을 정도이다. 암 조기진단을 위한 검진 대상자 선정 시에 대부분의 암종들은 연령 외에는 추

표 24-2 인체 간 및 담도에서의 발암 위험성이 검토된 발암물질의 분류(출처: IARC, 인간에 대한 발암성 위험의 평가에 관한 모노그래프*Monographs on the Evaluation of Carcinogenic Risks to Humans*, 2014)

충분한 근거를 갖춘 발암물질	B형간염바이러스 C형간염바이러스 알코올 아플라톡신 B_1 간흡충증*clonorchis sinensis* 타이간흡충*opisthorchis viverrini* 흡연 피임약 비닐 클로라이드*vinyl chloride* 플루토니움*plutonium* 토리움*thorium*-232
근거가 아직 불충분한 발암물질	남성화 스테로이드 비소 베텔 씹는 담배 인체면역결핍바이러스 1형 일본주혈흡충증*schistosomiasis japonica* 트리클로로에틸렌*trichloroethylene* X-선 감마 방사선

가적인 특정 사항이 없는 것과 달리 간세포암종은 간염바이러스 보유자 혹은 간경변증 환자와 같이 특정한 세부집단으로 규정될 수 있다는 것이 좋은 예이다.

IARC는 근거 중심의 관점에서 간암의 위험인자를 충분한 근거를 갖춘 발암물질과 가능성은 있으나 아직 근거가 충분하지 못한 발암물질로 나누어 제시하고 있다(표 24-2). 주로 간염바이러스, 알코올, 아플라톡신 B_1은 간세포암종의 발암물질로, 간기생충은 담관세포암종의 발암물질로 인정된다. 국내의 한 연구는 한국인 간세포암종의 원인으로서 B형간염 72.3%, C형간염 11.6%, 알코올 10.4%임을 보고하였다.

1. B형간염바이러스 감염

여러 역학연구를 종합하면 HBsAg 양성군은 음성군에 비해 평생 동안 간세포암종 발생의 상대적 위험이 15~20배 높았다. 한 아시아 지역에서의 연구결과를 보면 비활동성 HBV 보유자의 경우 한 해 동안 100명 중 0.2명이 간세포암종 발생을 보인 데 비해, 만성 B형간염의 경우 100명 중 0.6명, 대상성 간경변증의 경우 3.7명이 간세포암종 발생을 보였다. 이와 같이 HBV 보유자에서 간세포암종이 발생할 확률은 연간 0.2~5% 정도로 보고되는데, 남자, 고령, 아시아계 인종에서 그 위험은 증가하며, HBV 증식이 활발하고 감염기간이 오래될수록, 만성 간염에서 간경변증으로 진행할수록 발암 위험도도 같이 높아진다.

HBV의 8개 유전자형 중 B형 및 C형이 다른 유전자형보다 간세포암종 발생의 위험이 높은데, 유전자형 C형이 95% 이상인 한국인에서 간세포암종 발생의 위험이 높은 원인의 하나가 될 것으로 판단된다. 높은 알코올 섭취량과 흡연율도 한국인 간세포암종 발생에 중요한 원인으로 작용할 것으로 보인다.

간세포암종의 저발생 지역에서는 HBV 감염이 주로 사춘기 이후에 이루어지면서 성적 접촉, 오염된 주사기 등이 주된 감염경로가 되나 고발생 지역에서는 주산기 감염이 주된 감염경로가 된다. 성인기에 급성 간염을 앓는 경우 90% 이상에서 바이러스가 소멸되나 주산기 감염에서는 만성 보유자로 진행하는 위험이 90%로 높아 고발생 지역의 간세포암종 발생 위험이 한층 더 높아지는 이유가 된다.

2. C형간염바이러스 감염

HCV 보유자는 비보유자에 비해 15~20배 정도의 간세포암종 발생 위험을 보인다. 현재 유럽 간세포암종의 27~75%, 일본에서는 80% 이상이 HCV와 연관되어 있다. 한국인 간세포암종의 11.6%에서 HCV가 연관됨이 보고되고 있으나 향후 HBV에 의한 간세포암종이 줄어들면 HCV의 비중이 증가할 것으로 예상된다. HCV 보유자에서 간세포암종이 발생할 위험은 연간 1~4% 정도인데, 기저 간질환이 만성 간염에서 간경변증으로 진행하면 암 발생 위험은 현저히 높아져 대부분의 HCV 연관 간세포암종은 간경변증을 동반한다. HCV에 감염되는 연령이 예후에 중요한 영향을 미치는데, 40세 이전에 감염된 경우 20년 경과 시 5% 정도가 간경변증으로 진행하는 데 비해 40세 이후에 감염되면 같은 기간에 20% 정도가 간경변증으로 진행한다.

HCV와 HBV가 동시 감염되는 경우 간세포암종 발생에 상승적인 효과가 나타날 수 있으며 당뇨병, 비만, 알코올사용장애, 지방증*steatosis* 등의 추가적인 간세포암종 위험인자와 동반되는 경우가 HCV 연관 간세포암종에서는 흔히 발견된다.

3. 알코올

알코올의 과다 섭취는 알코올성 지방간, 알코올성 간염, 알코올성 간경변증의 단계를 거쳐 간세포암종을 일으키게 되는데, 간세포암종 발생의 위험은 알코올 용량-의존적으로 증가한다. 하루 60그램 이상 25년간의 음주는 간세포암종 발생의 위험도를 5.7배 높인다는 보고가 있으며, 다른 메타분석 연구에서는 하루 25그램, 50그램 및 100그램의 알코올을 섭취했을 때 간세포암종 발생의 위험이 각각 1.2, 1.4 및 1.8배 증가한다고 하였다. 특히 알코올은 C형간염, B형간염, 비알코올성 지방간질환 등 다른 만성 간질환이 있는 환자에서 간세포암종 발생의 위험을 현저히 증가시키며 이러한 상승 효과는 C형간염과 동반된 경우에 가장 두드러지게 나타난다.

알코올은 한국인 간경변증의 원인으로 B형간염에 이어 2위이고, 간세포암종의 원인으로는 B형간염과 C형간염에 이어 3위다.

4. 아플라톡신 B_1

아플라톡신 B_1*AFB₁*은 아스페르길루스 진균독소 *Aspergillus mycotoxin*가 오염된 옥수수, 땅콩 등의 섭취를 통해 인체에 들어오며 8, 9 에폭사이드*epoxide*로 전환되어 N-7 구아닌과 DNA 부가물*adduct*을 형성함으로써 유전자 돌연변이를 일으킨다. AFB_1의 오염이 확인된 중국과 아프리카 지역은 HBV 감염률도 높은 지역인데, 두 위험인자가 같이 있는 경우는 60배의 발암 위험 증가가 확인되었다. 아울러 이 지역의 간세포암종 조직 30~60%에서 *p53* 유전자 코돈 249번의 돌연변이가 발견되었다. 다행히 우리나라에서는 AFB_1의 오염 정도가 심각하지 않은 것으로 보고되고 있다.

5. 흡연

근래 많은 역학연구에서 흡연이 간세포암종 발생의 독립적인 위험인자임을 입증하는 결과들이 나오고 있다. 한국인 대상의 전향적 코호트 연구에서도 흡연의 간세포암종 발생 기여위험도가 25.1%로 높게 나왔으며 현재 IARC에서도 흡연을 간세포암종의 1급 발암물질로 분류하고 있다.

6. 선천성 대사질환

만발피부포르피린증*porphyria cutanea tarda; PCT*, 혈색소증*hemochromatosis*, α_1 항트립신 결핍증, 티로신혈증*tyrosinemia* 등에서 간세포암종 발생의 위험이 증가하며, 글리코겐증*glycogenosis*, 윌슨병, 유전성 과당불내증*hereditary fructose intolerance*에서도 상대적으로 낮기는 하나 간세포암종의 위험이 있다. 이 중 PCT의 경우 HCV 감염이 동반되는 경우가 지역에 따라 0~90% 정도(평균 47%)로 보고되고 있다. PCT가 HCV 감염의 피부 증상이라는 견해부터 HCV 감염이 PCT 발병에 유발인자로서 작용한다는 견해까지 인과관계에 대해 서로 상반된 이견이 있다. PCT에서 보이는 전형적인 피부 소견의 원인으로 알려진 우로포르피리노겐 데카르복실라아제 *uroporphyrinogen decarboxylase*의 결핍, 철분 과다 축적, 알코올사용장애 등이 HCV 감염과 함께 PCT의 병인과 임상적 측면에서 서로 얽혀 있으므로 이들 위험인자들의 상호 관련성에 대해 유의하는 것이 필요하다.

7. 비알코올성 지방간질환

최근 비알코올성 지방간질환*nonalcoholic fatty liver disease; NAFLD*이 지방간, 비알코올성 지방간염 *nonalcoholic steatohepatitis; NASH* 및 간경변증을 거쳐 간세포암종으로 진행될 수 있다는 것이 밝혀져 주목을 받고 있다(그림 24-5).

NAFLD 연관 간경변증에서 연간 2.6%의 간세포암종 누적 발생률이 보고되었는데, 이는 HCV 연관 간경변증의 경우에 비해 2~3배 정도 낮은 발생률이며 간경변증이 동반되지 않는 경우는 암 발생이 매우 드물다. HBsAg 보유자에서 과체중, 비만이 동반되면 간암 사망률이 추가로 높아진다는 보고도 있어 B형간염의 관리 측면에서도 유의해야 할 대목이다.

비만 유병률이 높은 서구에서는 간세포암종의 4~22%가 NAFLD에 의한 것으로 보고되며, 아직 바이러스 질환이 더 심각한 아시아 지역에서는 NAFLD에 의한 간세

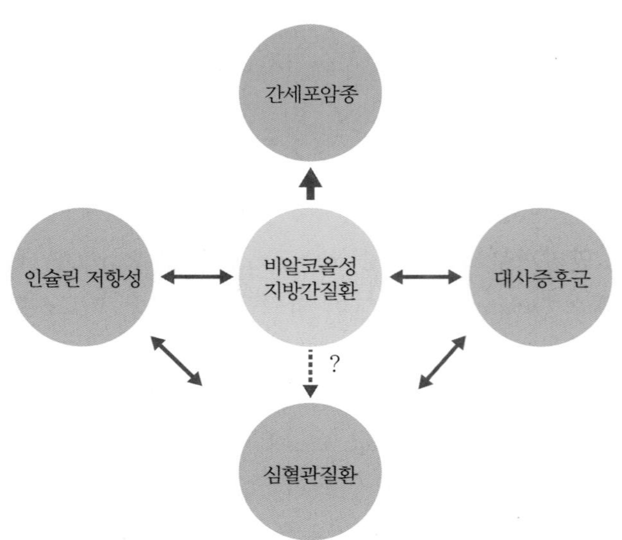

그림 24-5. 비알코올성 지방간질환과 연관되는 주요 질환 및 병리상태 비알코올성 지방간질환이 심혈관질환의 독립적인 원인이 되는지에 대해서는 상반된 의견들이 있다.

포암종이 1~2% 정도로 낮게 보고되고 있다. NAFLD가 바이러스 질환에 비해 간세포암종 발생 위험도는 상대적으로 낮지만, 해당 인구가 많고 최근 한국인 간질환에서도 NAFLD의 비중이 점차 증가하고 있는 점 등을 고려하면 이에 대한 관심과 적극적인 대처가 필요하다.

8. 간세포암종 발생의 개인적 차이

최근 일본에서 보고된 전체게놈관련분석*genome-wide association study; GWAS* 연구들에 의하면, HCV 연관 간세포암종의 발생 위험이 SCBY14, CRHR2, GFRA1, CCND2, RAD23B, GRP78, CEP164, MDM2, ALDH2, DEPDC5, MICA 유전자의 단일염기다형성*single nucleotide polymorphism*과 연관되어 있다. 또 다른 GWAS 연구는 HBV 연관 간세포암종의 위험이 KIF1B, UBE4B, PGD 유전자의 단일염기다형성과 관련이 있음을 보고하고 있는데, 대부분 낮은 오즈비를 보이고 있어 향후 개인적 차이를 결정짓는 데 역할이 더 큰 단일염기다형성의 발굴이 기대되는 상황이다.

간세포암종의 여러 위험인자들은 뚜렷한 지역적 분포의 차이를 보인다. 미국과 유럽에서는 HCV와 NAFLD, 일본, 이집트를 제외한 아시아, 아프리카에서는 HBV와 아플라톡신 B_1, 일본과 이집트에서는 HCV 등이 간세포암종의 주된 위험인자들이다. 이러한 위험인자들은 B형간염백신 접종과 C형간염 감염 경로에 대한 차단 노력, 아플라톡신 B_1에 대한 오염 제거, 비만 치료 등으로 제거 혹은 관리가 가능한 것들이므로 향후 노력 여부에 따라 해당 지역의 간세포암종 역학도 변하게 될 것이다.

Ⅲ 간세포암종의 병인

암 발생은 발암물질이 20~30년 정도의 기간에 걸쳐 약 60~80개의 주요 유전자 변화를 단계적으로 축적해 나감으로써 정상세포가 암세포로 악성 전환*malignant transformation*되어 이루어진다는 것이 다단계 발암병인론*multistep carcinogenesis*이다.

많은 간세포암종 위험인자들에 공통되는 병인은 만성 간염과 간경변증으로 이어지는 과정에서 초래되는 만성 염증이며, 여기에 각 위험인자들이 가진 특징적인 기전들이 '분자적 지문*molecular fingerprints*'을 남기면서 추가된다. 통상 만성 간염 및 간경변증 과정에서 관찰되는 기전을 발암과정의 간접적인 역할로, 각 위험인자 고유의 기전을 직접적인 역할로 구분한다. 최근 전 유전체 수준의 연구에 의해 발견되는 간세포암종의 유전자 변이는 만 가지 이상이지만, 여기에는 암 발생을 주도하는 결정적 변이와 진행과정에서 수동적으로 동반되는 변이가 뒤섞여 있기 때문에 이들을 정확하게 구분하기는 어렵다. 아래에서는 위험인자와의 연관성이 높은 기전을 먼저 살펴보고 후반부에 간세포암종에서 흔히 관찰되는 분자적 변이를 정리하였다.

1. B형간염바이러스의 발암기전

종양원성 바이러스의 발암기전으로 바이러스가 생산하는 종양단백질*oncoprotein*이 직접 정상세포를 악성 전환시키거나 바이러스가 세포 염색체에 통합*integration*되면서 유전자의 구조적 변이를 일으키는 역할이 잘 알려져 있다. HBV의 바이러스 단백질 중 종양단백질의 역할을 할 수 있는 기능을 가지고 있는 것은 HBx와 거대/중간표면단백질*large/middle envelope protein*이다. 더불어 HBV는 간세포의 염색체에 통합되는 기능을 가지고 있으며, 여기에 만성 염증의 간접적 기전이 더해져 간세포암종이 발생

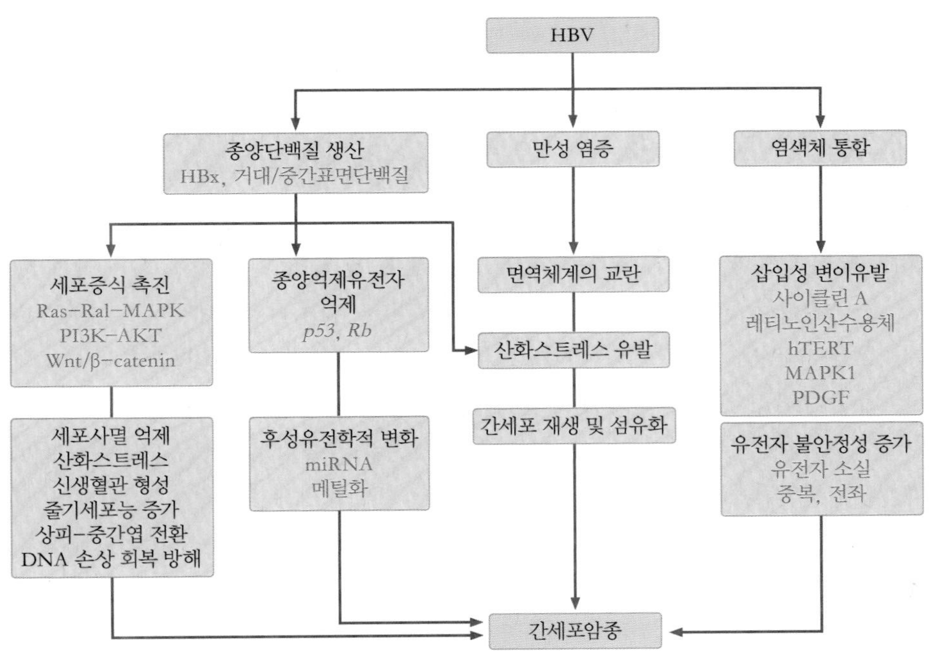

그림 24–6. B형간염바이러스에 의한 간세포암종 발생의 분자적 기전 고정된 단계별 과정이라기보다 여러 관련 인자들의 축적에 의한 악성 전환의 전체 과정을 대략적으로 살펴보는 그림으로 이해해야 한다.

하는 것으로 정리할 수 있다(그림 24–6).

(1) 종양단백질에 의한 악성 전환

HBV가 생산하는 바이러스 단백질 중 종양단백질로서 오랫동안 연구되어 온 것은 활성인자*transactivator*의 기능을 가지고 있는 HBx와 거대/중간표면단백질이다. 바이러스 활성인자는 스스로의 생산을 결정하는 유전자 부위에서 멀리 떨어진 곳에 위치하는 유전자들의 발현을 조절하는 기능을 가지는데, 바이러스뿐만 아니라 인체세포에도 작용하여 세포 증식, 분화 등에 중요한 유전자의 발현을 교란시킴으로써 암 발생을 유도할 수 있다.

1) HBx의 활성인자로서의 역할

HBx는 HBV가 가지고 있는 네 가지 전사해득틀*open reading frame* 중 X 유전자에 의해 154개의 아미노산으로 생산되는 단백질이다. HBx는 활성인자로서의 기능을 통해 바이러스의 증식과 더불어 세포 유전자들의 발현을 교란할 수 있다는 점 때문에 일찍부터 종양단백질로서 추정되어 왔다. HBx 형질전환생쥐*transgenic mice*에서 HBx는 만성 염증의 단계를 거치지 않고 전암병변*preneoplastic lesion*인 변이소*altered foci*를 거쳐 75%의 HBx 형질전환 생쥐에서 간종양을 발생시켰다. 이는 바이러스 단백질이 만성 염증의 과정 없이도 간종양을 유발하는 것을 보여줌으로써 HBx가 종양단백질임을 증명한 결과다.

또한 HBx는 세포 증식의 촉진(Ras–Raf–MAPK, PI3K–AKT, Wnt/β–catenin), 종양억제유전자 기능의 억제(*p53, Rb*), 세포사멸*apoptosis*과 노화*senescense* 억제(TNFα, FAS, TERT, DNMT), ROS 생성 등 산화스트레스 유발(VDAC3), 신생혈관 형성(HIF1α, ERK/MAPK), 줄기세포능*stemness* 증가(KANOG, KLF4, OCT4), 상피–중간엽 전환*epithelial–mesenchymal transition; EMT*(TGF β1), DNA 손상 회복기전의 방해(DDB1), 후성유전학적*epigenetic* 변이를 통해 유전자 조절기능을 교란하는 것으로 알려졌다.

2) 거대/중간표면단백질의 활성인자로서의 역할

거대/중간표면단백질은 preS1/preS2 염기서열에 의해 생산되며 *c–myc*, *c–fos*, *ras* 유전자들과 cRaf–1/MEK/Erk2 신호전달체계를 활성화시켜 세포증식을 일으키는 것으로 형질 전환에 기여할 수 있다. 한편 preS2 혹은 preS1 부위에 돌연변이가 생긴 변이종의 경우에도 간세포의 소포체에 축적되어 산화스트레스, DNA 손상 등을 일으켜 발암에 기여할 수 있음도 알려지고 있다.

(2) 염색체 통합에 의한 유전자변이

HBV의 또 다른 직접적 발암기전으로 간세포 염색체 통합 기전이 있다. 이 기전은 레트로바이러스와 유두종바이러스에서 그 예를 찾아볼 수 있는데, 바이러스 유전자가 염색체에 통합되면서 유발되는 유전자의 구조적 변이가 발암과정을 진행시키게 된다. HBV 감염이 장기화되면 HBV 유전자가 간세포의 염색체에 통합되는데, 이 과정에서 암유전자나 종양억제유전자가 존재하는 부위에 HBV가 삽입되면서 이들의 기능을 교란시킴으로써 암을 유발하는 것이 삽입 변이유발*insertional mutagenesis*이다.

HBV 유전자가 통합된 주변의 유전자 염기서열을 분석했을 때, 암유전자가 존재하는 경우는 드물었고 삽입 위치도 무작위적이어서 이 기전은 드물게 작동할 것으로 여겨졌다. 그러나 최근 HBV 유전자가 통합된 주변에 hTERT, MAPK1, PDGF 등 암 관련 유전자가 많다는 것이 보고되고, 또한 통합 부위도 무작위적이 아니라 유전체의 취약 부위나 반복 부위 등에서 일어나는 경우가 많다는 사실도 밝혀지고 있어 염색체 통합에 의한 발암기전이 새롭게 조명되고 있다.

(3) 만성 염증의 역할

전체 암의 15% 내외가 만성 염증이 주된 병인이 되어 발생하는데 간세포암종은 그 대표적 암종이다. 만성 간질환에서 원인과 관계없이 공통적으로 간세포암종이 유발되는 것으로 보아 HBV의 발암과정에서의 역할도 만성 염증과 관련된 것이 가장 중요할 것이라는 가설이 가능하다. 그러나 HBV 연관 간세포암종에서는 만성 염증의 중간 단계 없이 간세포암종이 생기는 경우가 20% 정도 되기 때문에 만성 염증이 필요 충분한 조건이라고 보기는 어렵다.

HBV 연관 간세포암종 연구에서 만성 염증이 발암에 관여하는 세부 단계를 보면, 우선 HBV에 대한 면역반응이 간에서의 염증을 일으킨다. 이어 염증반응에 수반되는 산화스트레스의 유발, 간세포 괴사 및 재생이 반복되고 궁극적으로 섬유화 및 간경변증으로 진행되는 일련의 과정으로 진행된다.

1) 만성 염증에 관여하는 면역 병인

HBV는 간세포에 감염된 후 직접적인 세포 병변을 일으키지는 않으며, 인체의 면역시스템과 HBV의 바이러스 단백질의 상호작용에 의해 임상경과가 결정된다. HBV 감염이 인지되면 고유면역*innate immunity*이 작동하는데, 이에 저항하여 HBV는 HBx, HBeAg 등 바이러스 단백질을 생산하고 이러한 상호 반응의 결과가 바이러스 제거 혹은 염증 병변으로 나타나게 된다. 고유면역의 불완전성에 의해 바이러스가 완전히 제거되지 못하면 HBV 만성 보유 상태에 들어가게 된다. 이후에도 적응면역*adaptive immunity*에 의해 HBV 감염상태는 면역관용기, 면역활성기, 면역제거기 등의 다양한 임상경과를 보이면서 진행된다. 이때 HBV 특이적 $CD8^+$T세포의 정성적 및 정량적 결함이 만성 감염상태의 지속에 관련되며, 여러 분자적 기전에 의해 간손상이 반복된다.

2) 산화스트레스와 염증 사이토카인의 역할

만성 염증의 상황에서 생기는 산화스트레스*oxidative stress*는 유전자 돌연변이 및 불안정성을 유발하고 NF-κB, MAPK 경로를 활성화하는 기능 등으로 발암에 기여한다. 산화스트레스의 결과로 손상된 간세포는 Kupffer 세포를 자극하여 IL-6, TNF-α, LTα, LT-β, TGF-β 등의 염증 사이토카인을 생산하게 하고 이 사이토카인들은 NF-κB, STAT3를 통해 세포증식의 촉진 등의 작용을 통해 발암에 관여한다.

이 중 NF-κB는 거의 모든 만성 간질환의 병인에 관여하는 가장 중요한 중개자이다. 면역세포에서의 NF-κB 활성화는 TNFα, IL-6, IL-1 등의 염증 사이토카인과 여러 케모카인을 활성화시켜 주로 만성 염증의 지속과 섬유화, 악성 전환을 촉진한다. 한편 간세포에서의 NF-κB 활성화는 간손상 단계에서는 JNK 및 MAPK 시스템과 조율하여 염증촉진 기능과 항세포사멸 기능을 조절하여 간세포의 손상을 방지하다가 염증 자극이 지속되면 유전자 불안정성과 암유전자 돌연변이, 세포사멸의 억제와 항종양 면역세포의 억제와 같은 발암촉진 기능에 관여한다.

3) 재생 및 섬유화

간세포의 괴사에 수반되는 재생과정은 세포의 유사분열을 촉진하는 결과*mitogenic event*를 초래함으로써 유전자 돌연변이의 기회를 높인다. 또한 반복되는 염증에 의한 산화스트레스와 Kupffer세포 및 면역세포의 활성화는 간 성상세포*hepatic stellate cell*의 활성화를 유도하여 섬유화와 간경변증, 그리고 간세포암종에 이르는 과정을 주도한다. 이 과정에는 인테그린*integrin* 증가에 따른 PI3K, MAPK 신호체계의 활성화, 암세포와 기질세포*stromal cell* 간의 상호 협력, 간 굳기의 증가에 의한 세포 증식 및 성상세포의 활성화 촉진, 세포외 기질 영역에 성장인자의 양적 증가 및 NK 세포 및 NKT 세포의 활성도 감소 등이 발암기전으로 작용한다.

이상에서 살펴본 HBV의 발암기전은 HBx 등의 종양단백질과 염색체 통합과정에서의 유전자 변이의 두 가지 직접적인 기전과 만성 염증의 반복과정에서 유전자 변이의 기회가 증가하는 간접적인 기전이 비교적 잘 밝혀져 있다. 여기에 아직 위험인자와의 연관성이 제대로 밝혀지지 않은 주요 신호전달체계들의 활성화와 후성유전학적 변화가 더해져 간세포암종이 발생하는 것으로 이해된다. 이들 기전들이 어느 정도의 상대적 비중을 가지는지, 기전들 상호 간의 작용은 어떠할지에 대해서는 아직 더 밝혀져야 할 부분이 많으며, 예방 및 치료적 접근을 위한 표적을 찾아내는 것도 분자적 기전을 탐구하는 중요한 목표가 될 것이다.

2. C형간염바이러스의 발암기전

HCV는 같은 간염바이러스인 HBV와 발암기전 측면에서 공통점도 있으나 몇 가지 점에서 뚜렷한 차이를 보인다. HCV 연관 간세포암종의 병인은 HBV와는 달리 대부분 간경변증을 동반한다는 점에서 만성 염증의 반복이 가장 큰 비중을 차지할 것으로 판단된다(그림 24-7).

만성 염증의 기전에서 HBV가 비세포변성적*noncytopathic* 바이러스인 것과 달리 HCV는 일부 직접적인 세포변성 작용을 포함하여 면역반응에 의한 세포 괴사 및 염증을 통해 만성 염증을 나타내는 것으로 보인다. 또한 HCV의 바이러스 단백질 중에서는 중심단백질*core protein*, NS3, NS4B, NS5A 등이 종양단백질의 기능을 할 수 있음이 알려지고 있다. HCV는 바이러스 유전자가 간세포 염색체에 통합되지 않으므로 염색체의 구조적 변형이 드물고 삽입 돌연변이에 의한 문제는 생기지 않는다.

(1) 만성 염증의 역할

만성 HCV 간염은 HCV 단백질에 대한 면역 반응과 바이러스 자체의 직접적인 세포변성 작용이 작용하여 진행된다. HCV 감염이 고유면역을 작동시키면 바이러스 단백질들이 효율적으로 이러한 면역반응에 대응하거나 quasispecies를 통해 면역시스템을 회피하여 HCV 제거에 실패하면 만성적인 바이러스 보유상태가 성립된다.

이 과정에서 산화스트레스 및 NF-κB 활성화를 통한 염증 사이토카인과 케모카인의 추가적인 증가가 초래된다. 특히 C형간염에서는 산화스트레스가 B형간염보다 더 심한 것으로 보이며, HCV 중심 단백질, NS5A는 ROS 생산에 직접적인 상승작용을 나타내는 것으로 보인다. HCV에 의한 만성 염증에서는 소포체스트레스

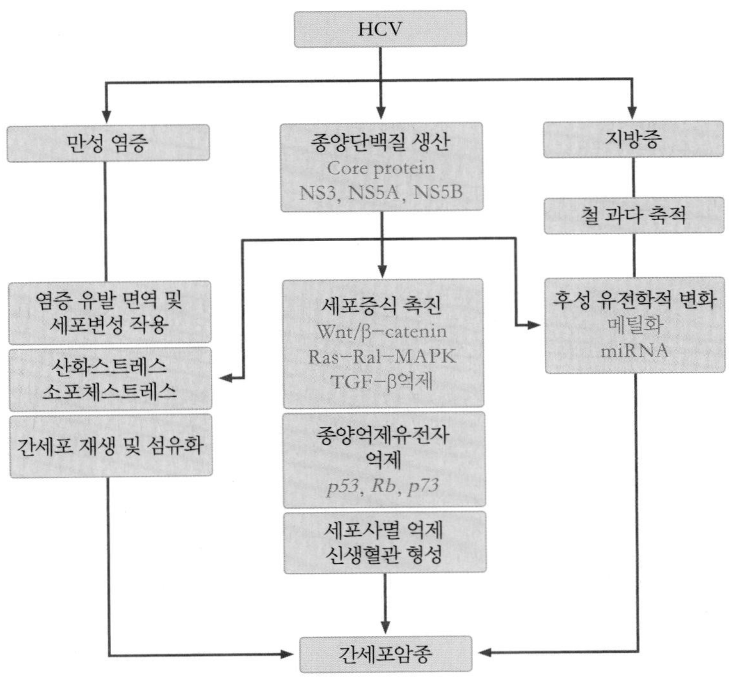

그림 24-7. C형간염바이러스에 의한 간세포암종 발생의 분자적 기전

endoplasmic reticulum stress, $Ca2^{+}$ 신호의 증가 등의 변화도 많이 발생하는 것이 관찰되고 있다.

(2) 종양단백질에 의한 악성 전환

HCV 연관 간세포암종은 간경변증이 없는 상황에서의 발생이 매우 드물고 HCV 바이러스 단백질의 형질전환 기능을 뚜렷이 증명하는 실험 결과들이 적어 초기에는 HCV가 HBx와 같은 종양단백질을 가지고 있을 가능성에 대해 부정적인 시각이 많았다. 그러나 최근 HCV에서도 중심단백질, NS3, NS5A 등이 간세포의 악성 전환을 일으킬 수 있다는 것을 보여주는 결과들이 보고되고 있다.

1) HCV 중심단백질

HCV의 중심단백질은 바이러스의 중심을 구성하는 구조적 역할 외에 세포 형질전환, 전사조절, 세포사멸, 신생혈관 형성, 지방대사, 산화스트레스 등 많은 기능에 관여하는 것이 알려지고 있다. 또한 중심단백질은 *p53*, *p73*, *Rb* 등 종양억제유전자와 결합하거나 MAPK, Wnt/β-catenin, TGF-β 등과 반응하여 세포증식을 촉진함으로써 종양 형성에 기여할 수 있음도 알려지고 있다.

그러나 HCV 중심 유전자로 만든 형질전환 생쥐에서 다른 모델들에 비해 간세포암종이 늦게 발생하여 HCV 중심단백질에 의한 발암기전은 만성 염증을 반복시키는 간접적인 역할이 우선이며 직접적인 발암능력은 약할 것이라는 견해가 많다.

2) HCV 비구조단백질의 형질전환 능력

NS3, NS5A, NS5B 등의 비구조단백질은 주로 HCV가 인체 면역반응으로부터 회피하는 기능을 하는 것으로 보이는데, 일부 연구에서 악성 전환에도 기여할 수 있음이 보고되고 있다. NS3는 세포주실험에서 악성 형질전환 능력을 보이며, NS5A는 활성인자로서의 기능과 더불어 형질전환 생쥐 모델에서도 간세포암종의 발생이 관찰되었다. 또한 NS3, NS5A 단백질은 p53 경로를 억제할 수 있으며, NS5B는 Rb의 분해를 촉진하는 등 종양억제유전자의 기능을 비활성화시키는 능력을 나타낸다. 그러나 실험조건에 따라 형질전환 능력이 관찰되지 않는다는 보고도 상당하여 HCV 비구조단백질의 형질전환 능력에 대해서는 추가적인 연구가 필요하다.

(3) 지방증과 철 과다 축적

만성 C형간염에서 특징적으로 발견되는 지방증*steatosis*은 HCV의 지방대사에 대한 영향 때문으로 보인다. 특히 HCV의 중심단백질 등이 간내 지방의 분비 억제, 지방산의 생산 촉진 및 분해 억제 등의 기능을 통해 지방증을 유발하며 이 현상은 산화스트레스와도 연관되는 것으로 보인다. HCV 감염과 흔히 동반되는 인슐린 저항성 및 당뇨병, 비만 등이 지방증에 상승적인 영향을 미칠 가능성도 인정되고 있다.

C형간염의 또 다른 특징은 철이 간내에 과다 축적되는 것인데, 아직 분명한 원인은 밝혀지지 않았으나 C형간염의 과정에서 생성된 ROS가 체내 철 조절 기능을 가지고 있는 헵시딘*hepcidin*의 간내 생산을 억제하는 것이 하나의 기전일 것으로 제시되고 있다. C형간염에서의 철 과다 축적은 혈색소증에서 보이는 철 축적의 양에 비해서는 적지만 미토콘드리아 손상 등의 기전을 통해 HCV 연관 간세포암종 발생에 분명한 역할을 하는 것으로 보인다.

3. 알코올의 발암기전

알코올이 역학적 근거에 의해 확실한 발암물질로 인정되고 있지만 직접 유전자변이를 일으키는지에 대한 분명한 근거는 없다. 따라서 알코올에 의한 발암기전도 알코올에 의한 만성 염증이 주된 기전으로 보인다(그림 24-8). 여기에는 산화스트레스에 의한 ROS, 염증 사이토카인과 케모카인의 증가 등이 발암기전으로 작용할 것이다.

한편 알코올이 발암과정을 비롯한 만성 간질환의 진행에 직접 관여하는 기전은 알코올 대사과정과 동물모델에서 밝혀진 몇 가지 주요 결과들에 의해 제시되고 있다. 알코올의 간내 대사 과정에서 니코틴아미드 아데닌 디뉴클레오티드*nicotinamide adenine dinucleotide*의 증가 등이 간내 지방의 과다 생산과 축적을 일으킨다. 또한 아세트알데히드는 DNA 부가물을 생성하여 유전자 돌연변이를 조장하며, TNF-α와 같은 염증 사이토카인들을 분비시켜 지방간염을 유발하고, 콜라겐 생산을 증가시켜 섬유화를 일으키는 데도 관여한다.

최근 만성 간질환의 병인에서 장내 세균의 역할에 대해 많은 관심이 집중되고 있다. 만성 간질환에서는 장 투과성 증가로 장내 세균 혹은 장내 세균이 생산한 독성 물

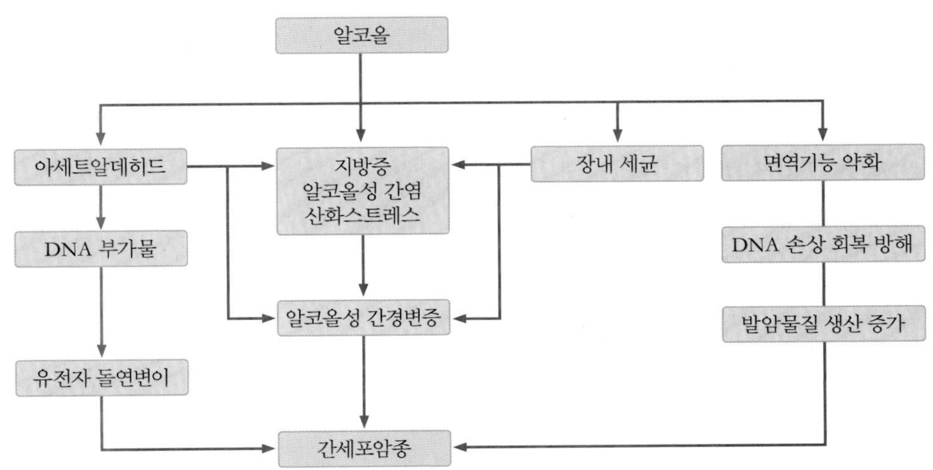

그림 24-8. 알코올에 의한 간세포암종 발생의 분자적 기전

질의 간내 유입이 증가하여 간질환을 악화시킬 수 있다는 것이 알려졌다. 장기간의 알코올 섭취 시에도 장내 세균 성분인 지방다당체나 균체내독소*endotoxin*의 장 투과성*gut permeability*이 증가하여 간으로의 이동이 많아진다. 이 물질들은 Kupffer세포의 TLR/NLR을 활성화하여 NF-κB 및 염증 사이토카인을 분비함으로써 만성 간염의 진행에 관여한다. 알코올 간질환 환자에서는 장내 세균 구성 중 Bacteroidetes가 감소하고 Enterobacteriaceae 및 Proteobacteria가 증가하는 현상이 생기는데, 이러한 장내 세균 구성의 변화도 알코올 간질환의 진행에 같이 기여할 것으로 보고 있다.

장기간의 알코올 섭취는 체내 면역기능과 DNA 손상 후 회복에 관여하는 효소의 기능을 떨어뜨려 암발생 방지 시스템의 작동을 약화시킬 수 있다. 또한 알코올성 간경변증 환자에서는 HCV 감염률이 높게 보고되고 있어 알코올성 간질환의 발암과정에 HCV가 같이 관여할 수 있다.

4. 비알코올성 지방간질환에서의 발암기전

NAFLD에서의 발암기전에 관한 연구 결과는 인위적인 실험모델에서 얻어진 것이 많아 인체에 적용할 때는 신중한 검토가 필요하다. 현재 간내에 축적된 지방에 의한 지방독성*lipotoxicity* 및 산화스트레스, 염증 유발 사이토카인과 항염증 사이토카인의 부조화, 인슐린 저항성과 연

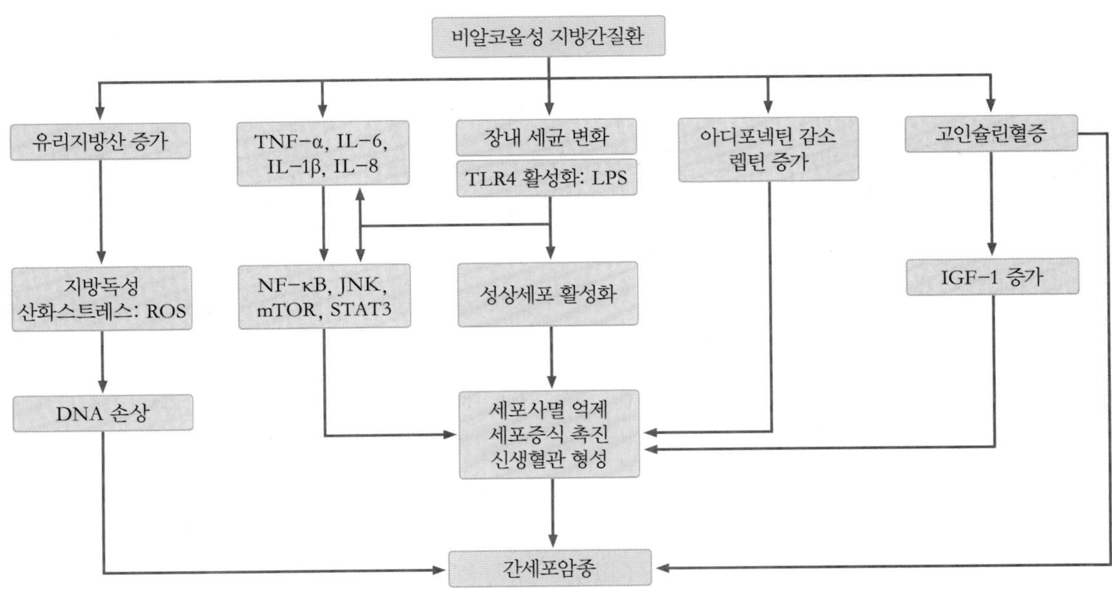

그림 24-9. 비알코올성 지방간질환에 의한 간세포암종 발생의 분자적 기전

관한 IGF-1 시스템의 활성화, 장내 세균의 변화 등이 제시되고 있다(그림 24-9).

지방독성은 지방산대사 과정에서 과다 생산된 유리지방산*free fatty acid*이 ROS 등의 산화스트레스 물질을 증가시키는 현상으로 DNA 손상으로 이어진다. 지방 조직의 주요 신호전달물질들인 아디포넥틴*adiponectin*의 감소, 렙틴*leptin*의 증가는 세포증식의 촉진 및 세포사멸의 감소를 초래하여 발암과정에 기여할 수 있다. 지방세포, 대식세포, Kupffer세포 등에서도 TNF-α, IL-6, IL-1β, IL-8 등의 사이토카인을 분비하여 NF-κB, JNK, mTOR, STAT3 경로를 통해 세포증식, 세포사멸 억제 기능을 나타낸다. 인슐린 저항성에 의해 초래되는 고인슐린혈증 상태에서 인슐린은 그 자체로서 종양형성 기능이 있으며 인슐린에 의해 생성되는 IGF-1도 세포증식 촉진 기능을 나타낸다.

장내 세균은 염증 사이토카인 및 신호전달체계의 활성화를 통해 악성 형질 획득에 기여한다. 특히 고지방이나 과당과 같은 단순 탄수화물로 구성되는 식이를 계속하는 경우 장 투과성 증가, 균체 내 독소가 증가하면서 NAFLD가 발생하는 것이 동물모델에서도 증명되고 있다. 균체 내 독소는 성상세포의 노쇠관련분비항체표현형 *senescence-associated secretory phenotype; SASP*을 유도하여 발암에 기여할 수 있는 기전으로 제시되고 있으며, 특히 간경변증이 동반되지 않고 NASH에서 바로 발생하는 간세포암종의 주요기전으로 관심을 받고 있다.

5. 간세포암종에서 흔히 발견되는 분자적 변이

과거 간세포암종에서는 종양억제유전자 *p53*, *Rb*와 암유전자 *CTNNB1*의 돌연변이가 10~48% 정도의 빈도로 보고되었을 뿐 나머지 돌연변이는 대부분 10% 미만으로 빈도가 높은 유전자 변이가 드물었다. 그러나 최근 전장유전체 염기분석에서 간세포암종 조직에서 12,000여 종류의 유전자 돌연변이가 보고되어 상황이 바뀌고 있다. 아직 많은 수의 조직을 대상으로 충분히 검정하지 못한 시점이라 이들의 역할에 대한 결론을 내리기는 이르다.

간세포암종의 주요 위험인자들인 간염바이러스, 알코올, NAFLD 등과 실험연구를 통해 보고되는 유전자 변화와의 연관성은 아직 특정되지 않은 것이 대부분이다.

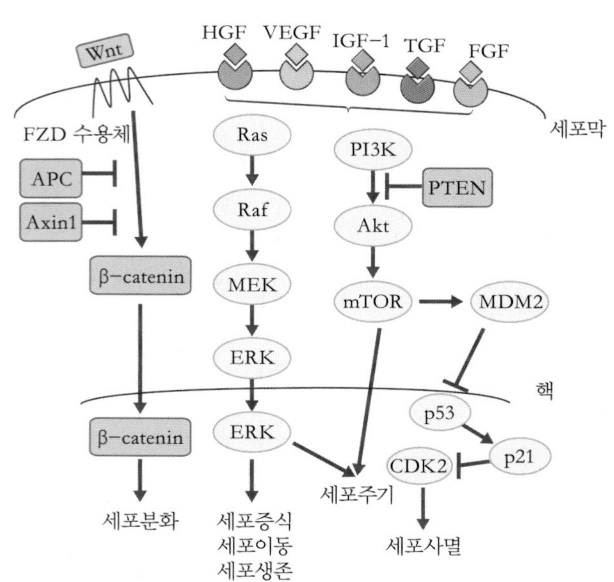

그림 24-10. 간세포암종에서 흔히 교란되는 신호전달체계의 전달경로 화살표 중 'ㅓ' 표시는 억제효과를 의미한다.

일부 바이러스 단백질과 유전자 변화와의 연관성이 제시되고 있으나, 많은 부분은 위험인자 특이성이 밝혀지지 않았거나 연관성이 없는 변화로 판단되므로 이러한 유전자 변화를 아래에 정리하였다(그림 24-10). 향후 이 변화들은 계속적인 연구를 통해 발암과정에서의 역할, 위험인자와의 연관성, 진단과 치료에 적용할 수 있는 분자적 표적으로서의 가치 등을 추구하게 될 것이다.

(1) 간세포암종에서의 신호전달체계 교란

1) 종양억제유전자 및 세포주기 조절 유전자의 비활성화

종양억제유전자는 염색체 일부의 소실이나 염기서열의 돌연변이에 의해 종양발생을 억제하는 기능이 상실되는 것이 주된 발암기전이며 일부 종양억제유전자에서는 변이에 의해 종양원성 잠재력을 가지는 변이체*mutant*가 생길 수도 있다.

간세포암종에서는 염색체 4p11-q21, 6q, 8p21-p23, 13q12, 16q22.1-23.2, 17p 등에서 유전자 소실이 발견되고 있다. 이 중 17p에 위치한 *p53*은 HBV 연관성이 높은 지역의 간세포암종에서 많이 발견된다. AFB1 관련성이 높은 일부 중국 및 아프리카 지역에서는 *p53* 코돈 249번 변이가 30~60%에서 관찰되는 데 비해, 한국을 포함한 다른 지역에서는 10~20% 전후의 낮은 변이율을 보이면서 특별한 취약부분이 없는 차이를 보인다. *p53* 돌연변이가 발견되는 간세포암종은 분화도가 나쁘고 염색체 불안정성도 높아 임상적 예후도 불량한 것으로 보고된다.

Rb 유전자가 위치한 13q 부위의 경우 간세포암종에서 20~60% 정도의 유전자 소실이 보고되고 있으며 이들 대부분은 *p53*의 변이와 동반되어 있다. Rb 신호전달체계와 연관된 p16^{INK4A}, p21$^{WAF1/CIP1}$ 및 p27^{Kip1} 등의 CDK 억제인자들도 상당수의 간세포암종 조직에서 프로모터 과메틸화, 돌연변이 등에 의해 비활성화된 것이 발견된다.

2) PI3K/Akt/mTOR 경로 활성화

PI3K/Akt/mTOR 경로는 EGF, VEGF, IGF-1, PDGF 등 성장인자들에 의한 신호를 활성화시키는 경로로 세포증식, 세포사멸 억제 등의 기능을 한다. Akt는 세포주기, 세포생존, 세포성장에 두루 관련하는 serine/threonine 키나아제인데 PTEN은 PI3K와 Akt의 중간 단계에서 억제적 조절 기능을 한다. Akt의 후속 단계인 mechanistic target of rapamycin(mTOR)은 mTORC1과 mTORC2로 구성되는 단백질집합체로서 세포 대사, 증식에 중요한 역할을 한다.

이 경로는 각종 암종에서 유전자 증폭, 과발현을 통해 활성화되며 간세포암종에서도 50% 정도에서 활성화된다. 활성화의 실제 기전 중 *PIK3CA* 유전자의 활성화 돌연변이는 5% 정도, 종양억제단백질인 PTEN의 기능상실을 초래하는 비활성화 돌연변이나 유전자 결손 등의 구조 변화가 5~8% 정도이며 mTOR 경로의 활성화는 유전자 돌연변이보다는 리간드에 의한 수용체 활성화일 것으로 생각된다.

mTOR 억제제를 이용하여 Akt/mTOR 경로를 차단함으로써 간세포암종 치료에 이용하려는 노력이 활발한데, mTOR 억제제로서 간이식 시 면역억제제로 사용하는 sirolimus나 metformin이 간세포암종의 치료 효과가 있는지에 대해 임상연구가 진행되고 있다.

3) Wnt/β-catenin 경로 활성화

Wnt/β-catenin 경로는 배자 발생*embryonic development*과 조직 항상성 유지에 중요한 역할을 하는 경로로서 리간드인 Wnt가 FZD 수용체에 결합함으로써 활성화된다. 인체에서는 19가지의 Wnt, 10가지의 FZD 수용체가 알려져 있으며 종양억제유전자인 *APC*, *AXIN1*에 의해 중간 단계에서 억제 조절될 수 있다. Wnt/β-catenin 신호의 과발현은 세포증식, 항세포사멸, 침습 등의 악성 형질을 촉진시킨다.

Wnt/β-catenin 신호전달체계의 변화는 전형적인 암유전자의 활성화로 간세포암종 조직의 40~70%에서 발견된다. β-catenin 유전자인 *CTNNB1*의 돌연변이는 8~30%의 간세포암종 조직에서 발견되는데 HBV보다는 HCV 관련 혹은 비바이러스 간세포암종에서 더 흔히 발견된다. *AXIN1* 유전자의 돌연변이는 8~15%, *APC* 유전자의 변이는 1~3%에서 발견되는데, *AXIN1*, *APC*의 돌연변이는 Wnt/β-catenin 신호전달체계에 대한 억제조절기능을 상실함으로써 Wnt/β-catenin 체계를 활성화시키는 결과가 된다.

4) 성장인자 및 수용체 경로 활성화

각종 성장인자 및 그 수용체로 분류되는 암유전자의 활성화도 간세포암종에서 빈번히 발견된다. 활성화 형태는 성장인자 리간드의 과발현(IGF-Ⅱ), 수용체의 증가(c-MET), 내부 신호전달체계의 변화(TGFβ) 등 다양한 형태로 나타나며 Ras/Raf/MAPK 혹은 Akt/mTOR 경로를 통해 세포성장 신호를 활성화한다.

이 중 IGF-Ⅰ, IGF-Ⅱ는 NAFLD와 연계된 간세포암종의 중요한 병인으로 강조되고 있다. 인슐린 저항성에 의해 초래되는 고인슐린혈증은 IGF-Ⅰ의 생산을 촉진하여 세포증식을 자극하고 더불어 Akt/mTOR 경로도 활성화시킨다. IGF-Ⅱ 및 IGFR-1이 간세포암종의 20~30%에서 과발현되며, 종양억제기능을 가지는 IGFR-2는 10~20%의 간세포암종에서 유전자 돌연변이나 결손을 통해 비활성화되어 고유의 종양억제 기능이 소실된다. IGF-Ⅱ는 간세포암종 환자에서 신생물딸림증후군*paraneoplastic syndrome*으로 간혹 나타나는 저혈당증의 원인이 되기도 한다.

간세포성장인자*hepatocyte growth factor*; *HGF*는 그 수용체인 cMET에 결합하여 Ras/Raf/MEK/ERK 경로를 활성화시켜 간세포의 성장을 촉진하는 성장인자이다. 간세포암종 조직에서 HGF의 발현은 오히려 감소하며 cMET의 과발현이 20~40%에서 관찰된다. 성인 간세포암종에서는 cMET 유전자의 증폭이 드물게 관찰되고 돌연변이는 관찰되지 않으나 아동기 간세포암종에서는 30% 정도에서 cMET 과오 돌연변이가 관찰된다. cMET 억제제를 이용한 간세포암종에서의 임상연구가 추진되고 있으나, HGF/cMET 축의 간세포암종에서의 역할과 응용에 대한 연구는 아직 분명하지 않은 부분이 많은 실정이다.

TGFβ는 만성 간염, 간경변증을 거쳐 간세포암종에 이르는 경과에 지속적으로 역할을 하며 종양 주변 환경과의 교류에도 관여하는 것으로 보인다. 초기 간세포암종 조직의 20% 정도에서 TGFβ의 과발현이 관찰되며 TGFβ 경로의 *SMAD2*, *SMAD4* 유전자의 돌연변이는 매우 드물게 관찰된다. TGFβ는 간세포암종의 발암 초기 단계에서는 종양억제 기능을 수행하다가 후기에는 오히려 악성 형질의 진행을 촉진하는 양면성을 가지고 있는 것으로 생각된다.

종양의 크기가 커지면 종양성장에 필요한 신생혈관 형성을 촉진하는 인자들의 발현도 증가하는데, 특히 전형적인 과다혈관형성 종양인 간세포암종에서는 이런 현상이 빈번히 발견된다. 신생혈관 형성을 촉진하는 주요인자는 저산소증과 염증으로 우선 HIF-1, IGF-2의 발현을 유도하고 이어 VEGF, FGF, HGF, PDGF, TGF 등을 발현하여 신생혈관 형성을 주도한다. 암 조직에서의 혈관 내피세포의 증식은 정상조직처럼 굴모양혈관패턴*sinusoidal vascular pattern*이 아니고 모세혈관패턴*capillarized vascular pattern*으로 정상적인 산소 공급 등의 기능을 하지 못해 저산소증과 조직손상은 오히려 더 심해진다.

여러 성장인자 및 그 수용체들은 항암제 개발의 표적으로도 많이 연구되어 VEGFR, PDGFR, raf를 표적으로 하는 소라페닙*sorafenib*을 비롯하여 brivanib, gefitinib, erlotinib, sunitinib 등 많은 약제들이 성장인자 및 그 수용체에 대한 억제기능을 이용한 항암제로 개발되고 있다.

(2) 간세포암종에서의 후성유전학적 변화*epigenetic change*

후성유전학은 유전자 돌연변이 등 유전자 구조의 변화가 없이도 유전자 발현을 조절함으로써 세포기능을 변화시킬 수 있는 분야의 연구로, microRNA 메틸화, 히스톤 변형, 크로마틴 변화 등이 암 분야에서의 후성유전학적 변화로 많이 연구되고 있다.

간세포암종의 분자적 발암기전들은 기전 간의 겹침이나 간섭들로 인해 실제의 발암현상은 훨씬 더 복잡하고 역동적인 과정으로 진행될 것이다. 아직 간세포암종에서 결정적인 핵심 동인*driver* 혹은 암유전자 중독*oncogene addiction*이라 할 만한 분자적 변화는 찾아내지 못하였다. 다만 위험인자별 그룹에 따라 분자적 기전들이 상호 보완적 역할을 하면서 단계적으로 악성 전환을 이루어가는 '다단계 발암현상'으로 이해할 수 있을 것이다. 앞으로 간세포암종의 분자적 병인과 관련된 새로운 사실들이 계속 밝혀지면 정확한 위험인자 규명, 세부분류 및 예후예측 등에 기여할 수 있을 뿐만 아니라 치료적 접근을 위한 분자적 표적*molecular target*을 제공함으로써 간세포암종의 예방과 치료술의 발전으로 이어질 것이다.

참고문헌

1. 김정룡, 이준성, 이한주, 등. 간세포암의 자연경과와 여러 치료방법에 따른 생존율에 관한 연구. 대한내과학회지 1993;45:141-153
2. 대한간학회.『간질환백서』. 서울: 진기획, 2013
3. 중앙암등록본부. 국가암등록사업 연례보고서(2010년 암등록통계). 보건복지부 2012
4. 통계청. 2012년 사망원인통계결과. 2013
5. Altamirano J, Bataller R. Alcoholic liver disease: pathogenesis and new targets for therapy. Nat Rev Gastroenterol Hepatol 2011;8:491-501
6. Arzumanyan A, Reis HM, Feitelson MA. Pathogenic mechanisms in HBV- and HCV-associated hepatocellular carcinoma. Nat Rev Cancer 2013;13:123-135
7. Bouchard MJ, Navas-Martin S. Hepatitis B and C virus hepatocarcinogenesis: lessons learned and future challenges. Cancer Letters 2011;305:123-143
8. Breuhahn K, Gores G, Schirmacher P. Strategies for hepatocellular carcinoma therapy and diagnostics: lessons learned from high throughput and profiling approaches. Hepatology 2011;53:2111-2120
9. Chassaing B, Etienne-Mesmin L, Gewirtz AT. Microbita-liver axis in hepatic disease. Hepatology 2014;59:328-339
10. El-Serag HB. Epidemiology of viral hepatitis and hepatocellular carcinoma. Gastroenterology 2012;142:1264-1273
11. Forman D, Bray F, Brewster DH, et al. J eds. Cancer Incidence in Five Continents, Vol. X (electronic version) Lyon, IARC. 2013. http://ci5.iarc.fr last accessed on
12. Frenette C, Gish RG. Hepatocellular carcinoma: molecular and genomic guideline for the clinician. Clin Liver Dis 2011;15:307-321
13. Giordano S, Columbano A. MicroRNAs: new tools for diagnosis, prognosis, and therapy in hepatocellular carcinoma? Hepatology 2013;57:840-847
14. Grewal P, Viswanathen VA. Liver cancer and alcohol. Clin Liver Dis 2012;16:839-850
15. Guerrieri F, Belloni L, Pediconi N, et al. Molecular mechanisms of HBV-associated hepatocarcinogenesis. Semin Liver Dis 2013;33:147-156
16. International Agency for Research on Cancer. IARC Monograph. 2014

17. Mcglynn KA, London WT. The global epidemiology of hepatocellular carcinoma: present and future. Clin Liver Dis 2011;15:223-243
18. Michelotti GA, Machado MV, Diehl AM. NAFLD, NASH and liver cancer. Nat Rev Gastroenterol Hepatol 2013;10:656-665
19. Nault JC, Zucman-Rossi J. Genetics of hepatobiliary carcinogenesis. Semin Liver Dis 2011;31:173-187
20. Nishida N, Kudo M. Recent advancements in comprehensive genetic analyses for human hepatocellular carcinoma. Oncology 2013;84:93-97
21. Pez F, Lopez A, Kim M, et al. Wnt signaling and hepatocarcinogenesis: molecular targets for the development of innovative anticancer drugs. J Hepatol 2013;59:1107-1117
22. Pogribny IP, Rusyn I. Role of epigenetic aberrations in the development and progression of human hepatocellular carcinoma. Cancer Letters 2014;342:223-230
23. Szabo G, Lippai D. Molecular hepatic carcinogenesis: impact of inflammation. Dig Dis 2012;30:243-248
24. Sun B, Karin M. Obesity, inflammation, and liver cancer. J Hepatol 2012;56:704-713
25. Vanni E, Bugianesi E. Obesity and liver cancer. Clin Liver dis 2014;18:191-203
26. Yang JD, Roberts LR. Hepatocellular carcinoma: a global view. Nat Rev Gastroenterol Hepatol 2010;7:448-458
27. Zhang DY, Friedman SL. Fibrosis-dependent mechanisms of hepatocarcinogenesis. Hepatology 2012;56:769-775

chapter 25

간세포암종의 진단

박중원

- 간세포암종은 병리학적으로 진단하는데, 간세포암종의 고위험군(B형간염바이러스 양성, C형간염바이러스 양성, 간경변증)에서는 임상적으로 진단할 수 있다.
- 간세포암종의 고위험군에서 정기적 감시검사 중에 간세포암종이 의심되는 소견이 있으면, 진단을 위해 역동적 조영증강 CT, 역동적 조영증강 MRI 또는 간세포특이조영제를 이용한 MRI를 시행한다.
- 고위험군에서 초음파검사 등으로 확인된 1cm 이상의 간결절은 상기한 영상검사들 중 하나 혹은 둘 이상에서(1~2cm 결절의 경우 최상의 영상장비로 촬영한 최적의 전문 영상검사가 아닌 경우 둘 이상) 간세포암종에 합당한 소견이 있으면 간세포암종으로 진단할 수 있다. 간세포암종에 합당한 소견이란 간실질과 비교하여 동맥기 조영증강과 문맥기 또는 지연기 조영감소를 보이는 경우를 말한다.
- 고위험군 환자에서 초음파 등으로 확인된 1cm 미만의 간결절은 간염 활동성이 억제되고 있는 경우 혈청 AFP가 정상 범위 이상 지속적으로 상승하며, 상기한 영상검사들 중 둘 이상에서 간세포암종에 합당한 소견을 보이는 경우 간세포암종으로 진단할 수 있다.
- 만약 위 조건에 해당되지 않거나 간세포암종의 전형적인 소견을 보이지 않는 경우에는 생검을 통한 병리학적 진단을 고려한다. 고위험군에서 영상검사나 생검으로 확진할 수 없는 간결절은 종양표지자와 영상검사 등을 반복하여 크기 변화와 종양표지자 증가 여부 등을 감시한다.

I 임상상

간세포암종 환자들의 증세는 대부분 오래전부터 동반된 만성 바이러스간염이나 알코올성 간염, 간경변증 등에 의한 것이기에 징후나 증상만으로 간세포암종을 진단할 수 없다. 간세포암종 첫 진단 때 전체 환자들의 약 1/3 이상은 무증상이며, 증세가 있는 경우 우상복부 불편감 혹은 통증이 가장 흔하다. 이외에 전신쇠약감, 복부팽만감이나 복수, 체중감소, 황달, 위장출혈 등도 발견되며, 일부에서는 종양파열에 의한 혈복강이나 뼈전이에 의한 통증이 첫 증상일 수 있다.

환자들의 일상 생활능력은 간세포암종 치료방침을 세우는 데 중요한 기준이 되므로 신체수행능력 평가가 필요하다. 수행능력평가법은 여러 종류가 있는데, 미국 종양학 그룹들 중 Eastern Cooperative Oncology Group(ECOG)이 제시한 평가법이 가장 널리 사용된다. 신체검사상 간비대가 흔히 발견되는데, 이는 동반된 간경변증 징후이거나 진행된 간세포암종이 딱딱하고 울퉁불퉁하게 촉지되는 경우이다. 비장비대, 복수, 함요부종, 황달, 복부정맥 확장, 여성형 유방증, 퍼덕떨림*flapping tremor* 등도 기저 간경변증에 의해 나타날 수 있으며, 간동맥 잡음은 상당히 커진 간세포암종 안의 증가된 혈관에 의한 와류가 청진으로 들리는 것이다. 일반적으로 간세포암종 진행에 따라 간기능 저하가 심해진다. 특별한 증상이 없던 간경변증 환자에서 지속적인 우상복부 통증이 생기거나 간기능이 악화되면 간세포암종 발생을 의심해 봐야 한다. 혈청 간기능검사는 일반적으로 간경변증과 유사한 소견을 보이나 알칼리성 인산분해효소*ALP*의 두드러진 증가나 아스파탐산아미노전이효소*AST*/알라닌아미노전이효소*ALT*비 증가가 간세포암종과 관련될 수 있다. 그러나 AST, ALT를 포함한 혈청 간기능검사는 간세포암종 진단에 도움이 되지 못한다.

간세포암종의 부신생물증후군*paraneoplastic syndrome*으로는 저혈당증, 고칼슘혈증, 고콜레스테롤혈증, 적혈구증가증, 호산구증가, 근육염, 발열, 피부발진 등이 발현될 수 있어 이에 대한 관심과 주의가 필요하다.

Ⅱ 진단

간세포암종은 다른 대부분 암종들의 확진방법인 종양생검을 통하여 병리학적으로 진단하거나, 다른 암종들과는 달리 비침습적 방법인 영상검사 및 종양표지자검사를 통해 임상적으로 진단할 수 있다. 대개의 간세포암종이 기저 간경변증을 동반하는 경우가 많아 간기능 저하에 따른 출혈, 복수 등으로 인한 검사의 어려움, 암종 전파*seeding*의 위험성, 종양 표적*targeting*의 어려움 등으로 인해 실제로 종양생검이 시행될 수 없는 경우가 많아 전 세계적으로 임상적 기준에 따라 진단하는 경우가 대부분이다.

다른 암종과 달리 간세포암종은 대부분 뚜렷한 원인인자를 가지고 있으며 우리나라에서 간세포암종의 원인은 B형간염바이러스, C형간염바이러스, 알코올, 대사성 질환 등에 의한 만성 간염 및 간경변증이 대부분을 차지하고 있으므로, 이들 고위험군에 대한 간세포암종 감시검사(복부초음파검사 및 혈청 알파태아단백검사*alpha-fetoprotein; AFP*)를 6개월 간격으로 시행해야 한다. 이러한 감시*surveillance*검사에서 간세포암종이 의심되는 결절이 발견된 경우 역동적 조영증강 전산화단층촬영*dynamic contrast-enhanced CT*, 역동적 조영증강 자기공명영상검사*MRI*, 또는 간세포특이조영제*gadolinium ethoxybenzyl diethylenetriamine pentaacetic acid; Gd-EOB-DTPA*를 이용한 MRI를 시행한다.

1. 영상검사

간세포암종의 임상적 진단은 영상학적 근거를 중심으로 이뤄진다. 간세포암종의 영상진단에 일반적으로 사용되는 검사법들은 역동적 조영증강 전산화 단층촬영*CT* 또는 자기공명영상*MRI*과 간세포특이조영제를 이용한 자기공명영상 등이 있다. 간경변증 환자에서 감시검사 중 초음파검사로써 간결절이 발견되었을 때는 간세포암종 가능성을 염두에 두고 역동적 조영증강 CT/MRI 또는 간세포특이조영제를 이용한 MRI 검사를 시행해야 한다. 간 종양의 악성도 증가에 따른 간동맥 및 간문맥 혈류의 상대 변화가 알려지면서 간세포암종의 특징적 조영증강 영상검사는 간세포암종 진단에 획기적 도움을 주게 되었다. 간세포암종의 영상진단은 발견된 병변 크기가 중요하다. 이는 간세포암종 발생 과정이 만성 염증의 결과로 생긴 재생결절이 이형성 결절, 조기 간세포암종, 소간세포암종, 진행성 간세포암종의 다단계로 진행되고, 이에 따라 그 크기 또한 점차 증가하기 때문이다. 일반적으로 간세포암종의 크기가 2cm 이상으로 성장하면 조직학적 분화도는 나빠지고, 이에 따라 종양 동맥이 발달하게 되어 특징적으로 동맥기 과혈관상을 갖게 된다. 종양의 악성도가 점차 심화되어 가면 그 종양 혈관상은 동맥이 풍부해지고 문맥혈류는 거의 소실되어 간세포암종에 특징적인 형태를 나타내게 된다.

재생결절은 대부분 3~10mm 크기로 초음파검사에서 섬유 또는 지방 결합조직에 의한 고에코 경계 때문에 미세한 저에코 결절로 보일 수 있으나 결절 내 지방을 많이 포함한 경우에는 고에코 결절로 보이기도 한다. CT에서 미세한 저음영 결절로 보일 수 있는데, 간혹 재생결절 내 간동맥 혈류 분포나 동맥-문맥 단락*artery-portal vein shunt; AP shunt* 등에 따라 동맥기 조영증강을 보여 간세포암종과 구별이 어려운 경우도 있다. MRI에서는 T1, T2 강조영상 모두에서 등신호강도로 보이지 않거나 저신호강도

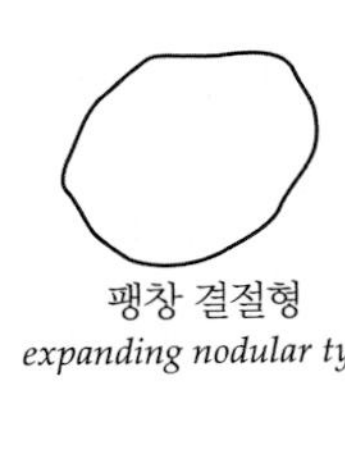
팽창 결절형
expanding nodular type

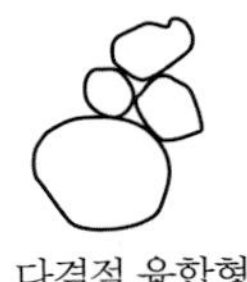
다결절 융합형
multinodular confluent type

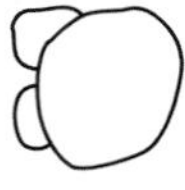
결절주위 파급형
nodular with perinodular extension type

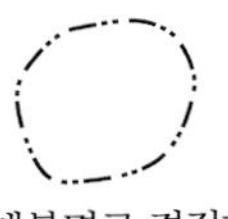
경계불명료 결절형
vaguely nodular type

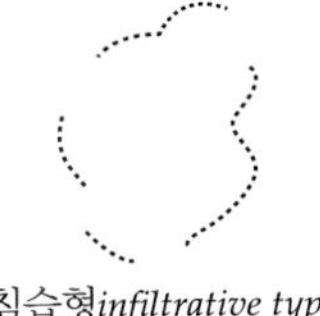
침습형*infiltrative type*

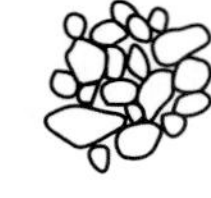
특수형: 간경변증 유사형
cirrhotomimetic type

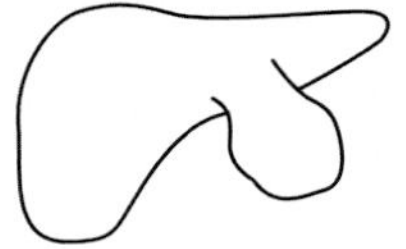
특수형: 돌출형*pedunculated type*

그림 25-1. 간세포암종의 육안적 분류

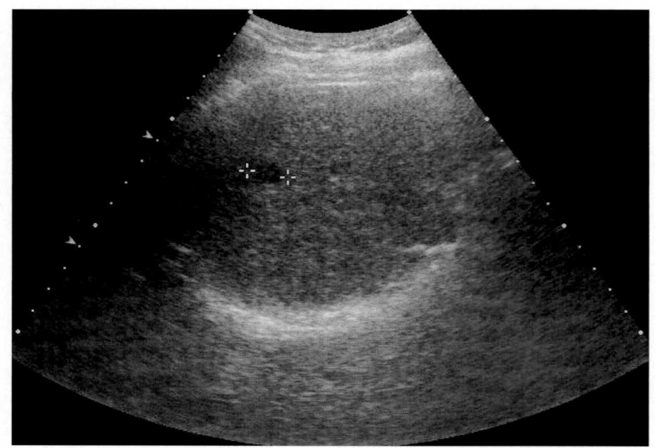

그림 25-2. 소간세포암종의 초음파 소견 초음파검사에서 S8 구역에 직경 1.6cm 크기의 저에코 결절이 있다. 주변 간실질 에코는 거칠어 만성 간질환을 시사한다. 사진상 병변의 5시 방향으로 후방 에코 증강을 보이는 작은 낭종이 있다.

결절로 보일 수 있다.

이형성 결절은 대부분 1cm 전후 크기이며 초음파나 CT 소견은 기본적으로 재생결절과 비슷하기에 수많은 재생결절들 중에 더 두드러져 보이는 정도이다. 지방을 포함하는 경우 초음파검사에서 고에코 결절로 보일 수 있고 악성 전환을 의심해 보아야 한다. 전형적 이형성 결절은 간동맥과 간문맥 혈류가 모두 간실질에 비해 감소하기에 CT에서 동맥기에 저음영 또는 등음영 결절로 보여 진단하기가 어렵다. MRI에서 전형적 이형성 결절은 T1강조영상에서 고신호강도, T2강조영상에서 저신호강도를 보이는데 진단 민감도, 특이도는 역시 낮다. 이형성 결절은 간세포암종으로 진행할 수 있는 전암병변이다. 간세포암종은 육안적으로 결절형과 침윤형으로 대별되는데 좀 더 세분화하면 다양한 형태가 있으며(그림 25-1), 이에 따라 영상 소견은 달라진다. 일반적으로 크기에 따라 직경 2cm 이하의 단발 종양을 소간세포암종(small HCC)으로 분류하고 있다. 간세포암종의 초음파 소견은 크기가 작을 때는 균질한 저에코 결절로 보이다가(그림 25-2) 크기가 커지면서 불균질하게 등에코 또는 고에코 결절로 변한다. 특징적

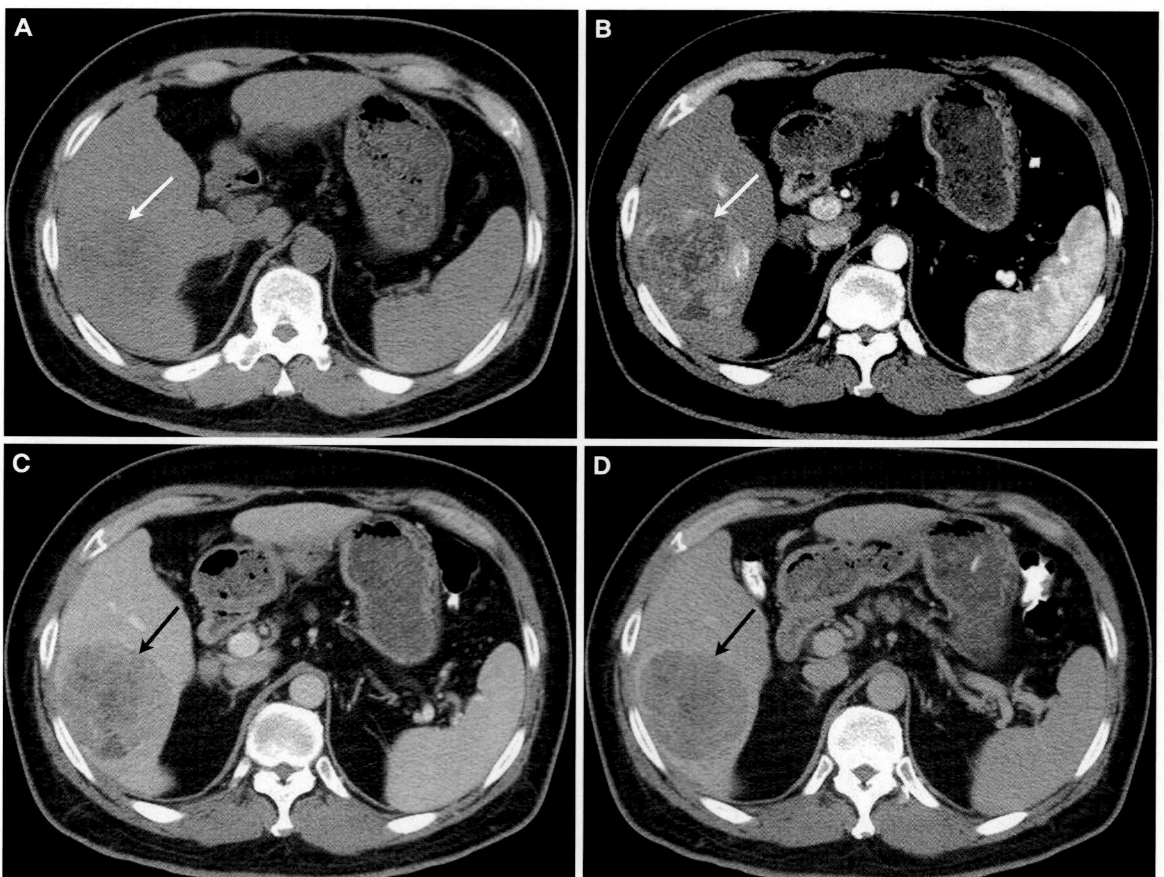

그림 25-3. 간세포암종의 역동적 조영증강 CT 소견 조영 전 영상(A)에서 등음영 또는 희미한 저음영(참고: 복부초음파*US*는 에코, CT는 음영, MR은 신호강도로 지칭함)을 보이는 병변이 동맥기 영상(B)에서 비균질하게 간실질보다 조영 증강되는 5cm가 넘는 종괴로 관찰된다. 종괴 주변의 저음영 주변은 피막으로 생각된다. 문맥기(C)에서 종괴는 조영증강이 감소*washout*되며 피막 부위가 오히려 조영 증강되며, 평형기(D)에서 종괴는 완전히 주변 간실질과 비교하여 조영 감소된다.

형태로서 주변달무리음영, 측방음영, 후방음향증강, 모자이크 양상 등이 있는데 초음파의 간세포암종 진단 민감도는 약 60% 전후로 다양하게 보고되었다. 역동적 조영증강 CT의 등장으로 간세포암종 진단은 획기적인 발전을 하게 되었다. 간세포암종은 대부분 간동맥에서 혈류를 공급받는 과혈관성 종양이기에 동맥기에 조영 증강되어 고음영 결절로 보이고, 문맥기와 평형기로 가면서 조영증강 정도가 감소되어 등음영을 거쳐 주변 간실질과 비교해 저음영 결절로 변하는 것이 전형적 소견이다(그림 25-3). 즉 간실질과 비교하여 동맥기 조영증강과 문맥 또는 지연기 조영감소 결절은 간세포암종으로 진단할 수 있는데 크기가 고려되어야 한다. 역동적 조영증강 MRI에서도 조영증강 소견이나 형태 소견은 CT에 준하는 소견을 보인다. 일반적으로 악성도가 심해질수록 조영전 T1 강조영상은 고신호강도에서 다양한 신호강도로 변하며, T2 강조영상은 등신호강도에서 고신호강도로 변하므로 이형성 결절과 간세포암종 감별에 도움이 될 수도 있다. 역동적 조영증강에 의한 MRI 소견은 CT와 동일하지만 한 검사에서 안 보이던 병변이 다른 검사에서 보일 수 있으므로 진단 정확도를 높이기 위해 두 가지 검사가 모두 필요한 경우들이

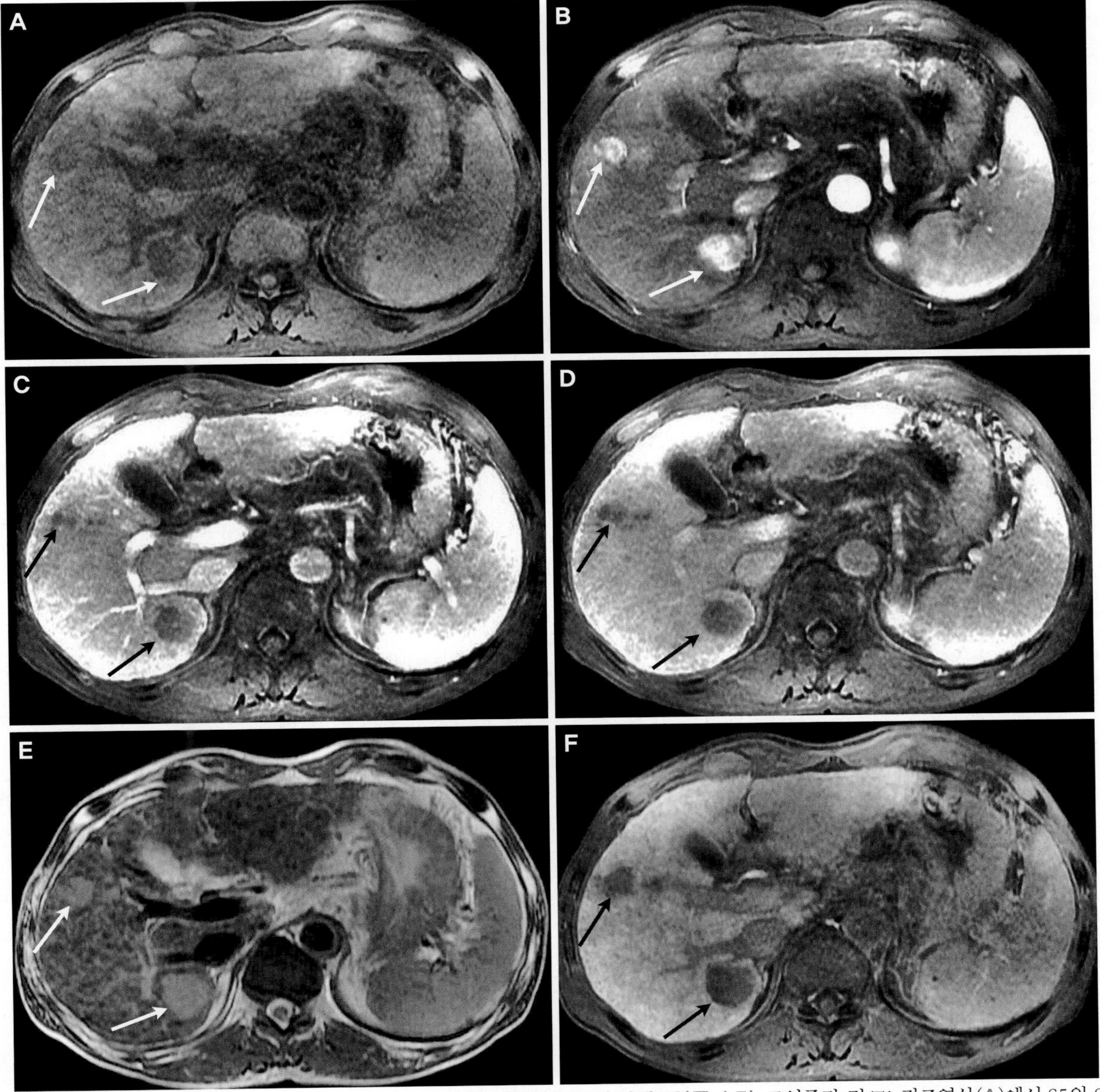

그림 25-4. 간세포특이조영제(Gadolinium-EOB-DTPA)를 이용한 MRI의 간세포암종 소견 조영증강 전 T1 강조영상(A)에서 S5와 S6 구역에 2개의 저신호강도 결절이 관찰된다. 역동적 T1 강조영상에서 동맥기(B)에 조영 증강되었다가 문맥기(C), 평형기(D)에서 조영 감소*washout*된다. 조영증강 전 T2 강조영상(E)에서 고신호의 결절로 보인다. 20분 지연 간담도기 T1 강조영상(F)에서 저신호강도 결절로 보이며 담도 내에 조영제가 차는 것이 보인다.

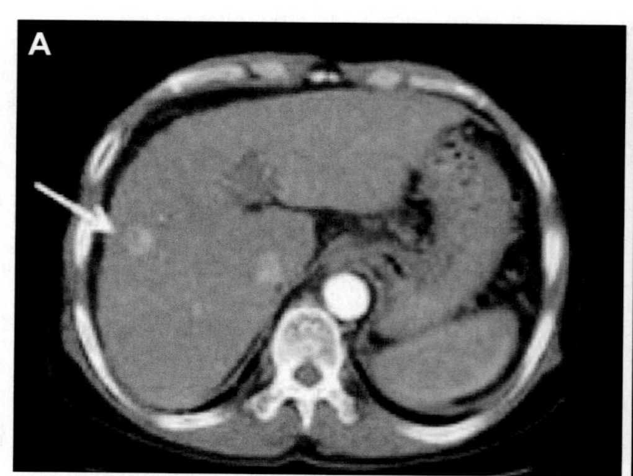

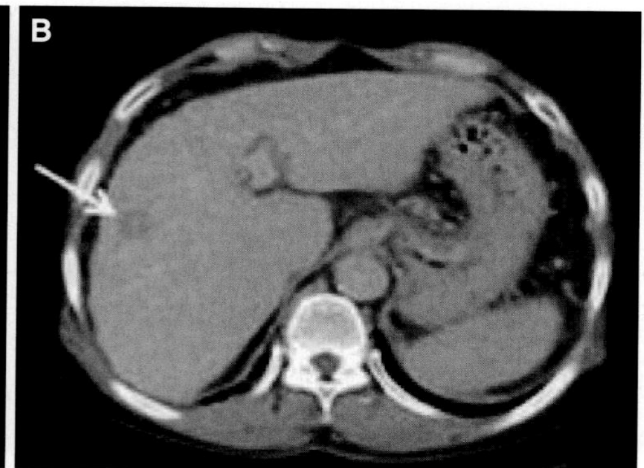

그림 25-5. 소간세포암종의 CT 예 감시검사로 시행한 초음파검사에서 발견된 작은 결절을 역동적 조영증강 CT로 검사하니 동맥기 영상(A)에서 비균질하게 간실질보다 조영 증강되는 1.7cm 크기 종괴가 관찰된다. 지연기(B)에서 조영증강 감소*washout*가 보이며 피막 부위의 약한 조영증강이 보인다.

있다. 최근 간결절의 감별진단을 위해 빈번히 시행되는 간세포특이조영제(Gd-EOB-DTPA)를 이용한 MRI에서는 간실질과 비교하여 동맥기 조영증강과 문맥 또는 지연기 저신호강도 소견이 있는 경우뿐만 아니라, 보조적으로 간세포시기 결손(저신호강도)이 문맥-지연기 조영감소를 대체할 수 있다고 제시되고 있으며, 이외에도 T2강조영상에서 중등도 신호강도를 보이거나 확산강조영상에서 고신호강도를 보이는 병변은 간세포암종의 가능성이 높다고 알려져 있다(그림 25-4). 그러나 동맥기 조영증강과 문맥-지연기 저신호강도 이외의 보조적 소견들은 아직 연구결과들이 일관적이지 않고 근거가 부족하다.

영상검사의 간세포암종 진단 민감도와 특이도에 대해, 과거에는 대부분 혈관조영술이나 간절제술 표본을 기준으로 보고하였으나 최근에는 간이식으로 적출된 전체 간의 병리검사를 기준으로 함에 따라 거꾸로 정확도가 과거보다 낮게 보고되고 있다. 간세포암종의 영상학적 진단에 대한 민감도를 종합하면 초음파 61~67%, 역동적 조영증강 CT 68~91%, 역동적 조영증강 MRI 81~100% 정도로 보고되었다. 최근 만성 간질환 환자 감시검사에서 발견한 1~2cm 크기 결절에 대한 CT 및 MRI 진단 정확성에 대한 통제된 전향적 연구에서 두 검사를 모두 시행하여 한 검사라도 간세포암종의 전형적 소견(동맥기 조영증강 및 문맥/지연기 조영감소)을 보였던 경우 간세포암종 또는 고등도 이형성 결절의 진단 민감도는 96%, 특이도는 100%이었다(그림 25-5).

최근 간세포암종 진단과 관련하여 다양한 영상학적 기법들이 개발되고 있으나, 1cm 미만 작은 간세포암종의 정확한 진단은 여전히 임상적 난제로 남아 있다.

양전자방출단층촬영 CT(PET-CT)는 최근 여러 암을 진단하고 전이를 찾는 데 활용되고 있다. 그러나 간세포암종의 경우 진단을 위해서 PET-CT 검사는 불필요하며, 특히 2cm 미만 소간세포암종의 18F-FDG PET-CT 진단 민감도는 30% 미만이다. 그러나 1cm 이상 크기의 전이된 간세포암종을 찾기 위한 18F-FDG PET-CT 검사는 80% 전후의 비교적 양호한 진단 성적을 보여 종양 및 병기 상태에 따라 선택적으로 유용할 수 있다.

2. 혈청 종양표지자검사

간세포암종의 비침습적 진단은 기저 간질환이 있는 환자에서 영상검사와 혈청 종양표지자검사를 토대로 이루어진다. 종양표지자검사 중 혈청 AFP 측정이 간세포암종 진단 및 감시 검사로서 가장 널리 이용된다. AFP는 출생 후 6~12개월이면 거의 측정되지 않는데, 간세포암종이 생기거나, 간염, 간경변증, 난소나 고환의 배아세포종, 위장관 기원 암, 담관세포암종, 간전이 암 등에서 혈중 AFP가 증가할 수 있다. AFP의 반감기는 3.5~6일로 알려져 있는데, 이러한 반감기를 고려하여 치료 후 반응을 추적하는 데 이용될 수 있다.

간세포암종 진단에서 혈청 AFP 측정의 민감도와 특이도는 조사 대상군의 간세포암종 유병률과 AFP 기준수치값*cut-off value*에 의해 크게 차이를 보이는데, 기저 간질환 정도, 간염 원인, 암종 크기 등도 영향을 줄 수 있다. 종합적으로 간세포암종 진단에서 혈청 AFP 측정은 39~65% 민감도와 76~96% 특이도가 보고되었다. AFP 정상수치 값은 통상 검사법에 따라 10~20ng/mL 이하인

데 기준 수치값을 높일수록 특이도는 높아지고 민감도는 떨어진다. 만성 간염-간경변증 환자들에서 혈청 AFP 수치가 200ng/mL 이상일 때, 간세포암종 진단의 양성 예측도가 가장 높았으나 민감도는 약 20%로 떨어진다. 전체 간세포암종의 약 30%에서 AFP 수치는 20ng/mL 이하이며, 조기검진에서 중요한 목표인 소간세포암종 중 약 30~40%에서 혈청 AFP 수치는 정상이다. 혈청 AFP 수치 상승은 간염의 악화 또는 간세포의 활발한 재생시기 등 비특이적인 경우에도 빈번히 나타나므로 단독 혈청 AFP 검사만으로 간세포암종을 진단할 수 없다. 한편 영상검사의 진단 정확성이 향상됨에 따라 최근 미국과 유럽의 간세포암종의 임상적 진단기준에서 혈청 AFP는 배제되었으며 최근 우리나라 진단기준에서도 혈청 AFP의 의미는 과거에 비해 많이 축소되었다. 또한 혈청 AFP 상승을 보이는 간세포암종의 경우 암 크기가 클수록 수치가 높고 작을수록 그 값이 정상인 경우가 흔하다. 이외에도 Lens culinaris agglutinin A-reactive AFP(AFP-L3), des-g-carboxyprothrombin(DCP) 혹은 prothrombin induced by vitamin K absence or antagonist-Ⅱ, PIVKA-Ⅱ, glypican-3 등이 간세포암종 진단에 사용되고 있으나, 현재까지 대단위 전향적 3상 임상연구를 통해 확인된 것은 없으며, AFP보다 진단적 가치가 더 높다는 증거도 없다. 그러나 PIVKA-Ⅱ는 AFP와는 독립적이고 반감기도 2~3일이므로 실제 임상에서 혈청 AFP 수치가 높지 않은 간세포암종의 경우 PIVKA-Ⅱ 측정을 치료 후 추적에 활용해볼 수 있다. 이들 종양표지자검사들을 적절히 조합하여 사용하였을 때 단독사용보다 진단율이 더 우수하다는 주장이 있으며, 최근 일본에서는 AFP>200ng/mL, AFP-L3>15%, PIVKA-Ⅱ>40mAU/mL 중 적어도 한 가지를 만족할 때 간세포암종을 진단하기 위한 역동적 조영증강 CT 또는 MRI 검사를 시행하도록 권고하였다. 그러나 이런 진단기준에 대한 통제된 전향적 연구결과는 없다. 한편 바이러스간염이 조절되어 활동성이 없는 경우에 혈청 AFP 수치가 일정 간격을 두고 지속적으로 상승하고 초음파검사에서 간결절이 있다면 AFP 수치 절대값과 관계없이 간세포암종을 의심해 역동적 조영증강 CT 또는 MRI 검사 등을 고려해야 한다.

3. 병리검사

간세포암종의 고위험군에서 영상검사를 통한 임상적 진단이 모호하거나 비특이적 종양이 발견되는 경우 확진을 위해 종양생검를 통한 병리진단이 필요하다. 간세포암종의 기본적 현미경 소견은 간세포처럼 생기고 간실질처럼 세포들이 육주상 구조를 가지면서 세포 분화가 암성 변화된 것이다(그림 25-6B). 간세포암종의 분화도는 Edmondson-Steiner 등급에 따라 분류하며, 조직 및 세포학적 여러 유형이 있다. 수술로 절제된 간세포암종은 육안적으로 크게 결절형과 침습형으로 분류하며 결절형은 다시 경계불명료, 팽창, 다결절융합, 파급형 등으로 나뉜

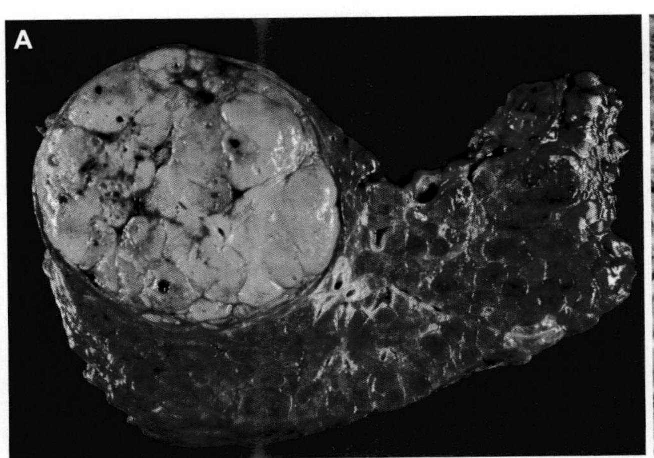

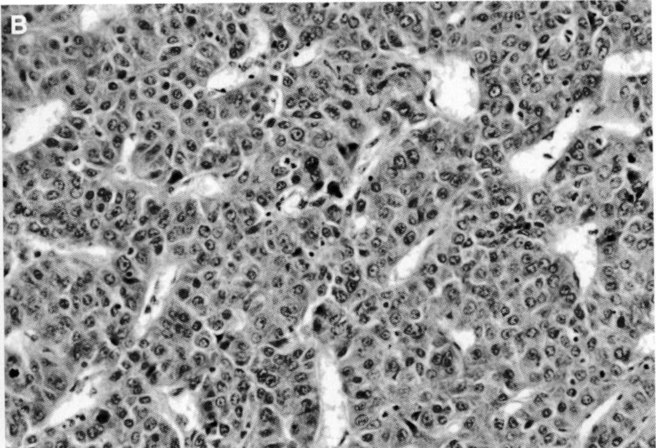

그림 25-6. 간세포암종의 육안소견(A)과 현미경소견(B) A. 피막으로 둘러싸인 주위와 경계가 좋은 팽창결절형 종괴가 관찰된다. 종괴의 단면에서 담즙 생산으로 인한 연녹색 부위가 부분적으로 관찰되고 있다. 주위 간실질은 대결절성 경변의 소견을 보인다. B. 종양세포는 간세포를 닮은 크고 다각형의 세포로 구성되어 있으며, 정상 간 조직과 유사한 육주상의 배열을 보이고 있다. 육주 사이로 내피세포로 피복된 굴모양혈관이 잘 관찰된다.

다(그림 25-1, 그림 25-6A).

간세포암종을 확진할 때 생검을 통해 조직을 얻을 수 있는 경우는 논란의 여지가 없으나, 종양의 크기 및 위치 등에 따라 표적*targeting*의 어려움 등으로 인해 진단 민감도는 일반적으로 70~90% 정도이며, 2cm 미만 소간세포암종의 경우 60% 미만의 민감도가 보고되었다. 그러므로 작은 종양의 경우 생검에서 간세포암종이 발견되지 않았다고 간세포암종이 아니라고 말할 수 없다. 간경변증 환자에서 간결절에 대한 조직검사는 세침흡입세포검사*fine needle aspiration cytology*, 세침흡입생검*fine needle aspiration biopsy*, 침핵생검*needle core biopsy* 등이 시행되며, 생검을 통한 암종의 전파*seeding*는 0.6~5.1%로 보고되었기에 수술로써 완치 가능성이 높은 경우 조직생검의 당위성에 이의가 많다.

4. 간세포암종 진단 가이드라인

우리나라 여러 분야 전문가들이 의학적 근거에 기반하여 마련한 최근 간세포암종 진료 가이드라인에서는 간세포암종 진단기준을 다음과 같이 제시하였다.

즉, 감시검사에서 간결절이 발견된 경우 병리학적으로 간세포암종을 진단하거나 고위험군(B형간염바이러스 양성, C형간염바이러스 양성, 간경변증) 환자에서는 다음과 같은 기준에 부합된다면 임상적으로 간세포암종을 진단할 수 있다(표 25-1). 간세포암종의 고위험군에서 크기 2cm 이상의 간결절이 발견된 경우 역동적 조영증강 CT, 역동적 조영증강 MRI, 또는 간세포특이조영제를 이용한 MRI 중 하나 혹은 둘 이상에서 간세포암종에 합당한 소견이 있으면 간세포암종으로 진단할 수 있다. 상기한 영상검사들에서 간세포암종에 합당한 소견이란 간실질과 비교하여 동맥기 조영증강과 문맥기 또는 지연기 조영감소를 보이는 경우를 말한다. 그러나 1~2cm 크기 결절의 경우, 최상의 영상장비를 갖춘 전문기관에서는 하나의 최적 영상만으로도 진단이 가능할 수 있지만, 최적의 영상이 아닌 경우에는 적어도 상기한 영상검사들 중 둘 이상에서 간세포암종에 합당한 소견 여부를 확인할 것을 권고한다. 간세포암종의 고위험군에서 크기 1cm 미만의 간결절이 발견된 경우에는 간세포암종의 임상적 진단에 좀 더 엄격한 기준이 요구되는데, 간염 활동성이 억제되고 있는 환자에서 혈청 AFP 수치가 정상 범위보다 상승되고 추적검사에서 지속적으로 상승하며 상기한 영상검사들 중 둘 이상에서 간세포암종에 합당한 소견을 보이는 경우 간세포암종으로 진단할 수 있다. 만약 위 조건에 해당하지 않거나 간세포암종의 전형적인 소견을 보이지 않는 경우에는 진단을 위해 간결절 생검을 고려한다. 고위험군에서 영상검사 또는 생검으로 확진할 수 없는 결절은 종양표지자와 영상검사 등을 반복하여 크기 변화와 종양표지자 증가 여부 등을 감시해야 한다.

5. 병기

병기*staging*의 가치는 종양의 예후를 예측하여 치료전략을 세우는 데 도움을 주는 것이다. 대부분의 암들은 해부학적 병기인 tumor node metastasis(TNM) 병기만으로 치료방침이 결정되는 데 반해, 간세포암종은 기저 간기능과 해부학적 병기 모두를 고려해야만 한다. 따라서 이상

표 25-1 간세포암종의 진단

1. 임상적 진단: 간세포암종의 고위험군(HBV 양성, HCV 양성, 간경변증)에서 확인된
   1) 크기 1cm 이상의 결절은
      아래의 영상검사들[1] 중 하나 혹은 둘 이상[2]에서 간세포암종에 합당한 소견[3]이 있으면
   2) 크기 1cm 미만의 결절은
      간염 활동성이 억제된 환자에서 혈청 AFP가 정상 범위 이상 지속적으로 상승하며, 아래 영상검사들[1] 중 둘 이상에서 간세포암종에 합당한 소견[3]을 보이는 경우
   간세포암종으로 진단할 수 있다.
2. 병리학적 진단
   위 조건에 해당하지 않거나 간세포암종의 전형적인 임상적 진단 소견을 보이지 않는 경우 생검을 시행

[1] 역동적 조영증강 CT, 역동적 조영증강 MRI, 간세포특이조영제를 이용한 MRI
[2] 1~2cm 크기 결절의 경우, 최상의 영상장비를 갖춘 전문 기관에서는 하나의 최적 영상만으로도 진단이 가능할 수 있지만, 최적 영상이 아닌 경우에는 적어도 상기한 영상검사들 중 둘 이상에서 간세포암종에 합당한 소견 여부를 확인해야 함.
[3] 간실질과 비교하여 동맥기 조영증강과 문맥기 또는 지연기 조영감소

적인 병기체계는 종양 병기와 간기능 정보들을 모두 포함해야 한다. 이런 요인으로 인해 간세포암종 병기체계는 복잡해질 수밖에 없고, 따라서 10여 가지의 병기 체계들이 제안되어 있으나 어느 것이 가장 우수한지에 대해서는 전 세계적으로 학자들의 의견이 일치되어 있지 않다.

American Joint Committee on Cancer(AJCC)/International Union Against Cancer(UICC) 병기체계는 일반적으로 암의 병기체계로서 세계적으로 가장 널리 이용되고 있으나, 종양 크기 기준을 5cm로 정한 AJCC/UICC 병기에 비해 일본간암연구회에서 제의한 modified UICC 병기는 종양 크기 기준을 2cm로 낮춤으로써 조기 진단된 소간세포암종의 예후를 평가하는 데 더 유리한 면이 있다. AJCC/UICC 또는 modified UICC 병기와 달리 Barcelona Clinic Liver Cancer(BCLC) 병기체계는 암 병기와 간기능 정도, 그리고 전신수행능*performance status*의 세 가지 요소를 포함하고 있다. 이 병기체계는 치료방법과 연계되어 있고 미국간학회 및 유럽간학회에서 채택되어 사용되고 있기 때문에 국제적인 정보교환이 용이하며 많은 연구들에서 검증되었다는 장점이 있다. 그러나 전신수행능 평가라는 상대적으로 주관적 요인이 포함되어 있고 Child 등급 A~B를 한 병기로 분류함에 따라 다양한 간기능 상태가 포함될 수 있고, 병기에 따라 제안되는 치료방법이 매우 단순화되어 있어서 그대로 따르지 못하는 경우에는 병기의 의미가 상실된다는 제한점이 있다.

6. 간세포암종 감시*surveillance*

암 조기진단 행위는 일반인을 대상으로 하는 검사인 선별*population-based screening*과 암의 발생위험이 높은 대상을 선정하여 추적 관찰하는 감시*clinic-based surveillance*로 나눌 수 있다. 간세포암종은 대부분 연구초점이 감시검사에 맞춰져 있는데, 2001년 대한간학회와 국립암센터 공동으로 마련한 간세포암종(간암) 조기검진 권고안을 근거로 우리나라는 2003년부터 국가조기암검진사업을 간암에 대해 시행하고 있다.

간세포암종 감시검사는 증상이나 징후가 없을 때 암을 조기 진단하여 암으로 인한 사망을 줄이는 것을 목표로 하는데, 중국에서 시행한 무작위 대조군 연구로써 그 효과가 검증되었다. 이 연구는 6개월 간격으로 초음파검사와 혈청 AFP 감시를 통해 간세포암종을 발견하여 수술적 절제술을 시행함으로써 감시검사를 시행하지 않은 대조군에 비해 사망을 37% 줄였다. 반복적인 감시검사에 드는 비용-효과 검증도 필요한데, 증세를 일으킨 간세포암종의 경우 완치율이 매우 낮으나 무증상의 초기 간세포암종의 경우 절제술이나 간이식을 통한 5년 무병생존율이 50% 이상이므로 비용-효과적으로도 의미 있는 것으로 추정된다. 그러나 감시검사의 효과는 대상군의 간세포암종 발생율과 밀접한 관계가 있어 고위험군 선정이 중요하다. 고위험군으로는 간경변증, B형간염바이러스 보유자, C형간염바이러스 보유자 등이 거론된다.

(1) 감시*surveillance*방법

조기진단에 사용되는 검사법은 간단하고 용이하며 안전하면서 재현성과 신뢰성이 높아야 한다. 이 모든 것을 충족시키는 간세포암종 감시검사법으로는 혈청 AFP 측정과 복부초음파검사가 일반적으로 사용된다. 혈청 AFP 검사는 가장 먼저 가장 오랫동안 간세포암종 선별검사와 감시검사법으로 이용되어 왔다. 간세포암종 진단을 위해 20ng/mL 이상을 기준으로 정하는 경우 양성 예측치는 9~32%이다. 이에 따라 감시검사로서 혈청 AFP 검사의 가치는 낮게 평가되고 있으며, 소간암(초기간암)의 약 50%, 진행성 간암의 약 30%가 AFP 정상치를 보이므로 혈청 AFP 측정 한 가지만으로는 감시검사법으로 부족하다. 복부초음파검사는 비침습적이고 저비용의 검사이면서도 비교적 진단율이 높기 때문에 간세포암종의 감시검사법으로 선호되고 있다. 일반적으로 2cm 이상 종양의 80% 이상이 초음파검사에서 찾아질 수 있으나 검사자의 숙련도와 대상자의 간 형태 및 종양 육안적 분류에 따라 많은 차이를 보이는데, 고위험군에서 보다 우수한 성적을 보인다. 이상적 감시 주기는 분명한 근거가 아직 없다. 현재 제시되고 있는 6~12개월 간격의 감시는 간세포암종의 배가시간*doubling time*에 근거한 것이다. 지금까지 알려진 간세포암종의 배가시간은 14~398일로 광범위한데 평균 배가시간은 117일이다. 작은 암종인 경우 배가시간은 더 긴 편으로 1cm에서 3cm로 자라는 데 빠르면 5개월이 걸리므로 6개월 간격의 검사주기가 적합할 것으로 생각된다.

참고문헌

1. 김정룡, 이준성, 이한주 등. 간세포암의 자연경과와 여러 치료방법에 따른 생존률에 관한 연구: 과거 20년간의 경험을 토대로. 대한내과학회지 1993;45:141-153
2. 대한간암학회-국립암센터. 2014 간세포암종 진료 가이드라인.
3. 대한간암연구회-중앙암등록본부. 온라인 간암 등록 연례보고 2009. 제12차 대한간암연구회 학술심포지엄 2009:57-86
4. Kwak HW, Park JW, Nam BH, et al. Clinical outcomes of a cohort series of patients with hepatocellular carcinoma in a hepatitis B virus-endmic area. J Gastroenterol Hepatol 2014;29:820-829
5. EASL-EORTC. EASL-EORTC Clinical practice guidelines: management of hepatocellular carcinoma. J Hepatol 2012;56:908-943
6. Bruix J, Sherman M. Management of hepatocellular carcinoma: An update. Hepatology 2011;53:1020-1022
7. Serste T, Barrau V, Ozenne V, et al. Accuracy and disagreement of computed tomography and magnetic resonance imaging for the diagnosis of small hepatocellular carcinoma and dysplastic nodules: role of biopsy. Hepatology 2012;55:800-806
8. 천재희, 박중원, 박경우 등. 단일기관에서 치료한 간세포암종 1078예의 임상 백서. 대한간학회지 2004;10:288-297
9. Trevisani F, D'Intino PE, Morselli-Labate AM, et al. Serum alpha-fetoprotein for diagnosis of hepatocellular carcinoma in patients with chronic liver disease: influence of HBsAg and anti-HCV status. J Hepatol 2001;34:570-575
10. Kudo M, Izumi N, Kokudo N, et al. Management of hepatocellular carcinoma in Japan: consensus-based clinical practice manual proposed by the Japan Society of Hepatology (JSH) 2010 updated version. Dig Dis 2011;29:339-364
11. 이원재. 간세포암종의 영상 진단. 대한소화기학회지 2005;45:234-246
12. Choi BI. The current status of imaging diagnosis of hepatocellular carcinoma. Liver Transpl 2004;10:S20-25
13. Park JW, Kim JH, Kim SK, et al. A prospective evaluation of 18F-FDG and 11C-acetate PET/CT for detection of primary and metastatic hepatocellular carcinoma. J Nucl Med 2008;49:1912-1921
14. 대한간암연구회. 원발성 간암 규약집 제3판. 서울: 진기획, 2007
15. Park JW, An M, Choi JI, et al. Accuracy of clinical criteria for the diagnosis of hepatocellular carcinoma without biopsy in a Hepatitis B virus-endemic area. J Cancer Res Clin Oncol 2007;133:937-943
16. Talwalkar JA, Gores GJ. Diagnosis and staging of hepatocellular carcinoma. Gastroenterology 2004;127:S126-132
17. Sherman M. Surveillance for hepatocellular carcinoma and early diagnosis. Clin Liver Dis 2007;11:817-837, viii
18. Zhang BH, Yang BH, Tang ZY. Randomized controlled trial of screening for hepatocellular carcinoma. J Cancer Res Clin Oncol 2004;130:417-422

chapter 26

간세포암종의 치료 개관

윤정환, 이정훈

- 간세포암종의 치료계획을 세우기 위해서는 간세포암종의 해부학적 병기 및 간기능도 함께 고려해야 한다.
- 간세포암종 치료의 발전을 위해서 통일된 병기체계의 수립이 필요하나 현재는 여러 가지 병기체계가 난립해 있다.
- 우리나라는 간세포암종의 치료방침이 서양과는 차이를 가지며, Milan 기준을 넘어서는 간세포암종에서도 간이식을 고려해 볼 수 있다.
- 간세포암종의 치료 목표는 간내 종양의 치료와 간기능의 회복이며 간외 전이병소는 우선적인 치료의 대상이 되지 않는다.

간세포암종의 조기진단에 의한 수술적 절제가 완치의 기회를 제공하는 가장 효과적인 치료법으로 알려져 있으며, 경동맥 화학색전술, 경피적 에탄올 주입술, 고주파 열치료 등의 국소영역 치료가 널리 이용되고 있다. 간세포암종의 예후는 기저 간기능에 영향을 받으므로, 간세포암종의 해부학적 병기와 잔존 간기능 상태가 치료법의 선택에 있어 중요한 변수로 작용한다. 임상의는 간세포암종의 예후인자와 병기체계를 이해하고, 그에 따라 가장 적절한 치료방법을 선택하는 것이 중요하다. 최근 생체간이식이 빠르게 증가하면서 생체간이식이 간세포암종 치료에 있어서 그 영역을 확장하고 있다. 또한 표적치료제가 등장하여 혈관 침범이나 간외 전이 등을 동반한 진행성 간세포암종에서 위약에 비해 생존기간을 증가시키는 것으로 확인되었다. 이 장에서는 간세포암종의 치료계획 수립에서 고려해야 할 사항에 대해 생각해 보고, 간세포암종의 병기체계와 생체간이식과 표적치료제를 고려한 간세포암종의 치료전략에 관해 살펴보도록 한다.

I 간세포암종의 치료에서 고려할 사항

간세포암종 환자의 치료를 계획할 때 임상의는 어떠한 인자들이 환자의 생명을 좌우하는지를 이해하고 있어야 한다. 간세포암종 환자의 생존기간에 지대한 영향을 미치는 것은 간내 간세포암종의 병기(종양의 크기, 개수, 주요 혈관 침범 여부, 장기 침범 여부)와 기저 간기능이며, 이에 비해 림프절전이나 간외 원격전이는 환자의 생존기간에 미치는 영향이 상대적으로 작은 것으로 알려져 있다. 따라서 간

표 26-1 간세포암종의 예후인자

예후인자	보존적 치료	수술적 간절제	TACE	PEI, RFA	간이식
종양 크기	○	○	○	○	○
종양 개수	○	○	△	○	○
종양 배가 시간	○	○	○	○	○
문맥 침범	○	○	○	○	○
간기능 상태	○	○*	○*	○	△
혈관과다 여부	△	△	○	△	△

TACE: 경동맥 화학색전술, PEI: 경피적 에탄올 주입법, RFA: 고주파 열치료
○: 매우 많이 영향을 줌, △: 매우 많이 영향을 주지는 않음.
* 잔존 간기능은 치료 그 자체로 인해 더 감소함.

내 간세포암종의 치료 및 기저 간기능의 회복 또는 보존이 간세포암종 치료의 핵심이다.

간내 간세포암종의 치료방법으로는 수술적 간절제술 및 간이식이 있고 국소영역 치료로서 경동맥 화학색전술, 고주파 열치료, 경피적 에탄올 주입술이 있으며 방사선치료도 이용될 수 있다. 이들 치료방법을 적용했을 때 예후인자는 각각 어떠한 것들이 있으며, 어떤 간세포암종 환자에게 적용했을 때 효과적인지 잘 알아야 한다(표 26-1). 한편 각각의 치료방법이 간기능에 영향을 미칠 수 있어 항바이러스제, 이뇨제 등의 약제를 적절히 사용하고 보존적인 치료를 통해 간기능을 유지하는 데에도 관심을 기울여야만 한다.

Ⅱ 간세포암종의 병기체계

간세포암종의 경우에는 다른 종양과 비교하여 다른 특성들이 있고 이로 인해 통일된 병기 체계를 수립하는 데 어려움이 있다. 간세포암종 환자에서는 종양의 진행이나 기저 간질환의 진행에 따른 이차적인 간기능의 저하가 주된 사인으로 작용한다. 따라서 현재 대부분의 간세포암종 병기체계는 해부학적 병기*anatomical stage*뿐만 아니라 간의 기능적 병기*functional stage*까지 포함하고 있다. 둘째, 치료 자체가 간세포암종의 기능적 병기에 영향을 미치게 된다. 예를 들어 수술적 절제나 국소영역치료는 해부학적 병기의 호전을 가져오겠지만 간기능의 악화를 초래하여 기능적 병기의 악화를 야기할 수 있고 결과적으로 전체적인 병기는 악화될 수도 있다. 셋째, 전 세계적으로 통일된 표준치료 전략이 수립되어 있지 못하다. 이런 특성으로 인해 간세포암종의 병기체계는 하나로 통일되지 못하고 오쿠다*Okuda* 병기체계, 바르셀로나*Barcelona Clinic Liver Cancer; BCLC* 병기체계, 미국암학회*American Joint Committee on Cancer; AJCC* 병기체계, 이탈리아*Cancer of the Liver Italian Program; CLIP* 병기체계 등 여러 병기체계가 난립하고 있다. 대표적인 몇 가지 병기체계를 살펴보도록 한다.

표 26-2 간세포암종의 오쿠다*Okuda* 병기체계

Criteria	Positive	Negative
Tumor size	>50% of liver volume	<50% of liver volume
Ascites	Clinically detectable	Clinically absent
Albumin	<3g/dL	>3g/dL
Bilirubin	>3mg/dL	<3mg/dL
Stage		
Ⅰ	No positive	
Ⅱ	One or two positives	
Ⅲ	Three or four positives	

1. Okuda 병기체계(표 26-2)

이는 혈청 알부민, 빌리루빈 농도와 복수의 유무, 종양의 크기를 이용하여 만든 병기체계로서 stage Ⅰ, Ⅱ, Ⅲ의 자연 경과에 따른 중간 생존기간은 각각 8.3개월, 2개월, 0.7개월로 알려져 있다. 이 병기체계는 치료를 받지 않은 간세포암종 환자의 자연 경과를 이용하여 만들어져 치료 결과에 따른 병기의 교란이 없다는 장점을 가지고 있으나 분류기준이 지나치게 포괄적이어서 환자의 예후를 세밀하게 구분 짓지 못한다는 단점을 가지고 있다.

2. AJCC/UICC 병기체계(표 26-3, 26-4)

다른 종류의 종양에서와 같이 간세포암종의 해부학적인 병기만을 반영한 병기로서 TNM 병기체계라고 불리기도 한다. Modified UICC 병기체계에 따르면 stage Ⅰ, Ⅱ, Ⅲ, ⅣA, ⅣB의 1년 생존율은 각각 88.1%, 87.5%, 63.3%, 18.6, 17.4%이며 stage Ⅰ, Ⅱ, Ⅲ, ⅣA로 진단된 환자의 5년 생존율은 각각 61.2%, 54.4%, 18.4%, 4.1%으로 밝혀져 있다. AJCC 병기체계는 2010년 제7판으로 개정되었다.

3. CLIP 병기체계(표 26-5)

Child 등급, 간세포암종의 모양 및 크기, 혈청 알파태아단백 농도, 문맥혈전 유무를 이용하여 만든 점수제 병기 체계로서, stage 0부터 6까지 7단계로 병기가 세분화된다. Stage 0, 1, 2, 3, 4~6의 중간 생존기간은 각각 31

표 26-3 간세포암종의 AJCC 병기체계

Primary tumor(T)
- Tx: Solitary tumor cannot be assessed
- T0: No evidence of primary tumor
- T1: Solitary tumor without vascular invasion
- T2: Solitary tumor with vascularinvasion, or multiple tumors none more than 5cm
- T3: Multiple tumors more than 5cm or tumor involving a major branch of the portal or hepatic vein(s)
- T4: Tumors with direct invasion of adjacent organs other than the gallbladder or with perforation of the visceral peritoneum

Regional lymph nodes(N)
- Nx: Regional lymph nodes cannot be assessed
- N0: No regional lymph node metastasis
- N1: Regional lymph node metastasis

Distant metastasis(M)
- Mx: Distant metastasis cannot be assessed
- M0: No distant metastasis
- M1: Distant metastasis

Fibrosis score(F)
- F0: Fibrosis score 0～4(none to moderate fibrosis)
- F1: Fibrosis score 5～6(severe fibrosis or cirrhosis)

Stage grouping

Stage Ⅰ	T1	N0	M0
Stage Ⅱ	T2	N0	M0
Stage ⅢA	T3	N0	M0
Stage ⅢB	T4	N0	M0
Stage ⅢC	Any T	N1	M0
Stage Ⅳ	Any T	Any N	M1

개월, 27개월, 13개월, 8개월, 2개월로 알려져 있다. 이는 경동맥 화학색전술 등 국소영역치료를 받은 환자에서 다른 병기체계보다 우월한 예후 예측력을 가지고 있는 것으로 평가되고 있다. 또한 여러 병기체계 가운데 유일하게 전향적인 연구를 통해 만들어졌다는 장점을 가지고 있다. 그러나 치료방침의 결정에는 도움을 주지 못한다는 단점을 지니고 있다.

4. BCLC 병기체계(그림 26-1)

Okuda 병기체계에 병변의 크기, 혈관 침범 여부, 간외 전이 등의 해부학적 병기와 환자의 활동도를 추가하여 만든 병기체계로 Child 등급, 간세포암종의 개수 및 크기, 문맥혈전 유무를 이용하여 만든 병기체계이다. 이 BCLC 병기체계의 특징은 간세포암종의 해부학적 및 기능적 평가를 통하여 병기를 분류하고 각각의 예후를 분석하였으

표 26-4 간세포암종의 AJCC 병기체계 제7판

Primary tumor(T)
- Tx: Primary tumor cannot be assessed
- T0: No evidence of primary tumor
- T1: Solitary tumor without vascular invasion
- T2: Solitary tumor with vascular invasion, or multiple tumors none more than 5cm
- T3a: Multiple tumors more than 5cm
- T3b: Single tumor or multiple tumors of any size involving a major branch of the portal vein or hepatic vein
- T4: Tumor(s) with direct invasion of adjacent organs other than the gallbladder or with perforation of the visceral peritoneum

Regional lymph nodes(N)
- Nx: Regional lymph nodes cannot be assessed
- N0: No regional lymph node metastasis
- N1: Regional lymph node metastasis

Distant metastasis(M)
- M0: No distant metastasis
- M1: Distant metastasis

Fibrosis score(F)
- F0: Fibrosis score 0–4(none to moderate fibrosis)
- F1: Fibrosis score 5–6(severe fibrosis or cirrhosis)

Stage grouping

Stage Ⅰ	T1	N0	M0
Stage Ⅱ	T2	N0	M0
Stage ⅢA	T3a	N0	M0
Stage ⅢB	T4b	N0	M0
Stage ⅢC	T4	N0	M0
Stage ⅣA	Any T	N1	M0
Stage ⅣB	Any T	Any N	M1

표 26-5 간세포암종의 CLIP 병기체계

Variable	Score
Child-Turcotte-Pugh stage	
A	0
B	1
C	2
Tumor morphology	
Uninodular and extension≦50percent	0
Multinodular and extension≦50percent	1
Massive or extension>50percent	2
Alpha-fetoprotein	
<400ng/mL	0
≧400ng/mL	1
Portal vein thrombosis	
No	0
Yes	1

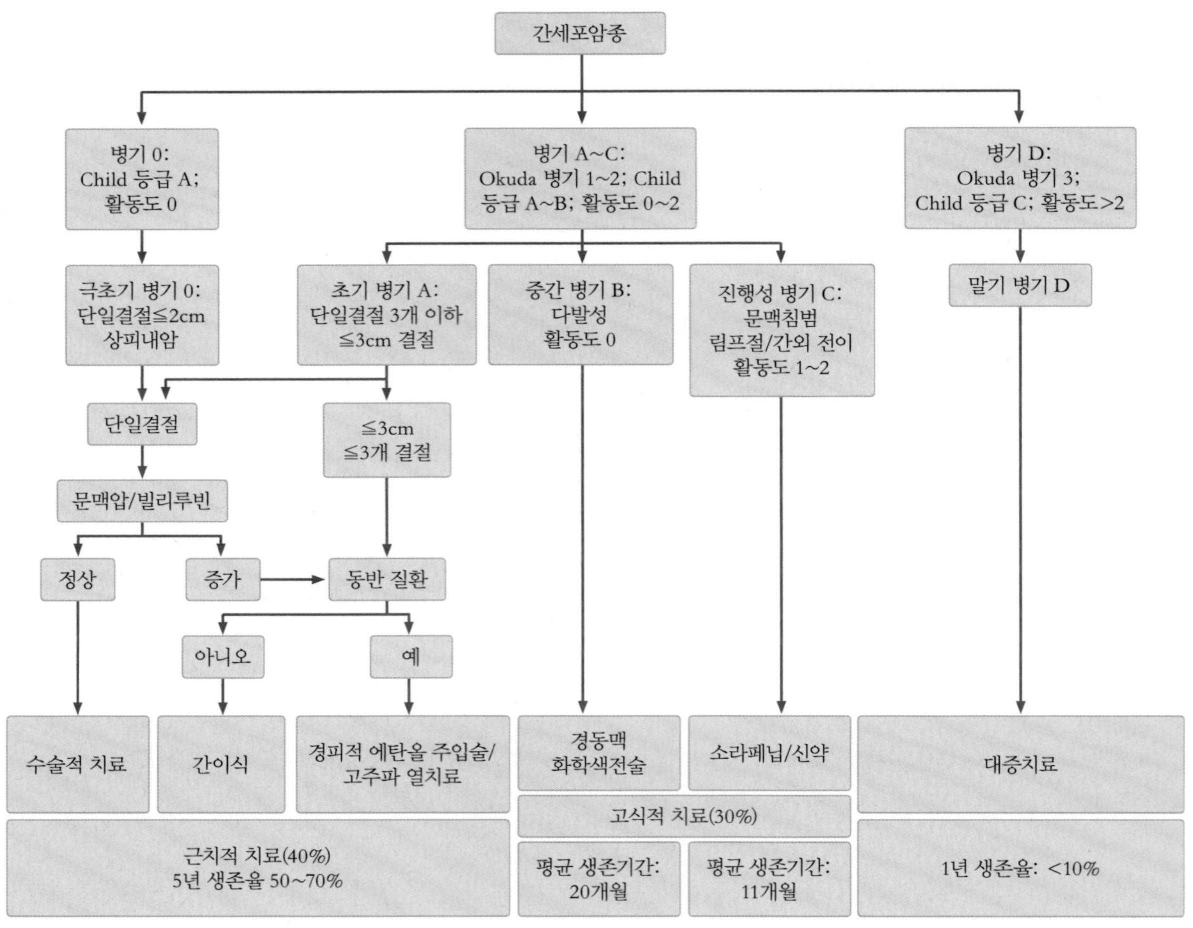

그림 26-1. 간세포암종의 BCLC 병기체계

며 이를 치료방법과 연관시켜 각각에 적합한 치료방법을 제시하였다는 점이다.

BCLC 병기체계가 미국간학회와 유럽간학회 등의 국제 학회에서 채택되어 사용되고 있다. 그러나 BCLC 병기체계를 우리나라에서도 그대로 받아들여야 하는지에 대해서는 의문이 있다. Okuda 병기체계를 제외한 대부분의 병기체계들은 치료받은 환자들의 생존기간에 근거하여 만든 병기체계라는 점이 중요하다. 또한 방사선치료의 적응증에 대해서 언급하지 않고 있으며 실제 여러 국가에서 광범위하게 이뤄지고 있는 TACE의 역할을 stage B에만 국한시켜 놓은 것도 문제점이라고 할 수 있다.

Ⅲ 생체간이식 시대에서 간세포암종 치료방침의 변화

BCLC 병기체계에서는 문맥압항진증이 있는 2cm 미만의 단일 결절 간세포암종이나 동반질환이 없고 Milan 기준(5cm 이하의 단일 결절 혹은 3cm 이하의 3개 이하 결절성 간세포암종)을 만족하는 간세포암종에서 간이식을 권고하고 있다. Milan 기준은 사체간이식의 장기 분배를 위해 만들어진 것이다. 우리나라 등 아시아 국가에서 사체간이식은 크게 증가하지 못하고 정체되어 있는 반면, 생체간이식은 빠르게 증가하고 있어 결과적으로 대부분의 간이식이 생체간이식으로 이루어지는 생체간이식의 시대이다.

사체간이식에서는 긴급도에 따른 배분 체계를 이용하여 이식 전 추정사망률에 따라 대기자의 우선순위를 정하는 방식으로서, 추정되는 이식 전 사망률이 높은 환자에게 우선권을 주게 된다. 이를 통하여 대기자의 사망률을 줄이는 것을 목표로 하며, 급성 간부전에서의 MELD 점수에 따른 간이식의 우선권 부여가 대표적인 사례가 되겠다. 한편 유용성에 따른 배분 체계는 이식 후 추정생존율에 따라 우선순위를 결정하는 방식으로 이식받은 환자의 이익(생존기간의 증가)이 이식받지 못하고 대기자 명단에 남게 되는 환자의 손해보다 커야 한다는 명제에 입각한 것이다. 간세포암종에 적용되는 Milan 기준이 대표적인 예가 되겠다. 그러나 장기 기증이 매우 활발한 국가에서는 가용 장기가 늘어나 Milan 기준을 넘어서는 간이식도 시도해 볼 수가 있겠다. 이렇듯 사체간이식에서의 장기 배분은 간이식 수혜자의 이익과 간이식을 받지 못하는 이식 대기자의 손해를 비교하는 유용성 정의*utility justice*에 따라 이뤄진다.

반면 생체간이식에서는 공여자의 안전이 가장 중요한 관건이 되기 때문에 간이식 수혜자의 이익과 공여자의 잠재적 위험을 비교하여 이식 여부를 결정해야 한다. 간이식 수혜자의 이익이란 생존기간의 증가를 의미하는 것으로서, 간이식 이외의 일반적인 치료를 했을 때와 비교하여 간이식을 받음으로써 추가적으로 늘어나는 수명을 말한다. 따라서 어떤 환자들이 간이식을 받았을 때 기존의 치료방법에 비해 생존기간이 연장되는지 알 필요가 있다. BCLC 병기체계에서 초기 병기(stage A)의 경우에 간이식을 받을 경우 5년 생존율이 약 75%인데 수술적 절제를 받은 경우에도 5년 생존율이 70%에 달해 이런 환자에서는 간이식의 효과가 크지 않다(그림 26-2A). 한편 중간 병기(stage B)의 간세포암종의 경우 Milan 기준을 넘어서더라도 간이식 시의 5년 생존율이 60%로 기존 치료의 생존율 20%에 비해 크게 높다(그림 26-2B). 말기(stage D)에서의 간이식은 비록 5년 생존율은 30%로 낮지만 지지 치료만 받은 환자들의 평균 생존 기간이 1년 미만임을 고려할 때 간이식으로 인한 이익이 가장 큰 병기라고 할 수 있겠다(그림 26-2C). 즉, 더 진행된 간세포암종일수록 간이식에 의한 이익이 크다고 하겠으며, 이런 환자들에서 간이식이 더욱 추천되어야 할 것이다.

비대상성 간기능을 가지고 있으면서 간세포암종인 경우 Milan 기준을 벗어나지 않는 경우에는 이식으로 인한 생존기간의 증대가 가장 뚜렷하므로 생체간이식이 적극적으로 고려되어야 한다. 또한 주요 혈관 침범이나 간외 전이가 없는 환자에서는 Milan 기준을 넘어서더라도 생체간이식을 고려할 수가 있겠다. 덧붙여 수술적 절제나 국소치료 후 재발한 간세포암종의 치료로서 시행되는 구조간이식*salvage liver transplantation*도 환자에게 생존기간의 증가를 가져올 수 있으므로 생체간이식을 고려해 볼 수 있다(그림 26-3). 물론 조기 간세포암종에서의 간이식은 생존기간의 증대가 다른 병기에 비해 상대적으로 크지 않지만 최근 비용-효율 연구에서 비용 대비 효율이 높은

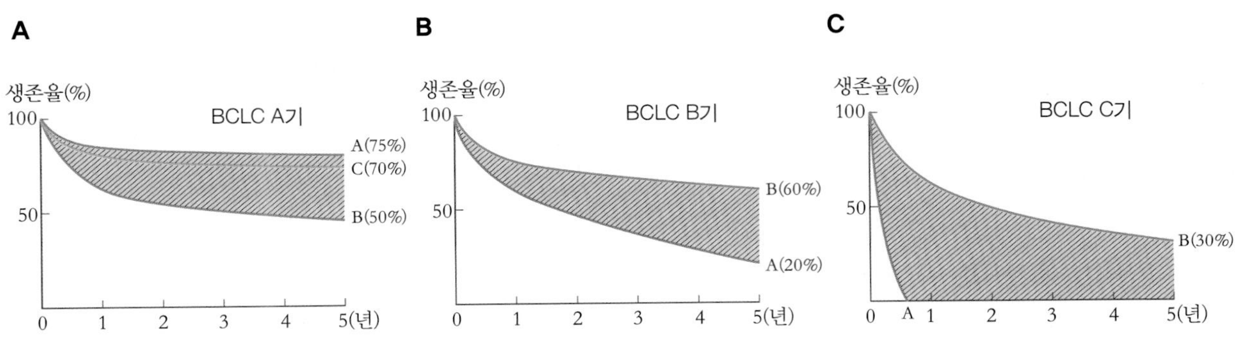

그림 26-2. BCLC 병기별 간이식에 의한 생존율의 향상 A. 초기 병기에서 간이식을 받은 경우 생존율의 향상: A곡선과 C곡선 사이의 면적은 Milan 기준 내의 초기 간암의 경우 생체간이식을 받았을 때 수술적 절제를 받은 경우에 비해 증가하는 생존기간의 증가량을 의미한다. B. 중간 병기에서 간이식을 받은 경우 생존율의 향상: A곡선과 B곡선 사이의 면적은 Milan 기준을 벗어난 경우 간이식을 했을 때 얻게 되는 생존기간의 증가량을 의미한다. C. 진행 병기에서 간이식을 받은 경우 생존율의 향상: A곡선과 B곡선 사이의 면적은 말기 간암 환자에서 이식을 했을 때 얻게 되는 생존기간의 증가량을 의미한다.

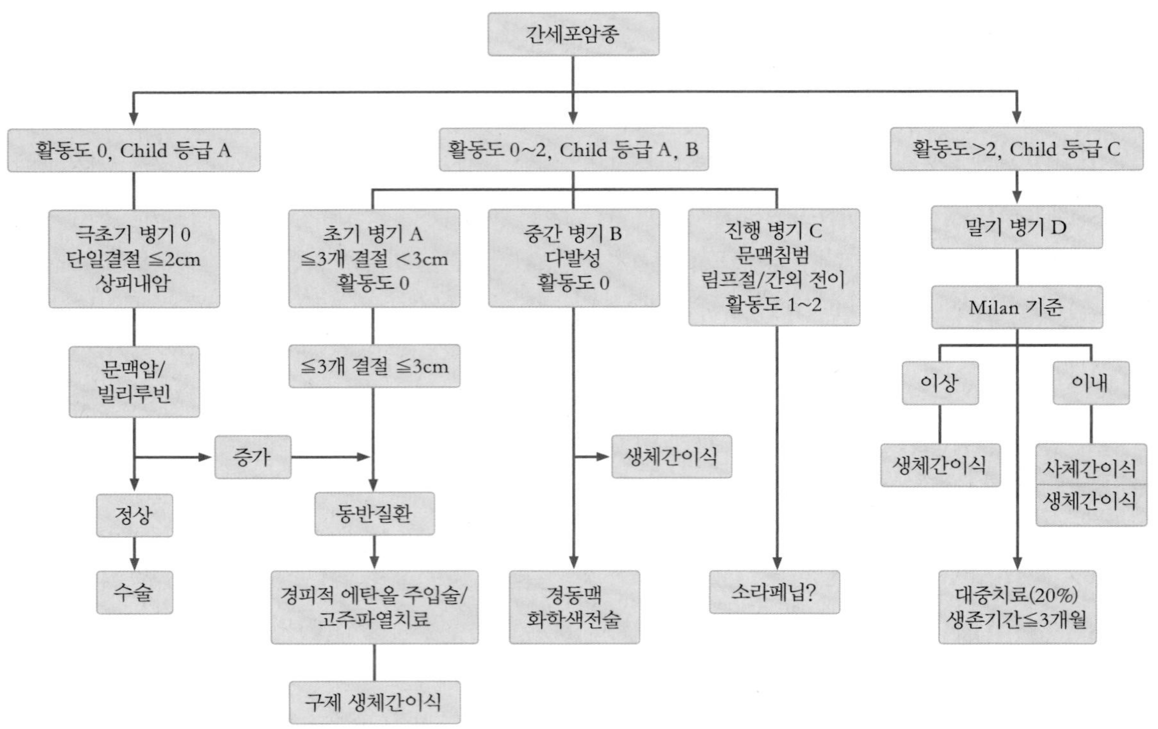

그림 26-3. 우리나라에서 간세포암종 치료의 접근 방법

것으로 나타나 장기 기증 의사가 있는 친족 공여자가 있을 경우에는 고려할 수 있다.

Ⅳ 표적치료제 개발에 즈음한 간외 전이의 치료 고찰

간외 전이가 가장 흔하게 나타나는 장기는 폐이며 림프절, 뼈, 부신이 다음으로 흔한 장기들이다. 간외 전이의 빈도는 간내 간세포암종의 국소영역치료 당시의 상태에 따라 차이가 있어서, 수술적 치료가 불가능하여 경동맥 화학색전술을 받은 환자들에서는 폐전이가 5년간 약 25%에서 나타나지만 고주파 열치료나 경피적 에탄올 주입술 등 국소소작치료로 치료된 환자에서는 5년간 약 10%에서만 폐전이가 일어났다. 즉 간내 종양이 더 진행되어 있을수록 간외 전이가 더 잘 일어남이 밝혀져 있다. 한편 간외 전이가 있는 간세포암종 환자들 가운데에서 약 11%의 환자만이 간외 전이암에 의해 사망하며 나머지 약 90%의 환자들은 간내 간세포암종의 진행 혹은 간기능 부전으로 사망하는 것으로 알려져 있다. 이는 간세포암종이 간외로 전이되어도 여전히 간내 종양의 치료가 중요함을 시사하는 결과이며, 간외 전이가 생존에 미치는 영향은 다른 종류의 고형암에 비해 상대적으로 낮다고 할 수 있다. 즉, 간외 전이가 있는 경우에서도 간내 간세포암종의 치료 및 기저 간기능의 회복 혹은 보존이 중요함을 시사한다.

따라서 일반적으로 간세포암종 환자에서는 간이식을 고려한 경우나 전이로 인한 증상이 의심되는 경우를 제외하고는 전이의 발견을 위한 검사는 하지 않으며, 간외 전이의 유무에 상관없이 우선적으로 간내 종양의 치료를 위한 다학제적 접근*multidisciplinary approach*을 필요로 한다. 소라페닙*Sorafenib* 등의 표적치료제나 복합 항암화학요법은 간내 종양의 조절 및 치료에 있어 국소치료법에 비해 효과가 미미하여, 반복적인 색전술로도 제거되지 않는 간내 간세포암종의 치료나 간문맥, 간정맥 등을 침범한 간세포암종의 치료에 사용하고 있다. 한편 국소영역치료 방법을 이용하여 간내 종양이 잘 조절되는 경우에는 간외 전이 병소가 생존기간에 영향을 미칠 가능성이 높아지기 때문에 간외 병소에 대한 치료를 고려하게 된다. 폐전이의 경우 그 수가 적고 위치가 한쪽 폐엽에 국한되어 있을 경우 수술적 절제를 고려할 수도 있다.

참고문헌

1. Okuda K, Ohtsuki T, Obata H, et al. Natural history of hepatocellular carcinoma and prognosis in relation to treatment. Study of 850 patients. Cancer 1985;56:918-928
2. Greene FL, et al. AJCC Cancer Staging Manual, 7th ed. Springer. 2010
3. CLIP Investigators. Prospective validation of the CLIP score: A new prognostic system for patients with cirrhosis and hepatocellular carcinoma. Hepatology 2000; 31:840-845
4. Llovet JM, Bru C, Bruix J, et al. Prognosis of hepatocellular carcinoma: the BCLC staging classification. Semin Liver Dis 1999;19:329-338
5. Freeman RB, Jamieson N, Schaubel DE, et al. Who should get a liver graft? J Hepatol 2009;50:664-673
6. Lee HS. Liver transplantation for hepatocellular carcinoma beyond the Milan criteria: the controversies continue. Dig Dis 2007;25:296-298
7. Katyal S, Oliver JH 3rd, Peterson MS, et al. Extrahepatic metastases of hepatocellular carcinoma. Radiology 2000;216:698-703
8. Uka K, Aikata H, Takaki S, et al. Clinical features and prognosis of patients with extrahepatic metastases from hepatocellular carcinoma. World J Gastroenterol 2007;13:414-420

chapter

27 간세포암종의 외과적 치료

서경석

- 문맥압항진증과 고빌리루빈혈증이 없는 Child 등급 A의 환자에서 간에 국한된 단일 간세포암종은 간절제술이 일차 치료법이다.
- 경미한 문맥압항진증 또는 경미한 고빌리루빈혈증을 동반한 Child 등급 A 및 상위 B 등급의 간세포암종은 제한적 간절제술을 선택적으로 시행할 수 있다.
- 간기능이 잘 보존되고 주혈관 침범이 없으며 간에 국한된 3개 이하의 간세포암종을 가진 환자에서는 간절제술을 고려할 수 있다.

간절제술은 간경변증이 없는 절제 가능한 간세포암종 환자에서 일차 치료법이며, 간경변증이 있는 경우에도 잔존 간기능이 충분한 경우 고려할 수 있다. 최근 간세포암종 절제술 후 사망률은 1~3% 이하이며, 5년 생존율은 46~56%, 무병생존율은 23~32% 정도이다. 간세포암종의 다양한 치료법들이 제시되고 있지만, 여전히 간절제술은 간이식과 함께 완치를 기대할 수 있는 주된 치료법이다.

I 수술 전 검사

1. 환자의 일반적인 상태

환자의 전신상태가 수술 및 마취로 발생될 수 있는 위험을 견딜 수 있는지를 확인해야 한다. 특히 심장이나 폐 및 신장의 기능에 대한 평가가 중요하다. Eastern Cooperative Oncology Group(ECOG) 수행능력 평가는 수술 전 환자의 전신상태를 평가하기에 유용한 도구이며 0~2인 환자에서 간절제술이 안전하게 시행될 수 있다(표 27-1).

표 27-1 ECOG 수행능력 평가

수행능력	정의
0	증상이 없는 경우
1	약간의 증상이 있으나 일상생활에 장애가 없는 경우
2	증상이 있어서 낮 시간의 50% 이하를 침대에 있어야 하는 경우
3	낮 시간의 50% 이상을 침대에 누워 있어야 하는 경우
4	종일 누워 지내는 경우

2. 간세포암종에 대한 검사

절제 가능성을 알아보기 위해 시행되는 수술 전 영상검사로는 역동적 조영증강 CT 검사가 가장 기본적이다. 간세포특이조영제를 이용한 MRI의 경우 CT 검사에서 발견되지 않는 간세포암종 병변, 특히 1cm 이하의 병변을 더 잘 발견하지만, 수술 전 기본검사로서의 역할에 대해서는 추가연구가 필요하다. 18F-FDG양전자방출단층촬영CT*PET-CT*의 경우 간외 전이를 진단하는 데 유용성이 증명되었고, 이외에 폐 CT와 뼈 스캔을 시행할 수 있다. 침생검 시 경로를 따라 종양세포가 파종될 가능성이 있고 출혈 위험이 높으므로 간절제술 시행 예정인 환자에서 조직학적 확진은 불필요하다.

3. 간기능검사

간절제술은 Child 등급 A인 환자에서 안정적으로 시행되고 있지만 간절제술의 안전성을 평가하는 충분한 검사법은 아니다. 국내 여러 기관에서는 잔존간 기능을 예측하는 방법으로 일본에서 제시하였던 Indocyanine Green 15분 정체율*ICG-R15*을 수술 전 검사로서 시행하고 있다. 우간절제술 이상의 대량 간절제술은 ICG-R15이 10% 이내의 환자에서만 권고되었지만 이후 연구에서는 14%까지의 환자에서도 우간절제술이 안전하게 시행될 수 있다고 보고되었다. 반면 미국 및 유럽에서는 절제 가능성을 평가하는 주요한 척도로 문맥압항진증과 혈청 빌리루빈치를 제시하였는데, 문액압항진증은 간정맥압력차 10mmHg 이상의 경우로 정의된다. 임상적으로는 식도정맥류 혹은 비장비대를 동반한 혈소판감소증(100,000/mm^3 이하) 중 어느 하나가 있는 경우 문맥압항진증으로 정의할 수 있다. 문맥압항진증이 있는 경우에 간절제술 후 합병증 발생률이 높고 장기적 예후가 불량하다고 보고되었지만, 최근 연구에서는 문맥압항진증이 동반된 환자에서도 장기적 예후에 차이가 없다는 보고가 있다. 따라서 경도의 문맥압항진증이 있는 환자에서 간이식이 용이하지 않을 경우 간절제술을 일차 치료로 고려할 수 있다. 수술 후 간기능부전을 예방하기 위해서는 간 예비기능 검사뿐만 아니라 수술 후 남는 간 용적을 고려해야 한다. 정상 간의 경우 전체 간의 70%에서 80%까지 절제할 수 있지만 만성 간질환을 갖고 있거나 간병변증이 동반된 환자의 경우 일반적으로 전체 간의 40% 이상을 남기는 것을 권장한다. 대량 간절제를 시행해야 할 상황에서 잔존 간 용적이 크지 않을 경우, 수술 전에 미리 절제할 부위의 간문맥색전술을 시행하면 절제 후 남을 간이 상대적으로 비대해지므로 잔존 간 용적을 증가시킬 수 있다.

Ⅱ 간절제술

1. 출혈 방지

최근 간절제술이 보다 안전해진 것은 수술 중 출혈량이 감소한 데에서 기인한다. 최근 메타분석에서 수술 중 수혈이 간절제술 후 합병증을 증가시키고 무병생존율과 전체 생존율을 감소시킨다고 보고된 바 있다. 선택적 간혈류차단술, 낮은 중심정맥압 유지 및 정교한 간실질 박리 등에 의해 최근 간절제술의 수혈률은 10% 이하이다.

2. 해부학적 절제

해부학적 절제(그림 27-1)가 종양병리학적 관점에서는 절제연을 확보하고 미세전이를 제거하여 비해부학적 절제

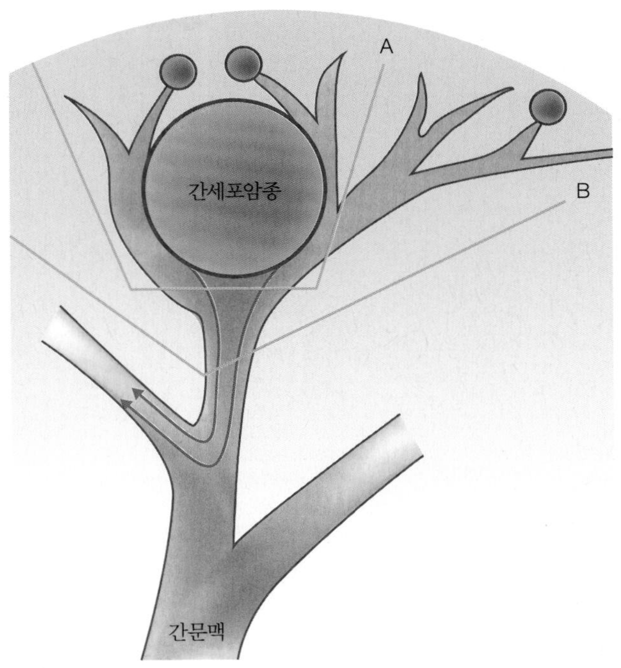

그림 27-1. 해부학적 절제 해부학적 절제(B)는 간 미세종양 전이가 있는 경우에 비해부학적 절제(A)에 비하여 수술적 절제 후에 종양이 남아 있을 가능성이 더 높다.

보다 성적이 우수하다는 보고가 있으나, 상반되는 결과의 보고도 있어 추가 연구가 필요하다. 가급적 충분한 절제연의 확보와 해부학적 절제가 추천되지만, 간경변증이 동반된 환자에서는 수술 범위가 수술 후 합병증과 밀접하게 연관되기 때문에 환자의 안전을 우선적으로 고려하여 적합한 수술 범위를 결정하는 것이 중요하다.

3. 전방접근법

간 우엽에 있는 큰 간세포암종의 수술 시에는 전방접근법*anterior approach*이 사용되기도 한다. 이는 간 우엽과 횡경막, 삼각인대를 박리하는 과정에서 종양을 조작하는 빈도가 높고, 이에 따라 여러 종양 관련 인자들이 혈관 내로 파종되는 것을 막기 위하여 간내 혈액의 유입로*inflow*와 유출로*outflow*를 먼저 차단한 후에 간을 조작하는 방법이다. 전방접근법을 사용하면 대량 출혈 및 수혈의 빈도가 낮아지고 생존율이 높아진다는 결과가 보고된 바 있다. 이와 함께 최근 간절제 시에 현수요법*hanging maneuver*(그림 27-2)이 종종 사용된다. 현수요법을 적용한 수술이 간세포암종의 성적에 영향을 미친다는 보고는 아직 없으나, 수술시간을 줄이고 출혈을 감소시킨다는 보고가 있다.

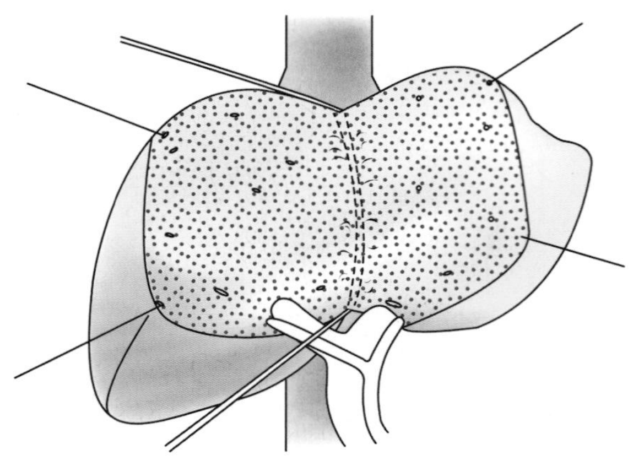

그림 27-2. 현수요법*hanging maneuver*

4. 복강경 간절제술

복강경 간절제술은 기술적으로 빠르게 발전하고 그 적응증이 확대되고 있다. 좌외분절 절제술이나 우간의 표면에 위치하고 있는 작은 간세포암종의 복강경 간절제술은 전통적인 간절제술과 비교하여 효과 및 안전성에서 차이가 없다는 보고가 많다. 복강경을 이용한 대량 간절제술도 점차 늘고 있으나, 그 성적에 대한 추가적인 연구가 필요하다.

Ⅲ 수술 후 관리 및 합병증

간절제술 후 사망률은 1960년대에 10~26%로 상당히 높았으나, 현재는 5~6% 이내로 보고되고 있다. 수술 후 사망원인으로는 간기능부전이 제일 흔하며 위장관 출혈과 복강 내 출혈도 원인이 될 수 있다. 간절제술의 대표적인 합병증으로는 간기능부전, 복수, 출혈, 담즙누출, 감염 등이 있으며 위험인자로는 수술 중 출혈량, 동반된 간질환 및 당뇨병, 만성 폐쇄성 폐질환, 신장부전 등의 내과적 질환 등이 알려져 있다. 수술 후 간기능부전은 가장 심각한 합병증으로 충분한 산소공급과 영양공급 등의 보조요법을 통해 대부분 호전되지만, 대증요법에 반응하지 않고 상태가 악화될 경우 간이식을 고려해야 한다. 복수는 복부팽만을 야기하여 호흡기능을 방해하며 개복창상을 통한 누출 및 개복창상의 파열도 일으킬 수 있다. 특히 배액관 또는 개복창상으로부터 다량의 복수가 누출되는 경우에는 수액, 단백질 및 전해질의 손실이 동반되고, 감염 가능성도 높아지게 된다. 수술 후 복수는 적절한 수액 투여와 나트륨의 제한이 필요하며, 일단 발생하면 이뇨제 사용을 신중하게 고려해야 한다. 복부팽만이 급격히 진행되면 복부천자를 고려할 수도 있다. 출혈은 횡격막의 노출 부위, 측부 순환이 발달한 복벽, 응고장애가 동반된 경우에 간 절제면 등에서 발생한다. 수술 후 배액의 양과 양상을 수시로 확인하고 대량출혈이 의심되는 경우에 재수술을 고려한다. 담즙누출은 1개월 내에 자연 폐쇄되는 경우가 대부분이다. 담즙누출이 지속되는 경우에는 내시경 역행성 담췌관조영술을 시행하여 누출 부위를 확인한 후 내시경적 혹은 방사선적 배액술을 시행하면 대부분 폐쇄된다. 감염은 간절제술 후에 다양한 형태로 생길 수 있는데, 이는 체액 또는 세포성 면역체계의 변화와 장내 세균의 전이 등으로 생긴다. 감염은 황달이나 복수가 있을 때 발생빈도가 높으며, 전체 수술 후 사망원인의 10%를 차지한다. 광범위 항생제의 사용과 적응이 되는 경우에 적절한 배액 및 배농 처치를 실시해야 한다.

Ⅳ 간절제술 이후의 예후 및 예후인자

간절제술은 일반적으로 크기가 작은 1~2개 종양에서 시행될 때 최상의 예후를 보이며, 종양의 크기가 클수록 혈관 침범의 빈도가 증가하고 불량한 예후를 보이는 것으로 보고되었으나, 최근 연구에 의하면 종양의 크기가 10cm 이상인 환자의 1/3에서는 혈관 침범이 관찰되지 않고 양호한 성적이 보고되었다. 따라서 수술 전 종양의 크기만으로 절제 가능성을 판단하지 말아야 한다. 최근에는 고령 환자에서도 간절제술 이후 다른 연령과 비슷한 단기 및 장기 성적을 보이지만 나이가 들수록 간 재생 능력이 감소하기 때문으로 대량 간절제는 신중히 고려해야 한다.

간절제 후 간세포암종의 5년 재발률은 58~81% 정도이며 이들 중 80~95%가 간내에서 재발된다. 간내 재발은 간내전이*intrahepatic metastasis*와 다발성 암성 변화*multicentric carcinogenesis*에 의한 새로운 일차성 간세포암종*de novo HCC*으로 구분할 수 있다. 둘은 genomic hybridization, DNA 지문분석*DNA fingerprinting*, DNA 마이크로어레이*DNA microarray*, B형간염바이러스의 숙주

유전자 통합 패턴*integration pattern of hepatitis B virus* 등을 이용하여 감별할 수 있다. 그러나 실제 임상적으로 둘을 감별하는 기준은 정의되어 있지 않고, 일반적으로 2년을 경계로 2년 이후에 나타나는 재발을 새로운 간세포암종으로 보는 경우가 많다. 수술 후 재발에 관련된 위험인자는 종양 관련 위험인자와 기저 간질환 관련 위험인자로 나눌 수 있다. 종양 관련 위험인자로는 크기와 개수 이외에도, 미세혈관 침범, 좋지 않은 암분화도, 높은 혈청 AFP, protein induced by vitamin K absence or antagonist-Ⅱ (PIVKA-Ⅱ) 값, 양성 18F-FDG PET 등이 있으며, 기저 간질환 위험인자로는 간경변증, 높은 혈청 HBV DNA 값, 활성 간염 상태 등이 있다. 종양 관련 위험인자는 주로 조기 재발과 연관되고, 기저 간질환 위험인자는 후기 재발과 관련성이 높다.

Ⅴ 간 절제술 후 추적관찰 및 재발 시 치료

수술 후 추적관찰에서는 주로 CT, MRI 등의 영상의학적 검사와 종양표지자검사가 추천된다. 혈청 AFP는 간세포암종의 대표적 종양표지자로 진단에서도 활용되지만, 수술 전 상승되어 있었던 경우 추적관찰에서도 재발 여부 판단에 유용한 지표가 된다. PIVKA-Ⅱ도 진단 및 추적관찰, 예후에 대해 그 효용성이 점점 높아지고 있다.

간절제술 후 간내에 재발한 경우 재간절제술을 시행할 수 있었던 환자에서 5년 생존율이 37~70%까지 보고되고 있다. 특히 재발까지의 시간이 길었던 경우에 유의하게 재절제술의 성적이 좋기 때문에, 절제 1~2년 이후에 재발한 병변으로 혈관 침범이 없고 간기능이 좋아 재절제술이 가능한 환자에서는 재간절제술이 추천된다. 또한 간내 재발로 간이식 조건에 적합한 경우 구제간이식을 시행하면 60% 이상의 무병생존율*disease-free survival rate*을 보일 수 있다. 간절제술 후 15~37%에서 간외 재발이 발생하며 폐, 복강, 뼈 등에 흔하다. 간기능이 유지되고 간내 암이 완치되었거나 조절 가능한 경우 전이부절제술*metastasectomy*을 고려할 수 있다.

수술 전 화학요법으로 경동맥 화학색전술이 시행되고 있는데, 경동맥 화학색전술이 종양의 괴사를 일으켜 절제의 효과를 높이고 종양 축소효과를 통하여 절제가 의문스러운 경우 절제 가능성을 높이기도 한다. 하지만 대부분의 연구에서 무병생존율의 증가는 없었고, 합병증으로 수술이 지연되거나 유착 등으로 수술이 어렵게 되어 수술 후 유병률을 높인다는 보고도 있다. 그러므로 수술 전 경동맥 화학색전술은 파열 간세포암종에서 지혈 목적으로 사용하거나, 거대 간세포암종에서 크기를 줄여 제한적인 간절제술을 시행하기 위해서거나, 절제가 의문스러운 경우에 절제를 가능하게 하는 목적으로 사용할 것을 권하고 있다.

수술 후 화학요법은 수술 후 남아 있는 암세포를 제거하기 위해 투여하지만, 간절제 후의 전신 화학요법은 약물 자체에 의한 독성과 간 재생에 영향을 미치는 반면에 간세포암종에 대한 유의한 치료효과는 아직 미흡한 상태라 계속 연구되어야 할 것이다.

만성 B형간염과 관련하여 발생한 간세포암종에서는 항바이러스제 치료가 간세포암종의 재발을 줄일 수 있음이 알려져 있다. 한편 합성된 레티노이드인 polyprenoic acid를 사용하여 이차적 간세포암종의 발생을 유의하게 줄였다는 전향적 무작위 연구가 보고되었으며, C형간염과 관련된 간세포암종의 완전한 절제 후 인터페론-β*interferon-β*를 사용하면 재발을 예방하는 데 효과적이었다는 보고도 있다. 그 밖에 혈관 생성을 억제하는 약물 등이 개발되어 연구되고 있으나, 만성 B형간염에 대한 항바이러스 치료를 제외하면 현재까지 간세포암종의 재발을 막기 위한 보조요법으로 추천되는 치료는 없다.

Ⅵ 진행성 간세포암종의 외과적 치료

1. 양엽성 다발성 간세포암종

다발성 간세포암종이 양쪽 엽에 있는 경우 기존에는 대부분 간내 전이로 생각하였고, 수술 후 유병률이 높고 종양의 완전 절제가 불가능한 경우가 많아서 수술적 절제술이 금기시되어 왔다. Yasui 등은 이러한 양엽성 다중심성 발암 예에서 근치적 간절제술을 시행한 결과 3년 생존율이 70%이고 3년 무병생존율이 39%라고 보고하면서 예후도 단일 간세포암종의 경우와 유의한 차이가 없었다고 하였다. Wu 등도 양엽성 다중심성 발암 예에서 근치적 간절제술 후에 6년 무병생존율과 전체 생존율을 각각 30.5%와 42.9%로 보고하였다. 이와 같이 비록 양엽성 다발성 간세포암종이라도 다중심성 발암 예에서는 근치적 간절제가 가능한 경우에는 단일 간세포암종과 예후가 비슷하므로 수술 전 검사로 이러한 예를 진단하여 적극적인 간절제를 시행하면 좋은 결과를 얻을 수 있을 것으로 생각된다.

2. 주요 혈관을 침범한 간세포암종

종양이 주간정맥*major hepatic vein*이나 주간문맥*major portal vein*을 침범한 경우 일반적으로 간절제술은 금기증으로 생각되었으나, 간섬유화가 적거나 종양 분화도 Edmondson-Steiner 등급이 낮은 환자에서는 간절제술 후 5년 생존율이 20% 이상이라는 보고도 있으며, 내과적 치료보다 우수한 성적을 보일 수 있다. 또한 국내 다기관 연구에 따르면, 담관의 침범이 동반된 간세포암종의 절제 후 5년 생존율도 32%로 우수한 편이었다. 따라서 주혈관이나 담관을 침범한 간세포암종이라도 환자의 상태가 양호하다면 수술적 절제를 고려할 수 있다.

3. 황달성 간세포암종

간세포암종 환자의 10~40%에서 황달이 발현되며, 대개 동반된 간경변증이 원인이거나 간세포암종의 광범위한 간실질 침범에 의한 것이다. 폐쇄성 황달이 동반되어 있는 경우는 2~11.7% 정도 보고되고 있는데, 간세포암종이 담관을 침범 또는 압박하여 발생하거나, 간문부 림프절의 종창에 의한 압박으로 발생하기도 하며, 출혈로 인한 혈종의 흡수가 원인이 되기도 한다. 드물게 담관으로 종양이 침범하여 원위부 담관이 막혀서 발생하기도 하는데, 이 경우에는 내시경 역행성 담췌관조영술이나 경피담관조영술을 시행하여 담관폐쇄의 원인을 밝혀야 한다. 대부분의 예에서 경동맥 화학색전술을 시행하거나 종양제거술과 카테터감압술 등의 고식적 치료를 시행하고 있는데, 적극적인 간절제술과 담관 내 종양 제거를 시행하거나 종양 침범이 있는 담관을 절제하기도 한다.

4. 파열 간세포암종

파열 간세포암종에서 간기능이 좋은 환자인 경우는 일차적으로 간절제술을 시행하는 것이 효과적인 치료방법이라는 보고도 있으나, 혈역학적으로 불안정한 경우에는 경동맥 화학색전술로 일차 지혈을 시키고 잔존 간기능을 정확히 평가한 후 정규 수술을 시행하는 것이 보다 효과적이다. 하지만 장기 성적은 파열되지 않은 간세포암종에 비해 떨어진다.

Ⅶ 결론

간경변증이 없는 Child 등급 A의 절제 가능한 간세포암종 환자에서 간절제술은 일차 치료법이며, 간경변증이 있는 경우에도 잔존 간기능이 충분하다고 예상되는 경우 우선적으로 고려할 수 있다. 간절제술 시 가급적 충분한 절제연의 확보와 해부학적 절제가 추천되지만, 간경변증이 동반된 환자에서는 수술 범위가 수술 후 합병증과 밀접하게 연관되기 때문에 환자의 안전을 우선적으로 고려하여 적합한 수술 범위를 결정하는 것이 무엇보다 중요하다. 수술 전 경동맥 화학색전술은 파열 간세포암종에서 지혈 목적으로 사용하거나, 거대 간세포암종에서 크기를 줄여 제한적인 간절제술을 시행하기 위해서거나, 절제가 의문스러운 경우에 절제를 가능하게 하는 목적으로 사용할 수 있다.

참고문헌

1. Belghiti J, Hiramatsu K, Benoist S, et al. Seven hundred forty-seven hepatectomies in the 1990s: an update to evaluate the actual risk of liver resection. J Am Coll Surg 2000;191:38-46
2. Belghiti J, Guevara OA, Noun R, et al. Liver hanging maneuver: a safe approach to right hepatectomy without liver mobilization. J Am Coll Surg 2001;193:109-111
3. Eguchi S, Kanematsu T, Arii S, et al. Comparison of the outcomes between an anatomical subsegmentectomy and a non-anatomical minor hepatectomy for single hepatocellular carcinomas based on a Japanese nationwide survey. Surgery 2008;143:469-475

4. Farges O, Belghiti J, Kianmanesh R, et al. Portal vein embolization before right hepatectomy: prospective clinical trial. Ann Surg 2003;237:208-217
5. Huang J, Zhang Y, Peng Z, et al. A modified TNM-7 staging system to better predict the survival in patients with hepatocellular carcinoma after hepatectomy. J Cancer Res Clin Oncol 2013;139:1709-1719
6. Huang ZY, Liang BY, Xiong M, et al. Long-term outcomes of repeat hepatic resection in patients with recurrent hepatocellular carcinoma and analysis of recurrent types and their prognosis: a single-center experience in China. Ann Surg Oncol 2012;19:2515-2525
7. Kaibori M, Ishizaki M, Matsui K, et al. Predictors of microvascular invasion before hepatectomy for hepatocellular carcinoma. J Surg Oncol 2010;102:462-468
8. Kim do Y, Paik YH, Ahn SH, et al. PIVKA-II is a useful tumor marker for recurrent hepatocellular carcinoma after surgical resection. Oncology 2007;72Suppl 1:52-57
9. Kokudo T, Hasegawa K1, Yamamoto S1, et al. Surgical treatment of hepatocellular carcinoma associated with hepatic vein tumor thrombosis. J Hepatol 2014;61:583-588
10. Lai EC, Yang GP, Tang CN. Robot-assisted laparoscopic liver resection for hepatocellular carcinoma: short-term outcome. Am J Surg 2013;205:697-702
11. Lang H, Sotiropoulos GC, Dömland M, et al. Liver resection for hepatocellular carcinoma in non-cirrhotic liver without underlying viral hepatitis. Br J Surg 2005;92:198-202
12. Liu CL, Fan ST, Cheung ST, et al. Anterior approach versus conventional approach right hepatic resection for large hepatocellular carcinoma: a prospective randomized controlled study. Ann Surg 2006;244:194-203
13. Lin CY, Chen JH, Liang JA, et al. 18F-FDG PET or PET/CT for detecting extrahepatic metastases or recurrent hepatocellular carcinoma: a systematic review and meta-analysis. Eur J Radio 2012;81:2417-2422
14. Liu L, Wang Z, Jiang S, et al. Perioperative allogenenic blood transfusion is associated with worse clinical outcomes for hepatocellular carcinoma: a meta-analysis. PLoS One 2013;8:e64261
15. Makuuchi M, Sano K. The surgical approach to HCC: our progress and results in Japan. Liver Transpl 2004;10:S46-52
16. Park JW, Kim JH, Kim SK, et al. A prospective evaluation of 18F-FDG and 11C-acetate PET/CT for detection of primary and metastatic hepatocellular carcinoma. J Nucl Med 2008;49:1912-1921
17. Pawlik TM, Poon RT, Abdalla EK, et al. Critical appraisal of the clinical and pathologic predictors of survival after resection of large hepatocellular carcinoma. Arch Surg 2005;140:450-457; discussion 457-458
18. Pawlik TM, Poon RT, Abdalla EK, et al. Hepatectomy for hepatocellular carcinoma with major portal or hepatic vein invasion: results of a multicenter study. Surgery 2005;137:403-410
19. Shi M, Guo RP, Lin XJ, et al. Partial hepatectomy with wide versus narrow resection margin for solitary hepatocellular carcinoma: a prospective randomized trial. Ann Surg 2007;245:36-43
20. Torzilli G, Belghiti J, Kokudo N, et al. A snapshot of the effective indications and results of surgery for hepatocellular carcinoma in tertiary referral centers: is it adherent to the EASL/AASLD recommendations?: an observational study of the HCC East-West study group. Ann Surg 2013;257:929-937
21. Tsujita E, Taketomi A, Kitagawa D, et al. Selective hepatic vascular exclusion for the hepatic resection of HCC. Hepatogastroenterology 2007;54:527-530
22. Vauthey JN, Lauwers GY, Esnaola NF, et al. Simplified staging for hepatocellular carcinoma. J Clin Oncol 2002;20:1527-1536
23. Wakai T, Shirai Y, Sakata J, et al. Anatomic resection independently improves long-term survival in patients with T1-T2 hepatocellular carcinoma. Ann Surg Oncol 2007;14:1356-1365
24. Wu CC, Ho YZ, Ho WL, et al. Preoperative transcatheter arterial chemoembolization for resectable large hepatocellular carcinoma: a reappraisal. Br J Surg 1995;82:122-126

chapter

28 간세포암종의 국소영역치료

정진욱, 윤정환, 유수종, 이정민, 지의규

- 경동맥 화학색전술은 수술적 치료나 국소치료법을 시행하기 어려운 경우에 주로 고려되며, 수술이 불가능한 환자에서 생존율을 향상시키는 것으로 증명되어 근치적 치료가 어려운 경우의 표준치료법으로 인정받고 있다.
- 일반적으로 간세포암종의 크기가 3cm 이내이고 개수가 3개 이하인 경우 에탄올 주입법 혹은 고주파 열치료와 같은 국소치료법의 대상이 된다.
- 고주파 열치료는 단일 종양의 크기가 3cm 이내인 경우 근치적 치료법으로 고려되며, 2cm를 초과하는 간세포암종에 대해서는 에탄올 주입법에 비하여 생존율의 향상을 보인다.
- 크기가 2cm 이내인 간세포암종에서 에탄올 주입법의 효과는 고주파 열치료와 동등하며, 특히 크기가 1.5cm 이내로 경계가 명확하고 위치가 고주파 열치료에 적합하지 않은 경우 비용-효과적인 측면에서 에탄올 주입법이 선호된다.
- 방사선치료는 간내 간세포암종의 치료에서 단독 혹은 경동맥 화학색전술 등과의 병합치료법으로서 고려되며, 주문맥혈전증이나 하대정맥혈전증, 림프절전이, 뼈전이, 뇌전이 등에서 효과적으로 시행될 수 있다.
- 간세포암종에 대하여 어떠한 치료법을 선택하더라도 주변의 간조직에서 간세포암종이 새로 발생할 가능성이 있으므로 철저한 추적관찰이 필수적이다.

간세포암종의 치료에는 수술적 절제술, 간이식, 경동맥 화학색전술, 경피적 에탄올 주입법, 고주파 열치료, 방사선치료, 전신 항암약물요법 등이 있다. 적절한 치료법을 선택하기 위해서는 간세포암종의 진행 정도뿐만 아니라 환자의 잔존 간기능도 동시에 고려해야 한다. 간세포암종을 완전히 제거하는 가장 효과적인 방법은 종양을 포함하여 주변의 간조직을 절제하거나 간 전체를 떼어내는 간이식술이 있다. 최근 수술 전후의 환자관리 능력이 발전하고 절제술과 관련된 많은 경험이 축적됨에 따라 수술의 합병증이 줄어들고 장기생존율이 향상되었으므로, 현재로서 간세포암종 치료의 근본은 수술적 절제라 하겠다. 그러나 간세포암종으로 진단받은 환자 중 진단 당시 종양이 이미 진행되어 있거나 간외 전이 또는 진행된 간경변증으로 간기능이 저하되어 있는 경우에는 수술적 절제술을 받을 수 없으므로, 수술적 절제술은 실제 일부 환자에서만 적응이 되며 여전히 수술에 따른 위험 및 경제적 부담을 가지게 된다. 현재 수술적 절제는 대개 단일 종양을 가진, 증상이 없는 환자에서 임상적으로 문맥압의 상승이 없고 정상적인 빌리루빈수치를 가지는 경우에 시행된다. 간이식술은 특히 간기능이 저하되어 수술적 절제가 불가능한 간세포암종에 대한 효과적인 치료이기는 하지만, 간세포암종이 진행된 경우 이식 후 재발이 흔하며 공여자가 극히 제한되어 있고 아직 그 경제적 부담이 크다는 점 등이 문제점이다. 이처럼 수술적 절제나 간이식과 같은 근치적 치료를 받을 수 있는 경우는 전체 간세포암종 환자의 30% 내외에 불과하다.

이 장에서는 수술적 절제술과 간이식, 전신 항암약물요법을 제외한 국소영역치료법의 특성과 현재까지의 성적을 비교하여 치료법 적용에 대한 이해를 돕고자 한다.

I 경동맥 화학색전술*transcatheter arterial chemoembolization*; *TACE*

1. 경동맥 화학색전술의 원리

간은 간동맥과 간문맥으로부터 이중의 혈류공급을 받는다. 약 1/3의 정상 간 혈류는 간동맥에서, 나머지 2/3는 간문맥으로부터 공급된다. 한편 간에 필요한 산소의 약 절반은 간문맥으로부터 공급된다. 반면에 간세포암종은 대부분 과혈관성 종양으로 90% 이상의 혈류를 간동맥으로부터 공급받는다. 따라서 간동맥을 통하여 항암물질을 주입한 후 혈류를 차단하면 정상 간조직의 손상은 최소화하면서 선택적인 종양치료가 가능하다.

경동맥 화학색전술은 종양 공급동맥*feeding artery*의 색전효과와 경동맥 항암효과*intraarterial chemotherapy*를 동시에 추구하는 치료법이다. 이러한 복합적 치료효과를 극대화하기 위하여 다양한 종류의 색전물질 및 항암제를 이용한 시술방법들이 있는데, 그중 가장 널리 시행되는 것은 리피오돌 경동맥 화학색전술이다. 리피오돌은 양귀비씨에서 추출한 지방산을 요드화한 에틸에스터*ethyl esters of iodized fatty acids of poppy seed oil*로, 간세포암종과 같은 과혈관성 종양의 혈관에 들어가면 오랫동안 빠져나가지 않고 머물러 있어 간세포암종에 대한 색전효과를 보이는 반면, 정상 간실질에서는 간동맥으로 주입된 리피오돌이 간동맥의 폐쇄를 초래하지 않고 동문맥 간의 연결*arterioportal communication*을 통하여 말초문맥에 축적되고 굴모양혈관*hepatic sinusoid*을 통과해 전신순환으로 빠져나가 대사과정을 거쳐 체외로 배출된다. 따라서 리피오돌과 항암제의 혼합액*emulsion*을 간동맥에 주입하면 리피오돌이 항암제의 운반매체 역할을 하여 간세포암종에 선택적으로 고농도로 축적되고 이후 항암제가 수일에서 수주에 걸쳐 서서히 방출된다. 충분한 양의 리피오돌-항암제 혼합액을 주입하면 작은 동맥-문맥 문합이나 종양의 정맥 관류*venous drainage* 경로를 통하여 종양 주변의 말초문맥 색전효과를 일으켜 일부 문맥 혈류가 남아 있는 분화가 잘된 간세포암종이나 조기 간세포암종, 그리고 진행된 간세포암종의 피막 외 침윤 부위에도 치료효과를 기대할 수 있다(그림 28-1).

항암제와 혼합한 리피오돌을 주입한 후에도 종양공급 혈류가 감소하지 않을 경우 젤라틴 스펀지 입자*gelatin sponge particle*나 폴리비닐알코올 입자*polyvinyl alcohol particle*를 추가로 주입하여 종양공급 동맥을 색전한다. 종양에 혈류를 공급하는 동맥을 선택적으로 색전하면 직접적으로 종양의 허혈성 괴사를 일으킬 뿐 아니라, 종양조직의 혈류가 감소됨으로써 주입된 항암제가 종양조직에 고농도로 더 오래 머물게 되고 허혈로 인해 종양 세포막의 펌프 기능이 저하되어 더 많은 양의 항암제가 종양세포 내로 유입되는 효과가 있다.

2. 적응증

경동맥 화학색전술이 일차적인 치료로 확립된 경우는 Child 등급 A 혹은 B면서 혈관침범이나 간외 전이가 없는 다발성 간세포암종이다. 그러나 실제 임상에서 화학색전술을 시행하게 되는 경우는 훨씬 광범위하다.

① 단발성, >3cm
- 수술 고위험군: 심폐기능 불량, 고령, 환자의 활동도*performance status* 불량

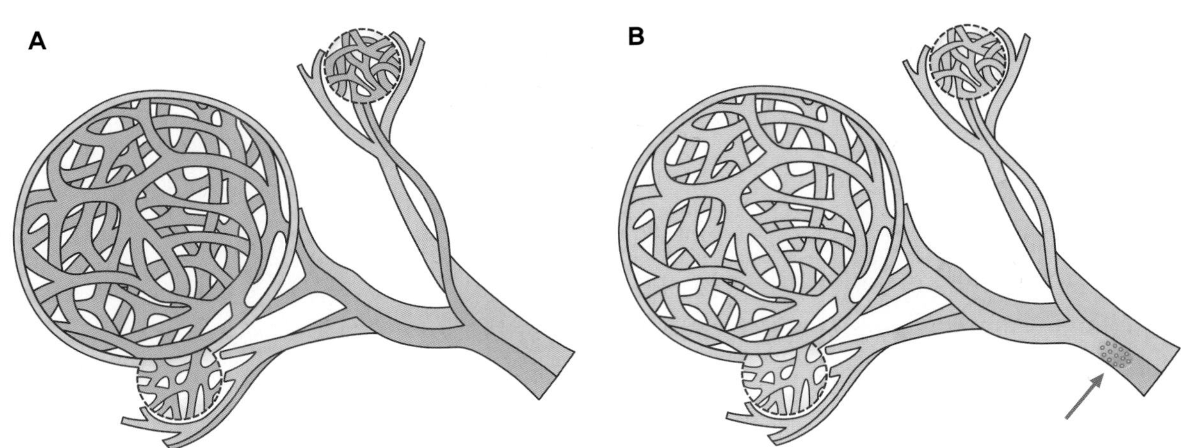

그림 28-1. 리피오돌을 이용한 초선택적 경동맥 화학색전술 개념도 A. 피막을 갖는 결절성 간세포암종은 간동맥*hepatic artery*; *HA*으로부터만 혈류공급을 받지만, 피막 밖으로 침범하거나 피막을 형성하지 않은 간세포암종의 경우 문맥혈류의 공급을 일부 받게 된다. B. 충분한 양의 리피오돌-항암제 유제가 영양동맥으로 주입되면 종양혈관과 함께 종양을 둘러싸고 있는 말초 문맥분지에 리피오돌이 유입된다. 이 단계에서 영양동맥을 색전물질(화살표)로 막으면 간세포암종에 대한 동맥 및 문맥 혈류가 모두 차단되어 허혈이 발생하고 고농도의 항암제가 작용하여 치료효과가 나타나게 된다.

- 수술 거부
- 수술적 절제 불가능
- 종양이 수술 난이도가 높은 부위에 위치하여 수술에 따른 합병증이 높다고 예상되는 경우
- 수술적 절제는 가능하나 문맥압항진증의 유무 및 종양의 위치/크기/분포에 따라 수술적 절제 후 간기능 저하 가능성을 고려하였을 때 생존율 향상이 불확실하다고 판단되는 경우

② 단발성, ≤3cm: 상기한 이유로 수술이 고려되지 않는 상황에서 경피적 국소치료술(고주파 열치료술, 에탄올 주입술)이 기술적으로 어려운 경우(종양의 위치, 초음파 유도 가능성, 복수 등을 고려)

③ 다발성 또는 다발성 의심

④ 침윤성 간세포암종

⑤ 혈관침범이 확인된 간세포암종: 잔존 간기능이 양호하며 종양 분포가 한쪽 간엽에서 1~2개의 간분절에 국한되어 있어 치료에 따른 간실질 손상 범위가 제한적인 경우

⑥ 전이를 동반한 간세포암종: 간내 종양이 환자의 이환 및 사망의 주요원인으로 판단될 경우

⑦ 파열 간세포암종

⑧ 간세포암종으로 인한 혈담*hemobilia*

⑨ 수술적 절제, 간이식, 경피적 국소치료술 후 재발한 간세포암종

⑩ 간이식을 위한 가교*bridge* 또는 병기감소*downstaging*를 위한 치료

⑪ Child 등급 C 환자군: 초선택 치료가 가능한 경우

⑫ 진단 및 치료 목적: 종양표지자가 상승하고 있으나 영상검사에서 나타나지 않는 경우

경동맥 화학색전술의 절대적 금기증은 없으나 일반적으로 불량 예후인자가 2~3가지 이상 있는 경우 권장하지 않는다. 주요인자로는 미만성 종양, 심한 간기능 저하(빌리루빈 5mg/dL 이상), 치료에 반응하지 않은 복수, 심한 간성뇌병증, Child 등급 C, 주문맥 침범이 대표적이다. 또한 항암치료의 금기증(심한 혈소판 감소, 백혈구수 감소, 심부전, 신부전)이나 조영제에 아나필락시스양 반응*anaphylactoid reaction*이 있는 경우도 시술하지 않는다.

3. 시술방법

시술 전 간절제, 담도소화관 문합술, 담도계 시술 등을 포함한 간담도계 치료 이력과 당뇨 등을 포함한 동반 질환, 수행상태*performance status*를 평가한다. 잔존 간기능을 평가하기 위하여 임상병리 검사와 복수나 간성 뇌증의 유무를 확인해야 하며, 치료 후 효과 판정을 위하여 종양지표(α-fetoprotein 및 PIVKA-II) 검사도 필수적이다. 조영증강 전산화단층촬영이나 자기공명영상을 통하여 종양의 크기와 범위, 성장 양상(팽창성 혹은 침윤성), 문맥이나 간정맥의 혈관침범 여부, 간동맥의 해부학적 구조와 측부순환 종양공급 동맥의 가능성 등을 평가한다.

시술 전 6~8시간 금식 및 경정맥 수분 공급(200mL/h)을 시행한다. 시술 전 제산제, 항구토제, 진통제를 경정맥에 투여하며, 예방적 항생제는 고위험군(담도소화관 문합술, 담도계 시술 과거력)이 아닌 경우 일반적으로 사용하지 않는다.

총대퇴동맥*common femoral artery*을 통하여 혈관조영카테터*angiographic catheter*로 복강동맥*celiac artery* 및 상장간막동맥 조영술*superior mesenteric arteriography*을 시행하여 간동맥의 해부학적 구조와 종양의 위치 및 공급혈관을 파악한다. 이를 위하여 모든 간동맥을 적절한 양의 조영제를 사용하여 조영해야 하며, 측부 순환 혈관을 포함한 종양의 모든 공급동맥을 파악해야 한다. 최근 C-arm CT의 발전으로 시술 중 간동맥으로 조영제를 주입하면서 C-arm CT hepatic arteriography를 시행하면 혈관 발달이 미미한 종양의 공급혈관, 다수의 공급혈관, 측부순환 유무 등의 식별이 용이하다.

혈관조영카테터 내강 속으로 미세카테터*microguidewire*를 삽입하여 종양공급 동맥으로 접근한다. 간동맥의 해부학적 구조와 병변의 위치, 범위에 따라 엽성*lobar*, 분절성*segmental* 혹은 세분절성*subsegmental* 경동맥 화학색전술을 시행할 수 있으나, 가능한 한 초선택적*superselective* 시술을 시행하여 정상 간조직을 보존해야 한다. 투시 관찰하에 리피오돌-항암제 혼합물을 미세카테터를 통하여 서서히 주입한다. 그 용량은 종양의 크기, 과혈관성의 정도에 따라 결정하며, 흔히 사용되는 방법은 리피오돌 2~10mL과 독소루비신 10~50mg을 소량의 비이온성 수용성 조영제에 녹인 것을 주사기로 펌핑 방식*pumping*

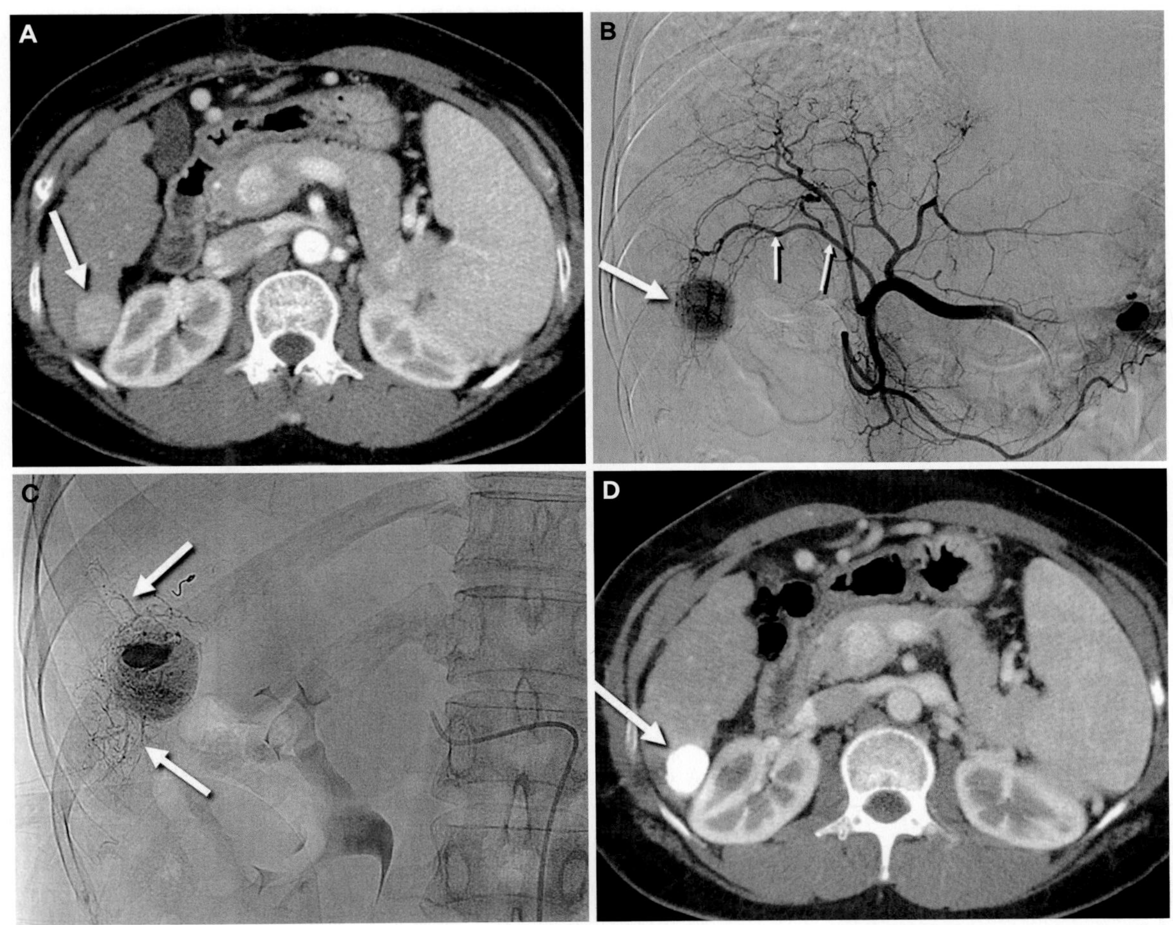

그림 28-2. 간세포암종에 대한 선택적 경동맥 화학색전술 A. 시술 전 전산화단층촬영 영상으로 8번 및 7번 간분절에 걸쳐 5cm 크기의 간세포암종이 관찰된다. B. 복강동맥조영술에서 간 우엽에 종양염색이 관찰된다. C. 미세카테터를 이용하여 영양동맥을 초선택하여 경동맥 화학색전술을 시행한 뒤 촬영한 단순촬영에서 종양 주위의 말초 문맥분지에 리피오돌이 차 있는 것이 보인다. D. 추적 전산화단층촬영에서 종양 크기가 감소하고 리피오돌이 잘 침착되어 있어 완전관해로 판정하였으며 간경색 등의 합병증은 관찰되지 않는다.

*method*으로 혼합하여 사용한다. 종양 주변의 작은 문맥이 조영되면 충분한 양의 리피오돌이 투여된 것으로 간주한다(oily portogram)(그림 28-2). 리피오돌-항암제의 주입 후에도 종양공급 혈관의 혈류가 남아 있는 경우 젤라틴 스펀지나 폴리비닐알코올 입자로 색전한다. 간세포암종이 간의 변연부에 위치하거나 반복적 색전술로 간동맥의 손상이 심한 경우 측부순환에 의한 종양공급의 가능성을 고려해야 한다(그림 28-3). 색전술 후 간동맥조영술을 시행하여 목표 종양이 성공적으로 색전되었는지 확인한다.

4. 치료결과

(1) 국소 치료효과

대부분의 간종양에서 부분 혹은 완전 종양괴사가 발생한다. 종양 괴사율은 50~100%로 다양하게 보고되나, 4cm 이하의 결절형 간세포암종에서 초선택적 화학색전술를 시행한 경우 70%에서 종양의 완전괴사를 기대할 수 있으며 장기 국소재발률은 약 30%이다. 국소 치료효과는 영상장비 및 시술기구의 발전으로 더 향상되고 있으며, 5cm 이하의 종양을 대상으로 한 최근 연구에서는 리피오돌이 조밀하게*compact* 침착되고 간분절의 경계 부위에 위치하지 않은 경우 3년 국소재발률은 11%에 불과하다. 국소 치료효과의 좋은 예후인자로는 작은 결절형, 과혈관성 종양, 세분엽성 색전술, oily portogram, 추적 CT에서 리피오돌의 지속적 축적이 있는 경우이다.

(2) 장기 생존율

경동맥 화학색전술 후 전반적인 생존율에 대하여 최근 일본 간세포암종연구회의 대규모 연구에 따르면 1, 3, 5, 7년 생존율은 각각 82%, 47%, 26%, 16%이었고 종양

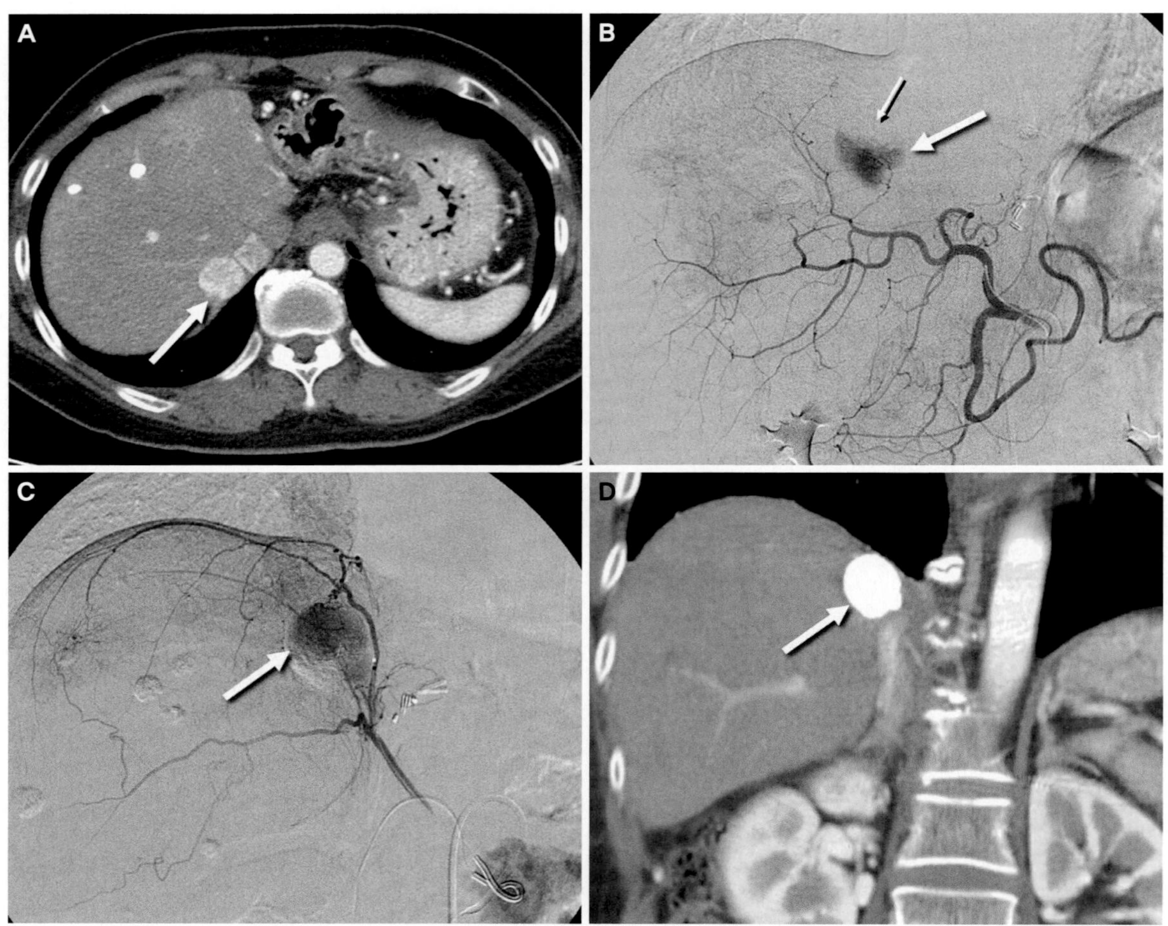

그림 28-3. 하횡경막동맥의 측부순환을 갖는 간세포암종에 대한 경동맥 화학색전술 A. 처음 발견될 당시의 전산화단층촬영 영상으로 약 4cm 크기의 간세포암종이 7번 간분절에서 관찰된다. B. 복강동맥 조영술에서 간 우엽에 종양염색이 관찰되지만 종양의 윤곽이 불명확하다. C. 측부순환의 가능성을 염두에 두고 시행한 하횡경막동맥 조영술에서 뚜렷한 종양염색이 관찰된다. D. 간동맥 및 하횡경막동맥의 영양동맥을 통하여 동시에 경동맥 화학색전술을 시행한 뒤 촬영한 전산화단층촬영에서 종양 전체에 골고루 리피오돌이 잘 침착된 것을 확인할 수 있다. 이처럼 간세포암종의 측부 순환에 대한 이해가 경동맥 화학색전술의 치료효과를 향상시키는 데 중요한 요소이다.

의 크기가 5cm 이상인 경우의 1, 3, 5년 생존율은 각각 63%, 30%, 16%이었다. 국내 환자를 대상으로 한 무작위 추출 조사에서는 1년 54.8%, 3년 35.0%, 5년 26.4%로 보고되었다.

절제 가능한 간세포암종에서 수술적 절제술과 경동맥 화학색전술을 비교한 국내의 전향적 코호트 연구에 따르면 UICC T3 병기에서는 두 군 간에 생존율의 차이가 없었으며, T1, T2 병기의 경우에도 경동맥 화학색전술 후 리피오돌이 조밀하게 유지되는 경우에는 수술군과 비슷한 생존율을 보였다. 그러므로 수술적 절제가 가능하더라도 환자가 수술을 거부하거나 수술 위험성이 있는 경우에 경동맥 화학색전술을 대체 치료로 시행할 수 있다.

진행된 간세포암종에서 경동맥 화학색전술이 생존율을 향상시키는지에 대하여 초기 연구들에서는 서로 다른 결과를 보여 이견이 있었으나, 최근 발표된 전향적인 무작위 연구들과 이를 바탕으로 한 메타분석을 통하여 명확한 생존율 향상이 입증되었다. 다만 이러한 연구들에서 제외된 수행능력 저하, 주문맥 혈관침범, Child 등급 C, 간외 전이 등 불량한 예후인자를 지닌 환자군에서의 효과에 대하여는 아직 증명된 바 없다. 따라서 현재 널리 사용되는 간세포암종의 BCLC 병기*Barcelona Clinic Liver Cancer staging*에서 경동맥 화학색전술은 중간 단계*intermediate stage*의 간세포암종에서 표준치료로 권장되고 있다.

간세포암종 환자의 생존기간은 치료방법도 중요하지만 예후인자의 유무에 크게 좌우된다. 중요한 예후인자는 잔존 간기능, 종양인자(크기, 개수 및 성장양상), 혈관침범 여부와 종양표지자의 농도 등이다. 이들 예후인자의 유무에 따라 생존율에 큰 차이가 있으므로 생존율이나 치료성적을 비교할 때는 다양한 예후인자가 비교군 간에 동일해야 비교가 가능하다.

수술 후 재발한 간세포암종에 대한 경동맥 화학색전술의 효과는 수술을 시행하지 않은 경우와 비슷한 성적을 보이므로 수술이 용이한 경우 먼저 간절제술을 시행하고 재발할 경우 경동맥 화학색전술을 시행하는 것이 좋다. 간세포암종에 의한 주문맥 침범의 경우 1년 생존율이 30%로서 예후가 불량하나, 간종양의 범위가 한쪽 엽에 국한되며 간기능이 Child 등급 A일 경우 경동맥 화학색전술로 좋은 효과를 보일 수 있어 적극적인 치료가 필요하다.

5. 합병증과 예방

경동맥 화학색전술은 다양한 합병증을 수반한다. 그러나 시술과 관련된 합병증은 유발인자가 있거나 시술할 때 기술적인 문제가 있어 발생하는 경우가 대부분이다. 중요한 유발인자로는 주문맥의 폐쇄, 간기능 불량, 담관폐쇄, 담관수술의 과거력, 과량의 리피오돌(20mL 이상), 반복된 색전술에 기인한 간동맥폐쇄, 그리고 비선택적 색전술을 들 수 있다. 시술 전에 이와 같은 합병증의 유발인자가 있는지를 확인하고 이에 따라 적절한 양의 화학색전물질을 이용한 선택적 색전술을 시행하고 시술 후 주의 깊게 관찰하면 대부분의 환자에서 심각한 합병증을 예방할 수 있다.

(1) 색전후증후군*post-embolization syndrome*

가장 흔한 합병증으로 구역, 구토, 고열 및 복통이 나타나는데, 그 원인으로는 간실질의 급성 허혈, 간피막의 팽창, 담낭동맥 색전에 의한 담낭 허혈, 폐색전 등으로 추정된다. 대체로 3~4일 내에 소실되는 자기한정적*self-limiting* 합병증으로 특이적 치료가 필요하지는 않으나, 지속적인 고열의 경우 간농양, 패혈증 등의 감염성 합병증을 의심해야 한다.

(2) 급성 간부전*acute hepatic failure*

급성 간부전은 경동맥 화학색전술의 가장 심한 합병증으로 대부분 보존적 치료로 회복되나 드물게 비가역성 간부전이 발생할 수 있다. 주요 유발인자로는 주문맥폐색, 과빌리루빈혈증, 항암제 과다사용, 심한 간경화 등으로, 이러한 인자들이 있는 경우에는 색전물질의 양을 줄이고 최대한 선택적 색전술을 시행해야 한다. 담도폐색도 급성 간부전과 패혈증이 발생하는 빈도가 높으므로 색전술 전 담즙배액술로 담도 감압을 하는 것이 권장된다.

(3) 간농양

반복적 경동맥 화학색전술은 화학적 동맥염 또는 젤라틴 스펀지 색전에 기인한 담관 주위 혈관총*peribiliary plexus*의 손상으로 담관 벽의 허혈을 초래하여 담관협착, 담즙종*biloma*을 형성할 수 있으며, 여기에 이차적 감염이 발생할 수 있다. 그러나 그 빈도가 낮고 대부분 주문맥폐색이나 담도계 이상이 있는 경우 발생하므로 이러한 유발인자가 있는 환자에서만 예방적 항생제 투여가 고려된다. 특히 담도-장관 문합술은 가장 중요한 유발인자로서 간농양과 패혈증이 발생하는 빈도가 매우 높은데 이는 상행감염에 의한 것으로 판단된다. 이 경우 예방적 차원의 항생제 투여와 함께 장관 세척이 간농양의 발생을 예방할 수 있다는 보고가 있다.

(4) 비표적 장기 색전*nontarget embolization*

간외의 기타 장기에 색전물질이 역류 혹은 유입되거나 혈관분지의 해부학적 변이를 사전에 인지하지 못한 경우에 의도하지 않은 혈관 색전으로 발생하는 합병증이다. 담낭동맥이 색전되면 담남염이 발생하는데, 대부분 자기한정적*self-limiting*으로 회복되나 드물게 담낭파열, 괴저성*gangrenous* 혹은 기종성*emphysematous* 담낭염으로 진행할 수 있다. 우간동맥 색전술 시 담낭동맥 기시부의 원위부에서 색전함으로써 담낭염을 예방할 수 있다. 복강동맥 협착이나 비장비대가 심한 경우 총간동맥의 혈류가 역전되어 있어 비장동맥으로 색전물질이 유입되어 비장경색이 발생할 수 있다. 좌상복부에 동통 등의 증상이 발생할 수 있으나 대부분 자기한정적으로 회복된다. 색전물질이 위십이지장동맥으로 유입되면 급성 췌장염, 십이지장궤양이 발생할 수 있으며, 부수적 좌위동맥*accessory left gastric artery*이나 우위동맥*right gastric artery*으로 색전물질이 유입되면 위궤양이 발생할 수 있다. 좌간동맥에서 기시하는 겸상동맥*falciform artery*이 색전될 경우 제대상부*supraumbilical*에 피부발적이 발생한다. 겸상동맥으로 색전물질이 유입될 가능성이 있는 경우 겸상동맥 근위부를 코일로 색전한 후 화학색전술을 시행하면 예방할 수 있다. 이외에도 내유동맥*internal mammary artery*, 좌우 상복부, 우늑간동맥*right intercostal artery*이 색전될 경우 우측 옆구리에 피부 병변이 발생하며 심한 경우 괴사되어 피부이식이 필요할 수 있다. 문맥 및 간정맥 내 종양침범이 있는 경우 종양혈관을 통하여 간동맥-문맥 혹은 간동맥-간정맥으로 동정맥루가 형성되며, 이를 통하여 많은 양의 리피오돌이 폐순환으로 유입될 수 있다. 혈관조영에서 동정맥루가 보이지 않는 경우에도 많은 양의 리피오돌을 사용하면 그중 일부가 폐순환으로 유입되어 일시적인 폐색전과 염증을 유발할 수 있다.

(5) 의인성 혈관손상*iatrogenic vascular injury*

경동맥 화학색전술 중 발생하는 동맥박리는 복강동맥과 고유간동맥이 호발 부위로 대부분 자발적으로 치유되나 드물게 완전 폐색이나 가성 동맥류로 진행할 수 있다. 근위부 간동맥이 손상되면 환자는 더 이상 경동맥 화학색전술의 치료기회를 잃어버리게 되므로 주의를 요한다. 최근 혈관조영카테터의 발전과 미세혈관카테터의 사용으로 인하여 그 빈도는 크게 감소하였다.

(6) 항암제에 의한 독성

경동맥 화학색전술 중 주입된 리피오돌과 항암제는 간종양에 고농도로 국한되어 분포하지만 일부는 전신순환으로 유입되며, 특히 비선택적으로 정상 간조직에 주입된 약물은 전신적인 독성을 나타낼 수 있다. 반복적인 시술을 한 경우 이러한 효과가 가중되어 탈모나 특정 장기의 기능저하가 발생할 수 있다. 독소루비신은 간에서 분해되며 45%가 담즙으로 배설되고 골수기능저하와 심장독성이 있다. 심근손상은 약물사용에 따라 누적효과를 일으키며 심하면(450mg/m² 이상) 울혈성 심부전을 일으킨다. 간기능 저하가 심한 경우 혈장농도가 4~5배 증가하므로 특히 주의가 필요하다. 마이토마이신*mitomycin* C는 골수기능 저하를 주로 일으키며, 시스플라틴*cisplatin*은 신장으로 배설이 되므로 충분한 수분공급이 필요하다.

Ⅱ 약물방출미세구 화학색전술 *drug eluting beads TACE*

최근 항암제를 충진*loading*할 수 있는 약물방출미세구*drug-eluting bead; DC bead*가 개발되어 경동맥 화학색전술에 이용되고 있다. 이 미세구에 충진된 항암제는 장시간 동안 일정 속도로 서서히 방출되므로 종양 내 항암제의 농도를 극대화하면서 전신독성을 최소화할 수 있는 장점이 있다.

현재 몇 종류의 약물방출미세구가 개발되어 있으며 그중 DC bead(Biocompatibles, UK)가 가장 널리 사용 되고 있 다. DC bead는 2-acrylamido-2-methylpropanesulphonate sodium salt(AMPS)기를 가진 폴리비닐알코올 미세구로서, 독소루비신과 같이 양전하를 띤 항암제가 미세구 내로 확산되어 들어오면 기존에 결합되어 있던 나트륨 이온을 대치하여 AMPS의 sulphonate group에 정전기적 상호작용*electrostatic interaction*으로 이온 결합하게 된다. 이렇게 결합된 항암제는 종양 내에서와 같은 이온 환경에서만 다시 방출된다. 독소루비신의 경우 DC bead 1vial(2mL)에 75mg까지 충진이 가능하며, 일반적으로 1회의 경동맥 화학색전술에 사용하는 최대 용량은 150mg(2vial, 50mg을 충진한 경우에는 3vial)이다. DC bead의 입자 크기는 종양과 그 공급혈관의 크기, 종양의 혈관분포 정도*vascularity*, 동맥문맥단락*arterioportal shunt*의 유무 등을 고려하여 선택해야 한다.

약물방출미세구를 이용한 경동맥 화학색전술의 방법은 기본적으로 리피오돌 화학색전술과 동일하며, 미세카테터를 이용하여 초선택적 색전술을 시행하여 정상 간실질 손상을 최소화해야 한다. 항암제가 충진된 미세구가 간 이외의 장기에 유입될 경우에는 지속적으로 항암제가 방출되는 특성으로 인해 리피오돌 화학색전술보다 더 심각한 합병증이 발생할 수 있으므로 간 이외의 장기로 가는 분지가 있는지 세심히 살펴야 한다. 일반적으로 약물방출미세구 1vial에 비이온성 조영제를 혼합하여 20~50mL로 희석한 뒤 주입하며, 미세구들이 서로 엉겨 붙으면 근위부 색전이 발생할 수 있으므로 가능한 한 천천히 주입해야 한다. 약물방출미세구 혼합액의 주입은 혈관 내 조영제가 2~5회의 심박동 내에 사라지는 정도의 시점*near stasis*에서 중지한다. 혈관이 완전히 막힐 때까지 약물방

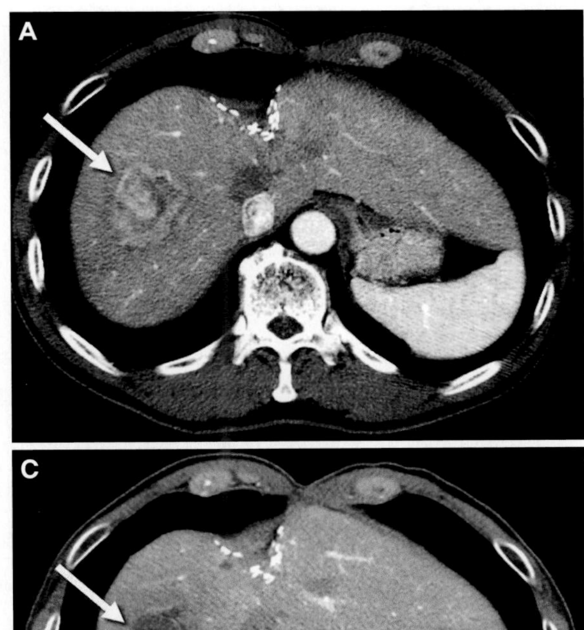

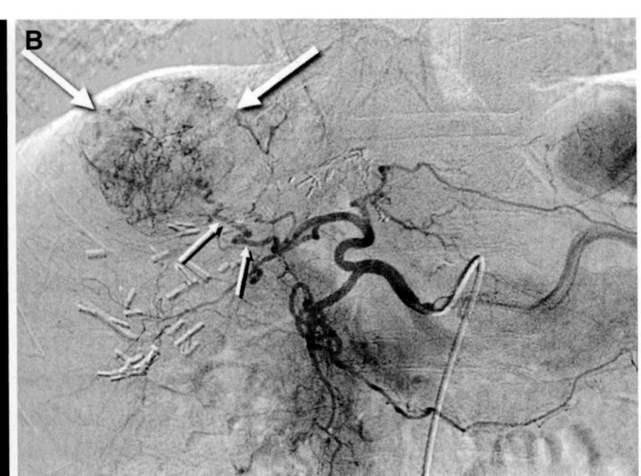

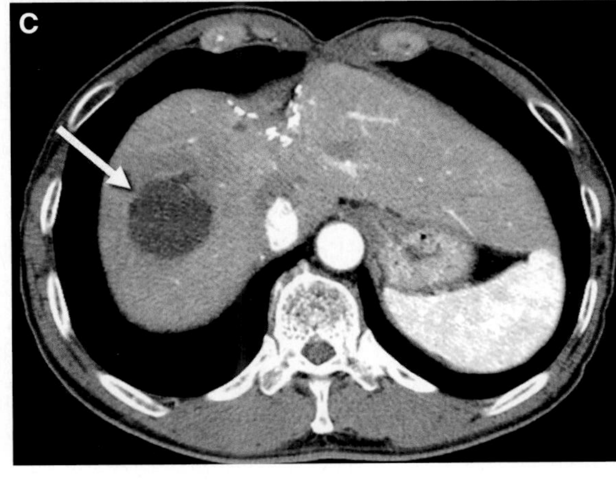

그림 28-4. 약물방출미세구를 이용한 경동맥 화학색전술 A. 전산화단층촬영에서 약 5cm 크기의 간세포암종이 8번 간분절에 있다(화살표). B. 간동맥조영술에서 간 우엽에 종양염색이 관찰되며(큰 화살표), 종양공급 동맥이 비대되어 있다(작은 화살표). C. 독소루비신을 충진한 100~300μm 크기의 약물방출 미세구를 이용하여 화학색전술을 시행한 후 시행한 전산화단층촬영에서 간세포암종이 완전 괴사되어 조영 증강되는 부분 없이 저음영으로 보인다(화살표).

출미세구를 주입하면 담도손상을 일으킬 위험성이 높아진다. 준비해 둔 미세구를 모두 주입하고도 원하는 주입 중지시점에 도달하지 않는 경우에는 다른 종류의 색전물질을 사용하거나 2~4주 후에 추가적인 시술을 시행할 수 있다(그림 28-4).

약물방출미세구 화학색전술 후 3~4일 동안 경도의 간효소 수치 상승이 발생하지만 일시적이며, 리피오돌 화학색전술과 비교하면 그 정도가 약하다. 간농양이나 간부전 등 심각한 합병증이 보고되어 있으나 그 빈도는 리피오돌 화학색전술과 유사하다. 독소루비신과 관련된 전신독성은 리피오돌 화학색전술과 비교하여 적은 것으로 알려져 있으며, 항암제를 충진하지 않고 단순한 미세구로만 색전한 경우*bland embolization*와 비교해도 전신독성의 빈도는 유사하였다.

약물방출미세구 화학색전술 후 국소 치료효과에 대해서는 두 편의 전향적 무작위 대조연구가 발표되었다. 212명을 대상으로 6개월 종양 반응을 일차 비교 목표로 설정한 전향적 무작위 대조연구에서 약물방출미세구 화학색전술은 고식적 화학색전술보다 더 좋은 종양 반응을 보였으나 통계적 유의성을 입증하지는 못하였다. 그러나 Child 등급 B, ECOG 수행상태 1, 양 엽에 종양이 있을 때와 재발 간세포암종 환자에서는 약물방출미세구 화학색전술이 의미 있게 우수하였다. 반면 67명의 환자를 대상으로 한 전향적 무작위 연구에서는 약물방출미세구 화학색전술이 고식적 화학색전술에 비해 종양 반응, 재발 시간 및 생존기간에 있어서 의미 있는 차이를 보이지 않았다. 약물방출미세구 화학색전술의 1년, 3년, 5년 생존율은 104명과 173명을 대상으로 한 연구에서 89.9%, 66.3%, 38.3% 및 93.6%, 62%, 22.5%로 보고되었다. 종양의 개수가 적을수록, 과혈관성 종양일수록, 첫 치료에서 부분반응 이상으로 판정된 경우 예후가 양호하였다.

Ⅲ 방사선색전술*radioembolization*

Yttrium-90(Y-90) 미세구를 이용한 방사선색전술은 과혈관성 간세포암종에 방사성 색전물질을 동맥을 통해 주입하여 정상 간조직은 보호하면서 간세포암종에는 고선량의 방사성동위원소를 전달하여 치료하는 체내 방사선*internal radiation*치료이다.

Y-90은 순수 베타선 방출물질로 64.2시간의 반감기로 붕괴되어 안정한 Zr-90이 된다. 방출된 전자는 평균 2.4mm의 조직 투과성이 있으며, 조직 1kg당 1GBq(27mCi)의 Y-90은 50Gy 선량을 나타낸다. 현재 Y-90 레진 미세구(SIR-Spheres; SIRteX Medical Limited, Lane Cove, Australia)와 Y-90 유리 미세구(TheraSphere; MDS Nordion, Ottawa, Ontario, Canada)가 개발되어 사용되고 있다.

방사선색전술은 고식적 화학색전술과는 달리 종양공급 혈관의 색전을 목표로 하지 않으므로 이와 관련한 합병증이 적고 보다 광범위한 간영역을 치료할 수 있는 장점이 있다. 또한 외래 시술이 가능하고 정기적인 반복 시술이 필요하지 않다는 점도 고식적 화학색전술과의 차이이다. 따라서 방사선색전술은 일반적으로 BCLC 진행성 *advanced* 병기로 Child 등급 A 혹은 B7 이하, ECOG 수행상태 1~2, 다발성 종양에서 주로 시행되며, 문맥침범이 있는 경우도 적응증이 된다. 방사선색전술은 간의 외부 방사선치료 병력, 간기능부전, 99mTc-MAA scan에서 간-폐 단락>20%, 심한 간동맥의 변이, 2주 이내의 capecitabine 치료 병력 혹은 계획이 있는 환자에서는 금기이다.

방사선색전술은 사전 평가가 필수적으로, 간동맥조영술을 시행하여 간동맥의 해부학적 구조와 동정맥단락 *arteriovenous shunt*을 평가하게 된다. 동정맥단락을 통하여 Y-90 미세구가 폐로 전달되면 방사선 폐렴을 유발할 수 있으며, 그 방사선량이 25Gy에 달할 경우 심각한 합병증을 야기할 수 있다. 따라서 치료가 예정된 간동맥에 99mTc-MAA를 주입한 후 SPECT 스캔을 시행하여 간-폐 단락 분율*liver lung shunt fraction*을 계산한다. 유리 미세구 사용 시 간-폐 단락 분율이 10% 이상, 레진 미세구 사용 시 20% 이상인 경우, 혹은 폐에 잠재적으로 흡수될 선량이 25Gy보다 클 것으로 예상되는 간-폐 단락 분율일 경우에는 방사선색전술의 금기이다. 위장관 등의 비표적 장기에 혈액을 공급하는 혈관을 통해 Y-90 미세구가 색전되면 심각한 합병증을 일으키므로 위십이지장동맥*gastroduodenal artery*, 우위동맥, 담낭동맥*cystic artery*, 부좌위동맥에 대하여 예방적 색전술을 시행한다.

Y-90을 주입하는 시술과정은 기본적으로 경동맥 화학색전술과 유사하다. Y-90이 췌장, 위, 십이지장 등에 전달되지 않는 것이 필수적이므로 동위원소를 주입하는 미세카테터는 항상 위십이지장동맥과 멀리 떨어진 곳에 위치하도록 하고 카테터의 위치를 반복해서 점검해야 한다. Y-90의 빠른 주입은 다른 장기로의 유입을 일으키는 가장 큰 원인이므로 분당 5mL 이하로 서서히 주입하도록 한다. 시술 후 환자로부터 나오는 전형적인 표면 선량은 4~12mrem/hr로 이 선량 범위는 외래 방사선치료에서 받아들여지는 방사선 수준 내에 있으며 입원 환자나 외래 환자에 대해 특별한 예방책이 필요하지는 않다.

간세포암종 환자에서 Y-90 microsphere를 이용한 방사선색전술에 대해서 한 편의 2상 연구가 발표되었는데, 포함기준을 만족한 62명 중 간동맥 해부학이나 과도한 간-폐 단락으로 10명이 제외되고 52명에서 실제 치료가 시행되었으며, 객관적 종양 반응률은 40.4%, 중앙 생존기간은 15개월이었다. 후향적 대규모 코호트 연구에서 Child 등급 A인 경우가 Child 등급 B인 경우보다(각각 17.2개월, 7.7개월), 문맥침범이 없는 경우가 있는 경우보다(각각 15.3개월, 10개월) 생존기간이 의미 있게 길었다. 국내의 다기관 전향적 연구에서는 3개월 시점의 객관적 종양 반응률이 57.5%이었고, 3년 생존율은 75%이었다.

Y-90 방사선색전술과 관련된 흔한 합병증은 피로감 *fatigue*, 복통, 빌리루빈 증가, 복수 등으로 대부분 치료 후 2~3주 내에 회복된다. 그 외에 드문 합병증으로 간부전, 부종, 혈소판 감소, 위 및 십이지장 궤양, 방사선 폐렴 등이 있다.

아직 경동맥 화학색전술과의 무작위 대조연구가 없어 적절한 적응증을 제시하기 어려우나, 색전술 후 증후군과 전신 부작용을 최소화하면서 경동맥 화학색전술과 유사한 결과가 기대되므로 추후 진행될 무작위 대조연구 결과에 따라 비용-효과를 고려한 적절한 역할을 찾을 수 있을 것이다.

Ⅳ 경피적 국소치료법

1. 경피적 에탄올 주입법

percutaneous ethanol injection; PEI

1982년에 개발된 PEI는 ① 간세포암종이 초기에 국소적으로 성장하며, ② 초음파를 이용해 이러한 초기의 병변을 발견할 수 있고, ③ 간세포암종이 주변의 경변성 간에 비하여 혈행이 좋고 조직이 덜 딱딱하여 주입한 에탄올이 간세포암종 내에 잘 분포할 수 있다는 점을 이용한 치료법이다. 일반적으로 초음파의 도움을 받아 종양을 조준한 후, 끝에 한 방향 혹은 옆 두세 방향으로 구멍이 나 있는 21~22gauge의 바늘을 이용하여 95% 이상의 에탄올과 리도카인 혼합액을 종양 내에 직접 주사하여 조직의 탈수, 응고와 혈관폐쇄의 기전으로 암세포를 파괴하게 된다. 대부분 전신마취 없이 부분마취만으로 시행하며, 에탄올의 주입량은 1회 시술 시 종양의 크기에 따라 일반적으로 1~10mL 정도를 사용하는데, 총 사용량은 $V=4/3\pi(r+0.5)^3$의 공식에 준하여 어림한다(r은 종양의 반지름이다). 그렇지만 주입되는 에탄올의 양은 병변의 크기뿐만 아니라, 종양 내로 주입된 에탄올의 분포 정도 및 환자의 순응도 등에 따라 달라진다. 일반적으로 작은 병변의 경우 주입된 에탄올이 종양 내에 적절히 확산되어 완전한 종양의 괴사를 이루게 된다. 그렇지만 종양 크기가 3cm 이상이거나 종양의 수가 4개 이상으로 다발성인 경우에는 PEI 시행 후 잔여 종양이 남거나 간내 다른 부위에서의 재발이 흔해서 효과적이지 않다. 따라서 현재 PEI는 결절형이면서 종양의 크기가 3cm 이내이고 그 숫자가 3개 이하이며 초음파상에 종양이 발견되어야 하며, 대량의 복수가 없고 출혈성 경향이 심하지 않는 경우에 시행한다. 위의 적응으로 시행된 PEI의 치료성적은 1년, 3년, 5년 생존율이 각각 96%, 63%, 41%로서, 수술적 절제술의 경우와 비슷하다. 실제 수술적 절제를 시행한 경우와 비교한 연구에서 PEI 환자군에서 간기능이 저하된 환자가 더 많이 포함되어 있었음에도 불구하고 생존율에는 차이가 없었으므로, PEI는 수술적 절제술을 대신할 수 있는 치료법이라고 하겠다. 실제로 Child 등급 C 환자에서 간세포암종이 발생한 경우 PEI를 포함하는 국소치료를 시행했을 때 치료받지 않은 군에 비하여 유의한 생존율 향상이 있었다. 최근 시술 후 3년 이상 추적 관찰한 서울대학교병원에서의 성적에 의하면 종양의 완전 괴사율은 83%였으며, 1, 2, 3년 생존율과 무병생존율은 각각 98%, 96%, 88%와 73%, 50%, 37%이었다. 종양 크기 5cm 미만의 간세포암종을 대상으로 PEI를 시행한 외국의 연구에서는 1, 3, 5, 10년 누적 생존율이 각각 88.8%, 59.4%, 29.4%, 그리고 12.3%로서 장기 생존도 가능하였다.

PEI 후 종양의 생존 부분과 괴사 부분을 명확히 구별하기가 어려워 치료효과를 정확히 판정하기는 힘들지만, 임상에서는 dynamic contrast-enhanced CT 혹은 MRI 등과 진단 시 혈청 알파태아단백*alpha-fetoprotein* 수치의 상승이 있었던 경우는 치료 후 혈청 알파태아단백 수치 감소를 확인함으로써 치료효과 판정에 도움을 받을 수 있다. 최근 조영증강 초음파*contrast enhanced ultrasound; CEUS* 검사를 이용하여 고주파 열치료 후 종양의 잔존 가능성을 6% 이하로 줄임으로써 치료효과의 판정에 도움이 되며 CT 촬영 횟수를 줄일 수 있다고 보고되었으므로 향후 PEI의 경우에도 접목해 볼 수 있을 것으로 기대된다. 재발은 치료한 종양에서 다시 재발하는 국소재발과 원발병소와는 다른 부위에서 재발하는 원격재발로 구분하는데, 외국의 보고에 의하면 국소재발률은 14~33% 정도이며, 원격재발률은 1년 및 3년째에 각각 27% 및 62% 정도이다. 서울대학교병원에서 3년 이상 관찰한 경우 국소재발률은 31%였고 원격재발률은 30%였다. 재발 양상이 역시 3cm 이내이고 그 숫자가 3개 이하인 경우 PEI로 재치료할 수 있고 반복적인 시술도 가능하다.

PEI의 가장 큰 제한점은 서술한 바와 같은 높은 국소재발률인데, 이는 종양의 크기가 3cm를 넘는 경우 특히 높아 약 43%에 달한다. 또한 C형간염바이러스 감염과 연관된 간세포암종이 대부분인 지역의 보고와 비교하여 B형간염바이러스 감염과 연관된 간세포암종의 경우에는 2cm 이상부터 국소재발률이 높은 경향을 보였다. 이는 에탄올 주입 시 에탄올이 병변 내에 고루 분포되지 않고, 특히 격벽이 있는 경우에 격벽을 통과하지 못하며, 간세포암종 세포가 간종양의 피막을 넘어서까지 퍼져 있는 경우 그 효과가 현저히 감소하기 때문으로 추정된다. 즉, PEI는 그 물리적 특성상 소위 '안전연*safety margin*'을 만들 수 없는데, 이 때문에 대개 주결절 주위에 있는 위성 결절을 치료하기가 불가능하다.

2. 고주파 열치료*radiofrequency ablation*; *RFA*

1891년 d'Arsonval 등은 10kHz 이상의 고주파 반복 전류를 생체에 주입할 수 있음을 밝혀냈는데, 이를 이용해 생체조직을 가온할 수 있다는 사실이 알려진 후 의학적 투열요법*medical diathermy*이나 전기소작*electrocautery*이 의학 분야에 사용되었다. 1990년대에 들어서는 고주파 전극을 이용하여 간에 국소적인 응고성 괴사를 일으킬 수 있다는 사실이 밝혀져 간의 국소 병변에 고주파 열치료를 시도하는 연구가 본격적으로 시작되었다. 이러한 고주파 열치료의 기전은 200~1,200kHz의 반복 전류가 주위조직 세포 내 이온을 불안정하게 하고 이온들 간의 마찰열*friction heat*로 인하여 세포 내 및 세포의 수분이 기화하면서 조직의 괴사가 일어나는 것으로, 이때 발생하는 마찰열은 전류의 강도와 조사시간에 비례하며 전극과의 거리에 반비례한다. 즉 RFA의 궁극적인 목적은 암조직에 전자기적 에너지를 축적시켜 열을 발생시키고 이를 통하여 암조직을 파괴하는 것이다. RFA에 의한 조직 파괴는 열의 정도와 시간에 비례하게 되는데 55°C에서 4~6분간 노출 시 세포는 비가역성 손상을 입게 된다. 60~100°C 사이에 노출되면 노출 즉시 조직 응고가 일어나며 세포 내 효소는 비가역적 손상을 입는다. 100~110°C 사이에서는 조직이 기화하거나 숯을 형성하게 된다. 따라서 전체 목표 조직을 최소한 4~6분 동안 55~100°C 정도의 열에 노출시키는 것이 필요하다. 그러나 조직 내에서 전극 근처의 조직에서 발생된 열이 전극 주변의 암조직으로 전도되는 속도가 느리므로 대개 길게는 30분씩 걸리게 된다. 고주파 열치료에 이용하는 고주파 발생기는 전기소작의 경우와 유사하나 상대적으로 낮은 출력을 이용하여 가능한 한 넓은 부위의 응고성 괴사를 꾀하는 점이 다르며, 전극 주위 조직을 100°C 이상으로 급속 가열 시 주위 조직의 숯형성*charring*으로 저항이 증가하여 더 이상의 전기에너지를 전달할 수 없어 응고 괴사 병변의 크기가 제한되는 것을 막기 위하여 전극 주변의 조직을 서서히 가온시켜 열의 전도 범위를 최대화하는 것이 특징이다.

현재 임상에서 사용되고 있는 고주파 치료기는 3~4가지에 이르는데, 460~500kHz(50~200watt)의 고주파 발생기*generator*, 고주파 전극*electrode* 및 접지 전극*ground pad*으로 구성된다. 고주파 전극은 다양한 종류가 이용되고 있으나, 하나의 바늘에 4~10개 정도의 갈고리 모양의 전극이 내장되어 이를 펼쳐 열성 병변의 직경을 넓힌 모델*multi-tined electrode*과 갈고리 모양의 전극 없이 바늘형태의 전극 내로 차가운 식염수를 순환시켜 전극을 식히는 구조로 열전도율을 최대화한 모델*cool-tip electrode*이 대표적이다. 이러한 전극을 목표로 하는 종양 내에 정확하게 설치하기 위해서는 초음파나 전산화단층촬영, 자기공명영상 등의 영상매체를 이용할 수 있다. 대개 초음파유도하에 14~17gauge의 전극을 삽입하여 고주파 전극의 맨 끝 부분을 종양에 위치시킨 후 내장 전극을 서서히 전진시키거나 식염수로 전극을 냉각시키며 고주파를 가하여 10~30분간 90~100°C로 온도를 지속시킨다. 이때 직경 3~4cm가량의 조직에서 열에 의한 단백 변성, 괴사가 일어나며 종양의 크기가 4~7cm 이상으로 커짐에 따라, 대개 응고 괴사 부위를 크게 만들기 위하여 여러 번 전극을 목표 조직 내에 옮겨 위치시키는 추가시술*overlapping ablation*이 필요하거나, 여러 개의 전극을 치료하고자 하는 종양 조직에 동시에 설치한 후 각각의 전극에 전기에너지를 매우 빠른 시간 간격으로 전달하는 다전극방법*multiple electrode approach*이 필요하게 된다. 시술의 효과는 목표로 한 종양이 새로이 생성되는 조직 내 공기방울에 의하여 초음파에서 고에코로 바뀌는 것으로 알 수 있으나, 후방 음영으로 인하여 종양 심부의 변연을 확인하기는 어려우며 초음파 조영제를 사용하여 조영초음파검사를 하기도 한다. 또는 시술 후 24시간 이내에 전산화단층촬영을 시행하여 잔여 종양을 확인하기도 하며, 필요한 경우 2주 이내에 추가 시술을 하기도 한다. 고주파 열치료술에 의하여 괴사가 발생한 부위는 조영초음파검사나 조영증강 전산화단층촬영에서 조영결손으로 보이므로 시술 전 종양이 있던 부위가 조영결손으로 완전히 대치되면 종양의 완전괴사가 이루어진 것으로 판정할 수 있다. 하지만 종양 주변의 작은 위성 병변으로부터의 국소재발을 막기 위해서는 종양 주변으로 1cm 정도의 괴사띠를 안전연으로 만드는 것이 좋다. 일반적으로 병변 주변의 염증반응으로 인한 둥근 형태의 조영증강은 시간이 지남에 따라 없어지므로 시술 후 한 달 전후 시기의 전산화단층촬영이 치료의 성과를 확인하기 위한 좋은 검사법이다. 한편 아주 작은 잔존 종양은 초음파나 전산화단층촬영으로 발견할 수 없으므로, 첫 영상검사에서 성공적으로 종양이 치료된 것으로 판정할 수 있는 경우라도 3~6개월 간격으로 전산화단층촬영을 시행하여 종양의 재발 여부를 확인해야 한다.

V 방사선치료

방사선치료는 간내 간세포암종의 치료에서 단독 혹은 경동맥 화학색전술*TACE* 등과의 병합치료법으로서 고려되며, 주문맥혈전증이나 하대정맥혈전증, 림프절전이, 뼈전이, 뇌전이 등에서 효과적으로 시행될 수 있다(그림 28-5).

1. 간내 간세포암종의 방사선치료

방사선치료의 대상이 되는 원발성 간세포암종은 먼저 수술적 절제나 다른 국소 치료법의 적용이 어려운 환자에서 시행하게 된다. 국내 연구자들이 만든 권고안에 따르면, 간기능이 Child 등급 A 또는 상위 B이면서 선량-부피 분석을 통하여 30Gy가 조사되는 부피가 전체 간 부피의 60% 이하인 경우에 시행할 수 있다. 여러 연구 결과들에 따르면, 치료 후 반응률은 40~90%에 이르고 중앙 생존기간은 10~25개월로 보고하고 있다.

간세포암종의 방사선치료는 단독으로 시행되는 경우도 있지만, 특히 TACE와 병용하는 경우가 많은데, 이는 TACE가 간세포암종의 비수술적 치료법으로 널리 이용되고 있을 뿐만 아니라, TACE로 종양의 완전한 괴사를 기대하기 어려운 경우 TACE 후 종양의 변연에 위치한 잔여 암세포를 방사선치료로 해결할 수 있을 것이라는 이론적 배경에 근거하기도 한다. TACE와 방사선치료의 병용요법은 TACE 시 주입한 항암화학제제가 방사선 민감제로 작용할 수 있고, TACE로 인하여 종양의 범위를 보다 정확하게 파악할 수 있다는 장점이 있으나, TACE로 저산소상태에 있는 암세포의 분율이 증가한다는 점은 단점으로 작용할 수 있다. 반대로 종양으로 인한 동정맥 단락이 심하여 TACE가 어려웠던 경우에, 병소에 먼저 방사선치료를 시행한 경우 약 20% 환자에서 혈관폐색이 유도되어 TACE가 가능했으며 TACE와 국소 방사선치료를 병용한 결과 반응률은 63.3%, 중앙 생존기간은 17개월이었다.

TACE 후 잔여 병변이 남아 있거나 재발 소견을 보인 경우 잔여 병변에 대하여 방사선치료를 추가한 군과 TACE를 반복 시행한 군을 후향적으로 비교하였을 때, 방사선치료군의 생존율이 유의하게 높았으며(2년 생존율 36.8% 대 14.3%, p=0.001), 이는 종양의 크기가 클수록 뚜렷해지는 경향을 보였다. 그 외 여러 연구들의 결과를 종합해 보면, 반응률은 62.8~76.0%이었고 2년 생존율은 36.8~58.1%이었다. 17개의 연구를 분석한 메타분석에서도 반복적으로 TACE만을 시행한 것에 비하여 방사선치료를 추가하는 경우가 반응률 및 생존율 면에서 우수함을 보고하였다.

다른 국소치료법과 달리 방사선치료는 혈전 유무에 의한 치료의 제약이 적다. 간세포암종에서 흔히 동반되는 문맥혈전증은 위장관 출혈이나 복수와 같은 문맥압항진증 증상을 동반할 수 있고, 간내 파종이 이어지거나 혈전증 자체가 진행하여 간부전이 유발될 수 있다. 치료를 시행하지 않고 경과관찰 시에는 중앙 생존기간이 3개월 미만으로 알려져 있고, 동맥 내 항암화학요법으로 10개월까지 연장됨이 보고되고 있으나, 카테터의 폐쇄, 패혈증 등의 부작용이 문제가 되어 제한적으로 시행된다. 혈전이 제1분지에 위치한 환자의 원발 종양에 대하여 TACE 후 혈전에만 방사선치료를 시행했을 때 반응률은 57.9%였다. 문맥혈전증 혹은 하대정맥혈전증을 동반한 158명의 간세포암종 환자에서 경과관찰, TACE 혹은 절제술 등 비방사선치료군의 중앙 생존기간은 4개월이었으나 방사선치료군의 경우는 8개월로 유의한 차이를 보였다. 가장 적극적인 치료인 수술을 시행한 환자와 비교한 분석에서도 수술군의 중앙 생존기간인 10개월에 비하여 TACE 및 방사선 치료 병용군의 중앙 생존기간은 12.6개월로 더 우수하였다. 이후 여러 단일 기관의 후향적 연구 결과 약 40~60%의 반응률과 5~11개월의 중앙 생존기간을 보였으며, 주요 예후인자로 방사선치료의 반응과 함께 환자의 수행능력과 방사선량이 생존율과 연관이 있음이 알려졌다. TACE 직후 방사선치료를 시행하여 간부전이 발생했던 일부 초기보고도 있었으나, 2주 정도 경과 후에는 그 빈도가 2.5%로 비교적 안전함을 확인하였다.

최근에는 분할선량을 증가시켜 치료효과를 높이고 환자들의 편의를 증대시키려는 시도가 이어지고 있다. TACE 시행 후 3차원 입체조형 방사선치료기술을 이용하여 48~60Gy를 4~8Gy씩 8~12회에 나누어 조사

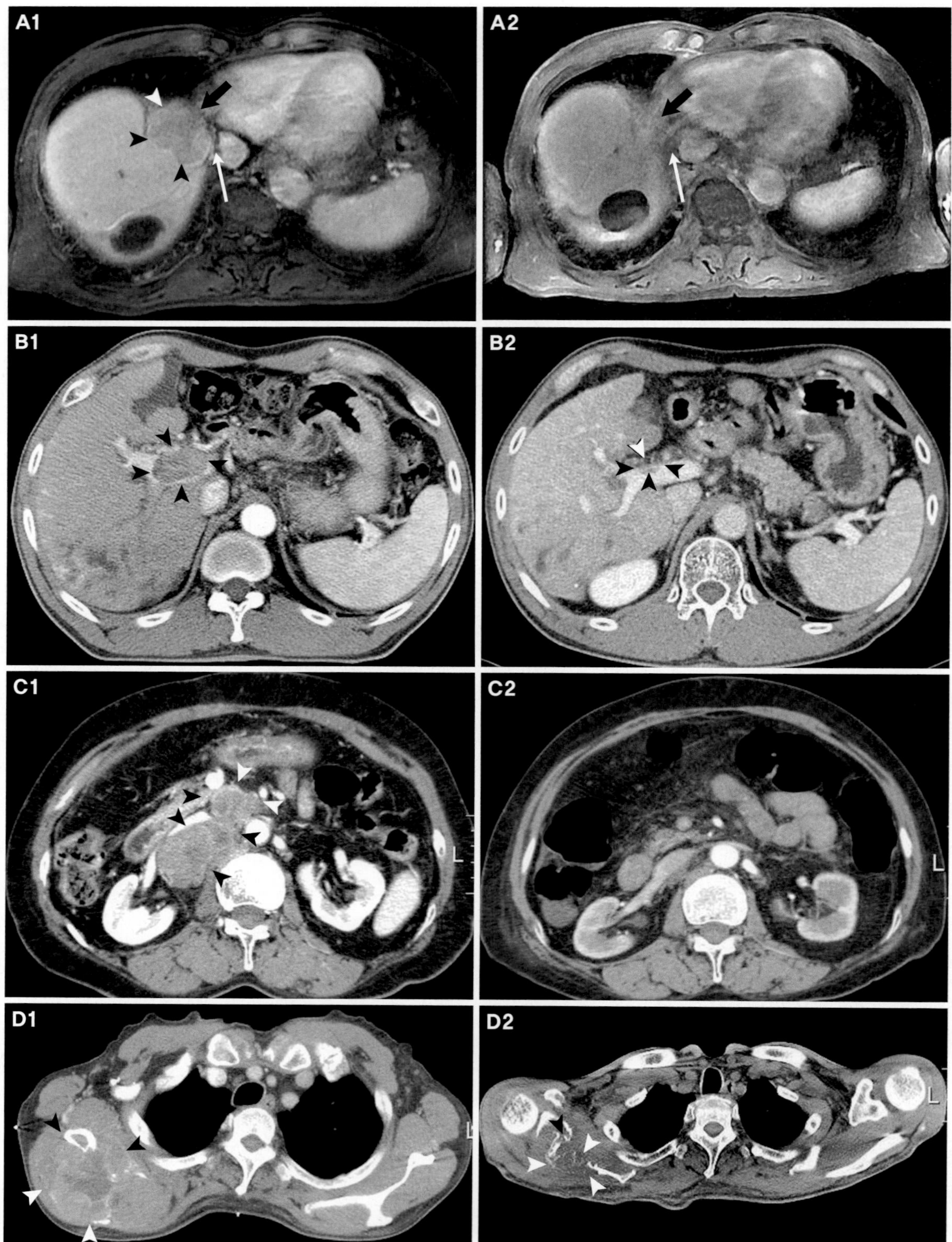

그림 28-5. 방사선치료 적용의 예 A. 좌엽 절제 후 변연에 재발한 원발성 간세포암종(화살촉)이 하대정맥(화살표) 및 심장(굵은 화살표)에 인접하고 있다(A1). 방사선치료 시행 이후 해당 병변이 완전관해를 보이고 있다(A2). B. 주문맥에 위치한 종양 혈전(화살촉, B1)이 방사선치료 후 대부분 소실되었다(화살촉, B2). C. 하대정맥 및 대동맥 주변에 위치한 전이 림프절(화살촉, C1)이 방사선치료 후 관해되었다(C2). D. 골 구조의 파쇄를 동반한 우측 견갑골 전이 병변(화살촉, D1)이 방사선치료 후 대부분 소실되고, 일부 뼈조직의 재생(화살촉, D2)이 관찰되고 있다.

하면 2Gy의 분할선량으로 환산하였을 때 56~87.5Gy에 해당하는 선량으로, 90.5%의 반응률 및 25개월의 중앙 생존기간을 보였다. 최근에는 1회당 고선량의 방사선을 전신 정위적 고정틀*stereotactic body frame*을 이용하여 보다 정확하게 조사하는 정위적 방사선치료*stereotactic radiotherapy*가 폐암, 간세포암종과 같은 2개의 종양에서 이용되고 있다. 특히 영상유도기술이 도입되면서 전신 정위적 고정틀 없이도 정확한 치료가 가능하게 되었다. 다양한 크기의 간세포암종 및 간내 담관암 환자를 대상으로 24~54Gy를 6회에 나누어 조사하는 1상 연구의 결과, 반응률은 49%이었고 중앙 생존기간은 13.4개월이었다. 광자선이 아닌 입자선 치료성적의 경우, 2년 국소제어율 75~100%와 2년 생존율 55~75%로 우수한 결과를 보고하고 있다. 초기 보고에서는 위장관 합병증이나 간부전 등의 부작용이 동반되어 신중한 대상 환자 선정의 필요성이 대두되었으나, 이후 발표되는 보고에서는 주요 주변 장기에의 방사선량을 제한하여 부작용의 빈도가 이전에 비하여 개선됨을 확인하였다. 주변 정상 장기뿐만 아니라 간의 견딤 선량도 통상적인 분할방사선치료의 경우와는 달라서, 분할 조사 횟수가 10회 이하의 저분할 방사선치료 시에는 15Gy 미만을 조사받는 정상 간의 부피를 최소 700mL 이상으로 하거나, 종양을 제외한 정상 간에 조사되는 선량을 분할크기 2Gy 동등선량으로 환산했을 때 평균 28Gy 이하로 제한할 것을 권고하고 있다.

방사선치료와 병용 치료방법으로 TACE 이외에 항암화학요법과의 병행이 시도되고 있다. 국소 진행된 간세포암종에서 5-FU 및 시스플라틴과 방사선치료의 병용요법은 24.1%의 3년 생존율 및 13.1개월의 중앙생존기간을 보고하였다. 경정맥 항암화학요법 이외의 방법으로, 간내 전이와 간문맥 종양혈전증을 동반한 간세포암종에서 경동맥 화학색전술 후 동맥 내 5-FU 요법과 방사선치료의 동시항암화학요법은 무병생존율 4.5개월 및 중앙 생존기간 9.8개월을 보고했다. 이외 치료적 접근이 어려운 간문맥 종양혈전증을 동반한 미만성 간세포암종에서 동맥 내 5-FU, 피하 interferon 요법에 방사선치료를 병행하여 무진행기간*time-to progression* 및 중앙 생존기간의 향상을 보고한 바 있다.

문맥혈전증과 달리 하대정맥혈전증은 폐전이가 속발하거나 폐색전증으로 인한 급사의 가능성을 동반한다. 진단 당시 하대정맥혈전증이 동반된 경우 원발 종양과 함께 절제가 가능하다는 증례 보고가 있지만, 간기능 저하로 인하여 수술이 불가능하거나 종양 자체가 절제 불가능한 경우에 일반적으로 적용할 수 있는 치료법은 아니다. 항암화학요법으로 중앙 생존기간을 2개월에서 4개월로 연장하였다는 국내의 보고도 있으나 아직은 개선의 여지가 많다. 하대정맥혈전증을 방사선으로 치료할 경우 81%의 반응률을 보인다는 보고가 있는데, 이는 문맥혈전증의 반응률 49%에 비하여 유의하게 높은 수치이다. 중앙 생존기간은 하대정맥혈전증만 있는 경우 18.4개월이었고, 문맥혈전증이 동반된 경우에는 7.5개월이었다.

진행된 병변에서의 국한된 적용에서 벗어나 다른 소화기 암종에서처럼 국소 진행된 간세포암종의 절제율 향상을 위한 수술 전 치료로 활용하여 효과적이었다는 보고도 있고, 간이식 대기 환자에서 가교치료*bridge therapy*로 활용되는 경우도 있으며, 각종 비수술적 치료 후 재발한 경우 구제*salvage* 목적으로 활용되는 경우도 있다. 또한 다른 치료법의 적용이 어려운 종양으로 인한 암성 통증의 증상 완화 목적이나 담도폐색으로 인한 황달에 대한 고식적 치료로 시행하여 병변 축소로 증상 호전 및 생존기간 연장을 보고하고 있다.

기존의 광자선을 이용한 방사선치료가 아닌 입자선을 치료에 이용하는 경우도 있다. 입자선을 이용한 방사선치료로는 양성자치료와 탄소입자치료가 있다. 탄소입자치료는 국내에는 아직 설치되어 있지 않은 상황으로, 기기 보급이 많이 된 일본에서 주로 시행되고 있다. 보고되고 있는 양성자치료의 2년 국소 제어율은 75~96%, 5년 생존율은 23~44%로 광자선치료에 비하여 우수한 경향을 보였다. 문맥혈전을 동반한 경우에서도 양성자치료로 중앙 생존기간 22개월, 중앙 국소무진행기간*local progression-free survival* 21개월의 성적을 보고하였다. 양성자치료로 하대정맥혈전증을 치료하는 경우는 아직 증례 보고 수준으로서 3명의 환자가 각각 13, 26, 55개월간 생존하였다는 보고가 있다.

2. 림프절전이의 방사선치료

간세포암종에서 복부 림프절전이는 비교적 드물게 관찰되지만, TACE나 경피적 에탄올 주입술 등과 같은 다른 비수술적 치료법이 적용되기 힘들고, 진행할 경우 통증을 유발하거나 폐쇄 증상을 일으켜 삶의 질을 저하시키고 이로 인하여 결국 사망에 이르게 되기도 한다. 림프절전이를 동반한 간세포암종 환자들의 중앙 생존기간은 비방사선치료군과 방사선치료군이 각각 3.3개월과 9.4개월로 통계적으로 유의한 차이를 보였다. 또한 비방사선치료군의 43.5%가 림프절전이에 의한 합병증으로 사망한 데 반하여, 방사선치료군에서는 그 비율이 8%에 불과하였다. 다른 후향적 연구들에서도 방사선치료는 75~87.5%의 반응률과 7~12개월의 중앙 생존기간을 보고하고 있다.

3. 원격전이암의 방사선치료

간세포암종에서 뼈전이는 약 3~20%에서 보고된다. 일반적으로 고형암의 뼈전이에 대한 방사선치료는 통증을 완화하는 데 효과적이며, 방사선치료 후 통증이 해소된 환자들의 55~70%에서 방사선치료 부위에서의 통증 재발이 없었다. 간세포암종의 뼈전이에서 방사선치료에 의한 통증 완화는 75~99% 정도로 보고되고 있고, 고선량의 치료를 한 경우 통증 완화 효과가 더 우수한 것으로 보고하고 있다. 아울러 단일 통증을 가진 환자나 중증도의 통증을 가진 환자들이 높은 통증 완전관해율을 보여 뼈전이의 초기에 방사선치료를 하는 것이 통증이 심해져서 마약성 진통제를 사용하는 시기에 방사선치료를 하는 것보다 통증 관해율에서 더 우수함이 보고되었다.

뼈전이뿐만 아니라 척수압박이 동반된 경우에도 고식적 방사선치료를 시행하게 된다. 환자의 63~74%에서 보행이 가능하게 되었고 운동기능이 개선된 경우가 26~31%이었으나, 치료군 간의 치료효과는 차이가 없었다고 보고하였다. 그러나 치료 부위 내의 재발은 표준 분할 치료군에서 유의하게 낮았다. 기존에 많이 활용된 30Gy 10회 분할조사로는 척수압박의 치료효과를 장기간 유지하기에 불충분하여, 최근에는 방사선량 증가 목적으로 세기조절 방사선치료나 척수종양의 정위적 분할 방사선치료를 부분적으로 시도하고 있다.

전체 간세포암종에서의 뇌전이율은 매우 낮지만, 우리나라의 경우 전체 간세포암종 환자가 많아서 드물지 않게 발견된다. 뇌전이로 진단된 경우 전뇌 방사선치료가 증상 완화를 위하여 사용하는 표준치료법이다. 30Gy 10회 분할치료가 일반적으로, 영상적 및 임상적 반응률은 50~75%이다. 일반적인 고형암의 뇌전이를 대상으로 한 여러 연구에서 전뇌 방사선치료에 정위 방사선수술이나 수술적 절제술을 추가하여 국소 제어율이 의미 있게 향상됨을 보고하였고, 정위 방사선수술이나 수술적 절제술 단독보다는 전뇌 방사선치료를 추가한 경우가 뇌재발률 및 생존율이 우수함을 보고하였다.

최근 빈도가 늘어나고 있는 폐전이의 경우에도 방사선치료를 시행하여 60~70%의 반응률과 90%에서 증상 호전을 보고하였다.

보존적 치료법의 발달로 환자들의 생존기간이 길어지면서 전뇌 방사선치료 후 다발성 뇌전이로 재발한 경우 다시 전뇌 재방사선치료를 시행하여 70%에서 신경학적 증상 완화를 보였고 27%에서 완전관해를 보고하였다. 뇌전이로 방사선치료를 시행받은 후 재발한 환자들의 여명이 대부분 제한적임을 감안할 때, 고식적 전뇌 재방사선치료가 도움이 될 수 있다.

Ⅵ 결론

간기능 및 전신상태가 양호하고 간세포암종이 절제 가능한 경우에는 수술적 절제술을 시행하게 되지만, 최근 TACE나 국소치료법의 성적이 향상되어 수술이 가능한 환자에서도 이러한 치료법을 우선적으로 적용하는 사례가 늘어나고 있다. 특히 혈관분포가 좋을 경우 수술적 절제술이나 국소치료법의 적용이 가능한 종양을 TACE로도 효과적으로 치료할 수 있기 때문에 이들 중 어느 치료를 우선적으로 적용할 것인지에 대한 통일된 기준이 있는 것은 아니며, 각각의 치료법이 가지는 적응증을 바탕으로 환자의 전신상태, 간기능, 경제적 여건 등을 종합적으로 고려하여 치료법을 결정하게 된다.

대개의 경우 수술적 절제술이 가능한 경우에는 수술적 절제술을 시행하게 되며, 수술적 절제술이 불가능한 경우에 TACE 또는 국소치료법을 선택하게 된다. 크기가 2cm 이내인 간세포암종에서는 PEI와 RFA의 치료성적이 대등하며, 2~4cm의 크기에서는 RFA의 치료성적이 PEI에 비하여 우수하다. RFA로 인한 합병증 발생 위험성 및 고비용을 고려할 때 2cm 이내, 특히 1.5cm 이내의 크기이고 위치가 RFA에 적합하지 않은 경우에는 PEI를 적극 고려하는 것이 좋다. 최근 RFA의 적용 범위가 넓어지고는 있으나 단일종양의 크기가 4cm을 넘거나 다발성이어서 수술적 절제술이나 국소치료법의 적용이 어려운 간세포암종에서는 TACE를 적용하게 된다. TACE로 불충분한 치료가 예상되는 경우에는 PEI나 RFA 혹은 방사선치료의 병용치료를 고려할 수 있다.

TACE의 기전, 치료결과, 합병증에 관하여 축적된 지식, 간 및 종양의 영양혈관에 대한 해부학적 지식, 과학기술의 발전에 따른 보다 나은 성능의 초선택용 미세카테터 개발 및 시술자의 영양혈관 초선택 삽관기술의 진보는 TACE 치료효과를 더욱 향상시키고 환자의 생존기간을 연장시키며 TACE와 연관된 합병증을 감소시키는 데 기여할 것이다. 아울러 약물방출미세구와 같이 보다 나은 약동학적 특성을 갖춘 화학색전물질의 효능과 적응증에 대한 적극적 연구가 요망된다.

방사선치료는 간세포암종이 진행성 병변이거나 간기능이 저하되어 수술적 치료가 불가능할 경우 혹은 문맥이나 하대정맥 혈전증 또는 림프절전이가 있을 때 효과적인 비수술적 치료법으로 이용될 수 있다. 최근 방사선치료 기술의 발전으로 부작용의 감소와 치료성적의 점진적 향상을 동시에 얻고 있다. 아울러 원격전이에 대한 방사선치료로 효과적인 증상 완화뿐만 아니라, 생존기간 또한 연장되는 효과를 얻을 수 있다.

결론적으로 간세포암종에서 어떠한 국소치료법을 적용할지는 종양인자뿐만 아니라 기저 간기능, 안전성, 비용, 해당 의료기관의 여건 및 시술자의 숙련도 등을 모두 고려하여 적절히 결정해야 할 것이다. 또한 다양한 치료법을 동시에 혹은 순차적으로 적용하여 그 치료효과를 극대화하는 치료전략도 필요하다.

참고문헌

1. 강현우, 김윤준, 김강모 등. 한국인 간세포암종 환자에서 경피적 에탄올 주입술의 치료 효과. 대한소화기학회지 2003;42:502-509
2. Bouza C, López-Cuadrado T, Alcázar R, et al. Meta-analysis of percutaneous radiofrequency ablation versus ethanol injection in hepatocellular carcinoma. BMC Gastroenterol 2009;9:31
3. Brunello F, Veltri A, Carucci P, et al. Radiofrequency ablation versus ethanol injection for early hepatocellular carcinoma: A randomized controlled trial. Sand J Gastroenterol 2008;43:727-735
4. Camma C, Schepis F, Orlando A, et al. Transarterial chemoembolization for unresectable hepatocellular carcinoma: meta-analysis of randomized controlled trials. Radiology 2002;224:47-54
5. Chang HC, Lin YM, Yen AM, et al. Predictors of long-term survival in hepatocellular carcinomas: A longitudinal follow-up of 108 patients with small tumors. Anticancer Res. 2013;33:5171-5178
6. Cho YK, Kim JK, Kim MY, et al. Systemic review of randomized trials for hepatocellular carcinoma treated with percutaneous ablation therapies. Hepatology 2009;49:453-459
7. Chung JW, Park JH, Han JK, et al. Hepatocellular carcinoma and portal vein invasion: results of treatment with transcatheter oily chemoembolization. AJR Am J Roentgenol 1995;165:315-321
8. Chung JW, Park JH, Han JK, et al. Hepatic tumors: predisposing factors for complications of transcatheter oily chemoembolization. Radiology 1996;198:33-40
9. Germani G, Pleguezuelo M, Gurusamy K, et al. Clinical outcomes of radiofrequency ablation, percutaneous alcohhol and acetic acid injection for heaptocellular carcinoma: a meta-analysis. J Hepatol 2010;52:380-388
10. Inoue T, Kudo M, Hatanaka K, et. al. Usefulness of contrast-enhanced ultrasonography to evaluate the post-treatment responses of radiofrequency ablation for hepatocellular carcinoma: comparison with dynamic CT. Oncology. 2013;84 Suppl 1:51-57
11. Kudo M, Osaki Y, Matsunaga T, et al. Hepatocellular carcinoma in child-pugh C cirrhosis: prognostic factors and survival benefit of nontransplant treatments. Dig Dis 2013;31(5-6):490-498
12. Lee HS, Kim JS, Choi IJ, et al. The safety and efficacy of transcatheter arterial chemoembolization in the treatment of patients with hepatocellular carcinoma and main portal vein obstruction. A prospective controlled study. Cancer 1997;79:2087-2094
13. Lee HS, Kim KM, Yoon JH, et al. Therapeutic efficacy of transcatheter arterialchemoembolization as compared with hepatic resection in hepatocellular carcinoma patients with compensated liver function in a hepatitis B virus-endemic area: a prospective cohort study. J Clin Oncol 2002;20:4459-4465
14. Lin SM, Lin CJ, Lin CC, et al. Randomised controlled trial comparing percutaneous radiofrequency thermal ablation, percutaneous ethanol injection, and percutaneous acetic acid injection to treat hepatocellular carcinoma of 3cm or less. Gut 2005;54:1151-1156

15. Llovet JM, Bruix J. Systematic review of randomized trials for unresectable hepatocellular carcinoma: Chemoembolization improves survival. Hepatology 2003;37:429-442
16. Shim SJ, Seong J, Han KH, et al. Local radiotherapy as a complement to incomplete transcatheter arterial chemoembolization in locally advanced hepatocellular carcinoma. Liver Int 2005;25:1189-1196
17. Sugiyama S, Beppu T, Ishiko T, et al. Efficacy of radiotherapy for PV and IVC tumor thrombosis in unresectable HCC. Hepatogastroenterology 2007;54:1779-1782
18. Sun HC, Zhuang PY, Qin LX, et al. Incidence and prognostic values of lymph node metastasis in operable hepatocellular carcinoma and evaluation of routine complete lymphadenectomy. J Surg Oncol 2007;96:37-45
19. Takayasu K, Arii S, Ikai I, et al. Prospective cohort study of transarterial chemoembolization for unresectable hepatocellular carcinoma in 8510 patients. Gastroenterology 2006;131:461-469
20. Bae SH, Kim MS, Cho CK, et al. Feasibility and efficacy of stereotactic ablative radiotherapy for Barcelona Clinic Liver Cancer-C stage hepatocellular carcinoma. J Korean Med Sci 2013;28:213-219
21. Bujold A, Massey CA, Kim JJ, et al. Sequential phase I and II trials of stereotactic body radiotherapy for locally advanced hepatocellular carcinoma. J Clin Oncol 2013;31:1631-1639
22. Dawson LA, McGinn CJ, Lawrence TS. Conformal chemoradiation for primary and metastatic liver malignancies. Semin Surg Oncol 2003;21:249-255
23. Kim TH, Kim DY, Park JW, et al. Dose-volumetric parameters predicting radiation-induced hepatic toxicity in unresectable hepatocellular carcinoma patients treated with three-dimensional conformal radiotherapy. Int J Radiat Oncol Biol Phys 2007;67:225-231
24. Meng MB, Cui YL, Lu Y, et al. Transcatheter arterial chemoembolization in combination with radiotherapy for unresectable hepatocellular carcinoma: A systematic review and meta-analysis. Radiother Oncol 2008;92:184-194
25. Zeng ZC, Tang ZY, Fan J, et al. Consideration of role of radiotherapy for lymph node metastases in patients with HCC: retrospective analysis for prognostic factors from 125 patients. Int J Radiat Oncol Biol Phys 2005;63:1067-1076
26. Burrel M, Reig M, Forner A, et al. Survival of patients with hepatocellular carcinoma treated by transarterial chemoembolisation (TACE) using Drug Eluting Beads. Implications for clinical practice and trial design. J Hepatol 2012;56:1330-1335
27. Chung GE, Lee JH, Kim HY, et al. Transarterial chemoembolization can be safely performed in patients with hepatocellular carcinoma invading the main portal vein and may improve the overall survival. Radiology 2011;258:627-634
28. Chung JW, Park JH, Im JG, et al. Pulmonary oil embolism after transcatheter oily chemoembolization of hepatocellular carcinoma. Radiology 1993;187:689-693
29. Chung JW, Park JH, Han JK, et al. Transcatheter oily chemoembolization of the inferior phrenic artery in hepatocellular carcinoma: the safety and potential therapeutic role. J Vasc Interv Radiol 1998;9:495-500
30. Geschwind JF, Salem R, Carr BI, et al. Yttrium-90 microspheres for the treatment of hepatocellular carcinoma. Gastroenterology 2004;127:194-205
31. Kim DY, Park BJ, Kim YH, et al. Radioembolization With Yttrium-90 Resin Microspheres in Hepatocellular Carcinoma: A Multicenter Prospective Study. Am J Clin Oncol 2013 Sep 21[Epub ahead of print]
32. Kim HC, Chung JW, Lee W, et al. Recognizing extrahepatic collateral vessels that supply hepatocellular carcinoma to avoid complications of transcatheter arterial chemoembolization. Radiographics 2005;25 Suppl 1:S25-39
33. Kulik LM, Carr BI, Mulcahy MF, et al. Safety and efficacy of 90Y radiotherapy for hepatocellular carcinoma with and without portal vein thrombosis. Hepatology 2008;47:71-81
34. Lammer J, Malagari K, Vogl T, et al. Prospective randomized study of doxorubicin-eluting-bead embolization in the treatment of hepatocellular carcinoma: results of the PRECISION V study. Cardiovasc Intervent Radiol 2010;33:41-52
35. Llovet JM, Real MI, Montana X, et al. Barcelona Liver Cancer Group. Arterial embolisation or chemoembolisation versus symptomatic treatment in patients with unresectable hepatocellular carcinoma: a randomized controlled trial. Lancet 2002;359:1731-1734
36. Malagari K, Pomoni M, Moschouris H, et al. Chemoembolization with doxorubicin-eluting beads for unresectable hepatocellular carcinoma: five-year survival analysis. Cardiovasc Intervent Radiol 2012;35:1119-1128
37. Matsui O, Kadoya M, Yoshikawa J, et al. Small hepatocellular carcinoma: treatment with subsegmental transcatheter arterial embolization. Radiology 1993;188:79-83
38. Mazzaferro v, Sposito C, Bhoori S, et al. Yttrium-90 radioembolilzation for intermediate-advanced hepatocellular carcinoma: a phase 2 study. Hepatology 2013;57:1826-1837
39. Sacco R, Bargellini I, Bertini M, et al. Conventional versus doxorubicin-eluting bead transarterial chemoembolization for hepatocellular carcinoma. J Vasc Interv Radiol 2011;22:1545-1552
40. Sangro B, Carpanese L, Cianni R, et al. Survival after yttrium-90 resin microsphere radioembolization of hepatocellular carcinoma across Barcelona Clinic Liver

Cancer stages: a European evaluation. Hepatology 2011;54:868-878
41. Salem R, Lewandowski RJ, Kulik L, et al. Radioembolization results in longer time-to-progression and reduced toxicity compared with chemoembolization in patients with hepatocellular carcinoma. Gastroenterology 2011;140:497-507
42. Song MJ, Chun HJ, Song do S, et al. Comparative study between doxorubicin-eluting beads and conventional transarterial chemoembolization for treatment of hepatocellular carcinoma. J Hepatol 2012;57:1244-1250
43. Varela M, Real MI, Burrel M, et al. Chemoembolization of hepatocellular carcinoma with drug eluting beads: efficacy and doxorubicin pharmacokinetics. J Hepatol 2007;46:474-481

chapter

29 간세포암종의 전신적 치료

이한주

- 간세포암종에서 전신적 치료의 대상은 림프절전이, 원격전이 또는 간문맥 침범이 있는 환자 중 신체활력도가 좋은 Child 등급 A~B의 환자이다. 경동맥 화학색전술 등 국소영역치료에도 불구하고 암종이 진행하는 환자도 적응이 된다.
- 세포독성화학요법이 환자의 생존기간을 연장시킨다는 증거는 없으며, 간동맥 내 항암제 주입술의 효과 또한 검증되어 있지 않다.
- 소라페닙*sorafenib*은 간세포암종에 대한 전신적 치료 중 환자의 생존기간을 연장시키는 것으로 증명된 유일한 약제이다. 그러나 생존기간 연장 효과가 크지 않아 추후 새로운 제제 및 병용치료의 개발, 치료반응 예측인자의 발굴 등이 절실히 필요하다.

최근까지도 간세포암종의 치료로는 간절제술, 고주파열치료 및 경피적 에탄올 주입술, 경동맥 화학색전술, 간이식 등의 외과적 치료와 국소영역치료가 주로 사용되고 있었으며, 전신적 치료는 부작용 및 미미한 효과로 인하여 보편적으로 사용되지 못하였다. 그러나 최근 간세포암종의 발병기전에 관한 분자생물학적 연구 성과에 힘입어 소위 '표적치료제'들이 다수 개발되고 있으며, 그 첫 결과로 소라페닙*sorafenib*이 Barcelona Clinic Liver Cancer(BCLC) 진행기*advanced stage*의 간세포암종 환자에서 생존기간을 연장시킨다는 사실이 3상 무작위 대조연구에서 밝혀짐에 따라 간세포암종에서도 전신적 치료에 대한 관심이 높아지고 있다. 하지만 아직까지는 생존기간 연장 효과가 환자나 의사 입장에서 만족스럽지 못하여 추후 기존의 치료법과의 병용치료 또는 새로운 표적치료제들의 개발이 절실히 필요하다.

I 전신적 치료의 적응증

과거에 시행된 연구들에서 전신적 치료의 적응증은 수술적 절제가 불가능한 진행된 간세포암종 환자라는 모호한 정의를 사용한 경우가 많았는데, 이로 말미암아 각각의 연구 결과들을 직접적으로 비교할 수 없는 문제점이 발생되었다. 예를 들어 서구에서는 경동맥 화학색전술의 치료효과가 무작위 대조연구에서 증명될 때까지 이를 표준치료법으로 받아들이지 않았기 때문에 전신적 치료의 효과를 연구한 다수의 논문들에서 BCLC 병기의 초기*early stage* 또는 중간기*intermediate stage*에 해당하는 환자가 포함되었으며, 마찬가지로 동양권에서도 수술적 절제의 대상이 각각의 기관마다 달라 서로 상이한 예후를 가지는 이질적인*heterogenous* 환자들이 연구에 포함되는 결과가 초래되었다.

BCLC 병기법의 등장 이후 현재 국제적으로는 전신적 치료의 적응증을 BCLC 진행기 환자로 한정하고 있는데, 이는 Child 등급 A 또는 B이면서 간문맥으로의 종양 침윤, 림프절전이, 원격전이가 있거나 또는 활동도*performance status*가 1~2인 환자로, 비교적 전신상태 및 간기능이 좋은 환자를 말한다. 그러나 간문맥으로의 종양 침윤이 있는 경우 우리나라를 포함한 동양권에서는 외과적 절제술, 경동맥 화학색전술 단독 또는 방사선치료와의 병합 치료, 간동맥 항암제 주입술 및 방사선치료와의 병합치료, 방사선색전술 등 여러 치료법들이 사용되고 있었으며, 비록 후향적 연구들이기는 하지만 일부 잘 선택된 환자들에서 비교적 좋은 치료성적들이 보고되어 아직 BCLC 진행기 환자 전체가 전신적 치료의 적응증인지에 대해서는 논란이 있다. 따라서 전신적 치료의 적절한 대상 선정은 추후 잘 고안된 대조연구 결과에 따라 조정되어야 한다.

Ⅱ 세포독성화학요법

세포독성화학요법*cytotoxic chemotherapy*에서의 치료반응은 일반적으로 객관적 반응률*objective response rate*(완전관해+부분반응)로 평가한다. 연구자에 따라서는 질병조절률*disease control rate*(완전관해+부분반응+안정병변)을 사용하기도 하지만, 아직 간세포암종 환자에서 세포독성화학요법 중 안정병변의 비율이 증가함으로써 환자의 생존기간이 연장된다는 증거는 없으며, 안정병변의 비율은 대상환자 중 종양의 증식속도가 느린 환자들이 포함되는 경우 높게 나타날 수 있기 때문에 매우 잘 고안된 대조연구 결과가 아닌 경우 치우침*bias*으로 작용할 수 있다. 따라서 충분한 증거가 확보되기 전까지는 세포독성화학요법의 치료를 평가하는 데는 객관적 반응률의 사용이 권장된다.

1. 단일제제의 효과

아프리카 환자들을 대상으로 한 2상 연구에서 79%의 객관적 반응률이라는 놀라운 성적이 보고된 이후 독소루비신*doxorubicin*은 간세포암종의 전신적 치료제로 가장 오랫동안 사용되어 왔다. 그러나 추후 시행된 연구들에서 독소루비신 단독요법의 객관적 반응률은 10% 내외로 알려졌다. 독소루비신과 보존적 치료를 비교한 무작위 대조연구에서는 독소루비신군에서 생존기간의 연장이 있었으나, 중앙 생존기간이 대조군 7.5주, 독소루비신군 10.6주로 약 3주 연장된 것이어서 임상적 의미를 두기 어렵다. 특히 이 연구에서 독소루비신 단독요법에 대한 반응률은 단지 3%에 지나지 않았으며, 약 25%의 환자에서 치료와 연관된 사망이 발생되었다. 이후에 시행된 전향적 연구들에서도 독소루비신 단독요법의 치료반응률은 0~10.5%로 보고되었으며, 독소루비신은 B형간염바이러스의 재활성화를 초래하여 간부전, 사망 등 심각한 결과를 초래한다는 것이 밝혀졌다. 따라서 더 이상 독소루비신 단독요법은 새로운 전신치료제 효과를 판정하기 위한 대조연구에서 대조군으로 사용되지 않으며, 이에 따라 소라페닙의 효과를 판정하기 위한 무작위 대조연구에서는 대조군으로 보존적 치료군이 사용되었다. 독소루비신의 유도체인 에피루비신*epirubicin*도 2상 연구에서는 17%의 객관적 반응률을 보였으나, 에피루비신이 포함된 병합요법에서의 결과는 5.7~18%의 반응률을 보여 독소루비신과 큰 차이를 보이지 않는다.

5-플루오로우라실*5-fluorouracil*; *5-FU*은 각종 소화기암에서 단독요법 또는 병합요법으로 광범위하게 사용되고 있으나, 간세포암종 환자에서의 반응률은 10% 이하라고 알려져 있으며, 중앙 생존기간도 3~5개월로 의미를 두기 어렵다. 또 폴리닌산*folinic acid*과의 병용치료도 반응률을 향상시키지 못하였다. 최근 5-FU의 경구용 전구약물인 테가푸르*tegafur*와 위선암에서 5-FU의 효과를 증대시킨다고 알려진 우라실*uracil*을 병합한 테가푸르/우라실(UFT) 치료가 경미한 부작용과 함께 17.8%의 객관적 반응률을 보였고, 이에 따라 환자의 생존기간이 대조군의 6개월에서 12개월로 연장되었다는 고무적인 연구 결과가 발표되었으나, 이후 시행된 전향적 2상 연구에서는 객관적 반응률이 단지 7%였고 50%의 환자에서 간부전이나 다른 부작용으로 치료를 중단해야 하였다고 보고되었다. 외과적 절제술 후 시행된 보조요법으로서도 UFT는 효과가 없었다고 보고되었고, 역시 32%의 환자에서 치료를 중단해야 할 정도의 부작용이 발생되어 현재 UFT는 잘 사용되지 않는다. 또 다른 5-FU의 경구용 전구약물인 카페시타빈*capecitabine*이 포함된 병합요법에 대한 치료반응률도 5-FU나 UFT와 차이가 없어 0~17%로 보고되고 있다.

기타 시스플라틴*cisplatin* 역시 단일요법으로 15.4%의 반응률을 보여 여러 병합요법에서 사용되고 있다.

2. 병합화학요법

최근까지도 여러 세포독성 약제들을 조합한 병합화학요법이 다수 시도되었으나, 치료반응률은 0~25% 정도였으며 환자의 생존기간을 연장시킨다는 증거는 없었다. 2005년 홍콩에서 시스플라틴/인터페론*interferon* α-2b/독소루비신/5-FU 병합화학요법군(PIAF군)과 독소루비신 단독군을 비교한 전향적 무작위 대조연구 결과가 발표되었는데, PIAF 병합화학요법은 당시까지 보고된 단일제제 중 가장 효과가 좋다고 알려진 네 가지 약제를 병합한 치료였기 때문에 이 연구의 결과가 결국 모든 병합화학요법의 치료결과를 반영한다고 할 수 있다.

PIAF 연구는 총 188명의 환자를 대상으로 하였고, 이

중 81%의 환자는 B형간염바이러스와 관련된 간세포암종 환자였다. 대상 환자 중 177명의 환자가 1주기 이상의 항암화학요법을 시행받았으나, 이 중 31명(17.5%)의 환자는 치료와 관련된 부작용(21명), 질병의 진행(4명), 환자의 동의 철회(6명)로 2주기 이상의 치료가 시도되지 못하고 중도에 중단되었다. 객관적 반응률은 독소루비신 단독군에서는 10.5%, PIAF 병합요법군에서는 20.9%로 PIAF군에서 반응률이 10% 정도 더 높았으나, 중앙 생존기간은 각각 6.8개월과 8.7개월로 차이가 없었다. 3등급 이상의 독성 발생이 양 군 모두에서 흔히 관찰되었으며, 이 중 중성구감소증, 혈소판감소증, 저칼륨혈증은 PIAF군에서 유의하게 높은 빈도로 관찰되었다. B형간염바이러스와 관련된 간세포암종 환자의 40%에서 항암화학요법 중 B형간염바이러스 재활성화에 의한 간기능 악화가 발생하였고, 이 중 30%의 환자가 사망하였으며, B형간염바이러스 재활성화의 발생률은 양 군 간에 차이가 없었다.

PIAF 연구 결과는 세포독성제제를 이용한 전신 항암화학요법의 문제점과 기존에 보고된 연구결과들의 치우침을 극명하게 보여주었다는 점에서 비록 연구에서 의도한 성과는 얻지 못하였지만 그 가치를 높게 평가할 수 있다. 먼저 당시까지 가장 효과적이라고 알려졌던 네 가지의 약제를 병합해도 치료반응률은 20% 내외로 기존의 단일제제에 의한 치료효과와 차이를 보이지 않는다는 점이다. 이는 기존의 세포독성제제들의 병합으로는 항암효과 면에서 상승작용*synergy*을 가져오기 힘들며 높은 부작용 발생에 따른 중도 탈락의 증가로 인하여 단일제제보다 우월한 성적을 보이기 어렵다는 점을 시사한다. 두 번째로는 세포독성제제를 이용한 전신화학요법은 B형간염바이러스의 재활성화에 따른 간기능 악화 및 사망을 가져올 수 있기 때문에 반드시 항바이러스제를 이용한 예방치료가 필요하며 인터페론은 이러한 목적으로는 부적절하다는 점이다. 양 군 간의 비교분석 결과에 따르면 독소루비신이 간염바이러스의 재활성화를 초래하는 가장 중요한 약제로 생각된다. 세 번째로는 PIAF 연구는 많은 수의 환자를 대상으로 한 전향적 연구였는데, 병합치료군의 객관적 반응률도 20% 내외이기 때문에 기존의 연구 결과들은 출판 치우침*publication bias*이 작용하여 치료성적이 비교적 좋은 경우만 논문으로 선택되었을 가능성이 높다는 사실이다. 마지막으로 기존의 연구 결과들에서는 2~3주기의 화학요법을 마친 환자들의 자료만을 분석한 경우가 많았는데, PIAF 연구에서 조기치료 중단은 치료의 부작용이나 질병의 진행 때문에 초래된다는 점이 명확하게 밝혀졌다. 따라서 치료 반응 평가에는 반드시 치료의도분석*intention-to-treatment analysis*이 필요하다.

3. 간동맥 내 항암제 주입술

간동맥을 통한 항암제 주입술은 간세포암종 조직에서 세포독성약제의 농도를 증가시킴으로써 항암효과를 증진시키기 위하여 사용되고 있다. 적용 대상은 주로 경동맥화학색전술을 시행하기 어려운 종양의 크기가 매우 큰 경우나 간문맥으로의 종양의 침윤이 있는 환자들인데, 이러한 경우에는 종양 내에 동맥-문맥 단락이 존재하는 경우가 많아 이러한 이론적인 장점이 실제적으로도 효과를 나타낼 수 있는지에 대해서는 의문점이 있다.

간동맥을 통한 시스플라틴 주입치료의 치료반응률은 15% 미만으로 보고되어, 시스플라틴 단독을 정맥 내로 주입하였을 때와 차이를 보이지 않는다. 최근에는 인체삽입형 약물운반시스템*implantable drug delivery system*을 이용하여 간동맥을 통한 반복적인 병합화학요법을 시도한 결과들이 많이 발표되었다. 많이 사용하는 세포독성약물은 시스플라틴, 5-FU, 인터페론 등이며 이 약제들을 이용한 병합치료가 주로 시도되고 있다. 그러나 대부분의 연구들이 후향적 연구이어서 연구 결과에 치우침이 작용하였을 가능성이 높고 전향적 대조연구 결과가 없어 아직 그 효과는 객관적으로 증명된 바 없다. 또한 일부 보고에서 사용된 프로토콜은 항암제 주입을 매일 시행해야 하기 때문에 현실적으로 적용하기 힘들다는 문제점이 있다. 최근 대한간암학회에서 시행된 국내에서의 전향적 연구 결과에 따르면, 시스플라틴과 5-FU를 이용한 간동맥 내 항암제 주입술의 객관적 반응률은 15% 미만으로 기존의 전신화학요법에서의 치료성적보다 우월하다는 증거는 없다.

4. 기타 치료제

인터페론은 면역조절기능 외에도 혈관신생과 세포증식을 억제하는 효과가 있어 간세포암종의 치료제로 시도되었고, 현재까지 3편의 무작위 대조연구 결과가 발표되었다. 중국인 환자를 대상으로 하였던 2편의 연구들에서 인터페론은 22~31%의 객관적 반응률을 보였고, 그중 한 연구에서는 보존적 치료군과 비교해서 환자의 생존기간이 7.5주에서 14.5주로 연장되었다고 보고되었다. 그러나 이들 연구에서 사용된 인터페론의 용량은 9~18백만IU/m^2 매일 또는 25~50백만IU/m^2 일주일에 3회 피하주사로, 만성 간염의 치료로 사용하는 용량의 2~5배를 사용하였는데, 치료에 따른 생존기간 연장효과가 2개월 미만이라는 점을 감안하면 실제 환자에서 적용 가능성은 의문시된다. 서구에서 시행된 3상 대조 연구에서는 인터페론 α-2b를 3백만 단위 일주일에 3회 피하 주사하였는데, 객관적 반응률은 6.6%로 낮았으며 보존적 치료군과 비교해서 생존기간의 연장은 관찰되지 않았다. 또한 이 용량의 인터페론치료에서도 76%의 환자에서 부작용이 발생하였고 43%의 환자에서는 인터페론치료가 중단되었다. 일부 연구들에서는 저용량의 인터페론을 다른 세포독성 약제와 병용함으로써 높은 치료반응률을 보였다는 보고도 있으나, PIAF 연구 결과로 판단할 때 간세포암종에서 저용량의 인터페론치료는 그 치료효과를 받아들이기 어려우며, 고용량 인터페론치료는 부작용으로 인하여 실제 사용하기 어렵다고 생각된다.

기타 타목시펜*tamoxifen*, 옥트레오타이드*octreotide*와 같은 호르몬조절제들도 일부 효과가 있었다는 보고가 있었으나, 추후에 시행된 대규모 전향적 대조연구에서는 생존기간의 연장 효과가 입증되지 않아 더 이상 사용되지 않고 있다.

결론적으로 기존의 세포독성약물, 인터페론, 호르몬조절제를 이용한 단독 또는 병합 화학요법은 20% 미만의 일부 환자에서는 효과를 보이지만 대다수의 환자에서는 치료에 따른 이점이 없으며 치료에 따른 부작용도 흔하여 간세포암종의 표준치료로 추천되지 않고 있다.

Ⅲ 표적치료제

1. 정의

표적치료제란 암종의 성장과 진행에 관계하는 특정 분자(들)에 작용함으로써 암종의 성장과 진행을 억제하는 약제나 물질을 말한다. 따라서 '표적'이라는 단어는 약제가 신호전달경로*signalling pathway*에 관계된 특정 물질에 작용을 한다는 의미이지 반드시 특정 유전적 변이 또는 후생적 조절*epigenetic control*의 변화를 가지는 환자만을 치료대상으로 한다는 의미는 아니라는 점에 유의할 필요가 있다.

2. 간세포암종에서의 신호전달경로의 변화

악성 종양이 발생하기 위해서는 발암 유전자, 종양억제 유전자 등에 변이가 발생되어야 하며, 고형암의 경우 최소 3개 이상의 유전자에 변이가 발생되어야만 종양 발생이 일어난다고 알려졌다. 또한 유전자변이 외에도 여러 후생적 조절의 변화도 종양의 발생에서 중요하다고 알려졌다. 간세포암종에서 가장 흔히 발견되는 유전자변이는 *p53* 유전자변이와 β-catenin 유전자변이(각각 30% 정도)이며 대장암에서와 달리 대부분의 종양에서 나타나는 공통적인 유전자변이는 존재하지 않는다. 따라서 현재로서는 간세포암종에서 변이된 유전자를 찾아 이를 교정해주는 유전자치료는 실제적이지 않다. 그러나 이런 다양한 유전자 변화 및 후생적 조절 이상에도 불구하고, 이들 변화는 결국 몇 가지 신호전달경로의 이상으로 귀결된다. 예를 들어 Wnt 신호전달경로에 관여하는 단백은 Wnt 리간드*ligands*, Frizzled receptor, LRP6, GSK-3β, APC, axin, β-catenin, TCF 등 매우 다양하며 이들 각각의 변이 및 이상 발현이 종양 형성에 기여할 수 있지만, 이들 각각의 변이는 결국 Wnt 신호전달의 비정상적인 활성화라는 공통 결과로 나타나기 때문에 대개의 종양은 한 종양 내에서는 이들 경로의 변화를 초래하는 변이를 한 가지만 갖는 경우가 많다. 따라서 이들 신호전달경로의 이상에 관여하는 단백의 돌연변이나 이상발현 각각을 찾아 치료하는 것은 비현실적일 수 있지만, 전체 경로를 조절할 수 있는 약제를 사용한다면 각 신호전달경로를 통제할 수 있기 때문에 현재 이러한 개념하에서 소위 '표적치료제'에 대한 연구 및 시도가 활발히 이루어지고 있다.

간세포암종에서도 다른 고형암에서와 마찬가지로 이제까지 알려진 거의 모든 신호전달경로들에 이상이 나타난다. 간세포암종에서 나타나는 유전적 변이는 크게 Wnt 신호전달경로의 이상과 유사분열 세포주기*mitotic cell cycle*

의 변화가 초래된 이상으로 대별되며, 각각은 염색체 안정성*chromosomal stability*을 가지고 있는 경우와 염색체 불안정성*chromosomal instability*이 초래된 경우와 상응된다. 유사분열 세포주기에 변화가 초래된 경우는 각종 성장인자와 그 수용체, 하위 신호전달경로의 이상이 발생된 경우가 포함된다. 그러나 현재 임상시험을 진행 중인 약제들은 대개 수용체 타이로신 키나아제*receptor tyrosine kinase; RTK* 억제제이거나 RTK의 하위 경로억제제, 신생혈관 형성 억제제들인데, 이는 이들 경로가 간세포암종의 발생 및 진행에 중요하기 때문이기도 하지만, 다른 경로들의 경우 경로 내에 신호전달을 효과적으로 조절할 수 있는 지점이 없기 때문이기도 하다. 예를 들어 Wnt 신호전달체계에서 가장 흔히 발견되는 β-catenin의 돌연변이의 경우, β-catenin 파괴복합체*destruction complex*에 의해서 인산화가 되지 않는 신호전달체계의 거의 마지막 단계에 해당하기 때문에 현실적으로 이를 조절할 수 있는 약제를 개발하기는 매우 어렵다.

3. 표적치료제 사용 시 반응 평가

표적치료제들의 임상 결과를 해석하는 데 있어 어려운 점은 이들 대부분의 약제가 종양의 진행을 안정시키는 효과는 있으나 종양 축소효과는 낮다는 것이다. 또한 영상적으로 종양 괴사가 나타난 경우에도 종양의 축소는 일어나지 않는 경우가 많아 현재 사용하고 있는 WHO 또는 RECIST 기준을 적용해서는 해석하기 어렵다.

따라서 이들 약제를 사용하는 2상 연구에서는 객관적 반응보다는 질병진행까지의 기간*time-to-progression; TTP*이나 무진행 생존*progression-free survival; PFS*으로 효과 유무를 예측하는데, 무진행 생존의 경우에는 기저 간질환에 의한 사망이 약제의 효과를 저평가시킬 수 있어 간세포암종의 연구에서는 주로 TTP를 사용한다. 그러나 최근 시행되었던 수니티닙*sunitinib*과 소라페닙의 비교 3상 연구에서 수니티닙이 소라페닙에 비하여 TTP는 더 긴 경향을 보였음에도 불구하고 생존율에서는 더 나쁜 결과가 초래된 예 등은 TTP가 약제효과를 평가하기 위한 적절한 대리표지자*surrogate marker*인지에 대한 의문을 제시한다. 신생혈관형성 억제제를 사용하는 경우에는 조영증강 CT, MRI 또는 초음파검사를 이용하여 조영증강의 감소 정도로 치료 반응을 예측하고자 하는 시도도 있다.

기존의 연구에서 도출된 생존기간과의 비교는 기존의 무작위 대조연구 결과들에서 환자들의 중앙 생존기간이 모집된 환자들의 암종의 진행 정도에 따라 큰 차이를 보이기 때문에 신중해야 한다. 또한 대부분의 2상 연구는 대상 환자 수가 적기 때문에 2상 연구에서 도출된 생존자료를 기존의 3상 연구에서의 생존기간과 비교하는 것은 치우침의 가능성이 매우 높다. 따라서 정확히 계층화된 무작위 대조연구를 시행하기 전까지는 이들 약제의 효과 유무를 판정하기는 매우 어렵다.

4. 소라페닙

현재까지 간세포암종에서 효과가 있다고 증명된 표적치료제는 소라페닙이 유일하다. 소라페닙은 다표적제제*multi-kinase inhibitor*로 Raf 키나아제*kinase*, VEGFR 키나아제, PDGFR 키나아제를 억제한다고 알려졌다. 따라서 직접적인 종양세포 성장억제효과 외에 신생혈관 형성을 억제함으로써 종양억제 효과를 가지게 된다. 현재까지 소라페닙의 효과를 입증한 무작위 대조 연구로는 동서양에서 각각 1개씩 2개에 불과하지만, 대상 환자 수가 많고 양 군의 무작위 배정이 균등하게 잘 이루어졌으며 그 치료효과도 신장암에서의 결과와 유사하여 더 이상의 무작위 대조연구는 필요하지 않다고 판단된다. 서구에서 시행된 무작위 대조연구에서 소라페닙의 객관적 반응률은 2%에 지나지 않았지만, 안정병변은 대조군의 67%에서 71%로 증가되었고 질병조절률도 대조군의 32%에 비하여 43%로 유의하게 증가되었다. 방사선학적 TTP 역시 대조군에서는 2.8개월, 소라페닙군에서 5.5개월로 유의하게 연장되었고 이에 따라 환자의 중앙 생존기간도 소라페닙군에서는 10.7개월로 대조군의 7.9개월에 비하여 유의하게 연장되었다. 동양에서 시행된 무작위 대조연구에서도 객관적 반응률은 3%에 지나지 않았지만, TTP는 대조군의 1.4개월에 비하여 2.8개월로 연장되었고 이에 따라 환자의 중앙 생존기간도 대조군의 4.2개월에서 치료군에서는 6.5개월로 유의하게 연장되었다. 동서양 두 연구의 대상 환자들을 비교한 결과, 동양인에서 중앙 생존기간이 서양의 연구에서 보다 짧았던 이유는 기저 간질환의 차이에 의하여 초래되었기보다는 동양인 환자들에서 진단 당시 종양의 크기가 더 크고 개수도 많아 진행 정도가 심한 환자들의 비율이 높았기 때문으로 해석된다.

소라페닙 치료에 대한 반응을 예측할 수 있는 인자는 현재까지는 알려져 있지 않다. 이에 대한 연구는 현실적으로 매우 어려운데, 이는 무작위 대조연구 결과에서 보듯이 대조군에서도 안정병변이 67%나 되었기 때문에 소라페닙 투여 후 TTP가 긴 환자들이 반드시 소라페닙에 대한 치료 반응이 높은 환자를 뜻하는 것은 아니며, 이들 환자들 중에는 소라페닙이 효과가 없더라도 자연경과가 양호한 환자들이 포함되기 때문이다. 마찬가지로 소라페닙 투여 중 TTP가 짧더라도 약물의 투여로 자연경과에 비해서는 TTP가 연장되었을 가능성이 있기 때문에 이들 환자에서 소라페닙이 효과가 없었다고 단정할 수도 없다. 즉, 소라페닙 치료 환자만을 대상으로 연구를 진행할 경우 좋은 예후를 예측하는 인자와 소라페닙에 의한 치료반응을 예측하는 인자를 구별할 수 없다는 문제가 있다. 따라서 소라페닙에 대한 치료 반응을 예측하는 인자를 찾기 위해서는 반드시 무작위 대조연구에서 대조군과 비교된 분석이 필요한데, 서양에서 시행되었던 3상 무작위 대조연구 환자들을 대상으로 시행된 연구에서 혈장 수용성 c-KIT가 높은 경우와 간세포성장인자의 농도가 낮은 경우 소라페닙의 생존 연장 효과가 더 증대되는 경향을 보였지만 통계적 유의성에는 도달하지 못했다. 혈장 혈관생성인자*angiopoietin* 2와 VEGF의 경우 예후를 예측하는 인자였지만 소라페닙에 대한 치료반응을 예측하는 인자는 아니었다.

소라페닙의 부작용으로는 수족피부반응*hand-foot-skin reaction*이 가장 흔한데, 동양인 환자의 경우 45% 정도의 환자에서 발생되고 3도*grade* 이상의 수족피부반응도 10% 정도의 환자에서 발생되어 서구인에 비하여 월등히 높은 빈도로 발생된다. 기타 설사, 쇠약감, 탈모, 피부발진, 고혈압 등도 20% 내외의 환자에서 발생된다. 이러한 부작용들은 대부분 일시적인 치료중단과 용량감량으로 조절 가능하다고 알려졌다. 3상 연구에서는 Child 등급 B 환자의 비율이 낮아 이들 환자에서 심한 부작용 발생의 가능성을 배제할 수 없었으나, 이후 시행된 대규모 시판 후 조사연구에서 부작용 발생률 및 실제 투여된 약제 총량에 있어 Child 등급 A인 환자에서와 차이가 없다고 밝혀져 Child 등급 B 환자에서도 치료 적용이 가능하다고 판단된다.

결론적으로 현재 소라페닙의 적응증은 Child 등급 A 또는 B의 간문맥 침범, 림프절 또는 원격 전이가 있는 간세포암종 환자가 대상이 될 것으로 생각되지만, 간문맥 침범 환자에서의 생존기간이 기존의 동양권에서 시행된 다른 치료법에 의한 생존기간보다 더 낫다고 결론을 내릴 수 없기 때문에 이에 대한 논란은 지속될 것으로 생각된다.

5. 기타 표적치료제

소라페닙의 등장 이후, 많은 표적치료제들이 개발되어 임상연구가 진행되었거나 현재 진행 중이지만 아직까지 괄목할 만한 성과를 얻지는 못하고 있다. 3상 임상연구는 크게 임상약 단독과 소라페닙의 직접 비교연구, 임상약 및 소라페닙의 병용치료와 소라페닙과의 비교연구, 소라페닙 치료실패 환자에서 임상약과 위약과의 비교연구 형태로 진행되었다.

엘로티닙*erlotinib*은 EGFR 억제제로 엘로티닙과 소라페닙의 병용치료군과 소라페닙 단독치료를 비교하는 3상 연구가 진행되었다. 이 연구에서 중앙 생존기간은 병용치료군에서는 9.5개월, 소라페닙 단독치료군에서는 8.5개월로 통계적으로 유의한 차이를 보이지 못했고, TTP도 각각 3.2개월, 4개월로 의미 있는 차이를 보이지 못하였다.

수니티닙은 PDGFR, VEGFR, KIT, FLT3 등을 억제하는 다표적제제로 항종양 효과 외에도 신생혈관 생성을 억제하는 효과를 나타낸다. 최근 시행된 소라페닙과의 직접 비교 3상 연구에서 TTP는 수니티닙군에서 4.1개월, 소라페닙군에서는 3.8개월이었으나 중앙 생존기간은 각각 7.9개월, 10.2개월로 소라페닙군에서 통계적으로 유의하게 길었다(위험비hazard ratio 1.30). 사망원인 중 약제독성에 의한 사망으로 추정되는 경우가 수니티닙군 18.5%, 소라페닙군 2.4%로 수니티닙군에서 높았다. 따라서 수니티닙의 경우 높은 부작용 발현이 항종양 효과에 의한 생존율의 향상 효과를 상쇄했을 가능성이 있다고 해석된다.

브리바닙*brivanib*은 VEGFR, FGFR 등을 억제함으로써 신생혈관 생성을 억제하는 효과를 나타낸다. 브리바닙에 대한 임상연구는 소라페닙과 직접 비교 3상 연구와 소라페닙 치료 실패 환자들을 대상으로 위약군과 비교한 3상 연구 두 가지로 진행되었다. 먼저 소라페닙 치료 실패 환자들을 대상으로 시행된 위약군과의 비교 3상 연구에서 브리바닙 치료는 TTP를 대조군 2.7개월에서 치료군 4.2개월로 통계적으로 유의하게 연장시켰지만, 중앙 생존기간은 각각 8.2개월, 9.4개월로 통계적 차이를 보이지 않았다. 생존율의 향상을 증명하지 못하였던 이유로는 간문맥 침범과 같은 강력한 예후인자가 양 군 간에 고르게 분포하지 못한 점, 상대적으로 양호한 예후를 갖는 환자들이 등록되어 생존에 있어 통계적 차이를 보이기에는 대상 환자수가 적었을 가능성과 시험약 종료 후 기타의 치료를 받은 환자의 비율이 높았던 점, 약제 자체의 효과가 생존율의 향상을 이끌어 내기에는 충분하지 못할 가능성 등이 거론되고 있다. 전신적 치료를 받은 기왕력이 없는 환자를 대상으로 소라페닙과 브리바닙의 효과를 직접 비교한 3상 연구에서도 브리바닙은 소라페닙과 비슷한 TTP와 생존기간을 보였지만 비열등 시험*non-inferiority test*을 통과하지는 못하였다.

리니파닙*linifanib*은 VEGR-2, VEGR-3, PDGFR-beta, FLT-3 등을 억제하는 다표적제제로 이들을 억제하는 효과는 소라페닙보다 강력하다. 그러나 소라페닙과 직접 비교 3상 연구에서 리니파닙은 TTP를 5.4개월로 소라페닙군 4.0개월보다 유의하게 연장시켰으나, 생존기간은 소라페닙군 9.8개월, 리니파닙군 9.1개월로 오히려 소라페닙군보다 짧은 경향을 보였다. 따라서 리니파닙도 비열등 시험을 통과하지 못했다.

최근에는 소라페닙 치료실패 환자를 대상으로 에베로리무스*everolimus*의 치료효과를 평가한 위약군과의 비교 3상 연구 결과가 발표되었는데, 이 연구에서도 생존기간의 연장이라는 연구 목표는 달성되지 못하였다.

이외에도 현재 렌바티닙*lenvatinib*, 악시티닙*axitinib*, 라무시루맙*ramucirumab*, 레고라페닙*regorafenib*, 티반티닙*tivantinib* 등의 효과를 알아보기 위한 3상 연구들이 진행되고 있다.

Ⅳ 결론

최근 분자생물학적 연구 기법의 발전으로 신호전달체계를 조절하는 소위 '표적치료제'가 각광을 받고 있으나, 아직 환자의 생존기간에 미치는 영향은 미미하다. 그럼에도 불구하고 소라페닙 연구는 몇 가지 큰 의미를 갖는데, 첫째, 그간 대부분의 무작위 대조연구에서 문제점으로 지적되었던 부적절한 대상 선정 또는 치료군과 대조군의 이질성을 적절한 계층화로 통제하였다는 점이다. 둘째로는 간세포암종에서 새로운 표적치료제를 평가할 때 객관적 반응*objective response*에 따른 판단은 적절하지 못하다는 것을 실증적으로 증명하였다는 점이다. 세 번째로는 BCLC 진행기 또는 기존의 치료에 반응하지 않는 환자를 대상으로 한 치료제가 처음으로 인정받았다는 점이다. 이는 소라페닙이라는 약물 자체에도 의미 있지만, 그간 간세포암종 치료제에 대한 연구에서 논란이 끊이지 않았던 '대조군'의 설정이 가능하게 되었다는 점에서 의의가 있다. 하지만 아직 문제점도 가지고 있는데, 먼저 소라페닙에 의한 생존기간 연장 효과는 만족할 만하지 않아 추후 새로운 약제나 병용치료의 개발이 절실하다는 점이다. 둘째, 소라페닙에 의한 중앙 생존기간의 연장은 3개월 정도에 불과하기 때문에 BCLC 진행기에 해당하는 환자들을 모두 소라페닙으로 치료해야 하는 것인지에 대한 연구가 필요하다. 세 번째로는 '표적치료제'라는 명칭에도 불구하고 아직 소라페닙이나 기타의 표적치료제의 효과를 예측할 수 있는 생물학적 지표나 유전적 변이가 알려져 있지 않다. 따라서 향후에는 이러한 치료 반응 예측인자 또는 지표를 개발함으로써 개별 환자에 맞는 적절한 치료제를 선정하는 소위 맞춤치료가 필요하다고 판단된다.

참고문헌

1. Ando E, Tanaka M, Yamashita F, et al. Hepatic arterial infusion chemotherapy for advanced hepatocellular carcinoma with portal vein tumor thrombosis: analysis of 48 cases. Cancer 2002;95:588-595
2. Bruix J and Sherman M. Management of heptocellular carcinoma: An update. Hepatology 2011;53:1020-1022
3. Cheng AL, Kang YK, Chen Z, et al. Efficacy and safety of sorafenib in patients in the Asia-Pacific region with advanced hepatocellular carcinoma: a phase III randomized, double-blind, placebo-controlled trial. Lancet Oncol 2009;10:25-34
4. Cheng AL, Kang YK, Lin DY, et al. Sunitinib versus sorafenib in advanced hepatocellular cancer: results of a randomized phase III trial. J Clin Oncol 2013;31:4067-4075
5. Johnson PJ, Qin S, Park JW, et al. Brivanib versus sorafenib as first-line therapy in patients with unresectable, advanced hepatocellular carcinoma: results from the randomized phase III BRISK-FL study. J Clin Oncol 2013;31:3517-3524
6. Lee HC. Systemic chemotherapy of hepatocellular carcinoma-Korean experience. Oncology 2008;75:114-118
7. Lin DY, Lin SM, Liaw YF. Non-surgical treatment of hepatocellular carcinoma. J Gastroenterol Hepatol 1997;12:S319-S328
8. Llovet JM, Decaens T, Raoul JL, et al. Brivanib in patients with advanced hepatocellular carcinoma who were intolerant to sorafenib or for whom sorafenib failed: results from the randomized phase III BRISK-PS study. J Clin Oncol 2013;31:3509-3516
9. Llovet JM, Pena CEA, Lathia CD, et al. Plasma biomarkers as predictors of outcome in patients with advanced hepatocellular carcinoma. Clin Cancer Res 2012;18:2290-2300
10. Llovet JM, Ricci S, Mazzaferro V, et al; SHARP Investigators Study Group. Sorafenib in advanced hepatocellular carcinoma. N Engl J Med 2008;359:378-390
11. Villanueva A, Newell P, Chiang DY, et al. Genomics and signaling pathways in hepatocellular carcinoma. Semin Liver Dis 2007;27:55-76
12. Vogelstein B, Kinzler KW. Cancer genes and the pathways they control. Nat Med 2004;10:789-799
13. Yeo W, Mok TS, Zee B, et al. A randomized phase III study of doxorubicin versus cisplatin/interferon alpha-2b/doxorubicin/ fluorouracil (PIAF) combination chemotherapy for unresectable hepatocellular carcinoma. J Natl Cancer Inst 2005; 97:1532-1538

증례(29-1)

만성 B형간염으로부터의 간세포암종

- 만성 B형간염으로 정기적인 간세포암종 감시검사를 권유받고 검사를 받아오던 환자에서 조기 간세포암종을 발견하고 표준적인 치료방법인 간절제술로 치료한 증례이다. 만성 B형간염 및 간경변증과 같은 간세포암종의 위험요인을 가지고 있는 환자에서 정기적인 감시검사의 중요성은 반드시 강조되어야 한다.

증례

64세 여성이 건강검진으로 시행한 복부초음파검사에서 이상이 발견되어 왔다. 환자는 약 10년 전 만성 중이염으로 수술을 받을 때 HBsAg이 양성인 것을 처음 알았다. 환자는 당시부터 정기적인 감시검사를 받던 중 내원 2주 전 건강검진으로 시행한 복부초음파검사에서 간경변증 및 간내 종괴가 발견되어 본원에 왔다.

과거력에서 당뇨, 고혈압, 결핵은 없었다. 흡연 및 음주력도 없고 가족력에서 특이사항은 없었다. 계통적 문진에서 전신 쇠약감이 있었으나 체중감소는 없었다. 발열 및 오한은 없었으며, 흉통, 기침, 가래, 호흡곤란은 없었다. 복부 불편감은 없었으며 토혈, 흑색변은 없었다.

활력징후는 혈압은 118/62mmHg, 맥박은 분당 60회, 호흡수는 분당 18회, 체온은 36.5℃였다. 신체검진에서 빛반사는 대칭적이고 신속하였으며 결막은 창백하지 않고, 공막에 황달은 보이지 않았다. 인후발적, 구개편도 비대는 없었고 경부 림프절은 촉지되지 않았다. 심음은 규칙적이고 심잡음은 들리지 않았으며 흉부팽창은 대칭적이고 호흡음은 깨끗하였다. 복부는 편평하였고 장음은 정상이었다. 복부 종괴는 촉지되지 않았으며 압통 및 반발통은 없었다. 간, 비장, 신장은 촉지되지 않았다. 늑척추각 압통은 없었고 하지부종, 곤봉지, 청색증은 관찰되지 않았다.

일반혈액 검사에서 백혈구 7,030/mm^3, 혈색소 14.5g/dL, 혈소판 191,000/mm^{3}이었고, 간기능검사에서 총 콜레스테롤 177mg/dL, 총 단백 7.9g/dL, 알부민 4.6g/dL, 총 빌리루빈 1.2mg/dL, 알칼리성 포스파타아제 124IU/L, AST/ALT 39/24IU/L이었다. 프로트롬빈시간은 99%(INR 1.01)이었다. 일반화학검사에서 Na 144mmol/L, K 4.2mmol/L, BUN/Cr 11/0.56mg/dL이었다. 종양표지자검사에서 알파태아단백은 5.1ng/mL, HBV DNA는 14,600IU/mL이었으며, 혈청검사에서 HBsAg 양성, anti-HBs 음성, HBeAg 음성, HBeAb 음성, HBcAb(IgG) 양성, HAV Ab(IgG) 양성, anti-HCV 음성, HIV-Ab 음성, RPR 비반응성이었다.

토의

좌장(외과 A교수): 이 환자에서 감별해야 할 질환에는 간세포암종, 혈관종, 담관암을 포함한 기타 간종양이 있습니다. 이를 감별하기 위해서는 병력에서 간세포암종의 위험인자가 있는지를 알아보는 것이 중요합니다. 우리나라에서 간세포암종의 원인은 B형간염바이러스, C형간염바이러스, 알코올 등에 의한 만성 간염 및 간경변증이 전체 환자의 90%를 차지합니다. 간세포암종의 고위험군에 대한 간세포암종 감시검사를 6개월 간격으로 진행하는데, 이는 종양의 크기가 두 배가 되는 tumor doubling time과 비용 대비 효과를 고려한 것이며, 감시검사를 통해 조기 진단된 환자들의 생존이 감시검사를 받지 않은 환자들에 비해 우수하다는 결과에 근거한 것입니다. 감시검사에서 간세포암종이 의심되는 환자에게는 역동적 조영증강 전산화단층촬영 또는 역동적 조영증강 자기공명영상검사 등의 추가적 영상검사를 할 수 있고, 혈청 알파태아단백 수치가 높지 않은 경우 PIVKA-Ⅱ 검사도 진행할 수 있습니다. 이 환자에서 역동적 조영증강 전산화단층촬영 소견을 말씀해주십시오.

영상의학과 전임의: 역동적 조영증강 전산화단층촬영 소견입니다. 간은 결절성 변화를 보이는 경변성 간의 모

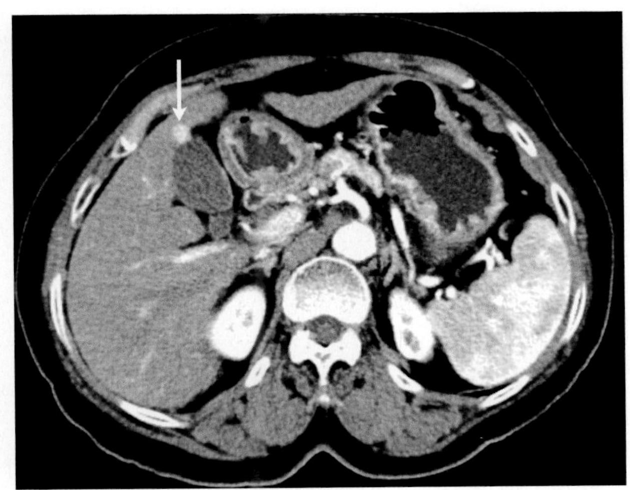

그림 29-1.1. 동맥상에서 조영증강을 보이는 간 5번 분절의 종괴

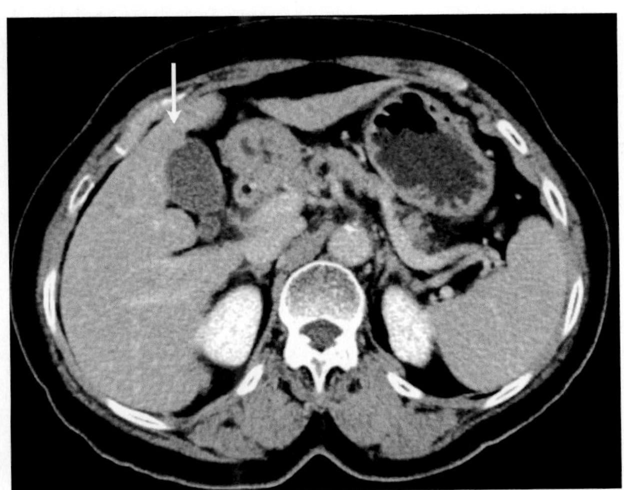

그림 29-1.2. 문맥상에서 조영감소를 보이는 간 5번 분절의 종괴

양입니다. 동맥상에서 간의 5번 분절에 주변부와 경계가 분명한, 간실질과 비교하여 조영증강이 잘되는 약 1cm 크기의 종괴가 있습니다(그림 29-1.1). 이 종괴는 문맥상에서 조영감소 소견을 보여 간세포암종을 시사합니다(그림 29-1.2). 역동적 조영증강 자기공명영상검사에서 5번 분절 경계에서 동맥기에서 1cm가량의 조영증강을 보이며 정맥기에서 저신호 강도를 보이는 병변이 관찰되며, T2 강조 영상에서 고신호 강도를 보이고 확산강조영상*diffusion weighted imaging* 및 간담도기영상 *hepatobiliary phase*에서 대조도의 차이가 관찰되어, 간세포암종에 합당한 소견입니다. 간문맥 침범이나 주변으로의 전이 또는 림프절 비대의 소견은 보이지 않습니다.

좌장: 간세포암종은 조직학적 확진이 쉽지 않습니다. 그 이유는 대부분의 환자가 간경변증을 동반하는 경우가 많아 간기능 저하에 따른 출혈, 복수로 인해 조직검사가 어려운 경우가 많고, 암종 전파의 위험성이 있고 종양을 정확히 겨냥하기가 어려워 실제로 조직검사를 할 수 없는 경우가 많기 때문입니다. 간세포암종은 위험인자가 없는 환자에서는 거의 발생하지 않으며, 특징적인 영상의학적 검사 소견을 보이므로 임상에서는 대부분의 환자들이 임상적 진단기준에 따라 비침습적인 방법으로 진단을 받게 됩니다. 비침습적으로 간세포암종을 진단하는 방법은 기저 간질환이 있는 환자에서 영상검사와 종양표지자검사로 이루어집니다. 혈청 알파태아단백 검사는 만성 간염 및 간경변증 환자들에서 혈청 알파태아단백 수치가 200ng/mL 이상일 때 간세포암종 진단의 양성 예측도가 가장 높다는 보고가 있으나, 소간세포암종 중 약 35%에서 알파태아단백 수치가 정상이며 간염의 악화 또는 간세포의 활발한 재생 등 비특이적인 경우에도 알파태아단백 수치의 상승이 나타나므로 이 검사 단독으로 간세포암종을 진단하기는 어려우며 영상의학적 검사 결과가 뒷받침되어야 합니다. 종계 알파태아단백이 모든 간세포암종 환자에서 올라가지 않는 이유는 무엇일까요?

내과 전임의: 간세포암종의 70% 이상은 알파태아단백을 생성해내지만 나머지에서는 그 농도가 정상일 수 있습니다. 종양의 부피에 비례해 혈청 알파태아단백 농도가 증가하게 되어 크기가 작은 간세포암종에서는 그 농도가 정상으로 나오는 경우가 흔하게 있습니다. 따라서 간세포암종의 고위험군 환자에서 감시검사를 할 경우 혈청 알파태아단백 검사만으로는 민감도가 낮기 때문에 영상의학적 검사를 함께 시행해야 합니다.

좌장: 이 환자의 경우 B형간염바이러스로 인한 간경변증으로 간세포암종의 고위험군이나 혈청 알파태아단백이 5.1ng/mL로 상승해 있지 않았습니다. 그러나 역동적 조영증강 전산화단층촬영과 역동적 조영증강 MRI에서 간세포암종의 특징적 소견을 보여 임상적으로 간세포암종을 진단할 수 있습니다. 그리고 빌리루빈 수치가 정상이고 복수가 동반되지 않아 간기능이 잘 유지되고 있음을 알 수 있습니다. 이 환자의 위내시경 소견은 어떠했습니까?

주치의: 식도와 위의 정맥류는 관찰되지 않았고 정상 소견이었습니다.

좌장: 식도정맥류나 비장비대에 의한 혈소판 감소 등 문맥압항진증의 소견이 없고 고빌리루빈혈증이 없는 Child 등급 A 환자에서 간에 국한된 단일 종양은 간절제술을 우선적으로 고려하게 됩니다. 다른 치료방법을 고려하는 것은 어떠했을까요?

내과 전임의: 이 환자처럼 간기능이 보존되어 있고 간문맥 등의 혈관침범이 없을 경우 최적의 치료는 수술적 절제입니다. 환자의 전신적인 상태가 수술에 부적합할 경우에는 고주파 열치료나 경피적 에탄올 주입술을 고려할 수 있겠습니다.

좌장: 이 환자는 수술적 절제를 받았습니다. 수술 소견을 말씀해주십시오.

외과 전공의: 오른쪽 늑골하절개로 개복하였습니다. 복강 내에 복수나 유착, 종괴 소견은 없었습니다. 수술 중 초음파검사로 간의 5번 분절에 있는 종괴를 확인한 후 5번 분절의 종양절제술을 시행하였고 절제 경계면과의 거리는 1cm 정도이었습니다.

임상 진단

hepatocellular carcinoma

좌장: 병리 소견을 말씀해주십시오.

병리과 전임의: 절개연 사이로 간실질 내에 둥근 고형성 종괴가 관찰되었습니다. 간의 피막은 간경변성 변화를 보였으며 실질을 절개하였을 때 Glisson's capsule을 밀어올리는 양상의 연한 갈색의 종괴가 관찰되며 단면상 1.4×1.2×1.1cm 크기의 팽창성 결절형 종괴가 관찰되었습니다(그림 29-1.3). 종괴는 Glisson's capsule과는 맞닿아 있으며 실질 절연과는 1.2cm 떨어져 있었으며 내부에 괴사나 출혈 등의 특이소견 관찰되지 않았습니다. 현미경 소견에서 macrotrabecular pattern을 보이는 유사경변형 암세포를 관찰할 수 있었습니다. 병리학적 진단은 간세포암종입니다.

좌장: 알파태아단백의 정상 범위와 반감기는 어떠합니까?

내과 전임의: 혈청 알파태아단백의 반감기는 약 4일입니다. 이 환자의 수술 전 알파태아단백 수치는 5.1ng/mL

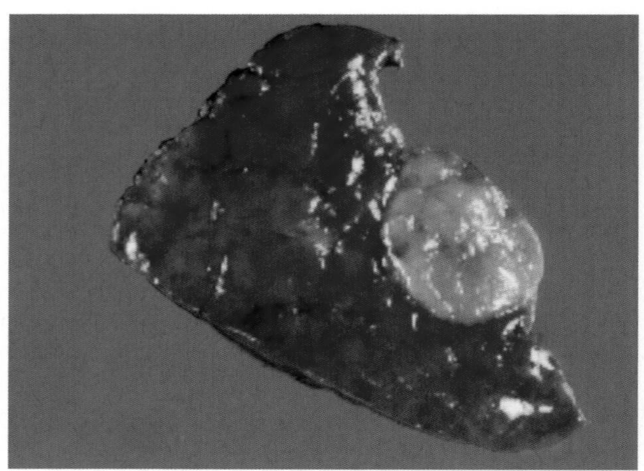

그림 29-1.3. 종괴의 육안 소견

이었습니다. 이 환자는 간세포암종의 재발을 판단하기 위한 추적관찰에서 알파태아단백 수치의 임상적인 의미는 크지 않다고 생각합니다. 일반적으로 수술 전 알파태아단백 수치가 높았고 수술 후에도 알파태아단백 수치가 정상보다 높다면 알파태아단백 수치가 줄어드는 양상을 파악하는 것이 중요합니다. 대개는 수술 후 종양이 남아 있어서 지속적으로 알파태아단백이 생성되고 있다고 보기보다는, 수술 전 종양에서 분비된 알파태아단백 가운데 혈청에 남아 있던 것이 반감기에 따라 줄어들고 있는 상태가 많아 그 감소 양상을 파악하는 것이 임상적으로 중요합니다. 차후 외래에서 환자를 추적 관찰할 때 혈청 알파태아단백 수치가 정상으로 떨어졌다가 다시 상승하는 경우를 종종 보게 되는데, 종양의 재발 가능성을 의심할 수 있는 하나의 정보를 제공할 수 있습니다.

좌장: 이 환자는 현재까지 뚜렷한 재발의 증거 없이 외래 추적관찰 중입니다. 이 증례는 만성 B형간염으로 진단받은 환자가 정기적인 감시검사를 통하여 발견된 복부초음파검사에서 단일 결절성 간세포암종을 진단받고 수술적 절제를 시행한 경우로 간세포암종의 고위험군에서 감시검사의 필요성, 방법, 진단 및 치료에 대해 알아보았습니다.

병리 진단

1. hepatocellular carcinoma
2. HBV-associated liver cirrhosis

증례(29-2)

간경변증으로부터의 간세포암종

- 만성 B형간염에 의한 간경변증으로 복수, 간성 뇌증 등 비대상성 간기능 상태를 보이는 환자에서 발생한 간세포암종을 생체 간이식을 통해 치료한 증례이다. 간기능의 저하로 인하여 수술적 절제나 국소영역치료가 불가능한 환자에서 간세포암종의 치료와 간기능의 개선을 동시에 이룰 수 있는 간이식을 고려할 수 있다.

증례

59세 남자가 2일 전부터 발생한 의식 변화를 주소로 내원하였다. 환자는 22년 전 만성 B형간염 환자로 진단되었으나 정기적인 검사는 받지 않았다. 내원 2개월 전부터 복부팽만이 있었고 내원 1개월 전에 타 병원에서 시행한 간 초음파에서 종괴가 발견되었다. 내원 2일 전부터 횡설수설하며 불안해하는 등의 이상 행동을 하여 응급실에 왔다. 평소보다 단백질의 섭취가 많았으며 혈변, 흑색변, 변비는 동반되지 않았다.

가족력에서 어머니, 남동생, 여동생 모두 만성 B형간염 환자였다. 환자는 40여 년간 일주일에 보통 소주 2병 정도의 음주를 하였고 흡연력은 없었다. 계통적 문진에서 전신 쇠약감 및 체중감소는 없었다. 발열 및 오한은 없었으며 복통, 구역, 구토, 설사, 토혈은 없었다. 활력징후에서 혈압은 98/86mmHg, 맥박은 분당 82회, 호흡수는 분당 18회, 체온은 36.6°C였다. 의식은 명료하였고, 시간, 장소에 대한 지남력은 없었다. 신체검진에서 빛 반사는 대칭적이고 신속하였으며 결막은 창백하지 않았고, 공막에 황달은 보이지 않았다. 인후 발적, 구개편도 비대는 없었으며 경부 림프절은 촉지되지 않았다. 복부팽만 및 이동성 탁음이 있었다. 장음은 정상이었으며, 복부 압통 및 반발통은 없었다. 비장이 촉지되었으며, 간, 신장은 촉지되지 않았다. 늑척추각의 압통은 없었고 하지부종, 곤봉지, 청색증은 관찰되지 않았으나 퍼덕떨림이 관찰되었다.

일반혈액 검사에서 백혈구 4,100/mm^3, 혈색소 10.7g/dL, 혈소판 59,000/mm^{3}이었고, 간기능검사에서 총 콜레스테롤 91mg/dL, 총 단백 7.9g/dL, 알부민 2.2g/dL, 총 빌리루빈 2.3mg/dL, 알칼리성 포스파타아제 178IU/L, AST/ALT 114/70IU/L이었다. 프로트롬빈시간은 46%(INR 1.80)이었다. 일반화학검사에서 Na 123mmol/L, K 4.9mmol/L, BUN/Cr 20/0.87mg/dL이었다. C 반응성 단백은 0.39mg/dL이었다. HBV DNA 222,000IU/mL, 혈청검사에서 HBsAg 양성, anti-HBs 음성, HBeAg 양성, HBeAb 음성이었다. 종양표지자검사에서 알파태아단백은 17ng/mL이었고, PIVKA-Ⅱ는 88nAU/mL이었다.

토의

좌장(외과 A교수): 이 환자는 어머니와 형제들이 모두 만성 B형간염 환자인 것으로 보아 B형간염은 어머니로부터 수직감염이 되었을 가능성이 높겠습니다. 이 같은 수직감염의 경우 90%가량이 만성화되는 것으로 알려져 있어, 이 환자는 정기적으로 검사를 받아야 했습니다. 혹시 환자가 복용 중인 약물은 있었습니까?

주치의: 환자는 복수를 동반한 비대상성 간경변증으로 이뇨제로 스피로놀락톤 50mg을 하루 두 차례 복용하였고, 이때부터 항바이러스제인 엔테카비어를 매일 복용하고 있었습니다.

좌장: 간성 혼수가 발생하였고, 복수가 있어 이뇨제로 조절하고 있고, 프로트롬빈시간이 46%로 낮으며, 백혈구가 4,100/mm^3, 혈소판 59,000/mm^{3}으로 감소하고, 혈청 알부민도 2.2g/dL로 낮은 등 비대상성 간경변증에 합당한 소견으로 생각됩니다. 영상검사 소견을 말씀해 주십시오.

영상의학과 전임의: 1개월 전 복부초음파검사에서는 간 표면에 여러 개의 결절이 보이고 있고, 비장이 14cm으로 커져 있습니다. 당시 2cm가량의 고에코성 결절이 우엽에 관찰되어 복부 전산화단층촬영을 하였습니다. 간

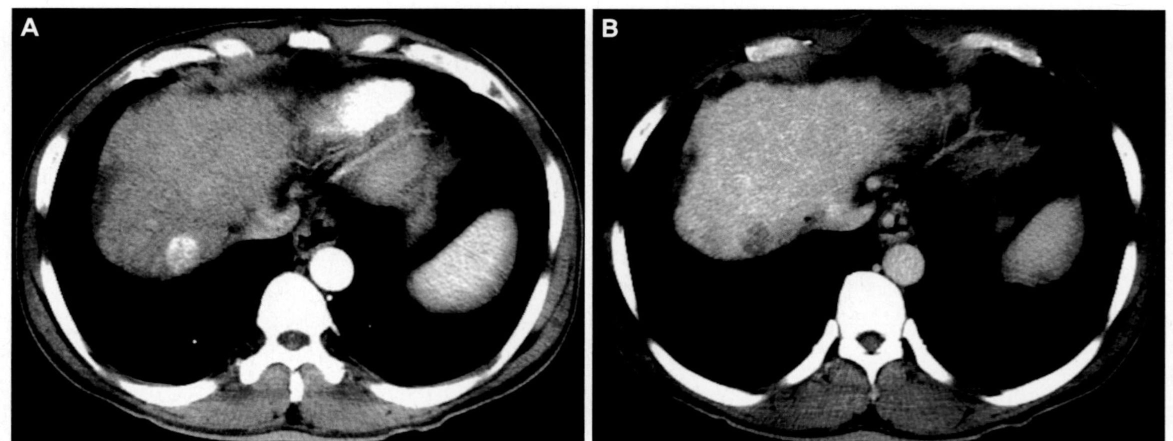

그림 29-2.1. 복부 전산화단층촬영에서 간 8번 분절에 2cm의 종괴가 동맥기(A)에서 고음영으로, 지연기(B)에서 저음영으로 관찰된다.

질환으로 전산화단층촬영을 할 때는 보통 3상*phase* 전산화단층촬영을 하게 됩니다. 조영제 주입 30초가 지난 후 동맥상을 얻게 되고 간세포암종의 경우 동맥상에서 밝게 조영되는 종괴로 나타납니다. 조영제를 주입하고 60초가 지난 후 문맥상을, 3분 후에는 지연상을 찍게 되는데 이때 간세포암종은 조영 증강되던 것이 씻겨나가고 주변 피막만 조영되는 양상을 보입니다. 이 환자의 전산화단층촬영에서 간의 8번 분절 부위에 동맥상에서 조영 증강되고 문맥상 및 지연상에서는 조기에 씻겨나가는 양상의 2cm 크기의 종괴가 관찰되며, 같은 양상으로 5번 분절에서 1.9cm의 종괴가 발견되었습니다(그림 29-2.1). 이외에는 전형적인 조영양상을 보이는 종괴는 없어서, 초음파에서 관찰되었던 다른 결절들은 이형성 결절*dysplastic nodule*들로 추정할 수 있습니다. 또한 중등도의 복수가 관찰되고 있었고, 포함된 폐 하부 및 부신에 전이를 시사하는 소견은 없습니다.

좌장: 8번과 5번 분절에 각각 2cm, 1.9cm 크기의 간세포암종이 발생하였음을 확인하였습니다. 이런 경우 어떻게 치료해야 할지 내과 선생님께서 설명해주시면 감사하겠습니다.

내과 A교수: 간경변증에 속발한 간세포암종 환자이므로 치료방법의 결정에 반드시 고려해야 할 사항은 첫째로 잔여 간기능, 둘째로 병변의 양상입니다. 이 환자의 경우 Child 등급 C로 수술적 절제는 금기입니다. 또한 잔여 간기능과 출혈의 위험성을 고려하면 고주파 열치료나 경피적 에탄올 주입술도 어려운 상황입니다. 이외의 치료로서 경동맥 화학색전술 역시 고려해 볼 수 있습니다. 하지만 간기능을 더욱 악화시킬 우려가 있어 이 환자에게는 적용이 힘듭니다. 결국 이 환자에서는 간세포암종의 치료와 간경변증에 의한 합병증을 모두 해결하기 위해서 간이식이 유일한 치료방법으로 판단됩니다.

좌장: 간경변증에 간세포암종이 병발되어 있는 환자에서 공여자가 있다고 해서 모두 간이식을 할 수 있는 것은 아닙니다. 외과 전임의 선생님께서 간이식의 적응증에 대해 간략히 설명해주시기 바랍니다.

외과 전임의: Child 점수 10점 이상인 환자와 7~10점이면서 간경변증 합병증이 병발한 환자에서는 이식으로 인한 생존율 향상의 효과가 확실하므로 합병증 유무와 상관없이 적극적으로 이식을 권유해 볼 수 있습니다. 특히 간세포암종이 있으나 간절제를 할 수 없는, 비대상성 간경변증에서 간이식의 적응이 되는 환자를 선별하는 기준으로 현재 가장 널리 쓰이고 있는 것은 1996년 Mazzaferro 등이 발표하였던 Milan 척도입니다. 간외 전이의 증거가 없고, 림프절전이나 혈관침범이 없으며, 종괴가 1개인 경우 크기가 5cm 미만, 종괴가 3개 이하인 경우 각각의 직경이 3cm 이하라는 조건을 만족하는 경우 간이식 후에 매우 높은 무병생존율을 기대할 수 있습니다. 이 환자의 경우 종괴가 2개이고 각각의 크기가 3cm 미만이므로 림프절이나 혈관 침범이 없으면 이식을 적극적으로 고려할 수 있을 것으로 생각되는데, 영상 소견은 어떠한지요?

영상의학과 전임의: 수술 전 복부 전산화단층촬영에서 간문맥이나 간정맥 등 혈관침범의 소견은 없었으며, 주변에 의미 있게 커져 있는 림프절도 없었습니다. 복부 내

부신 등 다른 장기로의 전이의 증거도 보이지 않습니다.

좌장: 결론적으로 이 환자는 간이식의 적응증이 된다는 의견입니다. 수술 소견과 병리 소견을 말씀해주십시오.

임상진단

liver transplantation due to hepatocellular carcinoma in patients with ecompensated liver cirrhosis

외과 전공의: 환자는 간전절제술 및 생체부분간이식을 받았습니다. 수술 소견에서 복강 내 유착이나 육안적 암 전이 소견은 관찰되지 않았으며 소량의 복수가 있었습니다. 간 표면은 육안적으로도 울퉁불퉁하였고 크기가 작아져 있어 진행된 간경변증의 소견을 보였습니다. 간을 우엽부터 박리한 후 간정맥을 박리하여 결찰했고, 담관을 박리하여 결찰한 후 담낭을 절제하였습니다. 다음으로 간동맥과 간문맥, 간외 담도 등을 차례로 박리 및 결찰하여 간을 모두 적출하였습니다. 지혈 후 공여간과 수혜자의 간정맥과 간문맥, 간동맥을 차례로 연결하여 문합하였으며 수술 중 도플러검사에서 문합부의 누출 등 이상 소견은 관찰되지 않았습니다. 마지막으로 담도를 문합하였고, 식염수로 세척해 보았을 때 문합부 누출 소견은 보이지 않았습니다. 이에 배액관을 삽입하고 수술을 종료하였습니다.

좌장: 병리 소견을 말씀해주십시오.

병리과 전공의: 받은 조직은 신선 상태의 전적출된 간으로 크기는 24×17×8cm이며 무게는 900g이었습니다. 표면은 울퉁불퉁하게 결절성 변화를 보이며 위축되어 있는 모습이었고, 연속 절개 시 2개의 종괴가 관찰되었습니다. 첫 번째 종괴는 8번 분절에 위치하며 크기는 2×2×1.8cm로, 단일결절 팽창형 형태이며 피막과 1cm 떨어져 있었습니다. 단면은 노란색으로 균일하였고 괴사 부위는 30%였습니다(그림 29-2.2). 저배율로 관찰하였을 때 간은 대결절성 섬유화 소견을 보이고 있었고, 종괴는 피막이 명확하며 절제연 침범 소견은 보이지 않았습니다. 고배율로 관찰하였을 때 위선*pseudogland* 또는 소방*rosette*을 형성하는 악성 세포들로 구성되어 있어 간세포암종에 합당한 소견입니다. 두 번째 종괴는 5번 분절에 위치하며 크기는 1.9×1.9×1.5cm으로, 단일결절 팽창형 형태로, 피막과 1cm 떨어져 있었습니다. 단면은 노란색으로 균일하였고 괴사 부위는 없었습니다. 두 번째 종괴 역시 고배율에서 간세포암종에 합당한 소견이 있었습니다. 두 종괴 모두 주변의 혈관이나 림프절 침범은 없었으며, TNM 병기로는 T2에 해당합니다. 함께 보내주신 간동맥, 간문맥, 담도에는 종양 침범 소견이나 기타 이상 소견은 보이지 않았습니다.

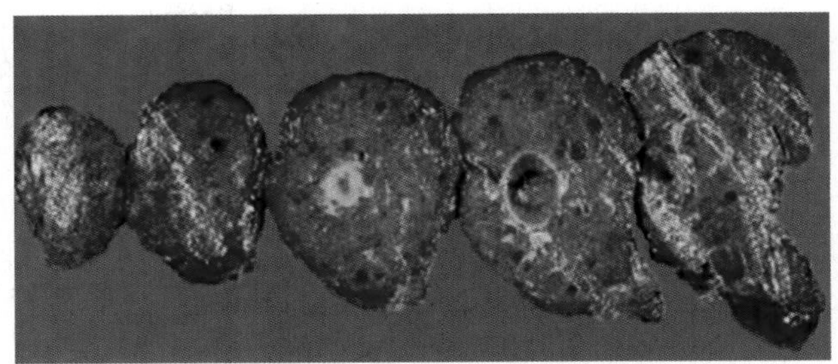

그림 29-2.2. 대결절형의 간경변증 및 내부가 균질한 2cm의 노란색 간세포암종을 보이는 육안 병리소견

병리진단

multinodular hepatocellular carcinoma in liver cirrhosis

좌장: 수술 전 진단대로 진행한 간경변증에 병발한 다발성 결절의 간세포암종으로 성공적으로 간이식 수술을 하였습니다. 수술 소견 및 병리 소견에서 Milan 척도를 벗어나지는 않아서 예후는 좋을 것으로 기대되는데, 수술 후 촬영한 영상 소견이 있으면 말씀해주십시오.

영상의학과 전공의: 수술 후 T-tube를 이용한 담도조영술에서 접합 부위에서의 누출은 보이지 않습니다. 간문맥, 간동맥, 하대정맥의 도플러검사에서 혈행의 장애는 보이지 않고 혈관의 협착도 보이지 않습니다. 수술 1년 후까지 복부 전산화단층촬영에서도 공여 간내에 재발 등 이상 소견은 없었습니다.

좌장: 2000년대에 들어서면서 수술 전후 관리나 술기가 발달하고 면역억제제, 항바이러스제 등이 개발되어 이식 후 생존율이 크게 향상되었습니다. 2000년 이후 국내 간이식 성적은 생체 간이식의 경우 5년 생존율

77.4%, 뇌사자 간이식 후에는 70.5% 정도입니다. 그렇지만 우리나라의 경우에는 기저질환으로 만성 B형간염 및 간경변증을 가진 환자가 전체 환자의 2/3을 차지할 정도로 많아서 수술 자체의 합병증에 의한 사망이 점차 감소하여도 장기간 생존에 따른 B형간염의 재발, 항바이러스제 내성 등의 문제가 대두되고 있는 실정입니다. 또한 간이식을 대기하는 환자는 많지만 수혜 가능한 숫자가 한정되어 있어서, 적절한 시기에 환자에게 간이식을 권고하고 안전하게 준비하는 것이 중요하다고 하겠습니다. 혹시 질문이나 추가할 말씀이 있으십니까?

내과 B교수: 이 증례로 인해 생길 수 있는 오해에 대해 몇 가지 말씀드리고자 합니다. 첫째로 간이식을 통해 다른 방법으로 치료가 어려운 모든 간세포암종 환자를 치료할 수 있는 것은 아니라는 점입니다. 둘째로 간이식이 기술적으로 가능하다고 하여도 이에 따른 비용이 타 치료법에 비교하여 매우 많이 든다는 것을 반드시 염두에 두어야 합니다. 수술비용뿐 아니라 환자는 수술 후에 면역억제제 및 면역글로불린 등 매달 수십만 원에 달하는 고가의 치료를 평생 지속하게 됩니다.

좌장: 말씀 감사합니다. 금일 증례는 간세포암종이 있는 진행성 간경변증 환자에서 적절한 기준을 만족하는 경우 적극적으로 간이식을 고려하여 좋은 결과를 얻을 수 있다는 것을 보여주었습니다. 경구 항바이러스제와 면역억제제, 면역글로불린 등의 사용으로 인한 높은 비용 등에 대하여 사전에 환자와 충분히 협의해야 함을 반드시 염두에 두어야 하겠습니다.

증례(29-3)

간세포암종의 파열

- 간세포암종의 파열로 응급 색전술 이후 간내 종양에 대하여 반복적으로 경동맥 화학색전술을 시행받던 환자에서 복강 내 간세포암종의 진행으로 수술적 절제를 한 증례이다. 간세포암종의 생물학적 특성으로 인해 대부분의 다른 고형암과 달리 전이 병소도 수술적인 치료의 대상이 될 수 있음을 주지해야 한다.

증례

72세 남자가 1개월 전부터 발생한 복부불편감을 주소로 왔다. 환자는 내원 약 1년 전 갑자기 발생한 심한 복통으로 와서 간세포암종 파열로 진단받고 응급 경동맥 색전술을 시행받았다. 응급 경동맥 색전술 시행 1개월 후 남아 있는 간세포암종에 대하여 추가로 경동맥 화학색전술을 받았고, 이후 경과관찰 중 다수의 간내 결절이 재발하여 추가로 세 차례의 경동맥 화학색전술을 시행받았다. 내원 2개월 전 복부 전산화단층촬영에서 다수의 복강 내 전이 결절이 관찰되었고 이후 추적관찰에서 수와 크기 증가가 관찰되었다. 과거력에서 만성 간질환 외 결핵 척추염으로 1년간 항결핵제를 복용한 병력이 있었으며, 가족력에서 특이사항은 없었다. 매일 하루 2병 이상 총 40년간 술을 마셔 왔고 흡연력은 없었다. 계통적 문진에서 전신 쇠약감이나 피로감은 없었으며 발열 및 오한은 없었다. 흉통, 기침, 가래, 호흡곤란은 없었다. 체중감소, 식욕부진, 구역, 구토나 변비, 설사는 없었고 혈변, 흑색변도 없었다. 신체검진에서 혈압은 122/70mmHg, 맥박은 분당 76회, 호흡수는 분당 20회, 체온은 36.7°C였고. 결막은 창백하지 않았고 공막에 황달은 없었다. 인후 발적과 구개 편도비대는 없었고 경부 림프절은 촉지되지 않았다. 심음은 규칙적이고 심잡음은 들리지 않았으며 흉부 팽창은 대칭적이고 호흡음은 깨끗하였다. 복부는 편평하고 부드러웠으며, 좌하복부에서 비장이 촉지되었다. 장음은 정상이었고 복부에 압통이나 반발통은 없었다. 늑척추각 압통은 없었으며 하지부종, 곤봉지, 청색증은 관찰되지 않았다.

일반혈액검사에서 백혈구 5,550/mm^3, 혈색소 10.5g/dL, 혈소판 166,000/mm^{3}이었고, 간기능검사는 콜레스테롤 143mg/dL, 총단백 7.5g/dL, 알부민 4.2g/dL, 총빌리루빈 1.4mg/dL, 알칼리성 인산분해효소 71IU/L, AST/ALT 24/4IU/L이 었 다. BUN/Cr 21/1.03mg/dL이었고, 프로트롬빈시간은 INR 1.12(85%)이었다. 혈청검사에서 B형간염바이러스 표면항원은 음성, B형간염바이러스 표면항체는 양성, C형간염바이러스 항체는 음성이었다. 종양표지자검사에서 AFP는 710ng/mL이었고, PIVKA-Ⅱ는 7,265nAU/mL이었다.

토의

좌장(내과 A교수): 다소 복잡하고 흔하지는 않은 증례입니다. 환자의 입원 당시부터 현재까지의 치료 경과에 대하여 정리해 보겠습니다. 먼저 상기 환자는 중증의 알코올 남용 환자로 1년 전 갑작스런 심한 복통을 주소로 내원하였습니다. 만성 간질환이 있는 환자에서 갑작스런 상복부 통증을 호소할 때에는 간세포암종의 파열을 반드시 감별해야 한다는 것을 다시 한 번 기억해주십시오. 그럼 내원 당시 복부 전산화단층촬영 소견부터 살펴보도록 하겠습니다.

영상의학과 전임의: 1년 전, 처음 병원에 내원 당시 시행한 복부전산화단층촬영 소견입니다. 간실질은 울퉁불퉁하여 기저에 간경변증이 있음을 알 수 있습니다. 간의 5번 분절에 약 2cm의 간 바깥쪽으로 돌출되어 있는 종괴가 보이며, 동맥기에서 고음영, 문맥기에서 저음영을 보여 간세포암종에 합당한 소견입니다. 복강에는 혈액 성분으로 생각되는 다량의 복수가 관찰되고 있어 간세포암종이 파열된 것으로 추정할 수 있겠습니다.

좌장: 내원 당시 환자는 영상학적 소견에 의하여 간세포암종의 파열로 진단하고, 지혈 목적으로 응급 색전술을

시행하였습니다. 영상의학과 선생님께서 시술 당시의 소견 말씀해주십시오.

영상의학과 전임의: 1년 전의 시술 기록에 근거하여 설명드리도록 하겠습니다. 복강 동맥조영술에서 S5 가지에서 조영증강이 관찰되고 복강으로 조영제 유출이 확인되었습니다. 이에 젤폼과 리피오돌을 이용한 혈관을 막는 응급 색전술을 시행하였습니다. 이 증례와 같이 간세포암종이 파열된 경우 추후 복강 내 전이가 일어날 수 있다는 몇몇 증례 보고들이 있습니다.

좌장: 이 환자의 경우 응급 색전술 1개월 후, 간세포암종에 대하여 추가적인 경동맥 화학색전술을 시행하였음에도 이후 경과관찰 중 다수의 간내 결절이 발견되었습니다. 경동맥 화학색전술 이후에는 간내 재발은 비교적 흔하게 일어나며, 서울대학교병원의 자료를 살펴보면 3cm 이하의 단일 간세포암종이라 하더라도 경동맥 화학색전술 후 재발률은 1년에 48.2%, 3년에 75.0%, 5년에 85.7%로 보고되고 있습니다. 상기 환자와 같이 시술 1년 이내 조기 재발한 경우는, 시술 당시에 이미 존재하던 병소가 시술 후에 발견되었을 가능성이 높을 것으로 생각되고 있습니다. 상기 환자에서는 간내 전이에 대하여 이후 2차례 추가 경동맥 화학색전술을 시행하였습니다. 영상의학과 선생님께서 경동맥 화학색전술 이후의 영상학적 소견을 설명해주시겠습니다.

영상의학과 전임의: 두 차례 경동맥 화학색전술을 시행한 후의 전산화단층촬영에서 간내 병변에 리피오돌이 치밀하게 섭취된 소견이 관찰되고 간내에 살아 있는 간세포암종은 보이지 않습니다. 한편 복강 내에 이전에 비해 크기가 증가된 결절이 관찰되어 복강 내 전이가 의심됩니다.

좌장: 여기서 간세포암종의 한 가지 흥미로운 특성을 확인할 수 있습니다. 위암이나 대장암 등 다른 종류의 악성 종양은 복막을 따라 빠르게 퍼져 나가고 종양성 복막염을 만드는 경우가 흔한 데 비하여, 간세포암종은 파열이 되어 복강 내에 암세포가 퍼지더라도 넓게 퍼져 수많은 병변을 만드는 복강 내 파종*peritoneal seeding*의 형태를 띠지 않고 이 환자에서와 같이 소수의 덩어리만을 만드는 형태를 띱니다. 상기 환자에서 추적관찰 중 내원 1개월 전에 시행한 전산화단층촬영에서 이전부터 관찰되었던 리피오돌 충만 섭취 소견을 재확인할 수 있었고 여전히 간내 살아 있는 간세포암종은 보이지 않았습니다. 하지만 복강 내 종괴는 그 수와 크기가 증가하였습니다(그림 29-3.1). 환자의 생존기간을 결정짓는 가장 중요한 요소인 간내 병변이 잘 조절되고 있으나, 복강 내 전이 결절의 진행 속도가 빠르고 복부불편감을 호소하고 있어, 이 환자에서는 수술적으로 복강 내 전이 병소를 절제하기로 하였습니다. 수술 소견을 말씀해 주십시오.

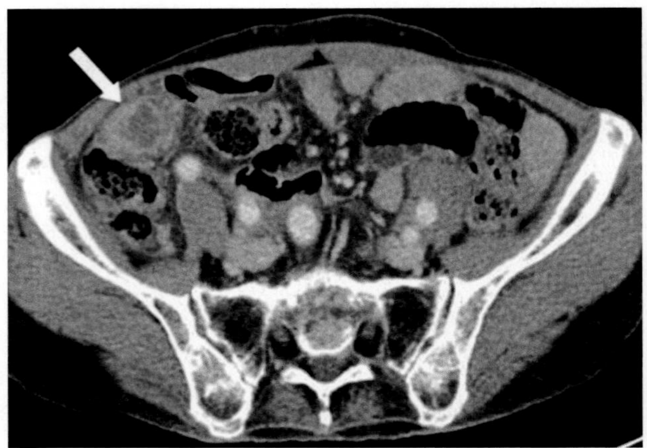

그림 29-3.1. 전산화단층촬영 소견에서 복강 내 전이 결절이 관찰된다.

외과 전임의: 복부 중앙선 절개로 개복하였습니다. 개복 당시 복수와 복강 내 전이 결절이 관찰되었습니다. 이에 복강 내 종괴절제술을 시행하였고 종괴 주위의 일부 대망 적출술도 함께 시행하였습니다.

임상진단

metastatic hepatocellular carcinoma

좌장: 병리 소견을 말씀해주십시오.

병리과 전임의: 절제된 대망의 종괴 검체를 받았습니다. 외견상 지방 조직 내 여러 개의 결절들이 관찰되며 가장 큰 것의 크기는 3.8×3.0×2.0cm이었습니다. 단면을 내어 보았을 때 회백색과 노란색이 혼재되어 있는 양상으로 일부에서 출혈이 동반되었으며 그 외 다른 특이 소견은 관찰되지 않았습니다(그림 29-3.2). 고배율 소견에서 맑은 세포질을 가진 암세포가 뭉쳐져 있었으며, 면역염색에서 알파태아단백, anti-hepatocyte 항원이 모두

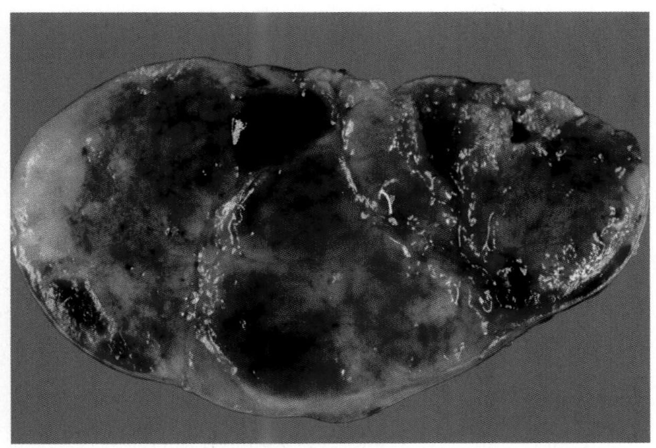

그림 29-3.2. 복강 내 종괴 절제술 후 피막에 싸인 종괴의 육안 소견

양성으로 전이성 간세포암종에 합당한 소견이라고 하겠습니다(그림 29-3.3).

좌장: 복강 내 종괴절제술 후에 알파태아단백 수치의 변화는 어떠하였습니까?

주치의: 복강 내 종괴절제술 후 알파태아단백 수치는 710ng/mL에서 336ng/mL로 감소하였으며, 수술 2개월 후 외래에서 검사하였을 때에는 263ng/mL까지 감소한 상태입니다.

좌장: 이 환자는 특별한 증상 없이 외래 추적관찰 중입니다. 간세포암종에서 원격전이가 있다고 하더라도 생존율을 결정하는 간내 질환이 잘 조절되고 있다면 원격전이에 대한 적극적인 치료로 환자의 증상을 조절하고 삶의 질을 향상시킬 수 있음을 알 수 있겠습니다.

주치의: 일반적인 고형암 치료에서는 원격전이가 있는 경우에는 완화치료*palliative treatment*를 하는 것이 대부분인 데 비하여 간세포암종에서는 원격전이가 있더라도 간내 종양이 잘 치료되어 있다면 원격전이에 대한 적극적인 치료를 하는데, 일반적인 고형암과 간세포암종의 차이점이 무엇인가요?

좌장: 좋은 질문입니다. 일반적인 고형암과 간세포암종은 몇 가지 차이점을 가지고 있습니다. 우선 일반 고형암에서는 치료 전 조직검사에 의한 병리학적 진단이 필수적이지만, 간세포암종에서는 반드시 필요한 것은 아닙니다. 만성 간질환이라는 임상적 근거, 과혈관성이라는 종괴의 특징을 이용한 영상학적 소견, 혈청 알파태아단백과 같은 종양표지자를 종합하여 조직학적 검사 없이도 진단을 할 수 있습니다. 다음으로 일반 고형암에서는 대부분 암의 진행에 의하여 생존율이 결정되지만, 간세포암종에서는 간내 간세포암종의 진행에 의한 기저 간기능의 악화가 생존기간에 보다 중요한 것으로 알려져 있습니다. 따라서 원격전이가 있다고 하더라도 환자에게 간내 종양이 있다면 간내 종양에 대한 치료가 우선시됩니다. 이를 위해서는 수술이나 경피적 에탄올 주입술, 고주파 열치료, 경동맥 화학색전술 등의 국소영역치료를 하게 됩니다. 이러한 간외 전이가 있는 간세포암종에서는 소라페닙이라는 분자표적 치료제를 우선적으로 사용할 것을 국제적인 치료지침에서는 권고하

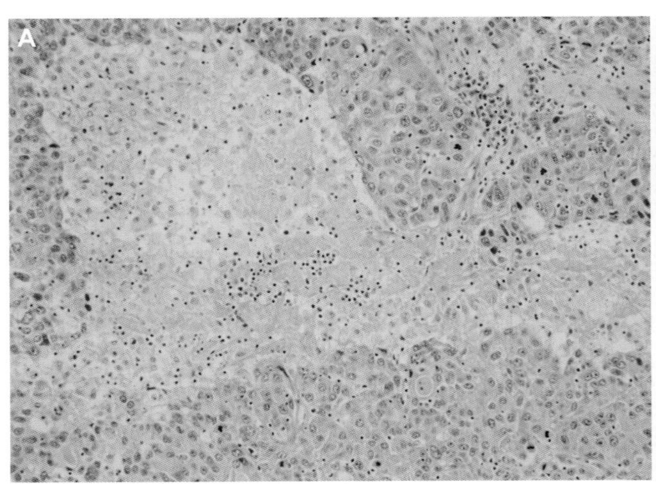

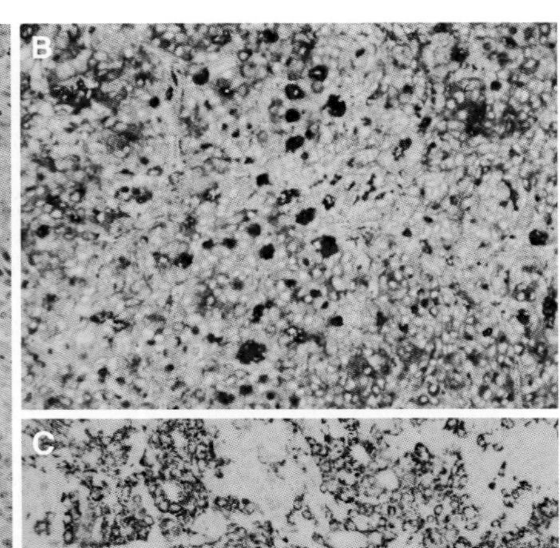

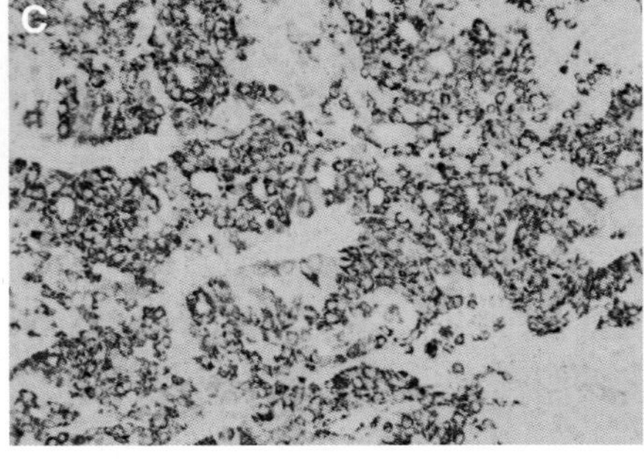

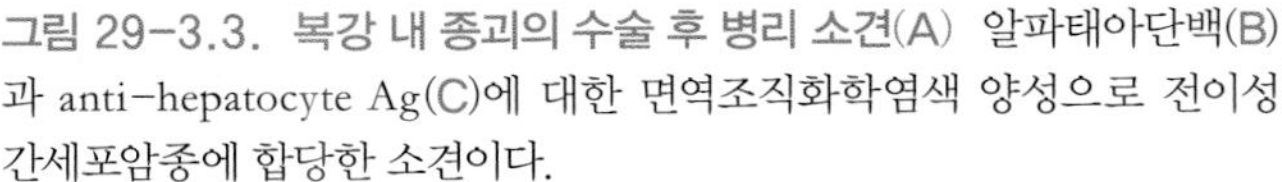

그림 29-3.3. 복강 내 종괴의 수술 후 병리 소견(A) 알파태아단백(B)과 anti-hepatocyte Ag(C)에 대한 면역조직화학염색 양성으로 전이성 간세포암종에 합당한 소견이다.

고 있지만, 이로 인한 중앙 생존기간의 연장이 2~3개월 정도로 짧다는 제한점이 있습니다. 한편 본 증례에서와 같이 간내 종양이 잘 조절이 되고 있다면 원격전이에 대해서도 적극적으로 치료를 하는 것이 증상을 조절하고 환자의 삶의 질을 높이는 데 도움이 된다고 하겠습니다. 파종의 형태가 아니라 국소적인 결절 형성으로 나타나는 간세포암종의 복강 내 전이 양상을 고려할 때 수술적인 전이 병소 절제술은 효과적인 치료방법으로 고려할 수 있으며 이는 간세포암종이 소수의 폐전이를 일으킨 경우에도 적용될 수 있습니다.

병리진단

peritoneal implantation of hepatocellular carcinoma

chapter

30 비알코올성 지방간질환

김윤준

- 지속적인 간효소치 상승을 보이면서 유의한 정도의 알코올 섭취 병력이 없고 다른 원인에 의한 만성 간질환이 배제된 환자의 대부분이 비알코올성 지방간염이다.
- 비알코올성 지방간염의 병리 소견은 알코올성 간질환의 병리 소견과 동일하다.
- 간효소치를 제외한 다른 간기능검사는 대개 정상이고 지속적인 간효소치의 상승이 특징인데, 대개 아스파탐산아미노전이효소*aspartate aminotransferase*; *AST*, 알라닌아미노전이효소*alanine aminotransferase*; *ALT*비가 1 이하인 것이 AST/ALT비가 1 이상인 알코올성 간질환과 구별된다.
- 비알코올성 지방간염을 유발하는 질환으로는 비만, 인슐린 비의존성 당뇨병, 고지혈증, 급격한 체중감량, 약물 등이 있다.
- 조직학적 검사상 단순 지방간인 경우에는 중증으로 진행하는 경우가 없으며, 비알코올성 지방간염은 알코올성 간염에 비해 양호한 경과를 보이지만, 8~17%는 간경변증으로 진행한다.
- 비알코올성 지방간염의 발병에는 산화스트레스 및 그에 따른 지방 과산화, 비정상 사이토카인의 생산, 비정상 지방산대사 및 인슐린저항성이 기여하는 것으로 생각된다.
- 초음파검사 등의 방사선학적 검사나 비침습적 검사들은 비알코올성 지방간염의 진단에 대한 예측도가 낮고 지방간과 비알코올성 지방간염을 감별할 수 없어 조직검사가 필요할 수 있으나, 임상적으로 시행이 어려울 경우 체중감량 등의 치료적 시도 후 치료적 반응을 관찰하는 것도 대안이 될 수 있다.
- 중등도 이상으로 비만한 환자에서는 식이요법 및 운동요법에 의한 점진적인 체중감량이 간기능검사 및 조직학적 호전을 가져올 수 있다.
- 고용량의 비타민 E(800IU/일)는 당뇨병이 없는, 조직검사로 확인된 비알코올 지방간염 환자에서 간조직 소견을 개선하고 지방간염을 호전시켜 치료제로 고려해 볼 수 있으나, 장기간 투여 시 안전성에 대한 우려가 남아 있다.
- Pioglitazone은 조직검사로 확인된 비알코올 지방간염 환자에서 ALT 수치의 호전을 보이고 간내 지방의 침착 및 염증 소견을 개선시키는 효과가 있어 치료제로 고려될 수 있으나, 현재로서는 적절한 투여기간이나 치료용량, 장기간 치료 시 부작용에 대한 연구가 추가적으로 필요하다.

유의한 정도의 알코올 섭취 병력이 없으면서 간조직검사상 알코올성 간염의 특징적 소견인 지방성 변화*fatty change, steatosis*와 소엽성 간염*lobular hepatitis, steatohepatitis*을 나타내는 환자들은 오래전부터 그 존재가 알려져 있었다. 이런 병변은 여러 가지 이름으로 불려왔으나, 1980년 Ludwig 등이 비알코올성 지방간염*nonalcoholic steatohepatitis; NASH*으로 명명한 이래 이 명칭이 가장 널리 받아들여져 통용되고 있다. 이 질환은 지속적인 간효소치의 상승을 보이는 환자들 중 유의한 정도의 알코올 섭취 병력(남자의 경우 주당 210g, 여자의 경우 주당 140g을 초과)이 없고 B형 및 C형 간염이 혈청학적으로 배제된 경우 거의 대부분이 해당될 정도로 흔하다. 특히 최근 급증하는 대사증후군과 비만으로 인해 그 임상적 중요성은 더욱 커지고 있다.

I 병리 소견

비알코올성 지방간염의 병리 소견은 단순한 지방간에서부터 말기 간경변증까지 기본적으로 알코올성 간질환의 소견과 동일하다. 즉 대수포성 지방 변화*macrovesicular steatosis*, 지방 낭종*fat cyst*, 제3구역의 말로리체*Mallory's body* 형성, 초점성 괴사*spotty necrosis* 및 호중구를 비롯한 염증세포의 침윤 등이 전형적인 소견이다. 말단 간정맥과 간정맥동 주위에서 시작하는 섬유화는 만성화를 시사하는 중요한 소견이다. 대체로 알코올성 간염보다 괴사염증과 섬유화의 정도가 경미하며 진행속도도 느리다. 그러나 조직학적 소견만으로 알코올성 간염과 비알코올성 지방간염을 구별할 수는 없다. 조직학적 소견의 중증도는 임상증상이나 간기능검사치와 상관관계가 없는 것으로 알려져 있다.

비알코올성 지방간염과 유사한 병리 소견을 보이는 질환으로는 만성 C형간염, 만성 간염과 합병된 간내 지방축적(자가면역성 간염에서 스테로이드치료를 한 경우 등), 초기의 윌슨병 등이 있다. 그러나 만성 C형간염의 경우 주로 문맥 및 문맥 주변부 염증을 보이고, 비알코올성 지방간염의 경우는 주로 소엽 중심부의 염증이라는 점이 양자를 감별하는 데 도움이 된다.

Ⅱ 임상상

NASH의 유병률에 대해서는 별로 알려진 바가 없다. 최근에 무작위로 선택된 환자들을 대상으로 한 연구들은 남성이 약 절반을 차지하고, 약 40%의 환자들만이 과체중(이상체중보다 10~20% 초과)이거나 비만(이상체중보다 20% 이상 초과)하며, 20%가 당뇨병을, 나머지 20%가 고지혈증을 가지고 있다고 보고하였다. 미국의 중년 인구를 대상으로 시행한 대규모 연구에서 조직학적으로 확인된 비알코올성 지방간과 지방간염의 유병률은 각각 46% 및 12.2%이었다. 국내에서 건강검진 수진자를 대상으로 초음파검사를 이용하여 진단한 비알코올성 지방간질환의 유병률은 16~33%로 나타났다.

NASH의 대부분은 40~50대에서 발견된다. 대부분의 환자들은 아무 증상이 없고, 따라서 거의 대부분 건강검진 등 다른 목적으로 시행한 간기능검사에서 이상이 발견되어 진단된다. 그러나 일부에서는(특히 어린이들) 비특이적인 우상복부 불쾌감이나 통증이 있을 수 있고, 지속적인 피로감을 호소하는 경우도 있다. 신체검진에서는 만성 간질환의 증거 없이 무증상의 간종대가 발견될 수 있다.

가장 흔히 발견되는 검사실검사의 이상 소견은 혈장 간효소치(알라닌아미노전이효소*alanine aminotransferase*; *ALT*, 아스파탐산아미노전이효소*aspartate aminotransferase*; *AST*)의 상승인데, 알코올성 간염과는 반대로 거의 항상 ALT가 AST보다 높게 상승하는 것이 특징적이다. 알칼리성 인산분해효소는 반수 이하에서만 이상 소견을 보이고, 혈청 빌리루빈은 아주 드물게 상승될 수 있으나, 혈청 알부민이나 프로트롬빈시간은 거의 예외 없이 정상이다.

환자의 예후를 예측할 수 있는 임상적 혹은 검사실적 소견은 자료가 부족하지만, 몇몇 연구에서 고령, 당뇨병과 비만 등의 동반질환의 존재, AST/ALT비가 1 이상인 점 등이 중증의 섬유화를 예측하는 것으로 알려져 있다.

Ⅲ 임상경과

비알코올성 지방간질환의 자연경과를 요약하면, ① 비알코올성 지방간질환 환자군은 정상 대조군에 비해 전체 사망률이 높고, ② 가장 흔한 사망원인은 심혈관 질환이며, ③ 비알코올성 지방간염 환자에서는 간질환 관련 사망률이 증가한다고 할 수 있다. NASH의 자연경과에 대한 연구는 아직 자료가 많지 않아, 최근까지 안정적이며 진행하지 않는 질환으로 생각되어 왔다. 그러나 연속적으로 간조직 생검을 실시한 여러 개의 소규모 연구들을 모아서 분석해 보면, 1년에서 7년의 기간 동안 총 28명의 환자들 중 1명(3%)은 호전되고, 15명(54%)은 변화가 없으며, 12명(43%)은 조직학적으로 진행하였다. 즉 NASH는 일반적으로 안정적인 경과를 가지지만, 거의 절반에서 진행성 섬유화가 발생하며, 약 1/6의 환자들은 간경변증으로 진행된다.

장기간(10년)에 걸쳐 NASH의 경과를 관찰한 최근의 한 연구에 의하면, 처음에 단순히 지방간만 있었던 환자들은 장기간의 추적관찰 후에도 거의 진행하지 않는 양성의 경과를 보인 반면에, 처음에 분명한 섬유화가 있었던 환자들은 무려 30%가 10년 후 간경변증으로 진행하였다. 그러나 NASH의 자연경과를 알코올성 간염과 비교해 보면 훨씬 자연경과가 좋다는 것을 알 수 있다. 즉 1~7년의 추적관찰 기간 동안 NASH 환자의 약 8~17%가 간경변증으로 진행하는데, 알코올성 지방간염의 경우는 38~50%가 간경변증으로 진행한다. NASH 환자의 5년 및 10년 생존 가능성은 각각 67%와 59%로서 알코올성 간염 환자의 38%와 15%와는 많은 차이가 있었다. 그러나 전체 인구를 대상으로 한 연구에서 비알코올성 지방간 환자는 일반인과 비교해 약간 더 높은 사망률을 보여 약간이나마 생존기간이 줄어들었음을 보였으며, 높은 사망률은 고령, 공복 시의 당불내성, 간경변증의 존재 등과 관련이 있었다.

비알코올성 지방간염이 간세포암종으로 진행할 수 있는 것으로 알려져 있으나, 발생빈도는 매우 낮다. 비알코올성 지방간염과 간경변증 환자에서 간세포암종의 누적 발생률은 연간 2.6%로 추정하고 있으며, 이는 C형간염바이러스에 의한 간경변증 환자에서의 간세포암종 발생률에 비해 2~3배 낮은 정도이다. 간세포암종은 주로 진행된 섬유화나 간경변증이 있는 환자에서만 국한되어 발생되며, 그렇지 않은 환자에서는 매우 드물게 보고된다.

Ⅳ 원인 및 기저질환

1. 비만

비만은 NASH의 가장 유력한 원인인자로 지속적으로 지목되어 왔다. 그러나 그동안의 연구들에 의해 NASH를 유발하는 데 꼭 중증 비만일 필요는 없다는 것이 밝혀졌다. 캐나다에서 비음주자들의 부검 예를 조사한 바에 의하면, 비만하지 않고 당뇨병이 없는 사람들의 경우 7%가 중등도의 지방 변화를, 2.7%가 지방간염의 소견을 보였다. 반면에 중증 비만 환자들의 경우에는 29%에서 심한 지방 변화를 보였고, 19.5%에서 지방간염의 소견을 보였다. 즉 지방간염의 가능성은 지방 변화나 비만의 정도와 함께 증가하였다. 비만의 정도와는 상관없이 지방 변화나 지방간염 또는 섬유화의 가능성은 남녀 간에 동일하였다.

2. 인슐린 비의존형(제2형) 당뇨병

NASH에서 제2형 당뇨병은 연구자에 따라 21~34% 정도로 보고되어 있으며, 특히 인슐린을 필요로 하는 환자일수록 NASH의 빈도가 높은 것으로 알려져 있다. 그리고 제2형 당뇨병의 병력이 있는 환자들은 비만이나 간의 지방 변화 정도와 상관없이 지방간염과 섬유화, 간경변증의 유병률이 2.6배 높은 것으로 조사되었다.

3. 고지혈증(고중성지방혈증, 고콜레스테롤혈증)

고지혈증은 NASH 환자에서 21~81% 정도로 흔하게 발견되며, 비만이나 제2형 당뇨병이 동반되지 않는 경우도 많다.

4. 급격한 체중감량

과거에 중증 비만의 치료방법으로 적용된 적이 있는 공장-회장우회술*jejuno-ileal bypass*은 약 40%의 환자에서 간기능검사 이상과 간부전을 일으켰고, 체중감량의 방법과는 무관하게 급격한 체중감량 자체에 연관된 대사 변화가 원인이라는 것이 밝혀졌다. 마찬가지로 중증 비만 환자가 급격하게 체중을 감량하면 간기능부전이나 만성 간질환이 생길 수 있다는 사실이 관찰되었다. 흥미롭게도 급격한 체중감량 후에는 지방간염이 악화되지만, 점진적인 체중감량 후에는 오히려 호전된다.

5. 약물들

상당수의 약물들이 NASH와 연관된 것으로 생각된다. 아미오다론*amiodarone*과 perhexiline maleate는 사립체의 베타 산화를 억제하는 것으로 알려져 있고, 따라서 소수포성 지방간*microvesicular steatosis*을 일으킨다. 니페디핀*nifedipine*, 딜티아젬*diltiazem*, 스틸베스테롤*stilbesterol*, 타목시펜*tamoxifen* 등에 의한 지방간의 증례 보고도 드물지 않다. 그러나 심한 소수포성 지방간이나 NASH의 다른 위험인자들(비만, 제2형 당뇨병 등)이 없는 상태에서, 약물 단독으로 조직학적·임상적으로 분명하게 NASH를 유발시키는 경우는 매우 드문 것으로 알려져 있다.

6. 기타

이 밖에 고혈압, 갑상선기능저하증, 고요산혈증, 다낭성 난소질환 등이 비교적 흔하게 비알코올성 지방간염과 동반되며, 비만인 경우 수면무호흡증후군도 동반될 수 있다. 그리고 드물게 비알코올성 지방간염과 연관되는 상태들에는 완전정맥영양*total parenteral nutrition*, 세균의 과증식이 동반된 공장게실증 등이 있다. 최근에는 사립체병증*mitochondrialopathies*, Weber-Chris-tian disease, Mauriac syndrome, Madelung's lipomatosis, 윌슨병, 산업용 유기용매 노출, 셀리악병*celiac disease*, 무베타지질단백혈증*abetalipoproteinemia* 등 지질대사 이상이나 사립체 이상과의 관련성이 관심을 끌고 있다.

V 발병기전

비알코올성 지방간염의 발병기전은 잘 밝혀져 있지 않지만, 현재까지는 간내 지방 축적 외에 염증 및 괴사를 유발하는 또 다른 기전이 비알코올성 지방간염의 발생에 관여할 것으로 생각되며, 산화스트레스 및 그에 따른 지방 과산화에 관련된 인자, 비정상 사이토카인 생산에 관련된 인자, 비정상 지방산대사 및 인슐린저항성과 관련된 인자 등에 의해 괴사염증이 일어날 가능성이 있다.

1. 산화스트레스 및 지방 과산화

비알코올성 지방간염의 특징인 간내 지방 축적은 다음 중 한 가지 이상의 원인에 의한다.

① 유리지방산 동원과 이용의 증가
② 유리지방산 간합성의 증가
③ 유리지방산의 트라이글리세라이드로의 전환 증가
④ 간으로부터 트라이글리세라이드 유출의 감소

최근에는 간내 지방 축적이 지방 과산화와 연관이 있고, 또한 지방 과산화 정도가 간내 지방 축적 정도와 연관이 있는 것으로 밝혀졌다.

비알코올성 지방간염에서 산화스트레스를 유발할 것으로 추정되는 물질은 사이토크롬 P450, CYP2E1이다. 이러한 효소는 케톤, 지방산, 사립체 베타 산화가 억제될 때 증가하는 지방산의 과산화성 베타 산화, 과도한 간내 철, 호흡사슬을 억제하는 약물 등에 의해 유도된다.

2. 사이토카인에 의한 손상

비정상적인 사이토카인 생산이 비알코올성 지방간염의 발병에 중요한 역할을 하는 것으로 생각된다. 비만한 사람이나 쥐의 지방조직에서 분비되는 TNF-α는 인슐린저항성을 증가시킴으로써 비만을 악화시키는 것으로 알려져 왔다. 또한 TNF-α 기저치의 증가는 비알코올성 지방간염의 발병에도 관여하여 유리지방산 생산, 인슐린저항성 증가 등을 일으키며, 특정한 TNF-α promoter 유전자의 다양성이 증명된 바 있다. 비알코올성 지방간염의 발병에는 대식구의 기능이상이 관여한다는 보고도 있는데, 대식구의 기능이상으로 저농도의 내독소혈증이 생기고 이로 인하여 TNF-α 생산이 증가하기 때문이라고 한다.

3. 지질대사이상 및 인슐린저항성

비알코올성 지방간염과 관련된 대사이상은 인슐린저항성과 간으로의 지방산 유입 증가에 기인한 것이다. 비만 및 제2형 당뇨병과 연관된 비알코올성 지방간염은 말초 인슐린저항성과 그에 따른 인슐린농도 증가에 기인한 것이다. 인슐린은 사립체 지방산 산화를 방해하고 세포 내 지방산 축적을 조장하여, 직접 또는 과산화 과정을 통해 세포에 해를 끼친다. 중심(내장) 비만이 간손상과의 관련성이 더 깊은데, 이는 피하지방보다는 중심(내장)에 위치하는 지방이 더 빨리 동원되고 간문맥을 통하여 간으로 직접 유입되기 때문이다.

4. 사립체 이상

유리지방산은 사이토크롬 P450을 통해 산화스트레스를 유발하면서 동시에 유리지방산의 베타 산화는 사립체 산화적 인산화에 장애가 있는 상황에서 자유라디칼 형성, 간세포 손상, 섬유화를 촉진하게 된다. 단순 지방간에서는 관찰되지 않던 사립체의 구조적 이상이 비알코올성 지방간염에서는 관찰되어 이와 같은 사립체의 이상 없이는 인슐린저항성은 단지 단순 지방간만 만든다는 가설을 가능하게 한다. 그러나 이는 단지 지방 과산화와 이에 따른 부산물이 사립체의 DNA와 사립체 산화 작용에 영향을 미친 결과일 수도 있기 때문에 해석에 주의를 요한다.

5. 기타

이 밖에 최근 지방세포에서 분비되는 여러 단백 중 아디포넥틴*adiponectin*이 새로이 주목받고 있다. 아디포넥틴은 체질량지수에 반비례하여 지방세포에서 분비되며, 체지방 감소 및 인슐린 감수성 증가, 혈중 지방산 감소 같은 대사효과뿐만 아니라 대식구 포식작용과 TNF-α 분비를 억제하는 항염증작용도 가지고 있으며, 여러 동물실험에서 아디포넥틴의 투여로 간세포손상 및 간 성상세포 활성화가 억제된다는 결과들이 보고되어 향후 비알코올성 지방간염의 치료 측면에 있어서도 주목을 끌고 있다.

그 외 지방과산화와 자유라디칼 형성에 따른 비타민 C, 비타민 E, 베타카로틴, 글루타티온과 같은 항산화물질의 감소, 중추 신경계에서의 렙틴*leptin* 저항성, 레시스틴*resistin*의 과발현, 수면무호흡증, 장내 세균의 역할 등이 제시되고 있다.

일반적으로 비알코올성 지방간염의 발생과 진행은 'multi-hit' 가설로 설명되기도 한다. 여기에서 first hit는 간내 지방 축적을 일으키는 인슐린저항성이 대표적이며, second hit는 산화스트레스, 사이토카인 등에 의한 간세포손상이고, third hit는 활성화된 간 성상세포에서 생성되는 렙틴으로, 이는 비알코올성 지방간염의 섬유화에 역할을 하는 것으로 여겨지고 있다. 그러나 아직까지 섬유화에 미치는 렙틴의 역할에 대해서는 지속적인 연구가 필요하다.

Ⅵ 진단

비알코올성 지방간염의 진단에는 다음의 세 가지 요건이 필요하다. 즉 ① 조직학적 혹은 방사선학적으로 확인된 간내 지방 축적 및 알코올성 간질환과 유사한 조직학적 특징, ② 알코올성 간염의 배제, ③ 다른 만성 간질환의 배제이다.

비알코올 지방간질환에 대한 선별검사로는 여러 방법이 시도되고 있으나 현재까지 확립된 선별검사법은 없다. 일반적으로 AST, ALT와 같은 간기능검사와 복부초음파검사가 많이 사용되고 있으나, 간기능검사는 선별검사로는 민감도가 떨어지며 복부초음파검사는 민감도는 높으나 선별검사로는 비용이 비싸다.

간효소, 특히 아미노전이효소가 대개 지속적으로 상승하나 이러한 간효소의 상승 정도는 질환의 중증도와 상관관계가 없다. 비알코올성 지방간염과 알코올성 간질환의 구별에는 AST/ALT의 비가 도움이 되며, 비알코올성 지방간염의 경우에는 대체로 AST/ALT비가 1 이하인 반면 알코올성 간질환에서는 1 이상이다. 다른 원인에 의한 만성 간질환을 배제하기 위하여 B형 및 C형 간염바이러스에 대한 혈청검사, 혈청 철농도검사 등을 시행해야 한다. 비알코올성 지방간염이 의심되는 환자에서는 당뇨검사 및 혈중지질검사도 시행하여 기저질환 유무를 확인해야 한다.

NAFLD Fibrosis Score(NFS)는 생화학 표지자 패널 중 가장 많은 연구가 이루어진 것으로 임상적 또는 생화학적으로 쉽게 측정되는 6개의 표지자(연령, BMI, 당뇨병/내당능이상의 유무, 혈소판 수, 알부민, AST/ALT 비)로 구성되어 있고, 웹사이트(http://nafldscore.com)를 통해서 계산할 수 있다.

영상검사에서 간초음파검사는 지방증에 대한 진단 예민도가 89~95%, 특이도가 84~93%에 이른다. 초음파를 이용한 간탄성도 측정법을 통하여 간섬유화를 평가하는 transient elastography는 비알코올성 지방간질환의 간내 섬유화 평가에 있어서 높은 민감도와 특이도를 보여주고 있다. 또한 NAFLD Fibrosis Score, transient elastography 및 magnetic resonance elastography는 비알코올성 지방간질환에서 진행된 간섬유화의 평가에 도움이 될 수 있고, 영상의학검사 중 초음파검사, CT, MRI, MRS는 간내 지방량의 평가에 도움이 될 수 있으나, 비알코올성 지방간과 비알코올성 지방간염의 감별에는 도움이 되지 않는다. 따라서 간생검을 통한 조직학적 진단이 필요하다는 주장이 매우 타당성이 있다고 생각된다. 현재는 조직학적 진단 외에는 단순한 지방간과 경과 중 간경변증으로 발전할 가능성이 있는 비알코올성 지방간염을 구별할 방법이 없다. 그러나 실제로는 환자들이 조직학적 진단을 주저하는 경우가 많고, 이러한 경우에는 우선 기저질환(특히 비만)의 치료(체중감량)에 대한 반응(ALT치의 감소)을 확인하는 치료적 시도*therapeutic trial*를 할 것을 권한다.

Ⅶ 치료

1. 체중감량 및 운동요법

비알코올성 지방간염의 치료는 질병의 중증도 및 기저질환에 따라 달라지며 효과적인 단일 치료법은 없다. 괴사염증이 없는 단순한 지방간 환자에서는, 비만하다면 점진적으로 체중을 줄이는 것 외의 특별한 치료가 필요하지 않다. 적어도 중등도의 지방간염 환자에서는 체중감량에 의해 간기능검사치뿐만 아니라 조직학적 소견도 호전된다는 증거가 있다. 병적인 비만과 간부전의 징후를 보이는 심한 비알코올성 간염 환자에서는 체중감량이 매우 중요하다. 그러나 갑자기 체중을 줄이면 유리지방산 유입이 증가하여 치명적인 간부전을 초래할 수도 있다. 따라서 체중감량의 속도가 매우 중요하며, 1주일에 1.6kg 이상의 체중감량은 조직학적 악화를 초래할 수 있다고 알려져 이보다 점진적인 체중감량을 권한다. 약물에 의한 비알코올성 지방간염일 경우에는 그 약물의 효과와 위험도를 잘 저울질하여 사용하도록 한다. 그리고 운동은 반드시 체중감소를 동반하지 않는다 하더라도 근육에서의 기질 사용을 변화시키고 인슐린저항성을 낮춰 치료에 도움이 되는 것으로 알려져 있다.

요약하자면 과체중 혹은 비만한 비알코올성 지방간질환 환자에서 식이요법 및 운동요법에 의한 체중감량은 간내 지방을 감소시키며, 간내 염증을 호전시키기 위하여 7~10% 이상의 체중감량이 점진적으로 필요하다고 하겠다.

2. 식이요법

비알코올성 지방간질환의 치료에 있어 식이조절은 매우 중요하며, 총 에너지 섭취량을 줄이는 것이 가장 중요하다. 하지만 총 에너지 섭취량 외에도 대량영양소(탄수화물, 지방, 단백질)의 구성비율 또한 비만 및 비알코올성 지방간질환 발생에 중요한 역할을 한다. 따라서 서양과 비교하여 탄수화물 섭취량이 상대적으로 많은 우리나라 비알코올성 지방간질환 환자에서는 총 에너지 섭취량 감소와 함께 저탄수화물 및 저과당 식이요법이 우선 권고된다.

비알코올성 지방간염 환자에서 알코올 섭취를 엄격히 제한해야 하는가에 대해서는 명확한 결론이 없지만 조직검사상 유의한 섬유화가 있으면 금주를 권장한다.

3. 간이식

비알코올성 지방간염이 간경변증으로 진행한 경우에는 대개 동반질환으로 인해 간이식 대상이 되지 않는 경우가 많으나 비대상성인 경우 반드시 간이식을 고려해야 한다. 그러나 이런 경우 재발을 잘 하는 것으로 알려져 있다.

4. 약물치료

비알코올성 지방간염의 약물치료로는 아직까지 효과가 확립된 것이 없는 실정이나 최근 시행된 대규모 무작위 대조군 연구에서 고용량의 비타민 E(800IU/일) 투여는 대조군에 비해 유의하게 높은 간조직 소견 개선 효과를 보였다. 따라서 고용량의 비타민 E(800IU/일)는 당뇨가 없는, 조직검사로 확인된 비알코올성 지방간염 환자에서 간조직 소견을 개선하고 지방간염을 호전시켜 치료제로 사용할 수 있으나, 고용량(400 IU/일 이상)의 비타민 E를 장기간 투여 시 안전성에 대한 우려는 아직 남아 있다. 지질강하제로는 1년간의 atorvastatin 복용이 비알코올성 지방간염 환자에서 풍선양 변성과 염증 정도를 개선시켰으며, gemfibrozil은 46례의 비알코올성 지방간질환 환자에서 혈중 아미노전이효소의 감소를 가져왔다. 만성 간질환 환자에서 statin의 사용으로 간 독성이 발생될 가능성은 있지만, 대상성 간질환 환자에서는 유의할 만한 간독성 발생이 매우 드물기 때문에 비교적 안전하게 사용할 수 있다. 그리고 혈당강하제인 메트포르민*metformin*은 간 조직소견의 개선이나 ALT의 호전을 보이지 않으므로 비알코올성 지방간염의 치료제로 권고하지 않으나, 당뇨병이 있는 비알코올성 지방간질환 환자에서 당뇨병의 치료제로 우선 고려할 수 있다. pioglitazone은 혈중 아미노전이효소의 감소와 더불어 조직학적인 호전도 가져와 향후 비알코올성 지방간염의 치료제로 주목받고 있다. 그러나 장기복용에 따른 심부전 등의 부작용 여부에 대한 문제가 해결되지 않고 있다. 다음으로, TNF-α 억제제인 pentoxifylline이 각각 6개월과 1년간의 소규모 전향적 대조군 연구에서 유의한 AST/ALT치의 감소를 가져왔다는 최근의 보고가 있으며, 앤지오텐신 Ⅱ 수용체 차단제*angiotensin II receptor blocker*인 losartan도 AST/ALT치의 감소와 더불어 조직학적 호전을 가져왔다는 보고가 있다. 그리고 한동안 소규모 연구에서 기저질환과 무관하게 우루소데옥시콜산*ursodeoxycholic acid; UDCA*이 간기능검사치 및 조직학적 소견을 호전시킨다는 보고가 있었으나 최근의 무작위 대조군 연구에서 2년간의 UDCA치료는 위약군과 비교할 때 조직학적 호전을 가져오지는 않는 것으로 밝혀졌다. 이 밖에도 베타인*betaine*, pentoxifylline, orlistat, ezetimibe, probucol, 항산화제(S-adenosyl-methionine, N-acetylcysteine 등), 당뇨약물(인슐린, sulfonylurea 등)의 효과가 산발적으로 보고된 바 있으나 이에 대해서도 아직 검증이 필요한 단계이다.

참고문헌

1. Brunt EM. Nonalcoholic steatohepatitis: definition and pathology. Semin Liver Dis 2001;21:3-16
2. Chitturi S, Farrell GC, Hashimoto E, et al. Non-alcoholic fatty liver disease in the Asia-Pacific region: Definitions and overview of proposed guidelines. J Gastroenterol Hepatol 2007;22:778-787
3. Xu A, Wang Y, Keshaw H, et al. The fat-derived hormone adiponectin alleviates alcoholic and nonalcoholic fatty liver diseases in mice. J Clin Invest 2003;112:91-100
4. Sheth SG, Gordon FD, Chopra S. Non alcoholic steatohepatitis. Ann Intern Med 1997;126:137-145
5. Matteoni CA, Younossi ZM, Gramlich T, et al. Nonalcoholic fatty liver disease: A spectrum of clinical pathological severity. Gastroenterology 1999;116:1413-1419
6. Donnelly KL, Smith CI, Schwarzenberg SJ, et al. Sources of fatty acids stored in liver and secreted via lipoproteins in patients with nonalcoholic fatty liver disease. J Clin Invest 2005;115:1343-1351
7. Li Z, Yang S, Lin H, et al. Probiotics and antibodies to TNF inhibit inflammatory activity and improve nonalcoholic fatty liver disease. Hepatology 2003;37:343-350
8. Torres DM, Harrison SA. Diagnosis and Therapy of Nonalcoholic Steatohepatitis. Gastoenterology 2008;134:1682-1698
9. Kim HJ, Kim HJ, Lee KE, et al. Metabolic significance of nonalcoholic fatty liver disease in nonobese, nondiabetic adults. Arch Intern Med 2004;164:2169-2175
10. Williams CD, Stengel J, Asike MI, et al. Prevalence of nonalcoholic fatty liver disease and nonalcoholic steatohepatitis among a largely middle-aged population utilizing ultrasound and liver biopsy: a prospective study. Gastroenterology 2011;140:124-131
11. Lee JY, Kim KM, Lee SG, et al. Prevalence and risk factors of non-alcoholic fatty liver disease in potential living liver donors in Korea: a review of 589 consecutive liver biopsies in a single center. J Hepatol 2007;47:239-244
12. Choi SY, Kim D, Kim HJ, et al. The relation between non-alcoholic fatty liver disease and the risk of coronary heart disease in Koreans. Am J Gastroenterol 2009;104:1953-1960
13. Sanyal AJ, Chalasani N, Kowdley KV, et al. Pioglitazone, vitamin E, or placebo for nonalcoholic steatohepatitis. N Engl J Med 2010;362:1675-1685

chapter

31 윌슨병

고재성

- 윌슨병은 *ATP7B* 유전자의 돌연변이로 인해 구리의 담즙배출에 장애가 발생하여 간에 구리가 축적되는 상염색체 열성 유전질환이다.
- 3세에서 55세 사이에서 원인 미상의 간기능 이상이 발견되면 윌슨병의 가능성을 고려한다.
- 치료제로 페니실라민, 트리엔틴, 아연이 사용된다.

Ⅰ 분자유전학/병인

구리는 음식을 통해 하루 2~5mg이 공급되는데, 십이지장과 소장 근위부에서 흡수되어 알부민과 히스티딘과 결합하여 간문맥으로 이동한다. 간은 구리를 대사에 필요한 만큼 이용하고는 구리가 결합된 세룰로플라스민 *ceruloplasmin*을 합성하여 혈류로 분비하고 과잉의 구리는 담즙으로 배출한다.

윌슨병*Wilson disease*은 상염색체 열성으로 유전되며, 염색체 13번에 위치한 *ATP7B* 유전자의 돌연변이로 인해 발병한다. *ATP7B* 유전자는 21개의 엑손으로 구성되고 크기가 80kb 이상이고 구리를 운반하는 P형 ATPase(ATP7B)를 합성한다. ATP7B 단백은 간과 신장에서 주로 발현하며 구리 농도가 증가하면 구리를 소포 *vesicle*로 운반하여 담즙으로 배출시킨다. ATP7B는 아포세룰로플라스민*apoceruloplasmin*에 구리를 결합시켜 세룰로플라스민을 합성하여 혈류로 분비한다. 윌슨병에서 ATP7B의 돌연변이는 구리의 담즙배출과 구리의 세룰로플라스민 결합에 장애를 일으켜 간에 구리가 축적된다. 돌연변이의 종류에 따라서 ATP7B가 골지망에서 이동하지 못하는 경우, 세포질 그물*endoplasmic reticulum*에 잘못 위치하는 경우, 소포로 이동하지만 담즙배출은 못 시키는 경우로 나눌 수 있다.

우리나라, 중국, 일본 등 동아시아에서는 Arg778Leu이 가장 흔한 돌연변이로, 우리나라에서 대립유전자 빈도는 37%이다. 대부분의 윌슨병 환자는 돌연변이 2개가 서로 다른 복합이형접합체이고, 대부분이 드문 돌연변이이기 때문에 유전형과 표현형의 상관관계를 분석하는 데 어려움이 있다.

Ⅱ 임상양상

우리나라에서 윌슨병의 유병률은 15세 이하 소아 37,000명당 1명으로 보고된다. 간질환이나 신경정신 증상으로 발현하고 발병연령은 5세에서 35세로 알려져 있다. 구리 축적으로 인해 간세포에 지속적인 손상이 오고, 축적 한계가 지나면 혈류로 흘러나와 뇌에 침착되어 신경증상이 발생한다. 간질환은 주로 소아 연령에서 시작하고 신경증상은 15~20세가 지나서 나타난다.

증상으로는 황달, 피로감, 복부불편감 등이 나타나며 급성 간부전으로 처음 발현할 수도 있어서 간이식이 필요한 급성 간부전 환자의 약 6~12%를 차지한다. 대부분의 간부전 환자에서 간경변증이 선행할지라도 급성으로 발현하고 간부전과 신부전으로 빠르게 진행한다. 괴사성 간세포에서 다량의 구리가 배출되기 때문에 발생하는 용혈성 빈혈, 간성 뇌증, 혈액응고장애, 간신증후군으로 진행하면 대부분 사망한다. 쿰즈*Coombs* 음성 용혈성 빈혈, 혈청 간수치의 중등도의 상승, 낮은 혈청 알칼리성 인산분해효소*alkaline phosphatase*(<40IU/L)를 보이는 급성 간부전 환자에서 윌슨병을 의심해야 한다.

혈액검사에서 구리에 의한 적혈구 손상으로 용혈성 빈혈이 나타날 수 있다. 쿰즈 음성 용혈성 빈혈이 유일한 초기 증상일 수 있으며, 윌슨병 환자의 5~12%에서 관찰된다. 현저한 용혈은 대개 심한 간질환과 동반된다.

신경증상은 전형적으로 청소년기 이후에 나타난다. 떨림, 구음장애, 침흘림, 근긴장이상, 보행장애, 운동조절의 장애, 경직이 흔한 증상이다. 무도증이 올 수 있고 가성연수마비*pseudobulbar palsy*로 인해 연하곤란이 발생하면 흡인의 위험성이 있다. 행동장애로 성격의 변화, 충동성, 감정의 불안정, 부적절한 행동을 보일 경우 사춘기 관련 행동장애로 오인할 수 있다. 성인에서 편집증, 우울증, 조현증 등 정신질환을 보이기도 한다.

구리는 신세뇨관에 독성을 갖기 때문에 당뇨, 아미노산뇨, 인산뇨 및 과칼슘뇨와 이에 따른 신결석을 일으킬 수 있다. 골다공증, 골연화증, 관절염이 발생할 수 있고 심근병, 부갑상선기능저하증, 췌장염이 드물게 나타날 수 있다.

Ⅲ 진단

3세에서 55세 사이에서 원인 미상의 간기능 이상이 발견되면 윌슨병을 고려해야 한다. 신경증상이나 정신증상이 동반된 경우 반드시 윌슨병을 의심해야 한다. 혈청 세룰로플라스민 감소, 24시간 소변 구리배출 증가, 간조직내 구리 함량 증가, K-F 고리*Kayser-Fleischer ring* 등 네 가지 소견 중 두 가지 이상 양성이면 윌슨병의 가능성이 매우 높다.

1. 혈청 세룰로플라스민

세룰로플라스민은 간에서 합성되어 혈액에서 구리를 운반하는 주요한 구리 운반체로, 홀로세룰로플라스민*holoceruloplasmin*과 구리가 결합되지 않은 아포세룰로플라스민이 존재한다. 세룰로플라스민 측정방법 중에서 효소분석법이 가장 정확하다. 혈청 세룰로플라스민이 20mg/dL 미만이면 윌슨병을 의심하고, 대개 10mg/dL 이하로 감소한다. 세룰로플라스민은 급성 염증반응물질*acute phase reactant*이기 때문에 급성 염증에서 증가하고 임신, 에스트로겐 복용과 같은 고에스트로겐혈증에서 증가한다. 정상 세룰로플라스민이더라도 윌슨병을 완전히 배제하지 못한다.

6개월까지의 영아기에는 혈청 세룰로플라스민이 생리적으로 매우 낮고(5~26mg/dL), 어린 소아에서 최고로 올라가고(30~50mg/dL), 점차 낮아져 성인 수준이 된다. 혈청 세룰로플라스민은 신증후군, 장단백소실증, 흡수장애증후군, Menkes병, 자가면역성 간염, 심한 말기 간질환에서 감소할 수 있다. Aceruloaplasminemia 환자는 세룰로플라스민 유전자의 돌연변이로 인해 단백질 전체가 부족하고 구리가 아니라 철분이 축적되는 혈철소증*hemosiderosis*을 보인다. 돌연변이를 하나 가진 보인자의 20% 정도에서 혈청 세룰로플라스민이 감소한다.

2. 소변 구리배출량

24시간 소변 구리배출량은 윌슨병을 진단하고 치료를 감시하는 데 도움이 된다. 치료받지 않은 유증상 환자에서 24시간 소변 구리배출량은 100μg 이상(정상 40μg 미만)이면 진단적 가치가 있다. 6세 이하 소아 윌슨병의 20%는 40~100μg으로 보고되므로 무증상의 소아에서는 40μg 이상이면 윌슨병을 시사할 수 있어 추가적인 검사가 필요하다. 소변 구리배출량이 100μg 미만인 소아에서 페니실라민 500mg을 두 번 투여하면서 24시간 소변을 수집하여 1,600μg 이상으로 증가하면 윌슨병을 시사한다. 만성 간질환, 담즙정체, 급성 간부전에서 증가하여 위양성을 보일 수 있다.

3. 혈청 구리

구리 과잉의 질병이지만 세룰로플라스민에 결합된 구리를 포함한 총 혈청 구리는 윌슨병에서 감소한다. 급성 간부전이 발생하면 총 혈청 구리가 증가할 수 있다. 세룰로플라스민 비결합 구리(유리*free*구리)는 총 혈청 구리농도에서 세룰로플라스민 결합구리(3.15×세룰로플라스민)를 빼서 계산한다. 유리 구리의 정상치는 15μg/dL 미만인데 치료받지 않은 윌슨병에서 20μg/dL 이상으로 증가한다. 세룰로플라스민 비결합구리의 문제점은 혈청 구리와 세룰로플라스민 측정방법의 정확성에 의존적이라는 점이다. 윌슨병에서 진단보다는 약물치료 효과의 평가에 사용된다.

4. 간조직 구리농도

간생검 건조 중량 그램당 250μg 이상(정상치 간생검 건조 중량 그램당 50μg 이하)을 윌슨병 진단기준으로 한다. 건조 중량 그램당 50μg 미만이면 윌슨병을 배제한다. 건조 중량 그램당 70~250μg이면 추가적 검사가 필요하다.

5. 간조직 소견

초기 간의 조직 소견은 미세수포성*microvesicular*과 거대수포성*macrovesicular* 지방증*steatosis*, 핵의 당원 침착, 국소 간세포 괴사이다. 이러한 변화 때문에 비알코올성 지방간으로 잘못 진단되기도 한다. 전자현미경 검사에서 미토콘드리아 크기와 형태의 다양성, 기질*matrix* 밀도의 증가, 지질과 구리로 추정되는 미세 과립물질을 포함하는 포함체*inclusion*가 전형적 소견이다. 능선*cristae*의 끝이 벌어지면서 확장되고 낭성 변화가 관찰된다. 담즙정체가 없는 상태에서 나타나는 이러한 변화는 윌슨병에 특징적인 소견이다.

6. K-F 고리

각막의 Descemet막에 구리가 침착되면 황갈색의 K-F 고리가 나타난다. K-F 고리를 확인하기 위해서는 세극등*slit lamp*검사를 실시해야 한다. 신경증상이 있는 환자에서는 95%에서 발견되고 신경증상이 없는 환자에서는 반수 정도에서 발견된다. 간질환으로 발현하는 소아에서는 보통 K-F 고리가 관찰되지 않는다. 만성 담즙정체에서도 K-F 고리가 관찰되어 위양성을 보인다.

7. 뇌영상검사

신경증상이 있는 환자에서는 치료 전에 뇌자기공명영상검사를 시행하는데, 바닥핵*basal ganglia*의 이상이 특징적 소견이다. T2 강조영상에서 바닥핵, 시상*thalamus*, 뇌간*brainstem*에 고신호강도가 관찰되는데, 조가비핵*putamen* 양측에 대칭적으로 나타나는 고신호강도 소견이 가장 흔히 발견된다. 이는 치료 후 소실되는 가역적 병변이다.

표 31-1 제8차 윌슨병 국제학회에서 제안된 점수체계

(출처: Ferenci et al., 2003)

K-F 고리	유 무	2 0
신경학적 증상(혹은 특징적 뇌MRI 소견)	유 무	2 0
혈청 세룰로플라스민	정상(>0.2g/L) 0.1~0.2g/L <0.1g/L	0 1 2
쿰즈*Coombs'* 음성 용혈성 빈혈	유 무	1 0
간조직 내 구리농도 (담즙 정체가 없을 경우)	>250μg/g 50~250μg/g 정상(<50μg/g) 조직에서 로다민*rhodamine* 양성 간세포가 관찰될 경우*	2 1 1 1
소변 구리배출량 (급성 간염이 없을 경우)	정상 1~2×ULN >2×ULN 정상이나 D-penicillamine 투여 후 >5×ULN로 증가할 경우	0 1 2 2
유전자검사	양쪽 염색체 모두 돌연변이 한쪽 염색체에만 돌연변이 돌연변이가 없는 경우	4 1 0

총 점수	평가
≥4	진단 확립
2~3	진단 가능, 추가검사 필요
≤1	진단 가능성이 떨어짐

* 간내 구리에 대한 정량적인 정보가 없는 경우

8. 유전자검사

ATP7B 유전자검사는 윌슨병 확진을 위해서 임상에서 많이 이용되고 있다. 돌연변이의 수가 많고 개개 돌연변이의 빈도가 낮기 때문에 전체 염기서열을 분석한다. 상염색체 열성 유전이므로 돌연변이가 2개 발견되면 윌슨병으로 확진된다. 2개의 돌연변이가 발견되지 않는 환자가 20~30%가 된다.

윌슨병은 하나의 검사로 진단이 가능하지 않고 여러 검사의 조합이 필요하다. 2001년 제8차 윌슨병 국제학회에서 Ferenci 점수가 제안되었는데, 계산방법에 대하여 표 31-1에 기술하였다.

9. 가족의 검색

환자의 형제는 윌슨병이 발병할 확률이 25%이므로 윌슨병 검색을 반드시 시행해야 한다. 환자의 자식의 발병 확률은 0.5%로 낮지만, 윌슨병의 심각한 합병증을 고려하면 검색을 해볼 수 있다. 환자의 유전자 돌연변이 2개가 확인된 경우는 전체 염기서열을 분석하지 않고 확인된 돌연변이의 유무를 검색하면 된다. 유전 진단이 되지 않은 경우는 간기능검사, 혈청 세룰로플라스민, 24시간 소변 구리 배출량, 세극등 검사 등을 시행한다. 가족검색으로 진단받으면 3세 이상에서 치료를 시작한다.

Ⅳ 치료

윌슨병으로 진단되면 평생 약물치료를 받아야 하는데, 치료약물, 치료효과평가, 부작용 감시에 대하여 표 31-2에 기술하였다. 약물을 중단하면 증상이 재발하고 간이식이 필요한 간부전을 초래한다. 간, 어패류, 견과류, 초콜릿, 버섯 등과 같이 구리 함량이 높은 음식은 특히 치료 첫 1년 동안 피하도록 한다.

1. 페니실라민*D-penicillamine*

페니실라민은 소변의 구리배출을 증가시키는 킬레이터 *chelator*로 가장 경험이 많은 약제이다. 하루 250~500mg에서 시작하여 4~7일마다 250mg씩 증량하여 1,000~1,500mg을 2~3회 분복한다. 식사가 흡수를 방해하기 때문에 식사 1시간 전 혹은 식사 2시간 후에 복용한다. 성인의 유지용량은 750~1,000mg으로 2회로 나누어 복용한다. 소아의 용량은 하루 20mg/kg를 2~3회로 나누어 복용한다. 이 약물은 피리독신의 작용을 방해하기 때문에 피리독신 25mg을 보충해야 한다.

치료의 적정성을 평가하기 위해 24시간 소변 구리배출량을 검사한다. 치료 시작 직후 구리배출량이 1,000μg 이상을 보이고 장기간 유지치료 시에는 200~500μg이 적정한 수준이다. 소변 구리가 상승해 있으면 치료 순응도가 떨어진 것을 시사한다. 200μg 미만이면 약물 순응도가 떨어졌거나 과잉치료로 인한 구리결핍의 가능성이 있다. 순응도가 떨어지면 세룰로플라스민 비결합 혈청 구리가 15μg/dL 이상이고, 과잉 치료가 되면 5μg/dL 이하이다. 2일간 약물을 중단하고 검사한 24시간 소변 구리배출량이 100μg 이상이면 순응도가 떨어진 것을 시사한다. 구리결핍 시에는 중성구 수의 감소와 빈혈이 잘 동반된다.

페니실라민은 간질환으로 발현한 환자에서 일차 치료제로 사용된다. 신경증상 환자에서 페니실라민 투여 초기에 10~22%에서 신경증상의 악화가 발생하여 신경증상 환자에서 사용하는 것은 재평가가 필요하다. 페니실라민에 의해 간의 구리가 혈류로 나와 뇌에 침착하기 때문에 초기 신경증상의 악화가 발생하는 것으로 보인다. 약물을 천천히 증량하는 것이 중요하고, 장기간 약물 중단 후 급격한 투여는 비가역적 신경증상을 유발할 수 있다.

페니실라민 복용 후 25%의 환자에서 부작용이 발생하는데, 이런 환자의 반에서 약물을 중단해야 한다. 초기 약물 과민반응으로 치료 1~3주 이내에 발열, 발진, 림프선비대, 백혈구감소, 혈소판감소, 단백뇨가 나타나면 약물을 중단하고 다른 약물로 대체한다. 페니실라민은 콜라겐의 교차연결을 방해하고 면역억제작용이 있다. 후기 부작용으로 신증후군, 전신성 루푸스, Goodpasture 증후군이 발생하면 약물을 중단해야 한다. 유사물집증

표 31-2 윌슨병의 치료

약물	용량	치료효과 평가	부작용 감시
페니실라민	성인: 1~1.5g/일 유지: 0.75~1g/일 소아: 20mg/kg/일	소변구리: 200~500μg/일 세룰로플라스민 비결합구리 <20μg/dL	일반혈액검사, 소변검사
트리엔틴	성인: 0.75~1.5g/일 유지: 동일 소아: 20mg/kg/일	소변구리: 200~500μg/일 세룰로플라스민 비결합구리 <20μg/dL	일반혈액검사, 소변검사, 혈청 철분, 철분결합능력
아연	성인: 50mg×3회/일 소아(5~12세): 25mg×3회/일	소변구리: <75μg/일 세룰로플라스민 비결합구리 <20μg/dL	혈청 크레아티닌, 소변아연

pemphigoid, 편평태선*lichen planus*, 뱀모양 천공성 탄력섬유증*elastosis perforans serpingosa* 같은 피부질환이 나타날 수 있다. 관절염, 중증근육무력증, 다발근육염, 입맛의 상실이 드물게 보고된다. 일반혈액검사, 소변검사를 정기적으로 시행하며 부작용을 감시해야 한다.

2. 트리엔틴*trientine*

트리엔틴은 구리와 결합하여 소변의 구리배출을 증가시키는 킬레이터로, 부작용으로 페니실라민을 복용할 수 없는 환자를 위해 개발되었다. 성인 용량은 초기에 하루 750~1,500mg을 2~3회 분복하고, 유지용량도 똑같다. 소아 용량은 하루 20mg/kg로 1회 용량을 250mg에 맞추도록 한다. 식사 1시간 전이나 식사 2시간 후에 복용한다. 높은 온도에서 장기간 안정적이지 못하다.

치료 시작 후 신경증상의 악화가 페니실라민에 비해 적고 다른 부작용도 적어서 페니실라민에 부작용을 보이는 환자에서 사용한다. 신경증상 환자와 간질환 발현 환자에서 일차 치료제로 사용되고 있는데 트리엔틴에 대한 과민반응은 보고되지 않았다. 철분을 킬레이트하고 철분과 결합하면 독성을 보이므로 철분제제와 함께 투여하지 않는다. 과다치료로 인해 철결핍성 빈혈이 발생할 수 있어 철분검사를 시행하며, 루푸스와 유사한 반응이 부작용으로 발생할 수 있다. 치료의 적정성 평가는 페니실라민 치료와 마찬가지로 24시간 소변 구리배출량, 세룰로플라스민 비결합 혈청 구리로 검사한다.

3. 아연

아연은 장세포에서 금속의 내인성 킬레이터인 메탈로티온을 유도하는데, 메탈로티온은 구리와 결합하여 흡수되지 않고 장세포의 탈락과 함께 대변으로 배출되어, 결과적으로 위장관으로부터 구리의 흡수를 억제하여 구리의 음성 균형이 이루어져 체내에 저장된 구리가 제거된다. 또한 아연은 간세포의 메탈로티온을 유도하여 과량의 구리를 결합시켜 간세포의 손상을 예방한다. 성인은 하루 150mg 아연 원소를 식전 또는 식후 1시간에 3회에 걸쳐 분복하며, 12세 미만, 50kg 미만의 소아는 하루 75mg을 3회 분복한다. 아연의 부작용은 적은 편이고 위장관 자극이 가장 흔하다. 혈청 아밀라아제와 리파아제의 상승이 나타날 수 있다.

아연은 킬레이터보다 효과가 떨어져서 킬레이터 치료 1~5년 후 간수치가 정상화되고 구리 상태가 안정화되면 킬레이터를 중단하고 유지요법으로 많이 사용된다. 증상 발현 전의 소아의 치료에 사용되고, 신경증상의 악화가 적기 때문에 신경증상의 환자에서 초치료로 사용할 수 있다. 간질환 환자에서 아연 단독치료 후 간질환의 악화가 보고되므로 간수치가 상승하면 킬레이터로 교체한다.

치료의 적정성은 24시간 소변 구리배출량을 75μg 미만으로 유지하는 것을 목표로 한다. 약물 순응도를 알아보기 위해 24시간 소변 아연배출량을 측정하면 1,000μg 이상 나온다.

4. 병합치료

페니실라민과 아연 혹은 트리엔틴과 아연의 병합치료가 시도되는데, 아연이 킬레이터를 중화하기 때문에 두 가지 약을 4~5시간 이상 간격을 두고 투여한다. 6시간 간격으로 아연 50mg을 처음과 세 번째에 복용하고 페니실라민이나 트리엔틴(250mg이나 500mg)을 두 번째와 네 번째에 복용한다. 3~6개월간 치료한 후 임상적으로 호전되면 아연이나 킬레이터 단독요법으로 전환한다.

5. 임신 중 치료

치료 중단은 급성 간부전을 일으킬 수 있으므로 임신 중에도 치료는 지속되어야 한다. 페니실라민이나 트리엔틴 등의 킬레이터 제제와 아연 모두 비교적 안전하게 사용할 수 있다. 아연은 치료 전 용량을 그대로 유지하나, 킬레이터 제제는 태아에 불충분한 구리 공급을 피하고 상처 회복 지연을 피하기 위하여 임신 전 용량의 25~50% 수준으로 감량해야 한다. 페니실라민은 모유로 배출되어 아기에게 해를 줄 수 있기 때문에 모유 수유 시에 사용해서는 안 되고, 아연과 트리엔틴의 모유 수유 안정성은 아직 정확히 알려진 바 없다.

6. 간이식

급성 간부전으로 발현하는 환자나 약물에 반응하지 않는 비대상성 간경변증 환자는 간이식을 시행해야 하며, 급성 간부전보다 간경변증 환자에서 생존율이 더 높다. 간이식은 윌슨병의 대사이상을 교정하기 때문에 간이식 후에 약물치료는 필요 없다. 보인자인 가족으로부터 기증을 받는 생체 간이식이 성공적이라고 보고되었다. 간이식은 신경증상 환자의 일차 치료로 권장되지 않는다.

참고문헌

1. 고재성, 서정기. 신생아 담즙정체의 원인질환. Korean J Pediatr 2007;50:835-840
2. 서정기, 김연수, 한철주, 등; 대한 간학회 희귀질환 윌슨병 연구 소위원회 위원. 한국인 윌슨병 환자의 임상적 특성과 유병률에 대한 전국적 조사. 대한간학회지 2004;10:S5-15
3. 서정기. 윌슨병: 진단과 치료의 최근 동향. 대한간학회지 2006;12:333-363
4. Boyer TD, Manns MP, Sanyal AJ. Zakim & Boyer's Hepatology: A Textbook of Liver Disease, 6th Ed. Philadelphia: Saunders, 2011
5. European Association for Study of Liver. EASL Clinical Practice Guidelines: Wilson's disease. J Hepatol 2012;56:671-685
6. Ferenci P, Caca K, Loudianos G, et al. Diagnosis and phenotypic classification of Wilson disease. Liver Int 2003;23:139-142
7. Roberts EA, Schilsky ML; American Association for Study of Liver Diseases(AASLD). Diagnosis and treatment of Wilson disease: an update. Hepatology 2008;47:2089-2111
8. Wiggelinkhuizen M, Tilanus EC, Bollen CW et al. Systemic review: clinical efficacy of chelator agents and zinc in the initial treatment of Wilson disease. Aliment Pharmacol Ther 2009;29:947-958

chapter 32

유전성/소아성 간질환

고재성

- 당원병은 당원의 생성과 분해를 조절하는 효소의 결핍으로 발생하는 유전질환이다. Ⅰ형 당원병은 glucose-6-phosphatase 체계의 결함으로 인해 발생한다. 옥수수 전분을 섭취하여 저혈당을 예방하고 간선종과 간세포암종 발생에 대한 추적관찰이 필요하다.
- 유전 과당불내증은 aldolase B의 결핍으로 인해 과일, 설탕 섭취 후에 발생한다.
- 갈락토오스혈증은 갈락토오스 대사에 관여하는 효소의 결핍으로 인해 발생한다. 신생아 대사이상 선별검사를 통해 조기진단이 가능하다.
- 티로신혈증은 급성 간부전을 보이는 급성형 혹은 간기능이상, 신세뇨관 기능부전, 성장부진, 구루병을 보이는 만성형으로 나타난다. 소변 유기산검사에서 succinylacetone이 증가하면 진단된다.
- 담도폐쇄증은 영아 담즙정체의 가장 흔한 원인이며 조기진단이 예후에 중요하다.
- 섬유낭 간질환은 간내 담도의 확장과 섬유화를 보이는 질환군으로, 선천성 간섬유증, 카롤리*Caroli*병, 카롤리 증후군으로 분류된다.

Ⅰ 유전대사 간질환

1. 당원병*glycogen storage disease*

간은 스트레스나 금식 시에 포도당을 방출하여 뇌에 포도당을 공급한다. 근육의 당원은 산소나 포도당 이용이 감소할 때 당분해 연료로서 이용된다. 당원 생성과 분해는 적어도 8개의 효소에 의해 조절된다(그림 32-1). 당원병은 당원의 생성과 분해를 조절하는 효소의 결핍 때문에 발생하는 유전질환이다. 임상적으로 의미 있는 간질환이 나타나는 당원병은 Ⅰ형, Ⅲ형, Ⅳ형이다.

(1) Ⅰ형 당원병

Ⅰ형 당원병은 glucose-6-phosphate(G6P)를 포도당과 인산으로 가수분해시키는 glucose-6-phosphatase(G6Pase) 체계의 결함으로 인해 발병한다. 간비대, 금식으로 유발되는 저혈당, 고지질혈증, 젖산산증*lactic acidosis*이 발생한다. G6Pase는 세포질 세망*endoplasmic reticulum*에 존재하는데 이 효소가 부족하면 Ⅰa형 당원병이 발생하며, G6P를 세포질에서 세포질 세망으로 운반하는 G6P transporter(G6PT)의 결핍이 Ⅰb형 당원병을 일으킨다.

1) 분자유전학

Ⅰ형 당원병은 출생아 10만 명 중 1명의 빈도로 발병하고 당원병 중에서 가장 흔하다. Ⅰa형이 Ⅰ형의 80%를 차지한다. Ⅰa형과 Ⅰb형 모두 상염색체 열성으로 유전된다.

G6Pase 유전자(*G6PC*)는 9개의 막나선*transmembrane helix*과 세포질 세망 내강의 비나선 구조로 구성되는 G6Pase를 부호화한다. 우리나라에서는 c.648G>T 돌연변이가 가장 흔하여 대립유전자 빈도가 80%에 이른다. 이 돌연변이는 짜깁기 부위*splicing site*에 이상을 일으켜 엑손 5에서 91개 염기의 결실을 초래하여 357개의 정상 아미노산을 만들지 못하고 201개의 아미노산을 갖는, 끝이 잘려진 단백질을 생성시켜 효소 활성이 없어지게 한다.

G6PT 유전자(*SLC37A4*)는 10개의 막영역*transmembrane domain*을 포함한 세포질 세망의 G6PT를 부호화한다.

2) 병인

G6P가 포도당으로 전환되지 못하여 당원이 축적되고 금식할 때 저혈당이 발생하고 여러 대사경로의 중간 대사산물이 증가한다. 근육과 적혈구에서 생성된 젖산이 피루브산염*pyruvate*으로 변환된 후 포도당으로 전환되지 않기 때문에 젖산혈증이 발생한다. 당원분해와 포도당생성에 장애가 생기면 malonyl-coenzyme A를 통한 acetyl-coenzyme A의 생산이 증가하면서 지방 생성이 증가하여

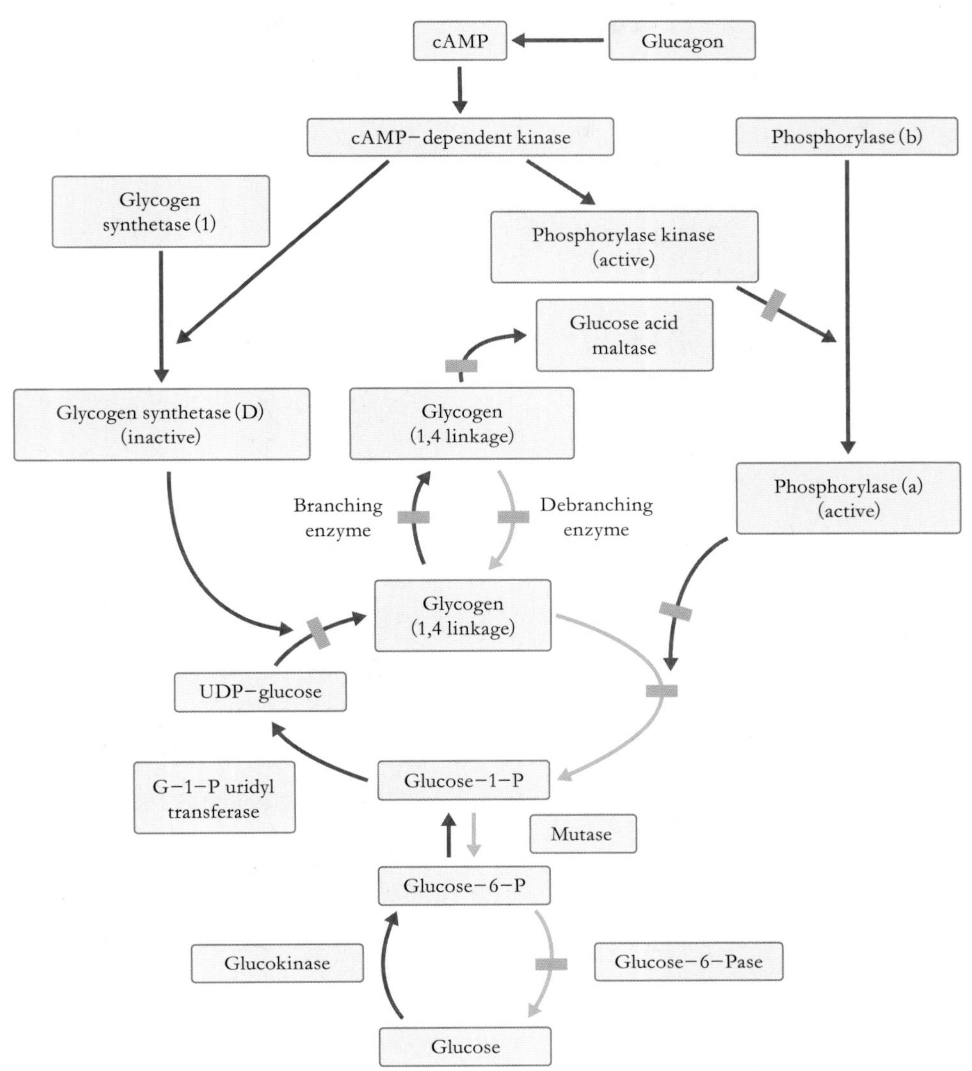

그림 32-1. 당원의 합성과 분해의 경로 및 효소

고지질혈증이 발생하는 것으로 추정된다. 젖산은 신장에서 요산과 경쟁하여 제거되므로 신장에서 요산의 제거가 감소하고, 간내 인산농도의 감소는 adenine nucleotide의 분해를 자극하여 요산의 생성은 증가한다. 또한 G6P의 증가는 ribose−5−phosphate를 상승시킴에 따라 푸린*purine* 생성을 증가시켜 고요산혈증을 유발한다(그림 32-2). 혈소판의 응집과 부착에 이상이 관찰되는데, 저혈당으로 인한 뉴클레오티드*nucleotide*의 풀이 감소하는 것이 원인으로 추정된다.

G6P를 세포질에서 세포질 세망으로 운반하는 G6PT의 결핍으로 인해 G6P가 세포질 세망으로 이동하지 못해서 Ⅰb형 당원병이 발병한다(그림 32-3). 따라서 G6Pase의 활성도가 미세소체*microsome*가 손상받지 않은 생체에서는 비정상이지만, 미세소체가 파괴된 상태에서는 정상을 보인다. G6PT는 호중구에서도 발현되므로 Ⅰb형은 Ⅰa형의 임상양상과 함께 호중구감소증과 호중구 기능부전이 추가로 발생한다.

3) 임상양상

신생아기에 금식에 의해 유발되는 저혈당과 젖산혈증으로 나타날 수 있다. 더 흔한 첫 증상은 심한 간비대로 인한 복부팽만이다. 저혈당은 경련을 유발할 수 있다. 볼에 축적되는 지방 때문에 얼굴이 통통해지므로 인형 같은 얼굴*doll-like face*을 보인다. 성장부진과 사춘기 지연이 흔하지만 저혈당이 잘 교정되면 호전될 수 있다. 고요산혈증, 고지질혈증의 검사 소견을 보인다. 심한 고중성 지방혈증으로 인해서 췌장염의 위험이 증가하지만, 동맥경화증과

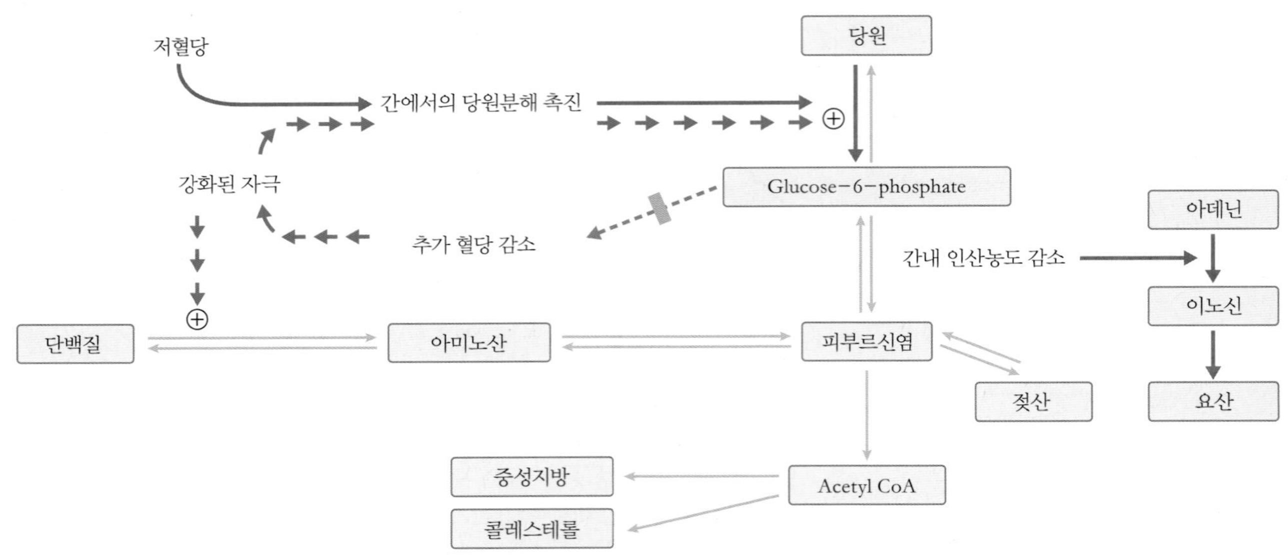

그림 32-2. Ia형 당원병의 병인 당원 분해의 지속적 자극으로 인한 glucose-6-phosphate의 생성 증가는 젖산, 중성지방, 콜레스테롤, 요산의 생성을 증가시킨다.

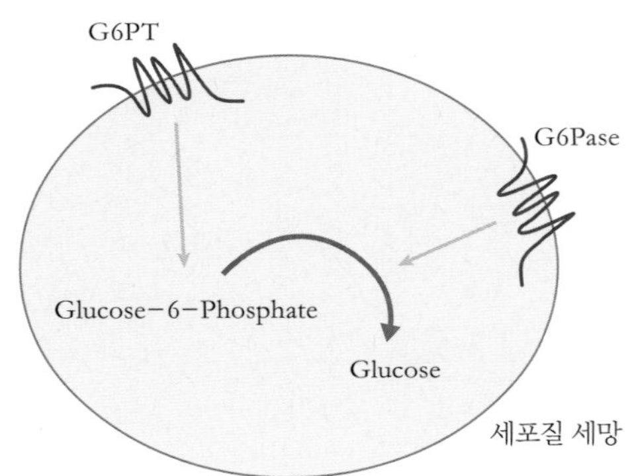

그림 32-3. Ib형 당원병의 병인 glucose-6-phosphate는 운반단백인 G6PT에 의해서 세포질 세망으로 이동한 후 G6Pase에 의해서 가수분해가 일어난다. 이 과정에서 G6PT의 결핍이 있을 경우 Ib형 당원병이 발생한다.

조기 심혈관계 질환의 위험이 증가하지는 않는다. 혈소판의 기능감소가 동맥경화증의 발생을 예방하는 것으로 추정된다. 골감소증이 잘 동반되는데, 만성 산증과 고중성지방혈증이 원인일 수 있다. 과도한 당원축적으로 인해 신장비대가 관찰된다. 혈소판 기능부전이 발생하여 출혈과 출혈반이 잘 나타난다. 빈혈이 흔하며 일부 환자에서 간헐적인 설사가 발생한다. 일부에서 갑상선기능 저하증이 보고된다.

간선종과 간세포암종의 위험이 증가하므로 10세 이전에는 1년에 한 번 간초음파를 시행한다. 간선종은 중간나이*median age* 15세에 발견되어 25세 이후에는 70%에서 발견된다. 간선종은 대개 크기가 작고 다발성으로 발견되고, 시간이 지나면서 숫자와 크기가 증가한다. 간선종의 합병증은 국소적 압박과 종양 내 출혈이다. 간선종 발생의 기전으로 인슐린과 글루카곤 비의 증가로 인한 호르몬 증가와 지방산 대사이상으로 인한 산화스트레스의 증가가 추정된다. 간선종은 수술적 절제, 알코올 주사와 색전술로 치료할 수 있다. 간선종은 양성이지만 10~16%에서 선종에서 암으로의 악성 세포 전환이 일어난다. 간세포암종은 선종에 조직학적으로 둘러싸여 있고 α-fetoprotein(AFP)이 상승하지 않아서 악성 세포 전환의 표지자가 되지 못하므로 간세포암종을 진단하기가 어렵다. 간선종이 발견되면 복부초음파를 6개월에 한 번 시행할 것을 추천한다. 악성 세포 전환의 위험이 관찰되면 컴퓨터단층촬영이나 자기공명영상을 시행한다. 악성 세포 전환 위험성이 높으면 확실한 예방요법으로 간이식이 추천된다.

신장의 합병증으로 사구체의 과여과*hyperfiltration*에 이어서 microalbuminuria, 단백뇨, 고혈압이 발생한다. 국소사구체경화증*focal segmental glomerulosclerosis*, 사이질섬유화*interstitial fibrosis*가 발생하고 일부는 만성 신부전으로 진행할 수 있다. 신장 원위세뇨관의 기능부전으로 인해 고칼슘뇨증이 발생하고 신장결석과 신장석회증*nephrocalcinosis*을 일으킬 수 있다.

Ib형 환자에서는 호중구감소증과 호중구 기능부전이 동반된다. 따라서 잦은 감염과 함께 일부에서 입안과 장점막의 궤양, 크론병 같은 염증성 장질환이 발생하기도 한다. 설사, 복통, 발열, 장출혈, 항문 주위 병변이 발생하면 대장내시경을 시행한다.

4) 진단

간생검을 통해 신선 간조직의 G6Pase 활성도를 측정하여 진단한다. Ib형의 경우에는 미세소체를 완전히 파괴하면 효소활성도가 정상을 보인다. 간조직 소견은 당원으로 채워진 팽창된 간세포가 관찰되는데, 당원축적은 periodic acid-Schiff(PAS) 염색에서 양성을 보이고 diastase에 의해서 탈색되는 것으로 확인된다. 미세세포성*microvesicular* 지방간이 관찰된다. 최근에는 침습적인 간생검 대신 유전자검사를 시행하여 진단이 가능하다.

산전진단을 위해서는 가족의 유전자 돌연변이가 확인되면 융모막 융모나 양수세포에서 태아의 DNA를 채취하여 유전자검사를 시행한다.

5) 치료

치료의 목적은 신경학적 문제를 피하기 위해서 저혈당을 예방하고 간과 신장의 장기간 합병증을 예방하고 정상 성장을 이루는 것이다. 섭취가 부족하면 저혈당, 젖산혈증 같은 대사이상이 재발하며 과도한 섭취는 당원의 과부하, 간비대, 고지질혈증을 증가시키고 비만을 유발하므로 열량 섭취를 모니터링한다. 전체 열량 섭취의 60~65%는 탄수화물, 10~15%는 단백질, 나머지는 지방으로 섭취하도록 한다. 12개월까지는 식사를 자주(하루에 5끼) 주고, 야간에 비위관을 통해 지속적으로 공급하거나 식사를 준다.

옥수수 전분은 느리게 흡수되는 탄수화물이므로 혈당이 잘 유지된다. 1세 이후에는 조리하지 않은 옥수수 전분을 4시간마다 g/kg로 공급한다. 유아에서 청소년기에는 옥수수 전분을 6시간마다 1.5~2.0g/kg로 공급한다. 성인에서는 1.7~2.5g/kg의 옥수수 전분을 취침 전에 공급한다. 젖산혈증을 악화시키는 과당*fructose*과 유당*lactose*의 섭취를 제한한다.

치료효과는 성장곡선, 체질량지수, 생화적 검사를 모니터링하면서 평가한다. 혈당, 젖산, 콜레스테롤, 중성지방, 요산, 전체 혈구 계산, 단백뇨를 외래 방문 시 검사한다.

수술 시에는 출혈과 대사이상의 위험에 주의하는데, 10% 포도당용액을 수술 중과 수술 전, 후에 투여하여 혈당을 유지하고, 젖산이 포함된 Ringer 젖산용액을 투여하지 않는다.

고요산혈증에 대해 allopurinol을 투여하고 microalbuminuria가 확인되면 angiotensin 전환효소 억제제를 투여하는 게 도움이 된다. 동맥경화의 위험이 높지 않으므로 콜레스테롤 저하약물은 젊은 연령에서는 투여하지 않는다. 고지질혈증은 식이조절에 의해 부분적으로 호전된다.

간선종의 위험성과 고지질혈증 때문에 피임약으로 에스트로겐을 사용하지 않는다. 배란을 막기 위해서는 고용량의 프로게스테론을 주기의 5일부터 25일까지 주사하거나 저용량의 프로게스테론을 매일 투여하는 것이 추천된다.

Ib형에서는 colony-stimulating factor(G-CSF)가 호중구감소증을 호전시켜 심한 세균감염을 줄여주고 장의 염증을 호전시킨다. 지속적인 G-CSF 치료로 매주 2~3회 5μg/kg를 투여하는데, 비장비대, 혈소판 감소, 신장암 같은 부작용을 감시해야 한다. Ib형에서 염증성 장질환은 G-CSF와 5-aminosalicylic acid 유도체의 병합요법으로 치료한다. 스테로이드는 젖산혈증과 고지질혈증의 가능성이 있어 사용하지 않는다. 아자티오프린*azathioprine*, 메토트렉세이트*methotrexate* 같은 면역억제제는 과도한 면역억제와 호중구감소증의 악화 위험이 있다.

간이식의 적응증은 다발성 간선종과 악성 세포 변환의 위험, 성장부전, 대사조절의 실패이다. 간이식을 시행하면 대사이상이 교정되고 소아에서 따라잡기 성장이 이루어지고 간세포암종 발생을 예방할 수 있다. 이식 후에 신장에 독성이 있는 면역억제제를 사용하고, 신장질환이 진행할 수 있으므로 신기능을 정기적으로 감시해야 한다.

(2) Ⅲ형 당원병

당원분해에 중요한 효소인 glycogen debranching enzyme(GDE) 결핍으로 인해 Ⅲ형 당원병이 발병하며 간, 근육, 심장에 당원이 축적되어 간비대, 저혈당, 고지질혈증, 근력약화, 심근병증을 일으킨다. 대부분이 Ⅲa형으로 간과 근육을 침범하는 반면에, Ⅲb형은 전체의 15%를 차지하는데 간만을 침범한다.

1) 분자유전학

상염색체 열성으로 유전되며 GDE를 부호화하는 *AGL* 유전자 엑손 3의 c.17delAG, Q6X 돌연변이는 Ⅲb형에서만 발견된다. 우리나라에서는 R285X, c.1735+1G>T, L1139P가 전체 돌연변이의 50%를 차지한다. 같은 돌연변이를 가진 환자들에서 근육병증의 정도가 다르게 나타나서 유전형과 표현형 간에 상관관계를 보이지 않는다.

2) 임상양상

영유아기에는 I형 당원병과 임상적으로 구별하기 어렵다. 간비대로 인한 복부팽만, 저혈당, 고지질혈증, 성장부진을 보인다. 포도당 신합성은 손상되지 않고 phosphorylase에 의해서 당원의 말초가지를 대사할 수 있기 때문에 저혈당이 I형만큼 심하게 발생하지 않는다. 요산과 젖산의 농도는 정상이다. 고지질혈증은 심하지 않고 신장비대가 발생하지 않는다. AST와 ALT는 500U/L 이상을 보인다. 간비대는 사춘기 이후에 호전되며, 간의 당원축적과 함께 간섬유화가 동반되는 것이 특징인데, 저절로 호전되고 간경변증으로 진행하는 경우는 4% 정도로 드물다. 간선종은 4~25%에서 발견되어 I형보다는 적게 발생한다. 매우 드물지만 간경변증이 발생한 환자에서 간세포암종의 보고가 있다. 소아에서 간초음파를 1~2년에 한 번 시행하고 성인에서는 6~12개월에 한 번 복부 전산화단층촬영이나 자기공명영상을 시행한다.

IIIa형에서 근육을 침범하여 혈청 creatine kinase(CK)가 상승하는데, 정상 범위의 CK 검사결과가 근육침범을 배제하지는 못한다. 소아에서는 증상이 없거나 골격근의 약화로 운동발달의 지연, 근육긴장 저하, 쇠약이 나타날 수 있다. 20~30대에 진행하여 걷고 오를 때 근력약화가 나타난다. 근전도검사에서 근육병증을 보이고 신경전도검사에서 신경병증을 시사하는데, 골격근과 말초신경에 당원이 축적하기 때문으로 보인다. 골다공증의 위험이 증가한다.

좌심실비대가 흔하게 발견되는데, 30~80%의 환자에서 보고된다. 심실비대 평가를 위해서 심에코를 1~2년에 한 번 시행하여 심벽두께, 심실질량, 박출계수*ejection fraction* 등을 측정한다. 부정맥검사를 위해서 심전도를 2년마다 시행한다.

3) 진단

간생검에서 당원함량이 정상보다 3~5배 증가한다. 문맥 주위 섬유화가 흔하게 관찰되고 지방침착은 적게 관찰된다. 당원이 PAS에 의해 염색되고 diastase 처리로 제거된다. 간과 근육 신선 생검조직에서 GDE 활성도를 측정하여 확진하는데, IIIa형은 간과 근육에서 활성도가 감소하고 IIIb형은 간에서만 감소한다. IIIb형에 특이한 돌연변이가 존재하므로 *AGL* 유전자 분석을 통해 IIIa형과 IIIb형의 감별진단이 가능하다. 소아에서 확진되면 부모에게 유전상담을 제의하는데, 유전자검사를 통한 산전진단과 가족 구성원의 진단이 가능하다.

4) 치료

치료의 목표는 혈당을 정상인 70~140mg/dL 수준으로 유지하는 것이다. 영아기에는 소량씩 자주 먹이고 금식을 피한다. 저혈당이 심한 영아에서는 야간에 비위관을 통해 지속적인 영양공급이 필요하다. 1세 이후에는 천천히 흡수되는 옥수수 전분을 공급한다. 4시간마다 1g/kg의 조리하지 않은 옥수수 전분으로 시작하여 혈당을 모니터링한다. 혈당은 식사 전, 옥수수 전분 투여 전, 취침 전, 기상 후에 검사한다. 옥수수 전분은 단백질과 지방을 공급하는 우유나 요구르트에 섞어서 먹이는 게 좋다. 과당과 유당이 포도당으로 전환하는 데 장애가 없으므로 과당, 유당의 섭취를 제한할 필요가 없으나 단순당은 혈당의 급한 상승과 저하를 유발하므로 피하는 게 좋다.

포도당 신합성이 손상되지 않는 III형에서는 단백질로부터 유래된 알라닌*alanine*이 금식 시 포도당으로 전환될 수 있고, 고단백식이는 근육단백 생성을 증가시켜 근력을 향상시키므로 근육병증과 성장부진을 보이는 소아에서 고단백식사를 권장한다. IIIa형 소아에서는 전체 열량의 20~30%는 단백질, 35~55%는 복합탄수화물, 20~35%는 지방으로 섭취하는 것이 좋다. 칼슘과 비타민 섭취를 평가해야 한다. 장기적으로 성장곡선을 추적하면서 변화가 있으면 영양상담을 시행하고 내분비 전문의에게 의뢰하여 성장호르몬 결핍 여부를 평가한다.

피임약 중에 에스트로겐은 간종양의 위험을 증가시키므로 사용하지 않도록 한다. 골근격계와 근육세기에 대한 평가를 시행하고 이에 따른 물리치료와 운동요법이 도움이 된다. 간이식은 간경변증으로 진행하거나 간세포암종이 발생한 경우에 드물게 시행된다.

(3) IV형 당원병

IV형 당원병은 glycogen branching enzyme(GBE)의 결핍으로 인해 가지치기가 안 되어 바깥사슬이 긴 당원이 만들어지고 생성된 당원이 분해가 잘되지 않아서 축적되는 질환이다. 비정상적인 당원이 간, 심장, 근육, 뇌, 척수, 말초신경, 피부에 축적되어 소아의 간경변증이나 성인의 근육병증, 심근병증, 신경질환의 형태로 발병한다. 가장 심각하지만 전체 당원병의 1% 미만을 차지한다.

1) 분자유전학

상염색체 열성으로 유전되며 GBE는 정상 당원에서 가지치기를 만들어 내는데, 저장 당원을 포장하고 분해하는데 필수적이다. R515C, F257L, R524X 돌연변이는 영아기 간경변증을 초래하고 873del210 돌연변이는 영아기 근육병증과 심근병증을 일으켜서 유전형과 표현형의 상관관계가 보고된다.

2) 임상양상

3개월에서 15개월 사이에 성장부진, 복부팽만, 간비대, 비장비대로 발현하는데, 간경변증이 진행하여 5세 이전에 말기 간부전으로 사망한다. 다른 당원병과 달리 저혈당이 발생하지 않는다. 간 효소치는 정상의 3~6배 이상 상승한다. 혈청 젖산이 정상이다. 간부전이 진행하게 되면 저혈당과 저콜레스테롤혈증이 나타난다. 산전에 태아수종으로 발병하기도 한다. 50%의 환자에서 골격근에 비정상적 당원이 축적되어 신경근육의 이상이 초래된다. 근긴장저하, 근육위축, 힘줄반사의 저하가 나타난다. 성인에서 말초신경과 중추신경의 장애가 발생하는 경우가 있다.

3) 진단

간생검에서 GBE의 효소활성도가 감소한다. 적혈구, 백혈구, 근육, 배양된 섬유모세포에서 GBE 활성도의 결핍을 측정할 수 있다. 간생검에서 세포질의 침착물은 비정상적 당원이기 때문에 PAS염색에 양성을 보이지만 diastase 처리로 제거되지 않는다. 효소활성도 측정 없이도 *GBE1* 유전자 돌연변이 분석으로 확진이 가능하다.

4) 치료

간경변증이 발생한 환자에서 간이식이 유일한 치료방법이다. 간이식 후에 동종이식 간으로부터 기증자의 림프구와 대식세포가 효소의 이동운반체로 작용하여 심장과 근육의 비정상 당원 축적이 감소하고 근육병증과 심근병증이 발생하지 않았다는 보고가 있다.

2. 유전 과당불내증*hereditary fructose intolerance*

(1) 분자유전학/병인

상염색체 열성으로 유전되며 fructose-1, 6- biphosphate aldolase(aldolase B)의 결핍으로 인해 발생하는데, aldolase B는 간, 신장, 소장에서 발현한다. fructose-1-phosphate는 aldolase B에 의해서 D-gly-ceraldehyde phosphate와 dihyroxyacetone phosphate로 분해되고 이들은 포도당 신합성과 당원합성에 사용된다(그림 32-4). Aldolase B 결핍은 포도당 신합성의 장애를 일으켜 저혈당이 발생한다. Fructose-1-phosphate의 세포 내 축적으로 결과적으로 요산의 증가가 초래된다.

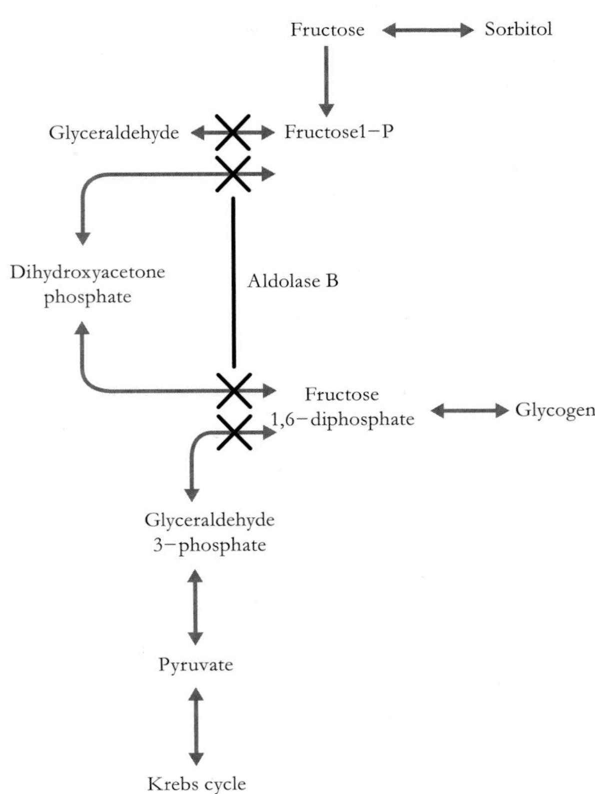

그림 32-4. 과당의 대사 과당은 당원으로 전환되는데, aldolase B가 결핍되면 fructose-1-phosphate가 축적된다.

(2) 임상양상

이유식을 시작하면서 과일과 설탕을 섭취하면 증상이 나타난다. 잘 먹지 않고 땀이 나고 창백하며 구토, 설사, 성장부진을 보인다. 저혈당, 저인산혈증, 고요산혈증, 젖산혈증이 발생한다. 간비대, 비장비대, 간수치의 상승, 혈액응고시간의 지연이 나타나고 급성 간부전, 간경변증이 발생할 수 있다. 신장에서 근위세관 기능부전이 동반되어 단백뇨, 아미노산뇨, 유기산뇨, 과당뇨가 관찰된다. 스스로 과당이 포함된 음식을 피하기 때문에 가끔 청소년기나 성인기까지 진단이 되지 않는 경우가 있다.

(3) 진단/치료

간이나 소장 조직에서 aldolase B 효소 활성도를 측정하여 진단한다. 유전자 돌연변이검사로 조직검사를 하지 않고 확진할 수 있다.

치료는 과당, 설탕, 소르비톨*sorbitol*을 제한하는데, 음식첨가물, 약물코팅, 약물 부유액에는 설탕, 소르비톨이 사용되므로 주의를 기울어야 한다.

3. 갈락토오스혈증*galactosemia*

(1) 분자유전학/병인

갈락토오스 대사에 관여하는 세 가지 효소 중 하나의 결핍으로 인해 혈중 갈락토오스가 상승하는 질환이다(그림 32-5). 가장 흔한 유형은 galactose-1-phosphate uridyl transferase(GALT)의 결핍인데, 상염색체 열성으로 유전되며 6만 명에 1명꼴로 발병한다.

전형적*classical* 갈락토오스혈증은 GALT 활성도가 정상인의 3% 미만으로 감소한다. Duarte 변이로 불리는 N314D는 효소활성도가 정상인의 50% 정도로 유지되어 증상이 거의 발현되지 않는다.

유당은 lactase에 의해서 갈락토오스와 포도당으로 분해되고 갈락토오스는 인산화되어 galactose-1-phosphate로 변환된다. galactose-1-phosphate는 GALT에 의해서 glucose-1-phosphate로 변환된다. GALT가 결핍되면 독성 대사물인 galactitol과 galactonate가 과량 생성되어 백내장을 일으킨다. galactose-1-phosphate의 축적은 glucose-1-phosphate를 glucose-6-phosphate로 변환시키는 phosphoglucomutase를 억제하여 저혈당이 발생한다.

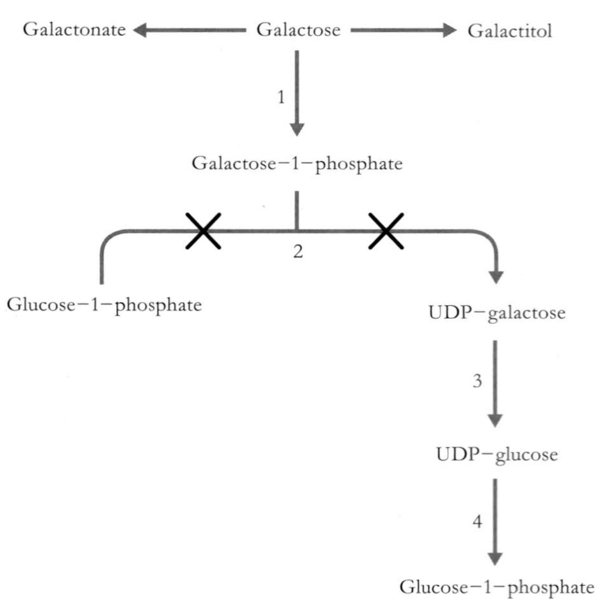

그림 32-5. 갈락토오스에서 포도당으로의 전환 1. galactokinase, 2. galactose-1-phosphate uridyl transferase(GALT), 3. uridine diphosphate(UDP) galactose-4-epimerase, 4. UDP glucose pyrophosphorylase. GALT가 결핍되면 galactitol galactonate가 과량 생성된다.

(2) 임상양상

유당이 함유된 모유나 분유를 섭취한 후 저혈당, 구토, 설사, 경련, 기면이 나타난다. 며칠 후 황달, 복수, 간비대, 비장비대, 간부전이 나타날 수 있다. 성장부진, 용혈성 빈혈, 백내장이 나타난다. 대장균에 의한 패혈증이 잘 동반된다. 신장세관 기능부전 및 단백뇨, 아미노산뇨, 갈락토오스뇨의 검사 소견을 보인다. 신생아 대사이상 선별검사를 통해 조기에 진단 및 치료하면 장기예후는 양호하다. 발달장애, 정신지체가 가장 심각한 합병증인데, IQ로 측정된 지능은 식이조절과 높은 상관관계를 보인다. 식이제한과 정상 IQ를 보이더라도 언어의 지연, 공간과 수학학습의 장애, 비정상적 시각인지, 떨림, 운동실조가 나타날 수 있다. 여성에서 난소의 기능부전으로 무월경이 발생할 수 있다.

(3) 진단/치료

신생아 선별검사에서 galactose-1-phosphate가 상승한 경우 적혈구에서 galactose-1-phosphate의 상승과 GALT 활성도 감소를 확인하면 진단한다. 융모막 융모검사나 양수천자를 통한 산전검사에서 효소활성도를 측정할 수 있다. 유전자검사는 전형적 갈락토오스혈증의 유전형과 Duarte 변이형을 확인할 수 있어 치료와 예후판정에 도움이 된다.

치료는 식사에서 갈락토오스를 제거하는 것이다. 모유나 우유 대신에 대두분유나 단백가수분해분유를 먹인다. 소아와 성인에서 유제품을 제한하고 음식첨가물을 주의한다. 소아의 신경발달을 추적 관찰하고 백내장에 대한 안과검사를 매년 시행한다.

4. I형 유전 티로신혈증*hereditary tyrosinemia type I*

(1) 분자유전학/병인

상염색체 열성으로 유전되며 10만 명에 1명꼴로 발병하는데, 티로신*tyrosine* 대사과정에 관여하는 마지막 효소인 fumarylacetoacetate hydrolase(FAH)의 결핍으로 인해 발병한다.

FAH의 결핍으로 인해 축적된 furmarylacetoacetate는 succinylacetoacetic acid와 succinylacetone으로 전환된다. maleylacetoacetate와 fumarylacetoacetate는 간손상을 유발하고, succinylacetone은 δ-aminolevulinic acid(δ-ALA)의 대사를 억제하는데 축적된 δ-ALA는 신경독성을 유발한다.

(2) 임상양상

급성형과 만성형으로 나눌 수 있다. 급성형은 생후 6개월 이내에 증상이 나타난다. 구토, 설사, 황달, 간비대, 비장비대, 복수, 출혈 경향이 나타난다. 몸과 소변에서 양배추 냄새가 난다. 급성 간부전이 발생한다. 혈액응고검사가 심하게 지연되지만 혈청 빌리루빈, 간 효소치는 경하게 상승하는 특징을 보인다. 반복적 출혈과 간부전으로 인해 사망률이 높다.

만성형은 생후 6개월 이후에 증상이 나타난다. 가벼운 간기능이상, 신세뇨관 기능부전, 성장부진, 구루병이 발생한다. 신세뇨관 기능부전으로 Fanconi 증후군, 고인산뇨, 당뇨, 단백뇨, 아미노산뇨가 나타난다. 통증과 감각이상을 보이는 신경발작이 발생하는데, 축적된 δ-ALA가 말초신경병증을 유발하기 때문이다. 간세포암종이 37%에서 발견되는데, 33개월이 가장 어린 나이에 발견된 보고이다. 정기적인 간초음파나 CT 검사가 필요하다.

(3) 진단

소변 유기산검사에서 succinylacetone이 증가하면 진단된다. 혈청 티로신, 메티오닌*methionine*이 현저하게 상승한다. 가스-크로마토그래피 질량분석기를 이용한 소변 유기산 분석에서 *p*-hydroxyphenyllactic acid, *p*-hydroxyphenylpyruvic acid, *p*-hydroxyphenylacetic acid가 상승한다. 혈청 AFP가 크게 상승한다. 배양된 피부 섬유아세포에서 FAH를 측정하거나 FAH 유전자의 돌연변이를 검사하여 확진한다.

(4) 치료

페닐알라닌*phenylalanine*과 티로신을 제한하고 저단백 식이를 제공한다. 2-(nitro-4-trifluormethylbenzoyl)-1-3-cyclohexanedione(NTBC)는 독성대사산물의 축적을 미리 차단하여 치료제로 사용된다. NTBC 치료는 급성 간부전과 만성 간질환에서 간기능과 신기능을 호전시키고 AFP와 소변의 succinylacetone을 정상화시킨다. NTBC는 혈청 티로신을 상승시켜 각막에 티로신 결정이 침착될 수 있으므로, 티로신 제한식을 하여 혈청 티로신 수치를 500μM 미만으로 유지하고 안저검사를 정기적으로 시행한다. NTNC 치료 중에도 간세포암종의 발생이 보고되므로 매년 간초음파, CT 검사, AFP 검사를 시행한다. NTBC 치료에도 간부전이 호전되지 않거나 간세포암종이 발생하면 간이식을 시행한다. 간이식은 FAH 활성도와 간기능을 정상화시키고 신세뇨관 기능부전과 신기능도 호전시킨다.

5. Alpha-1-antitrypsin(AAT) 결핍

AAT는 간, 포식세포, 폐의 상피세포 단백질로 serine protease를 억제한다. AAT 결핍 환자에서 억제되지 않는 elastase는 폐손상을 유발하여 조기에 폐공기증*emphysema*이 발생한다. 또한 신생아 간염을 비롯하여 영아, 소아청소년, 성인에서 간질환을 일으킬 수 있는 유전질환이다.

(1) 분자유전학

SERPNA1 유전자의 변이는 AAT 구조를 변화시킨다. 변형된 AAT 중합체는 간의 세포질 세망에 축적되어 간손상을 유발한다. AAT 단백의 변이를 전기영동에서의 이동속도에 근거하여 protease inhibitor(Pi) 표현형 시스템으로 명명한다. 정상 대립유전자를 PiM으로 부르고 비정상 대립유전자 중에는 PiS(slow), PiZ(very slow)가 가장 흔하다. PiNull 변이형에서는 AAT 단백이 검출되지 않는다. PiZZ 표현형은 정상 AAT의 15% 정도의 낮은 농도를 보이고 간과 폐 질환으로 이환되기 쉽지만 25%에서만 질병이 발현된다. PiSS 표현형은 정상 AAT의 60% 정

도의 농도를 보인다. 우리나라에서는 폐공기증으로 발현하고 유전자검사로 확진된 증례 보고가 있다.

(2) 임상양상

신생아 담즙정체로 발현할 수 있다. 간생검에서 문맥섬유화, 담도증식이나 담도형성 저하가 관찰된다. PiZZ형을 가진 사람은 성인에서 만성 간질환, 간병변, 간세포암종이 발병할 위험이 높다. 소아에서 폐질환은 매우 드물며 20~30대 흡연자에서 호흡곤란으로 나타난다.

(3) 진단/치료

45세 이하 젊은이나 비흡연자에서 폐공기증이 발생하거나 원인 미상의 신생아 간염, 만성 간질환이 있을 때 AAT 결핍을 의심한다. 진단은 혈청 AAT의 감소와 함께 Pi 표현형 검사나 유전형 검사로 확인한다. AAT는 급성 염증반응물질이므로 감염 시에 위음성 결과가 나올 수 있고, 정상 농도이지만 AAT의 기능이 감소하는 경우가 있다. Pi 표현형 분석은 특수 검사실에서 등전점 전기영동 *isoelectric focusing electrophoresis*을 이용하여 검사한다. 간질환을 가진 대부분의 표현형은 PiZZ이거나 PiSZ이다. *SERPNA1* 유전자 염기서열분석으로 유전형을 검사한다. 간생검을 시행하면 간섬유화 단계를 평가하고, PAS 양성이면서 diastase에 분해되지 않는 AAT 침착을 관찰할 수 있다. 치료는 간질환이 있으면 술을 피한다. 담배는 폐질환을 악화시키므로 금연한다.

Ⅱ 영아 담즙정체 질환

담즙정체는 담즙산분비의 장애로 인해 간세포 내에 담즙이 축적되는 질환이다. 신생아기의 담즙정체는 신생아 황달로 나타나며 검사에서 직접 빌리루빈의 상승을 보인다. 신생아 담즙정체 환아의 대부분은 건강해 보이고 잘 자라기 때문에 간접 빌리루빈의 상승으로 인한 생리적 황달 혹은 모유 황달로 간주하기 쉽다.

과거에는 영아 담즙정체의 흔한 원인으로 담도폐쇄증이 전체 환아의 1/3, 원인을 모르는 특발성 신생아 간염이 많은 부분을 차지했었다. 그러나 최근 분자유전학의 발전으로 말미암아 특발성 신생아 간염은 10~15%로 감소하고,

표 32-1 영아 담즙정체의 원인

폐색 담즙정체	담도폐쇄증 총담관낭	
간내 담즙정체	바이러스 감염	거대세포바이러스 단순포진바이러스 풍진
	세균 및 기생충 감염	매독 톡소포자충증
	유전대사질환	진행성 가족성 간내 담즙정체 Alagille 증후군 ARC 증후군 담즙산 합성장애 citrin 결핍에 의한 신생아 간내 담즙정체 갈락토오스혈증 티로신혈증 신생아 혈색소 침착증 갑상선기능저하증 뇌하수체 기능저하증
	완전정맥영양	

유전성 간내 담즙정체, 선천성 대사질환이 각각 20%가량, TORCH로 명명되는 선천성 감염은 5%를 차지하고 있다. 영아 담즙정체의 원인질환에 대하여 표 32-1에 기술하였다.

1. 원인질환

(1) 폐색 담즙정체

1) 담도폐쇄증

담도폐쇄증은 영아 담즙정체의 가장 흔한 원인이다. 90%의 환자는 황달이 생후 3~6주에 발생하며 출생 후 담도에 염증과 섬유화된 폐색이 진행하는 질환이다. 10% 정도를 차지하는 태아형의 경우 출생 시에 황달이 나타나고 다비증*polysplenia*, 무비증, 내장자리바꿈, 장 회전이상, 심장기형 같은 다른 기형이 잘 동반된다. Rotavirus, reovirus 같은 바이러스에 대한 면역반응이 가능한 병인으로 추정된다.

초음파검사에서 담낭이 적거나 보이지 않고 총담관이 관찰되지 않고 triangular cord sign이 관찰된다. 간 조직검사에서 문맥부종, 담관증식, 담세관 내 담즙의 존재 같은 담관폐색 양상을 보인다. 진단검사를 통해 담도폐쇄증을 배제할 수 없으면 수술적 담도조영술을 시행해야

한다.

담도폐쇄증은 Kasai 수술*portoenterostomy*을 시행한다. 수술 후 담즙 흐름의 성공은 수술 시 연령이 중요하다. 생후 2개월 이내 수술하는 것이 담즙배출이 잘되어 예후가 좋은데, 60일 이전에 수술하면 80%가 빌리루빈이 정상화되고 60일 이후에 수술하면 20~30%만이 정상화된다. 수술 후 UDCA와 지용성 비타민의 공급이 필요하다. 수술 후 2년 이내에 50% 이상에서 상행 담도염이 발생한다. 발열, 황달의 악화가 나타나고 항생제를 14일 동안 정맥 주사한다. Kasai 수술이 근치적 치료는 아니고 이식하지 않은 상태에서 20년 생존율이 44%이고 대부분 반복적 담도염과 위장관 출혈을 경험한다. 수술 후 3개월에 빌리루빈의 상승이 관찰되면 2년 이내 간이식을 받을 확률이 높아지고, 전체 환자의 60~80%에서 간이식이 필요하다. Kasai 수술과 필요시 간이식으로 치료한 환자의 10년 생존율은 72%이다.

(2) 간내 담즙 정체

1) 유전대사질환

① 1형 진행성 가족성 간내 담즙정체(PFIC 1형)

상염색체 열성으로 유전되며, *ATP8B1*의 무의미*nonsense* 돌연변이, 해독틀*frameshift* 돌연변이, 결손은 PFIC 1형을 일으키는 반면, 과오 돌연변이, 짜깁기 부위 돌연변이는 양성 재발성 간내 담즙정체*benign recurrent intrahepatic cholestasis; BRIC* 1형을 초래하여 성인에 발병하여 진행하지 않고 재발성 담즙정체를 보인다.

담즙정체의 발병기전은 아직까지 정확히 밝혀져 있지 않지만, 담세관막에서 인지질의 비대칭성이 소실됨으로써 bile salt export pump(BSEP)가 기능하지 않아 세관에서 담즙의 분비가 감소하는 것으로 보인다. *ATP8B1*의 돌연변이는 장의 apical sodium-dependent bile salt transporter의 발현을 높여 장에서 담즙염의 흡수를 증가시켜 담즙산의 저류가 증가하여 담즙정체가 발생하는 것으로 보인다.

임상양상으로 황달, 가려움증, 성장부진과 함께 만성 수양성 설사, 췌장염 같은 간외 증상이 나타난다. 혈청 담즙산이 현저히 상승하고 담즙정체가 있음에도 불구하고 Gamma glutamyl transpeptidase(GGT)와 콜레스테롤이 정상이다. 간생검에서 간내 담즙정체, 간문맥 섬유화, 담세관의 증식을 보인다. 전자현미경검사에서 거친 과립상의 담즙(이른바 Byler bile)이 담세관에서 관찰되는 것이 다른 유전성 간내 담즙정체와 구별되는 점이다. *ATP8B1* 유전자검사로 확진된다.

치료는 대개 10년 안에 간경변증으로 진행하기 때문에 간이식을 시행한다. 간경변증이 없는 환자에서 부분적 담도외부전환술*partial external biliary diversion*을 시행하면 간경변증으로의 진행을 막거나 늦출 수 있다.

② 2형 진행성 가족성 간내 담즙정체(PFIC 2형)

*ABCB11*은 bile salt export pump(BSEP)를 부호화한다. BSEP는 간세포로부터 담세관으로 담즙산을 운반하는 세관의 운반단백질이다. *ABCB11* 유전자의 돌연변이는 간경변증으로 진행하는 PFIC 2형이나 황달과 가려움증이 재발하는 BRIC 2형을 초래한다.

상염색체 열성으로 유전되며 황달, 가려움증, 성장부진을 보이나 설사 같은 간외 증상이 없다. 간세포암종의 발생이 보고되며, GGT, 콜레스테롤이 역시 상승하지 않는다. 간 조직검사에서 거대세포 간염과 세관, 간세포 담즙정체가 관찰되고 면역조직화학검사에서 BSEP가 발현되지 않는다.

우르소데옥시콜산*ursodeoxycholic acid; UDCA*을 처음 증상 치료에 사용하지만, 10%에서만 효과적이다. 많은 경우에서 간이식이 필요하다.

③ 3형 진행성 가족성 간내 담즙정체(PFIC 3형)

Multi-Drug Resistance protein 3(MDR3)는 담세관막의 내부층으로부터 외부층으로 phosphatidylcholine을 옮기는 phospholipid translocase이다. *ABCB4* 유전자의 돌연변이는 담세관으로의 인지질 운반에 변화를 일으켜 담즙산의 농도는 정상이지만 phosphatidylcholine이 부족한 담즙이 생성된다. 이러한 인지질이 없는 담즙은 독성을 가져 간세포, 담도에 손상을 주고 담석을 생성한다.

상염색체 열성으로 유전되며 영아기, 소아기, 젊은 성인에서 발병하고 GGT가 상승되어 있고 혈청 담즙산 농도가 정상인 것이 PFIC 1, 2형과 다른 점이다. 약물 유발성 담즙정체, 콜레스테롤 담석, 성인기 특발성 간경변증의 양상으로 나타나기도 한다.

간 조직검사에서 담세관의 증식, 세관 주위의 염증, 문맥과 문맥 주위 섬유화가 관찰되고 면역조직화학 검사에서 MDR3 단백이 발현되지 않는다.

환자 중 일부는 UDCA 치료에 잘 반응한다. *ABCB4* 과오돌연변이 환자에서 UDCA에 반응을 잘하며, MDR3 발현이 전혀 없는 환자에서 UDCA에 반응하지 않는데, 이런 환자는 간이식을 고려해야 한다.

④ Arthrogryposis–Renal dysfunction–Cholestasis (ARC) 증후군

VPS33B 유전자의 돌연변이로 인해 발병하고 상염색체 열성으로 유전된다. 우리나라에서는 c.403+2T>A가 흔한 돌연변이이다. 다발성 관절구축*arthrogryposis multiplex congenita*, 신장 세뇨관 기능장애, 신생아 담즙정체가 나타난다. 혈청 GGT가 낮으며 귀가 낮게 위치하고 피부의 어린선*ichthyosis*, 신성 요붕증, 대사산증이 나타난다. 간조직검사에서 담도부족증, lipofuscin 침착이 관찰된다. 혈소판 기능부전이 동반되어 간생검 시 출혈의 위험이 높다. 잘 먹지 못하고, 심한 성장부진, 심한 발달지연, 근긴장저하, 신경성 난청, 소뇌증, 뇌들보*corpus callosum*의 결함을 보인다. 반복적인 감염과 발열, 설사, 출혈이 발생하여 1년 내에 사망하게 된다.

⑤ Alagille 증후군

Alagille 증후군은 상염색체 우성으로 유전되며, 유전적인 원인에 의한 담즙정체 중에서 가장 흔한 질환이다. *Jagged1*(*JAG1*) 유전자의 돌연변이로 인해 발병하고 환자의 94%에서 *JAG1* 돌연변이가 발견되고 있다. *JAG1* 돌연변이가 발견되지 않는 일부 환자(전체의 1% 미만)에서 *Notch2* 돌연변이가 보고되었다. 같은 유전형에서도 임상양상이 다양하여 유전형과 표현형 간의 상관관계는 찾을 수 없다.

담도부족증*bile duct paucity*에 의한 담즙정체, 심장기형(폐동맥의 협착 팔로네징후), 후태상환*posterior embryotoxon*, 척추기형(나비모양의 척추), 특징적인 삼각형의 얼굴모양(높고 넓은 이마, 간격이 넓고 깊게 자리한 눈, 뾰족한 턱)을 보인다. 담즙정체는 신생아기에 종종 나타나는데, 특징적 얼굴모양은 2세 이전에 명확해진다. 간생검에서 담도부족증은 생후 6개월 전에는 60%, 6개월 이후에는 95%에서 발견된다. 환자의 일부가 담도폐쇄로 오인되어 Kasai 수술을 시행받았는데, 예후가 좋지 않다. 가려움증이 심하며, 고지질혈증으로 인한 지방종*xanthoma*이 손가락의 신근*extensor* 표면, 손바닥의 손금, 슬와*popliteal fossa*에 발생한다. 담즙정체는 학령기에 사라지기도 하지만, 21~47%는 간경변증으로 진행하여 간이식이 필요하다. 드물게 간세포암종이 보고된다.

신장을 침범하여 홑콩팥, 다낭콩팥, 신세뇨관산증, 신부전이 동반될 수 있다. 신사구체에 혈관간세포*mesangial matrix*의 증식과 지방방울의 침착이 관찰된다. 췌장 기능부전의 보고가 있다. 뇌혈관의 이상은 뇌혈관동맥류, 목동맥류, 모야모야병이 있고 대동맥협착, 대동맥류, 신장동맥협착 등이 보고된다. 뇌혈관 출혈이 12~15%에서 발생하여 증상이 없는 경우에도 뇌자기공명영상/자기공명혈관조영술 검사를 권장한다.

⑥ 담즙산 합성장애

선천적인 효소 결핍 때문에 담즙산 합성에 장애가 있어 원시적 간 독성 대사물질이 축적되어 담즙정체가 발생한다. 3–oxo–Δ–steroid 5β–reductase 결핍, 3β–hydroxy–Δ 5–C27–steroid dehydrogenase/isomerase 결핍, oxysterol 7α–hydroxylase 결핍, bile acid transporter 결핍 등이 원인이다. 생화학적 검사에서 혈청과 담즙의 cholic, chenodeoxycholic acid의 현저한 감소가 관찰되며, 확진을 위해 소변에서 증가된 특정 담즙산 농도를 질량분석법*mass spectrometry*으로 측정한다. 일차 담즙산인 cholic acid를 경구 투여하여 적당한 담도 내 담즙산 농도를 유지하여 독성 있는 대사물질의 생성을 억제할 수 있다.

⑦ Citrin 결핍에 의한 신생아 간내 담즙정체*neonatal intrahepatic cholestasis caused by citrin deficiency*; *NICCD*

SLC25A13 유전자의 돌연변이로 인하여 citrin 결핍이 발생하며 상염색체 열성으로 유전된다.

임상양상으로 신생아 담즙정체, 성장부진을 보이고 저단백혈증, 고암모니아혈증이 관찰된다. 혈청 아미노산 검사에서 시트룰린*citrulline*, 트레오닌*threonine*, 메티오닌, 티로신, 알라닌, 페닐알라닌 등이 상승하며, 갈락토오스가 증가하는 것이 특징이다. 신생아 선별검사를 통해서 NICCD를 선별할 수 있다. 12개월 안에 증상이 사라지는데, 증상 있는 기간에 유당이 없는 중쇄 중성지방 함유 분유와 지용성 비타민을 공급한다. NICCD 환자는 1세 이후에 대부분 건강하게 지내지만, 일부에서 비알코올성 지방간, 고지질혈증이 나타나고 소수에서 간부전으로 진행한다. 고암모니아혈증에서 통상적으로 권장하는 저단백 고탄수화물 식사는 당원분해와 에너지 생산을 억제

하고 암모니아를 상승시켜 해롭다. 환자들이 밥과 단 음식 등 탄수화물을 싫어하고 땅콩, 콩 같은 고단백, 고지방 음식을 선호하며, 저탄수화물 고단백 고지방 식이를 권장한다.

일부는 20~40대 성인이 되어서 고암모니아혈증과 함께 지남력장애, 섬망, 의식저하 같은 신경정신학적 증상을 보이는 성인 발병 citrullinemia 2형*adult-onset type II citrullinemia; CTLN2*이 발병할 가능성이 있다. CTLN2는 예후가 좋지 않아 간이식이 효과적인 치료이다.

⑧ **신생아 혈색소 침착증***neonatal hemochromatosis*

세망내피계*reticuloendothelial system*에는 철분의 축적 없이, 간, 심장, 췌장, 내분비계에 철분이 침착되는 질환이다. 태아의 간 항원에 대한 어머니 항체가 생기는 동종면역*alloimmune* 질환이다.

신생아 간부전의 가장 흔한 원인이다. 혈청 페리틴*ferritin*과 철분포화도가 상승하고, 고빌리루빈혈증, 저혈당, 저알부민혈증, 혈액응고장애가 발생한다. 응고장애가 심하여 간생검은 대개 금기이다. 진단은 자기공명영상검사에서 췌장, 심장, 뇌 등에 간외 철침착이 관찰되거나 입술의 침샘 조직검사에서 철의 침착을 확인한다.

철분 킬레이트제인 desferrioxamine과 N-acetylcystein, selenium, prostaglandin-E1 같은 항산화제를 투여한다. 교환수혈과 정맥 면역글로불린이 가장 효과적인 치료제이다. 약물치료에 반응이 없으면 간이식이 필요하다. 80%의 높은 재발률을 보이는데, 이 질환으로 진단된 영아의 어머니에게 다음 임신 시에 정맥 면역글로불린을 투여하여 발병을 예방할 수 있다.

⑨ **뇌하수체 기능저하증**

선천성 뇌하수체 기능저하증은 신생아 담즙정체를 유발할 수 있으며, 반복되는 저혈당이 동반된다. 갑상선 호르몬과 부신피질 호르몬 치료 후 담즙정체가 호전된다.

2) 감염성 신생아 간염

① **선천 매독**

*Treponema pallidum*이 태반을 통해 전파되어 감염되는데, 황달, 간비대, 비장비대, 림프절병증, 태아 수종, 피부와 점막 병변, 비염, 골연골염, 골수염을 보인다. 용혈성 빈혈, 혈소판감소가 동반기도 한다. 모체와 환아에서 혈청 VDRL 양성을 확인한다. 간생검이 필요하지는 않은데, 조직학적으로 소엽과 문맥의 섬유화, 소엽 중앙부의 단핵구 침윤이 관찰된다. 10일간 페니실린 투여를 권장한다.

② **톡소포자충증***toxoplasmosis*

산모가 조리하지 않은 음식을 먹거나 감염된 고양이의 대변과 접촉하여 감염되며 태반을 통해 감염된다. 신생아의 대부분이 무증상이며 10~30%가 증상이 나타난다. 황달, 간비대, 비장비대, 반구진발진, 림프절병증, 혈소판감소가 나타난다. 간기능의 저하와 복수가 발생할 수 있고 자반증, 소뇌증, 망막 맥락막염, 뇌석회화, 수두증, 정신운동 지연이 동반될 수 있다. 간 조직검사에서 비특이적 거대세포간염이 관찰되고 *toxoplasma*가 간에서 형광항체 염색으로 관찰된다. 혈청 IgM 검사와 제대혈, 말초혈액에서 중합효소연쇄반응으로 진단한다. pyrimethamine과 sulfadiazine 치료가 질병의 진행을 막을 수 있다.

③ **거대세포바이러스***cytomegalovirus*

태반을 통한 선천성 태아 감염이나 주산기 신생아 감염의 경우 대부분이 무증상이다. 황달, 간비대, 비장비대, 저체중, 소뇌증, 뇌석회화, 망막 맥락막염, 폐렴, 혈소판감소, 자반증, 난청, 정신운동 지연이 나타날 수 있다. 간조직 소견으로 다핵의 거대세포간염, 담즙정체가 관찰되며 세포 내 봉입체가 특징적 소견이다. 간조직에서 바이러스 DNA를 검출할 수 있다. 소변, 혈액에서의 바이러스 배양과 중합효소연쇄반응검사가 진단에 도움이 된다. 간외 평가를 위해서 안저검사, 뇌초음파, 청력검사를 시행한다. 신경증상을 보이는 선천 감염된 영아에서 ganciclovir 정맥주사가 난청과 성장발달에 도움이 되며 간염은 저절로 회복된다.

④ **단순포진바이러스***herpes simplex virus; HSV*

HSV 1형과 2형이 출생 시 산도나 출생 후 돌보는 사람의 입과 손을 통해 신생아 감염을 일으킨다. 미숙아에서 잘 발생하고 간, 폐, 중추신경계를 침범하고, 간염은 전격성 간염이 잘 발생한다. 소뇌증과 궤양성, 수포성, 또는 자반성 병변이 피부나 점막에 나타난다. 조직학적으로 핵 내 호산구성 봉합체가 간세포에서 관찰되는 것이 특징적이고 이 봉합체는 거대세포바이러스 봉합체보다 크기가 훨씬 작다. 피부, 혈액, 대변, 소변, 뇌척수액에서 바이러스 배양이나 중합효소연쇄반응으로 DNA 를 검출하는 것이 진단에 이용된다. 출혈의 위험이 있어서 간생검을 필수적으로 시행하지 않는다. 3주간 acyclovir를 정맥 주사하면 파종성 질환에서 사망률을 줄인다.

⑤ 풍진*rubella*

황달, 간비대, 비장비대와 함께 백내장, 망막병증, 녹내장, 선천성 심장질환(동맥관 개존증, 말초폐동맥 협착), 난청, 수막뇌염, 정신지체 같은 신경이상, 혈소판 감소로 인한 자반증이 동반된다. 간조직에서 거대세포간염과 문맥에서 단핵세포의 침윤과 소엽 내 섬유화가 관찰된다. 혈청의 풍진 IgM 검사나 혈액, 체액에서 PCR로 바이러스 RNA를 검출하여 진단한다. 결혼 전 여성에게 풍진 방어 항체 검사를 실시하고 백신을 접종하여 예방할 수 있다.

3) 정맥영양 담즙정체

완전정맥영양*total parenteral nutrition; TPN*과 연관된 담즙정체는 미숙아에서 2주 이상 TPN 을 시행하는 경우에 흔하게 발생한다. 괴사성 장염, 패혈증, 단장증후군이 있는 영아에서 잘 발생한다. 담도 찌꺼기, 담석, 담즙정체, 섬유화가 발생할 수 있고 간경변증까지 진행할 수 있다. 가능한 한 빨리 장관영양을 공급하고 용액에서 망간, 구리를 줄이거나 제거하도록 한다. UDCA 치료가 담즙흐름을 호전시킨다. 대두로 만든 지방제제의 사용이 담즙정체의 위험을 증가시키고 어유*fish oil*가 포함된 지방제제 투여가 담즙정체를 호전시킨다. 간부전으로 진행하고 TPN에 의존적인 환자에서 소장과 간이식을 동시에 시행할 수 있다.

2. 진단

담즙정체를 발견하고 평가함에 있어서 소아청소년과 의사의 역할이 중요하다. 영아가 회색빛 대변을 볼 때는 담즙정체를 의심해야 한다. 어두운 소변*dark urine*도 직접 빌리루빈 상승의 표지자가 된다. 담즙정체가 있으면 신체검진에서 간비대나 간 및 비장 비대를 보일 수 있다.

생후 2주에 황달이 발견되면 총/직접 빌리루빈 측정을 권장하고 있다. 모유 수유아의 경우는 생후 2주에 황달이 있고 회색변이나 진한 소변색이 동반되지 않고 정상 신체검진을 보이면 생후 3주에 다시 방문하도록 하고, 황달이 지속되는 경우에는 총/직접 빌리루빈 검사를 시행한다. 총 빌리루빈이 5.0mg/dL 미만이고 직접 빌리루빈이 1.0mg/dL 이상이거나 총 빌리루빈이 5.0mg/dL 이상이고 직접 빌리루빈이 20% 이상이면 직접 빌리루빈혈증을 의미한다. 소변 빌리루빈 검사도 담증정체 진단에 도움이 된다. 직접 빌리루빈 상승으로 담즙정체로 판단되면 조기에 발견하는 것이 중요한 원인질환을 감별해야 한다. 담도폐쇄는 생후 45~60일 이전에 수술받는 것이 예후에 좋기 때문이다.

산모의 감염 병력과 저체중 출생아는 선천성 감염과 연관이 있고 선천성 바이러스 감염을 배제하기 위해서 TORCH 검사가 필요하다. 산모가 복용한 항경련제, amphetamine중독, 태아 알코올증후군이 담즙정체로 발현하기도 한다. 부모, 형제 중에 유사한 증상을 보인 경우

표 32-2 유전성 담즙정체의 분자유전적 결함

질환	유전자와 기능	임상양상	검사결과
PFIC 1	*ATP8B1* aminophospholipid translocase	신생아 발병, 가려움증, 설사	정상 GGT 전자현미경에서 거친 과립상의 담즙
PFIC 2	*ABCB11* bile salt pump	신생아 발병, 가려움증	정상 GGT 전자현미경에서 무정형의 담즙
PFIC 3	*ABCB4* phospholipid transporter	신생아 또는 늦은 발병	GGT 상승 담세관 증식
NICCD	*SLC25A13* aspartate glutamate carrier	일시적 담즙정체	저단백혈증, citrullinemia, 갈락토오스혈증, 지방간
Alagille 증후군	*JAG1* 세포분화	가려움증, 척추 이상, 심장기형, 후태상환	담도부족증
ARC 증후군	*VPS33B*	관절구축, 어린선, 성장부진	신세뇨관 산증 정상 GGT

NICCD: neonatal intrahepatic cholestasis caused by citrin deficiency, GGT: gamma glutamyl transpeptidase

는 진행성 가족성 간내 담즙정체, Alagille 증후군 같은 유전성 질환을 의심해야 한다. 유전성 담즙정체의 분자유전학적 결함에 대하여 표 32-2에 기술하였다.

신생아 질식으로 인한 저산소성 간손상, 위장관 합병증으로 인한 정맥영양이 담즙정체를 일으킬 수 있다. 구토 또는 잘 먹지 않거나, 기면, 보채는 영아에서는 패혈증 같은 전신감염이나 갈락토오스혈증 같은 대사질환이 원인일 수 있다. 갈락토오스혈증과 갑상선기능 저하증, 티로신혈증, 뇌하수체기능 저하증이 담즙정체로 발현하는데, 신생아 대사이상 검사결과를 확인하거나 검사한다. 비장비대는 간경변증, 선천성 감염, Niemann-Pick C형을 시사한다. 피부의 어린선은 신생아 어린선 경화성 담도염 증후군, ARC 증후군을 의심할 수 있다. 자반성 발진은 선천성 감염에서 동반될 수 있다.

GGT는 담즙정체가 있으면 대부분에서 증가하는데, GGT가 정상이거나 낮은 경우는 PFIC-1, PFIC-2, ARC 증후군, 담즙산의 합성장애를 의심해 볼 수 있다. 부모의 담석 병력은 MDR3 돌연변이와 연관될 수 있다.

혈청 단백, 알부민이 감소하고 암모니아가 상승한 경우는 citrin 결핍에 의한 신생아 간내 담즙정체를 의심하고 혈청 아미노산 분석을 실시한다. 혈청 담즙산이 낮으면 담즙산 합성 장애가 의심되고 이상 대사물질에 대한 소변 질량분석 검사를 의뢰할 수 있다. AAT가 낮으면 Pi 표현형 검사나 유전자검사를 실시한다. 신생아 철분 축적질환에서 혈청 ferritin이 1,000ug/L 이상으로 상승한다. 소변의 succinylacetone은 티로신혈증에서 증가한다.

복부초음파검사는 총담관낭*choledochal cyst* 같은 해부학적 이상을 발견하는 데 유용하다. 담낭이 적거나 보이지 않는 경우, 총담관이 보이지 않는 경우, triangular cord sign 등은 담도폐쇄증 진단에 도움이 된다.

간담도 스캔은 담도폐쇄증 진단에 대한 민감도가 100%라서 장내 배설이 관찰되면 담도폐쇄일 가능성이 거의 없다. 그러나 특이도가 74%여서 해부학적 담도폐쇄가 없는 환아에서도 담즙정체가 심하면 장관 내 조영제 배출이 보이지 않는다.

간생검은 담도폐쇄증을 진단하는 데 민감도, 특이도가 매우 높으며 Alagille 증후군에서의 담도부족증, 대사성, 축적 질환, PFIC를 진단하는 데 도움이 된다. 그러나 담도폐쇄가 초기에는 신생아 간염과 구별이 어려운 경우가 있고, Alagille 증후군 초기에 담도가 정상이다가 시간이 지나면서 담도부족증이 발생하는 등 일부 질환에서 시간에 따라 간조직 양상이 변화할 수 있기 때문에 한 번의 간생검은 한계를 보일 수 있다. 면역조직화학검사를 통해서 거대세포바이러스 감염 등을 찾아낼 수 있다. 십이지장에 튜브를 삽관*duodenal intubation*한 후 흡인액에서 빌리루빈 검사를 하여 양성으로 나오면 담도폐쇄증의 가능성이 거의 없다. 민감도와 특이도가 높으나, 튜브 위치 확인을 위해서 투시검사*fluoroscopy*가 필요하다.

3. 담즙정체의 치료

담즙정체가 있는 영아에게는 성장발달을 증진시키고 합병증을 줄여야 한다. 단백-에너지 영양실조로 성장부진이 약 60%에서 발생하고 지방변이 흔하다. 담즙분비가 감소하여 장내 지방분해, 장쇄 중성지방의 장내 흡수 장애가 발생한다. 따라서 영양권장량의 125%가량의 칼로리를 공급할 필요가 있다. 중쇄 중성지방은 영아 조제분유의 형태나 오일로 공급해야 한다. 말기 간질환으로 진행하여 간이식을 받는 경우에 영양실조가 없을 때 간이식 결과가 좋다. 영아에서 하루 kg당 2.0~3.0g의 단백질이 필요하며 중쇄 중성지방이 포함된 카제인 가수분해 조제분유를 공급한다. 담즙정체 환아는 경구로 지용성 비타민을 공급해야 한다. 비타민 A는 하루 2,500IU, 비타민 D는 하루 800IU, 비타민 E는 하루 15~25IU/kg, 비타민 K는 경구로 하루 1.0mg 또는 1달에 한 번 2~5mg을 근육 주사한다.

담즙정체에 의한 가려움증을 완화하기 위해서 UDCA를 하루 15~30mg/kg 투여한다. Rifampicin은 하루 10mg/kg 투여하며 가려움증을 호전시키고 간효소치, GGT를 감소시킨다고 보고된다.

Ⅲ 섬유낭 간질환*fibrocystic liver disease*

1. 선천성 간섬유증*congenital hepatic fibrosis*

간의 섬유화, 문맥압항진증, 신장의 낭성 질환을 특징으로 하는 상염색체 열성 유전질환이다. 상염색체 열성 다낭성 신장질환*autosomal recessive polycystic kidney disease*; *ARPKD*이 흔히 동반된다. ARPKD는 흔히 신생아와 영아에서 신장비대, 고혈압, 신부전이 발생하여 청소년과 성인기에 신장이식을 필요로 한다.

선천성 간섬유증은 문맥압항진증이 진행하여 어린이나 청소년기에 발병한다. 특징적인 간의 육안 소견은 흰색 띠 모양으로 나타나는 섬유화이다. 섬유화는 대개 미만성이지만, 하나의 엽이나 하나의 분절에 국한되기도 한다. 현미경 소견은 불규칙하게 확장된 원시적인 담도의 증식과 문맥의 섬유화가 관찰된다. 문맥의 염증세포 침윤은 경하고 간실질 내의 간세포와 간 소엽의 구조는 정상이다.

임상양상은 대부분 소아기 후반에 문맥압항진증을 일으키므로 간비대, 비장비대 및 토혈, 흑변이 나타나고 혈소판 감소와 백혈구 감소를 보인다. 대다수가 ARPKD가 동반되는데, 상염색체 우성 다낭성 신장질환*autosomal dominant polycystic kidney disease*; *ADPKD*, 콩팥황폐증*nephronophthisis*이 동반되는 경우도 있다. ADPKD는 성인기에 신장기능이 감소하기 시작한다.

검사 소견에서 간세포 손상이 없기 때문에 간기능검사는 정상이다. 간생검에서 특징적인 조직 소견을 얻으면 확진할 수 있으나, 섬유화가 간 일부에 국한된 경우는 침생검에서 침범 부위를 놓칠 수 있다.

치료는 문맥대정맥문합술을 시행할 수 있으며, 수술 후 간성 혼수의 빈도는 낮다. 담도염이 지속되면 간부전이 올 수 있으므로 불명열이나 혈청 염증지표의 상승에 주의한다. 난치성 담도염은 수술적 치료나 내부 혹은 외부 배액을 고려한다. 정맥류 출혈과 담도염을 잘 관리하면 예후가 좋은 편이다.

2. 카롤리*Caroli*병

카롤리병은 간내 담관의 큰 확장을 보이는 드문 상염색체 열성 유전질환이다. 다른 이상 없이 간내 담관의 확장만 있는 경우를 카롤리병으로, 선천성 간섬유증을 동반한 경우를 카롤리 증후군으로 분류한다. 카롤리 증후군에서 ARPKD가 흔히 동반된다.

카롤리병의 증상과 징후는 간헐적 복통과 간비대이다. 확장된 담관에 담즙이 정체되어 담석이 잘 형성되고 재발성으로 세담관염이 쉽게 오기 때문에 발열, 복통, 황달,

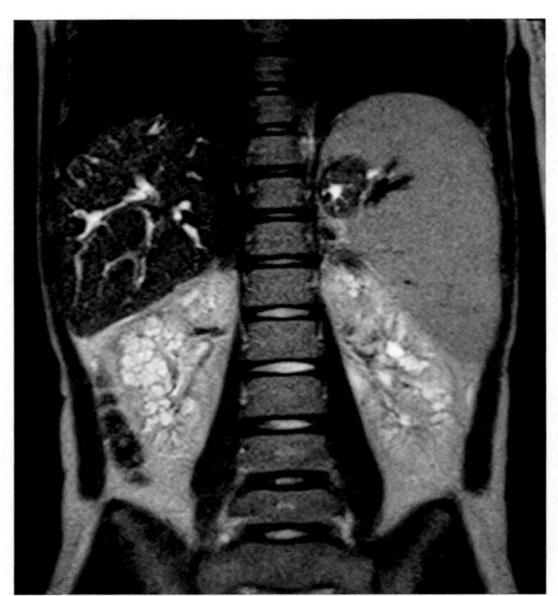

그림 32-6. 카롤리 증후군 환자의 자기공명영상 간내 담도의 확장, 비장비대와 신장의 다발성 낭종이 관찰된다.

소양증이 잘 발생한다. 간내 담석, 담도농양, 패혈증, 담도암의 합병증이 올 수 있다.

진단은 복부 전산화단층촬영, 초음파, 자기공명담관조영술을 이용하는데, 간내 담관이 크고 불규칙하게 낭성 확장된 것이 관찰된다(그림 32-6).

치료로는 담관염이 있으면 항생제를 투여한다. 증상이 심하지 않고 한쪽 간에 국한된 경우에는 부분적 간절제술을 시행할 수 있으나, 증상이 심하고 미만성으로 침범한 경우 간이식이 필요한 경우도 있다. ARPKD로 신장이식을 시행하고 면역억제제를 사용하면서 담도염의 재발이 증가하여 간기능이 악화될 수 있다. 말기 간부전과 함께 ARPKD로 인한 말기 신부전이 동반되면 간 및 신장의 동시이식을 시행한다.

참고문헌

1. 고재성, 서정기. 신생아 담즙정체의 원인질환. Korean J Pediatr 2007;50:835-840
2. 고재성, 양혜란, 김종원, 등. 한국인 당원병 제 Ia형에서 유전형의 임상 양상. Korean J Pediatr 2005;48:877-880
3. Boyer TD, Manns MP, Sanyal AJ. Zakim & Boyer's Hepatology: A Textbook of Liver Disease, 6th Ed. Philadelphia: Saunders, 2011
4. Kishnani PS, Austin SL, Arn P, et al. Glycogen storage disease type III diagnosis and management guidelines. Genet Med 2010;12:446-463

5. Ko JS, Moon JS, Seo JK, et al. A mutation analysis of the AGL gene in Korean patients with glycogen storage disease type III. J Hum Genet 2014;59:42-45
6. Ko JS, Song JH, Park SS, et al. Neonatal intrahepatic cholestasis caused by citrin deficiency in Korean infants. J Korean Med Sci 2007;22:952-956
7. Ko JS, Yi NJ, Suh KS, et al. Pediatric liver transplantation for fibropolycystic liver disease. Pediatr Transplant 2012;16:195-200
8. Rake JP, Visser G, Labrune P, et al. Guidelines for management of glycogen storage disease type I-European Study on Glycogen Storage Disease Type I (ESGSD I). Eur J Pediatr 2002 ;161 Suppl 1:S112-119

chapter 33

Budd-Chiari 증후군 및 굴모양혈관 폐쇄증후군

최문석

- Budd-Chiari 증후군은 간정맥 유출로의 폐쇄에 의해 발생하는 질환군으로, 원발성은 주로 하대정맥 간 부위의 혈전증과 하대정맥 막성 폐쇄에 기인한다.
- 다른 간질환의 원인 없이 복통, 복수, 간종대, 비장종대, 문맥압항진증, 체간부 피하정맥 확장을 보이는 환자에서 Budd-Chiari 증후군을 의심할 수 있으며, 대개는 영상검사로 진단할 수 있다.
- 대증적 치료의 개선, 비침습적 영상을 이용한 조기진단, 항응고치료, 기저질환의 치료, 혈관성형술 혹은 경정맥 간내 문맥전신 단락술과 같은 감압술, 간이식을 통해 Budd-Chiari 증후군 환자의 임상경과가 상당히 개선되었다.
- 굴모양혈관 폐쇄증후군은 조혈줄기세포이식의 전처치로 시행하는 골수제거요법의 합병증으로 가장 흔하게 일어나며, 굴모양혈관의 손상과 폐쇄가 주된 기전이다. 예방을 위해서는 독성 간손상의 위험인자를 가진 환자를 선별하고 이들에게 간독성 전처치를 피하는 것이 필요하며, 현재 확립된 치료는 없다.

I Budd-Chiari 증후군

1. 정의 및 역학

Budd-Chiari 증후군은 폐쇄의 위치와 원인에 관계없이 간정맥 유출로에 폐쇄가 있는 것으로, 심장질환, 심낭질환, 굴모양혈관 폐쇄증후군이 있는 경우는 제외한다. 인구 100만 명당 연간 0.2~0.8례 정도 발생하는 것으로 보고되고 있다. 발생 양상에는 지리적인 차이가 있어서, 하대정맥 단독 또는 하대정맥/간정맥 복합 폐쇄는 주로 아시아에서 발생하며, 간정맥 단독폐쇄는 주로 서구에서 발생하는 것으로 알려져 있다.

2. 분류

Budd-Chiari 증후군은 원인에 따라 원발성과 속발성으로 분류한다. 원발성 Budd-Chiari 증후군은 혈전 혹은 정맥염과 같은 원발성 정맥질환에 의한 경우이며, 속발성 Budd-Chiari 증후군은 종양, 농양, 낭종과 같은 정맥 바깥에서 기원한 병변에 의해 압박되거나 침윤된 경우이다. 원발성 Budd-Chiari 증후군은 하대정맥 간내 부위의 원발성 혈전증에 의한 경우(고전적 의미의 Budd-Chiari 증후군)와 하대정맥 막성 폐쇄*membranous obstruction of the IVC*; *MOIVC*에 의한 경우로 다시 세분할 수 있다. 하대정맥 막성 폐쇄의 기원에 관한 유력한 학설 중 하나가 하대정맥 간내 부위의 혈전이므로, 고전적 의미의 Budd-Chiari 증후군과 하대정맥 막성 폐쇄는 서로 연관되어 있는 질환으로 생각된다. 하지만 이 두 가지 질환은 임상경과와 진단, 치료 면에서 다른 점이 적지 않으므로 편의상 원발성 혈전증에 의한 고전적 Budd-Chiari 증후군을 중심으로 먼저 기술하고, 하대정맥 막성 폐쇄는 말미에 따로 다루고자 한다.

3. 원인 및 기저질환

Budd-Chiari 증후군은 혈전 생성의 위험성을 높이는 기저 질환 혹은 상태와 밀접한 관련이 있다. 특히 가장 흔한 원인인 골수증식성 종양*myeloproliferative neoplasm*이 Budd-Chiari 증후군 환자에서 간과될 수 있음에 유의해야 한다. 왜냐하면 골수증식성 종양으로 인한 비종대 소견은 문맥압항진증에 의한 것으로 치부되기 쉽고, 혈액희석*hemodilution*과 비장항진증*hypersplenism*으로 인해 말초혈액수치가 낮아져 골수증식성 종양의 특징적 소견이 가려질 수 있기 때문이다.

미국간학회 가이드라인 중 원발성 Budd-Chiari 증후군의 원인을 감별하기 위한 권고사항을 살펴보면 다음과 같다. 첫째, 초음파, CT, MRI와 같은 영상검사를 통해 간정맥 유출로를 압박하거나 침윤하고 있는 공간 점유 병소 혹은 악성 종양이 있는지 확인한다. 둘째, 궤양성 대장염, 셀리악병*celiac disease*, 전신질환의 임상적 증거를 조사한다. 셋째, 혈전 생성의 위험요소 혹은 기저질환으로 골수증식성 질환, 발작성 야간 혈색소뇨증, 베체트병, 항인지질 증후군, Factor Ⅴ Leiden, Factor Ⅱ 유전자변이, 유전성 항트롬빈*antithrombin* 결핍증, 유전성 단백질 C 결핍증, 유전성 단백질 S 결핍증, 과호모시스테인혈증, 경구피임약, 임신 등이 있는지 확인한다.

4. 임상상 및 검사 소견

복통, 복수, 간종대, 비장종대, 문맥압항진증이 Budd-Chiari 증후군의 특징적인 소견이며, 오래 지속된 하대정맥 폐쇄 환자의 경우 체간부 피하정맥의 확장을 동반한다. 간기능검사의 이상 소견은 환자마다 다른 정도로 나타난다. 일반적으로는 만성 경과를 밟는 경우가 가장 흔하지만, 전격성 간염에서부터 무증상 환자에 이르기까지 다양한 증상의 발현과 진행을 보인다. 무증상인 경우는 간내 혹은 간외 측부순환이 잘 발달한 경우이다.

증상 발현 기간에 비해 조직학적으로 진행된 광범위한 섬유화 혹은 간경변증을 보이는 경우가 흔하다. 영상학적으로는 다수의 환자에서 동맥기에 조영 증강되는 다수의 결절이 관찰되는데, 이러한 결절의 대다수는 국소결절증식증*focal nodular hyperplasia*과 유사한 양성 결절로 문맥혈류 감소 및 동맥혈류 증강에 기인한다. 하지만 Budd-Chiari 증후군에서도 다른 만성 간질환에서와 마찬가지로 장기 합병증으로 간세포암종이 발생하는데, 특히 하대정맥 막성 폐쇄 환자에서 위험성이 높다. 혈청 알파태아단백*α-fetoprotein*과 결절의 크기 등에 근거하여 간세포암종이 의심되는 경우 조직검사가 권장된다.

5. 진단

최근 도플러초음파, 조영증강 CT와 MRI 같은 비침습적 영상의학 기술의 발전으로 Budd-Chiari 증후군의 진단이 용이해졌다. 간정맥 측부순환의 존재를 증명하는 것이 진단적으로 매우 유용하며, 하대정맥과 간정맥 조영술은 소수의 환자에서만 필요하다. 조직검사 역시 Budd-Chiari 증후군의 진단에 있어 그 유용성이 낮으며, 심부전, 제한성 심낭염, 굴모양혈관 폐쇄증후군과의 조직학적 감별 역시 어렵다.

미국간학회에서 Budd-Chiari 증후군의 진단을 고려하도록 권고하는 경우는 다음과 같다. 첫째, 상복부 통증, 복수, 혹은 간종대를 동반한 급성 혹은 만성 질환, 둘째, 기존의 혈전 위험인자를 가진 환자에서 발생한 간질환, 셋째, 체간부 피하정맥이 광범위하게 그물망 모양으로 확장되어 하대정맥의 폐쇄를 시사하는 환자에서 발생한 간질환, 넷째, 다른 원인으로는 설명하기 힘든 간질환의 경우이다. 또한 진단의 명확한 증거인 간정맥 혹은 하대정맥의 폐쇄, 측부순환, 혹은 양자를 직접 확인할 것을 권유하였다. 이를 확인하기 위한 가장 효과적이고 믿을 만한 검사방법으로서, Budd-Chiari 증후군이 의심된다는 것을 알고 있는 숙련된 검사자가 도플러초음파 검사를 시행할 것을 권고하였다. CT 혹은 MRI는 확진검사로서, 또는 숙련된 도플러초음파 검사자가 없을 경우 대체검사로서 고려한다. 간조직검사는 비침습적 영상검사로 간정맥 유출로의 폐쇄가 증명되지 못하였을 경우에만 고려한다. 이러한 검사로도 진단이 불확실한 경우 정맥조영술을 시행하되, 조영제에 의한 신독성의 가능성과 침습적 시술 후 조속한 항응고요법 혹은 내과적 혈전용해술의 필요성을 확인해야 한다. 또한 동맥기에 조영 증강되는 간내 결절의 경우, 추가적인 검사나 증거 없이 간세포암종으로 섣불리 진단하지 말아야 한다.

6. 치료

대증적 치료의 개선, 비침습적 영상을 이용한 조기진단, 항응고치료, 기저질환의 치료, 혈관성형술 혹은 경정맥 간내 문맥전신 단락술*transjugular intrahepatic portosystemic shunt; TIPS*과 같은 감압술, 그리고 간이식을 통해 Budd-Chiari 증후군 환자의 임상경과가 상당히 개선되었다. 하지만 이러한 예후 개선에 개개의 치료가 얼마나 기여하였는지는 아직 분명하지 않다.

미국간학회 가이드라인에서는 다음과 같은 Budd-Chiari 증후군 치료 권고사항을 제시하였다. 첫째, 가능하다면 정맥혈전증의 기저 위험인자를 즉시 교정한다. 둘째, 항응고요법을 즉시 시작한다. 저분자량 헤파린을 사용하되 항Xa 활동도를 0.5~0.8IU/mL로 유지한다. 임상적으로 적합한 시기에 경구용 항응고제로 변경하되 INR를 2~3으로 유지한다. 셋째, 중대한 금기증이 있거나 항응고요법의 부작용이 발생한 경우를 제외하고는 항응고요법을 영구히 지속한다. 넷째, 더 많은 데이터가 나올 때까지는 다른 종류의 간질환에 의한 경우에 준하여 문맥압항진증의 합병증을 치료한다. 다섯째, 증상이 있는 모든 환자에서 경피적 혈관성형술 혹은 스텐트 삽입술에 적합한 정맥폐쇄가 있는지 확인하고 그 결과에 따라 치료한다. 여섯째, 항응고요법 혹은 혈관성형술에도 불구하고 호전이 없는 환자의 경우 TIPS를 고려한다. 일곱째, TIPS 삽입에 실패하였거나, 삽입에도 불구하고 환자 상태의 호전이 없는 경우와 전격성 간부전 환자의 경우에는 간이식을 고려한다. 여덟째, 최근 진단된 환자의 경우 이식센터와 긴밀한 연계를 가지고 초기치료를 고려한다. 마지막으로, 오랜 기간 잘 조절되고 있는 환자의 경우 간세포암종의 발생과 기저 골수증식질환의 악성화 여부를 모니터링한다.

7. 예후

Budd-Chiari 증후군은 지난 40년간 상당한 예후의 개선을 보여 왔다. 최근에 보고된 코호트 연구들에 의하면 5년 생존율이 50~90%에 이른다고 한다. 혈청 알부민, 빌리루빈, 프로트롬빈시간, 복수, Child 점수가 Budd-Chiari 증후군의 독립적인 예후인자로 보고되고 있다.

8. 하대정맥 막성 폐쇄 *membranous obstruction of the IVC; MOIVC*

하대정맥 막성 폐쇄는 하대정맥의 폐쇄성 병변으로, 하대정맥이 우심방으로 유입되는 부위 가까운 곳이나 횡경막 직하부가 완전히 막혀 있는 경우가 흔하나, 드물게는 중간에 작은 구멍이 있는 경우도 있다. 대개는 다양한 두께의 막에 의해 하대정맥이 막혀 있지만(I형), 다양한 길이의 섬유성 폐쇄의 형태를 가지기도 한다(II형).

하대정맥 막성 폐쇄의 원인에 관해 과거에는 주로 선천적인 혈관 기형에 의한다는 설이 제시되어 왔으나, 최근에는 하대정맥의 간내 부위에 국한된 혈전이 기질화된 최종 결과라는 주장이 설득력을 얻고 있다. 하대정맥 막성 폐쇄의 세부기전에 관하여는 횡경막의 끊임없는 운동으로 인해 횡경막 부근의 하대정맥 내막*intima*이 손상을 입는다는 설, 감염에 의해 하대정맥 내막이 손상된다는 설, 간정맥혈류가 하대정맥으로 유입되는 부위의 와류*turbulence*로 인해 혈전이 유발된다는 설이 제시되고 있다.

증상은 보통 점진적으로 발생하여 하대정맥 막성 폐쇄로 진단되기까지 수년이 경과하기도 한다. 간헐적 혹은 지속적인 상복부 통증 혹은 불편감이 가장 흔한 증상으로 가끔 발목부종을 동반하기도 한다. 가장 전형적인 진찰소견은 체간부의 앞뒤를 따라 주행하는 큰 측부 혈관으로, 혈류의 방향은 머리 쪽이다. 하지부종, 정맥저류, 정맥류, 색소침착, 경결*induration*, 정체궤양*stasis ulceration*이 관찰되기도 한다. 중등도 혹은 경도로 종대된 간이 단단하게 만져지는 것이 특징적으로, 일부에서 경도의 비종대가 동반되기도 하며, 복수가 가끔 관찰된다.

단순흉부촬영에서 하대정맥의 오래된 폐쇄로 인해 확장된 홀정맥*azygos vein*이 우측 기관-기관지각*trachea-bronchial angle*에서 관찰될 수 있으며, 확장되고 구불구불한 홀정맥과 반홀정맥*hemiazygos vein*에 의한 척추 주위 음영이 보이기도 한다. 비장기능항진증의 혈액학적 변화를 보이기도 하며 일부에서 하대정맥고혈압으로 알부민뇨증을 보이기도 한다. 하대정맥조영술로 확진을 하며, 이때 폐쇄의 두께를 아는 것이 치료방침 결정에 중요하므로 우심방에 카테터를 삽입하여 폐쇄의 상단을 확인해야 한다.

얇은 막을 가진 하대정맥 막성 폐쇄 환자의 경우, 경피 경관 풍선 혈관성형술*percutaneous transluminal balloon angioplasty*이 높은 성공률을 보이며, 스텐트 삽입을 병행하기도 한다. 두꺼운 막을 가진 경우 심폐우회술하 경심방 막절개술*transatrial membranotomy*이 가장 흔하게 시행되는 수술로서, 최소한 하나 이상의 간정맥은 열려 있어야 한다. 그렇지 않은 경우 경심방 막절개술 후에 문맥대정맥 감압술을 이차로 시행한다.

Ⅱ 굴모양혈관 폐쇄증후군

1. 정의 및 병태생리

굴모양혈관 폐쇄증후군*sinusoidal obstruction syndrome; SOS*은 간정맥*hepatic vein*의 혈전이나 다른 기저질환 굴모양혈관*sinusoid*의 비혈전성 폐쇄*non-thromobotic occlusion*를 특징으로 하는 질환으로 일부에서는 중심정맥*central vein*까지 침범할 수 있다.

굴모양혈관 폐쇄증후군은 굴모양혈관의 폐쇄에 의한 순환장애가 특징적인 병리기전으로서 순환폐쇄의 증거가 간기능 이상에 선행하여 나타난다. 과거에는 간정맥폐쇄질환*hepatic venooclusive disease; VOD*이라고 불리기도 하였으나 조혈줄기세포이식을 위해 골수제거요법 전처치를 받은 환자를 대상으로 한 연구에서 상당수의 환자에서는 중심정맥 폐쇄 없이도 이 질환이 발생함이 밝혀졌다. 굴모양혈관 폐쇄증후군은 굴모양혈관 수준에서의 순환폐쇄에 기인하며 중심정맥 폐쇄는 좀 더 심한 질환과 연관되어 있다고 알려져 있다. 실제로 pyrrolizidine alkaloid의 일종인 monocrotaline을 이용한 동물실험 모델에서 굴모양혈관의 손상에 기인한 폐쇄가 사람의 굴모양혈관 폐쇄증후군과 유사한 질병을 일으킴이 증명되었다.

굴모양혈관 폐쇄증후군의 병리기전을 상세히 보면, 굴모양혈관의 내막세포*endothelial cell*가 급성 손상으로 인해 분리되어 간 소엽의 중심부를 막아 굴모양혈관의 유출로*outflow*를 차단하는 것이 특징이다. 더 진행하면, 굴모양혈관, 중심정맥, 아소엽정맥*sublobular vein*의 내피세포 밑에 섬유화 조직이 침착된다.

2. 역학 및 위험인자

굴모양혈관 폐쇄증후군은 북미, 서유럽, 그리고 아시아에서 주로 조혈줄기세포이식을 위해 전처치의 과정으로 시행되는 골수제거요법의 합병증으로서 가장 흔하게 일어난다. 굴모양혈관 폐쇄증후군을 초래하는 약물로는 6-Mercaptopurine, 6-Thioguanine, actinomycin D, azathiopuirine, busulfan, cytosine arabinoside, cyclophosphamide, dacarbazine, gemtuzumab-ozogamicin, mephalan, oxaliplatin, urethane 등이 보고되고 있다. 이외에도 pyrrolizidine alkaloid를 함유한 허브차나 이에 오염된 음식물이 원인이 될 수 있다.

굴모양혈관 폐쇄증후군 발생의 위험인자로는 ① 만성 바이러스성 간염, 알코올성 간질환, 지방간질환, 간경변증, 담즙정체성 질환 등의 기존 간질환, ② 굴모양혈관 폐쇄증후군, 강력한 항암화학요법을 동반한 조혈모세포 이식, 간 부위 방사선 조사 등의 과거력, ③ Gemtuzumab-ozogamicin의 최근 사용, 고선량 전신방사선조사, cyclophosphamide 대사물인 acrolein, Busulphan, Mephalan 등의 전처치, 전처치 동안 sirolimus 병용 등이 알려져 있다.

3. 임상상 및 진단

굴모양혈관 폐쇄증후군의 임상양상은 환자마다 다르며, 별다른 증상이 없는 경우에서부터 전격성 간부전에 이르기까지 다양하다. 굴모양혈관 폐쇄증후군의 전형적인 임상상은 조혈줄기세포이식 환자에서 체중증가(복수), 간에서 기원한 우상복부 통증, 간종대, 황달 등이 발생하는 경우이며, 이식편대 숙주 반응, 약물에 의한 담즙정체, 패혈증 등을 감별해야 한다.

굴모양혈관 폐쇄증후군은 다음과 같은 기준에 따라 임상적으로 진단한다. ① 조혈줄기세포이식을 위해 골수제거요법 전처치를 받은 환자에서 진단에 합당한 시간 간격을 두고 발생한 임상 증상 및 징후, ② 체중증가, 간통증, 황달, ③ 다른 원인을 배제할 수 있는 경우이다. 도플러초음파 혹은 다른 간 영상검사를 시행하며, 진단이 어려운 경우 정맥을 통한 간생검과 간정맥압력차 측정을 시행한다. 조혈줄기세포이식 환자에서 간정맥압차가 10mmHg보다 큰 경우 굴모양혈관 폐쇄증후군에 매우 특이적이다. 골수 제거*myeloablation* 후 발생하는 유증상의 굴모양혈관 폐쇄증후군은 특별한 치료를 요하지 않고 경과도 양호한 경도, 치료(주로 이뇨제 혹은 수분 조절)를 요하지만 치료로 호전되는 중등도, 치료를 요하고 100일 이내에 사망에 이르게 되는 중증으로 구분한다.

굴모양혈관 폐쇄증후군의 진단을 위해 실제 임상에서는 시애틀 기준과 볼티모어 기준이 널리 쓰이고 있다. 시애틀 기준은 이식 후 20일 이내 총 빌리루빈>2mg/dL, 간종대 혹은 간에서 기인한 우상복부 통증, 수액 저류로 인한 2% 이상의 체중증가의 세 가지 소견 중 둘 이상에 합당할 때 굴모양혈관 폐쇄증후군으로 진단한다. 볼티모어 기준에 따르면 총 빌리루빈>2mg/dL이면서(보통 통증을 동반한) 간종대, 5% 이상의 체중증가, 복수의 세 가지 소견 중 둘 이상을 보일 때 진단한다.

4. 예후

Cyclophosphamide가 포함된 전처치 요법과 연관된 굴모양혈관 폐쇄증후군 환자에서 혈청 빌리루빈과 체중증가의 기울기에 근거한 수학적 모델을 사용하여 예후를 판정하는 노모그램이 개발되어 있다. 이외에도 높은 혈청 알라닌아미노전이효소*alanine aminotransferase; ALT*치, 높은 간정맥압력차, 다장기 부전 등이 불량한 예후를 시사하는 인자로 보고되고 있다.

골수제거 전처치 후 굴모양혈관 폐쇄증후군의 발생률은 전처치 종류에 따라 0~50%로 다양하다. 사망률은 굴모양혈관 폐쇄증후군의 진단기준과 위중한 질환의 정의에 따라 연구마다 차이가 난다. 고용량의 골수제거 전처치와 연관된 경우의 사망률은 15~20%로 보고되었다.

5. 치료 및 예방

굴모양혈관 폐쇄증후군의 치료를 위한 다양한 시도가 있어 왔으나, 각 기관 나름의 경험적인 치료 시도가 주를 이루고 있다. 잘 고안된 무작위 대조연구에 근거한 특이적인 치료법은 아직 확립되어 있지 않다. 수분 과다저류는 필요에 따라 이뇨제, 복수천자, 혈액여과, 혈액투석으로 조절되어야 하며, 예후가 양호할 것으로 기대되는 기저질환으로서 조혈줄기세포이식을 받은 환자의 경우 간이식을 고려할 수 있다. 하지만 아직 무작위 대조연구의 결과가 없으므로, 확립된 굴모양혈관 폐쇄증후군 치료에 defibrotide를 사용하는 것에 관해서는 찬성하거나 반대하는 권고를 할 수 없는 실정이며, TIPS 혹은 조직플라스미노겐활성제*tissue plasminogen activator*는 굴모양혈관 폐쇄증후군의 치료에 권장되지 않는다.

굴모양혈관 폐쇄증후군을 예방하는 주된 전략은 독성 간손상의 위험인자를 가진 환자를 선별하고 이들에게는 간독성 전처치를 피하는 것이다. 미국간학회 가이드라인에 의하면, 광범위한 간섬유화, 바이러스성 간염, 골수 외 혈구생성을 동반한 골수섬유화증, gemtuzumab, ozogamicin의 최근 투여, 굴모양혈관 폐쇄증후군의 과거력이 있는 환자에서는 독성 간손상을 일으킬 확률이 낮은 요법을 고려할 것을 권고하였다. 간독성이 낮은 요법으로는 저용량 요법, cyclophosphamide를 포함하지 않은 요법, 낮은 선량의 전신 방사선치료가 있다. 다만 예방적 약물치료 전략은 무작위 대조연구에서 굴모양혈관 폐쇄증후군의 전반적인 발생률 혹은 치명적인 굴모양혈관 폐쇄증후군 발생의 위험도를 줄이는 것으로 검증된 바가 없으므로, 아직은 그 사용을 찬성하거나 반대하는 권고를 할 수 없다고 하였다.

참고문헌

1. Cazals-Hatem D, Vilgrain V, Genin P, et al. Arterial and portal circulation and parenchymal changes in Budd-Chiari syndrome: a study in 17 explanted livers. Hepatology 2003;37:510-519
2. Darwish Murad S, Plessier A, Hernandez-Guerra M, et al. Etiology, management, and outcome of the Budd-Chiari syndrome. Ann Intern Med 2009;151:167-175
3. DeLeve LD, Valla DC, Garcia-Tsao G. American Association for the Study Liver Diseases. Vascular disorders of the liver. Hepatology 2009;49:1729-1764
4. Eapen CE, Velissaris D, Heydtmann M, et al. Favourable medium term outcome following hepatic vein recanalisation and/or transjugular intrahepatic portosystemic shunt for Budd Chiari syndrome. Gut 2006;55:878-884
5. Gwon DI, Ko GY, Kim JH, et al. Percutaneous bilateral metallic stent placement using a stentinstent deployment technique in patients with malignant hilar biliary obstruction. AJR 2013;200:909-914
6. Valla DC. Budd-Chiari syndrome and veno-occlusive disease/sinusoidal obstruction syndrome. Gut 2008;57:1469-1478
7. Kew MC, Hodkinson HJ. Membranous obstruction of the inferior vena cava and its causal relation to hepatocellular carcinoma. Liver Int 2006;26:1-7
8. Valla DC. Primary Budd-Chiari syndrome. J Hepatol 2009;50:195-203
9. McDonald GB, Hinds MS, Fisher LD, et al. Veno-occlusive disease of the liver and multiorgan failure after bone marrow transplantation: a cohort study of 355 patients. Ann Intern Med 1993;118:255-267
10. Pieri G1, Theocharidou E, Burroughs AK. Liver in haematological disorders. Best Pract Res Clin Gastroenterol

2013;27:513-530
11. Plessier A, Valla DC. Budd-Chiari syndrome. Semin Liver Dis 2008;28:259-269
12. Plessier A, Rautou PE, Valla DC. Management of hepatic vascular diseases. J Hepatol 2012;56 Suppl 1:S25-38
13. Tuncer HH, Rana N, Milani C, et al. Gastrointestinal and hepatic complications of hematopoietic stem cell transplantation. World J Gastroenterol 2012;18:1851-1860

chapter
34 영양, 내분비 및 면역 질환과 간

이준혁

- 영양결핍, 공장-회장 우회술 및 장기간의 완전정맥영양 주입요법에 의해서 알코올성 간질환과 매우 유사한 지방간염이 유발될 수 있다.
- 당뇨병 환자에서는 지방간이나 지방간염이 흔히 관찰되고, 갑상선기능항진증 환자에서는 간세포의 대사 증가와 동반된 울혈성 심부전에 의해 간기능검사 이상 소견이 관찰될 수 있다.
- 전신홍반루푸스, 류마티스 관절염과 같은 전신적인 면역질환에서 간기능검사의 이상을 흔히 볼 수 있으며, 아밀로이드증에서도 간기능검사의 이상을 흔히 볼 수 있다.
- 급성 이식편대숙주병은 대개 담즙정체성 간손상의 형태로 나타나나 드물게 간세포성 간손상의 형태로 발현되기도 한다. 만성 이식편대숙주병은 담즙정체성 자가면역 간질환과 유사한 임상경과를 보인다.

간의 원발질환 이외에도 전신질환이나 다른 장기의 질환이 원발 간질환과 잘 구분되지 않는 증상과 징후를 보일 수 있다. 따라서 간질환의 감별진단에 있어서 간의 원발질환뿐 아니라 전신질환이나 다른 장기의 질환들에 의한 이차적인 간질환을 함께 고려해야 한다. 또한 전신질환이 다른 특이적인 징후 없이 간의 이상 소견만으로 발현하는 경우도 있으므로 간기능검사 이상 소견이 이들 질환을 진단하는 중요한 단서가 될 수도 있다.

간은 각종 호르몬의 생산, 활성화 혹은 제거에 직접적으로 관여하고 있으며, 인슐린 같은 호르몬의 최종 작용이 일어나는 주요한 장소이기도 하다. 그러므로 간질환 환자에서 내분비계의 이상이 흔히 동반되며, 역으로 당뇨병이나 갑상선질환과 같은 내분비질환이 있는 환자들에서 간기능검사의 이상 소견이 흔히 동반되기도 한다.

또한 간은 자가면역 간염이나 원발성 담즙정체성 간경변증에서처럼 인체 내 각종 면역작용의 표적장기가 되는 경우도 있다. 따라서 전신홍반루푸스나 류마티스 관절염과 같은 전신적인 면역질환이 있을 때 간의 손상이 동반될 수 있다. 그 밖에도 간에 영향을 미치는 다른 장기의 질환이나 전신질환들은 수없이 많지만, 여기에서는 임상적으로 비교적 흔한 전신질환들을 중심으로 간에 나타날 수 있는 소견들을 기술하고자 한다.

I 영양과 간

1. 영양결핍

비만과 같은 영양과다에서 간에 지방간질환이 발생하는 것은 잘 알려져 있는 사실이지만, 반대의 경우인 영양결핍에서도 지방간질환이 발생할 수 있다. 영양결핍은 절대적으로 영양분의 섭취가 부족한 상태, 만성적인 설사, 흡수장애를 동반한 장질환, 혹은 소모질환 등에 의해 발생하며 간에는 특징적으로 지방침착이 발생한다. 단백질결핍의 심한 형태인 콰시오커*kwashiorkor* 환자의 경우에는 간의 소엽 내 제1구역에 심한 지방침착을 보인다. 이는 식이 내 단백질결핍에 의해 아포단백*apoprotein* B의 합성이 감소하여 간으로부터의 지방유출이 감소해서 발생한다고 알려져 있다. 이들 환자에서는 인체의 지방조직으로부터 지방의 유리가 촉진되며 글루코오스-6-인산분해효소 등 포도당대사에 관여하는 효소들의 활성도가 감소함으로써 간내에 당원이 축적되고 탄수화물이 지방으로 변환되어 간에 지방이 축적되는 것이다. 혈청검사상 혈청 단백질의 감소를 보이고 중성지방이 높아지며 혈청 아미노전이효소의 경미한 상승을 동반할 수도 있다. 그러나 이러한 간의 지방 변화가 간경변증으로 진행하지는 않는 것으로 알려져 있다.

2. 공장-회장 우회술*jeunoileal bypass surgery*

비알코올성 지방간염의 가장 중요한 치료법은 체중감량인데, 체중감량을 목적으로 시도되는 공장-회장 우회술이 역설적으로 비알코올성 지방간염을 악화시킬 수 있다. 수술 후 2년 이내에 1~17%의 환자에서 알코올성 간질환과 매우 유사한 지방간염이 발생하는데, 조직학적으로 소엽 내 제3구역에 염증세포들이 침윤되어 간괴사를 일으키며, 간섬유화도 빠르게 진행하며, 간혹 간부전으로 사망할 수 있다. 소장의 막힌 부분*blind loop*에서 과다 증식한 세균으로부터 분비된 내독소*endotoxin*에 의해 종양괴사인자*tumor necrosis factor*가 과다 분비되는 것이 그 원인으로 추정되고 있으나, 경구항생제 사용이 수술 후 비알코올성 지방간염의 악화를 예방하지는 못하는 것으로 알려져 있다. 또한 이러한 변화가 공장-회장 우회술뿐만 아니라 위성형술*gastroplasty*에 의해서도 발생하기 때문에 다른 인자들, 즉 미세영양소 결핍증*micronutrient deficiency*과 체중감소의 속도도 비알코올성 지방간염 발생에 영향을 미칠 것으로 생각되고 있다.

3. 완전정맥영양*total parenteral nutrition; TPN* 주입요법

TPN의 가장 흔한 부작용 중 하나가 대수포성*macrovesicular* 또는 소수포성*microvesicular* 지방간과 같은 간질환의 발생이다. TPN을 시행할 경우 담즙정체가 없는 모든 환자에서 대수포성 지방간이 발생하고, 담즙정체를 동반한 환자의 63%에서 대수포성 지방간이 발생한다는 보고가 있다. TPN 시의 지방간 발생은 TPN의 구성요소와 정주하는 지방의 양에 의해 결정된다. TPN 시 에너지원은 주로 탄수화물과 지방에서 충당되는데, 탄수화물 함량이 많고 지방이 부족한 완전정맥영양 주입요법을 2주 이상 시행할 경우, 혈청검사에서 아미노전이효소의 상승, 알칼리 인산분해효소의 상승 및 빌리루빈의 경미한 상승이 흔히 관찰된다. 이러한 환자들의 간생검 소견은 지방간과 함께 문맥 주위부에 담즙정체가 관찰된다. 이와 같은 변화는 아마도 콜린 부족*choline deficiency*과 같은 식이영양소의 불균형에 기인할 것으로 생각되지만 정확히 그 기전을 밝히지 못하고 있다. 비록 간기능검사에서 이상 소견을 보인다 할지라도 이 질환은 다른 합병증을 동반하지 않는 한 지속적으로 간세포괴사를 유발하거나 간섬유화를 일으키지 않는 것으로 알려져 있다. TPN의 영양분 구성에서 탄수화물의 함량을 낮추고 지방의 함량을 증가시킴으로써 지방간을 개선시킬 수 있다.

Ⅱ 내분비질환과 간

대사성 질환은 간에 밀접한 영향을 미치므로 대부분의 대사장애들이 간기능이상을 초래할 수 있다. 대표적으로 구리대사장애가 원인인 윌슨병, 철분대사장애로 인한 혈색소증*hemochromatosis* 및 헴*heme*의 생합성에 이상이 있어 발생하는 포르피린증*porphiria* 등이 심각한 간질환을 일으키는 대표적인 질환들이지만, 이러한 질환들은 이미 간염이나 간경변증과 연관되어 기술되었으므로, 여기에서는 기타 대사성 질환들 중 발생빈도가 높아 임상의들이 반드시 기억해야 하는 당뇨병과 갑상선질환이 간에 미치는 영향들만을 기술하고자 한다.

1. 당뇨병

당뇨병은 비알코올성 지방간 및 지방간염을 일으키는 주요한 원인들 중 하나이다. 대부분 간질환으로 인한 특이 증상을 호소하지는 않으나, 조절되지 않는 당뇨병을 가진 환자들의 경우 당원이나 지방의 축적으로 인하여 신체검사에서 간-종대가 관찰될 수 있으며, 드물게는 압통이 있을 수도 있다. 혈청 검사상 아미노전이효소와 감마-글루타밀 전이효소*Gamma-glutamyl transpeptidase; GGT*의 상승이 관찰되며, 혈청 콜레스테롤과 중성지방의 상승이 동반되기도 하지만, 대개 빌리루빈이나 알부민 등은 정상이다. 간의 손상 정도는 비만 환자에서 당대사이상이 발생하는 경우 더욱 심할 수 있다.

조직학적으로 제1형 당뇨병 환자들의 간은 다량의 당원이 함유되어 커져 있으나 간의 구조는 잘 유지되어 있는데 비해, 제2형 당뇨병은 간조직 내 지방의 침착이 두드러진다. 제2형 당뇨병의 경우 지방침착은 주로 소엽 내 제1구역에서 발생하며 간세포괴사와 간섬유화를 동반하는 지방간염 형태를 보일 수도 있고 간경변증으로 진행하기도 한다.

2. 갑상선기능항진증 및 갑상선기능저하증

갑상선호르몬 자체는 간독성이 없는 것으로 알려져 있으나 갑상선기능항진증 환자에서 간기능이상은 흔히 관찰된다. 갑상선기능항진증과 울혈성 심부전이 동반된 경우 간 울혈에 의해 알칼리 인산분해효소, 아미노전이효소, GGT 및 빌리루빈의 상승과 더불어 프로트롬빈시간의 연장이 관찰될 수 있으나, 황달이 발생하는 경우는 드물며 이러한 변화들은 대부분 경미하고 갑상선질환을 치료하면 정상화된다.

갑상선기능항진증 환자에 동반되는 간조직의 병리학적 변화는 일반적으로 비특이적이고 경미한 것으로 알려져 있다. 갑상선기능항진증 환자들의 간은 조직학적으로 간세포핵이나 세포질의 공포화, 핵 변형, 지방질의 침착, 단핵구 침윤, 문맥 내 결체조직의 증가 혹은 중심정맥확장 등의 비특이적인 소견을 보인다. 갑상선기능항진증에서 간조직의 병리학적 변화가 발생하는 기전으로는 ① 간혈류의 상대적 결핍으로 인한 저산소증, ② 영양결핍, ③ 갑상선기능항진증에 흔히 동반되는 심부전, ④ 쇼크 혹은 감염 등에 의한 간세포손상 등이 가능하다.

갑상선호르몬은 간의 미토콘드리아대사를 조절하는 것으로 알려져 있다. 갑상선기능저하증은 기저 대사율을 낮추어 간의 산소요구량을 감소시킨다. 갑상선기능저하증의 경우 아미노전이효소의 상승이 흔히 관찰되는데, 이는 크레아틴키나아제*creatine kinase*와 젖산 탈수소효소*lactate dehydrogenase*와 더불어 상승하는 것으로 보아 간손상보다는 근육질환에 의한 경우가 더 많다. 갑상선기능저하증의 경우 투과성의 증가에 의해 복수가 흔히 관찰될 수 있는데, 문맥압고혈압에 의한 복수와 감별해야 한다.

Ⅲ 면역질환과 간

면역질환을 가지고 있는 환자들에서 간기능검사의 이상이 발견되는 경우는 흔하다. 이는 간세포나 담관세포가 면역반응의 표적이 될 수 있기 때문이다. 전신홍반루푸스, 류마티스 관절염, 쇠그렌증후군 등에서는 자가면역 간질환이 동반될 수 있으며, 아밀로이드증과 이식편대숙주병에서는 간이 최종 표적기관의 하나이다.

1. 전신홍반루푸스
systemic lupus erythematosus; SLE

SLE의 진단기준에 간기능검사의 이상이 포함되어 있지 않으며 간이 최종 표적장기도 아니나, 많은 SLE 환자들이 임상적으로 의미 있는 간질환이 동반되어 있다. SLE로 진단된 200여 명의 환자들을 분석해 본 결과 약 20~50%의 환자에서 질병의 경과 중 간기능이상 소견을 보였는데, 이는 간 이외의 동반된 질환으로 설명할 수 없었고 질병의 악화 시에 간기능검사의 이상이 관찰되었다. 아미노전이효소와 알칼리 인산분해효소의 상승이 주로 관찰되는데, 대개는 정상 상한치의 4배 이하였으나, 간기능검사 이상이 관찰된 환자들의 약 25%에서는 황달이 발생하였고 3명은 간부전으로 사망하였다고 보고되었다. 간조직검사에서는 경미한 문맥염증*portal inflammation*에서부터 만성 활동 간염 및 간경변증의 소견을 보인다고 보고되었다.

SLE 환자들의 혈액에서 루푸스 항응고인자*lupus anti-coagulant*가 검출되는 경우, 혈액응고에 의해 간정맥 혹은 하대정맥 혈전증을 일으켜 Budd-Chiari 증후군의 원인이 되기도 한다. SLE 환자의 약 10%에서 식혈증후군*hemophagocytic syndrome*이 발생할 수 있는데, 이때 발열, 혈구감소증*cytopenia*과 함께 간기능검사의 이상이 발생한다. SLE 환자에게서 간기능검사의 이상이 발생할 경우 SLE 자체가 아닌 다른 질환에 의해 발생하였을 가능성도 염두에 두어야 한다. 1991년 이전에 수혈을 받은 경우 C형간염을 반드시 배제해야 하며 살리실산염*salicylate*을 사용하는 경우 약제에 의한 간손상을 고려해야 한다. 살리실산염의 경우 하루 용량이 2.5g/일 이하인 경우 간독성이 잘 발생하지 않지만 이보다 고용량을 사용한 경우 용량과 비례하여 간독성이 발생한다. SLE 환자에서는 간질환이 없는 경우에도 복수가 발생할 수 있는데, 이는 장막염*serositis*에서 기인한 것으로 SLE가 비교적 비활동적일 때도 발생할 수 있어서 문맥압항진증에 의한 복수와의 감별이 필요하다.

2. 류마티스 관절염*rheumatoid arthritis; RA*

RA 환자들에서 가장 흔히 관찰되는 간기능검사 이상 소견은 알칼리 인산분해효소의 상승으로, 약 50%의 환자에서 관찰되며 아미노전이효소는 대개 정상 범위이다. 그런데 이 알칼리성 인산분해효소의 상승이 간에서 기인한 것인지 뼈에서 기인하는 것인지는 불확실하다. RA 환자들에서 동위효소를 측정하면 약 1/3의 환자에서 간-담도 분획이 증가해 있으나, 알칼리성 인산분해효소치와 함께 담즙정체의 표지자로 사용하는 GGT는 대개 정상이다.

성인 RA에는 지방간, 원발성 담즙정체성 간경변증, 자가면역성 간염, 아밀로이드증 및 약물에 의한 간손상(살리실산염 및 메토트렉세이트*methotrexate* 독성) 등이 잘 발생하며 소아*juvenile* RA에는 급성 간염, 만성 비특이성 간염 등이 동반될 수 있다.

RA 환자에서 Felty 증후군이 동반되는 경우 결절재생과증식*nodular regenerative hyperplasia*이 동반될 수 있는데, 문맥압항진증과 정맥류 출혈이 발생할 수 있다. 이 증후군은 간조직검사상 림프구의 굴모양혈관*sinusoid* 내 침윤과 결절재생과증식의 소견을 보인다.

3. 아밀로이드증*amyloidosis*

아밀로이드증은 인체의 여러 장기에 아밀로이드가 침착되는 전신질환으로, 간도 흔히 침범한다. 원발 아밀로이드증은 림프형질세포 신생물*lymphoplasmocytic neoplasm*에 의해 과발현된 경쇄*light chain* 또는 중쇄*heavy chain* 단백질이 침착되는 경우이고, 이차 아밀로이드증은 골수염이나 결핵과 같은 만성 감염성 질환에 속발되어 아밀로이드가 침착되는 경우인데, 양 군에서 모두 간의 침범이 관찰된다.

임상적으로는 신기능장애/신부전, 심기능장애/심근병증, 말초 신경염, 피부발진, 혈액질환*blood dyscrasia*과 함께 간기능이상이 발생한다. 간의 병변은 미만성 침윤성 질환의 형태로 발현하기 때문에 혈청 생화학적 검사상 알칼리 인산분해효소 및 GGT의 상승이 두드러지나 아미노전이효소의 상승은 동반되지 않거나 경미하다. 약 5%에서 황달이 나타나며 드물게 간부전증이나 문맥압항진증을 동반할 수 있다. 신체검사상 간비종대가 흔히 동반되나 압통은 없다. 드물게 담즙정체를 보일 수도 있는데, 이 경우는 간내 아밀로이드의 침착이 매우 심해 담즙의 원활한 흐름을 방해하기 때문이며 예후가 매우 불량하다. 아밀로이드증은 간생검에 의해 확진할 수 있다. 간조직을 콩고레드*congo red* 혹은 메틸바이올렛*methyl violet* 염색하면 적색을 띠는 아밀로이드를 확인할 수 있으며, 콩고레드로 염색된 아밀로이드는 편광현미경하에서 녹색의 섬유질 물질로 확인된다. 보통 간소엽 내 제1구역 및 제2구역에 주로 침착한다.

치료는 원인이 되는 질환을 치료하는 것이다. 원발 아밀로이드증의 경우 원인이 되는 림프형질세포 신생물을 치료할 경우 생존을 증가시킬 수 있다. 간부전이 있는 경우 간이식을 시행한 보고도 있다. 이차 아밀로이드증의 경우 원인이 되는 감염질환을 완전히 치료하도록 노력해야 한다.

4. 이식편대숙주병*graft versus host disease; GvHD*

골수이식이나 말초 혈액 간세포*stem cell* 이식 후 이식세포에 의해 숙주의 장기에 손상이 발생하는 것을 GvHD라고 한다. GvHD에서 간은 피부, 위장관과 점막 표면, 조혈 기관*hematopoietic system*, 눈물샘 및 침샘과 함께 가장 흔히 침범되는 장기의 하나이다. GvHD는 골수이식 후 100일 이내에 발생하는 급성 GvHD(aGvHD)와 100일 이후에 발생하는 만성 GvHD(cGvHD)로 구분할 수 있다.

aGvHD에서 간은 두 번째로 흔히 침범되는 장기이다. aGvHD는 고전형*classic form*과 간형*hepatic form*으로 나눌 수 있다. 고전형은 경도 내지 중등도의 간종대와 함께 알칼리 인산분해효소 및 GGT, 빌리루빈이 상승하는 경우인데, 아미노전이효소의 상승은 매우 경미하며 늦게 나타난다. 간형은 간세포 간손상의 형태로 발현하여 아미노전이효소가 정상 상한치의 10배 이상으로 상승한다. 간손상이 발생할 때 피부나 위장관의 침범 소견이 동반되는 경우가 보통이지만 간만 단독으로 침범되는 경우도 간혹 있다. aGvHD에서 간성 뇌증, 복수, 응고장애, 저알부민혈증 등이 발생하는 것은 매우 드물지만, 발생할 경우 말기 GvHD로 진행하였음을 의미한다.

cGvHD는 경화성 담관염*sclerosing cholangitis*이나 원발성 담즙정체성 간경변증과 같이 담관을 침범하는 자가면역 질환과 유사한 형태로 발현된다. 이 시기에는 복수나 정맥류 출혈과 같은 문맥압항진증의 합병증이 발생할 수 있으며, 항핵항체*anti-nuclear antibody*, 항평활근 항체*anti-smooth muscle antibody*, 항미토콘드리아 항체*anti-mitochondrial antibody* 및 항간신미소체 항체*anti-liver kidney microsomal antibody*와 같은 자가항체들이 검출될 수 있다.

임상적 소견만으로도 GvHD를 진단할 수 있지만 혈관질환, 바이러스성 간염, 약물에 의한 간손상 등 다른 간질환과의 감별이 필요한 경우 간생검이 도움이 된다. 혈소판감소증 등에 의해 출혈성 경향이 있는 경우에는 경경정맥 간생검*transjugular liver biopsy*을 하는 것이 안전하다. aGvHD는 조직학적으로는 급성 간염의 형태를 보이며, 문맥 영역에 림프구의 침범을 보이고, 소담관에 주로 염증세포의 침윤이 관찰되며, 담관 상피세포의 손상이 관찰되지만, 내피세포*endothelial cell*의 손상은 동반되지 않는 것이 특징이다. cGvHD는 조직학적으로 문맥 염증과 소엽간 담관*interlobular bile duct*의 침범이 특징적이며, 담관 상피에 단핵세포 침윤과 국소적인 간세포의 자멸사*apoptosis*가 관찰된다. 이러한 비화농성 담관염에 의해 소담관이 손상을 받아 점차적으로 사라지게 되어 말기에는 소담관의 광범위한 소실이 발생한다.

5. 결절성 다발동맥염*polyarteritis nodosa*

간세동맥 색전증이 나타나기도 하고 간동맥조영술에서 간동맥류가 발견되기도 한다. 또한 결절재생과증식이 동반되는 경우도 있다. B형간염바이러스는 면역복합체의 형성을 통해 다발성 동맥염을 일으킬 수 있다.

6. 한랭 글로불린혈증*cryoglobulinemia*

한랭 글로불린혈증을 보이는 환자들의 임상상은 매우 다양하다. 간과 관련하여 특이한 증상이나 징후를 보이지 않는 경우도 있고, 간종대와 간기능검사의 이상 소견을 보이기도 한다. 조직학적으로도 경미한 비특이적 소견에서부터 만성 간염이나 간경변증에 이르기까지 다양한 소견들을 나타낸다. 또한 많은 바이러스성 간염과 원발성 담즙정체성 간경변증 환자들에서 한랭 글로불린혈증이 동반되므로 그 관련성을 반드시 점검할 필요가 있다.

참고문헌

1. Quigley EM, Zitterman RK. Hepatobiliary complications of malabsorption and malnutrition. Semin Liver Dis 1988;8:218-228
2. Peters RL, Gay T, Reynolds TB. Post-jejunoileal-bypass hepatic injury. Its similarities to alcoholic liver disease. Am J Clin Pathol 1975;63:318-331
3. Cavicchi M, Bau P, Crenn P, et al. Prevalence of liver disease and contributing factors in patients receiving home parenteral nutrition for permanent intestinal failure. Ann Intern Med 2000;132:525-532
4. Silverman JF, Pories WJ, Caro JF. Liver pathology in diabetes mellitus and morbid obesity. Clinical, pathological, and biochemical considerations. Pathol Annu 1989;24:275-302
5. Huang MJ, Li K, Wei JS, et al. Sequential liver and bone biochemical changes in hyperthyroidism: prospective controlled follow-up study. Am J Gastroenterol 1994;89:1071-1076
6. Runyon BA, Labrecque DR, Anuras S. The spectrum of liver disease in systemic lupus erythematosus. Am J Med 1980;69:187-194
7. Thompson PE, Houghton BJ, Clifford C, et al. The source and significance of raised serum enzymes in rheumatoid arthritis. Q J Med 1990;280:869-879
8. Gilmore JD, Lovat LB, Hawkins PN. Amyloidosis and the liver. J Hepatol 1999;30:117-125
9. Vogelsang GB, Lee L, Bensen-Kennedy DM. Pathogenesis and treatment of graft-versus-host disease after bone transplant. Annu Rev Med 2003;54:29-52
10. Ho GT, Parker A, MacKenzie JF, et al. Abnormal liver function tests following bone marrow transplantation; aetiology and role of liver biopsy. Eur J Gastroenterol Hepatol 2004;16:157-162
11. Boyer TD, Wright TL, Manns MP. Zakim and Boyer's hepatology: a textbook of liver disease. 6th ed. Philadelphia: WB Saunders, 2011
12. Schiff ER, Sorrel MF, Madney WC. Schiff's disease of the liver. 11th ed. Philadelphia: Lippincott Williams & Wilkins, 2011

chapter 35

임신과 간, 혈색소증, 육아종성 간질환

김윤준

- 임신 중에는 생리적인 변화로 인해 간기능검사의 해석에 주의를 요한다. 임신 중 간질환은 임신에 병발된 간질환과 임신 중 특이하게 나타나는 간질환으로 구별할 수 있다.
- 임신 중 특이하게 나타나는 간질환에는 임신입덧, 임신성 간내 담즙울체, 임신성 급성 지방간, 전자간증/자간증과 관련된 간질환 등이 있으며, 이 중 임신입덧은 양성 질환으로 보존적 치료로 호전되지만, 다른 질환들은 산모 및 태아의 안전을 위하여 가능하면 조기분만을 유도해야 한다.
- 혈색소증은 철분과부하로 인해 일어나는 질환으로, 간경변증, 간세포암종, 당뇨병, 심부전증, 관절병증의 임상상을 가지며, 혈청 페리틴*ferritin* 농도와 혈청 트랜스페린*transferrin* 포화도 증가 시 의심한다. 이차성 혈색소증은 가끔 임상에서 접할 수 있다.
- 육아종성 간질환은 다양한 원인에 의해 발생되며, 조직학적으로는 탐식세포가 변형된 세포인 유상피세포의 집합*aggregation*을 특징으로 하는 만성 염증성 병변이다. 육아종성 간질환을 일으키는 가장 중요한 원인은 결핵 등의 감염성 질환, 사르코이드증*sarcoidosis*, 약물, 원발성 담즙정체성 간경변증이다.

Ⅰ 임신과 간

임신 중에는 여러 가지 생리적 변화가 발생하여 간질환 유무를 평가하기 어려운 경우가 많다. 일부 간질환의 경우에는 임신 시 임상상이 변화하고, 치료 면에서는 산모뿐만 아니라 태아의 안전도 고려해야 한다는 문제를 안고 있다. 또한 몇몇 질환은 임신 때만 특이하게 발생하기도 한다. 따라서 여기에서는 임신 중 간기능의 변화, 임신에 병발된 간질환, 임신 중 특이하게 나타나는 간질환에 대하여 기술하기로 한다.

1. 간기능의 변화

(1) 혈장 단백질의 변화

임신 중에는 혈장량의 증가로 인해 혈청 알부민, 항트롬빈*antithrombin* Ⅲ, 합토글로빈*haptoglobin*이 감소하며, 특히 혈청 알부민치는 임신하지 않은 여성보다 10~60% 감소한다고 알려져 있다. 혈청 알부민, 항트롬빈 Ⅲ, 합토글로빈 수치의 감소는 부분적으로는 간에서의 합성이 저하되기 때문이기도 한데, 이와는 반대로 세룰로플라스민, 섬유소원*fibrinogen*, 티록신결합글로불린*thyroxine-binding globulin*, 트랜스페린*transferrin*, α1-글로불린, α2-글로불린, β-글로불린 등의 합성은 증가한다. 프로트롬빈시간은 임신 중에도 정상이다.

(2) 혈장 지질의 변화

임신 중에는 말초에서의 지방분해가 증가되고, 따라서 간으로의 자유 지방산의 유입이 증가되며, 중성지방, 초저비중 지단백, 저비중 지단백, 고비중 지단백의 합성이 증가한다. 이러한 변화로 인하여 혈장 중성지방은 약 3배까지, 콜레스테롤은 25~60%까지 증가하며 혈장 인지질치도 상승한다. 또한 담즙 내 콜레스테롤농도도 증가하게 된다.

(3) 담즙형성의 변화

총 빌리루빈과 비포합형 빌리루빈은 임신 전 기간에 걸쳐 낮은 수치를 보이는데, 특히 임신 제2, 3 석달*trimester*에 더 낮다. 임신 중에도 혈액 내 담즙염의 전체 농도는 일반적으로 정상 범위를 유지하나, glycocholate, taurocholate, chenodeoxycholate의 농도는 계속 상승하여 임신 말기에는 임신 초기와 비교하여 약 2~3배까지 상승한다.

(4) 간기능검사상의 변화

임신 중에는 알칼리성 인산분해효소치가 지속적으로 상승하여 특히 임신 말기에는 42~77%의 여성에서 정상치의 상한선보다 상승되어 있다. 하지만 정상 상한선의 2배 이상 상승하는 경우는 드물다. 임신 중 증가된 알칼리성 인산분해효소는 주로 태반에서 유래된 것이다. 이에 반해 혈청 감마-글루타밀 전이효소*Gamma-glutamyl transpeptidase; GGT*치는 약간 감소될 수 있으며, 따라서 임신 중 간염에 걸린 경우에 혈청 GGT는 상대적으로 잘 상승되지 않는다. 혈청 아미노전이효소치는 임신 중에도 정상 범위로 유지된다.

2. 임신에 병발된 간질환

(1) 급성 바이러스성 간염

임신 중 급성 바이러스성 간염을 앓는 경우에도 일반 여성이나 남성에 비하여 임상경과가 더 위중하지는 않다. 그러나 인도 또는 중동 지방에서 자주 발생되는 급성 E형간염의 경우에는 전격성 간염의 빈도가 현저히 증가한다. 급성 E형간염 환자에서 전격성 간염의 빈도는 임신을 하지 않은 성인의 경우에는 1% 미만이나, 임신 중인 여성에서는 20%에 이른다. 임신 중 E형간염을 제외한 급성 바이러스성 간염을 앓는 경우, 사산이나 미숙아의 출산은 8% 정도로 간염을 앓지 않는 경우보다는 약간 상승된다.

임신 중 산모가 B형간염바이러스에 노출 시에는 능동면역의 일환으로 예방주사를 맞을 수 있는데, 임신 중에도 백신은 충분한 항체를 만들며 이로 인하여 어떠한 선천성 질환이 증가한다는 보고는 없다.

단순헤르페스바이러스*Herpes simplex virus; HSV*의 전신감염에 의한 간염이 발생하는 경우, 특히 임신 3기의 경우 중한 경과를 취한다. 임상양상으로 발열이나 상기도 감염증상 등의 전구 증상이 동반되며, 혈청 아미노전이효소*aminotransferase*가 현저히 증가하나 빌리루빈은 3mg/dL 이하의 소견을 보이며, 수포성 발진*vesicular eruption*이 있다면 이 질병을 생각해 보아야 한다. 수포액 배양, 혈청학적 검사, 간조직검사로서 HSV로 인한 간염을 다른 질병과 감별진단 할 수 있다. 치료하지 않을 경우 40% 정도의 높은 사망률, 높은 태아감염 등 위중한 경과를 나타내므로, 조기에 acyclovir 등으로 치료해야 한다.

(2) 알코올성 간질환

임신 중 산모의 계속적인 음주는 태아에게 영향을 미쳐 안면이상, 선천성 기형, 성장장애, 중추신경계의 장애가 발생되는 태아알코올증후군을 일으킬 수 있다. 또한 일부 태아에서는 간기능의 이상 및 간비대가 관찰되기도 하는데, 이 경우 태아의 간조직검사 소견은 지방 침윤, 중심역의 간세포변성, 정맥 주위 경화, 문맥섬유화 등과 같은 전형적인 알코올성 간질환의 소견이 나타난다.

(3) 만성 간질환

일반적으로 만성 간질환을 앓고 있는 환자에서는 불임의 빈도가 증가한다고 알려져 있다. 그러나 일단 임신이 된 경우에는 특별히 임신 때문에 간염이 악화되지는 않는다고 알려졌고, 심한 급성 악화기를 겪고 있는 환자를 제외하면 임신을 유지하는 데 특별한 어려움은 없다고 알려져 있다. 그러나 임신 중 인터페론치료나 리바비린*ribavirin*의 사용은 부작용이나 태아 기형이 발생할 가능성이 있으므로 피해야 한다. 반면에 만성 B형간염의 경우 텔비부딘이나 테노포비어가 FDA 분류 B에 해당하여 산모의 HBV DNA가 높은 경우 임신 제3석달에 사용하면 수직감염의 위험을 낮출 수 있어 사용이 권장된다.

간경변증 환자에서는 자연유산율이 15~20%에 이르는데, 대부분의 유산은 임신 초기에 발생한다. 간경변증 환자가 임신을 계속 유지하였을 때, 임신 중 모성사망률은 10~18%로 보고되어 있으며, 가장 중요한 사망원인은 정맥류 출혈인데 문맥압항진증이 있는 산모의 19~45%에서 발생하며 주로 임신 중기 및 분만 시 발생한다. 임신 중에는 수분 및 염분의 저류, 적혈구량 및 심박출량의 증가, 장간막 동맥 긴장도의 감소 등으로 인하여 문맥 혈류량 및 문맥압이 상승되는데, 이러한 변화는 임신 중기에 가장 현저하므로 이 시기에 출혈의 위험이 가장 높다. 분만 시에는 발살바조작*Valsalva's maneuver*에 의한 체정맥압의 상승으로 측부 혈량 및 정맥류의 압력이 급격히 증가하여 출혈의 위험이 증가한다. 다음으로 흔한 임신 중 사망원인은 간부전의 진행이다. 그러나 일반적으로 임신 자체가 간부전의 진행을 악화시키지는 않는다고 생각되고 있다. 기타 비장동맥류의 발생 및 파열 등이 있을 수 있고, 임신으로 인한 과응고상태로 인해 문맥혈전증이 발생되는 경우도 있다. 반대로 간질환으로 인한 응고장애 및 혈소판

감소로 인해 출산 후 출혈*postpartum hemorrhage*이 증가하여 약 7~10%의 환자에서 출산 후 출혈이 발생한다.

따라서 문맥압항진증이 있는 간질환 환자에게는 임신에 따른 부작용과 위험성을 적절히 설명해주어야 한다. 만약 환자가 현재 임신 중이고 임신을 유지하는 것을 원한다면, 내시경검사를 시행하여 정맥류 출혈의 위험성을 평가하고 초음파검사를 시행하여 비장동맥류 유무를 확인한다. 출혈의 과거력은 없으나 내시경검사상 정맥류 출혈의 고위험군에 속하는 환자에서는, 내시경 정맥류 결찰술 또는 정맥류 경화술을 시행하거나 비선택적 β-차단제 또는 isosorbide mononitrate 등의 투여를 고려할 수 있는데, 어떤 치료법의 선택이 적절한지에 대한 연구는 아직 없는 실정이다. β-차단제를 사용하는 경우에는 태아의 서맥을 유발할 수 있으므로 태아를 자주 모니터해야 한다. β-차단제를 사용할 수 없는 경우에는 isosorbide mononitrate를 사용할 수 있다. 출혈의 과거력이 있는 환자는 내시경 정맥류 결찰술로 정맥류를 소실시키는 것이 적절하며 상황에 따라서는 TIPS나 수술 등도 고려할 수 있다. 출혈이 발생되었을 때의 치료는 일반적인 정맥류 출혈의 치료와 크게 다르지 않다. 분만은 일반적으로 제왕절개술을 권한다.

(4) 윌슨병

임신 중에는 일반적으로 혈청 또는 소변 내 구리가 증가하고 혈청 세룰로플라스민이 증가하는데, 윌슨병 환자에서도 임신 말기에는 이러한 검사치가 2배 정도 상승하여 혈청 세룰로플라스민치가 정상의 하한선 정도까지 상승할 수 있다. 그러나 D-페니실라민을 중단하면 약 40%의 환자에서 급성 악화가 발생하므로 약물의 투여를 중단해서는 안 된다. D-페니실라민은 기형을 발생시킬 수 있는데, 주로 결체조직 형성이상에 따른 피부이완증을 일으킨다. 하지만 임신 중 D-페니실라민을 사용한 경우에도 선천성 기형은 한 예에서도 관찰되지 않았다는 보고가 있어, 임신 중에도 D-페니실라민은 계속 사용하며, 용량은 일일 0.25~0.5g으로 감량해서 사용하고 피리독신 경구투여를 병용한다. D-페니실라민 대신 트리엔틴이나 아연을 사용할 수도 있다. 트리엔틴의 경우 임신 중인 11례의 환자에서 사용한 보고가 있는데, 안전하고 효과적이며 부작용은 발생하지 않았다.

3. 임신 중 특이하게 발생되는 간질환

(1) 임신입덧*hyperemesis gravidarum*

임신입덧 자체는 간질환은 아니지만, 임신입덧이 심한 경우 간기능의 이상이 관찰된다. 일반적으로 심한 탈수 및 체중감소로 입원이 필요한 산모의 약 13~33%에서 간기능의 이상이 관찰되고, 10~13%의 환자에서는 황달이 동반된다. 임신입덧은 임신 초기 3개월 동안에 주로 발생되며, 심한 구토 발생 후 1~3주 이내에 간기능의 이상이 나타난다. 혈청 아미노전이효소치의 상승은 대개 정상의 2~3배 정도이지만, 800IU/L 이상으로 상승하는 경우도 있다. 빌리루빈치의 상승은 가장 흔히 발견되는 소견이지만, 상승 정도는 평균 1.7mg/dL로 대개 가벼운 상승인 경우가 많다. 혈청 알칼리성 인산분해효소치의 상승은 흔하지 않다. 임신입덧에 의한 간기능이상은 양호한 임상경과를 취하며 간부전을 초래하지는 않는다. 대개의 경우 정맥 수액 투여와 metoclopramide, ondansetron 등으로 구토를 조절해주면 간기능이상은 즉시 교정된다.

(2) 임신성 간내 담즙울체*intrahepatic cholestasis of pregnancy*

임신성 간내 담즙울체는 가려움증 같은 담즙울체의 소견을 보이는 질환으로, 주로 임신 말기 3개월 동안에 발생되며 출산 후에는 호전되며, 다시 임신을 할 경우 45~70%의 환자에서 재발하게 되는 양성 질환이다.

임신성 간내 담즙울체는 서구인에서는 1% 미만에서 발생하는 것으로 보고되었으나, 칠레 인디언의 경우에는 약 28%에서 발생하여 발생빈도에 인종적 차이가 있다고 생각된다. 우리나라에서의 발생빈도에 관한 자료는 없으나, 중국인에서는 0.1~0.3%에서 발생하며 일반적으로 쌍생아 임신 때 더 흔하고 계절에 따라 발생빈도에 차이가 있는 것으로 알려졌다.

1) 임상상

가려움증은 가장 흔한 증상으로서 가장 먼저 나타나는데 보통 임신 28~30주에 발생하지만, 초기인 임신 10주 정도에 나타나는 경우도 있다. 일반적으로 70%의 환자에서는 임신 말기 3개월 동안에 발생한다. 가려움증은 전신적인 경우가 많으나, 손바닥·발바닥에 심하고 밤에 특히 악화된다. 가려움증으로 인하여 긁은 흔적 외에, 피부에 발진이 관찰되는 경우에는 다른 피부질환을 의심해야 한다. 가려움증은 출산 후 몇 시간 내에 감소하기 시작하며 대개 며칠 내에 소실된다. 약 10%의 환자에서는 황달이 발생하는데, 보통 가려움증이 발생하고 1~4주 후에 발생하고 출산 후 2주 내에 소실되는 경우가 많다. 가려움증 없이 황달만 나타나는 경우는 매우 드물다. 간부전이나 간성 뇌증은 발생하지 않는다. 임신성 간내 담즙울체 환자에서는 요로감염이 흔하므로 이에 대한 평가가 필요하다.

2) 검사 소견

혈청 알칼리성 인산분해효소치가 정상 상한선의 2.4배 정도로 상승하며 12.5배까지 상승할 수 있다. 그러나 정상적으로도 임신 말기에는 알칼리성 인산분해효소치가 상승할 수 있기 때문에 진단에 특이적인 소견은 아니다. 반대로 GGT치는 임신 말기에는 감소하므로, 임신성 간내 담즙울체 환자에서도 상승은 경미하여 진단의 예민도가 낮다. 혈청 빌리루빈치는 정상이거나 상승될 수 있으나, 총 빌리루빈치는 일반적으로 5mg/dL 이하이다. 따라서 이보다 심한 빌리루빈치의 상승이 관찰될 경우에는 동반된 다른 간질환이나 요로감염 유무를 확인해야 한다. 혈청 알라닌아미노전이효소*alanine aminotransferase; ALT*치는 흔히 상승하는데, 간조직검사에서는 괴사의 소견이 보이지 않으므로 대개 세포막 투과성 증가에 따른 이차적인 현상이라고 해석되며 출산 시 급격히 호전되어 몇 주 내에 정상화된다. 일반적으로 혈청 아미노전이효소치는 가벼운 상승을 보이지만, 일부 환자에서는 심하게 상승하여 간세포성 질환과 구별되지 않는 경우도 있다. 임신성 간내 담즙울체에서 특징적인 검사 소견은 혈청 담즙산 농도의 상승인데, 특히 콜린산*cholic acid*의 상승이 특징적이다. 따라서 혈청 콜린산의 상승 또는 cholic acid/chenodeoxycholic acid의 비가 1 이상인 경우를 진단기준으로 하였을 때 가장 예민한 검사라고 하겠다. 혈청 담즙산 농도와 다른 간기능검사의 이상은 서로 상관관계가 없으며, 출산 후에는 혈청 담즙산 농도가 몇 주 내에 정상화되는데, 3개월 이상 경과해도 정상화되지 않는 경우는 원발성 담즙정체성 간경변증 같은 다른 간질환을 의심해야 한다. 프로트롬빈시간은 대부분에서 정상이지만 황달이 동반되었거나 콜레스티라민*cholestyramine*을 사용한 경우에는 연장되고 비타민 K를 투여하면 정상화된다.

초음파검사는 간 내 또는 외 담관확장이 없는 것을 확인하기 위해 시행하며, 임신성 간내 담즙울체 환자에서는 금식 시 담낭 용적 및 담낭의 박출량 증가가 관찰되고 담석이 발견되는 경우가 있다.

간조직검사는 대부분의 환자에서는 필요 없으며, 병리소견은 중심소엽성 담즙울체의 소견이면서 염증이나 간세포괴사는 관찰되지 않는다. 문맥역이나 소엽간 담관은 정상 소견을 보인다. 전자현미경 소견상 소담관의 확장, 미세융모의 소실, 비정상적인 사립체가 관찰되며, 이러한 조직학적 변화는 출산 후에는 정상화된다.

3) 원인

임신성 간내 담즙울체의 원인은 확실하지 않으나, 아마도 에스트로겐 또는 프로게스테론의 담즙울체효과에 민감한 유전적 소인을 가진 사람에게서 발생한다고 생각되고 있다. 가족력이 있는 경우, 인종에 따른 발생빈도의 차이 등은 유전적 소인을 시사하는 소견이나, 45~70%의 환자에서만 재발되며, 계절적인 발생빈도의 차이, 일부 인종에서 발생률이 감소하는 현상 등은 환경적 요인도 관여할 것이라는 점을 시사한다. 환자의 약 50%에서는 출산 후 경구피임제 복용으로 가려움증과 담즙울체가 나타나며, 임신 시 프로게스테론의 사용이 임신성 간내 담즙울체의 발생빈도를 높이고 발생시기를 앞당기는 현상 등은 이러한 호르몬이 임신성 간내 담즙울체의 발생에 중요한 역할을 한다는 점을 시사한다.

4) 합병증

임신성 간내 담즙울체는 양성 질환으로 간부전이 발생되는 경우는 없으며, 출산과 더불어 담즙울체 소견은 호전된다. 그러나 다시 임신하였을 때의 재발률은 45~70%로 알려져 있다. 임신성 간내 담즙울체 환자들을 장기 추적 관찰하였을 때, 담석 발생률은 정상인의 1.4~2.3배로 상승되나 간질환에 의한 예후는 차이가 없다. 임신성 간내 담즙울체 환자의 일부에서는 심한 산후 출혈의 보고가 있으므로 프로트롬빈시간의 연장이 관찰되면 비타민 K를 투여한다.

그러나 이상과 같이 임신성 간내 담즙울체는 산모에게는 양성 질환이나 태아의 예후는 좋지 않아, 조산의 빈도가 높고 자궁 내 태아 돌연사가 잘 발생(1~2%)된다고 알려졌는데, 이는 주로 임신 말기에 발생한다. 이는 증가된 담즙산이 태반 융모혈관의 수축을 초래해 태아로의 혈액공급에 장애를 일으키기 때문으로 생각된다. 또한 분만 중 태아 곤란이 19~60%에서 발생되고 분만 시 태변 염색도

35%에서 관찰된다.

5) 치료

가려움증의 치료로는 히드록시진*hydroxyzine*, 콜레스티라민*cholestyramine* 등을 사용할 수 있는데, 효과는 제한적이다. 최근에는 S-adenosyl-L-methionine이 시도되었으나, 결과는 연구마다 상이하다. 단기 치료로는 우르소데옥시콜산*ursodeoxycholic acid*; *UDCA*(15mg/kg, 3주)이 가려움증과 검사 소견 이상을 호전시키고 조산을 예방하여 태아의 예후를 향상시킬 수 있으므로 심한 환자에게 사용할 수 있다. 황달이 있거나 콜레스티라민을 사용하는 환자는 비타민 K(10mg/주)를 투여한다.

앞에서 언급한 대로 임신성 간내 담즙울체 환자에서는 자궁 내 태아사망률이 높기 때문에 조기분만을 시키는 것이 안전한데, 일반적으로 황달(빌리루빈>1.8mg/dL)이 발생하지 않은 경우에는 38주에 분만을 시키고, 황달이 있는 경우에는 태아의 폐가 성숙되었다면 36주에 분만을 시키도록 한다. 그러나 그 전이라도 태아 곤란의 증거가 있으면 조기분만을 시도해야 한다.

(3) 임신성 급성 지방간*acute fatty liver of pregnancy*

임신성 급성 지방간은 주로 임신 말기 3개월 동안에 발생하는데, 간세포 내 소낭성 지방*microvesicular fat* 축적을 특징으로 하며, 간부전 및 사망에 이를 수 있는 치명적인 질환이다.

임신성 급성 지방간은 임산부 7,000~15,000명 중에 1명꼴로 발생하며, 지역이나 인종에 따른 발생률의 차이는 없다. 초산, 쌍생아 임신, 남아를 임신한 경우에 잘 발생한다고 알려져 있다.

임신성 급성 지방간은 대개 임신 35주(26~40주)에 발생하며 드물게는 출산 후 진단되는 경우도 있다.

1) 증상

피로감, 식욕부진, 구역, 구토, 우상복부 또는 심와부 통증을 호소하며, 발열, 두통, 설사, 배부통, 근육통이 발생되는 경우도 있다. 일부 환자에서는 가려움증이 동반되기도 한다. 이러한 초기 증상이 발생하고 1~2주 지나 간기능이상이 관찰되며 황달, 간성 뇌증, 출혈 등 간부전의 소견이 관찰되기도 한다. 신체검진상 대개 특이 소견이 없으며, 간의 크기는 정상이거나 작아지므로 간이 촉진되는 경우는 드물다. 간질환이 진행됨에 따라 황달, 부종, 복수, 간성 뇌증 등이 관찰될 수 있으며, 21%의 환자에서는 고혈압, 단백뇨와 같은 전자간증의 소견이 관찰되기도 한다. 일부 환자에서는 HELLP 증후군의 소견이 관찰되며, 일과성의 요붕증이 관찰되기도 한다. 출산 후 대부분의 환자는 서서히 회복되며 1~4주 정도 경과하면 임상적 소견이나 검사 소견이 정상화되지만, 일부 환자는 출산 후에도 간질환이 진행하는 경우가 있다.

임신성 급성 지방간 환자에서는 상부위장관 출혈, 급성 신부전, 감염, 췌장염, 저혈당증 같은 합병증이 발생할 수 있는데, 사망은 대개 간부전 자체보다는 합병증으로 인한 경우가 많으므로 합병증의 발생 및 치료에 관심을 기울여야 한다.

2) 간기능검사상의 특징

포합형 고빌리루빈혈증과 중등도 이하의 혈청 아미노전이효소치의 상승이다. 혈청 총 빌리루빈치는 대개 5~15mg/dL 이하이고 포합형 고빌리루빈혈증을 보이는데, 이러한 소견은 전자간증이나 HELLP 증후군에서 비포합형 고빌리루빈혈증이 주로 나타나는 것과 구별된다. 혈청 아미노전이효소치의 상승은 일반적으로 1,000IU/L 이하로 심한 상승은 관찰되지 않는데, 이러한 소견은 바이러스성 간염과의 감별에 도움이 된다. 하지만 임신성 급성 지방간 환자에서 간기능검사 소견은 환자의 상태보다 양호하게 나타나는 경우가 많으므로 간기능검사로 환자의 상태를 판단해서는 안 된다. 25%의 환자에서는 저혈당증이 관찰된다. 기타 혈중 암모니아치의 상승, 뇌척수액 내 글루타민 상승이나 혈청 요산치 상승(10~20mg/dL)이 관찰되는데, 요산치의 상승은 신기능의 장애가 나타나기 전에 먼저 나타나므로 신세뇨관의 기능이상이 발생함을 시사해준다. 이 밖에도 백혈구증가증이 관찰되며, 유핵 적혈구, 혈소판감소증, 응고인자의 감소 등과 같이 범발성 혈관 내 응고를 시사하는 소견이 관찰될 수 있다. 혈소판감소증은 가장 중요한 검사상의 이상일 수 있는데 임신 말기에 혈소판감소증이 관찰되면 간기능검사를 시행하여 임신성 급성 지방간을 의심해야 한다.

초음파검사, 전산화단층촬영, 자기공명영상 등과 같은 영상의학적 검사는 지방간의 병발을 시사할 수는 있으나, 예민도 및 특이도가 낮아 진단을 배제하는 데는 이용될 수 없다.

3) 간조직검사 소견의 특징

잘 유지된 간의 소엽 구조, 중심소엽역 간세포 내의 소낭성 지방의 축적이 간조직검사 소견의 특징이며, 동결절편을 oil red O나 sudan Ⅲ로 염색하여 관찰할 수 있다. 대낭성 지방증에서는 세포 내에서 핵이 주변부로 밀린 소견을 보이는 반면, 소낭성 지방증에서는 핵은 중심부에 위치하게 된다. 이 밖에도 간세포의 풍선변성 등이 관찰되며, 염증과 괴사는 드물게 관찰된다. 전자현미경 소견상으로는 비정상적인 거대 사립체가 관찰된다. 이러한 지방성 변화는 췌장 및 신세뇨관 세포에서도 관찰된다. 그러나 특징적인 조직학적 소견에도 불구하고 많은 환자에서 임상적인 혈액응고장애가 동반되어 있어, 분만 전 조직검사를 시행할 수 있는 경우는 드물다.

4) 원인

임신성 급성 지방간의 원인은 알려지지 않았지만, 대사장애에 의하여 초래된다고 생각되고 있다. 임신성 급성 지방간의 간세포 내 소낭성 지방 축적과 사립체의 이상 소견은 임신 중 발생되는 간으로의 지방산, 중성지방의 유입 증가와 관련이 있다고 생각된다. 즉 임신에 의하여 자유 지방산의 간내 유입이 증가되었으나, 지방산 산화과정에 장애가 있어 간세포 내 지방 축적이 이루어지고, 증가된 자유 지방산의 독성작용에 의하여 간세포장애가 발생한다고 생각된다. 또한 일부 환자에게서 태어난 태아에서는 long-chain 3-hydroxyacyl coenzyme A dehydrogenase(LCHAD)의 결핍이 관찰되어 유전적 소인이 관련될 가능성도 있다.

5) 치사율

임신성 급성 지방간은 치사율이 매우 높은 질환으로 초기 보고에서는 모성사망률이 70%, 태아사망률이 90%라고 보고되었으나, 최근에는 질병의 조기발견, 합병증의 조기발견 및 보존적 치료의 발전, 조기분만의 일반화 등에 힘입어 모성사망률은 거의 10% 이하, 태아사망률은 47% 정도로 보고되고 있다. 일부 환자에서는 분만 후에도 간부전이 진행하였다고 보고되었으나, 분만을 하지 않은 경우 저절로 호전되는 경우는 없으므로 조기분만을 시도해야 한다.

6) 치료

임신성 급성 지방간에 특이한 치료법은 없기 때문에 조기진단과 합병증의 예방이 특히 중요하며, 경막하 마취에 의한 제왕절개술로 조기분만을 시도해야 한다. 특히 분만 후에 갑자기 저혈당증이 발생할 수 있으므로 환자가 완전히 회복될 때까지는 정맥을 통한 지속적인 포도당 투여가 필요하다. 분만 후에도 간부전이 진행하는 경우에는 간이식을 고려한다. 또한 임신성 지방간은 다음 임신 때 재발하는 경우가 있으므로 이를 겪은 산모는 이후 재발의 위험성에 대해 알고 있어야 하며, 다음 임신 때 임신 말기에는 주의 깊게 추적해야 한다.

4. 임신 유발성 고혈압*pregnancy-induced hypertension*, 전자간증/자간증*pre-eclampsia/eclampsia*과 관련된 간질환

고혈압은 임신 말기에 흔히 발생되는 합병증으로, 이전에 고혈압이 없던 산모에서 새롭게 발생하는 경우*pregnancy-induced hypertension*와 원래 존재하던 고혈압이 악화되는 경우로 나눌 수 있다. 전자간증은 이전에는 정상 혈압을 유지하던 산모에서 임신 20주 이후에 고혈압(140/90mmHg 이상), 단백뇨, 부종이 발생하는 경우를 말하며, 경련이 동반된 경우를 자간증이라 부른다. 보고자에 따라서는 전자간증/자간증 때 발생하는 간질환과 HELLP 증후군을 다른 질환으로 분류하는 경우도 있으나, 일반적으로는 같은 질병의 연속된 다른 임상상으로 생각하는 경우가 많다.

전자간증은 산모의 5~10%에서 발생하며, 젊은 초산부와 루푸스 항응고인자*lupus anticoagulant*가 양성인 산모에서 잘 발생한다. HELLP 증후군은 진단기준에 따라 발생률에 차이가 있으며, 전자간증 환자의 10% 정도에서 발생한다고 보고되고 있다.

(1) 임상상

전자간증 및 자간증에서는 신부전, 응고장애, 미세혈관성 용혈성 빈혈 및 여러 조직에서 광범위한 조직괴사가 발생될 수 있다. 일반적으로는 이런 심한 임상증상이 나타나기 몇 주 전에 고혈압이 먼저 나타나지만, 경련, 신부전, 여러 장기의 허혈 등이 아무 예고 없이 나타나는 경우도 있으며, 질환의 중증도가 고혈압이나 단백뇨의 정도와 비례하는 것도 아니다.

대부분의 전자간증 환자에서는 간질환의 임상 증세가

발생하지 않지만, 10%의 환자에서는 간의 장애가 발견된다. 또한 임신 중 발생하는 황달의 5%는 전자간증에 의한 것이라고 알려져 있다. 심한 자간증 환자에서는 간의 침범이 더 흔하다고 알려졌으며, 자간증으로 사망하는 환자의 15~21%는 간질환에 의한 사망이다. 또한 전자간증/자간증으로 사망한 환자를 부검한 결과, 조직학적으로는 70% 이상의 환자에서 간의 침범이 관찰된다. 간에 나타나는 병변은 크게 두 가지로 분류할 수 있는데, 하나는 HELLP 증후군이라 명명된 혈소판감소증과 연관된 간세포의 괴사이고, 다른 하나는 급성 간 출혈 및 파열이다.

1) HELLP 증후군

HELLP 증후군이란 용혈*hemolysis*, 간효소치의 상승*elevated liver enzymes*, 저혈소판혈증*low platelet count*을 특징으로 하는 질환으로 전자간증에서 간 침범의 한 양상으로 생각되고 있다. HELLP 증후군은 전자간증 환자의 10%에서 나타나며 드물게는 출산 후에 나타나기도 한다. 일부 환자에서는 전자간증의 임상 소견 없이 HELLP 증후군의 양상만 나타나는 경우도 있다. 하지만 이러한 환자에서도 간조직 소견은 전형적인 전자간증 환자에서 나타나는 조직학적 소견과 차이가 없다. 임상상은 전자간증 환자와 유사하며 10%의 환자에서는 복수가 동반된다. 전자간증 환자에서 HELLP 증후군이 동반되면 예후가 불량하다고 알려져 있기 때문에 특히 복통을 동반한 전자간증 환자에서는 HELLP 증후군 동반 유무를 반드시 확인해야 한다. HELLP 증후군 환자에서는 범발성 혈관 내 응고의 검사 소견이 나타나지만, 임상적으로 의미 있는 범발성 혈관 내 응고는 드물다.

2) 간 출혈 및 파열

간 출혈 및 파열은 전자간증으로 인한 간세포괴사가 합쳐져서 발생한다고 생각되며, 임산부 10만 명당 1~77명에서 발생하고 전자간증이 발생한 산모의 1~2%에서 발생한다.

출혈은 임신 말기 또는 출산 후 48시간 이내에 발생하며 전자간증의 임상적·조직학적 소견이 92%의 환자에서 관찰된다. 많은 환자에서는 HELLP 증후군의 검사 소견이 동반된다. 간 출혈 및 파열은 갑작스런 우상복부 통증과 함께 발생되며 드물게는 며칠에 걸쳐 발생한다. 간 부위의 압통, 미만성 복통, 복막 자극 소견 등이 관찰될 수 있으며, 약 절반의 환자에서는 쇼크가 발생한다. 그러나 이러한 소견은 다른 질환에서도 나타날 수 있는 소견으로, 복강 내 출혈이나 염증을 유발하는 질환, 예를 들어 간선종의 파열이나 다른 장기의 파열, 장경색증, 태반 박리 등과의 감별이 요구된다.

(2) 검사실 소견

검사실 소견상 용혈 소견, 혈소판감소증, 혈청 아미노전이효소치의 상승이 나타나며 이러한 이상은 갑자기 나타날 수 있다. 임상적으로 의미 있는 범발성 혈관 내 응고는 드물지만 항트롬빈 Ⅲ, D-dimer 섬유소 분해산물 등은 범발성 혈관 내 응고의 소견을 보인다. 신기능의 이상은 거의 대부분의 환자에서 나타난다. 모든 환자에서 간세포괴사가 나타나지만, 동반된 다른 이상 소견 때문에 간기능검사 소견이 환자의 간기능을 제대로 반영하지 못한다. 예를 들자면 42%의 환자에서 고빌리루빈혈증이 나타나지만, 이는 간기능장애와 용혈에 의해 복합적으로 나타나며, 프로트롬빈시간 역시 범발성 혈관 내 응고 때문에 정확한 간기능을 반영하지 못한다.

간 출혈 및 파열이 발생된 경우에는 빈혈이나 급격한 적혈구용적률의 감소가 관찰되지만, 앞서 언급한 바와 같이 복강 내 출혈을 일으킬 수 있는 다른 질환에서도 관찰되는 소견이다. 복수천자는 복강 내 출혈을 확인하는 데는 도움이 되나 출혈 부위는 알 수 없으며, 국소적인 혈종만 발생한 경우에는 음성으로 나타날 수 있다.

전자간증에 병발된 간질환의 조직학적 소견은 굴모양혈관*sinusoid*에의 미만성 섬유소침착이 특징이며, 이러한 변화는 문맥 모세혈관, 간세동맥, 간문맥에서도 관찰된다. 기타 문맥 주위 및 문맥역의 출혈, 초점성의 허혈성 괴사 등도 특징적인 소견이다. 심한 경우에서는 피막하 혈종 및 파열이 발생되며, 간세포괴사가 있는 환자의 대부분에서 가역성의 뇌실질괴사 및 신괴사가 관찰된다.

영상의학적인 소견은 HELLP 증후군의 진단에 도움이 되지 않는다. 그러나 간 출혈 및 파열이 발생된 경우는 전산화단층촬영이 가장 예민하고 특이적인 검사로 알려져 있다. 초음파검사는 시행하기는 쉬우나 예민도가 낮고, 자기공명촬영은 태아에 방사선을 노출시키지 않는다는 장점은 있으나, 전산화단층촬영보다 급성 출혈을 진단하는 데는 정확도가 떨어진다. 혈관 촬영이 도움이 될 수 있다.

(3) 원인

전자간증의 발생에는 크게 두 가지 요소가 작용한다. 하나는 임신 초기 태반형성 과정의 장애로 인한 소동맥 수축 및 승압제에 대한 과민반응의 발생이다. 정상적인 태반형성 과정은 영양막*trophoblast*이 자궁으로 침투해 들어가면서 자궁 내 나선상 소동맥의 탈락을 유발하여 저항이 낮은 순환계를 유지하게 되는데, 임신 중기 3개월 동안은 영양막이 자궁근층의 안쪽 1/3까지 도달하게 된다. 전자간증 환자에서는 임신 중기 3개월 동안에 발생되는 영양막의 침투가 발생되지 않아 나선상 소동맥의 자궁근층 분절이 그대로 남아 있게 되고, 남아 있는 소동맥이 수축하여 혈관저항을 높이며, 승압제에 대한 과민반응을 보이게 되어 태반의 혈류량이 감소하게 된다. 두 번째 요소는 혈관 내피세포의 기능이상 및 혈액응고체계의 과도한 활성화이다. 전자간증 환자에서는 섬유결합소, 엔도텔린 증가와 같은 내피세포의 기능이상 소견이 관찰되며, 혈소판의 활성화 및 소모, 혈액응고 및 섬유소용해의 소견이 관찰된다. 이러한 변화는 프로스타글란딘 대사의 변화와 밀접히 연관되어 있는데, 정상적인 임신 때는 prostacyclin(PGI_2)과 트롬복산 A_2*hromboxane* A_2; TxA_2 모두가 증가되는 반면, 전자간증 환자에서는 PGI_2 생성이 감소되어 TxA_2/PGI_2 비가 증가함에 따라 혈관수축 및 혈소판응집이 유발된다. 그러나 이러한 소견이 원인인지 결과인지는 확실하지 않다. 그 밖에 임신 시 비정상적인 면역학적 적응 등도 전자간증의 원인으로 시사되고 있다.

(4) 사망률

자간증은 사망률이 높은 질환으로 전체 모성사망의 8%를 차지한다. HELLP 증후군의 모성사망률은 2.4%로 낮은 편인데, 이는 조기분만이 일반화된 것과 관련이 있는 것으로 생각된다. 전자간증이 발생되었던 일부 산모에서는 다음 임신 때 재발하며, HELLP 증후군이 재발할 가능성은 3.4%라고 알려졌다. 또한 전자간증이나 HELLP 증후군이 발생한 경우, 자궁 내 성장지연, 태아돌연사가 흔하다. 따라서 즉각적인 분만이 적응된다.

간 출혈 및 파열이 발생된 경우는 예후가 매우 불량하여 모성사망률은 49%, 태아사망률은 59%에 이르며, 국한된 혈종만 있거나 조기에 개복술을 시행한 경우에는 예후가 좋다.

(5) 치료

HELLP 증후군이 진단되면 면밀한 관찰이 필요하며 가급적 조기에 분만해야 한다. 산모의 혈소판 수 검사, 혈액응고검사, 범발성 혈관 내 응고에 대한 선별검사, 혈청 아미노전이효소 검사 등을 하고, 고혈압은 $MgSO_4$ 또는 기타의 항고혈압제로 치료하며, 태아를 모니터하고 태아의 폐 성숙도를 평가한다. 만약 태아의 폐가 성숙되었거나, 태아 곤란의 소견이 관찰되거나, 산모의 임상 또는 검사 소견의 악화가 관찰되면 즉시 제왕절개술을 시행한다. 태아의 폐가 덜 성숙하였고 태아와 산모가 안정적이면 폐성숙을 촉진하기 위하여 스테로이드를 투여하면서 관찰한다. 검사 소견은 대개 분만 1~2일 후에 이상 소견이 가장 심하고 그 후에는 급속히 호전된다. 분만 후 72시간이 지나도 검사 소견의 호전이 없을 때는 혈장교환이 도움이 된다는 보고가 있다.

간 출혈 및 파열 시에는 즉각적인 혈액 및 혈소판의 다량 수혈, 응급 개복술이 필요하다. 혈관촬영술에 의한 색전술이 도움이 되었다는 보고도 있으나, 색전술은 출혈 및 파열 부위가 간의 일부분에 국한된 경우에만 시행한다. 국한된 혈종만 있는 경우는 보존적 치료만으로도 호전되는 경우가 있으나, 복강으로 파열된 소견이 보이면 즉시 개복술을 시행해야 한다. 회복한 환자의 경우에는 대개 간의 후유증은 남지 않으며, 이후 정상적인 임신을 하였다는 보고도 있다.

Ⅱ 혈색소증

혈색소증*hemochromatosis*은 인체의 여러 조직 세포 내에 철이 과잉으로 축적되어 세포에 손상을 입힘으로써 궁극적으로 장기의 기능부전증을 유발하는 질환이다. 이와 같은 상태가 유전적으로 결정되면 유전성*hereditary, genetic* 혹은 일차성*primary* 혈색소증이라고 한다. 그리고 혈청 철의 대사와 위장관 내 철 흡수의 항진에 의해 조직 내 철의 함량이 증가하여 발생하는 혈색소증을 이차성*secondary* 혈색소증이라고 한다. 마지막으로 고려해야 할 철 과부하상태는 수혈, 용혈 및 혈액투석 등이 원인이 되는 비경구성*parenteral* 철 과부하상태이다. 이 경우, 처음에는 주로 망상내피계*reticuloendothelial system* 세포 내에 철이 과잉 침착하나 나중에는 여타 장기의 세포에도 철의 침착이 심해져 혈색소증과 구별하기 힘들게 된다.

철의 과부하상태에서 세포 내에 철이 침착되는 정도와 속도, 그에 따라 발생하는 임상상은 철 과부하의 원인에 따라 매우 다양하다. 철 독성에 의한 증상을 보이기 위해서는 최소한 20g의 철이 축적되어야 하는 것으로 알려져 있다. 따라서 유전성 혈색소증의 경우 철의 대사장애가 조기에 발생하여 지속적으로 철이 축적되는데도 불구하고 일반적으로 40～60년이 경과한 후에 임상적으로 문제가 된다. 만성 간질환이나 포르피린증의 경우에는 철의 축적이 3～4g을 넘기 힘들어 혈색소증이 임상적으로 문제가 되는 경우는 흔치 않다.

그러므로 이 장에서는 유전성 혈색소증을 중심으로 병인, 병리학적 소견, 임상상 및 치료법 등을 기술하고자 한다.

1. 병인론

혈색소증 환자에서 철의 위장관 내 흡수는 태어날 때부터 비정상적으로 증가된다. 저장된 철이 위험한 수준에 도달해야만 철의 흡수가 정상화되며, 사혈로서 철의 저장량이 감소되면 다시 위장관 내 철의 흡수능력이 항진된다.

혈색소증을 일으키는 기전으로 여러 가지 가설들이 제시되고 있으나 분명한 발생기전을 밝히기 위해서는 추가적인 연구가 필요한 실정이다. 우선 점막세포에 내인성 결함이 있을 가능성이 있다. 아직까지 확인되지 않은 점막외 수용체로부터의 신호전달체계에 결함이 있을 가능성도 제기되고 있다. 또한 점막하 대식세포계의 기능에 유전적인 결함이 있어 혈색소증이 생길 수 있을 것으로 생각되고 있다.

유전성 혈색소증은 조직적합항원*histocompatability antigen*; *HLA* A3 및 B14와 밀접한 연관이 있다. 혈색소증 유전자는 6번 염색체의 단완*short arm* 조직 적합항원 유전자 근처에 위치해 있다. 혈색소증은 상염색체성 열성 유전을 한다. 이형접합체의 경우, 트랜스페린*transferrin* 포화도와 간 내 철의 양이 정상인과 혈색소증 환자의 중간 정도이나 임상적으로 증상을 나타내지는 않는다. 동형접합체에서 증가되어 있는 혈청 페리틴*ferritin*은 이형접합체에서 혈색소증 유전자의 표지자로 이용될 수 있다.

유전성 혈색소증을 일으키는 유전자는 6번 염색체의 단완에 존재하는데 *HFE*로 불린다. 이 유전자의 변이 중 두 가지가 중요한데, 하나는 C282Y 변이로 282번째 아미노산을 시스테인에서 타이로신으로 바꾸며, 또 하나는 H63D 변이로 63번째 히스티딘을 아스파르테이트*aspartate*로 바꾼다. 다른 *HFE* 변이도 존재하나 드물다. 한 보고에 의하면 178명의 환자에서 83%는 C282Y의 동형접합체이고, 4%는 하나의 대립유전자로 C282Y를, 나머지 대립유전자로 H63D를 가지고 있었다. 이러한 알려진 변이를 가지고 있지 않은 환자들 중 일부는 철분의 대사에 관여하는 알려진 혹은 알려지지 않은 다른 유전자의 변이에 의한 가능성이 있다. *HFE* 유전자는 343개의 아미노산을 가진 단백질을 합성하는데, 이는 22개의 아미노산으로 이루어진 신호전달 펩타이드, 커다란 세포 외 영역, 단일한 막횡단 영역, 그리고 짧은 세포 내 영역으로 이루어져 있다. 이 단백질은 간, 태반, 위장관에 넓게 발현되는데, C282Y와 H63D 변이는 세포 외 영역에 존재한다. C282Y 변이는 인종에 따라 차이가 커서, 미국, 영국, 오스트레일리아, 캐나다, 프랑스 등에서는 임상적으로 유전적 혈색소증으로 진단된 환자의 85～90%에서 발견되나 우리나라에서는 거의 없는 것으로 알려져 있다. 더구나 C282Y 변이의 동형접합체에서도 임상적으로 유의한 혈색소증의 증상이 나타나지 않는 경우도 많기 때문에 다른 유전자의 영향이나 C282Y 변이의 불완전한 발현 등 여러 가능성이 제시되었다. H63D 변이는 C282Y 변이보다 더 흔하고 우리나라에서도 관찰되나 H63D의 동형접합체에서도 철분의 축적은 미미하다. 오히려 C282Y/H63D 복합이형접합체가 과다한 철부하를 경험하는 환자에서 더 자주 관찰된다. 그 외에도 한 대립유전자에 C282Y나 H63D를 가지고 다른 대립유전자에 C282Y나 H63D 외의 다른 덜 흔한 변이를 가질 수도 있다. 그 외에도 *HFE*와 연관되지 않은 다른 많은 유전자에서의 변이가 유전성 혈색소증을 일으키는 것이 밝혀져 있다.

2. 병리학적 소견

조직 내 섬유화는 철이 과잉 침착되는 어느 장기에서나 발생한다. 간에서는 초기에 문맥구역 내 섬유조직 증식과 문맥 주위부 간세포 내 철침착이 나타나며 일부 Kupffer

세포 내 철침착이 발견되기도 한다. 다음으로 섬유성 중격이 점차 몇몇 소엽들 혹은 불규칙한 형태의 결절을 둘러싸게 된다(holly-leaf appearance). 이러한 변화에 의하여 부분적으로는 간의 구조가 유지되지만 종국에는 대결절성 간경변증으로 진행한다. 간조직 내 지방성 변화는 드물며 간세포의 당원 함량은 정상이다.

췌장은 섬유조직 증식과 실질의 변성을 나타내며, 소포와 대식세포, 랑게르한스섬*Langerhans islands* 및 섬유조직 내에 철의 과잉 침착을 보인다.

심근에도 철이 많이 침착되어 근섬유가 과잉의 철색소로 대치되어 있는 양상을 관찰할 수 있다. 또한 관상동맥경화를 흔히 동반한다. 그러나 섬유화 변성은 드물게 관찰된다.

피부는 표피 위축으로 납작해지고 모낭과 피지선이 분명하게 나타나지 않을 수 있다. 특징적으로 기저층의 멜라닌 함량이 증가하게 된다. 철은 대개 표피에 존재하지 않고 좀 더 깊은 층, 특히 결체조직, 모세혈관 내피 및 대식세포 등에 과잉 침착된다.

부신피질, 뇌하수체 전엽 및 갑상선 등에서 다양한 양의 철침착과 섬유조직 증식이 관찰된다.

고환은 작고 배상피의 위축으로 연화된다. 간질성 섬유조직 증식이 발생하며 모세혈관 내피에서 철이 발견된다.

3. 임상상

흔히 관찰되는 임상상은, 피부에 심한 색소침착을 보이는 중년 남성에서 간종대, 성욕감퇴 및 체모손실 등이 나타나며 당뇨병을 흔히 동반한다.

조기에 이 병을 진단하는 데에는 얼마나 이 질환을 의심하는가 하는 사실이 가장 중요하다. 즉 무증상의 간종대와 정상에 가까운 생화학적 간기능검사 소견을 보이는 어떤 남성 환자에서도 이 질환의 가능성을 염두에 두어야 한다.

혈색소증은 여성보다 남성에서 10배가량 흔히 발생한다. 여성들의 경우, 월경이나 임신으로 인한 철의 손실 때문에 임상적으로 혈색소증이 나타나지 않을 수 있다. 혈색소증을 보이는 여성 환자들은 일반적으로 월경이 없거나 아주 적고, 자궁절제술의 과거력이 있거나 폐경기 후 몇 년이 경과한 경우이다. 증상의 발현 역시 여성보다 남성이 빠르다.

혈색소증은 보통 20~60세 사이에 진단되나 드물게는 20세 이전에 발현하기도 한다. 소아기에 혈색소증이 발현한 경우에는 보다 급성의 경과를 거치며, 피부의 과다한 색소침착, 내분비 변화 및 심질환을 동반한다. 심각한 정신이상이 우울증이나 자살 경향 등으로 종종 나타난다.

색소침착은 액와부, 서혜부, 생식기, 오래된 반흔 및 노출 부위에 가장 잘 나타난다. 구강 내에도 색소가 침착될 수 있다.

(1) 간의 변화

간은 비대해지고 단단해진다. 간 부위에 압통을 동반한 둔통이 1/3 정도의 환자들에서 나타난다. 이러한 통증이 심한 경우에는 급성 복부증*acute abdomen*과 유사하게 보일 수도 있다. 드물게는 쇼크 및 급사가 발생할 수도 있다. 이 경우에는 발생기전이 명확하지는 않으나, 페리틴 및 혈관활성물질들이 간으로부터 유리되어 발생하는 것이 아닌가 추측된다.

간부전의 징후는 대개 나타나지 않으며 복수를 동반하는 경우도 드물다. 여타 문맥압항진증의 징후나 위-식도 정맥류 출혈도 잘 나타나지 않는다. 간세포암종은 약 14%의 환자들에서 발생하는 것으로 보고되고 있다. 특히 노인들의 경우에는 간세포암종이 초기의 발현 증상이 될 수도 있다. 혈색소증 환자에서 갑자기 간이 커지고 복통과 복수 등이 발생하는 등 임상적 악화 소견을 보일 때에는 간세포암종의 발생을 의심해야 한다.

(2) 내분비 변화

혈색소증 환자들 중 약 2/3에서 임상적으로 당뇨병을 동반한다. 당뇨병의 가족력이 있거나 포도당 내성을 동반하는 간경변증이 있는 경우 흔히 발생하지만 췌장 내 철의 침착으로 인해 직접적으로 췌장이 손상됨으로써 당뇨병이 발생하기도 한다.

혈색소증 환자들의 약 2/3에서는 또한 뇌하수체기능장애가 나타난다. 자극 호르몬분비의 부전은 뇌하수체 전엽 내 철침착과 관련이 있으며 간질환의 중증도와는 일치하지 않는다. 뇌하수체기능부전은 혈청 프로락틴*prolactin*이나 황체형성호르몬*luteinizing hormone*치의 저하 및 *thyroid releasing hormone*에 대한 반응이상으로 확인할 수 있다.

혈색소증 환자들에서는 성욕감퇴, 고환위축 및 피부위축 등 정소결핍의 징후들이 흔히 나타난다. 이 경우, 혈청 테스토스테론*testosterone*치는 정상치 이하이다. 소변 내 에스트로겐치가 생식샘자극호르몬*gonadotrophin* 투여 시 증가하는 것으로 보아 정소는 반응성을 가지고 있는 것으로 보인다.

(3) 심장 변화

혈색소증 환자들 중 약 15%의 환자들만이 심부전증을 동반하지만, 환자의 1/3에서 궁극적으로 심장과 관련된 증상을 겪는다. 특히 젊은 연령의 환자들이 흔히 심장질환을 동반한다. 심장질환을 동반할 경우 임상상은 점차적으로 진행되는 우심부전증을 나타낸다. 혈색소증 환자들에서 심장에 합병증이 나타나는 것은 심근과 전도계통에 철이 침착되기 때문인 것으로 알려져 있다.

(4) 관절병증

혈색소증 환자의 약 2/3에서는 특징적인 관절병증이 나타난다. 관절병증은 중수골 수지관절에서 시작되어 보다 큰 관절을 침범하기도 한다. 혈색소증에서 관절병증이 나타나는 것은 인산칼슘*calcium phosphate*에 의하여 급성 결정성 활막염이 발생하는 것과 연관이 있는 것으로 보인다. 영상의학적으로는 연골의 석회화를 반월판 및 관절연골에서 관찰할 수 있다.

4. 진단

(1) 혈청검사

혈색소증 환자들의 혈청 생화학적 간기능검사 소견은 임상적으로 간경변증 소견이 나타나고서야 비로소 이상 소견을 보이는 경우가 흔하다.

혈청 철의 농도가 상승되며 혈청 트랜스페린 포화도가 약 90% 정도로 높아진다. 대개 초기에는 정상 페리틴 농도와 함께 트랜스페린 포화도가 45% 정도로 상승하므로 이때에도 임상적으로 의심해야 한다.

혈색소증 환자들에서 혈청 페리틴치의 측정이 진단 및 경과관찰에 유용할 수 있다. 페리틴의 혈청농도는 체내 철저장량에 비례한다. 철의 과포화상태를 진단하는 데에 사용할 수 있는 검사이고 혈색소증의 치료결과를 추적하는 데에도 유용하다. 그러나 간경변증 전 단계의 혈색소증 조기진단에는 신뢰할 수 없는 것으로 알려져 있다. 즉 혈청 페리틴치가 정상인 경우에도 철 저장질환을 배제할 수 없다. 심한 간손상이 있는 경우에도 혈청 페리틴치가 증가하는데, 이것은 세포질 내에 존재하는 단백질인 페리틴이 손상된 간세포로부터 유리되기 때문이다. 그 외에도 혈청 페리틴치는 비알코올성 지방간염, 알코올성 간질환, 만성 바이러스성 간염, 염증성 질환, 다양한 종양에서도 증가하므로 해석의 주의를 요한다.

(2) 유전적 진단

우리나라에서와 같이 유전성 혈색소증의 빈도가 낮고 C682Y의 변이가 낮은 곳에서 과연 유전자검사를 해야 하는가, 한다면 그 결과를 어떻게 해석해야 하는가에 대해서는 아직 정확한 연구가 이루어지지 않았다.

(3) 조직생검법

혈색소증 환자에서는 간이 섬유화되어 단단하기 때문에 조직을 얻는 데 기술적인 어려움이 따르기는 하지만, 일단 조직을 얻으면 특징적인 색소성 간경변증의 소견을 관찰할 수 있다. 간 침생검으로 얻은 간조직 내 철 함량은 체내 철저장량과 상관관계가 많다. 간내 철 함량이 간조직 건조중량의 1.5% 미만일 경우에는 유전성 혈색소증의 가능성을 배제할 수 있다. 간 침생검술은 치료결과를 추적하는 데에도 유용하게 사용될 수 있다.

전완*forearm*과 같이 색소침착을 보이는 부위로부터 피부생검을 하여 철의 과잉 침착 여부를 관찰할 수 있다. 철의 과잉 침착 양상은 위장, 활액막 혹은 골수 등의 생검조직에서도 관찰될 수 있다.

유전적 검사의 광범위한 사용에 따라 간조직검사의 필요성과 간조직 내 철 함량의 중요성은 많이 감소하고 있는 추세이다. 그러나 때로 조직검사는 매우 유용한데, 유전성 혈색소증에서는 철분의 축적이 간문맥 주위의 간실질세포에 집중되며 중심정맥 주위로 갈수록 철분 축적은 감소한다. 알코올성 간질환, 비알코올성 지방간염, 만성 바이러스성 간염 등 다른 원인으로 인한 철분 축적은 대개 Kupffer세포와 간실질세포 모두의 철분 증가와 함께 소엽 전체에 균등한 철 분포를 보인다.

(4) 전산화단층촬영법과 자기공명화영상

전산화단층촬영상 간 밀도는 혈청 페리틴치와 상관관계가 많다. 혈청 페리틴치가 증가한 경우에 전산화단층촬영상 간 밀도가 증가되어 있으면, 간조직검사 없이도 철의 과부하상태를 진단할 수 있다. 또한 자기공명화영상이 간과 심장의 철분량을 측정하는 데 매우 정확함이 알려지고 있다.

(5) 감별진단

혈색소증은 다른 원인에 의한 간경변증과 혼동될 수 있는데, 특히 알코올중독자인 경우 더욱 감별이 어렵다. 간조직 내 철 함량을 측정하면 감별진단이 가능하지만 일반적으로 알코올중독자인 경우에도 어느 정도 체내 철의 양이 증가되어 있다. 약 57%의 알코올중독자에서는 간내 철의 양이 증가되나 유전성 혈색소증 환자들에 비해서는 그 농도가 낮은 편이다. 간경변증 환자에서는 혈청 철이 증가될 수 있으나 혈청 트랜스페린 포화도는 높아지지 않는다.

5. 예후

혈색소증 환자들의 예후는 주로 조기진단 여부와 사혈치료의 성과에 따라 달라진다. 뚜렷한 심부전증이 있으면 예후가 나쁘며, 이러한 경우 적절한 치료를 받지 않으면 1년 이상 생존하기 어렵다.

6. 치료

체내에 축적된 철은 사혈로서 제거할 수 있으며 매일 130mg까지 저장조직으로부터 유리시켜 제거할 수 있다. 혈색소증 환자에서 헤모글로빈 생산은 정상의 6~7배로 증가한다. 사혈로 혈색소증을 치료하기 위해서는 다량의 혈액을 제거해야 한다. 왜냐하면 500mL의 혈액에는 단지 250mg의 철이 함유되어 있는 반면, 혈색소증 환자의 체내 조직에는 이 양의 약 200배까지 철이 함유되어 있기 때문이다. 일반적으로 1~2주에 한 번 500mL씩의 혈액을 제거하여 헤모글로빈과 혈청 철의 검사 수치가 감소할 때까지 약 2년간 계속한다.

대개 3개월마다 혈청 페리틴치와 혈청 트랜스페린 포화도를 측정하여 치료효과를 판정하는데, 각각 50ng/mL와 50% 이하로 감소할 때까지 지속한다. 대개 500mL 사혈 시 혈청 페리틴치가 30ng/mL 정도 감소하므로 어느 정도 감소 추이를 예상할 수 있고, 목표에 도달 시 대개 3달에 한 번씩의 사혈로 유지가 가능하다.

사혈로 치료한 환자군과 치료하지 않은 환자군 간에는 생존율에 있어 의미 있는 차이가 나타난다. 치료군은 평균 8.2년, 비치료군은 4.9년 생존하였으며, 치료군의 5년 사망률이 11%인 데 비해 비치료군의 경우는 67%로 보고되고 있다. 사혈치료는 환자의 전신상태를 개선시키며 체중의 증가를 동반한다. 색소침착과 간비종대도 감소한다. 간기능검사 소견도 개선되고 당뇨병의 치료를 용이하게 하기도 한다. 또한 심부전증도 완화시킨다. 그러나 관절병증에는 영향을 미치지 않는다. 정소기능도 호전되지 않고 뇌하수체 전엽의 기능도 돌아오지 않는 경우가 많다. 또한 간세포암종의 발생 역시 사혈로 예방할 수 없다.

혈색소증 환자에서 철의 축적속도는 매일 1.4~4.8mg으로 다양하다. 따라서 3개월마다 500mL의 사혈을 시행함으로써 체내 철의 축적을 예방할 수 있다.

저철분 식이요법은 불가능하다. 대신에 다량의 phosphate를 투여하여 철을 침전시킴으로써 위장관 내 철의 흡수를 막으며 식이 철분의 배출을 증가시킬 수 있다.

생식선의 위축은 테스토스테론이나 생식샘자극호르몬을 근육 주사함으로써 치료할 수 있다. 심장 합병증은 일반적으로 치료에 잘 반응하지 않는다.

7. 이차성 혈색소증

유전성 혈색소증은 우리나라에서 극히 드무나, 여러 혈액질환으로 인해 증가된 철흡수나 수혈로 인한 2차성 혈색소증은 오히려 임상에서 더 흔히 볼 수 있다. 이 경우 조직검사는 주로 Kupffer세포와 같은 망상내피세포에 철분이 먼저 축적되는 소견을 보인다. MRI 영상이 진단에 도움이 되기도 한다. 이차성 혈색소증의 경우에도 간 및 다른 신체 손상을 가져올 수 있으므로 강력한 철킬레이트 요법이 필요한 경우가 많다.

Ⅲ 육아종성 간질환

육아종성 간질환*granulomatous liver disease*은 다양한 원인에 의해 발생되며, 조직학적으로는 탐식세포가 변형된 세포인 유상피세포의 집합*aggregation*을 특징으로 하는 만성 염증성 병변으로, 증상 없이 혈청 알칼리성 인산분해효소치의 상승만 보이는 경우부터 문맥압항진증 등의 합병증을 보이는 경우까지 다양한 임상증상을 나타내는 질환이다. 간 육아종의 가장 흔한 원인은 결핵 같은 감염성 질환, 사르코이드증*sarcoidosis*, 원발성 담즙정체성 간경변증, 약물 등으로 알려졌다.

1. 원인

육아종성 간질환의 원인은 지역별로 차이를 보이는데, 가장 흔한 원인은 사르코이드증과 결핵이다. 우리나라에서의 자료는 없으나, 서양에 비해 결핵의 유병률이 높고 사르코이드증이 드물다는 사실을 고려하면 우리나라에서는 결핵이 가장 중요한 원인일 가능성이 높다. 최근에는 후천성면역결핍증의 만연으로 인해 서구에서도 미코박테륨*Mycobacterium*의 감염이 급격히 증가하고 있다. 약물이 약 29%를 차지한다고 보고한 경우도 있어 자세한 약물 복용력을 조사해야 한다. 기타 원발성 담즙정체성 간경변증, 호지킨병이 있을 때도 간내 육아종이 관찰되지만, 철저한 원인 조사에도 불구하고 약 1/3의 환자에서는 원인을 밝힐 수 없다(표 35-1).

2. 형태학적 특징에 따른 분류

실험적으로는 T림프구에 의해 분비되는 인터페론-γ나 인터루킨-4에 의해서 단핵세포*monocyte*를 유상피세포나 다핵 거대세포로 변형시킬 수 있다. 일반적으로 간 침생검상 1개의 육아종이 관찰되었다면 간 전체로는 약 1,500만 개의 육아종이 존재하게 되므로, 간종대는 흔히 관찰되는 소견이다. 육아종은 형태학적 특징에 따라 epithelioid granuloma, necrotizing/caseating granuloma, fibrin ring granuloma, granulomatoid reaction, bile granuloma, lipogranuloma, microgranuloma로 분류한다.

(1) Epithelioid granuloma

유상피 육아종*epithelioid granuloma*은 전체 육아종 중 57.4%를 차지하며, 거대세포 유무에 관계없이 탐식세포로 이루어진 소형 또는 중형의 잘 형성된 육아종이 관찰된다. 육아종의 변연부에는 림프구의 침윤이 관찰되며, 사르코이드증, 원발성 담즙정체성 간경변증, 후천성면역결핍증 등에서 관찰된다.

표 35-1 육아종성 간질환의 원인

감염	세균: tuberculosis, leprosy, brucellosis, salmonelosis, tularemia, granuloma inguinale, melioidosis, listerosis, BCG, yersinia 진균: histoplasmosis, coccidioidomycosis, blastomycosis, toxoplasmosis, nocardiosis, cryptococcosis, candidiasis, actinomycosis 기생충: schistosomiasis, toxocariasis, tongueworm, strongyloidiasis, ascariasis, leishmaniasis 바이러스: mononucleosis, cytomegalovirus infection, lymphogranuloma venereum, psittacosis, catscratch fever 리케차: Q fever, boutonneuse fever 스피로헤타: secondary syphilis, Lyme disease
약물 및 이물질	beryllium, phenylbutazone, allopurinol, sulfonamides, chlorpropamide, quinidine, methyldopa, hydralazine, cephalexin, phenytoin, procainamide, halothane, zirconium, penicillin, silica, quinine, diltiazem, methimazole, amoxicillin-clavulanic acid
기타	사르코이드증 원발성 담즙정체성 간경변증 크론병 Hodgkin's disease and non-Hodgkin's lymphoma jejunoileal bypass Wegener's granulomatosis polymyalgia rheumatica hypogammaglobulinemia carcinoma

(2) Necrotizing/caseating granuloma

중심부에 세포괴사가 존재하는 경우를 일컬으며, 결핵의 특징적인 소견이라고 알려졌으나, 진균감염 때도 관찰된다.

(3) Fibrin ring granuloma

3.3%의 증례에서 관찰되며, 유상피세포, 윤상*ring-like*의 분홍색 섬유소침착, 중심부의 공포형성을 특징으로 하는 소형 또는 중형의 잘 형성된 육아종이 관찰되는 경우를 일컫는다. Q열에서 잘 나타나는 소견이라고 알려졌으나, 다른 질환에서도 관찰되는 경우가 있어 비특이적인 소견이다.

(4) Granulomatoid reaction

림프구와 단핵구로 형성되며 육아종의 형태가 명확하지 않은 경우를 일컫는다. 혈액 종양, 후천성 면역결핍증이나 원인불명인 경우에도 관찰된다.

(5) Bile granuloma

담즙울체가 있는 부위에서 담즙을 포함하는 탐식세포나 가황색*pseudoxanthomatous* 탐식세포로 구성된 육아종이 관찰되는 경우를 말한다.

(6) Lipogranuloma

지방성 간질환에서 자주 관찰되는데, 지방 공포*fat vaculoe*를 함유하는 탐식세포로 형성된 육아종을 일컫는다. 림프구의 침윤 및 초점성 섬유화가 관찰되기도 한다.

(7) Microgranuloma

굴모양혈관 내에 6개 정도의 탐식세포가 모여 있는 경우를 말하며, 후천성 면역결핍증, 거대세포바이러스 간염, 기타의 질환에서 관찰된다.

3. 조직학적 소견

육아종성 간질환의 형태학적 분류만으로는 질환의 원인을 밝힐 수 없기 때문에, 여기에서는 육아종성 간질환의 가장 흔한 원인으로 알려진 결핵, 사르코이드증, 원발성 담즙정체성 간경변증, 약물에 의한 경우의 조직학적 소견을 기술한다.

(1) 결핵

미코박테륨 감염 때 관찰되는 육아종은 간의 소엽구조 중 어느 곳에서나 관찰될 수 있고 크기도 다양하다. 특징적인 소견으로 알려진 건락괴사는 생검조직에서는 29%에서만 관찰되며, 부검을 시행하였을 때는 78%에서 관찰된다. 이는 아마도 검사에 사용되는 표본 크기의 차이에서 기인한다고 생각된다. 비전형 미코박테륨 감염 때는 건락괴사가 잘 관찰되지 않는다. 하지만 세포괴사 및 미세 농양의 형성은 매독, 칸디다증, 크립토콕쿠스증, 히스토플라스마증, 콕시디오이데스진균증에서 나타나는 육아종에서도 관찰되므로 괴사가 동반된 육아종이 미코박테륨 감염의 특징은 아니다. 생검조직에서 항산성 균이 염색되는 경우는 13% 미만이라고 알려졌다. 그러나 미코박테륨에 감염된 후천성 면역결핍증 환자에서는 항산성 간균이 관찰되는 경우가 많다. 기타 Kupffer세포의 과증식, 초점성 괴사, 산호체*acidophilic body*가 관찰되기도 한다. 결핵성 육아종은 섬유화와 석회화를 남기고 치유된다.

(2) 사르코이드증

사르코이드증에서는 육아종이 문맥역 및 문맥 주위역에 주로 분포하는 경향을 보이며, 따라서 이 부위에 유리질 섬유화*hyalinizing fibrosis*가 발생하기도 한다. 사르코이드 육아종 내에서 성상체나 샤우만소체*Schaumann's body* 같은 봉입체가 관찰되기도 한다. 35%의 환자에서는 담관수의 감소가 관찰되며, 57%의 환자에서는 담즙울체 소견이 관찰된다. 39%의 환자에서는 단핵세포의 침윤, 초점성 괴사 같은 간염 소견이 관찰되며, 이러한 소견은 활동성의 임상증상을 갖는 기간에 현저하다. 치유기에는 섬유화가 발생하며, 섬유화는 나중에 소실되기도 한다. 간경변증의 발생은 매우 드물며 진행성의 문맥, 문맥 주위 섬유화 및 실질의 섬유화에 의해 발생한다.

(3) 원발성 담즙정체성 간경변증

원발성 담즙정체성 간경변증 환자의 25%에서는 유상피 육아종이 관찰되며, 이는 파열된 담관상피 조각의 항원이나 담즙의 유출에 의해 발생한다. 육아종은 병의 초기 단계에 더 자주 관찰되며 육아종이 관찰되는 경우 예후가 좋다고 알려졌다. 대부분의 육아종은 문맥역에서 관찰되며 간혹 소엽실질 내에서 관찰되기도 한다.

(4) 약물 유발성 육아종

간에서 발생되는 육아종의 1/3은 약물과 관계된다. 이러한 육아종은 간실질 내에 광범위한 분포를 보이며 크기도 다양하다. 약물에 의한 육아종을 시사하는 소견은 육아종 내, 또는 굴모양혈관, 문맥역에 호산구가 다수 관찰되는 소견이다. 말초혈액의 호산구증가증도 약물이 원인임을 시사하는 소견이다. 기타 소엽 및 문맥엽의 염증, 괴사같이 간염의 양상을 보이는 경우, 담즙울체 소견, 지방성 변화, 산호체의 존재 등도 약물 유발성 육아종을 시사하는 소견이다. 약물 유발성 육아종은 일반적으로 후유증을 남기지 않고 치유된다.

4. 임상상

육아종성 간질환 환자의 임상상은 무증상에서부터 문맥압항진증의 증상을 보이는 경우까지 다양하다. 증상이 나타나는 경우에는 복통, 체중감소, 피로, 오한, 간비대, 비장비대, 림프절병증, 불명열 등으로 나타날 수 있다. 발열은 가장 흔한 증상으로 결핵, 사르코이드증, 기타의 감염성 질환 등에서 주로 나타나며, 조직검사상 육아종이 관찰되나 발열이 없는 질환으로는 원발성 담즙정체성 간경변증, 기생충감염, 베릴륨중독증 등이 있다. 간기능검사 소견상 가장 특징적인 소견은 알칼리성 인산분해효소의 상승으로, 약 50%의 환자에서 관찰되고 정상의 3~10배 정도까지 상승한다. GGT도 흔히 상승하나 역시 비특이적 소견이다. 혈청 아미노전이효소치는 정상이거나 경미하게만 상승한다. 황달은 육아종성 간질환에서는 드물게 관찰되는 소견으로 주로 결핵이나 사르코이드증에서 관찰되는 소견이다. 결핵성 육아종 환자에서 빌리루빈치의 상승은 약 50%에서 관찰되지만, 임상적인 황달을 나타내는 경우는 10% 미만이다. 육아종성 간질환 환자에서는 간기능검사 결과가 완전히 정상인 경우도 있다. 약물이나 기생충에 의한 질환의 경우에는 말초혈액의 호산구증가증이 관찰되는 경우가 있다. 사르코이드증에서는 앤지오텐신전환효소*angiotensin-converting enzyme* 활성도가 상승되지만, 원발성 담즙정체성 간경변증, 규폐증, 석면증 등에서도 상승되므로 특이적인 소견은 아니다. 혈청 글로불린의 상승은 사르코이드증, 소아기 만성 육아종성 질환*chronic granulomatous disease of childhood*, 베릴륨중독증 등에서 관찰되는 소견이다. 진단적인 골수검사가 필요한 경우도 있는데, 이는 특히 결핵이나 림프종, 호지킨병 등을 의심하는 경우 의미가 있다.

일부 환자에서는 특별한 원인 없이 불명열, 경직*rigor*, 야간 발한, 체중감소 등의 소견과 함께 간조직검사상 육아종이 관찰되는데, 이런 경우를 특발성 육아종성 간염으로 분류하기도 한다. 특발성 육아종성 간염 환자에서 아미노전이효소치는 경미하게 상승하고, 알칼리성 인산분해효소도 정상의 2배 이내로 상승하는데, 빌리루빈치는 정상이다. 남녀비는 동일하고 50% 미만에서 간종대가 관찰되며, 비장종대는 간종대보다는 드물게 관찰되는 소견이다. 이러한 환자들은 대부분 스테로이드를 투여하면 호전되며, 스테로이드 중단 시 재발한다. 그러나 특발성 육아종성 간염이 독립된 질환인지, 불완전한 임상상을 나타내는 사르코이드증인지는 확실하지 않다.

5. 치료

치료는 원인에 따라 달라진다. 사르코이드증에서는 스테로이드가 증세를 완화하고 알칼리성 인산분해효소치를 감소시킨다. 약물에 의하여 발생된 육아종인 경우는 약물을 중단하였을 때 정상화되어야 하며, 그렇지 않은 경우는 다른 원인을 생각해야 한다. 특발성 육아종성 간염 환자에서는 치료 없이 저절로 호전되는 경우도 많으며, 스테로이드치료가 도움이 되기도 한다.

혈청학적 검사나 배양검사를 시행해도 원인을 알 수 없고 약물에 의한 경우가 아니라고 생각되면 항결핵제를 시험적으로 투여한다. 원인이 결핵인 경우에는 항결핵제 투여 2~6주 내에 열이 소실되고 임상적 호전을 가져온다. 6주간의 결핵치료에도 반응이 없는 경우 사르코이드증이나 특발성 육아종성 간염일 가능성이 높으므로 스테로이드를 투여한다. 이 경우에도 이소니아지드*isoniazid*를 예방적으로 함께 투여하는 경우가 많다.

참고문헌

1. Back Y. The liver in pregnancy. In: Shiff ES, Maddrey WC, Sorrell MF. Schiff's diseases of the liver. 11th ed. Philadelphia: Lippincott and Wilkins, 2011;271-292
2. Hammoud GM, Ibdah JA. The liver in pregnancy. In: Boyer DT, Manns MP, Sanyal AJ. Zakim and Boyer's hepatology: a textbook of liver disease. 6th ed. Philadelphia: Saunders, 2011;919-940
3. Bacon BR, Britton RS. Hemochromatosis and iron storage disorders. In: Shiff ES, Maddrey WC, Sorrell MF. Schiff's diseases of the liver. 11th ed. Philadelphia: Lippincott and Wilkins, 2011;825-844
4. Adams PC. Hemochromatosis. In: Boyer DT, Manns MP, Sanyal AJ. Zakim and Boyer's hepatology: a textbook of liver disease. 6th ed. Philadelphia: Saunders, 2011;1127-1144
5. Lewis JH. Granulomas of the liver. In: Shiff ES, Maddrey WC, Sorrell MF. Schiff's diseases of the liver. 11th ed. Philadelphia: Lippincott and Wilkins, 2011;1034-1059
6. Albrecht H. Granulomatous disease of liver. In: Boyer DT, Manns MP, Sanyal AJ. Zakim and Boyer's hepatology: a textbook of liver disease. 6th ed. Philadelphia: Saunders, 2011;671-682
7. Pietrangelo A. Mollecular Insights into the pathogenesis of hereditary haemochromatosis. Gut 2006;55:564-568
8. Bacon BR. Diagnosis and management of hemochromatosis. Hepatology 2011;54:328-343

chapter 36

간농양

김태헌

- 간농양은 간실질 내에 고름이 고이는 감염성 질환으로 세균, 원충*protozoa*, 진균, 연충*helminth* 등의 감염에 의해 발생한다. 가장 흔히 접하는 간농양은 화농성 간농양과 아메바성 간농양이다.
- 간농양 환자들은 발열과 우상복부 통증을 주로 호소하며 구역, 구토, 체중감소, 전신불편감 등의 증상이 동반될 수 있다.
- 화농성 간농양과 아메바성 간농양은 비슷한 임상양상을 나타내지만 진단과 치료에 큰 차이가 있어 감별이 필요한데, 우리나라에서는 항아메바 혈청검사와 경피적 초음파유도하 농양흡인검사가 도움이 된다.
- 화농성 간농양의 치료는 항생제 투여와 고름의 배농이 기본이다.
- 아메바성 간농양은 일차적으로 메트로니다졸*metronidazole*로 치료하며 대부분 배농 없이 3~5일 내에 임상적으로 호전된다.

간농양은 세균, 원충*protozoa*, 진균, 연충*helminth* 등과 같은 병원균에 의해 간실질 내에 고름이 형성되는 질환으로, 세균감염에 의한 화농성 간농양과 원충에 의한 아메바성 간농양이 가장 흔하다. 우리나라에서는 사회경제적 발전 및 위생상태의 호전에 따라 아메바성 간농양은 크게 줄어 최근에는 대부분 화농성 간농양이 발생하고 있다.

I 화농성 간농양

1. 역학

화농성 간농양은 급성 충수염과 같은 복강 내 감염에 의해 발생되는 경우가 많았으나, 최근에는 담도계 질환이 가장 흔한 원인으로 나타나고 있다. 또한 간담도계 시술과 연관된 경우도 점점 더 많아지고 있는데, 간세포암종에 대한 국소 치료술이나 내시경적 조임근 절개술 *endoscopic sphincterotomy*, 담도 카테터 삽입, 간이식 후에 발생하는 혈전 등에 속발하는 경우가 증가하고 있다. 화농성 간농양은 여자보다 남자에서 더 흔히 나타나지만 최근에는 여성 환자들이 상대적으로 늘어 남녀 차이는 감소되고 있으며 발병연령도 50~60대 고령 환자들이 늘고 있다.

화농성 간농양 발생의 주요 위험요소로는 담도계 질환, 50세 이상의 고령, 악성 종양, 당뇨, 간담도계 시술 등이 알려져 있으나 약 40%의 환자들에서는 동반된 위험요소 없이 발병한다. 당뇨를 동반한 화농성 간농양 환자들에서는 당뇨가 없는 환자들에 비해 간담도계 질환이 동반되는 경우가 적고 *Klebsiella pneumoniae*가 동정되는 경우가 많으며 패혈증*sepsis*이나 전이성 감염*metastatic infection*이 잘 나타난다.

2. 병태생리

화농성 간농양을 일으키는 원인균은 간문맥, 간동맥, 담도를 통하여 간으로 이동하거나, 간 주변 감염원이나 간에 외상이 있을 때 직접 간실질 내로 침입할 수 있다. 급성 충수염과 같은 복강 내 감염원으로부터 간문맥을 통해 세균이 전파되는 경우 주로 상장간막정맥을 따라 이동하여 간우엽에 단일 농양을 형성하며, 문맥의 감염혈전 *septic thrombosis*이 동반된 경우 좌엽에 농양이 발생될 수 있다. 담도계 질환과 동반되는 경우 담도계 병변의 위치에 따라 간의 좌, 우엽 모두에서 나타날 수 있으며 다발성으로 나타날 수도 있다.

복강 내 수술이나 간이식 후 간동맥을 통하여 세균전파가 나타나는 경우 작은 농양이 간의 좌, 우엽에 골고루 분포하게 된다. 신우신염이나 폐렴 등이 있는 경우에는 세균의 직접적인 침범에 의해 인접된 부위에 간농양이 발생할 수 있다.

3. 임상상

간농양 환자의 주된 증상은 발열과 우상복부 복통이며 전신피로감, 구역, 구토, 체중감소 등의 비특이적 증상이 동반될 수 있다. 우리나라 간농양 환자들의 70~90%가 발열증상을 나타내며 30~75%의 환자가 복통을 호소한다. 황달은 10~40%의 환자에서 나타난다. 혈액검사에서 백혈구수, C 반응성 단백, 적혈구 침강속도의 상승은 대부분의 환자에서 나타나며(>90%), 알칼리성 인산분해효소 상승과 저알부민혈증도 나타난다. 고령 환자에서 단일 농양일 경우 수 주에 걸쳐 서서히 증상이 나타날 수도 있다. 복통은 기침과 심호흡 때 악화될 수 있으며 우상복부 압통과 간비대를 동반할 수 있다.

화농성 간농양이 간에서 일차적으로 발생하는 경우나 주변 장기의 감염에서 직접 전파되는 경우에는 단일 농양인 경우가 많다. 간문맥을 통해 세균이 유입되는 경우는 한 개 내지 몇 개의 농양이 주로 간의 우엽에 생기며, 간동맥이나 담도를 통해 감염되는 경우는 여러 개의 작은 농양이 간의 양 엽에 모두 생길 수 있다. 전체적으로 화농성 간농양의 60~70%는 단일 농양을 형성하며 주로 간 우엽에 위치한다.

화농성 간농양 환자의 혈액이나 고름 배양검사에서는 호기성 세균과 혐기성 세균이 모두 배양될 수 있다. 성인 화농성 간농양 환자에서는 *Escherichia coli*(*E. coli*)와 *Klebsiella pneumoniae*와 같은 그람음성 간균이 가장 많이 분리되고 소아 환자에서는 *Staphylococcus*가 가장 흔히 분리된다. 과거에는 *E. coli*가 가장 흔한 원인균이었으나, 최근에는 동양뿐만 아니라 서구에서도 *K. pneumoniae*가 증가하고 있다. 우리나라에서도 최근에는 *K. pneumoniae*가 가장 흔한 원인균으로 나타나고 있다. 최근 국내보고에 따르면 세균배양검사 양성률은 혈액배양검사(13~60%)와 농배양검사(40~50%)에서 다양하게 나타나며, 배양된 균의 50~70%는 단일 균으로 동정되고 그중 30~60%가 *K. pneumoniae*, 15~20%가 *E. coli*로 나타난다. *K. pneumoniae* 감염에 의한 화농성 간농양은 *E. coli*에 의한 간농양에 비하여 상대적으로 담도계 질환과 동반된 경우는 적지만 당뇨병을 가진 환자는 더 많다.

4. 진단

간농양이 의심되는 경우 복부초음파검사, 복부 전산화단층촬영이나 자기공명영상검사로 간내 농양을 확인할 수 있다. 복부초음파검사는 85~95%의 민감도를 가진다. 특히 낭성 병변과 고형 병변의 감별에 유용하다. 복부 전산화단층촬영과 자기공명영상검사는 0.5cm 크기의 작은 농양까지 발견할 수 있으며 주변 장기의 이상을 동시에 평가할 수 있는 장점이 있다.

아메바증 유행지역을 다녀온 병력이 있는 환자에서는 아메바성 간농양의 가능성을 고려해야 한다. 화농성 간농양은 아메바성 간농양에 비해 상대적으로 다발성으로 나타나는 경우가 많고, 발병연령이 고령인 경우가 많으며, 담도계 질환과 같은 원인질환을 가지는 경우가 많다. 혈액검사에서는 빌리루빈 상승 소견이 흔하게 나타나고 흉부촬영에서 이상 소견이 동반되는 경우가 더 많다. 우리나라와 같이 아메바 유행지역이 아닌 지역에서 아메바 혈청검사에서 음성인 경우 아메바성 간농양을 제외할 수 있다. 아메바성 간농양의 고름은 초콜릿 색깔을 띠며 냄새가 나지 않는 특징이 있다.

간세포암종에 대한 간동맥 화학색전술 혹은 고주파열치료 후 발생한 간농양은 진단이 늦어지는 경우가 많다. 간동맥 화학색전술 후 발생한 간농양은 시술 후 수일간 미열이 동반되는 간동맥 화학색전술 후 증후군*post-transchemoembolization syndrome*과 감별이 어렵고 고주파열치료 후에는 시술 부위에 수일간 미세공기음영이 관찰될 수 있어 간농양과 감별이 어렵다. 일반적으로 발열과 복통 증상이 심하거나 지속기간이 긴 경우 화농성 간농양의 합병을 의심해 보아야 한다.

5. 치료

치료의 기본은 적절한 배농과 항생제 치료이다. 혈역학적으로 안정적이고 크기가 작은(<3~5cm) 단일 농양일 경우 항생제 치료만으로 완치될 수 있으나, 대부분 환자에서 항생제 투여와 함께 배농이 필요하다. 다발성 장기부전의 소견을 보이거나 혈역학적으로 불안정한 경우에는 광범위 항생제 투여와 함께 응급 배농이 이루어져야 한다.

원인균 동정을 위해 고름의 흡인과 혈액배양을 실시하

고 바로 항생제 치료를 시작해야 하는데, 이때 호기성 및 혐기성 세균을 모두 치료할 수 있도록 두세 가지 항생제를 병합하여 투여한다. 3세대 세팔로스포린*cephalosporin*과 메트로니다졸*metronidazole* 혹은 클린다마이신*clindamycin*의 병합, 광범위 페니실린*penicillin*과 아미노글리코시드*aminoglycoside*의 병합투여가 적절하며, 심한 임상상을 나타낼 경우 카르바페넴*carbapenem*을 사용한다.

혐기성 세균은 동정이 까다로워 배양되지 않았더라도 감염을 완전히 배제할 수 없다. 특히 여러 세균*polymicrobial*이 동정된 경우 혐기성 세균에 대한 항생제 투여는 지속해야 한다. 항생제 투여기간은 환자의 임상적 호전 정도에 따라 결정되는데, 체온변화와 혈중 백혈구 수 변화, 백혈구 침강속도, C 반응성 단백농도 변화 등이 치료기간을 결정하는 데 도움이 된다. 일반적으로 첫 2주간 정맥주사를 포함하여 총 4주에서 6주간의 항생제 치료가 필요하다.

경피적 배농술은 항생제 치료와 더불어 화농성 간농양의 기본치료가 되고 있다. 초음파나 컴퓨터단층촬영 유도하 경피적 세침흡인술이나 카테터를 이용한 경피적 배액술이 주로 적용되며, 내시경적 배농이나 수술적 배농이 필요한 경우도 있다. 완전히 액화되지 않은 농양의 경우 한 번의 세침흡인으로 농양이 모두 배농되지 않아 반복적 시술이 필요할 수 있다. 크기가 작은(<5cm) 단일 농양에는 경피적 배액술과 반복적인 흡인치료가 모두 효과적으로 적용될 수 있으나 5cm 이상의 큰 단일 농양의 경우 흡인치료보다 배액술의 성공률이 높아 경피적 배액술이 권장된다. 효과적으로 배농이 되어도 1주일간 발열이 지속될 수 있다. 배액관은 배액되는 양이 최소화(<10cc)될 때까지 유지하며, 배농에 걸리는 시간은 농양의 액화 정도와 크기에 따라 다르지만 일반적으로 7일에서 13일 정도의 기간이 필요하다.

악성 종양이나 담석 같은 담도계 질환이 동반된 경우 내시경 역행성 담췌도조영술을 이용한 내시경적 조임근 절개술과 담석제거술, 담도 스텐트 삽입술 등을 통하여 담도폐쇄를 해소함으로써 자연적 배농이 이루어지도록 한다.

수술적 배농은 환자의 전신상태와 농양의 크기, 개수 등을 고려하여 결정한다. 농양의 파열로 인하여 복막염이 동반되거나, 5cm 이상의 큰 농양, 혹은 여러 개의 방을 가진 loculated 농양인 경우 비수술적 방법으로 효과적인 배농이 이루어지기 어려워 수술적 배농을 고려한다. 간농양에 대한 수술적 치료는 개복 후 농양이 있는 부위를 절제하거나 농양을 직접 배농하는 방법이 있다.

효과적인 배농술과 항생제 치료의 발전으로 대부분의 화농성 간농양 환자들은 합병증 없이 치료되지만 일부 환자에서는 여전히 치명적이다. 간농양 환자의 사망률은 과거 수술적 치료가 주로 시행되던 때 75% 내지 80%이던 것이 최근에는 3% 내지 15%로 나타나고 있다. 혈역학적으로 안정적이고 간의 우엽에 단일 농양을 가진 환자의 경우 90% 이상 완치되지만 담도계 질환과 동반된 다발성 농양의 경우에는 여전히 예후가 불량하다. 간농양으로 인한 사망의 위험 요소로는 고령, 다발성 농양, 담도계 질환이나 악성 종양과 동반, 당뇨, 쇼크, 진균 감염, 고빌리루빈혈증, 패혈증, 저알부민혈증 등이 알려져 있다.

Ⅱ 아메바성 간농양

1. 역학

인체에서 주로 발견되는 아메바는 *Entamoeba histolytica*와 *Entamoeba dispar*가 있으며, 아메바성 이질이나 간농양은 *E. histolytica* 감염에 의해 나타난다. *E. histolytica* 감염이 있는 아메바증*amebiasis* 환자들도 대부분은 증상이 없으며 10% 정도만이 임상증상을 나타낸다.

아메바성 간농양은 아메바증에서 나타나는 가장 흔한 대장 외 병변으로 전체 아메바증 환자의 1~2%에서 나타난다. 아메바성 간농양은 대부분 20~40대의 남자에서 나타난다.

아메바증은 열대, 아열대 지방의 질환으로 아프리카, 동남아시아, 멕시코, 콜롬비아, 베네수엘라 등이 유행지역으로 알려져 있다.

아메바증은 대부분 위생상태가 불량한 개발도상국에서 유행하고 있어 혈청 유병률이 40%에 이르는 곳도 있는 반면, 미국과 같이 유행지역에 가깝지만 위생상태가 양호한 선진국에서는 0.2~10.8%의 낮은 유병률이 보고되고 있다. 최근 우리나라에서도 간농양으로 입원하는 환자가 아메바성으로 진단되는 경우는 10% 이하이다. 우리나라와 같이 아메바증 유병률이 높지 않은 지역에서 아메바성 간농양은 유행지역에 장기간 거주하였거나 유행지역으로 여행을 다녀온 사람에서 주로 나타난다. 대부분 여행에서 돌아온 지 5개월 내에 발병하나 노출된 지 수년이 지나서 발병되는 경우도 있다. 최근 알려진 발병위험 요소로는 후천성 면역결핍증이 있다. 아메바성 간농양으로 진단된 환자들의 반 정도가 아메바성 간농양 진단 이후 후천성 면역결핍증이 진단되었다는 보고도 있어 유행지역 여행력이 없는 경우 의심해 보아야 한다.

2. 병태생리

아메바증은 사람 사이에 전파되며 위생상태가 나쁜 지역에서 주로 나타난다. *E. histolytica*는 포낭형*cysts*과 영양형*trophozoite*으로 존재하는데, 오염된 물이나 음식물과 함께 섭취된 포낭형은 상행대장에서 일차적으로 서식하며 영양형으로 바뀐다. 대부분의 영양형은 대장 점막층 내에서 증식하며 증상을 유발하지 않고 포낭형을 배출하지만, 일부 영양형은 acetyl-galactosamine(Gal/Gal/Nac) lectin을 이용하여 대장 상피세포에 부착하고 상피세포를 파괴함으로써 조직 침윤을 시작한다. 이후 간문맥을 통하여 주로 간 우엽에 도달하게 된다.

간으로 이동한 아메바 원충은 간문맥의 작은 가지*portal radicle*에 뭉쳐 증식하여 혈류를 막음으로써 일차적으로 혈관내피와 간 조직의 경색*infarction*을 일으킨다. 손상된 조직으로부터 터져 나온 원충들이 다시 다른 혈관을 침범하여 작은 농양을 형성하고 이것들이 합쳐지면서 점점 큰 낭종을 형성하게 된다. 이 과정에서 아메바에서 분비되는 소화 효소들과 침윤된 염증세포들로부터 분비되는 사이토카인들이 주변 간조직의 괴사를 촉진한다. 아메바성 농양은 대부분(65~75%) 단일 농양을 형성한다. 농양의 고름은 특징적인 멸치젓국물*anchovy paste*색이나 초콜릿색을 띠게 된다. 농양 내에 존재하는 아메바는 주로 농양의 경계 부분에 존재하기 때문에 세침흡인으로 얻은 고름에서는 아메바가 동정되지 않는 경우가 많다.

3. 임상상

아메바성 간농양 환자들은 대부분 수 주에서 수개월간의 발열과 복통을 호소하지만 아메바성 이질 증상이 동반되거나 대변에서 아메바가 검출되는 경우는 드물다. 발열 증상이 없는 아메바성 이질과 달리 아메바성 간농양에서는 대부분 38~40°C의 열이 간헐적으로 나타난다. 복통은 주로 우상복부에서 지속적인 둔통으로 나타나며 호흡이나 자세변화에 의해 악화되고 오른쪽 어깨로 방사될 수 있다.

신체검진에서 명치 부위 혹은 우측 늑간 부위의 팽창이 관찰될 수 있고 촉진되는 간이나 우측 늑간 부위에서 압통이 나타날 수 있다. 우측 폐의 침윤이나 흉수 등이 동반될 수 있다. 황달은 잘 동반되지 않지만 경미한 고빌리루빈 혈증은 나타날 수 있고 백혈구 증가, 경미한 빈혈, 혈중 알칼리성 인산분해효소의 상승은 흔히 관찰된다.

농양의 크기와 개수는 다양하지만 주로 5~15cm의 단일 농양이 간 우상 전엽*right upper anterior*에서 나타난다. 간 좌엽에 형성된 농양이나 다발성 농양인 경우 단일 농양에 비해 예후가 불량하다.

아메바성 간농양은 대부분 잘 치료되나 심각한 합병증이 발생할 수 있다. 혈행전파를 통하여 폐, 뇌, 비장 등에 전이성 농양을 형성할 수 있으며 흉강, 심낭, 복강 등으로 농양 파열이 일어날 수 있다. 특히 간 좌엽에 큰 농양이 있을 경우 심낭으로의 파열위험에 대비하여 배액술이 필요할 수 있다.

4. 진단

아메바성 간농양은 아메바 유행지역을 여행한 과거력이 있는 환자에서 우선적으로 의심해야 하며 아메바 혈청검사와 세침흡인검사를 통하여 진단할 수 있다. 임상적으로 아메바성 간농양은 화농성 간농양에 비해 상대적으로 젊은 남자에서 많이 나타나며 복부수술을 받은 병력이나 담도계 질환이 동반되어 있는 경우가 적다.

아메바성 간농양 환자에서 항아메바 혈청항체는 90% 이상에서 발견되는데, 초기에는 음성일 수 있으나 감염 7~10일부터 나타나 2~3개월에 최고로 상승한다. 효소면역측정법으로 검출된 항체는 발병 후 6~12개월이 지나면 혈청에서 음전되므로 높은 역가는 발병초기를 시사한다. 반면 간접 적혈구 응집법에 의해 측정된 항체는 발병 10년이 지나도 양성인 경우가 있어 과거 감염과 구분이 어렵다. 그러나 유병률이 높지 않은 지역에서 적절한 임상상을 보이는 환자의 혈액에서 높은 역가(1 : 512)를 보일 경우 진단적이다.

농양의 조기진단을 위해서는 영상검사가 중요하며 초기 영상검사로는 복부초음파검사가 추천된다. 농양은 경계가 명확한 원형 혹은 난원형의 저에코성 음영으로 관찰되고 농양 경계 부위의 초음파 음영은 증가되지 않는다. 전산화단층촬영이나 자기공명영상검사는 아메바성 간농양과 악성 종양의 감별에 도움이 되며 폐와 복강 내 주변 장기의 감염을 함께 평가할 수 있는 장점이 있다. 방사선학적 영상검사만으로 화농성 간농양과 아메바성 간농양을 구분하기 어려운 경우, 갈륨스캔*gallium scan*이 도움을 줄 수 있다. 화농성 간농양에서는 갈륨 섭취율이 증가*hot*하는 반면, 아메바성 간농양에서는 감소*cold*된다. 병력이나 영상, 검사실 소견만으로 화농성 농양과 감별이 어려운 경우 그람염색 및 배양검사를 위한 농양흡인검사가 필요할 수 있다. 농양흡인검사는 가장 압통이 심한 부위에서 시행한다.

5. 치료

아메바성 간농양 치료의 1차 선택약물은 메트로니다졸*metronidazole*이다. 대부분의 환자들은 약 10일간 경구복용으로 잘 치료되나 증상이 심하고 혈역학적으로 불안정한 환자에서는 정맥투여도 가능하다. 40°C 이상의 고열과 심한 백혈구 증가증이 있거나 메트로니다졸 투여에 반응이 없는 경우 2차 세균감염을 고려하여 다른 항생제와 병용하여 투여할 수 있다. 대부분 투약 3~5일 이내에 임상적 호전이 나타나며 완치율은 95%이고 합병증이 없는 경우 사망률은 1% 이하이다. 약물 치료 후 농양이 완전히 사라지는 시기는 농양의 크기에 따라 10일에서 300일까지 걸릴 수 있다.

대부분의 아메바성 간농양은 메트로니다졸 투여만으로 잘 치료되어 일반적으로 배농이 권장되지는 않는다. 배농이 필요한 경우는 화농성 간농양과 감별이 필요하거나, 메트로니다졸 치료 3~5일 후에도 임상적 호전이 없는 경우, 농양 파열의 위험이 높은 경우, 특히 간 좌엽의 농양이 심낭으로 파열되는 것을 예방하기 위한 경우 등이다. 이 경우에도 시술 전에 메트로니다졸 투여가 선행되어야 한다. 심낭이나 복강 내로의 파열이 있는 경우는 수술적 배농을 해야 하며 장 천공이 동반된 경우는 수술적 배농과 함께 복막세척이 필요하다. 아메바증은 감염된 사람의 대변으로 방출된 원충에 오염된 물이나 음식물의 섭취를 통해 전파되므로 끓이거나 정제된 물을 마시고 채소는 잘 씻어서 먹고 과일의 껍질은 벗겨서 먹는다.

Ⅲ 결론

화농성 간농양과 아메바성 간농양은 비슷한 임상상을 나타내나 진단과 치료에 차이가 있어 감별이 필요하다. 우리나라 간농양의 대부분은 화농성으로 아메바성인 경우는 10% 이하이다. 최근 화농성 간농양은 과거에 비해 담도계 질환이 흔히 동반되며 발병 연령이 고령화되고 남녀비가 줄어드는 변화를 보이고 있으며 *K. pneumoniae*가 주된 원인균이다. 아메바성 간농양은 아메바 유행지역을 다녀온 과거력이 있는 환자에서 의심할 수 있으며 혈청 아메바 항체검사와 농양흡인검사로 진단할 수 있다. 화농성 간농양은 배농과 항생제 치료가 기본이며, 아메바성 간농양은 메트로니다졸 투여가 일차적 치료이고 배농이 필요한 경우는 드물다.

참고문헌

1. 하종, 최순필, 이원현 등. 최근 12년간의 화농성 간농양의 임상양상의 변화. 대한내과학회지 2008;74:37-50
2. Malik AA, Bari SU, Rouf KA, et al. Pyogenic liver abscess: Changing patterns in approach. World J Gastrointest Surg 2010;2:395-401
3. Seo TJ, Park CH, Lee SH, et al. A clinical study on liver abscess for recent 15 years in Gwangju-Chonnam province. Korean J Med 2005;68:26-38
4. Lok KH, Li KF, Li KK, et al. Pyogenic liver abscess: clinical profile, microbiological characteristics, and management in a Hong Kong hospital. J Microbiol Immunol Infect 2008;41:483-490
5. Pritt BS, Clark CG. Amebiasis. Mayo Clin Proc 2008;83:1154-1159

6. Wuerz T, Kane JB, Boggild AK, et al. A review of amoebic liver abscess for clinicians in a nonendemic setting. Can J gastroenterol 2012;26:729-734
7. Alkofer B1, Dufay C, Parienti JJ, et al. Are pyogenic liver abscesses still a surgical concern? A Western experience. HPB Surg 2012;2012:316013
8. Dooley JS, Anna Lok, Burroughs AK, et al. Sherlock's diseases of the liver and biliary system. 12th ed. Oxford: Blackwell, 2011
9. Kershenobich D, Olivera-martinez MA. Amoebic and pyogenic Liver abscesses In: Schiff ER, Sorrel MF and Maddrey WC. Eds. Diseases of the liver. 11th ed. Philadelphia: Lippincott 2011;1007-1016
10. Liu Y1, Wang JY, Jiang W. An Increasing Prominent Disease of Klebsiella pneumoniae Liver Abscess: Etiology, Diagnosis, and Treatment. Gastroenterol Res Pract 2013;2013:258514
11. Siu LK1, Yeh KM, Lin JC, et al. Klebsiella pneumoniae liver abscess: a new invasive syndrome. Lancet Infect Dis 2012;12:881-887
12. Thomsen RW, Jepsen P, Sørensen HT. Diabetes mellitus and pyogenic liver abscess: risk and prognosis. Clin Infect Dis 2007;44:1194-1201
13. Chung YF, Tan YM, Lui HF, et al. Management of pyogenic liver abscesses - percutaneous or open drainage? Singapore Med J 2007;48:1158-1165
14. Sersté T, Bourgeois N, Vanden Eynden F, et al. Endoscopic drainage of pyogenic liver abscesses with suspected biliary origin. Am J Gastroenterol 2007;102:1209-1215
15. Zerem E, Hadzic A. Sonographically guided percutaneous catheter drainage versus needle aspiration in the management of pyogenic liver abscess. AJR Am J Roentgenol 2007189:W138-142

chapter 37

전신감염성 간질환

김경아

- 만성 간질환 환자가 발열, 저혈압, 수포성 피부 병변을 보이면 비브리오 패혈증을 의심하고 항생제 치료를 서둘러야 한다.
- 렙토스피라병 환자의 90%는 경증의 비황달형이지만, 5~10%는 황달, 신부전, 출혈성 소견 등을 특징으로 하는 바일병*Weil's disease*으로 나타난다.
- 장티푸스의 4~8%는 황달과 압통성 간종대를 동반한 살모넬라 간염으로 발현한다.
- 발열, 체중감소, 간종대, 알칼리성 인산분해효소 상승 등의 소견이 있을 경우 간결핵을 의심할 수 있다.
- HIV 감염자에서 간질환으로 인한 사망률이 증가함에 따라 간질환을 효과적으로 관리하는 것이 중요하며, 간질환의 원인은 HBV나 HCV와의 중복감염, HIV 치료제에 의한 간독성, 기회감염 등이다.
- 패혈증에서 가장 흔히 동반되는 간이상은 간내 담즙정체이다.

I 비브리오 패혈증

비브리오 감염증의 원인균인 *Vibrio vulnificus*는 해수에서 서식하며 기온이 상승하는 계절에 질병을 유발하게 된다. 익히지 않은 해산물을 섭취할 때 위장관을 통하거나 해수에 노출된 피부의 상처를 통해 감염된다. 비브리오 감염증은 대개 위장염, 창상 감염, 그리고 패혈증의 세 가지 임상 증후군으로 나타난다.

비브리오 패혈증은 만성 간질환, 알코올남용, 면역억제제 사용, 혈색소증, 만성 신부전, 악성 종양, 당뇨병 등의 기저질환이 있는 환자에서 오염되거나 불충분하게 조리된 해산물을 섭취한 지 20~48시간의 잠복기를 지나 발병한다. 갑작스런 발열, 오한에 이어 약 1/3에서 저혈압이 발생하며, 75%에서 36시간 이내에 전이성 피부 병변이 발생한다. 피부 병변은 주로 하지의 발진, 부종으로 시작되어 신속하게 출혈성 수포 또는 대수포로 발전하여 점점 범위가 확대되며, 괴사성 궤양으로 귀결된다. 비브리오 패혈증 환자는 50% 이상이 사망하는데, 초진 12시간 내에 저혈압이 발생하는 환자의 사망률은 90%에 이른다. 만성 간질환 환자가 생굴을 섭취하면 건강한 대조군에 비해 *V. vulnificus* 감염 위험이 80배 증가하며, 그로 인한 사망 위험은 200배 증가한다. 국내 연구에서도 비브리오 패혈증의 66~73%는 만성 간질환 환자였다.

고위험군에서 어패류 섭취 후 1~3일 이내에 괴사성 피부 병변을 동반한 패혈증이 발생한 경우 비브리오 패혈증을 의심해야 한다. 임상증후군이 특징적이므로 임상적으로 진단하는 것이 어렵지 않다. 또한 해수에 노출된 후 연조직 감염이 발생한 경우에도 *V. vulnificus* 감염을 의심해야 한다.

V. vulnificus 감염은 혈액, 상처, 대변 등 적절한 임상 검체에서 균을 분리함으로써 확진된다. 검체는 항생제 사용 이전에 채취해야 하며, 미생물 검사실에 알려서 특수 선택배지를 사용하여 진단율을 높이도록 해야 한다.

항생제의 조기투여가 생존율을 향상시키므로, *V. vulnificus* 감염이 의심되면 배양 결과가 나오기 전이라도 즉시 항생제를 투여해야 한다. 테트라사이클린*tetracycline*(또는 독시사이클린*doxycycline*)과 3세대 세팔로스포린*cephalosporin*의 병합요법이 일차 약제로 권장된다. 플루오로퀴놀론*fluoroquinolone* 단독요법이 독시사이클린과 3세대 세팔로스포린 병합요법과 유사한 효과를 보이는 것으로 보고되었다. 독시사이클린과 플루오로퀴놀론이 금기인 소아의 경우에는 트리메토프림*trimethoprim*−설파메톡사졸*sulfamethoxazole*과 아미노글리코시드 병합요법으로 대체할 수 있다.

피부 및 연조직 병변은 특징적으로 광범위한 폐쇄성 혈관염과 혈관 괴사를 동반하므로 병변 부위로의 항생제 투과율이 매우 불량하다. 따라서 조기에 외과적 괴사조직절제술*debridement*을 수행해야 한다. 대부분의 환자가 입원

48시간 이내에 사망하므로 외과적 치료는 24시간 이내에 결정해야 한다. 중증 환자에서는 근막절제술*fasciotomy* 또는 사지절단술을 시행한다.

V. vulnificus 감염은 효과적인 백신이 없고, 발병 시 치명적인 질환이므로 예방이 중요하다.

II 렙토스피라병

렙토스피라병*leptospirosis*은 *Leptospira interrogans*에 의한 급성 열성 전신감염증으로, 감염된 동물로부터 사람으로 전염되는 인수공통 질환이다. 렙토스피라균은 직경 0.1μm, 길이 6~20μm의 스피로헤타*sphirochete*로, 십여 개의 종이 존재하며 이 중 *L. interrogans*가 병원성이 가장 강하다. 국내에서는 1990년대 후반부터 증가 추세로 연간 10만 명당 0.22명의 발생률을 보인다.

렙토스피라균의 병원소*reservoir*는 주로 야생 들쥐 같은 설치류이다. 설치류의 소변을 통해서 배설된 균이 물과 토양 등의 자연환경을 오염시키고, 오염된 물이나 토양에 노출된 사람의 상처를 통해 감염된다. 렙토스피라병은 주로 야외에서 일하는 사람들에게서 발생하는 특징을 보이며, 환자 발생은 8월 초부터 시작되어 9~10월에 최고조에 달하고 11월부터는 감소한다.

렙토스피라병의 잠복기는 평균 10일(5~20일)로, 가벼운 감기 증상에서부터 치명적인 바일병*Weil's disease*에 이르기까지 임상양상이 매우 다양하다. 환자의 90%는 경증의 비황달형이고, 5~10%에서는 신부전, 황달, 출혈성 소견 등의 특징을 보이는 바일병으로 나타나며, 이 중 5~10%가 사망한다. 임상경과는 이상성*biphasic* 경과를 보이는데, 제1기(패혈증기)와 제2기(면역기)로 구분된다. 패혈증기에는 렙토스피라균이 혈액, 뇌척수액을 비롯한 대부분의 조직에 침투하며, 고열, 오한, 두통, 심한 근육통, 피로감 등의 비특이적인 감기몸살 증상이 발생한다. 복통이나 구역, 구토 등의 복부 증상과 결막충혈, 기침, 출혈, 발진, 안구통, 관절통 등의 증상이 발생할 수 있다. 이러한 비특이적인 증상은 4~7일간 지속되며, 1~2일간의 열 소실 후 제2기인 면역기로 진행한다. 면역기에는 IgM이 증가하면서 혈액, 뇌척수액 등에서 렙토스피라균이 사라지고, 다시 뇌막자극 증상, 발진, 포도막염, 근육통 등이 발생하나 저절로 회복되는 경우가 흔하다.

특히 국내에서 발생하는 렙토스피라병은 발병 후 2~3일경 약 반수의 환자에서 호흡기 및 객혈 증상을 보이고, 간혹 대량의 폐출혈이 동반되어 갑작스런 사망을 초래할 수 있는 특징적인 임상양상을 보인다.

중증 감염인 바일병에서는 황달, 신부전, 출혈성 경향, 저혈압, 의식 혼탁 등이 발생한다. 황달 및 신부전은 대개 발병 2~3일경부터 나타나며 발병 2주째에 가장 심하다. 출혈은 면역반응에 의한 혈관내피세포의 손상으로 인해 발생한다. 렙토스피라병의 임상양상과 병의 중증도는 원인 혈청형의 독성, 접종된 균의 양, 숙주의 감수성, 주로 침범된 장기에 의해 결정되는 것으로 알려져 있다.

렙토스피라증의 진단은 임상적 의심과 함께 혈액, 소변에서의 균 배양, 혈청학적 검사로 이루어진다. 패혈증기에는 혈액 및 뇌척수액에서 균을 분리할 수 있다. 면역기에는 혈청검사가 양성 반응을 나타낸다. 우리나라에서 발생한 렙토스피라병 환자의 50~65%에서 간기능검사 이상이 나타난다. 비황달형에서는 간종대와 함께 아미노전이효소와 빌리루빈의 경미한 상승이 나타나며 임상적으로 황달이 동반되는 경우는 드물다. 그러나 바일병에서는 30mg/dL에 이를 정도로 현저한 빌리루빈 상승을 보이기도 하는데, 바이러스성 간염과 대조적으로 아미노전이효소는 정상의 5배를 넘지 않는다. 비황달형의 렙토스피라병에서 간조직 소견은 잘 알려져 있지 않으며, 바일병에서의 조직 소견은 비특이적이고 간세포괴사를 동반하지 않는다. 사립체 변형과 세포막 파괴 등의 전자현미경 소견으로 미루어 이는 독소에 의한 간손상으로 추정된다.

렙토스피라균 자체는 항생제에 감수성이 있지만, 발병 4일 이내에 투여해야 임상적으로 효과적이다. 독시사이클린, 페니실린*penicillin*, 세프트리악손*ceftriaxone* 등을 사용할 수 있으며, 조기에 항생제를 투여하면 질병의 중증도가 감소한다. 바일병의 치료는 보존적이며 황달 발생 후에는 항생제 치료가 도움이 되지 않는다.

III 장티푸스

장티푸스*typhoid fever*는 *Salmonella typhi*에 의한 전신감염증으로 흔히 간을 침범한다. 장티푸스 환자의 약 절반에서 경미한 간기능검사 이상을 보이고 약 25%에서는 간종대를 동반한다. 이러한 경미한 간 침범은 증상을 동반하지 않고 치료에도 잘 반응한다.

드물게 압통성 간종대와 황달을 동반한 급성 간염 양상으로 발현할 수 있으며, 이를 살모넬라 간염 또는 장티푸스 간염*typhoid hepatitis*으로 칭한다. 장티푸스 환자의 4~8%에서 살모넬라 간염을 동반하는 것으로 알려져 있다.

*S. typhi*는 경구로 감염되어 위장관 림프조직을 뚫고 전신 혈액으로 퍼진다. 간내 내피세망계*reticuloendothelial system*는 혈액 내로 퍼진 세균을 탐식하고 제거하는 데 주요한 역할을 하며, 이 과정 중에 간내 육아종이 형성되고 광범위한 염증이 발생한다. 살모넬라 간염에서 간 손상의 기전에는 여러 요인이 관여하는데, 주된 기전은 내독소*endotoxin*와 *S. typhi*에 대한 국소염증 반응이며 숙주의 면역 반응에 의한 이차적인 손상도 기여한다. 살모넬라 간염에서 황달이 발생하는 기전 역시 여러 요인이 관여되어 있지만, 다른 세균감염에 의한 패혈증과 유사하게 빌리루빈 분비 장애가 주된 기전이다.

임상양상은 고열과 전구 증상이 나타난 첫 주에 황달이 발생하며, 간종대는 대부분에서 나타난다. 비장종대와 상대적인 서맥이 관찰되기도 한다. 중증의 환자에서는 뇌증, 신부전, 출혈 소견 등이 나타날 수 있으며, 이러한 경우 예후가 불량하다.

살모넬라 간염에서는 혈청 빌리루빈이 2~6mg/dL 정도이나, 최고 10~16mg/dL까지 상승할 수 있다. 아미노전이효소는 정상 상한치의 2~5배 정도의 상승을, 알칼리성 인산분해효소는 정상 내지 경미한 상승을 보인다. 혈소판감소증이 25% 정도에서 관찰되며 프로트롬빈시간이 연장될 수 있으나 현저하지는 않다. 간조직 소견은 단핵구 침윤, Kupffer세포 과증식, 국소적 간세포괴사 등이 특징으로, Kupffer세포 과증식의 결과로 특징적인 typhoid 결절이 형성된다. 간조직 내에서 *S. typhi*가 발견되기도 한다. 그 외 경미한 담즙정체가 관찰되기도 하나, 일반적으로 담관의 변화는 없다.

살모넬라 간염의 진단은 임상적 의심이 중요하며 균을 분리함으로써 확진할 수 있다. 골수배양의 진단율이 가장 높아 항생제를 사용한 이후에도 85~95%에서 균이 분리된다. 혈청학적 검사인 위달*Widal* 검사는 위양성이 27%로 유행지역이나 만성 간질환 환자를 대상으로 할 경우에는 진단검사로서 한계가 있다.

일차 치료제는 플루오로퀴놀론과 세프트리악손이다. 예후는 비교적 양호하여 사망률은 0~20%로 보고된다. 진단과 치료가 늦어지거나, 뇌증이나 신부전, 출혈 등의 합병증을 동반한 경우 예후가 나쁘다.

Ⅳ 결핵

간에 발병하는 결핵은 크게 세 가지 형태로 나타난다. 폐결핵 혹은 속립성 결핵과 함께 간 침범이 있는 경우가 가장 흔하며, 다른 장기 침범 없이 원발성으로 간을 미만성으로 침범하거나, 결핵종이라 일컫는 다발성의 결절이나 농양의 형태로 나타날 수 있다. 그러나 원발성 간결핵은 전체 결핵의 1% 정도로 매우 드물며, 면역저하자에서는 황달을 동반한 농양 형태로 나타날 수 있다.

폐결핵 환자의 약 25%와 속립성 결핵 환자의 약 80%에서 간내 육아종이 발견된다. 결핵성 육아종은 간의 소엽구조 중 어느 곳에서나 관찰될 수 있다. 특징적인 소견으로 알려진 건락괴사*caseation necrosis*는 생검 조직에서 29%, 부검 시행 시 78%에서 관찰된다. 항산균이 염색되는 경우는 13% 미만으로 알려져 있다.

결핵의 간 침범이 임상증상을 일으키는 경우는 드물지만, 발열이나 체중감소 등 결핵의 일반적인 증상 이외에 압통성 간종대가 나타날 수 있다. 알칼리성 인산분해효소의 상승이 특징적으로, 아미노전이효소나 빌리루빈 상승에 비해 현저하다. 영상검사 결과는 다양하여 정상으로 보일 수도 있고, 미만성 간종대, 다발성 저음영 결절, 단일 종양의 형태로 나타날 수 있다.

치료약제는 폐결핵과 동일하나 1년 이상의 치료기간이 권장된다.

Ⅴ HIV 감염과 간질환

인간면역결핍바이러스*human immunodeficiency virus; HIV*에 효과적인 항바이러스치료가 도입된 이후 HIV 감염자에서 면역저하에 따른 사망은 점차 감소하고 간질환으로 인한 사망이 증가함으로써 효과적으로 간질환을 관리하는 것이 중요해지고 있다. B형간염바이러스*hepatitis B virus; HBV*나 C형간염바이러스*hepatitis C virus; HCV*와의 중복감염이 가장 흔한 요인이며, 항바이러스치료제에 의한 간독성 및 각종 기회감염의 간 침범 등도 간기능검사 이상을 유발할 수 있다.

1. HBV 중복감염

미국의 경우, HIV 감염자의 7~10%가 HBV와 중복감염이 되어 있다. 따라서 HIV 감염자에서는 HBV 감염 상태를 반드시 확인해야 한다. 우리나라 HIV 감염자에서 HBV 중복 감염률은 단일 기관에서 시행된 후향 연구에 의하면 남자에서 9%, 여자에서 7.5%로 일반 인구에 비해 약간 높은 것으로 보고되었다. HIV/HBV 중복감염자는 HBV나 HIV 단독감염자에 비해 간질환으로 인한 사망률이 높다. HIV/HBV 중복감염자에서 HBV 단독감염자에 비해 혈청 HBV DNA 농도가 높고 E항원의 면역제거가 지연되는 이유 때문으로 생각된다.

HIV 감염자에서 급성 B형간염은 저절로 호전되는 경우가 많으나 만성 간염으로 진행할 위험이 다소 높다. 항바이러스제가 급성 간염의 임상경과를 바꾸지는 못하는 것으로 알려져 있으나, 심한 간기능부전이 있으면 사용해 볼 수 있다.

HIV 감염자가 만성 B형간염의 치료대상 기준을 충족하는 경우 B형간염에 대한 치료를 고려한다. HIV를 치료할 필요가 없는 환자에서 만성 B형간염 치료가 필요한 경우에는 HIV에 대한 교차내성 발현을 예방하기 위해 항HIV 효과가 없는 페그인터페론 알파*peg-interferon α*, 아데포비어*adefovir*, 텔비부딘*telbivudine* 등을 고려해야 한다. HIV와 HBV를 동시에 치료해야 하는 경우에는 라미부딘*lamivudine*과 테노포비어*tenofovir*의 병합요법, 혹은 엠트리시타빈*emtricitabine*과 테노포비어의 병합요법이 권고되며, 최근에는 엔테카비어*entecavir*와 테노포비어의 병합요법도 추천된다. HIV에 대한 항바이러스약제 조합을 변경하거나 중단하게 되는 경우에는 B형간염의 악화로 인한 간부전이 초래될 수 있으므로, 간기능검사를 자주 시행하여 간기능 악화를 감시하거나, HBV에 효과가 있는 대체약제 투여를 고려해야 한다.

2. HCV 중복감염

서구의 HIV 감염자에서는 HCV의 중복감염이 HBV보다 흔하다. 우리나라 HIV 감염자의 5.0~6.6%가 HCV에 중복 감염되어 있다. 모든 HIV 감염자에서는 HCV 감염에 대한 선별검사가 필요하다. 선별검사로 anti-HCV를 시행하고, 양성일 경우 HCV RNA를 확인해야 한다. 그러나 원인미상의 간질환에서 anti-HCV가 음성인 경우 HCV RNA를 반드시 검사해야 한다.

HIV 감염자에서 급성 C형간염의 자연 관해율은 4~8%로 비감염자에 비해 현저히 낮다. 따라서 HIV 감염자에서는 급성 C형간염을 조기에 발견하여 치료하는 것이 중요하다. 페그인터페론 알파와 리바비린*ribavirin*을 병합하여 24~48주 투여하는 것이 현재의 표준치료이다.

HIV-HCV 중복 감염자에서 간질환의 진행이 더 빠르며 간경변증의 위험도가 2배 정도이다. CD4 양성 림프구 수가 낮고 면역기능의 장애가 심할수록 간질환의 진행이 빨라지고, 항레트로바이러스 치료*anti-retroviral therapy*를 통해 면역기능을 회복시키면 간질환의 진행을 늦출 수 있으므로, HIV-HCV 중복 감염자에서는 CD4 양성 림프구 수와 상관없이 항레트로바이러스 치료를 권유한다.

리바비린은 inosine-5-monophosphate dehydrogenase를 억압하여 다이다노신*didanosine; ddI*의 항HIV 효과를 증강시키고 심한 췌장염, 젖산증*lactic acidosis* 등의 독성을 증가시킨다. 그러므로 가능하다면 리바비린 투여 전에 ddI를 동등한 다른 항바이러스제제로 대치해야 한다. 지도부딘*zidovudine*은 리바비린에 의한 용혈성 빈혈을 악화시키므로, 골수기능이 제한적이거나 지도부딘이나 스타부딘*stavudine*을 투여 중인 환자에서는 주의를 기울여야 한다. 페그인터페론 알파 치료는 용량의존적으로 백혈구의 수와 CD4+ 림프구의 수를 감소시키지만, 기회감염의 발생이 증가하지는 않는다. 사이토크롬*cytochome* P450 효소를 억제하는 직접 작용약물*direct acting antivirals; DAA*을 사용할 경우 항레트로바이러스 약제와의 약물 상호작용에 유의해야 한다.

3. 항바이러스약제에 의한 간독성

항레트로바이러스 약제를 투여한 환자의 1~4%에서

3~4도 이상의 간독성이 보고된다. 항레트로바이러스 약제에 의한 간손상은 직접 독성, 특이반응*idiosyncratic reaction*, 과민반응, 사립체손상, 면역회복에 의한 바이러스성 간염의 활성화, 약물대사 변화 등 여러 요인이 관여할 것으로 추정된다.

비뉴클레오시드 역전사효소 억제제*non-nucleoside reverse transcriptase inhibitor*는 직접손상 및 과민반응의 기전으로 간손상을 일으킬 수 있으며 nevirapine에서 가장 흔히 나타난다

단백질분해제 억제제*protease inhibitor*인 ritonavir 및 tipranavir 사용 시 심각한 간독성의 위험이 가장 높다. 여성, 치료 전 높은 알라닌아미노전이효소, HBV나 HCV와의 중복감염, 최근 라미부딘 중단, nevirapine, ritonavir 치료 등이 간독성과 관련된 요인들이다. 간손상의 유형은 간세포손상형이 흔하고 황달이 발생하는 경우는 드물다.

지도부딘 등의 뉴클레오시드 역전사효소 억제제*nucleoside reverse transcriptase inhibitor; NRTI*는 사립체 DNA 합성을 저해하여 간종대, 지방간, 젖산증, 간부전 등이 특징적인 젖산증증후군을 유발할 수 있다. HIV/HCV 감염자의 약 40~70%가 간조직 소견에서 지방간을 보이며, 이는 NRTI 사용과 연관되어 있다. HIV 감염자의 1~8%에서 보고되는 원인미상의 간경변증은 이러한 만성 지방간과 연관될 것으로 추정된다.

그러나 항레트로바이러스 약제 투여 환자 중 HCV나 HBV 중복감염자에서도 심각한 간독성의 빈도는 낮고, CD4+ 림프구가 200/mm^3 이하인 면역저하자에서 만성 C형간염의 진행이 빠르다는 점을 고려하면 항레트로바이러스 약제의 이득이 위험성보다 많다. 항레트로바이러스 약제를 투여하여 혈중 HIV가 효과적으로 억제되는 환자들에서 간질환의 진행은 HCV 단독감염자와 비슷한 것으로 보고된다.

4. 기회감염

Mycobacterium avium complex(*MAC*)는 진행된 HIV 감염 환자의 간에서 가장 흔히 발견되는 감염증으로, 특징적으로 항산균을 포함한 육아종을 형성한다. 결핵균 *Mycobacterium tuberculosis*은 면역저하가 심각해지기 전에도 감염될 수 있다. HIV 감염자에서는 폐외 결핵이 흔하며, 간결핵은 속립성 결핵의 일부로 발현한다. 드물게 간결핵 농양이나 담관 결핵종이 생길 수 있다. 거대세포바이러스*cytomegalovirus*가 부검 예에서 발견되는 경우도 있지만, 임상적인 간염을 유발하는 경우는 드물다. Bacillary peliosis hepatis, Cryptococcus, 사람폐포자충*Pneumocystis jiroveci*, Microsporidium 등이 간이나 담도계 감염을 일으킬 수 있다.

Ⅵ 패혈증과 간

패혈증*sepsis*은 감염에 대한 숙주의 과장된 반응에 기인하여 다발성 장기부전으로 귀결될 수 있는 임상증후군으로, 과대사*hypermetabolism*, 발열, 저혈압, 조직 저산소증, 백혈구 증가 등을 특징으로 한다. 사망률은 16~60%까지 보고되며, 세균감염이 가장 흔한 원인이다. 패혈증에서 간은 염증매개물질을 생성하는 동시에 염증반응의 표적장기가 된다. 간에는 인체 내 대식세포*macrophage*가 Kupffer세포 형태로 가장 많이 존재하여 세균과 내독소를 제거한다. 동시에 Kupffer세포와 간세포가 내독소에 의해 활성화되어 전신 염증반응의 매개물질을 생성하며 간손상을 유발하게 된다.

패혈증에서 간기능 장애는 대체로 경미하지만, 기존 간질환과 패혈증의 정도에 따라 간부전으로 진행할 수도 있다. 패혈증과 연관된 간기능 장애의 기전은 크게 두 가지이다. 첫째로, 패혈성 쇼크 등의 심한 패혈증에서 혈압 저하에 따른 전신 혹은 미세 순환 장애로 허혈성 간손상이 발생할 수 있다. 두 번째는 내독소*endotoxin*에 의한 TNF-α, IL-6 등 염증성 사이토카인*cytokine*의 활성화와 산화질소*nitric oxide; NO* 생성 등으로 초래된 간손상으로, 간내 담즙정체 형태로 나타난다. 패혈증에서 담즙정체의 기전은 염증성 사이토카인에 의해 빌리루빈 분비에 관여하는 단백질인 NTCP, MRP2 등의 생성이 저하되어 간세포에서 담소관으로의 포합 빌리루빈 분비가 억제되는 것이다.

혈액배양 양성인 환자를 대상으로 한 연구에서 대상 환자의 54%에서 혈청 빌리루빈이 상승하였고, 34%에서는 2.0mg/dL 이상으로 상승하였다. 빌리루빈 상승 정도

는 아미노전이효소나 알칼리성 인산분해효소 상승 정도와 비례하지 않으며 빌리루빈의 단독 상승만 관찰될 수도 있다. 쇼크 등의 허혈성 간손상을 제외하면 알칼리성 인산분해효소와 아미노전이효소는 정상 상한치 3배 이내의 가벼운 상승을 보인다. 빌리루빈은 5~10mg/dL 정도의 상승을 보이는 경우가 흔하나 30~50mg/dL까지의 상승도 보고된 바 있으며, 기존 간질환이 있는 환자에서 더 현저하다. 이러한 변화는 균혈증이 발생한 지 며칠 이내에 시작되어 적절한 치료 후 정상화된다. 흔한 원인균은 *S. aureus*, *E. coli*, *P. aeruginosa* 등이다. 조직학적으로는 간내 담즙정체 소견이 가장 흔하며, Kupffer세포 과증식, 경미한 문맥염증 등의 소견이 나타날 수 있다.

참고문헌

1. 김동민, 홍수진. 비브리오 패혈증. 대한내과학회지 2012;82:671-679
2. European Association for Study of Liver. EASL Clinical Practice Guidelines: management of hepatitis C virus infection. J Hepatol 2014;60:392-420
3. Hwang SW, Kim YJ, Cho EJ, et al. Clinical features of hepatic tuberculosis in biopsyproven cases. Korean J Hepatol 2009;15:159-167
4. Joshi D, O'Grady J, Dieterich D, et al. Increasing burden of liver disease in patients with HIV infection. Lancet 2011;377:1198-1209
5. Kim AY, Chung RT. Bacterial, parasitic, and fungal infections of the liver, including liver abscess. In: Feldman M, Friedman LS, Brandt LJ. Sleisenger and Fordtran's gastrointestinal and liver disease: pathophysiology, diagnosis, management. 9th ed. Philadelphia: Saunders, 2006;1351-1369
6. Kim MJ. Leptospirosis in the Republic of Korea: historical perspectives, current status and future challenges. Infect Chemother 2013;45:137-144
7. Levett PN, Haake DA. Leptospira species (Leptospirosis). In: Mandell GL, Bennett BR, Dolin R. Mandell, Douglas, and Bennett's principles and practice of infectious diseases. 7th ed. Philadelphia: Churchill Livingstone, 2009;3059-3065
8. Malnick S, Melzer E, Sokolowski N, et al. The involvement of the liver in systemic diseases. J Clin Gastroenterol 2008;42:69-80
9. Merwat SN, Vierling JM. HIV infection and the liver: the importance of HCV-HIV coinfection and drug-induced liver injury. Clin Liver Dis 2011;15:131-152
10. Pramoolsinsap C, Viranuvatti V. Salmonella hepatitis. J Gastroenterol Hepatol 1998;13:745-750
11. Szabo G, Romics. L, Frendl G. Liver in sepsis and systemic inflammatory response syndrome. Clin Liver Dis 2002;6:1045-1066
12. The Korean Association for the Study of the Liver. KASL Clinical Practice Guidelines: Management of chronic hepatitis B. Clin Mol Hepatol 2012;18:109-162
13. The Korean Association for the Study of the Liver. KASL Clinical Practice Guidelines: Management of chronic hepatitis C. Clin Mol Hepato 2014;18:109-162

chapter

38 간이식의 술기, 적응증 및 성적

서경석

- 간이식*liver transplantation*의 술기로는 동소성 뇌사자간이식, 축소간이식, 분할간이식, 생체간이식과 보조간이식을 들 수 있다.
- 간이식의 적응증은 질환 비특이 기준과 질환 특이 기준으로 나눌 수 있는데, 환자가 이식을 받기 위한 대기자 명단에 들 수 있는 최소기준은 1년 생존할 가능성이 90% 이하일 경우이다.
- 간이식의 절대적 금기증은 없다고 할 수 있으나, 진행된 심폐질환 등으로 환자 상태가 간이식을 견뎌낼 수 없는 경우, 현재 지속되는 약물 혹은 알코올 남용, 피부암 등의 예후가 좋은 암을 제외한 간외의 암 또는 전이성 암, 조절이 되지 않는 패혈증 환자 등은 제외된다.
- 최근에는 항바이러스제를 수술 전 B형간염바이러스 DNA가 양성인 경우 수술 전부터 사용하고 수술 후에도 항B형면역글로불린*hepatitis B immune globulin*; *HBIG*과 병행 사용함으로써 더 좋은 성적을 보이고 있다.
- 간세포암종의 경우 단일결절이거나 여러 개의 결절이라도 전체 용적이 적을 경우 간에 국한되어 있고 육안적인 혈관 침범이 없으면 간이식을 고려할 수 있다.

I 간이식 술기의 이해

인체에 2개가 있는 신장과는 다르게 간은 1개밖에 없기 때문에 간 전체를 이식할 경우 뇌사자 장기를 이식하게 된다. 간은 신장에 비해 온·허혈에 내성이 적어서 완전히 심장기능이 소실된 경우에는 이식에 사용할 수 없는 경우가 많다. 즉 심장은 박동하나 뇌사한 경우에 간을 구득하여 이식하게 되는 경우가 대부분이다. 그러나 최근 의학기술의 발전으로 건강한 사람으로부터 간의 일부를 절제하여 이식하는 생체간이식이 뇌사자 공여자가 적은 우리나라를 비롯한 아시아권에서는 뇌사자간이식보다 많은 비중을 차지하게 되었고, 심장박동이 멈춘 후의 장기 구득도 시도되고 있다.

뇌사자간이식의 기본 술식은 수혜자의 병든 간을 제거하고 그 자리에 크기가 비슷한 뇌사자의 간을 이식하는 방법으로, 동소성 전간이식*orthotopic whole liver transplantation*이라 불린다. 그러나 간이식의 성적이 발전함에 따라서 뇌사자 공여자의 부족, 간 크기의 불균형 문제, 특히 소아 환자에서의 공여자의 부족 등이 문제가 되었고, 뇌사자 동소성 전간이식 외의 새로운 형태의 방법들이 개발되었다. 현재 간이식은 표 38-1과 같은 형태로 분류될 수 있다.

표 38-1 간이식의 분류

공여자	뇌사자 생체
이식 간의 크기	전체 간 부분 간
이식 간의 위치	동소성 이소성
수혜자 간 제거 정도	전체 제거, 일부 제거, 전체 남김

우선 간이식에서 공여자가 뇌사자인지 생체인지에 따라 뇌사자간이식과 생체간이식으로 나눌 수 있다. 최근 생체간이식 성적이 향상되면서 뇌사가 인정되지 않는 나라의 간이식 수단이 되었으며, 뇌사자 공여자의 부족, 특히 소아 환자에서의 부족으로 혈연 간 생체간이식을 시행하고 있다.

전형적인 뇌사자간이식에서는 뇌사자의 전체 간을 사용하게 되나 수혜자의 몸집이 작을 경우에는 간의 일부를 사용한다. 생체간이식의 경우에는 항상 부분간이식을 한다. 공여자의 간이 이식되는 장소에 따라 동소성*orthotopic*과 이소성*heterotopic*으로 나눌 수 있다. 대부분의 이식이 원래 간이 있는 자리에 이식하는 동소성이다. 보조간이식*auxiliary liver transplantation*에서 간의 일부 또는 전부를 다른 장소, 예를 들어 골반 내나 정상 간 위치의 아래쪽

표 38-2 간이식*LT*의 여러 형

orthotopic LT: deceased donor, full size
reduced size LT
split LT: in-situ or ex-vivo
living donor LT: partial, orthotopic
auxillary LT: heterotopic, orthotopic/total, partial

에 90° 회전하여 이식하는 경우 이소성 간이식이라 부르는데, 현재는 거의 하지 않는다. 수혜자의 간을 제거할 수도 있고 남겨 둘 수도 있는데, 일반적으로 수혜자의 간은 병든 간이므로 모두 제거하는 것이 바람직하나 예외적으로 수혜자의 간이 다시 회생할지도 모르는 전격성 간부전 등에서는 수혜자의 간을 제거할 필요가 없기 때문에 이식간의 공간을 위해 약간 제거하거나 아니면 제거하지 않고 보조적으로 간이식을 시행할 수 있다.

상기한 여러 가지 기술상 분류의 조합으로 현재 표 38-2와 같은 형태의 간이식이 시행되고 있다.

1. 축소간이식*reduced size liver transplantation*

축소간이식은 전형적인 동소성 뇌사자 전간이식*orthotopic deceased donor whole liver transplantation*의 형태에서 처음으로 변형된 술식이다. 1981년 Bismuth가 시행한 이 수술은 어른 뇌사자의 간 전부를 일반적인 뇌사 공여자에서 시행되는 방법으로 적출하여 보존액에 보존한 다음 소아 수혜자의 복강 크기에 맞게 줄여서 간의 일부를 사용한다. 대부분 좌엽 전부나 일부를 사용하게 된다. 사용할 쪽 위주로 절제하게 되고, 따라서 간 전체로 유입되는 혈관이나 담관 등을 사용할 쪽으로 유리하게 절제하여 나머지 간은 사용할 수 없게 된다. 이런 술식으로 소아 말기 간질환 환자의 수술 대기기간을 줄일 수 있었지만 초기의 이식 성적은 좋지 못했다. 냉한 보존된 무혈상태에서의 절제는 간 단면을 완벽하게 처리하기 힘들고, 또한 조작으로 인해 온도가 올라가고 보존시간이 늘어나 결국 허혈시간이 증가하기 때문이다. 또한 공여 장기 부족이 심각한 가운데 남은 간을 폐기하는 술식이기 때문에 최근에는 잘 사용하지 않지만, 이식편이 큰 경우 이식편의 크기를 줄이기 위해 시행한다.

2. 분할간이식*split liver transplantation*

뇌사자의 간을 일반적인 공여자 술식으로 절제한 후 체외에서 간을 다시 분할하여 2명의 수혜자(보통 성인과 소아)

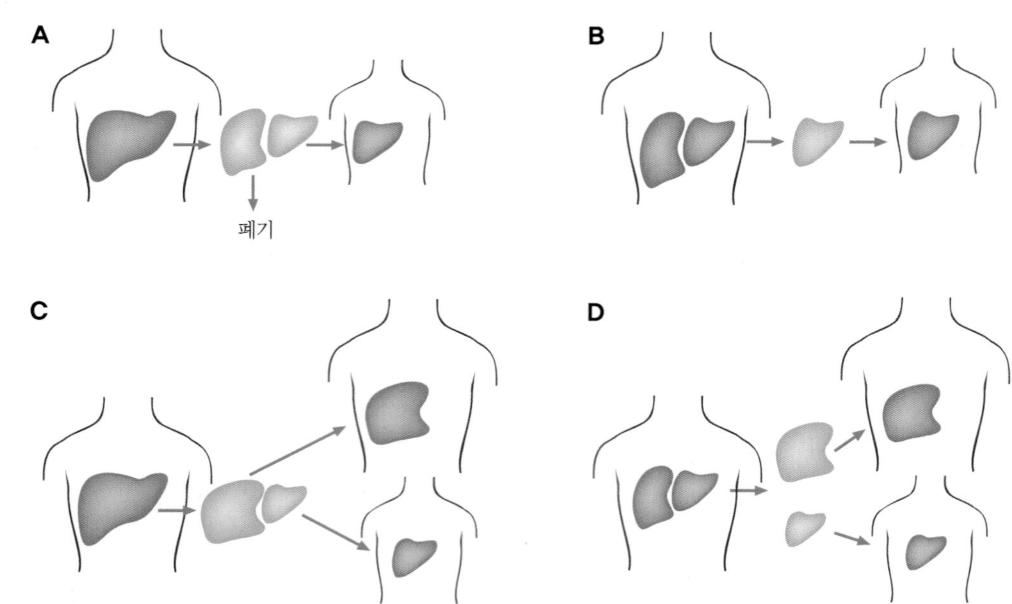

그림 38-1. 여러 종류의 간이식 A. 축소간이식: 뇌사 공여자에서 전체 간을 적출하여 보존액에 보관하고 수술대에서 간의 일부분, 주로 왼쪽 간의 일부를 절제하여 소아에게 이식하는 방법이다. 이 과정에서 오른쪽 간은 사용하지 않는다. B. 생체간이식: 건강인의 간 일부를 적출하여 수혜자에게 이식하는 방법. 공여자의 안전을 생각하여 초기에는 주로 왼쪽 간을 사용했으나, 최근에는 오른쪽 간을 주로 사용한다. C. 체외분할간이식: 뇌사 공여자의 전체 간을 적출하여 보존액에 보관하고 혈관 유입과 배액을 고려하여 간을 양쪽으로 분리하여 성인과 소아에 이식하는 방법. D. 체내분할간이식: 뇌사자의 간을 체내에서 양쪽으로 분리하고 적출하여 이식하는 방법

에게 이식하는 방법이다. 수혜자의 혈관상태에 따라서 간동맥 및 문맥의 절단 위치를 결정한다. 소아 수혜자의 대기 중 사망률을 줄이면서 동시에 성인 수혜자도 이식받을 수 있다는 점에서 이상적인 수술법이다. 그러나 이렇게 간을 적출하여 체외에서 분할하는 간이식*ex-vivo split liver transplantation*은 일반적인 간이식보다 성적이 불량하다. 그 이유로는 첫째, 냉한 보존 중인 간을 박리하여 간을 절단하는 술식은 시간이 많이 걸려 조작 중에 간조직의 온도가 상승하는 것을 피할 수 없다. 따라서 간조직이 허혈손상을 더 많이 받을 수 있어 이식한 간의 상태가 안 좋아질 수 있다. 특히 오른쪽 간이 일차 기능부전의 빈도가 높다. 두 번째로 간 단면의 처리를 허혈상태에서 하기 때문에 이식 후에 출혈이나 담즙루 등의 합병증이 발생하는 경우가 많다. 간의 절단이 주로 왼쪽 내측 분절(segment #4) 내에서 이루어지는 경우가 많아서 오른쪽 간 이식 시 이 부위에 허혈성 괴사가 종종 동반된다.

상기한 단점을 극복하기 위해서 최근 체내에서 분할하는 간이식*in-situ split liver transplantation*이 시행되고 있다(그림 38-1). 이 술식은 생체간이식 성적이 우수해지고 뇌사자 관리가 잘됨에 따라서 뇌사자의 간을 체내에서 분할하고 그 후에 관류하여 냉한 보존하는 방법이다. 체내에서 분할하기 때문에 허혈손상을 받지 않으며, 또한 혈류가 있는 상태에서 간을 절제하기 때문에 간 단면의 처리가 완벽해질 수 있고 상기한 출혈이나 담즙루의 합병증을 줄일 수 있으며, 1년 생존율이 92%까지 보고되고 있다.

3. 생체간이식*living donor liver transplantation*

생체간이식은 뇌사가 인정되지 않는 나라에서는 유일한 간이식 방법이며 뇌사가 인정된 나라에서도 공여자의 부족으로 생체간이식이 시행되고 있다. 이 술식은 소아의 경우 성인 간의 왼쪽 외측이나 약간의 왼쪽 내측을 포함하면 소아 환자의 표준 간 용적에 접근하게 되고, 따라서 이 부위의 이식으로 충분한 간 용적을 확보할 수 있다. 성인의 경우도 같은 방법으로 시행할 수 있으나, 공여자가 줄 수 있는 간 용적에 한계가 있기 때문에 문제가 된다. 정상 간의 경우 공여자의 표준 간 용적의 30~35% 이상을 안전한 잔존 간 용적으로 보고 있다. 생체간이식을 포함한 부분 간이식에서 적절한 이식편*graft*의 무게는, 수혜자의 상태에 따라 다르지만 수혜자 몸무게 대비*graft versus recipient weight ratio; GRWR*가 0.8~1 이상이 되어야 안전하다. 한편 충분한 용적의 공여자 간을 얻기 위해 성인 환자의 경우 공여자의 왼쪽 간을 많이 이용하던 초기와 달리, 최근에는 오른쪽 간을 생체간이식에 많이 이용하고 있다. 생체간이식의 술기가 발전함에 따라 이제는 뇌사자 간이식과 성적이 같거나 더 우수하다. 그러나 공여자 술식의 안전성에 대한 의견이 분분하고 윤리적인 문제가 항상 뒤따른다.

4. 보조간이식*auxiliary liver transplantation*

보조간이식은 환자의 병든 간 일부 또는 전부를 그냥 놔둔 채 공여자의 일부 또는 전부를 이식하는 방법이다. 이런 형태의 간이식은 크게 두 가지의 조건에서 시행될 수 있다. 첫째로 전격성 간부전에 시행함으로써 괴사된 환자의 간이 회복될 때까지만 간기능을 대신하고 그 후 본인의 간이 회복하면 이식 간을 면역억제제의 투여 중지로 없애거나 수술로 제거하는 방법이다. 이는 간이식 시에 평생의 면역억제제 투여와 이로 인한 합병증의 발생을 걱정하지 않아도 되어 이론적으로 이상적인 술식이다. 둘째로는 대사성 간질환 환자에게 보조적으로 간이식을 한 경우로 몇 증례가 발표되었다.

보조간이식은 이식 간이 복강 어느 쪽에 놓이느냐에 따라 이소성과 동소성으로 크게 나눌 수 있다. 이소성 보조간이식*heterotopic auxiliary liver transplantation; HALT* 또는 *HLT*은 환자의 간 전체를 그대로 두고 원래 있던 위치가 아니라 오른쪽 간의 아래쪽에 이식하는 방법이다(그림 38-2A). 이 술식은 최근에는 거의 시행하지 않는 방법이다. 보조적 동소성 부분 간이식*auxiliary partial orthotopic liver transplantation; APOLT*은 환자 왼쪽 또는 오른쪽 간의 일부를 절제하고 그 자리에 절제된 공여자의 간을 이식하는 술식이다(그림 38-2B). 물론 공여자는 뇌사자일 수도 있고, 한쪽 간만 사용하기 때문에 생체간이식도 가능하다. 이 술식에서 가장 중요한 것은 문맥혈을 두 간에 적절히 가게 하는 것이다. 환자의 본래 간에 간경변증 변화가 없는 경우에는 문맥혈이 환자 본래의 간으로 많이 가고 이식 간으로는 적게 가는 경우가 많다. 따라서 수술 후 환자 본래의 간으로 가는 문맥을 결찰하거나 직경을 줄이

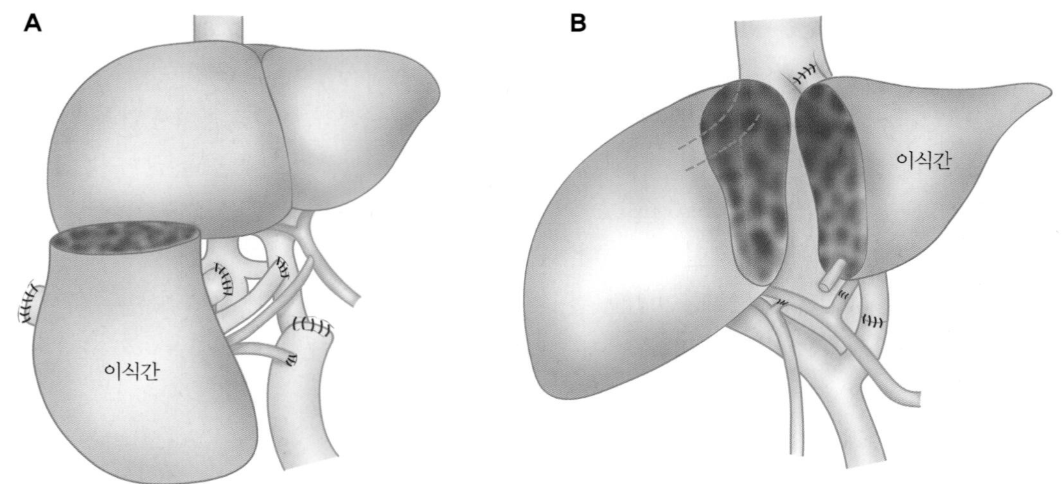

그림 38-2. 보조간이식 A. 이소성, B. 동소성

는 조작을 하기도 하고, 최근에는 환자 본래의 간으로 가는 문맥혈을 이식할 당시 절단함으로써 우수한 성적을 보고하고 있다.

Ⅱ 간이식 적응증

간이식의 적응증(표 38-3)은 질환 비특이 기준과 질환 특이 기준으로 나눌 수 있다.

1. 질환 비특이 기준

이식을 받기 위한 대기자 명단에 들 수 있는 최소기준은 환자가 1년을 생존할 가능성이 90% 이하일 경우이다. 그러나 간이식의 성적이 향상됨에 따라 예외적인 규정이 있을 수 있다. 즉 생활의 질적인 면을 고려해야 되는데, 예를 들어 원발성 담즙정체성 간경변증의 경우 다른 간기능은 양호하나 심한 가려움증으로 생활을 제대로 할 수 없는 경우에도 시행할 수 있다. 일반적으로 간경변증이 있는 환자의 생존은 Child 등급과 관련이 있다. Innsbruck 대학에서 15년간 620명의 환자를 연구한 바에 의하면 Child 등급 A 환자의 1년 및 5년 생존율은 각각 95% 및 75%였다. 그러나 복수, 황달, 정맥류 출혈 및 간성 뇌증 등 간부전의 소견이 나타나면 예후는 급격히 나빠진다. 간부전의 소견이 없는 간경변증 환자의 5년 생존율은 91%이나 상기한 간부전의 소견이 발생할 경우에는 50% 정도이다. 복수나 정맥류 출혈과 같은 간부전의 증상이 발생하면 약 20%의 환자가 1년 이내에 사망한다. 다른 연구에 따르면 간부전의 소견이 없는 간경변증 환자의 평균 생존기간은 8.9년이나 간부전 소견이 나타나면 약 1.6년을 생존하게 된다. 요약하면 Child 등급이 B 이상인 경우 예상 1년 생존율이 90% 이하인 것으로 판단되어 최소기준을 만족한다.

표 38-3 간이식의 대상이 되는 질환

성인 질환	간경변증	알코올성 B형간염, C형간염 자가면역 기타
	원발성 담즙정체성 간질환	
	전격성 간부전	
	대사성 질환	
	악성 종양	
소아 질환	담관폐쇄	
	전격성 간부전	
	대사성 질환	
	간경변증	
	악성 종양	

복수가 있는 환자의 25%에서 자발성 세균성 복막염 *spontaneous bacterial peritonitis; SBP*이 1년 내에 발생한다. 자발성 세균성 복막염이 없는 환자에서는 1년 생존율이 66%인 데 비해 자발성 세균성 복막염이 일단 발생하면 1년 생존율은 38%이다. 간신증후군은 복수가 발생한

후 1년에 18%, 3년에는 39%에서 발생하는데, 예후가 좋지 않아 간신증후군의 발생 후 평균 생존기간이 1.7주밖에 되지 않는다. 정맥류 출혈은 간경변증 환자에서 10년 내 40% 이하에서 발견되는데 치료에 따라서 예후가 많이 달라지지만, 한 연구에서 경정맥 간내 문맥전신 단락술*transjugular intrahepatic portosystemic shunt*; *TIPS*로 치료한 경우 1년 생존율이 87% 정도였다. 문맥압항진증으로 인한 위장관 출혈이 있는 경우나 복수 및 자발성 세균성 복막염이 있는 경우에는 Child 등급에 관계없이 최소 기준에 든다.

2. 질환 특이 기준

만성 B형 또는 C형 간염, 자가면역질환에 의한 말기 간질환의 경우는 질환 특이 기준이 달리 필요하지 않고 상기한 일반적 기준을 따르면 되나 그 밖의 질환의 경우 질환에 특수한 기준이 필요하다.

(1) 전격성 간부전

전격성 간부전(과거에 간질환이 없던 환자로서 증상 발현 후 8주 안에 간성 뇌증 발생) 환자의 간이식 대상자로서의 최소 기준은 원인에 관계없이 2등급 간성 뇌증이 시작된 경우이다. 그러나 이런 환자도 간이식을 받지 않고 회복할 수 있다. 따라서 간이식의 조건이 맞더라도 꾸준히 적절한 처치를 하고 간기능의 회복 여부를 추적해야 한다. 자세한 간이식 기준은 표 38-4에 정리되어 있다.

표 38-4 전격성 간부전에서 응급 간이식의 적응증[Modified King's College criteria(Bernal et al. 2010, Lancet; O'Grady et al. 1989, Gastroenterology)]

아세트아미노펜 중독	적절한 수액보충 후 동맥혈 pH<7.30 또는	
	다음 중 둘 이상에 해당	프로트롬빈시간(INR)>6.5
		크레아티닌≥300μmol/L (3.4mg/dL)
		간성뇌증 Ⅲ/Ⅳ 등급
아세트아미노펜 중독 이외의 경우	PT INR>6.5를 동반한 간성뇌증(등급에 상관없음) 또는	
	다음 중 세 가지 이상에 해당	프로트롬빈시간(INR)>3.5
		혈청 빌리루빈≥300mmol/L (17.5mg/dL)
		나이<10세 또는 >40세
		원인(특이체질 약물반응, 비바이러스성 간염)

아급성 간부전(과거에 간질환이 없던 환자로서 증상이 시작한 후 8주 이상에서 3개월 또는 6개월 이하에 간성 뇌증이 발생한 경우) 환자는 높은 사망률을 보이기 때문에 결국 간이식의 대상이 되는 경우가 많다.

(2) 알코올성 간질환

일반적인 만성 간질환 환자의 기준이 적용될 수 있으나, 이런 환자에서는 간이식 후 알코올을 다시 섭취하는 것이 문제가 된다. 따라서 많은 센터에서 간이식의 대상자가 되기 전 6개월간 알코올을 섭취하지 않았다는 기록을 중요시하고 있으나, 수술 후 다시 알코올을 섭취하지 않을 중요한 지표라는 데는 이견이 많다.

(3) 만성 담즙정체성 간질환

만성 담즙정체성 간질환은 원발성 담즙정체성 간경변증과 원발성 경화성 담관염이 주요 질환이며, 이 두 질환의 경우 예후를 측정할 수 있는 공식(Mayo model)이 있어서 예측 생존율을 토대로 간이식 대상자를 정할 수 있다.

Child 등급 B 이상(담즙정체성 질환이 있는 경우 빌리루빈 수치는 다른 기준을 적용하여 교정해야 함) 또는 문맥압항진증에 의한 위장관 출혈이 있을 경우 대상자가 되는 것은 일반적인 만성 간질환과 같고, 여기에 공식에 의한 생존율 계산에서 1년간의 사망률이 10%를 넘을 경우 대상자가 될 수 있다.

(4) 악성 종양

림프절이나 문맥 또는 다른 장기에 전이가 없음을 정밀히 조사하고 나서 종양이 간내에 국한되어 있다면 종양의 크기나 개수에 관계없이 간이식 대상자가 될 수 있다. 대상이 되는 종양으로는 간세포암종, 간모세포종 및 일부의 담관세포암과 신경내분비 종양이다. 그러나 간이식 대상자로 등록하기 전에 종양의 절제 가능성을 반드시 먼저 고려해야 한다. 간세포암종이 현재 발견되지 않았더라도 위험성이 높을 경우에는 대상자가 될 수 있다는 견해가 있다. 예를 들어서 간경변증 환자에서 알파태아단백*α-fetoprotein*이 지속적으로 상승할 경우에는 간이식의 대상이 될 수 있다.

(5) 기타

Budd-Chiari 증후군 환자에서는 문맥압항진증을 막는 치료가 우선되어야 한다. 따라서 치료가 실패하거나 간경변증이 확실하거나 전격성 간부전의 형태일 경우에 간이식 대상이 된다. 윌슨병의 경우는 전격성 부전일 경우 일순위로 간이식 대상자가 될 수 있다. 그 밖에 상기한 일반적 기준을 적용할 수 없는 질환이 있다. 다낭성 간질환, 유전성 옥살산증, 낭성 섬유화증, 포르피린증, 가족성 아밀로이드증 등이다.

(6) 소아에서의 간이식 적응증

서양에서는 소아 간이식 대상의 절반 이상(55%)이 담도폐쇄증*biliary atresia*이다. 물론 Kasai 수술*portoenterostomy*이 아직도 담도폐쇄증의 첫 번째 치료방법이고 담즙배출이 성공적으로 되면 간기능이 보존되고 장기간 생존할 수 있지만, 생후 3개월 이후에는 Kasai 수술로 완치되기 어렵다. 간부전이 나타나 성장하지 않는 경우 간이식 대상이 된다. 그러나 영아기의 이식 성적이 향상되면서 일반적인 간이식 적응증에 따라 조기에 이식을 하는 것이 최근이 추세이다. 그 밖에 13%가 대사성 질환이고 약 10%가 전격성 간부전이다.

Ⅲ 간이식 금기증

의학의 발달로 인해 금기증이 점차 축소되고 있다. 사실 절대적 금기증은 없다고 할 수 있으나, 다음과 같은 경우는 간이식을 신중히 고려해야 한다.

① 현재 지속되는 알코올이나 약물 남용의 상태
② 간외에 암이 있는 경우(피부암과 같이 예후가 좋은 암인 경우는 예외)
③ 조절이 되지 않는 감염 또는 패혈증
④ 환자의 상태가 간이식 수술을 견뎌낼 수 없을 때(진행된 심폐질환 등의 경우)
⑤ 선천성 면역결핍증*AIDS* 환자(HIV 양성인 경우 과거에는 절대적 금기였으나, 최근 선택적으로 간이식이 시행되고 있음)

Ⅳ 면역억제제

간이식에 사용하는 면역억제제는 주로 신장이식에서 사용하던 경험을 바탕으로 사용되었다. 신장이식과 마찬가지로 간이식 역사 초기에는 주로 아자티오프린*azathioprine*과 스테로이드를 중심으로 사용하였다. 그 후 사이클로스포린*cyclosporine*이 등장하면서 간이식의 성적이 향상되기 시작하였고, 몇 년 전부터는 타크로리무스*tacrolimus*가 등장하여 사이클로스포린과 함께 간이식에서 가장 흔히 사용되는 약물이 되었다. 그 후 mycophenolate mofetil(MMF)이 등장하여 아자티오프린 대신 첨가하여 사이클로스포린이나 타크로리무스의 용량을 줄이고 부작용을 줄이면서 더 강력한 면역억제기능을 유도하기도 한다. 최근에는 타크로리무스, MMF, 스테로이드를 중심으로 한 삼제요법이 많이 쓰이고 있다.

Ⅴ 질환별 간이식의 성적

1. 급성 간부전

보존적 치료만으로는 사망률이 50% 이상인 경우가 흔한데, 여러 가지 원인으로 유발될 수 있으며 원인에 따라서 예후가 달라진다. 예후가 좋은 경우는 A형간염과 아세트아미노펜에 의한 간부전의 경우이다.

소수의 환자에서는 저절로 좋아지는 경우가 있으나, 일반적인 임상증상이나 검사 결과로는 그런 환자군을 구별할 수 없다. 1989년 O'Grady 등에 의해 고안된 King's College Liver Unit의 기준으로 간이식 대상자를 구별하고 있다(표 38-4).

2. 만성 바이러스성 간염

만성 B형간염 환자에서의 간이식은 항B형간염 면역글로불린*hepatitis B immune globulin; HBIG*을 사용함에 따라 이제는 성적이 다른 질환의 환자에 비해 뒤지지 않거나 더 우수하다. 초기에는 HBIG를 소량 사용하였고, 따라서 B형간염바이러스 E항원*Hepatitis B virus E antigen; HBeAg*이나 HBV DNA가 있는 환자에서는 B형간염이 재발하였다. 그러나 HBIG를 고용량으로 사용하면서 대부분의 환자에서 재발을 막을 수 있었다. 최근에는 여러 항바이러스제제가 등장하면서 항바이러스제제를 수술 전 HBV DNA가 양성인 경우 수술 전부터 사용하고 수술 후에도 HBIG와 병행 사용하여 더 좋은 성적을 보여주고 있다. 아직까지 HBIG 또는 항바이러스제제의 병행투여 및 단독투여에 대한 확실한 결론이 없고, 언제까지 투여해야 하는지, 얼마가 anti-HBs의 적정 역가인지 확실히 모르고 있다.

이에 비해 만성 C형간염은 현재로서는 적절한 예방법이 없다. 대부분의 환자에서 간이식 후 바로 C형간염이 재발한다. 재발 양상이 사람마다 상당히 다른데, 이것은 간이식 전 바이러스혈증의 정도, 공여자 나이 및 간의 상태, 좀 더 나쁜 병원성의 유전자 형태(genotype 1b), 강한 면역억제제 등의 요소에 의해 달라진다고 생각되고 있다. 최근 간이식 후 재발한 환자에서 페그인터페론*pegylated interferon*과 리바비린*ribavirin*의 병합요법이 표준치료로 받아들여지고 있으며, 최근 개발되고 있는 직접 작용 항바이러스제*direct acting antiviral agents; DAA* 단독 혹은 병합 요법에 대한 연구가 진행 중이다. 적극적인 치료로 일부 환자에서는 지속적인 바이러스 음전을 가져온다는 보고들이 있다.

3. 간세포암종

간이식이 시행된 초기에는 간이식 자체의 성적이 나빴기 때문에 간절제를 할 수 없는 간세포암종이 간이식의 대상이 되는 경우가 많았다. 간세포암종 환자의 간이식은 일반적인 간세포암종의 치료법인 간절제에 비해 이점이 있다. 간이식은 대부분의 간세포암종 환자에 동반되어 있는 간경변증이나 만성 간질환을 없애고 새로운 간으로 대체하여 간기능을 회복시킬 뿐만 아니라 새로 발생되는 간세포암종의 재발을 막을 수 있다. 그러나 초기의 간세포암종 환자의 간이식 성적은 5년 생존율이 18%밖에 되지 않았다. 초기에는 종양의 크기가 크거나 혈관 침범 등 절제가 불가능한 간세포암종을 대상으로 간이식이 시행되었기 때문이다. 따라서 간세포암종에서의 간이식은 한때 금기로 생각될 정도였다. 그러나 수술 전 발견되지 않았던 크기가 작은 우연성 간세포암종이 수술 후 절제된 간의 병리검사로 발견되고, 간 이식의 예후가 다른 질환의 간이식과 비교하여 뒤떨어지지 않았기 때문에 점차 작은 간세포암종에서의 효용성이 부각되었다. 1996년에 Mazzaferro가 발표한 연구에서 5cm 이하의 단일결절이거나, 3cm 이하의 3개 이하 결절의 간세포암종 환자에서 간이식을 시행하였을 경우 5년 생존율이 75%로 간세포암종이 없는 환자의 생존율과 비슷하다고 보고하여 이를 Milan criteria라고 하였고, 여러 나라에서 뇌사자간이식의 적용기준으로 삼고 있다. 그러나 최근 들어 UCSF 척도(2002년) 등 확대된 기준들이 제시되고 있으며, 한국을 비롯한 아시아 여러 센터에서는 생체간이식에 좀 더 확대된 기준이 적용되고 있다.

그림 38-3은 간이식을 시행받은 54세 남자의 수술 전 CT 소견으로, 4.5cm 크기의 단일결절이 4분절에 보인다. B형간염 환자로 간경변증을 동반하고 있으며, Milan

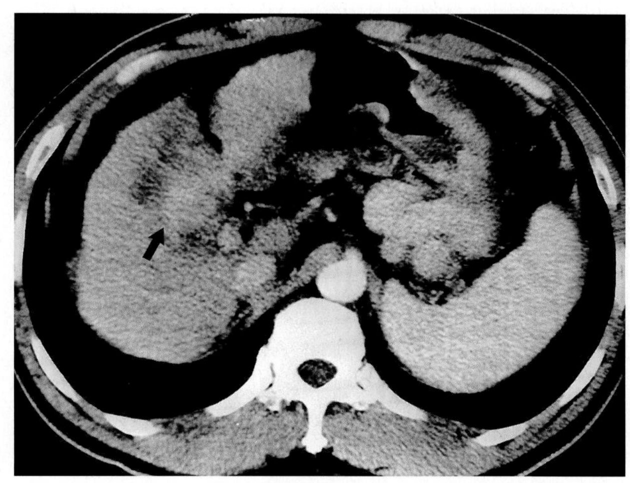

그림 38-3. 복부 전산화단층촬영상 간의 4번 분절 부위의 동맥상에서 조영되는 4.5cm 크기의 종양이 관찰된다.

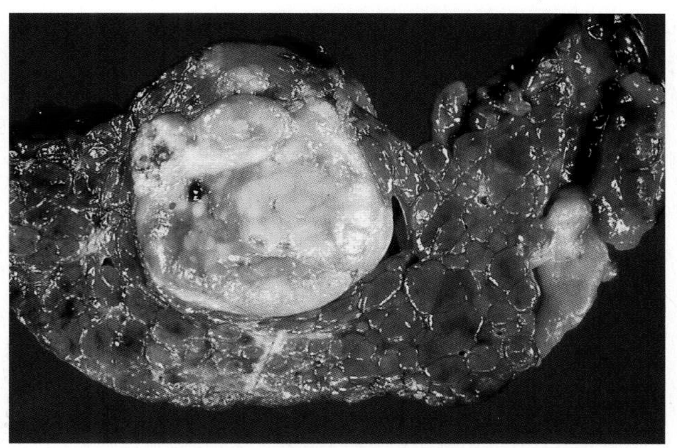

그림 38-4. 떼어낸 간의 단면으로 경계가 좋은 종양이 관찰되고 주변 간에는 경변성 변화가 관찰된다.

criteria에 속하는 경우로, 이 경우 이식 후 재발률은 5~10%이고, 생존율은 간세포암종이 없는 환자들의 간이식 성적과 유사하다. 그림 38-4는 떼어낸 간의 단면을 보여준다.

참고문헌

1. 김선회, 서경석. 간담췌외과학, 제3판. 의학문화사, 2013:574-614
2. Yi NJ, Lee KW, Suh KS, et al. Transplantation techniques unique in pediatric liver transplantation. L Korean Soc Transplant 2011;25:155-164
3. Blumgart's Surgery of the Liver, Biliary Tract, and Pancreas 5th ed. Saunders: Philadelphia, 2012:1662-1673
4. Burnal W, Auzinger G, Dhawan A, et al. Acute live failure. Lancet 2010;376:190-201
5. Busuttil RW, Goss JA. Split liver transplantation. Ann Surg 1999;229:313-321
6. Chalasani N, Manzarbeitia C, Ferenci P, et al. Peginterferon alfa-2a for hepatitis C after liver transplantation: two randomized, controlled trials. Hepatology 2005;41:289-298
7. Chenard-Neu MP, Boudjema K, Bernuau J, et al. Auxiliary liver transplantation: Regeneration of the native liver and outcome in 30 patients with fulminant hepatic failure-A Multi-center European Study. Hepatology 1996;23:1119-1127
8. Dickson ER, Murtaugh PA, Wiesner RH, et al. Primary sclerosing cholangitis: refinement and validation of survival models. Gastroenterology 1992;103:1893-1901
9. Fattovich G, Giustina G, Degos F, et al. Morbidity and mortality in compensated cirrhosis type C: a retrospective follow-up study of 384 patients. Gastroenterology 1997;112:463-472
10. Langnas AN, Marujo WC, Inagaki M, et al. The results of reducedsize liver transplantation, including split livers, in patients with end-stage liver disease. Transplantation 1992;53:387-391
11. Lucey MR, Carr K, Beresford TP, et al. Alcohol use after liver transplantation in alcoholics: a clinical cohort follow-up study. Hepatology 1997;25:1223-1227
12. Markowitz JS, Martin P, Conrad AJ, et al. Prophylaxis against hepatitis B recurrence following liver transplantation using combination lamivudine and hepatitis B immune globulin. Hepatology 1998;28:585-589
13. Mazzaferro V, Regalia E, Doci R, et al. Liver transplantation for the treatment of small hepatocellular carcinomas in patients with cirrhosis. N Engl J Med 1996;334:693-699
14. Mirza DF, Mohamed R, Mutimer DJ, et al. Timing and candidacy for transplantation in acute liver failure: the European experience. Liver Transpl Surg 1995;1:182-186
15. National Institutes of Health, Consensus Conference statement on liver transplantation: June 20-23, 1983. Hepatology 1984;4(suppl):S107-S110
16. O'Grady JG, Alexander Gj, Hayllar KM, et al. Early indicators of prognosis in fuliminant hepatic failure. Gastroenterology 1989;97:439-445

chapter 39

간이식 후의 관리

이광웅

- 간이식 후 환자 관리에는 이식 대상 환자들의 개별적인 특성과 이식 수술 후 생리적 변화, 면역억제제에 대한 이해 및 이식 후 발생하는 만성 질환의 조절이 중요하다.
- 간이식 후 이식편의 기능은 이식편의 질, 적출과 저장상태 및 수혜자 요인 등에 의해 결정된다.
- 이식 후 면역억제제는 칼시뉴린 저해제*calcineurin inhibitor; CNI*를 근간으로 하며 mycophenolic acid 또는 스테로이드를 병합 사용한다.
- 스테로이드 저항성 거부반응의 치료와 면역유도요법을 위해 생물학적 제제를 사용할 수 있다. Mammalian target of rapamycin(mTOR) 억제제는 CNI 사용에 따른 부작용을 줄이기 위해 사용되며, 간세포암종의 증식을 억제하는 효과가 보고되어 진행성 간세포암종 환자에서 이식 후 사용이 늘고 있다.
- 간이식 후 급성 거부반응은 이식편이나 환자의 생존율에 별다른 영향을 미치지 않으나, 만성 거부반응은 약 5% 미만의 환자에서 발생하며 이식편의 소실을 초래할 수 있다.
- 간이식 후 발생하는 대사증후군, 심혈관계 질환과 같은 만성 질환 및 악성 종양은 간이식 환자의 후기 사망률에 큰 영향을 미치므로 고위험 환자들의 조기선별 및 치료가 중요하다.

Ⅰ 간이식 후 환자 관리

1. 이식 후 초기 평가 및 관리

(1) 신경학적 기능

수술 후 환자의 의식상태, 뇌신경 반사 및 운동, 신경기능 등 신경학적 기능을 우선 평가해야 하며, 이는 전격성 간부전으로 수술받은 수혜자의 경우에서 특히 중요하다. 자발적 호흡의 시작은 환자가 마취에서 회복되고 뇌간 기능이 정상적이라는 중요한 징후이다. 간이식 환자의 30%에서 신경학적 문제가 발생하며, 그중에서도 수술 후 섬망, 불안장애, 우울증 등이 흔하므로 중환자실에서의 집중적인 치료가 요구된다. 간이식 환자들은 니코틴, 알코올, 주사제제 및 항우울증제 등의 약물을 남용한 경우가 많으며 뇌전증이나 낙상에 의한 대뇌 출혈의 과거력이 있을 수 있다. 또한 간성 뇌증이나 신부전을 동반한 요독성 뇌증 등이 동반되기도 한다. 뇌졸중의 위험도 역시 일반 수술에 비해 높다. 저나트륨혈증을 가진 환자는 뇌교 중심부 수초용해증*cerebral pontine myelinolysis*의 위험이 있어 주의를 요하며, 전격성 간부전 환자는 뇌 내압이 상승되어 있으므로, 뇌압을 떨어뜨리는 조치가 필요한 경우도 있다. 타크로리무스*tacrolimus*와 사이클로스포린*cyclosporine*과 같은 칼시뉴린 저해제*calcineurin inhibitor; CNI*는 혼수에서 인지장애 및 섬망에 이르기까지 신경학적 부작용이 있다. 따라서 신경학적 증상이 동반되어 있으면 신경학적 증상이 호전될 때까지 CNI 사용을 연기하기도 한다. 수술 후 섬망의 경우 항정신병 약물을 통한 적극적인 치료가 효과가 있다.

(2) 호흡계 기능

간이식을 하는 모든 환자들은 스크리닝 검사로 폐활량 측정을 한다. 폐의 구조적인 질환이 있거나 만성 폐쇄성 폐질환(FEV1<50%)이 있는 경우 이식이 추천되지 않는다. 간에 의한 이차적 늑막 삼출, 폐 허탈, 의인성 기흉 및 복수에 의한 제한성 환기 저하 등의 가역적인 폐질환들은 흉부 X-ray에서 관찰이 용이하며 중재시술을 포함한 적극적 치료를 해야 한다. 이식 후 호전되지 않는 늑막 삼출이 있는 환자는, 특히 경도의 이식편 기능 이상이 동반된 경우 우측 심장 기능과 폐동맥압의 검사가 필요하다. 간폐증후군은 간기능 이상이나 문맥압항진증과 가스 교환의 이상, 폐혈관의 단락*shunt*이 동반될 때 진단되며 심초음파나 폐관류 스캔이 도움이 된다. 간폐증후군을 가진

경우 중환자실 재원기간(평균 4일) 및 입원기간(평균 39일)이 늘어나며, 인공산소공급을 끊는 데 걸리는 시간이 평균 4.5개월이다. 이식 후 인공호흡기의 조기 이탈(가능하다면 수술장에서)이 환자의 예후를 향상시킨다. 하지만 이식 전 중환자실에서 치료받던 환자들은 기존에 기계 환기를 하고 있었고 동시에 근육량이 감소되어 있기 때문에 장기간 기계환기를 할 위험이 있다. 5~7일 이상 기계환기가 필요한 경우 기관절개술을 고려해야 한다. 혈액응고 장애가 있는 이식 환자에서 기관지경 보조하에 경피적 확장식 기관절개술을 하는 것이 안전하다는 보고가 있다. 일시적인 심한 폐부종은 수혈 관련 폐손상에 기인하는데, 수혈제제에 있는 항중성자 혹은 항HLA항체 때문에 발생한다. 이 경우 다른 질환과의 감별이 필요하며 경우에 따라서는 체외막 산소공급이 필요하기도 하다.

(3) 순환계 기능

심장 위험도를 분류하기 위해 도부타민 스트레스 심초음파를 통해 이식 전 심장 상태를 평가하거나 심근 신티그래피를 이용하여 관상동맥협착 유무를 검사하며, 스크리닝 검사에서 이상이 있을 때 심장 내과 협진이 필요하다. 간질환이 있는 환자에서 비알콜성 지방간염, 관상동맥질환의 과거력, 무증상의 말초혈액질환, 고혈압, 당뇨병, 고지혈증, 50세 이상 및 비만 등은 심혈관계 질환의 주요 위험인자이다. 스트레스검사에서 양성이나 카테터검사에서 음성인 경우 수술 후 사망률이 높아 특히 주의해야 한다. 심장 상태가 안 좋은 경우 출혈이나 패혈증 시 심근기능 저하나 불충분한 심장 예비력을 보인다. 기본적으로 이식 환자들은 높은 심박출량, 낮은 전신혈관저항 및 만성 염증 상태를 보인다. 간이식이라는 술기는 심근의 산소요구량의 다양한 변화를 초래하는 심한 신체적 스트레스이며, 정상 스트레스 검사 소견과 50% 미만의 협착을 가진 환자에서 플라크의 파열이나 관상동맥혈전증 등이 발생할 수 있다. 보고에 따르면 이식 후 혈관폐쇄에 의한 심근경색은 30%에서 나타난다. 이식 후 중환자실에서 낮은 심박출량의 대부분은 우측 심장 기능이상을 동반하거나 동반하지 않은 수술 후 폐동맥고혈압과 관련되어 있다. 이런 상태는 이식편의 동맥저관류, 정맥울혈과 기능이상 및 낮은 심박출량에 따른 혈역동학적 문제를 초래하기 때문에 문제이다. 일부 병원에서는 폐동맥고혈압이 35mmHg 이상인 경우 수술을 금한다. 수술 중 epoprostenol과 흡입 질소를 이용한 혈관확장과 제한적 수액요법은 재관류 시 심폐혈류를 향상시키고 우측 심장부전을 피하는 데 도움이 되며, 수술 후 중환자실에서도 이러한 치료는 지속되어야 한다. 핍뇨가 있으면 콜로이드 수액 투여를 통해 보충해줄 수 있으나, 반응이 없을 경우 중심정맥압, 소변량 및 폐동맥쐐기압을 관찰하면서 과다한 추가적인 수액투여를 피해야 한다.

(4) 신장 기능

이식 후 급성 신부전의 빈도는 연구에 따라 27~67%로 다양하며 이식 전 신장기능 부전이 가장 중요한 위험인자이다. 이식 전 간신증후군과 급성 세뇨관 괴사에 의한 급성 신손상을 만성 신질환과 감별하는 것은 어려우며 초음파, 소변 전해질 및 침강 검사, 조직검사 등이 도움이 된다. 이식 전 8주 이상의 혈액투석을 한 경우 신이식을 함께하는 것이 추천된다. 수술 후 신독성이 있는 약제는 피해야 하며, 프로스타글란딘 E1이나 수술 중 이뇨제, N-아세틸 시스테인, 탄산수소나트륨 및 페놀도팜의 사용이 신기능 보호에 효과가 있는지는 논란이 있다. 수술 후에는 재수술을 줄이고 감염을 조기에 발견하는 것이 중요하며 CNI의 사용을 다른 기타 면역억제제와의 조합을 통해 줄이는 것이 도움이 된다. 간이식이 간신증후군을 교정함에도 불구하고 이식 전 이미 많은 환자에서 신기능이 손상되어 있어 일시적인 신대체요법이 필요한 경우가 많다. 많은 환자에서 이식 후 신기능이 호전되며 일부에서 장기간 신부전이 지속되는 경우가 있다. 신대체요법이 필요하다면 체액 과다나 고칼륨혈증이 생기기 전 조기에 시작해야 하며 수술 중 신대체요법에 대해서는 아직 논란이 있다.

(5) 혈역동학적 변화

혈청 알부민 수치가 2.5mg/dL 이하인 경우 알부민을 혈량 증량제로 사용할 수 있다. 칼슘, 마그네슘, 인 수치는 이식 초반에는 매일 측정해야 되고 치료가 필요하면 더 자주 측정해야 한다. 이식 전부터 존재하던 저나트륨혈증을 너무 빨리 교정하면 뇌교 중심부 수초용해증을 유발할 수 있으므로 혈청 나트륨 수치를 빠르게 교정해서는 안 되며, 125~130mEq/L로 유지한다. 이식 후 30,000/μL에서 60,000/μL 사이의 저혈소판혈증은 복강 내 출혈이나 정맥관 삽입 부위, 위장관 또는 비뇨생식기에서의 출혈이 없다면 허용될 수 있다. 20,000/μL 이하의 저혈소판혈증에서 혈소판 수혈의 결정은 간동맥의 상태, 간동맥 혈전의 위험도와 외과의사의 지혈에 대한 확신의 정도에 의해 이루어진다. 혈소판이 감소되어 있는 환자들은 자발적 뇌출혈의 위험도가 증가하므로 철저한 혈압조절이 필요하다. 일단 혈소판이 수혈되면 수혈 1시간 후와 다음 날 혈소판 수치를 측정하여 반응을 관찰해야 한다. 생명을 위협하는 저혈소판혈증에서 비장절제가 도움이 될 수 있으나, 비장절제 후 심각한 감염의 발생이 문제 될 수 있으므로 선택적으로 시행해야 한다. 심한 저혈소판혈증 시에는 배액관 제거나 침습적 검사는 연기되어야 한다.

(6) 감염

이식 후 간이식 환자의 2/3가 최소 한 번의 감염을 경험하게 되며 발견 시 종종 파급되어 있거나 진행된 경우가 있다. 이러한 감염의 심각도와 증상은 매우 폭넓고 다양하며 종종 거부반응의 증상과 유사하고, 진정한 감염과 단순한 집락 형성의 감별도 매우 어렵다. 임상 소견은 면역억제제에 의해 약화되어 종종 진단이 지연되기도 한다. 질환은 균의 독성이 비교적 낮아도 진행이 빠른 경우가 종종 있다. 모든 주요 감염은 감수성 검사가 필요하며 빠른 진단과 치료를 요하는 경우가 많다. 이식 후 시간의 경과에 따라 발생하는 주요 감염이 다르며 이에 따른 치료 또한 다르다(표 39-1).

간이식을 받는 환자는 진단되지 않은 선행감염이 있을 수 있기 때문에 이식 전 모든 항생제 및 균 배양 검사를 시행해야 한다. 담즙 정체성 간질환이 있거나 재이식을 해야 하는 고위험군 환자들은 수술 중 담관의 절단면에서 배양검사를 하는 것이 추후에 항생제를 사용함에 있어 도움이 된다. 수술 중 무간기에 발생하는 간문맥압 상승 등이 유발하는 균 전위*bacterial translocation*가 균혈증의 가능한 원인이기 때문에 일부에서는 수술 전후 예방적으로 비흡수성 항생제 치료를 제안하고 있다. 같은 맥락에서 이식 후 유산균과 섬유질을 공급하는 조기 경장영양이 균 감염률을 감소시킨다는 보고가 있다. 깊은 수술 공간 감염*deep surgical space infection*과 담도계 감염 또한 흔한 균 감염의 원인이다. 일반적으로 모든 잠재된 감염 부위를 관찰하고 가능하다면 배액해야 한다. 만약 영상검사나 배양검사에서 감염원을 찾지 못할 경우 진단적 수술을 고려해야 한다. 감염 혹은 패혈성 쇼크 시 면역억제제 사용에 대한 지침은 정립되지 않았으나 심한 패혈증에서는 감량이 필요하다. 이식이 아닌 일반 수술 후 진균 감염의 위험은 5% 미만이나 간이식 후 감염률은 이보다 높은 편이며 장천공이나 담즙누출 시에는 위험도가 더 높아져 항진균제의 투여가 필요하다. 진균 감염의 대부분은 칸디다 종에 의해 일어난다. 급성 간부전, 재이식, 다량의 실혈, 급성 신부전, 혈액투석이 필요한 경우 및 합병증에

표 39-1 이식 후 시기별 감염질환

<table>
<tr><th>시기(이식 후)</th><th colspan="2">주요 감염인자</th></tr>
<tr><td rowspan="4">1개월 이내
(병원성 혹은 술기적 요인)</td><td>항생제 내성 균의 감염</td><td>MRSA, VRE, Candida(non-albicans)</td></tr>
<tr><td colspan="2">흡인, 카테터 감염, 상처 감염, 문합부 누출 및 허혈, C. difficile</td></tr>
<tr><td>공여자 관련 감염</td><td>HSV, LCMV, rhabdovirus, West Nile virus, HIV, Trypanosoma cruzi</td></tr>
<tr><td>수혜자 관련 감염</td><td>Aspergillus, pseudomonas</td></tr>
<tr><td rowspan="3">1~6개월
(잠복감염의 활성화)</td><td>Pneumocystitis carinii, CMV 및 HBV에 대한 예방을 하는 경우</td><td>C. difficile 장염, 신질환, Polyomavirus BK, HCV, Adenovirus, influenza, Cryptococcus neoformans 및 Mycobacterium tuberculosis 등의 감염</td></tr>
<tr><td colspan="2">문합부 관련 합병증</td></tr>
<tr><td>Pneumocystitis carinii, CMV 및 HBV에 대한 예방을 하지 않는 경우</td><td>Pneumocystitis, herpesvirus(HSV, VZV, CMV, EBV), HBV, listeria, nocardia, Toxoplasma, strongyloides, leishmania 및 Trypanosoma cruzi 등의 감염</td></tr>
<tr><td rowspan="3">6개월 이후
(지역사회 획득)</td><td colspan="2">지역사회 획득 폐렴, 요로계 감염</td></tr>
<tr><td colspan="2">Aspergillus, 비전형적 곰팡이, 진균류, nocardia, rhodococcus 등의 감염</td></tr>
<tr><td>후기 바이러스 감염</td><td>CMV(장염과 망막염), HBV, HCV, HSV 뇌수막염, 지역사회 획득(SARS, West Nile virus), JC polyomavirus(진행성 다초점성 뇌백질병증), 피부암, 이식 후 림프 증식성 질환</td></tr>
</table>

대한 재수술이 필요한 경우에는 진균 감염의 위험이 높아 예방적 항진균제의 사용을 권고한다. 대부분 항진균제 중 fluconazole을 사용하며 진균 감염은 이식 후 1달 후에 발생하므로 예방적 투여는 2~6주 동안 지속해야 한다.

(7) 수술 합병증

간동맥혈전증은 2~3%에서 나타나는 가장 흔한 혈관계 합병증으로 소아에서 더 많으며 재이식의 가장 흔한 원인이기도 하다. 간동맥 혈전이 발생하면 30%의 환자에서는 전격성 허혈성 간괴사로 인한 급성 간부전으로 진행하여 열, 패혈증, 의식변화, 저혈압 및 혈액응고장애 등이 나타나며 간수치가 수천 이상 상승하게 된다. 이외의 30%의 환자에서는 허혈성 담관손상을 초래하여 간수치의 상승, 백혈구증가증, 담관염 및 간농양을 동반한 패혈증 등이 나타난다. 그러나 그 외 30%의 환자는 증상이 경미하거나 무증상으로 우연히 발견되기도 한다. 그러나 이 경우도 간동맥혈전증이 치료되지 않을 경우 나중에 심각한 문제를 초래하기도 한다. 진단은 대부분 초음파로 이루어지며 선택적 복강동맥 조영술이 확진적이며 CT나 MRI가 이용되기도 한다. 치료는 환자의 임상상태에 따라 수술적 혈전제거술 및 동맥재건술에서 재이식까지 다양하게 이루어질 수 있다. 간문맥혈전증은 드문 합병증으로 임상적으로 간수치 상승 및 이식편 소실을 동반한 전격성 발현, 문맥압항진증, 복수, 간성 뇌증 및 위장관출혈 등이 동반된다. 진단은 초음파로 이루어지며 치료는 재개복 및 혈전제거술이다. 간위 대정맥 문합부에서의 간 혈류의 유출 폐쇄는 이식편의 울혈을 초래하며 지연된 이식편의 기능 및 출혈과 연관된다. 초음파, CT, MRI 등이 진단에 이용되나 정맥조영술과 10mmHg 이상의 협착 전후의 압력차가 확진적 소견이다. 치료로 혈관풍선확장술이나 스텐트삽입술이 이용되나 재협착이 많으며 수술적 교정도 기술적으로 어려워 종종 재이식이 요구되기도 한다. 담도계 합병증은 비교적 흔하여 누출은 1.6~18%, 협착은 3~23%에서 나타난다. 주요 위험인자로는 술기적 문제, 이식편의 허혈 및 면역학적인 요인 등이 있다. 이식 후 지속적인 복통이나 불명확한 열이 있을 경우 조기 담즙누출을 의심해야 한다. 대부분의 누출은 문합부에서 생기며 조기에 나타난다. 대부분 수술적 치료가 필요하나 내시경적 스텐트 삽입술이 성공적이기도 하다. 후기(수술 후 30일 이후) 담즙 누출은 드물지만 후기 협착은 이식 후 가장 흔한 담도계 합병증으로 종종 반복적인 담관염이 동반된다. 문합부 협착의 치료는 내시경적 스텐트삽입술이며 심정지 공여자로부터의 사체간이식 후 종종 보이는 간내 담관의 협착의 경우 더 복잡하고 재이식이 필요하기도 하다.

2. 이식편의 기능 평가

이식편의 기능은 이식편의 질, 적출과 저장상태 및 수혜자 요인 등에 의해 결정된다. 간이식 후 1년 사망률과 관련된 공여자 요인으로서는 공여자의 나이, 인종, 키, 사망요인, 심장사 이후 기증, 냉 허혈시간 및 이식편의 상태 등이 있다. 이식편의 기능 평가는 수술장에서 재관류 직후 담즙의 양과 질을 평가하는 것으로부터 시작된다. 이식편의 부종, 비정상적인 이식편의 색깔 변화, 이산화탄소 과잉 생산, 소변량의 감소, 중심 체온의 하강, 혈역학적 불안정, 또는 저혈당, 고칼륨혈증, 젖산의 증가 등은 부적당한 이식편 기능의 신호들이다. 중환자실로 이송 후 환자의 전반적인 기능의 관찰 및 관리와 더불어 이식된 간의 손상 정도와 간기능의 평가가 동시에 이루어져야 한다. 간세포의 손상 정도는 간효소 수치의 증가로 알 수 있는데, 대개 이식 후 48시간에서 72시간 내에 효소의 활성은 사라진다. 대부분의 경우 AST 수치가 ALT보다 더 높이 올라가고 ALT보다 먼저 정상화된다. 용혈이 있을 경우 ALT 수치와 비대칭적으로 AST 수치가 올라갈 수 있고, 지방간이 심하거나 간의 부분적인 경색 또는 울혈이 있을 경우 간효소 수치가 증가할 수 있다. 어느 정도의 보존 간손상 *preservation injury*은 모든 경우에서 발생하며, 간효소 수치가 1~2일간 상승한 후 서서히 감소하며, 이후 알칼리성 인산분해효소*akaline phosphatase; ALP* 및 감마지티의 상승 등 담즙정체의 임상양상을 보인다. 간손상이 심한 경우 고빌리루빈혈증은 7~12일까지 상승한 후 서서히 호전되며 프로트롬빈시간도 신선냉동혈장의 수혈 없이 호전 양상을 보인다. 프로트롬빈시간이나 혈액응고인자의 주기적 검사를 통해 간기능을 평가하기도 한다. 간의 대사기능은 젖산염의 감소와 적절한 혈당의 유지로 평가할 수 있고 수술 시 재관류 직후 이식편을 만져 보았을 때 부드럽고 재관류가 신속히 이루어지는 것을 보고 알 수 있다. 간의 합성기능은 주로 프로트롬빈시간을 재어서 알 수 있으며,

간의 배설기능은 담즙이 형성되는 것을 보고 짐작할 수 있다. 환자가 중환자실에 도착한 후에는 간성 혼수가 소실되는지, 마취에서 잘 깨어나는지, 충분한 소변량이 나오는지를 관찰함으로써 전반적인 간기능을 평가할 수 있다. 양질의 담즙이 충분한 양으로 나오고 응고장애가 좋아지고 환자가 마취에서 잘 깨어나고 젖산 수치가 감소하게 되면 이식편의 기능이 좋다고 판단할 수 있다.

3. 이식 후 영양요법

간이식을 받는 환자의 절반가량은 영양결핍상태이며, 이는 중환자실 장기 재원의 독립적인 위험요인이다. 가능한 한 이식 후 조기에 경구영양을 시작해야 하며 단백질이 풍부한 식이(1.5~2g/kg/일)가 추천된다. 경구영양이 충분하지 못하면 지체 없이 유문부를 통과시킨 식이관을 통한 영양공급을 고려해야 한다. 글루타민을 함유한 제제들이 간이식을 포함한 중환자의 회복에 도움이 된다. 식이관을 통한 영양공급이 효과적이지 못하면 1주 이내에 비경구영양을 시작해야 한다. 위식도역류질환이나 식도정맥류 출혈이 있던 환자에서는 위궤양에 대한 예방이 필요하다. 프로톤펌프억제제*proton pump inhibitor*가 우선 고려되는 약이며 경구영양이 충분한 경우에는 중단해도 된다. 이식 초기에는 대부분 스테로이드를 사용하기 때문에 혈당 조절을 엄격하게 해야 한다.

Ⅱ 면역억제요법과 거부반응

1. 면역억제요법

(1) 칼시뉴린 저해제*calcineurin inhibitor; CNI*

CNI는 세포 내에서 결합단백(cyclophilin 혹은 FK-506 결합단백)을 활성화시키고 serine/threonine phosphatase activity를 가진 칼시뉴린*calcineurin*의 기능을 방해하여 거부반응을 일으키는 IL-2의 생산과 T 림프구의 활성화를 막는다. 타크로리무스의 기준 용량은 0.1~0.15mg/kg/일(성인 남성 7~10mg/일)로 하루 2회 복용한다. 주사제제가 있으나 위장관에서 빠르게 흡수되므로 대부분 경구 투여한다. 최대 농도는 투약 후 1~3시간에 도달하고 간의 P450 cytochrome계에서 대사되며 반감기는 12시간이다. Cytochrome P450에 작용하는 약제나 간기능이 심하게 손상된 환자는 혈중 약물농도에 따라서 용량조절이 필요하다. 혈중 약물농도는 보통 투약 후 12시간 뒤에 측정하며, 이식 직후에는 강력한 면역억제가 필요하고 이후 서서히 감량하며 첫 90일간은 8~12ng/mL로, 이후 1년까지 5~8ng/mL로, 평생 3~5ng/mL로 유지한다. 사이클로스포린은 약동학적으로 타크로리무스와 비슷하여 빠르게 경구로 흡수되며 간의 cytochrome P450에서 대사된다. 표준 시작용량은 5~7mg/kg/일(성인 남성 350~500mg/일)로 하루 2회 복용한다. 약물농도는 첫 90일간은 200~300ng/mL로, 이후 1년까지 100~200ng/mL로, 평생 50~100ng/mL로 유지한다. 약물 복용 2시간 후에 측정한 혈중 약물농도를 기준으로 용량을 조절하는 것이 약물 독성을 최소화하고 환자의 예후를 향상시

표 39-2 면역억제제의 부작용

약제	당뇨병	고혈압	신독성	지질이상	혈구감소	위장장애	기타
Cyclosporine	+	++	++	++	0	0	다모증
Tacrolimus	++	+	+	0	0	0	탈모
Mycophenolate mofetil	0	0	0	0	++	+	
Mycophenolic acid	0	0	0	0	++	+-	
Sirolimus	0	0	0	++	+	0	간동맥혈전증 외*
Azathioprine	0	0	0	0	+	+	
Corticosteroids	++	+	0	++	0	0	체중증가
Biologic agents	0	0	0	0	+(ALG)	0	

* 상처치유 지연, 단백뇨, 폐렴

킨다는 보고가 있다. CNI의 가장 큰 합병증은 신독성이다(표 39-2). 이는 신동맥 혈관수축으로 인해 일시적으로 사구체 여과율*glomerular filtration rate*이 감소되어 나타나며 약을 감량하면 회복된다. 하지만 장기간의 혈관수축은 비가역적인 사구체 손실, 신장 섬유화 및 신부전을 초래할 수 있다. 사이클로스포린은 타크로리무스에 비해 신부작용이 심하여 만성 신부전의 위험이 더 높다. 따라서 이식 후 신독성을 피하기 위해 CNI의 용량과 농도를 낮추고 비CNI 약물로 전환하며, 신기능이 많이 손상된 경우 이식 직후에는 CNI 사용을 미룬다. 이외에 CNI의 흔한 부작용으로 고지혈증, 당뇨병, 고혈압 등이 있다.

(2) Mycophenolate mofetil(MMF)

MMF는 이전부터 신이식에 사용되었던 약으로, 간이식 환자에서 급성 거부반응을 예방하는 약으로 2000년에 승인되었다. 약은 체내에서 빠르게 흡수되고 가수분해 되어 mycophenolic acid(MPA)라는 활성화된 대사물을 형성한다. MPA는 강력한 가역적인 inosine monophosphate dehydrogenase(IMPDH) 억제제로 guanosine nucleotide의 신합성 경로를 억제한다. 다른 세포들과는 달리 T 및 B 림프구들의 생산은 퓨린의 신합성에 의존하기 때문에 MPA의 면역억제효과는 이와 관련된다. 간이식 환자에서 치료적 약물농도 모니터링이 도움이 된다는 보고가 있으나 실제적으로는 약물 독성이 약물농도와 관련성이 적어 실용화되지 않았다. 따라서 환자들은 일반적으로 최대 가능 용량을 투약하게 된다. 정맥투여 제제들도 있으나 경구투여가 선호되며 일반적으로 하루에 1~2g 투약한다. 최대 혈중농도는 복용 후 1~2시간 후에 도달하며 MPA가 간에서 대사되어 대부분 소변으로 배설된다. 간 및 신 손상 환자에서 용량조절은 드물게 요구된다. MMF의 주요 부작용은 혈구감소증(백혈구감소증, 혈소판감소증, 빈혈)과 구역, 설사 등의 위장관계 증상이다. 이런 문제들은 약물의 용량감량을 통해 호전되나 약을 중단하는 원인이 되기도 하며 실제로 이식 후 1~2년 뒤 42~47%의 환자만이 투약을 지속한다. CNI와 비교해서 MMF의 장점은 당뇨병, 고혈압 및 신독성을 초래하지 않는다는 것이다. 많은 환자에서 MMF의 투여는 CNI의 복용량을 낮추거나 중단할 수 있게 하여 신독성을 줄일 수 있다.

(3) 스테로이드*corticosteroid*

스테로이드는 전통적으로 면역억제요법의 주된 약으로, 순환하는 T 림프구를 줄이고 백혈구와 염증 매개세포의 유착을 억제하여 급성 거부반응을 예방한다. 하지만 부작용으로 인해 최근에는 간이식 환자에서 사용 기간과 양이 줄고 있는 추세이다. 스테로이드 중단 시에도 급성 거부반응의 증가 없이 고혈압, 당뇨병 및 고콜레스테롤혈증을 의미 있게 줄인다는 연구 결과가 보고되었다. 하지만 일부 환자에서는 중단할 수 없으며 특히 어리거나 자가면역성 간질환 및 재발성 급성 거부반응 환자에서 스테로이드 중단은 신중을 기해야 한다.

(4) 생물학적 제제*biologic agents*

Anti-thymocyte globulin(ATG)이 간이식 초기부터 사용되었으며, 최근 여러 T 림프구 혹은 표면 수용체에 대한 항체로 작용하는 여러 생물학적 제제들이 개발되었다. 이 약들은 수일에서 길게는 2주 간격으로 간헐적으로 정맥 주사하며 면역억제 효과는 수 주에서 수개월까지 지속된다. 현재 이 약들은 가격이 비싸고 정맥 주사해야 하므로 만성 면역억제요법에는 사용되지 않는다. 생물학적 제제의 적응증은 스테로이드 저항성 거부반응의 치료와 면역유도요법이다. 현재 ATG(62%)는 OKT3(24%)에 비해 스테로이드 저항성 거부반응의 치료에 가장 흔하게 사용되는 생물학적 제제로 일반적으로 14일까지 사용하며 용량은 거부반응의 정도에 따라 다르나 ATG는 1.5mg/kg/일, OKT3는 5~10mg/일로 시작한다. Cytokine release syndrome은 모든 생물학적 제제에서 나타날 수 있으며 OKT3에서 흔하다. 이는 용해된 T 림프구에서 분비된 사이토카인*cytokine*들에 의해 나타나며 저혈압, 폐부종 및 발열 등이 특징적이다. 이를 예방하기 위해 항히스타민제와 스테로이드의 투여가 효과적이다. 부작용으로 림프구감소증을 또한 초래할 수 있으며 ATG는 용량조절이 필요할 정도의 심각한 혈소판감소증을 초래할 수도 있다. 생물학적 제제인 alemtuzumab, basiliximab, dacilzumab, ALG 등은 고혈압, 당뇨병, 신부전 및 고콜레스테롤혈증을 초래하지 않기 때문에 신독성을 피하기 위해 수술 전후 기간에 면역유도제로 다른 면역억제제제와 함께 사용된다. 최근 10년간 면역유도제로 생물학적 제제들의 사용이 급증하였으며 이는 간이식 수혜자에서 신기능 이상이 증

표 39-3 생물학적 제제의 종류 및 작용기전

생물학적 제제	작용기전
OKT3	CD3 T 림프구 수용체에 대한 단일항체
Thymoglobulin	사람 흉선세포에 대한 토끼 면역글로불린
Basiliximab	IL-2 수용체(CD25)에 대한 단일항체
Daclizumab	IL-2 수용체(CD25)에 대한 단일항체
Alemtuzumab	T 림프구 당단백질 및 CD52에 대한 단일항체

가되었기 때문이다(표 39-3).

(5) mTOR inhibitors

Mammalian target of rapamycin(mTOR) 억제제는 가장 최근에 개발된 면역억제제로 임상적으로 sirolimus(SIR)와 everolimus(EVR)가 사용되고 있다. SIR(상품명: 라파뮨)는 간이식 환자에서 많이 연구되고 사용되고 있으나 EVR는 2010년 이후 임상적으로 사용되기 시작하였다. SIR는 세포 내의 FK 결합단백질에 결합하여 mTOR 경로를 억제하여 림프구 증식을 억제하며 이는 간이식 환자에서 다양한 생물학적 기능에 영향을 미친다. 다른 면역억제제와 달리 SIR는 간섬유화와 종양을 예방하는 효과가 입증되었으며 부작용으로 간동맥혈전증, 상처 합병증 및 고지질혈증 등이 있다. SIR는 경구투여만 가능하며 빠르게 위장관계에서 흡수된다. 초기 loading dose로 6mg이 추천되나 대부분 2mg/일로 시작하며 타크로리무스와 비슷한 적정 혈중농도인 4~12ng/mL를 유지하기 위해 용량을 조절한다. SIR의 대사는 주로 간에서 이루어지며 cytochrome P450 경로에 영향을 주는 약 병용 시 감량해야 한다. CNI 사용 시 흔히 발생하는 당뇨병, 고혈압 및 신부전의 발생을 줄이기 위해 흔하게 사용되며, 간세포암종의 증식을 억제하는 효과가 보고되면서, 진행성 간세포암종의 간이식 후 면역억제제로 사용되는 경우가 증가하고 있다.

2. 거부반응 및 치료

동종이식 거부반응은 공여장기에 대한 수혜자의 면역계 반응으로 이식 후 첫 수개월간 가장 흔하다. 급성 거부반응은 AST와 ALT 등의 간기능 수치의 상승 시 의심하게 되나 증상이 없어 황달, 가려움증, 발열 등이 생기기까지 수 주에서 수개월간 진단되지 못하기도 한다. 확진은 문맥림프구 침윤, 혈관내막염 및 담관손상 등의 전형적인 소견을 보이는 간 조직검사로 이루어진다. 간 조직검사는 급성 거부반응 이외에 간기능 수치를 흔하게 상승시키는 재발성 C형간염, 담관염, 허혈 및 CMV 감염 등을 감별하는 데 중요하다. 거부반응이 의심되는 환자들은 다른 진단적 검사로 도플러 초음파 또는 간 CT를 통해 간동맥혈전증, 간농양 및 담관폐쇄를 감별해야 한다. 거부반응의 정도는 치료의 종류와 기간을 결정하는 데 중요하며 가장 흔하게 사용되는 기준은 Banff criteria로 3단계(경미, 중간, 심한)로 나뉜다. 임상양상 또한 급성 거부반응을 진단하는 데 중요하며, 특히 만성 C형간염 환자의 경우 조직검사 소견상 재발성 간염과 비슷하기 때문에 감별이 어렵다. 재발성 간염의 특징은 적절한 면역억제 치료가 이루어지면서 AST 및 ALT가 수 주에서 수개월에 걸쳐 서서히 경도로 상승하며 높은 HCV RNA 수치를 보이는 것이다. 반면 급성 거부반응은 최근의 빠르고 현저한 AST와 ALT의 증가, 낮은 면역억제 수준 및 HCV 음성이 특징이다. 급성 거부반응과 재발성 C형간염의 감별이 어렵고 거부반응의 치료인 스테로이드 충격요법은 C형간염의 자연경과를 악화시키므로 조직검사 소견상 애매한 경우 광범위한 치료보다는 확진을 위해 짧은 간격으로 재조직검사를 한다. 대부분의 경우 급성 거부반응을 치료하기 전 조직검사를 시행하나 수술 직후에는 급성 거부반응이 가장 흔하고 지속되는 복수와 응고장애로 인한 위험성으로 인해 시행하지 않기도 한다. 모든 단계의 거부반응에서 가장 흔한 치료는 단기간의 고용량 스테로이드 정맥주사이다. 센터에 따라 protocol이 조금씩 다르나 주로 하루에 500~1000mg의 methylprednisolone을 3회 정맥 주사한다. 그러나 일부 경미한 거부반응(Banff 1)의 경우 면역억제 수준을 올리거나 경구 스테로이드 요법(전형적으로 1주에 걸쳐 200mg/일에서 20mg/일로 감량)으로 스테로이드 충격요법 없이 치료될 수도 있다. 치료에 대한 반응은 치료의 기간과 정도를 결정하는 주요인이다. 스테로이드 충격요법 치료를 받은 급성 거부반응 환자의 80% 이상에서 24시간 이내에 간기능 수치가 호전되며 수일 내에 여러 혈액검사 수치가 정상화된다. AST 수치의 변화가 치료에 대한 반응의 가장 좋은 지표로 methylprednisolone 첫 투여 후 AST는 50% 감소한다. ALT는 AST 감소 후에 감소하게 되며 정상화되기까지 1주 이상 소요된다. 거부반응에 대한 치료 후에도 간기능 수치가 지속적으로 상승되어 있는 경우 거부반응의 정도를 확인하고 다른 원인을 감별하기 위해 반복적인 조직검사가 필요하다. 스테로이드 투여 후에도 거부반응이 지속되는 경우 스테로이드 저항성 거부반응이라 한다. 이런 경우 생물학적 제제인 ALG나 OKT3를 사용할 수도 있다. 급성 거부반응의 진단이 중요하기 때문에 간기능 수치는 수술 직후에는 매일 모니터링해야 하며 이식 후 첫 한 달간은 최소한 주 2회 검사해야 한다. 거부반응이 장기적인 이식편 기능 소실과 관련이 있는 신이식과 달리 간이식의 경우 오히려 예후를 향상시킨다. 이식 후 6주 이내에 거부반응이 발생한 경우 발생하지 않은 환자에 비해 장기적 생존율이 의미 있게 높으며 이는 클론 결손에 의한 면역 관용과 관련된다. 하지만 HCV에 감염된 수혜자에서는 거부반응에 대한 치료가 이식 후 재발성 간염을 초래할 수 있으므로 조심스럽게 투여해야 한다.

간이식 후 5년 이후에 발생하는 만성 거부반응은 흔하지 않은 합병증으로 예전에는 발병률이 20% 정도로 높았으나 면역억제제의 발달과 경험의 축적으로 현재에는 5% 미만의 환자에서 생기나, 빈번한 거부반응은 이식편의 소실을 초래하기도 한다. 만성 거부반응의 위험요인으로는 불응성 급성 거부반응, 면역억제요법에 대한 지속적인 불응, 소아 수혜자 및 면역활성화 약제(재발성 C형간염의 치료제인 인터페론)로 치료받은 병력 등이 있다. 만성 거부반응은 간기능 수치의 상승 시 우선 의심하게 된다. 발현양상 및 임상경과는 급성 거부반응과 다르며 전형적으로 ALP와 총 빌리루빈이 상승하는 담즙 정체성의 양상을 보인다. 임상경과는 급성 거부반응보다 장기적이며 전형적으로 수 주에서 수개월에 걸쳐 진행된다. 확진은 조직검사가 필요하며 급성 거부반응과 달리 전체 담관의 위축 및 소실을 초래하는 담관염증을 동반한 경미한 문맥염증의 조직학적 소견을 보인다. 조직검사를 통해 만성 거부반응과 임상적으로 유사한 담즙정체를 초래하는 CMV 감염, 약물 독성, 담도폐쇄에 의한 담관염, 허혈 및 재발성 원발성 경화성 담관염과 감별할 수 있다. 또한 간 도플러 초음파, CT 및 담관조영술이 감별진단에 도움이 되기도 한다. 면역억제요법을 중단하여 생긴 급성 거부반응이 동반된 만성 거부반응이 아닌 경우 스테로이드 정맥투여와 생물학적 제제의 투여가 항상 효과적이지는 않다. 면역억제요법에 불응인 환자들은 재투약을 시작하며 투약 중인 경우 용량을 증가하거나 바꾸는 것이 도움이 된다. 타크로리무스를 투약한 환자에서 만성 거부반응이 적다는 보고가 있으며 따라서 사이클로스포린 사용 중 거부반응 발생 시 타크로리무스로 변경하는 것이 도움이 된다.

Ⅲ 이식 후 발생하는 만성 질환

1. 비만

이식 후 체중증가는 흔하며 스테로이드 및 CNI 사용과 연관된다. 이는 일반인에서처럼 당뇨병, 고혈압, 이상지질혈증 및 심혈관계 위험을 증가시킬 뿐 아니라 이식편의 비알콜성 지방간(염)의 위험요인이 된다. 체중증가 및 비만이 흔하기 때문에 이식 후 3개월 이내에 식이 및 운동에 대한 정기적인 상담이 필요하다.

2. 이상지질혈증

이상지질혈증은 이식 후 타 장기에 비하여 적으나 비교적 흔하게 나타나며, 고콜레스테롤혈증은 33~66%, 고중성지방혈증은 10~50%에서 나타난다. 위험요인으로는 스테로이드, CNI, mTORI 등의 면역억제제의 사용이며 콜레스테롤보다는 중성지방의 상승에 영향이 있다. 이상지질혈증의 정도와 기간에 따라 심혈관계 위험이 증가하므로 적절한 관리가 필요하다.

3. 고혈압

이식 후 수개월에서 수년 내에 40~80%의 환자에서 나타날 정도로 흔하며 정상인에 비해 3.07배 발병위험이 높다. 위험요인으로는 스테로이드와 CNI 등의 면역억제제의 사용, 비만, 대사증후군 등이 있다. 스테로이드 중단은 이식 환자의 혈압을 감소시키며 CNI 사용 환자들은 대부분 혈장 내 요산이 증가되어 있으며 thiazide계 이뇨제를 같이 복용할 때 더욱 증가되어 통풍을 유발시키기도 한다. 대부분의 CNI 사용 환자들은 칼륨농도가 증가되어 있으며 ACE inhibitor와 angiotensin Ⅱ blocker

를 같이 복용할 때 더욱 증가한다. Ca-channel 억제제는 CNI의 대사를 방해하여 사이클로스포린과 타크로리무스 농도를 증가시키기도 한다.

4. 당뇨병

이식 후 당뇨병은 흔하며 10~40%에서 발병한다. 서구에서 높은 유병률을 보이며, 이는 HCV 감염이 TNF-α를 생산시켜 인슐린 저항성 및 제2형 당뇨병을 증가시키는 것과 관련이 있다. 위험요인으로는 체중증가 및 스테로이드와 CNI 등의 면역억제 요법이 있으며, 타크로리무스를 사용한 환자에서 사이클로스포린에 비해 2배 이상 흔하다. 이식 후 당뇨병은 심각한 이환율 및 사망률과 연관되어 있다고 보고되고 있다. 당뇨병의 진단기준은 혈중 HbA1c>6.5%인 경우이며 5.7~6.4%를 당뇨병이 발병할 가능성이 높은 공복 혈당장애로 정의하고 있다. 이식 후 발생한 당뇨병은 제2형 당뇨병과 비슷하며 치료 또한 유사하다.

5. 대사증후군과 심혈관계 위험

대사증후군은 과체중, 비만, 이상지질혈증, 인슐린저항성 및 고혈압 등의 심혈관계 위험요인들의 결합으로, 표 39-4는 진단기준을 보여주고 있으며 세 가지 이상 포함 시 진단된다. 치료는 생활습관의 변화이며 부족하면 약물치료를 추가해야 한다.

6. 고요산혈증 및 통풍

고요산혈증은 신장의 요산배설능력이 감소된 것에 기인하며 이는 주로 CNI에 의한 것으로 보인다. 고요산혈증은 신기능을 악화시켜 더욱 요산을 저류시켜 고요산혈증을 악화시킨다. 치료는 allopurinol이며 급성 통풍발작에는 colchicin이 효과적이다. Allopurinol은 아자티오프린 *azathioprine*의 대사를 억제하여 체내에 축적시키므로 상호 대사가 없는 mycophenolate가 추전된다.

7. 골다공증

골다공증은 27~32%의 환자에서 나타나며 골밀도는 처음 3~6개월 사이에 빠르게 감소하여 1년 정도에 안정화된다. 이는 이식 전 말기 간부전에 의한 골감소증/골다공증, 수술 전후 부동 및 면역억제제의 사용과 관련된다. 따라서 말기 간부전 환자는 이식 전 골밀도검사가 추천되며 모든 간경변증 환자들은 생활습관 변화(운동 및 금연)와 비타민 D 및 칼슘 보충 등의 상담이 필요하다. 또한 골다공증 환자들은 bisphosphonate 및 호르몬 치료가 고려되어야 한다.

8. 피부질환

이식 환자들은 세심한 피부관리가 필요하다. 이식 후 간질환과 관련된 점막피부 병변들은 호전되나 새롭게 생긴 병변들은 이식편대숙주질환의 중요한 단서가 되기도 한다. 또한 일반인에 비해 감염이나 편평세포암 등의 피부암의 발병률이 증가되기 때문에 과도한 일광노출을 피하고 어두운 옷을 입을 것을 조언한다. 또한 매년 구강과 항문 주변을 포함한 전 피부를 진찰해야 한다.

9. 가족계획

이차성 무월경은 말기 간부전 환자에게서 흔하며 이식

표 39-4 대사증후군의 진단기준

진단기준(5항목 중 3 이상 만족 시 진단)	기준치
허리둘레	남: ≥102cm(≥40inch), 여: ≥88cm(≥35inch)
중성지방	≥150mg/dL(1.7mmol/L) 혹은 약물치료 시
HDL-콜레스테롤	남: <40mg/dL(1.03mmol/L), 여: <50mg/dL(1.3mmol/L) 혹은 약물치료 시
혈압	수축기 혈압 ≥130mmHg, 이완기 혈압 ≥85mmHg 혹은 약물치료 시
공복 시 혈당	≥100mg/dL 혹은 약물치료 시

후에는 90%의 여성에서 회복된다. 하지만 이식 환자에서 임신 시 고혈압, 전자간증, 자궁 내 성장지연, 미숙아 등의 위험이 일반인에 비해 높아 주의해야 한다. 따라서 이식 후 최소 1년 후에 임신할 것을 권고하며 면역억제제의 농도를 낮게 유지하며 CNI 중 아자티오프린은 사용이 가능하나 sirolimus, mycophenolate 등은 중지해야 한다.

10. 이식 후 림프 증식성 질환

이식 후 림프 증식성 질환*post-transplant lymphoproliferative disease*은 간이식 후 1~5%의 환자에서 발생하며, 위험요인으로 이식 후 경과시간, EBV 감염, 수혜자의 나이와 성별 및 면역억제 정도와 관련이 있다. 임상양상은 비특이적으로 다양하며 진단이 어렵다. 림프계, 위장관계 및 신경계통에서 주로 발생하며 B 림프구 기원이 대부분이다. CT, MRI, PET CT 등의 영상의학적 검사와 LDH와 EBV 수치 등의 혈청학적 검사가 도움이 되며 조직검사를 시행하기도 한다. 치료에 대한 기준은 아직 마련되지 않았으나 면역억제제의 사용을 줄이거나 중단 시 40~70%의 환자에서 호전되며 효과가 없는 경우 수술, 항암화학요법, 방사선치료 등을 고려할 수 있다.

11. 고형 장기 종양

고형 장기 종양은 간이식 환자의 후기 이환율 및 사망률의 주요원인으로, 면역억제제의 사용으로 인한 종양세포 및 바이러스에 대한 면역 감소에 기인한다. 종양의 주요 발생 부위 및 빈도는 그림 39-1과 같다.

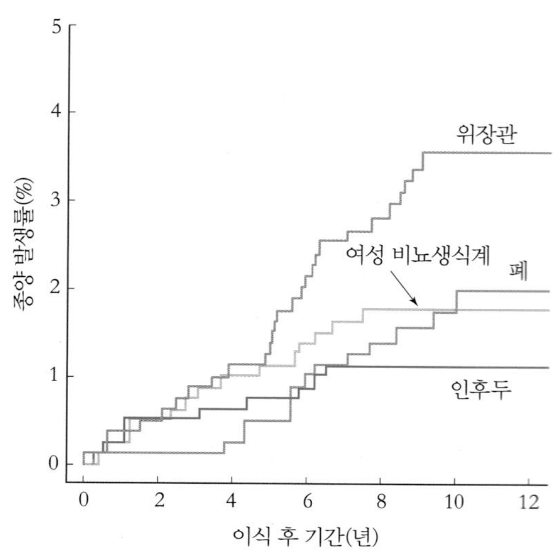

그림 39-1. 간이식 후 종양의 주요 발생 부위 및 빈도

일반인에 비해 이식 환자에서 종양의 발병률이 높아 체계적인 스크리닝이 중요하다. 종양의 치료는 일반인의 치료지침에 따르며 면역억제제의 용량을 줄이고, CNI를 신장이식 환자에서 종양억제 효과가 입증된 mTOR 억제제인 rapamycin으로 변경하는 것을 고려할 수 있다.

참고문헌

1. Anonymous. Banff schema for grading liver allograft rejection: an international consensus document. Hepatology 1997;25:658-663
2. Ayoub WS, Esquivel CO, Martin P. Biliary complications following liver transplantation. Dig Dis Sci 2010;55:1540-1546
3. Cholongitas E, Shusang V, Germani G, et al. Long-term follow-up of immunosuppressive monotherapy in liver transplantation: tacrolimus and microemulsified cyclosporin. Clin Transplant 2011;25:614-624
4. Feng S, Goodrich NP, Bragg-Gresham JL, et al. Characteristics associated with liver graft failure: the concept of a donor risk index. Am J Transpl 2006;6:783-790
5. Finkenstedt A, Graziadei IW, Oberaigner W, et al. Extensive surveillance promotes early diagnosis and improved survival of de novo malignancies in liver transplant recipients. Am J Transpl 2009;9:2355-2361
6. Fishman JA. Infection in solid-organ transplant recipients. N Engl J Med 2007;357:2601-2614
7. Grundy SM, Brewer HB Jr, Cleeman JI, et al. Definition of metabolic syndrome: report of the National Heart, Lung, and Blood Institute/American Heart Association conference on scientific issues related to definition. Arterioscler Thromb Vasc Biol 2004;24:e13-18
8. Guckelberger O, Bechstein WO, Neuhaus R, et al. Cardiovascular risk factors in long-term follow-up after orthotopic liver transplantation. Clin Transpl 1997;11:60-65
9. Heneghan MA, Selzner M, Yoshida EM, et al. Pregnancy and sexual function in liver transplantation. J Hepatology 2008;49:507-519
10. John PR, Thuluvath PJ. Outcome of liver transplantation in patients with diabetes mellitus: a case-control study. Hepatology 2001;34:889-895
11. Kim WR, Terrault NA, Pedersen RA, et al. Trends in waiting list registration for liver transplantation for viral hepatitis in the United States. Gastroenterology 2009;137:1680-1686

12. Knobler H, Schattner A. TNF-{alpha}, chronic hepatitis C and diabetes: a novel triad. QJM 2005;98:1-6
13. Leslie WD, Bernstein CN, Leboff MS. AGA technical review on osteoporosis in hepatic disorders. Gastroenterology 2003;125:941-966
14. McGuire BM, Julian BA, Bynon JS, et al. Brief communication: Glomerulonephritis in patients with hepatitis C cirrhosis undergoing liver transplantation. Ann Intern Med 2006;144:735-741
15. Rayes N, Seehofer D, Theruvath T, et al. Supply of pre- and probiotics reduces bacterial infection rates after liver transplantation--a randomized, double-blind trial. Am J Transpl 2005;5:125-130
16. Sakka SG. Assessing liver function. Curr Opin Crit Care 2007;13:207-214
17. Segev DL, Thompson RE, Locke JE, et al. Prolonged waiting times for liver transplantation in obese patients. Ann Surg 2008;248:863-870
18. Sheiner PA, Magliocca JF, Bodian CA, et al. Long-term medical complications in patients surviving > or = 5 years after liver transplant. Transplantation 2000;69:781-789
19. Trotter JF, Wallack A, Steinberg T. Low incidence of cytomegalovirus disease in liver transplant recipients receiving sirolimus primary immunosuppression with 3-day corticosteroid taper. Transpl Infect Dis 2003;5:174-180
20. van den Berghe G, Wouters P, Weekers F, et al. Intensive insulin therapy in critically ill patients. N Engl J Med 2001;345:1359-1367
21. van Gelder T. Mycophenolate blood level monitoring: recent progress. Am J Transpl 2009;9:1495-1499
22. Waller EA, Aduen JF, Kramer DJ, et al. Safety of percutaneous dilatational tracheostomy with direct bronchoscopic guidance for solid organ allograft recipients. Mayo Clin Proc 2007;82:1502-1508
23. Watt KD, Pedersen RA, Kremers WK, et al. Long-term probability of and mortality from de novo malignancy after liver transplantation. Gastroenterology 2009;137:2010-2017
24. Wiesner RH, Fung JJ. Present State of Immunosuppressive Therapy in Liver Transplant Recipients. Liver Transpl 2011;17:S1-S9

chapter 40

간이식 후 바이러스성 간염의 재발

김윤준

- 간이식 후 바이러스성 간염의 재발은 공여받은 간의 기능부전 및 환자의 사망률을 높인다.
- 혈청 HBV DNA가 양성인 간이식 대상자는 즉시 경구용 항바이러스제를 투여하여 이식 전 혈청 HBV DNA를 최대한 억제한다.
- 간이식 후 B형간염의 재발 방지를 위하여 경구용 항바이러스제와 항B형간염면역글로불린*hepatitis B immune globulin*; *HBIG*을 병합하여 투여한다.
- 간이식 후 B형간염이 재발한 경우 바이러스 억제력이 강력하고 약제 내성이 적은 항바이러스제를 사용한다.
- 혈청 HCV RNA가 양성인 대상성 간경변증 환자는 이식 후 C형간염의 재발방지를 위해 이식 전 항바이러스 치료를 고려한다.
- 간이식 후 C형간염바이러스에 재감염된 환자들은 조직학적으로 만성 간염이 확인된 후에 치료를 시작할 것이 권장된다. 항바이러스치료로는 페그인터페론과 리바비린 병합요법, 또는 페그인터페론 단독요법을 시행한다.
- 최근 개발되는 직접 작용 약물*direct acting antiviral*; *DAA*을 기반으로 인터페론 없이 효과적인 이식 전후 치료가 가능해질 전망이다.

바이러스성 간염은 대표적인 간이식 적응증으로, 국내 성인 간이식 수혜자의 70% 이상이 B형간염바이러스에 의한 급만성 간부전이나 간세포암종이 동반된 간경변증의 경우이다. 이식 전후 항B형간염면역글로불린*hepatitis B immune globulin*; *HBIG* 및 항바이러스제제의 사용으로 이식 후 B형간염의 5년 재발률이 낮아졌고 이로써 B형간염 환자에서의 간이식 성적은 향상되었다. 한편 최근 국내에서 C형간염바이러스에 의한 간경변증 또는 간세포암종으로 간이식을 받는 환자의 비율이 증가하는 추세로 전체의 약 5~10%를 차지하고 있다. 이식 후 대부분의 환자들이 C형간염바이러스에 재감염이 되고, 5년에 약 20~35%의 환자들은 간경변증으로 진행하며, 이들 중 대부분은 공여받은 간의 기능부전*graft failure*으로 이어진다. 이에 간이식 후 간염바이러스의 재감염을 예방하고 환자의 예후를 향상시키기 위한 연구들이 활발히 진행되고 있다. 이 장에서는 그동안 연구되었던 간이식 전후, 시기별 항바이러스치료에 대해 고찰하고자 한다.

I B형간염의 치료

1990년도 초반까지 B형간염과 관련된 만성 간질환은 간이식의 상대적 금기증에 해당되었는데, 그 이유는 B형간염 환자에서 간이식 후 예방적 치료를 하지 않은 경우 높은 비율로 이식 후 간염이 재발하고 1년 생존율이 33~65%로 낮고, 대개 이식 후 2~3년 안에 이식 간을 잃게 되기 때문이다. 그러나 수동 면역제제인 HBIG와 라미부딘*lamivudine* 같은 항바이러스제제를 이식 전후 예방적으로 사용하기 시작하면서 이식 후 B형간염의 재발을 5년에 5% 미만으로 줄일 수 있게 되었고, 이로써 B형간염 환자에서의 간이식 성적은 B형간염 이외의 간질환 환자군과 같거나 오히려 우수하게 되었다. 경구 항바이러스제제의 이식 전후 사용은 간이식의 성적을 향상시킬 뿐 아니라 고가의 HBIG 사용을 줄일 수 있고 HBIG 치료에 실패한 환자에서도 적용이 가능하다.

이식 전 B형간염바이러스 부하가 적거나 빨리 제거될 수 있는 경우에는 이식 후 B형간염의 재발률이 낮다고 알려져 있다. 즉, 이식 전 B형간염바이러스 e항원*Hepatitis B virus e antigen*; *HBeAg*과 HBV DNA가 음성인 경우, D형간염의 중복감염이나 급성 간부전, 이식 전 내성 돌연변이종이 없는 경우에는 재발률이 낮은 반면, 반대의 경우에는 이식 후 재발률이 높다. 만성 B형간염의 합병증으로 간이식 시행 후 B형간염바이러스에 재감염 되는 기전으로 수혜자의 혈중에 존재하는 B형간염바이러스에 의한 급속한 재감염 및 간 이외의 부위에서 증식하는 B형간염 바이러스에 의한 재감염이 제시되고 있다. 이 중 후자에 대해서는 다소 이견이 있으나, 이식 후 주된 HBV strain은 이식 전 환자의 혈청에서 검출된 바이러스 strain이 아니고 말초혈액 단핵구에 존재하는 strain과 일치함을 보여주는 연구 결과가 있다. 따라서 이식 전 B형간염바이러스의 증식을 최대한 억제하고 이식 후 B형간염바이러스의 재감염을 예방하는 치료가 간이식의 성적을 향상시키기 위해 매우 중요하다.

1. B형간염 재발 예방을 위한 이식 전 치료

이식 전 항바이러스제제의 투여는 바이러스의 증식을 최대한 억제하여 이식 후 재발을 예방하는 데 목적이 있다. 이식 전에 항바이러스제제를 투여하여 HBeAg 혹은 HBV DNA 혈청 음성 전환을 유도하여 이식 성적을 향상시킬 수 있다. 간이식의 대상이 되는 비대상성 간경변증 환자에서 라미부딘*lamivudine* 치료는 간기능을 호전시키고 간이식의 필요성을 줄일 수 있는 것으로 보고되었으나, 내성 바이러스가 발생할 수 있고 다른 항바이러스제제의 효능을 떨어뜨리는 부정적인 영향으로 인하여 더 이상 일차 치료약제로 권유되지 않는다. 아데포비어*adefovir*는 비대상성 간경변증 환자의 초치료제로서 단독 연구된 바 없으며 비교적 높은 내성 발생률과 상대적으로 낮은 바이러스 억제력으로 인하여 또한 일차 치료약제로 권유되지 않는다. 텔비부딘*tellbivudine*은 라미부딘에 비하여 HBV DNA 음전율이 높으며 바이러스 돌파도 적고 104주 치료 동안 생존율도 높다. 그러나 라미부딘에서와 마찬가지로 비대상성 간경변증 환자에서 텔비부딘 투여 시 내성바이러스의 발생은 간부전으로 진행할 위험성이 있다. 비대상성 간경변증 환자 191명을 대상으로 무작위로 엔테카비어*entecavir*(1mg/일) 또는 아데포비어(10mg/일)를 96주간 투여한 결과, 24주 및 48주째 혈청 HBV DNA 불검출률(<300copies/mL)은 엔테카비어가 아데포비어보다 우수하였으며, 48주째 HBeAg 혈청 전환율은 양 군 간에 차이가 없었다. 55명의 비대상성 간경변증 환자의 초치료에서 엔테카비어를 사용하여 12개월 치료한 결과, 약 절반(49%)에서 Child 점수가 2점 이상 호전되었으며 무이식*transplantation-free* 1년 생존율은 87.1%였다. 진행된 간경변증 환자에서 테노포비어*tenofovir*를 사용한 연구 결과는 매우 제한되어 있으나, 48주간 2상으로 진행된 이중맹검 무작위 임상연구에서 테노포비어의 항바이러스 효과는 비대상성 간경변증이 아닌 환자군과 동일하였다.

결론적으로 간이식을 고려하는 비대상성 간경변증 환자는 혈청 HBV DNA가 PCR 검사상 양성인 경우 HBV DNA 역가나 ALT 수치에 관계없이 가급적 빨리 항바이러스제제 투여를 시작하며, 항바이러스 효과가 우수하며 내성 발현율이 적은 엔테카비어 또는 테노포비어 치료를 권장한다. 이식 후 간염 재발을 막기 위해 혈청 HBV DNA를 얼마까지 낮추어야 하는지에 대한 연구는 부족하나, PCR 검사로 측정한 혈청 HBV DNA의 음성 전환을 치료 목표로 한다. 투여 후 약 3~6개월 후 일부 환자에서는 간이식이 필요하지 않은 정도로 임상적인 호전을 보이나, 항바이러스제 투여에도 불구하고 간부전으로 진행되는 경우에는 조속한 간이식이 필요하며, 이식 전후 항바이러스제 치료가 이식 후 간염의 재발 위험을 줄여준다.

2. 이식 후 B형간염 재발의 예방적 치료

(1) HBIG 단독치료

HBIG의 작용기전은 명확하지 않으나, 간 이외의 부위에서 증식하는 B형간염바이러스로부터 감염되지 않은 간세포를 보호하는 것으로 생각되며, 면역 복합체를 형성하여 순환하는 virion을 중화시킨다는 가설도 제시되고 있다. 이식 후 초기에 HBIG 용량이 불충분한 경우나 후기에 HBIG에 대한 내성 돌연변이종이 발생하는 경우 B형간염이 재발한다. 재발 고위험군 환자에서 초기 HBIG 고용량요법으로 효과적인 치료가 가능한데, 무간기 및 이식 후 7일간 매일 HBIG 10,000~20,000IU을 정주하고, 이후 매달 HBIG 10,000IU을 정주하는 고용량요법을 사용하여 anti-HBs 역가를 500IU/L 이상 유지한다. HBIG 고용량요법으로 간이식 후 약 16~35%의 B형간염의 재발률을 보고하였다. 그러나 HBIG의 장기간 사용으로 HBV 표면 단백에 내성을 가지는 B형간염이 재발할 수 있으며, 이외에도 HBIG 정주에 따르는 불편과 고비용 및 혈청을 이용한 HBIG 제작 시의 감염 가능성 등 때문에 최근에는 HBIG과 항바이러스제제를 병합하여 HBIG의 사용량을 줄이거나 HBIG을 전혀 포함하지 않는 요법이 시도되고 있다.

(2) HBIG과 경구 항바이러스제 병합치료

라미부딘과 고용량 HBIG 병합요법으로 B형간염의 1~2년 재발률을 10% 미만으로 줄일 수 있게 되었으며, 비용-효과적인 측면에서도 고용량 HBIG 단독요법에 비해 우수하였다. 6개의 독립적인 연구결과를 종합하여 메타분석을 시행한 결과 라미부딘과 HBIG 병합요법은 HBIG 단독요법에 비해 B형간염의 재발률 및 이와 연관된 사망률을 각각 12배 낮추는 것으로 확인되었다. 그러나 HBIG은 고가, 감염 위험성, 납중독 등의 문제가 있어 anti-HBs 역가에 따라 저용량의 HBIG을 적용하는 방법이 연구되었고, 고용량 HBIG과 효과가 유사함이 보고되었다.

이상의 결과에 근거하여 라미부딘과 HBIG 병합요법이 간이식 후 B형간염 재발의 예방을 위한 표준치료로 권고되고 있으나 HBIG의 적정용량, 투여경로, 목표 anti-HBs 역가 등에 대한 추가연구가 필요하며, 저용량의 HBIG이라고 하더라도 주기적인 추적검사, 비경구투여의 불편 및 비용 등은 여전히 해결이 필요한 문제이다. 최근에 바이러스 억제력이 강력하고 약제 내성이 적은 엔테카비어 또는 테노포비어를 HBIG와 병합 치료하여 좋은 성적을 보여준 초기 연구 결과가 있어 향후 이러한 약제들의 역할이 더욱 기대된다.

(3) HBIG 투여중지*withdrawal*

상술한 HBIG의 문제점으로 인하여 일부 연구에서 HBIG을 중단하고 항바이러스제의 단독 또는 병합 요법이 연구되었다. 한 전향적 연구에서 간이식 후 최소 12개월이 경과한 시점에 저용량 HBIG을 아데포비어로 전환하였을 때, 16명의 환자는 라미부딘/아데포비어 병합치료를 받고 18명의 환자는 라미부딘과 저용량 HBIG 병합요법을 유지하여 21개월을 추적 관찰하였는데 양 군 모두에서 B형간염이 재발한 환자는 없었다. 유사한 다른 연구에서는 47명의 환자에서 간이식 후 라미부딘과 HBIG을 병합 투여한 뒤 12개월 경과 시점에 28명의 환자에서는 HBIG를 중단하면서 아데포비어(n=23) 또는 테노포비어(n=5)로 치환하여 라미부딘과 병합치료 하였고, 나머지 19명의 환자에서는 테노포비어 단독(n=10) 또는 엔테카비어 단독(n=9)요법으로 전환하였는데, 모든 군에서 24개월 추적기간 동안 HBV DNA가 음성으로 유지되었다. 한편 21명의 환자에서 간이식 후 HBIG을 6개월 이상 투여하고 중단한 뒤 테노포비어/엠트리시타빈으로 교체하였을 때 31개월 추적관찰 시 21명 전원에서 HBV DNA는 검출되지 않았고 20명에서는 HBsAg이 음성으로 유지되었다. 비록 소규모 연구이나 바이러스 억제력이 강력하고 약제 내성이 적은 약제가 HBIG을 대체할 수 있다는 가능성을 시사한다.

(4) 경구 항바이러스제 단독치료*complete HBIG-free strategy*

과거 일부 연구에서 선별적인 라미부딘 단독요법을 시행하고 17개월간 추적하여 5.2%의 내성 발생률과 87%의 환자 생존율을 보고한 바 있으나, 일반적으로 치료 1년 및 2년째 B형간염 재발률이 높아 현재 권장하고 있지 않다. 엔테카비어의 경우 80명의 HBsAg 양성 환자를 대상으로 HBIG 없이 엔테카비어 단독으로 예방적 치료를 시행하였을 때, 26개월의 중앙관찰기간 동안 1명만이 혈청 HBV DNA 양성 소견을 보였다. 총 362명의 환자를 대상으로 한 후속 연구에서, 엔테카비어를 복용한 군에서는 3년 동안 1명도 바이러스 재발을 보이지 않았으나, 라미부딘군에서는 17%가 재발을 보여 약제 내성이 적고 효과적인 항바이러스제의 선택이 필요함을 보였다. 테노포비어 단독치료의 효과에 대해 보고된 연구는 아직 없는 실정으로 향후 잘 계획된 대규모의 연구가 필요하다.

3. 간이식 후 재발한 B형간염의 치료

간이식 전/후 예방적 치료에도 불구하고 B형간염이 재발한 경우 라미부딘 치료는 비교적 효과적이지만, 장기간 사용하였을 때 높은 내성률이 보고되었으며, 이러한 라미부딘 내성은 간이식의 성적을 저하시키는 것으로 알려져 있다. 최근 간이식 후 재발한 B형간염 치료에 있어 테노포비어와 엔테카비어의 효과에 대한 소규모 연구가 보고되었으나, 잘 계획된 대규모 연구 결과가 필요하다. 비록 소규모의 단기간 연구 결과들이지만 최근 간이식 후 라미부딘 내성 변이종의 치료에 있어 테노포비어가 좋은 성적을 보고한 바 있어 향후 추가적인 연구 결과가 주목된다. 하지만 엔테카비어의 경우 이미 라미부딘 내성 환자에서 구제요법으로 단독 치료하였을 때 높은 엔테카비어 내성 발생률이 보고된 바 있어, 간이식 환자에서도 라미부딘 내성을 보이는 경우에는 추천되지 않는다. 따라서 간이식 후 B형간염이 재발하는 경우 바이러스 억제력이 강력하고 약제 내성이나 교차 내성이 발생할 가능성이 적은 항바이러스제를 사용한다.

4. B형간염바이러스에 대한 숙주 면역반응 복원

(1) 예방접종

간이식 후 B형간염 예방접종을 시행하였을 때 82.4%에서 혈청전환이 일어나고 14개월 추적관찰 시 HBsAg이나 HBV DNA의 재발이 관찰되지 않음을 보고한 연구가 있으나, 다른 연구에서는 반응률이 17.6%에 불과하였고, 또 다른 연구에서는 이보다 더 낮은 7.7%였다. 그러나 특정 환자군에서는 높은 반응률을 보이는 경우가 있어 이에 대한 연구가 필요하다.

(2) Adoptive immunity transfer

홍콩에서 수행된 연구에서 간이식을 받은 50명 중 21명(42%)에서 간이식 후 HBsAg이 소실되고 anti-HBs가 자연적으로 나타나는 것이 처음으로 보고되었다. 이는 공여받은 간을 통한 adoptive immunity의 전달에 의한 현상으로 해석된다. 동일한 연구자들이 후속 연구를 통하여 공여된 간을 조사하였을 때, 공여자에서 기인한 HBV 특이 T림프구와 B림프구가 각각 59%, 28%에서 관찰됨을 보고하였다. 일부 환자에서 anti-HBs 역가가 1,000IU/mL를 넘었지만 이후 7개월에 걸쳐 감소하는 것이 관찰되어 B형간염에 대한 평생 면역이 형성되었다고 말하기 어렵다. 따라서 향후 면역력의 강도와 지속시간을 향상시키는 방안에 대한 연구가 필요하다.

이상을 요약하면 B형간염바이러스 연관 만성 간질환 환자에 있어 B형간염의 재발을 예방하기 위한 치료는 이식 전 및 후로 나뉜다. 혈청 HBV DNA가 양성인 간이식 대상자는 즉시 경구용 항바이러스제를 투여하여 이식 전 혈청 HBV DNA를 최대한 억제한다. 간이식 후 B형간염의 재발 방지를 위하여 경구용 항바이러스제와 HBIG 병합요법이 현재 표준치료이며, HBIG 투여중지 혹은 항바이러스제 단독치료법에 대한 연구들이 진행 중이다. 간이식 후 B형간염이 재발한 경우 바이러스 억제력이 강력하고 약제 내성이 적은 항바이러스제를 사용한다.

Ⅱ C형간염의 치료

C형간염바이러스 연관 간질환으로 이식받은 환자들은 이식 후 대부분 C형간염바이러스가 재감염되고 진행 속도가 더욱 빨라져 5년에 20~35%의 환자들이 간경변증으로 진행하며, 이런 경과는 대부분 공여 간의 기능부전으로 이어진다. C형간염바이러스로 인한 비대상성 간경변증이 발생하는 비율도 역시 간이식 이후에는 1년에 40%, 3년에 70%로 면역이 정상인 환자들의 5%, 10%에 비해서 높은 편이며, 이런 환자들의 3년 생존율은 10%가 되지 못한다. 또한 4~7% 정도의 환자들은 매우 높은 바이러스 수치를 보이면서 담즙정체성 C형간염이 발생하여 이식 후 1년 이내 공여받은 간의 기능부전으로 사망하기도 한다. 이에 C형간염바이러스의 재발 예방 및 치료를 위한 전략이 매우 중요하다.

1. C형간염 재발 예방을 위한 이식 전 치료

이식 전 항바이러스치료의 목표는 이식 대상자의 C형간염바이러스 혈증*viremia*을 줄여서 재감염과 질환의 진행속도를 감소시키는 데 있는데, 이식 전 지속적 바이러스 반응*sustained virologic response*; *SVR*의 획득은 C형간염바이러스 재감염의 위험을 낮춘다고 보고된 바 있다. 그러나 항바이러스 치료 후 혈중 바이러스는 남은 채 농도만 감소시킨 경우 항바이러스 치료가 도움이 될지에 대한 결과는 확실치 않다. 그러므로 이식 전 일차 목표는 HCV RNA가 검출되지 않도록 하는 것이다. 현재까지 이식 전 단계에 시행한 페그인터페론/리바비린 병합치료의 성적을 보면 대상성 및 비대상성 간경변증 환자에서 SVR는 유전자 1/4형에서 각각 33% 및 7~16%, 유전자 2/3형에서는 45~72% 및 43~55%로, 기존의 만성 C형간염 환자에 비해 치료 성적은 낮았다. 또한 연구마다 치료기간(12~14개월 대 24~48개월)과 약제용량 등은 일부 차이가 있었지만 결과는 유사하였으며, 치료받은 환자의 약 20%에서 재감염이 예방되었다. 한편 간이식 대기 중인 비대상성 간경변증 환자에서는 항바이러스 치료로 인한 위험성이 높아, 치료 중 약 30%의 환자에서 치료를 중단하고 용량을 감량하는 일이 빈번히 발생하였다. 이에 진행된 간경변증 환자를 대상으로 페그인터페론 알파-2a 90μg/주, 또는 페그인터페론 알파-2b 0.5μg/kg/주와 리바비린 600mg/일로 시작하여 표준용량 혹은 최대한 견딜 수 있는 용량에 도달할 때까지 2주마다 증량하는 프로토콜의 low accelerating dose regimen(LADR)의 효용성이 연구되었는데, LADR로 치료받은 44명 중 26명(59%)이 이식 당시 HCV RNA가 음전되었고, 이들 중 11명(42%)은 이식 후 24주까지 바이러스 반응이 유지되었다. LADR로 치료받은 군과 치료받지 않은 군 사이에 중대한 이상반응은 차이가 없었다. 그러나 일반적으로 Child 등급 C, MELD 18점을 초과하는 비대상성 간경변증 환자, 이전 페그인터페론 치료에 무반응인 환자*non-responder*는 항바이러스 치료에서 제외해야 하며, Child 등급 B의 환자들 중에서 치료에 반응이 비교적 좋을 것으로 예상되는 대상군, 즉 유전자 1형이 아닌 경우, 치료 전 바이러스 농도가 낮은 경우, 치료에 좋은 반응을 보이는 IL28B 유전자형, 이전에 항바이러스 치료를 받은 적 없거나 이전 치료 중 바이러스 반응을 보인 후 재발한 환자*relapser* 등을 대상으로 조심스럽게 치료를 시도할 수 있으나 부작용 발생에 주의해야 한다.

최근 유전자 1형 대상성 간경변증 환자에서 페그인터페론/리바비린/protease inhibitor(telaprevir 또는 boceprevir) 3제요법의 효과를 연구한 Compassionate Use of Protease Inhibitors in Viral C Cirrhosis(CUPIC) 보고에 의하면, 치료 16주 후 바이러스 반응은 telaprevir군이 67%, boceprevir군이 58%였으나, telaprevir 그룹에서의 중대한 이상반응률은 45.2%나 되었고, 사망이나 비대상성 간부전과 같은 합병증도 3.7%에서 발생하였으며, 이로 인한 약제중단율은 14.7%였다. Boceprevir군 또한 중대한 이상반응률은 32.7%, 사망 혹은 비대상성 간부전의 합병증이 3.4%에서 발생하였고, 이로 인한 약제중단율은 7.3%였다. 따라서 대상성 간경변증 환자에서 protease inhibitor 기반 3제요법의 사용 역시 매우 주의를 요한다. 한편 간세포암종으로 이식 대기 중인 대상성 간경변증 환자들을 대상으로 sofosbuvir/리바비린 병합요법을 시행한 pilot study에서, 이식 전까지 평균 17.1주의 치료기간 동안 92.5%(37/40명)의 환자들이 바이러스 반응을 보였고, 이식 후 12주째 바이러스 반응을 확인할 수 있었던 환자들 중 69%(18/26명)에서 바이러스 반응이 유지되었다. 이를 근거로 이식 대기 중인 C형간염바이러스 연관 간세포암종 환자에서 48주간 sofosbuvir/리바비린 병합치료가 최근 FDA 승인을 받게 되었다. 그러나 비대상성 간경변증 환자들에 있어서 직접 작용 약물*direct acting antivirals; DAA*의 효과와 안전성은 아직 입증되지 않았다.

2. 이식 후 C형간염 재발의 치료

(1) 선제적 항바이러스치료*preemptive post-transplant therapy*

수혜자의 간이 제거된 무간기에 HCV RNA 수치는 매우 낮아지고, 이후 공여 간을 연결하여 재관류를 하면 HCV가 간세포에 붙으면서 RNA 수치는 더 떨어지게 된다. 이후 이식 후 2주가 지나면서 RNA가 급격히 증가하여 3~4개월 후에 최고 수치로 상승한다. 간염의 생화학적·조직학적 소견은 이식 후 6개월째에 약 75%에서 나타나게 된다. 따라서 이론적으로는 이식 후 바이러스 수치가 낮은 초기 2~3주에 선제적 항바이러스치료를 시행하면 높은 치료반응을 기대할 수 있다. 그러나 실제 SVR는 유전자 1형은 5~33%, 2/3형은 14~100%로 연구에 따라 치료반응의 격차가 크다. 또한 치료중단율도 50% 가까이 이르는데, 이는 이식 직후 급성기의 환자들은 면역저하가 심하고 전신상태가 아직 회복되지 않았을 가능성이 높으며 약제 부작용에 잘 견디지 못하고 인터페론 제제 투여에 의한 이식 거부반응 발생 위험성이 높기 때문이다. 따라서 일반적으로 선제적 항바이러스치료는 권고되지 않는다.

(2) 조기 항바이러스치료*early post-transplant therapy*

이식 3~4개월 후 첫 C형간염 재발의 징후를 보일 때 치료를 시작할 경우, 치료반응은 보고자에 따라 치료 종료 바이러스반응*end of treatment response; ETR*은 35~63%, SVR는 19~35%이었다. 이 경우 선제적 치료보다 환자 순응도가 좋으며 중단율도 낮다. 하지만 현재로서는 낮은 안전성과 치료효과로 인해 권장되지 않는 실정이다.

(3) 재발한 C형간염의 항바이러스치료*post-transplant therapy for recurrent disease*

이식 후 6개월 이상 경과한 환자들은 전신상태가 호전되고 부작용이나 이식거부반응 발생 위험이 줄어든다. 따라서 일반적으로 이식 후 재감염된 환자들은 이식 후 6개월 이상 경과하고 조직학적으로 진행된 간섬유화가 발생하면 간질환의 급격한 진행과 공여 간의 손실을 예측할 수 있으므로 조속히 항바이러스 치료를 시작한다. 조직검사에서 염증 정도가 3~4등급 이상으로 심하거나 섬유화가 2병기 이상인 경우가 치료 적응증에 해당되며, SVR을 획득하면 무반응 환자에 비해서 생존기간이 연장된다. 이식 후 치료 기간은 HCV 유전자형과 관계없이 48~52주 정도이며 페그인터페론/리바비린 치료 후 SVR는 30~40% 정도이며, SVR와 연관된 인자로는 비1형 유전자형, 낮은 치료 전 바이러스양 및 섬유화단계, 젊은 공여자, 과거 인터페론 치료 경력이 없는 경우, 사이클로스포린*cyclosporine* 기반의 면역억제요법, 초기 바이러스반응*early virologic response* 및 4주째 조기 바이러스반응*rapid virologic response*이 있는 경우 등으로 알려져 있다. 한편 이식 후 환자에서 페그인터페론 알파와 리바비린 병합치료와 페그인터페론 알파 단독요법의 SVR는 각각 33%와 38%로 유사한 것으로 보고되었는데, 이는 리바비린에 의한 투여 의존적*dose dependent* 용혈성 빈혈이 발생하여, 용량을 줄이거나 투약을 중단하는 경우가 빈번하였기 때문으로 생각된다. 이식 후 인터페론 치료는 면역변조효과*immune-modulatory effect*로 인한 급성 거부반응*acute cellular rejection*이 약 12%에서 발생할 수 있으므로, 항바이러스 치료 도중 간기능이 악화될 때에는 원인감별을 위해 간생검이 필요하다.

(4) 새로운 치료

최근 DAA의 개발로 만성 C형간염의 치료에 많은 발전이 있었으며, 앞으로는 인터페론을 제외한 다른 약제들만으로도 치료가 가능할 것이라는 전망이 우세하나, 간이식과 관련하여 DAA 등으로 치료한 보고는 아직 제한적이다. 최근 발표된 다기관 연구에 의하면 이식 후 재발한 만성 C형간염 환자들에 있어서 telaprevir나 boceprevir와 페그인터페론과 리바비린의 병합요법으로 24주간의 치료 후 45~67%의 환자에서 바이러스 반응을 보였지만, 50~60%에서 혈구감소증 등의 부작용이 심각하여 유효성과 안정성에 대한 장기적인 연구가 필요하다고 보고한 바 있다. 또한 건강자원자를 대상으로 telaprevir의 약동학적 특성을 조사한 결과, P4503A 사이토크롬 억제로 인해 사이클로스포린의 혈중농도는 약 5배, 타크롤리무스의 농도는 약 70배까지 높이는 것으로 밝혀져 면역억제제와의 약물 상호작용에 대한 주의가 필요하다. 한편 sofosbuvir와 simeprevir는 사이클로스포린이나 타크롤리무스와의 약물 상호작용이 거의 없으므로 향후 이식 후 재발한 C형간염 치료에 중요한 역할을 담당할 것으로 예상된다. 이외에도 simeprevir, daclatasvir, asunaprevir 등 다양한 DAA들을 이용한 임상시험들이 진행 중이며, 향후 연구 결과를 통해 새로운 치료법이 정립될 가능성이 높다. 그러나 내약성*tolerability*, 약물 상호작용 및 약제 내성, 새로운 부작용 및 높은 가격 등의 문제점들 또한 함께 고려되어야 할 것이다.

이상으로 요약하면, C형간염의 재발을 예방하기 위한 치료는 이식 전 및 이식 후로 나뉜다. 이식 전에는 Child 등급 A, MELD 18점 이하의 대상성 혹은 경증의 비대상성 간경병증 환자를 대상으로 페그인터페론/리바비린 병합요법을 시행하여 바이러스 반응을 유지하고 이식 후 재감염의 위험을 줄이는 것을 치료 목표로 한다. 간이식 후 C형간염바이러스가 재감염된 경우 조직학적으로 만성 간염이 확인된 후 치료 시작을 권장하며, 페그인터페론과 리바비린 병합치료 또는 페그인터페론 단독치료를 고려한다. 최근 개발된 DAA를 이용하여 효과적인 이식 전후 치료가 가능해질 전망이나 아직 더 많은 연구가 필요하다.

참고문헌

1. Lucey MR, Terrault N, Ojo L, et al. Long-term management of the successful adult liver transplant: 2012 practice guideline by the American Association for the Study of Liver Diseases and the American Society of Transplantation. Liver Transpl 2013;19:3-26
2. Martin P, DiMartini A. AASLD. AASLD practice guidelines: Evaluation for liver transplantation in adults. Hepatology 2014;59:1144-1165
3. Korean Association for the Study of the Liver. KASL Clinical Practice Guidelines: Management of chronic

hepatitis B. Clin Mol Hepatol 2012;18:109-162
4. Papatheodoridis GV, Manolakopoulos S, Dusheiko G, et al. Therapeutic strategies in the management of patients with chronic hepatitis B virus infection. Lancet Infect Dis 2008;8:167-178
5. Liaw YF, Raptopoulou-Gigi M, Cheinquer H, et al. Efficacy and safety of entecavir versus adefovir in chronic hepatitis B patients with hepatic decompensation: a randomized, openlabel study. Hepatology 2011;54:91-100
6. Shouval D, Samuel D. Hepatitis B immune globulin to prevent hepatitis B virus graft reinfection following liver transplantation: a concise review. Hepatology 2000;32:1189-1195
7. Villamil FG. Prophylaxis with anti-HBs immune globulins and nucleoside analogues after liver transplantation for HBV infection. J Hepatol 2003;39:466-474
8. Fung J, Cheung C, Chan SC, et al. Entecavir monotherapy is effective in suppressing hepatitis B virus after liver transplantation. Gastroenterology 2011;141:1212-1219
9. Han SH, Ofman J, Holt C, et al. An efficacy and cost-effectiveness analysis of combination hepatitis B immune globulin and lamivudine to prevent recurrent hepatitis B after orthotopic liver transplantation compared with hepatitis B immune globulin monotherapy. Liver Transpl 2000;6:741-748
10. Marzano A, Salizzoni M, Debernardi-Venon W, et al. Prevention of hepatitis B virus recurrence after liver transplantation in cirrhotic patients treated with lamivudine and passive immunoprophylaxis. J Hepatol 2001;34:903-910
11. Mutimer DJ, Lok A. Management of HBV- and HCV-induced end stage liver disease. Gut 2012;61:Suppl 1:i59-67
12. Loomba R, Rowley AK, Wesley R, et al. Hepatitis B immunoglobulin and Lamivudine improve hepatitis B-related outcomes after liver transplantation: meta-analysis. Clin Gastroenterol Hepatol 2008;6:696-700
13. Rao W, Wu X, Xiu D. Lamivudine or lamivudine combined with hepatitis B immunoglobulin in prophylaxis of hepatitis B recurrence after liver transplantation: a meta-analysis. Transpl Int 2009;22:387-394
14. Cholongitas E, Vasiliadis T, Antoniadis N, et al. Hepatitis B prophylaxis post liver transplantation with newer nucleos(t)ide analogues after hepatitis B immunoglobulin discontinuation. Transpl Infect Dis 2012;14:479-487
15. Murray KF, Carithers RL Jr., AASLD. AASLD practice guidelines: Evaluation of the patient for liver transplantation. Hepatology 2005;41:1407-1432
16. Fung J, Cheung C, Chan SC, et al. Entecavir monotherapy is effective in suppressing hepatitis B virus after liver transplantation. Gastroenterology 2011;141: 1212-1219
17. Fung J, Chan SC, Cheung C, et al. Oral nucleoside/nucleotide analogs without hepatitis B immune globulin after liver transplantation for hepatitis B. Am J Gastroenterol 2013;108:942-948
18. European Association for the Study of the Liver. EASL Clinical Practice Guidelines: management of hepatitis C virus infection. J Hepatol 2014;60:392-420
19. Cescon M, Grazi GL, Cucchetti A, et al. Predictors of sustained virological response after antiviral treatment for hepatitis C recurrence following liver transplantation. Liver Transpl 2009;15:782-789
20. Oton E, Barcena R, Moreno-Planas JM, et al. Hepatitis C recurrence after liver transplantation: viral and histologic response to full-dose PEG-interferon and ribavirin. Am J Transplant 2006;6:2348-2355
21. Selzner N, Renner EL, Selzner M, et al. Antiviral treatment of recurrent hepatitis C after liver transplantation: predictors of response and long-term outcome. Transplantation 2009;88:1214-1221
22. Carrion JA, Navasa M, Garcia-Retortillo M, et al. Efficacy of antiviral therapy on hepatitis C recurrence after liver transplantation: a randomized controlled study. Gastroenterology 2007;132:1746-1756
23. Pungpapong S, Aqel BA, Koning L, et al. Multicenter experience using telaprevir or boceprevir with peginterferon and ribavirin to treat hepatitis C genotype 1 after liver transplantation. Liver Transpl 2013;19:690-700
24. Roche B, Samuel D. Hepatitis C virus treatment pre- and post-liver transplantation. Liver Int. 2012;32 Suppl 1:120-188
25. Selzner N, Guindi M, Renner EL, et al. Immune-mediated complications of the graft in interferon-treated hepatitis C positive liver transplant recipients. J Hepatol 2011;55:207-217
26. Everson GT, Trotter J, Forman L, et al. Treatment of advanced hepatitis C with a low accelerating dosage regimen of antiviral therapy. Hepatology 2005;42:255-262
27. Hezode C, Dorival C, Zoulim F, et al. Triple therapy in treatment-experienced patients with HCV-cirrhosis in a multicentre cohort of the French Early Access Programme (ANRS CO20-CUPIC) - NCT01514890. J Hepatol 2013;59:434-441
28. Michael R, Edward G, Michael M, et al. 2013 AASLD Late breaking abstracts: 42760. Sofosbuvir and Ribavirin for the Treatment of Established Recurrent Hepatitis C Infection After Liver Transplantation: Preliminary Results of a Prospective, Multicenter Study.
29. Curry MP, Forns X, Chung RT, et al. 2013 AASLD abstracts: 213. Pretransplant Sofosbuvir and Ribavirin to Prevent Recurrence of HCV Infection after Liver Transplantation.

Ⅲ

담·췌질환의 임상적 접근

담도계 및 췌장의 해부학 및 병태생리
담도계 및 췌장 질환의 진단
담도계 및 췌장 질환의 비수술적 치료
담낭 및 담관의 양성 질환
담도계 악성 질환
위장관 호르몬 및 췌장 내분비 종양
췌장의 염증성 질환
췌장 낭성종양
췌장암

chapter

01 담도계의 구조 및 형태학적 이상

이상협

- 담관은 간에서 생성된 담즙을 십이지장으로 운반하는 통로 역할을 한다.
- 간에서 형성된 담즙은 간내소관*canaliculi*, 간내담소관 *biliary ductule*과 간내담관*intrahepatic bile duct*을 거쳐 간외담관*extrahepatic bile duct*에 이르게 되는데, 간외담관은 총간관*common hepatic duct*과 담낭*gallbladder*, 담낭관 *cystic duct*, 그리고 이들이 합류하여 이루는 총담관*common bile duct*으로 구성된다.
- 총담관과 췌관이 십이지장으로 개구하기 전에 만나면서 늘어난 부위를 바터팽대부*ampulla of Vater*라고 한다. 총담관과 췌관이 만나는 연결 부위는 모양에 따라 세 가지의 형태로 구별되며, 총담관은 대부분 십이지장의 제2부에 개구하며 Oddi 조임근*sphincter of Oddi*에 의해 개폐가 조절된다.
- 담낭과 담관에서 발견되는 변이와 기형은 비교적 흔한데, 임상적으로 문제가 되는 것은 진단을 혼란스럽게 한다는 점이다.
- 선천성 담관폐쇄증*congenital biliary atresia*은 신생아에서 드물게 발견되는 질환으로서 원인은 불분명하며 조기발견과 조기수술이 필요하다.

Ⅰ 발생과 해부학적 구조

담도계란 간세포로부터 분비되는 담즙이 십이지장까지 배출되게 해주는 배관체계를 말하는 것으로, 간내담관 *intrahepatic bile duct*, 간외담관*extrahepatic bile duct* 및 담낭*gallbladder*으로 구성된다. 담관*bile duct*은 태생기 때 간원기*hepatic diverticulum*로부터 간과 복측췌*vental pancreas*와 함께 발생한다. 간의 원기*primordium*는 발생 3주의 중반 무렵에 앞장관의 먼 쪽 끝에서 내배엽 상피가 자라나 간싹*hepatic bud*을 형성한다. 이후 중배엽판인 가로사이막*septum transversum*을 침입해 들어가면서 빠르게 증식하여 간세포끈*liver cell cords*을 구성하게 된다. 이때 간결주머니와 앞창자(십이지장) 사이를 연결하는 관이 좁아지면서 담관을 형성하게 된다. 담관으로부터 배쪽으로 작은 돌기가 솟아나며 담낭*gallbladder*과 담낭관*cystic duct*을 형성한다. 간세포끈은 간실질로 분화되고 담관의 상피를 형성한다. 따라서 이들 간, 담관, 췌장은 해부학적·발생학적으로 매우 밀접한 관계를 가질 수밖에 없다(그림 1-1).

담도계는 다른 소화관과 해부학적인 층상구조가 달라 점막근판*muscular mucosa*, 점막하층, 고유근층*proper muscle*이 거의 없고, 담관상피세포로 구성된 점막층*mucosa*, 결체조직과 근섬유로 구성된 섬유근층*fibromuscular layer*으로 구성되어 있으며, 외측에 장막하층*subserosa*과 장막층*serosa*이 있다. 담관상피세포*cholangiocyte*는 크기에 따라 큰 상피세포와 작은 상피세포로 구분된다. 간내 큰 담관과 간외담관은 동일한 큰 상피세포로 덮여 있으며, 층상구조도 유사하여 해부학적으로 동일하게 생각한다. 반면에 간내 작은 담관은 기능과 표현형이 다른 작은 상피세포로 덮여 있어 간내 큰 담관 혹은 간외담관과 구분된다.

1. 담관

간에서 생산된 담즙을 간외담관계로 배출하는 배관체계가 간내담관이다. 따라서 간내담관이 간의 말초로 뻗어가면서 혈관처럼 가지를 치는 것이 아니라, 간에서부터 세관이 서로 합류하면서 총간관*common hepatic duct*으로 모인다는 개념을 갖고 있어야 한다. 간내담관과 간외담관의 경계에 대해서는 여러 가지 분류가 있을 수 있으나, 간문부*hilum* 직전까지인 좌간관과 우간관까지를 간내담관으로 정의하고, 간문부담관 이하 부위를 간외담관으로 하는 것이 일반적이다. 성인의 간내담소관*biliary ductule*과 담관의 총 길이는 2km 이상이 될 것으로 추정된다. 간세포에서 형성된 담즙은 간내소관*canaliculi*으로 분비되는데, 간내소관은 간세포들 주위를 그물망 같은 구조로 감싸고 있

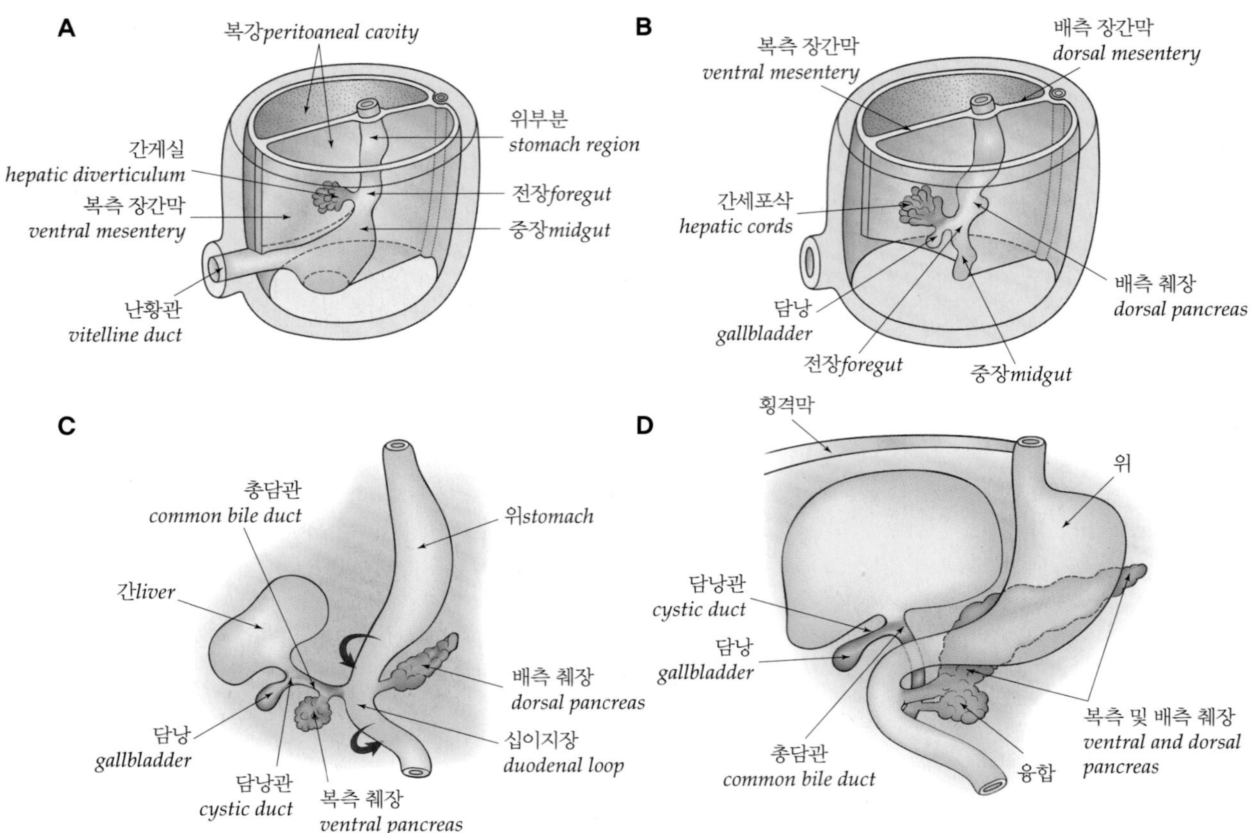

그림 1–1. 간, 담관 및 췌장 계통의 발생 단계 A. 발생 4주, B, C. 발생 5주, D. 발생 6주

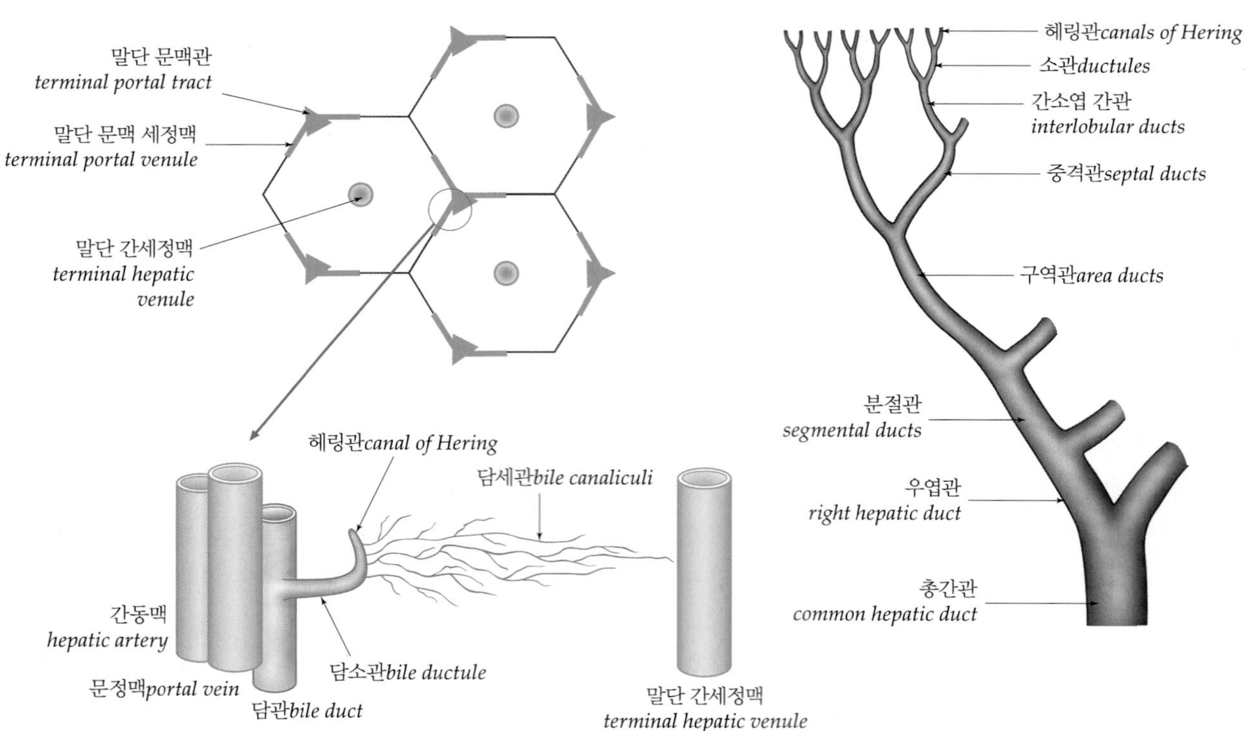

그림 1–2. 담관 간세포에서 형성된 담즙은 간내소관*canaliculi*으로 분비되어 헤링관*canal of Hering*을 통해 담관으로 들어간다. 담관분지들이 합쳐짐에 따라 담관내경이 굵어지면 총간관이 형성된다.

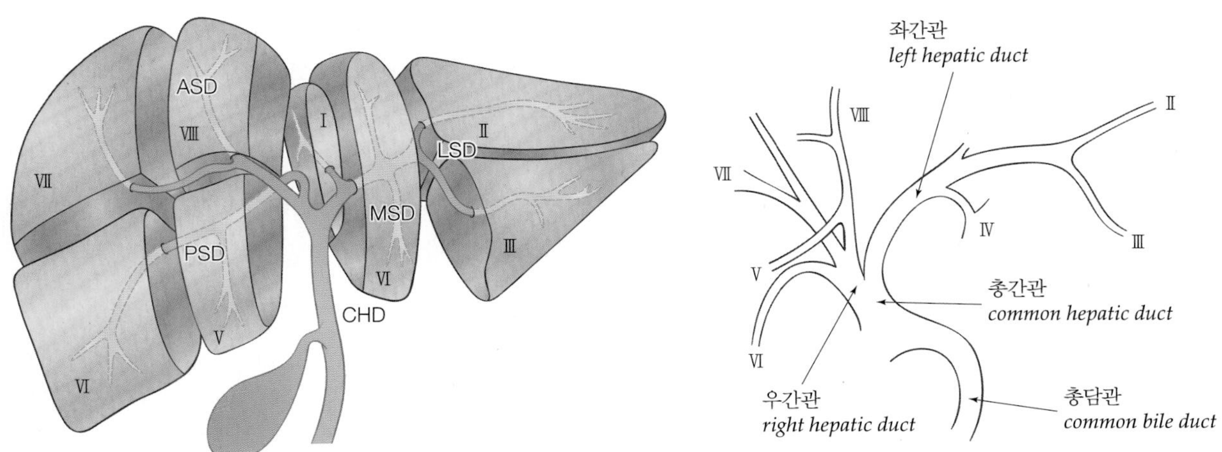

그림 1-3. Couinaud 분절에 따른 각 분절 및 간내담관의 명칭

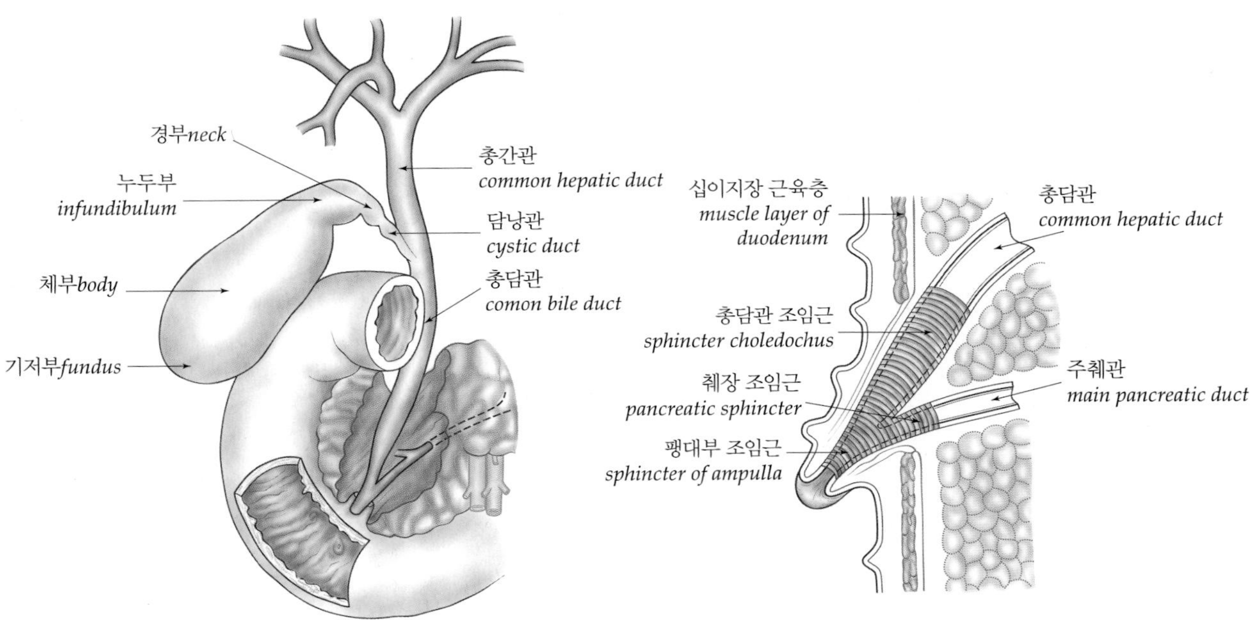

그림 1-4. 담낭, 간외담관 및 총담관 십이지장 접합부의 해부학적 구조와 명칭

으며, 이들을 따라 담즙도 중심정맥 주위(zone 3)에서부터 문맥 방향(zone 1)으로 흐른다. 간내소관에 의한 그물망구조는 헤링관*canal of Hering*에 의해 소엽 내 담소관에 연결된다(그림 1-2). 입방세포로 이루어진 담소관은 말단 간문맥*terminal portal venule*을 따라 자리 잡고 있다. 소엽 내 담소관이 모여서 소엽간*interlobular* 담관이 되고, 다시 이들이 모여서 중격*septal* 담관, 구역*segmental* 담관이 되며, 좌우 간의 Couinaud 분절에서 배액되는 간내담관이 모여 각각 좌, 우 간관*hepatic duct*으로 배액되고, 좌, 우 간관이 주합류부*main confluence*를 형성하며, 주합류부 근처에서 미상엽*caudate lobe* 담관 1~4개가 배액된다. 간내 담관은 해당 간동맥, 문맥분지와 문맥삼분지*portal triad*를 형성하며 Glisson피막*Glisson's capsule* 내에 한 단위를 형성하고 있다가 간문부에서 위치가 바뀌면서 간십이지장인대를 형성한다. 일반적으로 간 내에서는 담관이 가장 위쪽에 있고 다음이 문맥, 문맥의 아래쪽에 동맥이 위치한다. 편의상 Couinaud 분절의 번호 앞에 B(Bile duct)를 붙여 해당 간내담관을 표시한다(그림 1-3). 총간관은 좌우측 간내담관이 합쳐져서 주로 간문 근처의 간 밖에서 형성되는데 길이는 약 3cm이다.

간외담관은 담낭관이 연결되는 부위보다 근위부인 총간관과 원위부인 총담관*common bile duct*으로 구분한다. 총담관은 담낭관과 총간관이 합쳐져서 형성된다(그림 1-4). 길이는 5~17cm로 다양하며, 외경은 13~15mm 정도이고 내경은 9~11mm 이하이다. 총담관의 점막층은 담낭 및 총간관과 연속성을 보인다. 점막하층에는 점액분비선이 있어 담즙 내로 점액을 분비할 수 있다. 그 밖으로 약간의 평활근이 섞인 윤문상 섬유조직층*muscularis*이 둘러싸고 있으며, 명확한 근육층은 존재하지 않는다. 총간관을 상부 총담관, 췌장 내 총담관을 하부 총담관, 그 중간을 중간 총담관으로 분류하기도 하고, 총담관만을 근위부와 원위부로 분류하기도 한다. 또 총간관 하부의 총담관을 십이지장을 중심으로 상십이지장*supraduodenal* 총담관, 후십이지장*retroduodenal* 총담관, 췌장 내*intrapancreatic* 총담관으로 나누기도 한다. 상십이지장 총담관은 간십이지장간막*hepatoduodenal ligamentum*에 둘러싸여 간동맥, 간문맥과 같이 주행하며 주위에 림프절이 다수 위치한다. 후십이지장 총담관은 십이지장 구부 뒤쪽에 위치하며 오른쪽에서 왼쪽으로 비스듬히 가로질러 내려간다. 췌장 내 총담관은 췌장 두부 내에 위치하거나 두부 뒤쪽에 접하여 위치한다.

2. 담낭

사람의 담낭은 보통 서양 배 모양을 하고 있으며, 주로 간의 우엽 쪽으로 치우쳐 우엽과 좌엽 사이 아래면 오목*fossa*에 붙어 있다. 담낭이 붙어 있는 간의 부위를 담낭상*gallbladder bed*이나 간상*liver bed* 또는 담낭와*cystic fossa*라고 한다. 담낭은 연한 결체조직에 의해서 간에 붙어 있는데, 여기에는 작은 림프관, 정맥, 경우에 따라서는 작은 담관*accessory bile duct, duct of Luschka*도 있을 수 있다. 담낭의 표면은 간 표면과 인접한 부분과 복막에 덮여 있는 부분으로 나뉘어 있는데, 때로는 완전히 복막으로만 덮여서 장간막에 의해 간에 매달려 있는 경우도 있다. 담낭의 크기는 다양하지만 일반적으로 전체 길이는 약 7cm, 폭은 3cm 정도이고, 30~50mL의 담즙이 찰 수 있다. 해부학적으로 담낭은 네 부분으로 나눌 수 있으며(그림 1-4), 각각의 명칭에 따라 다음과 같은 특징이 있다. 첫째, 기저부*fundus*는 담낭의 둥근 끝부분으로서 보통 간 변연 밖으로 1cm 정도 돌출되어 있다. 둘째, 체부*body*는 기저부와 누두부*infundibulum* 사이의 부분으로서 담낭의 대부분을 차지한다. 보통 간 아랫면에 붙어 있으며, 십이지장 구부 및 대장의 간 굴곡부와 밀접되어 있다. 셋째, 누두부는 담낭 경부와 체부 사이의 부분으로서 간십이지장간막에 단단히 부착되어 있다. 누두부의 밑면이 돌출된 것을 하르트만 맹낭*Hartmann's pouch*이라고 하며, 담석이 이곳에 매복되면 담낭관폐쇄가 일어나 담낭염이 생긴다. 넷째, 경부*neck*는 누두부와 담낭관을 연결하는 부위로서 대개 S자형으로 구부러져 있다.

간동맥에서 기원하는 담낭동맥*cystic artery*이 담낭에 혈액을 공급한다. 담낭동맥은 대개 우간동맥에서 기원하여 총간관의 앞 또는 뒤로 주행한다. 그러나 담낭동맥의 기원은 매우 다양하여 미입성 간동맥, 좌간동맥, 상장간막동맥, 심지어 복강동맥에서 시작되기도 한다. 담낭에 근접한 간동맥에서 분지된 담낭동맥은 담낭관의 윗면을 따라 담낭에 도달하여 다시 2개로 나뉘는데, 하나는 담낭과 간 사이를 주행하고, 다른 하나는 담낭의 복강쪽 면을 주행한다. 담낭동맥은 종동맥*end artery*이므로 간동맥 혈류 장애가 있을 때 담낭의 허혈성 손상이 일어나기 쉽다. 정맥순환은 더욱 복잡하여 다양한 경로를 취하며, 간의 아랫면이나 담낭관을 따라 총담관 정맥과 합쳐져 문맥으로 들어간다.

림프관은 정맥경로와 유사하게 담낭관을 향해 흐르며, 담낭관 주위의 림프절들을 거쳐 간 문*hilum* 근처 림프절에 도달되는데 간의 Glisson 피막 내 림프관과 연계되어 있다. 다른 소화기 장기와 마찬가지로 담낭에도 운동성 및 감각성 교감신경과 부교감신경이 분포되어 있다. 부교감 신호는 미주신경이 담당하며 담낭운동을 조절한다. 운동신경섬유는 벽 내 신경망과 연접되어 있으며, 콜린성 또는 펩타이드성*peptidergic*이고, 소화기관의 근신경총*myenteric plexus*과 유사한 신경총을 이룬다. 교감신경은 척추 T7-T10에서 기원하며 내장신경*splanchnic nerve*을 통해 담낭에 도달한다. 담낭 기원의 내장 통증은 교감신경을 통해 오른쪽 늑골하 부위, 심와부, 오른쪽 견갑골 부위 등으로 전달된다. 일부 신경은 간신경총에서 기원하여 간동맥을 따라 담낭에 도달하기도 한다.

조직학적으로 담낭벽은 단층의 원주세포로 형성된 점막층, 그 아래의 고유층, 근층*tunica muscularis*, 장막층으로 이루어져 있다. 근층은 종횡의 평활근으로 두텁게 형성되어 있다. 점막층이 근층에까지 도달해 굴*sinus*을 형성한 것을 Rokitansky-Aschoff 굴이라고 하는데, 이 구조는 만성적 담낭염의 결과와 원인이 될 수 있다.

3. 담낭관

담낭관의 길이는 0.5~8cm로 평균 4cm이고 직경은 3~12mm인데, 사행성 경로를 취하며 총간관과 직각으로 결합하거나 총간관을 따라 평행으로 내려가다 결합하기도 한다(그림 1-4). 담낭관 점막층은 Heister 나선판막 *spiral valve*이라는 4~10개의 주름을 가지고 있는데, 관내 압력이 급격히 변하더라도 담낭관의 개통성을 유지하고 담낭과 총간관 사이의 담즙 흐름을 일정하게 유지시키는 역할을 한다.

4. 팽대부

총담관이 십이지장벽 안에서 주췌관*main pancreatic duct*과 연결되어 공통관*common channel*을 형성하게 된다. 공통관의 길이는 2~10mm 정도이며, 평균 5mm이고 15mm까지 정상이다. 총담관과 췌장관이 십이지장으로 개구하기 전에 만나면서 늘어난 부위를 바터팽대부 *ampulla of Vater*라고 하는데 3~14mm의 다양한 길이를 보인다. 이 부위가 긴 경우는 합류가 십이지장 밖에서 이루어졌기 때문이다. 팽대부가 십이지장내강으로 배액되는 부위를 십이지장에서 바라보면 유두 모양으로 돌출되어 있어 이것을 유두부*papilla of Vater*라고 한다. 총담관과 췌관의 끝부분과 공통관은 얇은 종축 평활근과 두터운 윤상 평활근에 의해 둘러싸여 있는데, 이 부위를 Oddi 조임근*sphincter of Oddi*이라고 한다. Oddi 조임근은 발생학적으로 십이지장 근육층 기원이 아니라 총담관 주변의 중배엽*mesoderm* 기원이다. 조임근의 구조는 상당히 복잡하며, 십이지장 근육층과 연계되어 있는데 총담관을 싸고 있는 부분*sphincter choledochus*과 췌관을 싸고 있는 부분*pancreatic sphincter*이 fasciculi longitudinales에 의해 둘로 나뉘어 있다가 공통관이 형성되면 조임근도 합쳐져서 팽대부 조임근*sphincter of ampulla*이 된다(그림 1-4). 조임근에는 근신경총, 점막하신경총 등이 잘 발달되어 있으며, 콜린성 섬유들이 분포되어 있다. 총담관을 싸고 있는 조임근의 수축은 담즙의 역류를 막으며, fasciculi longitudinales의 수축은 담즙 배출을 용이하게 한다. 팽대부 조임근의 수축은 장내 음식물 등이 공통관 내로 역류하는 것을 막는 역할을 하지만 담즙이 췌관으로 들어가게 할 수 있을 것으로 생각된다.

총간관에 대한 혈액공급은 주로 오른쪽 간동맥 기원의 분지에 의해 이루어지는데, 간문맥과 병행하는 총간관 주위에는 모세혈관총이 매우 발달되어 있으며, 이들에 의해 담즙과 혈액 간의 교류가 일어나 담관분비가 영향을 받는다. 총담관은 간동맥과 위십이지장동맥에 의해 혈액을 공급받으며, 십이지장 상부 총담관은 십이지장 후부 동맥과 오른쪽 간동맥에 의해 혈액이 공급된다. 이 혈관들이 손상을 당하면 총담관협착이 발생한다. 총담관 상부의 림프관은 간문 근처로 연결되며 하부의 림프관은 췌장 두부 근처로 모인다. 총담관이 췌장 후면을 따라가다가 췌장실질로 들어가는 부위에서 후췌십이지장혈관 등이 전방, 측방에 근접하고 있고 췌장 내로 들어가면서 우측으로 휘어져 주췌관*duct of Wirsung*과 나란히 주행하다가 팽대부를 형성한 후 십이지장으로 개구한다. 주췌관은 췌미부에서 췌두부로, 즉 좌측에서 우측으로 주행하다가 췌두부에서 하향하여 총담관에 근접하여 평행으로 내려가다가 팽대부에서 만나게 된다. 담, 췌관이 근접하여 병행하는 부위 주변의 췌장에서 췌장암이 발생하면 두 관이 모두 막히게 되고, 영상의학적 소견상 팽대부 근처 담, 췌관의 협착이 있고 두 관의 확장이 보이게 된다(double duct sign). 총담관과 췌관이 만나는 연결 부위는 공통관의 길이와 중격 *septum*의 모양에 따라 다음의 세 가지 형태로 구별된다. 첫째, 70%에서 두 관이 십이지장벽에 들어가기 전에 만나서 2~10mm의 공통관을 만들고 하나의 구멍으로 유두부에서 개구한다. 이 경우 담관조영에서 'Y-형'의 모양을 보인다. 두 번째, 20%에서는 담관이 십이지장벽 안에서 만나 짧은 공통관을 만들고 하나의 구멍으로 유두부에서 개구한다. 이 경우 담관조영에서 'V-형'의 모양을 보인다. 세 번째, 10%에서 중격이 길어서 두 관이 십이지장에서 개구되기 전까지 만나지 않고 공통관이 없이 따로 분리된 구멍으로 유두부에서 개구한다. 이 경우는 담관조영에서 'U-형'의 모양을 보인다(그림 1-5).

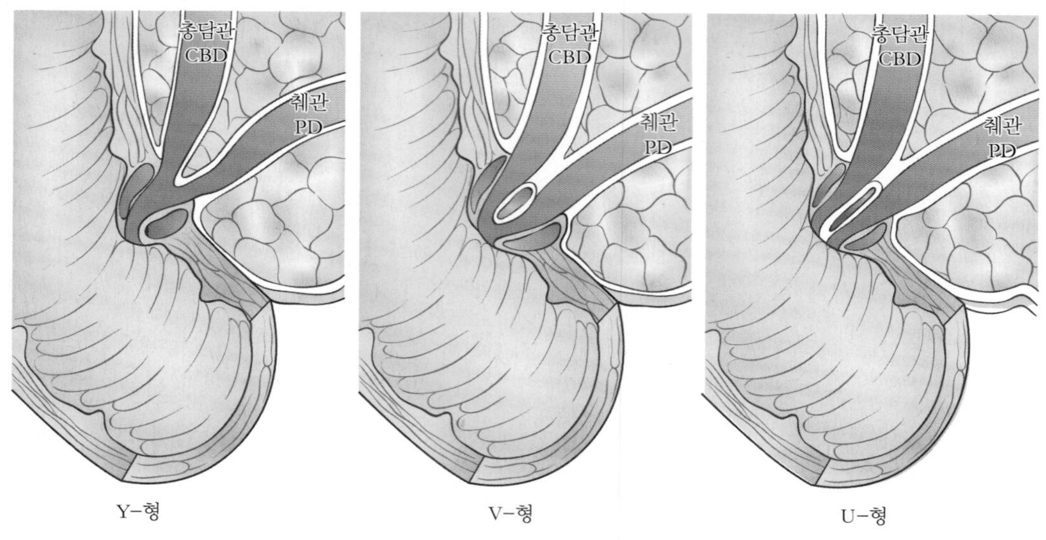

그림 1-5. 총담관과 췌관의 합류 형태

Ⅱ 선천성 변이와 기형

1. 담관

전 인구의 약 10%에서 간외담관, 담낭관, 총담관 등의 변이와 부간관*accessory hepatic duct*이 관찰된다. 담관 협착이나 폐쇄는 신생아 약 1만 명 중 한 명에서 발생하는데 자세한 내용은 뒤에서 다룰 것이다. 총담관의 낭성 확장을 특징으로 하는 담관낭종*choledochal cyst*에는 여러 형태가 있는데 다음(제Ⅲ편 제20장 담관낭종과 췌담관합류이상)에 자세히 기술하였다.

발생학적으로 없어져야 할 부수적 담관발아가 남아서 형성되는 부간관은 한 부검 보고상 4%에서 발견되는데, 주로 간 우엽에서 시작되어 총담관으로 연결된다. 드물게 오른쪽이나 왼쪽 간외담관, 담관, 담낭관 등에 연결되기도 한다. 담관의 비정상적 주행과 합류가 발견되기도 하다. 우측 간내담관*right intrahepatic bile duct*의 경우 20~50%에서는 우측 간내담관에서 시작한 가느다란 담관이 담낭 위의 간실질을 따라 내려와 우간관이나 총간관으로 합류하는데, 이를 담낭하 담관*subvesical duct, Duct of Luschka*이라 하며 담낭절제술 시에 손상을 주어 담관 누공이 발생하기도 한다. 좌측 간내담관*left intrahepatic bile duct*의 경우 2/3에서 좌측 간내담관이 좌간관으로 배액되나 25%에서는 좌외하담관*left lateral inferior section duct*으로 배액된다. 간문부 합류부의 경우 정상적인 구조는

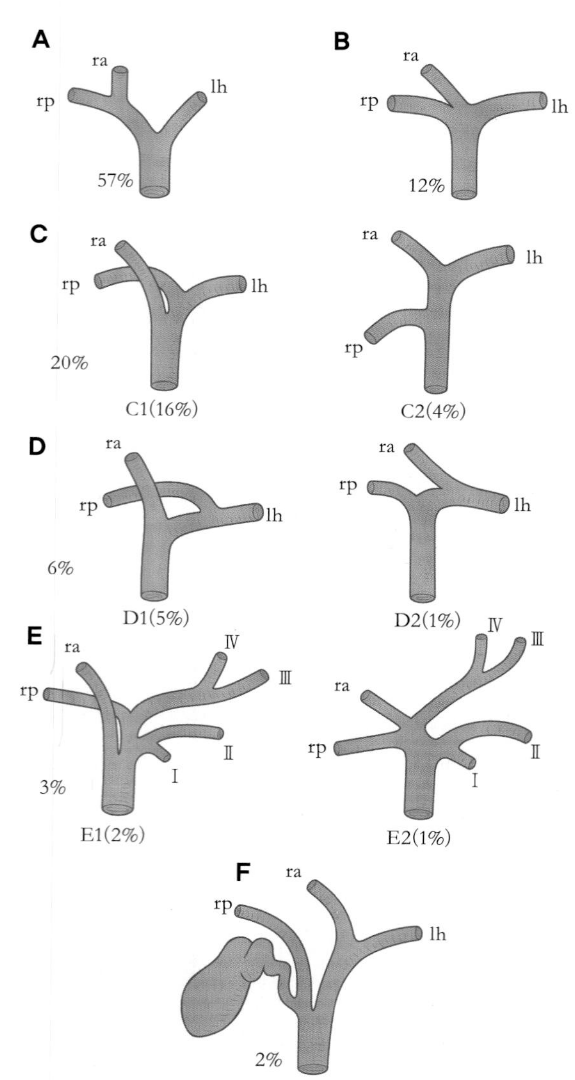

그림 1-6. 간문부 합류부의 변이(Couinaud, 1957) ra: 우측 간내담관 전방 분지, rp: 우측 간내담관 후방 분지, lh: 좌측 간내담관

1/2~1/3 정도이며 여러 가지 변이가 있을 수 있다(그림 1-6). A형은 가장 흔한 형태이다. 3분지*trifurcation*인 경우는 간문부 암의 우측 간관 침습 정도가 과장될 수 있다(B형). C형인 경우는 우간의 구역관이 담낭절제술 중에 손상받을 수 있으므로 주의를 요하며 총담관절개 시에 우간관을 절개할 수도 있다. 우간의 구역관이 좌간관으로 배액되는 D형의 경우는 좌간 또는 좌외 구역 절제술 시에 우구역관의 손상이 있기 쉽고 경우에 따라서는 절단면에 구역관이 열리는 경우도 있을 수 있어 주의해야 한다. 모든 구역관들이 간문부에 복잡하게 합류하는 E형은 매우 드문 경우로 세심한 구조 확인이 필요하다. F형은 담낭절제술을 하면서 후구역관을 절단하기 쉽다. 간외담관의 이상으로는 양쪽 간외담관이 뒤늦게 합류되어 총담관이 짧은 경우, 양쪽 간외담관이 합류되지 않고 각각 십이지장에 개구부를 갖는 경우, 오른쪽 간외담관이 담낭이나 담낭관과 합류되는 경우 등이 발견된다.

2. 담낭

담낭의 선천성 기형은 대부분 무증상으로 초음파검사 등의 영상검사에서 우연히 발견되는 경우가 흔하다. 담낭에서 발견되는 여러 변이와 기형이 임상적으로 문제가 되는 것은 진단을 혼란스럽게 하기 때문이며, 그 밖에 담즙 저류를 초래해 염증을 일으키거나 담석 발생의 호발요인으로 작용하는 점 때문이다. 기형으로 인해 담낭수술이 부적절하게 되거나 때로는 담낭 종양으로 오인되기도 한다.

표 1-1 담낭의 기형

Anomalous forms	Phrygian cap Double gallbladder Bilobed gallbladder Hourglass gallbladder
Diverticulum	
Congenital absence or hypoplasia	
Abnormal positions	Abdominal wall Falciform ligament Intrahepatic Retroperitoneal Left-sided
Abnormalities of the mesentery of the gallbladder	
Aberrant gastric mucosa or pancreatic tissue in the gallbladder wall	

담낭 체부의 비정상적 격막에 의해 기저부가 접혀서 생기는 기형인 프리지아 모자*Phrygian cap*가 담낭 기형 중 가장 흔하고, 담낭 체부가 좁아져 발생하는 모래시계 모양의 담낭*hourglass gallbladder*도 비교적 흔하다(그림 1-7). 기타 별개의 담낭이 2개 있는 경우, 담낭 내 종격, 담낭게실 등 여러 가지 변이들이 보고되어 있고 무발생증*agenesis*도 알려져 있다(표 1-1). 프리지아 모자 기형은 임상증상을 유발하지는 않으나 관찰되는 경우 감별진단이 필요하다. 중복 담낭*double gallbladder*은 담낭조영 사진상 1만 명 중 1~5명에서 관찰되는데, 완전한 중복은 격리된 2개의 내강을 지닌 경우로 각각 담낭관을 갖는다. 담낭관

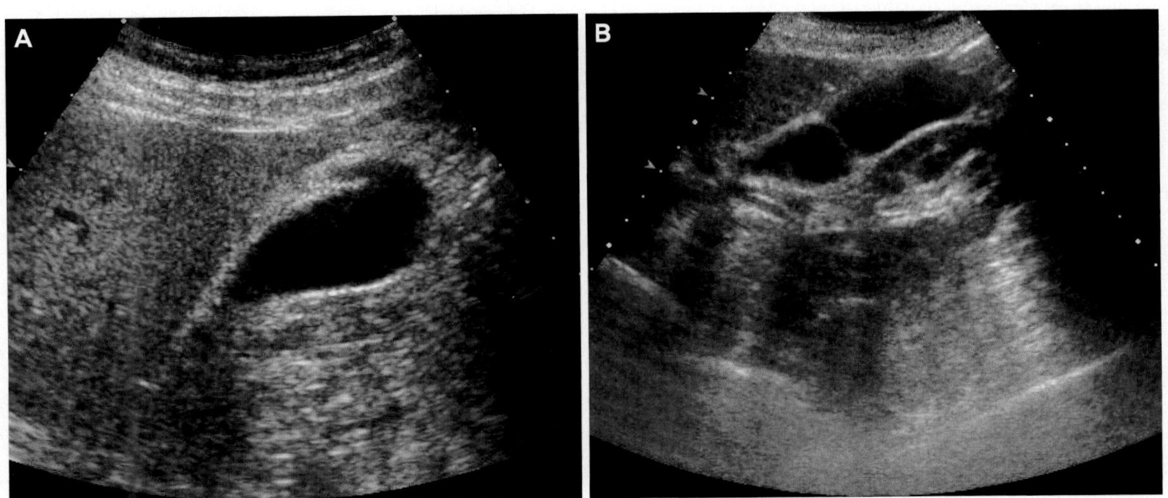

그림 1-7. 초음파에서 보이는 흔히 보이는 담낭의 선천성 변이 A. 담낭 체부의 격막에 의해 기저부가 접혀서 생기는 프리지아 모자*Phrygian cap*, B. 담낭의 체부가 좁아져 발생하는 모래시계 모양의 담낭*hourglass gallbladder*

공유 여부와 담낭관이 어디로 합류하는가에 따라 중복 담낭은 여러 종류로 나뉘는데, 보통은 총간관과 합쳐지기 전에 두 담낭관이 먼저 합쳐진다. 중복 담낭의 하나로서 이엽 담낭*bilobed gallbladder*이 있는데, 담낭은 나뉘어 있으나 공통의 담낭관을 갖는다. 중복 담낭도 임상적으로 별 의미가 없다. 담낭이 형성되지 않거나 흔적만 남은 경우*rudimentary gallbladder*도 있다.

담낭 모양은 정상이나 위치가 이상한 경우도 있다. 즉 간 좌엽에 위치하거나 간 안에 묻혀 있는 경우도 있으며, 복벽, 간겸상인대*falciform ligament*, 복막 후방 등에 위치할 수 있다. 이런 이소성 담낭들도 담낭관은 대부분 정상적인 위치에서 총담관과 합류한다. 드물게 담낭이 간에 붙어 있지 않고 복막으로만 덮인 채 장간막에 위치하여 체위에 따라 이동할 수 있는 부유담낭이 되기도 한다.

대부분의 담낭 기형 자체로는 임상적 의의가 없어 특별한 치료는 필요 없으나 증상이 있는 담석증이 있어, 담낭절제술을 시행하는 과정에서 이러한 동반된 담낭의 기형을 미리 인지하여 수술을 시행한다면 수술 후 발생할 수 있는 담관 손상을 줄일 수 있다

3. 담낭관

담낭관은 대개 총간관에 연결되지만 원위 총담관까지 내려가서 개구될 수도 있고 변이가 있어 우간관에 연결될 수도 있다. 드물게 총간관이 십이지장벽과 만나기 직전에 합류하기도 한다. 담낭관 이상으로는 담낭관이 형성되지 않아 담낭이 직접 총담관과 합류하는 경우, 담낭관이 총담관의 하부와 합류하는 경우, 아주 긴 담낭관이 총간관과 평행으로 주행하면서 총담관 하부에 합류되는 경우, 담낭관이 오른쪽 간외담관에 합류하는 경우, 담낭관이 좌우측 간외담관이 합류되는 부위에 같이 합류되는 경우 등이 있다(그림 1-8).

4. 담관폐쇄증*biliary atresia*

(1) 역학

담관폐쇄증은 간외담관의 일부 또는 전부가 손상되고 없어짐으로써 담즙관류가 완전히 차단된 상태이다. 신생아 10,000~12,000명 중 한 명에서 발생하는데 인종 간의 차이는 없고 남녀 비는 0.56 : 1로 여아에 흔하다. 신생아 황달의 약 1/3을 차지하며, 간질환에 의한 소아사망의 주요원인이다. 간이식술을 받는 소아의 약 반수는 담관폐쇄증 때문이다.

담관폐쇄증의 원인은 아직 정확하지 않으나 유전병은 아니다. 발생학적 이상에 의해 담관형성이나 담도계에 문제가 있어 발생한다는 증거는 없다. 예전에는 담관 주위 혈관 이상이나 혈액공급 이상을 원인으로 생각했으나 명확한 증거를 찾지 못하였다. 현재는 거대세포바이러스, 풍진바이러스 혹은 레오바이러스 제3형, 제6형 사람 헤르페스바이러스, 유두종바이러스 등의 태아감염이 가장 유력한 원인으로 추정된다. 현재 여러 정황을 종합할 때 담관폐쇄증은 출생 후에 시작되는 것으로 보인다.

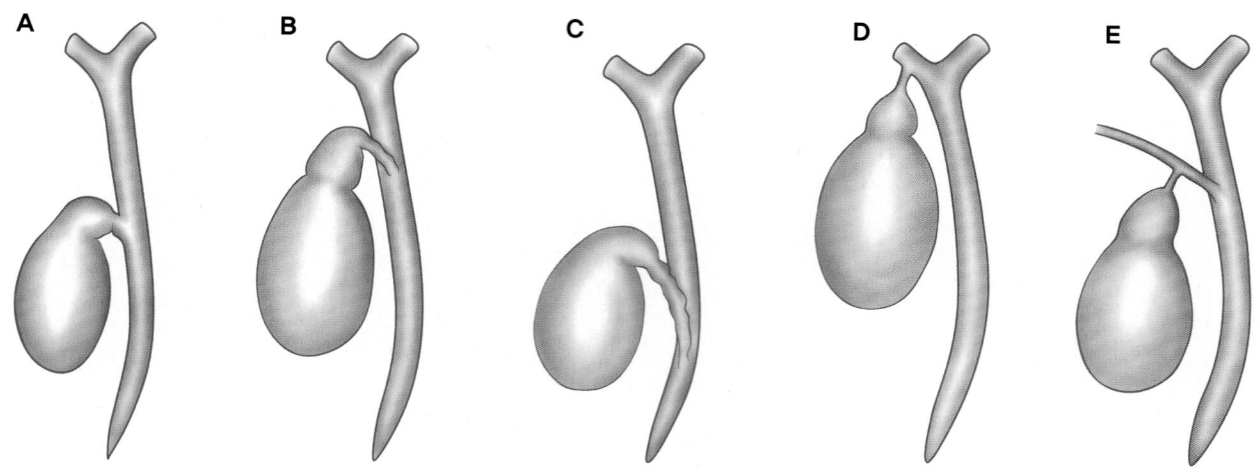

그림 1-8. 담낭관의 선천성 변이 A. 담낭관이 형성되지 않아 담낭이 직접 총담관과 합류, B. 담낭관이 좌우측 간외담관 합류 부위 근처에서 합류, C. 담낭관이 총담관 하부에 합류, D. 담낭관이 오른쪽 간외담관에 합류, E. 담낭관이 부간관*accessory hepatic duct*에 합류

그러나 환자의 일부에서 심장기형, 내장역위증, 다비증 *polysplenia*, 장폐쇄증 등이 동반되기도 한다. 다른 선천성 기형과의 동반 유무에 따라 syndromic biliary atresia와 non-syndromic biliary atresia로 분류할 수 있다.

(2) 병리

발병 초기의 간생검조직 소견이 환자 치료계획 수립에 중요하다. 발병 초기에는 대부분 간실질세포는 잘 보존되어 있으나 다양한 정도의 담소관, 간내소관의 증식과 담즙정체, 문맥 부종과 염증세포 침윤, 섬유화 등이 관찰된다. 문맥삼분지의 담관에 담즙정체가 있으면 큰 간외담관이 막힌 것을 의미한다. 대부분의 환자에서 간내담관은 처음 몇 주 동안은 정상이나 곧 담관손상이 진행되며, 담즙성 간경변증이 생후 한 달 내에 발생하기도 한다. 수술 절편이나 부검에서 간외담관의 완전한 섬유성 폐쇄가 한 군데 이상에서 관찰되며 주변 담관 내막의 퇴화와 염증성 변성, 담관 주변 섬유화 등이 동반된다.

담관폐쇄증에는 여러 형태가 있는데(그림 1-9), Kasai는 세 가지로 분류하였다. I형은 총담관이 폐쇄되었으나 근위부는 열린 경우, II형은 간문*porta hepatis*의 담관은 확장되고 그 아래 간관폐쇄가 있는 경우로서, IIa형은 담낭관 공통관이 열린 경우이고, IIb형은 이들이 모두 막힌 경우이다. III형은 간문의 담관확장 없이 간관, 총담관, 담낭관 등이 모두 폐쇄된 경우이다. 일반적 수술로 교정될 수 있는 형태인 I, II형은 전체 환자의 약 10%밖에 되지 않는다.

(3) 임상상 및 진단

환아의 병력상 임신 중 특이사항은 발견되지 않는다. 정상체중을 갖고 정상분만으로 태어나며 여아가 남아보다 조금 많다. 대부분의 경우 생리적 신생아황달기간을 지나서도 황달이 지속됨으로써 발견된다. 2주 이상 지속되는 신생아황달의 경우 담관폐쇄증을 의심해야 한다. 담관폐쇄증의 진단에서 중요한 것은 가급적 조기에 진단하는 것이다. 늦어도 8주 이내에 수술을 시행해야 담관폐쇄가 가역적일 수 있다. 대변은 완전한 회색변*acholic stool*일 수 있으나 항상 그렇지는 않다. 간은 4주가 되면 간비대가 촉지되며 6주가 되면 문맥압항진증 발생에 따라 비장종대도 촉지된다. 복수, 부종, 비타민 K 결핍 등이 발생하고 결국 간경변증에 의한 합병증으로 식도정맥류, 복수로 인한 호흡부전, 감염 등이 생기고 이로 인해 사망하게 된다. 담관폐쇄증을 확진할 수 있는 검사방법은 현재까지 없다. 담관폐쇄증의 진단을 위해 시행할 수 있는 검사들로는 간기능검사, 초음파검사, Tc^{99m}DISIDA간담도 스캔, 십이지장액검사, 내시경 역행성 담췌관조영술, 복강경, 경피적 간생검, 시험적 개복 후 생검 및 담관조영술 등이다. 간기능검사에서 포합성 고빌리루빈혈증, 아미노전이효소 상승, 알칼리성 인산분해효소 상승 등이 발견된다. Tc^{99m}DISIDA간담도 스캔에서 소장 내 Tc^{99m}DISIDA가 나타나면 담관폐쇄증을 배제할 수 있다. 또한 24시간 연속으로 채취한 십이지장액검사에서 빌리루빈 색소가 발견되면 담관폐쇄증을 배제할 수 있다. 경피적 간생검은 진단율이 86~96%로 높고, 신생아 간염과도 감별이 가능한 장점이 있다. 확진은 개복술을 시행하여 진단할 수

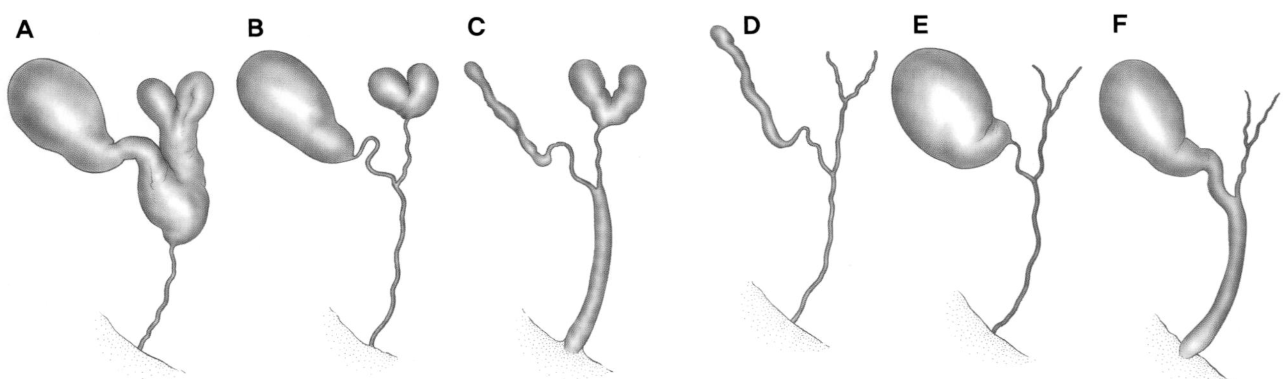

그림 1-9. 담관폐쇄증의 유형 A. 총담관은 폐쇄되었으나 근위부 간외담간은 늘어나 있는 Kasai I형, B, C. 총간관이 폐쇄되고 그 상부 간문 수준의 간외담관만이 확장된 Kasai II형, D~F. 간문 수준의 간외담관이 폐쇄되고 그 하부 간관, 총담관, 담낭관 등도 폐쇄된 Kasai III형

있고, 다른 진단방법은 널리 사용되지 않는다.

(4) 치료와 예후

전체 환아의 약 10%를 차지하는 Kasai Ⅰ, Ⅱ형의 경우는 일반적인 장-간관 문합술로써 교정할 수 있으나, 나머지 대부분의 경우는 Kasai가 고안한 간문맥 장루형성술 *hepatoportoenterostomy*로 교정해야 한다. 이 수술은 폐쇄된 간외담관을 모두 제거한 후 간 표면에 근접한 간문 근위부 간내담관을 노출시켜 공장과 문합하는 것이다.

수술적 치료를 시행하지 않는 경우 거의 모든 환아가 생후 2년 내 사망한다. 미국에서 시행한 조사에서 Kasai 수술을 시행한 경우 5년 생존율은 48%였다. 수술 후 예후가 나쁜 인자로는 백인, 생후 60일 이후에 수술한 경우, 첫 간생검상 간경변증이 있었던 경우, 전체 간외담관이 모두 폐쇄를 보인 경우 등이 거론된다. 최근 프랑스에서 시행된 대규모 연구 결과에 따르면 담관폐쇄증으로 수술을 시행받은 환아 427명의 10년 생존율은 68%이었는데, 이들 중 440명은 Kasai 수술을 받았고 그중 172명은 간이식 수술 없이도 10년 이상 생존하였다. 4개월 이상 진행된 경우나 Kasai 수술로 담즙 흐름을 개선할 수 없는 경우 혹은 말기 간부전 상태는 모두 간이식 대상이었다. Kasai 수술을 한 경우 간이식을 하는 데 방해를 받으나 최근에는 수술기법이 발달하여 1년 생존율이 90%를 넘는다. 하지만 최근 일본의 보고에 의하면 수술 후 10년 이상의 장기 생존자는 16%였으며, 간기능이 정상인 경우는 7.8%밖에 되지 않았다. 문맥압항진증 등의 후기 합병증도 적지 않고 서서히 악화되는 경우도 있어 장기적인 경과관찰을 요한다. 환아의 대부분은 지속적인 간기능이상을 보이며, 종국에는 담즙성 간경변증 등이 발생한다. 상행성 감염에 의한 담관염이 반복됨으로써 간경변증 진행이 촉진되기도 한다.

참고문헌

1. 대한췌담도학회. 담도학. 서울: 군자출판사, 2008:1-14
2. 김선회, 서경석. 간담췌외과학 제3판. 서울: 도서출판 의학문화사, 2013:15-23
3. Felman M, Friedman LS, Brandt LJ. Sleisenger and Fordtran's Gastrointestinal and Liver Disease. 9th ed. Philadelphia: Saunders Elsevier, 2010
4. Blumgart LH. Surgery of the Liver, Biliary Tract and Pancreas. 5th ed. Philadelphia: Saunders Elsevier, 2012
5. Adkins RB Jr, Chapman WC, Reddy VS. Embryology, anatomy, and surgical applications of the extrahepatic biliary system. Surg Clin North Am 2000;80:363-379

chapter

02 췌장의 구조 및 형태학적 이상

이종균

- 췌장은 배아기에 배측*dorsal* 췌장과 복측*ventral* 췌장으로 나뉘어 있다가 배아기 7주에 융합한 후 췌관이 합쳐지고 선방*acinus*과 소도의 분화로 외분비 및 내분비 기관이 형성된다.
- 췌장은 여러 가지 장기 및 혈관들과 밀접한 관계를 갖고 있다.
- 췌장의 여러 가지 선천성 질환은 영아기에는 사망원인이 될 수 있으나 성인에서는 무증상인 경우가 대부분이다.
- 성인에서의 윤상췌*annular pancreas*는 무증상인 경우가 많으며 십이지장폐쇄나 췌장염의 원인이 될 수도 있다.
- 분할췌*pancreas divisum*는 임상에서 가장 흔히 접하는 췌장의 선천성 질환으로 췌장염과의 관계는 아직 논란이 있으며 반복적인 췌장염이 배측 췌장에만 국한될 때 침습적 치료의 대상이 된다.

I 태생학적 발달

췌장은 임신 4주 때 배아에서 4mm 크기로 자라기 시작하고, 십이지장의 내배엽성 상피가 증식한 2개의 원기*anlage*가 십이지장 전방의 복측*ventral* 췌장과 후방의 배측*dorsal* 췌장으로 된다(그림 2-1). 배측 췌장이 더 빨리 자라고 복측 췌장은 천천히 자라서 총담관과 연결되어 십이지장으로부터 시계방향으로 회전하여 7주째 배측 췌장에 융합된다. 따라서 췌두부의 대부분과 구상돌기*uncinate process*는 복측 췌장에서 발생하고 두부 일부분, 체부, 미부는 배측 췌장에서 발생하게 된다.

태생 초기 복측 췌장과 배측 췌장은 축성관*axial duct* 구조를 가진다. 배측 췌관은 십이지장벽에서 복측 췌관은 총담관에서 생겨나, 6주째 두 관이 서로 융합하여 주췌관을 형성한다. 대부분의 성인에서 관찰되는 담관과 췌관의 총 유출구는 담관과 복측 췌장으로부터 같이 기원한다. 주췌관의 주 출구는 복측 췌관의 근위부인 Wirsung관을 통하며 주유두의 개구부를 통해 총담관과 만나 십이지장으로 배출되고 배측 췌장의 근위부 말단은 Santorini 부관*accessory duct of Santorini*이 된다. 이 관은 30~70%의 성인에서 잔존하는데, 이 경우 일부 췌액이 부유두를 통해 십이지장으로 배출된다.

췌장의 선방*acinus*은 3개월째 원시관*primitive duct*의 말단부에서 처음 생겨나기 시작한다. 소포는 작은 분비 소관을 통해 큰 췌관과 연결된다. 태생기 췌장에서 소포는 췌관세포와 형태가 비슷한 비교적 미분화된 상피세포로 이루어져 있다. 선*gland*이 자라는 간엽조직*mesenchymal tissue*은 얇은 결체조직 피막을 제공하고 선을 엽 또는 소엽으로 구분시킨다.

배아기의 췌장과 성인의 췌장 사이에는 형태, 효소 함유량, 분비능력 등에 뚜렷한 차이가 있다. 발생의 초기에 소량의 소화효소는 세포 내에 존재하지만 효소원 과립*zymogen granule*은 존재하지 않고 거친 내형질세망*rough endoplasmic reticulum*도 거의 없다. 췌장은 9주까지는 미분화 상피세포로 이루어져 있다. 이후 세포가 분화되면서 소화효소의 활성도는 1,000배까지 증가하고 과립들은 크기가 커져 외기저부*basolateral region*를 포함한 세포질의 대부분을 차지하게 된다. 효소원 과립은 12주에 처음 전자현미경을 통해 관찰할 수 있으며, 성장에 따라서 점차 그 크기와 수가 증가한다. 세포들은 또한 골지복합체와 거친 내형질세망을 소량 포함하게 된다. 20주에는 효소원 과립들이 충분히 커져 성인의 형태로 된다. 여러 가지 소화효소들은 각각 발현하는 시기와 농축속도 및 축적속도가 다르다. 유발 분비*stimulated secretion*의 기능은 출생 시에 비로소 얻어진다. 출생 후에도 췌장의 분화는 계속되어 효소원 과립의 크기, 거친 내형질세망의 양, 조직의 효소 함유량 등이 증가하게 된다.

췌장의 내분비세포는 외분비세포의 분화와 비슷한 과

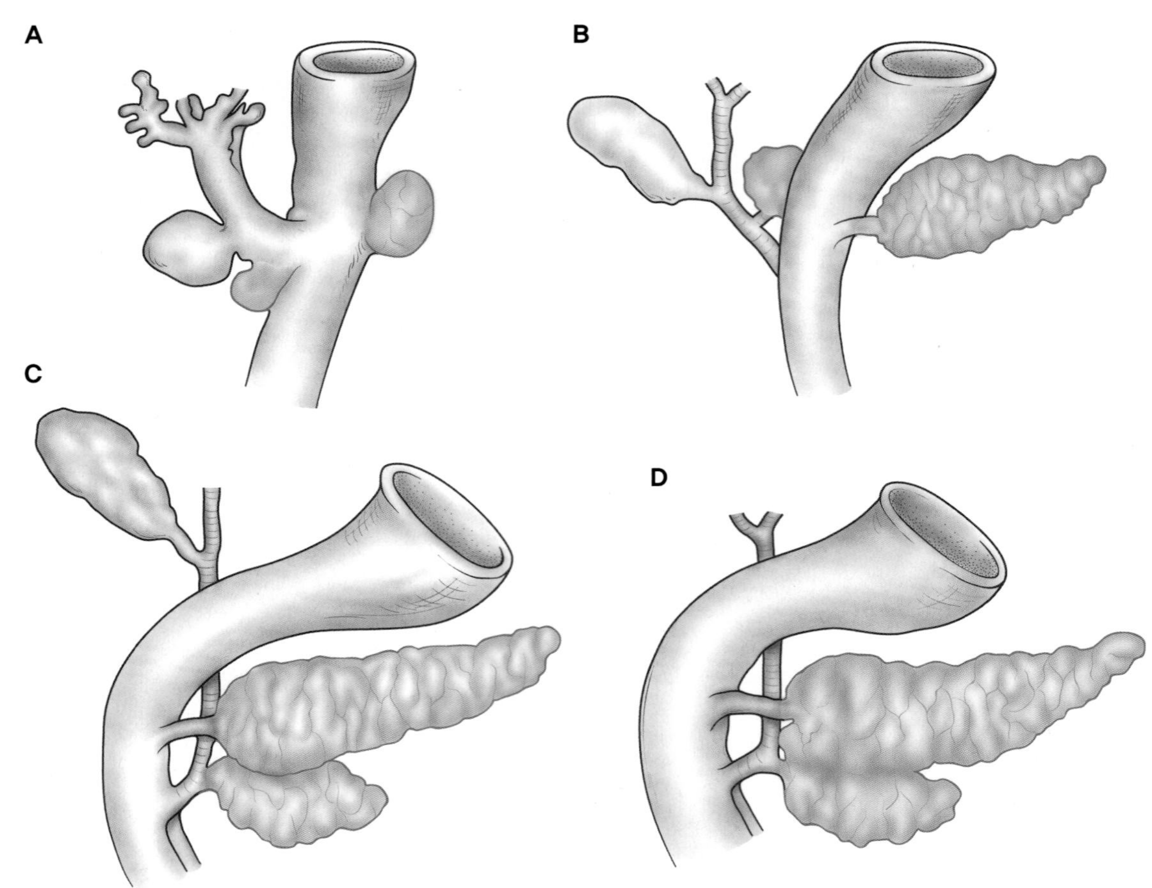

그림 2-1. 췌장의 발생과정 A. 배아 4주: 원기의 형성, B. 배아 5주: 총담관과 복측 췌장의 회전 시작, C. 배아 6주: 복측 췌장이 완전히 회전, D. 배아 7주: 복측 췌장과 배측 췌장의 융합

정을 거치며, 소도 호르몬*islet hormone*은 세포 내의 분비과립의 출현보다 앞서 나타난다. 췌장의 내분비세포는 임신 9~10주에 미분화세포의 외기저 부분에 하나 또는 덩어리 상태로 관찰되고 12~16주에 여러 발달 단계가 혼재되는 분명한 소도*islets*가 형성된다. 랑게르한스섬*islet of Langerhans*은 임신 3개월째 췌실질에서부터 발생되어 자라면서 췌장 전체에 흩어져 존재한다. 각각 다른 호르몬을 분비하는 소도세포들은 서로 다른 발생 시기를 갖고 있다. 췌장 폴리펩타이드가 풍부한 부분은 글루카곤이 풍부한 부분보다 소도의 발달이 좀 느리다. 베타세포에서의 인슐린 분비는 대략 태아기 5개월째 시작된다. 인슐린 세포들은 나이가 들어감에 따라 점점 증가하고 글루카곤 세포들은 태생기에 증가하였다가 영아기를 거쳐 성인이 되는 동안 점차 감소한다. 소마토스타틴 세포들은 태아기와 영아기에 증가하지만 췌장 폴리펩타이드 세포들은 이 시기에 가장 양이 적다. 육안적으로 췌장은 길고 납작하며 회색 내지 검은색을 띤다. 성인 췌장은 70~120g, 12~20cm 정도이다. 췌장은 두부, 경부, 체부, 미부로 나뉘는데, 두부는 십이지장의 만곡부와 상장간막정맥 및 간문맥 사이를 뜻한다(그림 2-2). 두부 중 특히 상장간막정맥의 배측부를 구상돌기라고 부른다. 상장간막정맥의 전면 부분을 경부라고 부르는데, 경부는 두부에서 약간 좁아졌다가 다시 체부로 이행된다. 체부는 위의 뒤쪽, 제1요추 앞을 지나 제11~12늑골의 높이에서 췌미부를 형성한다. 체부와 미부는 그 구분점이 확실하지 않으므로 체미부를 2등분하여 전방을 체부, 후방을 미부라고 부른다. 미부는 체부에서 왼쪽, 약간 위쪽으로 비스듬히 올라간 부위를 일컬으며, 비신인대*splenorenal ligament*로 뻗어 있다. 총담관의 원위부는 췌두부 상연을 거쳐 후면으로 들어가 췌장실질을 통과하여 십이지장의 바터팽대부*ampulla of Vater*에 도달한다.

췌장은 후복강의 여러 가지 중요한 장기들과 인접하여 위치한다. 췌장의 앞쪽으로는 위, 대장, 대망*greater omentum*, 근위부 소장이 있고, 뒤쪽으로는 간문맥, 하

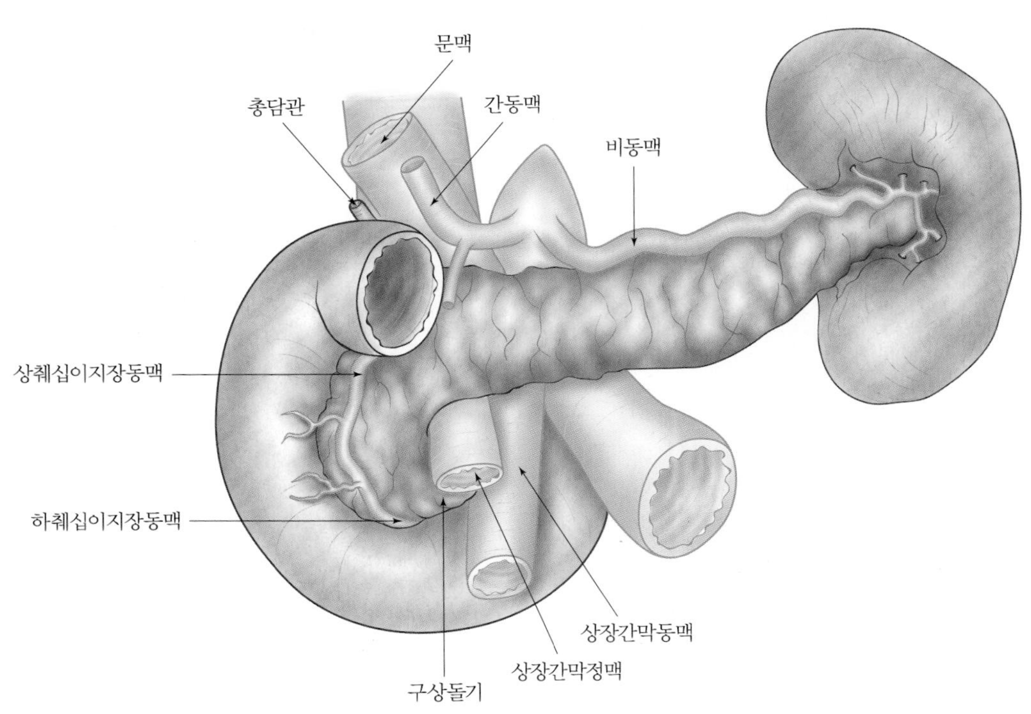

그림 2-2. 췌장과 주변 장기 및 혈관의 관계

대정맥, 대동맥 등의 혈관, 콩팥, 척추 등이 있다. 췌장의 두부와 체부의 후면에는 복막이 없다. 하대정맥이 췌두부의 후면을 주행하고 이 면은 또한 오른쪽 신정맥의 말단 부위와 횡격막의 우각과 닿아 있다. 두부의 구상돌기는 대동맥의 전방에 위치하고 췌장과 십이지장 사이를 지나온 상장간막 혈관이 가로지르게 된다. 경부의 전방은 복막으로 덮여 있고 위의 유문부와 접해 있으며, 경부의 후면에는 문맥의 기원 부위와 상장간막동맥이 접해 있다. 체부의 전방은 망낭*lesser sac*에 의해 위와 분리되고 하방은 복막에 싸여 있으며, 십이지장-공장의 이행부와 좌결장곡에 가깝다. 체부의 상방은 소망*lesser omentum*의 후면과 닿아 있고, 비동맥은 이 면을 따라 구불구불하게 주행한다. 체부는 대동맥과 상장간막동맥의 기원 부위, 횡격막의 좌각부, 왼쪽 부신, 왼쪽 신장, 그리고 신장의 혈관들과 접해 있으며, 비정맥은 췌장과 이들 구조물 사이를 주행한다. 신장은 신 주위 지방과 근막에 의해 췌장과 분리되고 췌장의 미부는 비장 혈관들과 나란히 주행하는 비신인대의 두 층 사이에 위치한다. 미부는 복막으로 덮여 있으며 횡행결장과 나란히 주행하고 공장에 놓여 있게 된다.

주췌관*duct of Wirsung*은 미부 근처에서 시작하며 소엽으로부터 배액된 소관들이 문합하여 형성된다. 왼쪽에서 오른쪽으로 주행하면서 여러 가지 크기의 관들이 합해져서 경부에 도달하고 그곳에서 미부 방향, 그리고 후방으로 돌아가서 총담관과 만난다. 짧은 공통 분절은 담관의 팽대부가 되고 십이지장유두에서 끝난다. 부췌관*duct of Santorini*은 흔히 남아 있게 되는데, 이는 주췌관으로 끝나기도 하고 부유두로 따로 개구하기도 한다.

췌장은 복강동맥*celiac artery*과 상장간막동맥*superior mesenteric artery*의 분지로부터 풍부한 혈류를 공급받는다(그림 2-3). 전상*anterior superior*, 후상*posterior superior* 췌십이지장동맥*pancreaticoduodenal artery*은 복강동맥의 분지인 위십이지장동맥*gastroduodenal artery*으로부터 분지되고 전하*anterior inferior*, 후하*posterior inferior* 췌십이지장동맥은 상장간막동맥에서 나오게 된다. 이 혈관들은 주로 십이지장과 췌두부의 사이를 주행하며 서로 문합하여 췌십이지장 아케이드*pancreaticoduodenal arcade*를 형성하게 된다. 나머지 체부와 미부는 비장동맥으로부터 혈류 공급을 받는데, 배측 췌동맥*dorsal pancreatic artery*, 대췌동맥*great pancreatic artery*, 췌미동맥*caudal pancreatic artery* 등 크게 세 가지 동맥들이 췌장의 장축으로 주행하는 횡행췌동맥*transverse pancreatic artery*을 형성하게 된다.

췌장의 정맥혈은 간문맥으로 유입된다. 췌십이지장정맥은 동맥과 나란히 주행하면서 비장정맥을 통해서 혹은 직

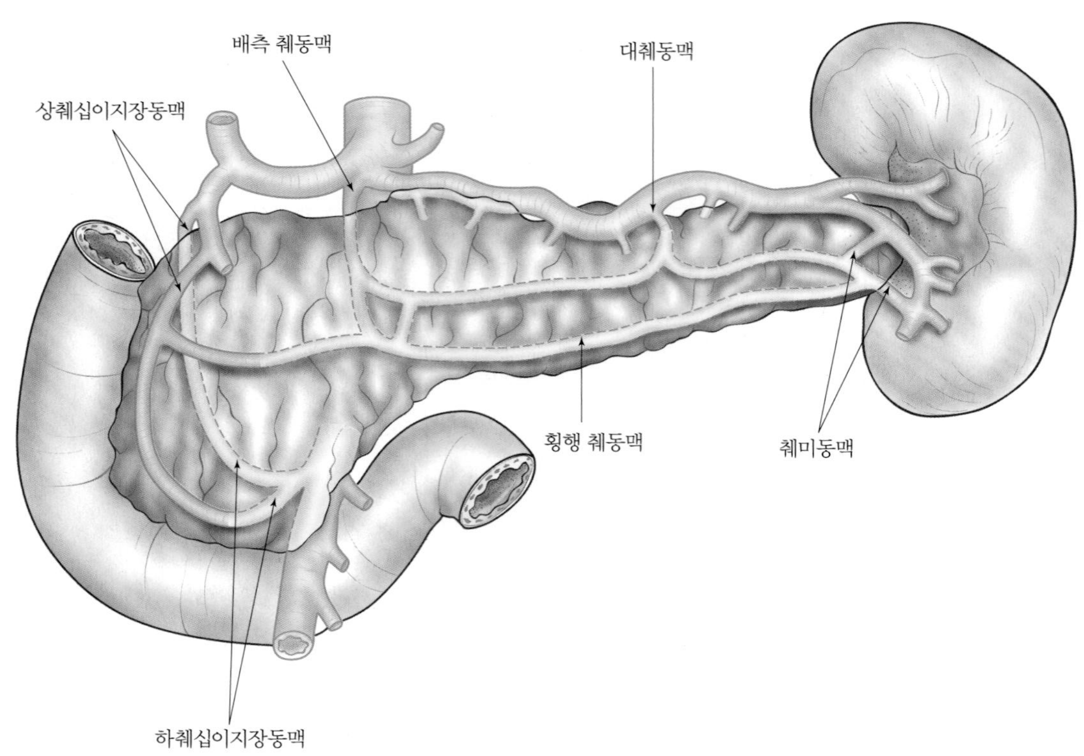

그림 2-3. 췌장 동맥의 분포

접 문맥으로 유입되며, 체부와 미부의 정맥혈은 비장정맥과 합류한다.

췌장의 림프관은 주로 동맥과 정맥의 주행을 따른다. 췌장 림프액의 대부분은 췌비장 림프절*pancreaticosplenic lymph node*로 가며 일부는 췌십이지장 림프절에서 끝나기도 하고 상장간막동맥이 기원하는 곳의 근방에 있는 전대동맥*preaortic* 림프절로 통하기도 한다. 췌장의 림프관은 주위 인접 장기와 후복강조직의 림프관, 수많은 가지로 상호 연결되어 있다.

췌장의 내장 원심성*visceral efferent* 신경은 간 및 복강총*hepatic and celiac plexus*을 경유하여 미주신경과 내장신경으로부터 교감과 부교감 원심로 신경을 모두 받는다. 미주신경의 원심성 섬유는 췌장의 엽간 중격*interlobular septa*에 있는 부교감신경절에 도달할 때까지 접합과정*synapsing* 없이 이러한 신경총들을 통과한다. 그 후 절후신경섬유는 소포, 췌관, 소도 등을 지배한다. 원심성 교감신경의 신경원*neuron*은 흉추와 요추 척수의 바깥쪽 회색질*gray matter*에서 기원하여 대내장신경*great splanchnic nerve*을 통해 복강신경절을 지난다. 복강신경절에서 접합을 한 후 절후신경섬유는 간동맥, 비장동맥, 상장간막동맥을 따라 분포한 후 췌장의 혈관을 지배한다. 자율신경은 원심성과 구심성 신경 모두 췌장의 혈관 가까이에 위치한다. 내장 구심성 섬유의 분포에 대해서는 잘 알려져 있지 않으나, 복강신경절과 비장신경을 통해 흉부 교감신경체*thoracic sympathetic trunk*와 척수근 신경절*spinal root ganglia*에 도달한다. 이 구심섬유가 통증을 중개한다고 생각된다.

Ⅱ 선천적 이상

1. 무발생*agenesis* 혹은 형성부전*hypoplasia*

췌장의 무발생은 매우 드문 이상으로 다른 기관의 이상과 동반되기도 하고 단독으로 발생하기도 한다. 이 기형을 가진 대부분의 영아는 출생 직후 사망한다. 무발생은 복측 췌장과 배측 췌장 어느 쪽에도 올 수 있으나 대개 배측 췌장에만 오는 경우가 더 흔하다. 이런 경우 정상적인 췌장조직이 형성될 수 있다. 형성부전의 경우에는 큰 췌관들과 랑게르한스섬은 정상적이나 선방과 작은 췌관이 없거나 수가 감소되고 지방으로 대치되어 있으며 관 체계의 발달이 부족해진다.

2. 윤상췌*annular pancreas*

윤상췌는 초기 배 발생기에 복측 췌장의 오른쪽 일부가 십이지장의 배측 부분으로 이동하지 않고 복측 부분에 잔존하여 십이지장을 둘러싸는 현상으로, 때로는 십이지장 내로 췌장조직이 자라 들어가기도 한다. 이는 영아기에 십이지장을 폐쇄시키는 가장 흔한 기형이다. 대부분 바터팽대부의 원위부에 생기고 85%에서는 십이지장의 제2부를 침범한다. 어떤 연령에서도 나타날 수 있고 수술 시 혹은 부검 소견으로 우연히 발견되기도 한다.

Drey 등은 윤상췌를 신생아형과 성인형으로 구분하였는데, 신생아형은 외부 압박을 초래하여 십이지장 폐쇄*obstruction*의 원인으로 나타나는데 대부분의 경우 내인적인 십이지장 폐쇄*atresia*나 협착*stenosis*이 동반된다고 한다. 또한 십이지장폐쇄 외에 소장 회전이상*malrotation*과 막양구조*webs*, Meckel 게실, 기관지식도누공*tracheoesophageal fistula*, 심장 결함, 다운증후군 등의 여러 다른 선천성 기형과 동반된다. 성인형은 대개 증상이 없고 수술 시나 부검 시에 우연히 발견된다. 상복부 불쾌감, 구토, 토혈 등의 증상이 나타날 수 있다. 췌장의 육안 소견은 정상과 같고 췌장기능검사 결과도 정상이나 미입관체계*aberrant duct system* 때문에 췌장염이 더 잘 생길 수 있다.

영아기에 급성 십이지장폐쇄 증상을 일으켰을 때 진단은 개복술로 이루어지며, 성인에서는 바륨조영술로 십이지장의 편심성 협착*eccentric stenosis*, 정상 점막 양상의 국소적 소실, 하행부 안쪽의 국소적 수축 소견 등을 보이면 의심할 수 있다. 전산화단층촬영이나 내시경 역행성 담췌관조영술이 도움이 될 수 있으나 진단을 위해 개복술이 필요한 경우도 있다. 소화성 궤양에 의한 십이지장 변형, 담낭주위염, 장내 신생물, 췌장염 등과의 감별이 필요하다.

윤상췌에 의하여 폐쇄 증상을 일으켰을 때에는 윤상췌 자체에 큰 췌관이나 총담관을 포함하고 있기 때문에 췌장염이나 누공형성의 위험성이 있어 췌장 조직을 박리하는 시술은 시행하지 않고 폐쇄된 십이지장을 수술적으로 우회시키는 방법인 십이지장십이지장문합술*duodenoduodenostomy* 혹은 십이지장공장문합술*duodenojejunostomy*을 시행하게 된다.

3. 이소췌장*heterotopic or ectopic pancreas*

이소췌장은 부검 예의 0.55~13.7%에서 발견된다. 75%의 경우에는 췌장조직이 위, 십이지장, 공장에 위치하며 간혹 회장, Meckel 게실, 담낭, 총담관, 비장문, 배꼽, 폐, 위나 십이지장 주변조직에 위치하기도 한다. 위 내에서는 원위 전정부의 대만부, 특히 유문에서 6cm 이내에 주로 위치한다. 대부분 크기는 4cm를 넘지 않으며, 병변의 모양은 무경성*sessile*이고 표면의 가운데에 움푹 들어간 곳이 있다. 조직학적으로는 선방, 세관*tubule*, 랑게르한스섬 등을 함유하는 정상 췌장조직과 같고 섬유근조직이 많이 포함될 수도 있다. 이소췌장에는 여러 가지 증상과 합병증이 동반될 수 있는데 복통, 복부팽만, 구역, 구토, 상부위장관 출혈, 췌장염, 담관폐쇄, 장폐쇄 혹은 장중첩증, 낭종 형성, 그리고 악성화가 있다. 그러나 이러한 현상과 이소췌장의 관련성은 명확하지 않다. 이소췌장은 대부분의 경우에 증상을 일으키지 않으며 무증상인 경우에는 수술적 제거와 같은 치료를 요하지 않는다.

4. 분할췌*pancreas divisum*

분할췌는 배아기의 배측 췌장과 복측 췌장이 서로 융합되지 않은 상태를 말하며 대부분의 췌장 외분비물이 상대적으로 작은 부췌관과 부유두를 통하여 분비된다. 분할췌는 비교적 흔한 기형으로 부검 예의 5~10%에서 발견되고 내시경 역행성 담췌관조영술을 시행받은 환자 중 2~7%에서 발견되었다.

분할췌는 다양한 임상상을 가지며 관련되는 췌장질환은 급성 반복성 췌장염, 만성 췌장염, 혹은 췌장 기원의 만성 복통이 있으나 아직 논란이 있다. 작은 부유두의 개구부에 비해 많은 췌액의 분비로 인해 배측 췌관압이 상승하여 췌관의 확장, 통증, 췌장염을 일으킨다는 설명이다. 내시경 역행성 담췌관조영술에 관한 한 연구에서는 분할췌가 있는 사람에서 급성 췌장염의 발생빈도가 더 높다고 보고하였다. 그러나 그렇지 않다는 보고들도 많고, 대부분의 분할췌 환자들은 평생 동안 증상 없이 지내며 약 5%에서만 증상 발현을 보이고, 통증이나 췌장염을 동반한 경우에도 배측 췌관의 확장이 없는 경우가 많아 그 인과관계에 대해 아직 논란이 많다.

표준진단법은 내시경 역행성 췌관조영술에서 복측 췌관이 1~4cm만 조영되며 정중선을 넘지 않고 췌관분지 형태가 정상임을 확인하는 것이다. 과도한 조영제 주입으로 선방세포에 조영제가 번지지 않게 주의해야 하며 암종 등 2차적인 췌관폐쇄를 배제해야 한다. 부유두를 통해 조영하여 확인해야 하며 조영이 어려운 경우 세크레틴 정맥주사나 염색약 살포 후 시도한다. 내시경초음파, 자기공명 췌관조영술로 진단할 수 있다.

진단이 어렵지는 않으나 치료로 호전이 될 수 있는지 인과관계를 예측 규명하는 것이 어렵고 중요하다. 분할췌가 있는 환자에서 한 번의 급성 췌장염 혹은 자주 반복되지 않는 경미한 췌장염이 있다고 해서 부유두 조임근절개술 같은 침습적 치료는 권장되지 않는다. 마찬가지로 만성적인 복통 환자에서 내시경 역행성 담췌관조영술상 복측 췌관이 정상이고 배측 췌관에 이상이 없을 경우 치료적 시술은 도움이 되지 않을 가능성이 많다. 임상적으로 뚜렷한 췌장질환이 발생하려면 분할췌와 함께 좁은 부유두가 동반되어야 한다는 의견들이 제시되고 있다. 재발성 급성 췌장염과 분할췌가 있는 환자에서 췌관조영상 부유두의 상대적인 폐쇄로 인해 발생할 것으로 생각되는 부췌관의 뚜렷한 확장은 흔히 관찰되지 않지만, 수술로 절제된 조직의 소견을 보면 주유두를 통해 유출되는 복측 췌장은 정상이면서 부유두를 통해 분비되는 배측 췌장에 만성 염증 소견이 관찰되는 것을 볼 수 있다.

일부 환자에서 치료로 호전되나 아직 최적의 치료에 대해서는 논란이 많다. 치료 환자 선택이 중요하며 급성 반복성 췌장염 환자의 경우, 만성 췌장염 혹은 췌장 기원의 만성 복통 환자보다 치료성적이 우수하다. 심하고 자주 반복되는 췌장염 환자 중 특히 내시경 역행성 담췌관조영술이나 전산화단층촬영상 복측 췌장은 정상이고 배측 췌장에 이상을 보일 때에는 부유두에 내시경 확장술 및 스텐트 삽입술을 시행하거나 조임근절개술을 시행해볼 수 있고, 수술적 방법으로 부유두의 조임근절개술 혹은 조임근성형술을 시행하면 도움이 될 수 있다. 분할췌의 유무는 알코올성 만성 췌장염의 경과에는 영향을 주지 않는 것으로 알려져 있다.

5. 선천성 낭종

상피세포로 구성된 진성 선천성 췌장낭종은 매우 드물다. 대개 단일 낭종이며 증상이 없을 수도 있고 복통이나 위·십이지장폐쇄, 담도폐쇄 등을 일으킬 수 있다. 간혹 증상을 일으키는 단일 낭종은 절제술이나 배액술 같은 수술적 처치를 필요로 한다.

6. 다발성 낭종

다발성 낭종은 다낭성 신질환, 낭성 섬유증*cystic fibrosis*, 폰히펠-린다우*von Hippel-Lindau* 증후군, Ivemark 증후군, 또는 중추신경계, 간·폐에 낭종을 형성하는 *Gruber* 증후군 등과 동반된다. 다발성 낭종에 대한 수술적 치료는 필요하지 않다.

참고문헌

1. Maubrich WS, Schaffuer F, Berk JE. Bockus Gastroenterology. 5th ed. Philadelphia: WB Saunders, 1995
2. Feldman M, Schavschmiclt BF, Sleiseuser MH, et al. Sleisenser and Fordtran's Gustrointestinal and Liver Diseude: Pathophysiology/Drognosis/Management. 9th ed. Philadelphia: WB Saunders, 2010
3. Carr-Locke DL. Pancreas divisum. The controversy goes on? Endoscopy 1991;23:55-58
4. Lehman GA, Sherman S, Nisi R, et al. Pancreas divisum. Results of minor papillotomy. Gastrointest Endosc 1993;39:1-8
5. Kozu T, Suda K, Toki F. Pancreatic development and anatomical variation. Gastrointest Clin North Am 1995;5:1-30
6. Urayama S, Kozarek R, Ball T, et al. Presentation and treatment of annular pancreas in an adult population. Am J Gastroenterol 1995;90:995-999
7. Klein SD, Affronti JP. Pancreas divisum, an evidence-based review: part I, pathophysiology. Gastrointest Endosc 2004;60:419-425
8. Klein SD, Affronti JP. Pancreas divisum, an evidence-based review: part II, patient selection and treatment. Gastrointest Endosc 2004;60:585-589

chapter 03

췌장 외분비의 생화학적·생리학적 특성

류지곤

- 외분비 췌액의 주요 무기질은 수분, Na^+, K^+, Cl^- 및 중탄산 이온*HCO_3^-*이며 하루 분비되는 총량은 2.0~2.5L가량 된다.
- 세크레틴*secretin*이 분비되면 주로 췌관세포*ductal cell*가 자극되어 췌액 분비속도가 증가하는데, 그 기전은 cyclic adenosine monophosphatase(cAMP)를 증가시키고 강측막*luminal membrane*에 있는 Cl^- 통로와 기저외측막에 있는 K^+ 통로를 동시에 자극하는 것이다.
- 췌장 선방세포*acinar cell*에서 생성되는 소화효소는 불활성 전구물질로 분비되고 정상적으로 십이지장으로 나올 때까지 활성화되지 않는다. 트립시노겐*trypsinogen*은 장 내에 존재하는 엔테로키나제*enterokinase*에 의하여 활성화되어 트립신*trypsin*이 되며 트립신은 다른 불활성 소화효소를 활성화시킨다.
- 췌장의 외분비를 조절하는 인자는 미주신경, 호르몬, 펩타이드 등이며 음식물의 섭취에 따라 조절되는데, 크게 뇌상, 위상, 장상 세 가지로 나눌 수 있다.

췌장은 하나의 장기이지만 외분비 및 내분비 두 가지의 기능을 한다. 즉 각종 소화액 및 중탄산 이온을 십이지장으로 분비하는 외분비 기능과 인슐린, 글루카곤*glucagon*, 소마토스타틴*somatostatin* 등 각종 호르몬을 혈중으로 분비하는 내분비 기능이 그것이다. 그러나 내분비 췌장과 외분비 췌장은 서로 독립적인 것이 아니라 해부학적, 그리고 생리학적으로 매우 가깝게 연결되어 있다. 외분비 조직에 병이 생기면 내분비 세포에 영향을 미치고 반대의 경우에도 외분비 기능에 영향을 미친다는 것이 밝혀졌다. 외분비 췌장은 단백질 합성 및 분비의 기전뿐만 아니라 이와 관련된 신호전달 체계를 연구하는 주요모델로 오랫동안 사용되었다. 췌장에서 소화관으로 외분비되는 췌액은 높은 농도의 중탄산 이온을 함유하고 있어 위에서 십이지장으로 넘어온 음식물의 산도를 중화시켜 염산이나 펩신에 의한 십이지장 점막의 손상을 방지하고 각종 소화효소의 파괴를 방지하며 활성도를 높인다. 췌액에 함유된 트립신*trypsin*, 지질분해효소*lipase*, 아밀라아제*amylase* 등의 소화효소는 단백질, 지방, 탄수화물의 소화에 중요한 역할을 한다.

Ⅰ 외분비 췌장의 기능적 해부학

외분비 췌장의 기능적 단위는 선방세포*acinar cell*와 췌관세포*ductal cell*로 구성되어 있다. 선방세포는 췌장의 샘 질량*glandular mass* 중 75~90%를 차지하며 구형 또는 관형으로 각종 소화효소를 합성하고 저장하고 분비하는 기능을 한다. 기저외측막*basolateral membrane*에는 효소의 분비를 자극하는 호르몬과 신경전달물질에 대한 수용체가 있다. 반면에 세포질 첨단에는 소화효소를 함유한 지모겐*zymogen* 과립이 존재한다. 선방세포 첨단부 표면에는 미세섬모*microvilli*가 있어 지모겐 과립의 분비에 기여한다. 선방세포와 췌관세포 사이에 중심선방세포*centroacinar cell*가 존재하는데, 췌관세포와 유사하게 물과 전해질 분비 기능을 한다. 췌관세포는 입방형*cuboidal* 또는 피라미드 모양으로, 탄산 탈수효소*carbonic anhydrase*가 있어 중탄산 이온을 분비하는 데 중요한 역할을 한다.

Ⅱ 외분비 췌액의 구성

1. 무기물

외분비 췌액의 주요 무기질은 수분, Na^+, K^+, Cl^- 및 중탄산 이온HCO_3^-이다. 수분과 각종 전해질 분비의 기능은 소화액을 십이지장 내로 분비시키고 위산을 중화시키는 것이다. 세크레틴*secretin*에 의해 자극되어 분비되는 췌액은 투명하고 무색으로, pH 8~8.5의 알칼리성이며 혈장과 등장액이다. 분비속도는 공복 시 자극이 없을 때는 0.2~0.3mL/분이지만 음식 섭취 후 자극을 받으면 4.0mL/분까지 증가하며, 하루 분비되는 총량은 2.0~2.5L가량 된다. 음식을 섭취하여 세크레틴이 분비되면 주로 췌관세포가 자극되어 췌액 분비속도가 증가한다. 이때 중탄산 이온의 농도는 증가하여 정상 혈장농도의 6배에 이르고 Cl^-의 농도는 감소하며 양이온인 Na^+, K^+의 농도에는 변함이 없다. 음식 섭취 후 자극을 받을 때 선방세포에서 분비되는 전해질은 상대적으로 미미하여 췌액의 전해질 농도는 췌관세포에서 분비되는 이온 농도와 유사하다. 그러므로 세크레틴 자극 시에 췌액의 분비속도가 증가하더라도 등장성 및 pH는 그대로 유지된다.

세크레틴은 췌관세포에서 adenylate cyclase를 활성화시키고 cyclic adenosine monophosphate(cAMP)를 증가시켜 분비를 자극한다(그림 3-1). cAMP는 강측막*luminal membrane*에 있는 Cl^- 통로와 기저외측막에 있는 K^+ 통로를 동시에 자극한다. K^+ 통로가 활성화되면 기저외측막에서 Na^+-K^+ 교환이 일어나 Na^+가 세포 밖으로 배출된다. 이때 형성된 세포막을 경계로 한 Na^+ 농도경사를 에너지로 이용하여 세포질 내의 H^+를 세포 밖으로 퍼내며, 이는 세포질 내 중탄산 이온의 형성에 기여한다. Cl^- 통로가 활성화되면 세포질 내에 존재하는 중탄산 이온을 기저외측막을 통해 세포 밖 췌관으로 퍼내고, 이때 세포 내로 들어온 Cl^-는 강측막의 Cl^- 통로를 통해 다시 되돌아 나간다. 췌관세포 강측막의 Cl^- 통로는 낭성 섬유증*cystic fibrosis* 환자에서 질병을 일으키는 유전자로 잘 알려져 있다. cystic fibrosis transmembrane conductance regulator(CFTR)라고 불리는 이 유전자에 변이가 생기면 Cl^- 통로에 장애가 일어나고 이로 인해 중탄산 이온이 췌관으로 잘 분비되지 않아 췌액의 분비가 감소하고 따라서 췌관이 막히게 되어 만성 췌장염이 발생한다고 알려져 있다.

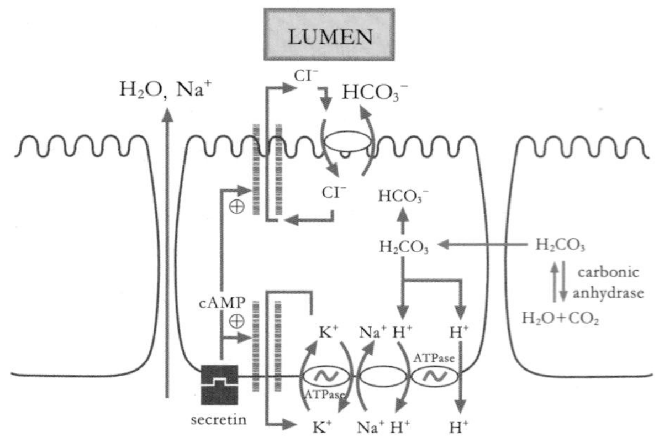

그림 3-1. 췌관세포의 분비기전 세크레틴은 cyclic adenosine monophosphate(cAMP)를 증가시키고 강측막에 있는 Cl^- 통로와 기저외측막에 있는 K^+ 통로를 동시에 자극하여 세포질 내에 존재하는 중탄산 이온을 기저외측막을 통해 세포 밖 췌관으로 퍼낸다. 이때 세포 내로 들어온 Cl^-는 강측막의 Cl^- 통로를 통해 다시 되돌아 나간다.

2. 유기물

췌장은 각종 다양한 단백질을 합성하는 능력을 갖고 있는데 대부분 소화효소이다. 소화효소에는 단백질, 지방질, 탄수화물, 핵산, 콜라겐 분해효소 등이 있다(표 3-1). 탄수화물 분해효소인 아밀라아제는 췌장뿐만 아니라 침샘에서도 분비되는 효소이다. 이 소화효소들은 소화효소로서의 능력은 유사하지만 분자량, 탄수화물 함량 등에서 서로 상이하다. 전분*starch*과 글리코겐*glycogen* 등을 가수분해하여 맥아당*maltose*, maltoriose, alpha-dextrin 등으로 만들며 이들은 장점막효소에 의해 완전 가수분해되어 모두 포도당으로 전환된다.

단백분해효소는 여러 가지가 있는데, 트립신, 키모트

표 3-1 췌장 선방세포에서 분비되는 단백질

Proteolytic Enzymes	Trypsinogen Chymotrypsinogen Proelastase Procarboxypeptidase A Procarboxypeptidase B Proaminopeptidase Kallireinogen
Amylolytic enzymes	Amylase
Lipolytic Enzymes	Lipase Prophospholipase A2 Carboxylesterase
Nuclease	Deoxyribonuclease Ribonuclease
Others	Collagenase Procolipase Trypsin inhibitor

립신*chymotrypsin*, 엘라스타아제*elastase* 등은 엔도펩티다아제*endopeptidase*로 특정 아미노산이 있는 특정 펩타이드 결합 부위를 자르며, 카르복시펩타이드분해효소*carboxypeptidase*는 엑소펩티다아제*exopeptidase*로 단백질의 카르복실기*carboxyl* 말단 부위의 펩타이드 결합 부위를 자른다. 췌액의 단백분해효소는 펩신과 함께 단백질을 올리고펩타이드*oligopeptide* 및 아미노산으로 전환한다. 지방분해효소에는 지질분해효소*lipase*, 인지질분해효소*phospholipase* A2, 카르복실에스테라아제*carboxylesterase* 등 세 가지가 있다. 지질분해효소는 중성지방*triglyceride*을 지방산과 모노글리세라이드*monoglyceride*로 분해하는데, 지질분해효소의 완전한 활성화를 위해 담즙산 및 지방분해보조효소*colipase*가 필요하다. 인지질분해효소 A2는 phosphatidylcholine을 가수분해하여 자유지방산*free fatty acid*과 lysophosphatidylcholine으로 만든다. 카르복실에스테라아제는 매우 광범위한 효소력을 갖고 있어 콜레스테롤 에스테르*cholesterol ester*, 지용성 비타민 에스테르, 트라이글리세라이드*triglyceride*, 디글리세라이드*diglyceride*, monoglyceride 등을 분해한다. 담즙 역시 카르복실에스테라아제의 활성도에 중요한 역할을 한다.

선방세포는 소화효소 이외에 트립신 억제제인 췌장분비트립신 억제제*pancreatic secretory trypsin inhibitor*를 분비한다. 트립신 억제제는 트립신과 비교적 안정적으로 결합하여 트립신이 췌장 내에서 자가 활성화되어 췌장염이 발생하는 것을 억제한다.

식사습관에 따라 췌장에서 분비되는 소화효소의 총량은 크게 영향받지 않지만, 장기간 지속적으로 식사내용이 변하면 소화효소의 구성성분이 변화할 수 있다. 단백질의 섭취가 많은 경우에는 췌액의 효소 중 단백분해효소가 증가하고, 지방의 섭취가 많은 경우에는 지질분해효소의 비율이, 탄수화물의 섭취가 많은 경우에는 인슐린에 의해 아밀라아제 성분이 차지하는 비율이 증가하게 된다.

Ⅲ 췌장 효소의 합성 및 분비 기전

선방세포 내에 존재하는 조소포체*rough endoplasmic reticulum*에서 단백질이 합성되어 골지*Golgi*와 결합하여 이동한다(그림 3-2). 이때 리소좀*lysosome*은 소화효소로부터 분리되어 소화효소만 함유한 응축 공포*condensing vacuole*의 형태로 되어 세포막 가까이 이동하고 지모겐 과립 형태로 농축된다. 저장된 지모겐 과립은 적절한 자극이 있을 때 세포외유출*exocytosis* 과정을 거쳐 원형질막과 융합되어 강관 내로 분비된다.

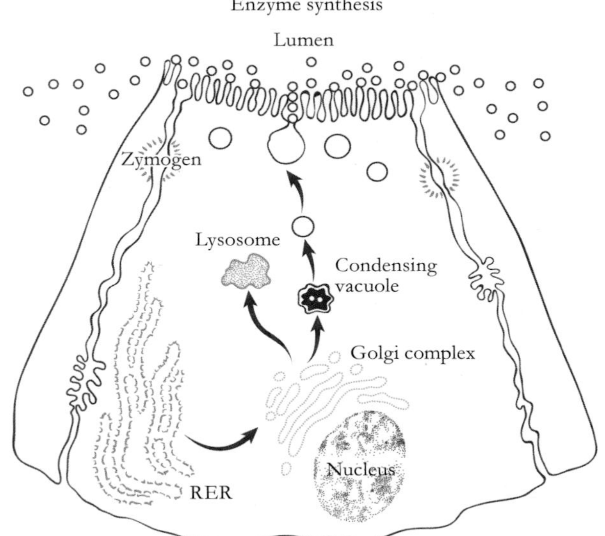

그림 3-2. 선방세포에서 소화효소 합성 및 분비 기전 조소포체*rough endoplasmic reticulum*; *RER*에서 단백질이 합성되어 골지와 결합하여 이동한다. 이때 소화효소만 함유한 응축 공포*condensing vacuole*의 형태로 되어 세포막 가까이 이동하고 지모겐 과립 형태로 농축된다. 저장된 지모겐 과립은 불활성 전구물질이며 적절한 자극이 있을 때 세포외유출 과정을 거쳐 원형질막과 융합되어 강관 내로 분비된다.

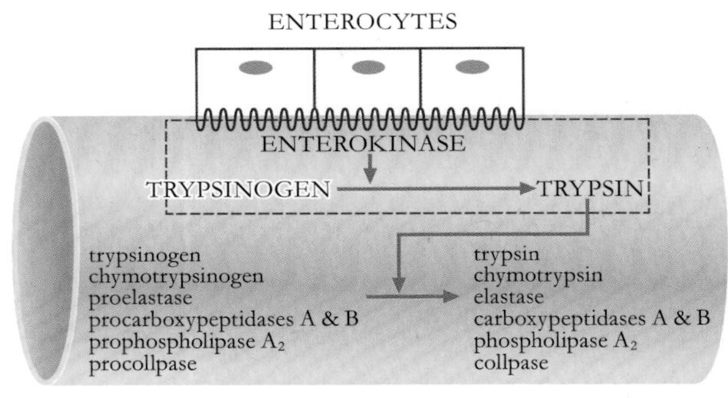

그림 3-3. 췌장효소의 활성화 기전 불활성 단백질 분해효소인 트립시노겐은 장내에 존재하는 엔테로키나아제*enterokinase*에 의해 활성화되어 트립신이 되며 트립신은 다른 불활성 소화효소를 활성화시킨다.

췌장 선방세포에서 각종 소화효소가 생성되어 분비되는데, 이들은 불활성 전구물질로 분비되고 정상적으로 십이지장으로 나올 때까지 활성화되지 않는다. 대표적인 단백질 분해효소인 트립시노겐은 장내에 존재하는 엔테로키나아제*enterokinase*에 의해 활성화되어 트립신이 되며 트립신은 다른 불활성 소화효소를 활성화시킨다(그림 3-3). 반면에 아밀라아제와 지질분해효소는 활성화가 필요 없다.

Ⅳ 췌장 외분비 조절

췌장의 외분비를 조절하는 인자는 크게 세 가지로 나눌 수 있다. 첫째는 췌장을 지배하는 자율신경으로 미주신경이 관여한다. 둘째는 세크레틴, 가스트린*gastrin*, 콜레시스토키닌*cholecystokinin; CCK* 같은 호르몬이며, 셋째는 혈관작용장펩타이드*vasoactive intestinal polypeptide; VIP*, gastrin releasing peptide(GRP) 등의 펩타이드이다. 췌장의 외분비 기능은 위액의 분비와 마찬가지로 음식물의 섭취에 따라 조절되는데, 크게 뇌상*cephalic phase*, 위상*gastric phase*, 장상*intestinal phase* 세 가지로 나눌 수 있다. 한편 선방세포 수용체의 자극기전에 따라 두 가지 조절인자로 분류하기도 한다. 첫째는 cAMP의 증가를 통한 기전으로 세크레틴과 혈관작용장펩타이드가 해당된다. 둘째는 세포 내 칼슘이온Ca^{2+}의 증가를 통한 기전으로 GRP, 콜레시스토키닌, 미주신경이 이에 속한다.

1. 뇌상

미주신경이 뇌상의 췌액분비에 관여한다. 뇌상의 자극인자로는 음식물의 시각, 미각, 후각 자극 및 저작운동 등을 들 수 있다. Sham feeding, 즉 음식물을 씹기만 하고 삼키지 않는 단순한 저작에 의해서만, 즉 위액이 십이지장으로 넘어가지 않도록 하여 중탄산 이온 분비가 증가하지 않더라도, 최대 췌장 소화효소 분비량의 50%까지 효소의 분비를 자극한다. 또한 중탄산 이온의 분비가 동반되면 최대 분비량의 90%까지 효소의 분비가 자극된다. 이러한 결과는 뇌상의 자극은 선방세포를 특이적으로 자극하고 소화효소의 분비를 촉진하며, 위액의 이동으로 인한 십이지장의 낮은 산도가 중탄산 이온의 분비뿐만 아니라 선방세포 역시 자극함을 의미한다. 뇌상에서 미주신경을 통한 신경전달물질은 주로 아세틸콜린이며, 혈관작용장펩타이드, GRP, 콜레시스토키닌, 엔케팔린*enkephalin* 등도 췌장의 신경 말단에서 발견되는 점으로 보아 일부 관여할 것으로 추측되고 있다.

2. 위상

위상에 의한 췌액의 자극은 음식물로 인한 위의 팽만이다. 위의 팽만은 수분과 중탄산 이온의 분비 없이 주로 소화효소의 자극을 유발한다. 위저부 또는 유문부를 팽창시키면 미주신경반사*vagovagal reflex*에 의해 저용량, 고농도의 농축된 소화효소를 함유한 췌액분비가 유도된다. 위액 및 음식물이 십이지장으로 넘어오면 단백질 성분이 가스트린을 분비시켜 췌장을 자극한다.

3. 장상

음식물이 소장으로 넘어오면 장상이 시작되는데, 위산에 의해 pH가 4.5 이하가 되면 상부소장의 S세포를 자극하여 세크레틴을 분비시키고, 이로 인해 췌관세포에서 수분과 중탄산 이온의 분비가 자극된다. 세크레틴 및 중탄산 이온의 분비 정도는 소장으로 유입된 위산의 양에 비례한다. 위산이 가장 강력한 세크레틴 분비 촉진인자이며 지방산과 담즙산도 촉진인자로 작용한다. 소장 내 지방산, 아미노산, 펩타이드 등은 소화효소의 분비를 자극한다. 8개 이상의 탄소로 구성된 지방산이 주로 자극을 유도하며 아미노산 중에는 페닐알라닌*phenylalanine*, 발린*valine*, 메티오닌*methionine*, 트립토판*tryptophan* 등이 가장 강력한 자극인자이다. 이들 물질은 상부소장점막의 I세포를 자극하여 콜레시스토키닌을 분비시킨다. 콜레시스토키닌은 담낭을 수축시키고 췌장에서는 소화효소의 분비를 자극한다. 장상에서는 세크레틴, 콜레시스토키닌 같은 호르몬뿐만 아니라 미주신경도 함께 상호 강화작용을 한다.

4. 음성되먹이*negative feedback* 기전

췌액을 장에서 제거하면 지속적으로 췌장의 분비를 자극한다. 이러한 췌장분비액의 자극은 혈중 콜레시스토키닌 농도 증가에서 기인하는데, 장내에 트립신을 다시 넣으면 콜레시스토키닌 혈중농도의 증가와 함께 췌장분비의 증가가 억제된다. 식사를 하는 동안은 트립신이 음식물과

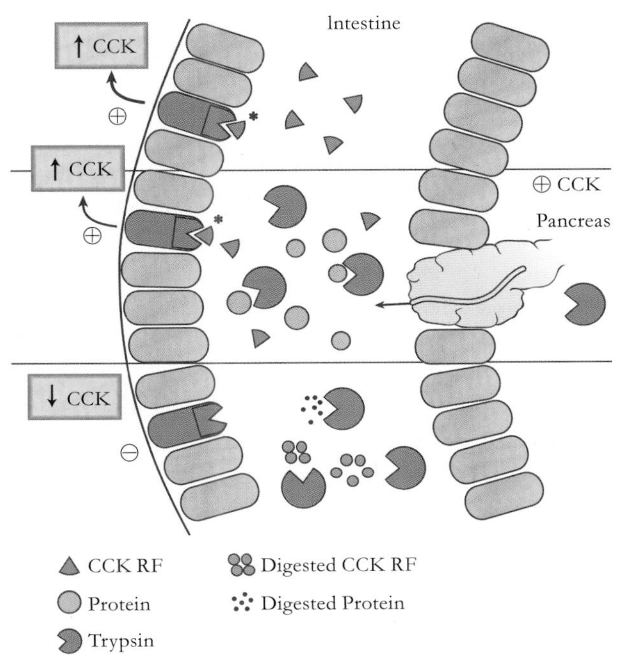

그림 3-4. **췌장 외분비의 음성되먹이 기전** 식사를 하면 콜레시스토키닌*CCK*에 의해 분비가 촉진된 트립신이 음식물과 결합하여 소화효소작용을 하다가 이후 음식물이 소장으로 내려가면 트립신이 자유로워지면서 monitor peptide와 콜레시스토키닌 방출인자를 분해하여 음성되먹이로 콜레시스토키닌의 분비 및 췌장의 분비를 억제한다.

결합하여 음성되먹이의 역할을 할 수 없으므로 췌장분비의 증가가 유발된다(그림 3-4). 그러나 식사 후 시간이 경과하면 트립신이 자유로워지므로 콜레시스토키닌의 분비와 췌장의 분비를 억제한다. 이러한 트립신의 작용을 매개하는 물질로 monitor peptide와 콜레시스토키닌 방출인자*cholecystokinin releasing factor*가 알려져 있다. 즉 십이지장으로 아미노산과 같은 음식이 유입되면 monitor peptide와 콜레시스토키닌 유도인자가 십이지장으로 분비되어 I세포를 자극하여 콜레시스토키닌이 분비되고 췌장분비의 촉진이 일어나며 트립신과 같은 단백분해효소의 분비가 일어난다. 트립신이 음식물과 결합하여 소화효소작용을 하다가 이후 음식물이 소장으로 내려가면 트립신이 자유로워지면서 monitor peptide와 콜레시스토키닌 유도인자를 분해하여 역으로 콜레시스토키닌의 분비 및 췌장의 분비를 억제한다.

5. 췌장 분비의 억제

췌장의 분비능을 억제하는 많은 종류의 호르몬 및 영양소가 알려져 있으나, 그 생리학적인 기전에 대하여는 아직 완전히 밝혀지지 않았다. 콜레시스토키닌 또는 음식에 의한 췌액의 분비를 억제한다고 밝혀진 영양소로는 경정맥 및 공장 내로의 아미노산 투여, 경정맥, 십이지장 또는 공장 내로의 포도당 투여, 대장 내로의 올레산*oleic acid* 투여 등이 있다. 이들 영양소에 의한 억제를 매개하는 물질로 글루카곤, 소마토스타틴 등이 있다.

6. 기타 췌장 외분비에 영향을 미치는 물질들

최근의 여러 연구 결과에 의하면 아직 정확한 기전과 임상적 의미는 모르지만 그동안 잘 알려지지 않았던 호르몬과 펩타이드들이 췌장 외분비 및 내분비 세포에 영향을 미친다는 것이 밝혀졌다. Pancreatic polypeptide family는 pancreatic polypeptide(PP), peptide YY(PYY), neuropeptide Y(NYP) 등 세 가지를 말하는데, 모두 36개의 아미노산으로 구성되어 있으며 구조가 유사하다. PP는 췌장의 소도세포에서 분비되며 췌장액의 분비를 억제한다. PYY는 회장과 대장의 L세포에서 분비되며 위산과 췌장액의 분비를 억제하는데, 식욕 억제와도 관련이 있음이 밝혀져 최근 각광받고 있다. NYP는 위장관에서 분비되어 췌장액의 분비를 억제하고 위장관 운동을 저해한다.

참고문헌

1. Gray MA, Greenwell JR, Argent BE. Secretin-regulated chloride channel on the apical plasma membrane of pancreatic duct cells. J Membr Biol 1988;105:131-142
2. Pandol SJ. Pancreatic secretion. In: Feldman M, Friedman LS, Brandt LJ. Sleisenger and Fordtran's Gastrointestinal and Liver Disease. 9th Ed. New York: Saunders, 2010;921
3. Whitcomb DC, Gorry MC, Preston RA, et al. Hereditary pancreatitis is caused by a mutation in the cationic trypsinogen gene. Nat Genet 1996;14:141-145
4. Anagnostides A, Chadwick VS, Selden AC, et al. Sham feeding and pancreatic secretion. Evidence for direct vagal stimulation of enzyme output. Gastroenterology 1984;87:109-114
5. Spannagel AW, Green GM, Guan D, et al. Purification and characterization of a luminal cholecystokinin-releasing factor from rat intestinal secretion. Proc Natl Acad Sci USA 1996;93:4415-4420
6. Chey WY, Chang T. Neural hormonal regulation of exocrine pancreatic secretion. Pancreatology 2001;1:320-335
7. O'Keefe SJ, Lee RB, Anderson FP, et al. Physiological effects of enteral and parenteral feeding on pancreaticobiliary secretion in humans. Am J Physiol Gastrointest Liver Physiol 2003;284:G27-36
8. Steward MC, Ishiguro H, Case RM. Mechanisms of bicarbonate secretion in the pancreatic duct. Annu Rev Physiol 2005;67:377-409
9. Whitcomb DC, Lowe ME. Human pancreatic digestive enzymes. Dig Dis Sci 2007;52:1-17
10. Chandra R, Liddle RA. Neural and hormonal regulation of pancreatic secretion. Curr Opin Gastroenterol 2009;25:441-446
11. Czakó L, Hegyi P, Rakonczay Z Jr, et al. Interactions between the endocrine and exocrine pancreas and their clinical relevance. Pancreatology 2009;9:351-359
12. Low MJ, Ghatei MA, Cone RD, et al. Gut hormone PYY(3-36) physiologically inhibits food intake. Nature 2002;418:650-654
13. Manning S, Batterham RL. The role of gut hormone peptide YY in energy and glucose homeostasis: twelve years on. Annu Rev Physiol 2014;76:585-608
14. Chey WY, Chang TM. Secretin: historical perspective and current status. Pancreas 2014;43:162-182

chapter

04 담즙생성과 담석의 발생기전

황진혁

- 담즙 흐름을 조절하는 중요한 기전으로는 간세포에서 세담관으로의 담즙산의 능동적 수송, 다른 유기 음이온의 능동적 수송 및 담관세포에서의 분비 등의 세 가지이다.
- 일차 담즙산(cholic acid 및 chenodeoxycholic acid)은 간세포에서 콜레스테롤로부터 합성되며, 이차 담즙산(deoxycholic acid 및 lithocholic acid)은 일차 담즙산이 장내에서 세균에 의해 대사되어 생성된다.
- 대부분의 담즙산은 생성된 후 장간순환*enterohepatic circulation*에 의해 효율적으로 보존된다.
- 콜레스테롤 담석 형성에는 콜레스테롤 과포화, 핵화촉진 및 담낭운동저하 등 세 가지 주된 기전이 연관되어 있다.
- 흑색 담석은 담즙으로 인한 빌리루빈 접합체의 과분비에 의해 형성되고, 갈색 담석은 혐기성 감염에 의해 형성된다.

Ⅰ 담즙 생성과 분비의 생리

1. 담즙 분비와 구성

(1) 담즙 분비의 흐름

간소엽에서 생성된 담즙은 세담관, 소담관, 그리고 좌우 간내 담관을 지나 총간관으로 흐른다. 담낭관을 통해 담낭에 저장되어 있다가 소화생리적으로 필요한 시기에 총담관으로 흐르고 바터팽대부*ampulla of Vater*를 통하여 십이지장으로 배출된다.

(2) 담즙의 구성

간내 담즙은 혈장성분과 유사한 전해질로 구성되어 있고 총 용질의 농도는 3~4g/dL이다. 그러나 담낭에서 수분, 무기 음이온, 염소, 중탄산염 등이 담낭 상피세포를 통해서 재흡수되기 때문에 담낭 담즙의 용질의 농도는 간내 담즙보다 상승하여 10~15g/dL에 이른다.

담즙 내 용질의 성분은 담즙산이 대부분(80%)을 구성하며, 레시틴과 미량의 다른 인지질이 16%, 콜레스테롤이 4% 정도의 비율로 구성되어 있다. 그러나 결석상태에서는 콜레스테롤의 구성비율이 8~10%까지 상승될 수 있다. 이 밖의 성분으로 포합형 빌리루빈, 단백질, 전해질, 점액 및 약물과 대사물 등이 있다.

간내 담즙의 하루 총 분비량은 500~600mL 정도이며, 대부분의 물질은 이미 형성된 상태로 혈액에서 간세포로 흡수되나, 인지질, 일차 담즙산 및 콜레스테롤은 간세포에서 합성이 일어나며 세담관을 통해서 담즙으로 분비된다.

(3) 담즙 흐름의 조절

담즙 흐름의 조절에는 다음의 세 가지 기전이 중요하게 작용하는데, ① 간세포로부터 세담관으로 담즙산의 능동적 수송, ② 유기 음이온의 능동적 수송, ③ 담관세포에서의 분비이다. 이 중 세 번째 기전은 세크레틴이 관련되며 cyclic AMP 의존성 기전에 의해 나트륨과 중탄산염이 풍부한 담즙이 담관으로 분비된다.

1) 문맥혈에서 간세포로의 흡수

사람에서는 두 가지의 담즙산 수송 체계가 확립되었는데, Na^+/타우로콜린산염 동반수송자*Na^+/taurocholate cotransporter; NTCP, SLC10A1*와 유기 음이온 수송 단백*organic anion-transporting proteins; OATPs*이 다. OATPs는 대부분의 비담즙산 유기 음이온 수송을 담당한다.

2) 간세포에서 담관으로의 분비

여러 가지의 ATP-의존 세담관 수출펌프*export pump*(ATP-binding cassette transport proteins, ABC transporters)가 밝혀져 있다. 그중에서 중요한 것으로 담즙산 수출펌프*bile salt export pump; BSEP, ABCB11*와 음이온 포합 수출펌프*anionic conjugate export pump; MRP2, ABCC2*가 있으며, MRP2는 phase Ⅱ 포합에 의해 형성

된 다양한 양면성 포합체들을 세담관으로 배설하는 것을 매개한다(예. bilirubin mono- 및 diglucuronide와 약물들). 그 외에 소수성 양이온 물질을 위한 다약물 수출펌프*multidrug export pump*; *MDR1*, *ABCB1*와 인지질 수출펌프*phospholipid export pump*; *MDR3*, *ABCB4*가 확인되었다. 또한 F1C1(ATP8B1)는 아미노산인지질 전이효소*aminophospholipid transferase*(flippase)이며 세담관막의 지질불균형을 유지하는 데 필수적이다. 또한 중탄산염 분비에 관여하는 Cl^-/HCO_3^- anionexchangerisoform2(AE2, SLC4A2) 같은 ATP-비의존 수송체계를 갖는다.

2. 담즙산

(1) 일차 담즙산

일차 담즙산인 콜린산과 케노데옥시콜산*chenodeoxycholic acid*; *CDCA*은 간세포에서 콜레스테롤로부터 합성되며 글리신*glycine*이나 타우린*taurine*과 포합되어 담즙으로 배설된다. 정상적인 담즙에서 글리신과 타우린 포합형의 비율은 약 3 : 1이다.

(2) 이차 담즙산*secondary bile acids*

이차 담즙산인 데옥시콜산과 리토콜린산은 분비된 일차 담즙산의 세균에 의한 대사산물로 대장에서 생성이 된다. 그 밖에 우르소데옥시콜산*urosdeoxycholic acid*; *UDCA*이 소량으로 검출되는데 이것은 CDCA의 입체이성체이다.

담즙산은 계면활성제처럼 약 2mM 이상의 농도에서는 응집이 이루어져 미포를 형성한다. 콜레스테롤의 담즙 분비를 촉진하며 미포에 의한 영양소(주로 콜레스테롤과 지용성 비타민)의 장내 흡수를 촉진한다. 콜레스테롤은 매우 소수성이기 때문에 거의 용해되지 않지만, 담즙산 및 레시틴과 정상적인 비율로 분포할 때 담즙 내에서 용해성의 혼합 미포를 형성한다. 그러나 비정상적인 비율에서는 중간의 용액 결정상 과정을 거친 후 콜레스테롤 결정의 침전을 촉진시킨다. 따라서 담즙 내에서의 콜레스테롤 용해도는 총지방의 농도와 담즙산과 레시틴의 상대적 농도 비율에 의해 결정된다.

3. 장간순환*enterohepatic circulation*

불포합 담즙산과 일부 포합 담즙산은 전 장에 걸쳐서 수동적 확산에 의해 흡수되지만, 대부분은 회장 말단부에서 포합 담즙산의 능동적 수송기전에 의해 흡수된다. 정상 담즙산의 총 저장량은 약 2~4g이다. 음식물이 소화되는 동안 저장된 담즙산은 음식물의 양과 종류에 따라 최소한 1회 이상의 장간순환을 하게 되며, 하루에 약 5~10회 장간순환을 한다. 간으로 재흡수된 담즙산은 음성되먹이기 기전으로 속도제한 효소인 콜레스테롤 7α-수산화효소를 억제함으로써 일차 담즙산의 간내 합성을 억제한다. 장간순환으로 인해 대변으로의 담즙산의 손실은 하루에 0.2~0.4g 정도에 지나지 않는다. 이러한 손실은 간에서의 합성에 의해서 보충되어 담즙산의 풀*pool*은 일정하게 유지된다. 하루 최대 합성량은 5g 정도이나, 담즙산의 장내 재흡수에 장애가 있는 경우에는 담즙산 풀을 채우기에는 불충분할 수 있다.

4. 담낭과 Oddi 조임근의 기능

공복상태에서 Oddi 조임근은 담즙이 총담관에서 십이지장으로 유출되는 것을 억제한다. 이러한 조임근의 수축은 십이지장 내용물이 췌관과 담관으로 역류하는 것을 방지하며 담낭 내로 담즙의 충만을 촉진한다. 식후에는 아미노산 및 지방의 섭취에 대한 반응으로 십이지장 점막에서 콜레시스토키닌이 분비되며, 이것은 담낭의 강력한 수축을 유발함과 동시에 Oddi 조임근의 저항력을 감소시키고, 담즙 내용물의 십이지장으로의 유출을 증대시킨다. 밤 동안의 공복 시에 대부분의 담즙산 풀은 담낭 내에 저장되었다가 아침식사 때 십이지장으로 유입된다. 담낭의 정상 용적은 30mL 정도이다.

Ⅱ 담석의 발생기전

담석은 크게 두 가지 종류로 구분이 되며, 전체 담석의 약 80%를 차지하는 콜레스테롤 담석과, 약 20% 정도를 차지하는 색소성 담석으로 구분된다. 콜레스테롤 담석은 cholesterol monohydrate와 calcium salts, bile pigments, proteins 복합체로 구성되며, 색소성 담석은 주로 calcium bilirubinate를 포함하고 있으며 콜레스테롤의 함량은 20% 미만이다. 색소성 담석은 흑색 및 갈색 담석으로 나누어지고, 갈색 담석의 경우에는 담관 감염에 의해서 형성이 된다.

1. 콜레스테롤 담석

콜레스테롤 담석 형성 기전에는 세 가지 주된 요인이 있는데(그림 4-1), 콜레스테롤 과포화, 핵화촉진 및 담낭운동 저하가 그것이다. 예전에는 콜레스테롤 과포화 자체만으로도 담석 형성에 충분하다고 생각하였으나 담석이 없는 사람에서도 간헐적으로 과포화 담즙 분비가 흔하다는 것이 확인되었기 때문에 콜레스테롤 과포화만으로 담석 형성을 설명하는 데는 문제가 있다. 또한 콜레스테롤 결정 형성이 담석 형성과 중요한 관련이 있는 것이 확인되었고 결정핵화 시간을 측정할 수 있게 됨에 따라 결정핵화를 촉진하거나 방해하는 여러 가지 인자가 발견되었다. 또한 많은 담석증 환자에서 담낭운동장애가 있는 것이 밝혀졌다.

(1) 콜레스테롤 과포화

콜레스테롤은 매우 소수성이어서, 담즙염과 인지질과 함께 미포 또는 소포를 형성하면 담즙 내에서 용해상태로 존재할 수 있다. 담즙 내에서 콜레스테롤, 인지질, 그리고 담즙염의 퍼센트 농도에 따라서 세 가지 평형상으로 구분된다(그림 4-2). 혼합 미포는 구형 또는 원반형의 두 가지 형태를 보이는데, 이는 미포 내 담즙산 및 인지질의 상대적인 양의 차이에 의해 결정되는 것으로, 레시틴 함유량이 많은 원반형의 경우가 구형의 미포에 비해 더 많은 콜레스테롤 용해능력이 있다(그림 4-3). 이 과정에서 인지질과 담즙산에 비하여 콜레스테롤의 비율이 높아지게 되면 불안정한 콜레스테롤 충만 포화 소포가 형성된다.

담석의 형성에 콜레스테롤의 과포화가 중요한 기전으로 알려져 있는데, 간에서 콜레스테롤 생성이 증가하여 담즙으로 콜레스테롤의 분비가 증가되거나, 담즙산의 생성이 감소되어 담즙에서 콜레스테롤의 양이 상대적으로 증가하게 되는 경우가 있다. 콜레스테롤 분비가 증가하여 담즙에서 콜레스테롤 포화도가 증가하게 되면 더 많은 콜레스테롤이 소포형태로 운반된다. 담즙으로 콜레스테롤의 분비를 증가시키는 요인으로는 비만, 고칼로리 또는 고

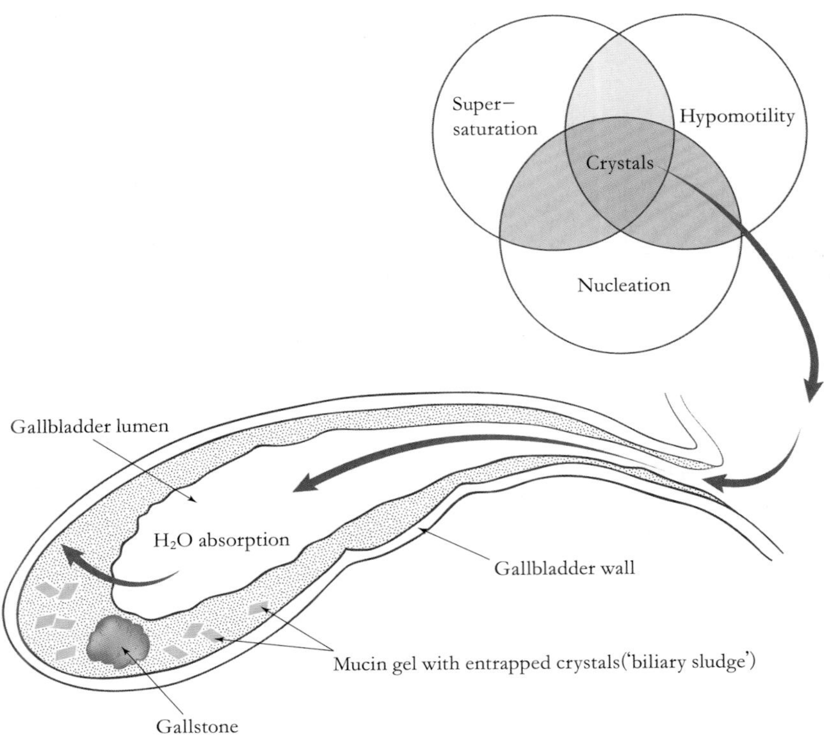

그림 4-1. 콜레스테롤 담석 형성에 필요한 세 가지 주된 결함의 Venn 도형 콜레스테롤 결정이 담낭에서의 과분비와 운동저하에 의한 배출장애에 의해 축적된 점액소 겔 안에서 형성되고 포획된다. 점액 당단백 역시 담석 형성을 위한 결정의 응결인자로 작용한다.

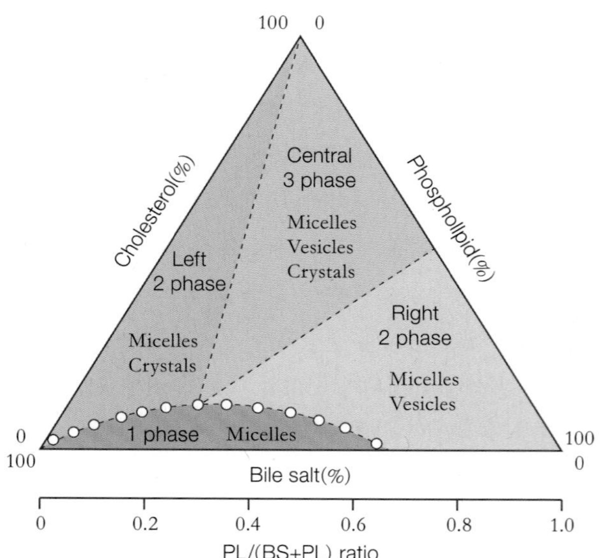

그림 4-2. 콜레스테롤 포화 지수의 측정

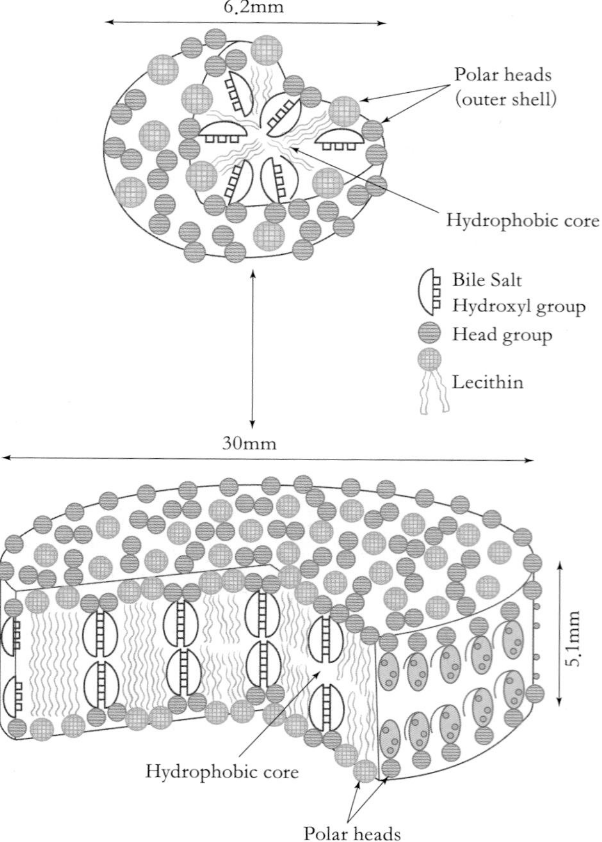

그림 4-3. 담즙혼합 지질미포의 이형성 구조 담즙산이 풍부한 경우에는 구형의 미포를 만들고 레시틴이 풍부한 경우에는 원반형의 미포를 만든다.

콜레스테롤 식이, clofibrate, cholestyramine 등의 약물, 고지단백혈증 등의 대사장애가 관련되어 있다. 또한 유전적 요인으로 간세포의 콜레스테롤 수송체인 *ABCG5/G8* 유전자의 다형성에 의해 콜레스테롤 분비가 증가되는 것으로 알려져 있다. 최근에는 *CYP7A1* 유전자의 변이로 콜레스테롤 7α-수산화효소가 결핍되어 담즙산 합성이 줄어들어 상대적으로 콜레스테롤의 과포화 상태가 야기되는 것도 알려졌다. 또한 간세포의 세담관막에서 인지질의 수출펌프인 *MDR3*, *ABCB4* 유전자의 변이로 인해서 인지질의 담즙으로의 분비에 장애가 발행하여 콜레스테롤 과포화가 발생한다. 또한 회장질환, 회장 절제 후에는 장간순환을 통한 재흡수가 원활하지 못하기 때문에 담즙산이나 인지질의 생성이 감소되어 담석을 야기할 수 있다.

담즙산 풀의 구성도 담석의 발생에 중요하다. 소수성 성질을 많이 가진 담즙산일수록 콜레스테롤 분비를 촉진시키며 담즙산의 합성을 억제하여 결석유발 담즙 상태를 형성한다. 소수성 담즙산인 데옥시콜산은 콜레스테롤 분비를 증가시키고 핵화를 촉진한다. 반면에 친수성 이차담즙산인 우르소데옥시콜산은 콜레스테롤 생성 및 핵화를 감소시키고 담석 발생을 억제한다.

(2) 핵화촉진 및 핵화억제 인자

담석 형성에 또 하나의 중요한 기전은 콜레스테롤 결정의 핵화이며, 이것이 담석증 환자에서 증가된 것이 확인되었다. 핵화촉진 인자가 증가하거나 핵화억제 인자의 감소와 관련이 있는데, 점액, 일부 비점액 당단백, 특히 면역글로불린이 핵화촉진 인자로 알려져 있고, apolipoprotein A-Ⅰ, A-Ⅱ 및 그 외의 당단백은 핵화억제 인자로 알려져 있다.

(3) 담낭운동저하

콜레시스토키닌은 담낭수축의 가장 강력한 호르몬인데, 담석증 환자에서는 콜레시스토키닌의 정맥주입에 대한 담낭수축이 저하되어 있다. 이러한 현상은 담석이 제거된 후에도 지속적으로 담낭수축반응이 저하되어 있기 때문에 담낭에 담석이 존재하고 있는 것에 기인하는 것이 아니다.

담즙이 담낭에서 정체되면 담즙찌꺼기가 형성된다. 담즙찌꺼기는 지속적인 전비경구영양, 지속적인 옥트레오타이드치료, 임신부 또는 급격한 체중감소 등과 같은 담낭운동기능을 저하시킬 수 있는 임상상황에서 볼 수 있다. 그러나 담즙찌꺼기가 존재한다는 것은 ① 담낭에서 점액

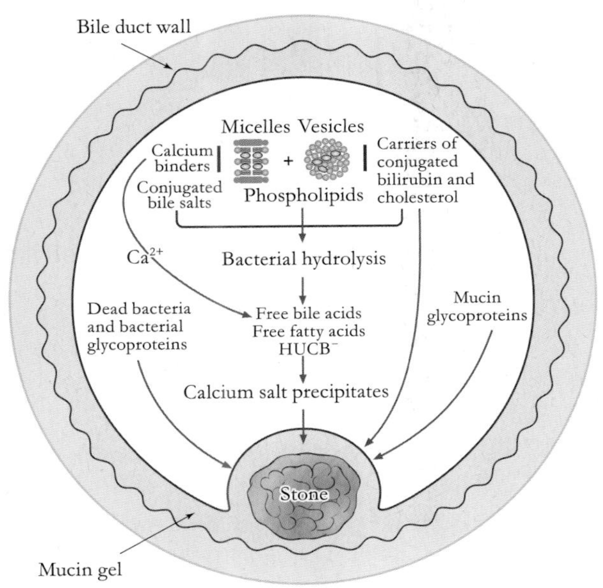

그림 4-4. 담관에서 제시되는 갈색 담석의 발생기전 HUCB⁻: 가수분해된 비포합성 빌리루빈

의 분비와 제거에 불균형이 발생하여, ② 콜레스테롤 및 칼슘빌리루빈산에 의한 담즙의 과포화 및 핵화가 발생하였다는 것을 의미한다. 담즙찌꺼기는 경과관찰 중 사라지거나 다시 나타나거나 무증상 담석, 증상 유발 담석 등으로 발전하기도 한다.

2. 색소성 담석

(1) 흑색 담석

주로 순수하게 칼슘빌리루빈염만으로 구성되어 있으나, 칼슘 및 점액 당단백과 혼합체를 형성하는 경우도 있다. 용혈성 빈혈, 간경변증, 길벗증후군, cystic fibrosis, 회장 질환, 회장 절제를 시행받은 경우 등이 위험인자이다.

(2) 갈색 담석

β-글루쿠로니다제에 의해서 포합성 빌리루빈의 탈포합이 야기되어 비포합성 빌리루빈이 형성된다. 이렇게 형성된 비포합성 빌리루빈이 칼슘과 반응하여 비용해성 칼슘염이 되고 담석이 형성된다. 내인성 β-글루쿠로니다제에 의한 경우도 있지만, 담낭 및 담관의 만성적인 세균 감염에 의해서 β-글루쿠로니다제가 발생하는 경우도 있고, 자발적 가수분해에 의한 경우도 있다(그림 4-4). 이러한 색소성 담석은 아시아계에서 흔한 것으로 알려져 있으며 종종 담낭 및 담도계의 세균감염과 연관이 있다.

참고문헌

1. 김용태, 윤용범, 김정룡. 모형담즙과 담낭담즙에서 콜레스테롤 핵형성 촉진인자로서의 phospholipase C의 역할. 대한내과학회지 1995;49:37-46
2. Afdhal NH. Diseases of the gallbladder and bile ducts. In: Goldman L, Schafer AI. Cecil Medicine, eds. 24rd ed. Philadelphia: Saunders, 2012;1011-1018
3. Browning JD, Sreenarasimhaish J. Gallstone disease. In: Feldman M, Friedman LS, Brandt LJ, eds. Gastrointestinal and Liver Disease. 8th ed. Philadelphia: Saunders, 2006;1387-1418
4. Dawson PA. Bile secretion and the enterohepatic circulation. In: Feldman M, Friedman LS, Brandt LJ, eds. Gastrointestinal and Liver Disease. 8th ed. Philadelphia: Saunders, 2006;1369-1385
5. Greenberger NJ, Paumgartner G. Diseases of the gallbladder and bile ducts. In: Longo DL, Fauci AS, Kasper DL, et al. eds. Principles of Internal Medicine. 18th ed. New York: McGraw-Hill, 2012;2615-2621

chapter 05

폐쇄성 황달의 병태생리

김용태

- 담관이 막히면 근위부 담관이 확장되며, 황달을 포함한 여러 가지 생화학적 변화가 뒤따른다.
- 폐쇄성 황달로 인해 혈중 빌리루빈이 증가하면 여러 장기에 좋지 않은 변화가 뒤따르는데, 초기에는 어른에서는 대개 임상적으로 큰 문제를 일으키지는 않지만, 신생아에서는 뇌에 핵황달*kernicterus*이 초래된다.
- 폐쇄성 황달이 오래되면 비가역적인 간경변증이 초래되며, 폐쇄가 풀려도 담관확장이 계속 남는다.
- 담관이 막히면 알칼리성 인산분해효소가 가장 먼저 상승하며, 황달은 담관의 약 70% 이상이 막혀야 발생한다.
- 담관만 막힌 경우에 혈청 빌리루빈치는 최대 30~40mg/dL 이상은 올라가지 않는다.
- 담관이 막히면 소변색이 진해지고, 공막과 피부에 황달, 회색변, 가려움증이 나타나며, 담관염이 합병될 수 있다.
- 담관폐쇄를 해결한 1~2일 후부터 혈청 빌리루빈은 하루 8%씩 감소한다.

Ⅰ 원인

폐쇄성 황달을 초래하는 양성 질환으로는 총담관석, Mirizzi 증후군, 담관협착, 담관의 기생충, 원발성 경화성 담관염, 급·만성 췌장염, 혈액담즙증*hemobilia* 등이 있고, 악성 질환으로는 담관암, 췌장암, 바터팽대부 종양, 십이지장암, 간이나 림프절로 전이된 암에 의한 담관압박 등이 있다.

Ⅱ 병태생리

담관이 막히면 막힌 근위 부위의 담관이 확장되는데 담관폐쇄 초기에는 담관이 정상으로 보일 수 있다. 담관 담석이나 양성 협착보다 종양에 의한 경우에 담관의 확장 정도가 심하다. 담관이 막혀 근위담관이 확장된 경우 나중에 담관을 배액해주면 담관의 크기가 막히기 전과 같아지며 정상화된다. 그러나 배액시기가 늦어져 담관의 확장이 오래 지속된 경우에는 담관을 배액해도 담관확장 소견이 계속 남아 있을 수 있다. 담낭관 원위부의 총담관이 폐쇄된 경우에는 담낭에서도 담즙의 압력이 높아지기 때문에 담낭도 확장되게 된다. 그러나 담낭관 원위부의 총담관이 폐쇄되더라도 그 원인이 총담관 담석 때문일 때에는 담낭이 확장되지 않는 경우가 많다. 그 이유는 총담관석은 총담관을 완전히 막기보다는 부분적으로만 막아 담즙이 어느 정도 흘러나올 수 있어 담낭 내에 충분한 정도로 담즙의 압력이 올라가지 않으며, 총담관의 담석이 담낭에서 유래된 경우에는 담석에 의해서 담낭에 만성 염증이 동반되어 있어서 담낭 섬유화가 진행되어 담낭이 확장되기 어렵기 때문이다. 따라서 담낭관 원위부의 총담관이 폐쇄되었는데 신체검진상 담낭이 손으로 만져질 정도로 커져 있고 압통이 없으면 담관폐쇄의 원인은 총담관석보다는 악성 폐쇄일 가능성이 높다(Courvoisier 징후).

담관이 막히면 간에 영향을 미쳐 간의 조직에도 변화가 발생한다. 담세관이 확장되고 증식되며, 담전*bile plug* 형성, 담세관 주위로 담즙의 유출, 문맥 주위 염증이 나타나고, 시간이 지나면 몇 주 내지 몇 개월 이후에는 담즙성 간경변증이 초래된다. 일단 담즙성 간경변증이 발생하면 이후에는 담관을 배액하여 담관의 압력을 낮춰도 간경변증은 계속 지속되는 비가역적 변화가 초래된다. 담관이 폐쇄되면 담관염이 잘 발생하고 이로 인해 이차적으로 간농양도 잘 초래된다.

담관이 막혀 담즙이 정체되면 담즙에 세균이 잘 증식할 수 있어 담관염이 잘 일어난다. 대개 담관 담석으로 막힌 경우에 잘 발생하는데, 담관 담석 자체에 세균이 많이 포함되어 있으며, 담관폐쇄도 완전 폐쇄가 아닌 부분적으로

만 막히게 되어 십이지장에 있는 세균들이 그 사이를 통해 폐쇄된 상부 담관으로 유입될 수 있기 때문이다. 악성 담관폐쇄에서는 담관염이 잘 일어나지 않지만 폐쇄가 오래되면 악성 담관폐쇄인 경우에도 담관염이 발생할 수 있다.

담관이 막히면 간에서의 담즙분비 양상도 변화하는데 콜레스테롤, 인지질, 담즙산, 담즙액 분비가 감소된다. 또한 혈액응고인자도 부족해지는데, 초기에는 지방흡수에 필요한 담즙이 부족하여 장에서 지방흡수가 잘 안 되기 때문에 지용성 비타민 K의 흡수가 잘 안 되어 나타나게 되나 나중에는 간경변증으로 인한 혈액응고인자의 합성 저하가 주된 원인이 된다.

장과 간 사이에 일어나는 담즙순환에도 문제가 생기는데, 담관이 막히면 간에서 담즙산 분비가 잘 안 되어 결국 혈액으로 유입되어 혈청 담즙산 농도가 증가하게 된다. 또한 담즙산의 장간순환이 차단되면 장관 내에 담즙산이 부족하게 되고 이로 인해 장에서 내독소 흡수가 증가한다.

담관폐쇄로 인해 심혈관계도 영향을 받게 되는데, 혈관의 저항이 감소하고 좌심실 기능이 저하되며 서맥이 발생할 수 있다. 그러나 이러한 변화는 대개 임상적으로 중요할 정도로 심하지는 않다. 신장기능도 변화하는데, 혈중 담즙산이 증가하면 이로 인해 이뇨작용이 일어나며, 저혈압, 신혈관수축 등의 현상이 초래되어 심하면 신부전의 위험이 증가한다. 또 고빌리루빈혈증 자체로 인해 신수질이 손상되기도 한다.

숙주 방어기능에도 문제가 생기는데, 면역기능이 저하되며 이로 인해 패혈증의 위험도가 증가할 수 있다. 고빌리루빈혈증은 뇌세포 손상도 초래할 수 있다. 이는 신생아에서만 발생하며 핵황달*kernicterus*을 일으키는데, 특히 수용성인 간접 빌리루빈 농도가 높으면 잘 발생한다. 그러나 어른들에서는 고빌리루빈혈증이 지속되어도 뇌손상은 일어나지 않는다.

담관폐쇄에 의한 혈청 생화학적 변화로는 혈청 빌리루빈 상승이 가장 중요하다. 이는 담관폐쇄 직후 상승하기 시작하는데 담도계의 70% 이상이 막혀야 상승한다. 담관이 막혀서 오래 계속되어도 혈청 빌리루빈치는 최대 30～40mg/dL 이상은 올라가지 않는다. 이는 혈중농도에 비례하여 빌리루빈의 일부가 신장에서 직접 배출되기 때문이다. 혈청 빌리루빈치가 30～40mg/dL에 달하게 되면 생산되는 빌리루빈의 양과 신장으로 배출되는 양이 같아지게 되어 더 이상 혈청 빌리루빈 농도는 상승하지 않는다. 만약 이 이상 혈청 빌리루빈 양이 상승한다면 이는 단순한 담관폐쇄뿐만 아니라 신기능이상이 동반되었거나 용혈 등과 같은 다른 요인으로 인해 빌리루빈 생산이 갑자기 많아졌기 때문으로 보아야 한다. 알칼리성 인산분해효소도 상승하는데 이는 간에서 합성이 증가하기 때문이다. 담관의 70% 이상이 막혀야 상승되는 빌리루빈과 달리 알칼리성 인산분해효소치는 담관의 일부만 막혀도 상승하기 때문에 담관폐쇄를 나타내는 가장 예민한 검사방법이다. 또한 담관폐쇄에서 알칼리성 인산분해효소치가 상승하는 시기도 빌리루빈치보다 더 빠르다. 담관이 막히면 아미노전이효소*transaminase*, 감마-글루타밀 전이효소*gamma-glutamyl transpeptidase; GGT*도 상승되며 혈청 담즙산 농도도 증가하기 시작한다.

Ⅲ 임상상

혈중 빌리루빈 농도가 상승하면 공막과 피부가 노랗게 변하고 빌리루빈이 소변으로 배설되면서 짙은 색깔의 소변이 나오게 된다. 특히 소변으로 잘 배설되는 직접 빌리루빈이 상승되면 소변색이 많이 진해진다. 대개 황달의 초기에는 환자가 자신의 공막이나 피부의 변화는 느끼지 못하는데 이 상황에서도 황달이 나타나기 며칠 전에 이미 소변색이 변화되었다는 것을 느끼게 된다.

담관이 막혀 빌리루빈이 장으로 나오지 않으면 정상 대변색이 없어지고 회색변이 나오게 된다. 이는 담관이 완전히 막혀야 나타나는 현상이며, 만약 총담관석과 같은 불완전한 담관패쇄일 때에는 빌리루빈의 일부가 대변과 섞일 수 있기 때문에 회색변이 아닌 정상 색깔의 대변이 나오게 된다.

담관염이 발생하면 열과 우상복부 동통이 나타난다. 담관이 막히면 또한 전신적으로 가려움증이 나타난다. 가려움증은 담즙으로 배출되는 어떤 물질이 담관폐쇄로 배출되지 못하고 몸속에 축적되어 나타나는 현상으로서, 이 물질은 피부가 아닌 중추신경계의 아편유사제*opioid* 수용체를 자극하여 가려움증을 일으키는 것으로 알려져 있다. 이러한 가려움증은 소변색의 변화나 황달이 발현되기 전에 나타나기도 한다. 가려움증은 특히 밤에 심하고 중추신경계를 통해서 나타나기 때문에 연고제나 바르는 약으로는 완화되지 않는다.

담관폐쇄의 특성을 질환별로 알아보면 총담관석은 주로 동통, 오한, 열, 소변색 변화, 황달 등이 담관폐쇄 첫 24시간 내에 발생한다. 시간이 경과하면서 황달이 오히려 호전될 수 있는데, 이는 담관을 막았던 담석이 빠져나가거나 근위부로 담석이 올라가면서 담관폐쇄가 일시적으로 호전될 수 있기 때문이다. 췌장암에 의한 담관폐쇄가 나타나면 주로 식욕감퇴, 등 쪽의 동통, 체중감소, 우울증 등이 동반되는데, 이러한 증상은 담관폐쇄에 의한 소변색 변화나 황달이 발생하기 몇 개월이나 몇 주 전부터 나타나는 경우가 많다. 그러면서 총담관석 때와는 달리 황달이 호전되지 않고 시간이 지날수록 점점 진행되어 심해지는 경과를 밟는다. 바터팽대부암이 담관을 막은 경우에는 암 조직이 괴사되어 탈락되면서 담즙이 흘러나올 수 있어 암인데도 불구하고 황달이 일시적으로 호전될 수 있다.

Ⅳ 진단

간기능검사를 하면 직접 및 간접 빌리루빈치가 증가해 있다. 알칼리성 인산분해효소치, 아미노전이효소, GGT 치도 상승한다. 복부초음파검사에서 담관확장이 관찰되는데 담관폐쇄의 초기나 총담관석, 원발성 경화성 담관염에서는 담관확장 소견이 보이지 않을 수 있다. 초음파검사는 장내 공기 때문에 총담관 원위부를 관찰하는 데 한계가 있어 담관폐쇄의 원인을 파악하기 어려운 경우가 많다. 복부 전산화단층촬영은 담관폐쇄 여부나 원인을 밝히는 데 아주 유용한 검사이다. 내시경 역행성 담관조영술은 담관폐쇄 여부나 원인을 밝히는 데 가장 유용한 검사방법이다. 총담관석이 의심되면 초음파검사 후 바로 내시경 역행성 담관조영술을 시행하여 원인조사 및 치료를 동시에 시행하는 것이 좋다. 종양에 의한 담관폐쇄가 의심될 때에는 복부 전산화단층촬영을 먼저 하여 병기를 확인하고 나서 내시경 역행성 담관조영술을 시행하면 내시경을 이용하여 어떤 담관배액술을 시행해야 하는지 시술방법을 미리 결정할 수 있다. 간문부 담관암이 의심되는 상황에서는 Bismuth 제1형이나 제2형에서는 내시경 역행성 담관조영술을 하고 담즙배액술을 시행하는 것이 좋고, Bismuth 제3형이나 제4형에서는 자기공명 담췌관조영술 *magnetic resonance cholangiopancreatography*; *MRCP*이나 경피담관조영술을 시행하고, 이어서 경피담도배액술*percutaneous transhepatic biliary drainage*; *PTBD*을 시행하는 것이 권장된다.

Ⅴ 치료

담관염이 있으면 금식을 하고 수액을 주입하면서 혈액배양 후 바로 항생제를 투여한다. 가능하면 빨리 담관배액술을 시행하는데 내시경을 이용하는 것이 좋다. 내시경치료가 어려우면 경피담관배액술을 시행한다. 수술이 불가능한 경우에는 경피담관배액 경로를 통해 내부 스텐트를 삽입한 후 PTBD 배액관 제거가 가능하다. 비수술적 치료가 실패한 경우나 종양에 의한 담관폐쇄의 경우 수술을 통해 담관을 배액하거나 종양절제술을 시행한다.

가려움증의 경우 아편유사제 수용체 길항제(naloxon)를 투여하면 가려움증 완화에 효과가 있으나 고가이며 작용시간이 너무 짧아 실제적으로 사용하지는 않고 있다. 장내에서 담즙산과 결합하여 담즙산의 혈중농도를 떨어뜨리는 콜레스티라민*cholestyramine*이 일부에서 가려움증을 완화시키는 효과가 있다. 이는 담즙산 농도를 떨어뜨려 나타나는 효과가 아니라 인체에서 담즙산과 비슷한 생화학적 활동을 하는 어떤 미지의 물질이 콜레스티라민에 의해 몸 밖으로 배출되어 혈중농도가 감소되기 때문에 나타나는 현상으로 보인다.

수술 전 담관을 배액해주어야 하는지에 대해서 여러 전향적 연구가 나와 있는데, 수술 전 담관배액술은 별다른 이점이 없는 것으로 나타났다. 그러나 수술 전이라도 담관염이 심하거나 수술할 때까지 많이 기다려야 하는 경우, 수술 전 영양상태를 호전시켜야 하는 경우 또는 내시경 역행성 담관조영술 시행 후 담관염 발생이 우려되는 경우에는 수술 전 담관배액술이 필요하다.

Ⅵ 담관 배액 후의 변화

담관폐쇄가 있는 환자에서 폐쇄를 풀어주면 담즙 분비

가 늘어나 처음에는 하루 2~3L의 담즙액이 나온다. 따라서 계속 금식해야 하는 경우에는 나오는 양만큼 정맥내 수액공급으로 보충해주어야 한다. 간기능도 변화하는데, 담관폐쇄를 해결한 1~2일 후부터 혈청 빌리루빈은 하루 8%씩 감소된다. 그러나 담관폐쇄 기간이 오래되어 간세포 기능이 많이 저하된 상태에서는 빌리루빈치가 바로 감소하지 않으며 간세포 기능이 돌아올 때까지 황달이 회복되는 데 시간이 오래 걸릴 수 있다. 알칼리성 인산분해효소치 감소는 빌리루빈치 감소보다 느리게 나타난다.

담관폐쇄를 해결해주면 담관의 형태 변화도 나타나는데, 급성 폐쇄의 경우 며칠 만에 정상 직경으로 회복된다. 만성 폐쇄의 경우에는 정상으로 되는 데 몇 주 또는 몇 개월의 기간이 필요하기도 하고, 염증성 병변이 오래되어 담관에 섬유화가 동반된 경우에는 담관폐쇄의 원인이 소멸해도 담관이 확장된 상태가 평생 지속될 수 있다.

참고문헌

1. Lucas WB, Chuttani R. Pathophysiology and current concepts in the diagnosis of obstructive jaundice. Gastroenterologist 1995;3:105-118
2. Rege RV. Adverse effects of biliary obstruction: implications for treatment of patients with obstructive jaundice. AJR Am J Roentgenol 1995;164:287-293

chapter 06

임상적 평가 및 췌장 외분비 기능 검사

류지곤

- 담석증의 가장 특징적인 증상은 심와부 또는 우상복부의 둔통으로, 내장성 동통이며 대체로 1~4시간 지속되고 며칠에서 몇 개월 간격으로 비슷한 종류의 동통이 반복되는 특징이 있다.
- 급성 담낭염일 때는 단순한 담석성 동통과 달리 6시간 이상 동통이 오래 지속되고 동통의 위치가 우상복부로 국한되며 발열이 동반된다. 그러나 노인의 경우에는 동통이나 발열이 심하지 않고 비전형적인 증상으로 발현될 수 있어 진단에 주의가 필요하다.
- 급성 담관염은 전통적으로 샤르코세증후*Charcot's triad*라고 불리는 우상복부 동통, 발열, 황달이 중요한 증상이다.
- 우상복부 우측 쇄골 중앙 간하연을 촉진한 상태에서 환자가 심호흡을 하면 염증이 있는 담낭이 만져지면서 압통이 증가하는 것을 Murphy's 징후라고 하는데, 이는 급성 담낭염에 매우 특이적인 소견이다.
- 급성 췌장염의 증상은 심와부에 나타나는 지속적 복통으로, 통증의 정도는 췌장염의 중증도에 따라 다양하고, 갑자기 심해지는 것보다는 시간을 두고 서서히 심해지며 등쪽으로 방사되는 특징이 있으며, 앉아 있거나 옆으로 구부리고 누우면 약간 완화된다.
- 팽대부 주위의 악성 담관폐쇄로 황달이 있는 환자의 복부를 만졌을 때, 압통이 없는 담낭이 만져지는 Courvoisier 징후가 나타날 수 있다.
- 세크레틴*secretin* 자극검사가 가장 정확한 췌장기능 표준검사이나 복잡하고 침습적이라 잘 사용되지 않고, 대변 엘라스타아제*elastase* 검사가 주로 이용된다.

I 담도계 질환의 임상적 평가

담도계에서 발생하는 여러 질환들은 각각 특징적인 증상과 징후를 동반하므로, 이를 정확히 파악하는 것이 향후 진단 및 치료방침을 결정하는 데 매우 중요하다. 담도계 질환에서 나타나는 대표적 증상은 복통과 황달로, 이 장에서는 담도계 질환을 다른 질환들과 감별하는 데 중요한 증상 및 징후에 관하여 기술하고자 한다. 그러나 몇 가지 특정 소견만으로 감별이 가능한 경우는 흔하지 않으므로, 여러 가지 소견들을 종합적으로 판단하는 것이 중요하다.

1. 증상 및 징후

(1) 복통

담석증의 가장 특징적인 증상은 심와부 또는 우상복부의 둔통이다. 담낭의 염증이 동반되지 않은 경우에는 체성통이 아니라 내장성 동통으로 담낭이 우상복부에 있지만 심와부에서 복통을 느끼는 경우가 많으며, 이때는 위나 장에서 동통이 발생하는 것으로 오인하는 경우가 흔하다. 담낭에서 유래되는 동통은 일반적으로 정도가 아주 심한 것이 특징이고, 식은땀이 동반되거나 일부에서는 등이나 우측 견갑골로 방사될 수 있다. 드물게 좌상복부나 우하복부에서도 통증을 느끼는 경우도 있으나 동통의 정도가 경미하여 진단이 애매한 경우가 많다. 트림이나 구역, 구토가 동반되기도 하고 지방을 섭취하거나 과식한 후 거북하거나 소화가 잘 되지 않는 증상으로 나타나기도 한다. 담석증 시 복통은 전통적으로 담산통*biliary colic*이라고 하였는데 이는 잘못된 용어이다. 요석증 등에 의해 발생하는 전형적인 산통과는 달리 대체로 1~4시간 복통이 지속되며 금식하면 자연 소실되기도 한다. 식사, 특히 지방식 이후 증상이 유발될 수 있으나, 실제는 그렇지 않은 경우도 흔하며 악화 요인을 잘 모르는 환자들이 많다. 아침보다는 저녁, 저녁보다는 밤에 복통이 나타나는 경우가 많다. 담석증에 의한 복통은 며칠에서 몇 개월 간격으로 비슷한 종류의 복통이 반복되는 특징이 있다. 이런 상복부 동통의 기전은 담낭관*cystic duct*의 일부 또는 전체 폐쇄에 의한 담낭의 압력 증가 및 팽창에 의한 내장성 동통으로 설명되고 있으며, 그 외 담낭과 담관의 운동장애 등의 기능적인 이상도 한 원인으로 생각된다. 결론적으로 며칠에서 몇 개월 간격으로 반복되면서 상복부에 1~4시간 지속하며 식후에 악화되는 내장성의 복통이 담석증 진단에 있어 비교적 특이적인 진단적 소견이다.

담석에 의해 담낭관이 폐쇄되어 담낭이 확장되면 특징적인 복통이 발생하고, 담낭관을 폐쇄한 담석이 다시 담낭 내로 돌아오거나 총담관을 빠져 십이지장으로 내려가게 되면 동통이 소실된다. 그러나 증상이 발현되는 담낭 담석 환자의 약 15~30%에서는 담낭관을 막고 있는 담석이 빠져 나오지 않아, 담낭 점막이 손상을 입고 염증 반응이 지속되어 점점 담낭관 폐쇄가 진행되고 담낭의 압력이 비가역적으로 증가하여 급성 담낭염을 일으키게 된다. 또한 담낭의 압력이 증가함에 따라 담낭벽의 혈액순환 장애가 초래되며, 이차적으로 세균감염이 동반되면 염증이 벽측 복막으로 확산되어 복벽 자극 징후가 나타난다. 이 때는 발열, 구역, 구토 등이 흔히 동반되며 복통의 위치도 특징적이어서 주로 우상복부에서 발생하며 등이나 우측 견갑부로 방사되기도 한다. 급성 담석성 담낭염 환자의 70~80%는 이전에 담석에 의한 복통의 경험이 있다. 단순한 담석성 동통과 구별되는 점은 동통이 6시간 이상 오래 지속되고 동통의 위치가 우상복부에 국한되며 발열이 동반되는 점이다. 그러나 노인의 경우에는 동통이나 발열이 심하지 않고 비전형적인 증상으로 발현될 수 있어 진단에 주의가 필요하다. 급성 담낭염으로 진단된 65세 이상 165명의 환자를 대상으로 분석한 연구에 의하면 84%는 심와부와 우상복부 동통이 동반되지 않았고, 50%는 발열이 없어 비전형적인 증상이 매우 흔하다고 한다. 또한 노인에서는 임상양상과 질병의 중증도의 관련성이 낮으므로 주의가 필요하다. 국내에서 담낭 담석으로 수술을 받은 환자를 대상으로 조사한 연구에 의하면, 심와부 동통과 소화불량이 각각 63.1%로 가장 높은 빈도를 나타냈고 우상복부 복통이 59.2%이었으며 그 외 헛배부름, 잦은 트림, 구역, 식욕부진, 구토 등을 호소하여 비특이적 소화기 증상을 흔히 동반하였다.

담관 담석에 의한 복통은 담낭 담석에 의한 동통과 유사하며 구분이 어렵다. 역시 구역, 구토가 동반될 수 있으며 자세와도 무관하다. 그러나 황달이 동반되는 특징이 있으며, 이때 환자의 소변색이 짙어지므로 병력 청취가 중요하다. 또한 일단 복통이 발생하면 담석성 동통에 비해 지속 시간이 더 길어 6시간 이상 지속되는 경향이 있다. 특히 과거 담석으로 담낭절제술을 받은 병력이 있으면 담관 담석을 의심해야 한다. 그러나 간내담석의 경우는 증상이 없거나 복부불편감, 소화불량 등 비특이적인 증상을 보이는 경우가 흔하며 우연히 무증상으로 발견되는 경우도 많다. 담관이 완전 폐쇄되는 경우는 드물기 때문에 무담즙변이나 피부소양증은 드물다. 급성 담관염은 전통적으로 샤르코세증후*Charcot's triad*라고 불리는 우상복부 동통, 발열, 황달이 중요한 증상이다. 그러나 이 세 가지가 모두 나타나는 경우는 50~70% 정도이다. 열이 가장 흔하여 90%에서 나타나고, 황달과 우상복부 동통은 각각 50%, 70%에서 나타난다. 그러나 노인에서는 이러한 증상들이 항상 나타나는 것이 아니므로 임상적인 의심이 매우 중요하다. 일부 환자에서는 패혈증으로 진행하여 의식이상이 오거나 저혈압이 나타날 수 있는데 이를 Reynolds' pentad라 부른다.

담낭암의 증상은 비특이적이며 흔히 양성 담도계 질환과 유사할 수 있다. 초기에는 증상이 없으며 진행이 되면 복통이 나타나는데, 담석에 의한 통증보다는 좀 더 미만성이며 지속적이다. 체중감소, 황달이 동반되면 매우 진행된 상태로 수술이 불가능한 경우가 많다.

(2) 황달

황달은 담도계 질환에서 흔히 나타나는 증상으로 간질환에 의한 황달과 감별이 필요하다. 담도계 질환에 의한 황달은 담관폐쇄에 의한 것이므로 간질환에 의한 증상, 즉 만성 피로감, 출혈성 경향 등의 전신 증상이 없고 가려움증으로 발현되는 경우가 많다. 담관암, 담낭암, 췌장암 등의 악성 질환이 원인일 경우 체중감소가 동반될 수 있고, 담석에 의한 황달과 달리 복통, 발열 등이 없는 것이 특징이며, 황달이 점차 진행한다. 팽대부암의 경우 무통성 황달과 함께 빈혈이 동반될 수 있다. 악성 폐쇄성 황달이 지속될 경우 담관의 완전폐쇄가 발생할 수 있으며, 이때는 심한 황달과 함께 대변색이 회색으로 변하는 무담즙변*acholic stool*이 나타날 수 있다.

2. 신체검진

담석증 환자의 신체검진에서 가장 흔한 것은 우상복부 압통인데, 염증을 동반하지 않은 단순한 담낭 담석에서는 압통이 없는 경우가 더 많다. 급성 담낭염이 동반되면 우상복부 압통이 뚜렷이 나타나고 대개 담낭에 국한되기 때문에 전형적으로 Murphy's 징후라고 하며, 이는 급성 담낭염에 매우 특이적인 소견이다. 즉 우상복부 우측 쇄골 중앙 간하연을 촉진할 때 환자가 호흡을 깊이 들이마시면 염증이 있는 담낭이 만져지면서 압통이 증가한다. 우상복부 동통의 원인은 담석질환 외에도 여러 가지가 있으므로 복부진찰을 통한 감별진단이 필수적이다. 간질환에 의한 압통은 간 전체의 미만성 압통인 반면, 담낭염에 의한 압통은 담낭에 국한되는 차이점이 있다. 반면 담관염 환자에서는 신체검진 소견이 뚜렷하지 않고 우상복부 압통은 일부에서만 나타나며 우상복부 타진 시에 통증이 있는 것이 가장 흔하며 복막 자극 징후는 나타나지 않는다. 또한 팽대부 주위의 악성 담관폐쇄가 있는 환자에서 황달의 존재와 함께 담낭이 촉지되는 경우가 있는데, 이는 매우 중요한 소견으로 압통이 없다는 특징이 있으며 Courvoisier 징후라 부른다.

Ⅱ 췌장 질환의 임상적 평가

1. 증상 및 징후

(1) 복통

급성 췌장염의 증상은 심와부에 나타나는 지속적인 복통이다. 통증은 췌장염의 중증도에 따라 가볍고 참을 수 있을 정도에서 심하고 지속적이며 꼼짝 못할 정도의 불편감까지 다양하다. 복통은 갑자기 심해지는 것보다는 시간을 두고 서서히 심해지며 등쪽으로 방사되는 특징이 있으며 대개 구역과 구토를 동반한다. 앉아 있거나 옆으로 구부리고 누우면 약간 완화되는 특징이 있으며, 다리를 펴고 뒤로 똑바로 눕거나 안락의자에 기대고 누우면 복통이 악화된다. 그러나 일부에서는 복통 없이 췌장염이 발견되는 수도 있다.

만성 췌장염의 증상은 주로 복통으로 가장 흔히 나타나는데, 전혀 복통이 없을 수도 있으며 영상검사에서 우연히 발견되는 경우도 흔하다. 복통이 만성적으로 지속되면 치료하기 어려워지며 약물 의존성을 유발할 수 있다. 그러나 복통이 만성적으로 계속 지속되는 경우는 매우 드물고 며칠 내지 몇 주일 지속되다가 자연적으로 완화되는 것이 특징이며, 이러한 복통이 1년에 평균 1~3회씩 반복된다. 따라서 증상이 전혀 없을 때에는 정상인과 별다른 차이를 못 느낄 수 있다. 복통은 급성 췌장염과 비슷하여 심와부에서 느끼는 지속적인 통증이며 식후 악화되기는 하나 식사와 무관하게 지속되기도 한다. 복통의 중증도는 환자에 따라 다르며 발작 때마다 다를 수 있다. 음주 후 발생하는 지속적인 복통은 알코올성 췌장염에 의한 복통의 특징적 소견이다. 만성 췌장염의 경과가 오래 지속되면 오히려 복통의 정도가 감소된다.

췌장암에서 가장 흔히 나타나는 증상은 복통으로, 대부분에서 나타난다. 대개 심와부에서 나타나며 병원을 방문하기 1~3개월 전부터 미약하게 시작하다가 점점 심해져서 병원을 방문하는 경우가 흔하다. 동통의 양상은 지속적이고 등으로 방사되기도 하며, 대개 식사나 위장의 운동과는 관련이 없다. 동통이 있다는 사실은 췌장 주위로 이미 암이 침범해 있다는 신호인 경우가 많아서 동통 없이 병원을 찾아오는 췌장암 환자에 비해서 예후가 별로 좋지 않은 편이다. 드물게 급성 췌장염이 발생하여 이것 때문에 췌장암이 발견되기도 한다. 췌장암에 의한 증상은 대개는 비특이적이어서 어떠한 증상만을 가지고 췌장암을 진단하기는 매우 어렵다. 체중감소와 식욕부진은 췌장암 환자에서 흔히 동반되며 췌장암에 의해 당뇨병이 새로 발병할 수도 있으며 당뇨병 환자가 혈당 조절이 잘 안 될 수도 있어, 복통이 있으면서 이런 증상이 동반된 환자에서는 췌장암의 가능성을 고려해야 한다.

(2) 황달

황달은 췌장암의 약 50%에서 나타나는데, 대부분은 암이 췌장의 두부에 위치하고 있다. 췌장암에 의한 황달은 급성 복통과 열이 동반되는 담관 담석과 감별이 가능하다. 췌장 체부나 미부에 생긴 암의 일부에서도 문맥 주위 림프절 전이로 인하여 총담관이 폐쇄되어 황달이 발생하기도 한다. 췌장암 환자에서는 체중감소가 흔히 동반되며 Courvoisier 징후가 나타날 수도 있다. 팽대부암의 경우 무통성 황달, 빈혈, 무통성 담낭 촉지가 3대 증상으로 불리기도 하는데, 이런 증상이 모두 나타나는 경우는 10%를 넘지 않는다. 무담즙변이 동반되면 악성 담관폐쇄를 강력히 시사한다.

(3) 기타 증상

췌장의 외분비 기능에 문제가 발생되면 지방변이 나오게 되는데, 특히 기름기 많은 음식을 먹고 나서 기름기가 있는 변을 보게 되며 물 위에 대변이 뜨게 된다. 대변에서 악취가 심하며 체중감소가 동반되고 비타민 D의 결핍도 동반될 수 있다. 체중감소는 췌장암 환자의 약 80%에서 나타나는데 식욕감소, 복통, 전이, 췌관의 폐쇄에 의한 흡수장애 등 여러 원인에 기인한다. 고령에서 이유 없이 지방변이 발생한 환자에서는 췌장암이 있는지 여부를 확인해 볼 필요가 있다. 췌장암이 췌관을 폐쇄하면서 급성 췌장염으로 나타나는 경우가 있기 때문에, 특별한 이유 없이 급성 췌장염이 발생하면 한 번쯤은 췌장암 때문이 아닌지를 의심해 보아야 한다. 췌장암 환자는 정맥에 다발적으로 혈전이 생기는 경우가 있다. 따라서 일반적으로 혈전이 잘 생기지 않는 정맥 여러 곳에서 특별한 위험인자 없이 혈전이 발생하면 췌장암의 가능성을 의심해야 하고 췌장암 환자가 하지 부종 또는 호흡곤란이 발생하면 심부정맥혈전증*deep vein thrombosis*, 폐동맥 색전증의 발생을 의심해야 한다.

2. 신체검진

급성 췌장염에서 저혈압이 나타나는 수가 있고 감염 없이 체온이 오르기도 한다. 마비성 장폐쇄가 나타나거나 췌장 주위에 액체가 많이 고이면 복부가 팽만되어 보이고 심와부에 압통이 흔히 관찰된다. 췌장염이 심하여 후복막으로 출혈이 되면 옆구리 부위에 청-홍-자색 또는 녹-갈색 변화를 보이는 그레이-터너*Gray-Turner* 징후, 배꼽 주변에 청색 변화가 보이는 쿨렌*Cullen* 징후가 나타날 수 있으나 매우 드물다. 청진 시 흔히 장음이 감소되어 있고 드물게 피하지방 괴사나 홍반성 결절을 볼 수 있으며 저칼슘혈증으로 인한 근강직성 경련이 나타날 수도 있다. 고중성 지방혈증이 원인인 경우에는 피부황색종*xanthoma*이 보일 수 있다.

Ⅲ 췌장 외분비 기능 검사

영상검사의 발달로 만성 췌장염 환자에서 췌장 외분비 기능 검사는 현재는 널리 사용되고 있지 않다. 그러나 내시경초음파, 자기공명영상 등 영상검사에서 진단되지 않고 임상적으로 조기 만성 췌장염이 의심되는 경우 췌장 외분비 검사가 추천된다.

1. 침습적 검사

세크레틴*secretin* 자극검사는 십이지장에 배액관을 삽입하여 췌장액을 수집하는 검사로 가장 정확한 표준검사이다. 정맥 또는 피하로 주입된 세크레틴은 췌장액의 수분 및 중탄산염 분비를 자극한다. 십이지장액을 지속적으로 채취하여 전체적인 분비량과 중탄산염의 농도 및 배출량을 측정한다. 또 콜레시스토키닌*cholecystokinin*; *CCK* 이나 세룰레인*cerulein*을 세크레틴과 함께 주사하여 췌장액의 분비량과 중탄산염 농도 외에 여러 소화효소(아밀라아제, 트립신, 지질분해효소 등)들을 측정하기도 한다. 췌장 기능이 60% 이상 소실되어야 이상 소견이 검출되므로 만성 췌장염 환자에서 세크레틴 자극검사의 예민도는 80~90% 정도로 보고되고 있다. 그러나 검사비용이 많이 들고 기술적으로 어려워서 숙련된 검사자가 필요하고 침습적인 검사이므로 우리나라에서는 거의 사용하지 않는다. 최근의 미국의 연구 결과에서 세크레틴 자극검사는 만성 췌장염 진단의 예민도는 82%, 특이도는 86%, 음성 예측도는 97%로 보고하였고, 조기 만성 췌장염의 가능성을 배제하는 데 매우 정확한 검사라고 하였다.

내시경을 십이지장에 삽입한 후 세크레틴 자극검사를 시행하여 췌장액을 채취하는 내시경 췌장 기능 검사*endoscopic pancreatic function test*도 개발되었다. 배액관 삽관에 의한 기존의 표준검사와 비교할 때 검사시간이 적게 걸리고 간편하지만 진단의 정확도에서는 더 나은 점은 없었다. 세크레틴 자극검사는 비열대 스프루*celiac spure*, 원발성 당뇨병, Billroth 2 위절제술, 간경변증 및 여러 담도계 질환에서 위양성의 결과를 보일 수 있다.

Lundh 검사는 지방 6%, 단백질 5% 및 탄수화물 15%을 함유한 음식을 섭취시킨 후, 십이지장 흡인액에서 트립신 활성도를 측정함으로써 췌장분비 기능을 판별하는 검사이다. 이 검사의 예민도는 세크레틴-CCK 검사보다 낮으며 특이도 또한 낮은데, 이는 췌장분비 외에 위 내용물의 배출 정도, 위십이지장역류 등이 영향을 줄 수 있기 때문으로 현재는 사용하지 않고 있다.

세크레틴을 주사하고 자기공명췌관조영술을 촬영하여 췌액 분비량을 측정하는 세크레틴 자기공명췌관조영술 검사가 개발되었다. 세크레틴은 췌장액의 수분 및 중탄산염 분비를 자극하여 십이지장으로 배출시키므로 세크레틴 투여 전후 십이지장으로의 췌액 분비 정도를 측정하는 것으로 췌장 외분비 기능을 간접적으로 측정할 수 있다. 십이지장으로의 췌액 분비 감소는 췌장 외분비 기능 저하 정도를 잘 반영하며 대변 엘라스타아제*elastase* 검사와도 상관관계가 좋다고 알려졌다. 비교적 간단한 검사로 최근의 여러 연구에서 만성 췌장염의 진단에 예민도가 높아 최근 각광받고 있는 검사법이다.

2. 비침습적 검사

대변 내 지방의 정량적 검사는 흡수 불량 여부 판정에 가장 좋은 검사법이다. 검사 5일 전부터 일정량의 지방이 함유된 음식을 섭취하게 한 후 48~72시간 동안 대변을 모아 검사한다. 대변에서 섭취한 지방의 7% 이내로 지방이 검출되면 정상이다. 췌장 기능이 10% 이하로 매우 저하되어야 양성 소견을 보이고 췌장질환 이외에 흡수불량을 일으키는 다른 질병에서도 양성을 보이므로, 췌장 기능 판정에 예민하지 않고 비특이적이다. 현미경을 이용한 대변 지방의 정성적 검사는 예민도는 낮지만 간편하므로 선별검사로 사용할 수 있다.

대변 엘라스타아제 검사는 최근 임상에서 가장 많이 사용되는 검사이다. 엘라스타아제는 췌장에서 분비되는 소화효소로, 잘 파괴되지 않고 반감기가 길어 대변 내 농도가 십이지장액에서의 농도보다 5~6배 높다고 알려져 있으며 ELISA법으로 대변 내 농도를 쉽게 측정할 수 있다. 정상인에서 대변 엘라스타아제 농도는 200mcg/g이며 50mcg/g 이하이면 췌장 외분비 기능장애로 진단할 수 있다. 또 표준검사법인 세크레틴 자극검사와 좋은 상관관계가 있다고 알려졌으며 pancreolauryl 검사법과 비슷한 예민도와 특이도를 보인다. 서울대학교 의과대학 소화기내과 교실의 연구 결과, 만성 췌장염 진단의 예민도는 73%, 특이도는 92.2%였다. 그러나 실제 검사가 필요한 경미한 만성 췌장염 환자에서는 예민도가 낮다.

Bentiromide(NBT-PABA) 검사는 과거 많이 사용했던 검사로, 합성 삼펩티드*tripeptide*인 bentiromide(N-benzoyl-1-tyrosyl-para-aminobenzoic acid, NBT-PABA)가 췌장효소인 키모트립신*chymotrypsin*에 의해 가수분해되는 것에 기초한다. 소장에서 bentiromide가 키모트립신에 의해 NBT와 PABA로 분해되면 PABA는 장에서 흡수되고 간에서 포합되어 소변으로 배출된다. 즉 PABA의 소변 배출량과 혈중 농도가 장내의 키모트립신 양을 간접적으로 나타낸다고 할 수 있다. 검사의 민감도는 50~75% 정도이며 소장질환, 간질환, 신장질환이 있을 때 위양성 소견을 보인다.

Pancreolauryl 검사법은 물에 녹지 않는 합성 에스터인 pancreolauryl(fluorescein dilaurate)이 췌장효소인 아릴에스테라아제*arylesterase*에 의해 분해되어 플루오레세인*fluorescein*이 유리되고 소변으로 배설되는 점을 이용한 검사이다.

Triolein 호기검사는 ^{14}C 표지 triolein을 섭취한 후 폐를 통해 배출되는 $^{14}CO_2$를 측정하는 방법으로, 대변지방 검사와 마찬가지로 진행된 췌장기능장애가 있어야 비정상인 결과를 보이므로 민감도가 낮다. 또한 triolein 대사에 관여하는 여러 단계, 즉 장점막 기능, 간기능, 폐기능 등이 이 검사에 영향을 줄 수 있다.

이중 표지 Schilling 검사는 비타민 B_{12}가 침과 위액에서 R 단백질과 결합한 후 단백분해 효소에 의해 R 단백질이 부분적으로 분해된 후 내인자*intrinsic factor*와 결합하여 소장에서 흡수되는 원리를 이용한 검사이다. 췌장기능장애가 있으면 비타민 B_{12}와 R 단백질이 계속 결합해 있어, 내인자와 결합이 어려우므로 흡수되지 못한다. 이중 표지 Schilling 검사는 내인자와 결합한 (^{57}Co) 코발라민과 R 단백질과 결합한 (^{58}Co) 코발라민을 동시에 투여하고 24시간 동안 수집한 소변에서 두 물질이 배출되는 것을 측정한다. 건강한 사람에서는 두 물질 모두 흡수되나 췌장기능장애가 있는 환자에서는 $^{58}Co/^{57}Co$ 비율이 낮아진다. 소장질환이 있는 경우 두 물질 모두에 흡수장애가 있어 $^{58}Co/^{57}Co$비는 정상으로 보인다. 이 검사는 비교적 좋은 예민도를 보여 세크레틴 자극검사와 좋은 상관관계를 보인다.

참고문헌

1. Parker LJ, Vukov LF, Wollan PC. Emergency department evaluation of geriatric patients with acute cholecystitis. Acad Emerg Med 1997;4:51-55
2. Prousalidis J, Fahadidis E, Apostolidis S, et al. Acute cholecystitis in aged patients. HPB Surg 1996;9:129-131
3. Anciaux ML, Pelletier G, Attali P, et al. Prospective study of clinical and biochemical features of symptomatic choledocholithiasis. Dig Dis Sci 1986;31:449-453
4. 윤상남, 김선회, 박상재 등. 복강경담낭절제술 후 증상 변화에 대한 연구. 대한외과학회지 1999;57:6(suppl):1023-1030
5. 서울대학교 의과대학 내과학 교실 편. 만성췌장염, 임상 내과학. 서울: 고려의학, 2004:382-401
6. 윤용범. 췌장염, 대한소화기학회 총서. 서울: 군자출판사, 2003:145-204
7. 류지곤, 김용태, 윤용범 등. 만성췌장염에서 대변 elastase 1 측정의 임상적 유용성. 대한소화기학회지 1998;32:516-524
8. Leodolter A, Kahl S, Domínguez-Muñoz JE, et al. Comparison of two tubeless function tests in the assessment of mild-to-moderate exocrine pancreatic insufficiency. Eur J Gastroenterol Hepatol 2000;12:1335-1338
9. Dominici R, Franzini C. Fecal elastase-1 as a test for pancreatic function: a review. Clin Chem Lab Med 2002;40:325-332
10. Law R, Lopez R, Costanzo A, et al. Endoscopic pancreatic function test using combined secretin and cholecystokinin stimulation for the evaluation of chronic pancreatitis. Gastrointest Endosc 2012;75:764-768
11. Ketwaroo G, Brown A, Young B, et al. Defining the accuracy of secretin pancreatic function testing in patients with suspected early chronic pancreatitis. Am J Gastroenterol 2013;108:1360-1366
12. Mensel B, Messner P, Mayerle J, et al. Secretin-stimulated MRCP in volunteers: assessment of safety, duct visualization, and pancreatic exocrine function. AJR Am J Roentgenol 2014;202:102-108
13. Laterza L, Scaldaferri F, Bruno G, et al. Pancreatic function assessment. Eur Rev Med Pharmacol Sci 2013;17 Suppl 2:65-71
14. Domínguez Muñoz JE. Diagnosis of chronic pancreatitis: Functional testing. Best Pract Res Clin Gastroenterol 2010;24:233-241
15. Hansen TM, Nilsson M, Gram M, et al. Morphological and functional evaluation of chronic pancreatitis with magnetic resonance imaging. World J Gastroenterol 2013;19:7241-7246
16. Conwell DL, Wu BU. Chronic pancreatitis: making the diagnosis. Clin Gastroenterol Hepatol 2012;10:1088-1095
17. Bian Y, Wang L, Chen C, et al. Quantification of pancreatic exocrine function of chronic pancreatitis with secretin-enhanced MRCP. World J Gastroenterol 2013;19:7177-7182
18. Manfredi R, Perandini S, Mantovani W, et al.Quantitative MRCP assessment of pancreatic exocrine reserve and its correlation with faecal elastase-1 in patients with chronic pancreatitis. Radiol Med 2012;117:282-292

chapter
07 영상의학적 진단

이재영

- 담도계와 췌장 질환의 영상검사는 크게 담췌관조영술과 초음파, 전산화단층촬영, 자기공명영상으로 나눌 수 있고, 각각의 장단점을 숙지하는 것은 각 검사를 이해하는 데 도움이 된다.
- 담도계와 췌장의 질병에 따른 각 영상진단검사의 장단점을 파악하는 것은 적절하고 효과적인 진단 흐름을 가능케 한다.
- 담도계와 췌장의 질병에 따른 영상의학적 소견과 특징을 파악하는 것은 적절한 진단 및 치료에 도움이 된다.

I 담도계

담도계*biliary system*의 영상의학적 진단은 크게 담관조영술과 초음파, 전산화단층촬영, 자기공명영상으로 나눌 수 있는데, 담관조영술은 경피담관조영술*percutaneous transhepatic cholangiography; PTC*과 내시경 역행성 담췌관조영술*endoscopic retrograde cholangiopancreatography; ERCP*, 그리고 자기공명 담췌관조영술*magnetic resonance cholangiopancreatography; MRCP*로 나눌 수 있다. 이런 담관조영술뿐만 아니라 초음파, 전산화단층촬영, 그리고 자기공명영상도 담도계 영상진단에 있어 매우 중요한 역할을 담당하고 있어, 영상검사별로 각각의 특징을 알아보고 질병별 영상진단상 특징에 대해서 알아보는 것이 담도계 영상진단을 이해하는 데 큰 도움이 된다.

1. 영상검사별 특징

(1) 초음파*ultrasonography*검사

초음파는 담도계 영상진단의 일차검사로 확고한 위치를 차지하고 있는데, 황달의 원인이 폐쇄성인지 아닌지 구별하는 데 90% 이상의 진단 정확도를 가지고 있기 때문이다. 그러나 폐쇄의 정확한 위치와 폐쇄의 원인을 감별하는 데 있어서는 전산화단층촬영보다 못하다. 주된 이유는 초음파에서 원위부 총담관을 관찰하는 것이 쉽지 않으며, 간문부에서 복잡한 구조물을 구분해내는 공간해상도가 조영증강 전산화단층촬영보다 떨어지기 때문이다. 담석은 그 구성성분 때문에 전산화단층촬영보다 초음파에서 훨씬 잘 보여 간내 담관석 및 근위부 총담관석의 경우 쉽게 진단이 가능하지만 원위부 총담관석의 경우 주위 장관 공기의 영향으로 초음파에서 더 탐지하기 어렵다. 담낭의 경우 담낭관과 담낭경부를 제외하고는 전산화단층촬영보다 뛰어난 해상도를 보여, 일차검사뿐만 아니라 감별진단에도 큰 도움이 된다. 그러나 초음파는 반향허상이나 앙금 및 결석 등에 의해 병변이 가릴 수 있고 담낭경부 및 담낭관을 관찰하는 것이 매우 제한적이므로, 임상증상에 따라 전산화단층촬영 또는 자기공명영상과 상호보완적으로 사용하는 것이 좋다.

(2) 전산화단층촬영*computed tomography*

전산화단층촬영은 간담췌질환의 진단을 위해 가장 흔히 사용되는 영상법으로, 공간해상도가 가장 뛰어나며 검사시간이 짧고 다양한 절편의 영상이 가능하다. 담관 및 담낭 질환의 경우 염증이나 종양의 존재를 민감하게 보여줄 수 있으나, 결석의 탐지능력은 초음파나 자기공명영상보다 떨어진다. 전산화단층촬영의 담석 진단 정확도는 80~85% 정도이다. 주된 적응증은 담낭암 및 담관암의 진단과 병기결정, 천공이나 담낭 주위 농양과 같은 담낭염의 합병증이나 간농양이나 세균성 간염과 같은 담관염의 합병증 진단, 도자기담낭, 기종성 담낭염의 진단 등이다.

(3) 자기공명영상*magnetic resonance imaging*

자기공명영상은 영상진단방법 중 가장 뛰어난 조직해상

도를 보이고 특히 담관을 영상화하는 능력이 뛰어나서, 내시경 역행성 담췌관조영술와 함께 담관조영술의 한 방법으로 매우 유용하게 사용되고 있다. 침습적인 과정이 없어 합병증의 위험이 매우 드물며 ERCP와는 달리 막힌 부위의 근위부까지 관찰할 수 있다는 장점이 있는 반면, 시술 중 조직을 얻을 수 없다는 상대적인 단점이 있다. 담관협착 시 감별진단 및 병기결정에 있어 전산화단층촬영보다 뛰어나다는 보고가 있으나, 일반적으로 볼 때 그 차이는 크지 않다. 다만 전산화단층촬영에서 감별이 안 되거나 어려운 경우 선택적으로 도움을 받을 수 있다. 자기공명 담췌관조영술의 도움으로 담관 침범의 범위를 전산화단층촬영보다 좀 더 정확하게 예측할 수 있으나, 혈관 침범은 전산화단층촬영보다 과장되어 보인다. 한편 자기공명영상은 담낭 병변의 감별진단에서 선근종증*adenomyomatosis*의 진단에 비교적 뛰어난 성능을 보이므로, 암과 감별이 필요한 경우 도움을 받을 수 있다. 또한 간내 전이암 여부를 판단하는 데 가장 우수한 영상법이다.

(4) 경피담관조영술*percutaneous transhepatic cholangiography; PTC*

경피담관조영술은 피부와 간을 통해 담관 내로 직접 조영제를 주입하는 시술이다. 담관이 늘어나 있는 경우 성공률이 매우 높으나, 늘어나 있지 않은 경우는 90% 이하로 떨어진다.

2. 질병별 영상진단

(1) 담관낭종*choledochal cyst*

초음파검사와 전산화단층촬영검사에서 담관낭종의 침범 범위를 알 수 있으며, 담관과 췌관의 해부학적 구조를 보기 위해서는 내시경 역행성 담췌관조영술이나 자기공명 담췌관조영술이 적합하다.

(2) 담석증

초음파검사가 담석을 진단하는 가장 기본적인 검사방법이며, 전산화단층촬영은 초음파검사에서 확인된 담석 중 80% 정도만 진단할 수 있는 것으로 알려져 있다. 그러나 원위부 총담관에 생긴 결석의 경우 초음파의 탐지능력은 약 70~80%로 담관의 다른 부위에서 생긴 경우보다 떨어지는데, 주위 위장관 공기에 의해 초음파로 원위부 총담관을 관찰하는 것 자체가 매우 어렵기 때문이다. 이런 경우는 전산화단층촬영이 도움이 될 때가 많다. 자기공명 담췌관조영술은 고가의 검사이기는 하지만 해부학 위치에 관계없이 뛰어난 진단능력을 보이며 담관석 발견의 정확도는 90% 이상이다.

(3) 담낭염

증상이 뚜렷한 경우 초음파검사로도 충분히 진단이 가능하나, 염증의 파급이나 염증에 의한 간의 과혈류*hyperemia* 등을 보는 데는 전산화단층촬영이 뛰어나다. 특히 괴사성 담낭염, 기종성 담낭염, 담낭천공과 같은 합병증이 의심될 때 유용하다. 급성 담낭염의 전산화단층촬영 소견은 담낭벽 비후, 담낭벽 부종, 담낭벽 조영증강, 담낭 주위 침윤, 담낭 담석, 담낭팽만, 담낭 주위 액체 저류 등이다.

황색육아종성 담낭염은 불규칙한 미만성 또는 국소성 담낭벽 비후를 보이고 주위 조직을 침윤할 수 있기 때문에 담낭암과 감별이 쉽지 않다. 그러나 초음파검사에서 점막의 표면이 부드럽게 잘 유지되어 있거나 전산화단층촬영이나 자기공명영상에서 황색육아종을 시사하는 벽 내 결절이 있으면 진단에 도움을 받을 수 있다.

만성 담낭염은 만성 염증이 오래 지속되어 근육층의 비후와 섬유화로 담낭벽이 두꺼워지는 것을 말하므로, 근육층의 비후를 잘 보여줄 수 있는 초음파나 조영증강의 정도로 암과 감별이 가능한 전산화단층촬영으로 진단할 수 있다. 도자기담낭*porcelain gallbladder*은 만성 염증에 의한 담낭벽의 석회화로 단순촬영에서 진단이 되기도 하며 초음파나 전산화단층촬영에서도 진단이 가능하다.

(4) 선근종증*adenomyomatosis*

선근종증은 미만성 또는 국소성으로 상피가 증식되고 근육층이 비대해지며 점막이 비후된 근육층 내로 들어가서 Rokintanky-Aschoff sinus를 형성하는 질환을 말하며, 게실 내에는 콜레스테롤 침착이나 찌꺼기, 담석들이 있을 수 있다. 전산화단층촬영은 벽 내 게실의 발견능력이 떨어지므로 크게 도움이 되지 않고 담낭암과 감별이 쉽지 않다. 해상도를 보통보다 높인 고해상도 초음파나 자기공명영상의 T2 강조영상이 도움이 된다(그림 7-1).

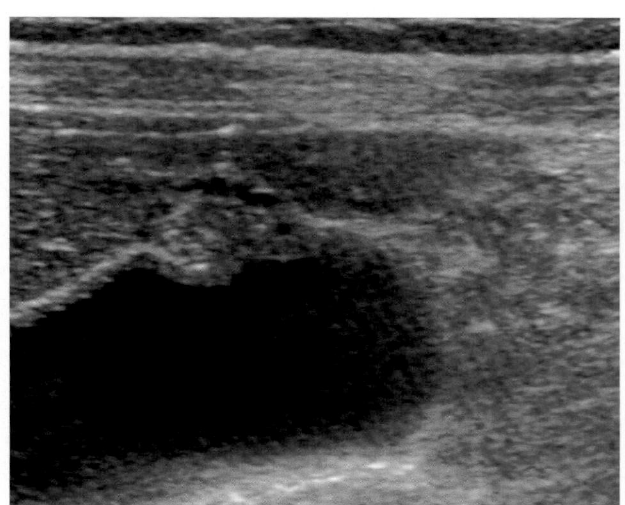

그림 7-1. 선근종증 담낭의 기저부*fundus*에 국소적인 모양의 변형이 있고 벽 내에 다발성의 작은 낭종들이 있다. 기저부의 선근종의 전형적인 소견이다.

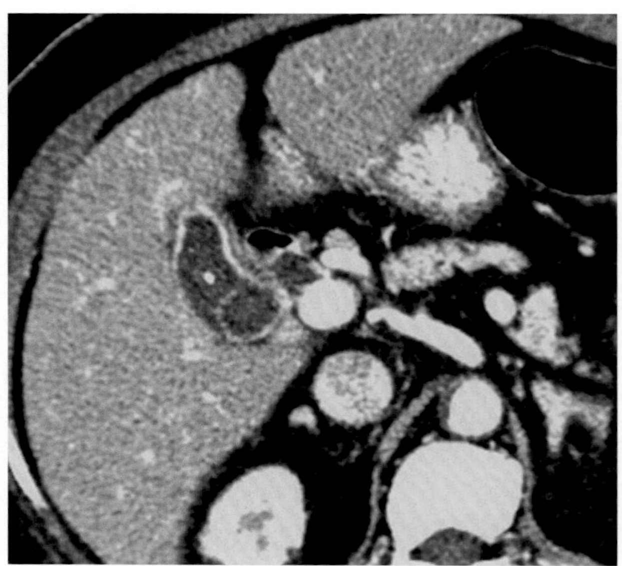

그림 7-2. 담낭암 벽비후형 담낭암으로, 전산화단층촬영에서 문맥기에서 내측 벽의 강한 조영증강과 외측 벽의 비조영증강으로 인해 담낭벽이 두 음영의 띠로 뚜렷이 구분되며 내측 표면도 약간 불규칙하다. 벽비후형의 담낭암을 강력히 시사하는 소견이다.

(5) 담낭 용종

용종은 초음파에서 쉽게 진단이 가능하나 선종과 콜레스테롤 용종의 감별이 어려운데, 초음파가 전산화단층촬영이나 자기공명영상보다 더 도움이 된다. 고에코성의 용종이거나 용종 내부에 고에코성의 결절이 다수 있으면 진단이 가능하다.

(6) 담낭암

담낭암은 영상의학적으로 크게 세 가지로 나눌 수 있는데 벽비후형*wall thickening type*, 용종형*polypoid type*, 담낭충실형*mass replacing gallbladder type*이다. 담낭충실형이 가장 많다. 담낭암의 진단과 병기결정에는 전산화단층촬영이 가장 유용하나, 초음파나 자기공명영상의 보조적인 도움이 필요할 때가 많다. 전산화단층촬영은 절제가능성을 판단하는 데 85~93%의 정확성을 보이는 것으로 알려져 있다. 수술 전 T병기의 정확성은 전산화단층촬영은 80% 중반 정도이며 자기공명영상도 비슷한 진단능력을 보인다. T1a와 T1b 이상을 구분하는 데 자기공명영상이 도움이 될 수 있으며 전산화단층촬영과 고해상도 초음파의 복합사용이 도움이 될 수도 있다. 담낭충실형은 담낭을 종양이 가득 채우는 형태를 말하며, 간을 포함한 주위 장기나 조직을 잘 침범하며 조영증강 시 시간에 따라 점점 더 조영증강되는 특징을 흔히 보인다. 용종형의 경우 양성 용종과의 감별은 크기에 근거하는데 용종형 암은 대개 1cm보다 크다. 벽침윤이 뚜렷이 보이는 경우 양성 용종과의 감별에 도움이 된다. 벽비후형은 벽을 비후시키는 다른 질환, 즉 만성 담낭염, 선근종증, 황색육아종성 담낭염과 감별이 어려울 때가 많다. 전산화단층촬영에서 문맥기에서 내측 벽의 강한 조영증강과 불규칙성이 담낭염과 가장 큰 감별점이며 비균질한 조영증강을 보이는 벽의 비후도 암의 가능성을 더 시사하는 소견으로 알려져 있다(그림 7-2).

(7) 재발성 화농성 담관염*recurrent pyogenic cholangitis*; *RPC*

재발성 화농성 담관염의 영상진단에서 제일 중요한 것은 간내담관 및 간외담관 내에서 담석을 발견하는 것이다(그림 7-3). 특징적인 영상 소견은 간내담관 및 간외담관의 확장, 담관석, 담관협착, 분절위축 등이다. 그 밖의 영상 소견으로 담관벽비후, 간분절 조영증강 등이 있으며 전산화단층촬영에서 쉽게 관찰할 수 있다. 전산화단층촬영은 또한 합병증으로 간에 농양을 형성하였을 때 조기에 발견이 가능하다. 재발성 화농성 담관염의 합병증으로 담관암이 생길 수 있는데, 전산화단층촬영에서 협착 부위에 뚜렷한 변화가 생기거나 벽비후와 동반된 강한 담관벽 조영증강이 보이거나 종괴가 보일 때 의심할 수 있다.

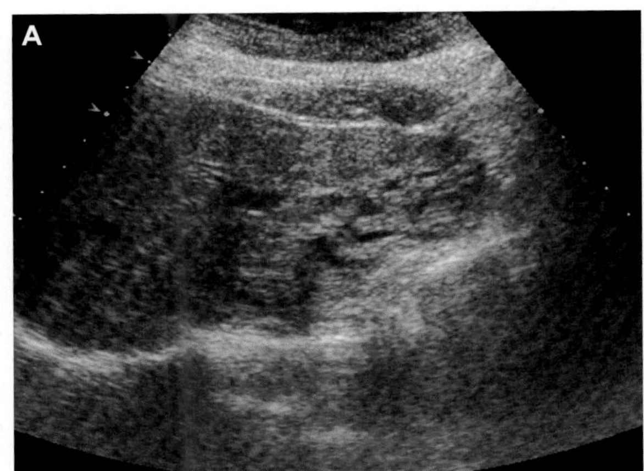

그림 7-3. 재발성 화농성 담관염 A. 재발성 화농성 담관염의 초음파 사진. 간의 좌엽이 약간 위축되어 있으며 간내담관이 불규칙하게 늘어나 있고 내부에 후방그림자가 뚜렷하지 않은 간내담석들이 있다. B. 재발성 화농성 담관염의 전산화단층촬영 사진. 같은 환자의 전산화단층촬영 사진으로 비조영증강 전산화단층촬영에서 고음영의 간내담석이 잘 보이고 간위축과 함께 늘어난 간내담관이 있다. C. 재발성 화농성 담관염의 자기공명영상 사진. 자기공명 담췌관조영술에서 좌측 간내담관의 확장과 내부에 충만결손들을 보이는 간내담석들이 잘 보인다.

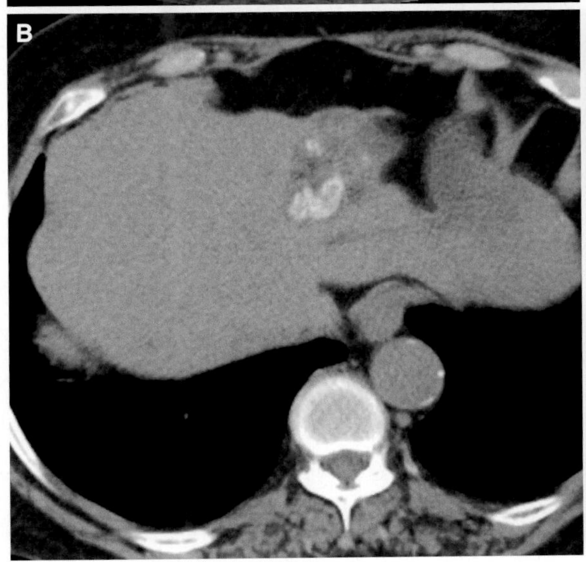

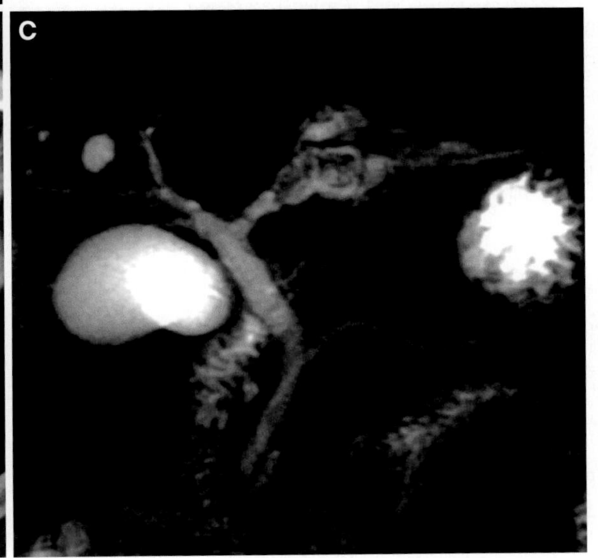

(8) 원발성 경화성 담관염*priminary sclerosing cholangitis; PSC*

원발성 경화성 담관염은 원인불명의 만성 담즙정체 질환으로, 간내외 담관의 미만성 섬유화 염증이 특징이다. 가장 특징적인 영상 소견은 자기공명 담췌관조영술이나 내시경 역행성 담췌관조영술 같은 담관조영술에서 볼 수 있으며, 다발성의 분절협착, 염주 모양의 협착, pruning, 게실, 담관벽의 비후이다. 담관석도 20～40%에서 동반된다. 재발성 화농성 담관염과는 달리 담도의 미만성 섬유화로 인해 간내담관의 확장이 미미하며 현저한 담관확장이 생기면 담관암의 합병 가능성을 염두에 두어야 한다.

(9) 담관암

영상진단에서는 담관암을 종괴형성형*mass-forming*, 담관내 발육형*intraductal-growing*, 담관주위 침윤형*periductal-infiltrating*으로 구분하는 분류법을 많이 사용하고 있다. 종괴형성형과 담관주위 침윤형 담관암은 일반적으로 예후가 좋지 않은 데 반해 담관내 발육형 담관암은 훨씬 예후가 좋다. 종괴형성형 담관암은 간의 원발성 종양으로, 간내담관을 잘 침범하고 표면위축과 주변부 띠 조영증강을 보이는 저혈관성 종양이 특징적인 소견이다. 담관내 발육형 담관암은 담관 내강으로 성장하고 파급되는 유두상 혹은 용종 모양의 종괴를 형성한다. 초음파검사, 전산화단층촬영, 자기공명영상에서 이런 소견을 모두 관찰할 수 있으며, 내시경 역행성 담췌관조영술, 자기공명 담췌관조영술에서는 늘어난 담관 내 혹은 담관벽을 따라 유두상 종괴가 불규칙하고 톱니바퀴 같은 변연을 가진 충만결손으로 나타난다. 담관주위 침윤형 담관암은 조영증강 전산화단층촬영의 동맥기와 문맥기에서 제일 잘 관찰할 수 있으며, 담관을 폐쇄시키는 국소적 담관비후의 형태로 나타나며 조영증강을 보인다(그림 7-4). 담관암의 혈관 침범은 혈관 주위의 연부조직 음영 유무와 담관암과

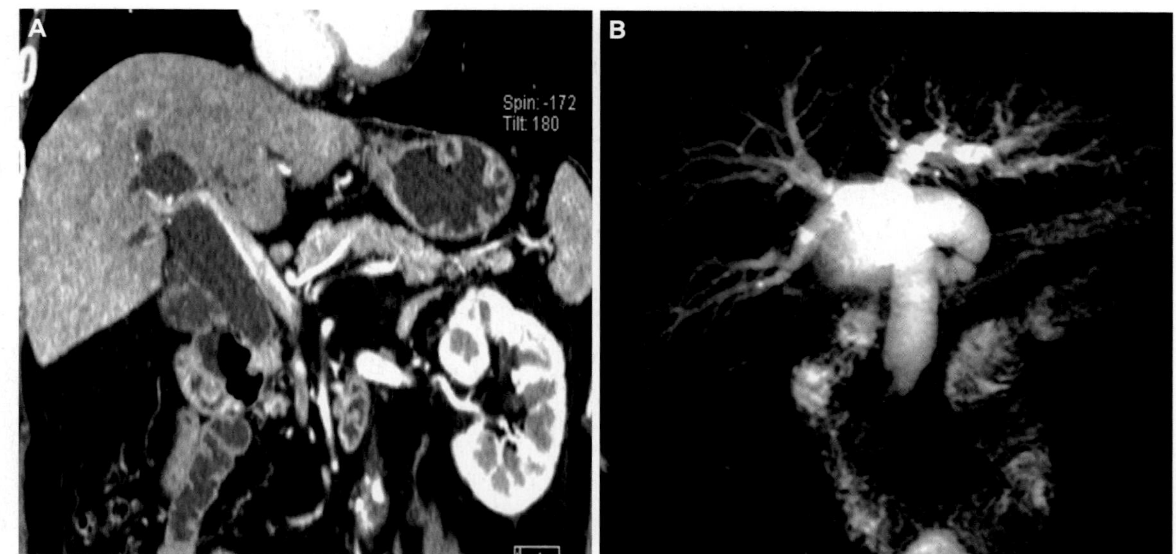

그림 7-4. 원위부 담관암 A. 원위부 담관암의 전산화단층촬영 사진. 간내담관과 간외담관이 매우 늘어나 있고 원위부 담관이 좁아져 있다. B. 원위부 담관암의 자기공명 담췌관조영술 사진. 간내담관과 간외담관이 매우 늘어나 있고 원위부 담관이 불규칙하게 좁아져 있다.

혈관 사이의 지방조직 존재 유무로 판단한다. 폐쇄 위치와 담관 침범 범위의 정확한 평가는 좌우 담관의 2차 합류부를 얼마나 정확히 평가하느냐에 달려 있으며, 전산화단층촬영에서 분명치 않은 경우 자기공명 담췌관조영술, 내시경 역행성 담췌관조영술 같은 담관조영술을 시행하여 같이 평가하는 것이 정확도를 높일 수 있다. 자기공명영상의 확산영상이 담관암의 담관침범 정도와 간침범을 파악하는 데 도움이 될 수 있다.

(10) 간흡충증*clonorchiasis*

간흡충 성충이 간의 주변부 작은 말초 담관에 기생하므로 성충 자체에 의한 말초 담관폐쇄가 만성적으로 지속되어 간내 주변부 말초 담관이 확장된다. 이런 기전으로 인해 담관조영술에서 담관의 수가 매우 많아 보이는 'too many duct sign'을 보인다. 주변부 말초 담관의 확장에 비해 총담관이나 간외담관은 확장되지 않는 것이 보통이며 국소협착이 없는 것이 또 하나의 특징이다.

Ⅱ 췌장

췌장의 영상진단에서는 전산화단층촬영이 가장 보편적으로 사용되는 영상검사이다. 최근 다중검출기 전산화단층촬영*multidetector-row CT; MDCT*으로 인해 검사의 정확도가 더욱 향상되었다. 다중검출기 전산화단층촬영은 종축의 해상도와 횡단면 영상의 해상도가 같은 등방*isotropic* 영상을 제공하여 굴곡이 심한 췌장실질과 췌관, 병소의 관계를 여러 방향의 단면에서 관찰하는 것을 가능하게 하였고 다양한 방향에서 췌장 주위 혈관의 상태를 관찰하는 것을 가능하게 하였다. 자기공명영상도 신속 영상과 3차원 영상의 도입으로 췌장을 인공음영 없이 얇은 절편으로 관찰하는 것이 가능하게 되면서 진단능력이 많이 향상되었다. 최근 확산 영상의 도입으로 추가적인 진단능력의 향상이 기대되고 있다.

1. 영상검사별 특징

(1) 전산화단층촬영

순수 동맥기에서 췌장동맥 촬영이 용이하고 공간해상도가 높은 2차원 또는 3차원 영상을 얻을 수 있어, 췌장 주변의 작은 동맥까지 관찰하여 더욱 많은 정보를 얻을 수 있다. 췌장염의 진단 및 병기결정에 있어 자기공명영상보다 탁월하며 췌장의 종양 여부 탐지 및 감별진단에서는 자기공명영상과 비슷한 성능을 보인다. 그러나 종양의 크기가 작은 경우 탐지와 감별진단에 있어 자기공명영상이 더 우수하다.

(2) 초음파검사

초음파상 췌장두부와 췌장미부가 부분적으로 주위 위장관의 공기에 의해 가리는 경우가 많아 췌장질환의 탐지 및 진단에 있어 초음파검사의 역할은 제한적이어서, 주로 기존의 낭성병변의 크기 변화를 추적하거나 세침흡인술과 조직생검, 그리고 중재적 시술의 유도방법으로 사용된다. 췌장의 정상 초음파 에코는 간과 비슷하거나 좀 더 저에코성으로 보이며, 나이가 들어감에 따라 또 췌장 내 지방 침윤량이 증가함에 따라 췌장의 에코가 증가하게 된다. 췌관은 체부에서 가장 잘 관찰되며 고에코성의 벽을 가진 무에코성 관상 구조물의 형태로 보인다. 내경이 2mm를 넘을 경우 비정상일 가능성이 크다.

(3) 자기공명영상

췌장질환의 진단에 있어 자기공명영상의 역할은 뛰어난 대조해상도를 이용한 종양의 유무 확인과 감별진단이다. 낭종의 모양과 췌관과의 관계, 격막 및 벽결절의 존재 유무를 상세하게 보여주므로 낭종의 감별에 도움을 주며, 췌장의 고형 종괴가 작거나 췌장과 동등음영이어서 전산화단층촬영에서 잘 보이지 않을 경우 도움을 준다.

2. 질병별 영상진단

(1) 선천성 이상

분할췌*pancreas divisum*는 가장 흔한 선천성 기형으로서, 복측과 배측 췌장이 태생기 때 합쳐지지 못하여 각각 배액되는 형태로, 배측 췌장이 부유두와 좁은 부췌관을 통해 배액되고 복측 췌장이 짧은 주췌관을 통해 배액된다. 배측 췌장이 작은 부유두를 통해서만 배액되어야 하므로 췌장액이 정체되어 급성 또는 재발성 췌장염이 종종 동반한다. 전산화단층촬영에선 진단이 어려우므로 자기공명 담췌관조영술, 내시경 역행성 담췌관조영술를 통해 진단한다(그림 7-5). 윤상췌*annular pancreas*는 두 번째로 흔한 선천성 기형으로, 십이지장의 두 번째 부위의 둘레를 정상 췌장조직이 둘러싼다. 전산화단층촬영으로 완전 또는 부분 윤상췌를 볼 수 있으며, 전산화단층촬영에서 진단이 어려울 경우 자기공명영상으로 고리형 췌관을 찾으면 진단할 수 있다. 이소췌장*heterotopic ectopic pancreas*도 비교적 흔한 선천성 기형으로, 생기는 위치는 위장이

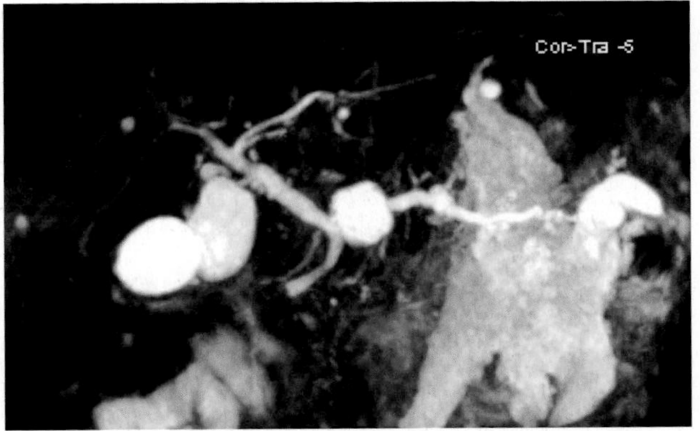

그림 7-5. 분할췌 자기공명 담췌관조영술 사진에서 췌장의 체부 및 미부를 배액하는 췌관이 부유두를 통해서만 배액되고 있다. 췌관 주위로 보이는 낭종은 가성낭종으로 진단되었다.

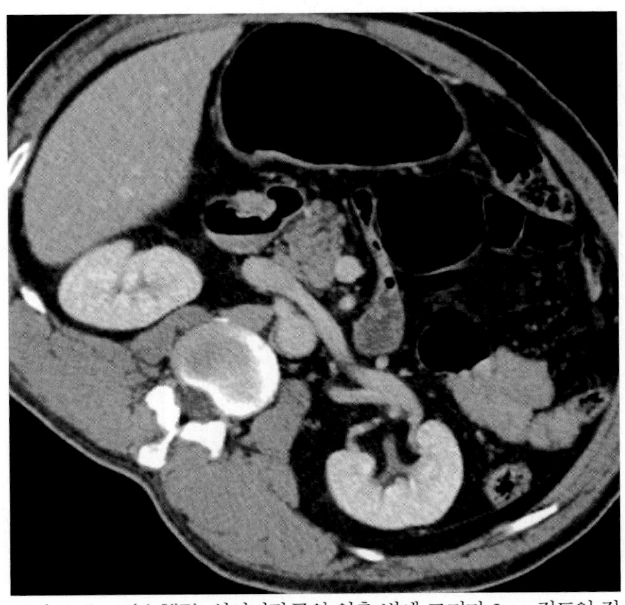
그림 7-6. 이소췌장 십이지장구의 외측 벽에 크기가 2cm 정도인 점막하 종괴가 있다. 수술로 이소췌장으로 진단되었다.

가장 흔하고 십이지장, 공장이 그다음이다. 전산화단층촬영의 영상 소견은 둥글거나 타원형의 경계가 뚜렷한 1~3cm의 종괴로 정상 췌장과 비슷한 정도로 조영증강된다(그림 7-6). 종양의 위치, 모양, 경계, 덮고 있는 점막의 조영증강 정도, 장경/단경비율이 다른 점막하종양과 감별하는 데 도움이 된다. 드물게 이소췌관의 낭성 확장, 가성낭종, 석회화, 암으로의 전이 등이 동반되기도 한다.

(2) 급성 췌장염

여러 가지 원인에 의해 일어나는 췌장 및 췌장 주위 조직의 급성 염증을 말한다. 초음파검사에서 전반적인 에코

의 감소와 미만성 확대로 나타나지만, 경증인 경우 반 이상에서 초음파검사상 정상 소견을 보일 수 있다. 따라서 췌장염이 의심되는 경우 가장 뛰어난 급성 췌장염 진단방법인 전산화단층촬영을 시행하는 것이 좋다. 전산화단층촬영의 평균 민감도는 80% 정도이고 특이도는 100%에 이른다. 경증 급성 췌장염의 경우 전산화단층촬영 소견은 약 20%에서 정상 소견을 보일 수 있고 약간 커지거나 췌장 경계가 불규칙하게 보일 수 있다. 좀 더 심해지면 췌장이 뚜렷하게 커지고 주위의 염증 및 액체 침윤이 뚜렷해진다. 괴사성 췌장염의 경우 췌장기 영상에서 조영증강이 되지 않는 췌장 부위를 확인함으로써 진단할 수 있다.

합병증으로 액체저류가 있는데, 급성 췌장염 초기에 췌장 내부 혹은 주위에 액체가 고이는 것으로, 뚜렷한 벽 없이 해부학적 구조물에 의해 구획된다는 점이 가성낭종과 다르다. 한편 액체저류가 4~6주 내에 흡수되지 않고 남아서 섬유 및 육아 조직으로 둘러싸이게 되면 가성낭종이 된다. 전산화단층촬영에서 가성낭종은 피막을 가지고 있는 낭종으로 관찰되며 피막은 조영증강된다. 2차 감염 시 농양으로 발전할 수도 있고 주위 혈관을 침범하여 가성동맥류나 출혈 등을 야기할 수도 있다. 괴사된 췌장 부위의 감염은 내부에 공기음영이 보이지 않는 한 진단이 어려우며 임상적으로 감염이 의심되는 경우에는 반드시 초음파 혹은 전산화단층촬영 유도하에 세침흡인검사로 감염 여부를 확인하는 것이 좋다. 췌장농양은 주로 췌장 주위에 위치하며 전산화단층촬영에서 경계가 불분명한 또는 부분적으로 피막을 가진 비균질한 낭종성 병변으로 나타나나 임상증상이 뚜렷하지 않은 경우 가성낭종이나 단순 액체저류와 감별이 어렵다. 내부에 공기방울이 보이는 경우 췌장농양을 진단하는 데 크게 도움이 된다. 출혈 및 혈관 합병증은 전산화단층촬영에서 고음영의 액체저류가 있으면 의심할 수 있고 이른 동맥기*early arterial phase*를 포함한 조영증강 전산화단층촬영에서 출혈 부위나 가성동맥류를 확인할 수 있다. 가성동맥류는 비장동맥에서 가장 흔하다.

(3) 만성 췌장염

단순복부촬영에서 췌장의 미만성 석회화를 관찰하며 진단할 수 있으나, 만성 췌장염 환자의 40~60%에서만 관찰이 가능하다. 전산화단층촬영상 만성 췌장염의 특징은 췌실질 위축 또는 확대, 불규칙한 변연, 췌관의 불규칙한 확장, 췌관결석 및 석회화이다. 췌장의 국소확대는 췌장종양과 감별해야 하는데 대부분 조직검사가 필요하다. 염주 모양의 불규칙한 췌관의 확장이 특징적이며 석회화도 매우 특징적인 소견이다. 췌관 내 결석도 흔히 동반되며 가성낭종이 동반될 수 있다.

(4) 고랑췌장염*groove pancreatitis*

고랑췌장염은 췌장두부와 십이지장 사이의 고랑을 침범하는 국소적인 만성 췌장염의 한 형태이다. 전산화단층촬영상 지연증강을 보이는 섬유화 병변이 췌장두부와 십이지장 사이의 고랑에 있을 때 의심할 수 있으며, 자기공명영상에서는 비후된 십이지장 벽 내에 낭성병변을 보면 진단에 도움을 받을 수 있다. 고랑에 생기는 암과 감별이 필요하다.

(5) 췌장암

전산화단층촬영이 가장 보편적으로 많이 이용되며, 췌장암의 다중검출기 전산화단층촬영의 발견 민감도는 89~97% 사이이고 절제 불가능에 대한 양성 예측률은 89~100% 사이이다. 반면에 전산화단층촬영은 수술 불가능에 대한 음성 예측률, 즉 수술이 가능하다고 전산화단층촬영에서 판단한 경우 실제 수술이 가능한 경우가 높지 않으며 45~79% 정도이다. 대부분의 췌장암은 전산

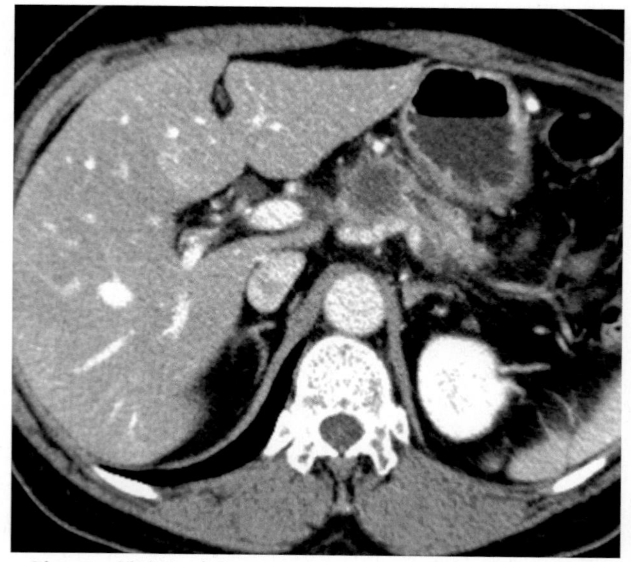

그림 7-7. 췌장암 췌장두부에 매우 불규칙하고 침습적인 경계를 가지는 저음영의 종괴가 있으며 주위 혈관을 침윤하고 있다. 췌장미부의 췌관은 늘어나 있고 종양 주위에서 차단되었다.

화단층촬영에서 저음영을 보이며, 조영증강이 잘된 췌장기*pancreatic phase*(후기 동맥기에 해당)에서 가장 잘 관찰된다(그림 7-7). 췌장기에서 동맥 주위 종양의 파급을 잘 관찰할 수 있고, 문맥기에서 문맥과 상장관정맥과 같은 정맥 주위 종양의 파급 여부를 평가할 수 있다. 또한 문맥기에서 간전이를 잘 관찰할 수 있다. 곡선평면재구성기법*curved planar reformation*과 같은 재구성 영상을 통해 병변과 주위 장기와 혈관의 관계를 3차원적으로 평가하는 것이 가능하다. 종양이 혈관을 180도 이상 둘러싸거나 모양의 변화가 있으면 혈관 침범이 있을 가능성이 매우 높으며, 전산화단층촬영의 예민도와 특이도는 각각 46~88%, 90~97%로 보고되었다. 종양의 크기가 작은 경우 전산화단층촬영보다 자기공명영상이 더 도움이 된다. 자기공명영상에서 종양을 발견하는 데 가장 도움이 되는 영상은 조영증강 전 T1 강조 지방억제 영상과 조영증강 직후 훼손경사 에코영상*immediate gadolinium spoiled gradient echo images*이다.

(6) 낭성 종양

점액낭성종양*mucinous cystic neoplasm*은 췌장 낭종 중 가장 흔한 종양으로, 50%에서 40~60세에 호발하고 여자에서 훨씬 많다. 외표면이 평활하고 단방성이거나 다방성이며 고형 유두상 병변*papillary lesion*을 가질 수 있다(그림 7-8). 장액낭선종*serous cystadenoma*에 비해서 격막이 두껍고 불규칙하며 낭종의 벽이 더 두껍고 석회화를 동반하기도 한다.

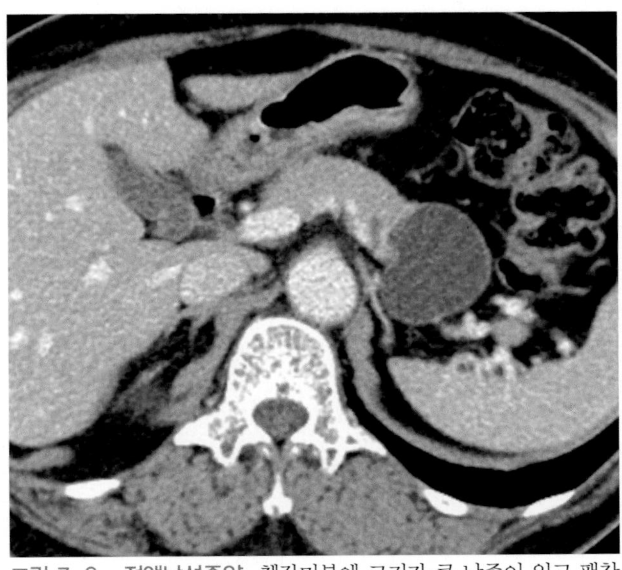

그림 7-8. **점액낭성종양** 췌장미부에 크기가 큰 낭종이 있고 팽창성으로 보인다.

장액낭선종 역시 중년 여성에서 호발한다. 경계가 분명한 원형 또는 난원형의 다방성 낭종으로, 낭종의 크기가 2cm 미만으로 작고 무수한 벌집 모양을 가지기도 하며 1/3 정도에서 중앙반흔을 가진다. 중앙반흔이 석회화되는 경우 좀 더 진단이 용이하다. 전산화단층촬영에서 이런 소견을 보이면 진단이 가능하나, 병변 내 낭종의 크기가 매우 작은 경우 고형성 종괴와 감별이 어려운데, 이런 경우 자기공명영상의 T2 강조영상에서 병변 내 수많은 낭

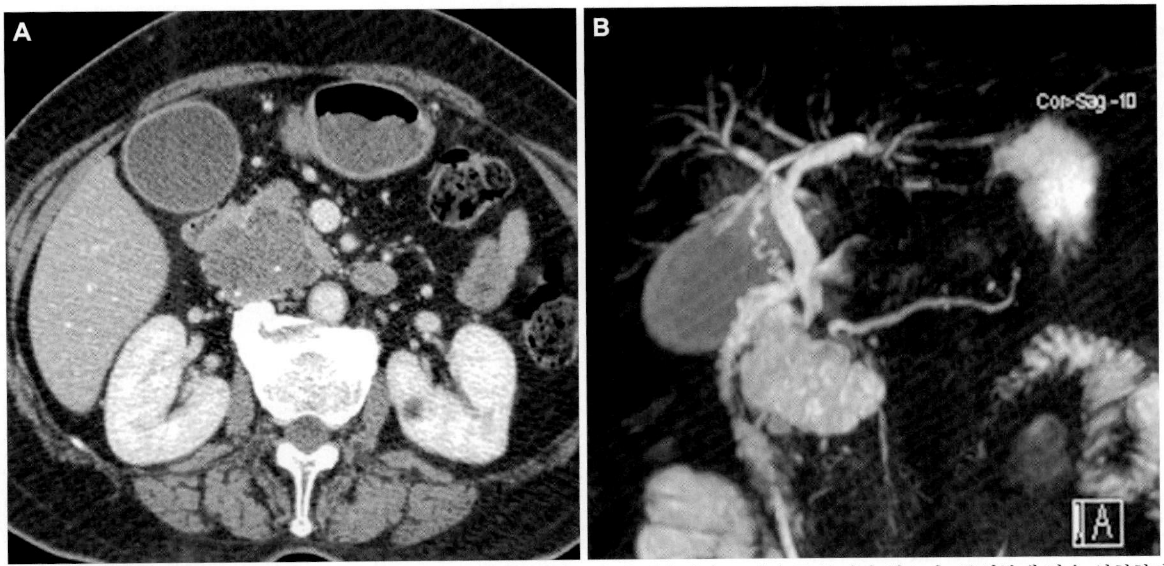

그림 7-9. **장액낭선종** A. 장액낭선종의 전산화단층촬영 사진. 췌장두부에 저음영의 크기가 큰 종괴가 있으며, 중심부에 작은 석회화가 있다. 전산화단층촬영만으로 낭성 종괴인지 연조직 종괴인지 알기 어렵다. B. 장액낭선종의 자기공명영상 사진. 췌장두부의 종괴는 T2 강조영상에서 담췌관과 같은 고신호강도를 보여 낭성 종괴임을 쉽게 알 수 있다. 소낭들이 모인 낭성 종괴로 장액낭선종의 특징적인 소견이다.

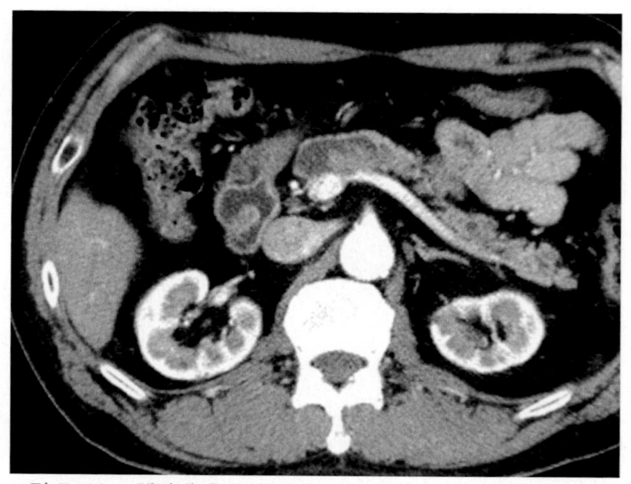

그림 7-10. 췌관내 유두상 점액종양 주췌관이 크게 많이 늘어나 있고 유두상의 연조직 병변이 췌관벽에 있다. 주췌관형의 특징적인 소견이다.

종의 존재를 증명하면 진단이 가능하다(그림 7-9).

췌관내 유두상 점액종양*intraductal papillary mucinous neoplasm; IPMN*은 주췌관이나 췌관의 분지를 이루는 상피세포에서 발생하고 점액을 과량 분비하여 췌관 확장과 폐쇄를 일으키는 낭성 종양이다. 영상진단법의 발전으로 최근 발견율이 증가하고 있다. 크게 분지췌관형과 주췌관형으로 나누는데, 분지췌관형은 구상돌기에서 가장 흔하고 1~2cm 정도의 서로 연결된 낭종들로 구성되며 췌관조영술에서 주췌관과 연결이 있으면 진단이 가능하다. 주췌관형은 췌관 전체가 확장되고 점액이나 종양에 의한 충만결손을 보인다(그림 7-10). 췌관내 유두상 점액종양의 악성과 양성의 감별이 중요하며 주췌관의 침범, 주췌관의 현저한 확장, 고형벽결절 존재, 미만성 또는 다발성 침범, 큰 종양 크기, 총담관 폐색 등이 악성을 시사한다.

(7) 자가면역 췌장염*autoimmune pancreatitis*

비알코올성 만성 림프형질세포성*lymphoplasma cell* 췌장염으로, 흔히 주췌관과 담관의 협착을 초래하며 발생기전은 완전히 확립되어 있지는 않으나 현재 전신성 섬유염증성 질환으로 간주된다. 흔히 췌장을 침범하나 담관이나 침샘, 후복막 림프절 등도 침범할 수 있다. 전형적인 영상소견은 췌장 전체가 미만성으로 비대해지나, 급성 췌장염과 달리 췌장 주변 지방에 염증 소견이 현저하지 않고 췌장이 소시지 모양을 보인다. 전산화단층촬영이나 자기공명영상에서 췌장 외곽에 피막처럼 생긴 저음영의 띠가 특징적이다. 자기공명영상에서는 T1 강조영상에서 미만성 저신호강도의 침윤이 있고 지연 조영증강을 보인다. 국소적인 팽창이나 종괴를 형성하는 경우도 많아 췌장암과 감별이 필요하다. 이런 경우 다발성, 피막 모양의 주변부 조영증강, 담관과 췌관의 건너뛰는*skipped* 협착이 있는 경우 자가면역췌장염을 진단하는 데 도움이 된다.

(8) 고형 가유두상 종양*solid pseudopapillary tumor*

젊은 여성에서 많이 생기는 드문 저등급의 악성 종양이지만 완전절제를 하면 예후가 좋으므로 수술 전 진단이 중요하다. 종양은 크고 피막이 있으며 내부에 다양한 정도의 출혈 및 낭성 변화를 가지고 조영증강 시 내부로 서서히 차 들어가는 특징이 있다. 30% 정도에서 주변부 석회화를 동반한다. 따라서 영상 소견은 고형 종괴부터 고형과 낭성이 혼합된 종괴, 완전 낭성 종괴 등의 다양한 양상으로 보인다. 전산화단층촬영이나 자기공명영상에서 위에서 언급된 소견을 보이면 진단이 가능하다. 3cm보다 작은 크기로 발견될 경우 피막이나 출혈, 낭성 변화는 뚜렷하지 않은 경우가 많고 조영증강 시 내부로 서서히 차 들어가는 특징을 보인다.

(9) 신경내분비종양*neuroendocrine tumor*

췌장에 생기는 신경내분비종양은 대부분 과혈관성 종양이므로 동맥기와 문맥기 전산화단층촬영에서 고음영 병변으로 보이며, 특히 동맥기에 매우 분명하게 조영증강이 되지만 문맥기에서 불분명해진다. 비기능성 신경내분비종양은 과혈관성 종양의 특징을 보이나 기능성 신경내분비종양과 달리 임상증상이 없어, 진단 당시 보통 크기가 크며 비균일한 음영을 보이고 낭성 및 괴사를 동반하고 석회화를 동반하는 경우가 많다. 악성의 가능성은 종양의 크기가 클수록 크다. 전이암도 과혈관성을 보이며 다발성의 간전이를 종종 볼 수 있다.

참고문헌

1. 김명진. 췌장검사의 multidetector-row CT 이용. 대한소화기학회지 2006;48:256-262
2. 대한복부영상의학회. 복부방사선과학. 서울: 일조각, 2005
3. 최병인. 복부초음파진단학. 서울: 일조각, 2006
4. Bang SH, Lee JY, Woo H, et al. Differentiating between adenomyomatosis and gallbladder cancer: revisiting a comparative study of high-resolution ultrasound, multidetector CT, and MR imaging. Korean J Radiol 2014;15:226-234
5. Bodily KD, Takahashi N, Fletcher JG, et al. Autoimmune pancreatitis: pancreatic and extrapancreatic imaging findings. AJR 2009;192:431-437
6. Heller SL, Lee VS. MR imaging of the gallbladder and biliary system. Magn Reson Imaging Clin N Am 2005;13:295-311
7. Hur BY, Lee JM, Lee JE, et al. Magnetic resonance imaging findings of the mass-forming type of autoimmune pancreatitis: comparison with pancreatic adenocarcinoma. J Magn Reson Imaging 2012;36:188-197
8. Jang JY, Kim SW, Lee SE, et al. Differential diagnostic and staging accuracies of high resolution ultrasonography, endoscopic ultrasonography, and multidetector computed tomography for gallbladder polypoid lesions and gallbladder cancer. Ann Surg 2009;250:943-949
9. Joo I, Lee JY, Baek JH, et al. Preoperative differentiation between T1a and ≥T1b gallbladder cancer: combined interpretation of high-resolution ultrasound and multidetector-row computed tomography. Eur Radiol 2014;24:1828-1834
10. Joo I, Lee JY, Kim JH, et al. Differentiation of adenomyomatosis of the gallbladder from early-stage, wall-thickening-type gallbladder cancer using high-resolution ultrasound. Eur Radiol 2013;23:730-738
11. Kamel IR, Liapi E, Fishman EK. Liver and biliary system: evaluation by multidetector CT. Radiol Clin N Am 2005;43:977-997
12. Kawamoto S, Horton KM, Lawler LP, et al. Intraductal papillary mucinous neoplasm of the pancreas: can benign lesions be differentiated from malignant lesions with multidetector CT. Radiolographics 2005;25:1451-1468
13. Kim JY, Lee JM, Kim KW, et al. Ectopic pancreas: CT findings with emphasis on differentiation from small gastrointestinal stromal tumor and leiomyoma. Radiology 2009;252:92-100
14. Kim SJ, Lee JM, Lee ES, et al. Preoperative staging of gallbladder carcinoma using biliary MR imaging. J Magn Reson Imaging 2015;41:314-321
15. Kim SJ, Lee JM, Lee JY, et al. Accuracy of preoperative T-staging of gallbladder carcinoma using MDCT. AJR Am J Roentgenol 2008;190:74-80
16. Kim SY, Lee JM, Kim SH, et al. Macrocystic neoplasms of the pancreas: CT differentiation of serous oligocystic adenoma from mucinous cystadenoma and intraductal papillary mucinous tumor. AJR Am J Roentgenol 2006;187:1192-1198
17. Pamuklar E, Semelka RC. MR imaging of the pancreas. Magn Reson Imaging Clin N Am 2005;13:313-330
18. Park MJ, Kim YK, Lim S, et al. Hilar cholangiocarcinoma: value of adding DW imaging to gadoxetic acid-enhanced MR imaging with MR cholangiopancreatography for preoperative evaluation. Radiology 2014;270:768-776
19. Paspulati RM. Multidetector CT of the pancreas. Radiol Clin N Am 2005;43:999-1020, Viii
20. Yu MH, Lee JY, Kim MA, et al. MR imaging features of small solid pseudopapillary tumors: retrospective differentiation from other small solid pancreatic tumors. AJR Am J Roentgenol 2010;195:1324-1332

chapter

08 핵의학검사

강건욱

- 담도계 및 췌장 질환의 진단에서 핵의학검사는 간담도의 기능을 평가하는 간담도스캔*hepatobiliary scan*과 악성 종양을 진단하는 양전자방출단층촬영(PET)이 있다.
- 간담도스캔은 간세포와 담낭의 기능 정도 및 담도계의 폐쇄 여부를 알 수 있는 검사법이다.
- 간담도스캔은 임상적으로 급성 담낭염을 의심할 때 확인할 수 있는 가장 좋은 방법으로, 담낭이 보이면 급성 담낭염의 가능성을 거의 배제할 수 있다.
- 간담도스캔은 담낭절제술이나 담관장문합술 등의 수술 후 담관손상, 담즙누출, 담관폐쇄, 잔류 담석 등의 합병증을 진단할 때 매우 유용하다.
- PET는 복부초음파나 복부 CT에서 발견된 감별이 어려운 췌장의 종괴성 질환을 감별하는 데 도움이 되며, 만성 췌장염 환자에서 췌장암의 발생을 진단할 때 효과적이다. 또한 전이성 병변을 찾는 데 우수하다.
- PET는 췌관내 유두상 점액종양의 양성과 악성을 감별하는 데 도움이 된다.
- PET는 담도계 종양에서 양성과 악성 협착 감별, 병기결정, 간이식 대상자 선택에 도움이 된다. 특히 간내 담관암과 담낭암에서 유용하다.

핵의학이란 방사성 핵종을 이용하여 신체의 해부학적·생리학적·생화학적 상태를 진단하고 분자표적을 추적하는 원리를 이용하여 치료하는 의학의 전문분야이다. 핵의학적 방법은 비침습적이어서 삽관을 필요로 하지 않고 환자에게 통증이나 큰 불편함을 주지 않는다는 점에서 쉽게 적용할 수 있으며, 반복검사가 쉽고 생리적인 상태를 변화시키지 않기 때문에 소화기계 연구에서도 유용하다. 담도계 및 췌장 질환의 진단에서 핵의학검사는 간담도의 기능을 평가하는 간담도스캔*hepatobiliary scan*과 악성 종양을 진단하는 양전자방출단층촬영*positron emission tomography*; *PET*으로 대표되는 분자영상이 있다.

I 간담도스캔

간담도스캔*hepatobiliary scan*은 정맥 주사한 방사성 의약품이 간세포에 섭취된 후 담즙과 함께 분비되어 담낭과 담관을 통하여 십이지장으로 배출되는 양상을 연속적으로 촬영하는 검사이다. 간세포와 담낭의 기능 정도 및 담도계의 폐쇄 여부를 알 수 있다. 복부초음파, CT나 담관조영술 등이 간담도질환의 진단에 형태학적 정보를 제공하는 반면, 간담도스캔은 신체 내 담즙의 흐름을 보여주어 간과 담낭의 기능 정도와 담즙정체의 정도를 알 수 있게 하고, 경피적 담관조영술이나 내시경 역행성 담췌관조영술에 비하여 비침습적으로 간편하고 안전하게 시행할 수 있다.

간담도 영상에 쓰이는 방사성 의약품은 정맥으로 주입되면 혈청 알부민과 결합하고 빌리루빈과 비슷한 기전으로 음이온 운반체에 의해 간세포에 섭취된다. 그러나 빌리루빈과는 달리 포합반응*conjugation*은 일어나지 않으며 담세관으로 분비된다. 현재 가장 많이 사용되는 방사성 의약품은 ^{99m}Tc−DISIDA(2,6−diisopropyl−IDA; disofenin)이며, 혈청 빌리루빈이 30mg/dL 정도까지이면 간담도계의 촬영이 가능하고 신장으로의 배설도 비교적 적다.

간담도스캔을 시행하기 위해서는 검사 전 2~4시간 동안의 공복상태가 유지되어야 한다. 식사 후 2시간 이내에 검사할 경우 담낭이 계속 수축되어 있어 방사성 의약품이 담낭으로 흘러들어 가는 것을 방해하게 된다. 24시간 이상 공복상태가 지속되면 담낭 내용물이 농축되면서 담즙의 담낭 유입이 중단되어 스캔에서 담낭이 보이지 않게 된다. 그러나 환자의 임상적인 문제가 담낭 기능과 무관하거나 이미 담낭절제술을 받은 경우라면 검사 전 공복을 유지할 필요는 없다. 또한 검사 전 환자가 Oddi 조임근의 수축을 유발시킬 수 있는 모르핀과 같은 약제를 투여받지 않았는지 확인해야 한다. 담낭이 잘 관찰되면 담낭의 수축능력을 보기 위하여 지방식(200mL의 우유와 난황 2개)이나 CCK(sincalide)를 투여하고 영상을 얻어 담낭박출률을 구한다.

^{99m}Tc-DISIDA를 정맥 주사하면 신속하게 간세포에 섭취되어 5분 후에는 심장의 혈액풀이 거의 보이지 않는다. 85~95%는 담즙으로 배설되고 나머지는 신장으로 배설되며 혈청 빌리루빈이 높은 경우 신장배설률이 증가하게 된다. 정상 공복상태에서는 1시간 이내에 담낭과 소장의 방사능이 나타난다(그림 8-1). 대개 담낭이 먼저 보이고 소장의 방사능이 보이며, 70%는 담낭으로 가고 나머지는 직접 소장으로 간다. 지방식이나 CCK를 투여했을 때 정상에서는 담낭이 잘 수축된다. 정량적으로 담낭박출률을 구했을 때 정상치는 지방식을 먹는 경우 60% 이상이다. 0.02μg/kg의 CCK를 3분간 주사했을 때는 35% 이상이면 정상으로 간주한다.

간담도스캔은 임상적으로 급성 담낭염을 의심할 때 확인할 수 있는 가장 좋은 방법으로, 간담도스캔을 시행하면 담낭관이 막혀서 ^{99m}Tc-DISIDA가 담낭으로 들어가지 못하므로 담낭이 보이지 않게 된다(그림 8-2). 담낭이 보이면 급성 담낭염의 가능성을 거의 배제할 수 있으며, 4시간까지 담낭이 보이지 않는 것을 기준으로 할 때 예민도와 특이도는 94~100%로 보고되어 있다.

만성 담낭염의 간담도스캔 소견은 질환의 경과와 정도에 따라 매우 다양하다. 증상이 없는 담석증 환자에서 간담도스캔은 대부분 정상이다. 가벼운 증상이 있는 환자들의 경우 약 90%에서 정상으로 담낭이 관찰되며 10% 정도에서는 담낭관 찌꺼기나 담즙정체로 담낭이 보이지 않거나 1~4시간 후 늦게 나타나고, 담낭이 수축되어 작게 보이기도 한다. 담낭박출률은 정상부터 심한 감소까지 다양한 분포를 보이며 질환의 심한 정도를 반영한다.

황달의 원인 중 간내 질환과 간외 담관폐쇄의 감별이 중요한데, 전자의 경우 내과적 치료를 시행하고 후자는 수술이 필요한 경우가 많기 때문에 정확한 감별을 위하여 간담도스캔이 이용된다. 특히 초음파검사에서 담관확장 등의 형태학적 변화가 아직 나타나지 않는 경우의 급성 담관폐쇄의 진단에 매우 유용하다. 또한 초음파검사에서 담관의 확장이 있으나 담관폐쇄가 없는 경우는 간담도스캔에서 정상 소견을 보이므로 확인할 수 있다. 담관이 완전히 폐쇄되었을 때, 24시간 이내 초기 완전 폐쇄의 경우 간실질은 정상 섭취를 보이며 담관과 담낭이 관찰되나 소장의 방사능이 전혀 보이지 않는다. 약 24시간이 지나면 담

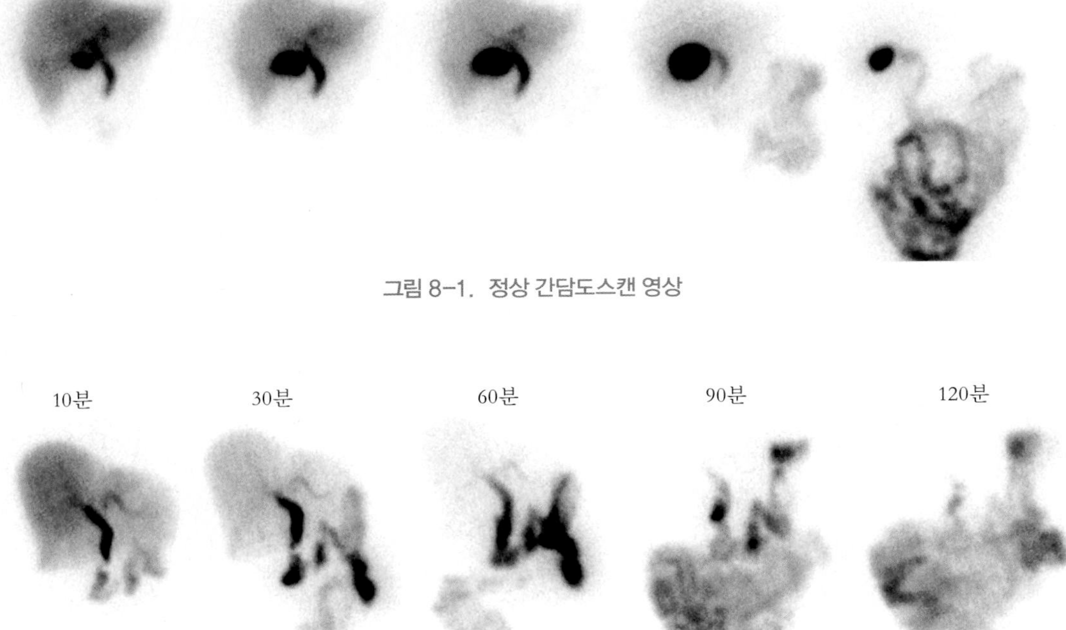

그림 8-1. 정상 간담도스캔 영상

그림 8-2. 급성 담낭염 환자의 간담도스캔 영상

관내압이 높아져 간실질의 섭취는 정상이나 담관과 담낭 및 소장의 방사능이 4~24시간 지연 영상에서도 전혀 보이지 않는다. 96시간 이상의 시간이 지나면 간 섭취도 감소하게 된다. 간내 질환에 의한 내과적 황달은 간세포의 섭취가 지연되고 배설도 지연되나 소장 내 방사능 출현이 정상이거나 늦어지며 담관확장이나 담관 내 담즙정체가 없다.

간담도스캔은 담낭절제술이나 담관장문합술 등의 수술 후 담관손상, 담즙누출, 담관폐쇄, 잔류 담석 등의 합병증을 진단할 때 매우 유용하다. 수술 후 해부학적 폐쇄, 마취에 의한 간손상, 용혈, 복강 내로 유출된 많은 양의 담즙 흡수에 의해서 수술 후 혈청 빌리루빈이 지속적으로 증가될 수 있다. 황달이 간실질 장애 때문인지 혹은 담관장문합술 부위의 폐쇄 때문인지를 감별할 때 담관확장이 수술 후에도 지속될 수 있으므로, 형태학적 정보만을 제공하는 초음파나 CT 등에 비하여 담즙의 흐름을 통해 담관의 폐쇄 여부를 직접 관찰할 수 있는 간담도스캔이 더 우수하다. 간담도스캔은 담즙누출의 유무, 위치 및 정도를 확인하는 데 가장 예민한 방법이다. 담즙누출이 있어도 주로 장내로 담즙유량이 지속되는 경우에는 담즙이 누출되는 부위가 자연적으로 막히기를 기대할 수 있으나 담즙의 장내 유량이 막혀 있거나 담즙유량이 주로 배액관이나 복강으로 향하고 있는 경우에는 재수술을 해야 한다.

Ⅱ 췌장암과 PET

PET는 인체의 생화학적 대사이상을 영상화하는 첨단기법으로, 1970년대 개발되어 포도당 유도체인 [^{18}F] fluorodeoxyglucose(FDG)를 이용한 뇌기능 연구에 이용되다 1990년대부터 해상도가 좋고 속도가 빨라진 PET 장비가 출시되면서 암진단에 활용되었다. 종양을 비롯한 우리 몸의 대부분의 질병은 해부학적인 형태의 변화가 생기기 전에 기능적 생화학적인 변화가 나타나고, PET는 이러한 생화학적 변화를 영상화할 수 있어 암을 조기에 진단하고 미세한 변화를 찾을 수 있는 장점이 있다. 또한 초음파, CT, MRI 같은 해부학적 영상에 종괴가 있는 경우, 이의 생화학적 성상을 PET으로 분석하여 감별진단

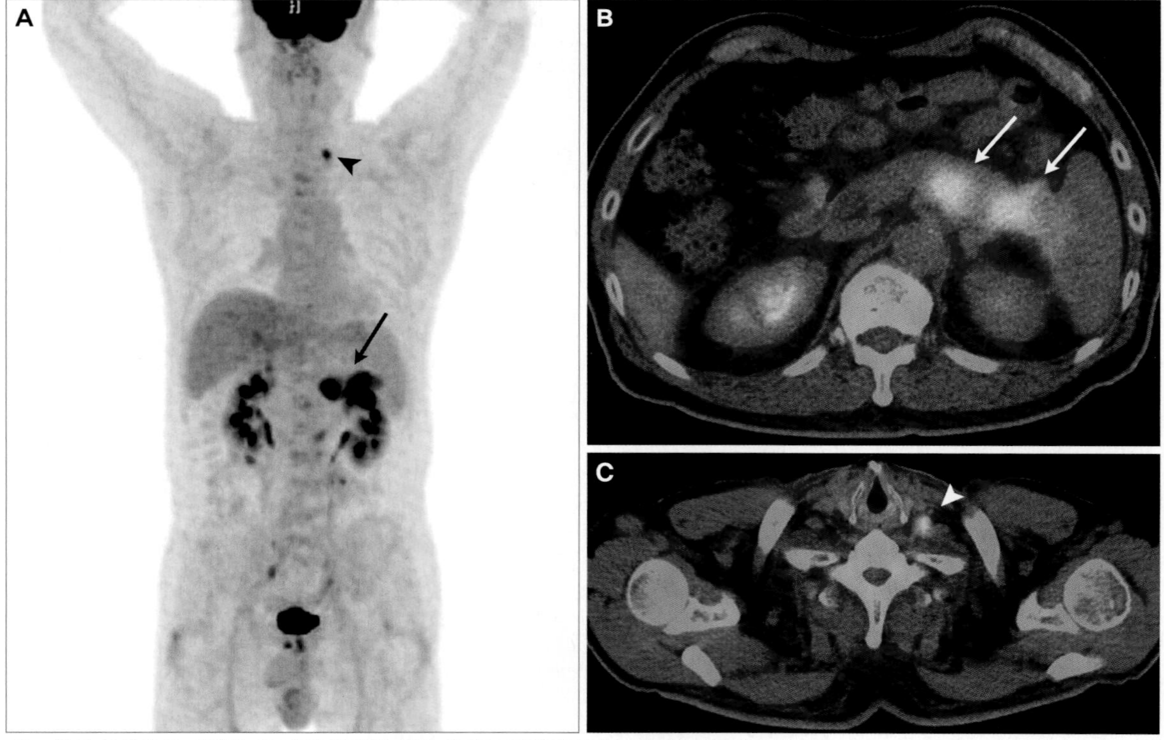

그림 8-3. 복부 통증으로 시행한 CT에서 발견된 췌장 종괴의 감별진단과 병기 결정을 위해 [^{18}F]FDG PET/CT를 시행하였다. 전신영상(A) 및 단면영상(B)에서 췌장 체부 및 미부에 항진된 당대사가 관찰되며(화살표) 비장을 침범하였다. 전신영상(A) 및 단면영상(C)에서 왼쪽 쇄골상부 림프절 전이(화살촉)도 관찰된다.

에 사용할 수 있다. PET 영상은 육안에 의하여 정성적으로 분석할 뿐만 아니라 종양 내의 방사성 핵종 집적 정도를 측정하여 정량 분석할 수 있다. 임상에서는 방사성 의약품 주사량, 환자 체중, 방사성 동위원소의 물리적 반감기를 고려한 반정량적인 방법인 표준섭취계수*standardized uptake value; SUV*를 사용한다.

췌장암은 높은 FDG 섭취를 보이는 종양이다(그림 8-3). 췌장 종괴의 감별을 위하여 FDG PET을 이용한 보고에서 예민도는 81~100%, 특이도는 65~100%로 보고되어 일반적으로 높은 예민도를 보였으나 특이도는 낮게 보고되었다. 이는 만성 췌장염에서도 일부 FDG 섭취가 관찰되기 때문이다. 그러나 만성 췌장염 환자만을 대상으로 한 연구에서 대다수의 만성 췌장염 환자의 FDG PET 소견은 음성이었고 같은 연구에서 만성 췌장염과 췌장암을 예민도 91%, 특이도 87%로 보고하였다. 위양성이 보고되고는 있지만 만성 췌장염 환자의 대다수는 FDG 섭취를 보이지 않았으며, 만성 췌장염 환자에서 췌장암의 발생을 진단하는 효과적인 도구이다.

FDG PET와 CT를 비교한 연구를 종합하여 611명의 환자에서 확인하였을 때 PET의 예민도는 87%이었고 CT는 77%이었다. PET의 주요한 장점은 CT에 비해 높은 특이도로, PET는 82%이고 CT는 63%이었다. MRI와의 비교에서 FDG PET는 SUV 2.1를 기준으로 예민도 89%, 특이도 76%이었으나 MRI는 예민도 78%, 특이도 70%로 보고하였다. Zimny는 52명의 새로이 진단된 췌장암에서 FDG의 섭취는 예후와 관련이 있음을 보여주었다. PET가 복부초음파(89%)와 내시경초음파(80%)보다 더 높은 예민도(94%)를 보인 연구도 있으나, 다른 연구에서는 내시경초음파의 예민도가 PET보다(87%) 약간 높은 93%이었다. 내시경초음파는 침습적이기는 하나 바로 조직을 통한 확진이 가능하며 국소적인 혈관침범을 기술하는 데 더 우수하다. PET는 전이성 병변을 찾는 데 우수하였다.

췌장암은 다수가 고형이지만 일부에서는 낭성 병변이다. 낭성병변 중에는 양성 위낭*benign pseudocyst*, 낭성 선종 등 양성 종양도 있어 감별이 필요하다. FDG PET는 악성 췌관내 유두상 점액종양에서 섭취가 증가되므로 양성과 악성을 감별하는 데 도움이 된다. FDG PET/CT는 SUV 2.5 이상을 기준으로 하였을 때 예민도가 92~93%, 특이도가 97~100%로 특이도가 매우 높다. 국내에서 31명의 췌관내 유두상 점액종양 환자에서 FDG PET을 시행한 결과 예민도는 100%(16/16)였고 특이도는 87%(13/15)였다. 2명의 위양성 환자는 낭종의 벽에 섭취되지 않고 췌관에 섭취되어 앞서 시행한 내시경 역행성 담췌관조영술에 의한 염증으로 해석되었다.

췌장암의 병기 설정 중 림프절에 대한 병기에 대한 보고는 극히 제한적이다. 기존 연구가 대부분 FDG PET을 이용한 연구이고 PET만으로는 주변 조직과 림프절을 공간적으로 구별하기가 힘들기 때문인 것으로 판단된다. 림프절 병기 설정에서 PET의 역할과는 달리 원격전이에서는 FDG PET가 CT보다 우월한 결과를 보인다. PET/CT 단독검사, CT 단독검사, PET/CT와 CT 병행검사의 예민도가 각각 61%, 57%, 87%로 PET/CT와 CT를 병행하면 원격전이를 찾는 것이 더 우수하였다. FDG PET는 간전이 진단에서 우수한 성능을 보인다. Diederichs 등은 PET는 70%의 예민도와 95%의 특이도로 간전이를 찾는다고 보고하였다. 특히 1cm 이상의 병변에서는 예민도 97%의 높은 진단성적이 보고되었다. 췌장암의 간전이에 대하여 MRI와 비교한 보고에서는 PET이 96%의 예민도를 보여 MRI와 큰 차이를 보이지 않았다.

Ⅲ 담도계 종양과 PET

담도계 종양의 FDG 섭취는 말초형인지 중심형인지에 따라 아주 다르다. 말초형은 높은 FDG 섭취를 원발 부위와 전이 부위에서 보이므로 병기결정에 유용한 반면 중심형은 섭취가 낮은 것부터 아주 높은 것까지 다양하다(그림 8-4). 중심형의 FDG 섭취 양상은 간외 담관에 생기는 악성 종양과 유사하여 종양 내 점액 성분의 양이 FDG 섭취에 영향을 미치는 중요한 요소이다. 점액 성분이 많은 경우 종양세포가 결합조직형성 기질*desmoplastic stroma*에 흩어져 있는 양상으로 종양세포 밀도가 낮아 FDG 섭취가 낮으며, 반면 FDG 섭취가 높은 경우엔 종양세포 밀도가 높은 관형*tubular type*이다. 종양 성장 형태 또한 FDG 섭취에 영향을 미친다. 결절형태의 경우가 침윤성인 경우에 비해 FDG 섭취가 높지만 일부 종괴를 형성하는 경우에도 FDG 섭취를 보이지 않는 경우가 있다. 말초형은 특징

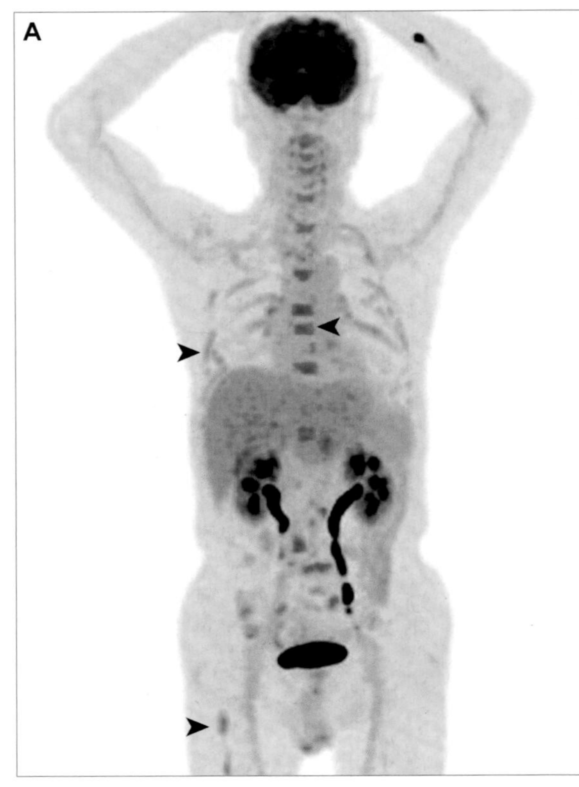

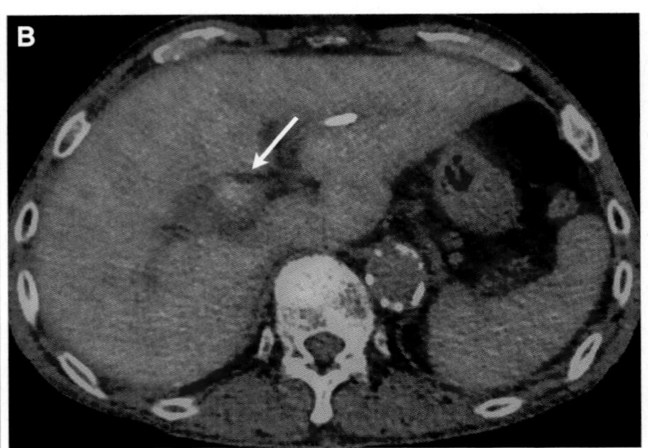

그림 8-4. 황달로 내원한 간문부 담관암 환자의 경피경간 담도 배액술 후 촬영한 [18F]FDG PET/CT 단면영상(B)에서 원발암(화살표)의 최대 표준섭취계수(SUV)는 3.9로 정상 간 섭취에 비해 상대적으로 크게 높지 않아 뚜렷하지 않지만, 전신영상(A)에서 다발성 뼈전이(화살촉)는 쉽게 관찰된다.

적으로 높은 FDG 섭취를 보이므로 PET는 병기결정에서 기존의 영상방법에 비해 유용하고, 재발의 조기발견이나 치료효과 평가에도 유용할 것으로 판단된다. 복막전이와 아주 작은 폐전이의 경우에는 기존의 PET보다 PET/CT가 도움이 될 수 있다. 간문부와 간외 담도에 종양이 있을 경우, 악성 병변도 FDG 섭취가 낮은 경우가 많고 양성 염증성 질환도 높은 FDG 섭취를 보이는 경우가 많아 주의가 필요하다. 그러나 이 경우도 FDG 섭취가 높은 경우엔 림프절 및 원격 전이 평가 등 전신적인 병기결정에 유용하며 약 30%의 환자에서 예측하지 못한 전이를 발견함으로써 치료방침에 변화를 주어 PET이 매우 유용한 것으로 보고되었다.

담관암에서 FDG PET나 PET/CT는 임상적 경험으로는 양성과 악성 협착 감별, 병기결정, 간이식 대상자 선택에 도움이 되는 것으로 판단된다. FDG 섭취가 높은 경우엔 전신적 병기결정에 유용하며 치료방침 변화에도 미치는 영향이 크다. 따라서 간내 담관암과 담낭암에서 간문부 또는 간외 담관암보다 유용하다. 또한 양성과 악성 담관협착을 감별하는 데 좋은 성적을 보인 보고들이 있고 재발 및 재발 시 병기평가, 치료효과 판정에도 도움이 되는 것으로 생각되지만 더 많은 연구가 필요하다.

Ⅳ PET/MRI

최근 일체형 PET/MRI의 개발 보급으로 이에 대한 임상연구가 진행 중이다. 췌장암에서 PET/MRI 영상은 PET/CT에 비해 연부조직의 대조도가 좋아 파일럿 연구에서 T병기 진단이 우수하고 작은 간전이를 추가로 진단할 수 있었는데 추가연구가 필요하다.

참고문헌

1. 정준기, 이명철 편저. 고창순 핵의학 제3판. 서울: 고려의학, 2008
2. 강원준. 췌장암에서 18F-FDG PET의 임상 이용. 핵의학분자영상. 2008;42(suppl 1):71-75
3. 윤미진, 김태성, 황희성. 담도암에서 18F-FDG PET의 임상 이용. 핵의학분자영상. 2008;42(suppl 1):66-70
4. McCarthy DM, Brown P, Melmed RN, et al. 75Se-selenomethionine scanning in the diagnosis of tumours of the pancreas and adjacent viscera: the use of the test and its impact on survival. Gut 1972;13:75-87
5. Koyama K, Okamura T, Kawabe J, et al. Diagnostic usefulness of FDG PET for pancreatic mass lesions. Ann Nucl Med 2001;15:217-224
6. Zimny M. Diagnostic imaging of pancreatic cancer-the

role of PET. Front Radiat Ther Oncol 2004;38:67-75

7. Diederichs CG, Staib L, Vogel J, et al. Values and limitations of ^{18}F-fluorodeoxyglucose-positron-emission tomography with preoperative evaluation of patients with pancreatic masses. Pancreas 2000;20:109-116
8. NCCN Clinical Practice Guidelines in Oncology™. Pancreatic Adenocarcinoma. V.2.2014.
9. Jones MJ, Buchanan AS, Neal CP, at al. Imaging of indeterminate pancreatic cystic lesions: a systematic review. Pancreatology 2013;13:436-442
10. Hong HS, Yun M, Cho A, et al. The utility of F-18 FDG PET/CT in the evaluation of pancreatic intraductal papillary mucinous neoplasm. Clin Nucl Med 2010;35:776-779
11. Fritscher-Ravens A, Bohuslavizki KH, Broering DC, et al. FDG PET in the diagnosis of hilar cholangiocarcinoma. Nucl Med Commun 2001;22:1277-1285
12. Lee SW, Kim HJ, Park JH, et al. Clinical usefulness of ^{18}F-FDG PET-CT for patients with gallbladder cancer and cholangiocarcinoma. J Gastroenterol 2010;45:560-566
13. Sacks A1, Peller PJ, Surasi DS, et al. Value of PET/CT in the management of primary hepatobiliary tumors, part 2. AJR Am J Roentgenol 2011;197:W260-265

chapter 09

내시경검사

이광혁

- 췌담도질환에서 내시경 역행성 담췌관조영술의 진단적 검사로서의 역할은 자기공명담췌관 조영술과 내시경초음파의 발달로 인하여 줄었다. 최근에는 주로 치료를 전제로 시행되고 있다.
- 내시경초음파가 최근에 널리 보급되어 췌담도질환의 중요한 진단 내시경이 되었다. 내시경초음파를 이용하여 이전에 접근이 어려웠던 췌장 및 췌장 주위 병변에 대한 조직검사가 시행된다.
- 관내초음파, 담관경검사, 췌관경검사, 경피경간담도경검사 등의 내시경검사가 임상적 상황에 따라서 췌담관질환의 진단에 도움을 준다.
- 췌담관질환의 진단에 있어서 다양한 내시경검사는 임상적 상황에 맞추어 시행되고 해석되어야 한다.

췌담도질환의 진단에 있어서 중요한 부분을 차지하는 내시경검사는 대부분의 다른 검사들처럼 환자의 주어진 임상적 상황을 고려해서 선택되어 시행되고 해석되어야 한다. 췌담도질환은 내시경검사만으로 진단을 내리기 어려운 경우가 많으므로, 병력, 신체검진, 혈액검사, 영상검사 및 다른 종류의 내시경검사 등을 모두 고려해야 정확한 진단을 내릴 수 있다.

내시경 역행성 담췌관조영술*endoscopic retrograde cholangiopancreatography; ERCP*은 1960년대에 처음 시행된 이래로 많은 시행착오를 거쳐서 발전되어 왔다. 이제는 췌담도질환의 진단 및 치료에 있어서 매우 중요한 위치를 차지하고 있다. 1980년대에 개발된 내시경초음파*endoscopic ultrasound; EUS*를 이용한 검사 및 시술은 최근에 국내에 널리 보급되어 사용되고 있으며, 내시경초음파 세침흡입술*endoscopic ultrasound guided fine needle aspiration; EUS-FNA*의 도입으로 조직학적 진단뿐만 아니라 치료 목적으로 다양하게 이용되고 있다. 췌담도질환에서 사용되고 있는 대표적인 두 가지 종류의 내시경 이외에도 매우 다양한 내시경 검사가 진단적 목적으로 개발되었다. 관내초음파*intraductal ultrasound; IDUS*, 담관경검사*cholangioscopy*, 췌관경검사*pancreatoscopy*, 경피경간담도경검사*percutaneous transhepatic cholangioscopy; PTCS* 등의 다양한 내시경검사가 췌담관질환의 정확한 진단을 위해서 시행되고 있다.

현재 많이 쓰이고 있고 임상적인 적용 범위가 넓은 내시경 역행성 담췌관조영술과 내시경초음파를 중심으로 췌담도질환에서 내시경검사의 진단적 측면에 관해서 기술하겠다.

I 내시경 역행성 담췌관조영술과 내시경초음파 시행방법

내시경 역행성 담췌관조영술은 췌담도질환의 진단에 있어서 중요한 검사이다. 최근에 내시경 역행성 담췌관조영술보다 비침습적인 자기공명담췌관조영술*magnetic resonance cholangiopancreatography; MRCP* 및 내시경초음파가 발전하여 내시경 역행성 담췌관조영술을 대신해서 진단적 검사로 많이 시행된다. 내시경 역행성 담췌관조영술은 측시경을 십이지장에 위치시키고 겸자 구멍으로 카테터*catheter*를 넣은 뒤 십이지장 유두부를 통하여 담관 또는 췌관에 삽관하고 조영제를 카테터를 통해서 주입하여 담관과 췌관의 구조를 관찰하는 검사이다(그림 9-1).

췌장 및 담도를 관찰하는 데 사용되는 내시경초음파는 내시경 선단에 초음파 변환기*transducer*가 장착되어 있어서 위 혹은 십이지장에서 복부 장기를 관찰할 수 있다. 내시경초음파는 복부초음파검사보다 췌장 및 담관을 관찰하는 데 있어서 더 높은 해상도를 얻을 수 있고 복부초음파검사에서 문제가 되는 장관 내의 공기에 의한 간섭을 비교적 적게 받는다(그림 9-2). 내시경초음파는 일반적으로

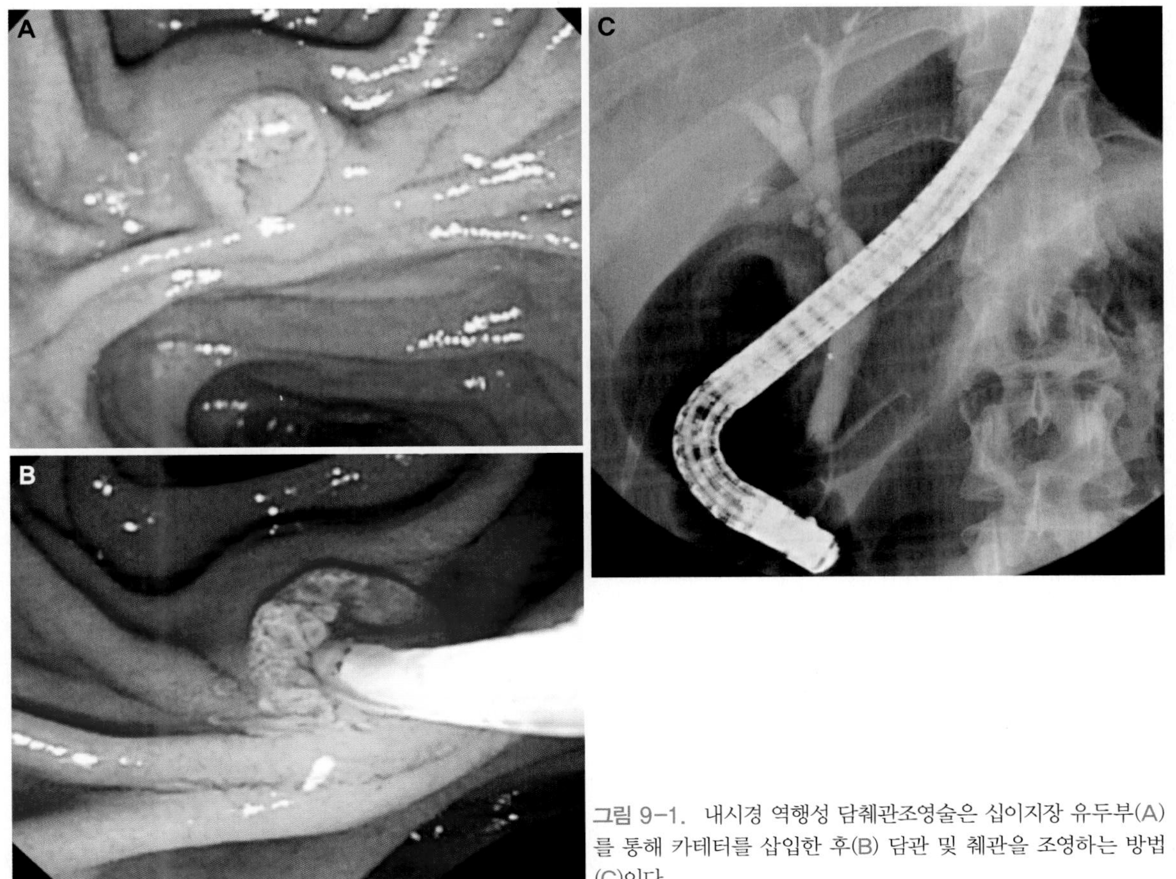

그림 9-1. 내시경 역행성 담췌관조영술은 십이지장 유두부(A)를 통해 카테터를 삽입한 후(B) 담관 및 췌관을 조영하는 방법(C)이다.

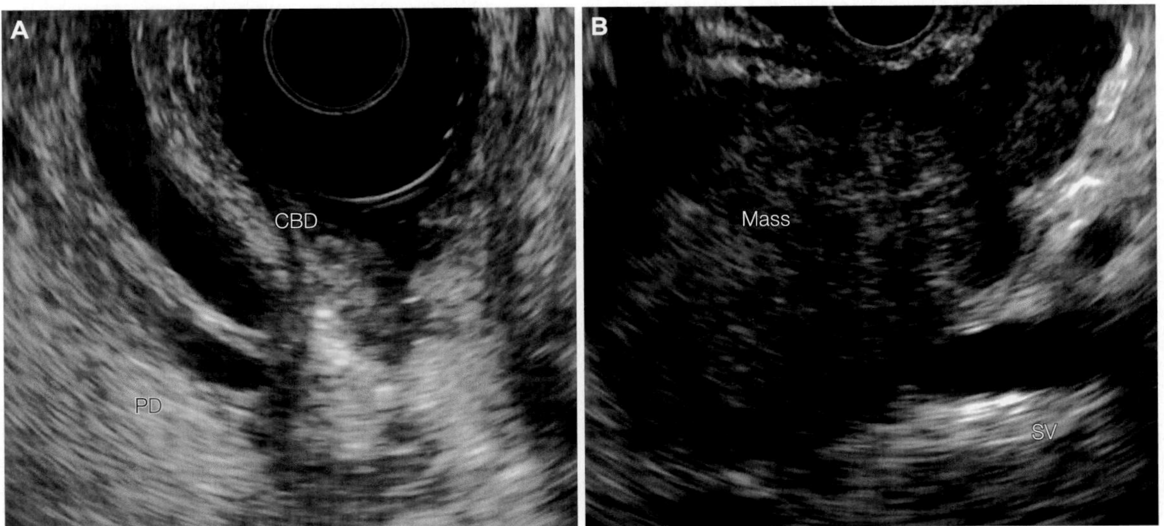

그림 9-2. 방사형*radial type* 내시경초음파로 십이지장에서 관찰한 정상 총담관(CBD)과 주췌관(PD)(A), 종주형*linear type* 내시경초음파로 위에서 관찰한 췌장암(Mass)과 비정맥(SV)(B)이다.

내시경 역행성 담췌관조영술보다는 시술의 성공에 있어서 시술자의 역량에 따른 영향을 덜 받고 시술과 관련된 췌장염의 발생이 적다.

췌장과 총담관 등 위와 십이지장 주위 장기를 관찰하기 위해서 사용되는 내시경초음파 기계*echoendoscope*로 방사형*radial type*과 종주형*linear type*이 있다. 방사형은 내시경의 장축과 직각이 되는 평면의 360도 영역을 관찰할 수 있으며, 이에 비해서 종주형은 내시경 장축과 같은 방향으로 120도 정도의 영역을 관찰할 수 있다. 종주형은 관찰되는 초음파가 내시경 장축과 같은 방향이어서 내시경

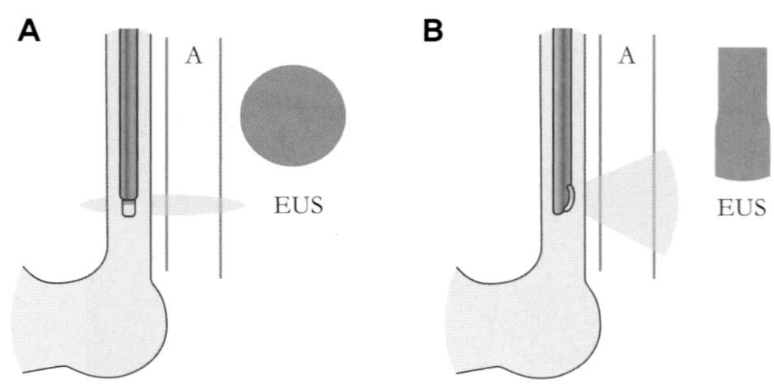

그림 9-3. 방사형 내시경초음파는 내시경의 진행 방향과 수직으로 360도 평면에 대해 초음파로 검사가 이루어지며(A), 종주형 내시경초음파는 내시경 진행 방향과 같은 방향으로 120도 정도 각도를 이루며 검사가 이루어져 세침흡인술이나 조직검사를 시행할 수 있다(B).

채널을 통하여 세침*fine needle*이나 스텐트를 통과시켜 필요한 조직을 얻거나 배액술 등의 치료를 위해서 사용할 수 있다(그림 9-3). 내시경초음파를 이용하여 조직을 얻는 방법에 널리 사용되는 기구는 세침*conventional fine needle*, TruCut® needle, Procore needle® 등이 있다(그림 9-4). 이러한 기구를 이용하여 세포검사 혹은 조직검사를 시행하여 조직학적 진단을 내린다.

Ⅱ 내시경 역행성 담췌관조영술과 내시경초음파의 합병증

모든 진정하 내시경검사에서 발생할 수 있는 합병증 외에 내시경 역행성 담췌관조영술과 내시경초음파를 시행할 때 특이적으로 발생하는 합병증이 있다. 내시경 역행성 담췌관조영술에 사용되는 내시경은 흔히 십이지장경이라고 부르는데, 내시경의 진행 방향과 관찰되는 방향이 서로 수직을 이룬다. 즉 광학렌즈가 내시경의 옆에 달려 있는 측시경이다. 내시경초음파도 내시경 진행 방향과 관찰되는 내시경 시야가 일치하지 않고 90도 혹은 45도 각도로 이루어져 있다. 내시경초음파 직경은 약 13mm 내외로 흔히 쓰는 상부 내시경보다 약간 두껍고, 내시경초음파 초음파 탐색자*probe*가 광학렌즈 앞에 위치하는데, 이로 인하여 내시경 선단이 광학렌즈 위치보다 2cm 정도 더 앞에 위치한다. 이러한 구조적인 차이로 일반 위 및 대장 내시경보다 내시경 시술 중에 내시경초음파 및 내시경 역행성 담췌관조영술 내시경에 의한 천공 가능성이 높을 것으로 생각된다. 내시경초음파에 의한 천공은 0%에서

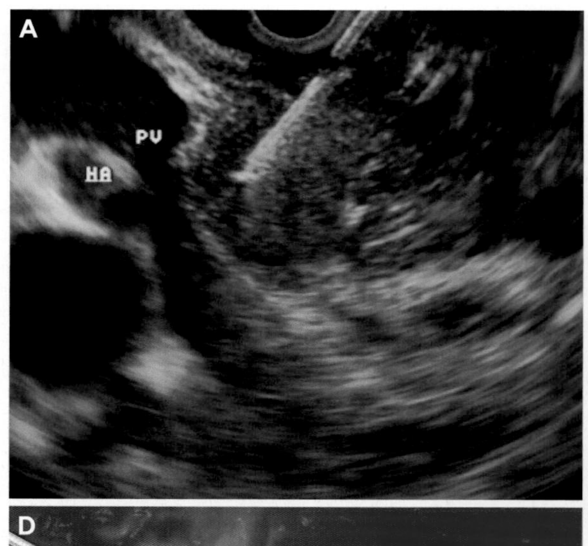

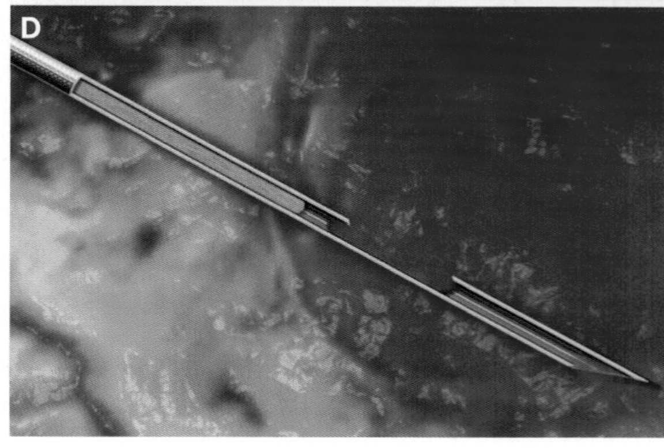

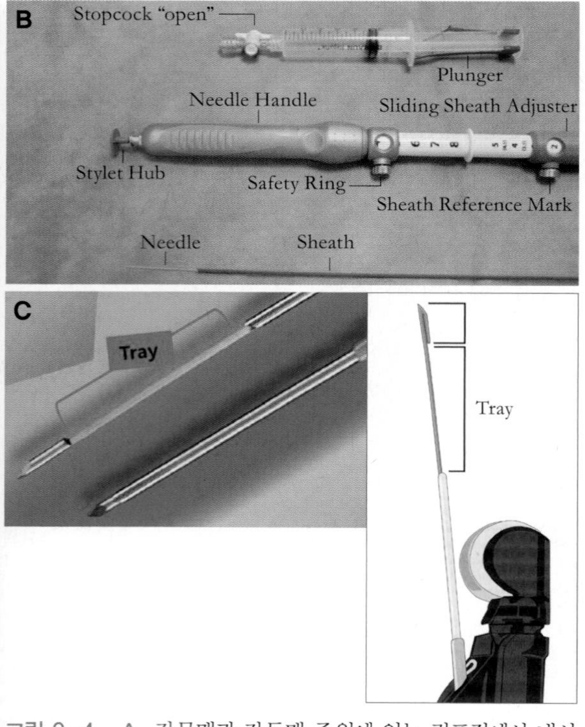

그림 9-4. A. 간문맥과 간동맥 주위에 있는 림프절에서 내시경초음파 유도하 조직검사를 시행하고 있다. 내시경초음파를 이용하여 조직을 얻는 방법에 널리 사용되는 기구로 모양에 따라서 세침(conventional fine needle)(B), TruCut® needle(C), Procore needle®(D) 등이 있다.

0.4%까지 보고되고 있으며 주로 구인두, 십이지장 구부와 같이 꺾이는 부위, 식도암 등에 의한 좁아진 부위, 게실이 존재하는 경우에 흔하다. 진단 목적의 내시경 역행성 담췌관조영술과 치료 목적의 내시경 역행성 담췌관조영술을 모두 고려할 때 내시경 역행성 담췌관조영술에 의한 천공은 0.3%에서 0.6%까지 보고되고 있다. EUS-FNA와 관련되어서 발생할 수 있는 다른 합병증으로 출혈, 감염, 췌장염 등이 있다. 출혈은 0~6%까지 보고되고 있다. 출혈은 장관 내뿐만 아니라 장관 벽, 주변 조직, 대상 조직 등에 발생할 수 있으나 대부분은 임상적으로 의미가 없는 경우이다. 감염에 의한 합병증은 약 0.3% 내외에서 보고되고 있다. 낭성 병변에 대한 흡입술 후 발생하는 감염의 빈도는 항생제를 시술 전후에 사용함으로써 줄일 수 있다고 알려져 있다. 0.3~0.6%의 빈도로 발생하는 췌장염은 대부분 가볍게 앓고 지나가나 생명을 위협하는 심한 췌장염의 보고도 있다.

내시경 역행성 담췌관조영술 및 이와 관련된 시술에 특이적인 합병증으로 위에서 언급한 천공 이외에도 췌장염과 출혈 등이 있다. 조임근절개술 후 발생하는 출혈의 대부분은 문제가 되지 않으나 1~2%에서는 임상적으로 문제가 되는 출혈이 발생한다. 시술 후 24시간 뒤에 발생하는 출혈을 지연 출혈이라고 하는데, 1주에서 2주 뒤에 발생하기도 한다. 이러한 출혈을 예방하기 위해서는 시술 3일 전에 항응고제를 중단해야 하며 교정 가능한 출혈요인은 교정해주는 것이 좋다. 췌장염은 가장 흔한 내시경 역행성 담췌관조영술 합병증으로 시술 24시간 후 복통이 발생하고 췌장효소가 3배 이상 증가하는 경우를 췌장염으로 정의할 때 1~7%에서 발생한다. 위험인자로는 내시경 역행성 담췌관조영술에 의한 췌장염의 기왕력, 저연령, oddi 조임근 기능장애, 시술이 어려운 경우, 췌관에 조영제가 많이 들어간 경우 등등이 있다. 내시경 역행성 담췌관조영술과 관련해서 1% 미만의 담관염 및 0.2~0.5% 미만의 담낭염이 보고되고 있다. 조영제가 들어간 담관은 모두 배액이 될 수 있도록 해야 치명적일 수 있는 담관염의 발생을 예방할 수 있으며, 담낭 담석 혹은 스텐트 삽입술 등으로 쓸개주머니관*cystic duct*이 막힐 위험이 있을 때 담낭이 조영되지 않게 주의해야 담낭염을 예방할 수 있다.

Ⅲ 내시경 역행성 담췌관조영술의 임상적 적용

최근에 다른 영상검사의 발달로 인하여 췌담질환의 진단 목적으로만 내시경 역행성 담췌관조영술을 행하는 경우는 줄어들었다. 복부초음파*abdominal ultrasound; US*, 전산화단층촬영, 자기공명영상, 내시경초음파, 또는 수술 중 담관조영술 등에 의해서 발견된 이상 소견에 대한 치료를 고려하여 내시경 역행성 담췌관조영술이 시행된다. 담관 담석이나 협착 등으로 인하여 황달이 발생한 환자에서 내시경 역행성 담췌관조영술은 진단과 치료의 측면에서 매우 중요하다. 총담관 담석의 진단에 있어서 내시경 역행성 담췌관조영술은 95% 이상의 민감도와 특이도를 보인다. 담낭 담석으로 담낭절제술을 고려하는 환자에 있어서 황달, 지속적인 간효소 수치의 상승, 담관염 혹은 췌장염 등이 있으면 내시경 역행성 담췌관조영술은 진단과 치료를 위해서 고려해야 한다. 악성 담관협착의 진단 및 치료에 있어서 내시경 역행성 담췌관조영술은 매우 중요한 역할을 한다. 진단적 측면에서 다른 검사와 달리 내시경 역행성 담췌관조영술을 시행하면 겸자를 이용한 조직검사, 솔질 세포검사, 세침흡입술 등을 통하여 조직을 얻을 수 있다. 하지만 내시경 역행성 담췌관조영술을 통한 병리학적 검사의 예민도는 70% 정도이다. 이와 마찬가지로 양성 협착, 선천성 담관 이상, 수술 후 합병증 등의 진단 및 치료에 있어서도 내시경 역행성 담췌관조영술은 중요한 역할을 한다. 간이식 후 발생하는 협착의 진단은 내시경 역행성 담췌관조영술을 통해서만 이루어지는 경우가 있으며, 총담관낭*choledochocele*의 진단과 치료에도 내시경 역행성 담췌관조영술은 중요한 검사이다. 조임근 기능부전의 경우 많은 이견이 있으나, 2형의 경우에 내시경 역행성 담췌관조영술을 통한 담관압검사*biliary manometry*를 시행하여 양성 소견이 나오면 조임근절개술을 시행할 수 있다. 내시경 역행성 담췌관조영술은 십이지장의 유두부 종양의 진단과 치료에 중요한 역할을 한다. 내시경 역행성 담췌관조영술을 위한 십이지장경은 측시경으로 직접 유두부를 자세히 관찰하고 정확한 조직검사를 시행할 수 있다. 유두부 선종의 경우 십이지장경을 이용하여 치료와 정확한 진단을 위하여 절제술을 시행할 수 있다.

췌장질환에서 내시경 역행성 담췌관조영술을 진단 목적으로 연구해 왔지만 관리화 임상시험*controlled study*은 많지 않다. 반복적인 췌장염이 있는 경우 내시경 역행성 담췌관조영술과 비교할 때 내시경초음파와 MRCP는 췌장염의 위험 없이 췌관 및 담관의 해부학적 구조를 잘 알 수 있고, 미세담석, 담관 담석, 만성 췌장염, 분할췌*pancreas divisum*, 고리이자*annular pancreas* 등을 발견할 수 있는 장점이 있어 일차적인 검사로 내시경 역행성 담췌관조영술보다 내시경초음파와 MRCP를 먼저 고려할 수 있다. 반복적인 췌장염에서 진단 목적의 내시경 역행성 담췌관조영술을 고려하는 경우는 좀 더 정확한 췌관과 담관의 구조 파악이 필요하거나, 압력측정 혹은 소십이지장유두부 삽관, 미세담석을 찾기 위한 담즙의 현미경검사 등을 시행한 후 치료적 시술을 결정하고 시행하는 경우이다. 만성 췌장염의 진단을 위해서 내시경 역행성 담췌관조영술을 시행하지는 않고, 협착이나 췌석이 있는 만성 췌장염에서 통증 완화 치료를 전제로 제한된 경우에 시행한다. 췌관의 손상이나 협착을 동반한 췌액누출로 인하여 췌장복수, 췌액고임, 증상이 있는 가성낭 등이 강력히 의심되거나 비침습적인 검사로 확인된 경우에 치료를 전제로 내시경 역행성 담췌관조영술을 시행한다. 췌장암의 영상학적 진단은 CT, MRCP와 내시경초음파를 통해서 이루어지고 있다. 내시경 역행성 담췌관조영술은 조직검사를 위해서 제한된 경우에 시행될 수 있다. EUS-FNA이 가능한 경우에는 췌장염의 위험 때문에 내시경 역행성 담췌관조영술을 통한 조직검사보다는 EUS-FNA를 시행한다. 내시경 역행성 담췌관조영술을 통한 췌장암 조직검사는 민감도가 65~70% 정도밖에 되지 않는다. 관내초음파는 양성 협착과 악성 협착을 구별하는 데 있어서 유용하며, 췌장경*pancreaticoscopy*을 이용한 검사방법으로 췌장암과 췌관내 점액성 유두종양 등을 감별진단 하는 데 도움을 받을 수 있다. 이러한 방법을 함께 사용하여 검사하면 췌장암의 조직학적 진단율을 높일 수 있지만 현재 널리 사용되고 있지는 않다.

Ⅳ 내시경초음파의 임상적 적용

담낭 및 담관 질환을 진단하는 데 있어서 내시경초음파의 이용은 아직까지 많은 부분에서 정확한 답을 얻지 못하고 있다. 지금까지의 연구결과를 바탕으로 내시경초음파가 필요할 수 있는 경우에 대해서 기술한다. 복부초음파가 담낭 담석을 찾는 민감도와 특이도는 97%와 95%이다. 하지만 담석의 크기가 3mm 이하이거나, 비만, 장관 내 가스가 많은 경우, 쓸개관 담석의 경우에는 발견하지 못한다. 내시경초음파는 복부초음파로 발견하지 못하는 작은 담낭 담석이나 담즙 찌꺼기를 발견할 수 있다. 원인을 알 수 없는 췌장염 환자에서 미세담석이 원인으로 의심될 때 복부초음파에서 발견하지 못하는 담낭 담석이나 담즙 찌꺼기를 발견하는 데 내시경초음파가 도움이 된다. 따라서 담낭 담석과 관련된 질환이 의심되나 복부초음파검사에서 특별한 소견이 없을 때 내시경초음파를 시행할 수 있다. 담낭 용종의 감별진단에 있어서 내시경초음파는 복부초음파보다 좀 더 정확하게 조직 소견을 예측할 수 있다는 보고가 있지만 이에 대한 임상적 의의에 대한 연구는 필요하다. 담낭암의 병기진단에 있어서 내시경초음파가 T병기에 도움을 주는 것으로 알려져 있다. 하지만 현재까지 이러한 연구는 후향적 연구이며 내시경초음파의 결과에 따라서 담낭용종 및 담낭암의 치료가 달라져야 하는지에 대해서는 더 많은 연구가 필요하다. 담관 담석을 찾는 예민한 방법으로 내시경 역행성 담췌관조영술, 내시경초음파, MRCP가 있다. 이 중 내시경 역행성 담췌관조영술은 진단과 동시에 치료를 할 수 있다는 장점이 있지만, 침습적인 검사로 5~10%의 합병증과 0.1~0.2%의 사망률이 보고되어 있다. 담관 담석이 의심되지만 확인되지 않은 상황 혹은 내시경 역행성 담췌관조영술의 위험도가 높은 경우라면 담관 담석을 확진하기 위하여 내시경초음파 혹은 MRCP를 고려할 수 있다. 세 가지 검사를 비교한 연구를 검토해 보면 내시경초음파가 MRCP나 내시경 역행성 담췌관조영술보다 작은 담관 담석을 찾는 데 있어서는 우월한 것으로 여겨진다. 내시경초음파와 MRCP를 직접 비교한 연구에 의하면, 내시경초음파가 MRCP보다 더 예민하게 담관 담석을 찾을 수 있다는 보고도 있지만 최근에 MRCP의 기술적 발전으로 비슷하다는 보고도 있다.

원인을 알 수 없는 췌장염에서 내시경초음파는 미세담석, 발견되지 않은 종양, 만성 췌장염, 분할췌 등을 밝혀낸다. 만성 췌장염에서 내시경초음파는 내시경 역행성 담췌관조영술과 췌장기능검사 정도의 정확도를 가지고 진단을 내리는 데 도움을 줄 수 있다. 내시경초음파는 췌장을 자세히 관찰하여 다른 검사에서 관찰되지 않는 작은 병변을 찾는 면에 있어서 어떤 검사보다 정확하다. 내시경초음파로 췌장암을 관찰하면 췌장암은 불규칙한 변연의 비균일한 저에코성 병변으로 관찰된다. 이러한 내시경초음파 소견으로 췌장암을 진단할 때 문제는 이러한 변화가 국소 췌장염, 신경내분비종양, 전이암 등에서도 관찰되기 때문에 특이도가 53% 정도밖에 되지 않는다는 점이다. 이에 비해서 내시경초음파가 췌장암을 찾아내는 정확도는 약 97%까지 보고되고 있으며 정상 내시경초음파 소견을 보이는 췌장에 췌장암이 없을 확률, 즉 췌장암 음성예측률은 거의 100%다. 신경내분비종양의 위치를 정확하게 찾는 데 있어서 내시경초음파의 정확도는 93%이고 특이도는 95%이다. EUS-FNA가 시행되므로 인하여 이전에 위장관과 주변 혈관으로 인하여 접근하지 못했던 위치의 조직까지 얻을 수 있게 되었다. 췌장암의 진단에 있어서 정확도는 80~95% 정도로 보고되고 있으며 신경내분비종양은 46~83%로 보고되고 있다. 두 종양 사이의 차이는 신경내분비종양이 과혈관성이어서 혈액에 의한 희석효과 때문에 일어나는 것으로 여겨진다. EUS-FNA는 수술을 하지 못하는 췌장암의 조직학적 확진과 위와 십이지장 주위의 림프절 조직검사로 치료의 방침이 변할 수 있는 경우에 조직학적 확진을 위해 널리 사용되고 있다. CT와 MRI 등의 발달과 사용의 증가로 인하여 췌장 낭성 병변이 예전에 비해서 발견되는 정도가 늘고 있다. 낭성 병변의 종류에 따라서 수술적 치료가 필요한 경우가 있는데, 이들의 감별진단이 쉽지 않다. 내시경초음파로 관찰되는 모양으로 감별진단을 시도했을 때 50~70% 내외의 정확도가 보고되고 있다. 내시경초음파검사는 CT와 MRI와 비교할 때 EUS-FNA을 시행하여 세포검사와 낭액검사를 시행할 수 있는 장점이 있다. 세포검사를 시행하여 감별을 시도할 경우에 97%의 정확도를 보인다는 보고가 있으나, 일반적으로 세포검사는 특이도가 높지만 민감도는 60% 내외이다. 진단에 도움을 주는 낭액검사는 아밀라아제*amylase*와 CEA 농도이다. 아밀라아제가 높은 경우는 췌관내 유두상 점액종양과 췌가성낭이다. 췌가성낭 진단에 있어서 아밀라아제 농도 5000U/L를 기준으로 하면 민감도 61~94%, 특이도 58~74%를 보인다. 낭성액 CEA 검사의 기준을 192ng/mL로 하면 79%의 정확도를 보인다는 보고가 있다. 내시경초음파는 낭성 악성 종양의 특징인 두꺼워진 벽, 벽결절, 늘어난 주췌관 등을 찾아낼 수 있다.

십이지장 유두부 종양의 평가를 위해서 내시경을 시행할 수 있으며 이를 통해서 내시경조직검사를 시행할 수 있고 육안적 관찰로 종양의 크기 및 침범 정도를 평가할 수 있다. 십이지장 유두부에 발생한 작은 종양을 찾는 데 있어서 내시경초음파는 CT와 복부초음파보다 더 정확하게 평가할 수 있으며 내시경 역행성 담췌관조영술과 비견할 정도로 민감률을 보인다. 십이지장 관강 내로 자라지 않고 점막하층으로 자라는 종양과 전이가 의심되는 주변 림프절에 대해서 EUS-FNA를 통해서 조직학적 진단을 내릴 수 있다. 십이지장 근육층을 침범했는지 여부와 담관 혹은 췌관 침범 여부를 비교적 정확하게 판정할 수 있어서 내시경적 절제술 시행 여부에 도움을 준다. 십이지장 유두부 암의 T 병기 결정에도 내시경초음파가 비교적 정확한 진단을 내릴 수 있다. 관내초음파는 조임근을 구별할 수 있는 유일한 검사로 유두부 종양의 T 병기를 결정하는 데 가장 예민한 검사이다.

V 기타 내시경검사

경피경 간담도 누공을 인위적으로 만들고 7~10일 정도 기다린 뒤에 점차적으로 확장시켜서 14~18Fr 크기가 되면 이 인위적인 누공을 통해서 내시경을 삽관하여 간내 담관을 관찰하고 필요에 따라서 시술하는 방법을 경피경 간담도경검사라고 한다. 치료를 전제로 시행되는 경우가 대부분이며, 직접 담관을 보고 관찰하며 조직검사를 시행할 수 있기에 악성과 양성 담관 협착을 구별하기 위해서 사용될 수 있다. 눈으로 보고 조직검사를 시행하는 점에서 높은 민감도를 보이지만, 일부 환자에서는 종양이 주로 점막하층에 있어서 이 검사를 실시하더라도 위음성의 결과를 보일 수 있다. 이러한 경우에는 점막하층의 종양의 평가를 위해서 관내초음파를 고려해 볼 수 있다.

담관경과 췌관경은 가는 내시경을 통해서 담관 혹은 췌관 안을 직접 들여다보고 조직 겸자 등을 이용하여 조직검사를 비롯한 다양한 시술을 시행하는 내시경검사법이다. 직접 가는 내시경을 유도선*guidewire* 유도하에 담관에 삽입하여 관찰하는 방법, 모자내시경을 이용하는 방법, 새로 개발된 SpyGlass system을 이용하는 방법 등이 현재 연구되고 있다. 이들을 진단 목적으로 사용하는 경우로는 진단하기 어려운 담관 및 췌관 협착 혹은 결손의 감별진단 등이 있다.

관내초음파는 담관 혹은 췌관에 초음파 탐색자를 위치시키고 초음파검사를 시행해서 병변을 좀 더 자세히 확인하는 방법이다. 악성 및 양성 담관협착의 감별진단에 있어서 관내초음파의 특징적인 소견이 도움이 된다는 보고가 있다. 다른 검사와 관내초음파의 비교 연구에 의하면 경피경간담도경검사하에 직접 조직검사를 시행하는 경우보다는 못하지만 내시경초음파 혹은 내시경 역행성 담췌관조영술을 시행하면서 조직검사를 하는 경우 등과 비교해서 관내초음파가 우월하다는 보고가 있다. 담도암이 진단된 뒤 수술 여부 및 범위를 결정하기 위해서는 암이 담관 내에서 얼마나 퍼져 있는지와 주변 혈관침범이 중요한데 관내초음파가 이런 점에서 매우 예민한 검사로 알려져 있다. 췌관의 협착이 있는 경우에도 관내초음파가 다른 검사보다 좀 더 정확하게 진단을 내릴 수 있다는 보고가 있다. 십이지장 유두부 종양의 평가에 있어서 관내초음파는 Oddi 조임근을 명확하게 구별할 수 있는 유일한 검사로, 종양의 크기와 침범 정도를 내시경초음파보다 더 정확하게 구별하는 것으로 여겨진다. 이에 대한 임상적 적용 역시 향후 좀 더 많은 수의 환자를 대상으로 한 연구가 필요하다.

참고문헌

1. Eloubeidi MA, Gress FG, Savides TJ, et al. Acute pancreatitis after EUS-guided FNA of solid pancreatic masses: a pooled analysis from EUS centers in the United States. Gastrointest Endosc 2004;60:385-389
2. Cotton PB, Lehman G, Vennes J, et al. Endoscopic sphincterotomy complications and their management: an attempt at consensus. Gastrointest Endosc 1991;37:383-393
3. Freeman ML, DiSario JA, Nelson DB, et al. Risk factors for post-ERCP pancreatitis: a prospective, multicenter study. Gastrointest Endosc 2001;54:425-434
4. Andriulli A, Clemente R, Solmi L, et al. Gabexate or somatostatin administration before ERCP in patients at high risk for post-ERCP pancreatitis: a multicenter, placebo-controlled, randomized clinical trial. Gastrointest Endosc 2002;56:488-495
5. Andriulli A, Caruso N, Quitadamo M, et al. Antisecretory vs. antiproteasic drugs in the prevention of post-ERCP pancreatitis: the evidence-based medicine derived from a meta-analysis study. JOP 2003;4:41-48
6. NIH state-of-the-science statement on endoscopic retrograde cholangiopancreatography(ERCP) for diagnosis and therapy. NIH Consens State Sci Statements 2002;19:1-26
7. Cohen S, Bacon BR, Berlin JA, et al. National Institutes of Health State-of-the-Science Conference Statement: ERCP for diagnosis and therapy, January 14-16, 2002. Gastrointest Endosc 2002;56:803-809
8. Adler DG, Baron TH, Davila RE, et al. ASGE guideline: the role of ERCP in diseases of the biliary tract and the pancreas. Gastrointest Endosc 2005;62:1-8
9. Principles of training in gastrointestinal endoscopy. From the ASGE. American Society for Gastrointestinal Endoscopy. Gastrointest Endosc 1999;49:845-853
10. Carr-Locke DL. Therapeutic role of ERCP in the management of suspected common bile duct stones. Gastrointest Endosc 2002;56(suppl. 6):S170-174
11. Hawes RH. Diagnostic and therapeutic uses of ERCP in pancreatic and biliary tract malignancies. Gastrointest Endosc 2002;56(suppl. 6):S201-205
12. Catalano MF, Linder JD, Chak A, et al. Endoscopic management of adenoma of the major duodenal papilla. Gastrointest Endosc 2004;59:225-232
13. Norton SA, Alderson D. Endoscopic ultrasonography in the evaluation of idiopathic acute pancreatitis. Br J Surg 2000;87:1650-1655
14. Kozarek R. Role of ERCP in acute pancreatitis. Gastrointest Endosc 2002;56(suppl. 6):S231-236
15. Lehman GA. Role of ERCP and other endoscopic modalities in chronic pancreatitis. Gastrointest Endosc 2002;56(suppl. 6):S237-240
16. Chak A, Catanzaro A. Innovative methods of biliary tract diagnosis: intraductal ultrasound and tissue acquisition. Gastrointest Endosc Clin N Am 2003;13:609-622
17. Liu CL, Lo CM, Chan JK, et al. Detection of choledocholithiasis by EUS in acute pancreatitis: a prospective evaluation in 100 consecutive patients. Gastrointest Endosc 2001;54:325-330
18. Sadamoto Y, Oda S, Tanaka M, et al. A useful approach to the differential diagnosis of small polypoid lesions of the gallbladder, utilizing an endoscopic ultrasound scoring system. Endoscopy 2002;34:959-965
19. Kondo S, Isayama H, Akahane M, et al. Detection of common bile duct stones: comparison between endoscopic ultrasonography, magnetic resonance cholangiography, and helical-computed-tomographic cholangiography. Eur J

Radiol 2005;54:271-275
20. Hunt GC, Faigel DO. Assessment of EUS for diagnosing, staging, and determining resectability of pancreatic cancer: a review. Gastrointest Endosc 2002;55:232-237
21. Brugge WR. Evaluation of pancreatic cystic lesions with EUS. Gastrointest Endosc 2004;59:698-707
22. Ito K, Fujita N, Noda Y, et al. Preoperative evaluation of ampullary neoplasm with EUS and transpapillary intraductal US: a prospective and histopathologically controlled study. Gastrointest Endosc 2007;66:740-747
23. Itoh A, Goto H, Naitoh Y, et al. Intraductal ultrasonography in diagnosing tumor extension of cancer of the papilla of Vater. Gastrointest Endosc 1997;45:251-260
24. Chen YK, Pleskow DK. SpyGlass single-operator peroral cholangiopancreatoscopy system for the diagnosis and therapy of bile-duct disorders: a clinical feasibility study (with video). Gastrointest Endosc 2007;65:832-841

chapter

10 담관배액술 및 중재적 치료

한준구

- 담관질환의 중재적 시술로는 담관배액술과 담관배액술 경로를 통한 다양한 시술(스텐트 삽입술, 담석 제거, 양성 담관협착의 치료, 겸자생검 등)이 있다.
- 담관배액술과 스텐트 삽입술은 악성 담관폐쇄 및 급성 담관염의 유용한 치료법이다.
- 각종 중재적 시술의 장, 단점을 파악하여 적절한 검사를 선택하는 것이 중요하다.

I 경피담관배액술

담도계에 대한 관혈적인 검사가 처음으로 시도된 것은 1921년으로, Burckhart와 Mueller가 담낭을 직접 천자하여 영상을 얻었다. 그 후 경피담관조영술*percutaneous transhepatic cholangiography; PTC*이 광범위하게 사용되었으나, 굵은 천자침으로 인한 출혈이나 담즙유출과 같은 합병증이 지속적으로 문제가 되었다. 이런 합병증을 줄이기 위해 1960년대에는 PTC 후 수술 때까지 작은 배액관을 남겨 놓아 복막염의 발생빈도를 낮추는 방법이 시도되었다. 1970년대에는 여러 연구자들이 보다 안정적으로 배액관을 담도 내에 남겨 두기 위한 방법을 연구하기 시작하였고, 1974년에는 경피경간적으로 삽입한 배액관을 폐쇄 부위를 지나 십이지장까지 삽입하는 체내배액술*internal drainage*이 시행되었다.

1. 시술 적응증

경피담관배액술*percutaneous transhepatic biliary drainage; PTBD*의 적응증은 ① 수술이 불가능한 악성 담관폐쇄의 완화 치료*palliation of advanced malignant obstruction*, ② 수술 전 감압*preoperative decompression*, ③ 수술 후 재발한 폐쇄성 황달*failed biliary-enteric anastomosis*, ④ 화농성 담관염 또는 간농양*suppurative cholangitis or liver abscess*, ⑤ 담도계 중재적 시술을 위한 접근경로 확보*for secondary therapeutic maneuver* 등으로 분류할 수 있다.

수술이 불가능한 악성 담관폐쇄는 췌장암, 전이암, 담관암 및 담낭암 등에서 흔하게 발생한다. 이런 환자들은 대개 생존기간이 짧은 경우가 많으므로 침습적이며 그 자체로 상당한 합병증 및 사망률을 갖는 수술적 우회술보다는 비침습적으로 증상의 호전을 기대할 수 있는 PTBD가 우선적인 치료법이 된다.

폐쇄성 황달이 오래 지속되는 경우 상당한 간기능 및 혈액응고기능 장애가 올 수 있고 이런 기능적 이상은 수술 후 합병증을 높일 수 있다. 따라서 수술 전 담관을 감압하여 간기능을 정상으로 회복시킨 상태에서 수술을 시행하면 합병증을 줄일 수 있다는 것이 수술 전 감압을 주장하는 이유이다. 그러나 일부에서는 수술 전 감압이 반드시 수술 합병증을 낮추는 데 필수적이라 할 수 없으며 PTBD 자체의 합병증 발생빈도를 무시할 수 없으므로 수술 전 PTBD가 필수적이 아니라는 보고도 있다. 수술 전 PTBD의 필요성은 각 병원마다 PTBD의 합병증 빈도와 외과의사의 선호도에 의해 차이가 있을 수 있다.

양성 담관협착으로 수술적 우회술을 시행받은 환자의 상당수는 문합부협착으로 인한 증상재발을 경험하며 그 빈도는 30% 정도까지 보고되어 있다. 또한 악성 담관폐쇄에 대한 우회술, 특히 담낭-공장문합술*cholecystojejunostomy*을 시행한 경우에는 증상의 재발이 흔하다. 수술 후 재발하는 협착은 주위에 심한 유착이 있어 재수술이 어렵고, 수술 후에도 재발의 빈도가 더 높아지는 것으로 알려져 있다. 따라서 재발성 협착인 경우에는 재수술보다는 PTBD 및 이 경로를 통한 중재적 시술이 우선적인 치료법이 된다.

담관염, 간농양 및 이로 인한 패혈증이 발생한 경우는 일종의 응급상황으로 어떤 방법으로든지 담즙배액을 시행해주어야 한다. 이런 응급상황에서는 비수술적인 PTBD가 안전성도 높고 시술도 간단하여 우선적으로 시도되며 대부분의 환자에서 즉시 증상이 호전되는 것을 볼 수 있다. 담관염이 있는 환자에서의 PTBD는 응급배액이 주된 목적이므로 진단적 담관조영술을 얻거나 협착 부위를 통과하려고 무리하지 않는 것이 좋다. 무리한 시술은 담즙의 역류를 초래하며 환자의 증상을 악화시킬 수 있기 때문이다.

또 PTBD는 담석제거, 담관 내 겸자생검*forceps biopsy*, 이물제거*foreign body removal*, 내부배액관설치*endoprosthesis* 등 다양한 중재적 시술을 위한 접근경로를 제공한다.

2. 금기

PTBD는 수술적 치료가 불가능한 상황 또는 패혈증과 같은 응급상황에서 시도되는 것이 보통이므로 절대적 금기는 많지 않다. 그러나 출혈성 성향, 다량의 복수, 다발성 간내전이 및 간내담관 원위부 폐쇄*high-level obstruction* 등의 경우에는 PTBD가 바람직하지 않다. 출혈성 성향(혈소판 50,000/cm³ 이하인 경우와 프로트롬빈시간*prothrombin time* 15초 이상)이 있는 경우는 시술의 위험성이 높아지므로 상대적 금기가 되며 혈소판수혈 또는 신선냉동혈장의 수혈 등으로 가능한 한 교정을 하고 시술한다. 다량의 복수가 있을 때에는 간이 복수 내에서 밀려다니므로 정확한 천자 및 배액관의 삽입이 기술적으로 어려워진다. 또한 배액관 삽입 후에 배액관 주위로 복수가 계속 유출되므로 환자의 생활의 질이 매우 나빠질 수 있다. 다발성 간내전이가 있을 때에는 안전한 천자경로를 확보하기 어려울 수 있으므로 초음파 유도하에 안전한 경로를 찾아 천자해야 한다. 그러나 매우 심한 종괴의 간내침윤이나 다발성 전이가 있어 초음파로도 안전한 경로를 찾기 어려울 때에는 절대적 금기로 분류된다. 간내 1차분지보다 더 높은 부위에 양측성 폐쇄가 있는 환자는 1~2개의 배액관으로 담즙을 충분히 배액하기 어렵고 적절한 카테터 위치를 선정하기 어려울 가능성이 많으므로 역시 상대적 금기가 된다.

그러나 PTBD는 응급상황에서 시행되는 경우가 많고 이들 원인 중 일부는 담관폐쇄 자체에 의해 발생하는 경우도 있다(예를 들어 패혈증에 동반된 disseminated intravascular coagulation에 의한 출혈성 소인, 담낭천공에 의한 다량의 담즙성 복수 등). 따라서 PTBD의 시행 여부는 환자의 임상상황을 잘 판단한 후 시술의 위험성과 성공적 시술로 얻을 수 있는 이익, 담관확장의 정도 및 시술자의 기술을 면밀히 저울질하여 결정해야 한다. 어떤 환자도 단지 검사 소견이 불량하거나 증상이 너무 위중하여 PTBD를 못하게 되는 경우는 없다고 해도 과언이 아니다.

3. 시술방법

(1) 환자의 준비

검사 전에 시술의 금기요인이 있는지 여부를 확인하고, 교정 가능한 인자는 가능한 한 교정한다. 최소한 4시간의 금식이 필요하다. 담관폐쇄가 있는 환자의 담즙은 감염되어 있는 경우가 많고, 폐쇄된 담관 내에 조영제를 주입할 때에는 작은 압력의 증가에도 담즙이 혈액 내로 역류하므로, 시술 중 또는 직후에 발열, 오한, 심한 경우 패혈증을 유발할 수 있으므로 예방적 항생제 투여를 하는 것이 바람직하다. 항생제는 그람 양성 및 음성균을 대상으로 하는 제재로 구성하여 가능하면 24시간 전부터 투여한다. 통증 조절을 위해 pethidine(demerol) 50mg을 시술 전 IM 투여한다. 최근에는 미다졸람*midazolam* 2mg IV와 fentanyl 25~50mcg IV를 이용한 경정맥 마취가 안전하면서도 환자의 불안감이나 동통을 효과적으로 줄일 수 있어 많이 사용되고 있다.

(2) 천자경로의 선택

일반적으로 환자의 우측 중심부 액와선*mid-axillary line*에서 8~9번째 늑간을 천자한다. 그러나 개인에 따라 흉막 및 간의 위치가 다양할 수 있으므로 투시하에서 환자의 간의 위치 및 최대흡기 시의 늑골-횡격막각*costophrenic angle*의 위치를 확인하여 이보다 한 늑간 아래로 천자 위치를 최종 결정하는 것이 개인차를 극복할 수 있는 방법이다. 좌측 담관을 천자할 때에는 초음파로 간좌엽 및 담관의 위치를 확인한 후 그 부위를 표시하고 천자하거나 초음파유도하에 천자하는 것이 시술을 용이하게 하며 천자횟수를 줄일 수 있는 방법이다.

(3) 천자

천자 부위가 결정되면 그 부위에 1~2% 리도카인*lidocaine*을 주사하여 피부부터 간피막까지를 마취한다. 환자에게 숨을 끝까지 내쉬도록 한 후 30도 정도 환자의 머리쪽으로 테이블과 평행하게 천자한다. 천자의 깊이는 가상의 간문부 위치 정도까지이다. Chiba침에서 내침*stylet*을 제거한 후 1/2로 희석한 조영제를 바늘에 연결한다. 조영제 0.2~0.5mL를 주입해보고 담관이 조영되지 않으면 바늘을 약 3~5mm 뺀 후 다시 조영제 0.2~0.5mL를 주입하는 일을 바늘 끝이 간피막에 도달할 때까지 반복한다. 담관이 조영되지 않으면 방향을 수정하여 위의 동작을 반복한다. 천자의 방향이 같은 방향으로 이루어지지 않도록 craniocaudal 및 전후평면상에서 약간씩 변화를 준다. 담관이 천자되면 소량의 조영제를 넣어 부근의 담관을 조영한 후 가능한 한 말초부의 담관을 목표로 담관을 다시 천자한다. 혈관손상을 줄이기 위해 최소한 2차분지보다 원위부의 담관을 선택하는 것이 권장된다.

천자 부위의 선택 시 고려해야 할 또 다른 사항은 담관의 폐쇄 부위이다. 간문부보다 원위부의 폐쇄인 경우에는 담관의 어느 부위를 천자해도 간내담관 모두를 배액할 수 있다. 그러나 전산화단층촬영에서 간문부 이상의 폐쇄가 의심되는 경우에는 전산화단층촬영 영상을 참고하여 천자 부위를 신중히 선택해야 한다. 고려해야 할 사항은 담관의 확장 정도, 간실질의 크기 및 조영증강 정도, 문맥협착 유무 등이며, 시술의 용이성뿐 아니라 배액되는 부분의 간 기능, 담관염의 존재 유무 등을 감안한다.

(4) 배액관의 삽입

담관이 천자되면 생리적 식염수와 조영제를 1:1로 희석한 조영제를 소량 주사하여 담관을 조영한다. 담관 내 압력이 높아지지 않도록 조영제는 소량 사용해야 하며 조영제 주입 전 가능한 한 많은 양의 담즙을 제거한다.

이상적인 담관이 천자되면 피부를 배액관이 들어갈 만큼(2~3mm) 절개한 후 경로를 확장하여 배액관을 삽입한다. 일반적으로 담관 천자에 21gauge Chiba침이 사용되므로 주사침을 통해 0.018inch의 hair wire를 삽입하고 hair wire를 따라 metal stiffner가 있는 5Fr sheath를 담관 내로 삽입한다. Metal stiffner를 제거한 후 5Fr sheath 내로 0.035inch 또는 0.038inch의 유도철사를 삽입한다. 이후 배액관 삽입을 위해 경로를 확장하고 배액관을 삽입하는 단계로 시술이 진행된다.

배액관은 담즙이 충분히 배액되고 호흡 등으로 꺾이지 않을 정도로 단단해야 하지만 환자가 불편감을 느끼지 않을 만큼 부드러워야 한다. 또한 삽입 후 가능하면 오랫동안 담즙 찌꺼기에 의해 막히지 않도록 큰 배액관을 사용하는 것이 좋으나 시술 시 환자의 고통이 심하지 않도록 적당한 크기를 선택해야 한다. 일반적으로 8~10Fr 크기의 polyurethane계 재질의 배액관이 사용된다.

배액관은 측공*sidehole*이 여러 개 있는 것을 사용하며 측공은 배액관 삽입 후에는 담관 내에만 위치해야 한다. 배액관이 약간 빠져서 측공이 간실질의 경로 내에 위치한 경우에는 혈담*hemobilia* 또는 배액관을 통한 출혈의 원인이 될 수 있다. 배액관 삽입 후 시행하는 담관조영사진은 가능한 한 많은 담즙을 제거한 후에 담관 내 압력이 높아지지 않도록 소량의 조영제를 사용해서 배액관이 담관 내에 들어 있다는 것을 확인하는 목적으로만 시행해야 한다.

(5) 진단적 담관조영술 및 배액관 위치의 조정

거의 모든 환자에서 환자의 상태, 즉 전신적 소양감이나 화농성 담관염에 의한 증상은 급격히 호전된다. 시술 2~3일 후에는 폐쇄 부위의 모양을 정확히 관찰하기 위한 진단적 담관조영술을 시행하며 이때 배액관의 위치를 조정한다.

배액관의 위치는 외부배액*external drainage*, 내부-외부배액*internal-external drainage*, 그리고 내부배액*internal drainage*으로 나눌 수 있다(그림 10-1). 외부배액은 폐쇄부보다 근위부에 배액관을 위치시키고 담즙을 모두 체외로 배액하는 것이며, 내부-외부배액은 배액관을 폐쇄 부위를 통과하여 설치함으로써 배액관의 측공을 통해 담즙이 십이지장으로 흘러내려 갈 수 있도록 하는 것이다. 내부배액은 폐쇄 부위에 플라스틱관 또는 금속 스텐트를 설치하고 배액관을 제거하는 방법이다. 일반적으로 외부배액술을 시행할 경우 담즙성분의 손실로 인한 위장장애, 다량의 수분 및 전해질 배출로 인한 탈수 또는 전해질 이상이 발생할 수 있으므로 보다 생리적 상태와 유사한 내부-외

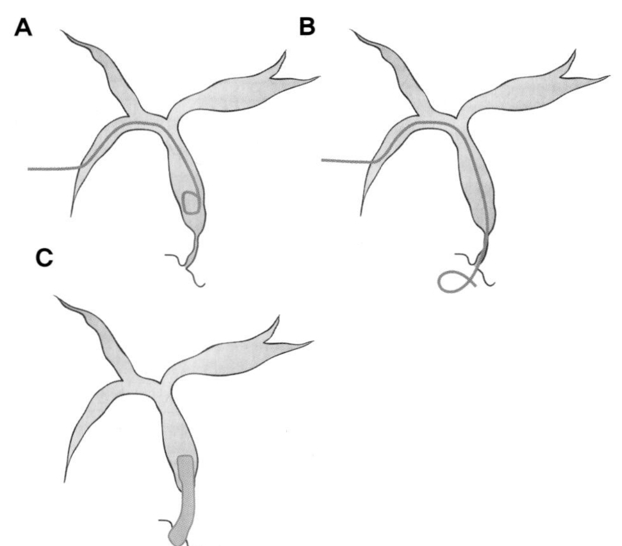

그림 10-1. 배액관 및 측공의 위치에 따른 배액 방법의 분류 A. 외부배액*external drainage*: 배액관은 담관폐쇄부의 근위부에 있고 모든 담즙은 외부로 배액된다. B. 내부-외부배액*internal-external drainage*: 배액관은 담관폐쇄부를 지나 원위부까지 들어가 있고 측공은 담관폐쇄부의 근위부와 원위부 양쪽 모두에 있다. 외부배액관은 막아 놓고 담즙은 측공을 통해 내부로 흐르도록 하는 방식이다. C. 내부배액*internal drainage*, *endoprosthesis*: 담관폐쇄 부위에 배액관 혹은 스텐트를 설치한 후 외부배액관은 완전히 제거하는 방식이다. 외부배액관이 없으므로 환자의 삶의 질이 향상되지만 배액관의 폐쇄로 인한 재시술이 필요한 경우가 있다.

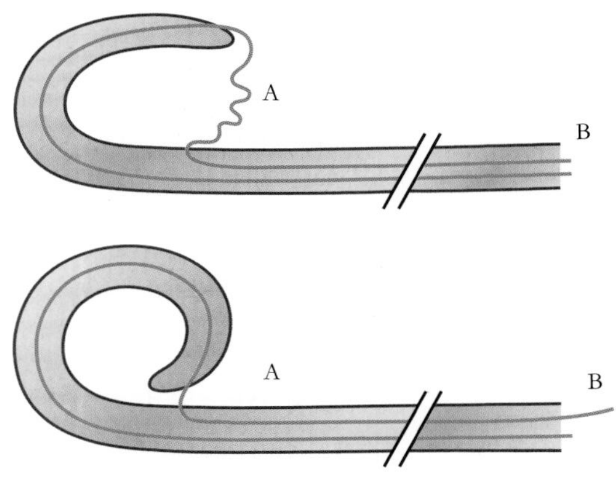

그림 10-2. Self-locking 배액관 요즘 사용되고 있는 대부분의 배액관은 돼지꼬리형으로, 자체 잠금장치를 가지고 있어 쉽게 이탈되지 않는다. 자체잠금장치는 배액관 내부에 실을 설치하는 형태로, 실의 한쪽 끝은 hub에 고정하고 그 실이 배액관 내부를 통해 돼지꼬리 루프*pig-tail loop*를 지나 밖으로 나왔다가(A 부분) 다시 배액관 속으로 들어온 다음 hub 부근에서 다시 배액관 밖으로 나온다(B 부분). B 부분을 잡아당기면 실이 팽팽해지면서 A 부분의 길이가 짧아져 돼지꼬리 루프가 배액관의 *shaft*와 고정되게 된다. B 부분을 잡아당겨 고정하는 방식은 제조회사에 따라 다양한 방식이 사용되나 기본설계는 동일하다.

부배액술이 선호되는 경향이 있다. 그러나 내부-외부배액술 시에는 십이지장의 내용물이 담관 내로 역류될 가능성이 커지므로 담관염의 위험은 상대적으로 높아지며, 배액관이 바터팽대부에서 췌관을 폐쇄시켜 급성 췌장염이 발생할 수도 있다. 일반적으로 황달로 인한 증상의 경감을 위해서는 간 전체 부피의 1/2 또는 1/3만을 배액해도 증상의 호전을 기대할 수 있으므로 환자의 편의를 고려하여 1개의 배액관만 삽입하는 것이 보통이며, 간 좌, 우엽이 분리되어 있을 때에는 카테터와 유도철사를 이용, 폐쇄부를 지나 반대편 담관 내에 배액관을 위치시켜 최대한 많은 부분을 배액하는 것이 내부-외부배액술을 시행하는 것보다 바람직하다.

(6) 배액관의 고정 및 사후 관리

현재 사용하는 모든 배액관은 완벽한 고정이 불가능하며, 실수로 힘껏 잡아당기면(침대에서 내려오다 배액관 끈을 자기가 밟거나 부주의로 문고리에 걸리는 경우 등) 배액관이 빠지게 된다. 이를 방지하기 위해 여러 가지 기구가 개발되어 있고 배액관에도 self-locking 장치를 하여 이탈을 최소화해야 한다. Self-locking 배액관은 돼지꼬리형 카테터 내부에 실을 장치하여 외부에서 실을 팽팽히 잡아당겨 고정하면 돼지꼬리 모양의 고리가 펴지지 않도록 고정시키는 장치로, 이 장치가 개발되면서 배액관의 이탈로 인한 재시술의 빈도는 현저히 줄어들었다(그림 10-2).

배액관이 부분 이탈되어 배액관의 일부가 간실질 내에 남아 있으면 비교적 쉽게 배액관을 재삽입할 수 있다. 배액관이 완전 이탈된 경우라도 설치한 지 4주 이상 된 환자라면 이탈 후 1~2일간은 담관과 연결된 tract를 볼 수 있는 경우가 많고, 이를 통해 큰 어려움 없이 재삽입이 가능하므로, 환자가 신속히 병원을 방문하도록 안내해야 한다. 그러나 tract가 확인되지 않으면 새로운 PTBD를 시행해야 한다.

배액관은 장기간 사용하면 담즙 찌꺼기에 의해 내경이 점차 좁아져 폐쇄에 이르게 되며 이를 예방하기 위해 주기적으로 청소 또는 교환해야 한다. 배액관 청소는 멸균 생리식염수 3~5cc를 이용하여 배액관을 관주하며, 시술 직후에는 매일, 1주일 이후 담즙이 깨끗해지면 주 2~3회 정도 주기적으로 시행하도록 환자 및 보호자를 교육시켜야 한다. 보통 3개월에 한 번 정도는 완전폐쇄가 없더라도 배액관을 교체하는 것이 바람직하다.

4. 결과

PTBD의 기술적 성공률은 95~96%이며, 시술 실패의 원인으로는 심한 복수 혹은 시술 도중 발생한 발열, 오한 등 시술의 부작용이 주원인으로 보고되고 있다. 혈중 빌리루빈 농도는 약 84~94%에서 시술 후 감소하며 시술 10일 후에는 시술 전 빌리루빈 농도의 약 50%로 감소한다. 평균 감소속도는 시술 첫 5일간은 2.2mg%/일, 5~10일간은 1.5mg%/일 정도이며 배액량은 하루 평균 550mL 정도이다. 혈중 빌리루빈치가 감소하지 않는 이유로는 담관폐쇄가 오래되거나 심한 간내전이, 문맥폐쇄 등으로 간기능 자체에 손상이 있는 경우와 간문부 담관암과 같은 간문부 폐쇄에 의해 담즙의 배액이 불충분한 경우 등을 생각할 수 있다.

특별한 합병증이 없는 경우 PTBD를 시행하기 위해서는 3~4일 정도의 입원기간이 필요하며 장기 추적검사상 환자의 생존율은 완화수술*palliative surgery*과 큰 차이가 없다. 따라서 진행된 암을 가지고 있는 환자에서는 각 시술의 위험도, 합병증 및 장점을 면밀히 비교할 필요가 있다. 과거에는 수술 전 PTBD가 간기능회복에 큰 도움이 되며 이로 인해 수술과 관련된 합병증을 많이 줄일 수 있다고 믿어 왔다. 그러나 최근 들어 관례적인 수술 전 담관배액술의 효능에 대해 의문을 제기하는 보고도 있다.

표 10-1 경피담관배액술의 합병증

합병증	발생률(%)
복강 담즙유출	1.8~2.6
담관염 증상, 발열	6.6~13.0
패혈증	2.9~3.1
출혈	1.1
혈담*hemobilia*	1.9
동맥류*aneurysm*, 동정맥*shunt*	1.6
피막하 혈종*subcapsular hematoma*	1.2~1.5
혈흉*hemothorax*	0.2
기흉	0.5
담즙성 늑막염	0.2
피부염	0.4
췌장염	0.1
농양	0.1~0.4
동통	0.4~55
저혈압	0.9
카테터 이탈*dislocation*	4.5~8.5
담즙유출	0.4~3.1
카테터 폐쇄 및 관련 문제	3.3~27.4
총 합병증 발생률	33.5~71.8
사망률	0.0~0.7

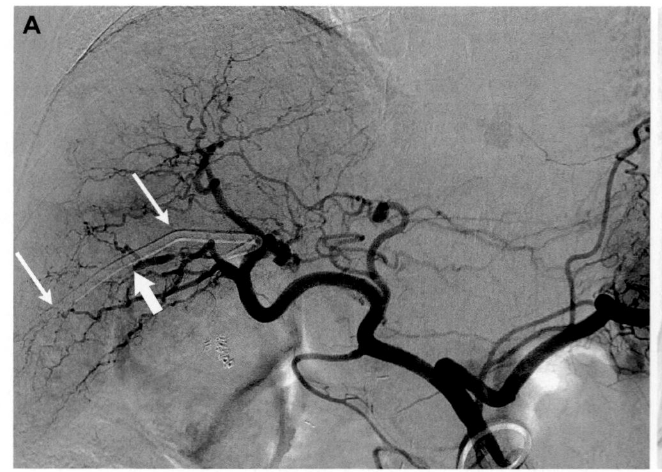

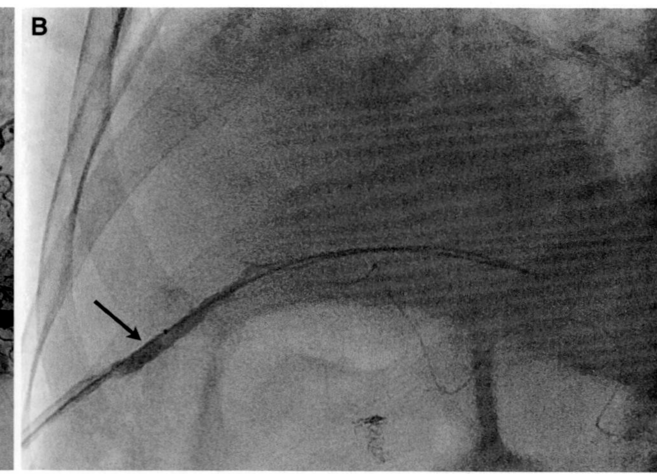

그림 10-3. PTBD 후에 발생한 동맥출혈 A. 우측담관을 통해 배액관이 삽입되어 있다(화살표). 환자는 배액관 삽입 약 1주일 후부터 배액관을 통한 출혈이 있어 혈관조영술을 시행하였다. 배액관을 제자리에 둔 채 시행한 혈관조영술상에서는 배액관과 우간동맥의 Segment V 분지(굵은 화살표)가 교차하나 출혈의 증거는 없다. B. Segment V 분지를 초선택하고 배액관을 제거한 후 유도철사만 남겨둔 채 다시 시행한 동맥조영술상 조영제가 유도철사를 따라 새나오는 것을 볼 수 있다(화살표). 이 증례는 PTBD 천자 당시 발생한 동맥손상으로 인해 시술 며칠 후에 발생한 출혈로 coil을 이용, 성공적으로 색전술을 시행하여 치료하였다. PTBD 시술 후 출혈 부위를 찾을 때에는 배액관을 일시적으로 제거하고 유도철사만 남겨 놓은 채 혈관촬영술을 시행하는 것이 출혈 부위를 보다 확실히 찾을 수 있는 방법이다.

5. 합병증 및 그 치료

Gunther 등이 여러 문헌에 보고된 718례를 종합하여 고찰한 바에 의하면 시술과 관련된 사망률은 약 0.6%로 대부분이 카테터가 빠진 후 발생한 담즙유출과 이에 따른 복막염으로 사망하였다. 그 외 담관염의 증상 및 발열 6.6~13%, 패혈증 2.9~3.1%, 출혈 1.1% 등으로 알려져 있다(표 10-1).

시술과 관련된 감염을 줄이기 위해서는 예방적으로 광범위 항생제를 사용하는 것과 시술 첫날 담관 내에서의 조작을 최소화하고 폐쇄 부위의 통과나 최적의 담관선택을 위한 조작은 1~2일 후에 2단계로 시행하는 것이 필수적이다. PTBD 후 발생하는 출혈은 대부분 문맥 혹은 간정맥성 출혈로서 카테터를 막고 1~2일 경과하면 특별한 치료 없이 자연 소실된다. 그러나 소수의 환자에서는 간동맥 분지의 손상에 의해 출혈이 되는 경우가 있으므로 시술 며칠 후에도 출혈이 멎지 않을 경우 간동맥조영술을 시행, 동맥의 손상 부위를 확인하고 색전술을 시행하는 것이 필요하다(그림 10-3). 천자 부위를 잘못 선택하는 경우 기흉, 늑막삼출액 등 흉부합병증을 유발할 수 있으며 이 경우에는 올바른 위치에 새 카테터를 삽입한 후 늑막을 관통한 카테터를 제거해야 한다. 복수가 있는 환자에서는 천자 부위를 통해 복수의 유출이 있을 수 있다.

카테터의 폐쇄 혹은 이탈은 PTBD 후 가장 흔하게 관찰되는 합병증이다. 카테터의 폐쇄는 담즙 찌꺼기에 의해 발생하며 주기적으로 카테터를 생리식염수로 관주, 청소함으로써 폐쇄를 지연시킬 수 있고 약 3개월마다 정기적으로 카테터를 교환해주는 것이 바람직하다.

PTBD 삽입 경로를 통해 악성 종양이 피부로 전이(파종)되기도 하는데, 배액관 삽입 부위의 통증을 호소하며 통증 부위에 결절이 만져지면 이를 의심해야 한다.

Ⅱ 담관 스텐트 삽입술

1. 스텐트의 종류 및 장단점

PTBD는 그 효과와 안전성이 입증되어 악성 담관폐쇄 환자의 증상 완화를 위해 널리 사용되었다. 그런데 근치적 절제가 불가능한 악성 담관폐쇄 환자는 남은 생존기간이 짧으므로 담즙의 배액, 담관염의 치료 등 의학적 목적뿐 아니라 남은 생존기간 동안의 생활의 질을 고려할 필요가 있다.

배액관은 악취, 피부의 염증 및 동통을 유발할 수 있고 폐쇄 및 이탈을 예방하기 위해 정기적인 관리가 필요하다. 또한 환자의 일상생활을 제한한다는 단점이 있다. 실제로 대부분의 환자에서 2~3개월마다 주기적인 배액관의 교체가 필요하며, 사망 전 3~4회의 배액관 기능장애를 경험한다. 이러한 카테터에 의한 합병증을 방지하기 위해 여러 종류의 인공삽입물*endoprosthesis*이 사용되고 있다.

인공삽입물은 크게 플라스틱 재질과 팽창성 금속재질 *self expandable metallic stent*로 나눌 수 있다. 일반적으로 악성 담도폐쇄 환자의 경피적 중재시술에는 금속스텐트가 사용된다. 팽창성 금속스텐트는 외부배액관을 제거할 수 있다는 인공삽입물의 공통적인 장점에 더해 경피경로를 통과할 때에는 압축상태에서 약 7~8Fr 크기의 경로를 통해 폐쇄 부위에 설치하므로 시술이 용이하고, 최종 스텐트의 내경이 8~10mm(약 25~31Fr)까지 늘어나므로 기존의 플라스틱제 스텐트에 비해 내경이 커 폐쇄가 발생할

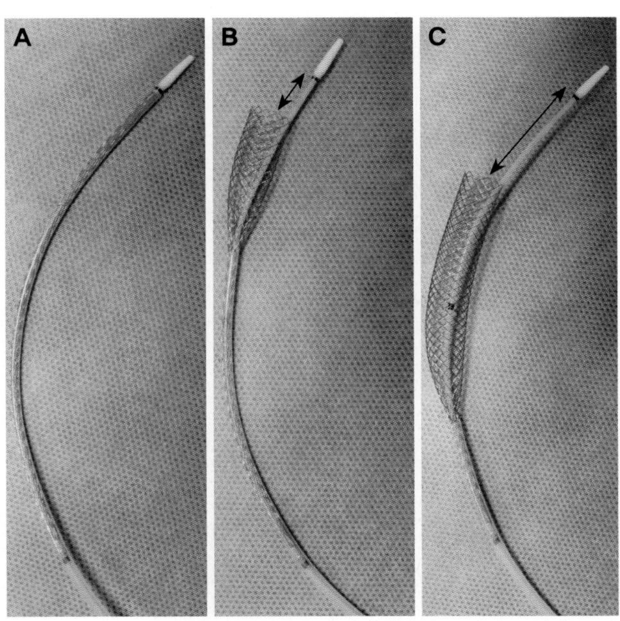

그림 10-4. 자기팽창형 스텐트 A. 자기팽창형 스텐트는 철사를 엮어 만든 튜브 형태이며, 시술 전에는 얇은 막에 의해 둘러싸여 있어 전체 외경은 8Fr(약 2.5mm) 미만이다. B. 얇은 막을 천천히 벗겨내면 스텐트가 팽창하는 것을 볼 수 있다. 스텐트가 팽창하면서 길이가 짧아진 것을 알 수 있다(화살표). C. 스텐트를 3/4 정도 설치하였을 때 길이가 더 짧아진 것을 알 수 있다(화살표).

가능성이 적다. 또한 팽창성 금속스텐트는 가느다란 스테인리스 스틸 또는 니티놀 철선을 엮어서 만들었으므로 내부 표면적이 작아 감염원으로 작용할 가능성이 상대적으로 낮으며 스텐트의 이동*migration*이 없다(그림 10-4).

팽창성 금속스텐트의 단점으로는 과다한 비용, 한 번 설치한 스텐트는 다시 제거할 수 없다는 점, 스텐트의 철사 사이로 종양이 자라 들어올 수 있다는 점(tumor ingrowth), 스텐트 설치 길이보다 종양이 더 자라 스텐트 설치부의 근위부 혹은 원위부의 폐쇄가 발생할 수 있다는 점(tumor overgrowth) 등이 있다. 또한 비록 플라스틱스텐트에 비해 내경이 크다고는 하나 담즙 찌꺼기나 박리된 상피세포 등에 의한 폐쇄*encrustration* 역시 일어날 수 있다.

2. 스텐트 설치법

스텐트의 설치는 PTBD 시행 당일에 one-stage로 시행할 수 있으나, 대부분은 3~5일 후 환자의 전신상태가 호전되고 담즙이 깨끗해진 다음에 시행하는 것이 보편적이다. 스텐트 설치 위치의 결정은 PTBD의 천자 위치의 설정과 마찬가지로 최소 숫자의 스텐트로 가능한 한 많은 부분의 담관을 배액하는 것을 목표로 한다. 간문부폐쇄 시 양측에 스텐트를 삽입할 것인지, 한 쪽에만 할 것인지에 대하여는 논란의 여지가 있으나 최근의 경향은 양측 모두에 스텐트를 삽입하는 것을 선호한다. 스텐트를 설치한 후에는 1~2일 정도 담관 내에 카테터를 유지하고 외부 배액을 계속한다. 그 이유는 스텐트 설치 중에 생긴 혈액 찌꺼기 등이 스텐트 내부를 막을 위험이 있기 때문으로, 담즙이 충분히 맑아진 것과 스텐트를 통한 담즙의 배출이 원활한 것을 확인한 후 배액관을 제거한다(그림 10-5).

스텐트의 길이는 종양에 의한 폐쇄 부위보다 아래, 위 모두 각각 2cm 정도 이상 여유를 갖도록 해야 종양의 성장에 의한 이차폐쇄 위험성을 줄일 수 있다. 원위부 담관 폐쇄가 있을 때에는 스텐트의 원위부가 십이지장 내로 노출되게 설치하는 것이 바람직하다. 스텐트를 바터팽대부 직상부에 설치하면 스텐트에 의한 자극과 스텐트 자체의 탄성에 의한 담관의 angulation으로 인해 원활한 담즙을 방해할 수 있다. 그러나 십이지장으로 돌출된 스텐트의 길이는 최소한으로 하는 것이 추후 내시경적으로 스텐트 내의 담즙 찌꺼기를 제거하거나 추가 스텐트를 설치하는 데 유리하다.

3. 폐쇄된 스텐트의 치료

금속스텐트의 개통기간은 종양의 종류나 위치에 따

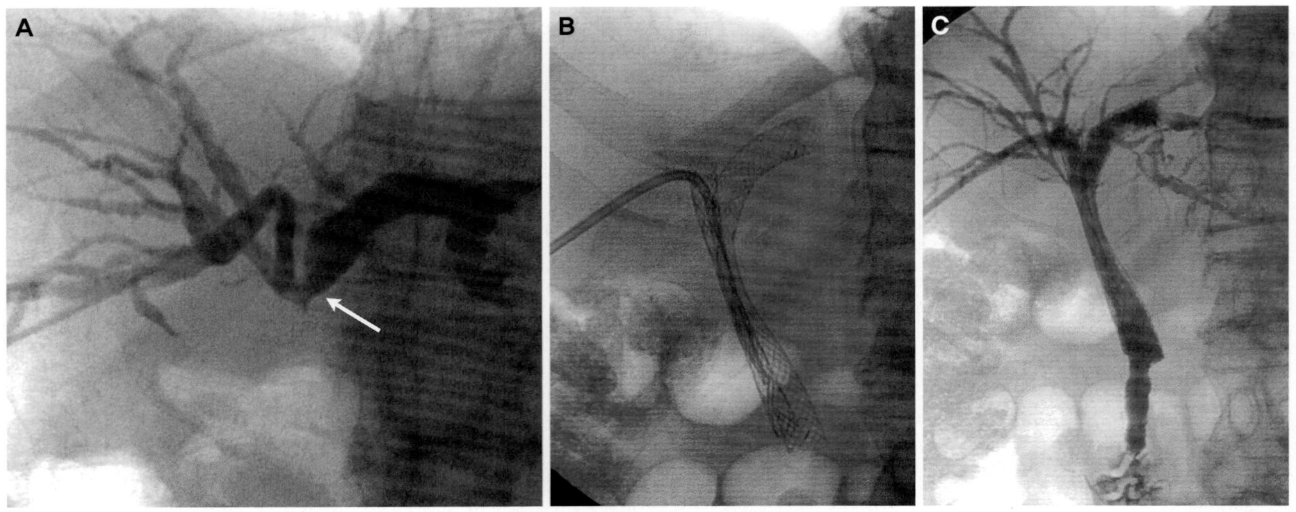

그림 10-5. 간문부 폐쇄 환자에서 좌, 우 양측으로 스텐트를 설치한 증례 A. 담관조영술상 간문부의 담관폐쇄가 있다. 좌엽과 우엽 간의 교통은 있으나 좌우 간관의 기시부에 약간의 협착이 있어(화살표) 종양 침범이 있는 것을 알 수 있다. PTBD 배액관은 우측(segment Ⅵ duct)에 삽입되어 있다. 이 경우 우측에만 스텐트를 삽입하면 좌엽 및 Segment Ⅴ & Ⅷ의 담관은 효과적으로 짧은 기간 내에 분리*isolation*되면서 배액되지 못할 가능성이 크므로 좌, 우 양측에 스텐트를 설치하는 것이 바람직하다. B. 환자는 좌측에도 추가로 PTBD를 시행하였고, 좌, 우 양측 간관에 각각 직경 10mm의 8cm와 6cm 길이의 Wallstent를 설치하였다. C. 마지막 담관조영술상 좌, 우 담관이 모두 잘 조영되고 있고 스텐트의 기능은 원활하다. 환자는 외부배액관을 제거하였고 3개월째 특이증상 없이 추적 중이다.

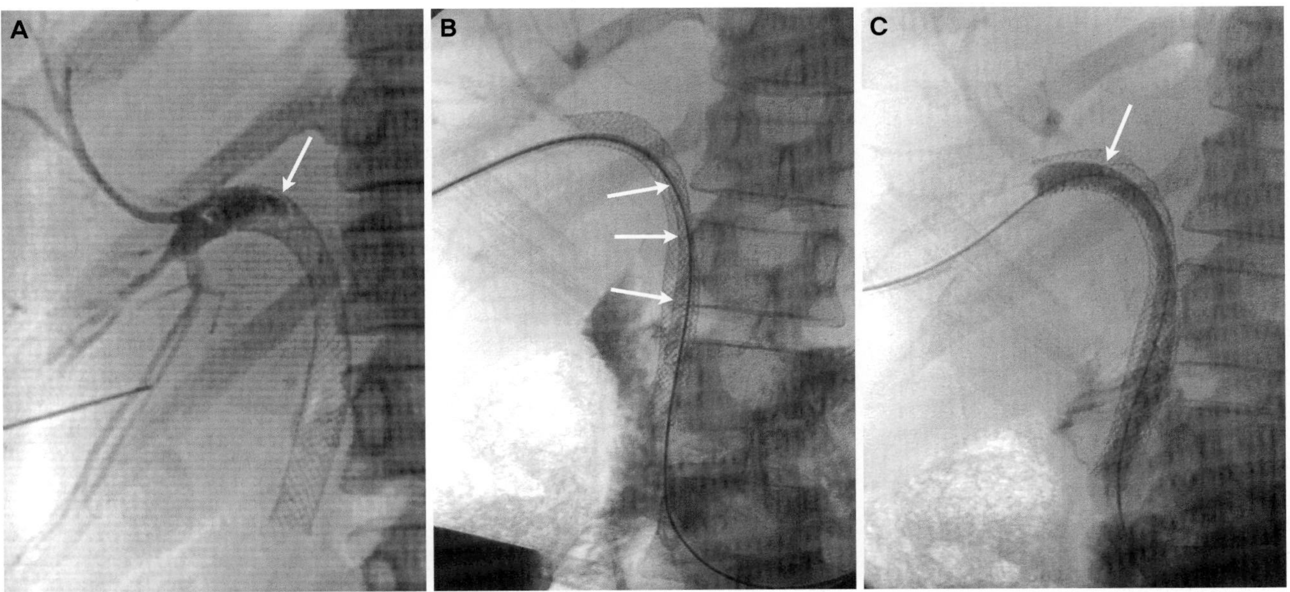

그림 10-6. 폐쇄된 스텐트의 치료 40세 여자 환자로 1년 전에 담관암으로 Wallstent를 삽입하였고 최근 황달과 발열을 주소로 응급실을 통해 입원하였다. A. PTC상 담관확장은 거의 없지만 스텐트 내부가 완전히 막혀 있는 것이 보인다(화살표). B. 카테터와 유도철사를 이용하여 스텐트 내부의 폐쇄 부위를 통과하여 유도철사를 위치시키고 새로운 스텐트를 설치하고 있다. 기존의 스텐트 내부로 반쯤 펴진 스텐트가 보인다(화살표). C. 스텐트 설치를 완료한 후 촬영한 담도조영술상 두 번째 금속스텐트는 아직 완전히 펴지지 않았지만(화살표) 스텐트를 통한 조영제의 흐름이 원활한 것을 알 수 있다.

라 120~270일 사이의 다양한 결과가 보고되어 있다. 스텐트가 폐쇄되었을 때 담즙 찌꺼기만에 의한 폐쇄인 경우에는 내시경 혹은 PTBD를 통해 접근하여 스텐트 내부를 풍선카테터로 훑어 재개통시킬 수 있고, 종양의 overgrowth에 의한 경우에는 기존의 스텐트 내부로 새로운 스텐트를 더 길게 설치하여 담관을 재개통시킬 수 있다(그림 10-6).

Ⅲ 투시 유도하의 경피적 담석제거술

재발성 화농성 담관염*recurrent pyogenic cholangitis* 환자에서는 보통 수술적 치료가 시행된다. 그러나 담석은 흔히 다발성이며 심한 담관협착이 동반되므로 수술 후 간내 담석의 잔류율은 42~77%로 매우 높다. 그러나 이들 환자에서 추가적 수술을 시도하는 것은 매우 어렵다. 이는 이차수술과 관련된 이환율과 사망률이 일차수술보다 더

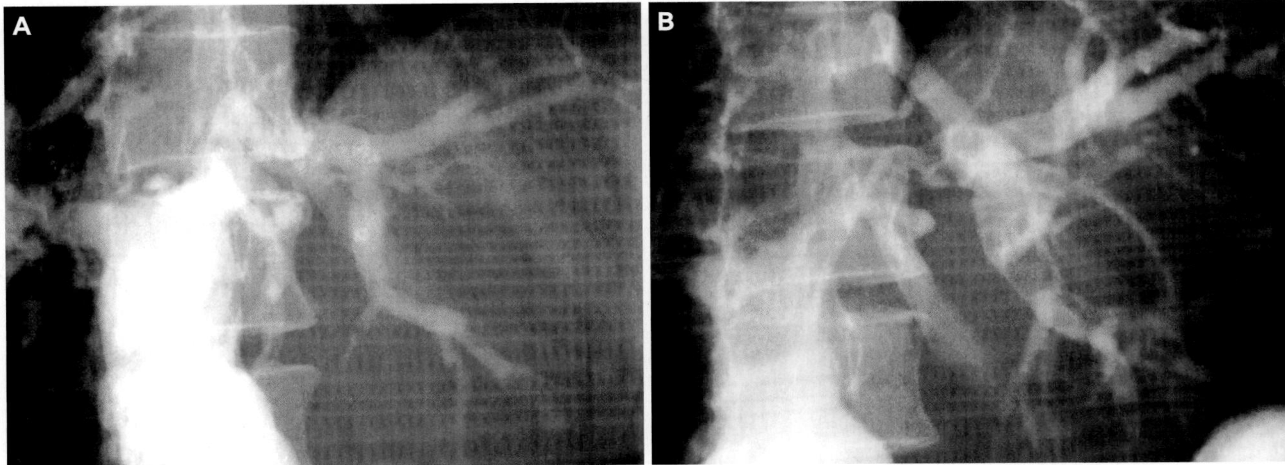

그림 10-7. 완전제거 후 재발한 간내담석 A. 간내담석 완전제거 후 최종 촬영한 담관조영술에서 좌엽 내에 잔류담석은 보이지 않는다. B. 9개월 후 다시 촬영한 담관조영술에서 좌엽 내에 다수의 담석이 재발한 것이 보인다.

높으며 심한 유착, 그리고 간기능저하 등에 의해 수술이 더 어렵기 때문이다. 뿐만 아니라 간내담석을 완전히 제거한 후에도 추적검사상 약 15%의 환자에서 담석이 재발한다(그림 10-7). 따라서 잔류 또는 재발 담석의 제거 및 담관협착의 치료를 위해 중재적 시술을 하게 된다. 과거에는 투시 유도하 담석제거가 광범위하게 사용되었으나, 최근에는 담도경 유도하 시술로 거의 대치되어 가고 있다. 영상의학과의 역할은 담도경으로 효과적으로 담석을 제거할 수 있는 위치에 배액관을 삽입하고 담도경이 들어갈 수 있도록 경로를 14~18Fr까지 늘여주는 것이 대부분이며, 때로 담도경으로 담관 선택이 어렵거나 협착이 매우 심한 경우에 해당 담관분지를 찾아서 확장해주는 등 제한적으로 사용된다.

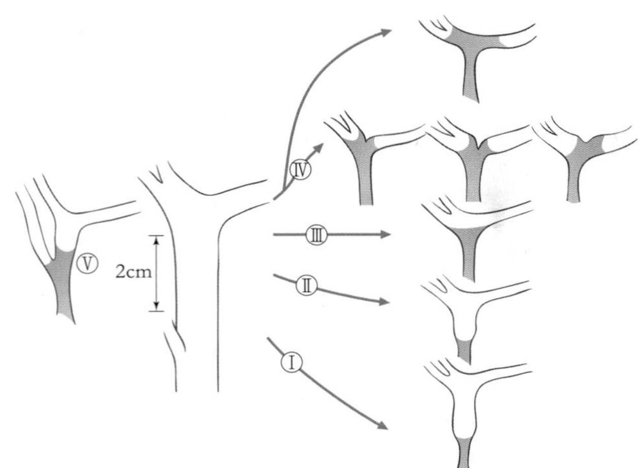

그림 10-8. 수술 후 발생한 담관협착의 Bismuth 분류 이 분류법에서는 담관 합류부 2cm 하방, 합류부의 밑부분, 그리고 합류부 윗부분의 3개의 기준점이 사용된다. Type Ⅰ: Low stricture(stump longer than 2cm), Type Ⅱ: Mid stricture(stump shorter than 2cm), Type Ⅲ: High or hilar stricture(preserving confluence), Type Ⅳ: High stricture(interrupting biliary confluence), Type Ⅴ: Stricture of anomalous union of sectoral right branches

Ⅳ 양성 담관협착에 대한 중재적 시술

양성 담관협착은 여러 가지 이유에 의해 발생하며, 흔한 원인들로는 수술 후 협착, 외상성 협착, 원발성 경화성 담관염, 재발성 화농성 담관염, 양성 유두부 협착, AIDS 담관염 등이 있다. 그중 중재영상의학 분야에서 가장 많이 볼 수 있는 것은 서구에서는 수술 후 협착이며 동양에서는 재발성 화농성 담관염이다. 최근 간이식이 광범위하게 시행됨에 따라 수술 후 허혈성 손상에 의한 간내담관 협착과 담관문합 부위의 협착도 드물지 않게 볼 수 있다.

최근 복강경을 통한 담낭절제술의 확대로 담관손상의 빈도가 증가하고 있는데, 그 빈도는 1,000명당 6명 정도로 알려져 있다. 담관손상의 유형은 Bismuth 등이 폐색의 위치에 따라 분류한 것에 따른다. 제1형은 총간관 *common hepatic duct*의 하부 협착으로 간관*hepatic duct*의 기부*stump*가 2cm 이상일 때이며, 제2형은 총간관의 중부협착으로 간관의 기부가 2cm 이하일 때이다. 제3형은 총간관의 상부를 침범한 경우로 간관의 합류부는 침범하지 않은 때이고, 제4형은 합류부를 침범해 좌우 간내담관이 서로 분리된 경우이며, 제5형은 총간관 손상의 유무와는 관계없이 변이된 우간내담관*aberrent right hepatic duct*에 손상이 있을 때이다(그림 10-8). 치료로는 보통 남아 있는 정상 담관과 장을 연결하는 장담관 문합술*biliary enteric anastomosis*을 실시한다. 수술의 예후는 담관의 손상된 위치뿐만 아니라 조기발견과 조기치료 여부에 의해 결정된다. 그러나 수술적 치료 후 환자의 상당수가 담관협착의 재발을 경험하며 재발률은 7~30%에 이른다. 수술 후 재발한 협착에 대한 재수술의 성적은 불량하여 재발률과 수술 후 합병증은 일차수술보다 높은 것으로 알려져 있다. 따라서 재발한 협착의 치료는 풍선확장술*balloon dilatation*과 같은 비수술적 방법이 중요한 치료방법이 되며, 특히 재수술을 고려하기 힘든 수술 고위험군이나 나쁜 해부학적 구조를 가진 사람들에게 매우 중요한 치료방법이다.

1. 수술 전 또는 시술 전 평가

외과적 또는 영상의학과적 치료를 시도하기에 앞서 늘어난 담관의 정확한 형태를 파악하는 것이 치료방침 설정에 중요하다. 초음파나 전산화단층촬영과 같은 횡단면 영상기법들은 좋은 선별검사이며 담관 외부상태에 대한 중요한 정보(biloma의 유무, 간실질의 위축 정도 등)를 제공하지만, 협착 부위를 중심으로 한 담관의 완전한 평가를 위해서는 PTC 혹은 내시경 역행성 담췌관조영술과 같은 직접 담관조영술이 필수적이다. 직접 담관조영술을 판독할 때에는 담관이 조영되지 않는 간 부위, 즉 missing duct에 주의해야 한다. 좌후사면(LPO)과 측면투시는 담관이 조영되지 않는 간 부위를 찾아내는 데 매우 유용하다. 선택적 담관조영술 또는 PTC를 계획할 때, 횡단면 영상 특히 전산화단층촬영은 위축된 간분절의 분리담관을 찾아내는 데 큰 도움을 줄 수 있다. 자기공명 담췌관조영술은 비침습적으로 담관의 상태를 판정할 수 있는 유용한 검사법으로 직접담관조영술을 대치할 것으로 기대된다.

2. 중재적 시술

양성 담관협착을 가진 환자는 긴 기대여명을 가진다. 그러므로 치료는 영속성이 있어야 하며 악성 담관폐쇄의 단기 완화 시술과는 달라야 한다. 시술효과는 몇 년 이상에 걸쳐 평가되어야 하며 효능은 다른 선택 가능한 치료 방법들과 비교되어야 한다. 중재적 시술은 경피적 접근 또는 내시경 역행성 접근방법을 사용한다. 어떤 환자군에선 기존의 배액관을 사용할 수 있고, 루 루프*Roux loop*의 천자술 또는 허트슨-러셀 루프*Hutson-Russel loop*(맹계제 *blind loop*를 전복벽에 고정시키는 루엔와이 간공장 문합술)의 재개통술을 사용할 수 있다.

(1) 풍선확장술

시술방법은 매우 간단하며 풍선혈관성형술과 유사하다. 모든 환자들은 시술 전 적어도 12시간 동안 광범위 항생제를 투여받아야 한다. 앞에서 기술한 이용 가능한 통로를 통해 담관협착 부위로 접근하며 협착분절은 카테터와 유도철사를 이용해 통과한다. 유도철사로 협착 부위를 통과한 후 풍선을 협착 부위에 걸쳐 놓는다. 풍선의 크기는 협착부 양 끝의 측량된 직경과 맞게 선택한다. 총담관과 간문부 가까이 위치한 담관에서는 보통 8~10mm 풍선이 이용된다. 그러나 간내담관에서는 더 작은 크기의 풍선이 근처 담관의 크기에 따라 선택된다. 풍선의 팽창은 심한 통증을 유발하며 따라서 적당한 진정제 투여와 통증에 대한 대비가 중요하다. 풍선확장술 시행 후 큰 직경의 카테터를 임시 스텐트로 남겨 두고 4~12주 후 제거한다(그림 10-9). 담관 내 스텐트를 두는 목적은 치유과정 중 내강을 계속 개통해 둠으로써 내강을 좁히지 않는 섬유화 형성과 함께 개통성의 평가와 재시술 시 담도계에의 접근을 용이하게 하기 위해서이다. 그러나 확장술 후 담관 내 스텐트의 실제 역할에 대해선 아직 정립된 의견이

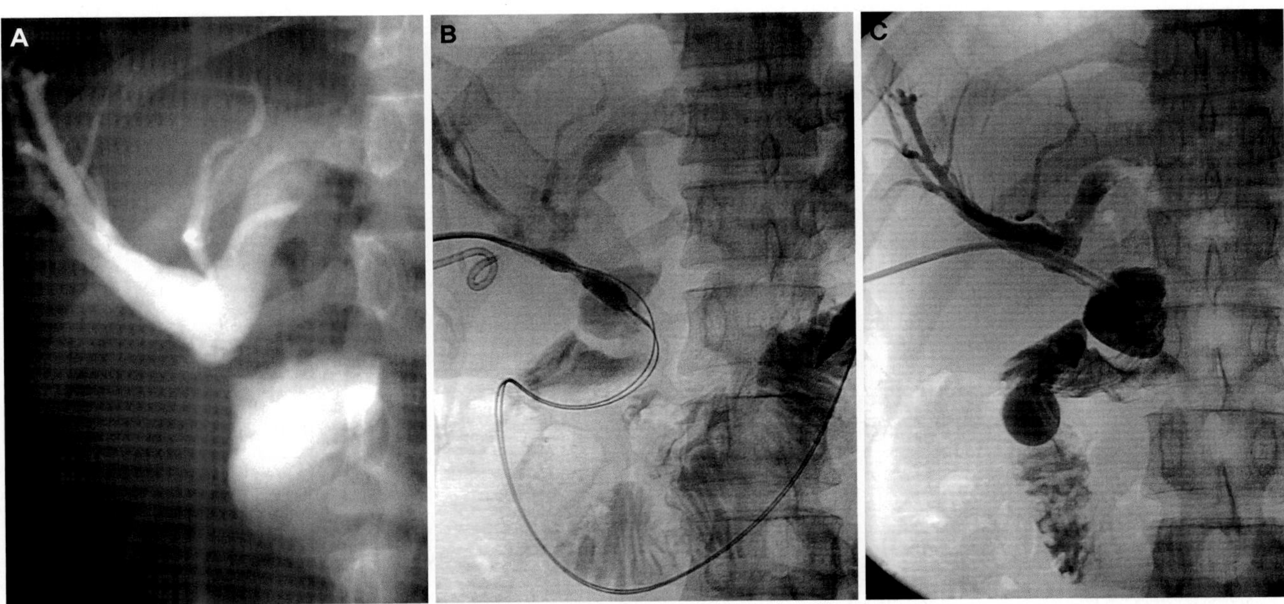

그림 10-9. 외상성 담관협착의 수술적 치료 후 재발한 양성 담관협착의 풍선확장술 36세 남자 환자로 15년 전 칼로 상복부를 찔린 후 담관손상이 있어 수술적 치료를 받았으나 수술 후 협착이 재발하여 12년 전 담관에 풍선확장술을 시행받았다. 환자는 10년간 증상 없이 지내다가 우상복부 동통이 재발하였다. A. 경피적 담관조영술상 간문부에 심한 협착이 보이며 협착부를 통해 조영제가 십이지장을 채우고 있다. B. PTBD를 시행하였고, PTBD 경로를 통해 2개의 유도철사를 십이지장까지 깊이 집어넣었다. 그중 1개는 만일에 대비한 안전철사*safety wire*이며 다른 하나를 사용하여 풍선확장술을 시행하였다. 10mm 직경의 풍선으로 협착부에 대해 확장을 시행하고 있으며 협착부가 풍선 중앙에 보인다. C. 협착부에 대한 풍선확장술을 시행한 후 협착부를 걸쳐서 16Fr Silastic Foley 카테터를 삽입해 놓았고 약 4주간 이 상태를 유지하였다. 4주 후 12Fr Pigtail 카테터를 협착부 상부에 위치시킨 후 카테터를 막아 담즙이 협착부를 통해 흐르도록 하였다. 1주 후 증상 및 협착의 재발이 없는 것을 확인하고 배액관을 모두 제거하였고 환자는 6년째 증상 없이 외래 추적 중이다.

없다. 혹자는 장기간(심지어 12개월까지) 동안 10~20Fr 관을 두는 것을 선호하는 반면에 혹자는 스텐트 설치는 아무런 이점이 없으며 오히려 섬유화와 협착을 가중시키고 감염의 원인이 될 수 있어 가능한 한 빨리 체외배액관이나 스텐트를 제거해야 한다고 주장하기도 한다.

이 시술과 관련된 합병증으로는 패혈성 쇼크와 패혈증(1.2~22%), 수혈과 색전술을 필요로 하는 출혈(5~11%), 췌장염과 담관염이 있을 수 있다. 풍선확장술은 70~93%에 이르는 성공률을 보인다.

(2) 팽창성 금속스텐트

양성 담관협착에서 팽창성 금속스텐트의 사용은 엄격하게 제한되어야 한다. 즉 더 이상 고려할 수술적 방법이 없고 수차례의 풍선확장술로도 증상 완화에 실패하였을 때에만 시도를 고려할 수 있다. 금속스텐트의 사용을 제한하는 이유는 ① 단기적 성적이 좋지 않으며, ② 스텐트와 담관의 장기적 상호작용에 대해 알려진 바가 거의 없고, ③ 일단 스텐트가 설치된 후에는 제거가 불가능하며, ④ 차후 재발된 결석의 제거나 풍선확장술과 같은 중재적 방사선 시술이 선행 설치된 스텐트에 의해 방해받을 수 있기 때문이다. 최근 제거 가능한 팽창성 금속스텐트를 이용하여 큰 직경으로 담관을 지속적으로 확장할 수 있는 방법이 일부에서 사용되고 있으나 장기적 성적은 아직 알려지지 않았다.

참고문헌

1. Hoevels J. Percutaneous transhepatic cholangiography and percutaneous biliary drainage. In: Dondelinger RF, Rossi P, Kurdziel JC, et al. Interventional Radiology. New York: Thieme, 1990;187-199
2. 최병인, 임덕, 한준구 등. 경피경간담배액술 193례에 관한 분석. 대한소화기병학회지 1984;16:465-472
3. 한준구. 담도암의 중재적 방사선시술. 대한의학협회지 1994;37:401-407
4. Hatfield AR, Tobias R, Terblanche J, et al. Preoperative external biliary drainage in obstructive jaundice. A prospective controlled clinical trial. Lancet 1982;2:896-899
5. Gobien RP, Stanley JH, Soucek CD, et al. Routine preoperative biliary drainage: effect on management of obstructive jaundice. Radiology 1984;152:353-356
6. Martin ML, Lennox PH. Sedation and analgesia in the interventional radiology department. J Vasc Interv Radiol 2003;14:1119-1128
7. LaBerge JM, Doherty M, Gordon RL, et. al. Hilar malignancy: treatment with expandable metallic transhepatic biliary stent. Radiology 1990;177:793-797
8. Gunther RW, Schild H, Thelen M. Percutaneous transhepatic biliary drainage: experience with 311 procedures. Cardiovasc Intervent Radiol 1988;11:65-71
9. Mueller PR. Metallic endoprostheses: boon or burst? Radiology 1991;179:603-605
10. 이병희. Internal stent: transhepatic approach. 대한방사선의학회 혈관 및 중재적방사선과학연구회 증례집 1996:3:12-20
11. Inal M, Akgül E, Aksungur E, et al. Percutaneous placement of biliary metallic stents in patients with malignant hilar obstruction: unilobar versus bilobar drainage. J Vasc Interv Radiol 2003;14:1409-1416
12. Davids PH, Groen AK, Rauws EA, et al. Randomised trial of self-expanding metal stents versus polyethylene stents for distal malignant biliary obstruction. Lancet 1992;340:1488-1492
13. Fan ST, Choi TK, Lo CM, et. al. Treatment of hepatolithiasis: improvement of resutl by a systematic approach. Surgery 1991;109:474-480
14. Choi BI, Han JK, Park YH, et. al. Retained intrahepatic stones: treatment with piezoelectric lithotripsy combined with stone extraction. Radiology 1991;178:105-108
15. Blumgart LH. Benign biliary strictures. In: Blumgart LH, ed. Surgery of the liver and biliary tract. Edinburgh: Churchill Livingstone, 1988;721-752
16. Lee HW, Suh KS, Shin WY, et. al. Classification and prognosis of intrahepatic biliary stricture after liver transplantation. Liver transplantation 2007;13:1736-1742
17. Bismuth H. Postoperative strictures of the bile duct. In: Blumgart LH, ed. The biliary tract. Clinical surgery international. Vol 5. Edinburgh: Churchill Livingstone, 1982;209-218
18. Gallacher DJ, Kadir S, Kaufman SL, et. al. Nonoperative management of benign postoperative strictures. Radiology 1985;156:625-629
19. Han JK, Choi BI, Park JH, et. al. Percutaneous removal of retained intrahepatic stones with a pre-shaped angulated catheter: review of 96 patients. Br J Radiol 1992;65:9-13
20. Mueller PR, van Sonnenberg E, Ferrucci JT, et al. Biliary stricture dilatation: multicenter review of clinical management in 73 patients. Radiology 1986;160:17-22

chapter
11 내시경치료

서동완

- 담췌질환에서 치료적 내시경 시술은 내시경 역행성 담췌관조영술, 담도경검사 및 내시경초음파를 이용한 중재적 시술 등이 있다.
- 내시경 역행성 담췌관조영술은 조임근절개술이나 조임근의 풍선확장술을 시행한 다음 담석 제거나 배액관 삽입을 하고 있으며, 담석증, 담관염 및 폐쇄성 황달의 치료에 많이 활용되고 있다.
- 담관배액관은 플라스틱 배액관과 금속 배액관으로 구분되는데, 금속 배액관은 피막이 없는 경우와 피막이 있는 경우로 나눌 수 있다. 일정 기간이 지나면 폐쇄가 발생할 수 있어서 개존기간을 증가시키기 위하여 다양한 노력이 이루어지고 있다.
- 담도경검사는 경피경로나 경구적 경로로 이루어지며 내시경 역행성 담관조영술로는 제거하기 어려운 간내담석의 치료에 많이 이용되고 있다.
- 중재적 내시경초음파 시술은 종주형*linear* 내시경초음파의 등장으로 가능하게 되었고, 췌장 가성낭종의 배액술, 담관배액술, 췌관배액술, 췌장 낭성 종양 치료술, 복강신경총 차단 및 파괴술 등에 적극적으로 활용되고 있다.

담도계 질환 및 췌장질환의 비수술적 치료는 크게 내시경치료와 영상의학적 중재시술로 나눌 수 있다. 이 중 내시경치료 분야는 지난 30년간 괄목할 만한 발전을 이룬 분야라고 할 수 있으며 현재도 다양한 내시경 기구 및 술기의 발전으로 치료영역을 넓혀가고 있다. 내시경치료에 이용되는 내시경술기들은 내시경 역행성 담췌관조영술*endoscopic retrograde cholangiopancreatography; ERCP*과 담도경검사*cholangioscopy*, 그리고 내시경초음파검사*endoscopic ultrasonography; EUS* 등이다. 앞 장의 진단내시경 분야에서 기본적인 진단은 이미 다루었기 때문에, 여기에서는 각각의 검사법이 어떻게 췌담도질환의 치료에 활용되는지에 대해서만 알아보고자 한다.

I 내시경 역행성 담췌관조영술

내시경 역행성 담췌관조영술*endoscopic retrograde cholangiopancreatography; ERCP*은 현재 담관 및 췌장 질환의 진단과 치료에 있어서 가장 유용하고 광범위하게 사용되고 있다. 크게 두 가지의 술기가 조합된 검사법으로, 첫째는 십이지장경*duodenoscope*을 식도와 위를 거쳐서 십이지장 제2부까지 유치시키고 담관과 췌관에 삽관을 시키는 내시경적 술기이고, 둘째는 삽관된 담관 또는 췌관에 조영제를 주입하면서 엑스레이 사진을 찍고 이를 판독하는 투시조영술이다. 따라서 내시경 역행성 담췌관조영술을 시술하는 의사는 내시경술기와 투시조영술 모두에 전문가이어야 한다. 또한 내시경 역행성 담췌관조영술을 이용한 중재적 시술은 중증의 합병증 위험이 있어서 모든 내시경의가 내시경 역행성 담췌관조영술을 할 수는 없고 전문적인 수련 과정을 이수한 후에 시술을 하는 것이 바람직하다.

1. 내시경 유두조임근절개술 *endoscopic sphincterotomy; EST*

담관에 삽관을 하여 담관조영술을 시행하고 담석증이나 기타 종양 등이 진단되면 치료를 위해서 다음 단계로 대부분의 경우에 유두조임근절개술이 필요하다. 이는 십이지장 유두부가 조임근에 의해서 수축되므로 유두조임절개술을 하지 않고는 담석을 제거하거나 기타 치료적 시술을 행하기 어렵기 때문이다. 조임근절개술은 1973년 일본의 Kawai 등과 1974년 독일의 Classen 등이 처음 시도한 것으로 알려져 있고, 이때의 시술원리가 현재까지도 이용되고 있다. 담관조임근절개술을 시행할 때는 11~12시 방향으로 담관삽관을 먼저 하고 조임근절개도를 이

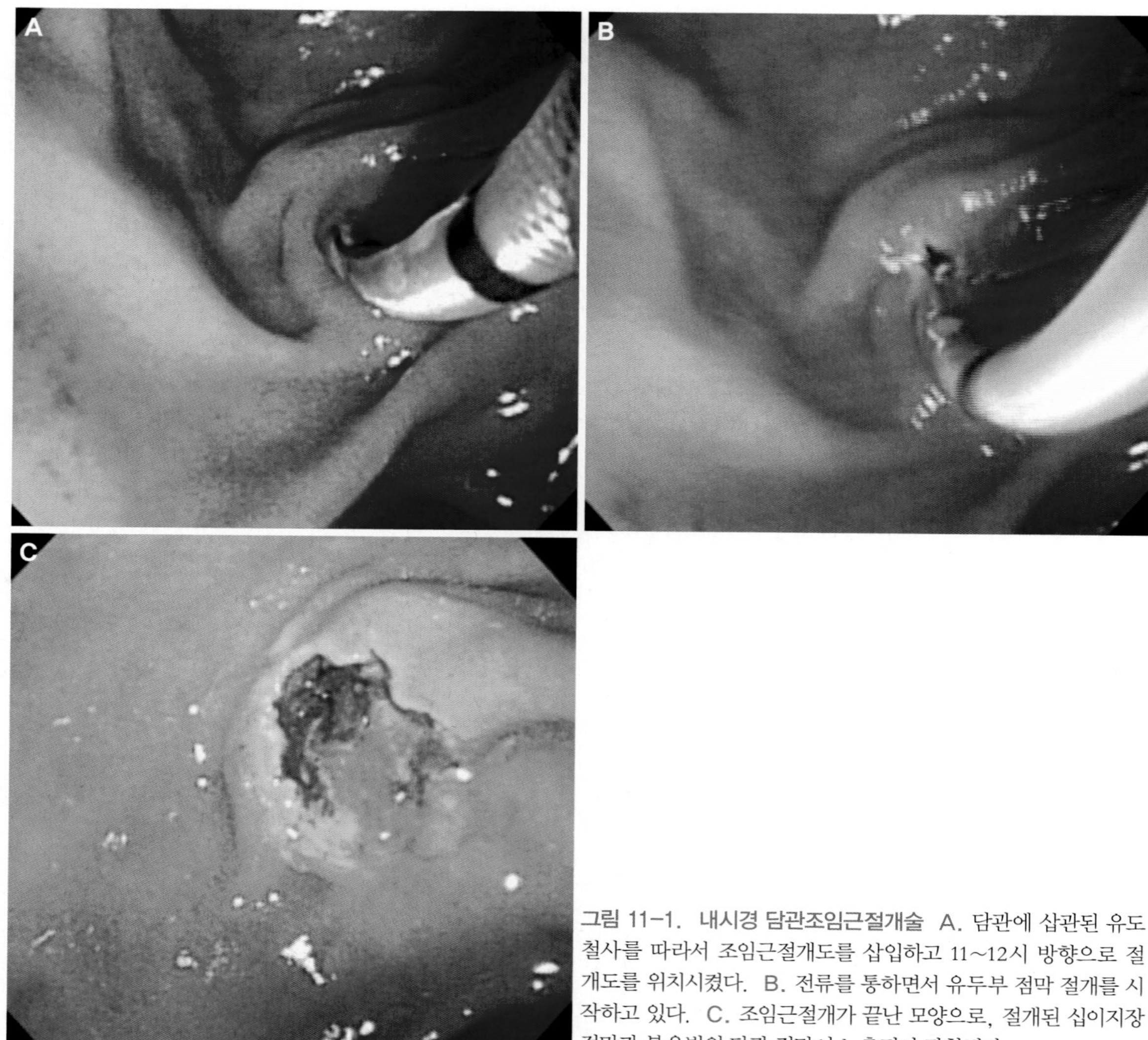

그림 11-1. 내시경 담관조임근절개술 A. 담관에 삽관된 유도철사를 따라서 조임근절개도를 삽입하고 11~12시 방향으로 절개도를 위치시켰다. B. 전류를 통하면서 유두부 점막 절개를 시작하고 있다. C. 조임근절개가 끝난 모양으로, 절개된 십이지장 점막과 붉은빛의 담관 점막이 노출되어 관찰된다.

용하여 구측 융기의 상단부까지 절개할 수 있다(그림 11-1). 췌관조임근절개술을 시행할 때는 1~2시 방향으로 췌관 내에 삽관을 시행하고 역시 조임근절개도로 절개를 시행한다. 담관조임근절개술이 안전하게 시행되면 담관석을 제거할 수도 있고 담관배액관을 삽입할 수도 있게 된다. 췌관조임근절개술을 시행하면 역시 췌석을 제거하거나 췌관배액관을 삽입하는 등 치료적 시술이 가능하게 된다. 따라서 안전하고 정확한 조임근절개술을 시행하는 것은 내시경 역행성 담췌관조영술을 시행하는 의사들이 반드시 익혀야 할 술기라고 하겠다. 그러나 조임근절개술은 합병증이 발생할 수도 있는 침습적인 처치로, 흔히 발생할 수 있는 합병증으로는 출혈, 췌장염, 십이지장 천공 및 복막염 등이 있다.

2. 내시경 유두 풍선확장술

endoscopic papillary balloon dilation; EPBD

담관이나 췌장 질환의 치료를 위해서 조임근절개술이 필요한데, 절개술의 경우에는 조임근의 기능을 영구적으로 손상시키고 앞서 기술한 바와 같이 합병증이 발생할 수 있다. 이러한 합병증의 발생을 줄이는 방법으로 내시경 유두 풍선확장술이 소개되었다(그림 11-2). 절개도를 이용하여 조임근을 완전히 절개하지 않고 풍선을 사용하여 일시적으로 확장하는 기술로서, 절개술에 비하여 출혈과 같은 합병증을 줄일 수 있다고 알려져 특히 간경변증 환자와 같이 출혈 경향이 높은 환자에서 선호되고 있다. 또 다른 장점으로는 조임근의 기능을 어느 정도 보존할 수 있다는 점이다. 풍선확장술은 보통 8~12mm 정도

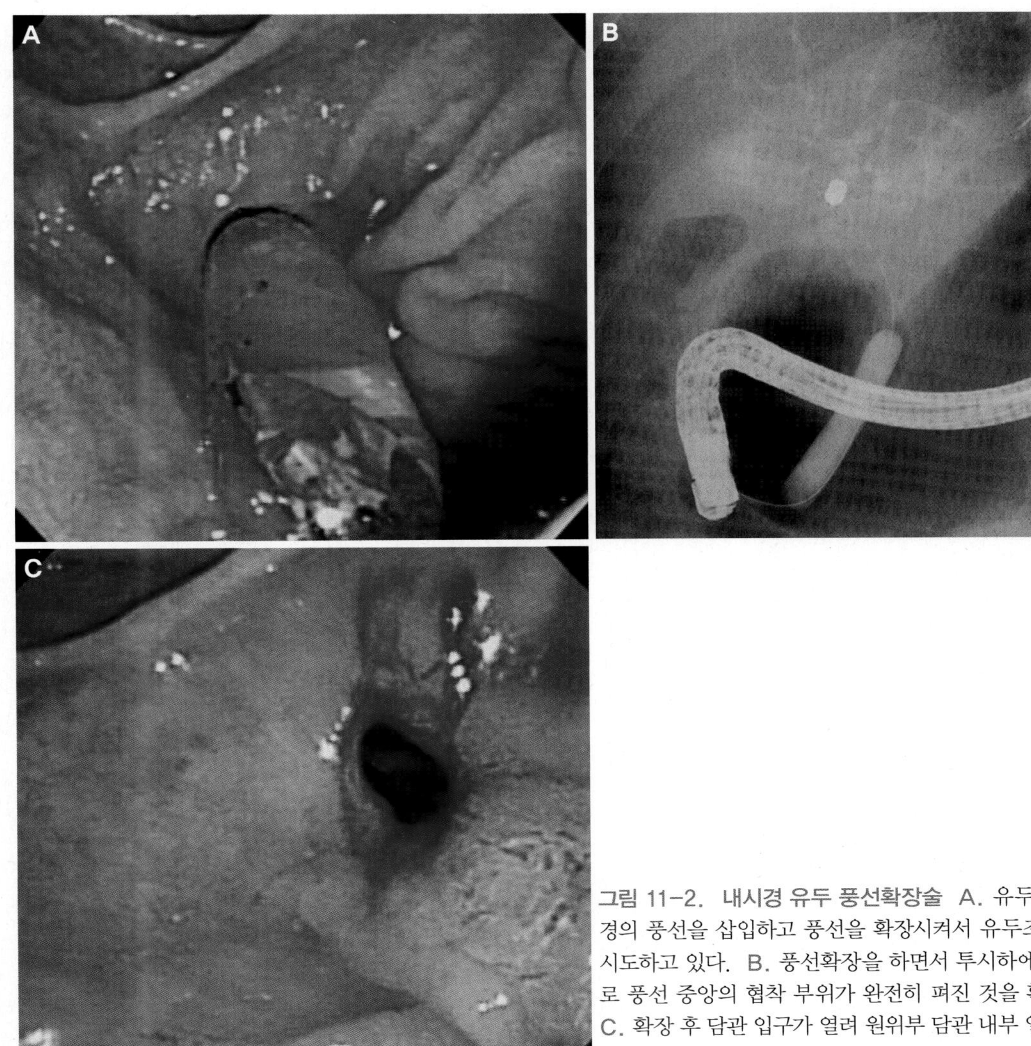

그림 11-2. 내시경 유두 풍선확장술 A. 유두부에 10mm 직경의 풍선을 삽입하고 풍선을 확장시켜서 유두조임근의 확장을 시도하고 있다. B. 풍선확장을 하면서 투시하에 관찰한 모양으로 풍선 중앙의 협착 부위가 완전히 펴진 것을 확인할 수 있다. C. 확장 후 담관 입구가 열려 원위부 담관 내부 일부가 관찰되고 있다.

까지 조임근을 확장시키는데, 큰 담석을 제거하기 위해서 최근에는 15mm 또는 20mm까지 확장을 하는 거대풍선확장술*large balloon EPBD*을 시행하기도 한다. 기존의 풍선확장술에 비해 거대풍선확장술은 확장 후 담석의 제거나 치료적 시술을 하기 수월한 반면, 그만큼 합병증의 발생이 증가할 수 있고 드물게는 출혈이나 복막염, 패혈증으로 환자가 사망한 예도 보고되고 있어서 반드시 필요한 경우에 선택적으로 시행하는 것이 권장된다.

3. 내시경 담즙배액술

폐쇄성 황달이나 담관염 등이 있는 환자는 담즙배액술을 시행하여 황달을 경감시키거나 담관염을 호전시킬 필요가 있다. 내시경 역행성 담췌관조영술을 시행하면서 할 수 있는 담관배액술에는 크게 두 가지가 있다. 첫째는 내시경 경비 담관배액술*endoscopic nasobiliary drainage; ENBD*이고, 둘째는 내시경을 이용하여 협착 부위에 플라스틱이나 금속 배액관을 삽입하는 내시경 역행성 담관배액술*endoscopic retrograde biliary drainage; ERBD*이다.

(1) 내시경 경비 담관배액술

경비적으로 5~8Fr 크기의 긴 배액관을 담관협착 상부까지 삽입하는 방법이다(그림 11-3). 내시경 역행성 담췌관조영술을 시행하면서 유도철사를 간내담관에 삽입하고 유도철사 위로 경비 배액관을 삽입하면서 십이지장경을 제거한다. 그러면 배액관도 입으로 나오게 되는데 넬라톤*nelaton* 카테터와 같은 부드러운 고무튜브를 코로 삽입하여 배액관을 코로 나오도록 한 후에 고정을 시킨다. 내시

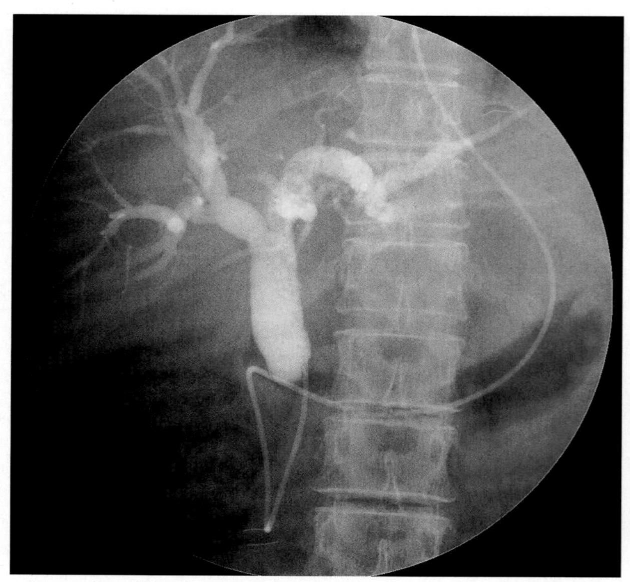

그림 11-3. 내시경 경비 담관배액관의 삽입 황달이 심한 환자에서 내시경 역행성 담췌관조영술을 시행한 결과 원위부 담관암으로 담관이 막혀 있었다. 담즙 배액을 위하여 내시경 경비 담관배액관을 삽입하였다.

경 경비 담관배액술은 담관염이나 폐쇄성 황달이 있는 환자에서 담즙의 배액과 황달의 감소, 그리고 담관 내 감압 등을 위해 사용할 수 있다. 또한 담석의 제거가 불완전하지만 시술을 중단해야 할 경우나 담관 내 과도한 조영제 주입으로 담관염의 발생이 우려될 때 예방적으로 사용할 수도 있다. 매일 담즙 배액량을 확인할 수 있고 담즙 세포진검사 및 담즙 배양검사를 할 수 있으며, 필요시 추가 내시경 시술 없이 담관조영술을 할 수 있다는 장점이 있지만, 코와 얼굴에 배액관이 나와 있어서 환자가 불편하다는 단점이 있다.

(2) 내시경 역행성 담관배액술

내시경 역행성 담관배액술은 내시경 경비 담관배액술과 달리 짧고 직경이 굵은 배액관을 담관과 십이지장 사이에 유치시키는 시술로, 크게 플라스틱 배액관과 금속 배액관으로 나눌 수 있다. 플라스틱 배액관을 삽입할 때는 먼저 유도철사를 폐쇄 부위를 통과하여 간내담관으로 올리고 배액관 유도관*introducer*을 유도철사를 따라서 삽입한다. 그리고 유도관의 유도하에 플라스틱 배액관을 밀어 넣어 담관 내에 장착한다(그림 11-4).

플라스틱 배액관은 직경이 5Fr에서부터 11.5Fr까지 다양하고 모양도 직선형이거나 굽은 형 또는 끝이 돼지꼬리처럼 말려져 있는 형태 등 다양하다. 담관배액관의 주요한 문제는 일정 시간이 지나면 배액관 폐쇄가 일어나는 것으로 평균 3~4개월에 한 번씩 배액관을 갈아주어야 한다. 배액관에 폐쇄가 일어나는 기전을 살펴보면 다음과 같다. 우선 초기에 배액관 내로 세균들이 이동해 와서 부착하면 표면에 박테리아 균막*biofilm*이 형성되게 된다. 다음으로 박테리아에서 분비하는 beta-glucuronidase가 담즙 내의 bilirubin monoglucuronide 또는 bilirubin diglucuronide에 작용하여 빌리루빈산염*bilirubinate*이 만들어지고 이 불안정한 빌리루빈산염은 담즙 내 칼슘과 결합하여 칼슘 빌리루빈산염을 형성하게 된다. 이것이 침착되면서 배액관의 폐쇄가 진행되는 것으로 이해되고 있다(그림 11-5). 따라서 플라스틱 배액관의 평균 개존기간을 늘리기 위해서 다양한 노력을 기울여 왔다. 디자인을 원통형에서 tannenbaum형으로 바꾸거나 side flap의 위치를 조정하거나 side hole을 없애는 방법 등을 시도하였고, 배액관의 재질을 폴리에틸렌, 폴리우레탄에서 마찰계수가 적은 테플론으로 바꾸기도 하였다. 또 세균층이 형성되는 것을 막기 위해서 항생제를 표면에 부착시켜 보기도 하고 점액조성에 영향을 주는 아스피린을 사용해 보기도 하는 등 다양한 노력을 기울였지만, 확실하게 개존율을 증가시키지는 못하고 있다. 다만 배액관의 구경을 7Fr에서 10Fr 이상으로 증가시킬 경우에 개존기간이 증가하는 것으로 보고되어 구경을 크게 할수록 유리하다고 할 수 있다. 그러나 플라스틱 배액관은 십이지장경 내로 들어가야 하기 때문에 구경을 무한정 증가시킬 수 없다는 단점이 있다.

금속 배액관은 플라스틱 배액관의 이러한 단점을 극복할 수 있는 장점이 있어서, 배액관 loader에 장착할 때에는 길게 당겨져 구경이 작기 때문에 십이지장경 내로 진입이 유리하고 담관 내 삽입 후에는 길이가 짧아지면서 구경이 커지기 때문에 넓은 배액 단면적을 확보할 수 있다(그림 11-6). 금속 배액관은 막이 없는 배액관*uncovered metal stent*과 피막이 덮고 있는 막부착형 배액관*covered metal stent* 두 가지 형태가 있다. 막이 없는 금속 배액관이 초기에 많이 사용되었는데, 금속 mesh 사이로 종양이 자라 들어와서*tumor ingrowth* 막히는 경우가 많고 한 번 장착하면 제거를 할 수 없다는 단점이 있다. 따라서 종양이 자라 들어오는 것을 막고 제거가 가능하도록 피막을 부착한 형태의 금속 배액관이 나왔는데, 막부착형 배액관은 장착

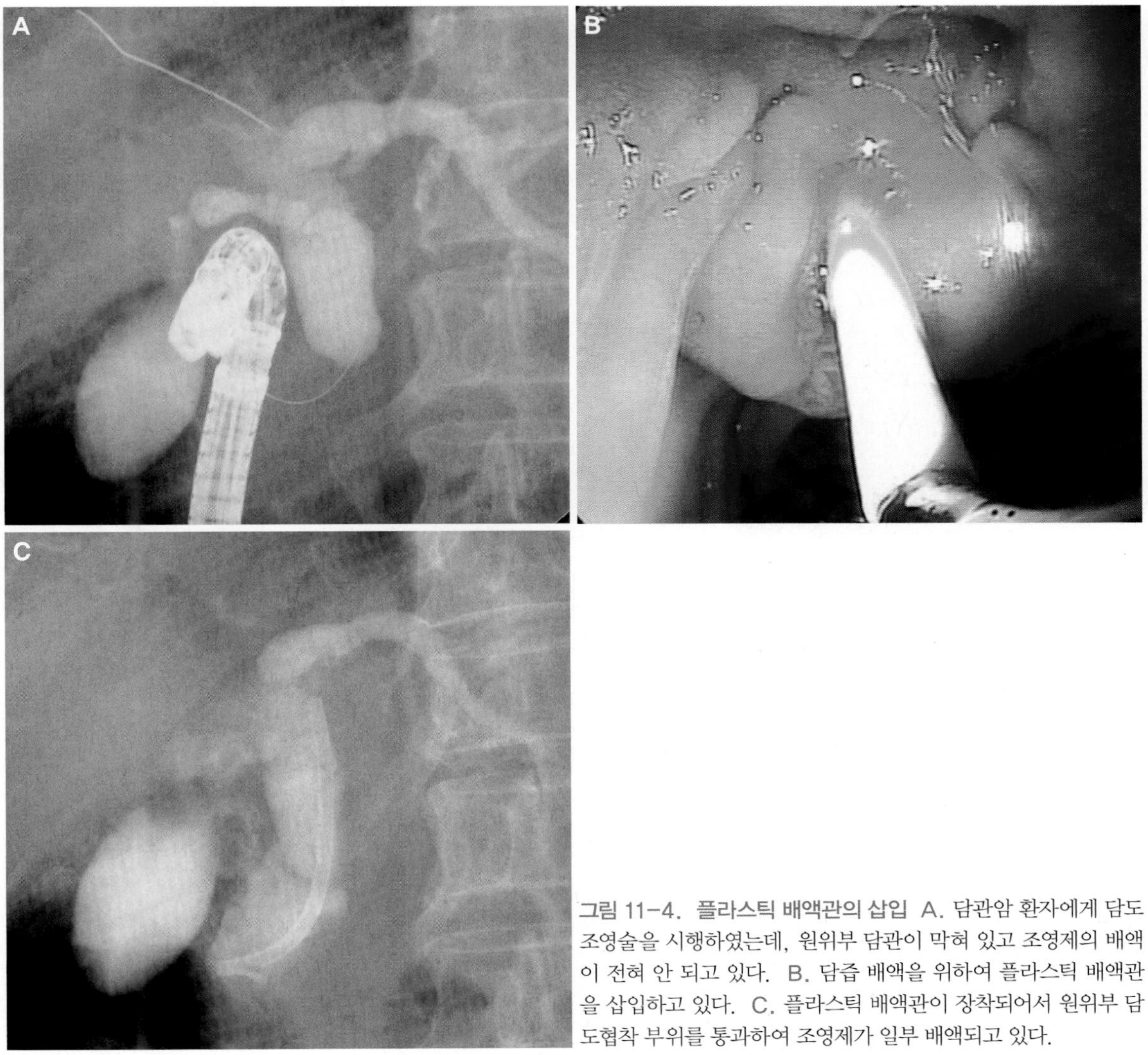

그림 11-4. 플라스틱 배액관의 삽입 A. 담관암 환자에게 담도조영술을 시행하였는데, 원위부 담관이 막혀 있고 조영제의 배액이 전혀 안 되고 있다. B. 담즙 배액을 위하여 플라스틱 배액관을 삽입하고 있다. C. 플라스틱 배액관이 장착되어서 원위부 담도협착 부위를 통과하여 조영제가 일부 배액되고 있다.

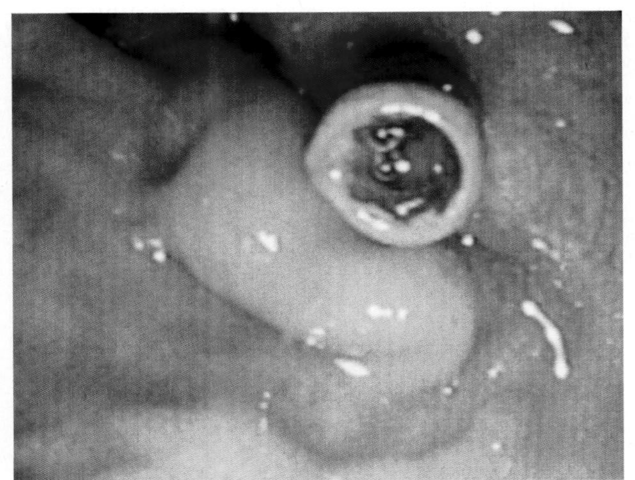

그림 11-5. 폐쇄된 플라스틱 배액관 담관 내 유치한 플라스틱 배액관에 갈색 물질이 차 내부가 막혀 있다. 이러한 폐쇄 때문에 플라스틱 배액관은 주기적으로 교체해야 한다.

후 원래 위치에서 근위부로 또는 원위부로 이동*migration*이 잘되는 문제점이 있다.

4. 내시경 담석제거술

담관석을 제거하는 기술은 풍선을 이용하여 담석을 제거하는 방법(balloon stone extraction)과 바스켓을 이용하여 담석을 제거하는 방법(basket stone extraction)으로 나눌 수 있다. 바스켓을 이용하는 방법은 담석의 위쪽까지 바스켓을 올려서 바스켓을 연 다음 바스켓을 당기면서 담석을 포획하고 포획된 담석을 조임근절개술이나 풍선확장술을 시행한 유두부를 통과하여 제거하는 것이다(그림 11-7, 11-8). 같은 방식을 췌장에도 적용할 수 있어서 만성 췌장염으로 췌관이 확장되고 췌석이 동반된 경우 바스켓으로

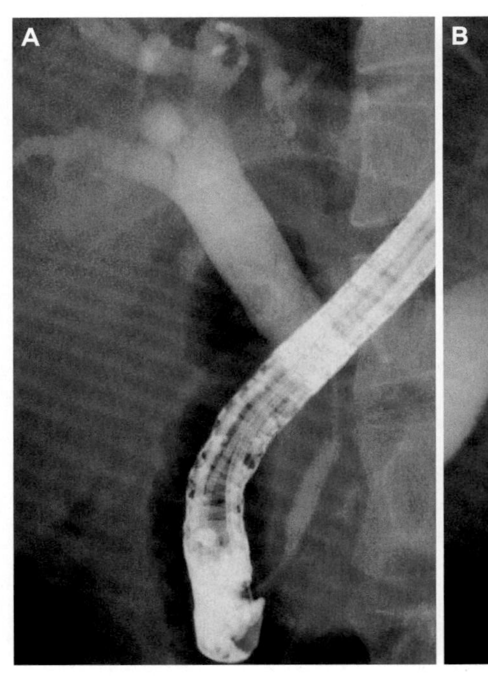

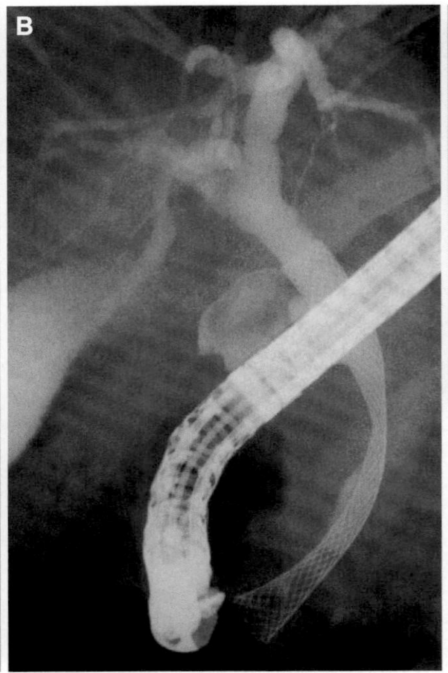

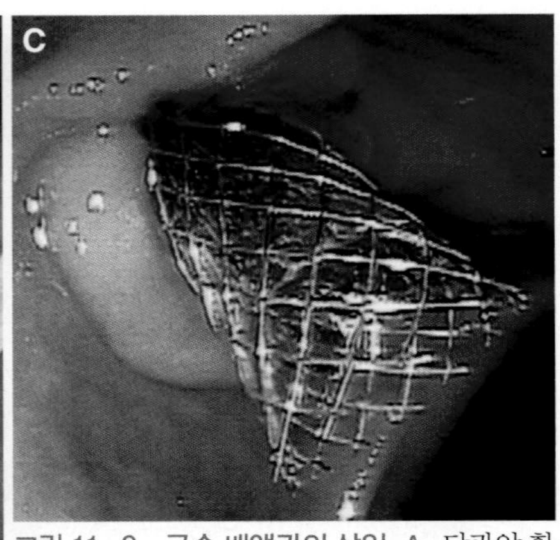

그림 11-6. 금속 배액관의 삽입 A. 담관암 환자로 담관조영술에서 상부 담관이 확장되어 있고 중부 담관은 협착을 보이고 하부 담관은 정상 직경을 보이고 있다. B. 피막이 없는 금속 배액관을 삽입하였으며 담즙 배액은 원활하였지만 아직까지는 중부 담관 부위가 여전히 직경이 좁은 것을 확인할 수 있다. C. 십이지장경으로 확인한 금속 배액관의 모습이다.

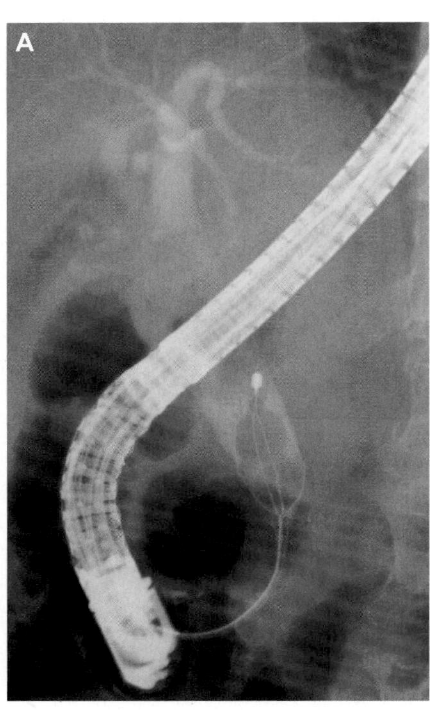

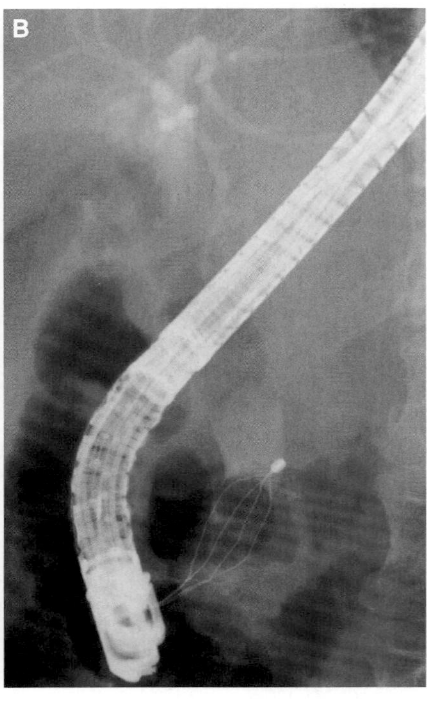

그림 11-7. 바스켓을 이용한 담석제거술 A. 담관 내 다수의 담석을 바스켓으로 제거하기 위하여 원위부 담석 2개를 한꺼번에 포획한 모양. B. 포획된 담석이 들어 있는 바스켓을 잡아당기면서 십이지장경 축을 시계방향으로 돌려서 담석의 제거를 시도하고 있다.

제거할 수 있다(그림 11-9). 담석 중에 아주 작은 담석이나 찌꺼기 등은 바스켓으로 모두 잡아서 꺼내기 어렵기 때문에 풍선을 활용하는 방법이 효과적일 수 있다(그림 11-10). 반면에 담석의 크기가 크거나 길쭉한 경우, 날카로운 모서리가 있는 경우와 같이 풍선을 사용하기 어려운 경우에는 바스켓을 사용하는 것이 유리할 수 있다. 담석 크기가 아주 크면 담석을 부수어서 꺼내야 한다. 이러한 목적으로 기계적 쇄석술*mechanical lithotripsy*이나 전기수압식 쇄석술*electrohydraulic lithotripsy; EHL* 또는 레이저 쇄석술*laser lithotripsy*을 활용할 수 있다. 이 중 전기수압식 쇄석술이나 레이저 쇄석술은 담도경과 같은 내시경적 시야가 확보되는 상황에서 시술하는 것이 안전한 반면, 기계적 쇄석술은 투시 영상하에서 시술을 진행할 수 있다. 따라서 내시경 역행성 담췌관조영술을 시행하면서 가장 흔하게 사

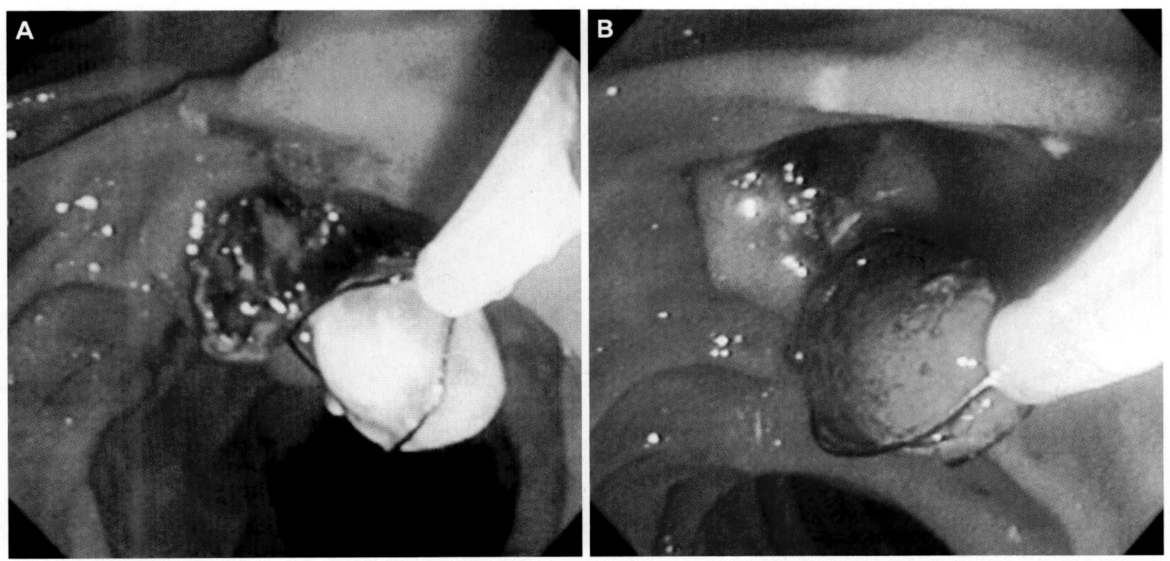

그림 11-8. 제거된 담석들 A. 바스켓으로 제거된 콜레스테롤 담석으로, 단단하며 흰색 또는 연노랑의 색을 띠고 있다. 때로는 겉 표면이 뽕나무 열매처럼 보이기도 한다. B. 갈색 담석을 바스켓으로 제거한 모양으로 콜레스테롤 담석에 비하여 잘 부스러지고 색이 진한 갈색에 가깝다.

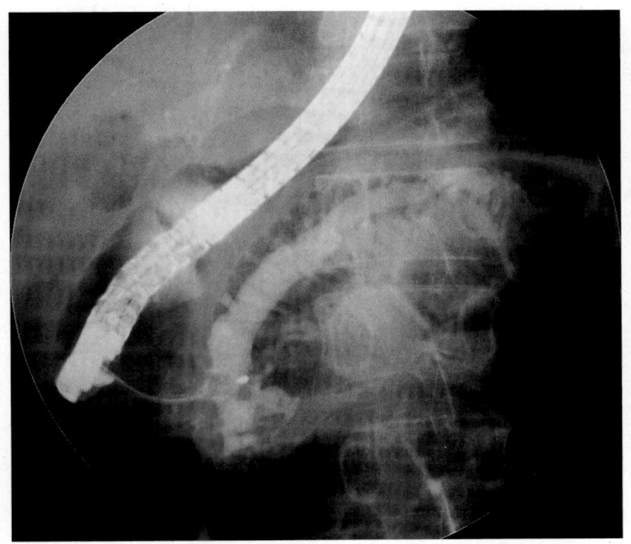

그림 11-9. 바스켓을 이용한 췌석제거술 만성 췌장염 환자의 췌관조영술 사진으로, 췌관이 늘어나 있고 내부에 췌석이 있어서 담석과 마찬가지로 바스켓을 이용하여 제거하고 있다.

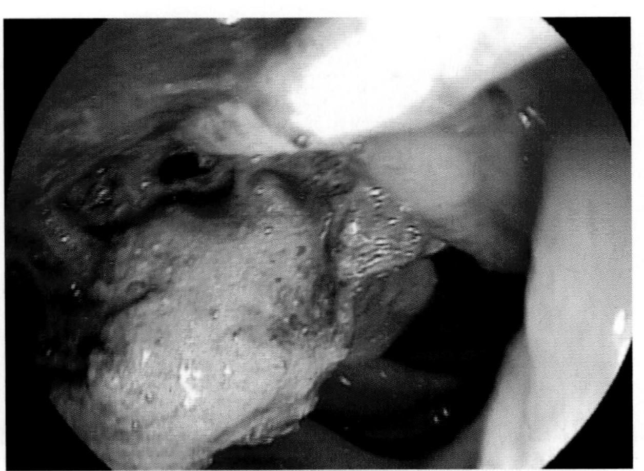

그림 11-10. 풍선을 이용한 담석제거술 재발한 총담관석 환자로 풍선을 이용하여 담석을 제거하고 있다. 진흙과 같이 잘 부스러지는 갈색 담석이 유두부로 배출되고 있다.

용하는 쇄석법이 기계적 쇄석술이라고 할 수 있다. 기계적 쇄석술이란 담석의 크기가 커서 유두부로 제거할 수 없을 때 바스켓 내로 담석을 꽉 잡은 후에 바스켓을 조이면서 물리적인 힘이 담석에 전달되도록 해서 담석을 파괴하는 방법이다. 처음부터 기계적 쇄석을 위한 바스켓을 사용하여 쇄석을 하는 방법도 있고, 기존의 담석 제거용 바스켓으로 담석제거를 시도하다가 담석이 크고 제거가 안 될 때 바스켓의 손잡이 부분을 해체한 다음 응급으로 쇄석술을 시행하는 방법*emergency lithotripsy*이 있다. 기계적 쇄석술은 내시경 역행성 담췌관조영술 시행 시에 비교적 간편하게 시행할 수 있고 비교적 안전하게 시행할 수 있다는 장점이 있다.

5. 합병증

내시경 역행성 담췌관조영술은 일반 상부위장관내시경보다 합병증의 위험도가 높아서 약 2~7%에서 합병증이 발생할 수 있다. 주로 췌장염(그림 11-11), 담관염, 그리고 내시경 조임근절개술을 시행하는 경우에는 출혈(그림 11-12)이나 천공(그림 11-13), 복막염 등이 발생할 수 있으며,

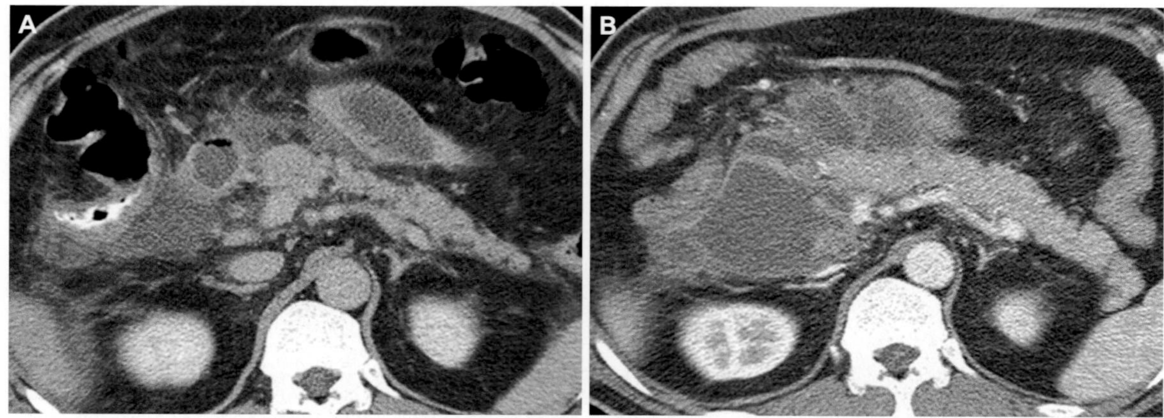

그림 11-11. 내시경 역행성 담췌관조영술 시행 후 발생한 급성 췌장염 A. 내시경 역행성 담췌관조영술 시행 후에 심한 복통을 호소하여 전산화단층촬영 검사를 시행하였고, 주로 십이지장 제2부와 췌장 두부에 저음영의 염증성 변화가 관찰되었다. B. 2주 후에 전산화단층촬영 추적검사를 하였고, 췌장 두부 주위에 가성낭종이 여러 개 있으며 조영증강이 되는 벽이 형성되고 있다.

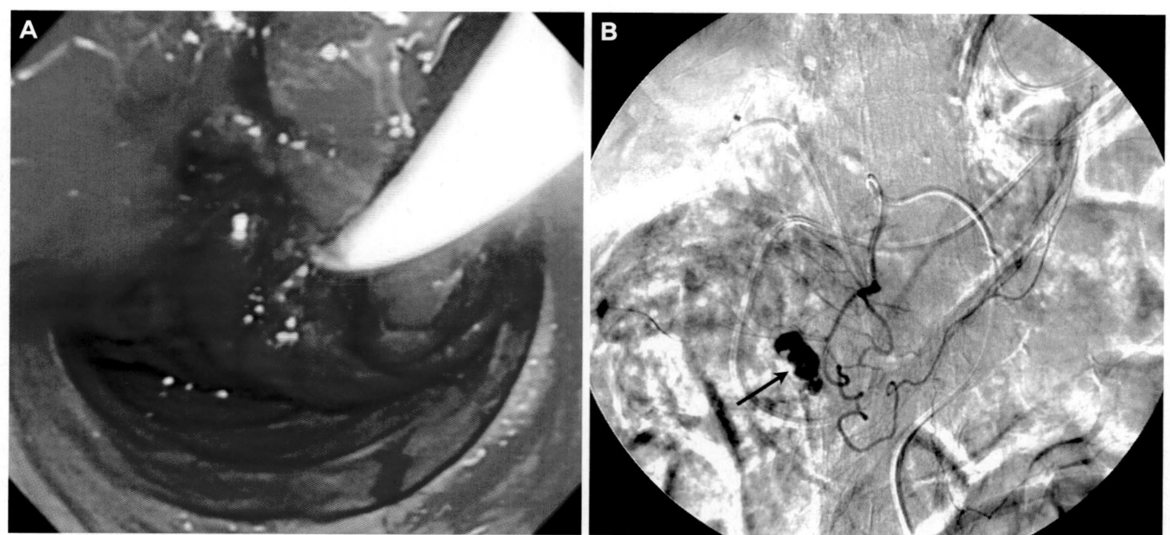

그림 11-12. 유두부 조임근절개술 후에 발생한 출혈 A. 내시경 역행성 담췌관조영술 시행 시 조임근절개술을 시행하였고 다음 날 토혈이 있어서 다시 시행한 십이지장 내시경에서 많은 양의 출혈이 십이지장에서 발생한 것을 알 수 있었다. B. 시야가 확보되지 않아서 내시경적 지혈술을 할 수 없었고 혈관조영술을 시행한 결과 십이지장 쪽으로 출혈하는 부위(화살표)를 확인하여 코일*coil*을 이용하여 성공적으로 지혈할 수 있었다.

시술 중 산소포화도의 감소, 위액에 의한 흡인성 폐렴, 십이지장경 통과에 의한 장천공 등이 생길 수 있다. 일반적으로 진단적 내시경 역행성 담췌관조영술보다 치료적 내시경 역행성 담췌관조영술을 시행하는 경우에 합병증의 위험이 높다. 드물게는 합병증으로 사망하는 경우도 생길 수 있는데, 주요 사망원인은 중증의 췌장염, 패혈증, 그리고 Billroth Ⅱ 위공장문합술을 시행받은 환자에서 발생할 수 있는 장천공의 합병증 등이다. 췌장염은 내시경 역행성 담췌관조영술의 가장 흔한 합병증으로 내시경 역행성 담췌관조영술 후 발생하거나 심해진 복통이 있으면서 혈중 아밀라아제가 정상보다 3배 이상 증가하면 진단할 수 있다. 보통 내시경 역행성 담췌관조영술 후 혈중 아밀라아제치가 증가하는 것이 70% 정도에서 관찰된다고 하는데, 대다수의 환자들은 무증상의 고아밀라아제혈증*hyperamylasemia*이 일시적으로 있을 뿐 임상적으로 문제가 되는 췌장염으로 발전하지는 않는다.

내시경 역행성 담췌관조영술 후 발생한 담관염도 심하면 중증의 패혈증으로 진행할 수 있어서 주의해야 한다. 담관염은 주로 담관협착이 있는 환자에서 조영제를 주입한 후 배액이 잘 되지 않는 경우에 잘 생기며 담석이 있는 환자에서도 발생할 수 있다. 주된 원인균은 그람음성균들로 *E. coli*, *Klebsiella*, 그리고 *Pseudomonas* 등이며

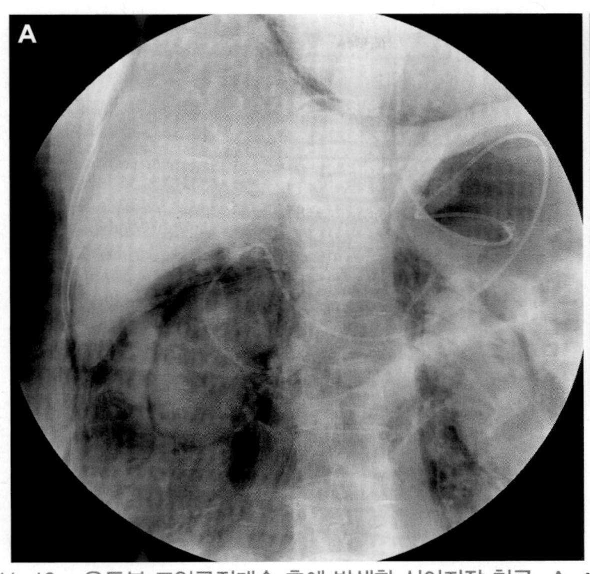

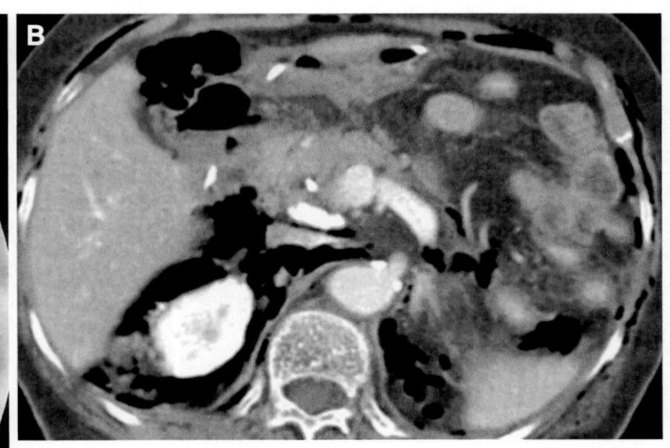

그림 11-13. 유두부 조임근절개술 후에 발생한 십이지장 천공 A. 내시경 역행성 담췌관조영술 시행 시 조임근절개술을 시행하였고 이후에 풍선을 이용한 담석제거술을 시행하였다. 시술 종료 시 십이지장 천공으로 우측 신장의 음영이 관찰되었고 많은 양의 공기가 복강 내에 유입된 것을 확인하였다. B. 전산화단층촬영 검사상 신장 주위의 공기 음영을 확인하였고, 십이지장 및 복강에도 공기가 유입되어서 후복막기종 *pneumoretroperitoneum*과 기복*pneumoperitoneum*이 발생한 것을 진단하였다. 다행히 환자는 수술을 하지 않고 보존적 치료로 호전되었다.

*Enterococci*도 흔한 원인균이다. 담관염을 예방하기 위해서는 시술 중에 배액술을 확실하게 시행해야 하며, 고위험군 환자들에게는 적절한 항생제를 예방적으로 투여하는 것이 좋다. 내시경 역행성 담췌관조영술 시술 중에 담관 내로 조영제, 삽관용 카테터, 유도철사 등이 들어가면서 균이 유입될 수 있기 때문에, 항상 내시경기구를 철저하게 소독해야 하며 일회용 장갑, 가운 등을 사용하는 것이 바람직하다.

저산소증과 저혈압이 내시경 역행성 담췌관조영술 중에 문제가 될 수 있는데, 대개 심폐계에 기왕력이 있는 경우나 나이가 많고 체중이 적은 환자 등에서 발생할 수 있다. 따라서 이러한 환자에서는 검사 전 투여하는 메페리딘*meperidine*, 미다졸람*midazolam*, 디아제팜*diazepam* 등의 양을 감량할 필요가 있고 시술 중에 항상 산소포화도, 맥박수 등을 모니터링할 필요가 있다. 내시경 역행성 담췌관조영술 검사실에는 산소포화도가 낮아질 경우를 대비해 산소를 공급할 수 있는 시설이 갖추어져 있어야 하고 과도한 진정제 투여 시에는 해독제를 쓸 수 있도록 준비가 되어 있어야 한다.

Ⅱ 담도경검사

담도경검사*cholangioscopy*는 1970년대 중반에 시도되기 시작한 이래 현재까지 약 40년의 역사를 가지고 있다. 담도경을 이용하여 담관 내부에 접근하는 방법은 크게 네 가지로 요약될 수 있는데, 첫째는 경구적 담도경검사 *peroral cholangioscopy*; *PCS*로서 환자의 구강을 통하여 식도, 위, 십이지장 제2부를 통과하여 담관에 접근하는 방법으로, 모자내시경*mother-baby scope*을 이용하여 시행하거나(그림 11-14) 경비내시경과 같이 구경이 가는 내시경을 직접 담관 내로 삽입하여 검사를 시행하게 된다. 둘째는 경피담도경 검사*percutaneous transhepatic cholangioscopy*; *PTCS*로서 먼저 경피담관배액술*percutaneous transhepatic biliary drainage*; *PTBD*을 시행하고 이 경로를 16~18Fr까지 확장시킨 후 트랙*tract*이 성숙될 때까지 기다렸다가 검사하는 방법이다(그림 11-15). 셋째는 수술 후 T-tube 트랙을 이용하여 검사하는 방법*postoperative cholangioscopy*; *POCS*으로, 담낭절제술 등을 시행하면서 총담관 내에 T-tube를 삽입하고 수술 후 4~6주 정도 경로가 완성되기를 기다렸다가 담도경검사를 시행하는 방법이다. 마지막으로 경피담낭경검사*percutaneous transhepatic cholecystoscopy*; *PTCCS*가 있는데, 경피담관배액술을 시

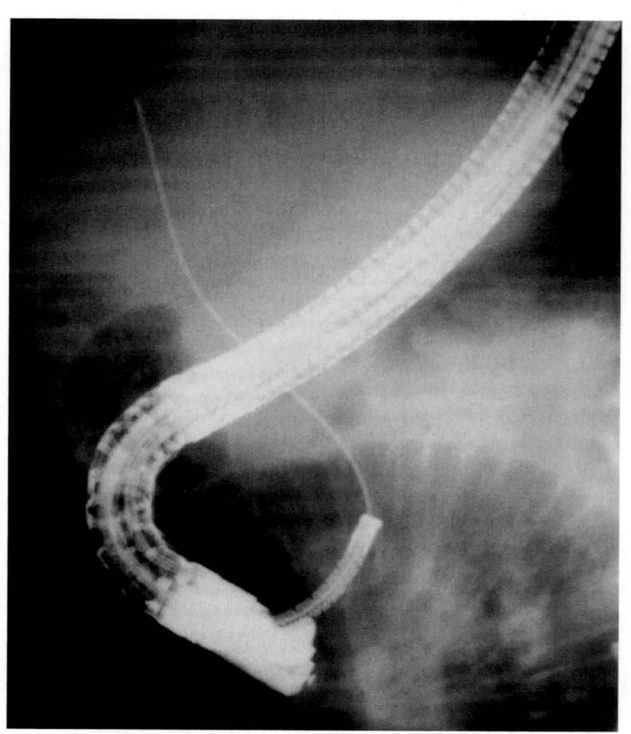

그림 11-14. **경구적 모자내시경 시술** 경구적 경로로 먼저 십이지장까지 모내시경을 삽입하였고 십이지장에서 유도철사를 따라서 담관 내로 자내시경을 삽입하고 있다. 모자내시경은 두 명의 내시경 시술 의사가 필요하고 기술적으로 어렵고 간내담관을 자유롭게 검사하기 어려운 단점이 있으나, 내시경 역행성 담췌관조영술 시행 시에 바로 시술을 할 수 있는 장점이 있다.

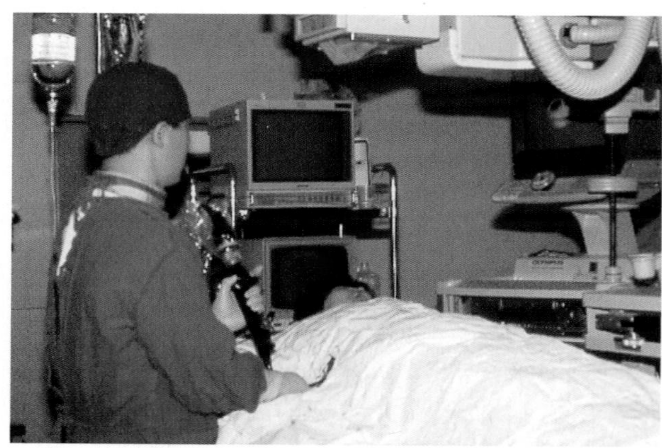

그림 11-15. **경피담도경의 시술 장면** 경피담도경 검사는 환자가 검사대 위에 누워서 수면하는 동안 검사를 하게 된다. 내시경 역행성 담췌관조영술보다 편안한 자세로 검사를 받게 되며 담관까지 이르는 경로도 짧고 담도경의 움직임도 경구적 접근보다 훨씬 자유로운 장점이 있지만 경피경로를 새로 만들어야 하고 시간이 걸리는 단점이 있다.

행하듯이 담낭배액술을 시행하고서 그 경로로 담낭 내부를 검사하는 방법이다. 이외에도 수술을 시행하는 과정에 담도경검사를 시행하는 수술 중 담도경검사*intraoperative cholangioscopy* 등도 시행되고 있다.

담도경검사를 하면서 담관 내 담석의 존재나 기타 담관 질환을 진단하기 위해서는 정상적인 담관의 담도경 소견에 대하여 잘 알고 있어야 함은 물론이며, 정상적으로 보일 수 있는 담관 내부 변화를 병변으로 오인하지 않도록 유의해야 한다. 담도경을 이용하여 담관을 관찰할 때는 다음과 같은 몇 가지 점에 유의하면서 검사를 해야 한다. 첫째, 담관 구경의 변화로서 비정상적인 협착 또는 확장의 여부를 확인해야 한다. 둘째, 점막을 포함한 담관 벽면의 변화로서 표면이 매끄러운지, 불규칙적인지, 또는 돌출된 병변은 없는지 확인해야 한다. 셋째, 점막 표면의 혈관상의 관찰이 필요하며, 마지막으로 담관 내강에 담즙 외에 점액이나 담즙 찌꺼기*sludge* 또는 농*pus*과 같은 물질이나 담석 또는 기생충 등이 있는지를 확인하면서 검사를 시행하는 것이 필요하다.

담도경검사는 다양한 담관 병변을 감별 진단하는 데 유용할 뿐만 아니라, 치료적인 면에서도 그 적용 범위를 넓혀 가고 있다. 치료적 목적의 담도경검사는 주로 간내 담석의 호발지역인 동아시아지역, 즉 일본, 타이완, 중국, 그리고 우리나라에서 다발성 간내담석의 치료를 위하여 많이 시행되고 있다.

담도경으로 담석을 관찰할 경우 특징적으로 담관 내에서 움직이는 황갈색, 흑갈색 또는 흑색의 물체로 보이기 때문에 담석은 담도경으로 가장 쉽게 확인할 수 있는 병변으로서 구형, 타원형 또는 다면체 형태 등 다양한 모양을 지니고 있고 크기도 다양하다(그림 11-16). 대개는 담관 내에서 움직이는 것을 확인할 수 있으나 협착 부위에 감돈*impact*된 경우에는 전체 모양을 관찰하기 어려운 경우도 있다. 담석이 늘어난 담관 내부에 존재할 때에는 그 존재 여부를 담도경으로 쉽게 확인할 수 있다. 그러나 협착 부위의 상부에 존재하는 간내담석은 확인하기 어려운데, 담관조영술상에서도 협착 상부가 보이지 않고 담도경검사상에서도 협착 상부가 확인되지 않아 그 존재를 알지 못하는 경우*missing duct*도 있으므로 주의를 요한다.

담도경을 이용하여 담석을 제거하는 기본적인 방법은 바스켓을 사용하여 담석을 파지하고 담도경과 담석을 같이 체외로 제거하는 것이다. 담석을 파지하기 위해서는 담석의 뒤쪽까지 바스켓을 밀어 넣고서 바스켓을 연 다음 바스켓을 당기면서 담석이 바스켓 내로 들어오도록 조작을 한다. 담석이 바스켓 내로 들어오면 바스켓을 더 당겨

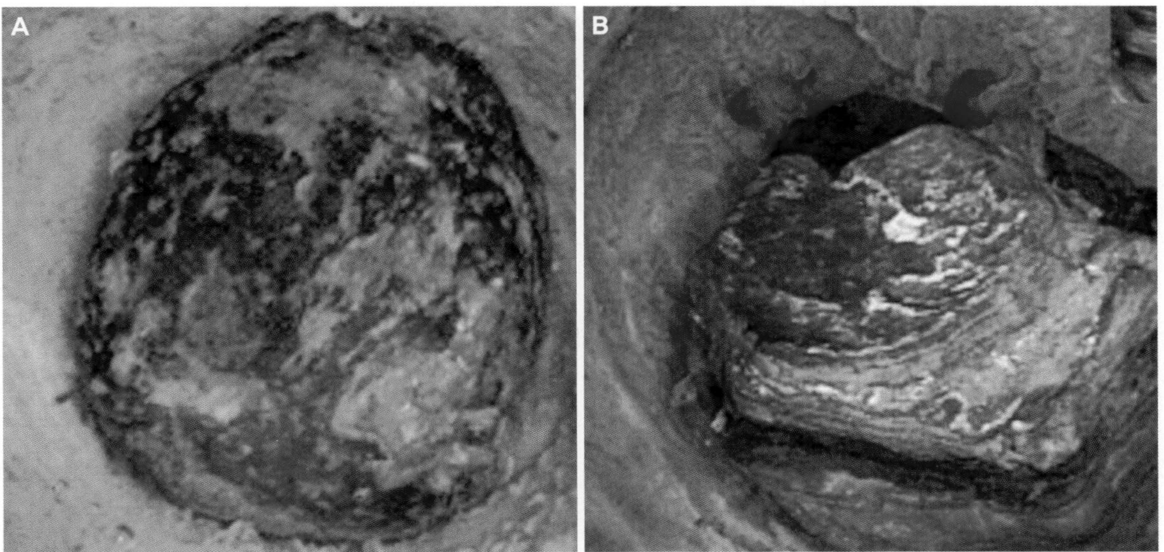

그림 11-16. 담도경으로 관찰한 담석의 모양 A. 우리나라에서 흔하게 관찰되는 갈색 담석의 모습으로, 겉 표면이 진한 갈색에서 노란색까지 다양한 색깔을 보일 수 있고 콜레스테롤 담석에 비해 전체적으로 경도가 덜 단단한 편이다. B. 갈색 담석의 단면을 볼 수 있는 사진으로 지층의 퇴적층처럼 갈색 담석도 층을 이루고 있는 것을 알 수 있다. 오랜 시간에 걸쳐서 calcium bilirubinate 등이 침전되고 경화되어서 생기는 것으로 보인다.

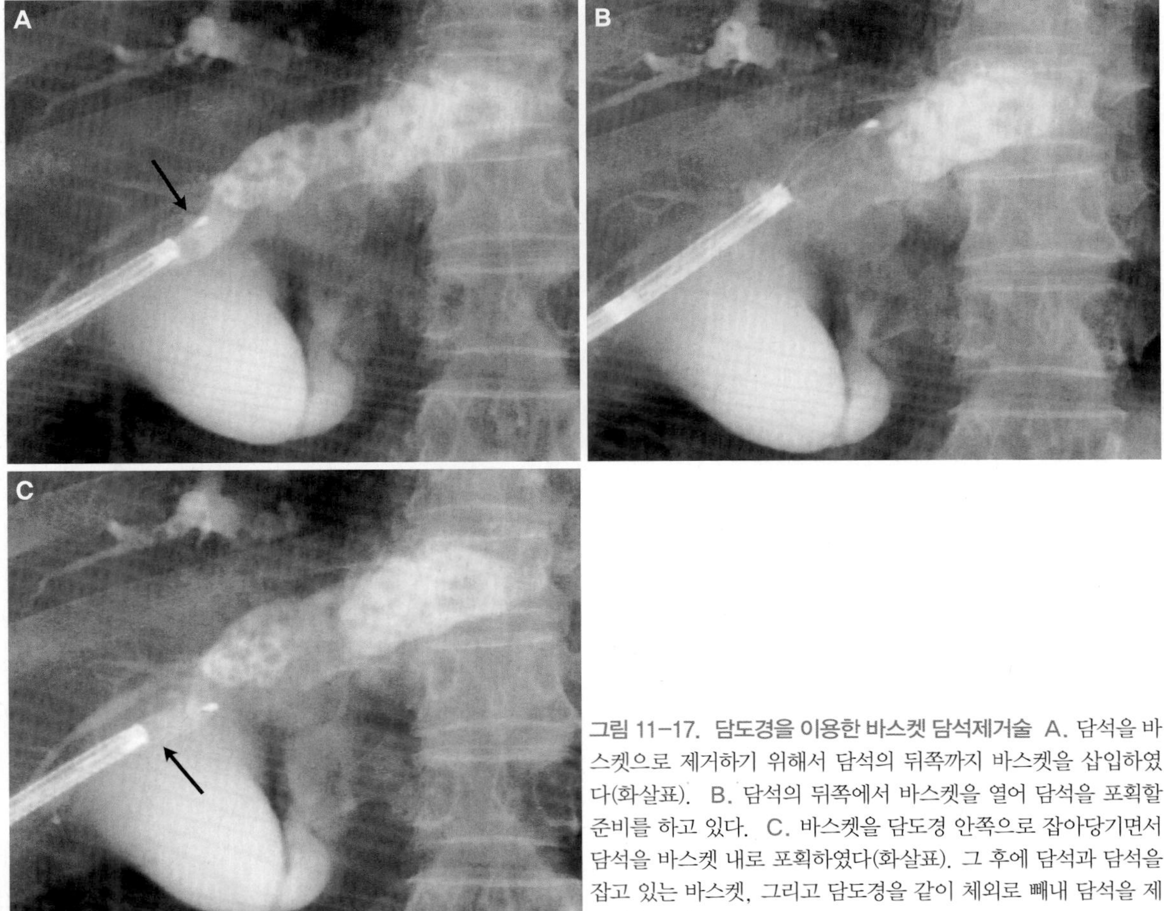

그림 11-17. 담도경을 이용한 바스켓 담석제거술 A. 담석을 바스켓으로 제거하기 위해서 담석의 뒤쪽까지 바스켓을 삽입하였다(화살표). B. 담석의 뒤쪽에서 바스켓을 열어 담석을 포획할 준비를 하고 있다. C. 바스켓을 담도경 안쪽으로 잡아당기면서 담석을 바스켓 내로 포획하였다(화살표). 그 후에 담석과 담석을 잡고 있는 바스켓, 그리고 담도경을 같이 체외로 빼내 담석을 제거하게 된다.

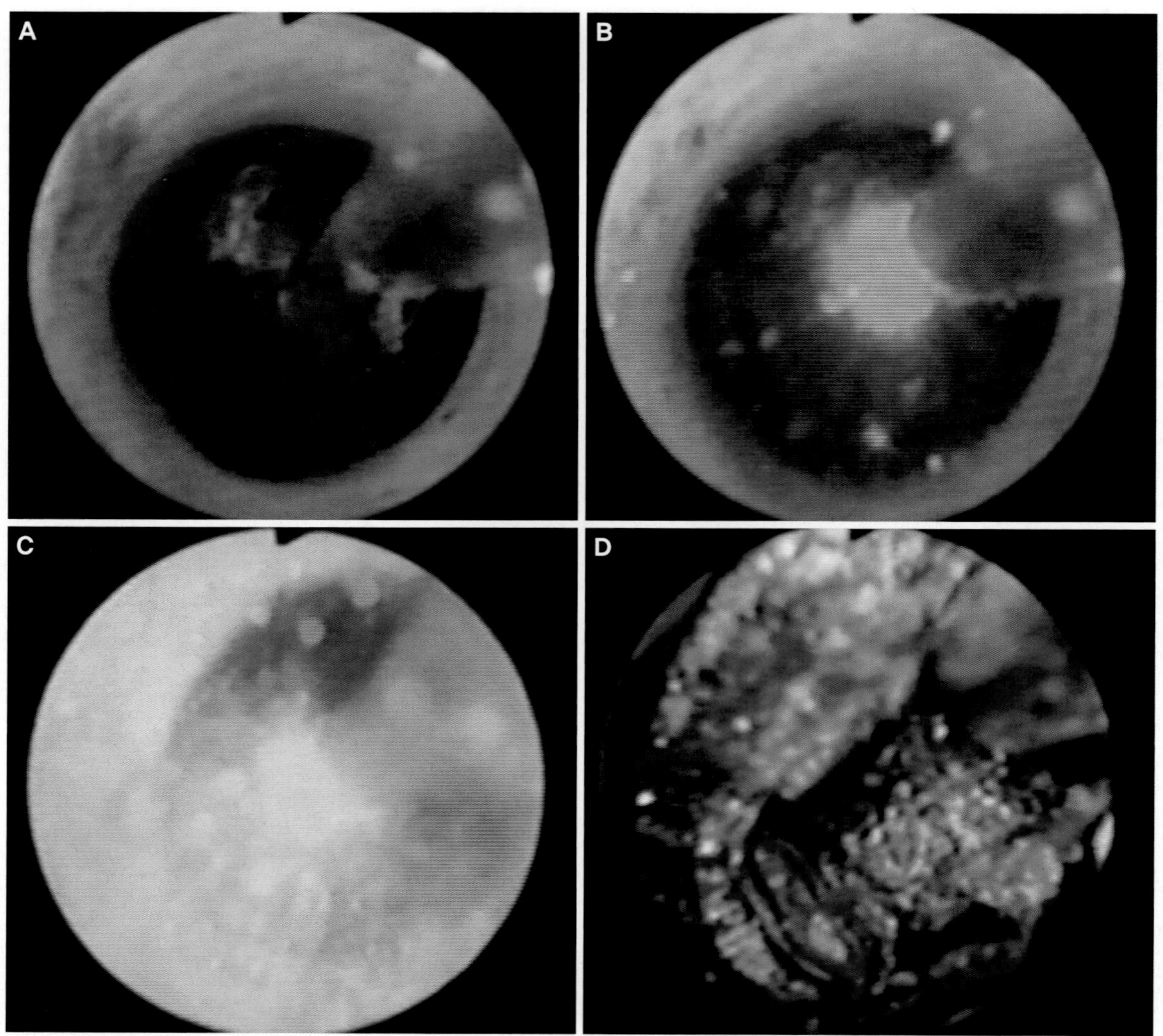

그림 11-18. 전기수압식 쇄석술을 이용한 담석의 분쇄 장면 A. 전기수압식 쇄석술을 하기 위해서는 생리식염수와 같이 물이 있는 환경에서 전기수압식 쇄석술 probe의 선단을 담석에 가깝게 접촉시킨다. B, C. 전기수압식 쇄석술 probe 선단에서 순간적으로 고전압 방전을 하여 충격파가 발생하고 있는 모습이다. 이러한 충격파에 의해 담석의 분쇄가 일어나게 된다. D. 분쇄된 담석 조각들로 아직 크기가 커서 다시 분쇄를 시도하고 있다. 전기수압식 쇄석술을 이용한 담석의 분쇄는 담석 찌꺼기와 파편들이 시야를 가릴 수 있기 때문에 생리식염수로 세척을 하면서 시술하는 것이 필요하다.

서 담도경 끝에 붙여 담석을 파지하고 체외로 제거한다(그림 11-17). 바스켓 담석제거술은 담석을 담도경 시야로 확인하면서 제거하므로 하나하나 정확하게 제거할 수 있지만 시간이 많이 걸리는 단점이 있다. 그리고 담석이 단단한 경우에는 유리하지만 잘 부스러지거나 찌꺼기가 많은 경우에는 일일이 파지하기 어려운 단점이 있다. 이런 경우에는 먼저 내시경 역행성 담관조영술 및 담관조임근절개술을 시행하고 담석을 체외로 제거하지 않고 담도경으로 밀어서 십이지장으로 빠져나가도록 할 수 있다. 여기에 담도경 내로 생리식염수를 강하게 주입하여 담관을 세척하는 방법을 병용하면, 담석이 작고 찌꺼기가 많은 경우에도 빠른 시간 내에 아주 유용하게 담석을 제거할 수 있다.

담석이 클 경우에는 담관을 분쇄하여 제거해야 하는데, 담도경을 하면서 시행하는 쇄석술은 앞서 기술한 바와 같이 전기수압식 쇄석술과 레이저 쇄석술이 있다. 전기수압식 쇄석술은 담관 내에 생리식염수를 흘려보내면서 담석에 근접한 액체 내에서 고전압 방전이 일어나도록 하고 이때 발생한 충격파가 담석을 분쇄하도록 하는 방법이다(그림 11-18). 한편 레이저 쇄석술은 Nd-YAG 레이저 또는 Holmium 레이저를 담석 표면에 집중시켜서 담석에 구멍을 뚫고 분쇄가 일어나도록 하는 방식이다. 일반적으로 쇄석 능력은 전기수압식 쇄석술이 레이저 쇄석술보다 우월하다고 할 수 있지만, 정확하게 조준하지 않으면 담관에 손상을 입히고 출혈을 유발할 수 있으며 전기수압식 쇄석

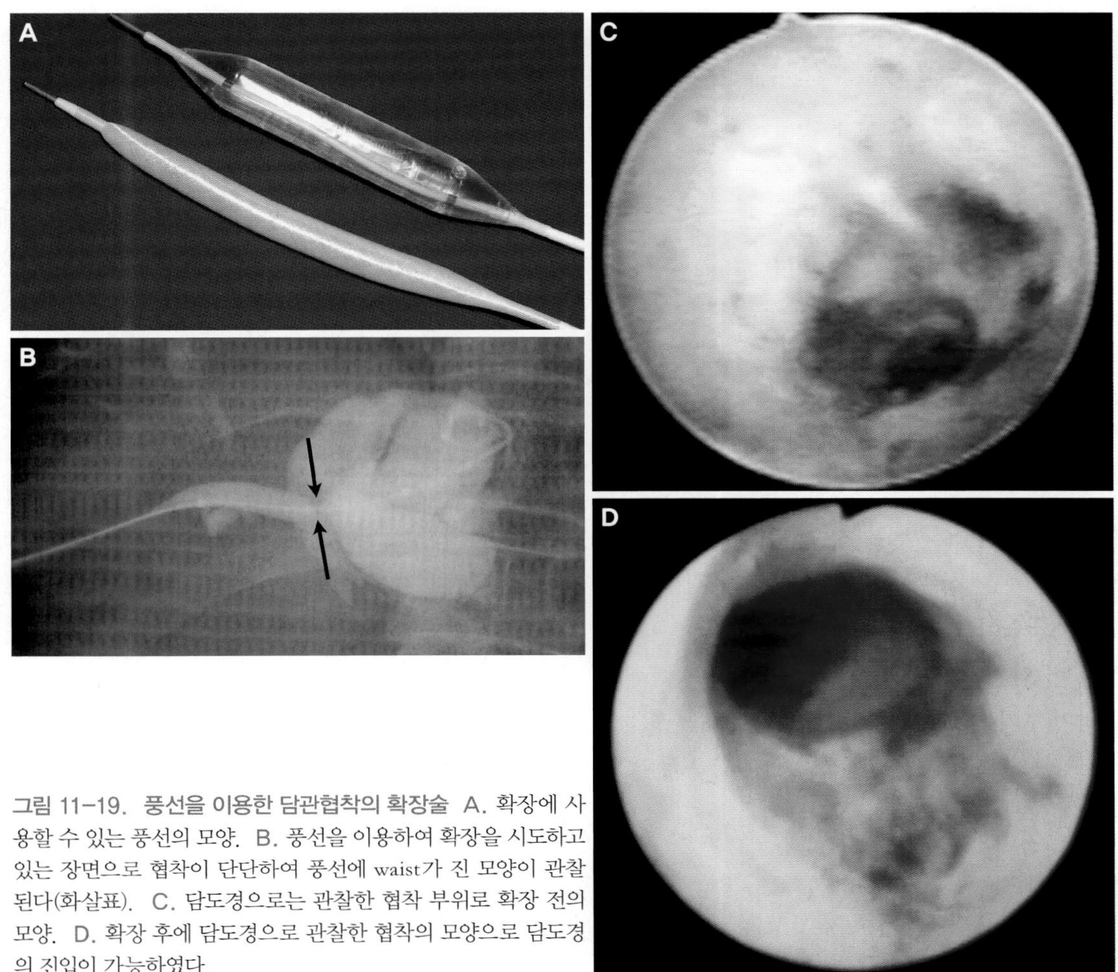

그림 11-19. 풍선을 이용한 담관협착의 확장술 A. 확장에 사용할 수 있는 풍선의 모양. B. 풍선을 이용하여 확장을 시도하고 있는 장면으로 협착이 단단하여 풍선에 waist가 진 모양이 관찰된다(화살표). C. 담도경으로는 관찰한 협착 부위로 확장 전의 모양. D. 확장 후에 담도경으로 관찰한 협착의 모양으로 담도경의 진입이 가능하였다.

술 probe 끝부분의 내구성이 떨어지는 단점이 있다.

담도경을 이용하여 간내담석은 물론 총간관석, 총담관석도 제거할 수 있는데, 간내담석에 비해 총간관석이나 총담관석이 일반적으로 치료하기 수월하다고 할 수 있다. 그 이유로는 담관의 구경이 넓고 직선화가 잘되어 있으며, 담석을 부순 후에 십이지장으로 밀어내기 쉽기 때문이다. 그러나 간내담석은 치료가 어려운 편인데, 담관의 구경이 가늘기도 하지만 담석이 여러 담관에 수없이 산재한 경우가 많고 담관협착이 자주 동반되기 때문이다. 이러한 다발성 간내담석의 제거를 위해서는 여러 차례의 시술이 필요하며 시술 중에 협착의 확장이 필요한 경우가 많다(그림 11-19). 간내담석을 완전히 제거하는 데 실패하는 원인들로는 다발성 협착의 존재, 담석에 이르는 경로가 급격한 예각을 이루는 경우, 그리고 진행된 간경변증으로 잔존 간기능이 나쁘고 출혈 경향이 심한 경우를 들 수 있다.

Ⅲ 내시경초음파검사

내시경초음파검사*endoscopic ultrasound; EUS*는 초기에는 진단 목적으로 방사형 내시경초음파*radial EUS*가 주로 사용되어 왔다. 방사형 내시경초음파는 내시경 종축에 수직방향인 영상을 얻을 수 있고 검사법의 습득이 비교적 쉬우나 침습적인 시술을 할 수 없다는 단점이 있었다. 최근에는 내시경의 종축방향으로 초음파가 주사되어 겸자공으로 삽입한 흡인침*aspiration needle*을 초음파 영상으로 확인 가능한 종주형 내시경초음파*linear EUS*가 점차 널리 사용되고 있다. 현재 내시경초음파는 식도, 종격동, 위, 간, 담도, 췌장, 신장, 복강, 대장 등 내시경으로 접근 가능한 거의 모든 복부 장기에 대해 사용되고 있으며, 종주형 내시경초음파의 발전으로 병변의 관찰을 넘어 조직검사 및 다양한 침습적인 시술에 널리 사용되고 있다. 이제 내시경초음파는 여러 질환의 진단에 필수적인 검사법일 뿐 아니라 단순한 진단 목적을 넘어 점차 다양한 중재적 내시경초음파 시술*EUS-guided intervention*로 영역을 넓혀 가고 있다.

1. 내시경초음파 유도하 담관배액술 *EUS-guided bile duct drainage*

일반적으로 담관폐쇄가 있는 경우 내시경 역행성 담췌관조영술을 통한 배액관 삽입을 가장 우선적으로 고려하게 되며 90% 이상의 성공률을 보인다. 그러나 종양의 십이지장 침범이나 수술의 과거력 등으로 유두부에 접근이 불가능하거나 종양이 유두부를 침범하여 내시경 역행성 담췌관조영술을 통한 삽관을 할 수 없는 경우 지금까지는 경피담관배액술이 널리 사용되었다. 그런데 경피담관배액술은 출혈, 담즙누출, 복막염, 누공발생, 스텐트폐쇄 등 합병증의 빈도가 10~30%로 비교적 높고 배액관을 외부로 유치시켜야 하므로 환자에게 많은 불편감을 주는 단점이 있다. 수술을 이용한 배액술이 유용할 수 있지만 보고에 따라 2~5%의 사망률과 17~37%의 높은 이환율을 보이므로 의사와 환자 모두에게 부담이 될 수 있다. 따라서 최근에는 이러한 경우 내시경초음파를 이용하여 확장된 담관을 배액시키는 방법들이 이용되고 있다. 내시경초음파를 이용한 담관배액술에는 내시경초음파 유도하 간내담관 위루형성술*EUS-guided hepaticogastrostomy*과 내시경초음파 유도하 총담관 십이장루형성술*EUS-guided choledochoduodenostomy*이 있다.

간의 좌엽은 위에서 접근이 비교적 용이하여 간좌엽의 간내담관 확장이 있는 경우 내시경초음파 유도하 간내담관 위루형성술을 시행할 수 있다. 위의 유문부나 소만 측에 종주형 내시경초음파를 위치시키고 도플러 유도하에 혈관을 피해 19gauge 흡인침을 이용하여 확장된 간내담관을 천자한다. 이후 소침*stylet*을 제거하고 담즙을 흡인하고 조영제를 주입하여 간내담관을 확인하고 흡인침 내부로 유도철사를 삽입한다. 위와 간좌엽 사이의 트랙을

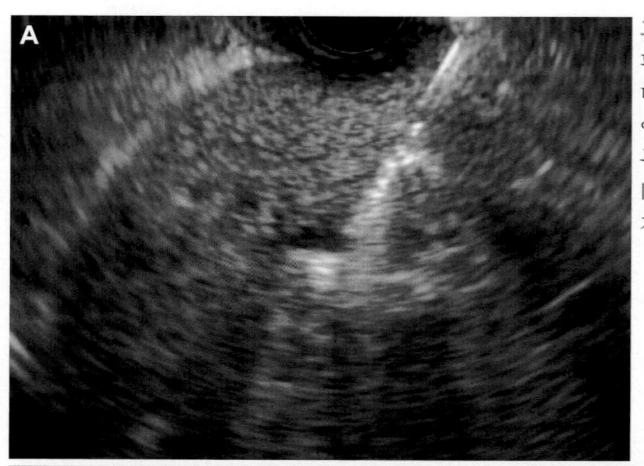

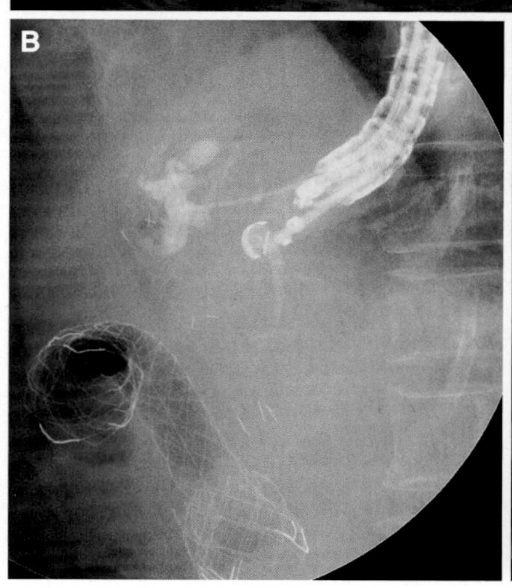

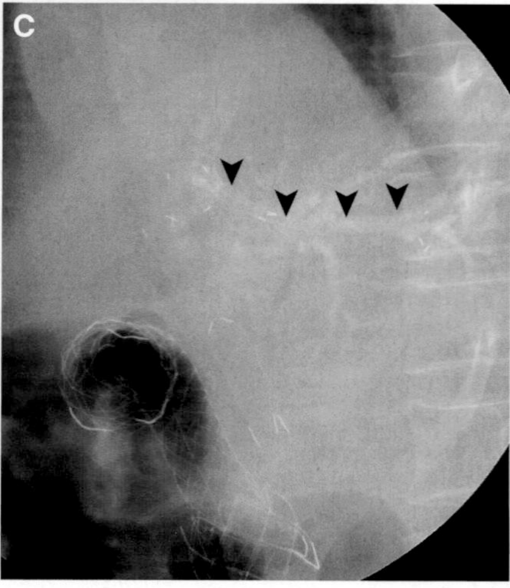

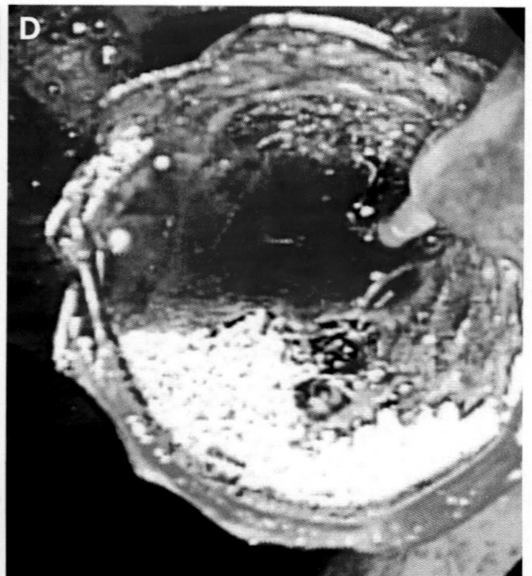

그림 11-20. 내시경초음파 유도하 간내담관 위루형성술 A. 내시경초음파 영상하에서 19gauge 흡인침으로 좌측 간내담관을 성공적으로 천자하였다. B. 흡인침 내로 조영제를 주입하여 좌측 간내담관을 확인하였고 이전에 담관과 위 유문부에 삽입한 금속 배액관들이 같이 보이고 있다. C. 막부착형 금속 배액관이 좌측 간내담관과 위 사이에 삽입되어 있다(화살촉). D. 금속 배액관을 장착한 후에 내시경 영상으로 배액관이 충분하게 펴졌는지 그리고 담즙의 배액이 잘되는지 확인하고 있다.

확장시키기 위하여 4.5Fr 또는 5Fr 삽입관*cannula*이나 needle-knife, 6Fr 또는 7Fr 부지*bougie* 등을 이용하고, 경우에 따라서는 4mm나 6mm의 확장형 풍선 카테터를 이용하기도 한다. 마지막으로 유도철사를 따라서 간내담관의 직경에 맞추어 플라스틱 스텐트나 완전 피막형 금속 스텐트를 삽입하게 된다(그림 11-20). 아직까지 보고는 많지 않지만 기술적인 성공률은 90~100%, 임상적 성공률은 75~100%로 보고되고 있다. 합병증으로는 스텐트이동, 담즙누출, 담관염 등이 보고되었다.

간외담관 또는 총담관의 확장이 있는 경우에는 십이지장을 통해 내시경초음파 유도하 총담관 십이장루형성술을 시행할 수 있다. 종주형 내시경초음파를 이용하면 십이지장 구부에서 간외담관을 잘 관찰할 수 있다. 19gauge 흡인침을 사용하여 십이지장 구부에서 확장된 담관을 향해 천자를 시행하고 소침을 제거한 후 담즙을 흡인하고 조영제를 주입하여 담관을 확인한다. 이후 침 내부로 유도철사를 삽입한 후 6Fr 또는 7Fr 부지, needle-knife, 4mm 또는 6mm 확장형 풍선 카테터를 이용하여 십이지장과 담관 사이의 트랙을 확장시키고 플라스틱 스텐트나 완전 피막형 금속 스텐트를 삽입하게 된다. 아직까지 대상 환자군이 많지 않지만 90% 이상의 기술적 성공률과 치료 성공률을 보이고 있다. 이러한 시술은 비교적 안전하다고 보고되고 있으나 발생 가능한 합병증으로는 출혈, 담즙성 복막염, 기복증*pneumoperitoneum*, 배액관 이동 *migration* 등이 있다.

2. 내시경초음파 유도하 췌장 가성낭종 배액술
EUS-guided pancreatic pseudocyst drainage

예전에는 췌장의 가성낭종에 대한 치료로 경피적 배액술이 주로 사용되었으나, 최근 들어 내시경을 이용한 배액술이 점차 널리 사용되고 있다. 내시경을 이용한 배액술의 방법은 십이지장경을 이용하는 방법과 내시경초음파를 이용하는 방법으로 나눌 수 있다. 십이지장경을 이용하는 방법은 십이지장 내시경을 이용하여 가성낭종에 의해 위강 내로 돌출되어 있는 위벽을 확인하고 이 부위를 천자하는 방법으로, 최근까지 췌장 가성낭종의 치료에 유용하게 사용되어 왔으나 직접 위벽 내부나 낭종을 파악하지 못하고 시술을 한다는 단점이 있다. 반면에 내시경초음파를 이용하는 방법은 내시경초음파 영상하에 가성낭종을 실시간으로 확인하면서 천자하는 방법(그림 11-21)으로, 내시경초음파를 이용하여 다른 낭성 종양과의 감별진단에 도움을 얻을 수 있고, 도플러를 이용하여 혈관을 피해 낭종과 최단거리로 안전하게 천자할 수 있으며, 위벽의 돌출이 없어도 천자할 수 있다는 장점이 있다. 지금까지의 보고들을 보면 가성낭종에 대한 내시경초음파 유도하 배액술의 기술적인 성공률은 90~100%, 치료 성공률은 70~100%로 높게 보고되고 있다. 내시경초음파를 이용한 췌장 가성낭종의 배액술은 다른 방법에 비해 안전하다고 알려져 있으나 출혈, 배액관의 이동, 천공, 기복증 등의 합병증이 발생할 수 있다.

3. 내시경초음파 유도하 췌관배액술
EUS-guided pancreatic duct drainage

췌관폐쇄가 동반된 만성 췌장염에서는 내시경 역행성 담췌관조영술을 이용하여 췌관을 배액하지만, 내시경 역행성 담췌관조영술로 배액에 실패한 경우에는 대부분 수술적 치료를 시행해 왔다. 그러나 최근에는 내시경 역행성 담췌관조영술로 배액이 불가능한 확장된 췌관에 대해서도 내시경초음파를 이용한 배액술이 이용되고 있다. 췌관배액술에는 크게 두 가지 방법이 이용되는데, 첫 번째 방법은 내시경으로 유두부에 접근이 가능한 경우에는 내시경초음파를 이용하여 췌관을 천자하고 유도철사를 다시 유두부를 통해 십이지장으로 통과시켜 랑데부 방법으로 다시 유두부를 통해 배액관을 삽입하는 방법 *transpapillary rendezvous approach*이다. 만일 유두부로 접근이 불가능하거나 유도철사가 유두부로 내려가지 않는 경우 경벽적 접근*transluminal approach*을 이용하는데, 내시경초음파 유도하 췌관 위루형성술이나 내시경초음파 유도하 췌관 십이지장루형성술을 시행하게 된다. 경벽적 접근에서는 내시경초음파를 위나 십이지장 구부에 위치시키고 확장된 주췌관을 확인하여 천자와 배액에 유리한 위치를 선정한 후 19gauge 흡인침을 이용하여 천자를 시행한다. 천자 후에는 조영제를 주입하여 주췌관을 확인하고 흡인침을 통해 주췌관으로 유도철사를 삽입한다. 이후 흡인침을 제거하고 유도철사를 따라 침형절개도를 삽입하면서 전기적 소작술*electrocauterization*로 트랙을 확장시킨

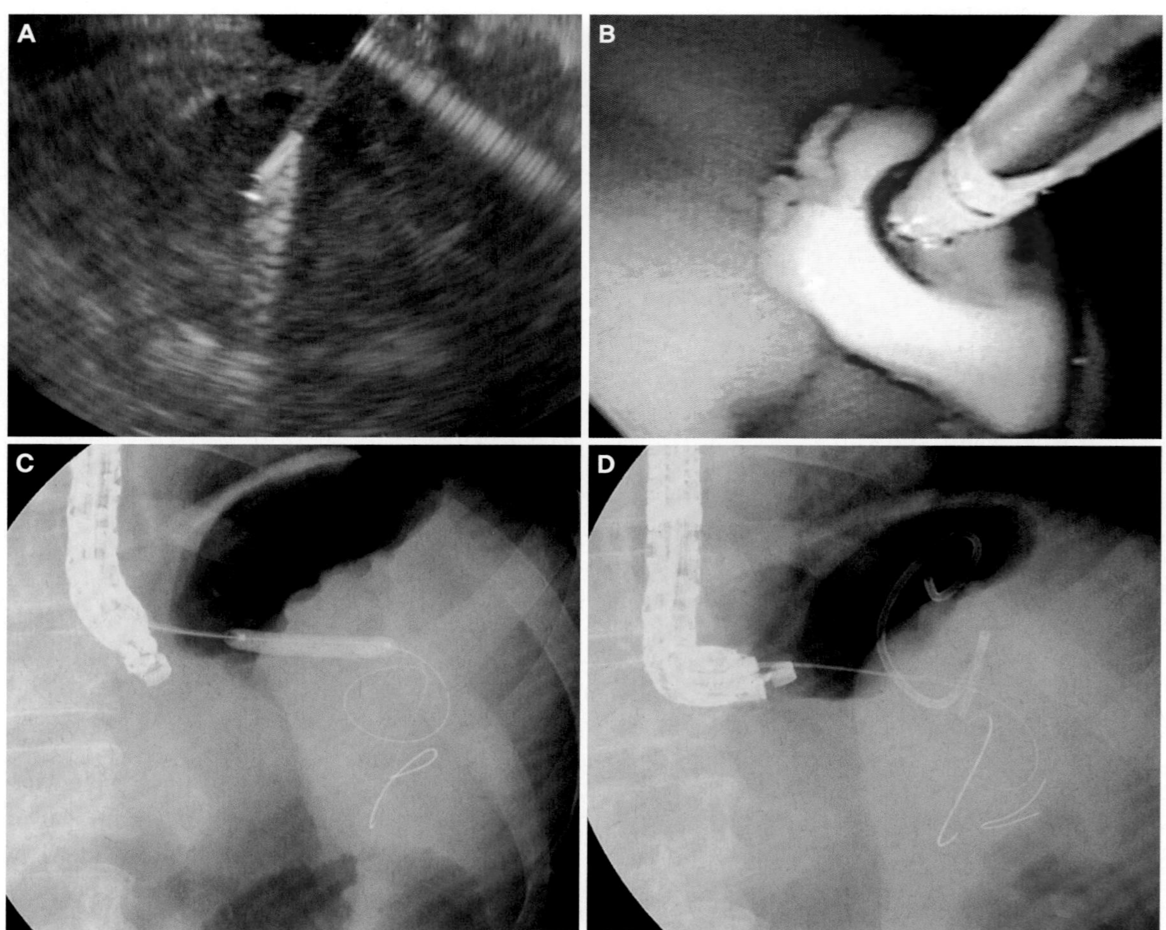

그림 11-21. **내시경초음파 유도하 췌장농양배액술** A. 췌장의 농양을 내시경초음파 영상하에서 19gauge 흡인침으로 천자하였다. 초음파 영상으로 주사침의 선단 위치를 잘 파악할 수 있다. B. 흡인침 내로 유도철사를 삽입하였고 유도철사를 따라서 needle-knife를 진입시키고 있다. 농양이 일부 흘러나오는 것을 볼 수 있다. C. Needle-knife를 제거한 후에 6mm 풍선으로 위벽 천자 부위를 확장하고 있다. D. 농양 내에 3개의 유도철사를 삽입하였고 그중 1개의 유도철사를 따라서 double pigtail 배액관을 농양과 위에 걸쳐 삽입하였다. 나머지 2개의 유도철사를 따라서 double pigtail 배액관 또는 경비적 배액관을 삽입할 수 있다.

후 적절한 길이의 배액관을 삽입하여 췌장액을 배액한다(그림 11-22). 지금까지 보고에 의하면 경벽적 접근의 기술적 성공률은 69~91.6%, 치료 성공률은 68~71.4%로 알려져 있다. 합병증으로는 천공, 출혈, 췌장염, 발열, 시술 후 발생한 복통 등이 있으며 5~43%로 보고되었다.

4. 내시경초음파 유도하 췌장 낭성 종양 치료술 *EUS-guided pancreatic cystic tumor ablation*

내시경초음파를 이용하여 시도되고 있는 치료방법 중 하나는 간, 신장, 췌장의 낭성 종양에 대한 에탄올 세척술이다. 췌장의 낭성 종양은 여러 영상 진단기술의 발전과 내시경초음파 유도하 세침흡인술*EUS-guided fine needle aspiration; EUS-FNA*을 이용한 낭종의 세포학적 검사와 생화학검사를 통해 진단율이 높아졌다. 그러나 30% 정도의 낭성 병변은 이러한 검사 후에도 정확한 진단을 내리지 못하고 수술적 치료를 고려하는데, 췌장의 수술은 이환율과 사망률이 높아 의사와 환자 모두에게 부담이 된다. 이러한 경우 내시경초음파를 이용하여 낭성 종양 내부에 에탄올을 주입하여 상피세포층을 화학적으로 절제하는 시술이 도움이 될 수 있다. 최근에는 에탄올로 세척술을 시행한 이후 항암제의 일종인 paclitaxel을 추가로 낭성 종양 내부에 주입하는 방법(그림 11-23)이 사용되고 있는데, 최근의 연구들에서는 이러한 치료를 시행한 환자 중 약 60~80%에서 낭성 종양이 소실되었다고 보고하였다. 낭성 종양 중 이러한 내시경초음파 유도하 중재술의 적응증으로는 추적관찰 기간 동안 악성 변화는 없으면서 크기가 증가한 경우, 단방성 혹은 소방성 낭성 종

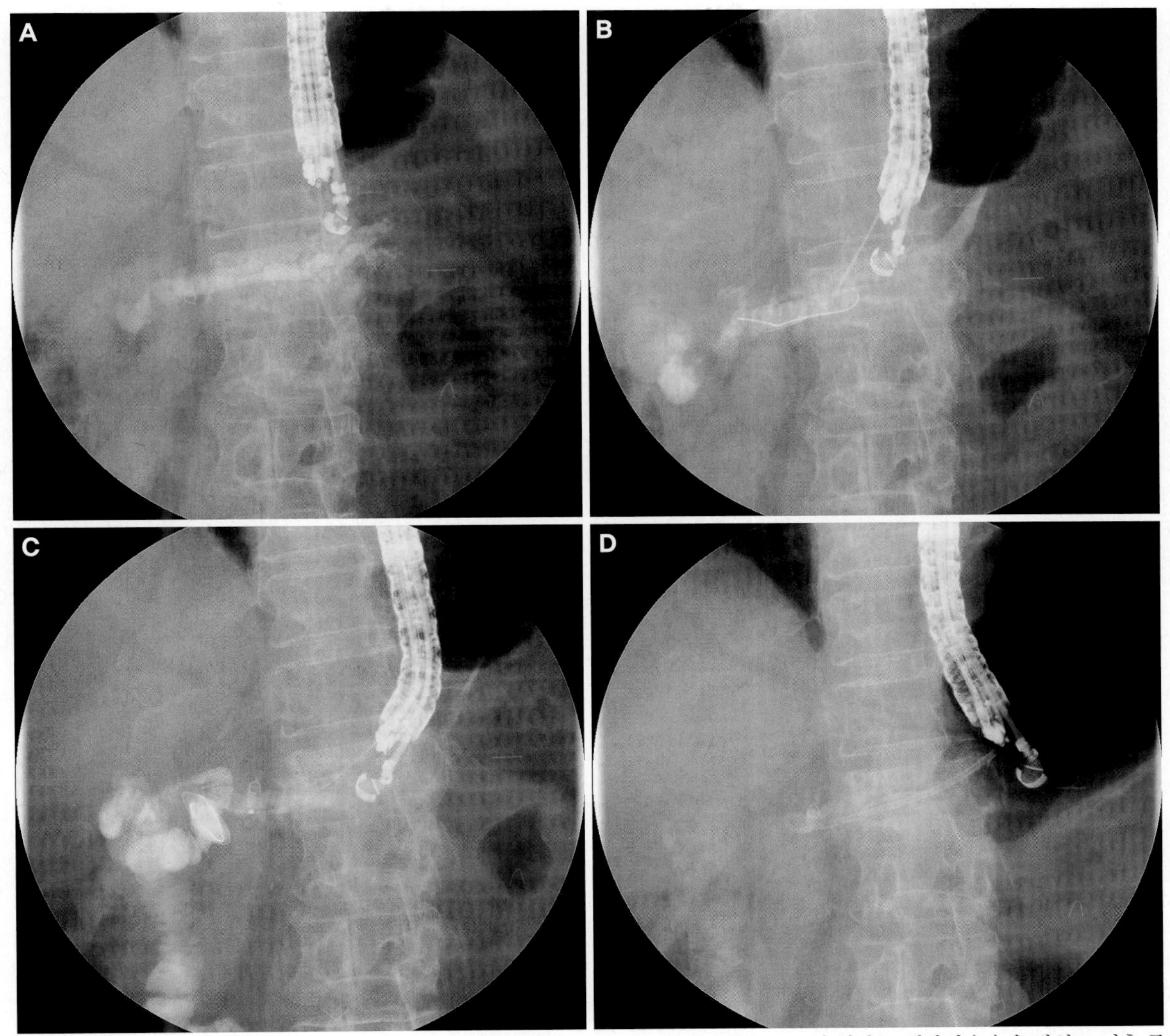

그림 11-22. 휘플*Whipple* 수술을 시행받은 환자에서의 내시경초음파 유도하 췌관배액술 A. 이 환자는 췌장암수술을 받았고 이후 주췌관과 공장 연결 부위에 협착이 발생하였다. 내시경초음파 영상하에서 주췌관을 천자하였고 조영제를 주입하여 췌관 조영을 하고 있다. B. 유도철사를 확장된 주췌관 내에 삽입하고 있다. C. 유도철사를 협착 부위를 통과하여 공장까지 안전하게 위치시켰다. D. 유도철사를 따라서 위와 췌장 실질 부위를 확장하고 8Fr 플라스틱 배액관을 성공적으로 삽입하였다.

양으로 특정 조직학적 분류로 진단하기 어려운 경우, 2cm 이상의 크기로 주기적인 추적관찰이 필요한 경우 등이 있다. 금기증으로는 가성낭종이나 낭성 종양, 주췌관 사이에 연결이 확인된 경우, 출혈성 경향이 높은 경우, 그리고 영상검사에서 악성 변화가 의심되는 경우 등이 있다.

5. 내시경초음파 유도하 복강신경총 파괴술/차단술*EUS-guided celiac plexus neurolysis/block*

복강신경총 파괴술*celiac plexus neurolysis*은 췌장과 후복막강의 통증을 줄이기 위해 거의 100년 전부터 이용해 온 방법이다. 이러한 시술은 주로 방사선 투시나 전산화 단층촬영 유도하에 이루어졌으나, 내시경초음파를 이용한 복강신경총 파괴술*EUS-guided celiac plexus neurolysis; EUS-CPN*과 복강신경총 차단술*EUS-guided celiac plexus block; EUS-CPB*이 보고되면서 현재는 말기 췌장암과 같이 심한 통증이 계속될 경우에 이용되고 있다.

종주형 초음파를 이용하는 경우 복강신경총은 위의 소만 측에 내시경초음파를 위치시키고 대동맥에서 복강동맥이 기시하는 부위를 찾아 간동맥과 비장동맥의 분기점까지 관찰하면서 복강신경절*celiac ganglia*을 찾는다. 이후 22gauge 흡인침을 이용하여 천자를 시행하고 음압을 걸어 혈관이 천자되지 않았는지 확인한 후 파괴술의 경우에는 bupivacaine과 알코올을 주입하고 차단술의 경우에는 bupivacaine과 triamcinolone을 주입한다. 만일 복강신경절을 찾기 어려운 경우에는 복강동맥의 바로 앞쪽이나

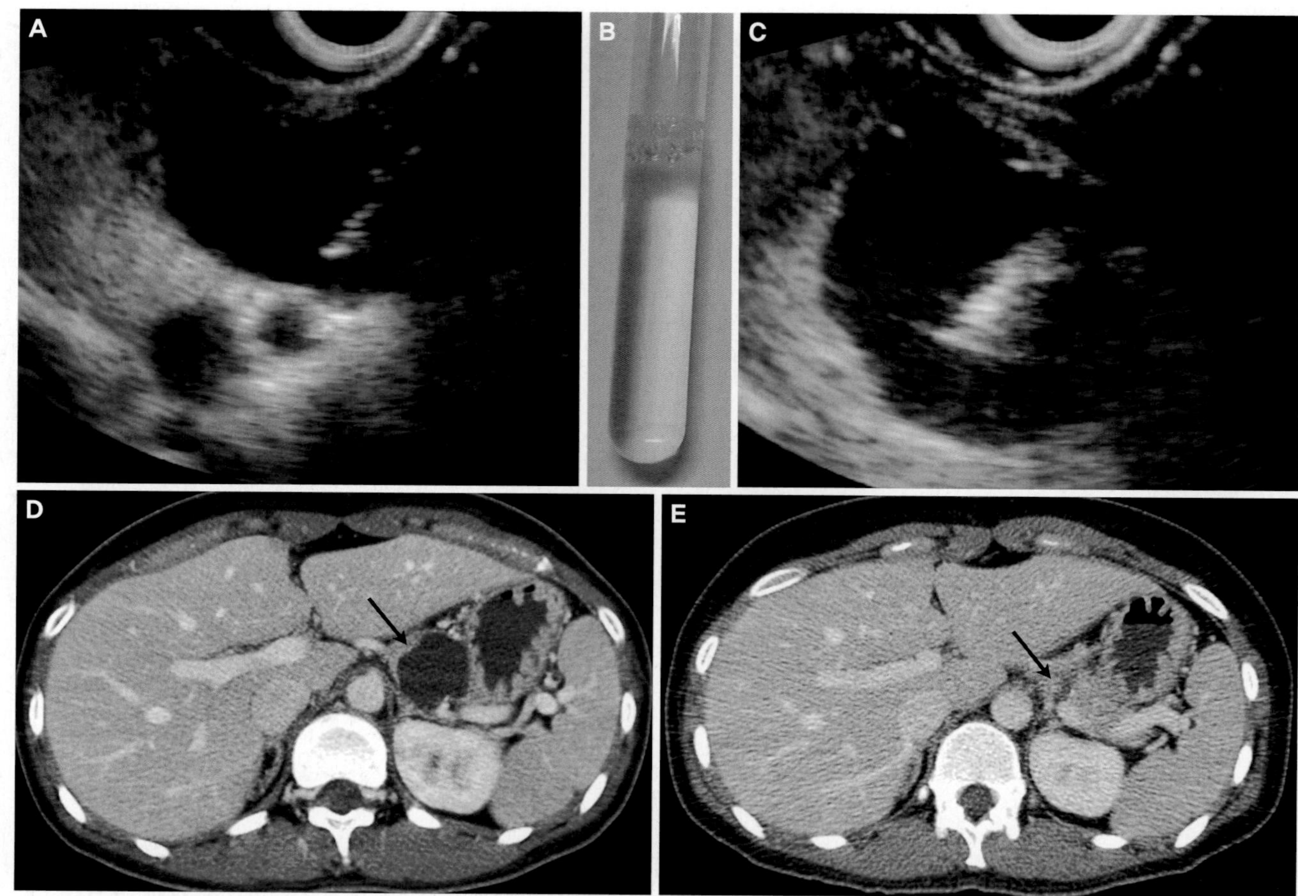

그림 11-23. 내시경초음파 유도하 췌장 낭성 종양의 치료술 A. 내시경초음파 영상하에서 췌장 낭성 종양을 확인하고 22gauge 흡인침으로 낭종액을 뽑아내고 있다. B. 뽑아낸 낭종액. C. 낭종액을 제거한 후에 99% 순수 에탄올을 주입하여 낭종이 커진 모양을 보이고 있다. 일정시간을 기다려서 에탄올이 낭종 벽에 골고루 영향을 미치도록 한 후에 주입한 에탄올을 제거한다. D. 치료 전의 전산화단층촬영 영상으로 췌장의 체부에 직경 3.5cm 크기의 낭성 종양이 관찰된다(화살표). E. 치료 5개월 후에 전산화단층촬영으로 추적 검사하였고 췌장 체부에 있던 낭성 종양이 사라진 것을 알 수 있다(화살표).

양 옆쪽으로 약제를 주입하는 방법을 사용한다. 시술 후에는 기립성 저혈압이나 후복막강 출혈, 알코올성 신경염 등이 나타날 수 있으므로 2~4시간 동안 주의 깊게 관찰해야 한다. 시술 도중이나 후에 일부의 환자에서는 일시적인 통증이 나타날 수 있는데, 이러한 환자들에서 통증 경감 효과가 더 지속적으로 나타났다는 보고가 있다. 지금까지의 보고들에 의하면 췌장암과 만성 췌장염이 있는 환자에서 파괴술과 차단술을 시행하였을 때 50% 이상의 환자들에서 통증경감에 효과가 있었다.

췌담도질환의 내시경치료는 1970년대 중반 내시경 역행성 담췌관조영술이 소개된 이래 지난 40년간 괄목할 만한 발전을 하였고 최근에는 담도경검사 및 내시경초음파검사가 많이 발전하고 있다. 특히 내시경초음파검사는 종주형 내시경초음파의 개발로 다양한 중재적 시술이 가능해졌고 과거 수술에 의존하던 많은 질환이나 합병증을 내시경적 시술로 치료할 수 있게 되었다. 따라서 췌담도질환을 전공하는 의사들은 이러한 내시경치료법에 대한 이해와 수기의 숙달을 위해 노력해야 하겠다.

참고문헌

1. Haber GB, Repici A. Biliary tract stone disease: transpapillary endoscopic management. In: Tytgat GN, Classen M, Waye JD, et al. eds. Practice of therapeutic endoscopy. 2nd ed. Philadelphia: WB Saunders 2000;147-163
2. 심찬섭. 간담췌 질환에서의 치료적 내시경. 박용현, 김선회, 이건욱 등. 간담췌외과학. 서울: 의학문화사, 2006;240-258
3. 이돈행. 담석의 내시경 치료. 대한췌담도학회. 담도학. 서울: 군자출판사, 2008;219-245
4. Goh KL, Seo DW. Recurrent pyogenic cholangitis. In: Baron TH, Kozarek R, Carr-Locke DL. ERCP 1st ed. Amsterdam: Saunders Elsevier 2008;399-409
5. Seo DW. Cholangioscopic intervention. In: Seo DW, Lee SK, Kim MH, et al. Cholangioscopy. 1st ed. Lippincott Williams & Wilkins, Koonja Publishing Inc, 2002;125-158
6. Savides TJ, Varadarajulu S, Palazzo L. EUS 2008 Working Group document: evaluation of EUS-guided hepatico-gastrostomy. Gastrointest Endosc 2009;69(suppl. 2):S3-7
7. Itoi T, Yamao K. EUS 2008 Working Group document: evaluation of EUS-guided choledochoduodenostomy (with video). Gastrointest Endosc 2009;69(suppl. 2):S8-12
8. Oh HC, Seo DW, Lee TY, et al. New treatment for cystic tumors of the pancreas: EUS-guided ethanol lavage with paclitaxel injection. Gastrointest Endosc 2008;67:636-642
9. Oh HC, Seo DW, Kim SC, et al. Septated cystic tumors of the pancreas: is it possible to treat them by endoscopic ultrasonography-guided intervention? Scand J Gastroenterol 2009;44:242-247
10. Penman ID, Rosch T. EUS 2008 Working Group document: evaluation of EUS-guided celiac plexus neurolysis/block (with video). Gastrointest Endosc 2009;69(suppl. 2):S28-31

chapter

12 담낭 담석 및 담낭염

이종균

- 담낭 담석은 무증상인 경우가 많으나 복통, 급성 담낭염 및 여러 가지 합병증을 유발할 수 있다.
- 담석의 다양한 임상증상과 자연경과를 고려하여 치료방침을 정한다.
- 무증상 담낭 담석은 특별한 치료가 필요 없다.
- 증상 담낭 담석은 복강경 담낭절제술이 표준적인 치료이다.
- 기타 여러 가지 치료법은 환자의 특성을 고려하여 시행할 수 있다.

담석은 담낭 및 담관에 생긴 결석으로 서양에서는 인구의 10~20%, 한국에서는 5~10%에서 발생하는 것으로 추정되는 흔한 질환이다. 담석은 성분이나 위치에 따라 여러 가지로 분류되고 증상도 다양하게 나타나는데, 담석 환자의 치료 시에는 담석의 증상과 자연경과, 그리고 치료 후의 합병증 및 재발률 등을 고려하여 치료의 대상 및 방법을 선택해야 한다.

콜레스테롤 담석과 흑색 담석은 대부분 담낭에서 생성되며, 갈색 담석은 담관과 담낭에서 모두 생길 수 있다. 바꾸어 말하면 담낭에서는 여러 가지 성분의 담석이 모두 생길 수 있으며, 담관에서 생기는 담석은 거의 대부분 갈색 담석이고 그 외의 담석은 담낭 담석이 담낭관을 통해 담관으로 빠져나온 것이다. 그러나 최근에는 드물지만 담관에서도 콜레스테롤 담석이 발견되기도 한다.

Ⅰ 담석의 분류

담석은 성분 및 위치에 따라 몇 가지로 분류된다. 구성성분에 따라 주로 콜레스테롤 담석과 색소성 담석으로 분류하고, 색소성 담석은 흑색 담석과 갈색 담석으로 분류된다. 콜레스테롤 담석은 콜레스테롤이 건조 중량의 50% 이상을 차지하며, 90% 이상인 경우는 순수 콜레스테롤 담석이라고 한다. 색소성 담석은 칼슘빌리루빈염이 주성분이며 콜레스테롤은 30% 미만이다. 콜레스테롤 담석과 색소성 담석이 혼재되어 있는 혼합석을 따로 분류하기도 한다.

담석의 성분은 담석을 채취하기 전에는 정확하게 예측할 수 없으므로 임상적으로는 해부학적 위치에 따라서 담낭 담석, 총담관석, 간내담석으로 분류하는 방법을 많이 사용한다. 총담관석은 원발성과 담낭 또는 간내 담관에서 생성되어 이차적으로 총담관으로 이동한 속발성으로 구분하기도 하는데, 대부분은 속발성에 속한다.

Ⅱ 한국에서 담석의 역학

서양에서는 담석의 75% 이상이 콜레스테롤 담석이다. 우리나라는 과거부터 서양에 비해 색소성 담석과 담관석이 상대적으로 많은 것으로 알려져 있다. 이는 간흡충이나 회충과 같은 기생충 감염, 세균 감염, 그리고 고탄수화물식이와 관련이 있는 것으로 보인다. 그러나 최근에는 식생활, 위생상태, 사회경제적 수준의 변화로 일본과 마찬가지로 우리나라의 담석도 서양과 비슷하게 변해 가고 있다. 1997년에 대한췌담도연구회에서 실시한 전국적인 역학조사에 의하면 담석증으로 입원한 환자를 대상으로 했을 때 전체 담석 중 담낭 담석이 60%, 총담관석이 14%, 간내담석이 8%를 차지하였고, 두 군데 이상에 담석이 있는 경우는 18%이었다. 담석의 위치에 따른 성분 분포는 담낭 담석에서는 콜레스테롤 담석이 58%, 흑색 담석이 25%, 갈색 담석이 12%를 차지하였고, 총담관석에서는 갈색 담석이 76%, 콜레스테롤 담석이 18%, 간내담석에서는 갈색 담석이 61%, 혼합석이 36%를 차지하였다. 과거의 자료와 비교하면, 담낭 담석이 상대적으로 증가하고 총담관석은 감소하였으며 간내담석은 큰 변화가 없어 여전히 간내담석이 서양보다 많다. 성분에 있어서는 콜레스테롤 담석이 과거보다 많이 늘었으나 아직 서양보다는 적은 편이고 순수 콜레스테롤 담석은 더욱 적어 상대적으로 외국에 비해 경구 용해요법의 효과가 낮다.

Ⅲ 담낭 담석의 자연경과 및 임상상

1. 무증상 담석

담낭 담석은 증상에 따라 무증상군, 특징적인 담관성 통증을 나타내는 군, 비특이적 증상을 보이는 군, 합병증이 유발된 군으로 나눌 수 있다. 무증상으로 우연히 복부 초음파검사에서 발견되는 경우가 가장 많다. 우리나라 건강검진 기관의 조사에서도 건강한 성인의 2~5%에서 담석이 발견되고 있다. 무증상 담낭 담석의 자연경과에 대한 여러 보고들에 의하면 조금씩 차이는 있으나 대체로 양호하여 20년 내에 담낭절제술이 필요한 경우는 20% 미만이다. 매년 증상이 발생할 가능성은 1~2%이며, 특히 기간이 경과할수록 새로 증상이 발생할 가능성은 더 낮아진다. 또한 합병증의 발생빈도도 연간 0.1% 정도이고 무증상 담석 환자가 통증이 나타나기 전에 처음부터 중증 합병증으로 발현되는 경우는 드물다. 따라서 비용-효과 측면과 기대수명을 고려하였을 때, 무증상 담낭 담석 환자는 특별한 치료 없이 경과 관찰하는 것이 원칙이다.

담낭 담석 환자에서 복부팽만감, 구역, 소화불량, 지방식 후 불편감 등과 같은 비특이적인 소화기계 증상을 호소하는 경우가 많은데, 이런 증상들이 담석에 의한 것인지 아니면 담석과 무관한 것인지를 밝히기는 어렵다. 그러나 증상과 담석의 관계를 연구한 보고에 의하면 특징적인 담관성 통증 외에 위에서 열거한 비특이적인 증상들은 담석과의 통계적 유의성이 없고 이런 환자의 자연경과는 무증상군과 비슷하다. 따라서 치료에 있어서 비특이적 증상군은 무증상군과 동일하게 적용하는 것이 옳다.

2. 담석성 복통

담석에 의한 특징적인 담관성 통증은 담석이 담낭관을 일시적으로 폐쇄하였다가 담낭 안으로 다시 들어가거나 담관으로 빠져나가면서 발생한다. 심와부 또는 우상복부에 발생하며, 서서히 강도가 증가하여 최고조에 이른 후 일정한 강도로 30분 이상 지속되다가 서서히 사라진다. 통증은 30분에서 5시간 정도 지속된다. 통증이 5시간 이상 지속되면 급성 담낭염으로 진행됨을 의미한다. 통증의 강도는 중등도 이상, 즉 일상생활을 중단하거나 병원을 방문해야 할 정도이다. 위의 네 가지 특징, 즉 심와부 또는 우상복부에, 중등도 이상의 강도로, 30분 이상, 지속적인 통증을 보일 때 담석에 의한 통증일 가능성이 높다. 그 외에 구역이나 구토가 동반될 수 있고 양측 견갑골 사이, 우측 견갑골 하방, 등으로 방사될 수 있다. 늦은 저녁이나 밤에 나타나는 경우가 많다. 한 번이라도 특징적인 증상이 있었던 담석은 2/3에서 통증이 재발되며 특히 처음 몇 년 동안 통증의 재발이 많고 합병증도 매년 1~5%에서 발생한다. 따라서 특징적인 담관성 통증을 동반한 담석은 증상의 재발을 막고 합병증을 예방하기 위해 치료하는 것이 원칙이다.

3. 급성 담낭염

담석에 의한 담낭관 폐쇄가 지속되면 급성 담낭염이 생긴다. 급성 담낭염은 세 가지 과정에 의해 진행한다. 첫째, 물리적 염증은 갑작스러운 담낭관 폐쇄에 의해서 담낭내압이 상승하고 담낭이 팽창되어 담낭벽의 부종, 비후, 허혈이 초래되는 상태이다. 둘째, 화학적 염증은 리소레시틴, 프로스타글란딘, 담즙산 등에 의해서 생기는 국소적인 염증이다. 셋째, 담낭 안에서 세균이 증식하여 생기는 세균성 염증이다.

약 70%의 환자는 이전에 담관성 통증의 경험을 갖고 있다. 급성 담낭염 초기에는 우상복부 및 심와부 통증으로 시작하여 시간이 경과하면서 우상복부 압통, 구역, 발열이 나타난다. 우상복부 늑골 아래를 손으로 누른 상태에서 환자에게 숨을 깊게 들이마시게 하면 염증이 생긴 담낭이 손에 닿으면서 환자가 통증을 느껴 숨을 멈추게 된다(Murphy 징후). 황달은 없거나 경미한데, 뚜렷한 황달은 팽창된 담낭에 의한 담관 압박이나 담관석의 가능성을 시사한다. 또한 드물게 담낭관 또는 담낭 경부에 감돈된 담석에 의한 총담관의 압박으로 황달이 생길 수 있다(Mirizzi 증후군).

급성 담낭염의 5~10%는 담석 없이 발생하기도 한다. 이러한 무담석 급성 담낭염은 심한 물리적 손상, 화상, 대수술 후, 중환자실 입원 환자 등에서 주로 발생한다. 급성 담낭염의 발병기전으로는 장기간 침대에 누워 있거나 비경구 영양공급에 의해 생긴 미세담석, 허혈, 살모넬라균이나 기생충 등의 흔치 않은 감염이 있는데 뚜렷한 원인을 밝히기 어려운 경우도 많다. 무담석 급성 담낭염은 담석에 의한 경우보다 예후가 좋지 않고 합병증 발생도 흔하여 조기에 수술이나 담낭배액술 등의 적절한 조치가 필요하다.

4. 만성 담낭염

담석이 오랜 세월 담낭벽을 자극하고 무증상의 염증을 일으켜 담낭벽의 비후, 섬유화, 위축이 초래되는 형태가 만성 담낭염이다. 뚜렷한 증상이 없는 경우가 대부분이다. 특별한 증상 없이 발견된 만성 담낭염은 무증상 담석증과 마찬가지로 담낭절제술이 필요하지는 않으나 담낭 종양과의 감별 또는 추후 담낭암 발생 가능성을 고려하여 정기적인 경과관찰을 요한다.

5. 담낭염의 합병증

급성 담낭염에 이차적으로 담낭벽의 허혈, 괴저, 가스생성 세균에 의한 감염이 동반되면 담낭벽에 공기가 차고 벽이 갈라지는 기종성 담낭염이 된다. 이는 노인이나 당뇨병 환자에서 잘 발생하며 이환율과 사망률이 높아 빠른 수술적 절제와 항생제 치료를 요한다.

담낭관의 폐쇄를 동반한 급성 담낭염이 지속되고 담낭 내에서 세균이 증식하여 담낭 농양이 생기면 고열과 심한 압통, 탈진 상태가 된다. 수술이나 담낭배액술을 빨리 시행해야 하며 그렇지 않으면 담낭의 괴저, 천공이 생기기 쉽다.

담낭 괴저는 담낭벽의 허혈과 조직 괴사에 의해 생긴다. 기전으로는 심한 담낭 팽창, 혈관염, 당뇨병, 담낭 농양, 담낭관 꼬임 등이 있다. 담낭 괴저는 천공으로 발전하기 쉽다.

급성 및 만성 담낭염은 담낭과 인접한 장기에도 염증을 초래하고 담낭과의 유착 및 누공을 형성하기도 한다. 십이지장으로의 누공이 가장 흔하고 그 외에 결장, 공장, 위, 복벽 등으로도 생길 수 있다. 누공은 서서히 일어나므로 증상이 없는 경우가 많고 담관의 공기 음영을 통해 알게 된다. 누공을 통해 빠져나온 큰 담석이 간혹 회장-맹장 밸브를 막아 장폐색을 초래할 수 있다(담석성 장폐색).

Ⅳ 담낭 담석의 진단

1. 혈액검사

무증상 담석과 반복적인 담관성 통증을 나타내는 환자, 그리고 만성 담낭염에서는 혈액검사에서 대부분 이상이 없다. 그러나 급성 담낭염이 발생하면 백혈구증가증, 아미노전이효소*transaminase*의 상승 소견을 보이고 빌리루빈도 약간 상승할 수 있다. 그러나 빌리루빈치가 5mg/dL 이상 상승되면 총담관석의 가능성을 시사한다.

2. 영상의학적 검사

담석이 단순 복부촬영에서 보이는 경우는 20% 정도로 진단적 역할은 적다(그림 12-1). 그러나 담낭염 환자에서는 장폐색, 위장관 천공, 폐쇄성 장폐색 등의 감별을 위해 필요하다.

복부초음파검사가 담낭의 평가를 위해 가장 중요한 검사법이다. 복부초음파검사에 의한 담낭 담석 발견 예민도는 95%로 매우 높다. 그러나 담낭관에 박혀 있는 작은 담석, 만성 담낭염으로 담낭이 위축된 경우, 미세담석 등은 보이지 않을 수 있다. 담석은 담낭 내부의 고에코의 물질과 후방 음영으로 쉽게 진단할 수 있다(그림 12-2). 작은 담석이나 찌꺼기는 후방 음영이 없어 용종이나 종양으로 오인되기도 하는데, 자세 변화에 따라 움직이거나 모양이 변하는지를 관찰하는 것이 중요하다.

급성 담낭염의 초음파 소견으로는 담낭이 팽창되고 벽이 두꺼워지며 심한 경우에는 담낭 주변에 고인 액체가 관찰되기도 한다(그림 12-3). 단순히 담낭벽이 두꺼워 보이는

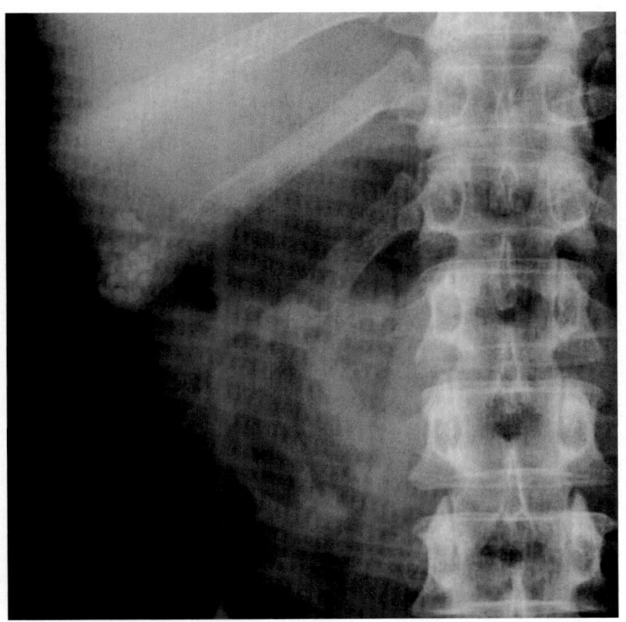

그림 12-1. 단순복부촬영 우상복부에 석회 음영이 관찰되어 담석을 시사한다.

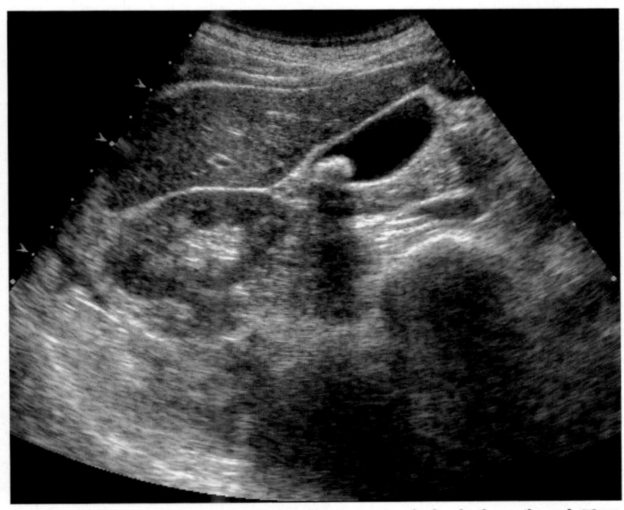

그림 12-2. 담낭 담석의 복부초음파 소견 담낭 안에 고에코의 둥근 물질이 있고 후방 음영이 뚜렷한 담석이 관찰된다.

것은 담낭염 이외에도 간질환, 복수, 저알부민혈증 등에서도 나타날 수 있는 소견이다. 초음파 탐침으로 담낭을 누르거나 담낭 부위에 대고 환자에게 깊이 숨을 들이쉬게 할 때 환자가 통증을 느끼는 ultrasonic Murphy 징후도 급성 담낭염의 중요한 소견이다.

복부 전산화단층촬영은 담석 자체를 발견하는 데에는 초음파검사보다 오히려 예민도가 떨어진다. 이 검사는 담낭염의 합병증, 특히 천공이 의심될 때, 다른 질환과의 감별이 필요할 때, 그리고 뚜렷한 황달이나 담관의 확장으로 총담관석이 의심될 때 시행한다(그림 12-4, 12-5).

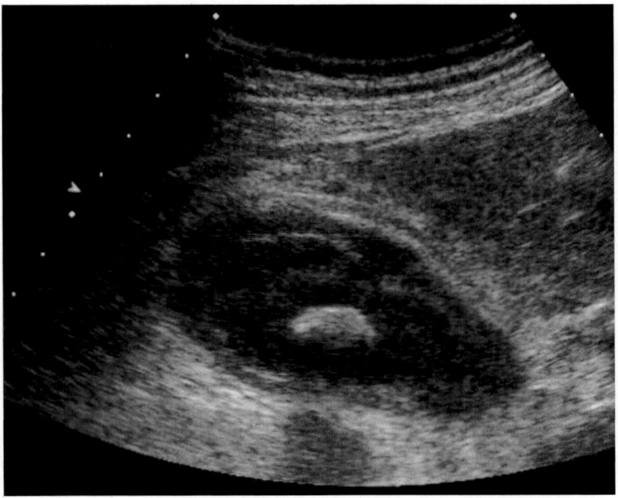

그림 12-3. 급성 담낭염의 초음파 소견 담낭 내에 후방 음영을 동반한 고에코성 물질이 보이고 담낭이 팽창되고 벽이 두꺼워져 있다.

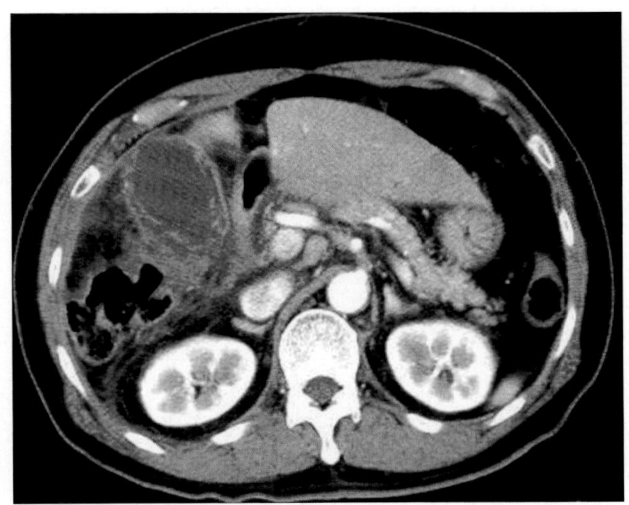

그림 12-4. 담낭 괴저 담낭이 팽창되고 담낭 벽층 구조의 불규칙한 손실 소견을 보인다.

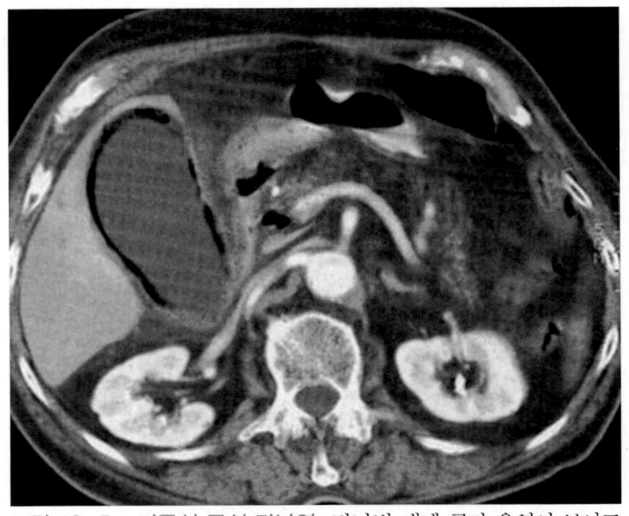

그림 12-5. 기종성 급성 담낭염 담낭벽 내에 공기 음영이 보이고 담낭이 팽창되어 있다.

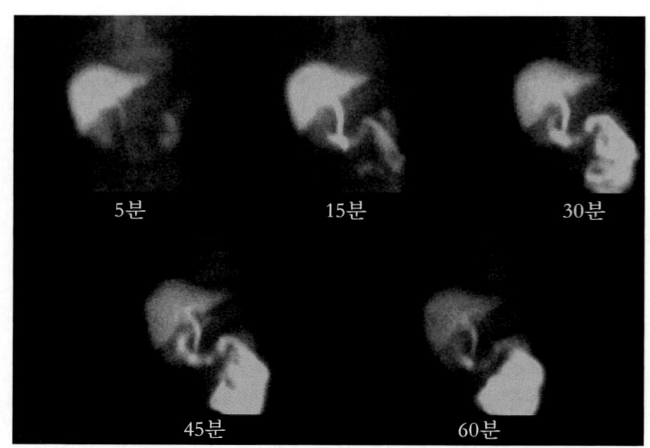

그림 12-6. 무담석 급성 담낭염 환자의 담신티그라피 DISIDA를 이용한 검사 소견으로 간에서 담관을 통해 십이지장, 소장으로 동위원소가 배출되는 동안 담낭은 보이지 않는다.

담낭염 또는 담관성 복통이 의심되나 담석이 보이지 않고 진단이 애매할 때, 무담석성 담낭염의 진단에 담신티그라피가 도움이 될 수 있다. ^{99m}Tc를 표지한 iminodiacetic acid 유도체를 정주하면 간을 거쳐 담관으로 배출되는데 공복 시에는 담낭에 저장, 농축된다. 담낭염 또는 담낭관이 막히면 담낭이 관찰되지 않는다(그림 12-6). 급성 담낭염에 대한 담신티그라피의 예민도는 95%, 특이도는 90% 정도이다.

V 담낭 담석의 치료

1. 기대요법*expectant management*

무증상 담낭 담석은 경과가 양호하여 특별한 치료 없이 지내는 것이 원칙이다. 다만 규칙적인 식사를 하되 지나친 지방식 및 과식은 피하는 것이 좋다. 그 외 무증상 담석증의 관리에 있어서 몇 가지 고려할 사항이 있다.

첫째, 당뇨병이 있는 환자에서 담석이 있을 때 과거에는 증상이 생기면 중증인 경우가 많고 합병증 및 사망률이 높다고 알려져 예방적 담낭절제술을 권장하였다. 그러나 최근의 연구에서는 고령자가 많고 당뇨병과 동반된 심혈관계 합병증 때문으로 담석 자체에 의해 합병증 및 사망률이 높아지는 것은 아니라는 견해가 우세하다. 또한 수술방법, 마취 및 중환자실 관리능력의 향상으로 수술 후 합병증의 발생이 현저히 감소하여 현재는 당뇨병이 동반되어 있어도 예방적 담낭절제술을 시행하지 않고 일반적인 무증상 담석증처럼 관리한다.

둘째, 담석은 담낭암의 위험인자로 인정되며 담낭암 환자의 50~70%에서 담석이 동반되어 있고 담석이 있는 환자에서 담낭암의 발생이 5배 정도 높다고 알려져 있다. 그러나 담석 환자 전체에서 담낭암의 발생률은 1~2%이므로 담낭암의 예방을 위한 담낭절제술은 권장되지 않는다. 그러나 도자기담낭*porcelain gallbladder*에서는 담낭암의 발생률이 20~60%로 높기 때문에 증상에 관계없이 담낭절제술이 필요하다.

셋째, 담낭절제 후 Oddi 조임근 기능부전을 비롯하여 소위 담낭절제 후 증후군이 10%가량에서 나타난다. 그리고 아직 의견의 일치는 이루어지지 않았으나 담낭절제 후 대장암의 발생이 증가한다는 보고들이 있다. 담낭절제 후 장내 세균에 의한 일차 담즙산의 분해 및 담즙의 장간순환의 증가로 장내에 이차 담즙산이 증가하여 대장암을 유발시킨다고 알려져 있다. 이와 같은 담낭절제 후 생길 수 있는 문제점도 고려한다면 무증상 담석증을 미리 수술하는 것은 권장되지 않는다.

2. 경구 용해요법

현재 사용할 수 있는 약물은 담낭 담석 중에서 콜레스테롤 담석을 겨냥한 것이다. 가장 흔히 사용하는 우르소데옥시콜린산*ursodeoxycholic acid*; *UDCA*은 간에서 HMG-CoA reductase의 활성도를 억제하고 장에서의 콜레스테롤 흡수를 감소시켜 담즙에서 콜레스테롤의 탈포화를 유도하여 작용을 나타낸다. 매일 8~10mg/kg을 6개월에서 1년간 사용하면 30~60%에서 용해가 유도된다. 이 약제는 드물게(1%) 설사를 유발하나 주요 부작용이 없고 담석의 완전 용해가 없더라도 상당수에서 증상의 완화를 보인다. 증상의 완화는 담즙산의 탈포화, 담즙분비 촉진, 담낭 평활근 이완 등에 의한다.

치료의 대상은 증상이 있는 콜레스테롤 담석 환자이다. 콜레스테롤 담석을 시사하는 소견은 방사선 투과성이며 경구 담낭조영술에서는 부유하는 담석이다. 최근에는 복부 전산화단층촬영으로 담석의 성분을 예측하여 치료의 효율을 높일 수 있다는 보고들이 있으나 비용 문제가 있다. 또한 담낭 기능이 유지되고 담낭관이 개방되어 있어야 한다. 담낭의 기능 및 담낭관의 개방은 경구 담낭조영술이나 담신티그라피로 확인할 수 있다. 담석의 크기는 치료효과와 밀접한 연관이 있어 5mm 미만의 담석은 용해율이 70%, 5~10mm의 담석은 50%, 10mm 이상의 담석은 35%이다. 담석의 개수도 효과와 관계되어 3개 이내의 경우에 시행하는 것이 좋다. 비만한 환자에서는 효과가 떨어진다. 투여방법은 8~10mg/kg의 용량을 오전에 1/3, 취침 전에 2/3 분복하는 것이 좋다.

최근에는 HMG-CoA reductase 억제제 단독으로는 효과가 없으나 UDCA와 병합하여 효과를 높인다는 보고들이 있으나 아직 임상에서 보편적으로 사용되지는 않는다.

경구 용해요법의 가장 큰 문제는 완전용해까지 되는 경우는 30% 이하로 많지 않으며 용해 후 5년이 지나면 약 반수에서 재발한다는 것이다.

3. 복강경 담낭절제술

1987년 최초로 소개된 후 현재는 증상 담석증 치료의 표준이 되었다. 이는 병소를 완전히 제거하여 재발의 우려가 없고 큰 고통 없이 빠른 시일 내에 치료가 완료된다는 장점이 있다. 주요한 합병증으로는 담관손상, 담즙유출, 장관손상, 출혈, 복강 내 농양, 잔류 담관석 등이 5~10% 정도에서 보고되나 최근에는 경험의 축적과 술식의 발달로 점차 합병증이 감소하고 있다. 복강경으로 수술을 시도하였으나 개복수술로 전환되는 경우가 3~4%에서 있는데, 그 이유로는 담낭 주변의 심한 염증이나 유착, 출혈, 주위 장기손상 등이 있다. 과거 상복부 수술의 병력이 있는 경우에는 무리한 복강경수술보다는 개복수술이 안전하다. 간경변증, 임신 후기, 심한 심폐질환 환자에서도 복강경수술은 상당한 주의를 요한다.

4. 체외충격파 쇄석술
extracorporeal shock wave lithotripsy

이 방법은 몸 밖에서 충격파를 이용하여 담석을 분쇄하는 방법이다. 적응은 경구 용해요법과 비슷하며 크기는 2~3cm까지 가능하다. 분쇄 전후로는 경구 용해요법을 병행해야 한다. 수술에 비해 비침습적이라는 장점이 있으나 복통 30%, 급성 담낭염 5%, 피부의 점상출혈 1.6%, 육안적 혈뇨 1.6% 등의 합병증과 분쇄된 담석 조각들이 담낭관이나 Oddi 조임근을 폐쇄시킬 우려가 있어 복강경 담낭절제술이 보급된 후에는 사용이 제한적이다.

5. 직접 용해요법

이는 경피담낭배액술이나 내시경 역행성 비담낭배액술 후 methyl tert-butyl ether(MTBE)를 자동펌프를 이용하여 주입과 흡입을 10시간가량 지속하는 방법이다. 용해율이 60~90%이고 수술의 위험성이 높은 환자에서 단기간에 치료할 수 있는 방법이나 구역, 십이지장염, 혈액담즙증, 혈관 내 용혈, 급성 신부전 등의 합병증이 있어 주의를 요한다. 최근에는 ethyl propionate가 MTBE에 비해 효과가 높고 세포독성이 낮다는 보고가 있다.

6. 경피담낭경하 쇄석술

이는 처음부터 담석제거를 목적으로 시작하는 경우는 드물고, 급성 담낭염에 대한 비수술적 응급처치로 경피담낭배액술을 시행받은 환자에서 상태가 호전된 후 카테터가 들어간 길을 넓히고 담도경을 이용하여 담석을 분쇄하고 제거하는 방법이다. 이 방법 역시 흔히 사용되지는 않으나 수술의 위험성이 많을 때 추후 증상의 재발을 막기 위해 시행될 수 있다.

7. 담낭 담석의 치료전략

담석의 치료목적은 단순히 담석을 제거하는 것이 아니라 환자를 치료하는 것이다. 증상의 정도, 담석의 자연경과, 치료방법의 효과와 합병증, 재발률, 환자의 특성 등을 고려하여 치료방법을 선정한다. 무증상 담석은 특별한 치료 없이 정기적인 관찰만 한다. 분명한 통증이 한 번이라도 있는 증상 담석증은 치료가 필요하며, 치료방법으로는 복강경 담낭절제술이 우선적으로 추천된다. 수술의 위험성이 많거나 증상이 경미한 경우에는 적응증을 고려하여 경구 용해요법 등의 비수술적 방법을 시도해 볼 수 있다.

참고문헌

1. 윤용범. 한국인 cholesterol 담석에 대한 ursodeoxycholic acid 의 용해 효과. 대한소화기병학회잡지 1988;20:386-394
2. 대한소화기학회. 담석증. 서울: 군자출판사, 1999
3. Giurgiu DI, Roslyn JJ. Treatment of gallstones in the 1990s. Primary Care; Clin Office Pract 1996;23:497-513
4. Thijs C, Knipschild P. Abdominal symptoms and food intolerance related to gallstones. J Clin Gastroenterol 1998;27:223-231
5. Howard DE. Nonsurgical management of gallstone disease. Gastroenterol Clin Nor Am 1999;28:133-144
6. Lammert F, Miquel JF. Gallstone disease: from genes to evidence-based therapy. J Hepatol 2008;48(suppl. 1):S124-135
7. Marschall HU, Einarsson C. Gallstone disease. J Intern Med 2007;261:529-542
8. Zaliekas J, Munson JL. Complications of gallstones: the Mirizzi syndrome, gallstone ileus, gallstone pancreatitis, complications of "lost" gallstones. Surg Clin North Am 2008; 88:1345-1368
9. Sanders G, Kingsnorth AN. Gallstones. BMJ 2007;335:295-299

chapter
13 총담관석, 담관염

김용태

- 총담관석은 담관염을 일으키는 가장 흔한 원인으로서 심할 경우 패혈증으로 인한 사망률이 높아 응급치료를 요하는 질환이다.
- 우리나라에서 총담관석은 담낭이 아닌 총담관 자체에서 유래하는 원발성이 많으며 갈색 담석이 주된 성분이다.
- 총담관석은 무증상 담석은 드물고 대부분 담관성 통증이나 담관염, 황달, 급성 췌장염, 패혈성 쇼크 등을 일으킨다.
- 급성 담관염 증상은 우상복부 통증, 열, 황달 등이며 확진과 치료를 위해서는 내시경 역행성 담췌관조영술이 필요하다.
- 급성 담관염이 발견되면 가능한 한 빨리 내시경을 이용한 담관배액과 더불어 총담관석을 제거해주어야 한다.

담관염은 총담관이나 간내담관에서 세균성 감염에 의해 담관에 염증이 발생하는 현상이다. 담관염의 원인은 여러 가지가 있지만, 공통적인 현상은 담관이 막히면서 이로 인해 정체된 담즙에 세균감염이 발생하는 것이다. 가장 흔한 원인은 총담관석이며 이 밖에 담관이나 그 주변부 종양, 간내담석, 담관협착, 기생충 등이 있다.

Ⅰ 병태생리

총담관석은 발생 부위에 따라 두 가지로 분류할 수 있는데, 처음부터 담관 내에서 발생하는 원발성과 담낭 담석이 총담관으로 빠져나와 발견되는 속발성으로 나눌 수 있다. 서양에서는 담낭에서 유래된 속발성 총담관석이 대부분을 차지하고 있으나, 우리나라에서는 원발성의 비율이 매우 높다. 우리나라에서의 총담관석에 대한 전국적 조사 결과를 보면, 총담관석이 담낭에서 유래되었다고 생각되는 경우는 35.7%에 불과하였고 나머지 64.3%는 원발성 담관석이다. 총담관석의 성분도 콜레스테롤이 주로 많은 서양과는 달리 한국에서는 76.1%가 갈색 담석이고, 콜레스테롤 담석은 18.4%, 흑색 담석은 3.5%를 차지한다.

원발성 총담관석을 잘 일으키는 위험인자는 만성 용혈성 빈혈, 간·담도계 기생충, 재발성 담관염, 카롤리병 *Caroli disease*, 담관 협착이나 확장, 십이지장 게실 등이다.

총담관에 담석이 발생하는 경우 드물게 몇 년 동안 아무런 증상 없이 지내기도 하나 거의 대부분 결국 담석이 총담관을 막게 되어 담산통이나 황달, 담관염 등의 합병증을 유발하게 되며 일부에서는 담석성 췌장염을 일으키기도 한다.

Ⅱ 임상상

총담관석은 증상이 전혀 없는 경우에서부터 담산통이나 담관염, 황달, 급성 췌장염, 패혈성 쇼크에 이르기까지 다양한 임상상을 나타낸다.

급성 담관염은 거의 대부분 담즙의 배출이 부분적으로라도 막히게 되면 발생하는데, 전통적으로 샤르코세증후*Charcot triad*라고 불리는 우상복부 통증, 열, 황달이 중요한 증상이다. 그러나 이 세 가지가 모두 함께 나타나는 경우는 50~70% 정도이다. 열이 가장 흔하며 황달과 우상복부 통증 순이다. 일부 환자에서는 의식에 이상이 오거나 저혈압이 나타난다. 우상복부 압통이 급성 담관염 환자의 2/3에서 발견되며 간 부위를 타진하면 압통이 유발된다. 그러나 담낭염 때와는 달리 촉진에 따른 압통이나 복막염에 의한 복막자극 징후는 관찰되지 않는다. 담관염은 간농양을 잘 동반한다. 비화농성 담관염은 항생제에 비교적 잘 반응하나 화농성 담관염은 담관을 배액해주지 않으면 패혈성 쇼크 및 사망으로 이행되는 경우가 많다. 검사실 소견으로 중요한 것은 말초혈액 백혈구 증가와 혈청 빌리루빈, 알칼리성 인산분해효소*alkaline phosphatase; ALP*, 아스파탐산아미노전이효소*aspartate aminotransferase; AST*, 알라닌아미노전이효소*alanine aminotransferase; ALT*치 등의 상승이다. 췌장염 동반 없이도 아밀라아제치가 약 30%의 환자에서 상승된다.

총담관이 담석에 의해 서서히 막히면서 담관염이나 통증 없이 황달과 소양증만을 동반하는 경우도 있다. 소변색이 진해지고 대변색은 엷어질 수 있으며 대개 만성 담낭염을 동반하는 경우가 많고 담낭이 잘 촉지되지 않는다. 이는 바터팽대부 주위 종양에 의해 총담관이 막혀 압통은 없이 확장된 담낭이 촉지되는(Courvoisier 징후) 경우와 대비된다. 담석에 의한 폐쇄의 경우 완전폐쇄는 드물어 혈청 빌리루빈치가 대개 250μmol/L(15mg/dL) 이하이다. 혈청 빌리루빈치가 340μmol/L(20mg/dL) 이상이면 총담관석과 동반된 간질환이나 황달의 다른 원인이 겹쳐 있거나 종양에 의한 담관폐쇄가 원인일 가능성이 높다. 혈청 알칼리성 인산분해효소가 거의 대부분 상승되며 황달 없이도 알칼리성 인산분해효소만 올라가는 경우도 많다. 아미노전이효소치도 2~10배 상승된다.

총담관석 환자 일부에서 담석이 바터팽대부의 공통관을 막고 있거나 이 부위를 통과하기 때문에 급성 췌장염이 발생하며, 급성 담낭염이나 총담관석 환자에서 급성 췌장염의 증거가 드물지 않게 발견된다.

담관이 담석에 의해서 오랫동안 막히면 이차적으로 간경변증이 발생하여 이차성 담즙성 간경변증으로 이행된다. 간경변증이 발생하면 이후 담관배액을 해주어도 간경변증 자체는 진행된다.

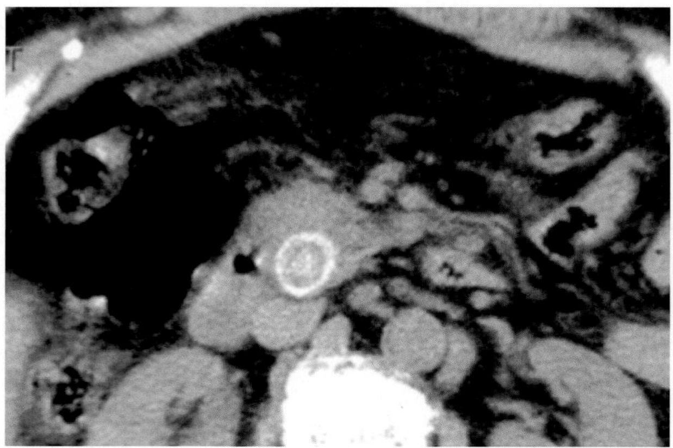

그림 13-1. **총담관석의 전산화단층촬영 소견** 조영제를 주입하지 않은 상태에서 총담관에 크기가 다른 2개의 담석이 관찰되며 이로 인하여 간내담관이 확장되어 있다.

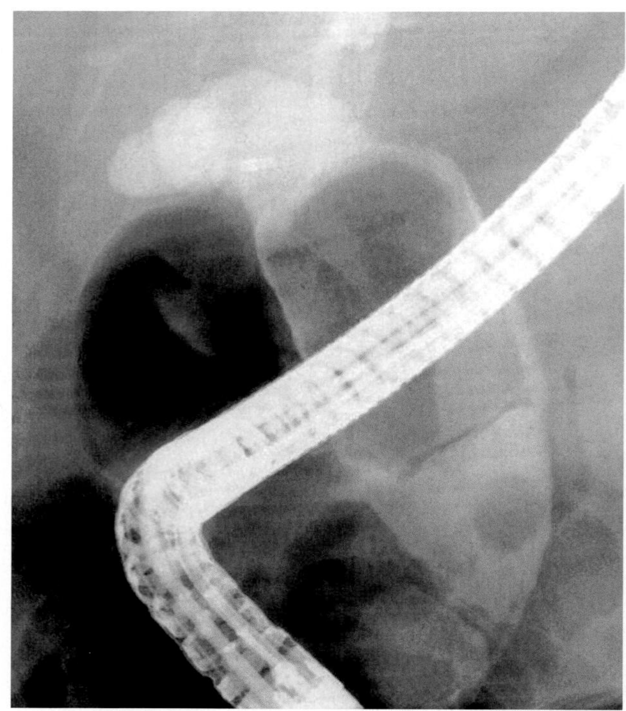

그림 13-2. **총담관석의 내시경 역행성 담췌관조영술 사진** 총담관에 커다란 담석이 관찰된다.

Ⅲ 진단

복부초음파검사가 총담관석이 의심되는 환자에서 첫 영상검사로 가장 많이 사용되지만, 담관석 자체의 발견율은 높지 않아서 약 50%에서만 담석이 보이고 대개는 담관의 확장 소견만 관찰된다. 전산화단층촬영은 더 정확하기는 하나 진단 정확도가 아주 우수하지는 않아서 진단 예민도는 60~80% 정도이다(그림 13-1). 내시경 역행성 담췌관조영술이 가장 정확한 진단법으로, 진단뿐만 아니라 내시경치료도 가능하기 때문에 총담관석이 의심되는 경우에는 다른 검사에서 총담관에 담석이 잘 관찰되지 않는다고 해도 내시경 역행성 담췌관조영술을 시행할 필요가 있다(그림 13-2). 담낭 담석을 가진 환자 중 내시경 역행성 담췌관조영술의 적응증으로는 황달, 췌장염의 병력, 간기능검사의 이상 소견, 초음파검사 등에서 총담관의 확장이나 총담관석이 발견된 경우 등이다. 자기공명담췌관조영술*magnetic resonance cholangio-pancreatography; MRCP*은 비침습적인 방법으로서(그림 13-3) 진단 정확도는 비교적 큰 담관에 있는 담석에 대해서는 내시경 역행성 담췌관

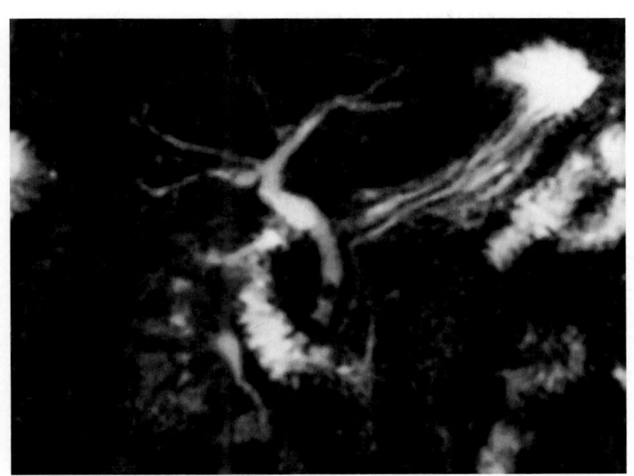

그림 13-3. 총담관석의 자기공명 담췌관조영술 소견 총담관 원위부에 담석이 충만결손으로 관찰된다.

조영술과 거의 비슷하다. MRCP에서 총담관석이 발견되면 이후에 결국 내시경 시술이 필요하기 때문에 이후에 치료 목적으로 내시경검사가 필요할 가능성이 적다고 판단되는 경우에 한하여 MRCP를 시행하는 것이 권장된다.

내시경초음파검사*endoscopic ultrasonography; EUS*는 내시경 역행성 담췌관조영술과 거의 대등할 정도로 총담관석의 진단에 우수하고 내시경 역행성 담췌관조영술보다 덜 침습적이라는 장점이 있다. 그러나 검사의 성공률이나 정확도가 시술자의 경험에 많이 좌우되고 담석이 발견되는 경우 결국 내시경 역행성 담췌관조영술이 추가로 필요하다는 단점이 있다. 담석성 급성 췌장염이 의심되는 경우 내시경 역행성 담췌관조영술은 췌장염을 악화시킬 우려가 있기 때문에, 내시경초음파검사를 먼저 시행하여 담관석이 아직 남아 있는지를 알아내는 것이 도움이 될 수 있다.

경피담관조영술*percutaneous transhepatic cholangiography; PTC*은 가장 침습적인 검사방법이어서 진단만을 위해서는 잘 이용하지 않고 치료 목적으로 경피담관배액술*percutaneous tanshepatic biliary drainage; PTBD*이 필요한 경우에 시행한다. 즉 담관염이 심하여 패혈증 등이 동반되어 내시경 시술이 어려운 경우 경피담관배액술을 이용하여 급히 담관을 배액해야 하며, 다른 치료방법으로는 제거하기 어려운 총담관석에 대해서 경피담관배액술 통로를 통하여 담관석을 제거하고자 하는 경우에 시행한다.

Ⅳ 치료

1. 급성 담관염

총담관석에 대한 치료는 크게 두 단계로 나눌 수 있다. 즉 담석에 의해 발생되는 담관염에 대한 치료와 담석 자체의 제거를 위한 치료이다. 급성 담관염은 대부분 항생제 치료에 잘 반응한다. 항생제는 그람음성균을 겨냥해야 한다. 그런데 급성 화농성 담관염같이 심각한 상태이거나 항생제를 24시간 이상 투여하는데도 반응이 없는 환자는 응급으로 담관배액술을 즉시 시행해야 한다. 가장 좋은 방법은 내시경을 이용하여 바로 담석을 제거하는 것이다. 만약 담석제거가 어려우면 우선 내시경 경비 담관배액술*endoscopic nasobiliary drainage; ENBD*이나 내시경 담관배액술*endoscopic retrograde biliary drainage; ERBD*을 먼저 시행하고 이어서 담석제거술을 시행하는 것이 바람직하다. 내시경치료는 90~95%에서 성공적이며 합병증과 사망률은 매우 낮은 안전한 방법이다. 내시경 담관배액술이 실패하였을 때는 경피담관배액술을 시행할 수 있다.

2. 총담관석

담낭절제술 이후 발생한 총담관석의 제거는 내시경치료가 원칙이다. 내시경 역행성 담관조영술을 시행하여 담관석이 확인되면 유두조임근절개술*sphicterotomy*을 시행하고 담석을 제거한다(그림 13-4). 담낭 담석이 총담관석과 동반되어 있는 경우에도 일차적으로 총담관석에 대해서 먼저 내시경으로 담석을 제거하고 난 이후 담낭 담석에 대하여 복강경담낭절제술을 시행할 수 있다. 그러나 내시경으로 총담관석을 제거하고 난 이후 담낭 담석은 제거하지 않고 그대로 두고 보다가 급성 담낭염과 같이 문제를 일으키는 경우에만 선별하여 담낭절제술을 시행할 수도 있다. 이러한 경우 경과관찰 중 담낭 담석에 의한 급성 담낭염 등의 합병증이 발생할 확률은 20% 정도이다.

내시경 유두조임근절개술*endoscopic sphincterotomy; EST* 후 바스켓이나 담석제거용 풍선으로 약 90%에서 담석을 제거하는 것이 가능하며, 기타 어려운 담석은 보조적인 방법으로 없앨 수 있다. 간내담관 담석이 동반된 경우에는 담관의 협착으로 인하여 수술 또는 경피 방법이

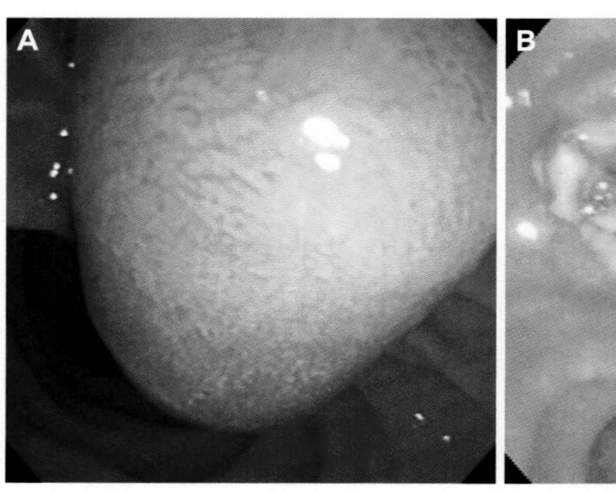

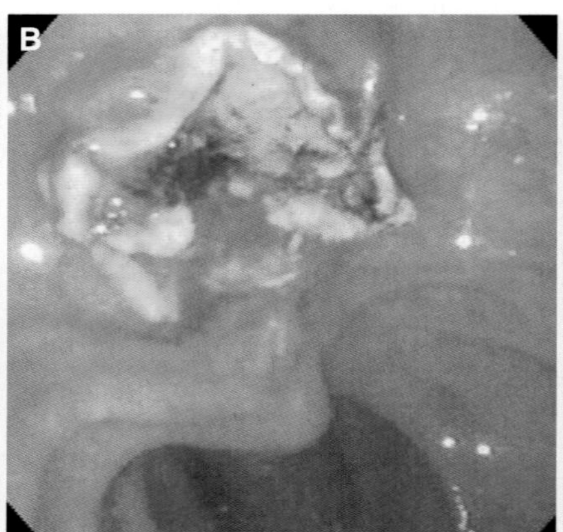

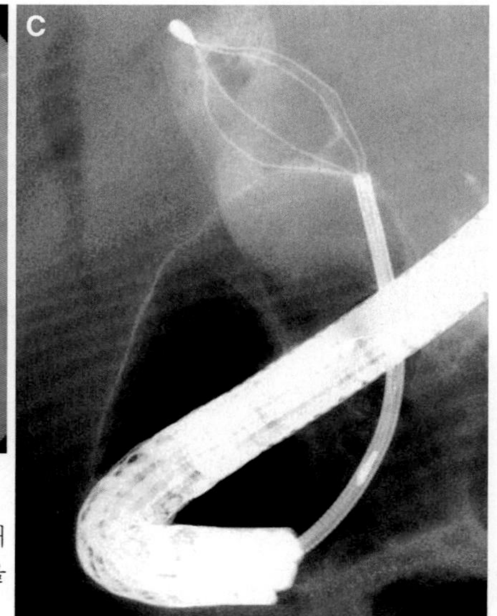

그림 13-4. 총담관석 환자에서 내시경을 이용한 담석제거 내시경을 이용하여 유두부가 팽대되어 있는 모습을 관찰하였으며(A), 이어서 내시경 유두조임근절개술을 시행하고(B), 바스켓을 이용하여 총담관에 있는 담석을 포획하여(C) 제거하였다.

더 흔히 이용되는데 일부 경구내시경을 이용한 제거술이 병용되기도 한다. 내시경 총담관석제거술을 위해서는 대부분 내시경 유두조임근절개술이 먼저 필요하므로 금기증은 EST의 경우와 같다. 출혈이나 천공의 위험이 높은 환자에서는 내시경 유두 풍선확장술*endoscopic papillary balloon dilatation; EPBD*을 시행한 후 담석을 제거하기도 한다.

내시경 담석제거술에서는 담석을 포획하고 있는 바스켓을 절개된 유두부를 통과하여 꺼낼 때 바스켓의 축 방향이 총담관 축과 계속 일치하도록 방향을 유지하는 것이 중요하다. 바스켓만을 힘으로 당기거나 내시경 자체를 십이지장 구부로 잡아당겨서 담석을 제거하려고 하면 절개된 조임근 부위에 천공이나 출혈이 일어날 수 있다. 담석을 포획한 상태에서 바스켓이 유두부나 담관 내에 감입된 경우 응급용 기계적 쇄석술을 시행하면 대부분 해결된다.

풍선 카테터를 이용한 담석제거는 담석의 크기가 비교적 작거나 쉽게 부서져 바스켓으로 포획하기 어려운 경우, 절개된 조임근 직상부에 위치한 담석이 바스켓으로 잘 잡히지 않는 경우, 또는 여러 개의 담석을 제거하고 나서 최종적으로 잔여담석을 확인하고자 할 때 유용하다.

큰 담석(1.5cm 이상), 담석보다 아래쪽에 있는 담관의 협착, 담관을 꽉 채우고 있는 다발성 담석, 유두부 주위 게실이나 작은 유두로 인해 불충분한 유두조임근절개술을 시행한 경우 기계적 쇄석술*mechanical lithotripsy*이 필요하다.

다른 방법으로 총담관석을 제거할 수 없는 경우에는 전기수압식 쇄석술*electrohydraulic lithotripsy; EHL*을 사용하기도 한다. 전기수압식 쇄석술은 액체 내에서 고전압 방전으로 발생한 충격파로 담석을 분쇄하는 방법이다. 경유두 또는 경피경로를 통해 담도경으로 직접 담석을 확인하면서 시행하며, 담도경 채널이나 미리 장치한 내시경 경비담관배액관을 통해 식염수를 계속 관류시키면서 담관벽의 손상을 피하기 위해 탐침을 담석에 접근하고 시야가 확보된 상태에서 분쇄한다. 또 다른 쇄석방법은 레이저 쇄석술*laser lithotripsy*로서 레이저 충격파로 담석을 분쇄하는 방법이다. 담관손상 등의 합병증이 적으나 고가인 문제점이 있다. 이 밖에 체외에서 조준한 담석에 충격파를 발생시켜 분쇄하는 체외충격파 쇄석술*extracorporeal shock wave lithotripsy; ESWL*도 드물게 사용된다.

총담관석이 너무 크고 숫자가 많은 경우 단순한 내시경 유두조임근절개술만을 가지고는 담석을 제거하는 데 어려움이 많고 시간도 많이 소요될 수 있다. 이러한 경우에 내시경 유두조임근절개술을 작게 먼저 시행한 후 12mm에서 20mm까지 풍선확장을 시행하여 담도 개구부를 충분히 크게 넓혀 놓으면 이후 큰 담석들을 비교적 용이하게 제거할 수 있다. 만약 원위 총담관 부위에 협착이 있으면 거대 풍선을 이용한 유두부 확장은 시행하지 않는 것이 좋은데 천공이나 심한 출혈이 발생할 수 있기 때문이다.

십이지장 유두로의 담관삽관이 실패한 경우, 담관-공장문합술을 시행받은 경우, 간내담석의 경우에는 경피담관경하 쇄석술*percutaneous transhepatic cholangioscopic* *lithotripsy*; *PTCS-L*을 사용할 수 있다. 담석이 큰 경우에는 전기수압식 쇄석술이나 레이저 쇄석술을 병용하면 효과적이다.

내시경으로 담석제거가 용이하지 않은 담관석의 일시적 혹은 장기적인 치료의 한 방편으로 담관배액관삽입술 *endoscopic retrograde biliary drainage*; *ERBD*이 시도되기도 한다. 담관담석을 제거하지 못하고 단순히 배액관을 삽입하였을 때, 담석이 담관을 완전히 막는 것을 방지할 수 있어서 담관염을 억제할 수 있다. 6~12개월 후 다시 내시경검사를 하면 담석이 작아져 있는 경우가 많아 이때 담석제거가 가능하다.

내시경을 이용한 총담관석 제거에 따른 합병증으로는 내시경 유두조임근절개술 자체의 합병증 외에 바스켓이나 담석 감입, 담관손상, 담관염, 담낭염, 유두나 십이지장 손상, 바스켓 파열, 패혈증 등이 있을 수 있다. 예방적으로 항생제를 시술 전후에 사용하는 것이 권장되며 전기수압식 쇄석술에서는 담관 출혈이, 체외충격파 쇄석술에서는 혈액담즙증, 혈뇨, 췌장염, 피하출혈, 심부정맥 등이 발생할 수 있다.

만약 경구내시경으로 담관석을 제거할 수 없으면 복강경담낭절제술을 시행하면서 담관석을 동시에 제거할 수 있다. 이 밖에도 영상의학적으로 경피담관배액술을 시행한 후 이 통로를 통해 바스켓을 이용하여 담관석을 제거하는 방법과 경피담관배액 통로를 충분히 넓힌 다음 경피담관경*percutaneous transhepatic choledochoscopy*을 이용하여 총담관석을 제거하는 방법이 있다. 이상과 같은 방법으로도 담석제거가 어려울 때에는 수술하여 총담관석을 제거한다.

3. 담석성 췌장염

담석에 의한 췌장염은 담석이 공통관을 통과하면서 발생하기 때문에 크기가 3mm 이하의 작은 담석인 경우가 많다. 대부분의 담석성 췌장염 환자에서는 병원 방문 당시 이미 담석이 십이지장 내로 자연적으로 빠져나간 이후여서 담관염 자체는 가벼운 임상경과를 보인다. 이러한 총담관석은 일반적으로 초음파검사나 전산화단층촬영에서 잘 나타나지 않기 때문에 담석성 췌장염이 의심되면 내시경 담관조영술검사가 필요하고, 만약 담관석이 원인인 경우라면 가능한 한 빨리 제거하는 것이 급성 췌장염의 경과를 좋게 만들 수 있다. 그러나 급성 췌장염 환자에서는 내시경 담관조영술 자체의 합병증으로 인하여 췌장염이 더 악화될 수 있기 때문에 어떤 환자에서 언제 내시경 담관조영술을 시행해야 하는지에 대해서 논란이 있다. 중증 췌장염 환자에서는 내시경 담관조영술이 합병증 발생을 줄일 수 있지만 경증의 췌장염 환자나 간기능이 정상화된 환자에서는 내시경 담관조영술을 시행하는 것이 시행받지 않은 대조군에 비해서 별다른 효과가 없다고 보고되었다. 그러나 경증의 췌장염이라도 다른 영상의학적 검사에서 담관석이 보이거나 담관염이 있는 경우 또는 황달이 심한 경우에는 담관염 자체의 치료를 위해서 췌장염 중증도와 관계없이 내시경 유두조임근절개술을 이용하여 담관석을 빨리 제거해주어야 한다. 담낭 담석이 있는 경우에는 이로 인해 향후 다시 췌장염이 발생할 가능성이 있으므로 췌장염이 회복된 후 복강경담낭절제술이 권장된다. 그런데 유두조임근절개술을 이미 시행한 경우에는 담낭담석이 남아 있더라도 담석으로 인한 췌장염의 재발 가능성이 매우 적으므로 경과관찰만 할 수도 있다.

참고문헌

1. Cetta F. Bile infection documented as initial event in the pathogenesis of brown pigment biliary stones. Hepatology 1986;6:482-489
2. Scobie BA, Summerskill WHJ. Hepatic cirrhosis secondary to obstruction of the biliary system. Am J Dig Dis 1965;10:135-146
3. Onken JE, Brazer SR, Eisen GM, et al. Predicting the presence of choledocholithiasis in patients with symptomatic cholelithiasis. Am J Gastroenterol 1996;91;762-767
4. Trondsen E, Edwin B, Reiertsen O, et al. Prediction of common bile duct stones prior to cholecystectomy: a prospective validation of a discriminant analysis function. Arch Surg 1998;133:162-166
5. Barkun AN, Barkun JS, Fried GM, et al. Useful predictors of bile duct stones in patients undergoing laparoscopic cholecystectomy. McGill Gallstone Treatment Group. Ann Surg 1994;220:32-39
6. Chan YL, Chan AC, Lam WW, et al. Choledocholithiasis: comparison of MR cholangiography and endoscopic retrograde cholangiography. Radiology 1996;200:85-89
7. Soto JA, Alvarez O, Munera F, et al. Diagnosing bile duct stones: comparison of unenhanced helical CT, oral contrast-enhanced CT cholangiography, and MR cholangiography. AJR Am J Roentgenol 2000;175:1127-1134
8. de Ledinghen V, Lecesne R, Raymond JM, et al. Diagnosis of choledocholithiasis: EUS or magnetic resonance cholangiography? A prospective controlled study. Gastrointest Endosc 1999;49:26-31
9. Cohen S. National Institutes of Health State-of-the-Science Conference Statement: ERCP for diagnosis and therapy. Gastrointest Endosc 2002;56:803-809

chapter 14

간내담석

황진혁

- 간내담석의 정확한 원인은 모르지만 세균감염과 담즙저류가 주원인으로 생각되며 식이습관이 관여하리라 추측된다.
- 간내담석의 임상상은 무증상으로 우연히 발견된 경우에서부터 우상복부 동통, 황달, 담관염, 간농양, 패혈증에 이르기까지 다양하다. 간경변증 혹은 간내담관암이 합병된다고 알려져 있으며, 임상적으로는 자주 재발하고 간에 심각한 손상을 줄 수 있는 질환이다.
- 간내담석의 진단 및 치료방침을 정하기 위해서는 전산화단층촬영 및 담관조영술이 필수적이며, 최근에는 비침습적 검사인 자기공명 담관조영술이 많이 이용된다.
- 치료의 원칙은 담석을 완전히 제거하고 담즙의 정체를 해결하고 간경변증이나 간내담관암으로의 진행을 막는 것이다. 치료방법으로는 외과적 치료와 내시경적 치료가 있는데, 담석의 위치와 분포, 합병증의 유무, 연령 등을 고려하여 환자 개개인에 가장 알맞은 치료방법을 선택해야 한다.

간내담석은 서양에서는 드물지만 우리나라를 비롯한 동양에서는 흔히 볼 수 있다. 일본에서는 전체 담석 중 간내담석의 비율을 1.5~4.9%로 보고했으며, 우리나라에서는 10~15%로 보고되고 있다. 간내담석은 적절한 치료를 받지 못하면 간헐적으로 반복되는 담관염 및 패혈증으로 사망하거나 간내담관암이 발생하여 사망한다. 간내담석의 치료원칙은 담석을 완전히 제거하고 담즙의 정체를 해결하는 것이고, 치료방법으로는 외과적 치료, 내시경적 치료 및 용해요법이 있다. 과거 외과적 치료가 대부분이었으나 최근에는 내시경적 치료의 발달로 비침습적인 치료의 역할이 강조되고 있다.

Ⅰ 병태생리

간내담석은 그 정의에 있어 다양한 견해가 있으나, 간내담관의 일차 분지를 포함하여 그 상부의 담관에 담석이 있는 경우를 말한다. 간내담석은 동양에 흔하며 지역적·사회적 여건에 따라 발생양상에 차이를 보인다. 도시보다 시골에서 호발하고 주로 경제적·사회적으로 낮은 계층에서 호발한다. 시골 사람에서 발생률이 높은 것은 시골과 도시 간의 식생활 차이, 세균이나 기생충 감염률의 차이 때문으로 추정된다. 담낭 담석의 경우 여성에서 호발하는 데 비해 간내담석은 남녀차가 뚜렷하지 않다는 보고도 있다. 그러나 우리나라의 보고에서는 간내담석에서 여자가 차지하는 비율이 66.2%로 여자에서 의미 있게 높았다. 현재까지 간내담석의 정확한 원인은 모르지만 세균감염과 담즙저류가 주원인으로 생각되며 식이습관이 관여하리라 추측된다. 약 20~30년 전 우리나라의 간내담석은 대부분이 갈색 담석이었으며 콜레스테롤 함량도 20%를 넘지 못하였다. 그러나 최근의 분석에 의하면 갈색 담석과 혼합석 두 가지가 존재하고 혼합석의 콜레스테롤 함량도 63.4%이었다. 이것은 담낭 담석의 경우와 유사하게 경제력의 향상으로 인한 식생활의 서구화, 위생상태의 개선으로 인한 세균이나 기생충 감염의 감소와 관련이 있는 것으로 추정된다. 간내담석의 위치는 좌우엽에 동시에 존재하는 경우가 많고 한 엽에만 국한되는 경우에는 좌엽이 우엽보다 호발한다. 그 이유는 좌엽 담관이 우엽 담관보다 더 길고 꾸불꾸불하며 총간관에 예각으로 합쳐지기 때문으로 추정되고 있다.

Ⅱ 진단

간내담석의 치료방침을 정하기 위해서는 담석의 존재 부위와 담관 형태를 잘 알아야 한다. 복부초음파에서 후

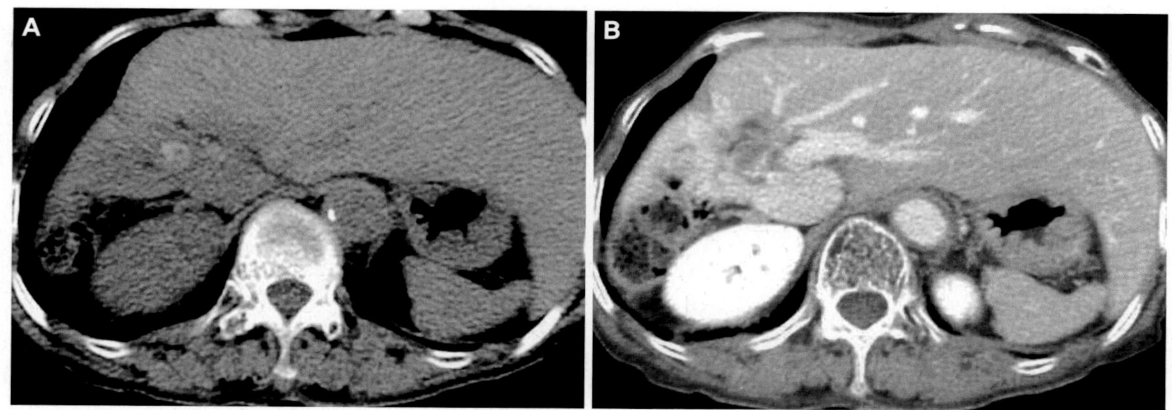

그림 14-1. 간내담석의 전산화단층촬영 소견 A. 조영증강 전 촬영에서 좌측 담관에 다발성 간내담석이 고감쇄 음영으로 관찰된다. B. 조영증강 후 촬영에서 간 우엽의 위축과 간 좌엽의 비대 및 간내담도 확장과 간내담석이 관찰된다.

방 음영을 보이는 고에코 물질이 보이고 간내담관의 확장이 있으면 진단할 수 있다. 간 내부에 고에코의 물질이 관찰될 때 감별을 요하는 병변들은 간실질의 석회화, 석회화를 동반한 종양, 간농양 등에 의한 가스 및 간내담관의 공기 등이다. 특히 담관의 확장이 없는 경우 감별이 어려운 경우가 있다. 그러나 간내담석은 1개의 담관에만 국한되는 경우는 드물고 대개 여러 개의 담관에 있으므로 감별이 된다. 간내담석 환자는 흔히 간실질의 위축을 동반하는데, 간혹 간 좌엽 내에 가득 차 있는 담석을 초음파에서 위장 내의 공기로 오인하는 수가 있다. 전산화단층촬영은 간내담석, 공기, 간실질의 위축, 동반된 담관암의 여부 등의 진단에 있어서 초음파보다 우수하다. 그러므로 초음파에서 간내담석이 의심되었을 때는 확진 및 치료방침 설정을 위하여 전산화단층촬영이 필수적이다. 또한 담석의 진단에는 조영증강 전 촬영이 필수적이며 간실질의 변화를 보기 위해 조영증강 후 촬영도 필요하다(그림 14-1). 치료방침을 정하기 위해서는 담관조영술도 필요한데 경피담관조영술 또는 내시경 역행성 담관조영술이 이용될 수 있다. 그런데 간내담관의 조영에 있어 통상적인 내시경 역행성 담관조영술은 불완전한 검사가 되기 쉽다. 대부분의 환자에서 간내담관의 협착이 동반되어 있고 담석은 협착 상부의 확장된 담관 내에 다발성으로 존재하기 때문이다. 간내담관의 말초 분지까지 조영되지 않는 경우에는 체위 변환을 해보고 카테터를 근위부 총담관까지 깊숙이 넣고 조영제를 주입하면 도움이 된다. 또한 풍선 카테터를 이용하여 담관을 풍선으로 폐쇄시킨 후 조영제를 주입하면 협착이 있는 담관을 조영할 수 있으나 이후 조영제 배출이 안 되어 담관염이 발생할 수 있다. 역설적으로 내시경 역행성 담관조영술은 간내담석을 직접 조영하는 것도 중요하지만 조영제가 차지 않는 결손담관을 찾는 것도 중요하다. 담관의 확장이 없는 경우에는 내시경 역행성 담관조영술을 우선적으로 시행하고, 경피담관조영술은 담관의 확장이 있고 비수술적 치료를 염두에 두었을 때 진단 및 치료 목적으로 시행할 수 있다. 간내담석의 담관조영술 소견은 심한 담관의 확장, 변형 및 협착을 보여주며 그 내부에 담석들이 다발성으로 관찰된다(그림 14-2). 담관들은 뻣뻣하며 직각에 가까운 각도로 분지하고 변연부로 가면 급격히 좁아지는 모양을 보인다. 변연부 분지들은 잘 보이지 않아 분지의 수가 감소된 것과 같은 모양을 보인다.

내시경 역행성 담관조영술 및 경피담관조영술은 담관 변화 및 담관결석을 직접 조영하고 더욱이 경피담관조영술은 직접 관찰할 수 있고 필요시 조직검사도 할 수 있다는 장점을 가지고 있지만, 침습적인 검사이고 담관염이 발

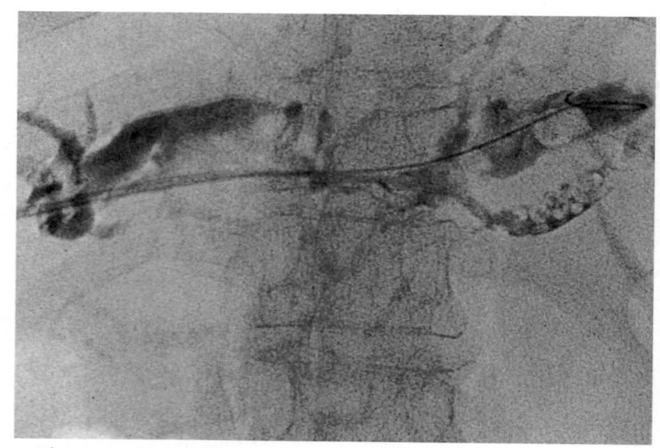

그림 14-2. 간내담석의 경피담관조영술 소견 우측 간내담관 및 합류 부위, 그리고 좌측 간내담관 내 담석에 의한 여러 개의 충만 결손이 관찰되며 간내담관의 확장이 관찰된다.

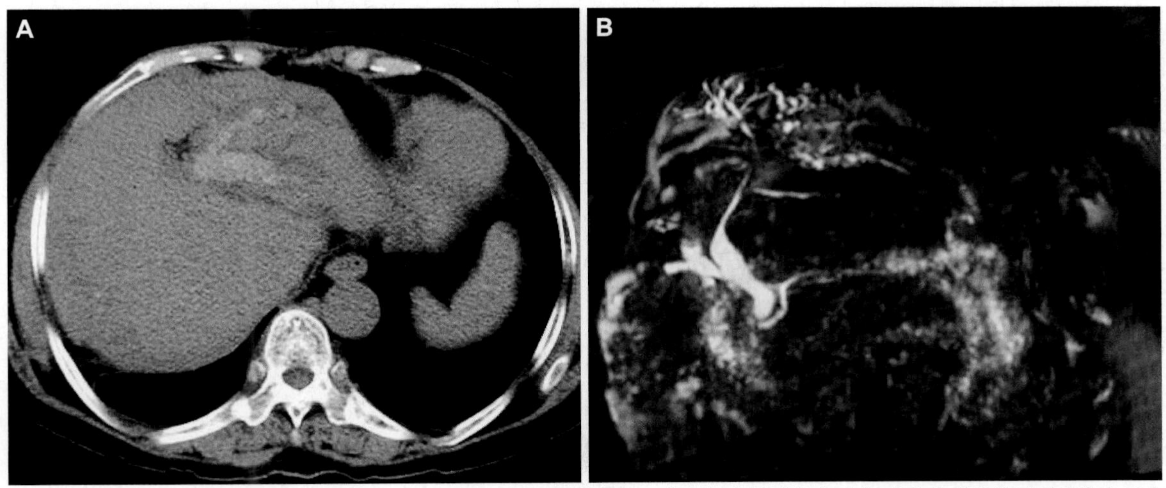

그림 14-3. 간내담석의 전산화단층촬영 및 자기공명 담췌관조영술 소견 A. 조영증강 전 촬영에서 좌측 담관에 다발성 간내담석이 고감쇄 음영으로 관찰된다. B. 좌측 간내담관에 여러 개의 충만 결손이 보이고 간내담관의 확장이 관찰된다.

생할 수 있으며 결손담관을 찾기 어렵다는 단점이 있다. 최근 자기공명 담췌관조영술이 비침습적이고 합병증이 없으며 담관협착 근위부를 평가하는 데 유용하기 때문에 간내담석 진단 및 치료방침 결정에 점차 많이 이용되고 있다(그림 14-3).

간내담석의 임상상은 무증상으로 우연히 발견된 경우에서부터 우상복부 동통, 황달, 담관염, 패혈증에 이르기까지 다양하다. 간헐적인 우상복부 동통이 있던 환자에서 경과관찰 중에 간농양이 발생할 수 있고 총담관으로 담석이 빠져나와 급성 화농성 담관염을 일으켜 패혈증에 이를 수 있다. 또한 10% 정도는 간내담관암이 합병된다고 알려져 있다. 결국 간내담석증은 병리학적으로는 양성 질환이지만 임상적으로는 자주 재발하고 간에 심각한 손상을 줄 수 있는 예후가 불량한 악성의 경향을 갖는 질환이다.

Ⅲ 치료

무증상의 간내담석증의 치료에 대해서는 아직 논란이 있는 상태이다. 그러나 증상이 있어 발견된 간내담석증은 초기에 적극적인 치료가 필요하다. 치료의 원칙은 담석을 완전히 제거하고 담즙의 정체를 해결하여 담관염 치료 및 재발방지에 있고, 나아가 간경변증 및 간내담관암으로의 진행을 막는 것이다. 치료방법은 외과적 치료, 내시경적 치료 및 용해요법 등이 있다.

1. 경피경로를 통한 담도경 치료

(1) 방법

초음파 또는 방사선 유도하에 간내담관을 천자하여 형성된 누공을 통하여 담도경을 삽입하여 담석을 제거하는 방법이다. 먼저 누공을 확보하기 위하여 간내담관을 천자하여 경피담관배액술을 시행해야 하는데, 이때 간내담석의 위치에 따라 천자하는 담관의 위치 및 방향이 결정된다. 천자의 위치는 시술자마다 다르나 일반적으로는 담석이 주로 있는 담관의 반대편에 천자하여 누공을 만든다. 담관배액술 후 1주가 지나면 부지법에 의하여 담도경이 통과할 수 있는 직경 이상으로 누공을 확장해야 한다. 대개 2회에 걸쳐서 16~18Fr까지 확장시킨다. 누공 확장 후 보통 1~2주가 경과하여 누공이 완전해지면 담도경을 삽입하여 담석제거술을 시행한다. 담도경을 통하여 담석을 찾으면 각종 바스켓을 이용하여 제거할 수 있다. 담석의 크기가 누공의 직경보다 크면 쇄석술이 필요한데 전기수압식 쇄석술*electrohydraulic lithotripsy; EHL*을 이용하면 비교적 안전하고 용이하게 쇄석이 가능하다(그림 14-4).

(2) 합병증

담도경 시행 중 담관 또는 누공에 손상이 생길 수 있는데, 간실질 내 혹은 복강 내로 조영제가 유출됨을 관찰하면 진단이 가능하고 흔히 동통을 호소한다. 이때는 즉시 검사를 중단하고 담관배액을 다시 시행해야 한다. 예방을 위해서는 검사 시 담관조영을 병용하여 담관의 해부학

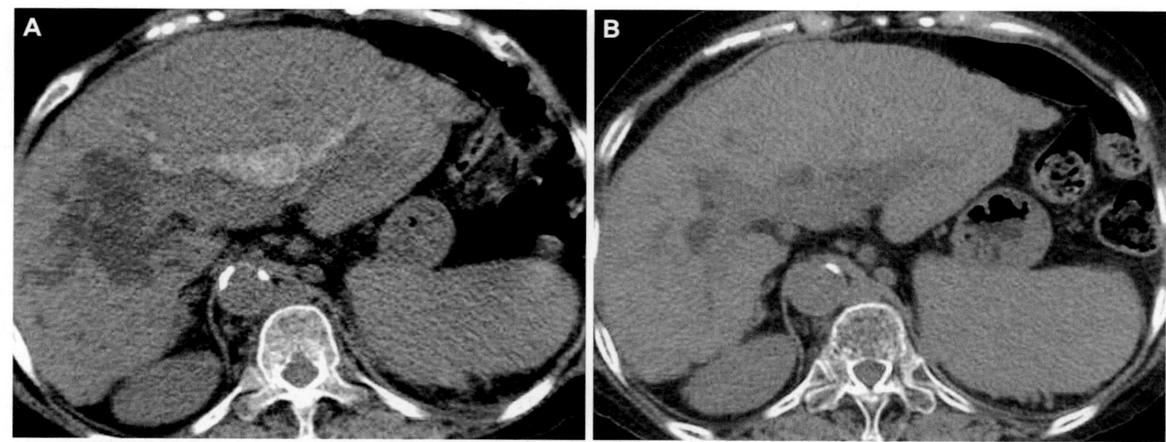

그림 14-4. 경피경로를 통한 담도경 치료 소견(시술 전(A)과 시술 후(B) 전산화단층촬영 소견) 여러 차례 경피경로를 통한 담도경 치료 후 간내담석이 완전히 제거되었다.

적 구조를 정확히 파악해야 하고 맹목적이고 거친 조작을 하지 말아야 한다. 구토는 대부분 주입하는 식염수가 총담관으로 배출된 후 위로 역류하여 나타나며, 특히 위절제술을 받은 환자에서는 주의할 필요가 있다. 동통은 담관내압의 급상승에 의하여 나타나며 쇼크의 원인이 될 수 있다. 검사 시행 후에는 발열, 구역, 구토 등을 보이기도 하나 담관배액이 잘 되면 소실된다. 혈액담즙증이 생길 수 있으나 대개는 경미하고 자연 소실되는 경우가 대부분이다.

(3) 치료효과 및 문제점

여러 연구 결과를 종합하면 64~92%에서 담석의 완전 제거에 성공함을 보고하였다. Yeh 등은 165명의 간내담석 환자 중 80%에서 간내담석을 완전히 제거할 수 있었다고 보고했고, 담석의 제거에 실패한 경우는 담관이 심한 예각을 보이거나 협착을 동반한 경우와 담석이 말단 가지에 있는 경우라고 하였다. Jan 등은 48명의 간내담석 환자 중 83.3%에서 완전제거가 가능하였고, 4~10년간 추적관찰 시 35%의 환자에서 담석과 담관염이 재발했으며 간내담관의 협착이 가장 중요한 원인이라고 하였다. 최근 국내연구에서는 간내담석 제거율을 약 64%로 보고하고 있다. 최근에는 직경이 가는 담도경(외경 3.4mm)이 개발되어 레이저 쇄석술*laser lithotripsy*과 병용하여 담관협착이 동반된 간내담석 환자의 96%에서 성공적으로 담석을 제거했다고 보고하였다. 그러나 현재까지 담관협착을 동반한 4차 분지 이상의 말초 담관에 존재하는 담석은 제거가 어렵고, 담도경의 육안적 관찰 및 선택적 담관조영에서 완전히 담석이 제거되었다고 판단된 경우에도 수술을 하면 담석이 관찰되는 경우가 종종 있다. 그리고 여러 연구에서 간절제에 비하여 담석 제거율이 낮고 재발률이 높은 경향이 있다. 결론적으로 경피담도경 치료는 간내담석의 제거에 유용한 치료법이나 2~3주에 걸쳐 담관으로 누공을 인위적으로 만들어야 하며 담관이 심한 예각을 이루는 근위부 담석이나 협착을 동반한 경우에는 실패할 확률이 높고 담석 재발률이 높다는 문제점이 있다.

2. 화학적 용해술

간내담석은 양쪽 간을 침범하고 다발성인 경우가 많으므로, 수술만으로 담석을 완전히 제거하기 어렵고 수술 후에도 잔류 담석 및 재발이 문제가 된다. 접촉성 용해제로 mono-octanoin, MTBE, DMSO(dimethylsulfoxide), N-acetylcystein 등이 시도되었는데, 간내담석은 콜레스테롤 성분이 적은 갈색 담석이 대부분이라 화학적 용해술의 효과는 떨어진다. 향후 우수한 용해제가 개발된다면 난치성 간내담석 치료에 매우 도움이 될 것으로 보인다.

3. 수술적 치료

수술적 치료의 원칙은 담관절개 또는 간절제를 통하여 간내담석을 완전 제거하고 담즙배액을 원활히 하는 것이다. 과거에는 수술적 치료가 보편화되어 있었으나 수술 후 잦은 재발과 내시경적 치료의 발달로 현재는 수술적 치료와 내시경적 치료가 상호보완적으로 이용되고 있다. 어떤 치료를 우선적으로 할 것인가는 아직 정립되어 있지 않아 병원마다, 시술자마다 차이가 있다. 대체로 간절제를 할 경우 담석 제거율이 높고 담석 재발률이 낮은 것으로 알려져 있다. 현재까지 널리 인정되고 있는 원칙은 좌측 간내담관석의 경우 좌측 부분간절제 또는 좌측 간절제가 원칙이며, 우측 간내담석의 경우에는 간실질의 위축*atrophy* 및 섬유화 동반 시 우측 부분간절제를 하며 위축 및 섬유화가 없을 때에는 담석제거만 하고 간-공장문합술을 시행한다. 또한 양측 간내담석이 있을 때에는 좌측은 간절제를 하고 우측은 내시경적 치료로 담석을 제거하는 것이 추천된다. 수술적 치료의 장점은 담관협착 부위의 간절제 및 담석의 제거로 이차적 담관암의 발생을 예방할 수 있고 담즙배액을 원활히 함으로써 세균감염을 줄일 수 있다는 것이다.

간내담석의 진단과 안전하고 성공적인 치료를 위해서는 내시경 의사, 외과 의사, 영상의학과 의사의 원활한 협조가 필요하다. 담석의 위치, 분포, 합병증의 유무, 연령 등을 고려하여 환자 개개인에 가장 알맞은 치료방법을 선택해야 한다. 내시경적 치료 및 수술적 치료의 적응증 및 한계점을 파악하고 한 가지 치료만 고집하지 말고 서로 보완하여 치료를 하는 것이 중요하다.

참고문헌

1. 김명환, 최호순, 이성구 등. 한국인의 원발성 간내 담석 성분은 변하고 있는가? 대한소화기학회지 1996;28:85-91
2. 장명철, 김기환, 김선회 등. 15년간의 담석증의 역학적 및 임상적 특성에 관한 연구. 대한소화기학회지 1998;31:100-106
3. Cheon YK, Cho YD, Moon JH, et al. Evaluation of long-term results and recurrent factors after operative and nonoperative treatment for hepatolithiasis. Surgery 2009;146:843-853
4. Harris VJ, Sherman S, Trerotola SO, et al. Complex stones: treatment with a small choledochoscope and laser lithotripsy. Radiology 1996;199:71-77
5. Hwang JH, Yoon YB, Kim YT, et al. Risk factors for recurrent cholangitis after initial hepatolithiasis treatment. J Clin Gastroenterol 2004;38:364-367
6. Jan YY, Chen MF. Percutaneous transhepatic cholangiographic lithotomy for hepatolithiasis: Long-term results. Gastrointest Endosc 1995;42:1-5
7. Jeng KS, Ohta I, Yang FS. Reappraisal of the systematic management of complicated hepatolithiasis with bilateral intrahepatic biliary stricture. Arc Surg 1996;131:141-147
8. Ponchon T, Genin G, Mitchell R, et al. Methods, indication, and results of percutaneous choledochoscopy. A series of 161 procedures. Ann Surg 1996;223:26-36
9. Yeh YH, Huang MH, Yang JC, et al. Percutaneous transhepatic cholangiography and lithotripsy in the treatment of intrahepatic stones: A study with 5 years follow up. Gastrointest Endosc 1995;42:13-18

증례(14-1)

간내담석

• 발열, 오한, 복통, 황달, 즉 전형적인 샤르코세증후*Charcot's triad*가 동반된 급성 담관염으로 응급실에 내원한 환자에서 간내담석과 총담관석으로 진단하였고, 응급으로 내시경 역행성 담관조영술을 통한 총담관석 제거를 시행하였고, 간내담석과 담관협착이 동반된 것에 대해서 향후 반복적인 담관염, 간농양, 담즙성 간경변증 및 간내담관암 등의 합병증이 발생할 수 있으므로 경피경로를 통한 담도경 치료를 시행한 증례이다.

증례

72세 여자가 발열과 오한을 주소로 내원하였다. 환자는 과거에 특별한 증상 없이 지내오다가 내원 3~4일 전부터 발열, 오한 및 복통이 발생하여 근처 병원에서 치료받았으나 증상의 호전이 없어 응급실을 방문하였다. 환자는 당뇨병, 고혈압, 만성 간염 등의 과거력은 없었으며 가족력과 사회력에서 특이사항은 없었다. 처음 응급실을 방문하였을 당시 계통적 문진에서 환자는 발열, 심한 오한 및 심와부 복통이 있었으며 약간의 호흡곤란도 호소하였다. 또 며칠 전부터 소변색이 진해졌다고 하였다. 당시 활력징후는 혈압이 90/65mmHg, 맥박수가 분당 105회, 호흡수가 분당 22회, 체온은 39.1°C이었다. 전신 소견에서 급성 병색이 완연해 보였고 호흡을 힘들게 하였다. 두경부 검진에서 혀가 말라 있었으며 공막에 황달 소견을 보였다. 흉부검진에서 이상 소견은 없었으며 복부검진에서 전체적으로 부드러웠고 장음은 약간 감소되어 있었다. 우상복부를 타진하였을 때 경도의 타진압통이 있었다. 간, 비장 및 종괴는 만져지지 않았다. 응급실 방문 당시 검사실 소견에서 백혈구 15,685/mm^3, 혈색소 12.3g/dL, 혈소판 153,000/mm^{3}이었으며 일반화학검사에서 공복혈당 108mg/dL, 총 단백 6.9g/dL, 알부민 3.4g/dL, 총 빌리루빈/직접 빌리루빈 4.3/3.8mg/dL, 알칼리성 인산분해효소 561U/L, AST/ALT 58/76IU/L, GGT 269IU/L, C반응 단백 21.47mg/dL이었다. 혈청검사에서 B형간염바이러스표면항원은 음성이었고, B형간염바이러스표면항체는 양성이었으며, C형간염바이러스항체는 음성이었다.

토의

좌장(외과 교수): 질문 있으면 하시기 바랍니다.

내과 A교수: 과거력에는 특이 소견이 없는 것으로 되어 있는데, 검사를 전혀 하지 않은 것인지 혹은 초음파나 전산화단층촬영을 하였는데 이상이 없었는지요?

주치의(내과): 복부초음파나 복부 전산화단층촬영 검사를 받은 적이 없었다고 합니다.

좌장: 환자의 주소만 가지고 우선 생각해야 하는 질환은 무엇인지요?

내과 B교수: 급성 담관염을 우선 감별해야 할 것입니다. 환자가 발열 및 오한, 복통, 황달을 주소로 내원하였는데, 이러한 증상은 급성 담관염을 시사하는 샤르코세증후*Charcot's triad*입니다. 물론 급성 담관염 환자에서 전형적인 샤르코세증후의 증상을 호소하지 않는 경우는 1/3 정도이며, 특히 고령 환자에서 전형적인 증상을 호소하지 않는 경우가 드물게 있기 때문에 실제 임상에서 이러한 점을 염두에 두어야 합니다.

좌장: 이 환자의 초기 간기능검사는 어떻게 해석해야 하는지요?

내과 A교수: 우선 총 빌리루빈이 상승되어 있고 이 중 대부분이 직접 빌리루빈이기 때문에 고직접 빌리루빈혈증의 감별진단을 해야 합니다. 음주력이나 약물 복용력이 없고 AST/ALT치에 비해 GGT의 상승폭이 훨씬 크고 B형, C형 간염바이러스에 대한 혈청검사가 음성이기 때문에 담관을 막는 질환을 감별해야 합니다.

좌장: 이 환자의 경우 기저질환으로 생각할 수 있는 질환은 무엇인지요?

내과 A교수: 담석과 종양을 모두 고려할 수 있지만 대개

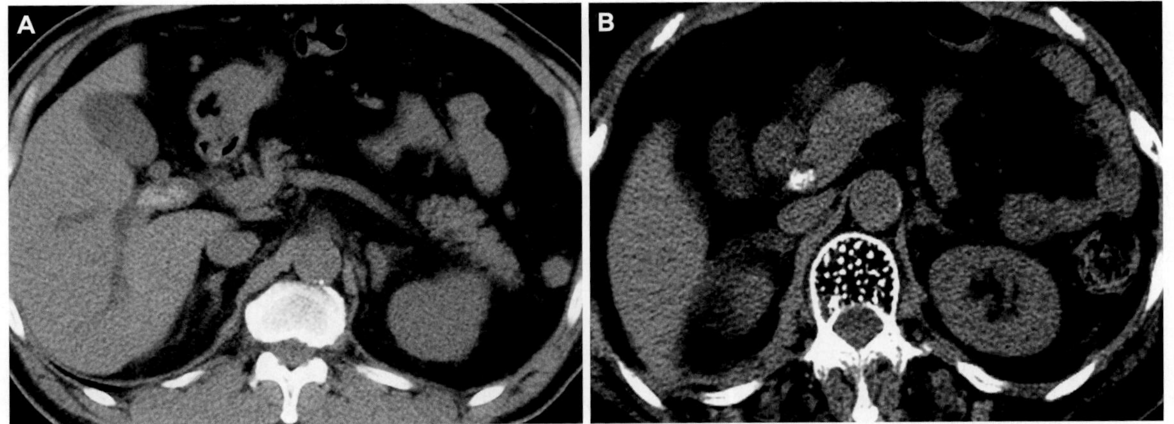

그림 14-1.1. 조영증강 전 복부 전산화단층촬영에서 간내담석(A)과 총담관석(B)이 관찰된다.

종양에 의한 담도폐쇄는 무증상으로 나타나는 경우가 흔하기 때문에 이 환자는 담관석을 가지고 있을 가능성이 높습니다.

좌장: 영상의학적 소견을 보도록 하겠습니다.

영상의학과 전임의: 응급실에서 시행한 복부 전산화단층촬영 사진입니다(그림 14-1.1). 조영증강 전 복부 전산화단층촬영 사진을 보면 우측 간내담관에 담석이 관찰되며 근위부 담관의 확장이 동반되어 있습니다. 또한 병변의 원위부에서 담관협착 소견이 관찰되나 조영 증강되는 소견은 관찰되지 않습니는다. 그러나 간내 종괴의 가능성에 대해서도 감별이 필요하겠습니다. 그리고 총담관 내에도 고감쇠의 병변이 관찰되어 담석이 의심됩니다.

좌장: 이 환자의 경우는 간내담석과 총담관석이 발견되었습니다. 이 환자의 치료방침은 어떻습니까?

내과 B교수: 급성 담관염 환자이기 때문에 가장 먼저 항생제 투여를 고려해야 합니다. 대개 그람염색 음성균(대장균, *Klebsiella pneumoniae*)이 원인균이기 때문에 3세대 세파계열의 항생제를 투여합니다. 이 환자의 경우 총담관석과 간내담석이 같이 발견되었기 때문에 우선 내시경 역행성 담관조영술로 총담관석을 제거하였으며(그림 14-1.2) 추후 간내 종괴의 가능성에 대해서 감별하기 위해서 자기공명 담췌관조영술을 시행하였습니다(그림 14-1.3).

좌장: 자기공명 담췌관조영술을 시행한 이유와 소견을 말씀해주시기 바랍니다.

내과 A교수: 복부 전산화단층촬영에서 우측 간내담관에서 담석이 의심되나 담관협착이 동반되어 있어 종양

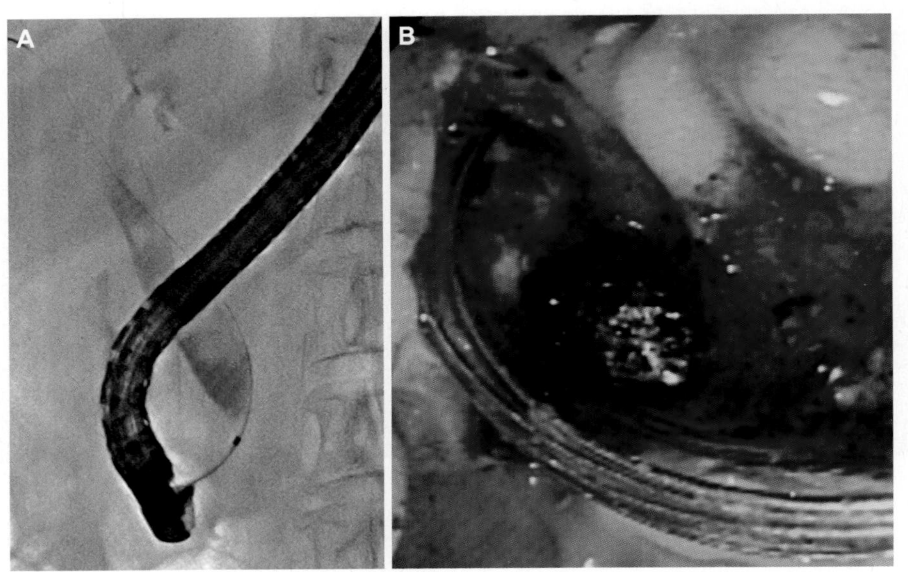

그림 14-1.2. 내시경 역행성 담관조영술에서 총담관에 충만 결손이 관찰되며(A), 바스켓으로 제거하였다(B).

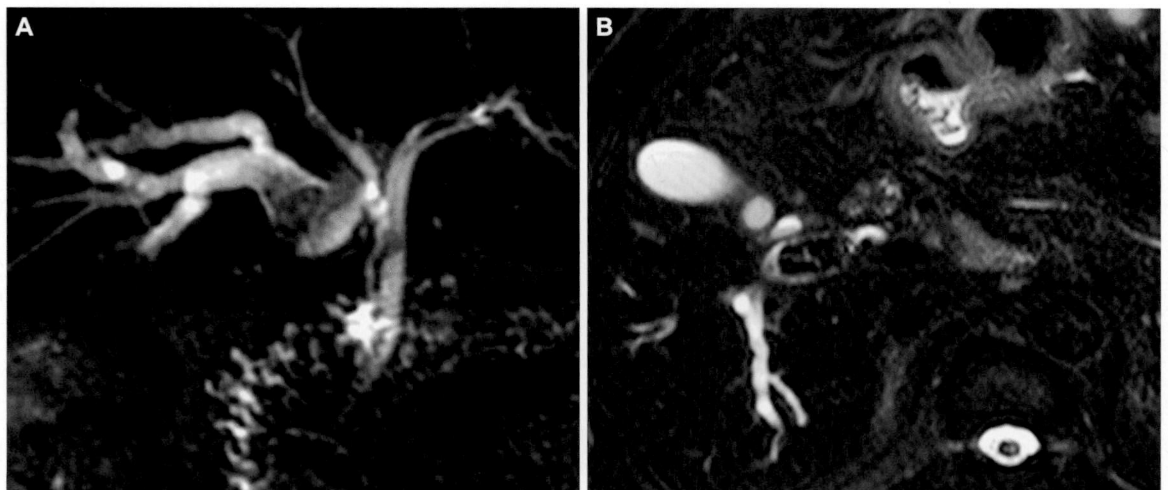

그림 14-1.3. 자기공명 담췌관조영술에서 총담관 및 우측 간내담관 후방 분지 내 충만 결손이 관찰되며 원위부 간내담관의 확장이 동반되어 있다(A). 우측 간내담관 후방 분지와 우측 간내담관이 만나는 부위에 협착이 관찰된다(B).

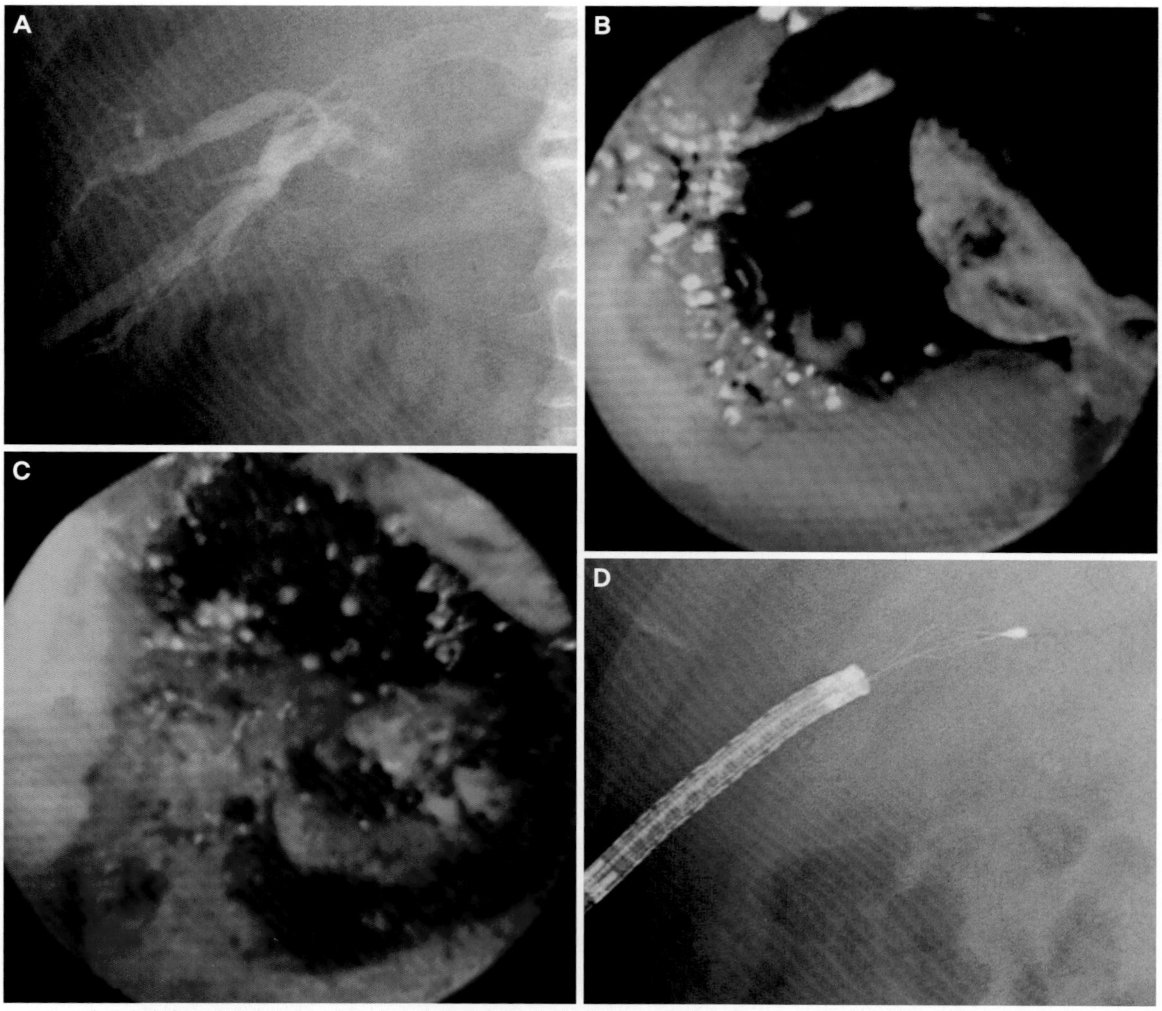

그림 14-1.4. 간내담석의 경피담관조영술에서 담석이 의심되었고(A) 담도경을 통해서 비교적 큰 크기의 담석이 확인되었다(B). 따라서 전기수압식 쇄석술을 시행하였고(C) 바스켓을 이용하여 여러 차례 담석을 제거하였다(D).

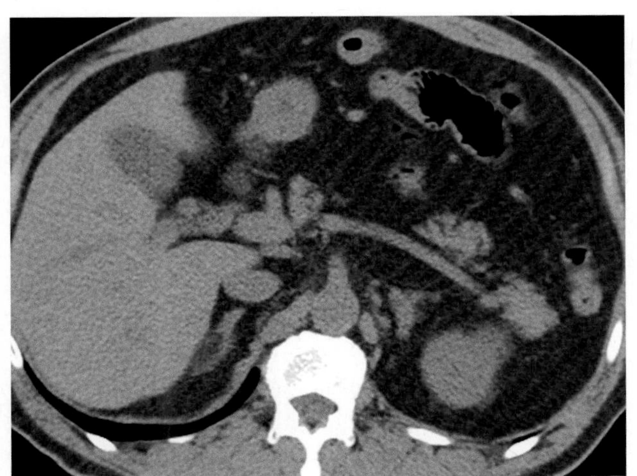

그림 14-1.5. 경피경로를 통한 담도경 치료 6개월 후 전산화단층촬영에서 시술 합병증 및 남아 있는 담석은 관찰되지 않았다.

과의 감별을 위해서 자기공명 담췌관조영술을 시행하였습니다. 즉 자기공명 담췌관조영술은 복부 전산화단층촬영에 비해 담관협착 부위 및 담관의 해부학적 구조를 잘 알 수 있어 감별에 많은 도움이 됩니다.

영상의학과 전임의: 자기공명 담췌관조영술 소견에서 우측 간내담관 후방 분지에 여러 개의 담석이 관찰되며 우측 간내담관과 만나는 부위에 협착이 관찰됩니다. 그러나 종양이 의심되는 소견은 관찰되지 않습니다.

좌장: 간내담석에 대해서 경피경로를 통한 담도경 치료를 하였는데 시술 소견을 듣겠습니다.

내과 B교수: 먼저 누공을 확보하기 위하여 간내담관을 천자하여 경피담관배액술을 시행하였고, 담도경의 통과를 위해서 1주일 간격으로 2회에 걸쳐 16Fr까지 확장하였습니다. 경피담관배액술을 유지한 상태로 2주 동안 누공이 완전해지기를 기다렸고, 그 후 담도경을 삽입하여서 담석제거술을 시행하였습니다. 담석의 크기가 누공의 직경보다 컸기 때문에 전기수압식 쇄석술을 이용하여 쇄석하였고, 바스켓을 이용하여서 흑색 담석을 제거하였습니다(그림 14-1.4).

좌장: 간내담석을 제거하지 않을 경우 생길 수 있는 합병증에 대해 설명 부탁드립니다.

내과 A교수: 간내담석은 여러 가지 합병증을 초래할 수 있기 때문에 치료가 필요합니다. 이 환자의 경우처럼 급성 담관염을 초래하기도 하고 간농양이 동반되기도 합니다. 또 반복적인 담관염으로 인해 간 위축 혹은 담즙성 간경변증이 발생하기도 하고 간경변증의 합병증이 발생할 수도 있습니다. 많게는 간내담석증 환자의 약 10%에서 간내담관암이 발생한다는 보고도 있어 간내담석은 완전히 제거하는 것이 원칙이라 하겠습니다. 수술적 치료 이외에 간내담석을 제거하는 방법으로는 담도경을 이용하여 경피적으로 제거할 수 있습니다.

좌장: 시술 후 복부 전산화단층촬영 사진을 보기로 하겠습니다.

영상의학과 전임의: 시술 6개월 후에 검사한 복부 전산화단층촬영사진입니다(그림 14-1.5). 시술 후 합병증이나 잔류 담석은 관찰되지 않습니다.

임상진단

acute cholangitis due to CBD stone and intrahepatic stricture with intrahepatic stones

chapter 15

담석질환의 외과적 치료

한호성

- 담석질환의 외과적 치료방법은 담석의 위치에 따라 다양하며 환자의 상태와 임상증상에 따라 적절히 선택해야 한다.
- 증상이 있는 담낭 담석과 급성 담낭염의 치료원칙은 담낭절제술이며, 증상이 없는 담낭 담석도 필요에 따라 담낭절제술이 시행될 수 있다.
- 총담관석의 치료에 있어 내시경 유두조임근절개술을 통한 총담관석 제거가 불가능하거나 실패하면 총담관석제거술을 시행할 수 있다.
- 간내담석의 치료원칙은 담석을 완전히 제거하고 담즙의 정체를 해결하며 비가역적 변화를 초래한 간실질을 절제하는 것으로, 환자의 상태, 담석의 위치, 담관의 협착, 간실질의 위축 정도에 따라 수술방법이 결정된다.

담석질환의 치료방법은 담석의 위치에 따라 다양하다. 증상이 있는 담낭 담석인 경우 담낭절제술이 치료원칙이다. 총담관석은 내시경 조임근절개술을 통한 총담관석제거술이 일차적으로 시행되며, 이것이 불가능하거나 실패한 경우 총담관석제거술이 시행될 수 있다. 간내담석인 경우 가능한 한 담석을 모두 제거하고 담즙정체의 원인인 담관협착 등을 해결하며 위축된 간실질이 있으면 절제해야 한다. 담석의 외과적 치료에 있어서 담석의 위치와 분포, 합병증의 유무, 연령 등을 고려하여 환자 개개인에 가장 알맞은 수술방법을 선택해야 한다.

I 담낭 담석증의 외과적 치료

과거에는 개복 담낭절제술이 일차적 치료법으로 시행되어 왔으나 1980년대 말 복강경 담낭절제술이 도입되면서 복강경 담낭절제술이 담낭질환의 표준치료로 자리 잡았다. 복강경 담낭절제술은 개복수술에 비해 상처 부위 통증감소, 우수한 미용효과, 조기퇴원 및 빠른 사회생활 복귀 등의 장점이 있어 담낭 담석의 일차적인 치료로 시행되고 있으나, 담낭암의 가능성이 있을 때에는 개복 담낭절제술이 시행될 수 있다. 최근 들어 술기와 기구의 발달로 임신 말기, 심한 심폐기능의 장애가 있는 경우 등 절대 금기증을 제외하고는 수술자의 경험과 기술에 따라 복강경 담낭절제술의 적응증은 더욱 확대되고 있다.

1. 만성 담낭염과 무증상 담낭 담석의 외과적 치료

초음파 등의 방사선검사에서 담낭 담석이 발견된 경우 환자에게 수술을 권할 것인가에 대한 결정에 영향을 미치는 요소는 증상의 유무이다. 증상이 있는 만성 담낭염은 담낭절제술의 대상이 되며 일차적으로 복강경 담낭절제술이 선택된다. 증상이 있는 만성 담낭염 환자에서 담낭절제술 후 90% 이상에서 담성 통증이 소멸되고 소화불량 등의 비특이적인 증상도 75% 정도가 완화된다.

전혀 증상이 없는 환자는 일단 아무런 치료를 하지 않고 관찰하는 것을 원칙으로 하고 증상이 나타난 후 수술을 고려할 수 있지만 정기적인 초음파 촬영을 통해 추적 관찰하는 것이 권장된다. 다만 증상이 없더라도 담석의 크기가 2~3cm 정도 이상으로 클 때, 담석과 용종이 동반되어 있을 때, 담낭벽의 석회화가 있는 석회화담낭 *porcelain gallbladder*이 있을 때, 국소적 또는 전반적인 담낭벽의 비후 소견이 있거나 췌담관 합류이상 등 다른 병변이 있을 경우에는 담낭절제술을 고려해야 한다.

2. 급성 담낭염의 외과적 치료

급성 담낭염은 복강경 담낭절제술이 시작된 초기에는 개복 담낭절제술이 권장되었지만, 현재는 기술과 기구의 발달과 경험의 축적으로 복강경 담낭절제술이 일차적으로 시행된다.

급성 담낭염의 수술은 수술시기에 따라 조기수술 또는 지연수술로 나눌 수 있다. 지연수술은 보존적 치료를 하고 4~6주 후에 수술하는 것으로, 일단 급성 염증을 보존적으로 치료함과 동시에 급성 담낭염 이외의 다른 질환과 감별할 수 있으며 동반질환을 수술 전에 교정, 치료할 수 있다. 하지만 최근에는 발병 후 2~3일 내에 수술을 시행하는 조기수술이 선호되고 있는데, 이는 재입원할 필요가 없고 수술시간, 개복 전환율, 수술합병증의 발생에 있어 지연수술과 비교할 때 차이가 없어 안전하게 시행할 수 있기 때문이다.

급성 담낭염 환자나 담낭축농 등의 합병증을 동반한 환자 중 전신상태가 좋지 않거나 다른 내과적인 문제가 동반되어 조기수술을 시행하기에 부적합한 경우에 국소마취하에 초음파 유도로 경피담낭배액술*percutaneous transhepatic gallbladder drainage*이 시행될 수 있다. 이러한 경우 환자의 상태가 호전되거나 내과적인 문제가 해결된 후 담낭절제술을 시행한다. 경피담낭배액술은 일부의 고위험군 환자에서 최종치료가 될 수도 있고 담낭의 유착을 완화하고 염증을 경감시키는 장점이 있으나, 이로 인한 일시적인 패혈증의 악화, 담즙누출, 대장 등 인접장기 손상 등의 위험이 존재하므로 제한적으로 사용해야 하겠다.

3. 복강경 담낭절제술의 방법

배꼽 부위로 투관침*trocar*을 삽입한 후 이산화탄소 가스를 이용하여 기복을 발생시킨다. 이후 우상복부에 2~3개의 투관침을 추가적으로 삽입한다(그림 15-1A). 겸자를 이용하여 담낭저부를 잡아 담낭을 견인하면서 Calot 삼각부를 박리하여 담낭관과 담낭동맥을 확인한다. 담낭관의 처리 시에는 총담관과 오인하여 총담관이 손상되지 않도록 반드시 총담관을 확인한 후 담낭관을 결찰하고 절단하며 담낭동맥도 동일하게 결찰한다(그림 15-1B, 15-1C). 수술 중 담관의 형태가 잘 확인되지 않거나 총담관석의 가능성이 있는 경우 선택적으로 담관조영술을 시행할 수 있다. 담낭관과 담낭동맥을 처리한 후 겸자로 담낭을 우측 위쪽으로 견인하며 담낭을 간실질로부터 전기소작기를 이용하여 떼어낸다(그림 15-1D). 담낭을 담낭와로부터 완전히 박리한 후 지혈을 하고 필요시 생리식염수 세척 후 절제된 담낭을 비닐주머니에 넣은 후 배꼽 부위의 투관침 삽입 부위를 통해 복강 밖으로 꺼내고 상처를 봉합한 후 수술을 마친다.

4. 담낭절제술 후의 문제점 및 합병증

(1) 담낭절제술 후 통증*postcholecystectomy pain*

담낭절제술 후 통증은 담낭절제술을 시행하고 난 후에 새로 발생하거나 계속 지속되는 복부통증을 말하며 그 원인은 담도계 원인, 비담도계 원인, 수술 후 합병증 등 다양하다(표 15-1). 따라서 수술 후 계속되는 통증으로 다시 내원하였을 때에는 위의 모든 상황을 염두에 두고 전반적인 검토와 검사가 필요하다.

(2) 수술 후 합병증

복강경 담낭절제술 후 경미한 합병증을 포함하여 약 5~10% 미만에서 합병증이 발생하는데 마취와 관련된 무기폐, 출혈, 담도계 합병증, 이산화탄소 기복과 관련된 합병증, 투관침 삽입과 관련된 복강 내 장기 및 혈관 손상 등이 있다. 담관 결찰 및 절단, 담즙누출 및 담관협착 등의 담관 관련 합병증은 문헌에 따라 0.3~3% 정도 보고된다.

(3) 담낭절제술 후 소화기계 증상

담낭절제술을 받은 환자의 5~18% 정도에서 설사가 발생할 수 있으며 그 외 속쓰림, 경도의 흡수장애, 헛배부름 등의 비특이적인 소화기계 증상이 발생할 수 있으나,

표 15-1 담낭절제술 후 통증의 원인

담낭절제술 후 수술합병증	혈종, 담즙유출 및 담성 복막염, 농양, 담즙종, 창상 감염 및 통증, 담관 손상 및 협착, 담낭관 결찰 부위 누출 등
담도계 원인	잔류 담낭관 담석 총수담관석 Oddi 조임근 협착 및 기능장애
비담도계 원인	소화성 궤양 위-식도역류 과민성 장증후군 십이지장 게실 췌장염 간질환 신장질환 정신과적 문제

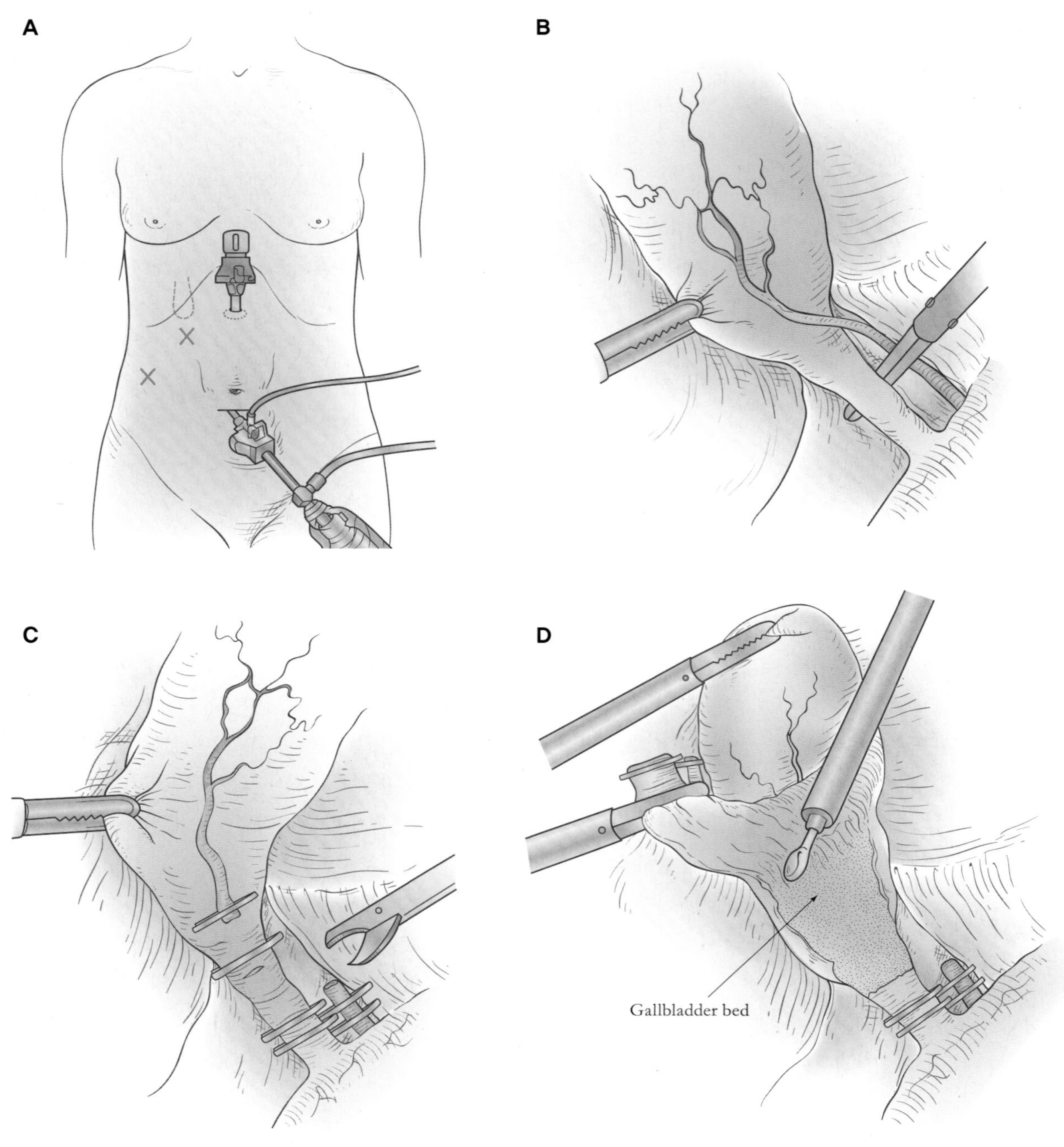

그림 15-1. 복강경 담낭절제술의 방법 A. 배꼽 부위로 투관침을 삽입하여 이산화탄소 기복을 발생시킨 후 검상돌기 하방과 우상복부에 2~3개의 투관침을 추가적으로 삽입한다. B. Calot 삼각부를 박리하여 담낭관과 담낭동맥을 확인한다. C. 담낭관과 담낭동맥을 결찰 후 절단한다. D. 담낭을 담낭와로부터 박리한다. (Rober M, Zollinger Jr, Robert M, et al. Zollinger's atlas of surgical operations. 8th ed. New York: McGraw-Hill, 2003;187-189)

대부분 대증적인 치료로 수술 후 2~3개월 내 호전된다.

Ⅱ 총담관석의 외과적 치료

총담관석의 치료는 내시경 유두조임근절개술이 도입되어 수술을 하지 않고 치료할 수 있는 방법으로 소개되면서 현재는 이 방법이 주된 치료방법으로 자리 잡았다. 그러나 Oddi 조임근의 협착, 다발성 담석, 담석이 크거나 매복된 경우, 해부학적인 구조에 변화가 있어 내시경의 접근이 어려운 경우 등 내시경 조임근절개술로 제거가 힘든 경우 수술이 필요하다. 최근에는 복강경 시술이 발전하면서 복강경 총담관석제거술이 많이 시행되고 있다. 이 시술은 최소 침습수술로 조임근을 손상시키지 않고 한 번의 시술로써 담낭염과 담관석을 동시에 해결할 수 있는 좋은 방법이지만, 기술적으로 어려움이 있고 T관 삽입 등 추가적인 시술이 필요하다. 따라서 최근에는 내시경 유두조임근절개술을 통한 담석제거를 일차적으로 시행한 후 내시경 담석제거가 실패한 경우와 조임근절개술의 적응증이 되지 않는 경우에 개복 또는 복강경하 총담관석제거술이 많이 시행되고 있다.

1. 복강경하 총담관석제거술의 방법

복강경하 총담관석제거술은 개복수술과 동일하며 담관을 장축 방향으로 절개한 후 담석제거감자로 절개부 상하에 존재하는 담석을 제거한다. 부서지거나 작은 담석들을 제거하기 위해서 생리식염수로 세척하여 제거하는 것이 매우 효율적이다. 하지만 담관에 매복된 거대결석의 경우에는 굴곡형 담도경을 통해 도미아 바스켓*Dormia basket*이나 포가티관*Forgathy catheter*으로 제거를 시도하고(그림 15-2), 이런 방법으로도 제거되지 않는 경우에는 전기수압식 쇄석술*electrohydraulic lithotripsy; EHL*이나 레이저 쇄석술*laser lithotripsy* 등을 이용하여 담석을 분쇄하여 제

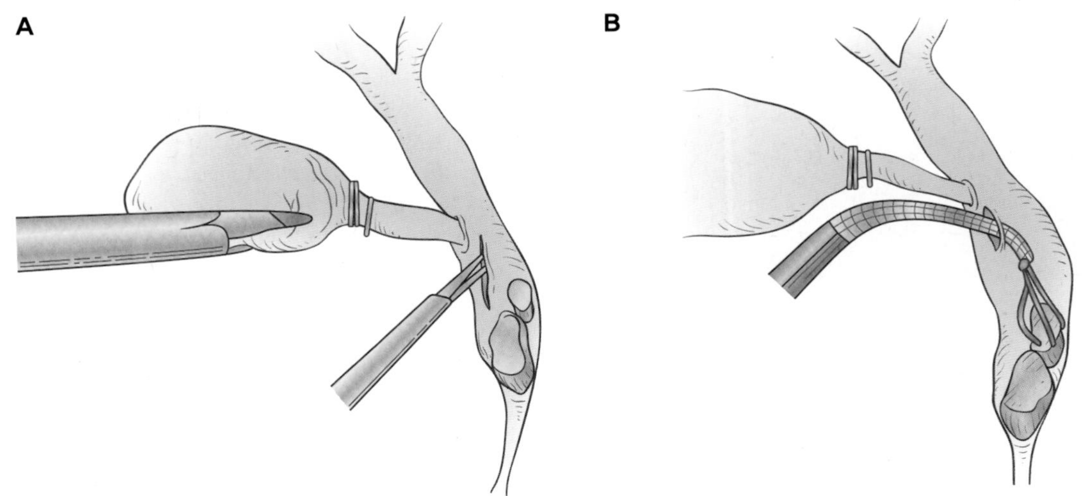

그림 15-2. 복강경하 총담관석제거술의 방법 A. 총담관 전벽을 절개한 후 총담관석을 제거한다. B. 생리식염수 세척으로도 제거되지 않는 담석은 담도경하에서 도미아 바스켓으로 제거한다. (대한외과학회지, 2002;63:416)

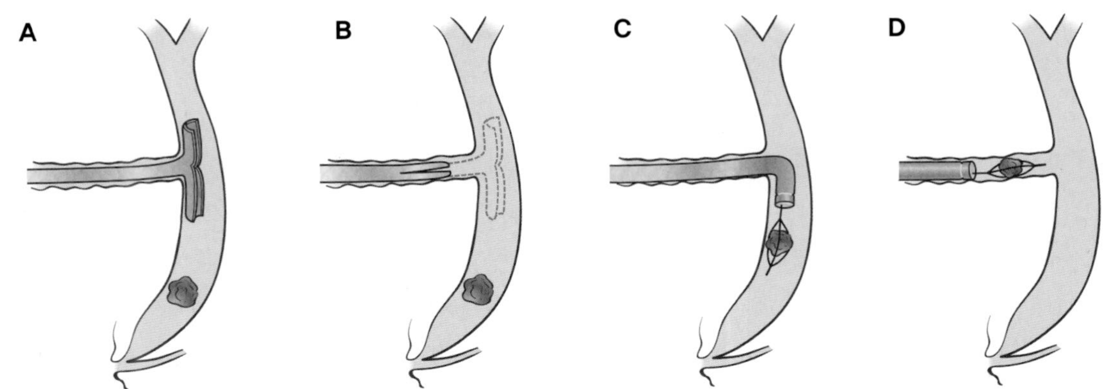

그림 15-3. T관을 통한 잔류담석 제거 모형도 A. 총담관석 제거 후 거치된 T관. B. 수술 1주 후 담관조영술을 통해 잔류담석이 발견되면 4~6주 후 T관을 제거한 후 잔류담석 제거를 시도한다. C, D. T관 제거 후 생성된 누공으로 굴곡형 담도경을 넣어 잔류담석을 제거한다. (간담췌외과학 제2판, 서울: 의학문화사, 2006;668)

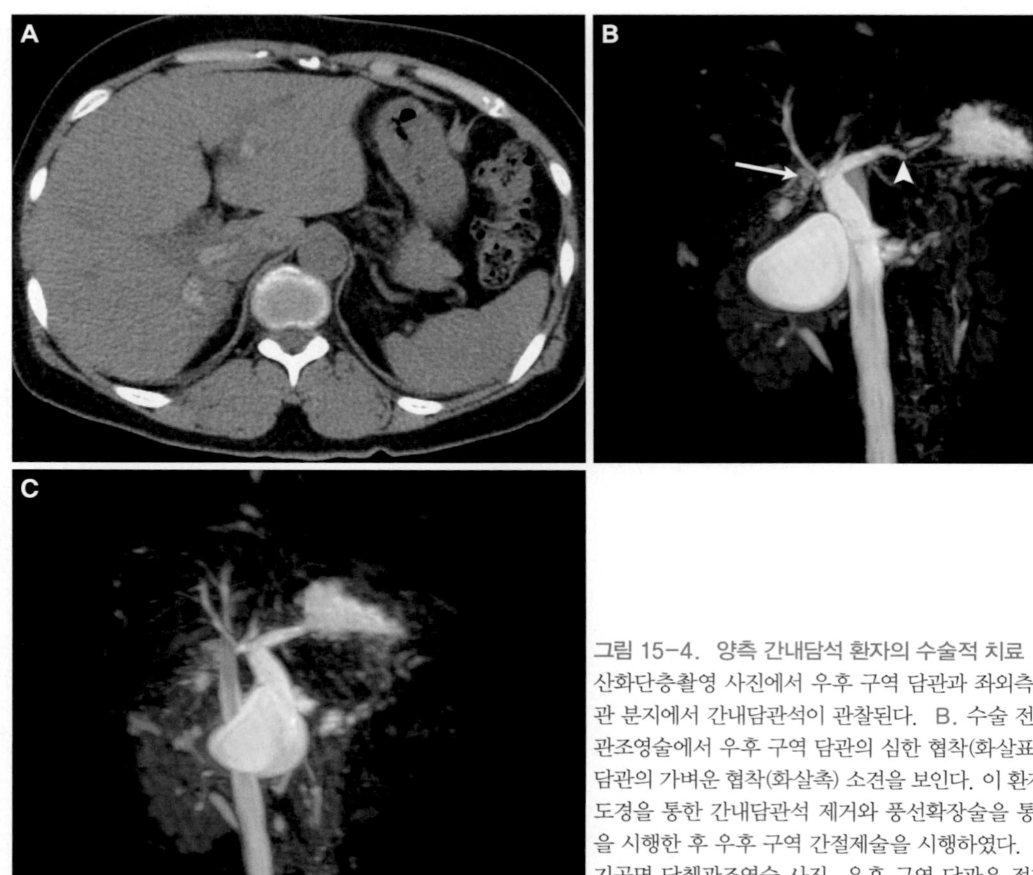

그림 15-4. 양측 간내담석 환자의 수술적 치료 A. 수술 전 전산화단층촬영 사진에서 우후 구역 담관과 좌외측 구역의 3번 담관 분지에서 간내담관석이 관찰된다. B. 수술 전 자기공명 담췌관조영술에서 우후 구역 담관의 심한 협착(화살표)과 좌외측 3번 담관의 가벼운 협착(화살촉) 소견을 보인다. 이 환자는 수술 전 담도경을 통한 간내담관석 제거와 풍선확장술을 통한 담관확장술을 시행한 후 우후 구역 간절제술을 시행하였다. C. 수술 후 자기공명 담췌관조영술 사진. 우후 구역 담관은 절제되었고, 수술 전 보였던 좌외측 3번 담관의 협착은 사라진 소견을 보이고 있다.

거할 수 있다. 수술 후 잔류담석의 진단 및 제거를 위해 T관을 담관 절개 부위에 삽입한 후 총담관 절개 부위를 봉합하고 수술을 마치게 된다. 하지만 수술 전 ENBD 혹은 경피담관배액술이 되어 있는 경우, 내시경 조임근절개술이 시행된 경우, 잔류담석의 가능성이 거의 없는 경우에는 T관 삽입을 생략하기도 한다.

2. 수술 후 T관을 통한 잔류담석의 진단 및 치료

수술 중 T관을 삽입한 상태라면, 수술 후 1~2주째 T관을 통해 담관조영술을 시행하여 잔류담석이 있는지를 확인한 후 잔류담석이 없음을 확인하고 제거한다. 만약 총담관 내에 잔류담석이 있다면 T관 주위 조직이 충분히 성숙되는 4~6주를 기다려 T관을 제거한 후 굴곡형 담도경을 이용하여 잔류담석을 제거한다(그림 15-3).

Ⅲ 간내담석증의 외과적 치료

간내담석증은 양성 질환임에도 불구하고 간실질의 위축, 섬유화, 간내담관의 다발성 협착으로 인한 잔류담석, 담석 재발, 담관염, 간농양, 그리고 이차적인 간경변증 등의 합병증과 10% 정도에서 간내담관암과 동반될 가능성이 있기 때문에 난치성 임상경과를 보이는 경우가 많다. 간내담석증의 치료원칙은 담석의 완전제거 및 협착이나 동반된 담관암 등의 병리상태의 제거이다. 따라서 간절제술이 간내담석의 이상적인 치료가 되겠지만 모든 환자에서 간절제술이 적응되지는 않으며 담석의 위치, 협착의 유무 및 위치, 환자의 상태에 따라 적절히 선택해야 한다. 그러나 현재까지 여러 가지 치료에도 불구하고 담석을 완전히 제거하거나 발생원인을 완전히 없앨 수 있는 경우가 한정되어 있어 잔류담석 가능성과 재발률이 높다.

1. 간내담석의 수술적 치료와 성적

간내담석의 치료에 있어 담관협착은 치료실패와 담석 재발의 주요원인이다. 따라서 한쪽 엽에 국한된 간내담석, 담석을 포함하고 있는 담관의 심한 확장과 협착이 있을 때, 간농양이나 간위축이 동반되어 있거나 간내담관암의 동반이 의심될 때에는 간절제가 적응이 된다. 여러 연구들에서 발표한 간내담석증에서 시행한 간절제술의 성적을 보면 간내담석 완전 제거율은 77~90% 정도이고 잔류담석은 수술 후 4~36% 정도에서 나타난다.

2. 담석의 위치 및 협착 부위에 따른 치료

최근 들어 수술 전후 환자 관리, 수술 수기의 발전으로 간절제술의 안정성이 높아짐에 따라 간절제술의 빈도가 증가하고 있다. 하지만 고령의 환자나 고위험 환자 등에서는 총담관을 통해 가능한 한 많은 담석을 제거하고 잔류담석은 T관을 삽입한 후 수술 후 담도경이나 중재적 방사선 시술을 이용하여 제거할 수 있다. 간내담석이 양측 간에 존재하는 경우에는(그림 15-4) 간절제 범위가 제한적이어서 치료에 어려움이 따르고, 수술 후 잔류 담석률도 높다. 주로 담관협착이 심한 쪽이나 간위축이 있는 부위를 절제하게 되며 반대 측 간의 담석은 협착이 심하지 않으면 수술 중 담도경을 이용하여 가능한 한 담석을 제거하고 T관을 삽입한다.

3. 간내담석의 복강경치료

최근 들어 담낭 담석과 총담관석에 이어 간내담석에도 복강경 시술이 적용되어 담관의 협착이 없는 경우 복강경하 간내담관 탐색술을 이용한 간내담석의 제거가 시도되고 있다. 또한 간실질의 위축이나 심한 담관의 협착이 동반되어 있는 경우에는 복강경 간절제술을 시행한다.

최근 발표된 연구에서 주로 좌측에 위치한 간내담석증 환자에서 시행된 복강경 간절제술 후 담석의 완전 제거율은 93.5%, 담석 재발률은 14%로 개복수술과 비슷한 결과를 보여 복강경 시술이 간내담석증에서도 효율적으로 이용될 수 있음이 알려졌지만, 복강경 시술이 확대적으로 적용되기 위해서는 향후 좀 더 많은 경험과 연구가 이루어져야 할 것이다.

참고문헌

1. 박용현, 김선회, 이건욱 등. 간담췌외과학 제2판. 서울: 의학문화사, 2006;635-681
2. 이남준, 김영우, 한호성 등. 총수담관 결석 환자에서 복강경 수술과 개복술의 비교 연구. 대한외과학회지 2002;63:416-422
3. Townsend CM. Sabiston Textbook of Surgery, 18th ed, Amsterdam: Elsevier Saunders, 2008;1556-1579
4. Lee HK, Han HS, Min SK, et al. Sex-based analysis of the outcome of laparoscopic cholecystectomy for acute cholecystitis. Br J Surg 2005;92:463-466
5. Cho JY, Han HS, Yoon YS, et al. Risk factors for acute cholecystitis and a complicated clinical course in patients with symptomatic cholelithiasis. Arch Surg 2010;145:329-333
6. Gunn A, Keddie N. Some clinical observations on patients with gallstones. Lancet 1972;2:239-241
7. Lo CM, Liu CL, Lai EC, et al. Early versus delayed laparoscopic cholecystectomy for treatment of acute cholecystitis. Ann Surg 1996;223:37-42
8. Rogers SJ, Cello JP, Horn JK, et al. Prospective randomized trial of LC+LCBDE vs ERCP/S+LC for common bile duct stone disease. Arch Surg 2010;145:28-33
9. Chen DW, Tung-Ping Poon R, Liu CL, et al. Immediate and long-term outcomes of hepatectomy for hepatolithiasis. Surgery 2004;135:386-393
10. Yoon YS, Han HS, Shin SH, et al. Laparoscopic Treatment for Intrahepatic Duct Stones in the Era of Laparoscopy. Ann Surg 2009;249:286-291

chapter 16

담낭 용종

이준규

- 건강검진 목적의 복부초음파검사가 많이 시행됨에 따라 진단되는 담낭 용종도 증가하고 있다.
- 대부분의 담낭 용종은 양성 병변이지만 일부에서 진단 당시에 이미 악성화되어 있거나 혹은 차후에라도 담낭암으로 진행할 수 있다.
- 10mm 이상의 큰 병변에서는 담낭절제술이 권유되고, 이보다 작은 병변에서는 다른 위험인자들을 고려하여 정기적으로 추적할지 혹은 수술을 시행할지를 결정한다.

담낭 용종은 담낭벽의 점막층 표면에 발생하여 내강 쪽으로 돌출된 모든 병변을 통칭하여 일컫는다. 거의 대부분 복부초음파검사에서 진단되는데, 초음파검사 소견으로는 담낭벽에 고정되어 있는 상태에서 내강 쪽으로 돌출되어 있으면서 담낭벽과 비슷한 정도의 음영을 가지며 후방 음영은 동반하지 않는 병변으로 정의된다. 근래에는 건강검진 등의 이유로 복부초음파검사가 많이 시행되게 됨에 따라 담낭 용종 역시 예전에 비하여 많이 발견되고 있다. 대부분의 담낭 용종은 양성 병변이지만 일부에서는 악성화의 가능성이 있으므로 자연경과나 악성화의 위험인자 등에 대한 정확한 이해를 바탕으로 하여 적절한 치료방침을 결정해야 한다.

Ⅰ 역학

보고자에 따라 차이가 있지만 건강검진 목적으로 시행하는 복부초음파검사에서 담낭 용종의 유병률은 3%에서 7%이며, 담낭절제술 표본을 대상으로 할 경우에는 3%에서 12% 정도이다. 서울대학교병원에서 689명의 건강검진 수진자를 대상으로 조사한 바에 따르면 유병률은 6.1%였다.

Ⅱ 진단

대부분의 담낭 용종은 초음파검사를 통해 발견되며, 담낭벽과 비슷하거나 경우에 따라 다소 차이를 보이는 정도의 초음파 음영*echogenicity*을 보이는데, 후방 음영이 동반되지 않거나 미미하며 체위 변화에 따른 이동이 없다(그림 16-1). 담낭 용종의 진단에 있어서 복부초음파검사는 담석 혹은 담낭벽의 비후로 인하여 담낭 용종이 발견되지 않는 경우를 제외하고는 90% 이상의 민감도를 가지면서도 비교적 쉽게 시행할 수 있는 경제적인 검사이므로 현재 가장 많이 이용되고 있다. 최근 들어서 많이 시행되고 있는 내시경초음파검사*endoscopic ultrasonography; EUS*의 경우 보통의 초음파검사에 비하여 피하지방이나 장내 공기에 의한 방해를 적게 받는다. 따라서 담낭 용종의 크기와 모양, 음영 정도 등을 일반적인 복부초음파검사보다 정확하게 관찰할 수 있으며, 특히 담낭벽 침윤 여부를 정밀하게 평가할 수 있어 담낭암의 가능성을 비교적 정확하게 예측할 수 있다(그림 16-2).

전산화단층촬영*computed tomography; CT*의 경우 과거에는 초음파에 비하여 진단율이 다소 떨어지는 것으로 보고되었지만, 최근 들어 많이 보급되고 있는 고해상도의 나선형 CT의 경우에는 민감도가 높을 뿐 아니라, 특히 종양성과 비종양성 병변의 구별에 도움이 된다는 보고가 있다. 또한 자기공명영상이나 양전자단층촬영 등을 이용하여 담낭 용종의 악성 가능성을 예측하려는 시도들이 이루어지고 있다.

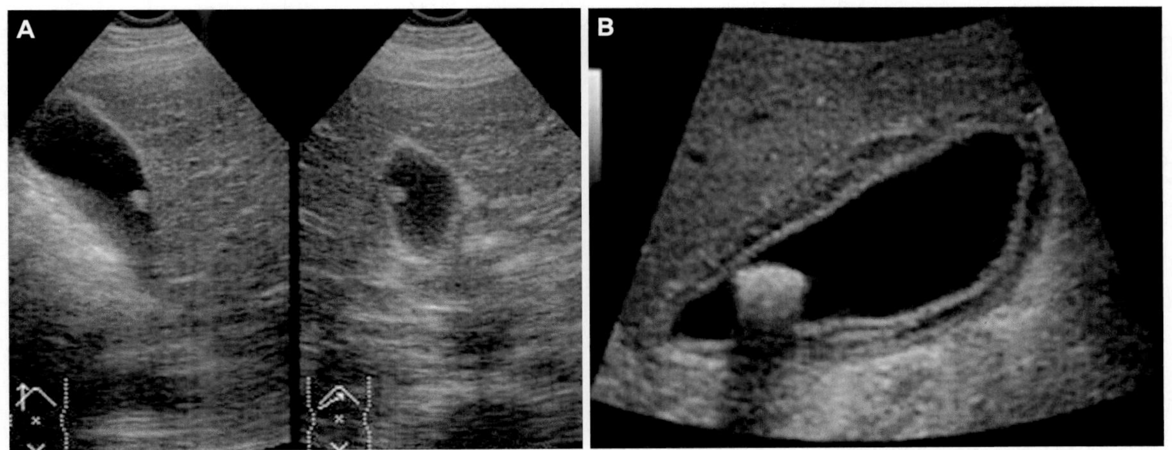

그림 16-1. 담낭 용종(A) 및 담낭 결석(B)의 초음파검사 소견의 비교 A. 담낭 용종의 경우 담낭벽과 비슷하거나 다소 높은 정도의 초음파 음영을 보이며, 체위 변화에 따른 이동이 없다. B. 담낭 결석에서는 특징적인 후방 음영이 관찰된다.

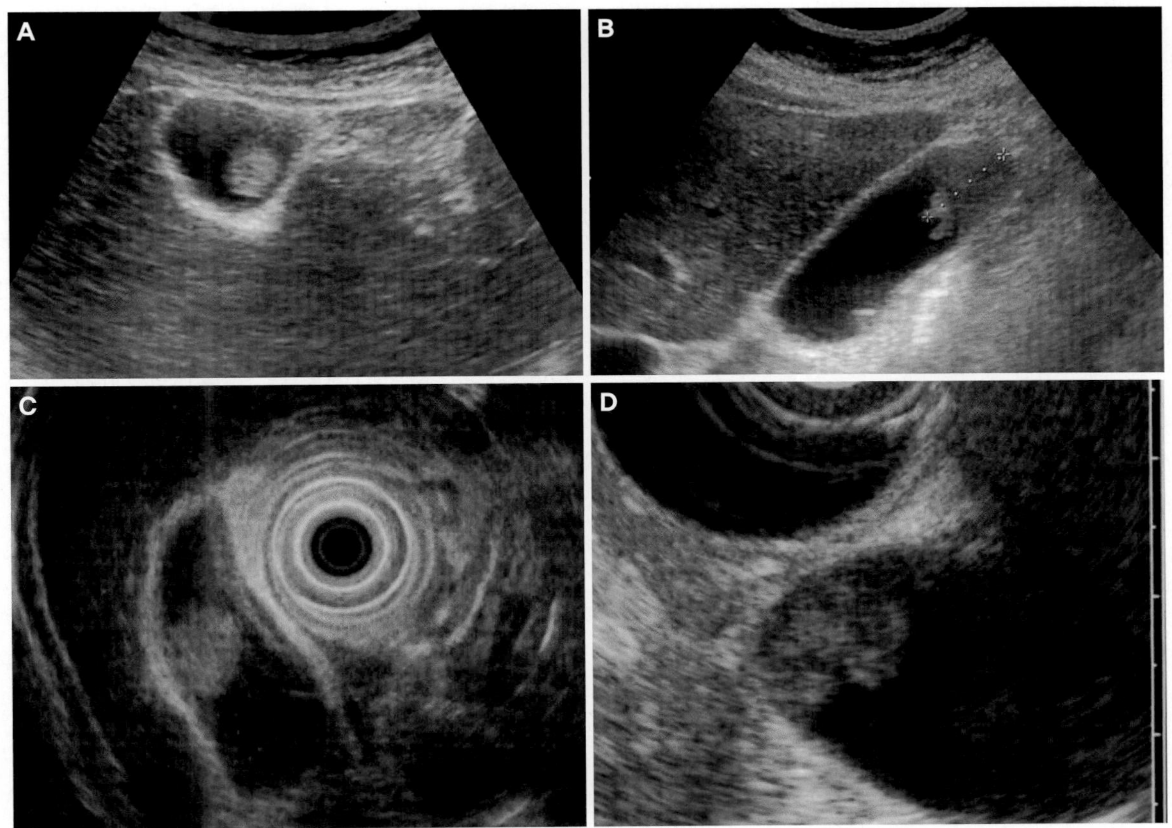

그림 16-2. 담낭 용종에 있어서 일반 복부초음파검사와 내시경초음파검사 소견의 비교 내시경초음파검사를 이용하면 담낭 용종의 크기와 모양, 음영 정도 등을 일반적인 복부초음파검사보다 정확하게 관찰할 수 있어 악성도 예측에 도움이 된다. A. 콜레스테롤 용종의 일반 복부초음파검사 소견, B. 종양성 용종의 일반 복부초음파검사 소견, C. 콜레스테롤 용종의 내시경초음파검사 소견, D. 종양성 용종의 내시경초음파검사 소견

초음파검사 등 영상학적 검사에서 담낭 용종이 발견된 경우에 실제로 담낭절제술이 시행되었을 때 병리조직에서 용종이 발견되지 않는 경우가 간혹 있으며, 이러한 위양성 소견의 빈도는 6~43%로 보고되고 있다. 정상적 점막주름*mucosal fold*, 운니*sludge*, 담석 등이 담낭 용종과 흔하게 혼동되는 병변들이다. 또한 수술 표본을 처리하는 과정에서 작은 용종들이 떨어져 나가는 경우도 있다.

Ⅲ 분류

병리학적 관점에서 보면 담낭 용종의 범위는 양성과 악성을 아울러 매우 넓으며, 1970년 대 초 Christensen과 Ishak이 제시한 분류법이 가장 많이 사용되고 있다(표 16-1). 콜레스테롤 용종이 가장 흔하여 전체 담낭 용종의 대략 60%를 차지한다. 콜레스테롤 용종은 콜레스테롤증*cholesterolosis*의 한 형태로서 다수의 지질을 포함하고 있는 포말양 대식세포*lipid-laden foamy macrophage*가 점막의 고유층에 침윤하여 용종의 형태를 나타내게 되는 것이다. 엄밀히 말하면 진성 용종이 아니고 양성 또는 비종양성*non-neoplastic* 또는 pseudotumor 용종에 해당한다(그림 16-3). 콜레스테롤증은 대부분 담낭벽 전체에 걸쳐 미만형으로 나타나지만 일부에서는 1개 혹은 여러 개의 독립적 병변이 점막층과 가늘고 약한 경부로 연결되어 용종 형태를 띠게 된다. 콜레스테롤 용종은 대개 크기가 작고, 단발성인 경우보다 다발성인 경우가 많으며, 추적관찰 기간 동안 점차 개수가 늘어나는 경향을 보인다. 악성화되는 경우는 없으며, 대다수에서 증상을 나타내지 않지만, 드물게는 용종이 점막층에서 떨어져 나와 작은 담석과 비슷한 증상이나 합병증을 일으키기도 한다. 담낭의 선근종성 증식*adenomyomatous hyperplasia* 혹은 선근종증*adenomyomatosis*은 염증성 변화에 의하여 점막이 비정상적으로 증식되고 점막층이 두꺼워지며 이에 동반하여 평활근이 증식하여 발생한다. 선근종성 증식이 국소형으로 발생한 선근종*adenomyoma*이 가장 흔하며 이러한 경우에 증식된 점막층이 용종 형태로 나타나게 되는데, 초음파상 대개 다발성이며 특징적으로 혜성의 꼬리 형태*comet-tail sign*를 나타낸다(그림 16-4). 경우에 따라 분절형 혹은 미만형으로 나타나기도 하는데, 이러한 경우 영상의학적 검사에서 담낭벽 비후 소견으로서 나타나며, 담낭암과의 구별이 어려울 수도 있다. 담낭의 선근종성 증식에 세포 이형성*dysplasia* 혹은 암이 동반되는 경우가 드물지 않게 발생한다는 보고가 있어 왔으나, 이는 그 자체가 전암성 병변이라기보다는 동반된 담석이나 만성 담낭염과의 관련성이 더 큰 것으로 여겨지고 있다. 한편 과증식된 점막층이 근육층으로 함몰될 때 발생하는 담낭벽의 미세한 낭성*microcystic* 구조를 Rokitansky-Aschoff sinus라고 일컫는다(그림 16-5).

담낭에 발생하는 선종*adenoma*은 선암종*adenocarcinoma*보다 드물어서 수술로 적출된 담낭의 0.5% 정도에서 발견된다. 대개 단발성이고 유경성*pedunculated*이며 크기는 5~20mm 정도이다(그림 16-6). 담낭 선종이 담낭암의 전구 병변인지에 대해서는 아직도 논란이 계속되고 있다. Kozuka 등은 절제된 1,605례의 담낭 조직 중 18례에서 선종이 발견되었는데 이 중 7례에서 선암종이 동반되었으며, 또한 79례의 침윤성 선암종 중 15례에서 선종이 동반되었다고 보고하였다. 이 연구는 담낭에서의 선종-선암종 이행설*adenoma-carcinoma sequence*의 근거로서 흔히 제시된다. 하지만 침습성 담낭암 주변에서 선종이 발견되는 경우가 그렇지 않은 경우보다 훨씬 적고, 선종의 경우 담낭암보다 담석증이 동반되는 경우가 적으며, 또한 발암 관련 유전자의 발현이 서로 다르다는 연구 결과들에 근거하여 선종이 전암성 병변이 아니라는 의견도 있다. 하지만

표 16-1 담낭 용종의 병리학적 분류

Benign neoplastic polyp		Benign non-neoplastic polyp		Malignant polyp	
Epithelial	Adenoma, papillary Adenoma, nonpapillary	Hyperplasia	Adenomatous Adenomyomatous	Adenocarcinoma	
Supporting tissues	Hemangioma Lipoma Leiomyoma Granular cell tumor	Heterotopia	Gastric mucosa Intestinal mucosa Pancreas Liver	Miscellaneous	Mucinous cystadenoma Squamous cell carcinoma Adenoacanthoma
		Polyp	Imflammatory Cholesterol		
		Miscellaneous	Fibroxanthogranuloma Parasitic infection Others		

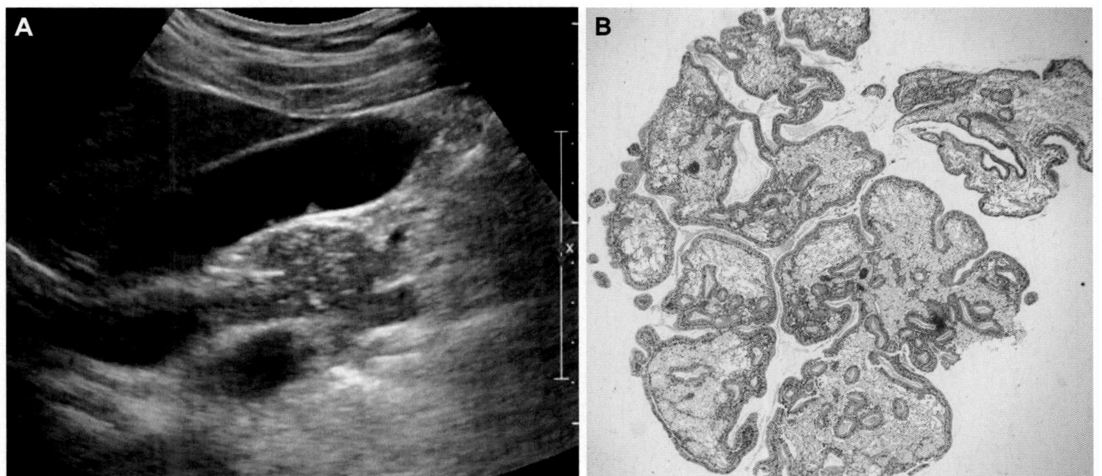

그림 16-3. 콜레스테롤 용종의 초음파검사 소견(A)과 병리 소견(B) A. 콜레스테롤 용종은 대개 크기가 작고, 단발성인 경우보다 다발성인 경우가 많으며, 추적관찰 기간 동안 점차 개수가 늘어나는 경향을 보인다. B. 다수의 지질을 포함하고 포말양 대식세포*lipid-laden foamy macrophage*가 점막의 고유층에서 관찰된다(H&E 염색, ×40, all pathology photos in this chapter are courtesy of Eo-Jin Kim M.D. and Jong Sun Choi, M.D.).

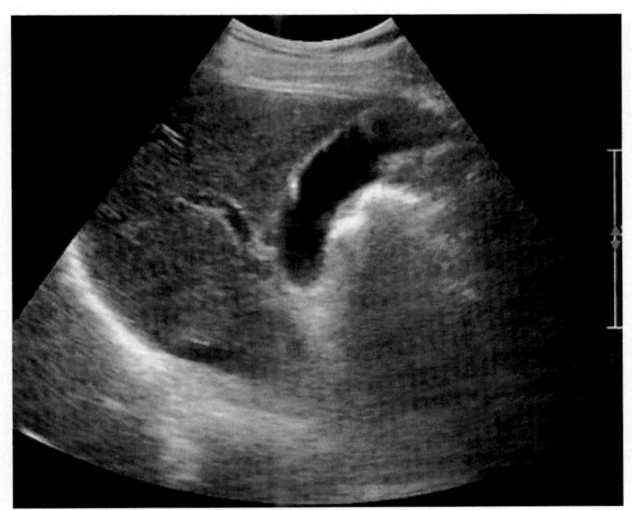

그림 16-4. 담낭 선근종증*adenomyomatosis*의 초음파검사 소견 대개 다발성이며 초음파상 특징적으로 혜성의 꼬리 형태*comet-tail sign*를 나타낸다.

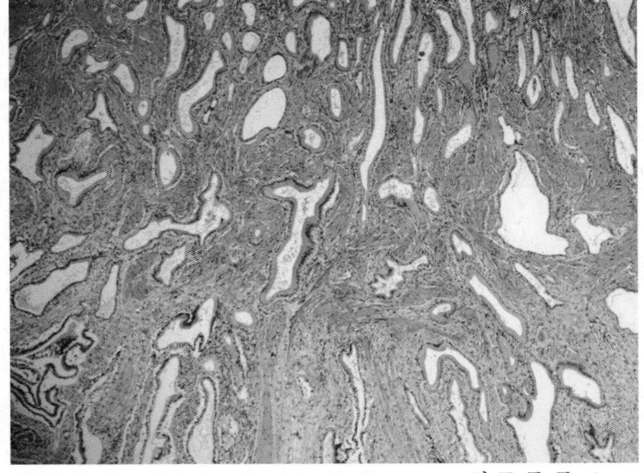

그림 16-5. Rokitansky-Aschoff sinus 선근종증*adenomyomatosis*에서 과증식된 점막층이 근육층으로 함몰되어 미세한 낭성*microcystic* 구조를 형성하고 있다(H&E 염색, ×50).

결국 선종 혹은 선암종이라는 병리학적 진단은 담낭절제수술 후에야 내려질 수 있으므로 임상적으로 위험인자가 존재하는 경우에는 수술의 적응증이 된다는 데 대해서는 거의 모든 전문가가 일치된 견해를 보이고 있다.

임상 의사의 입장에서 실제적으로 가장 관심이 가는 것은 전체 담낭 용종 중에서 악성 종양이 차지하는 비율이 얼마나 되느냐는 것이다. 가장 큰 규모는 Yang 등의 보고인데, 수술을 시행하였던 172명의 담낭 용종 환자 중 7.7%에서 담낭암이 발견되었다. 그러나 Csendes 등은 10mm 이하의 크기를 가지는 27례의 수술 중에서 담낭암은 단 한 예도 발견되지 않았다고 보고하였던 반면, 100례의 수술 환자를 대상으로 하였던 Terzi 등의 연구에서 악성 종양의 유병률은 26%에 이르렀다. 이렇게 연구에 따라 결과의 차이가 크게 나타나는 것은 대상 환자의 선택 등 연구 방법론의 차이와 충분하지 않은 환자 수에 기인한다. 일반적으로는 담낭 용종 중 악성 종양이 차지하는 비율은 3~8% 정도라고 여겨지고 있다. 서울대학교병원에서 180명의 수술 예를 대상으로 한 연구에서는 25명(13.9%)에서 담낭암이 발견되었다.

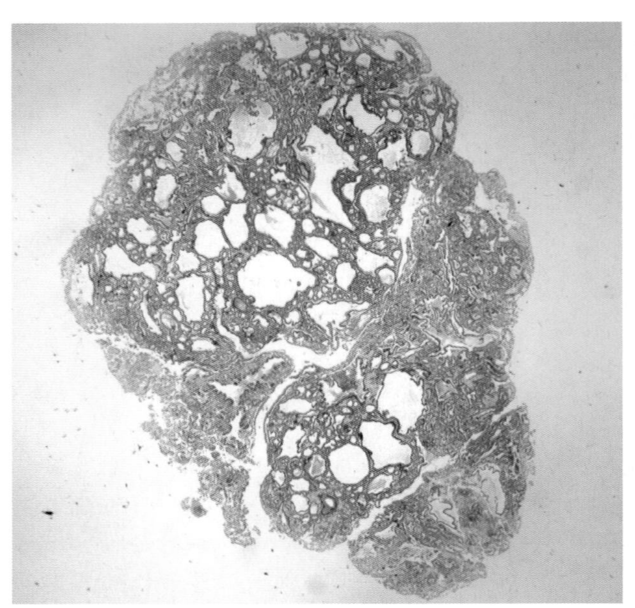

그림 16-6. 선종의 병리 소견 중심부에 원주형의 피복 상피세포 *lining columnar epithelium*로 이루어진 과증식된 선 구조*glandular structure* 및 섬유성 기질*fibrous stroma*을 포함하고 있다(H&E 염색, ×12.5).

Ⅳ 자연경과

담낭 용종에서 자연경과는 임상에서 영상의학적 검사를 통해 진단된 환자 중에서 담낭암이 어느 정도의 비율로 발생하는가 하는 문제와 일맥상통한다. 발견 당시 크기가 크거나 추적검사에서 커지는 경우, 개수가 하나인 경우, 50세 이상의 나이, 증상의 동반, 초음파상 무경성 *sessile*이거나 간과 비교하여 같거나 낮은 음영도를 보이는 경우, 담석이 동반된 경우 등이 악성화의 위험인자로 거론되고 있으며, 서울대학교병원의 연구에 의하면 그중 크기와 나이가 예후의 예측에 가장 도움이 되는 것으로 나타났다. 앞서 언급한 Csendes 등 이외에도 Moriguchi 등은 109명의 환자를 대상으로 하여 정기적으로 5년간 복부초음파검사로 추적하였을 때 크기가 10mm 미만인 경우에는 전혀 담낭암이 발생하지 않았음을 보고하였다. 앞서 언급한 Terzi 등의 연구에서 100명의 수술 환자 중 26명에서 담낭암 소견이 발견되었는데, 그중 88%에서 크기가 10mm보다 컸던 반면 양성 용종이 10mm보다 컸던 경우는 15%에 불과하였다. 또한 Yeh 등은 복강경적 담낭제거술을 시행받은 123명의 환자 중 7명에서 담낭암이 발견되었으며, 10mm보다 큰 크기를 독립적 위험인자로 제시하였다.

Ⅴ 치료

담낭 용종의 치료에 있어서 핵심은 담낭암의 가능성이 있는 병변을 완전한 절제가 가능한 초기 상태에서 발견하여 담낭절제술을 시행하는 것이다. 초음파 소견, 특히 크기를 가지고 수술 여부를 결정해야 하는 경우가 대부분이지만, 여러 연구에서 검사자에 따라 정확도에 다소 차이가 있는 것으로 보고되고 있으므로 앞서 언급한 다른 인자들 및 수술에 수반되는 합병증의 빈도와 중증도 등을 반드시 함께 고려하여 치료방침을 결정해야 한다.

담석증에 대하여 시행되는 복강경적 담낭절제술은 숙련된 외과 의사가 수술하는 경우에는 심각한 합병증의 발생빈도가 0.1~0.5%에 불과하므로 선택적 치료로서 인정되고 있다. 하지만 똑같은 전략을 담낭 용종의 치료에도 적용시킬 수 있는지에 대해서는 다소간의 논란의 여지가 있다. 담낭암의 가능성을 미리 예상하지 못하고 복강경 담낭절제술을 시행할 경우에는 근치적 절제가 되지 않거나 수술 과정 중에 포트 부위*port-site*나 복강 내에 전이가 발생할 가능성이 있기 때문이다. 이와 관련해서 Kubota 등은 복강경 담낭절제술을 시행받은 26명의 담낭 용종 환자 중 3명에서 담낭암이 발견되었는데, 모두 혈관이나 림프관 침범 없이 점막층에만 국한되어 있어 더 이상의 치료가 필요 없었다고 보고하였다. 하지만 경우에 따라 근치적 절제가 되지 않을 가능성이 있으므로 일단 복강경 담낭절제술을 시도하고 수술 중 동결절편 조직검사를 시행하여, 고유판층*lamina propria*을 침범하지 않은 T1a 병변의 경우에는 치료로서 충분하며, 근육층을 침범한 T1b 이상의 병변일 때에는 근치적 담낭절제술로 전환하여 수술하는 것이 예후가 좋았다는 국내 연구진의 보고가 있었다. Koga 등은 악성 담낭 용종의 크기가 심부나 주변으로의 침범과 관련 있다고 주장하였다. 즉 담낭 용종의 크기가 20mm 이하일 때에는 대다수에서 점막층까지만 침범되었지만 20mm 이상일 때에는 침범 정도가 용종의 크기에 비례하여 간실질까지 침범되거나 주위 림프절까지 전이되는 경우가 많으므로 복강경 담낭절제술로는 불충분하다고 하였다. Kubota 등은 72명의 수술 예를 대상으로 한 연구에서 16례의 담낭암이 발견되었는데, 8례의 조기 담낭암 중 7례에서 크기가 18mm를 넘지 않았던 반면, 진행성 담낭암의 경우 8명 모두 18mm 이상이었으므로, 크기가 18mm 이상인 담낭 용종의 경우에는 처음부터 담낭 및 간의 일부를 절제하고 담낭 주위 림프절 곽청술을 시행하는 근치적 담낭절제술을 시행해야 한다고 주장하였다.

전술한 바와 같이 현재까지 알려진 가장 확실한 수술의 적응증은 10mm 이상의 크기이며, 일반적으로 10mm 이하의 크기가 작은 용종에서는 다른 위험인자들을 고려하여 정기적 추적검사를 할지 혹은 수술을 시행할지 결정한다. 추적검사의 방법이나 간격은 아직까지 정립되어 있지 않지만, 처음 1~2년간은 3~6개월 간격으로 초음파검사를 시행하고 용종의 크기에 변화가 없으면 이후에는 1~2년마다 재검사를 시행하는 것이 일반적이다. 위에서 언급한 위험인자들 중 다른 인자들은 비교적 객관적으로 평가할 수 있지만, 증상에 있어서는 임상 의사의 주관적 판단이 요구된다. 현재까지 담낭 용종과 관련 있는 것으로 알려진 증상에는 복통, 구역, 구토, 복부팽만, 지방식 불내성, 소화불량 등이 있다. 실제적으로 이러한 증상들이 담낭 용종에 의한 것인지 판단하기는 쉽지 않으며, 특히 담석증이 동반된 경우에는 더욱 그러하다. 하지만 담낭절제술을 시행한 환자 45명 중 42명에서 수술을 시행한 6개월 이내에 증상이 호전되었다는 Jone-Monahan 등의 연구 결과와, 증상 있는 담낭 용종인 경우 악성일 확률이 높다는 보고를 함께 고려하면 비특이적일지라도 다른 검사에서 설명되지 않는 소화기계 증상을 호소하는 담낭 용종 환자에서는 수술을 고려해 볼 수 있다. 하지만 내시경검사 등의 검사를 통해 다른 원인 질환을 배제하는 것은 필수적이다.

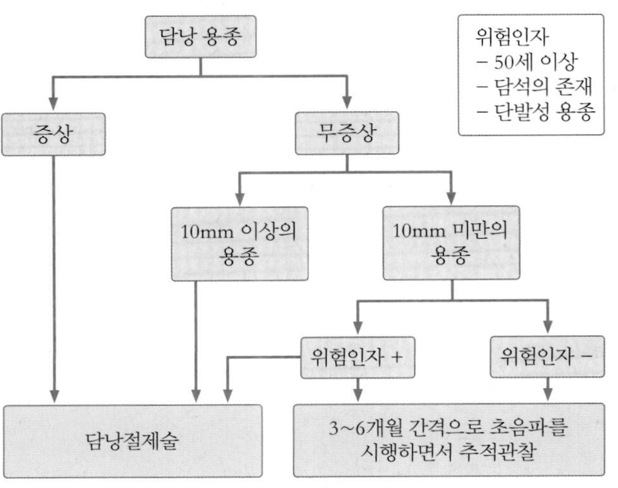

그림 16-7. 담낭 용종의 치료지침

이상의 연구 결과를 종합하여 Boulton과 Adams는 담낭 용종의 치료지침을 제안하였으며(그림 16-7), 최근의 연구 결과를 고려한다면 위험인자에 단발성 용종을 포함시켜야 할 것으로 생각된다.

참고문헌

1. Boulton RA, Adams DH. Gallbladder polyps: when to wait and when to act. Lanct 1997;349:817
2. Csendes A, Burgos AM, Csendes P, et al. Late follow-up of polypoid lesions of the gallbladder smaller than 10mm. Ann Surg 2001;234:657-660
3. Deziel DJ, Millikan K, Economou SG, et al. Complications of laparoscopic cholecystectomy-A national survey of 4,292 hospitals and an nanlysis of 77,604 cases. Am J Surg 1993;165:9-14
4. Furukawa H, Kosuge T, Shimada K, et al. Small polypoid lesions of the gallbladder: differential diagnosis and surgical indications by helical computed tomography. Arch Surg 1998;123:735-739
5. Jone-Monahan KS, Gruenberg JC, Finger JE, et al. Isolated small gallbladder polyps: an indication for cholecystectomy in symptomatic patients. Am Surg 200;66:716-719
6. Joo Kyung Park, Yong Bum Yoon, Yong-Tae Kim, et al. Management strategy for gallbladder polyp: Is it possible to predict malignant gallbladder polyps? Gut Liver 2008;288-294
7. Kim EK, Lee SK, Kim WW. Does laparoscopic surgery have a role in the treatment of gallbladder cancer? J Hepatobil Pancreat Sur 2002;9:559-563
8. Koga A, Watanabe K, Fukuyama T, et al. Diagnosis and operative indications for polypoid lesions of the gallbladder. Arch Surg 1988;123:26-29
9. Kozuka S, Tsubone N, Yasui A, et al. Relation of adenoma to carcinoma in the gallbladder. Cancer 1982;50:2226-2234
10. Kubota K, Bandai Y, Noie T, et al. How should polypoid lesions of the gallbladder be treated in the era of laparoscopic cholecystectomy? Surg 1995;117:481-487
11. Kubota K, Bandai Y, Otomo Y, et al. Role of laparoscopic cholecystectomy in treating gallbladder polyps. Surg Endosc 1994;8:42-46
12. Lee KF, Wong J, Li JC, et al. Polypoid lesions of the gallbladder. Am J Surg 2004;188:186-190
13. Ozdemir A, Ozenc A, Bozoklu S, et al. Ultrasonography in the diagnosis of gallbladder polyps. Br J Surg 1993;80:345
14. Reddy YP, Sheridan WG. Port-site metastasis following laparoscopic ccholecystectomy: a review of the literature and a case report. Eur J Surg Oncol 2000;26:95-98
15. Sadamoto Y, Kubo H, Harada N, et al. Preoperative

diagnosis and staging of gallbladder carcinoma by EUS. Gastrointestinal Endosc 2003;538:536-541
16. Terzi C, Sokmen S, Seckin S, et al. Polypoid lesions of the gallbladder: report of 100 cases with special reference to operative indications. Surg 2000;127:622-627
17. Yang HL, Sun YG, Wang Z. Polypoid lesions of the gallbladder: diagnosis and indications for surgery. Br J Surg 1992;79:227-229
18. Yeh CN, Jan YY, Chao TC, et al. Laparoscopic cholecystectomy for polypoid lesions of the gallbladder: a clinicopathologic study. Surg Laparosc Endosc Percutan Tech 2001:11:176-181
19. 보건복지가족부 중앙암등록본부. 2006-2007년 암유병률, 1993-2007 암발생환자의 암생존율, 2007년 암유병률 통계 2009

증례(16-1)

담낭 용종

• 우연히 발견된 담낭 용종으로, 크기가 커서 수술을 시행한 증례이다.

증례

58세 남성이 1주 전 건강검진 목적으로 시행한 복부초음파검사의 이상 소견을 주소로 내원하였다. 환자는 복통, 구역, 구토, 설사, 변비 등의 동반 증상은 호소하지 않았다. 체중감소, 혈변, 흑색변 등의 소화기 증상도 없었다. 과거력에서 5년 전 고혈압으로 진단받고 항고혈압제를 복용 중이었다. 사회력에서 25년간 하루에 반 갑의 담배를 피웠고 1주일에 소주 2병을 마셨다. 계통적 문진에서 특이 소견은 없었다. 신체검진에서 혈압이 135/85mmHg, 맥박수는 분당 68회, 호흡수는 분당 18회, 체온은 36.5도였다. 결막은 창백하지 않았고, 공막에 황달은 관찰되지 않았다. 경부와 쇄골 상부의 림프절은 만져지지 않았다. 호흡음은 깨끗하였고, 심음은 규칙적이었다. 복부는 약간 비만이었으며 부드러웠다. 장음은 정상적이었고, 압통이나 반발통은 없었다. 장기나 종괴는 만져지지 않았다. 사지 및 배부 검진에서도 특이 소견은 없었다.

일반혈액검사에서 백혈구 6,490/mm^3, 혈색소 15.9g/dL, 혈소판 272,000/mm^{3}였다. 간기능 검사에서 콜레스테롤 210mg/dL, 총 단백 7.8g/dL, 알부민 5.1g/dL, 총 빌리루빈 0.8mg/dL, 알칼리성 인산분해효소 72IU/L, AST/ALT 20/29IU/L였다. 암배아항원은 2.47ng/dL, CA 19-9는 8.18U/mL이었다.

토의

좌장(내과 교수): 내원 이전에 복부초음파검사를 받은 적은 없습니까?

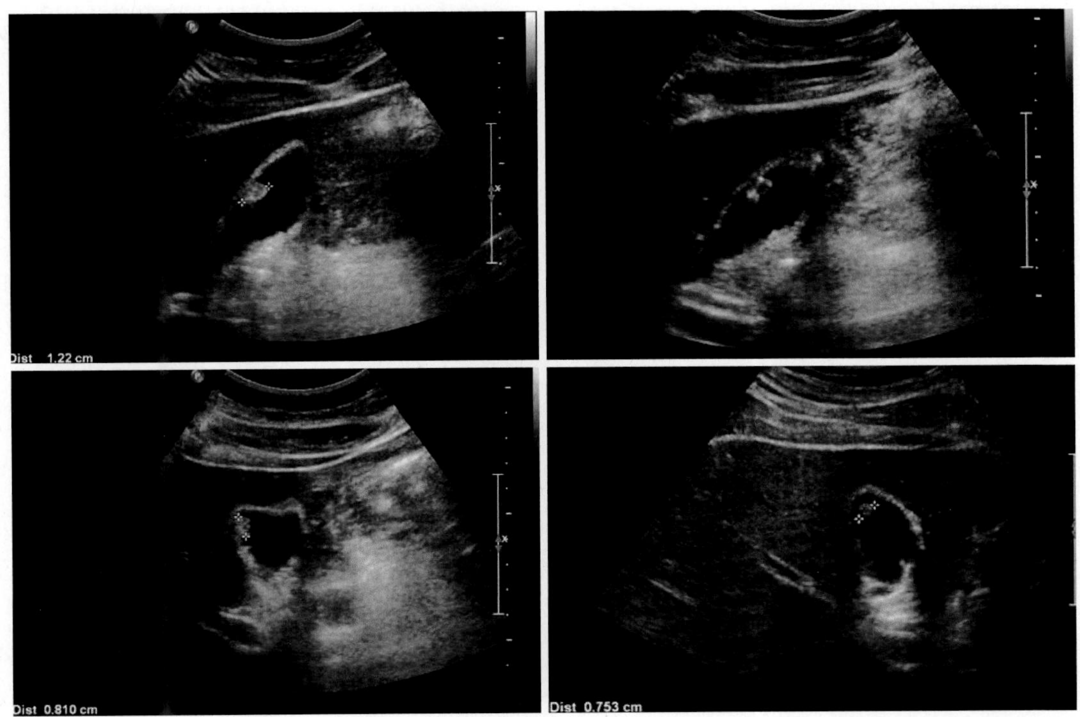

그림 16-1.1. 담낭 용종의 복부초음파검사 소견 담낭 내에서 비교적 균일한 초음파 음영을 보이는 3개의 용종이 관찰되며 각각의 크기는 1.22cm, 0.81cm, 0.75cm이다. 2개의 큰 병변은 높은 에코를 나타내지만 제일 작은 병변은 나머지 2개의 병변에 비하여 다소 낮은 에코를 보이고 있다. 가장 큰 병변은 이분엽 형태로 관찰된다. 일부에서는 담낭벽 비후의 소견이 관찰된다.

주치의: 없었다고 합니다.

좌장: 진단 당시 시행하였던 초음파검사 소견을 말씀하여 주십시오(그림 16-1.1).

방사선과 전임의: 담낭 내에서 비교적 균일한 초음파 음영을 보이는 3개의 용종이 관찰되며 각각의 크기는 1.22cm, 0.81cm, 0.75cm입니다. 2개의 큰 병변은 높은 에코를 나타내지만 제일 작은 병변은 나머지 2개의 병변에 비하여 다소 낮은 에코를 보이고 있습니다. 가장 큰 병변은 이분엽 형태로 관찰됩니다. 초음파검사 소견에 있어서 담낭 용종과 비교하여 담낭 결석의 경우 더 높은 에코를 보이고, 환자의 자세에 따라 위치가 변하며, 후방 음영을 보인다는 점이 다릅니다. 일부에서는 담낭벽 비후의 소견이 관찰됩니다. 그 외에 간, 췌장, 비장 등에서 이상 소견은 관찰되지 않습니다.

좌장: 환자는 입원하여 내시경초음파검사를 시행받았습니다. 그 소견을 말씀해주십시오.

내과 전임의: 전반적인 소견은 복부초음파검사와 유사하였습니다. 내시경초음파검사는 복부초음파검사에 비하여 특히 담낭벽 침윤 여부를 정밀하게 평가할 수 있는데, 본 환자에서 담낭벽 침범의 소견은 관찰되지 않았습니다(그림 16-1.2).

좌장: 이어서 복부 전산화단층촬영을 시행하였는데 그 이유는 무엇입니까?

주치의: 환자가 중년의 남성으로서 가장 큰 용종의 크기가 1cm 이상이어서 악성의 가능성을 배제할 수 없다고 판단하였고, 이러할 경우 함께 있을지 모르는 림프절 침범이나 다른 장기로의 전이 등을 확인하기 위하여 복부 전산화단층촬영을 시행하였습니다.

좌장: 이어서 시행한 복부 전산화단층촬영 소견을 말씀해주십시오.

방사선과 전임의: 담낭의 체부에 동맥기에서 약간의 조영증강을 보이는 약 1.2cm 크기의 무경성 종괴가 관찰됩니다(그림 16-1.3). 담낭 주위 림프절 비대는 관찰되지 않으며, 간, 비장, 췌장에서도 이상 소견은 없습니다. 전산화단층촬영만으로 양성과 악성 용종을 확실하게 감별할 수는 없겠으나, 초음파 소견에서 다발성의 고에코 병변으로 관찰된 점을 고려할 때 콜레스테롤 용종의 가능성이 높을 것으로 보입니다. 하지만 신생물성 용종의 가능성도 완전히 배제할 수는 없을 것으로 보입니다.

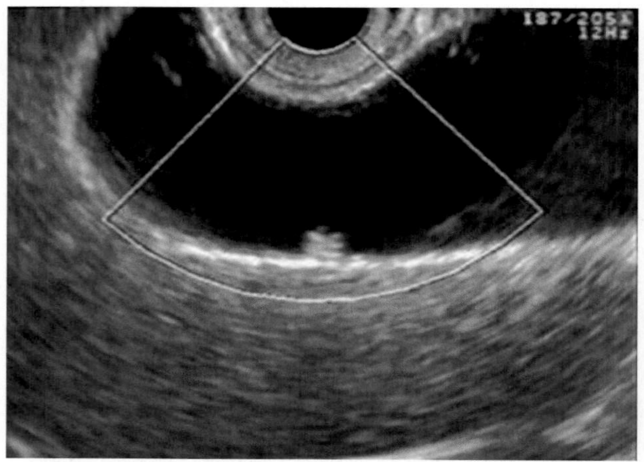

그림 16-1.2. 담낭 용종의 내시경초음파검사 소견 전반적인 소견은 복부초음파 검사와 유사하다. 담낭벽 침범의 소견은 관찰되지 않는다.

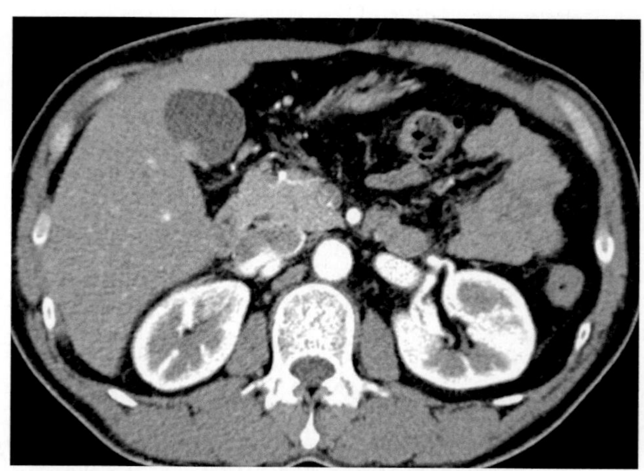

그림 16-1.3. 담낭 용종의 복부 전산화단층촬영 소견 담낭의 체부에 동맥기에서 약간 조영증강 되는 1.2cm 크기의 용종이 관찰된다.

좌장: 우연히 발견된 담낭 용종의 일반적인 치료방침에 대해 말씀해주십시오.

내과 전임의: 처음 담낭 용종이 발견되었을 때, 가장 중요한 것은 용종의 크기입니다. 1cm 이하이면 악성의 가능성이 낮아 경과관찰을 하고, 1cm 이상이면 악성 가능성이 상대적으로 높으므로 수술을 권유합니다. 1cm 이하의 크기에서도 환자의 나이가 50세 이상이거나 우상복부 통증 등의 증상이 동반되어 있는 경우, 영상의학적 검사에서 용종이 단발성이거나 용종과 담석이 함께 있는 경우에는 수술을 고려해야 합니다.

좌장: 본 환자는 1.2cm 크기의 담낭 용종 환자로서, 악성의 가능성을 배제할 수 없어 수술을 결정하였습니다. 수술 대신 경과관찰을 고려해 보지는 않았습니까?

내과 전임의: 추적검사의 방법이나 간격은 아직까지 정

립되어 있지 않지만, 본 환자의 경우 다수의 악성화 위험인자를 가지고 있으므로 여생 동안 매 3~6개월마다 검사를 시행해야 할 것으로 보입니다. 비용-효과적 측면까지 고려하여 수술을 결정하였습니다.

좌장: 외과에서는 이러한 환자를 의뢰받으면 어떻게 수술하시는지 말씀해주십시오.

외과 전공의: 담낭 용종 환자에 있어서 수술방법을 결정할 때 가장 중요한 소견 역시 크기입니다. 일반적으로 크기가 작은 경우에는 복강경 담낭절제술을 우선적으로 고려하지만, 18~20mm 이상일 때는 복강경 담낭절제술 대신 개복을 통하여 담낭 및 간 쪽 기저부로 2cm 정도를 절제하고 담낭 주위 림프절 곽청술을 시행하는 근치적 담낭절제술을 시행합니다. 이 환자의 경우 복강경 담낭절제술을 시행하였습니다만 수술 전에 재수술의 가능성에 대하여 충분히 설명하였습니다.

좌장: 재수술에 대하여 구체적으로 설명해주시기 바랍니다.

외과 전임의: 복강경 담낭절제술로 절제된 담낭의 병리조직에서 담낭암이 발견된 경우에 재수술을 통한 근치적 절제술을 시행해야 하는지의 여부는 병리조직 병기에 근거하여 판단합니다. 만일 종양이 점막 고유판 이내에만 국한되어 있는 T1a 병기에 해당한다면 추가적인 수술 없이도 장기 생존을 기대할 수 있습니다. 하지만 근육층 이상까지 침범된 T1b 이상의 병기의 경우에는 15% 정도에서 림프절전이가 보고되므로 재수술을 고려해야 합니다. 특히 T2 이상의 병기에서는 잔존암이 45~76%, 림프절전이가 40~80% 정도 보고되고 있으므로, 반드시 경험이 많은 외과 의사가 다시 개복하여 추가적인 근치적 수술을 시행해야 합니다.

좌장: 수술 소견에 대하여 말씀해주십시오.

외과 전공의: 복강경 소견에서 복강 내 복수나 유착은 관찰되지 않았습니다. 담낭절제 후 담낭을 절제하였을 때, 담낭 체부에 약 1.2cm 크기의 샛노란 색 용종형 종양이 발견되었으며, 비슷한 육안적 소견을 나타내지만 크기는 작은 여러 개의 병변도 함께 관찰되었습니다. 담낭벽의 일부에서는 콜레스테롤증*cholesterolosis*의 소견도 보였으며, 초음파에서 관찰되었던 담낭벽 비후는 이에 의한 것으로 판단되었습니다.

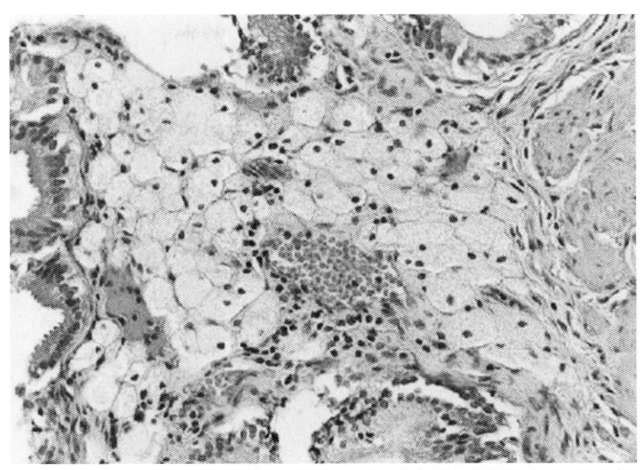

그림 16-1.4. 담낭 용종의 현미경 소견 다수의 지질을 포함하고 포말양 대식세포가 점막의 고유층에서 관찰된다(H&E 염색, ×400).

임상진단

gallbladder polyp(R/O cholesterol polyp)

좌장: 병리 소견을 말씀해주십시오.

병리과 전임의: 담낭의 체부에서 발견된 약 1.2×0.8cm 크기의 용종형 종양입니다. 현미경으로 관찰하였을 때 다수의 지질을 포함하고 포말양 대식세포가 점막의 고유층에서 관찰되었으며, 악성 세포는 발견되지 않았습니다(그림 16-1.4). 담낭 내에서 이보다 작은 다수의 병변이 관찰되었으며, 유사한 현미경적 소견을 보였습니다. 담낭의 다발성 콜레스테롤 용종으로 진단하였습니다.

좌장: 향후 추가적인 치료가 필요한가요?

외과 교수: 그렇지 않습니다.

좌장: 본 증례는 다발성 콜레스테롤 담낭 용종의 증례였습니다. 담낭 용종은 우리나라 정상 성인의 약 5%에서 발견될 정도로 흔하다고 알려져 있습니다. 그러나 담낭암은 드문 암으로서 담낭 용종이 발견되어도 악성화의 가능성은 낮기 때문에 앞에서 말한 악성을 시사하는 요인을 고려하여, 추적관찰을 하거나 수술적 치료를 결정해야 하겠습니다.

병리진단

multiple cholesterol polyps of the gallbladder

chapter 17 담낭절제후 증후군 및 기능성 담도 췌장 질환

이종균, 윤용범

- 담낭절제후 증후군은 담낭절제 후에 나타나는 복부 증상을 지칭하는 표현이다.
- 담낭절제후 증후군에서 흔히 호소하는 증상은 우상복부 또는 상복부 통증이며 그 외에 가슴쓰림, 고장, 방귀, 지방음식 불내성 등이 나타나기도 한다.
- 담낭절제후 증후군의 췌담도계 원인으로 담관석, 췌장염, 담관협착, 담낭관 잔류물, Oddi 조임근 기능장애 등이 있다.
- 담낭절제후 증후군의 원인규명을 위해 증상에 대한 세심한 병력 청취나 신체검진을 시행하며 기본적인 검사와 필요에 따라 위장관에 대한 검사 및 복부 영상검사를 시행할 수 있다.
- 담낭과 Oddi 조임근의 운동기능은 여러 가지 신경-호르몬의 영향을 받아서 음식 섭취와 연관하여 담즙의 흐름을 원활하게 조절한다.
- 담낭 기능장애는 담낭 수축성의 이상으로 인하여 담도성 통증이 유발되는 질환이며 현재 배출장애만이 인정되고 있다.
- 담낭 기능장애의 표준적 치료는 담낭절제술이며 플라시보효과를 주의해야 한다.
- Oddi 조임근 기능장애는 Oddi 조임근 수축성의 이상으로 담도성 통증, 재발성 췌장염, 췌장성 통증이 유발되는 질환이다.
- Oddi 조임근 기능장애의 표준적 진단방법인 Oddi 조임근 내압검사 및 표준적 치료인 Oddi 조임근 절개술은 합병증이 많으므로 대상 환자 선별에 주의를 요한다.

I 담낭절제후 증후군

담낭절제후 증후군*postcholecystectomy syndrome*은 담낭절제 후에 나타나는 복부 증상을 지칭하는 표현이다. '담낭절제후 증후군'이라는 용어는 다소 부적절한 표현이라고 볼 수 있다. 왜냐하면 대부분의 경우 증상이 수술 전과 유사하고 수술 자체와는 무관한 다양한 원인에 기인하기 때문이다. 담석을 동반한 복부 통증이 있을 때 담석을 원인으로 생각하고 담낭을 제거하지만, 실제 그 통증의 원인이 복합적으로 작용한 것일 수도 있고 비담도계 통증일 수도 있다. 담낭절제 후 복부 증상의 유병률은 5~40% 정도로 보고되고 있는데, 대부분이 소화불량을 호소하고, 이러한 증상은 비특이적이기 때문에 수술로 증상이 완화되지 않는다는 것이 그리 놀랄 일이 아니다. 수술 후에 증상을 호소하는 환자의 약 25%에서 심한 통증 혹은 심각한 증상을 호소하는데, 결국 정확한 진단과 치료가 필요한 군의 환자들이라고 할 수 있겠다.

1970년대 이후 내시경 Oddi 조임근 압력계 및 내시경 역행성 담췌관조영술*ERCP* 등 진단기술의 발달에 의해 포괄적으로 불리던 담낭절제후 증후군의 구체적인 원인 규명에 많은 진전이 있었다. 특이적인 담도성 증상을 호소하면서 영상검사와 수술 소견에서 뚜렷한 기질적인 원인을 발견할 수 없는 질환을 가리켜 담도운동장애*biliary dyskinesia*, Oddi 조임근 기능장애*sphincter of Oddi dysfunction*라는 용어를 써서 담낭절제후 증후군과 유사어로 사용하기도 하였다. 그러나 진단기술이 발달하면서 확인된 결과에 의하면 압력계에 이상을 보이는 Oddi 조임근 기능장애는 13.8% 정도에 불과한 것으로 나타났다. 그 밖에 담관석을 포함한 담도계의 기질적인 질환과 여러 가지 비담도계 질환이 원인으로 확인되었다.

1. 임상상

담낭절제후 증후군의 절반 정도는 수술 후 몇 주 내에 증상이 나타나고 나머지 환자들은 몇 개월 또는 몇 년이 지나서 나타난다. 증상은 비특이적이고 원인에 따라 다양할 수 있는데, 넓은 의미에서 담낭수술 후 증상을 말할 때는 비특이적인 소화불량이 가장 흔하지만 좁은 의미의 담낭절제후 증후군에서 흔히 언급되는 증상은 우상복부 혹은 상복부 통증으로 담도성 통증으로 표현하기도 한다.

담도성 통증은 매우 복잡한 성격을 띠고 있다. 위치도 하부 흉골하, 상복부, 우상복부, 견갑골 사이 등의 통증을 호소하고 성상과 기간에도 다양한 차이를 보인다. 담도성 통증 외의 다른 증상으로 가슴쓰림, 방귀, 지방음식 불내성 등을 호소하기도 한다. 비록 소수이기는 하지만 심한 통증, 담관염, 췌장염 등의 소견을 보이며 발열, 황달, 구토 등의 증상이 동반되기도 하는데, 가벼운 비특이적 증상보다는 이러한 증상을 보이는 환자들에서 치료 가능한 원인을 찾고자 하는 검사를 시행하게 된다. 황달이 없는 상태에서는 신체검진이 대개 별 도움이 되지 못하고 검사실 소견도 많은 경우 정상 소견을 보인다.

2. 원인

담낭절제 후에 나타나는 동통의 감별진단으로는 심근 허혈과 같은 장 외 이상, 궤양성 질환과 같은 비담도계 질환, 과민성 장증후군과 같은 기능성 장질환 등이 포함된다. 일부 환자에서는 정신적인 요소가 중요한 역할을 하기도 한다. 가능한 원인들을 표 17-1에 제시하였고, 여기에서는 주로 췌담도계 원인에 대해서 살펴보기로 한다.

표 17-1 담낭절제 후 통증의 원인

담도	총담관석 담관협착 담낭관 잔류물 Oddi 조임근 기능장애 담도계 악성 종양 총담관류*choledochocele*
췌장	췌장염 췌 가성낭종 췌장 악성 종양
그 외의 위장관 장애	위식도역류질환 식도운동장애 소화성 궤양 장간막 허혈 장유착 장 악성 종양 과민성 장증후군
장 이외의 장애	정신의학적 장애 관상동맥질환 늑간신경통 창상 신경종 신경학적 장애

(1) 총담관석증

총담관석은 담낭절제후 증후군의 가장 흔한 원인으로, 수술 시에 이미 있었던 것을 간과한 것일 수도 있고 원발성으로 새로 형성된 것일 수도 있다. 담낭절제 후 1년이 지나서 발견된 것은 수술 시에 놓친 것이라기보다는 원발성으로 총담관석이 생긴 것으로 생각된다. 잔존하였던 총담관석인 경우에는 수술 전 몇 개월 혹은 몇 년 사이에 담석과 연관해서 담관염의 병력이 있었던 경우가 흔하다. 총담관석은 담도성 통증, 황달, 심한 담관염이나 췌장염을 초래할 수도 있지만 반드시 증상을 유발하는 것은 아니다. 신체검진상 우상복부에 압통과 반발압통이 보일 수 있고 검사실 소견에서는 알칼리성 인산분해효소와 빌리루빈의 상승을 보일 수 있다. 담관염의 급성기에는 간효소가 일

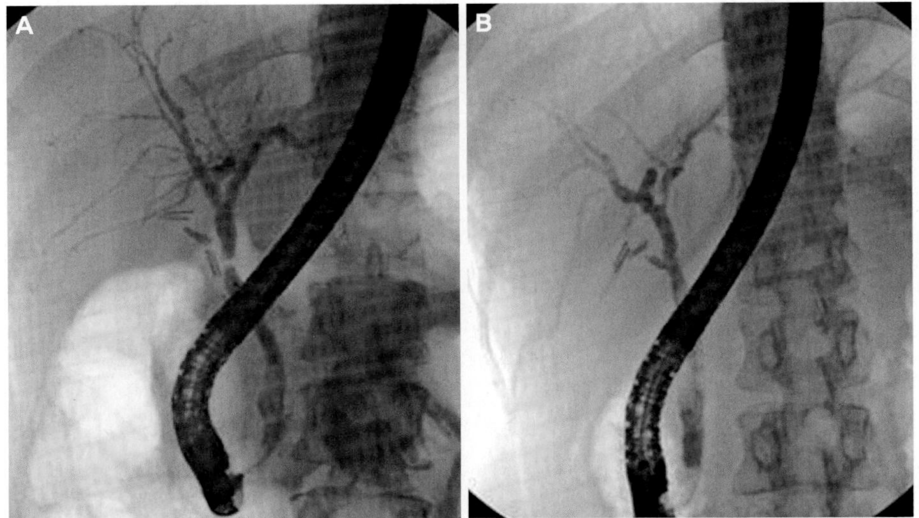

그림 17-1. 담낭절제 후 총담관협착 A. 담낭관 기시 부위에 수술에 사용한 금속 클립이 보이고 내시경적 역행성 담관조영술에서 클립 옆 총담관의 협착이 관찰된다. B. 같은 환자에서 협착 부위의 풍선확장술과 담도배액관 삽입 3개월 후 담관협착의 호전이 확인된다.

시적으로 상승될 수 있어 간염으로 오인할 수도 있다.

(2) 췌장염

췌장염은 바터팽대부*ampullar of Vater*를 꽉 채우게 되는 총담관의 담석이나 Oddi 조임근 기능장애와 동반되어 나타날 수 있다. 임상증상은 대개 췌장염에 합당한 특징적인 소견을 보이고, 담석성 췌장염의 경우 아밀라아제의 상승이 알코올성 췌장염에 비해 상당히 높다. 빌리루빈, 알칼리성 인산분해효소, 간효소 수치가 일시적으로 상승될 수 있고 초음파검사에서 췌관의 확장을 보일 수도 있다.

(3) 담관협착

양성 담관협착은 대부분 수술에 의한 외상에 의해 발생한다. 증상은 손상을 입고서 여러 해가 지난 후에 나타날 수도 있는데, 발열, 오한, 황달 등 특징적인 담관염의 증상이 가장 흔하게 나타난다(그림 17-1).

(4) 담낭관 잔류물*cystic duct remnant*

일부 환자에서 담낭관 잔류물에 의해 담낭절제후 증후군이 발생할 수 있으며 담낭관 내에 남아 있던 잔류담석, 담낭관 내에 새로 생긴 담석, 담낭관 잔류물이 총담관에 견인되는 작용, 잔류물의 말단 부위에 육아종이나 신경종이 형성되는 것 등이 통증을 유발하는 가능한 기전으로 설명되고 있다.

(5) Oddi 조임근 기능장애

담낭절제 후 통증을 호소하는 환자들을 대상으로 한 검사에 의하면, 13.8% 정도의 환자에서 Oddi 조임근의 기질적 혹은 기능적 이상이 발견된다. Oddi 조임근의 기질적 장애인 유두부 협착의 경우 조임근이 좁아져 있고 기저 조임근압이 상승되어 있다. 이러한 협착의 원인으로 담석의 통과나 시술 시의 손상, 췌장염, 감염 등이 있다. 자세한 내용은 뒤에서 살펴보기로 한다.

3. 진단

담낭절제 후 증상은 표 17-1에서 기술한 바와 같이 비담도계 질환 때문인 경우가 많고 췌담도계의 다른 기질적인 원인도 있을 수 있으므로 상세한 병력 청취가 중요하다.

췌담도계의 기질적 질환과 Oddi 조임근 기능장애의 감별진단에 필수적인 검사는 내시경 역행성 담췌관조영술이다. 대부분의 연구 결과에 의하면 담낭절제후 증후군 환자의 40~70%에서 이상 소견이 발견되었으며 담석, 종양, 협착 등이 중요한 원인이었다.

췌담도계의 다른 기질적인 질환이 발견되지 않은 담도성 통증 환자들은 일단 Oddi 조임근 기능장애의 범주에 넣고 간기능검사, 췌장효소검사와 췌담도계 구조 이상의 확인을 위한 비침습적 영상검사를 시행한다. 비침습적 영상검사에는 복부초음파, 내시경초음파, 자기공명 담췌관조영술이 포함된다. 임상증상과 검사 결과를 종합하여 2006년 로마에서 합의된 Rome Ⅲ 기능적 위장관장애에 대한 다국적 합의문서의 '췌담도계 기능장애' 편에 명시된 기준에 의해 분류한다. 이 분류에 따라 침습적인 검사인 내시경 역행성 담췌관조영술과 Oddi 조임근 압력검사의 시행 여부와 치료방침을 결정한다.

4. 치료

치료는 궁극적으로 통증의 원인에 따라 달라진다고 할 수 있다. 담도계 외의 원인이나 담도계 내의 뚜렷한 기질적 원인이 발견되면 그 원인에 따라 치료하면 된다. 담낭절제 후 15% 정도의 환자에서 설사가 나타나는데, 이것은 주로 담즙산 흡수장애에 의하며 콜레스티라민*cholestyramine*과 같은 담즙산제거제로 호전될 수 있다. 담낭절제후 증후군의 중요한 원인 중 하나로 생각되는 Oddi 조임근 기능장애에 대한 치료는 뒤에서 살펴본다.

Ⅱ 기능성 담낭질환

1. 병태생리 및 정의

담낭과 Oddi 조임근은 서로 통합적으로 작용하여 간으로부터 담관을 통한 십이지장으로의 담즙 흐름을 조절한다. 간에서 생성된 담즙은 공복 시 담낭 내로 유입되어 저장된다. 이때 담낭은 많은 압력의 증가 없이 이완됨으로써 늘어난 담즙을 담낭에 수용하고 농축시켜 적은 양의 담즙을 담낭에 저장한다. 담낭의 평활근이 수축함으로써 담낭의 담즙이 배출되는데 이때 반대로 Oddi 조임근의 긴장도는 감소한다. 공복 시에 미주 콜린성 신경을 통해 작용하는 모틸린*motilin*에 의해 100~120분 간격으로 주기적으로 담낭 담즙의 약 25%가 배출되며, 이는 장의 migrating motor complex(MMC)와 일치하여 일어난다. 음식을 섭취하면 대뇌 및 위십이지장 반사*cephalic and gastroduodenal reflex*와 호르몬(주로 콜레시스토키닌*cholecystokinin*; *CCK*에 의하며 이는 콜린성 신경을 통하여 작용)의 작용에 의하여 담낭 담즙의 75% 이상을 배출하기 시작한다. 비아드레날린성 비콜린성 억제신경*non-adrenergic, non-cholinergic inhibitory nerve*은 신경절후 신경전달물질*postganglionic neurotransmitter*로 작용하는 혈관작용장펩타이드*vasoactive intestinal polypeptide*; *VIP*와 산화질소*nitric oxide*; *NO*를 유리시킴으로써 Oddi 조임근을 이완시킨다. 담도계에 작용하는 신경으로는 아세틸콜린을 유리하는 미주 원심성 신경*vagus efferent nerve*, 노르에피네프린*norepinephrin*을 유리하는 교감신경섬유 및 substance P를 포함하고 있는 감각신경 등이 있다.

상기한 여러 요소들에 이상이 생겨 담도수축운동이 변화하면 임상적으로 간헐적인 상복부 통증, 일시적인 간 혹은 췌장 효소의 상승, 총담관의 확장이나 췌장염 등이 발생하게 되는데 이를 기능성 담도 및 췌장 질환이라고 일컫는다.

그중에서 기능성 담낭질환*functional gallbladder disorder*은 담도성 통증을 일으키는 담낭 수축성의 장애를 의미한다. 현재 유일한 객관적 특징은 담낭 배출 감소이며 충만장애 또는 다른 운동장애는 현재의 방법으로는 분명하게 규정할 수 없다.

원발성으로는 담낭 평활근의 결함, 신경호르몬 자극에 대한 민감도의 저하, 담낭과 담낭관의 부조화, 그리고 담낭관의 저항 증가 등이 원인으로 가정되고 있다. 이차적으로는 Billroth II 위공장문합술, 미주신경절제술, 임신, 간경변증, 당뇨병, 담낭 담석에서도 담낭배출장애가 관찰된다.

2. 증상

담낭기능장애는 중년 여성에서 주로 나타나며 임상적으로 간헐적인 담도성 통증으로 발현된다. 여기서 특징적인 담도성 통증이란 심와부 또는 우상복부에 30분 이상 지속되는 심한 통증으로 보통 2~3시간 정도 지속된다. 밤중이나 식후에 나타나는 경우가 많으며 종종 등이나 우측 견갑골로 방사되고 구역과 구토가 동반될 수 있다. 통증 발현 시기에 환자를 진찰하면 우상복부에 압통이 있으나 통증이 사라진 후에는 진찰 소견은 정상이다. 발열은 없으며 말초혈액 백혈구 수, 혈청 간효소치 및 아밀라아제, 지질분해효소의 변화는 없다.

기능성 담도질환은 담도계의 기질성 질환이나 다른 기능성 위장질환에 비해 매우 드문 질환이다. 따라서 이 질환을 진단하기 전에 반드시 담석 등의 기질적 원인과 위식도역류질환, 과민성 장증후군, 기능성 소화불량 등을 배제해야 한다.

3. 진단

2006년 개정된 Rome Ⅲ 진단기준에서는 Rome Ⅱ 기준에 비해 기능성 담도질환의 진단기준을 좀 더 엄격하게 바꾸어 불필요한 침습적 진단평가나 시술을 줄이고자 한 것이 특징이다.

기능성 담낭질환의 진단기준은 표 17-2와 같다.

기질적 원인을 배제하기 위하여 다음의 검사들이 필요하다. 첫째, 간 생화학검사와 췌장효소는 정상이어야 한다. 둘째, 초음파에서 담도계와 췌장은 정상이고 담석이나 찌꺼기가 없어야 한다. 셋째, 상부위장관내시경검사에서 통증의 원인이 없어야 한다. 넷째, 미세담석을 배제하기 위하여 현미경적 담즙검사를 시행할 수 있다. 담낭담즙을 내시경 역행성 담췌관조영술 시에 채취하거나 콜레시스토키닌 정주 후 십이지장액을 흡인하여 편광현미경으로 콜레스테롤 미세결정을, 광학현미경으로 빌리루빈염 과립이 없는지를 확인한다. 담낭배출기능을 평가하기 위해서 콜레시스토키닌-담신티그라피*CCK-cholescintigraphy*가 임상에서 주로 이용된다. 콜레시스토키닌 정주 후 담낭 박출계수*ejection fraction*가 40% 미만일 때 담낭기능장애로 판단한다. 콜레시스토키닌 또는 지방식 담낭용적의 변화를 관찰하는 방법이 이용되기도 하는데, 이는 검사자에 의존하고 결과의 재현성이 떨어진다.

표 17-2 기능성 담낭 및 Oddi 조임근 질환의 증상 진단기준

심와부 또는 우상복부의 통증 발작과 다음의 항목을 모두 만족해야 한다.
1. 통증은 30분 이상 지속된다.
2. 다른 시기(매일은 아님)에 증상이 반복된다.
3. 통증은 지속적인 양상을 보인다.
4. 중등도에서 중증 통증으로 일상생활을 방해하거나 응급실 방문이 필요하다.
5. 장운동, 자세변화, 제산제에 의하여 완화되지 않는다.
6. 증상을 설명할 만한 다른 기질적 질환이 없다.

보조적 기준: 통증은 다음 항목 중 한 가지 이상을 만족한다.
1. 통증이 구역, 구토와 동반된다.
2. 통증이 등이나 우측 견갑골 하부로 방사한다.
3. 통증이 한밤중에 잠을 깨운다.

기능성 담낭 질환
위 기준을 만족하면서 담낭이 존재하고 간기능, 빌리루빈, 아밀라아제/지질분해효소 수치가 정상이다.

4. 치료

현재 치료의 표준은 담낭절제술이다. 담낭절제술의 효과를 예측하는 데 있어서도 콜레시스토키닌-담신티그라피가 도움이 된다. Yap 등의 보고에 의하면 담낭 박출계수가 40% 미만인 경우를 비정상으로 간주하고 담낭절제술을 하였을 때 91%에서 증상의 호전을 보여 기능성 담낭질환의 치료효과를 예측하는 유용한 방법으로 보았다. 그러나 담신티그라피 및 박출계수를 담낭 기능장애 진단기준으로 삼는 데는 몇 가지 주의가 필요하다. 첫째, 박출계수의 저하는 담낭의 수축이상 또는 담낭관의 저항증가뿐만 아니라 Oddi 조임근 기능장애로 인한 담관압 증가에 의해서도 나타날 수 있으며 담낭과 Oddi 조임근의 기능이상이 동시에 존재하는 경우도 있다. 한 보고에 의하면 담낭 박출계수가 비정상인 경우 Oddi 조임근 내압검사에서도 50%에서 비정상 소견을 보인다고 하였다. 그리고 이런 경우 담낭절제술은 담관압의 완충 역할을 없애 Oddi 조임근 기능부전이 분명해지는 결과를 초래할 수 있다. 둘째, 담낭운동이상이 담석 형성에 관여하므로 무담석 담도성 통증이 이러한 담석 형성의 초기에 나타나는 증상일 수 있다. 셋째, 담낭절제술 후 초기에 호전을 보인 경우에도 장기적인 경과관찰 시 증상이 재발하기도 하고, 박출계수가 정상이지만 통증이 반복되어 담낭절제술을 시행받은 환자의 약 반수에서 증상이 호전되는데 이때 플라시보효과가 관여할 가능성이 있다.

Ⅲ 기능성 담도 Oddi 조임근 질환

1. 병태생리 및 정의

Oddi 조임근은 담관과 췌관의 말단과 유두 팽대부를 둘러싸는 복잡한 평활근 구조물로서 4~10mm에 걸쳐 높은 압력을 유지하고 있다. Oddi 조임근의 역할은 담즙과 췌액의 흐름을 조절하고 십이지장 내용물의 역류를 억제하는 것이다. Oddi 조임근의 운동은 여러 신경 및 호르몬의 조절을 받는다. 공복 시에는 근원성으로 어느 정도의 수축을 유지하면서 위장관 MMC과 연계되어 위상성 수축이 변하고 식후에는 콜레시스토키닌과 세크레틴의 영향으로 조임근을 이완시키는데, 이에는 비아드레날린성 비콜린성 신경을 통해 혈관작용장펩타이드와 산화질소가 신경전달물질로 작용한다. Oddi 조임근의 운동기능은 담낭과도 연계되어 식후 담낭의 수축 시 국소신경을 통한 Oddi 조임근 이완반응(담낭-Oddi 조임근 반사)이 일어난다. 담낭절제술 후 Oddi 조임근 기능장애가 잘 나타나는 이유는 이러한 담낭-Oddi 조임근의 반사가 소실되고 담낭의 담관압 완충기능이 소실되기 때문으로 설명할 수 있다.

기능성 담도 Oddi 조임근 질환*functional biliary SO disorder*은 임상적으로 담도성 통증, 재발성 췌장염 또는 췌장성 통증으로 표현되는 Oddi 조임근 수축장애를 의미한다. 이 질환은 Oddi 조임근의 만성 염증과 섬유화에 의한 Oddi 조임근 협착*stenosis*과 조임근의 경련, 비후, 탈신경 등에 의한 Oddi 조임근 운동장애*dyskinesia*로 나누기도 한다. 두 경우 모두 Oddi 조임근압의 증가가 있으나 nitrates 등의 평활근이완제에 대한 반응의 유무로 구별될 수 있다. 그러나 임상적으로 두 가지 형태를 구분하는 것은 어렵기 때문에 통칭하여 기능성 담도 Oddi 조임근 질환이라고 일컫고 담도와 췌장 질환을 구분한다.

2. 증상

반복적인 담도성 통증을 보이며 주로 중년 여성에서 나타난다. 담낭이 존재하는 경우에도 드물게 나타날 수 있으나 대부분은 담낭절제술 후 나타난다. 담낭절제술 후 상복부 증상을 호소하는 환자는 10% 내지 20%에 해당하는데

(담낭절제후 증후군), 이 중에서 담관협착, 종양, 잔류 또는 재발 담석 등의 기질적 병변 없는 기능성 Oddi 조임근 질환은 10% 내지 14%이다(전체 담낭절제술 후 환자의 약 1%).

기능성 담도 Oddi 조임근 질환이 의심되는 환자의 평가와 치료에 다음과 같은 밀워키 분류가 도움이 된다.

- 제1형: 담도성 통증과 2회 이상 간 생화학검사의 이상(AST, ALT, 빌리루빈 또는 ALP>2배), 초음파에서 총담관 직경이 8mm 이상 확장된 경우
- 제2형: 담도성 통증이 있고 위에서 언급한 나머지 기준 중 한 가지 또는 두 가지를 만족하는 경우
- 제3형: 담도성 통증은 있으나 나머지 기준은 만족하지 않는 경우

3. 진단

기능성 담도 Oddi 조임근 질환의 진단기준은 표 17-2와 같으며 아밀라아제/지질분해효소 수치는 정상이다.

보조적인 기준은 아스파탐산아미노전이효소*aspartate aminotransferase; AST*, 알라닌아미노전이효소*alanine aminotransferase; ALT*, 알칼리성 인산분해효소*alkaline phosphatase; ALP*, 결합 빌리루빈 수치가 두 번 이상의 통증과 시기적으로 연관되어 상승하는 것이다. 그러나 간수치 이상은 이 질환에 대한 진단적 민감도와 특이도가 낮은 편이다.

초음파검사는 다른 질환을 배제하기 위하여 필수적이다. 총담관이 8mm 이상으로 확장된 경우는 원위부 담관이나 Oddi 조임근 위치에서 담즙흐름의 저항 증가를 암시한다. 그러나 담낭절제 환자의 3% 내지 4%에서 비특이적으로 담관확장을 보이고 나이에 따라 담관 직경의 차이가 많다는 제한이 있다. 지방식 섭취 또는 콜레시스토키닌에 의해 담관이 2mm 이상 확장되면 진단에 도움이 된다. 이 검사는 검사자의 주관이 많이 관여되고 장 가스에 의하여 제한을 받는 단점이 있다.

담신티그라피로 시간-활성*time-activity*곡선, 45분 청소율*clearance* 등을 통하여 Oddi 조임근 기능장애를 평가할 수 있다. 특이도는 90% 정도로 높으나 증상이 없는 기간에 검사를 하거나 경한 폐쇄(제2형, 제3형)에서는 민감도가 낮다. 또한 간실질 기능의 영향을 받는다.

자기공명 담췌관조영술이 담석, 종양, 다른 담관폐쇄 질환을 배제하고 담도, 췌관을 비침습적으로 평가하기 위하여 이용된다.

내시경 역행성 담췌관조영술도 다른 질환, 특히 유두부의 작은 종양, 담즙 채취를 통한 미세담석 등을 배제할 수 있는 장점이 있다. 또한 조영제 주입 후 45분 이상 배출이 지연되는 경우 Oddi 조임근 기능장애를 의심할 수 있다. 그러나 조영제 주입량, 환자의 전처치, 자세 등에 대한 표준화가 되어 있지 않다. 이 검사법은 합병증을 유발할 수 있고 특히 췌장염은 담석 환자에 비해 Oddi 조임근 기능장애 환자에서 두 배가량 빈도가 높다. 따라서 이 검사법 단독은 권장되지 않으며, 기능장애가 많이 의심될 때 내압검사와 함께 진단 및 유두절개술을 계획할 경우에 경험이 많은 3차 병원에서 시행하는 것이 바람직하다.

Oddi 조임근 내압검사*SO manometry*는 Oddi 조임근 기능장애 진단의 표준이다. 검사에 영향을 줄 수 있는 약물은 48시간 동안 중단하고 8시간 금식 후 검사를 시행한다. 전처치 약물로 디아제팜*diazepam* 5~10mg을 사용하며 미다졸람*midazolam*도 사용이 가능하다고 보고되고 있고 데메롤*demerol*은 기저압에는 영향이 없어 기저압 측정만을 목적으로 할 때에는 사용이 가능하다. Oddi 조임근의 기저압, 위상파의 수축빈도, 전파방향 등을 측정한다(표 17-3). 여러 지표들 중 기저압이 40mmHg를 초과할 때가 Oddi 조임근 절개술에 의한 증상 호전을 예측하는 지표로 입증되어 현재 Oddi 조임근 기능장애의 진단 및 치료의 기준으로 사용되고 있다. 그러나 이 방법에도 몇 가지 문제점이 있다. 첫째, 검사에 상당한 기술이 필요해 경험이 많은 내시경의라도 성공률이 54% 내지 87% 정도이다. 둘째, 전처치 약물들이 검사에 영향을 미칠 수 있다. 진경제, 모르핀*morphine*은 사용해서는 안 되며 meperidine은 기저압에는 변화가 없으나 위상파 수축

표 17-3 Oddi 조임근 내압검사의 결과 판정

지표	정상	비정상
기저압(mmHg)	3~35	>40
최고압(mmHg)	95~195	>350
수축빈도(회/분)	2~6	>7
역행성 전파(%)	<50	>50
CCK에 대한 기저압 반응	감소	상승

표 17-4 기능성 담도 Oddi 조임근질환의 밀워키 분류에 따른 조임근절개술 효과

형태	조임근 내압검사 이상	조임근절개술 후 통증제거율: 내압검사가	
		비정상	정상
Ⅰ	85%	90~95%	90~95%
Ⅱ	55%	85%	35%
Ⅲ	25%	55~60%	<10%

에는 영향을 미친다. 디아제팜이나 미다졸람 등의 벤조디아제핀*benzodiazepine*계 약물은 검사에 영향이 없는 것으로 보고되었다. 셋째, 합병증으로 췌장염 발생률이 10~15%로 비교적 높다. 넷째, 검사가 일정 기간에만 진행되므로 위장관의 MMC의 영향이 고려되지 않고 검사의 재현성 문제가 야기된다. 그러나 치료의 기준으로 이용되는 기저압은 재현성이 좋고 판독의 사이에 일치율이 높다고 보고되어 있다.

Oddi 조임근 내압검사는 이와 같이 시술이 어려우며 합병증을 유발할 수 있으므로 필요한 환자를 잘 선택해야 한다. 이에는 밀워키 분류가 많은 도움이 된다(표 17-4). 제1형 환자는 Oddi 조임근 협착을 의미하며 내압검사에서 대부분(85%) 이상 소견을 보이며, 이상 유무에 관계없이 조임근절개술로 90% 이상에서 증상이 완화되므로, 검사를 생략하고 바로 조임근절개술을 시행한다. 제2형 환자에서는 55%에서 이상 소견을 보이며 검사의 이상 유무에 따라 조임근절개술의 효과에 차이가 나기 때문에(85% 대 35%) 검사가 필요한 대상이다. 제3형 환자는 검사상 이상 소견이 25%에 불과하고 이상이 있는 경우에도 조임근절개술의 효과가 50% 정도이다. 아울러 췌장염의 위험성을 고려한다면 제3형 환자에서는 다른 질환에 대한 충분한 선별검사와 약물치료 후에도 심한 증상이 반복되는 경우에만 내압검사를 하는 것이 바람직하다.

4. 치료

저지방식이 권장되며, 협착형*stenotic-type*이 아닌 경련형*spastic-type* 기능장애에서는 이론적으로 니페디핀*nifedipine* 또는 질산염*nitrates*과 같은 평활근이완제의 사용이 가능하다. 니페디핀은 몇몇 보고에서 비교적 안전하게 75%가량에서 반응을 보였다. 그러나 증상이 완전히 소실되는 경우는 적었고 어지러움, 기립성 저혈압, 심한 두통 등의 합병증으로 투약을 중단하거나 줄여야 하는 경우가 1/3가량이며 장기적인 경과에 대한 자료가 부족하여 모든 환자에게 적용하기에는 아직 문제가 있다.

내시경 조임근절개술은 현재 기능성 담도 Oddi 조임근 질환의 표준 치료방법이다. Oddi 조임근 기저압이 상승된 경우 60~90%에서 증상 호전을 보인다. 조임근절개술에 반응을 보이지 않거나 증상이 재발하는 경우는 재협착, 담석이나 종양과 같은 담관폐쇄, 췌장성 Oddi 조임근 기능장애, 만성 췌장염, 또는 과민성 장증후군과 같은 다른 기능성 위장장애 등을 고려해야 한다. 조임근절개술은 특히 Oddi 조임근 기능장애 환자에서 시행될 경우 췌장염의 발생빈도가 높아 4~25%가량 된다. 따라서 시술하기 전에 위험-이득 측면을 고려해야 한다. 즉, 밀워키 분류에서 제1형 환자에서는 시술이 보편 타당하지만 제2형 및 제3형 환자에서는 Oddi 조임근 내압검사로 이상이 증명되고 증상이 생활에 지장을 줄 정도 이상인 경우 시행하는 것이 바람직하다.

외과적 수술은 보편적으로는 사용되지 않으나, 내시경 조임근절개술 후 협착이 재발하거나 내시경 시술이 불가능할 때 고려해볼 수 있다.

Ⅳ 기능성 췌장 Oddi 조임근 질환

이 질환은 반복적인 췌장성 통증이나 특발성 재발성 췌장염으로 나타난다. 빈도는 보고마다 차이가 많아서 특발성 재발성 췌장염 원인의 15~72%에 이른다. 담석, 알코올, 분할췌 등의 다른 췌장염 원인이 없으면서 반복되는 췌장성 통증과 시기적으로 연관되어 아밀라아제/지질분해효소가 상승될 때 의심한다.

비침습적 진단방법으로는 세크레틴 주입 전후 자기공명 담췌관조영술에서 췌액 흐름의 변화를 평가하는 방법이 많이 연구되고 있다. 표준적인 진단방법은 Oddi 조임근 내압검사인데 췌장 Oddi 조임근압을 측정해야 한다. 그러나 이 방법은 Oddi 조임근 기능장애 환자에서는 특히 췌장염의 위험이 높아 주의해야 한다. 최근에는 이 검사 후 가는 직경의 췌관 스텐트를 며칠 동안 삽입해 놓음으로써 췌장염을 예방할 수 있다는 보고가 있다.

기능성 췌장 Oddi 조임근 질환*functional pancreatic SO disorder*의 진단기준은 표 17-2의 기준을 만족하면서 아밀라아제/지질분해효소 수치가 상승된 경우이다.

- 제1형: 췌장성 통증과 췌장효소 수치가 1.5배 이상 상승되고, ERCP에서 췌관 직경이 두부에서 6mm, 체부에서 5mm 이상 확장되고, ERCP 후 조영제가 9분 이상 남아 있는 경우
- 제2형: 췌장성 통증이 있고 위에서 언급한 기준 중 한 가지 또는 두 가지를 만족하는 경우
- 제3형: 췌장성 통증은 있으나 나머지 기준은 만족하지 않는 경우

췌장 Oddi 조임근 내압이 40mmHg 이상일 때에는 Oddi 조임근 절개술에 대한 반응이 좋은 것으로 보고된다.

참고문헌

1. Afdhal NH. Diseases of the gallbladder and bile ducts. In: Goldman L, Ausiello D. Cecil Medicine. 24th ed. Philadelphia: Saunders, 2012
2. Behar J, Corazziari E, Guelrud M, et al. Functional gallbladder and sphincter of Oddi disorders. Gastroenterology 2006;130:1498-1509
3. Glasgow RE, Mulvihill SJ. Postcholecystectomy syndrome. In: Feldman M, Friedman LS, Brandt LJ. Gastrointestinal and Liver Disease. 8th ed. Philadelphia: Saunders, 2006;1436-1437
4. Greenberger NJ, Paumgartner G. Diseases of the gallbladder and bile ducts. In: Fauci AS, Braunwald E, Kasper DL, et al. Principles of Internal Medicine. 18th ed. New York: McGraw-Hill, 2012
5. Lehman GA, Sherman S. Sphincter of Oddi dysfunction. Int J Pancreatol 1996;20:11-25
6. Krishnamurthy S, Krishnamurthy GT. Biliary dyskinesia: role of the sphincter of Oddi, gallbladder and cholecystokinin. J Nucl Med 1997;38:1824-1830
7. Hogan WJ, Sherman S, Pasricha P, et al. Sphincter of Oddi manometry. Gastrointest Endosc 1997;45:342-348
8. Ruffolo TA, Sherman S, Lehman GA, et al. Gallbladder ejection fraction and its relationship to sphincter of Oddi dysfunction. Dig Dis Sci 1994;39:289-292
9. Corazziari E, Shaffer EA, Hogan WJ, et al. Functional disorders of the biliary tract and pancreas. Gut 1999;45(suppl 2):1148-1154
10. Toouli J. Sphincter of Oddi: Function, dysfunction, and its management. J Gastroenterol Hepatol 2009;24(suppl. 3):S57-S62
11. Piccinni G, Angrisano A, Testini M, et al. Diagnosing and treating Sphincter of Oddi dysfunction: a critical literature review and reevaluation. J Clin Gastroenterol 2004;38:350-359
12. Petersen BT. An evidence-based review of sphincter of Oddi dysfunction: part I, presentations with "objective" biliary findings (types I and II). Gastrointest Endosc 2004;59:525-534
13. Drossman DA. The functional gastrointestinal disorders and the Rome III process. Gastroenterol 2006;130:1377-1390
14. Hansel SL, DiBaise JK. Functional gallbladder disorder: Gallbladder dyskinesia. Gastroenterol Clin N Am 2010;39:369-379
15. Hall TC, Dennison AR, Garcea G. The diagnosis and management of sphincter of Oddi dysfunction: a systemic review. Langenbecks Arch Surg 2012;397:889-898

chapter

18 간담도계 기생충질환

이상협

- 간담도계를 침범하는 것으로 알려져 있는 기생충으로는 흡충류인 간흡충*Clonorchis sinensis*, 간질*Fasciola hepatica*, 일본주혈흡충*Schistosomia japonicum*, 만손주혈흡충*Schistosomia mansoni*, 선충류인 회충*Ascaris lumbricoides*, 개회충유충*Toxocara canis*, 분선충*Strongyloides stercoralis*, 간모세선충*Capillaria hepatica*, 원충류인 이질아메바*Entamoeba histolitica*, 조충류인 *Echinococcus granulosus*, *Echinococcus multilocularis* 등이 있다.
- 간흡충증이 오래 지속되면 합병증으로 담석형성, 담관폐쇄, 재발성 화농성 담관염, 담즙성 간경변증, 담관암 등이 발생할 수 있고, 표준 치료법은 프라지콴텔*praziquantel* 25mg/kg을 하루 세 번 이틀 연속 복용하는 것이다.
- 담도 회충증은 담관염, 담관결석, 담낭염, 췌장염, 간농양을 일으킬 수 있고, 치료는 메벤다졸*mebendazole* 100mg을 하루 두 번씩 3일 동안 복용하거나 500mg을 한 번 복용한다. 알벤다졸*albendazole*을 한 번에 400mg을 복용하거나 pyrantel pamoate 10mg/kg을 1회 복용하기도 한다. 충체 제거를 위해 내시경적 및 수술적 치료가 필요하기도 하다.
- 아메바성 간농양은 가장 흔한 장 외 아메바증의 형태로, 영상검사가 아메바성 간농양을 진단하기 위한 주요한 방법이다. 메트로니다졸*metronidazole*이 가장 흔히 사용되는 약제로, 7~10일 동안 하루 3회씩, 1회 500 또는 750mg을 경구복용한다.

기생충*parasite*은 생애의 전부 혹은 일부에서 일시적으로 혹은 영구적으로 다른 종류의 생물체(숙주*host*)의 체표나 체내에 서식하면서 필요한 영양물을 탈취하는 생물체를 의미한다. 숙주에는 유충기*larva stage*만을 보유하는 중간숙주*intermediate host*, 성충기*adult stage*만을 보유하는 종숙주*final host*, 사람과 동물의 양쪽에 동종의 감염이 유발되는 기생충을 보유하는 보유숙주*reservoir host*가 있다. 과거 우리나라는 여러 기생충이 만연하였던 적이 있으나, 지금은 위생상태의 개선과 치료 및 예방 등으로 기생충질환은 급격히 감소하였다. 하지만 전 세계 인구의 25%가량이 기생충감염과 관련이 있으며, 현재 우리나라의 경우 기업체의 해외진출 및 여행자유화, 많은 수의 외국인 입국 등으로 많은 해외 기생충이 국내로 유입되어 새로운 문제로 대두되고 있다. 인체에 기생하는 기생충을 인체기생충이라고 하며 많은 종류가 있다. 단세포동물에는 원충류*protozoa*, 다세포동물에는 선충류*nematodes*, 흡충류*trematodes*, 조충류*cestodes*, 곤충류 및 진드기류 등이 있다.

우리나라에서 간담도계를 침범하는 것으로 알려져 있는 기생충으로는 흡충류인 간흡충*Clonorchis sinensis*, 간질*Fasciola hepatica*, 일본주혈흡충*Schistosomia japonicum*, 만손주혈흡충*Schistosomia mansoni*, 선충류인 회충*Ascaris lumbricoides*, 개회충유충*Toxocara canis*, 분선충*Strongyloides stercoralis*, 간모세선종*Capillaria hepatica*, 원충류인 이질아메바*Entamoeba histolitica*, 조충류인 *Echinococcus granulosus*, *E. multilocularis* 등이 있다.

I 흡충류

1. 간흡충증*Clonorchiasis*

(1) 역학

간흡충증은 간흡충에 의한 감염으로, 과거부터 우리나라를 비롯하여 중국, 타이완, 러시아 동부지방, 베트남 북부지방 등에 널리 분포하는 풍토병이다. McConnel(1884)이 콜카타에서 중국인 목공의 담관에서 이 충체를 처음으로 발견하여 보고하였다. 1910년 Kobayashi가 한국에서 제2 중간숙주가 잉어과의 민물고기*freshwater fish*임을 발견하고, 1917년에는 Muto가 제

1 중간숙주가 쇠우렁이임을 증명함으로써 이 충제의 생활사가 완전히 규명되었다. 우리나라에서는 1971년 이후 5년마다 보건복지부의 보건산업진흥원과 질병관리본부 *CDC*에서 지역사회 주민을 대상으로 하는 전국 장내 기생충감염 실태조사를 하고 있다. 간흡충의 감염률은 1971년 4.6%, 1981년 2.6%, 1992년 2.2%, 1997년 1.4%로 점차 감소하고 있었으나, 2004년의 제7차 실태조사에서 감염률은 2.4%로 여전히 높으며, 다른 장내 기생충의 감염률은 현격히 감소하고 있으나 간흡충은 더 이상 감소하지 않아 장내 기생충 중에 가장 높은 감염률을 보이고 있다. 최근 전국의 소화기병으로 입원한 환자들을 대상으로 한 조사에서는 12.9%의 감염률을 보여 소화기병을 앓고 있는 환자에서 매우 높은 유병률을 보였는데, 이 조사에서 민물고기를 생식한 과거력이 있는 대상자들에서는 20.9%였으며, 생식한 적이 없는 대상자에서도 8.1%에서 감염률을 보였다. 이 조사에서는 20세에서 39세까지 점차 증가하다가 40～49세, 50～59세, 60～69세 등 사회활동이 왕성한 연령에서 감염률이 높았으며 70세 이후는 감소하였다. 이 조사에서는 한반도 남쪽의 7대강 유역에서 민물고기를 생식한 적이 있는 경우 강 유역에 따라 감염률이 차이를 보였다(그림 18-1). 간흡충의 인체감염은 간흡충에 오염된 민물고기의 생식에 의해 일어난다(그림 18-2.). 인체 내 생존기간은 15～20년이지만 개체 간에 차이가 있다.

(2) 병인

병변은 충체의 수, 감염기간, 반복감염횟수에 따라 다르다. 충체에 감염된 소담관은 충체의 물리적 자극과 대사산물, 분비물 등 화학적 자극에 의해 담관염 소견을 나타낸다. 담관 자극에 의해 담관 상피조직의 증식을 야기하고, 담관의 확장, 상피조직의 비후, 주위 조직의 섬유화, 결합조직의 증식 등을 일으킨다. 담관의 불규칙한 확장, 점액분비 세포화생, 낭성 변성, 담관 주위 섬유화 등을 보이며, 주변의 간세포도 위축, 변성 등의 소견을 보인다. 담관염이 오랜 기간 진행되면 담관 주위 조직의 섬유화가 계속되어 담즙성 간경변증*biliary cirrhosis*으로 이행되며, 때로 담관 상피세포에서 유래된 담관암이 발생할 수 있다. 간흡충증은 담관암 발생에서 initiator가 아니라 promoter로 작용함이 동물실험으로 확인되었다.

(3) 임상상

감염 초기에는 무증상인 경우가 많다. 발병은 서서히 진행되어 만성으로 경과하는 일이 많다. 증상은 감염충체 수에 따라 다르나 약 200마리 이상 감염 시 뚜렷한 임상증상을 나타낸다. 급성일 경우에는 발열과 호산구 증가를 보이는 수가 있다. 병변이 진행됨에 따라서 소화불량,

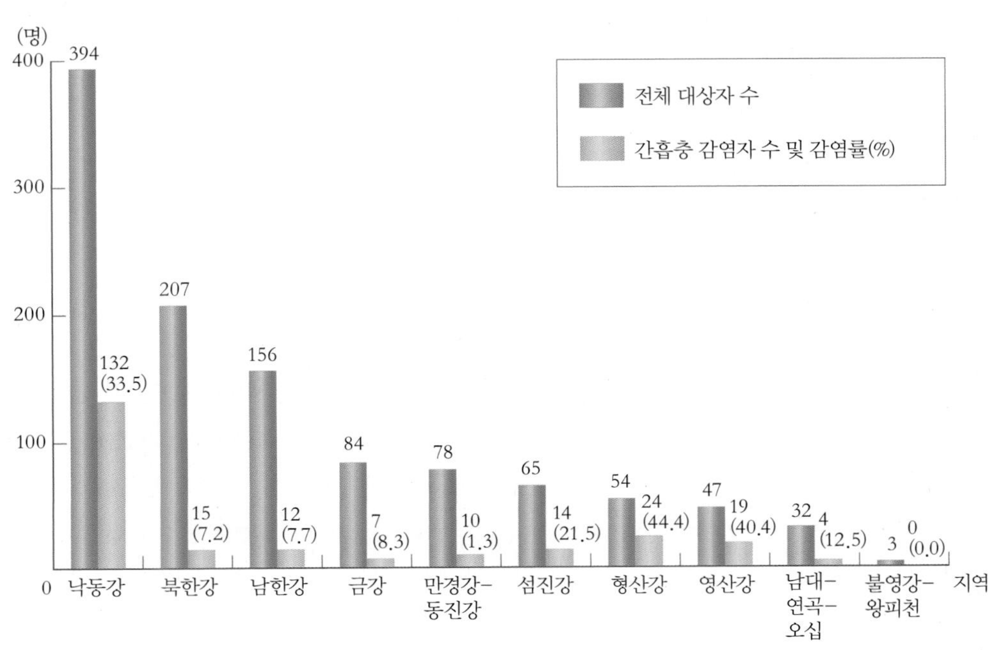

그림 18-1. 소화기계 질환자 중 민물고기를 생식한 적이 있는 1,120명이 생식한 장소와 가까운 강 유역별 분포 및 간흡충 감염자 수와 감염률

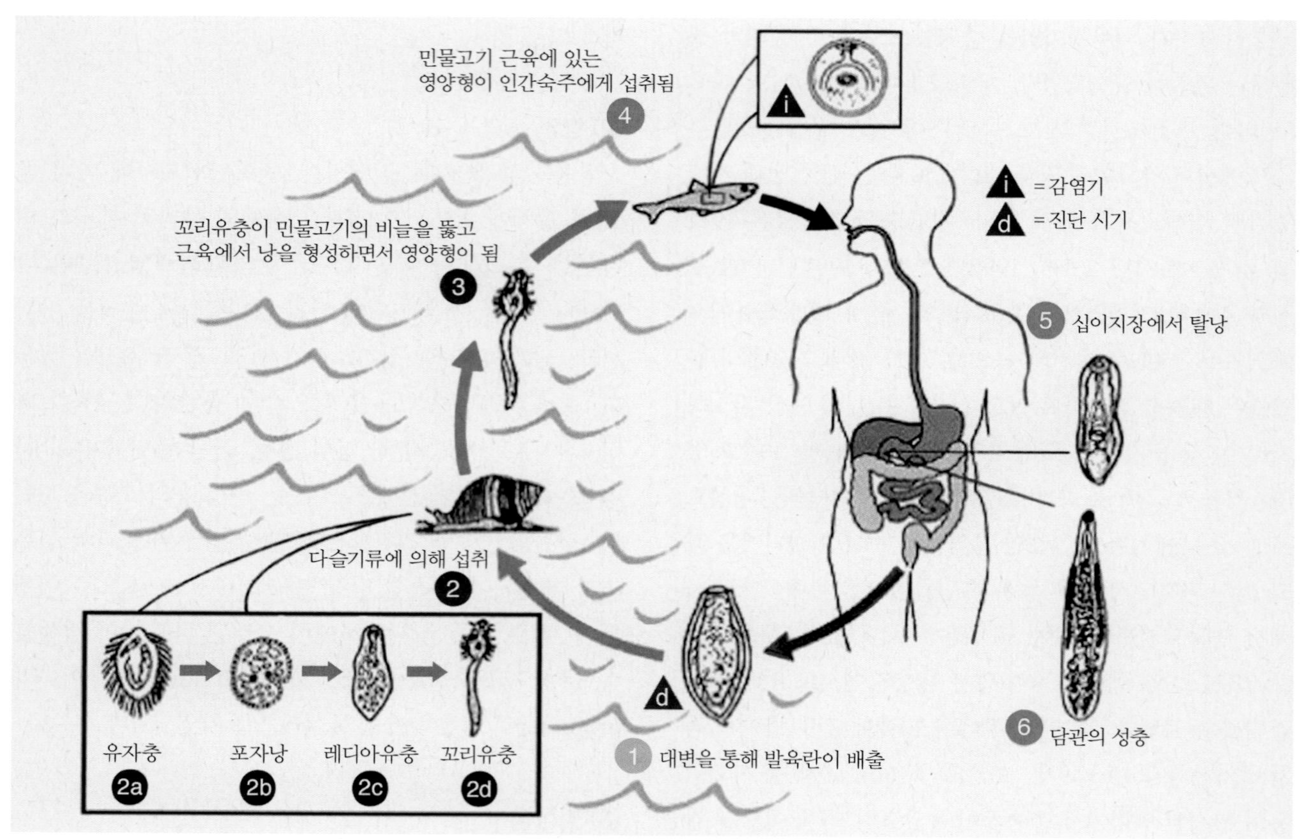

그림 18-2. 간흡충의 생활사(CDC 자료)

복부팽창, 식욕부진, 간비대, 복수, 부종, 설사, 야맹, 황달 등을 일으킨다. 또 빈혈 및 영양장애로 인해 악액질 *cachexia*을 일으켜 죽게 되기도 한다. 감염이 오래 지속되면 합병증으로 담석형석, 담관폐쇄, 재발성 화농성 담관염, 담즙성 간경변증이 발생하며 담관암까지 초래될 수 있다.

(4) 진단

민물고기를 생식하거나 조림, 젓갈 등을 섭취한 경험이 있는지의 과거력 여부가 진단에 도움이 된다. 간흡충증의 진단방법으로는 인체 내 가검물에서 성충이나 충란을 직접적으로 확인하는 방법과 간접적인 진단방법인 인체 면역반응을 이용한 혈청학적 검사와 영상의학적 소견이 이용되고 있다. 하지만 간흡충증 감염은 대변, 십이지장액에서 충란이 확인되거나 개복 시 성충을 확인하는 기생충학적 검사가 진단의 표준검사법이다. 임상에서도 분변 또는 담즙을 채취하여 현미경학적으로 간흡충의 성충이나 충란을 발견하는 것이 가장 정확한 검사방법이다.

분변을 이용한 검사방법은 Kato 대변농축도말법, 포르말린 에테르 침전법*formalin–ether sedimentation technique*, Stoll 희석 충란계산법, 셀로판 후층 도말법*cellophane thick smear technique* 등이 있으며, 이는 직접 감염 여부를 판단할 수 있을 뿐 아니라 대변 내 충란 수를 측정하여 감염의 심한 정도를 추정할 수 있어 가장 일반화된 검사방법이다. 검사법에 따라 충란 검출률이 다르며 특히 가벼운 감염이나 치료받은 적이 있는 환자의 경우 단 한 번의 검사로는 위음성률이 상당히 높다. 즉 검사의 예민도를 높이기 위해 반복적인 대변검사가 필요하다.

십이지장액에서의 간흡충증 충란검사는 예민도가 거의 100%이다. 그러나 검사법이 다른 방법처럼 간단하지 않기 때문에 역학조사에서는 잘 사용되지 않는다. 담즙을 이용한 검사는 분변이나 체액 등으로 희석되기 전의 담관 내 검체를 직접 이용하므로 간흡충증 진단에 있어 가장 정확한 방법이나 내시경 역행성 담췌관조영술 또는 경피 담관배액술과 같은 침습적인 시술이 필요하므로 치료 목적이 선행되지 않는 한 모든 환자에게 일률적으로 시행하기는 어렵다.

면역반응을 이용한 혈청학적 진단방법은 1930년대 피

내반응검사*interadermal test*를 시행한 이후 기생충에 대한 특이항체를 혈청학적으로 검사하는 여러 가지 검사법이 개발되었다. 피내반응검사는 대규모 역학 조사에 사용이 가능하나 임상적으로 감염 여부를 진단하는 데 사용하기는 곤란하다고 하겠다. 이를 보완하기 위해 1950년대 이후 기생충감염에 대한 면역반응의 특이항체를 혈청학적으로 검사하는 보체결합법*complement fixation test; CFT*, 면역형광법*immune florescent assay; IFA*, 면역전기영동법*immune electrophoresis*, 효소면역법*enzyme-linked immunosorbent assay; ELISA* 등이 개발되었다. 이 중 민감도와 특이도 면에서나 편리성 면에서 효소면역법이 우수하기 때문에 임상에서 흡충, 조충의 현증 감염의 진단 및 혈청학적 역학조사, 치료효과의 모니터링 및 치료판정에 보편적으로 사용되고 있다. 면역학적 진단법은 감염 후 2주경부터 항체가 나타나기 시작해서 치료 후 충란이 검출되지 않더라도 계속 지속되어 대략 치료 후 6~18개월 정도에 낮아지기 때문에 과거 감염자가 포함되는 문제점이 있다. 아울러 혈청학적 검사는 치료 여부 판정을 위해 시행할 수도 있다. 프라지콴텔*praziquantel* 치료 3개월 후에 항체역가가 의미 있게 감소하였고 6개월 후에는 효소면역법검사로 51.8%와 60.8%에서 음전되었다는 보고가 있다.

간흡충증을 간접적으로 진단할 수 있는 검사방법 중 복부초음파는 간흡충증에 의한 담관 변화를 자세히 관찰할 수 있고 시술이 용이한 장점이 있다. 간흡충증에 특징적인 초음파 소견인 전반적인 간내담관 확장, 담관 주위 음영의 증가, 그리고 담낭에 부유하는 음영 소견으로 간흡충증을 의심해 볼 수 있고, 이차적인 합병증인 담낭, 담관, 간의 염증, 담관석, 담관암 등을 확인할 수 있다. 하지만 담관확장이나 담관 주위 음영의 증가는 변화가 없는 급성 감염을 진단하는 데에는 문제가 있고, 시술자에 따라 진단율에 차이가 있을 수 있어, 진단의 보조적인 수단으로 사용된다. 복부 전산화단층촬영에서는 미만성 담관확장과 확장된 담관 주위에서 환상이나 관상 조영증강을 볼 수 있다. 그 외에 합병증에 따라 지방간, 간경변증, 복수, 담석증, 담도암 등이 관찰될 수 있어 유용하게 사용될 수 있다(그림 18-3). 그 외 영상의학적 검사로는 담관의 폐쇄 또는 담관염을 동반한 간흡충증에서 내시경 역행성 담췌관조영술이 진단 및 치료에 도움이 될 수 있으며, 진단에 유용한 특징적인 소견으로 간외담관의 확장과 수 mm 크기의 많은 원형의 충만 결손과 말단 부위에서 더 선명한 간내담관의 확장, 단일 낭종, 간내담관의 다발성 낭종성 확장 및 간내담관의 음영 불투명화 등이 알려져 있다(그림 18-4).

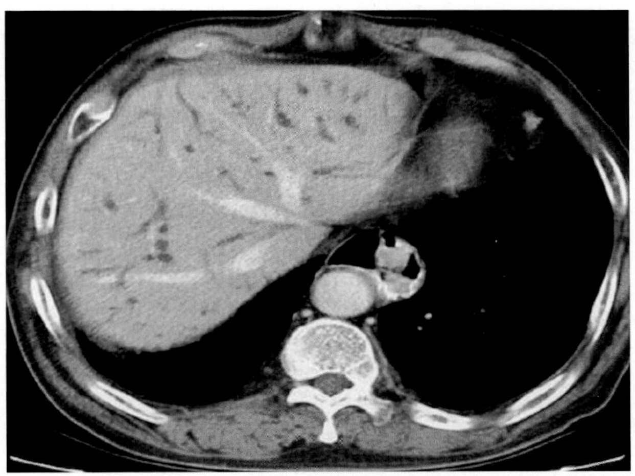

그림 18-3. 간흡충증의 복부 전산화단층촬영소견 간의 말단 부위까지 이어지는 간내담관의 미만성 담관확장 소견이 관찰된다.

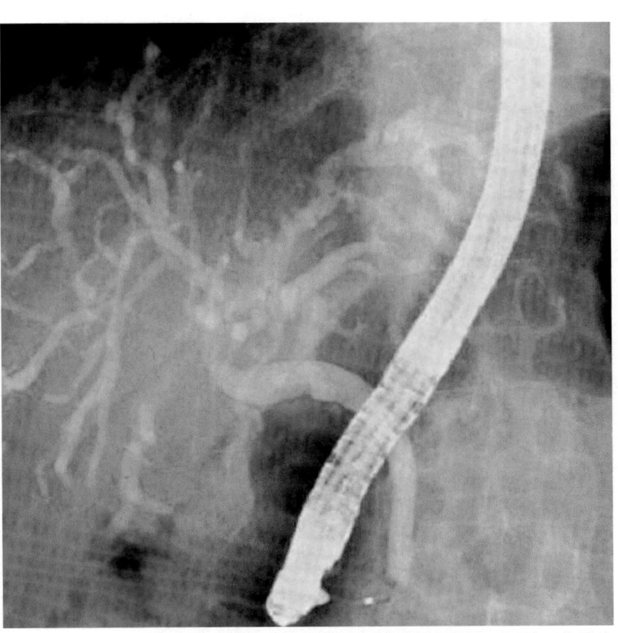

그림 18-4. 간흡충증의 내시경 역행성 담췌관조영술 소견 간외담관의 확장 없이 분절 이하 말단 부위 간내담관의 미만성 확장이 관찰된다.

(5) 치료

급성 담관염이 발생한 경우 유두조임근절개술을 시행한 후 담관감압을 시행하는 것이 우선적인 치료이다. 이후 적절한 구충제 투여가 필요하다. 간흡충증에서의 표준치료법은 프라지콴텔 25mg/kg을 하루 세 번 이틀 연속 복용하는 것이다. 투약한 4주 후에 충란 음전율 및 충란 감소상태를 검사한다. 적은 양을 사용하였을 때 충란 음전율이 떨어진다. 25mg/kg을 하루 세 번 1일 투여나 2일 투여하였을 때 치료율은 각각 67.4~85.7%와 97.7~100%였다. 그러나 총 150mg/kg의 프라지콴텔을 5일간 15회 나누어 복용 시 치료율은 72.9%로서 같은 양을 2일간 투여한 군에 비해 현저히 낮았다. 프라지콴텔의 치료율은 간흡충의 감염 정도에 따라 다르다. 표준치료 시 충란 음전율은 99~100%이고, 주된 부작용은 현기증, 두통, 피로감, 구역, 복통 및 설사이다. 알레르기 쇼크와 대발작 경련의 보고도 있다. 뇌낭미충증과 합병된 간흡충증 환자에서 프라지콴텔 치료 후 두개 내 고혈압에 의한 혼수가 보고된 바 있다. 프라지콴텔은 높은 치료효과, 낮은 독성, 단기간의 치료기간 외에 돌연변이 유발성, 기형유발성*tetratogenicity*, 발암성이 없기 때문에 간흡충증 치료에 첫 번째로 추천되는 약물이다. 알벤다졸*Albendazole*은 동물실험과 사람 모두에서 간흡충증 감염에 좋은 효과가 있다고 판명되었다. 25mg/kg을 1일 2회 2일간 투여 시 구충효과가 좋다는 보고가 있고, 1일 3회 400mg 7일간 투여로 90% 치료율을 보고한 연구도 있다. 부작용은 경미하고 일시적이다. 현재까지 여러 보고에 의하면 알벤다졸은 프라지콴텔에 비해 효과가 떨어지고 치료기간이 길지만 부작용이 훨씬 경미하다.

2. 간질*Fasciola hepatica*

(1) 역학

간질은 주로 초식동물에서 발생하는 것으로 사람에서는 우연히 발병한다. 1897년 De Brie가 양에서 간질을 처음으로 발견하였고, 인체감염은 전 세계적으로 40여

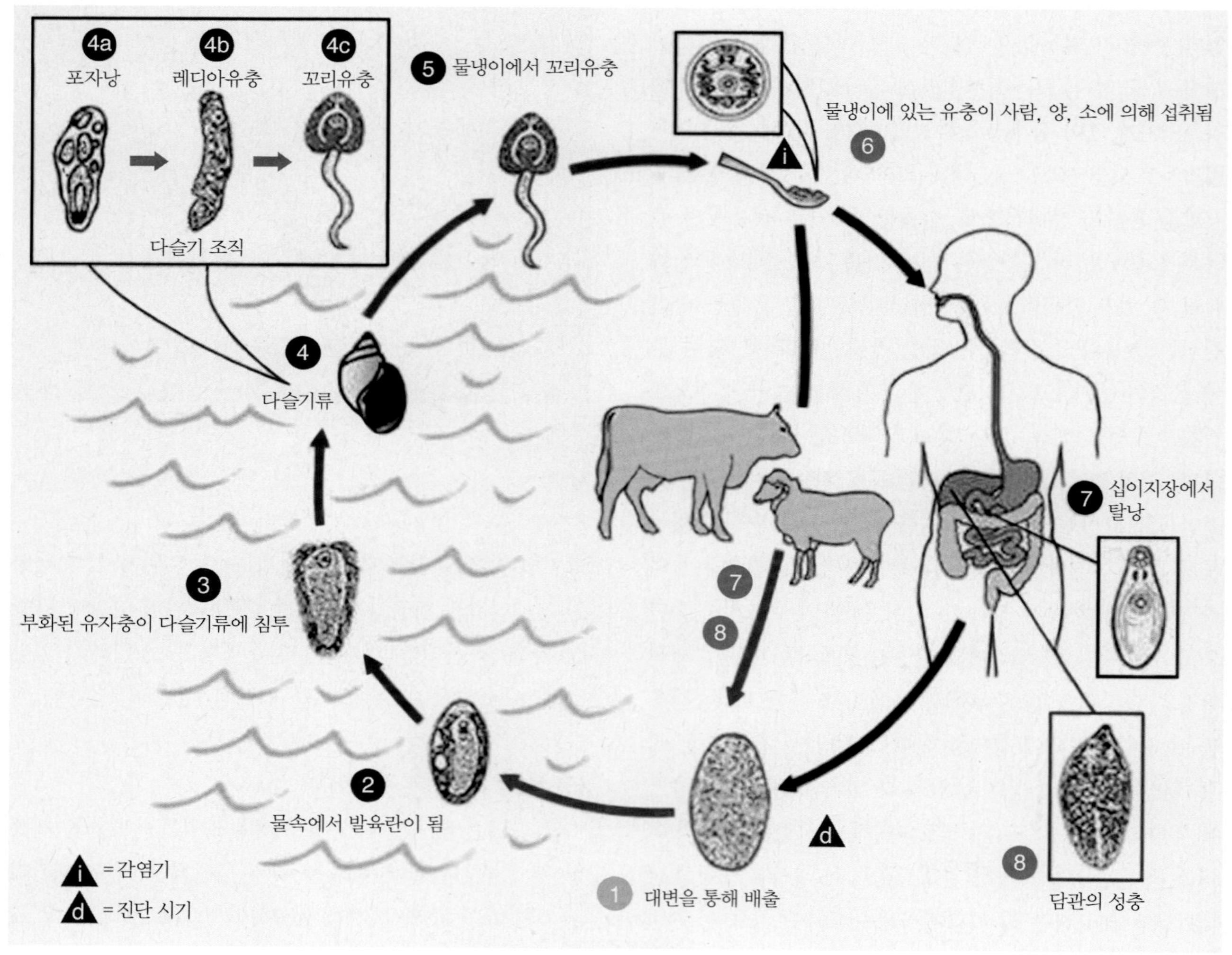

그림 18-5. 간질의 생활사(CDC 자료)

개 이상의 나라에서 보고되고 있다. 1978년 국내에서 담관 기생 예가 처음 보고된 이후, 이소 기생 예 등 10례 정도가 보고되었다. 간질은 30×13mm 크기의 큰 흡충으로 주로 양, 염소, 소 등의 간과 담관 내에 존재하는데, 풍토지역에서는 양의 100%, 소의 20% 정도가 감염된다. 우리나라의 전국적인 감염률은 1981년 조사에서 소에서는 24.5~41.0%, 양에서는 19.1~43.6%이었고, 동물 감염원은 피낭유충이 있는 목초, 수초, 볏짚 등이었다고 한다. 사람은 주로 오염된 물냉이*watercress as a green salad*를 먹음으로써 감염된다(그림 18-5). 충체가 다른 곳으로 이동하여 어느 기관에서든 농양 형성을 동반한 이소성 간질증을 일으킬 수 있다.

(2) 병인

충체의 담도계 이행으로 충체 자극 때문에 담관이 확장하고 담관상피가 비정상적으로 증식하며 호산구, 백혈구 침윤이 일어나며, 담관벽, 결합조직 비후가 일어난다. 침습기, 잠복기, 만성기 세 가지 뚜렷한 경과를 보이는데, 침습기에는 미성숙 충체의 간실질 내 이동으로 인해 조직 괴사, 급성 염증, 출혈을 보일 수 있고 심한 빈혈을 일으키기도 하며, 급성 혈액 담즙증*hemobilia*이나 위장관 출혈을 일으킬 수 있다. 침습기는 피낭유생 섭취 후 첫 3개월 내에 발생하며 회복이 시작되면 조직 손상은 완전히 회복된다. 흡충이 담관 내 정착하게 되면 만성기로 이어지고 담관 상피세포 증식을 일으키며, 담관과 담당의 비후 및 확장을 초래할 수 있다.

(3) 임상상

상복부의 선통, 발열, 구역, 구토, 기침, 체중감소, 식욕부진, 황달, 두드러기 등이 나타난다. 침습기의 경우 심각한 증상을 보일 수 있지만 특별한 증상이 없는 경우가 더 많다. 잠복기에도 위장관 증상을 호소할 수 있다. 만성기에는 흡충에 의해 총담관이 폐쇄되어 간헐적인 담관폐쇄로 급성 담관염 증상이 나타나기도 한다. 신체검진에서 간종대, 비종대, 복수, 황달 등의 소견이 관찰될 수 있다. 40% 이상에서 호산구증가증이 나타나고 백혈구증가증과 고감마글로불린혈증이 나타날 수 있다. 빌리루빈을 비롯한 간효소치들의 이상 소견이 관찰될 수 있다.

(4) 진단

기왕력에 물냉이의 섭식 여부가 중요하다. 대변이나 십이지장 세정액에서 충란을 검출한다. 감염된 소나 양의 간을 생식한 후에 일시적으로 감염 없이도 충란이 검출되는 경우가 있으므로 위양성을 피하기 위해 3~4일 경과한 뒤에 검사하는 것이 좋다. 조직에 이소기생을 하였을 때에는 생검, 효소면역법검사, 초음파검사 등이 도움이 된다. 침습기에는 대변에서 충란을 발견할 수 없기 때문에 여러 가지 혈청학적 검사나 임상적 추정에 의존할 수밖에 없고, 만성기에는 대변이나 십이지장액에서 충란을 확인하여 확진할 수 있다. 내시경 역행성 담췌관조영술은 만성기에 담관 내 흡충을 직접 확인함으로써 진단에 유용하며, 담낭이나 담관 내 작은 방사선 투과성인 선형, 타원형 또는 초승달 모양의 음영으로 보일 수 있다. 복강경을 통해 간 표면에 충체 모양의 결절을 확인할 수 있다. 초음파는 움직이는 흡충을 확인할 수 있으며 담관의 확장이나 비후를 관찰할 수 있다. 전산화단층촬영에서 간 말단에 구불구불한 병변으로 나타날 수 있다.

(5) 치료

합병증이 없다면 약물치료가 가능하고, 여러 합병증에 따라 내시경 또는 수술적 치료가 필요하다. 폐쇄성 담관염의 경우 내시경을 통해 조임근절개술을 시행하고 흡충을 제거할 수 있고, 담낭염이 있는 경우 담낭절제술을 시행한다. 약제로는 Triclabendazole 10mg/kg을 2회 12시간 간격으로 경구 투여한다. Bithionol, 클로로퀸*chloroquine*, niclofolan, 메트로니다졸*metronidazole* 등을 쓸 수 있으며 프라지콴텔은 잘 듣지 않는다. 합병증이 없다면 예후는 매우 좋으며, 합병증과 환자의 나이에 따라 예후가 결정된다. 간실질의 병변은 회복이 가능하다.

3. 주혈흡충증*Schistosomiasis*

주혈흡충은 숙주의 혈액 내 기생하는 흡충으로, 전 세계적으로 약 2억 명 이상이 감염되어 있는 만성 기생충 질환이다. 사람에서는 *Schistosoma japonicum*, *S. mansoni*, *S. haematobium*, *S. intercaltum*. *S. mekongi* 등에 의해 감염이 유발되는데, 전자의 세 가지가 임상적으로 중요하다고 알려져 있다. 이 중 간담도 영역에서 중요한 일본주혈흡충증을 중심으로 살펴보고자 한다.

(1) 역학

일본주혈흡충증은 동남아시아지역, 즉 중국, 일본, 필리핀 등지에 널리 분포하고 있으며 인도네시아까지 퍼져 있다. 중국의 양쯔강 유역은 세계적으로 농후한 유행지역이며, 약 1억 명에 가까운 감염자가 있을 것으로 추산되고 있다. 만손주혈흡충증은 아프리카의 나일 삼각주지역에 농후한 유행지역을 형성하고 있으며, 아프리카 전역에서 발견된다. 방광주혈흡충증과 혼합 분포하는 곳이 많다. 만손주혈흡충증과 일본주혈흡충증은 전 세계적으로 문맥압항진증을 유발할 수 있는 중요한 원인으로 알려져 있으나 국내에서 보고된 주혈흡충증은 수입 증례이고, 이 중 문맥압항진증이 유발된 예는 없었다. 주혈흡충은 다른 흡충류와는 달리 종숙주 이외에 중간숙주로 패류 한 가지만을 필요로 한다. 패류는 모두 담수산이나, 충체의 종 및 지역에 따라 관여하는 패류의 종이 각각 다르다. 국내에는 중간 숙주가 없어서 일본주혈흡충증이 정착할 가능성은 낮다. 일본주혈흡충은 Oncomelania 속의 패류가 관여하며 각 나라마다 종이 다르다. 만손주혈흡충은 Biomphalaria 속의 패류가 감염을 전파한다. 주혈흡충증의 보유숙주도 충체의 종에 따라 다르다. 일본주혈흡충은 개, 고양이, 말, 돼지, 소, 물소, 사슴, 쥐 등이 보유숙주이며, 만손주혈흡충은 Baboon 원숭이가 아프리카에서 가장 중요한 보유숙주이고, 개, 쥐, 생쥐, 두더지 등도 보유숙주가 된다. 남미에서는 원숭이와 쥐가 보유숙주로 작용하고 있으며 소에서도 자연감염을 볼 수 있다.

(2) 병인

주혈흡충은 자유유영 단계의 꼬리유충으로 수생에 서

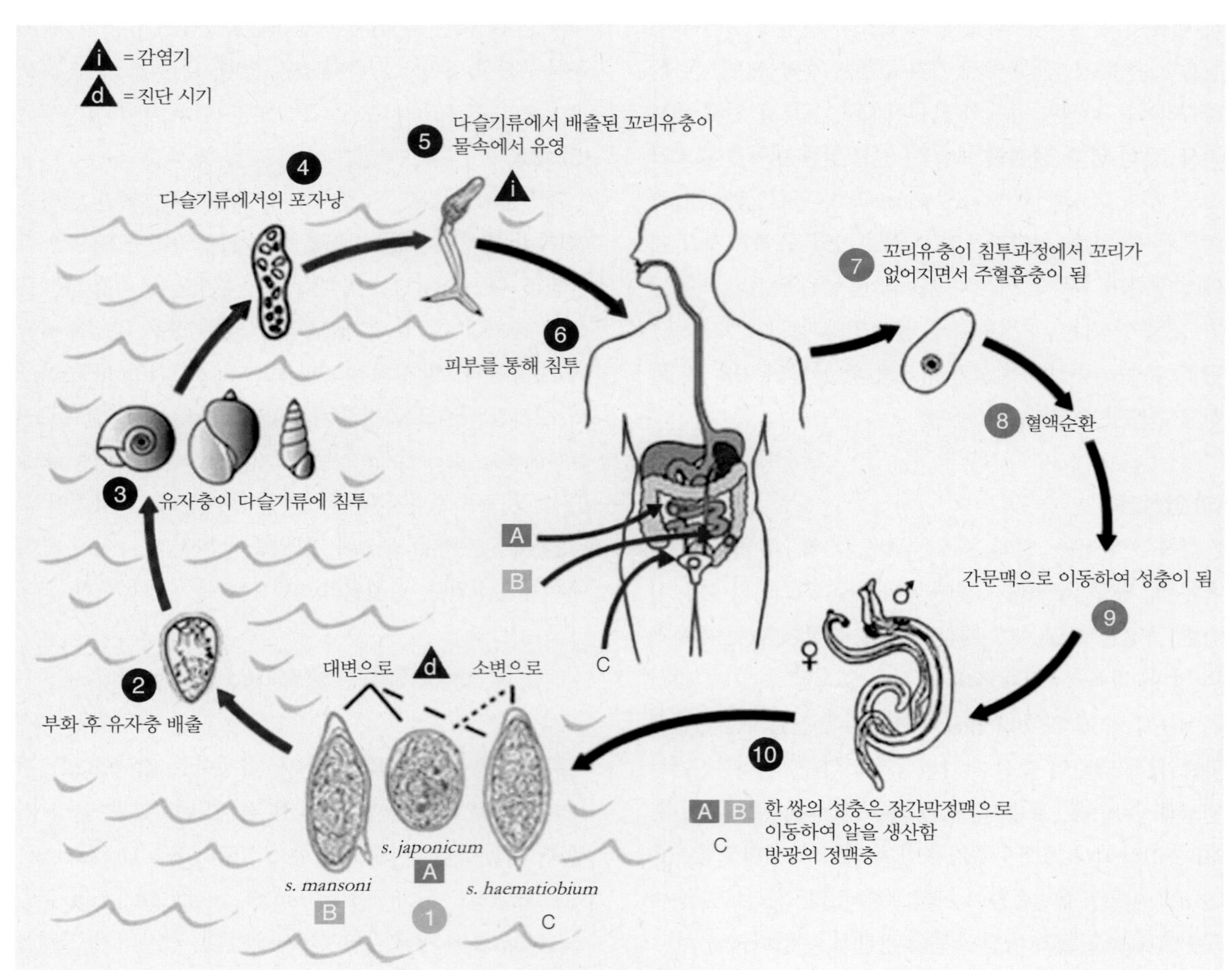

그림 18-6. 주혈흡충의 생활사(CDC 자료)

식하며, 사람을 포함한 숙주의 피부를 통해 침투한 후 혈관으로 유입된다. 장간막정맥에 위치하며 약 6주간 성숙하여 장관과 직장의 말초정맥을 뚫고 소변이나 대변을 통해 몸 밖으로 충란을 배출한다(그림 18-6). 이때 장관에 도달하지 못한 충란들은 조직 내에 남아 있거나 문맥을 통해 간에 이르게 되며 이러한 과정에서 염증반응, 면역반응 등이 유발된다.

(3) 임상상

주혈흡충증은 그 병변과 임상증상이 종류에 따라 다소 차이가 있으나 잠복기, 급성기, 만성기로 나뉜다. 잠복기는 꼬리유충이 사람의 피부를 침입한 후 성충으로 자랄 때까지의 시기이다. 처음 나타나는 증상으로는 침입 부위의 피부에 가려움증을 동반한 피부염이 생긴다. 감염된 후 며칠 동안 독성 증상 또는 알레르기성 발진이 나타날 수 있으나 대개 일과성으로 그친다. 그 후 무증상으로 경과하다가 잠복기 말에는 입맛이 없어지고, 두통, 무력감, 사지통증, 야간 발한과 혈액 내 호산구 증가 현상이 나타나기도 한다. 급성기는 충체가 성장하여 성충이 되고 산란을 시작하는 시기로서 감염 후 대략 1개월 후이다. 급성 주혈흡충증은 'Katayama fever'라고도 하는데, 감염 후 3~9주에 나타나고 임상적으로는 일본주혈흡충 감염에서 출현하고 다른 종류에서는 관찰되지 않는다. 산란량과 증상이 서로 관계가 깊은 이유는 산란된 충란 중 상당수가 간 등 주요장기로 운반되어 병변을 일으키기 때문인 것으로 알려져 있다. 산란된 충란은 점막하 조직 또는 점막을 통해 삼출된 혈액과 같이 장강으로 배출된다. 그러나 병변이 진행되면서 장벽은 점차 비후해지고 섬유화된다. 이때 상당수의 충란은 혈류를 통해 간, 비 또는 폐로 운반된다. 급성기의 주요 임상적 소견으로 발열, 메스꺼움, 두드러기, 호산구증가, 복부불쾌감, 설사, 체중감소, 점액성 혈변, 기침, 간비종대 등을 들 수 있다. 중감염일 때는 1년 반 정도, 경감염일 때는 약 4~5년간 이러한 시기가 경과된 다음 만성기로 들어간다. 만성기의 기본적인 병리학적 소견은 충란으로 유발되는 육아종*egg granuloma* 형성이다. 장관벽의 육아종은 복부 증상을 유발할 수 있으며 간의 육아종은 섬유화를 유발하여 굴모양혈관전폐쇄*presinusoidal obstruction*를 유발한다. 만성기의 일본주혈흡충증은 장벽이 점차 두꺼워지고 섬유화되어 가며, 장점막의 위축으로 심한 소화장애를 일으키기도 한다. 간 및 비장의 종대도 점차 심해지고 특히 간의 병변은 시일이 경과하면서 악화되어 간경변증으로 진행되며, 복수 및 부종이 나타난다. 복수는 간경변증 및 문맥전색의 정도에 따라 그 정도가 심해지게 된다. 한편 장간막과 대망도 점차 두꺼워지고 결장과 유착하며 복부팽만은 더욱 진행된다. 팽대된 복부 피하에는 정맥류가 나타나기도 한다. 만일 충란이 대순환계를 통해 뇌에 이르면 뇌전증의 증후가 나타나기도 한다.

(4) 진단

환자의 진단 전에 반드시 해외여행 경력을 확인해야 하고, 특히 물속에 들어간 적이 있는가를 알아보아야 한다. 주혈흡충증의 잠복기에는 충란이 생산되지 않으므로 대변검사가 불가능하나 급성기에는 방광주혈흡충을 제외한 나머지 종들에서는 점액성 혈변 내에서 충란을 검출할 수 있다. 만성기에는 분변에서 충란을 발견하기 곤란한 경우가 많은데, 이 경우 직장경으로 직장 점막을 생검하여 충란을 발견할 수 있다. 만일 대변이나 직장 점막 조직에서도 충란이 발견되지 않을 때는 간생검을 하여 충란을 발견하는 수도 있다. 혈청학적 진단법으로는 보체결합반응법, 충란주위침강반응법, 한천이중확산법, 간접혈구응집반응법, 간접형광항체법, 면역전기영동법, 효소면역법 등이 개발되어 있으나 혈청검사의 한계가 있어 보조적인 검사로만 사용한다. 또한 복부 전산화단층촬영이나 자기공명영상 등도 진단에 응용이 가능하다.

(5) 치료

치료약제로는 프라지콴텔을 사용하며, 질환의 초기에 투여하면 병리학적 병변을 호전시킬 수 있으나 후기에 투여하면 병리학적 병변은 호전되지 않지만 병변의 진행은 방지할 수 있다. 투여용량은 성인과 소아 모두 동일하며 일본주혈흡충증의 경우 1일간 20mg/kg 3회 경구복용, 만손주혈흡충증의 경우 1일간 20mg/kg 2회 경구 복용한다. 두통, 복부불쾌감, 현기증 등 가벼운 부작용이 있을 수 있다.

Ⅱ 선충류

1. 회충증*Ascaris lumbricoides*

(1) 역학

회충증은 가장 흔한 기생충질환 중 하나로, 주로 공중보건이나 개인위생이 낮은 개발도상국에서 나타나지만, 전 세계적으로 널리 분포하여 담석 다음으로 흔한 급성 담관 증상이다. 미개발지역이나 위생이 불량한 국가에서는 아직도 흔하지만 국내의 경우 그 감염률이 매우 낮은 상태이다. 그러나 최근 중국, 동남아시아 등 해외여행의 증가, 중국 동포를 비롯한 외국인 근로자의 유입 증가, 그리고 유기농식품의 부각 등으로 회충의 발생 가능성이 높아지고 있다. 전 세계 인구의 25% 정도가 *A. lumbricoides*에 감염되는 것으로 추정된다. 자충포장란*embryonated egg*이 인체에 섭취되면 십이지장에서 유충이 나와 벽을 뚫고 문맥을 통해 간으로 이동하고 이후 폐로 이동한 후 다시 삼켜지게 되고 소장에서 성충으로 자라 기생하게 된다(그림 18-7).

(2) 병인

회충은 대개 공장 내에서 성충의 형태로 기생하며, 별다른 증상 없이 지내다가 가끔 뭉쳐서 소장의 폐색 및 천공을 일으키는 수가 있으며, 좁은 구멍으로 들어가려는 습성이 있어 담관, 췌관, 충수돌기 등으로의 미입이 일어날 수 있다. 담도회충증*biliary ascariasis*이 있는 환자는 모두 장관회충증*intestinal ascariasis*이 있다. 운동성이 좋은 성충이 바터팽대부를 통해 담관으로 이동하여 담관염, 담관석, 담낭염, 췌장염, 간농양을 일으키는 것으로, 국내에서 1990년대 이전에 많은 보고가 있었으나 근래에 보고된 예는 드물다. 회충이 담관 내로 미입하면 그 충체가 협소한 담관을 부분적으로 폐쇄하여 통증 및 폐쇄성 황달을 초래할 뿐만 아니라 장시간 폐쇄가 지속됨으로써 담즙 유출의 정체로 인한 담관결석의 원인이 되고, 회충 자체에 의한 물리적 폐쇄와 배출된 분비물이 Oddi 조임근의 경련을 유발하여 폐색을 일으킨다. 충체가 죽게 되면 조임근 경련은 완화될 수 있으나 잔류해서 죽은 충체가 담관 상피세포의 괴사를 유발하여 섬유화를 초래하고 담관 폐색을 일으키며 이런 경우 결석 형성의 좋은 조건이 된다. 많은 경우 구토와 장관산통을 경험하고, 드물지만 복

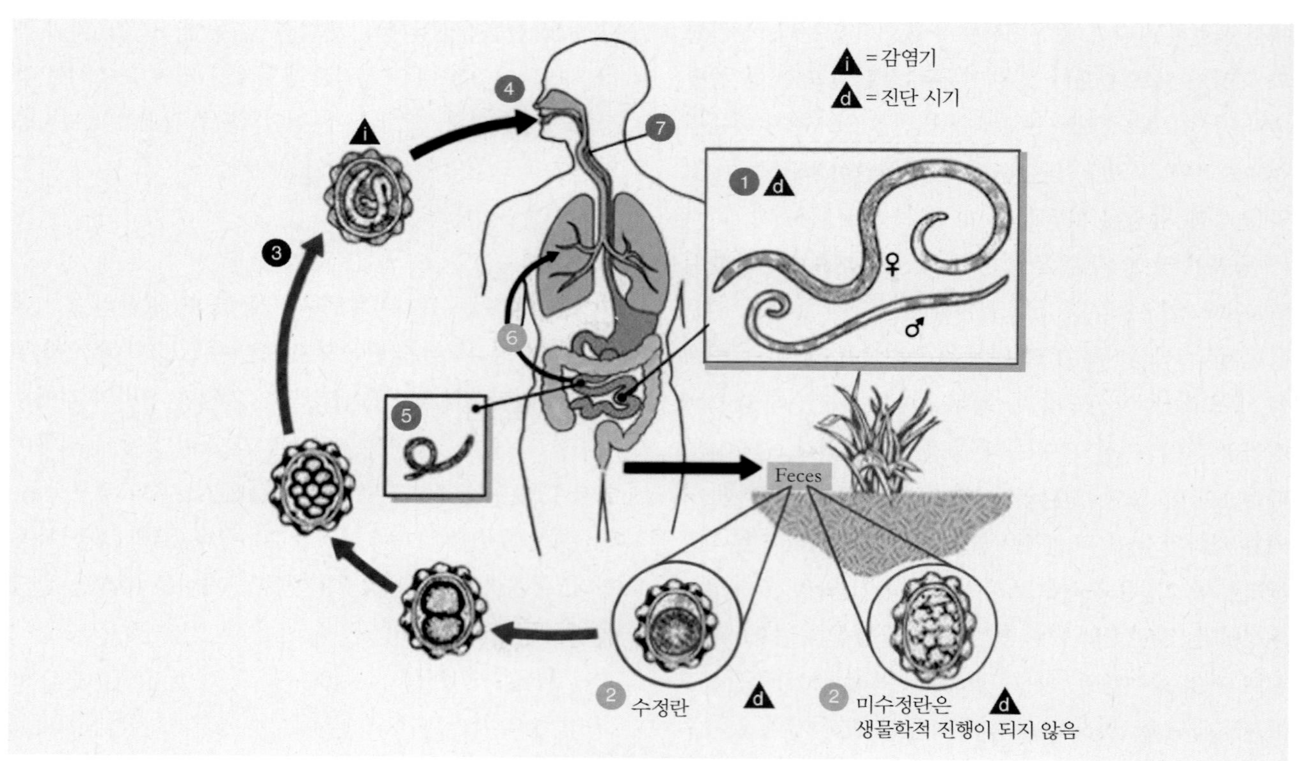

그림 18-7. 회충의 생활사(CDC 자료)

부에서 종괴가 촉지되기도 한다. 지속적인 동통이 있으면서 발열이 동반된 경우 담관염이나 화농성 간농양을 의심할 수 있다. 담관을 통해 간실질을 침범하여 발생하는 간농양은 주로 극동지역에 흔하며 간회충증*hepatic ascariasis*이라 불린다.

(3) 임상상

담도회충증은 담관산통과 유사한 양상을 보이는데 황달은 비교적 드물고 발열, 우상복부 동통 및 압통이 비교적 흔하다. 30%에서 우상복부 압통을 동반한 간비대 소견이 보일 수 있고, 20%에서 담낭이 촉지될 수 있으며, 10~20%에서 황달 소견을 보인다. 1990년 Khuroo 등은 인도 카슈미르지역의 회충증으로 발생한 간담췌질환 환자 500명에서 담관산통(56%), 급성 담관염(24%), 급성 담낭염(13%), 급성 췌장염(6%), 그리고 간농양(<1%)의 발생을 보고하였다. 혈액검사에서 알칼리성 인산분해효소 등의 간효소들이 상승할 수 있고 백혈구증가증을 보일 수 있다. 호산구증가증은 드물지만 있다면 기생충 감염 진단의 단서가 될 수 있다. 그러나 전 국민 회충 감염률의 감소와 더불어 수술을 요하는 담도회충증의 빈도도 크게 감소되었다.

(4) 진단

구토물이나 대변에서 회충 충란을 확인할 수 있다. 초음파촬영술은 담도회충증 진단에 가장 먼저 사용되고 후에 추적검사에도 유용한데, 음향 음영을 동반하지 않는 긴 선형의 반향성 구조물이 평행하게 겹쳐서 보이거나 선형 구조물의 중심에 충체의 소화기관을 나타내는 비반향성 관을 보이는 경우*four lines sign* 진단할 수 있다. 검사실 소견에서 백혈구의 증가 없이 호산구가 증가하며, 담관폐쇄는 일과성이거나 부분적인 폐쇄이기 때문에 빌리루빈과 알칼리성 인산분해효소는 일시적으로 상승하거나 약간 증가한다. 그러나 합병증이 동반된 경우는 빌리루빈과 알칼리성 인산분해효소가 상승하는 경우가 많다. 내시경 역행성 담췌관조영술은 급성기에 유용하고 때로 담관으로 움직이는 성충을 직접 관찰하고 이를 제거할 수 있다. 내시경 역행성 담췌관조영술의 소견으로 담관 내 점차 가늘어지는 말단을 가진 길고 부드러운 선형의 충만 결손, 간내담관을 횡으로 가로지르는 곡선이나 고리 모양의 충만

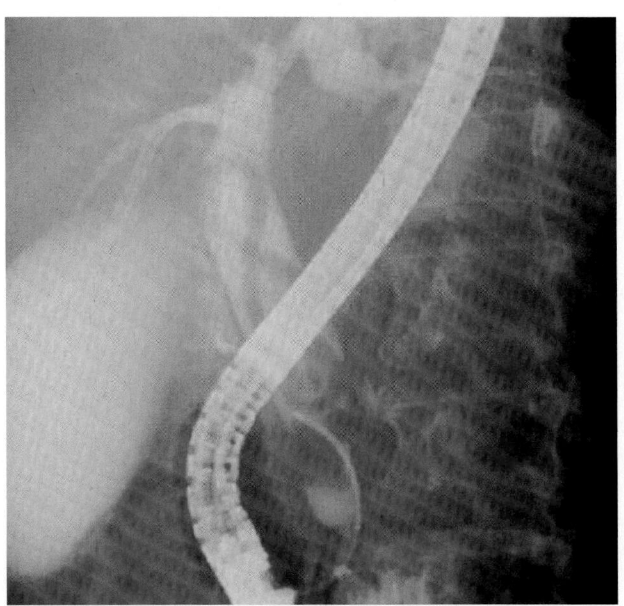

그림 18-8. 회충의 내시경 역행성 담췌관조영술 소견 담관 내 점차 가늘어지는 말단을 가진 길고 부드러운 선형의 충만 결손과 간내담관을 횡으로 가로지르는 곡선이나 고리 모양의 충만 결손 및 담관의 확장이 관찰된다.

결손, 그리고 담관의 확장이 있을 수 있다(그림 18-8). 혈청학적 검사가 유용하지만 실제 임상적 사용은 적다.

(5) 치료

특별한 합병증이 없는 한 95% 이상에서 보존적 치료에 잘 반응한다. 풍토지역에서는 재감염률이 높고 지속적인 구충제 복용이 필요하다. 치료는 메벤다졸*mebendazole* 100mg을 하루 두 번씩 3일 동안 복용하거나 500mg을 한 번 복용한다. 알벤다졸을 한 번에 400mg 복용하거나 pyrantel pamoate 10mg/kg을 1회 복용하기도 한다. 일부 내시경치료가 어려운 합병증 발생의 경우 수술적 치료가 필요하다. 충체를 제거하는 데 내시경이 유용하게 사용될 수 있는데, 유두 밖으로 나와 있는 경우 포획겸자를 사용하여 충체를 잡고 내시경과 함께 밖으로 제거할 수 있다(그림 18-9). 만일 담관이나 췌관에 성충이 있는 경우에는 내시경 역행성 담췌관조영술을 이용하여 제거하기도 한다. 때로는 조영제주입으로 충체가 유두 밖으로 나오도록 유도할 수 있고, 바스켓이나 풍선이 사용될 수 있다. 용종절제술에 사용되는 올가미는 충체가 절단될 가능성이 많아 되도록 사용을 피하도록 한다. 합병증이 없는 한 예후는 좋으며, 혈액검사나 영상의학적 검사 등에서 정상으로 회복된 것을 확인할 수 있다. 성충은 24시

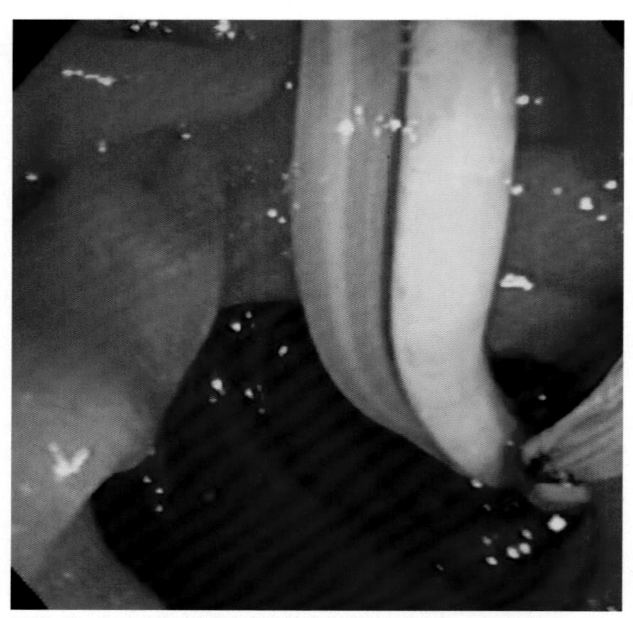
그림 18-9. 포획겸자를 이용하여 회충을 내시경으로 제거하는 소견

간에서 2주 안에 담관에서 빠져나간다. 수술한 경우 약 15%에서 합병증이 발생할 수 있으며 담관누공이 형성될 수 있다.

2. 개회충유충증*Toxocara canis*

(1) 역학

1952년 Beaver 등은 개나 고양이 회충의 충란이 인체에 감염되면 소장벽에서 문맥을 통해 간장, 폐장 및 기타 기관을 이행하면서 각종 증상을 야기한다는 사실을 발견하고 이를 내장유충이행증*visceral larva migrans*이라 명명하였다. 전 세계에 분포되어 있고, 인체 감염률은 개, 고양이의 회충 감염률과 관계가 있다. 인간은 개나 고양이 회충의 자충포유란을 경구로 섭취함으로써 감염된다(그림 18-10). 1~4세 정도의 유아에서 많이 감염되며 장난감, 가구, 흙장난을 함으로써 감염된다. 남아가 여아보다 감염률이 높다.

(2) 임상상 및 진단

6세 이하의 유아가 개회충의 충란에 감염되면 발열, 간장의 종대, 영양불량 등 여러 증상을 일으킨다. 개회충은 폐, 뇌, 간 등에 병변을 야기한다. 호산구증가, 간비종대, 폐침윤이 있고 빈혈, 발진, 식욕감퇴 같은 증상이 있으

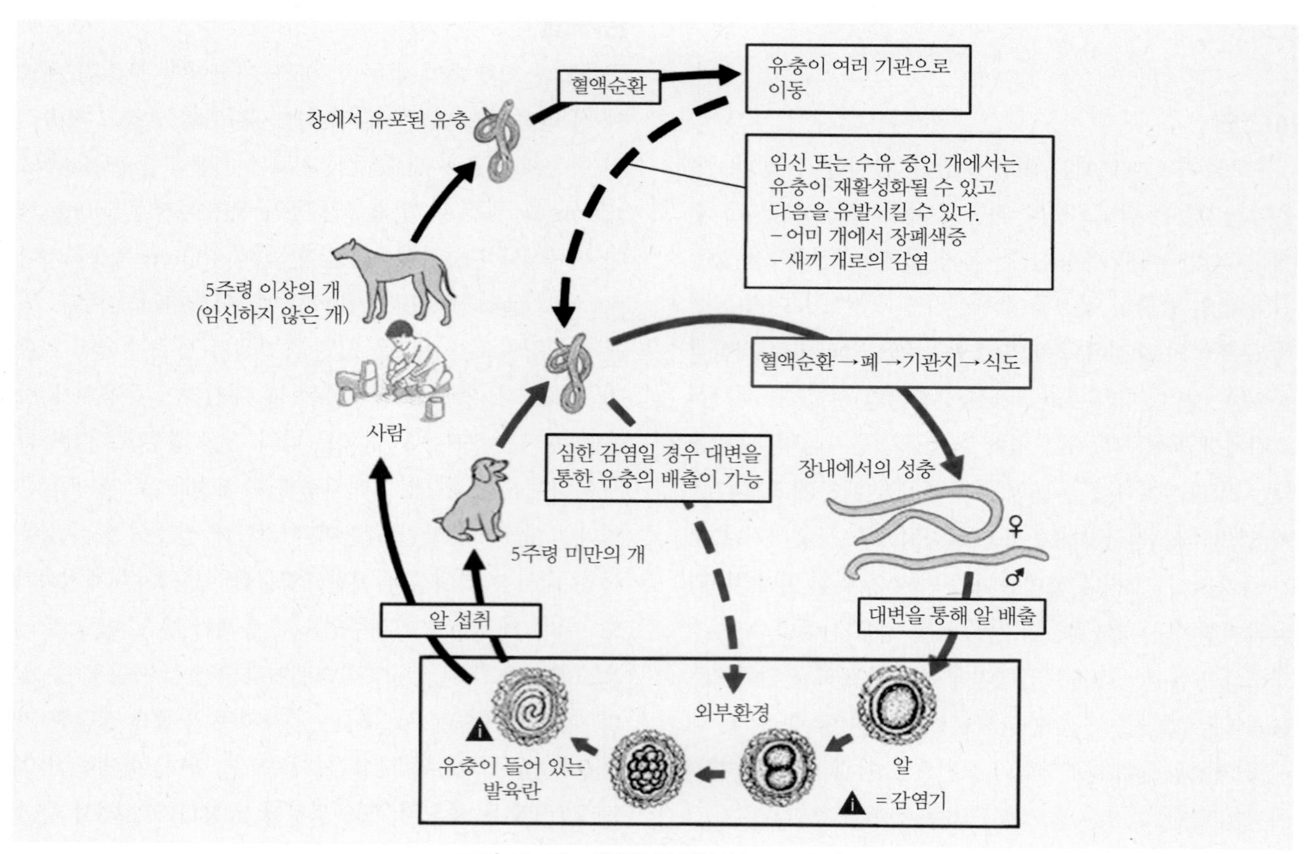

그림 18-10. 개회충의 생활사(CDC 자료)

며, 어린이가 오염된 음식물을 섭취하였거나 오염된 땅에서 놀았던 기왕력이 있거나, 집에서 키우는 개가 회충에 감염되어 있으면 가능성이 높다. 생검 표본에서 충체를 발견하면 되지만 간생검이 용이하지 않다. 대개의 경우 제3기 유충의 분비배설항원을 항원으로 사용하는 혈청학적 검사을 통하여 진단한다.

(3) 치료

티아벤다졸*thiabendazole*이 가장 좋은 약으로 20~50 mg/kg을 1일 2회 7~10일 간 복용한다. Diethyl-carbamazine을 2mg/kg 1일 2회 30일간 투여하기도 한다. 비타민과 철분 투여(iron therapy)가 필요하다. 코르티코스테로이드*corticosteroid*는 일시적으로 증세를 호전시킨다.

3. 분선충증*Strongyloides stercoralis*

(1) 역학

1876년 Normand가 코친차이나에서 귀국한 병사의 설사변에서 처음으로 발견하였다. Cochin-China diarrhea 혹은 helminthic dysentery라 칭하기도 한다. 전 세계에 분포되어 있고, 특히 열대 및 아열대 지역, 고온다습한 지역에 유행지역을 형성하며, 온대지방이나 한랭지방에서도 감염자를 찾아볼 수 있다. 보유숙주는 개와 고양이, 원숭이이다.

(2) 임상상 및 진단

일반적인 증상은 복통, 설사와 변비의 교대 현상, 구역과 구토, 소화불량, 체중감소 등이다. 대변에서 유충을 관찰하거나 혈청검사 또는 장점막 생검으로 진단한다.

(3) 치료

이버멕틴*ivermectin* 200μg/kg/일이나 알벤다졸 40mg/일을 2~3일 투여하는 것이다. 중증이나 전신형 감염일 때는 치유 효과가 낮다.

4. 간모세선충증*Capillaria hepatica*

(1) 역학

간모세선충*C. hepatica*은 전 세계 설치류의 간에 기생한다. 숙주는 쥐, 개, 고양이, 토끼, 다람쥐, 여우, 기타 각종 설치류이다. 서울 시내 쥐의 88% 이상에서 검출된 바 있다. 간모세선충에 의해 유발되는 드문 질환이나 우리나라에서도 인체감염의 예가 보고되어 있다. 쥐를 잡아먹는 육식동물의 대변이나 쥐가 죽어 부패하면서 자연계에 배출된 자충포장란에 의해 오염된 음식물 등을 사람이 섭취하는 경우 감염된다.

(2) 임상상 및 진단

인체감염 시 간실질의 충체 및 충란을 중심으로 염증반응, 육아종 형성, 결체조직의 증식, 간종대, 발열, 호산구증가 등이 관찰되고 중증감염 시 간비대와 비장종대, 사지부종, 폐렴, 발열(39~41°C)이 있으며, 이는 주로 야간에 발한을 동반한다. 변비와 설사가 교대로 있다. 복수 및 빈혈, 백혈구증가, 글로불린 증가, 호산구증가가 있으며, 식욕부진, 식사 후 구역과 구토, 복부팽만, 마른기침 등을 호소한다. 정서적으로 불안하고, 경련성 발작을 일으키기도 한다. 간조직을 크게 손상시켜 결국 전격성 간염을 일으켜 사망률이 70~80%에 이른다. 대변검사로는 충란을 검출할 수 없으며, 확진은 간조직의 생검이나 부검으로만 가능하다. 생검조직에서는 특징적인 충체의 단면이나 충란의 형태로 진단한다.

(3) 치료

특효약은 없고, 티아벤다졸, 알벤다졸, 메벤다졸, 이버멕틴 등을 사용하나 간조직의 충체 및 충란 육아종의 제거가 예후에 가장 중요한 요인이 된다.

Ⅲ 원충류

1. 아메바증*amebiasis*
(아메바성 간농양*amebic Liver Abscess*)

(1) 역학

이질아메바*Entamoeba histolytica*의 감염으로 유발되는 아메바증은 가장 중요한 소화기 기생충질환으로, 일차적으로 대장점막에 궤양을 일으키고 점액성 혈변과 함께 설사, 복통 등을 초래하나 이차적으로는 간, 폐 등에 농양을 형성할 수 있다. 질병은 전 세계에 분포하지만 열대나 아열대 지방에서 발생빈도가 높고 주로 포낭형에 오염된 식수나 음식을 통해서 전파된다. 곤충 및 동물에 의한 전파감염, 포낭형을 배출하고 있는 식품취급자에 의한 전파감염 및 집단생활에서 포낭형을 배출하고 있는 보충자와의 접촉감염을 통해서도 전파가 가능하다. 최근에는 여행이 보편화됨에 따라 유행지역을 방문한 여행객을 통한 발생이 늘어나는 추세이다. 여기서는 아메바성 간농양에 대해 주로 살펴본다. 아메바성 간농양은 성인 남자에게서 7~10배 정도 많다. 이것에 대해서는 완전히 설명되지는 않으나 몇 가지 가능한 기전이 제시되어 있다. 내분비적인 효과 및 알코올성 간질환에 의한 문맥을 통한 전파가 가능하도록 하는 간 내 병소의 잠재적인 역할이 제시되고 있다. 후자가 더욱 중요할 것으로 생각된다. 나이, 임신, 스테로이드치료, 악성 종양, 영양부족 등 세포매개면역을 감소시킬 수 있는 상태일 때 이질아메바 감염이 간을 침범하는 침습성 질환이 될 가능성이 높다.

(2) 병인

이질아메바는 영양형을 포함하여 모두 네 시기를 거치

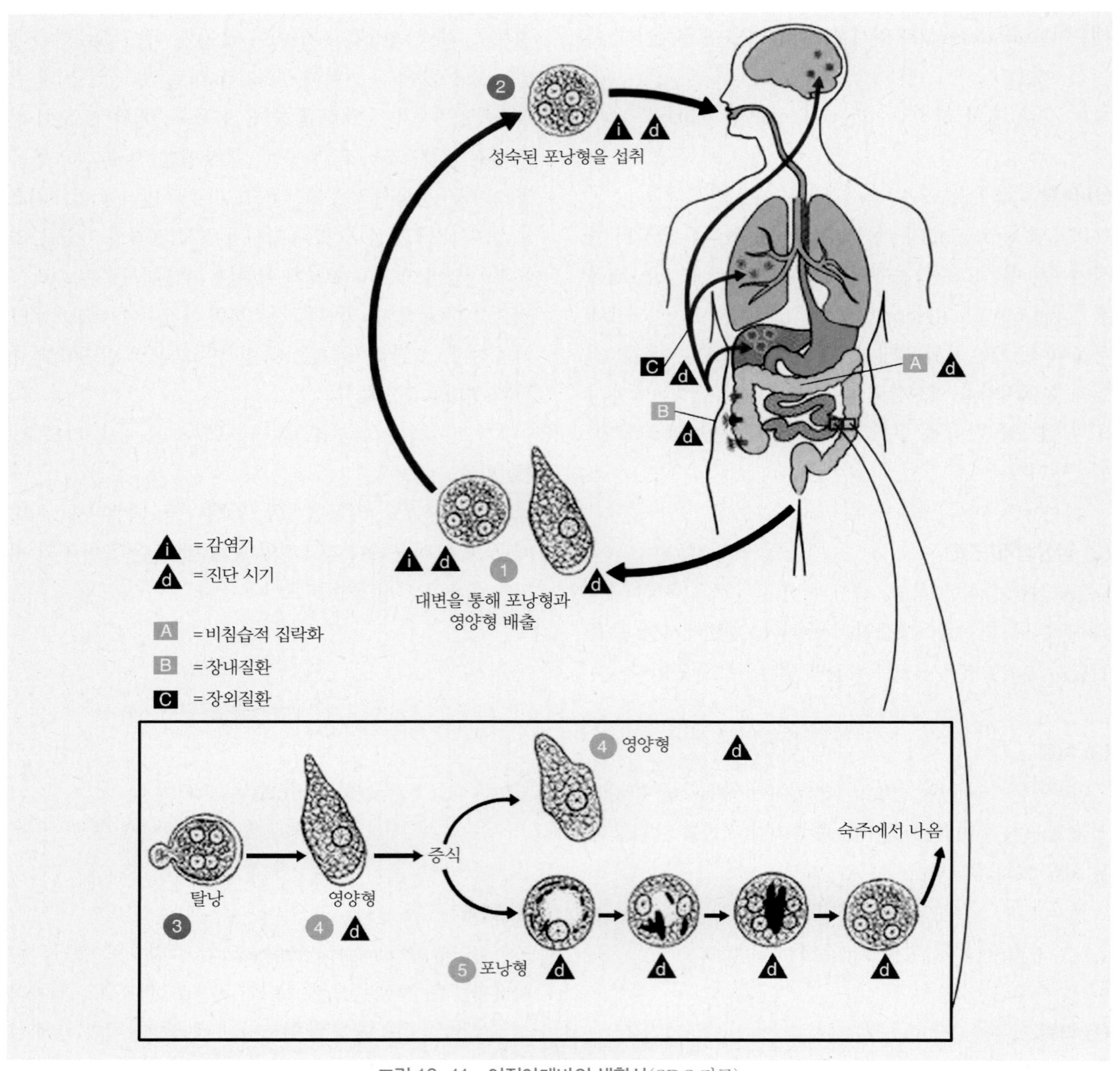

그림 18-11. 이질아메바의 생활사(CDC 자료)

는 것으로 알려져 있다. 기본이 되는 시기는 영양형으로, 이분법으로 증식하여 개체가 늘어나고 조직을 파고들어 병소를 만든다(그림 18-11). 인체에서 통상적인 기생 부위는 맹장이며, 상행결장, 직장과 에스상결장에도 기생한다. 병소가 진행하여 점막하 조직을 침범하는 경우는 장간막 소정맥이나 림프계를 통해 문맥순환계로 유입되어 다른 장기로의 이행이 유발될 수 있다. 충체가 다른 기관으로 이행하여 장 외 아메바증을 만드는데, 가장 흔한 일차적인 부위가 간이며 복막, 폐, 뇌, 피부 등에도 병변을 형성한다. 간으로 옮겨간 아메바는 역시 간세포를 파괴하여 대개는 우엽에 커다란 농양을 형성한다. 장아메바증 환자의 1.8%에서 간농양이 발생한다고 한다. 아메바성 간농양은 가장 흔한 장 외 아메바증의 형태로, 아메바가 간으로 이동할 수 있는 경로는 문맥, 림프계 및 복막으로 직접 전파되어 간 표면에 도달하는 방법이 제시되고 있으나, 문맥을 통한 경로가 가장 중요하게 인식되고 있다. 아메바성 간농양은 아메바성 간염으로 유발된 미세지역의 괴사가 합쳐지고 세포용해 작용하여 발생하는데, 이때 형성되는 공동의 크기는 1~25cm까지 다양한 형태를 취한다. 아메바성 간농양은 괴사로 탈락한 간세포와 혈액으로 구성되는 'Anchovy paste'와 유사한 삼출액, 내측 벽, 그리고 결체조직 막낭으로 구성된다. 아메바성 간농양은 대부분 간 우엽에 단일공동을 형성한다. 간 우엽에 호발하는 이유는 문맥의 혈류로 설명되는데, 상장간막정맥을 통한 문맥혈류는 주로 간 우엽으로 이동하고, 하장간막정맥, 비장정맥을 통한 문맥혈류는 간 좌엽으로 이동하기 때문에 우측 대장에서 유래되는 아메바증은 주로 간 우엽에 아메바성 간농양을 형성한다.

(3) 임상상

간에 침입한 균은 작은 정맥에 기생하면서 간실질의 미세혈전증과 경색을 유발하고 균 자체에 의한 세포용해 작용에 의해 파괴의 범위가 넓어지게 된다. 이 같은 초기단계를 아메바성 간염*amebic hepatitis*이라고 하는데, 이 시기는 임상적으로 진단이 어렵다. 초기단계에서 숙주의 영양, 면역상태에 따라 아메바성 간농양이 유발되는데, 유행지역에서 돌아온 여행자들에게 있어서 증상의 발현은 보통 8~20주였으며 돌아온 지 5개월 이내에 95%에서 증상을 보이나 가끔 몇 년의 아주 긴 간격을 보이기도 한다. 아메바성 간농양을 가진 환자들은 80% 이상에서 급성기에 1~2주 동안 38.5~39.5° C의 고열 및 우상복부 통증을 호소한다. 그 외 호흡기 증상, 구역과 구토 등을 호소한다. 몇몇 환자에게서는 몇 개월 전에 아메바성 이질을 앓은 과거력이 있지만, 1/3 이하의 환자에게서만 설사가 동반된다. 임상적인 황달은 10% 이하에서 보인다. 체중감소, 복통을 보이기도 하며, 이러한 환자들에서는 간비대와 빈혈이 자주 동반된다. 다른 합병증이 없는 경우 50%에서 간비대 및 국소동통을 보인다. 2~7%의 환자에서 농양이 터져 복막염을 일으키기도 한다. 아메바성 간농양의 가장 흔한 합병증은 20~30%의 환자에서 일어나는 폐 및 늑막의 침범이다. 비뇨생식기계의 침범은 대장으로부터 직접 또는 혈액을 통해 전파된다. 천공된 형태와 심한 배설물을 보이는 동통을 동반한 성기의 궤양은 장이나 간으로부터 이차적으로 발생할 수 있다. 대뇌 침범은 0.1% 이내에서 일어난다. 합병증이 없는 아메바성 간농양은 진단된 후 일찍 치료하면 치사율이 1% 미만이다. 합병증이 있는 경우에는 치사율이 20%가 넘는다.

(4) 진단

아메바성 간농양 환자들은 종종 호산구증가 없이 10,000/mm^3 이상의 백혈구증가증을 가진다. 간기능검사는 80%에서 알칼리성 인산분해효소가 높게 나타나고 20~60%에서 간 효소치가 상승한다. 대변검사는 환자의 단지 18%에서 아메바에 대해 양성반응을 보인다. 초음파, 복부 전산화단층촬영 또는 자기공명영상 등 간의 영상검사는 아메바성 간농양을 진단하기 위한 주요한 방법이다.

혈청항체들은 아메바성 간농양에 걸린 환자들의 92~97%에서 발견된다. 결국 환자의 99%가 항체양성반응을 보인다. 하지만 혈청검사는 첫 일주일 동안은 음성으로 나올 수도 있다. 유행지역에 살고 있는 25% 정도의 인구가 그 이전의 진단되지 않은 불현성 감염 때문에 혈청항체를 갖고 있어서 유행지역에서는 이러한 혈청검사는 거의 도움이 되지 않는다. 면역형광법, 효소면역법, PCR 등이 사용될 수 있다. 바늘흡인*needle aspiration*은 출혈, 아메바성 복막염, 이차적 세균감염 등의 합병증이 일어날 수 있어서 보통 잘 수행되지 않는다. 하지만 항생제치료 시작 3일 후에도 반응을 보이지 않거나, 낭종이 곧 터질 위험이 임박해 있거나, 다른 진단들의 신속한 배제가 필요하다면 초음파 또는 전산화단층촬영 유도하에 바늘흡인이 고려될 수 있다. 삼출액은 무균성으로 아메바가 관찰되지 않지만 특징적으로 내측 벽 주위에 위치한 괴사조직에서는 충체를 관찰할 수도 있다.

(5) 치료

아메바성 간농양에 가장 흔히 사용되는 약제는 메트로니다졸이고(7~10일 동안 하루 3회씩, 1회 500 또는 750mg), 완치율이 90%가 넘는다. 메트로니다졸은 위장관에서부터 흡수가 잘되어 환자가 경구로 먹을 수 있는 한 정맥치료는 분명한 이득이 없으며, 소장의 흡수에도 큰 방해를 하지 않는다. 만약 환자가 메트로니다졸에 반응이 느리거나 치료에도 불구하고 재발할 때에는 흡인 또는 더 오랜 기간의 메트로니다졸 치료가 필요하다. 티니다졸*tinidazole*과 오르니다졸*ornidazole*은 아메바성 간농양의 치료에서 메트로니다졸의 대용약제들이다. 한 연구에 따르면 2g의 티니다졸 또는 오르니다졸 사용은 양쪽 모두에서 94% 이상의 치료 성공률을 보였다. 다른 연구에서는 2~3일간의 티니다졸의 치료가 거의 100%에 가까운 치료 성공률을 보여준다고 한다. 또 다른 방법은 chloroquinolone(매일 600mg 2일간 그리고 매일 300mg 2~3주간) 또는 dehydroemetine이 있으나 후자는 심독성 등 상당히 위험한 부작용 때문에 오직 입원 환자들에게만 사용해야 한다. 침습성 아메바증의 치료 후 대변검사에서 음성이라 해도 장관 내 치료약제를 사용해야 한다. 장관 내의 감염은 보통 다음과 같은 약제로 치료된다. 파르모마이신*paromomycin*을 하루에 30mg/kg을 세 등분하여 경구로 10일 동안 사용하거나 요오드퀴놀*iodoquinol*을 매일 650mg 세 번씩 경구로 20일 동안 사용하거나 diloxanide furoate을 하루에 500mg씩 경구로 10일 동안 사용한다. 다발성 병변을 갖는 환자에서와 같이 화농성 간농양을 감별 진단할 필요가 있는 경우, 임상적으로 3주일 내에 치료에 반응이 없는 경우, 농양의 파열이 임박한 경우 또는 간 좌엽의 농양이 심막 내로 터지는 것을 막아야 할 때는 초음파 또는 전산화단층촬영 유도하에 카테터 배액 및 바늘흡인이 약물치료와 병행된다. 다른 모든 치료법이 실패한 경우나 농양이 너무 크거나 다발농양이 있는 경우 수술이 고려되기도 한다.

Ⅳ 조충류

1. 포충증*Echinococcosis*

(1) 역학

Echinococcus granulosus, *E. multilocularis*가 원인 기생충으로, 단방조충*dog tapeworm*이나 다방조충*fox tapeworm*의 유충(포충*hydatid*)이 사람에 감염되어 포충증을 유발한다. 단방조충은 육식동물의 장관에 기생하는 조충류이며 사람에서는 유충만이 기생하는데, 간장 등에 낭종을 형성한다. 사람이 충란을 섭취하면 자충*embryo*이 빠져나와 장막을 뚫고 문맥순환으로 들어가 여러 기관으로 이동하는데, 가장 흔하게 이동하는 장소는 간과 폐이다. 인체에서 완전히 성장한 포낭은 보통 직경 1~7cm의 구형이며 직경이 20cm에 달하는 것도 있다. 포충이 파열되면 감염력이 있는 원두절*protoscolex*이 퍼져 다른 곳에 새롭게 포충을 만들 수 있다. 다방포충은 배아층이 바깥방향에서 증식하여 점진적으로 숙주조직으로 침투하는데, 폐포처럼 보이는 여러 개의 막으로 둘러싸인 병변을 일으킨다. 포낭이 커가는 것은 종양이 자라는 것과 비슷하며, 직접 전파, 혈관 또는 림프관을 통해 전이가 일어난다. 포충증은 전 세계에 광범위하게 분포하고 있으며, 특히 그리스, 동부유럽, 남아메리카, 오스트레일리아, 뉴질랜드, 아이슬란드, 남아프리카가 호발지역으로 간주된다. 우리나라에서는 1983년 수술한 폐포충낭종*pulmonary hydatid cyst* 2례가 기생충학적으로 증명된 최초의 한국인 인체감염 예이다. 지금까지 학술문헌상 보고된 인체감염은 30례 정도로 위의 한 예를 제외한 나머지 감염 예는 사우디아라비아, 쿠웨이트 등 포충증 유행지역인 중동지역에서 장기간 근무하였거나 장기여행 경험이 있는 사람에 의한 것으로 해외에서 유입된 경우다.

(2) 병인

사람에서는 기생충에 감염된 채소를 씻지 않고 섭취하는 경우나 감염된 개와의 접촉을 통해 우연히 중간숙주가 된다. 이와 같이 우연히 감염된 경우 충란은 십이지장 내에서 유충이 유리되어 소장에 부착한 후 소장을 뚫고 문맥순환계로 진입한다. 그 후 자충은 간으로 이동하여 미성숙 형태의 낭포로 전환된다. 자충의 성장은 천천히 진행하고 낭종이 증상을 나타낼 때까지 몇 년이 걸릴 수도 있다. 기생충은 문맥순환계를 통해서 침입하기 때문에 간이 가장 흔한 침범 장소가 된다. 자충은 간에서 유충*larva*으로 자라면서 3층의 벽으로 구성되는 낭종을 형성한다. 제일 외측은 기생충에 대한 숙주의 반응으로 생성된 섬유화 조직이고 내측은 기생충에 의해 생성된 판층*laminated layer*과 배아층*germinal layer*이다. 가장 안쪽에 있는 배아층은 낭종액으로 탈락해서 떠다니는 원두절이 위치하는 장소이다. 낭종액은 배아층에서 분비되고 정상적으로 맑은 색이다. 분비압력이 높은 경우 점차적으로 낭종의 크기가 증가하게 된다. 낭종액이 혼탁해지거나 화농성의 양상을 나타내는 경우는 감염을 의미하고 담즙이 포함된 낭종액은 낭종과 담도계 사이의 교통을 의미한다.

(3) 임상상

포충은 일반적으로 매우 천천히 자라므로 충분히 자라서 공간점유 효과를 나타낼 때까지는 대개 증상이 없다. 포충이 커져 증상을 일으킬 때까지 포충낭종은 우연히 정규 단순 흉부촬영이나 초음파검사에서 발견된다. 인체 내 병변은 포충의 위치에 따라 좌우되며 포충의 분포는 간(66%), 폐(22%), 뼈(3%), 뇌(1%), 기타(8%, 근육, 비장, 안구, 심장, 갑상선)의 순이다. 가장 흔히 출현하는 증상과 소견은 복통과 우상복부 종괴 촉지이다. 간에 생기는 포충은 원발성이며, 환자의 가장 흔한 임상증상은 복통과 우상복부에서 만져지는 덩어리이다. 유행지역에서의 갑작스런 복통은 과민반응의 증상과 관련이 있을 수 있다. 복통의 가장 중요한 원인은 낭종팽창이지만 낭종 주위에 경증의 만성 염증성 반응이 주위 복벽복막*parietal peritoneum*을 침범하여 발생하는 경우도 있을 수 있다. 또한 복통은 낭종이 감염되거나 복강 내로 누출되는 경우 현저하게 관찰된다. 담관을 압박하거나 포낭액이 담관으로 흘러들어가 자주 재발하는 담낭염과 비슷한 임상양상을 보이거나 담관폐쇄로 황달을 유발하기도 한다. 포낭에서 새어나간 포낭액은 발열, 소양감, 두드러기, 호산구증가증 또는 과민증*analphylaxis*을 유발하기도 한다. 낭종이 확장하면서 담관 내로 파열되면 담관으로 낭종액이 배출되는 것뿐 아니라 담즙이 낭종 내로 유입되게 된다. 이때 낭종 내로 균이 침입하게 되면 이차 감염과 동통이 발생하여 임상적으로 간농양과 유사한 소견을 나타내게 된다. 감염된 낭종액이 담관으로 유입되면 발열뿐만 아니라 황달이 출현하는 경우도 있다. 다방포충의 호발 부위는 간인데, 특징적으로 포낭이 커나가는 것이 천천히 자라는 종양과 비슷하며 간세포암종처럼 보이고 간세포가 파괴되고 다른 기관조직으로 전이된다. 환자는 대개 우상복부와 상복부의 통증을 호소하고 폐쇄성 황달도 나타난다. 많지는 않으나 폐나 뇌로 전이되는 환자도 있다.

(4) 진단

포충증은 악성 종양, 아메바성 농양, 선천성 낭종 및 결핵 등과 감별 진단해야 한다. 단순 흉부촬영에서 검사는 폐포충낭증과 석회화된 포낭을 진단하는 데 유용하고, 각종 단층촬영 및 초음파검사는 간장 내부의 석회화되지 않은 낭종을 진단할 수 있다. 경계가 불분명하고 두껍거나 얇은 벽을 지니면서 석회화가 일어나기도 하는 mural calcification 포충을 관찰할 수 있다. 외과적 처치 후 실험실적으로 원두절, 번식포, 낭포낭 등을 찾아내거나 객담이나 소변 내에 파열된 낭포낭으로부터 포충편절을 찾아 진단할 수 있다. 혈청학적 진단법으로 피내검사반응, 간접혈구응집반응*IHA*, 보체결합법, 간접형광항체법, 효소면역법이 있다. 전산화단층촬영, 자기공명영상, 초음파에서는 경계가 불분명하고 두껍거나 얇은 벽을 지니면서 석회화가 일어나기도 하는 벽 내 석회화*mural calcification*된 포충을 관찰할 수 있다. 특히 다방포충증의 경우 원발성 및 전이성 간세포암종과 감별진단에 주의해야 한다. 낭 천자는 가급적 피해야 하나 확진이 필요한 경우가 있을 때에는 낭액을 천자하여 살아 움직이는 원두절을 검출한다.

(5) 치료

증상이 없고 석회화가 있으며 작은 포충낭종은 치료를 하지 않으나, 증상이 있고 합병증이 동반된 포충은 치료를 한다. 단포성 포충증에서는 외과적 절제가 기본이다. 알레르기 반응이 일어나거나 퍼지기 때문에 터지지 않도록 주의해야 한다. 수술을 할 수 없는 환자는 메벤다졸(50mg/kg/일, 3회/일, 3개월)이나 알벤다졸(400mg/일, 2회/일, 1~2개월)을 투여한다. 알벤다졸은 수술 전에도 4일간 투여한다. 프라지콴텔(50mg/kg/일, 3회/일, 15일)은 낭포에는 효과가 없지만, protoscolices에는 유효하므로 터졌을 때 파종을 방지한다. 더욱이 최근에는 경피적으로 흡인한 다음 알벤다졸 10mg/kg/일을 1주간 투여하여 수술과 동등한 효과를 얻고 있다. 다포성 포충증에서는 외과적 절제가 실패로 끝나는 경우가 많다. 이러한 경우 메벤다졸(30~50mg/kg/일, 식후 3회/일, 1~40개월)을 계속해서 경구 투여하면 진행을 막을 수 있다고 한다. 수술이 불가능한 경우에 멸균한 포충액을 피내에 주사하여 포충이 위축되고 자각증상이 없어졌다는 보고도 있다.

참고문헌

1. 채종일, 홍성태, 최민호 등. 임상 기생충학. 서울: 서울대학교 출판문화원, 2011:358-368
2. 대한췌담도학회. 담도학. 서울: 군자출판사, 2008:305-316
3. 김선회, 서경석. 간담췌외과학 제3판. 서울: 도서출판 의학문화사, 2013:110-120
4. 김호각. 심포지엄-간흡충증. 한국에서의 역학. 대한췌담도학회지 2009;14:97-101
5. 조창민. 심포지엄-간흡충증. 진단과 치료. 대한췌담도학회지 2009;14:108-111
6. 박능화. 간담도계의 기생충 질환. 대한간학회지 2006;12(suppl):18-23
7. 한상영. 간농양. 대한간학회지 2006;12(suppl):5-13
8. Lim JH, Mairiang E, Ahn GH. Biliary parasitic diseases including clonorchiasis, opisthorchiasis and fascioliasis. Abdom Imaging 2008;33:157-165
9. Rana SS, Bhasin DK, Nanda M, et al. Parasitic infestations of the biliary tract. Curr Gastroenterol Rep 2007;9:156-164
10. Lim JH, Kim SY, Park CM. Parasitic diseases of the biliary tract. Am J Roentgenol 2007;188:1596-1603
11. Lim JH. Parasitic diseases in the abdomen: imaging findings. Abdom Imaging 2008;33:130-132
12. Maltz G, Knauer CM. Amebic liver abscess: a 15-year experience. Am J Gastroenterol 1991;86:704-710

chapter 19

원발성 경화성 담관염

이광혁

- 원발성 경화성 담관염은 담도계의 미만성 염증, 섬유화 및 담관협착의 병리학적 소견을 보이는 간·담도계에 발생하는 원인 불명의 만성 장애이다. 우리나라에서 보고된 원발성 경화성 담관염을 분석한 결과 20~50대 사이에 호발했고 외국 예에서와 마찬가지로 남성에서 약간 더 많이 발생하였다. 질환 발견 시 나타나는 대부분의 증상은 황달, 가려움증과 복통이다. 원발성 경화성 담관염은 염증성 장질환과 병발하는 경우가 흔하며, 염증성 장질환 환자에서 담즙정체의 임상 소견이나 검사 소견이 있으면 원발성 경화성 담관염의 가능성을 염두해 두어야 한다. 원발성 경화성 담관염의 자연경과는 담관폐쇄, 담즙성 간경변증, 간부전증으로 진행하며 10~15%의 담관암 발생 위험도가 있다.
- 원발성 경화성 담관염의 자연경과를 변화시키는 것으로 증명된 치료는 없으나, 진행된 원발성 경화성 담관염에서 간이식을 시행할 경우에 좋은 예후가 보고되고 있다.
- 원발성 경화성 담관염의 대표적인 합병증으로 담즙정체 및 이와 연관된 합병증, 스텐트 삽입술이 가능한 부위의 협착 *dominant stricture formation*, 담관 담석 및 담관염, 담관암, 대장암 등이 있으며 적절한 내시경 및 수술적 치료가 필요하다.

Ⅰ 정의

원발성 경화성 담관염*primary sclerosing cholangitis*은 병리학적으로 미만성 염증 및 섬유화로 인한 담관협착을 특징으로 하는 간 및 담도계의 만성 담즙 정체성 질환이다. '원발성'이라고 명명한 이유는 이 질환과 비슷한 임상양상 및 담관조영술 소견을 보이지만 선행 원인이 있는 이차성 경화성 담관염과 구별하기 위해서이다. 이 질환은 병리학적 특징인 담관의 협착 및 담관폐쇄로 인하여 무증상 상태에서 담즙정체, 담관염, 담즙성 간경변증 등을 거쳐서 종래에 간부전증까지 진행하는 자연경과를 보인다. 이 질환의 진단은 현재 대부분 다른 이차성 원인이 배제된 상태에서 담관조영술의 특징적 소견인 미만성으로 발생한 다발성 협착과 이로 인한 부분적 확장에 의한 염주알 모양의 담관 모양으로 진단이 가능하다.

Ⅱ 역학

주로 미국과 북유럽에서 연구가 되었다. 이 지역의 보고에 의하면 원발성 경화성 담관염의 발생률은 10만 명당 약 0.9~1.3명이며, 시점 유병률은 약 8~14명으로 추산된다. 남성에서 더 호발하나 염증성 장질환이 동반되지 않을 경우에는 남녀 사이의 발생빈도가 비슷하다. 신생아에서 70대까지 진단된 보고가 있으나, 대부분의 환자가 25세에서 45세 사이로 중간 발생 연령은 약 40세로 알려져 있다. 일등친족*first-degree relative*에서 더 흔하게 발생하는 것으로 보고되고 있다. 현재 국내에서는 아직 정확히 집계된 바 없으나, 더 낮은 발생 및 유병률을 갖는 것으로 알려져 있다. 우리나라 문헌에 보고된 50례 정도를 분석한 결과도 20~50대에 호발했고(45/50, 90%) 남성이 여성보다 약간 더 많이 발생하였다(남성 27 : 여성 23).

원발성 경화성 담관염과 염증성 장질환의 관계는 잘 알려져 있다. 원발성 경화성 담관염을 가진 환자의 25~90%에서 궤양성 대장염이 동반된다고 보고되었다. 이러한 보고는 대개 궤양성 대장염을 저평가하였을 가능성이 높다. 원발성 경화성 담관염 환자에서 대장내시경검사의 육안적 소견이 정상 대장점막이라고 하더라도 점막 조직검사를 시행하면 대장염이 있는 경우가 흔하다. 이런 이유 때문에 일부에서는 90%에 가까울 것이라는 주장이 있다. 반대로 궤양성 대장염을 가진 환자 중에서 원발성 경화성 담관염을 동반한 경우는 약 5% 내외로 보고되고 있는데, 주로 궤양성 대장염이 전 대장을 침범한 경우, 남성의 경우에 많이 발생하는 경향을 보였다. 크론병을 동반한 경우는 궤양성 대장염 보다 드물다. 원발성 경화성 담관염에서 염증성 장질환이 동반되는 경우는 60~80% 정도이며, 대부분이 궤양성 대장염이고 크론병은 약 7%에서 동반되었으며, 262명의 크론병 환자 중에서 3.4% 정도에서 원발성 경화성 담관염이 동반되었다는 보고가 있다.

Ⅲ 병리

1. 큰담관

원발성 경화성 담관염에서 총수담관은 섬유화로 인하여 비후되고 단단한 줄같이 관찰된다. 원발성 경화성 담관염에 특징적인 간내 큰 담관의 변화는 ① 반원형 또는 원형의 섬유화능*crest*을 동반한 큰 담관의 얇은 벽을 가진 원통형 또는 낭포형 확장, ② 담관상피와 담관내강의 완전 또는 부분 폐쇄를 동반한 담관의 섬유화끈*cord*으로의 전환이다(그림 19-1, 19-2). 이러한 변화로 담관촬영 시 담관이 '염주알'과 '자두나무*prune tree* 모양'의 양상을 보인다.

2. 간생검

간생검은 임상적으로 작은 담관의 원발성 경화성 담관염이 의심되는 임상상황에서 담관조영 소견이 정상인 경우에 제한적으로 시행한다.

환자의 간조직의 가장 특징적인 소견은 담관의 섬유화

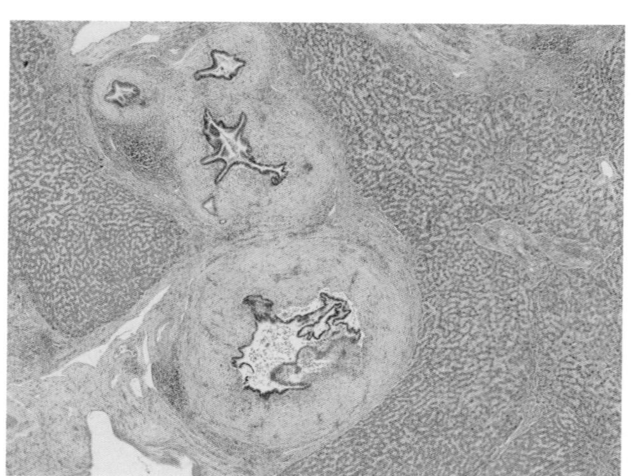

그림 19-1. 원발성 경화성 담관염에서 관찰되는 간내담관의 현미경적 소견 중간에서 큰 크기의 엽간 담관벽이 섬유화로 두꺼워지고 염증세포의 침윤이 관찰된다.

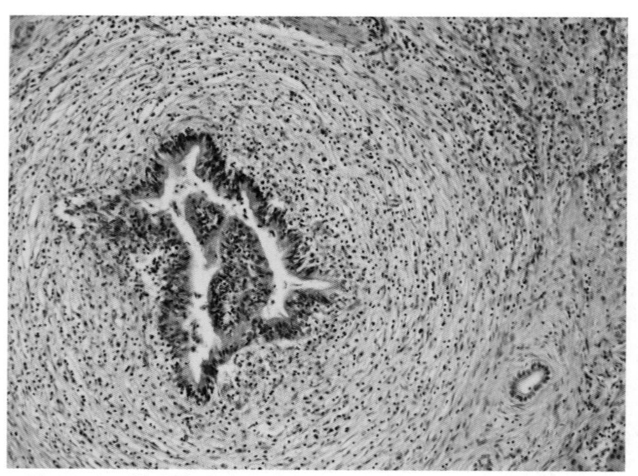

그림 19-2. 원발성 경화성 담관염에서 관찰되는 간내담관의 현미경적 소견 담관 주위로 동심원 모양의 섬유화로 내강이 좁아지고, 염증세포의 침윤으로 담관세포의 괴사와 탈락이 관찰된다.

표 19-1 원발성 경화성 담관염의 Ludwig staging system

문맥기(1기)	문맥관에 국한되어 문맥 간염 혹은 담관 이상이 발생 섬유화나 부종이 동반 가능
문맥주위기(2기)	문맥 주변 섬유화가 문맥관 외 부위에서 발견 조각괴사 동반 가능
중격기(3기)	중격 섬유화 혹은 가교괴사
경화기(4기)	담관경화

성 폐쇄*fibrous obliteration*로 문맥계에서 볼 수 있는데, 소엽과 중격 담관 주위에 동심성 섬유화를 형성하여 양파껍질 섬유화*onion skin pattern fibrosis*라고도 불린다. 이러한 전형적인 소견은 25% 미만에서만 나타나며 대부분은 비특이적인 소견으로 원발성 담즙 경변증*primary biliary cirrhosis*과 비슷한 소견을 보이기도 한다. 담관 주위 섬유화가 염증세포 침윤을 동반하는 경우에 염증은 대개 림프구, 중성구, 형질세포, 호산구 등 여러 세포에 혼합되어 나타난다. 대개 이러한 변화는 처음에는 주로 문맥계에서 시작하여 간실질로 진행하는데, 이러한 병의 진행을 평가하기 위하여 병기를 구분하기도 한다(표 19-1).

Ⅳ 원인 및 발병기전

원발성 경화성 담관염의 원인과 발병기전은 알려져 있지 않으며, 여러 가지 원인기전이 제시되고 있다. 대표적인 가설로는 자가면역에 의한 손상, 장내 미생물에 의한 손상 등이 있다. 현재 면역학적으로 유도된 담관의 손상이 주원인일 것으로 생각되고 있으나 구체적인 항원과 어떤 경과로 T 림프구가 활성화되는지 등등에 대해서는 잘 알려져 있지 않다. 아마도 유전적 성향이 있는 환자에서 장내 미생물의 변화 등 환경적 요인에 의해서 유발된 면역학적 변화가 원발성 경화성 담관염을 유발하였다는 주장이 있으며 혹은 다양한 다른 원인의 비슷한 임상 표현형이라는 주장도 있다.

Ⅴ 임상양상

무증상의 환자에서 간기능검사 이상 소견으로 검사 중에 발견되는 경우부터 질환이 매우 진행되어 간경변증에 의한 증상으로 진단되는 경우까지 매우 다양하다. 무증상으로 진단되는 환자의 일부에서는 담관의 병변이 매우 진행한 경우도 있다.

질환 발현 시 나타나는 증상은 대개 황달, 가려움증과 복통 등이다. 때로는 우상복부에 심한 통증이 발생한다. 증상의 시작과 진행은 대개 잠행성이나 드물게 급성 간염과 같은 증상으로 나타날 수 있으며, 흡수장애와 식욕부진으로 체중감소가 따를 수 있다. 발열은 미열부터 발작성의 고열까지 여러 형태로 나타날 수 있다. 그러나 급성 패혈성 담관염이 나타나는 경우는 드물다.

원발성 경화성 담관염의 중요한 임상상은 때로 극단적인 임상경과의 다양성이라고 할 수 있다. 황달, 가려움증, 복통, 발열 등의 증상과 징후가 몇 개월 또는 몇 년에 걸쳐 자연 소실될 수 있다. 이러한 임상경과의 다양성은 미세담관이나 담즙찌꺼기 등에 의해 미만성으로 협착된 담관의 간헐적 폐쇄에 의해 발생할 수도 있고, 이미 좁아진 담관계에 간헐적인 그러나 심하지 않은 상행성 세균성 담관염이 급성 염증을 일으켜 발생할 수도 있다고 생각된다. 드물게 원발성 경화성 담관염 환자에서 간경변증이나 문맥압항진증의 합병증이 첫 증상으로 나타날 수 있는데, 이 경우 정맥류 출혈이 가장 흔하다.

원발성 경화성 담관염 환자의 20~40% 정도가 무증상이다. 이런 무증상 원발성 경화성 담관염 환자의 담관조영술 소견은 심한 증상을 가진 환자의 소견보다 훨씬 심하고 진전된 소견을 보이기도 한다. 즉 담관조영술상 심한 병변을 보이는 경우라도 몇 년 동안 증상이 없을 수 있다.

Ⅵ 신체검진 및 검사실 소견

많은 환자에서 신체검진 소견은 정상이다. 황달, 간종대, 비장종대 및 긁은 상처*excoriation* 등이 흔한 이상 소견이다. 거미혈관종, 근육 소실 등 말기 간질환 징후가 이 질환 후기에 나타날 수 있다.

간기능검사는 담즙 정체성 양상을 보인다. 혈청 알칼리성 인산분해효소치와 혈청 γ-GTP와 5-뉴클레오티드 분해효소*nucleotidase*가 같이 상승된다. 혈청 아미노전이효소치도 상승하나 정상치보다 3~4배 이상 증가하는 경우는 드물다. 혈청 빌리루빈, 주로 포합형 빌리루빈치가 상승할 수 있다. 백혈구 수는 대개 정상이지만 세균성 담관염이 병발한 경우 다형핵 백혈구가 증가한다. 소수의 환자에서 경우에 따라 심한 호산구증가증을 보이는데 그 의미는 아직 불확실하다. 때로 혈청 면역글로불린이 상승하는데 대개는 IgM 상승 후 IgG와 IgA 상승이 뒤따른다. 항핵항체나 항평활근항체 등 비특이적 자가항체가 성인 환자의 1/3 정도와 대부분의 소아 환자에서 낮은 역가로 나타나며 p-ANCA의 상승이 관찰되기도 한다. 원발성 담관경화증에서 상승되는 항미토콘드리아 항체는 상승하는 경우가 거의 없다. IgG4 연관 담관협착증에서 상승하는 IgG4의 경우 일부 보고에 의하면 원발성 경화성 담관염 환자의 10% 내외에서 상승한다고 알려져 있지만, 원발성 경화성 담관염이 의심되는 환자에서 IgG4가 상승한 경우에는 스테로이드 치료에 반응이 좋은 IgG4 연관 담관염과 감별을 해야 한다.

Ⅶ 영상검사

대개 원발성 경화성 담관염의 병리학적 변화가 복부초음파, 복부 전산화단층촬영 및 복부 자기공명영상에서 담관벽의 비후 및 근위부 담관의 확장으로 관찰되며, 원발성 경화성 담관염에 의한 이차적인 합병증에 의한 소견이 관찰된다.

복부초음파검사에서 정상으로 관찰될 수도 있다. 관찰되는 이상 소견은 주로 비특이적인 소견으로 담관벽의 비후 및 부분적인 담관확장이 주로 관찰되며 이차적인 담낭담석, 담낭벽 비후, 담낭비대, 담낭염 소견 등의 담낭 합병증이 관찰될 수 있다. 복부 전산화단층촬영 및 복부 자기공명영상에서도 담관벽의 비후 및 염증, 확장이 관찰되며 간문맥 상승 등의 합병증과 관련된 이차적인 소견이 관찰된다. 복부 전산화단층촬영 및 복부 자기공명영상은 검사의 위험도가 내시경 역행성 담췌관조영술보다 더 낮고 예민도에 있어서 크게 뒤지지 않기 때문에 원발성 경화성 담관염의 주요한 합병증인 담관암의 발생을 추적 관찰하는 데 유용하게 사용될 수 있다.

Ⅷ 합병증

1. 영양장애

원발성 경화성 담관염에서 만성적 담즙정체가 지방과 지용성 비타민의 흡수장애를 일으켜 지방변을 유발하고 칼슘 흡수장애, 열량 손실, 지용성 비타민 결핍을 초래할 수 있다. 비타민 A, D, E, K의 결핍증이 나타날 수 있는데, 야맹증과 골다공증이 지용성 비타민 결핍증의 가장 흔한 증상이다. 이러한 영양장애가 원발성 경화성 담관염 환자에서 관찰되면 반드시 다른 질환의 유무를 의심해야 한다. 특히 원발성 경화성 담관염이 매우 진행하여 심한 간경변증이 있어서 황달이 심한 경우가 아니라면 만성 췌장염, 소장질환 등이 같이 병발했는지 여부에 대한 조사가 반드시 필요하다.

2. 이차성 담즙성 간경변증

원발성 경화성 담관염의 자연경과는 서서히 진행된다. 대부분의 담즙정체에서처럼 간실질에 대한 지속적인 손상으로 실질세포의 손상과 담관의 섬유염증성 진행으로 간경변증으로 진행한다. 진행된 만성 간질환의 합병증으로 문맥압항진증과 이에 의한 정맥류 출혈, 복수, 간부전증이 발생할 수 있다. 원발성 경화성 담관염이 진행하여 발생한 간경변증 환자에서 궤양성 대장염의 합병증에 대한 치료로 대장절제술을 시행받는 경우 수술 후 문맥압항진증에 의한 정맥류 출혈에 의한 사망이 증가한다. 이를 예방하기 위해서 대장절제술 전에 경간문맥전신단락술을 고려할 수 있다.

3. 담석증 및 담관염

원발성 경화성 담관염 환자의 1/3에서 담낭 혹은 담도에 담석이 발생할 수 있다. 담석이 발견되는 경우에 임상적 치료는 정상인에서 담석 치료와 같은 원칙으로 치료를 한다. 콜레스테롤 담석과 색소성 담석 모두 발견되며 담도계의 담즙정체 때문에 일반인보다 담석이 더 잘 생기는 것으로 생각된다. 특히 담관에 대한 내시경적 처치를 하는 경우에 담관염이 잘 발생하기 때문에 주의를 해야 한다. 담관염이 발생하면 일반적인 담관염과 마찬가지로 담관 담석 혹은 치료가 가능한 담도협착의 유무를 잘 확인하여 교정해주는 것이 중요하다.

담도협착 중에서 팽대부부터 간문부의 간담관 사이에 협착이 발생하는 경우가 있다. 이런 협착이 발생하면 황달, 가려움증, 담관염 등의 증상을 일으킨다. 임상적으로 중요한 점은 이러한 협착은 내시경적 스텐트 삽입술로 교정할 수 있는데, 담관암과 감별이 어렵기에 주의를 기울여야 한다는 것이다.

4. 담관암

원발성 경화성 담관염은 전암 병변으로, 원발성 경화성 담관염 환자에서 담관암의 일생 동안 발생할 확률은 10~15% 정도이며 매년 1.5% 정도의 발생률을 보인다. 실제로 환자의 부검에서의 빈도는 훨씬 높은데 원발성 경화성 담관염 환자의 30~40%에서 담관암이 보고되었다. 원발성 경화성 담관염 환자가 이유를 알 수 없이 갑자기 악화되고 황달의 진행이 빠르고, 체중감소, 복부불편감이 심해질 경우 담관암의 병발증을 의심할 수 있다. 검사실 소견에서 CEA와 CA 19-9 등 혈청 종양표지자가 원발성 경화성 담관염에 병발한 담관암을 의심하는 데 도움이 될 수 있지만 진단을 위해서는 다른 검사가 추가적으로 필요하다.

영상검사로 시행하는 복부 전산화단층촬영과 자기공명영상에서 한쪽으로 치우쳐서 담관벽의 비후(5mm 이상)가 있으면 의심할 수 있다. 이러한 영상검사에서 뚜렷한 종괴가 관찰되거나 명백한 간 혹은 림프절 전이가 있으면 비교적 쉽게 진단할 수 있지만 예민도가 만족할 만한 수준은 아니다. 담관암의 발생이 의심되는 담관조영술 소견은 심한 담관확장, 담관 확장과 협착이 진행되는 경우, 1cm 이상의 종괴가 보이는 경우 등이며, 조직학적 확진을 위해서 내시경 역행성 담췌관조영술을 통한 세포검사*brush cytology*를 시행할 수 있는데, 예민도가 낮아서 결과 해석 시 위양성의 가능성을 항상 고려해야 한다. 간내담관이 확장되면서 내시경으로 접근하기 어려운 부위에 협착이 있는 경우에는 경피경간경로를 통해서 조직검사를 시행할 수 있다. 이러한 다양한 검사를 시행해도 진단이 어려운 경우가 많으며, 한 보고에 의하면 간이식을 시행한 환자의 10%에서 예상하지 못한 담관암이 발견되었다.

5. 기타 종양

여러 연구에 의하면, 궤양성 대장염과 동반된 원발성 경화성 담관염은 대장염의 기간이나 범위에 관계없이 대장 이형성과 대장암의 위험성이 높은 것으로 나타났다. 궤양성 대장염에서 원발성 경화성 담관염이 동반되었을 때 대장 종양의 위험성이 증가하기 때문에 적절한 대장내시경검사가 필요하다. 원발성 경화성 담관염 환자에서 간세포암종도 발생 위험도가 증가한다.

Ⅸ 진단 및 담관조영술

낮은 빈도의 질환임을 고려하면 임상적으로 의심하는 것이 정확한 진단에 매우 중요하다. 염증성 장질환을 가진 청년기 및 장년기 환자에서 알칼리성 인산분해효소치가 상승되어 있으면 담즙정체 증상 유무에 관계없이 다른 원인이 증명되지 않는 한 원발성 경화성 담관염의 가능성을 한 번은 생각해야 한다. 이 경우에 담관조영술을 통해서 전형적인 소견이 관찰되고 이차적 경화성 담관염의 원인이 없다면 원발성 경화성 담관염으로 진단할 수 있다. 요약하면 담즙 정체성 간기능검사 이상을 보이는 염증성 장질환 환자에서 다분절 협착과 확장으로 인한 염주알 모양의 담관 이상을 보이면서 이차적 원인의 경화성 담관염이 없다면 진단이 가능하다. 간조직검사는 전형적인 담관조영술의 경우에는 필요 없고 임상적으로 작은 담관의 원발성 경화성 담관염이 의심되는 임상상황에서 담관조영 소견이 정상인 경우에 고려할 수 있다.

1. 담관조영술

담관조영술은 경피경간적 담관조영술, 내시경 역행성 담췌관조영술, 그리고 자기공명 담췌관조영술 등으로 얻을 수 있으며, 이 중 가장 선호되는 검사는 자기공명 담췌관조영술이다(그림 19-3). 경피경간적 담관조영술 및 내시경적 역행성 담췌관조영술은 조영제가 주입된 담관만 관찰되는 데 비해서 자기공명 담췌관조영술은 모든 담관을 비침습적인 방법으로 관찰할 수 있을 뿐 아니라 간실질과 주변 장기 및 혈관을 더불어 관찰할 수 있는 장점이 있다. 내시경 역행성 담췌관조영술(그림 19-4)은 자기공명 담췌관조영술을 시행받지 못하는 환자나 아주 초기의 원발성 경화성 담관염이 의심되는 경우에 시행하며 자기공명 담췌관조영술로 진단이 어려울 때, 원위부 담관의 협착으

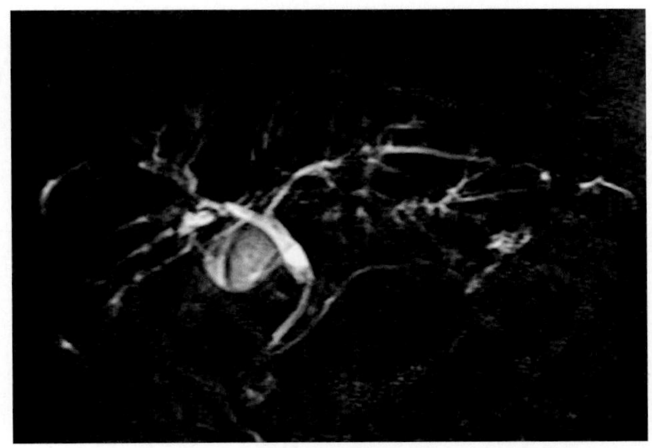

그림 19-3. 원발성 경화성 담관염의 자기공명 담췌관조영술*MRCP* 소견

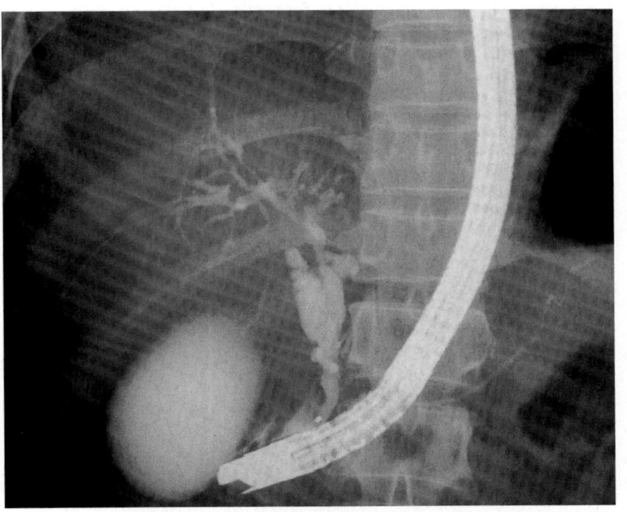

그림 19-4. 원발성 경화성 담관염의 내시경 역행성 담췌관조영술 *ERCP* 소견

로 악성 협착과 감별이 어려울 때 혹은 진단과 더불어 원위부 담관배액술이 필요할 때 우선적으로 고려해야 한다. 경피경간적 담관조영술은 침습적인 방법으로, 자기공명 담췌관조영술과 내시경 역행성 담췌관조영술을 모두 시행하지 못하는 임상상황이나 담관암이 의심되는 상황에서 내시경 역행성 담췌관조영술 혹은 복부초음파 유도하 조직검사 등으로 조직을 얻기 어려울 때 고려해 볼 수 있는 검사이다.

이러한 담관조영술은 원발성 경화성 담관염의 진단뿐 아니라 이 질환의 침범 부위를 나타내주므로 중재적 치료 결정에 도움을 준다. 원발성 경화성 담관염에서의 담관조영술은 대개 양쪽 간내담관과 간외담관 모두에 미만성의 이상 소견을 보인다. 병변이 간내담관에만 국한된 경우가 15~30%이며 간외담관만 침범한 경우는 10% 이하이다. 원발성 경화성 담관염에서 특징적인 담관조영술 소견은 담관의 다발성 협착으로, 담관의 협착이 미만성이고 대개 짧으며(0.2~2cm) 윤상이다. 그리고 사이사이에 정상 혹은 확장된 담관을 동반하는 띠 같은 담관협착으로 인한 특징적인 염주알상의 담관 모양을 보인다. 담관벽의 불규칙성이 흔하며 특히 총수담관에서 거친 모양을 보인다. 간내담관의 가느다란 분지가 잘 조영되지 않아 자두나무 모양을 띤다.

2. 감별진단

다양한 담즙정체성 질환과 감별을 해야 하는데, 특히 이차적 원인의 경화성 담관염, IgG4 연관 담관염, 원발성 경화성 담관염과 자가면역성 간염 중첩 증후군*overlap syndrome*과의 감별이 중요하다.

감별을 요하는 이차성 담관염 중 흔한 것은 담도계 담석과 관련된 반복적인 담관염, 악성 담관협착, 수술 관련 담도손상인데 대개의 경우 환자의 병력과 영상검사 소견으로 진단할 수 있다. 간경변증이나 전이성 간세포암종 등과 같이 몇몇 질환에서 담관의 변형과 협착이 담관조영술상 원발성 경화성 담관염과 비슷한 양상을 보일 수 있으며, 다양한 원인의 간경변증에서도 담관조영술 시 담관의 군집과 심한 자두나무 모양 변형이 관찰될 수 있다.

이 중 담관암종에 의한 담관협착의 경우 초기에 원발성 경화성 담관염과 감별이 어려울 수 있다. 이와 더불어 원발성 경화성 담관염 경과 중에 합병증으로 발생하는 담관암종은 진단하기 어렵다. 진단이 어려운 이유는 영상검사와 수술 전 세포 및 조직 진단을 시행해도 진단의 예민도가 높지 않기 때문이다. 담관암의 존재 유무의 감별이 어려운 경우에 환자의 임상상황을 고려하여 수술적 치료를 시행할 수도 있다.

자가면역성 만성 간염 혹은 자가면역성 간염과 원발성 경화성 담관염의 중첩 증후군도 드물게 염증성 장질환과 동반될 수 있다. 이 질환에 특징적인 자가항체인 항핵항체와 항평활근항체의 높은 역가와 간조직검사에서 관찰되는 광범위한 산재된 간괴사, 담관조영술에서 정상 담관 소견 등으로 원발성 경화성 담관염과 감별할 수 있으며, 감별이 어려울 때는 정확한 진단기준과 임상양상을 토대로 면밀한 검토가 필요하다.

IgG4 연관 담관염은 원발성 경화성 담관염보다 좀 더 전신적인 질환으로, 췌장염과 동반이 흔하여 IgG4 연관 전신질환 혹은 자가면역성 췌장염이라고도 불린다. 원발성 경화성 담관염과 구분되는 IgG4 연관 담관염의 특징은 대장 이외의 다른 장기의 침범으로 인한 이상 소견, 혈청 IgG4의 상승, 특징적인 담관조영술 소견, 침범 장기 조직검사의 특징적인 소견, 스테로이드 반응성 등이 있다. 이런 특징이 관찰되면 비교적 쉽게 감별이 되지만 IgG4 관련 전신질환이 담관만을 침범한 경우에는 감별이 쉽지 않을 수 있다.

Ⅹ 치료

1. 약물치료

우르소데옥시콜산*ursodeoxycholic acid*, 스테로이드*glucocorticoids* 사이클로스포린*cyclosporine*, 메토트렉세이트*methotrexate*, 항생제(테트라사이클린*tetracycline*, 반코마이신*vancomycin*), 아지티오프린*azathioprine*(6-mercaptopurine), tacrolimus, D-penicillamine, etanercept 등의 다양한 약제가 연구 되었으나 원발성 경화성 담관염의 진행을 억제시키거나 늦추는 치료효과가 증명된 약제는 아직까지 없다.

원발성 경화성 담관염에서 만성 담즙정체에 의한 독

성 담즙산의 농도를 저하시켜 병의 진행을 늦추기 위한 시도가 있었다. 담즙산 결합수지*resin*인 콜레스티라민*cholestyramine* 투여로 복통이 소실되고 생화학적 이상 소견이 호전된 보고가 있었고, 담즙산의 하나인 우르소데옥시콜산에 대해 가장 많은 연구가 시행되었지만 현재 이러한 약물의 일반적인 사용은 추천되고 있지 않다.

우르소데옥시콜산은 원발성 담즙성 간경변증에 대한 치료효과가 입증되어서 비슷한 담즙 정체를 보이는 원발성 경화성 담관염에서 연구가 많이 되었다. 몇몇 보고에서 하루 체중 kg당 10~15mg의 우르소데옥시콜산 투여로 혈청 아미노전이효소치와 알칼리성 인산분해효소치가 저하되는 것이 확인되었지만, 우르소데옥시콜산 치료가 원발성 경화성 담관염에 의한 사망이나 간이식의 필요성 등과 같은 질환의 자연경과에는 영향을 미치지 못한다. 일부 연구에서 간의 조직 소견과 담관조영술상의 이상 소견에 영향을 미칠 수 있다고 보고하였으나 다른 연구에서 증명되지 않았다. 최근 하루 체중 kg당 28~30mg의 고용량을 사용한 위약 대조군 전향적 무작위 배당 연구의 중간 분석결과가 고용량의 사용이 환자에게 불리하다고 나왔다. 아주 초기의 환자에서의 사용과 일반적인 용량에서의 효과는 아직 밝혀지지 않았지만 전술한 이유로 현재 담즙산의 사용은 추천되고 있지 않다. 현재 새로운 담즙산인 치료제(24-norursodeoxycholic acid, docosahexaenoic acid, obeticholic acid)가 연구 중이다.

2. 합병증의 치료

(1) 내과적 치료

원발성 경화성 담관염의 합병증에 대한 내과적 치료의 목표는 가려움증의 완화, 영양결핍에 대한 교정과 세균성 담관염 예방이다. 가려움증을 가진 환자는 초기에는 일반적인 피부관리, 국소적 피부완화제, 부드러운 면의복 착용, 미지근한 물로의 목욕 등 간단한 방법으로 효과를 볼 수 있다. 경우에 따라 항히스타민제를 사용할 수 있으나 4~8g의 콜레스티라민을 하루 세 번 식전에 경구 투여하여 더 좋은 효과를 볼 수 있다. 중재적 확장이 불가능한 고도의 간외담관 폐쇄 시에는 페노바르비탈*phenobarbital*을 취침 전에 30~60mg 투여하거나 하루에 kg당 10mg의 리팜핀*rifampin*을 투여하기도 한다. 두 약물 모두 사이토크롬 P450 효소를 활성화시켜 아직 확인되지 않은 가려움증의 원인물질을 분해하는 것으로 여겨진다. Naloxone이나 nalmefene 같은 아편계 길항제가 사용되기도 한다. 이런 여러 가지 방법에도 듣지 않고 교정 가능한 심한 협착 없이 진행된 간질환을 가진 환자에서는 간이식을 고려해 본다.

지방변을 보이는 환자에서는 중형 중성 지방이 열량동화작용을 호전시킬 수 있다. 지용성 비타민 결핍은 비타민의 경구 투여 또는 심한 흡수장애가 있는 환자에서는 비경구 투여로 교정할 수 있다. 원발성 경화성 담관염에서 프로트롬빈시간의 연장은 비타민 K의 결핍 때문이라기보다는 말기 간질환에 이차적인 경우가 더 많다.

세균성 담관염의 급성기에는 그람음성간균, 장내구균, 박테로이드, 클로스트리듐에 대한 적절한 항생제 투여가 필요하다. 심한 담관염 환자에서는 혈액배양 후 암피실린*ampicillin* 또는 3세대 세팔로스포린*cephalosporin*, mezocillin을 아미노글리코시드*aminoglycoside*와 메트로니다졸*metronidazole*과 함께 투여한다. 대부분의 담관염 환자에서 시프로플록사신*ciprofloxacin* 단독투여가 세 가지 항생제의 병용요법 못지않게 효과적이다. 원발성 경화성 담관염의 일부 환자에서 반복적인 담관염이 문제가 된다. 경우에 따라 예방적 항생제 투여가 도움을 줄 수 있으나 효과는 증명되지 않았다. 실제로 원발성 경화성 담관염에서 반복적인 세균성 담관염은 예방 및 치료가 어렵고 간이식 적응증의 하나가 된다.

(2) 내시경 및 영상의학적 중재술

황달이 점점 심해지고 심한 가려움증 또는 반복적인 담관염 환자에서 담관협착에 대한 내시경 혹은 경피적 시술에 의한 치료가 일부 적응이 되는 환자에서는 좋은 결과를 보인다. 원발성 경화성 담관염은 담관계의 미만성 질환으로서, 미세담관의 파괴와 더불어 이차성 담즙성 간경변증의 말기에 악화되는 담즙정체가 큰 담관의 협착에 의해 나타나는 담즙정체와 비슷하다는 것을 염두에 두어야 한다. 즉 비교적 큰 담관의 협착의 경우 중재술이 효과를 보지만 미만성의 작은 담관의 협착의 경우에는 간이식을 고려해야 한다. 시술의 편이성과 간편성을 고려하면 내시경적 시술을 우선적으로 고려한다.

(3) 간이식

진행된 원발성 경화성 담관염에서 간이식이 최선의 치료방법이다. 5년 생존율이 85%까지 보고되고 있다. 원발성 경화성 담관염의 임상경과는 각각의 환자에서 매우 다양하고 이를 예측하기 어렵고 담관암의 위험도가 높기에 어떤 환자에서 간이식이 필요한지 판단하기 어려운 경우가 많다. 원발성 경화성 담관염의 진행 정도를 평가하여 간이식의 타당성을 평가하기 위한 많은 모델이 제시되었다. 이 중에서 Mayo 위험 점수가 가장 널리 알려져 있으며, 실제 임상에서 간이식 타당성 평가를 위한 예후예측을 위해서는 다른 간질환과 마찬가지로 MELD 점수가 가장 많이 사용되고 있다. 원발성 경화성 담관염 환자에서 간이식의 적응증은 말기 간질환에서의 적응증과 비슷하게 적용된다. 예외적으로 MELD 점수에 의해서 간이식의 적응이 어려운 상황이어도 반복적이면서 치료가 어려운 담관염이 지속되는 경우와 해결되지 않는 가려움증에서는 간이식을 고려해 볼 수 있다. 담관암이 의심되는 상황에서의 간이식을 이용한 치료에 대해서 좋은 성적이 발표되었지만 아직 전반적으로 적용하기에는 충분한 근거가 부족한 상태이다.

XI 예후

이미 언급한 대로 원발성 경화성 담관염의 자연경과는 상당히 다양하다. 황달이 간헐적이고 자연 소실될 수도 있는 반면, 담관조영술상 심한 미만성의 협착을 보이는 환자에서 수년간 조직학적 진행 없이 무증상을 유지할 수 있다. 이러한 이유로 많은 연구자들은 예후를 예측하기 위한 모델을 연구 보고해 왔으며 대표적으로 Mayo 위험 점수가 있다. 나이, 혈청 빌리루빈, 혈청 알부민, 혈청 아스파탐산아미노전이효소*AST*, 정맥류 출혈 등으로 구성되어 있으며 비교적 생존 가능성과 잘 관련되어 있기 때문에 간이식의 결정에 쓰이고 있다. 그 외에도 예후와 관련된 모델에 사용되는 인자로 조직학적 단계, 비장종대, 간종대, 혈청 알칼리성 인산분해효소의 상승 등이 있다. 염증성 장질환, 담즙의 칸디다 감염 등이 있으면 예후가 불량하다고 알려져 있으며, 사망의 주원인은 간부전증이고 그다음이 담관암이다.

참고문헌

1. Angulo P, Batts KP, Jorgensen RA, et al. Oral budesonide in the treatment of primary sclerosing cholangitis. Am J Gastroenterol 2000;95:2333-2337
2. Bambha K, Kim WR, Talwalkar J, et al. Incidence, clinical spectrum, and outcomes of primary sclerosing cholangitis in a United States community. Gastroenterology 2003;125:1364-1369
3. Bergquist A, Lindberg G, Saarinen S, et al. Increased prevalence of primary sclerosing cholangitis among first-degree relatives. J Hepatol 2005;42:252-256
4. Bjornsson E, Lindqvist-Ottosson J, Asztely M, et al. Dominant strictures in patients with primary sclerosing cholangitis. Am J Gastroenterol 2004;99:502-508
5. Boonstra K, Weersma RK, van Erpecum KJ, et al. Population-based epidemiology, malignancy risk, and outcome of primary sclerosing cholangitis. Hepatology 2013;58:2045-2055
6. Chapman R, Fevery J, Kalloo A, et al. Diagnosis and management of primary sclerosing cholangitis. Hepatology 2010;51:660-678
7. Charatcharoenwitthaya P, Enders FB, Halling KC, et al. Utility of serum tumor markers, imaging, and biliary cytology for detecting cholangiocarcinoma in primary sclerosing cholangitis. Hepatology 2008;48:1106-1117
8. Dave M, Elmunzer BJ, Dwamena BA, et al. Primary sclerosing cholangitis: meta-analysis of diagnostic performance of MR cholangiopancreatography. Radiology 2010;256:387-396
9. Eaton JE, Talwalkar JA, Lazaridis KN, et al. Pathogenesis of primary sclerosing cholangitis and advances in diagnosis and management. Gastroenterology 2013;145:521-536
10. Epstein MP, Kaplan MM. A pilot study of etanercept in the treatment of primary sclerosing cholangitis. Dig Dis Sci 2004;49:1-4
11. Fevery J, Henckaerts L, Van Oirbeek R, et al. Malignancies and mortality in 200 patients with primary sclerosering cholangitis: a long-term single-centre study. Liver Int 2012;32:214-222
12. Gaing AA, Geders JM, Cohen SA, et al. Endoscopic management of primary sclerosing cholangitis: review, and report of an open series. Am J Gastroenterol 1993;88:2000-2008
13. Gossard AA, Talwalkar JA. Cholestatic liver disease. Med Clin North Am 2014;98:73-85
14. Hansen JD, Kumar S, Lo WK, et al. Ursodiol and colorectal cancer or dysplasia risk in primary sclerosing cholangitis and inflammatory bowel disease: a meta-analysis. Dig Dis Sci 2013;58:3079-3087
15. Hirschfield GM, Chapman RW, Karlsen TH, et al. The genetics of complex cholestatic disorders. Gastroenterology 2013;144:1357-1374

16. Hirschfield GM, Karlsen TH, Lindor KD, et al. Primary sclerosing cholangitis. Lancet 2013;382:1587-1599
17. Hommes DW, Erkelens W, Ponsioen C, et al. A double-blind, placebo-controlled, randomized study of infliximab in primary sclerosing cholangitis. J Clin Gastroenterol 2008;42:522-526
18. Johnson GK, Geenen JE, Venu RP, et al. Endoscopic treatment of biliary tract strictures in sclerosing cholangitis: a larger series and recommendations for treatment. Gastrointest Endosc 1991;37:38-43
19. Knox TA, Kaplan MM. A double-blind controlled trial of oral-pulse methotrexate therapy in the treatment of primary sclerosing cholangitis. Gastroenterology 1994;106:494-499
20. LaRusso NF, Wiesner RH, Ludwig J, et al. Prospective trial of penicillamine in primary sclerosing cholangitis. Gastroenterology 1988;95:1036-1042
21. Lindor KD, Kowdley KV, Luketic VA, et al. High-dose ursodeoxycholic acid for the treatment of primary sclerosing cholangitis. Hepatology 2009;50:808-814
22. Lindor KD, Wiesner RH, Colwell LJ, et al. The combination of prednisone and colchicine in patients with primary sclerosing cholangitis. Am J Gastroenterol 1991;86:57-61
23. Melum E, Franke A, Schramm C, et al. Genome-wide association analysis in primary sclerosing cholangitis identifies two non-HLA susceptibility loci. Nat Genet 2011;43:17-19
24. Molodecky NA, Kareemi H, Parab R, et al. Incidence of primary sclerosing cholangitis: a systematic review and meta-analysis. Hepatology 2011;53:1590-1599
25. Ponsioen CY, Lam K, van Milligen de Wit AW, et al. Four years experience with short term stenting in primary sclerosing cholangitis. Am J Gastroenterol 1999;94:2403-2407
26. Razumilava N, Gores GJ, Lindor KD. Cancer surveillance in patients with primary sclerosing cholangitis. Hepatology 2011;54:1842-1852
27. Rizvi S, Gores GJ. Pathogenesis, diagnosis, and management of cholangiocarcinoma. Gastroenterology 2013;145:1215-1229
28. Talwalkar JA, Angulo P, Keach JC, et al. Mycophenolate mofetil for the treatment of primary sclerosing cholangitis. Am J Gastroenterol 2005;100:308-312
29. Trikudanathan G, Navaneethan U, Njei B, et al. Diagnostic yield of bile duct brushings for cholangiocarcinoma in primary sclerosing cholangitis: a systematic review and meta-analysis. Gastrointest Endosc 2014;79:783-789
30. van Milligen de Wit AW, van Bracht J, Rauws EA, et al. Endoscopic stent therapy for dominant extrahepatic bile duct strictures in primary sclerosing cholangitis. Gastrointest Endosc 1996;44:293-299
31. Vleggaar FP, Monkelbaan JF, van Erpecum KJ. Probiotics in primary sclerosing cholangitis: a randomized placebo-controlled crossover pilot study. Eur J Gastroenterol Hepatol 2008;20:688-692

chapter

20 담관낭종과 췌담관합류이상

류지곤

- 담관낭종*choledochal cyst*은 담관의 전부 또는 일부의 선천적 확장을 의미하는 담도계의 선천성 질환으로 서구보다 한국, 일본 등 극동지역에서 흔하다.
- 담관낭종의 원인은 아형에 따라 다르고 아직까지 정확히 알려져 있지 않지만, Ⅰ형과 Ⅳ형의 경우 췌담관합류이상이 가장 설득력 있는 원인으로 받아들여지고 있다.
- 복통, 황달, 복부종괴가 담관낭종의 전형적인 3대 증상이며, 합병증으로 담석, 급성 담낭염, 담관염, 황달, 낭종결석, 췌장염, 담낭 및 담도계의 악성 종양이 흔히 발생할 수 있다.
- 담관낭종의 치료원칙은 수술이며 방법은 아형에 따라 다르나, 악성 종양 및 합병증의 발생을 줄일 수 있는 낭종의 완전한 절제술과 담관공장문합술을 시행하는 것이 원칙이다.
- 췌담관합류이상*anomalous pancreaticobiliary ductal union*은 담관과 췌관의 합류가 십이지장벽 밖에 위치하는 경우로, 담관낭종과 흔히 동반되지만 22~37%는 담관낭종이 없고, 담관의 확장 여부와 관계없이 담도계의 발암과정에 중요한 역할을 한다.
- 췌담관합류이상의 치료는 담관낭종이 동반된 경우 담관낭종의 치료원칙에 따르고, 담도의 확장이 없는 경우에는 담낭암의 발생 위험을 고려하여 예방적인 담낭절제술이 권유된다.

Ⅰ 담관낭종

담관낭종*choledochal cyst*은 담관의 전부 또는 일부의 선천적 확장을 의미하는 담도계의 선천성 질환이다. 서구에서는 13,000~15,000명당 1명 발생하는 매우 드문 질병으로 알려져 있으나, 한국, 일본 등 극동지역에서는 그 빈도가 비교적 높아 일본의 경우 1,000명당 1명의 발병률이 보고되어 있다. 가족력은 없으며 남자보다 여자에서 3~8배 흔하고, 약 2/3는 10세 이전에 발병하지만 증상이 없거나 비특이적인 경우는 성인에서 처음 발견된다. 건강검진의 증가로 무증상의 담관낭종이 많이 발견되고 있는데, 무증상이지만 악성화의 가능성 때문에 정확한 진단 및 치료가 중요하다.

1. 분류

1959년 Alonzo-Lej 등에 의하여 처음 세 가지로 분류되었다가 이후 1977년 두 가지 형태가 추가되어 크게 다섯 가지로 분류하고 있는 Todani 분류법이 사용되었다. 1997년 Todani가 다시 췌담관합류이상*anomalous pancreatobiliary ductal union*을 포함하여 재분류하였다(그림 20-1). 이 분류에 의하면 Ⅰ형은 간외담관에 국한된 담관의 확장으로, 이는 다시 확장된 낭종의 모양과 췌담관합류이상 동반 유무에 따라 세 가지로 나누어진다. 즉 Ⅰa형은 췌담관합류이상과 함께 담관의 낭성 확장이 있는

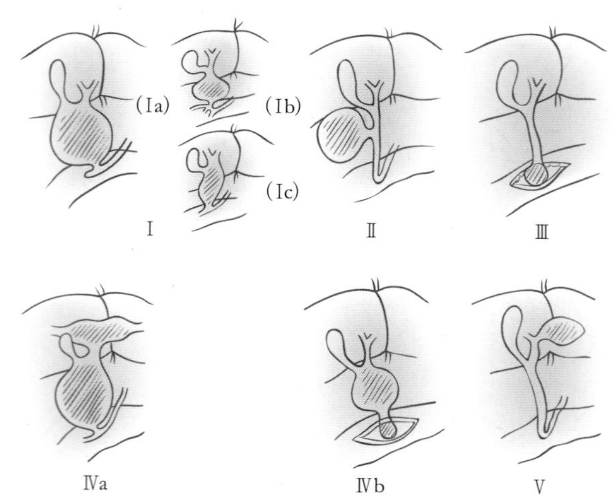

그림 20-1. 담관낭종의 Todani 분류 Ⅰa형: 췌담관합류이상과 함께 간외담관의 낭성 확장, Ⅰb형: 췌담관합류이상은 없고 간외담관의 일부*segmental*만이 확장, Ⅰc형: 췌담관합류이상이 없고 간외담관 전체가 원주 모양*cylindrical*, *diffuse*의 확장, Ⅱ형: 간외담관낭종이 게실*diverticulum*과 같이 확장, Ⅲ형: 십이지장 내 담관의 확장*choledochocele*, Ⅳa형: 췌담관합류이상이 있고 간내담관과 간외담관의 다발성 낭종, Ⅳb형: 간외담관에만 다발성 낭종, Ⅴ형: 간내담관에만 국한된 낭종

것이고, Ⅰb형은 췌담관합류이상은 없고 간외담관의 일부*segmental*만이 확장된 것, 그리고 Ⅰc형은 췌담관합류이상은 없고 간외담관 전체가 원주모양*cylindrical, diffuse*으로 확장된 형태이다. Ⅰ형이 가장 흔하여 약 50~80%를 차지한다. Ⅱ형은 췌담관합류이상은 없고 간외담관낭종이 게실*diverticulum*과 같이 확장된 형태이며 2%로 매우 드물고, Ⅲ형은 십이지장벽 내의 총담관 원위부에 낭이 있는 형태로 총담관류*choledochocele*라 부르며 췌담관합류이상은 없다. 십이지장경 소견에서 유두부 주위에 정상 점막으로 된 팽대 소견을 보이거나, 카테터 삽입 후에 조영제를 주입할 때 유두부가 점차 부풀어 오르는 소견이 특징적이다. Ⅳ형은 여러 개의 낭종이 있는 경우로, 이는 다시 간내담관과 간외담관에 낭종이 같이 있는 경우인 Ⅳa형과, 간외담관에만 여러 개의 낭종이 있는 Ⅳb형으로 다시 분류된다. Ⅳa형이 Ⅰ형 다음으로 흔하며 췌담관합류이상이 동반되며, Ⅳb형에서 췌담관합류이상 동반 유무는 확실하지 않다. Ⅴ형은 간내담관에만 국한된 낭종으로 췌담관합류이상은 동반되지 않는다. 카롤리병*Caroli disease*으로도 불리며, 선천성 간섬유화*congenital hepatic fibrosis*와 함께 발생하는 경우 특히 카롤리증후군*Caroli's syndrome*이라 부른다. 우리나라에서 다기관 연구로 808명의 담관낭종 환자를 분석한 연구에서 Ⅰ형이 68.2%로 가장 흔하였고 Ⅳa형이 28.4%이었으며, 췌담관합류이상은 71.4%에서 동반되었다.

2. 병인론

담관낭종의 원인은 아직까지 정확히 알려져 있지 않다. 선천적 원인으로 제기되는 학설은 태생기에 원시 담관이 생성될 때 상피세포의 불균등한 증식에 의해 담관벽의 부분적인 결함이 초래되고 그 결과 담관의 양성 확장이 일어난다는 것이다. 선천적 원인에 의한 발생을 주장하는 이유는 대부분의 담관낭종이 소아기에 발생하며 태아에서 발견되는 경우도 있기 때문이다. 또 다른 설명은 간외담관의 자율신경 분포에 이상이 생겨 담도계 원위부의 신경절세포가 감소되어 이로 인해 부분적인 담관폐쇄가 일어나 이차적으로 담관의 확장이 일어난다는 가설이다. 그러나 성인에서 발견되는 담관낭종은 정상 기질과 정상 간내담관, 그리고 총담관에만 국한된 부분폐쇄를 보이는 경

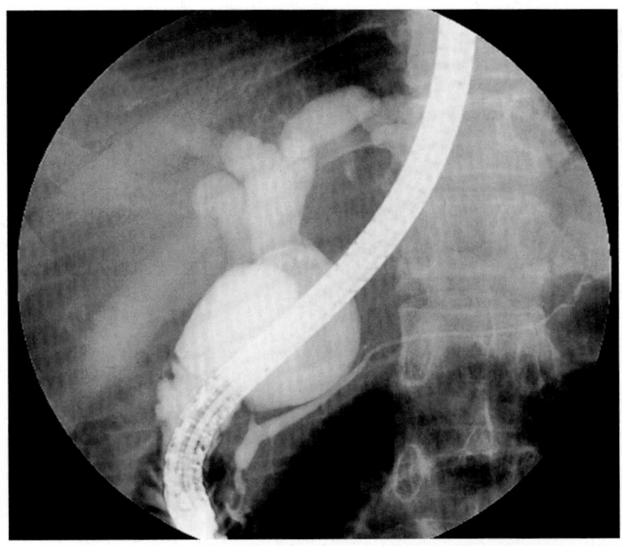

그림 20-2. 췌담관합류이상의 내시경 역행성 담췌관조영술 소견
담관낭종이 동반되어 있고 공통관의 길이가 비정상적으로 긴 것이 관찰된다.

우가 많아 이 질병이 후천적으로 발생하였을 가능성을 시사한다. 특히 Ⅰ형과 Ⅳa형 담관낭종 환자에서 대부분 췌담관합류이상이 발견되는데, 췌담관합류이상이 있으면 췌장액이 담도계로 역류할 수 있으며 역류된 췌장액으로 인하여 총담관벽이 계속 손상을 받아 담관낭종이 발생한다고 이해하고 있다(그림 20-2). 정상적으로 총담관과 췌관 사이는 Oddi 조임근에 의해 싸여 있으며 담관 조임근이 Oddi 조임근의 근위부에서 시작하여 총담관 원위부를 둘러싸고 있다. 이러한 조임근의 작용뿐만 아니라 일반적으로 총담관과 췌관은 5~30°의 예각을 이루므로 췌액의 역류가 일어나지 않는다. 그러나 담관낭종 환자에서는 결합 각도가 매우 크고 또한 선천적으로 췌담관합류이상이 흔히 동반되어 췌액의 역류가 흔히 일어난다. 췌관내압이 총담관내압보다 높으므로 췌액의 자유로운 역류가 가능하다는 사실과 낭종 내 아밀라아제 농도가 증가되어 있다는 사실, 그리고 성인뿐만 아니라 신생아에서도 췌액이 담관 내로 유입되는 현상이 발견되면서 현재는 Ⅰ형과 Ⅳ형의 경우 췌담관합류이상이 가장 설득력 있는 원인으로 받아들여지고 있다. 그러나 Ⅱ형, Ⅲ형, Ⅴ형의 경우는 췌담관합류이상으로 발병기전을 설명하기 어려워 병인이 다를 것으로 생각하고 있다.

3. 임상상

임상증상은 80%가 10세 이전에 발생하는데, 발현되는 시기에 따라 두 가지로 나눌 수 있다. 즉 12개월 이전에 나타나는 영아형과 그 이후에 나타나는 성인형이다. 영아형은 보통 생후 1개월 이내에 발현되는데, 담즙정체성 황달과 무담즙변 등 담관의 완전폐쇄로 인한 증상으로 담관폐쇄증*biliary atresia*과 임상적으로 구분이 어렵다. 구토, 보챔, 성장장애 등의 증상이 나타날 수 있으며 약 절반에서 복부종괴를 만질 수 있다. 80명의 소아 담관낭종 환자를 분석한 국내의 보고에 의하면 복통이 62.5%로 가장 흔한 증상이었으며, 황달이 47.5%, 복부종괴가 26.3%이었고, 세 가지 증상을 모두 보였던 경우는 3.8%에 불과하였다. 지속적이고 설명되지 않는 포합성 고빌리루빈혈증이 있는 모든 유아에서는 담관낭종을 의심해야 한다. 성인에서는 수년간의 비특이적 심와부 동통이 가장 흔한 증상이며, 간헐적인 황달과 반복적인 담관염에 의한 발열이 나타날 수 있다. 복통, 황달, 복부종괴가 전형적인 3대 증상이나 실제 이 세 가지가 다 나타나는 경우는 20% 이하로 드물다. 췌장염은 췌담관합류이상이 동반된 환자에서 주로 발생하는데, 담관낭종 내의 압력이 증가하여 담즙이 췌관 내로 유입되는 것이 그 원인으로 여겨진다. 공통관이 길고 넓을수록 췌장염이 호발한다는 연구 결과가 있다. 노인들에서는 심와부 동통이 가장 흔한 증상인데 이는 급성 췌장염에 의한다. 급성 담관염 증상을 호소하는 경우도 있는데, 이때는 담관석에 의한 증상과 구분하기 어렵고 담관낭종과 낭종결석이 함께 있을 수도 있다. 십이지장 게실 형태인 Ⅲ형의 경우에는 만성적으로 췌액이 담관으로 역류하게 되어 반복적인 복통과 황달이 주 증상이다. 보통 그 과정이 서서히 진행되므로 대부분 성인에서 증상을 호소하게 된다.

담관낭종의 합병증은 매우 흔하며 다양하다. 담석, 급성 담낭염, 담관염, 황달, 낭종결석, 췌장염, 담낭 및 담도계의 악성 종양이 발생할 수 있다. 드문 합병증으로는 문맥압항진증*portal hypertension*, 문맥혈전증*portal vein thrombosis*, 이차성 담즙성 간경변증, 자발적 낭종 파열 등이 있다.

담관낭종에서 담도계 악성 종양은 3~26%에서 발병한다고 알려져 있으며, 일반인에 비하여 1,000~2,000배 높은 발생률을 보이고 또한 발병 연령이 10~15년 빠르다. 악성 종양 발병률은 20~30대에는 2.3%인 데 반해 나이에 따라 점차 증가해 1970~1890대에는 75%에 이른다. 악성 종양이 발생하는 부위는 간외담도가 50~62%로 가장 많고 담낭이 38~46%, 간내담관 2.5%, 간과 췌장이 0.7%로서 담관낭종에만 국한된 것은 아니며 담도계 및 담관 낭종과 인접한 췌장과 간 어디서나 발생할 수 있다. 선암이 73~84%로 가장 흔하고 역형성 암종*anaplastic carcinoma* 10%, 미분화암 5~7%, 편평세포암 5% 정도로 발생한다. 악성 종양의 발생은 담관낭종의 아형에 따라 다른데, Ⅰ형에서 68%로 가장 흔하고 Ⅳ형에서 21%, Ⅴ형에서 7~15%인 반면, Ⅱ형과 Ⅲ형에서는 각각 5%, 1.6~2.5%로 알려져 있다. 우리나라 연구에서는 총 808명의 담관낭종 환자 중 9.9%에서 악성 종양이 동반되었는데, 담관암이 50%, 담낭암이 43.8%로 대부분을 차지하였다. 악성 종양의 발생 원인으로는 낭종 내의 담즙이 정체되고 반복적인 담관염으로 인한 자극으로 이형성*dysplasia*이 일어나 악성 변화를 일으킨다는 주장과 췌담관합류이상으로 췌액의 역류가 일어나 담관점막의 염증이 반복되어 이형성 및 악성 변화를 일으킨다는 학설이 있는데, 최근에는 췌담관합류이상에 의한 췌액의 역류가 더 중요하다고 인정되고 있다.

4. 진단

처음 담관낭종이 의심되면 복부초음파를 우선적으로 시행한다. 황달이 있는 신생아에서 초음파검사상 간외담관의 확장이 관찰되면 더 이상의 검사가 필요 없이 진단이 가능하다. 초음파 소견에서 담낭과 분리되는 낭종을 발견하면 담관낭종을 의심할 수 있고, 간외담관이 낭종 내로 열리는 것을 확인하면 확진할 수 있다. 전산화단층촬영 또는 자기공명영상은 간내담관을 평가하는 데 초음파보다 도움이 되므로 Ⅳa형과 Ⅴ형의 진단에 필요하다. 간외담관의 확장이 심하게 있으나 간내담관의 확장이 없으며 원위부 담관의 기질적 폐쇄가 없으면 담관낭종으로 진단할 수 있다(그림 20-3). 한편 초음파의 진단 예민도는 71~97%로 높지만 췌담관합류이상을 볼 수 없다는 단점이 있다. 전산화단층촬영은 담관낭종에서 호발하는 악성 종양을 조기에 진단하기 위해 이용될 수 있다. 신생아

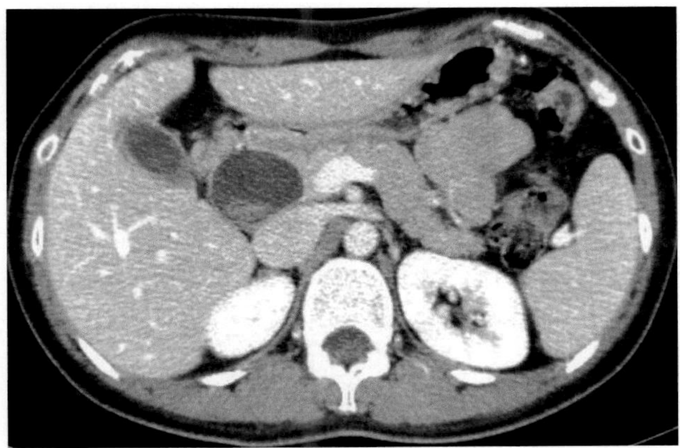

그림 20-3. 담관낭종의 전산화단층촬영 소견 간내담관의 확장 없이 간외담관의 심한 확장이 관찰된다.

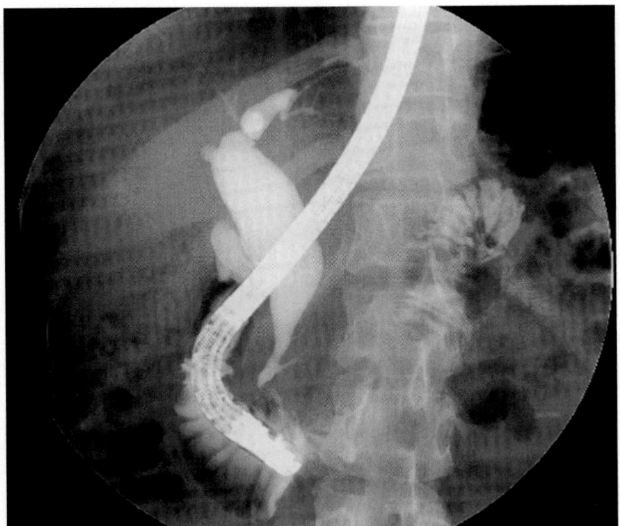

그림 20-4. 담관낭종의 내시경 역행성 담췌관조영술 소견 간내담관의 확장은 없고 원위부 담관의 폐쇄 소견 없이 췌담관합류이상과 간외담관의 미만성 확장이 있는 Ⅰc형 담관낭종이 관찰된다.

의 경우 담관폐쇄증과의 감별이 중요한데 technitium-99 HIDA scan이 감별진단에 도움이 된다. 어른에서는 초음파검사에서 담관낭종이 의심되면 이를 확인하고 수술적 치료방침을 결정하기 위하여 담췌관조영술이 필요하다. 내시경 역행성 담췌관조영술은 담관낭종 진단에 가장 예민도가 높은 검사로 담관낭종을 확진할 수 있으며, 낭종의 해부학적 구조 및 분류를 파악하고 췌담관합류이상이 동반되었는지를 확인할 수 있다(그림 20-4). 그러나 침습적인 검사로 삽관에 실패할 수 있고 크기가 큰 담관낭종을 다 보기 위해서는 조영제를 다량 주입해야 하므로 담관염과 췌장염의 위험도가 높다는 문제가 있다. 현재는 비침습적 검사로 자기공명 담췌관조영술로 대체되고 있는데, 90~100% 진단 예민도를 보이며 췌담관합류이상 유무를 볼 수 있다(그림 20-5A). 또한 간내담관을 보기에 유리하므로 Ⅴ형 담관낭종의 진단에 도움이 된다(그림 20-5B). 그러나 Ⅲ형 담관낭종의 진단에는 한계가 있어 총담관류를 진단하려면 내시경 역행성 담췌관조영술이 필수적이며, 다음과 같은 기준이 참고가 된다. ① 낭종을 둘러싸고 있는 점막이 부드럽고, ② 담관조영술상 담관과 연결되어 낭종 모양으로 나타나고, ③ 바터팽대부*ampulla of Vater*에 담석이 없는 조건 모두를 충족시키며, 유두부 주위에서 십이지장으로 돌출된 점막이 보이거나 조영제 주입 시 유두가 팽창되는 소견을 보이면 확진이 가능하다. 내시경초음파가 비침습적인 검사로 담관낭종의 진단뿐 아니라 췌담관합류이상의 진단에도 유용하다는 보고가 있으나, 많은 환자를 대상으로 한 추가적인 연구가 필요하고 시술자 의존도가 높다는 문제가 있다.

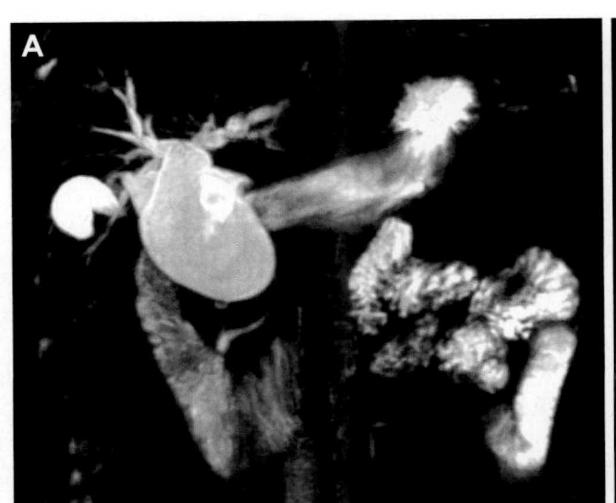

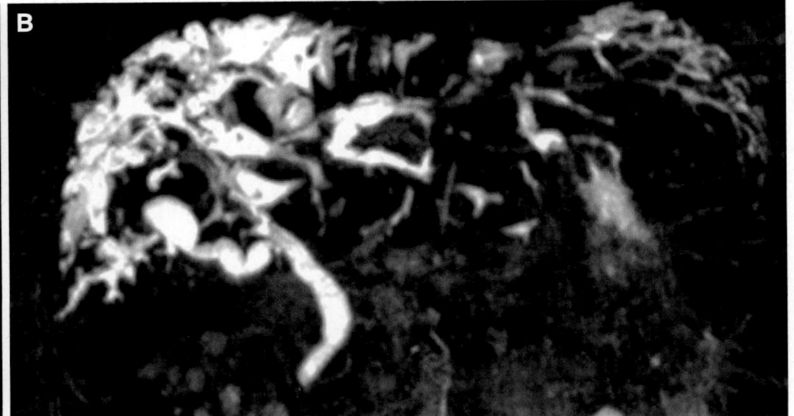

그림 20-5. 담관낭종의 자기공명 담췌관조영술 소견 A. 간내담관의 확장은 없고 간외담관의 낭성 확장과 췌담관합류이상이 동반된 Ⅰa형 담관낭종이 관찰된다. B. 카롤리병으로 간내담관에만 국한된 다수의 낭종이 관찰된다.

5. 병리

담관낭종의 크기는 매우 다양하여 직경 1cm 이하의 작은 낭종부터 5~10L의 담즙이 들어 있을 만큼 큰 낭종까지 발견된다. 간외 담관낭종의 경우 낭종의 벽이 두꺼우며 낭종 안쪽 점막세포는 없는 경우도 있고 주상 상피세포*columnar cell*로 구성되어 있기도 하다. 총담관류는 십이지장 혹은 담관의 점막세포로 덮여 있다. 낭종의 벽은 대개 결체조직으로 구성되어 있고 평활근이 많이 보이지는 않으며, 고령일수록 상피세포는 관찰되지 않고 염증과 섬유화로 두꺼워져 있다. 이는 췌액이 담관 내로 역류된 기간과 관련이 있어 보인다. 간 내 담관낭종의 경우 대개 염증반응이 아주 심하다.

6. 치료

담관낭종의 치료원칙은 수술인데, 배액술과 낭종절제술로 크게 나눌 수 있다. 단순히 낭종-장문합술*cystoenterostomy*을 시행하여 배액을 시켜도 담관염을 예방할 수 있어서 과거에는 광범위한 수술을 피하기 위하여 배액술을 많이 시행하였다. 그러나 배액술은 수술 후에도 췌액의 역류가 계속되어 낭종 내 담관암의 발생률이 높으며 담관염, 담석증 등의 합병증이 여전히 발생하여 현재는 사용되지 않는 수술방법이다. 다만 낭종의 완전 제거가 불가능한 경우에만 단순 감압술과 배액술을 시행할 수 있다. 현재에는 낭종절제술과 Roux-en-Y 담관-공장문합술*choledochojejunostomy* 또는 간-공장문합술*hepaticojejunostomy*이 표준 수술방법이다. 이 수술로 담즙정체와 담관염을 방지할 수 있고 췌장액의 유입을 막아 악성 종양의 발생을 예방할 수 있다. 그러나 수술 후에도 담관염, 담석, 췌장염 등의 합병증이 발생할 수 있고 남아 있는 담관에서 악성 종양이 발생할 확률이 정상인에 비해 높으므로 장기적인 추적관찰이 필수적이다. 낭종절제술이 가장 이상적인 술식이나 반복적인 담관염으로 인한 주위 장기와의 유착, 췌담관의 비정상적인 합류 등으로 시술이 용이하지 않은 경우도 종종 있다. 물론 담관낭종의 유형에 따라 수술의 술식이 달라질 수 있다. Ⅰ형과 Ⅱ형에서는 낭종절제술이 보편적으로 시행되고 있으나 Ⅲ형 총담관류는 치료방침에 논란이 있다. 총담관류에서 악성 종양의 발생빈도는 다른 담관낭종에 비하여 매우 낮으므로 낭종절제술이 반드시 필요한지에 관하여는 아직 논란이 있다. 췌장염, 담관염 등이 있을 때 내시경조임근절개술*sphincterotomy*만으로도 치료할 수 있으며 수술적으로는 조임근성형술*sphicteroplasty*, 단순 우회술만 시행할 수도 있다. Ⅳa형과 Ⅴ형에서 간내담관의 낭종은 개별화하여 치료방침을 정한다. 일반적으로 낭종을 배액하는 것이 치료의 원칙인데, 낭종이 간의 한쪽 엽에만 국한되어 있으면 해당 간 부위를 절제하고 그렇지 않으면 부분적 절제와 간내 Roux-en-Y 낭종-공장문합술*intrahepatic Roux-en-Y cystojejunostomy*을 시행한다. 최근에는 소아 및 성인 환자에서 복강경을 이용한 낭종절제술과 Roux-en-Y 담관-공장문합술 또는 간-공장문합술이 많이 시행되고 있는데, 재원기간이 짧으며 합병증도 적어서 표준치료로 자리 잡고 있다.

Ⅱ 췌담관합류이상

췌담관합류이상은 anomalous pancreaticobiliary ductal union이라고도 하며 pancreaticobiliary maljunction으로 불리기도 하는데, 담관과 췌관의 합류가 십이지장벽 밖에 위치하는 경우로 정의한다. 담관낭종과 흔히 동반되지만 22~37%는 담관낭종이 없이도 발견되어 담도의 확장 여부와 관계없이 담도계의 발암과정에 중요한 역할을 한다. 췌담관합류이상의 정확한 빈도는 알기 어렵지만 국내외 보고에 의하면 전체 내시경 담도조영술 증례의 약 1~3%에 이른다. 국내의 다기관 공동연구에서도 740례 중 30례에서 합류이상이 관찰되어 4.1%의 유병률을 보였고 이 중 17명은 담관낭종과 동반되었지만 13례는 담관확장이 없었다.

1. 분류

Kimura 등은 합류 형태에 따라 췌관이 담관으로 합류하는 Ⅰ형(P-C형)과 담도관이 췌관으로 합류하는 Ⅱ형(C-P형)의 두 가지 형태로 분류하였고(그림 20-6), Todani 등은 공통관의 확장과 합류 형태에 따라 세 가지 형태로 분류하였다(그림 20-7). 즉 총담관이 주췌관에 합류하며 공통관의 확장이 없는 a형, 주췌관이 총담관으로 합류하

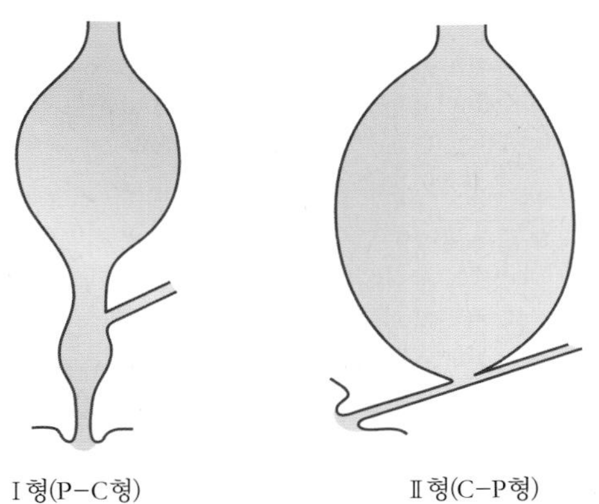

그림 20-6. 췌담관합류이상의 Kimura 분류법 췌관이 담관으로 합류하는 Ⅰ형(P-C형)과 담관이 췌관으로 합류하는 Ⅱ형(C-P형) 두 가지로 분류하였다.

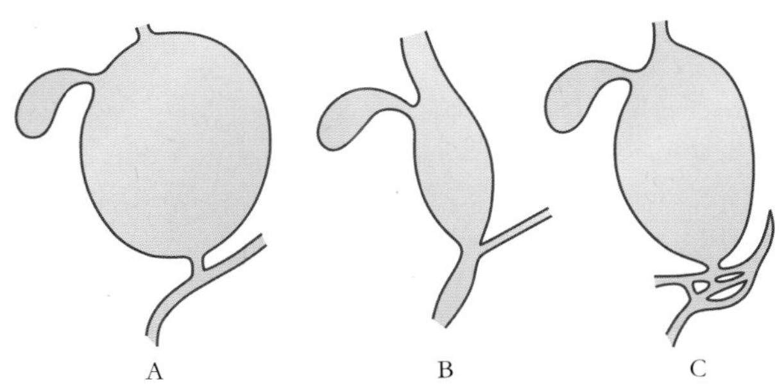

그림 20-7. 췌담관합류이상의 Todani 분류법 총담관이 주췌관에 합류하며 공통관의 확장이 없는 a형(non-dilated channel), 주췌관이 총담관으로 합류하고 공통관의 확장이 있는 b형(dilated channel), 그리고 부췌관과 연결이 있으면서 복잡하게 합류하는 c형(complex channel)으로 분류하였다.

고 공통관의 확장이 있는 b형, 그리고 부췌관과 연결이 있으면서 복잡하게 합류하는 c형으로 하였다. 한편 Komi 등은 1977년 담관과 췌관이 합류하는 각도를 기준으로 하여 세 가지 형태로 분류했으나, 1992년 기존의 분류에 공통관 확장의 유무, 부췌관과의 연결 및 부췌관의 확장이나 협착 여부를 반영하여 9개의 형태로 다시 분류하였다. 이러한 자세한 분류는 담췌관 합류의 각도가 담관확장의 형태를 결정하는 데 중요하며, 담관낭종의 형태에 따른 임상양상의 차이가 있다는 것에 근거하지만, 지나치게 발생학적인 형태에 치중하여 너무 복잡하고 임상적으로는 의의가 적다는 지적도 있어 흔하게 이용되지는 않는다.

2. 진단

처음에는 담관조영술에서 공통관의 길이가 15mm 이상인 경우를 진단기준으로 하였는데, 공통관의 길이가 평균 4.4mm이고 길어도 10mm를 넘지 않으므로, 이 기준을 적용하면 합류부가 십이지장벽 외에 존재할 것으로 생각하였다. 그러나 일본에서는 영상진단검사나 해부학적으로 담관과 췌관의 합류가 십이지장벽 밖에 위치하는 경우로 정의하여 해부학적 및 기능적 개념을 포함한 포괄적인 진단기준으로 제안하였다. 공통관을 확인하고 합류부의 형태를 정확하게 파악하려면 담췌관조영술이 필요한데, 내시경 역행성 담췌관조영술이 예민도 및 특이도가 90% 이상인 가장 정확한 검사이나 침습적 검사라는 문제가 있다. 반면 자기공명 담췌관조영술은 비침습적이지만 예민도가 낮다는 문제가 있었다. 그러나 최근에는 해상도가 좋아져 예민도 53~100%, 특이도 90~100%로 높아져 많이 이용되고 있다. 담관낭종을 동반하지 않는 경우는 증상이 없어서 담관낭종을 동반하는 경우보다 진단이 늦어지는 경우가 많다.

3. 임상증상

흔히 담관낭종과 동반되므로 임상증상은 담관낭종의 증상으로 발현된다. 반면 담관낭종이 없을 경우 무증상인 경우가 대부분이지만 췌장효소의 상승을 동반하지 않는 간헐적인 복통, 급성 재발성 췌장염, 담관염 등의 증상을 나타낼 수 있다. 담도계 악성 종양의 빈도는 담관낭종의 동반 여부에 따라 차이를 나타낸다. 일본에서 1,627명의 췌담관합류이상 환자를 대상으로 한 연구에서 담도계 악성 종양의 전체적인 빈도는 17.1%였다. 담관낭종을 동반한 경우에는 전체적으로 10.6%에서 담도계 암이 발생하였고, 이 중 64.9%가 담낭암, 33.6%가 담관암이었다. 한편 담관낭종을 동반하지 않는 경우에는 37.9%에서 담도계 암이 발생하였는데, 이 중 93.2%가 담낭암, 6.8%가 담관암이었다. 담관낭종을 동반한 췌담관합류이상에서는 담관암의 위험성이 높아 20세 이전에서도 담관암이 발생할 수 있고, 담낭암은 40세 이후에 급격히 증가한다.

4. 치료

췌담관합류이상의 치료는 담관의 확장 여부에 따라 달라지는데, 담관낭종이 동반된 경우에는 담관암의 발생을 예방하기 위하여 낭종절제술과 Roux-en-Y 간-공장문합술을 시행한다. 담관의 확장이 없는 경우에는 담낭암의 발생 위험을 고려하여 예방적인 담낭절제술이 권유된다. 담관확장을 동반하지 않는 경우는 담관암의 발생 위험성은 담낭암과 비교하여 높지 않고, 간-공장문합술을 시행한 이후 담관염 등 합병증 발생 가능성도 있으므로, 담낭절제술만을 시행하는 것이 일반적이다. 그러나 담관에 대해서도 암 발생 가능성의 측면에서 췌담관합류이상을 전암성 병변으로 인정하여 담관암을 예방하기 위하여 담낭절제술과 함께 간외담관을 절제하는 적극적인 수술을 고려해야 한다는 의견도 있어 향후 연구 결과를 바탕으로 한 추가적인 논의가 필요하다.

참고문헌

1. 전용순, 정성은, 이성철 등. 소아 담관낭종 80예의 분석. 대한외과학회지 1998;55:910-915
2. Edil BH, Olino K, Cameron JL. The current management of choledochal cysts. Adv Surg 2009;43:221-232
3. Fieber SS, Nance CN. Choledochal cyst and neoplasm: a comprehensive review of 106 cases and presentation of two original cases. Am J Surg 1997;63:982-987
4. Jang JY, Yoon YS, Kang MJ, et al. Laparoscopic excision of a choledochal cyst in 82 consecutive patients. Surg Endosc 2013;27:1648-1652
5. Kobayashi S, Asano T, Yamasaki M, et al. Prophylactic excision of the gallbladder and bile duct for patients with pancreaticobiliary maljunction. Arch Surg 2004;136:759-763
6. Ladas SD, Katsogridakis I, Tassios P, et al. Choledochocele, an overlooked diagnosis: Report of 15 cases and review of 56 published reports from 1984 to 1992. Endoscopy 1995;27:233-239
7. Lee SE, Jang JY, Lee YJ, et al. Choledochal cyst and associated malignant tumors in adults: a multicenter survey in South Korea. Arch Surg 2011;146:1178-1184
8. Lee JH, Kim SH, Kim HY, et al. Early experience of laparoscopic choledochal cyst excision in children. J Korean Surg Soc 2013;85:225-229
9. Liu Y, Liu B, Zhou Y, et al. Treatment of long-term complications after primary surgery for congenital choledochal cysts. Am Surg 2013;79:1221-1224
10. Miyano T, Yamataka A. Choledochal cysts. Curr Opin Pediatr 1997;9:283-288
11. Ohashi T, Wakai T, Kubota M, et al. Risk of subsequent biliary malignancy in patients undergoing cyst excision for congenital choledochal cysts. J Gastroenterol Hepatol 2013;28:243-247
12. Sacher VY, Davis JS, Sleeman D, et al. Role of magnetic resonance cholangiopancreatography in diagnosing choledochal cysts: Case series and review. World J Radiol 2013;5:304-312
13. Singham J, Yoshida EM, Scudamore CH. Choledochal cysts: part 2 of 3: Diagnosis. Can J Surg 2009;52:506-511
14. Singham J, Yoshida EM, Scudamore CH. Choledochal cysts: part 1 of 3: classification and pathogenesis. Can J Surg. 2009;52:434-440
15. Tashiro S, Imaizumi T, Ohkawa H, et al. Pancreaticobiliary maljunction: retrospective and nationwide survey in Japan. J Hepatobiliary Pancreat Surg 2003;10:345-351
16. Todani T. Congenital choledochal dilatation: Classification, clinical features, and long-term results. J Hepatobiliary Pancreat Surg 1997;4:276-282

증례(20-1)

담관낭종

• 수년 전부터 간헐적 상복부 동통이 있는 환자에서 담관낭종을 진단하여 수술적 요법으로 치료한 증례로, 담관낭종은 증상이 없더라도 악성 변화가 호발하므로 증상 여부와 관계없이 수술을 통한 낭종의 완전절제가 치료원칙이다.

증례

50세의 여자가 상복부 동통을 주소로 내원하였다. 환자는 3~4년 전부터 간헐적으로 복통이 있었는데, 1년에 한 차례는 과식을 하면 심한 복통을 경험하였는데 주로 심와부이며 10시간 이상 지속되었다고 하였다. 3개월 전부터는 복통이 자주 있고 더 심해져서 타 병원 방문하여 위내시경 및 복부 전산화단층촬영 시행 후 낭종이 있다고 듣고 이에 대한 검사 및 치료를 위해 본원 방문하여 입원하였다. 과거력 및 가족력에서 특이사항은 없었으며 술, 담배는 하지 않았다. 계통적 문진에서 체중감소, 발열은 없었고 식욕부진, 구역, 구토, 변비, 설사도 없었다.

신체검진에서 활력징후는 혈압 130/80mmHg, 심박수 분당 65회, 호흡수 분당 20회, 체온 36.5° C이었다. 결막은 창백하지 않았고 공막의 황달은 없었다. 흉부 검진에서 이상 소견이 없었고, 복부는 평평하고 부드러웠으며 압통이나 반발통은 없었다. 장음은 정상이었으며 장기나 종괴는 촉지되지 않았다.

일반혈액검사는 백혈구 7,600/mm^3, 혈색소 13.5g/dL, 혈소판 253,000/mm^3이었고, 아밀라아제 54U/L, 리파아제 89U/L이었다. 간기능검사는 콜레스테롤 177mg/dL, 총 단백 7.1g/dL, 알부민 4.0g/dL, 총 빌리루빈 0.5mg/dL, 알칼리성 포스파타아제 124IU/L, AST 23IU/L, ALT 15IU/L이었다.

B형간염바이러스표면항원은 음성이었고 항체는 양성이었으며, C형간염바이러스항체는 음성이었다. 혈청 CEA는 3.5ng/mL, CA 19-9는 19U/mL이었다. 대변검사와 요검사에서 특별한 이상 소견은 없었다.

토의

좌장(내과 교수): 비교적 간단한 병력이었습니다. 영상 소견에 대해서 말씀해주십시오.

영상의학과 전임의: 외부 병원에서 시행한 복부 전산화단층촬영 검사입니다(그림 20-1.1). 총담관에서 췌두부에 이르기까지 저감쇠의 방추형으로 확장된 담관이 관찰되며 직경은 8cm로 측정됩니다. 원위부 담관에는 담석이나 종양의 증거는 없으며 확장된 총담관과 연결되

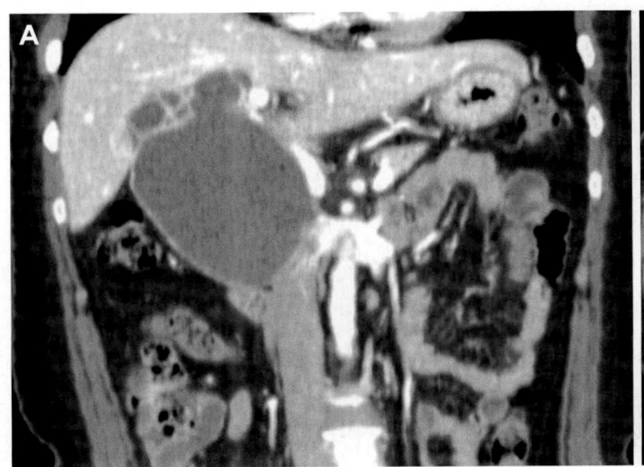

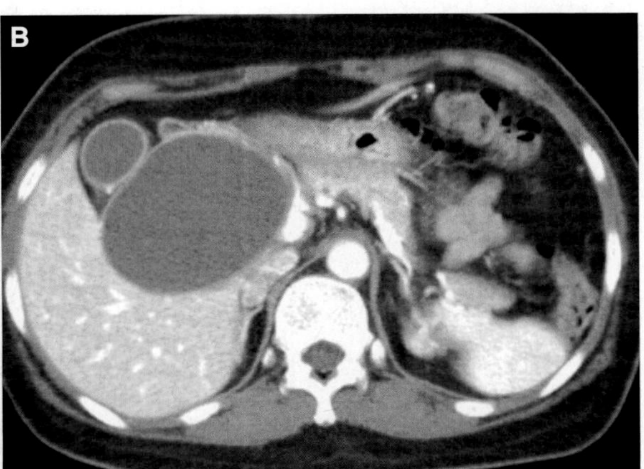

그림 20-1.1. 복부 전산화단층촬영 소견으로, 총담관에서 췌두부에 이르기까지 저감쇠의 방추형으로 확장된 담관이 관찰되나, 원위부 담관에는 담석이나 종양의 증거는 없으며 간내담관의 확장이나 췌관의 확장은 보이지 않는다.

는 일부 간내담관의 확장이 보입니다. 이는 담관낭종에 합당한 소견입니다. 담낭은 정상 크기이며 종괴나 담석 등의 이상 소견은 발견되지 않습니다. 췌관은 정상 소견이며 췌실질에 이상 소견 없습니다.

좌장: 담관낭종의 아형은 무엇이며 췌담관합류이상 동반 여부는 관찰할 수 있는지요?

영상의학과 전임의: 담관낭종은 I형에서 V형까지 다섯 가지로 분류할 수 있습니다. 이 환자의 경우 췌담관합류이상 여부는 전산화단층촬영 사진만으로는 알 수 없고, 간내담관의 확장은 뚜렷하지 않으며 총담관 전체가 구형으로 확장된 Ia형으로 생각됩니다.

좌장: 다음은 어떤 검사를 하였나요?

내과 주치의: 내시경 역행성 담췌관조영술을 시행하였습니다.

좌장: 내시경 역행성 담췌관조영술 결과에 대해 설명해 주십시오.

내과 교수: 십이지장경에서 유두부는 정상이었고 유두에 삽관한 후에 조영제를 주입하였을 때 총담관 원위부에서 근위부로 조영제가 차는 거대한 낭성 병변이 관찰되며 이는 확장된 총담관으로 담관낭종의 소견입니다(그림 20-1.2). 췌관의 확장 소견은 관찰되지 않으며 낭종 내에 충만 결손이나 종괴의 소견은 없었습니다. 원위부 총담관에 공통관의 길이가 15mm 이상으로 길어져 있어 췌담관합류이상으로 진단할 수 있습니다.

좌장: 췌담관합류이상의 아형은 무엇이며 내시경 비담도 배액술*endoscopic nasobiliary drainage*; *ENBD*을 시행한 이유는 무엇인가요?

내과 교수: 췌관이 담관으로 합류하는 I형과 담관이 췌관으로 합류하는 II형 두 가지가 있는데, 이 환자는 담관이 췌관으로 합류하는 II형이었습니다. 환자의 담관낭종이 너무 커서 많은 양의 조영제가 주입되었고 당시 환자가 복통을 호소하여 더 이상의 조영제를 주입할 수가 없었고 담즙의 빠른 배액을 통해 통증의 해소와 담관염의 예방을 위해 ENBD를 시행하였습니다.

좌장: 이 환자에서 간헐적 상복부 통증의 원인은 무엇이었는지 내과 교수께서 설명해주시기 바랍니다.

내과 교수: 담관낭종의 전형적인 증상은 복부종괴, 황달, 복통입니다. 그러나 이 환자와 같은 중년 이상의 성인에서는 담관낭종이 서서히 발생하므로 전형적인 3대 증상이 잘 나오지 않고 비특이적인 복통으로 발현됩니다. 복통은 동반된 췌담관합류이상으로 인한 급성 췌장염이나 담관낭종에 이차적으로 총담관 결석이 생겨서 발생할 수 있는데, 이 환자의 경우 총담관 결석은 관찰되지 않으므로 간헐적인 복통은 급성 췌장염이 원인이라고 생각됩니다. 그 이외에 반복적인 담관염이 복통의 원인일 수 있는데, 대개 발열이 동반되는데 이 환자에서는 발열의 병력이 없었으므로 가능성은 떨어집니다.

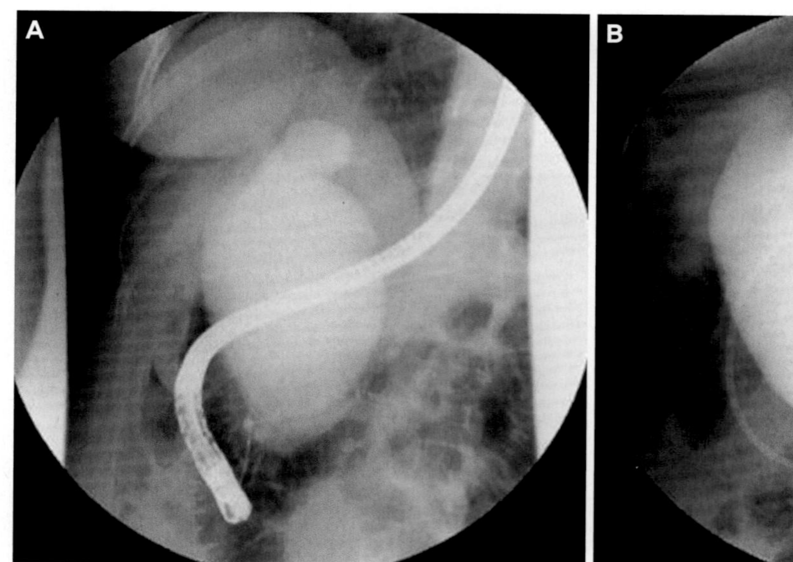

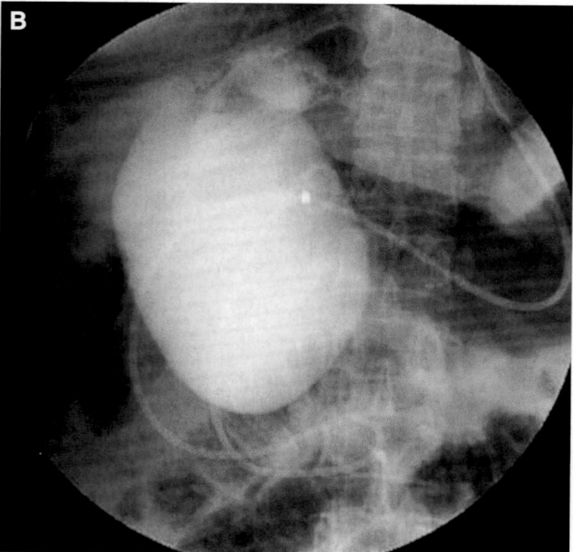

그림 20-1.2. 내시경 역행성 담췌관조영술로 총담관 원위부에서 근위부로 조영제가 차는 거대한 낭성 병변이 관찰되며, 낭종 내에 충만 결손은 관찰되지 않는다(A). 원위부 총담관에 공통관의 길이가 1.5cm 이상으로 길어져 있으며, 췌관의 확장 소견은 없다. 내시경 비담도 배액술을 시행한 소견이 보인다(B).

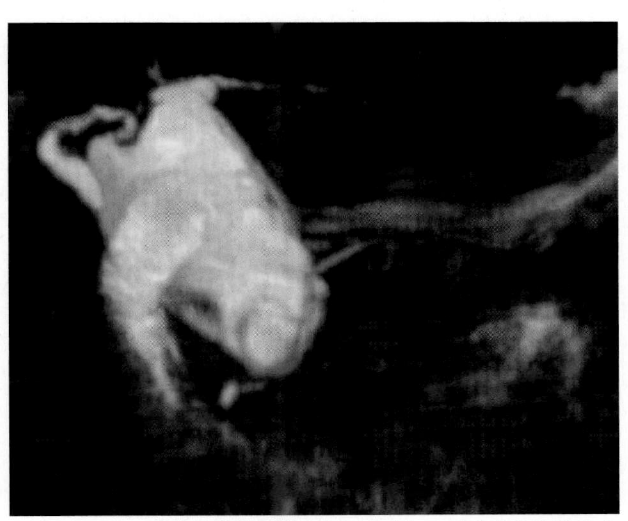
그림 20-1.3. 자기공명 담췌관조영술 소견으로 간내담관의 확장 소견 없이 총담관 전체가 구형으로 확장된 Ⅰa형의 담관낭종 소견이 관찰된다. 공통관의 길이는 18mm로 측정되며 담관이 췌관으로 합류하는 Ⅱ형 췌담관합류이상으로 추정된다.

좌장: 이 환자는 수술이 필요한데 수술 전에 시행한 다른 검사가 있는지요?

영상의학과 전임의: 수술 전에 추가적으로 자기공명 담췌관조영술을 시행하였습니다(그림 20-1.3). 담관낭종은 ENBD 삽입으로 인해 내시경 역행성 담췌관조영술 소견에 비해 크기가 약간 줄어들었으며, 간내담관의 확장 소견은 없이 총담관 전체가 구형으로 확장된 Ⅰa형으로 생각됩니다. 공통관의 길이는 18mm로 측정되며 담관이 췌관으로 합류하는 Ⅱ형 췌담관합류이상이 관찰됩니다.

좌장: 수술 소견을 말씀해주십시오.

외과 전공의: 수술은 복강경을 이용하였고 복강 내에 특이한 소견은 없었습니다. 병변은 십이지장 상부 1cm부터 총간담관 합류부위까지이었고 지름 8.5cm, 길이 10cm의 담관낭종이 있었습니다. 담낭의 유착은 없었고, 육안 소견상 정상이었습니다. 간내담관은 1차 분지까지 5mm로 약간의 확장은 있었으나 그 이상의 분지에서 확장은 없었습니다. 낭종절제술 및 담낭절제술을 시행하였습니다. 절제된 낭종을 열어 보았을 때 종괴는 관찰되지 않았고 간공장문합술을 시행하였습니다. 수술 후 진단은 담관낭종 Ⅰa형이었습니다.

좌장: 수술 소견에 대하여 질문해주시기 바랍니다.

내과 교수: 최근에는 복강경수술을 많이 시행하고 있는데 수술 시 특별한 어려움은 없는지와 개복수술과 비교할 때 성적은 어떤지요?

외과 B교수: 서울대학교 병원에서는 2003년부터 2011년까지 82명의 담관낭종 환자에서 복강경수술로 낭종절제술 및 문합술을 시행한 성적을 발표한 바 있습니다. 3명의 환자에서만 개복수술로 전환하였고 1명이 간절제술을 함께하였습니다. 평균 재원기간은 8.6일이었고 합병증은 10% 이하이고 대부분 경미하여 보존적 치료로 회복되었습니다.

임상진단

choledochal cyst type Ia and anomalous union of pancreatobiliary duct

좌장: 병리 소견을 말씀해주십시오.

병리과 전임의: 담낭의 피복상피와 근육층의 특이한 병변은 관찰되고 있지 않으며, 점막층에 염증세포의 침윤이 관찰되어 만성 담낭염의 합당한 소견입니다. 낭종은 펼쳤을 때 11cm×8cm이었고 내강 안은 약간의 충혈 소견이 관찰되었습니다(그림 20-1.4). 육안 소견에서 종괴는 관찰되지 않았습니다. 낭종 전체의 피복상피를 보면 일부에서 상피세포가 보이지만 대부분에서는 소실되어 있으며 염증세포의 침윤이 관찰되며 섬유화 소견이 보입니다.

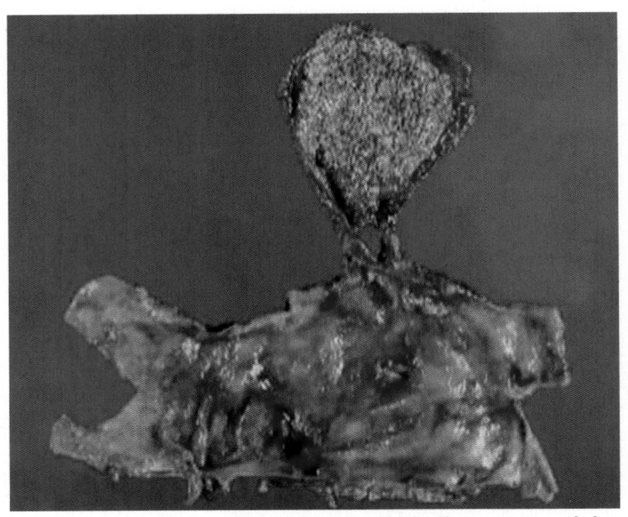
그림 20-1.4. 낭종의 육안 소견으로, 펼쳤을 때 11cm×8cm이었고 내강 안은 약간의 충혈 소견이 관찰된다.

좌장: 본 증례를 요약하겠습니다. 환자는 췌담관합류이상이 동반된 담관낭종 환자로 간헐적인 상복부 동통이 있었는데, 이는 급성 췌장염 때문으로 추정되나 입원 당시에는 담관낭종의 전형적인 3대 증상인 복통, 종괴, 황달은 없었습니다. 담관조영술 결과 담관낭종의 아형은 총담관 전체가 구형으로 확장된 Ia이었습니다. 담관낭종의 치료원칙은 낭종의 완전한 절제술이며 아울러 담낭절제술도 함께 시행해야 합니다. 담관낭종의 경과 중 악성 변화가 흔히 발견되는데 낭종뿐만 아니라 담낭에서도 발생할 수 있습니다.

병리진단

choledochal cyst type Ia and anomalous union of pancreatobiliary duct

chapter 21

양성 담관협착 및 기타 담도계 양성 질환

이준규

- 양성 담관협착은 주로 수술과 관련되어 발생하며, 담낭절제술에 의한 경우가 가장 흔하지만 최근에는 간이식 후의 담관협착도 빠르게 증가하고 있다.
- 이외에도 만성 췌장염, IgG4 담관병증, 허혈성 담관병증, 문맥담관병증, 항암제 유발 경화성 담관염, HIV 담관병증 등에 의해서도 담관협착이 발생할 수 있다.
- 가능한 많은 수의 플라스틱 스텐트를 삽입하여 1년 이상 유지하는 내시경적 치료법이 가장 선호된다.

Ⅰ 서론

양성 담관협착*benign biliary stricture*은 전체 담관협착 중 약 25%를 차지하며, 다양한 원인에 의하여 발생한다(표 21-1). 우리나라의 경우 정확한 통계가 없지만 서구에서는 담낭절제술 또는 간이식 이후에 발생하는 수술 후 협착이 전체의 약 80%를 차지하는 가장 흔한 원인으로 알려져 있다. 수술 후 담관의 완전폐쇄가 발생한 경우에는 수일 내에 이상 소견이 나타나지만, 경도의 담관협착은 수년이 경과할 때까지 발현하지 않을 수도 있다. 임상양상은 담관협착의 정도에 따라 무증상인 경우부터 패혈증이 동반되는 중증의 급성 담관염까지 다양하게 나타난다. 만성화되는 경우에는 담관 담석*bile duct stone*이나 담즙성 간경변증*biliary cirrhosis*으로 발현하기도 한다. 명칭은 '양성'이지만, 실제로는 불량한 예후를 보이는 경우가 많으므로 시의적절한 진단과 치료가 이루어져야 한다.

표 21-1 양성 담관협착의 원인

수술 후	담낭절제술 간이식 담관-장문합술 담관절개술 간절제술
염증성	만성 췌장염, 가성낭종 담석증 원발성 경화성 담관염*primary sclerosing cholangitis* IgG4 담관병증*IgG4 cholangiopathy* HIV 담관병증 감염증: 결핵, 히스토플라스마증*histoplasmosis*, 주혈흡충증*schistosomiasis*
기타	허혈성: 쇼크, 간동맥혈전증, 문맥담관병증*portal biliopathy*, 방사선 치료 외상 내시경 유두부절개술*endoscopic sphincterotomy*

Ⅱ 진단 및 감별진단

담관협착의 진단은 복통, 황달, 발열, 간기능 이상 등 담관폐쇄의 증상이나 징후가 있는 환자에서 영상의학적인 이상 소견이 동반된 경우에 이루어진다. 원인에 대한 감별진단을 돕기 위하여 수술력을 포함한 과거력에 대한 철저한 문진을 시행한다. 협착에 대한 영상의학적 정보는 치료계획 수립에 있어서 필수적인데, 일반적으로 담관의 협착 및 상부 확장의 위치 및 정도, 복강 내 혈액 또는 액체 저류, 혈관 손상 여부, 간실질의 상태 등을 파악할 수 있는 전산화단층촬영*computed tomography; CT*이 조기검사로서 추천된다. 원발성 경화성 담관염*primary sclerosing cholangitis; PSC* 또는 IgG4 담관병증*IgG4 cholangiopathy*과 같이 말단 담관*peripheral bile duct*의 양상이 진단에 필수적인 경우에는 자기공명 담췌관조영술*magnetic resonance cholangiopancreatography; MRCP*이 도움이 될 수 있다.

양성 담관협착을 진단할 때에는 반드시 조직검사를 시행하여 악성 질환의 가능성을 배제해야 한다. 협착 부위에 따라 차이가 있지만 겸자를 이용한 생검*forcep biopsy*은

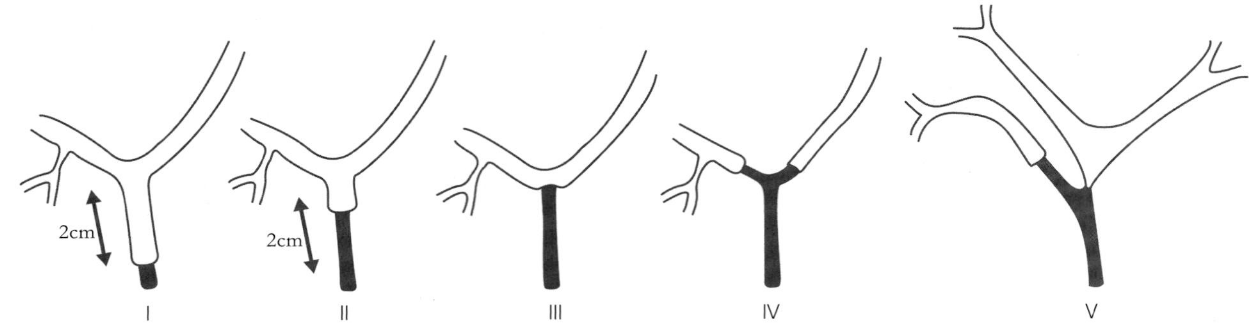

그림 21-1. 양성 담관협착의 Bismuth 분류 Ⅰ: 좌간관과 우간관의 합류부에서 2cm 이상 떨어진 원위부의 협착, Ⅱ: 합류부에서 2cm 이내의 근위부 협착, Ⅲ: 합류부에 협착이 있으나 좌우간관 사이의 교통이 유지되는 경우, Ⅳ: 좌우 교통이 유지되지 않는 합류부 협착, Ⅴ: Ⅰ, Ⅱ, Ⅲ과 이상 우간관 분지*aberrant right hepatic duct*의 협착 동반. (adapted from Shanbhogue AK, et al. Benign biliry strictures: a current comprehensive clinical and imaging review. AJR Am J Roentgenol 2011;197:W295-306)

시행하기 어려운 경우가 많으므로 전통적으로 솔질 세포검사*brush cytology*가 가장 많이 사용되어 왔다. 주로 내시경 역행성 담췌관조영술*endoscopic retrogradecholangiopancreatography; ERCP*을 통하여 이루어지며, 간혹 경피경간적 접근*percutaneous transhepatic approach*이 시행되기도 한다. 하지만 특이도가 90% 정도이고 특히 민감도는 35~70%로 낮은 단점이 있다. 최근에는 담도계의 정확한 구조적 관찰이 가능하고 경우에 따라서는 세침흡인술*fine needle aspiration; FNA*을 이용한 조직검사까지 가능한 내시경초음파*endoscopic ultrasonography; EUS*가 도입되어 활발히 사용되고 있다.

원인질환을 파악하고 치료계획을 수립하기 위해서는 협착의 위치와 길이의 파악이 필수적이며, 이에 따른 여러 가지 분류법이 개발되었다. 협착의 위치를 기준으로 하는 Bismuth 분류법이 가장 널리 사용되고 있다(그림 21-1).

1. 수술 후 양성 담관협착

담낭절제술에 의한 경우가 가장 흔하다. 총담관*common bile duct*을 담낭관*cystic duct*으로 오인하여 발생하는 경우가 제일 많으며, 담낭관을 지나치게 총담관에 근접하여 결찰하는 경우, 담낭 경부*gallbladder neck*를 과다하게 견인하는 경우, 과도한 전기소작*electrocautery*에 의한 열손상 등도 관련된다. 대개 수술 후 6~12개월 사이에 발생하며, 조기에는 담즙누출*bile leakage*이 동반되기도 한다. 과거에 주로 시행되었던 개복 담낭절제술*open cholecystectomy*에서는 발생빈도가 0.1~0.2%로 낮았으나, 현재 담낭절제술의 표준으로 자리매김하고 있는 복강경수술의 경우에는 0.4~0.6%로서 상대적으로 높게 보고되고 있다. 후술하게 될 내시경치료를 시행하였을 때 1년 시점에서의 성공률은 75~90% 정도이나, 스텐트 제거 시 재발률이 20~30%로 보고되고 있다.

2. 간이식 후 담관협착

최근에는 간이식의 보편화에 따라 이에 의한 담관협착의 발생도 빠르게 증가하고 있다. 발생 빈도는 이식방법에 따라 차이가 있는데, 생체이식*living donor transplantation*의 경우 최대 30% 정도로서 뇌사자이식*deceased donor transplantation*의 5~25%에 비하여 많이 발생한다. 간이식 후 담관협착은 발생시기에 따라 조기*early stricture* 및 후기 협착*late stricture*, 담관폐쇄의 양상에 따라 문합부 *anastomotic stricture* 및 비문합부 협착*non-anastomotic stricture*으로 분류한다. 수술 후 30일 이내에 발생하는 조기 협착은 대개 지나친 소작이나 박리, 담관 문합 부위의 과도한 장력 등 수술 전후 사건*perioperative event*과 연관되며, 주로 문합부 협착이다. 수술 30일 이후에 발생하는 후기 협착은 허혈성 변화*ischemic change* 또는 섬유화*fibrosis*에 의하여 발생한다. 간이식 후 담관협착의 위험인자로서는 관-총담관문합술*choledochocholedchostomy* 대신 Roux-en-Y 총담관-공장문합술*choledochojejunostomy*을 시행한 경우, T-tube의 삽입, 간동맥혈전증*hepatic artery thrombosis*, 장시간 온열 및 저온 허혈 보존된 경우*prolonged warm and cold ischemia time*, ABO 혈액형 불일치, 심장 정지 후의 공여, 이식 후 담즙누출 등이 거

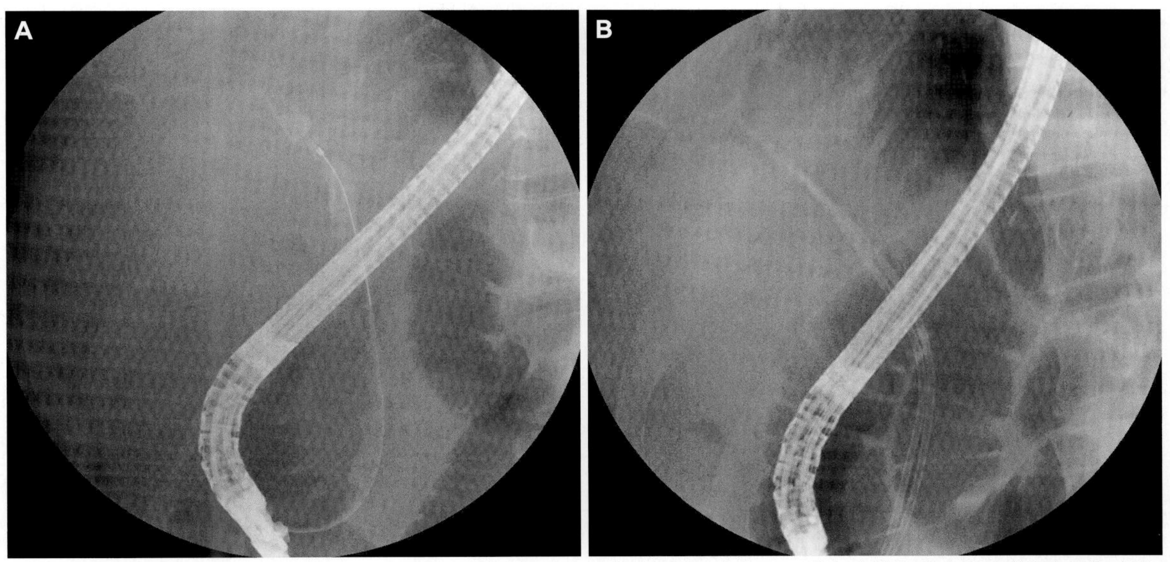

그림 21-2. 간이식 후 발생한 문합부 담관협착 A. 짧은 길이의 국소적 협착이 특징적이다. B. 협착 부위에 대하여 풍선확장술을 시행하고 2개의 플라스틱 스텐트를 삽입하여 치료하였다. (Courtesy of Woo Jin Lee, M.D.)

론되고 있다. 드물게 공여자에서도 담관협착이 발생할 수 있는데, 주로 총간관*common hepatic duct*과 간내담관 *intrahepatic duct*의 경계 부위에 호발한다.

환자에 따라 증상이 동반되거나 동반되지 않을 수도 있지만 대개 간기능의 악화 소견에 의하여 발견되며, 다른 담관폐쇄의 경우와는 달리 상부담관의 확장 소견으로 담관폐쇄 여부를 확실히 예측할 수 없다는 점이 임상적으로 특이하다. 담관폐쇄의 양상도 병태생리에 따라 다르게 나타난다.

(1) 문합부 협착

문합부 협착은 짧은 길이의 국소적 협착이 특징적인데(그림 21-2), 대개 이식 후 12개월 이내에 발생한다. 국소적 부종이나 염증에 의한 조기 문합부 협착은 예후가 좋아 2~3개월 사이에 호전되는 경우가 대부분이며, 재발의 가능성도 낮다. 섬유화에 의한 지연*delayed* 문합부 협착의 경우에도 비교적 양호한 예후를 보여 80~90%의 치료 성공률이 보고되고 있다.

(2) 비문합부 협착

비문합부 협착은 주로 담도계*biliary tree*의 유일한 혈액 공급원인 간동맥의 협착이나 혈전증에 의하여 이차적으로 발생한다. 특징적으로 간문부*hilum*에 발생하는데, 간내담관으로 진행할 수 있으며, 간혹 다발성으로 생기기도 한다(그림 21-3). 전체 이식 후 담관협착의 10~25%를 차지하며, 평균적으로 이식 후 3~6개월 사이에 발생한다. 치료에 대한 반응이 매우 좋지 않아 결국 30~50%의 환자가 재이식을 받거나 사망하는 것으로 보고되고 있다.

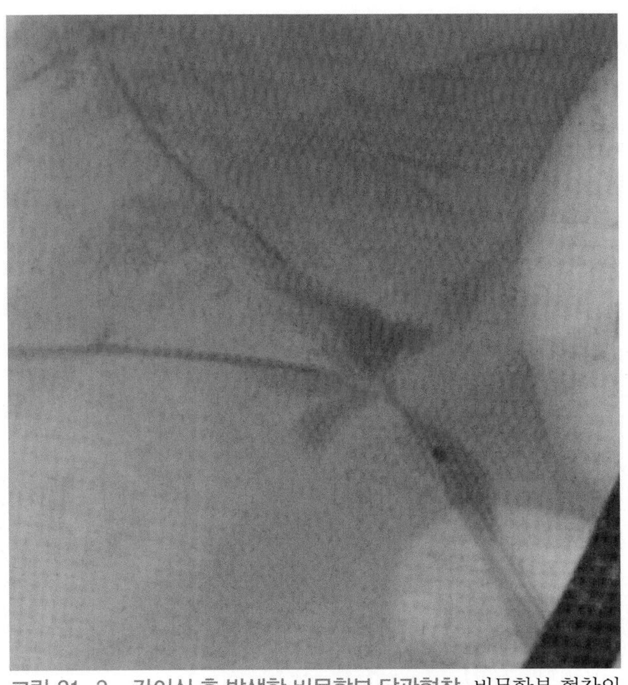

그림 21-3. 간이식 후 발생한 비문합부 담관협착 비문합부 협착의 경우 주로 간문부에 발생하는데, 간내담관에 다발성으로 발생할 수도 있다.

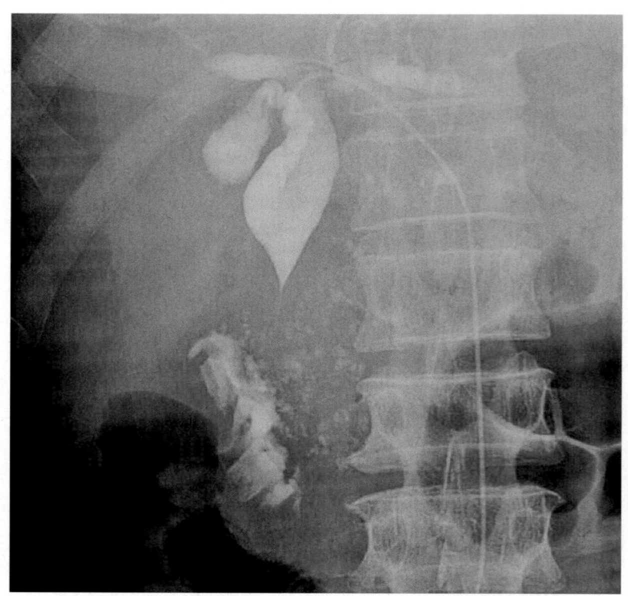

그림 21-4. 만성 췌장염에 병발한 양성 담관협착 췌장에서 미만성 석회화 소견과 함께 총담관의 완전폐쇄 소견이 관찰된다. 만성 췌장염 자체에 의하여 주위 조직에 섬유화되어 있는 경우가 많아 중재적 치료에 대한 반응은 좋지 않다.

3. 만성 췌장염

만성 췌장염 환자의 10~30%에서 담관협착이 발견되지만 무증상이어서 경과관찰로 충분한 경우가 대부분이다(그림 21-4). 황달, 담관염, 총담관 담석 등이 병발된 경우에는 치료를 시행하는데, 만성 췌장염 자체에 의하여 주위 조직에 섬유화되어 있는 경우가 많아 중재적 치료에 대한 반응은 좋지 않다.

4. IgG4 담관병증

IgG4 연관 전신성 경화증*IgG4-associated systemic sclerosis*은 최근 들어 그 개념이 정립되어 가고 있는데, IgG4 항체를 표현하는 형질세포*plasma cell*와 림프구가 다양한 조직에 침착되어 섬유 경화성 반응 및 폐쇄성 혈관염*obliterative phlebitis*을 유발하는 전신적 자가면역성 질환으로 이해되고 있다. 이 질환군의 가장 전형적인 형태는 자가면역성 췌장염*autoimmune pancreatitis*으로서, 실제로 많은 경우의 IgG4 연관 전신성 경화증이 자가면역성 췌장염과 동반되어 나타난다. IgG4 담관병증 혹은 IgG4 연관 경화성 담관염*IgG4-associated sclerosing cholangitis*은 IgG4 연관 전신성 경화증의 한 가지 발현으로서 실제로는 원발성 경화성 담관염과 많은 부분에서 임상적으로 유사하지만, 염증성 장질환*inflammatory bowel disease; IBD*과 동반되지 않으며, 60세 이상의 남성에서 주로 발생하는 특징을 가지는 독립된 질환이다. 자가면역성 췌장염과 마찬가지로 스테로이드나 면역억제제에 잘 반응하는 것으로 알려져 있다(그림 21-5).

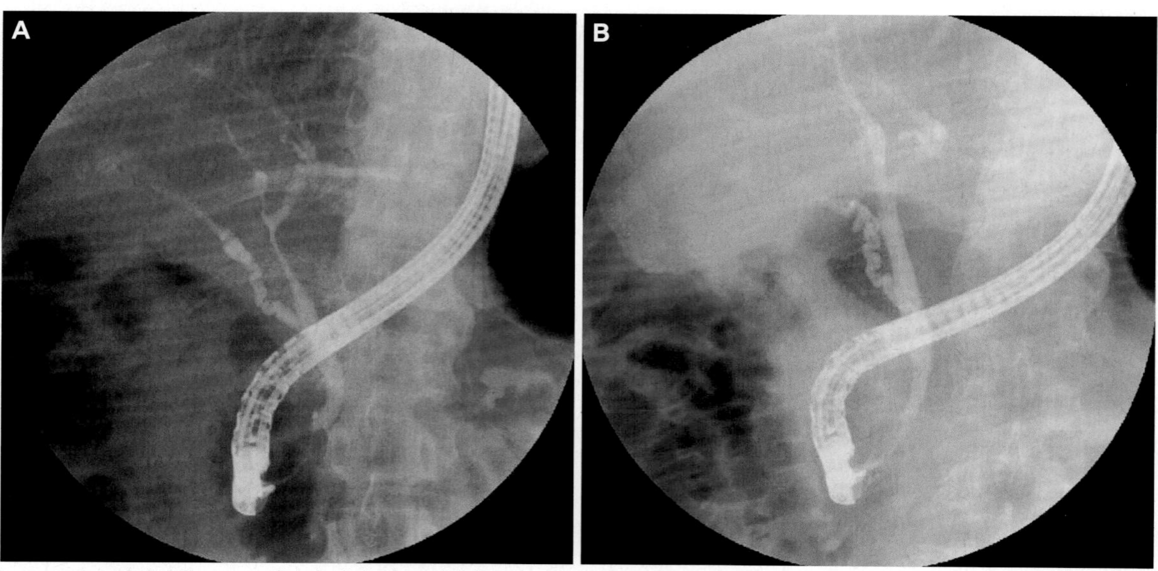

그림 21-5. IgG4 담관병증 A. 근위부 총담관 및 간내담관에서 전반적으로 불규칙한 담관협착 소견이 관찰된다. B. 내시경 역행성 담췌관조영술을 통하여 획득한 조직에서 IgG4 양성 소견이 확인되어 스테로이드 치료를 시작하였으며, 2개월 후 시행한 추적검사에서 호전되었다. (Courtesy of Jae Hee Cho, M.D.)

5. 항암제 유발 경화성 담관염 및 기타 허혈성 담관병증

허혈성 담관병증*ischemic cholangiopathy*은 주로 간이식과 연관된 간동맥의 문제에 의해 발생한다. 그런데 간동맥 항암 색전술*transarterial chemoembolization; TACE* 시 주입된 항암제에 의한 간동맥 염증 반응에 의하여 발생하기도 하며, 이러한 경우를 항암제 유발 경화성 담관염 *chemotherapy-induced sclerosing cholangitis*이라고 일컫는다. 과거에 사용되던 floxuridine이 대표적 유발 약물이며, 이외에도 5-fluorouracil, mitomycin, bevacizumab 등도 유발할 수 있다. 발병기전에는 이차적 세균 감염도 관련되는 것으로 알려져 있다. 대개 총간관과 함께 간내담관에서 미만성 혹은 다발성 협착 소견이 관찰되며, 우간동맥*right hepatic artery*에서 기시하는 담낭동맥*cystic artery*이 영향을 받는 경우에는 담낭관과의 사이에 누공*fistula*이 형성되기도 한다. 반면 위십이지장동맥*gastroduodenal artery*에 의해 공급되는 원위부 총담관은 대개 침범되지 않는 것이 특징적이다. 이외에도 드물게는 방사선치료 *radiation therapy* 후 또는 응고항진*hypercoagulable* 환자에서 허혈성 담관병증이 나타나기도 한다.

6. 문맥담관병증

문맥담관병증*portal biliopathy*은 문맥압항진증*portal hypertension*이 있는 환자에서 담관 위 정맥총*epicholedochal venous plexus*과 담관 주위 정맥총*paracholedochal venous plexus* 등의 담관 주위 정맥계에 해면상 변형*cavernous transformation*이 형성될 경우 이로 인한 담관의 외부 압박 *extrinsic compression* 및 동반되는 담관 공급 소동맥의 압박에 의한 허혈성 손상에 의하여 발생한다(그림 21-6). 간외 문맥 폐쇄*extrahepatic portal vein obstruction*에 의한 경우가 전형적이지만 간혹 간경변증*liver cirrhosis*, 비경변성 문맥섬유화*noncirrhotic portal fibrosis*, 선천성 간섬유화*congenital portal fibrosis* 환자에서 발생하기도 한다. 이러한 환자에서 내시경적 유두조임근절개술*endoscopic sphincterotomy; EST*을 시행할 때에는 총담관정맥류 *choledochal varix*나 비장기능항진*hypersplenism*에 따른 혈소판감소증에 의한 출혈성 합병증이 발생하기 쉬우므로 시술 시 매우 주의해야 한다.

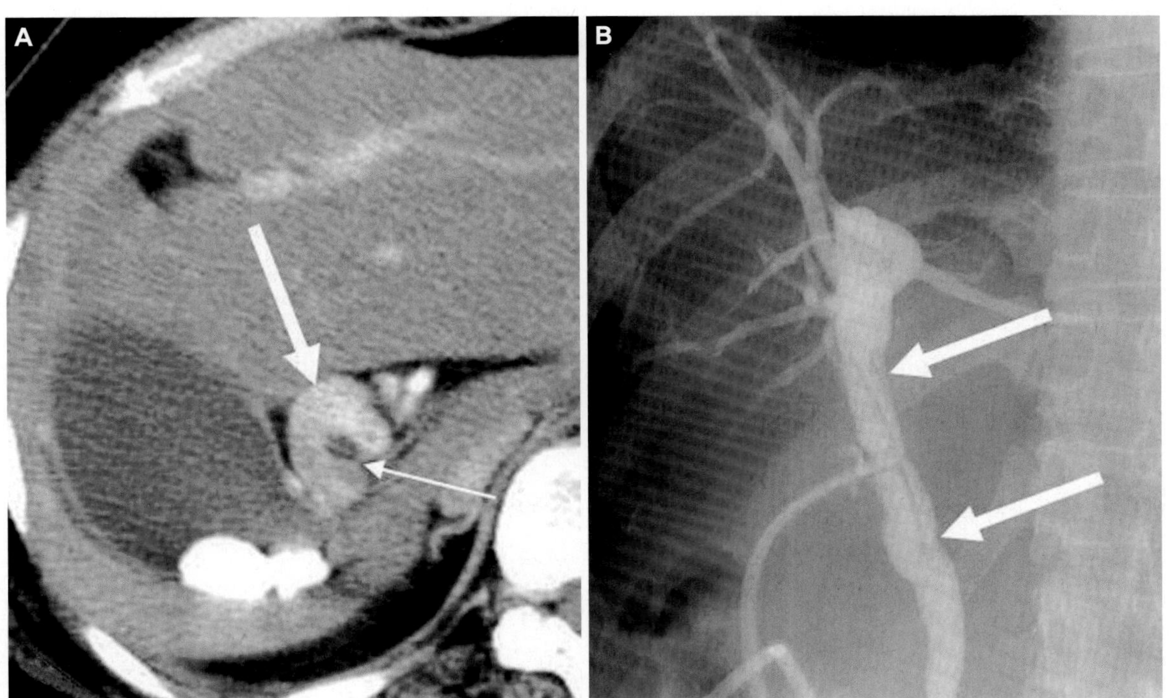

그림 21-6. 문맥담관병증 A. 담낭담석과 함께 해면종(cavernoma, 굵은 화살표) 및 담관의 불규칙성(얇은 화살표) 소견이 관찰된다. B. 담낭절제술 후 삽입한 T-tube 담관조영술에서 해면성 변성*cavernous transformation*에 의하여 총담관이 정맥류 형태*varicoid type*로 관찰된다(화살표). (신수미, 김석, 이준우 등. 문맥담도병증의 MRI 소견. 대한영상의학회지 2005;52:123-132)

7. HIV 담관병증

HIV 담관병증*HIV cholangiopathy*은 후천성 면역결핍증*acquired immunodeficiency syndrome; AIDS*이 알려지기 시작한 초기인 1980년대부터 보고되어 왔다. 담관협착의 양상은 다양하게 나타나는데, 특징적으로 CD4+ T세포 수치가 100/mm^3 미만인 경우에 발생한다. HIV 담관병증은 다양한 미생물에 의한 만성 담관 감염에 의하여 발생하며, *Cryptosporidium parvum*이 가장 흔한 원인이다. 그 외에도 거대세포바이러스*cytomegalovirus; CMV*, *Microsporidium*, *Cyclospora* 등도 HIV 담관병증을 유발할 수 있다. 대부분의 환자가 여명이 짧아 치료는 증상 조절 목적으로 시행된다. 최근에는 고효능 항레트로바이러스 치료요법*highly active antiretroviral therapy; HAART*의 발전으로 증례 수가 급격히 감소하였다.

8. 기타

담낭 경부나 긴 담낭관 안에 박힌 담석이 총간관을 압박하여 담관폐쇄를 유발할 수 있는데, 이러한 경우를 Mirizzi 증후군이라고 한다. 드물게 황색육아종성 담낭염*xanthogranulomatous cholecystitis*이 담관을 침범하여 발생하는 황색육아종성 담관염*xanthogranulomatous cholangitis*이나 담관에 호산구*eosinophil*가 높은 밀도로 침착하여 발생하는 호산구성 담관병증*eosinophilic cholangiopathy*에 의해서도 담관협착이 발생할 수 있다. 이외에도 결핵, 히스토플라스마증*histoplasmosis*, 주혈흡충증*schistosomiasis* 등의 감염성 질환, 유육종증*sarcoidosis*, 베게너 육아종증*Wegener granulomatosis* 등의 혈관염, 낭포성 섬유증*cystic fibrosis* 등의 질환과 연관되어 양성 담관협착이 발생할 수 있다.

Ⅲ 치료

원인과 관계없이 양성 담관협착 환자에서는 담관 내강의 개통성*patency* 회복을 치료 목표로 한다. 과거에는 수술이 많이 시행되었으나 최근에는 눈부신 발전을 이룩한 중재적 시술, 특히 내시경을 통한 플라스틱 스텐트의 삽입이 표준치료로서 자리매김하게 되었다. 플라스틱 스텐트는 3~4개월 간격으로 교체하며 보통 1년 이상 유지하게 되는데, 가능한 여러 개의 대구경 스텐트를 나란히 삽입하는 방법이 선호된다. 경우에 따라 풍선확장술*balloon dilatation*을 함께 시행하기도 하는데, 수술 후 4주 이내에 발생한 문합부 협착의 경우에는 시술로 인하여 문합 부위의 결손이 발생할 수 있으므로 주의해야 한다. 치료성적은 원인질환에 따라 크게 다르게 나타난다. 또한 협착 부위 역시 결과에 중요한 영향을 미쳐서 Bismuth Ⅰ형 및 Ⅱ형이 치료에 잘 반응한다.

근래에는 비교적 단기간마다 고난이도의 시술을 반복해야 하는 불편을 개선하기 위하여 플라스틱 스텐트보다 장기간 개통성을 유지할 수 있는 금속 스텐트의 삽입이 간이식 및 만성 췌장염에 의한 담관협착을 중심으로 시도되고 있으며, 비교적 좋은 성적이 보고되고 있다. 하지만 합병증의 발생이 상대적으로 높아 약 30%까지 보고되고 있으며, 특히 비피막형*uncovered* 금속 스텐트의 경우에는 제거가 가능하지 않을 수 있으므로 향후 연구 결과에 대한 주시가 필요한 상황이다. 참고로 한국과 미국에서 정식으로 양성 담관협착의 치료에 대하여 적응증을 획득한 금속 스텐트는 2014년 현재 없다.

한편 췌담도계의 악성 질환의 증가에 따라 Roux-en-Y 간-공장문합술*hepaticojejunostomy*, 췌십이지장절제술*pancreaticoduodenectomy*, 총담관-공장문합술*choledochojejunostomy* 등의 담관-장문합술*biliary-enteric anastomosis*의 시행이 늘어나고 있으며, 이로 인한 양성 담관협착도 필연적으로 함께 증가하고 있다. 과거에는 이러한 경우 내시경적 접근이 극히 어려워 경피경간적 접근 혹은 재수술이 주로 시행되었다. 하지만 최근에 도입된 이중 혹은 단일 풍선 소장내시경*double or single balloon enteroscopy*을 이용하여 성공적으로 치료하였다는 보고가 잇따르고 있다.

참고문헌

1. Zepeda-Gómez S, Baron TH. Benign biliary strictures: current endoscopic management. Nat Rev Gastroenterol Hepatol 2011;8:573-581
2. Martin RF, Rossi RL. Bile duct injuries: spectrum, mechanisms of injury, and their prevention. Surg Cli North Am 1994;74:781-803
3. Shanbhogue AK, Tirumani SH, Prasad SR, et al. Benign biliry strictures: a current comprehensive clinical and imaging review. AJR Am J Roentgenol 2011;197:W295-306
4. Chan CH, Telford JJ. Endoscopic managemnt of benign biliary strictures. Gastrointest Endosc Clin N Am 2012;22:511-537
5. Ghazale A, Chari ST, Zhang L, et al. Immunoglobulin G4-associated cholangitis: clinical profile and response to therapy. Gastroenterology 2008;134:706-715
6. Alazmi WM, McHenry L, Watkins JL, et al. Chemotherapy-induced sclerosing cholangitis: long-term response to endoscopic therapy. J Clin Gastroenterol 2006;40:353-357
7. 신수미, 김석, 이준우 등. 문맥담도병증의 MRI 소견. 대한영상의학회지 2005;52:123-132
8. Benhamou Y, Caumes E, Gerosa Y, et al. AIDS-related cholangiopathy. Critical analysis of a prospective series of 26 patients. Dig Dis Sci 1993;38:1113-1118

chapter 22

담낭암

이우진, 우상명

- 담석은 담낭암 발생의 위험인자일 수 있으나 담낭암이 생길 확률이 많지 않아 일반적으로 무증상 담낭담석 환자에서 예방적 담낭절제술은 권장되지 않는다.
- 췌담관합류이상에서, 특히 담관확장이 있는 경우보다 없는 경우에 담낭암의 발생률이 높다.
- 담낭암의 임상증상은 무증상에서부터 식욕부진, 체중감소, 구역 등의 비특이적 증상과 우상복부 통증, 황달, 발열, 오한 등의 담낭염 증상이 나타난다.
- 담낭은 점막하층*submucosa*이 없기 때문에 점막층을 침윤한 종양은 바로 근육층에 도달하게 된다. 담낭은 조직학적으로 잘 발달된 근육이 없어 초기에 주위 결체조직을 잘 침범한다.
- 치료는 암의 진행 정도뿐 아니라 증상, 연령, 영양상태, 건강상태, 심폐기능 등을 고려해야 한다. 절제수술만이 완치의 가능성이 있어 적극적으로 절제를 고려해야 하나 실제 진단 시 10~30%만이 해당된다.
- 단순 담낭절제술 후 우연히 발견된 담낭암이 T2 병기 이상인 경우 2차로 확대 담낭절제술을 시행해야 한다. T1b 병기인 경우는 아직 논란이 있다.
- 최근 전향적 3상 연구를 통해 담낭암을 포함한 담도계 암종에서 gemcitabine 단독요법보다 gemcitabine과 cisplatin 병합요법이 반응률 및 생존기간의 의미 있는 증가를 보이는 것이 밝혀졌다.

담낭에 발생하는 종양은 악성이 많으며, 근치적 절제술만이 유일한 완치 치료법이다. 그러나 초기 증상이 비특이적이고 경미하여 조기진단이 어렵고 담낭의 해부학적 특성으로 발견 당시 인접 장기로의 전이가 흔하여 수술적 절제가 어려운 경우가 많다. 담낭암은 담관암이나 팽대부암보다 비교적 빨리 자라며 많은 경우에서 진행된 상태로 진단된다. 또한 항암치료나 방사선치료에 대한 치료성적도 다른 암종에 비해 나빠서 평균생존율이 매우 불량한 질환으로 알려져 있다.

I 역학 및 위험인자

담낭암은 소화기 암 중 다섯 번째를 차지하며, 담관계 암 중 가장 빈도가 높고, 모든 소화기 종양 중 3~4%를 차지한다. 수술로 절제된 담낭의 1~2%, 부검의 0.5%에서 선암병소가 발견된다. 성별, 지역, 인종마다 빈도 차이가 많아, 담낭암의 발생에 유전적·환경적 요인이 영향을 미치는 것으로 여겨진다. 인도, 파키스탄 등 남아시아와 칠레, 에콰도르, 콜롬비아 등 남아메리카, 그리고 폴란드 등 동유럽에서 발생률이 높은 반면, 서유럽이나 미국은 상대적으로 낮다. 우리나라에서는 전체 암 중에서 1.3% 정도의 빈도를 차지하며, 2014년 중앙암등록본부 자료에 의하면 2011년 2,190여 명의 담낭암 환자가 발생한 것으로 알려져 있다. 남녀 비율은 1:2~6으로 여자에서 많으나 우리나라는 1:1.3 정도로 여성 호발 경향이 상대적으로 작다. 호발 연령은 60~80세이다.

담석이 있는 사람은 없는 사람보다 5~10배 정도 담낭암이 발생할 위험이 높고, 담석 유병률이 높은 나라에서 비례하여 담낭암이 잘 생긴다. 우리나라에서는 서양의 65~90%와 달리 담낭암 환자의 30% 정도에서 담석이 발견된다. 담석은 담낭점막의 만성적인 자극과 염증을 일으켜 상피세포의 이형성을 초래하고 결국 암으로 발전한다고 알려져 있다. 다발성 담석보다는 거대 담석과 연관성이 높다는 보고가 있으나 담석의 기간과 관련이 있을 수 있어 논란이 있다. 담석 환자에서 담낭암이 생길 확률은 0.5~3% 정도이며 부검 예에서는 1~2%로 보고되고 있다. 예방적 담낭절제술에 따른 이환율, 치사율을 고려하면 무증상 담낭담석 환자에서 담낭암의 발생을 걱정하여 예방적 담낭절제술을 시행하지는 않는다.

석회화 담낭 또는 도자기화 담낭*porcelain gallbladder*은 오랜 만성 담낭염의 결과로 발생하며, 담낭암의 발생률이

13~61%로 높아 예방적 담낭절제술의 적응증이 고려되나 아직 논란이 있다.

췌담관합류이상의 약 75%에서 담관낭종이 동반되며, 담낭암의 발생률은 12~67%이다. 담관낭종의 약 15~40%에서 담도계암이 발생한다. 특히 담관확장이 있는 경우에는 간외 담관암이나 담낭암이 발생하나, 담관확장이 없는 경우에는 거의 반드시 담낭암만이 발생한다. 담낭암의 약 10%까지 췌담관합류이상이 존재하며 췌담관합류이상의 15~40%에서 담낭암이 발생한다. 췌담관합류이상은 간내 담관암과는 관련이 없는 것으로 알려져 있다. 췌담관합류이상에서 담낭암의 발생기전은 췌액이 담관으로 자유롭게 역류되고 담관의 확장이 없을 경우 담낭이 유해물질의 저장고가 되어 담낭암이 잘 발생하는 것으로 설명된다. 이 경우 암 발생연령이 빠르며, 소아 환자의 담낭에서는 상피세포 과형성증이 관찰되고, 담낭암 환자의 종양이 없는 부위의 담낭에서도 점막의 과형성이 관찰된다. *K-ras* 유전자변이가 자주 관찰되며(50~83%), 담석과의 관련성은 적다. 담관낭종이 없더라도 췌담관합류이상이 있는 경우 적극적으로 예방적 담낭절제술을 추천하기도 한다.

담낭 용종 중에서 선종은 전암성 병변으로, 특히 크기와 악성화가 밀접한 관계가 있어 10mm 이상이며 무경성이거나 크기가 자라는 경우에서는 예방적 담낭절제술이 권장된다. 서양에서 흔한 원발성 경화성 담관염*primary sclerosing cholangitis*의 경우 20%까지도 담낭암이 발생하므로 담낭에 종괴가 있는 경우 크기가 작더라도 예방적 담낭절제술을 추천하기도 한다. 선근종증은 드물게 담낭암과 합병할 수 있는데, 병변 부위와 흔히 떨어져서 암이 존재하므로 원인-결과 관계라기보다는 우연히 공존한다고 생각되어 왔다. 그러나 3,000례 이상의 절제된 담낭 조직을 후향적으로 검토한 바에 의하면 분절형 선근종증의 경우 암 동반율이 6.4%로 현저히 높아 이 형태의 경우 전암 병변으로 간주할 수 있다는 보고도 있다. 고무와 석유제품, 자동차, 금속산업과 연관된 물질 등이 발암물질로 담낭암의 발생과 관련이 있다고 하나 발암기전은 알려져 있지 않다. 다른 위험인자로는 만성 장티푸스 보균자, 감염, 일부 약물, 높은 체질량 지수, 만성 염증성 장질환 등이 있으나 논란이 있다. 분자생물학적으로는 erbB2 종양발생 단백질, *K-ras* 유전자(39~59%), *myc* 유전자, *p53* 유전자(35~92%) 등과의 관련성이 보고되고 있다.

Ⅱ 병태생리 및 병인

담낭암의 발생에는 두 가지 주된 경로가 작용하는데, 첫째는 비만, 호르몬 영향, 세균감염 등에 의한 담석 형성과 담낭염 발생으로, 여성에 더 영향을 미치고 인종, 유전적 요인, *p53* 유전자 등이 관여한다. 담낭점막의 만성적인 자극과 염증으로 상피세포의 이형성을 초래하고 암으로 발전한다고 알려져 있다. 이형성에서 침습성 암까지 15년에 걸쳐서 진행되었다는 보고가 있다. 이형성과 상피 내 암종은 담낭암의 90%이상에서 발견된다. 둘째는 동아시아인에 주로 발견되는 췌담도합류이상으로, 남녀 비슷하게 이환되며 *K-ras* 유전자 등이 관여한다.

선종은 분자생물학적 분석을 해보면 담낭암과 유사한 유전적 변화를 보이지 않으며 빈도는 담석이나 담낭암에 비해 매우 낮아 전암 병변인지 논란이 있다. 유두형 암종의 경우는 유두형 선종의 악성 변형이라 여겨진다.

60%는 저부에서, 30%는 체부에서, 10%는 경부에서 암이 발생하나, 빠르게 진행하므로 발생 부위를 알기 어려운 경우가 많다. 단일 병변이거나 전체 담낭을 채우거나 벽을 따라 침범할 수 있다. 약 10%에서는 다발성으로 나타난다. 담낭암의 80%는 선암이며 그 외 미분화암, 편평상피세포암, 샘편평세포암종 등이 있고, 드물게 암육종, 신경내분비종양, 소세포암, 림프종, 간질종양, 과립세포종, 악성 흑색종 등이 발생할 수 있다. 육안적으로는 벽이 비후된 경성*scirrhous* 또는 *sclerosing*, 결절성*nodular* 또는 *polypoid*, 유두상*papillary* 형태가 있다. 유두형이나 결절형은 침윤이 심한 형태와 없는 형태가 있어 각각의 아형으로 유두침윤형, 결절침윤형이 있다. 결절형은 주위 조직을 따라 조기에 침범하나 침윤형보다는 절제 가능성이 높다. 유두형은 벽 침윤이 거의 없으면서, 담낭 내강을 채우거나 담관 내강을 따라 파급될 수 있으며, 림프절전이가 적고 비교적 예후가 좋다.

담낭암의 전파 경로로는 첫째, 림프, 혈관을 통한 전파, 둘째, 간, 담관, 십이지장, 대장, 복벽 등으로 직접 전파하여 누공 형성이나 외부 압박을 일으키는 경우, 셋째, 간, 폐, 늑막, 복막, 기타 장기로 원격전이 하는 경우가 있다. 담낭은 조직학적으로 잘 발달된 근육이 없어 주위 결체조직을 초기에 잘 침범한다. 가장 흔한 경우는 간으로의 직접 전파로 60~90%에서 4번 및 5번 간 분절로의 침윤이 발견된다. 복막전이가 비교적 잘 발생하며, 조직생검이나 복강경검사 시의 경로에 파종이 될 수 있다. 담낭 경부나 담낭관에 암이 발생한 경우 초기에 총담관이나 문맥혈관을 침범할 수 있다. 주위 림프관과 정맥이 잘 발달되어 림프절로의 전이가 초기에 발생하여 진단 당시 54~64%에서 관찰된다.

Ⅲ 임상상

임상증상은 담낭암의 크기, 위치, 전이 여부나 이에 동반된 담낭염, 담석증 등에 따라 달라서, 우연히 유증상 담석 치료 시의 담낭절제술 조직에서 발견되는 경우부터 급격히 진행되어 근치적 치료가 불가능한 경우까지 다양하다. 담관 산통이나 급성 담낭염의 증상과 감별이 어려운 경우도 있어 담낭절제 수술 후에 발견되는 경우도 1% 정도에서 있으며, 이러한 빈도는 고령일수록 더 흔하다. 이 경우 늦게 발견되는 경우보다 예후는 비교적 좋다. 담낭암이 지속적이거나 혹은 반복적인 우상복부 통증과 같은 만성 담낭염의 양상으로 발현할 수도 있는데, 이러한 경우는 병이 상당히 진행된 경우에 흔하다. 식욕부진, 체중감소, 구역 등의 비특이적 증상과 우상복부 통증, 황달, 발열, 오한 등의 담낭염 증상이 나타난다. 초기에는 비특이적 증상만 나타나거나 담석증을 동반한 경우 담석증의 증상과 비슷하여 수술 전 진단이 어려우며, 어떤 환자들은 오랫동안 담낭염으로 치료받은 과거력이 있다. 우상복부 통증은 급작스런 쥐어짜는 듯한 통증보다는 보다 지속적으로 광범위한 통증을 호소하는 경우가 많다. 특히 70세 이상의 고령의 환자에서 체중감소와 동반되어 지속적인 우상복부 통증이 있을 때는 담낭암의 가능성을 반드시 고려해 보아야 한다. 진행된 증상으로 체중감소를 동반한 우상복부 통증, 황달, 종괴 등이 관찰되고 담관염이 동반될 수 있다. 30~60%에서 황달이 나타나는데 불량한 예후를 반영하며, 약 80%의 환자가 진단 당시 절제가 불가능한 상태이다. 커다란 종괴 그 자체나 누공 형성, 장폐쇄, 위장관출혈 혹은 혈액담즙종과 같은 암 침윤에 의한 국소적인 합병증이 발생할 수 있다. 진행된 경우 신체검진에서 우상복부 압통, 종괴 촉진, 간종대, 복수, 부신생물증후군 등이 나타난다.

Ⅳ 진단

비특이적인 임상상으로 인해 진단기술의 발달에도 불구하고 초기에는 종종 진단이 어려운 경우가 많다. 검사실 소견에서 담관폐쇄가 나타나기 전까지는 특이 소견이 없으며, 빈혈과 알칼리성 포스파타아제, 혈청 아미노전달효소*transaminase*, 빌리루빈의 경한 상승이 관찰되며, 총간담관이나 총담관을 침범한 경우에는 수치가 더욱 많이 상승하고 고빌리루빈혈증이 나타난다. 간효소 수치의 상승이 급성 담낭염과 담낭암에서 흔히 관찰되는데, 이러한 소견은 매우 비특이적인 소견이다. 암배아성 항원*carcinoembryonic antigen*; *CEA*이나 CA 19-9가 사용되나 조기진단에 사용될 정도로 예민도와 특이도가 높지 않다. 특히 CA 19-9는 고빌리루빈혈증이나 담관염에서 위양성이 많아서 유의해야 한다. 담즙배액 후에도 지속적인 CA 19-9 상승은 악성을 시사한다. 췌장암이나 위암, 대장암, 유방암 등의 선암종 또는 만성 간염 등의 염증에서도 상승할 수 있다. 진행된 종양에서 증가하고 절제 수술 후 감소했다가 재발 시 다시 증가하여 CA 19-9는 치료효과 판정이나 재발예측에 도움이 된다.

복부초음파검사가 가장 간편한 비침습적 진단방법으로 담낭암의 초음파 소견은 종양의 크기, 형태학적 특징과 주위 조직으로의 침윤 정도에 따라 달라진다. 담낭 내 종괴형성, 국소적 혹은 미만성의 담낭벽 비후, 변연이 불규칙한 용종양 병변, 담낭의 정상적인 완만한 윤곽이 소실되고 대신 파동형의 울퉁불퉁한 모양으로 대치되는 등의 소견, 종괴가 간으로 침범한 소견, 림프절종대, 혈관침범, 간전이, 복수, 담관확장 등이 관찰된다. 담낭벽이 두꺼워진 형태에서는 진단을 놓치거나 담낭염과의 감별이 어려운 경우가 있으며, 담석, 담낭염 등의 양성 질환의 소견으로 생각하였으나 수술 후 담낭암이 발견되는 경우도 가끔 있다. 복부초음파검사는 담낭 내의 종괴 자체를 찾는 데는 매우 우수하지만 림프절전이나 복강 내 전이를 진단하는 데는 많은 제한이 있다. 비교적 젊은 환자나 담석으로 인한 동통이 더 의심될 때 먼저 시행되며, 고령에서 전형적인 무통성 황달 환자로 악성이 의심되는 경우는 먼저 전산화단층촬영을 시행하기도 한다.

전산화단층촬영*computed tomography; CT*은 초음파보다 담석이나 담낭벽 등 담낭 자체를 보기에는 덜 예민하나 종양의 침범 범위, 간 침범 범위, 림프절종대, 간전이, 간문맥이나 동맥혈관 침범 등 절제가능성을 보다 정확히 파악할 수 있다(그림 22-1). 민감도는 90% 이상으로 보고되고 있으며, 특히 T2 이상의 병변을 진단하는 데 매우 효과적이다. 담낭암의 특징으로 경계가 불분명하고 국소적인 담낭벽의 비후나 혹은 내강으로 자라는 종괴를 보이며 전체적으로 저음영으로 관찰된다. 다중검출 전산화단층촬영으로 1cm 이상의 종괴, 담도폐쇄의 부위, 혈관 침범이나 1cm 이상의 간전이, 복수 여부 등을 알 수 있다. 하지만 1cm 미만의 간전이나 복막전이를 놓칠 수 있으며 림프절전이 진단의 정확도는 비교적 낮다.

자기공명영상검사에서 담낭암은 T1 영상에서 저강도로, T2 영상에서 고강도로 관찰된다. 담낭암의 국소 침범을 평가하는 데 매우 유용하며 혈관 침윤과 같은 부가적인 정보를 얻을 수 있다. CT에 비해 고가이나 자기공명 담관조영 영상, 혈관조영 영상을 한 번에 얻을 수 있다. 자기공명 담관조영 영상이 최근 비침습적인 진단방법으로 이용이 증가하고 있다. 담관과 췌관을 모두 볼 수 있으며 영상기술의 발달로 질병의 진행 정도나 담관의 협착 부위, 혈관구조, 림프절전이나 원격전이, 간분엽 위축 등을 관찰할 수 있어 절제가능성을 판단하는 데 도움이 된다.

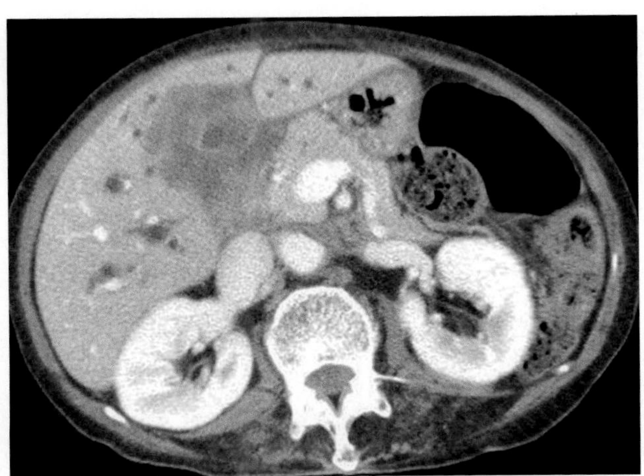

그림 22-1. 담낭암의 전산화단층촬영 소견 담낭을 거의 채우는 불규칙한 큰 종괴가 관찰되며 이 종괴는 간실질로도 침범하고 있다. 양측 간내담관이 매우 늘어나 있다.

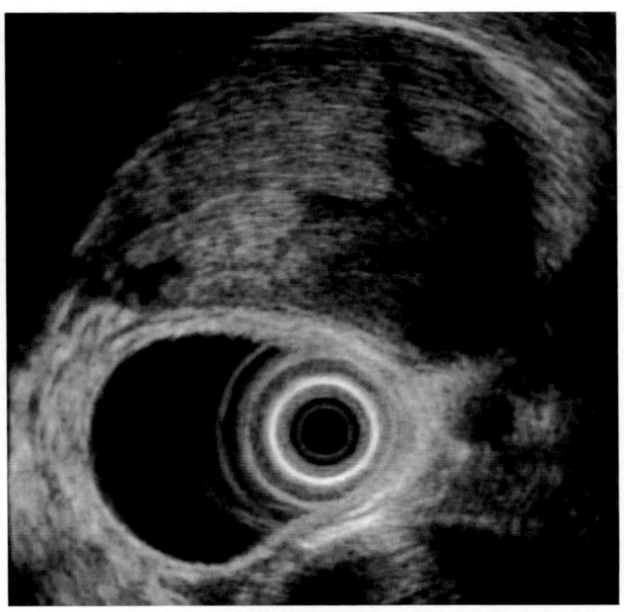

그림 22-2. 담낭암의 내시경초음파 소견 담낭내강을 거의 채우고 있는 융기형의 종괴가 관찰된다.

또한 침습적인 검사와 달리 담관염, 췌장염 등의 합병증이 없어 침습적인 검사의 고위험군이거나 기술적으로 어려운 경우에도 시행할 수 있다. 진단 목적인 경우 침습적인 내시경 역행성 담췌관조영술을 대신한다.

내시경초음파는 외래에서 검사가 가능하고 해상도는 현재 이용 가능한 진단방법 중에서 가장 높은 편이다. 내시경초음파는 담낭용종을 감별하는 데 도움이 될 뿐만 아니라, 담낭암의 T 병기를 판정하는 데도 도움이 된다. 용종의 악성 여부와 T 병기에 따라 복강경 담낭절제술을 시행할지, 개복수술을 시행할지가 결정되므로 이 경우 매우 중요한 검사이다. 담낭암을 시사하는 내시경초음파 소견은 넓은 기저부를 갖고 표면과 모양이 불규칙하고, 내부에코가 비균질하며 고에코 반점이 없는 병변이다(그림 22-2). 담낭암 환자에서 문맥 주위나 췌장 주위에 림프절종대가 관찰되는 경우 내시경초음파 유도하 세침흡입술이 병변의 감별에 도움이 될 수 있다.

양전자방출단층촬영*positron emission tomography; PET*은 종양세포가 포도당 섭취를 증가시키는 특징을 이용하여 종양세포를 찾아내는 기능적인 핵의학 영상기법이다. 다른 영상학적 검사에서 담낭암이 의심되거나 불분명할 때 담낭암을 진단하기 위해 이용하고 있으며 진단의 민감도와 특이도는 80% 정도이다. 최근 생물학적/기능적 정보를 제공하는 PET와 해부학적 정보를 제공하는 CT를

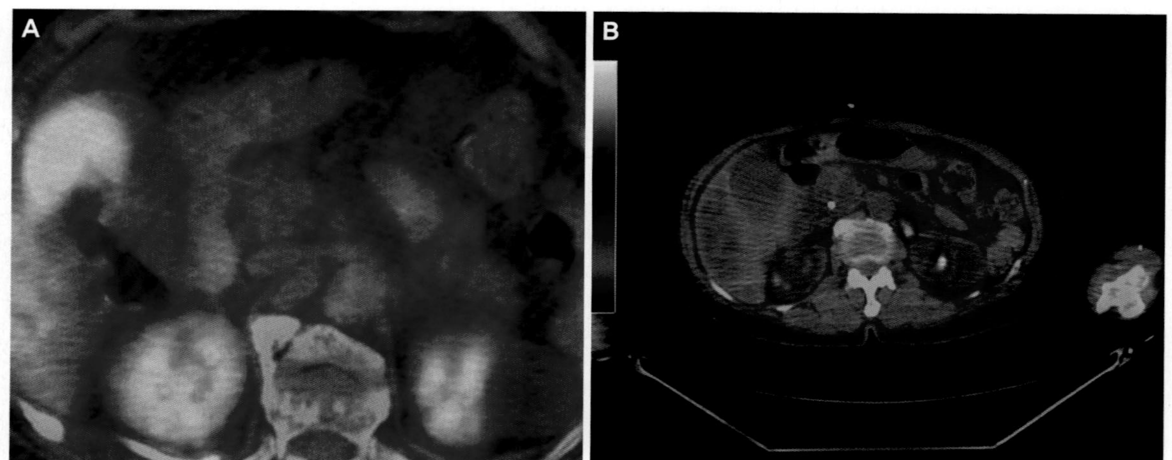

그림 22-3. 담낭암의 PET-CT 소견 A. 담낭 기저부에 FDG 섭취가 높은 종괴가 관찰된다. B. 대동맥 주위 림프절에 FDG 섭취가 높게 관찰된다. 전산화단층촬영 유도하 조직검사에서 분화도가 좋지 않은 암세포를 확인하였다.

융합한 PET-CT가 개발되었다. 잠재전이 병소를 발견하여 불필요한 수술을 막을 수 있고 치료효과 판정 및 재발 발견에 이용될 수 있다(그림 22-3). 만성 담낭염 등과의 감별에 도움이 되는지는 아직 논란이 있다.

간문부로의 국소적인 침범이나 림프절종대 등에 의한 간외담도 폐쇄 소견이 나타날 수 있는데, 폐쇄성 황달이 있는 경우 내시경 역행성 담췌관조영술이나 경피경간 담관조영술을 시행한다. 내시경 역행성 담췌관조영술과 경피경간 담관조영술 중 어느 검사를 시행할 것인지는 폐쇄 부위, 각 병원의 인력 형편, 각 시술 시의 금기증(상부위장관의 해부학적 구조, 출혈 소인, 기술적 어려움 등) 등에 따라 결정된다. 내시경 역행성 담췌관조영술은 팽대부나 췌관을 관찰할 수 있고, 병리학적 검사가 가능하며, 동반되는 담석 같은 양성 질환을 치료할 수 있으며, 배액술 시 덜 침습적이고 합병증이 적은 장점이 있다. 또한 내시경 역행성 담췌관조영술 시 췌담관합류이상 유무를 확인하고 세포진검사나 생검을 시행할 수 있다. 그러나 세포진검사는 특이도는 높으나 민감도가 40~60%로 낮아 음성이라도 암의 가능성을 배제하기는 어렵다. 담낭관이나 담낭은 일반적으로 조영되지 않는 경우가 많으나 담관의 폐쇄 부위나 정도를 확인할 수 있으며 동시에 배액술을 시행할 수 있다. 한편 특징적인 담관조영술 소견으로 담낭암에 눌려 총간담관의 비교적 긴 협착이 관찰된다. 담도조영술에서 감별해야 할 질환으로는 담관암, 전이성 암, Mirizzi 증후군, 췌장암 등이 있다.

초음파 또는 CT 유도하 세침흡인 세포진이나 생검 검사로 병리진단을 할 수 있으나(그림 22-4), 간 침범이 없거나 종양이 크지 않은 경우 담낭천공 등의 합병증이 있을 수 있다. 외과적 절제를 고려하지 않는 경우 항암화학치료나 방사선치료를 하기 전에 시행하여 확진하며 민감도는 88%로 보고되고 있으며 위양성은 무시할 정도이다. 확실한 면역화학염색 검사는 없으나 CEA나 사이토케라틴*cytokeratin*, 점액*mucin*을 이용한 면역화학염색이 진단에 도움이 될 수 있다. 근치 목적의 개복술이나 종양절제술 전에 조직검사를 시행해야 하는가에 대해서는 논란이 있으며 파종의 우려가 있다. 최근 개정된 담낭암의 병기는 표 22-1과 같다(AJCC 제7판).

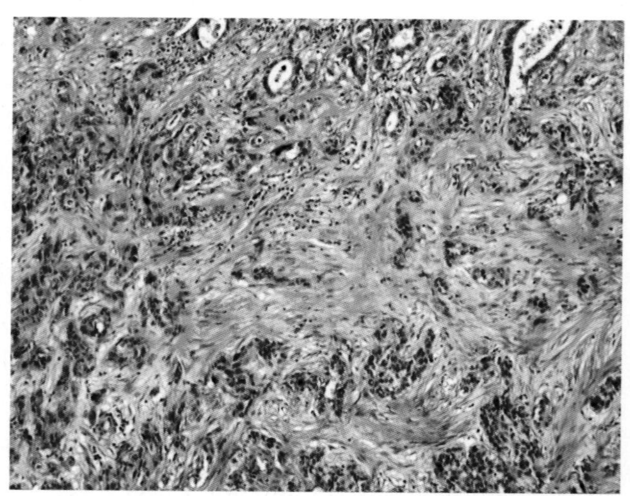

그림 22-4. 담낭암의 병리 소견 분화도가 좋지 않은 암세포가 관찰된다(H&E stain, ×40).

표 22-1 담낭암의 병기(AJCC 제7판)

원발 종양(T)
T1: 종양이 고유판 또는 근육층까지 침범
T1a: 종양이 고유판을 침범
T1b: 종양이 근육층까지 침범
T2: 종양이 근육층 주위 결체조직으로 침범, 장막이나 간으로의 침범은 없음
T3: 종양이 장막을 통과, 그리고/또는 간 직접 침범, 그리고/또는 1개의 주위 장기나 구조를 직접 침범(위장, 십이지장, 대장, 췌장, 대망, 간외담관)
T4: 종양이 주문맥 또는 간동맥 또는 2개 이상의 간외 장기나 구조를 침범

국소 림프절(N)
N0: 국소 림프절전이가 없음
N1: 담낭관, 담관, 간동맥, 문맥 주위 림프절전이가 있음
N2: 복강동맥, 십이지장 주위, 췌장 주위, 상장간막동맥 주위 림프절전이가 있음

원격전이(M)
M0: 원격전이가 없음
M1: 원격전이가 있음

1기	T1	N0	M0
2기	T2	N0	M0
3A기	T3	N0	M0
3B기	T1~3	N1	M0
4A기	T4	N0~1	M0
4B기	Any T	N2	M0
	Any T	Any N	M1

V 치료 및 예후

치료는 암의 진행 정도뿐 아니라 증상, 연령, 영양상태, 건강상태, 심폐기능 등을 고려해야 한다. 절제수술만이 완치의 가능성이 있어 적극적으로 절제를 고려해야 하나 실제 진단 시 10~30%만이 해당된다. 진단 시에는 종양의 60~90%에서 이미 간 등의 인접 장기에 침윤이 있어 적극적인 치료에도 불구하고 5년 생존율은 5% 이하이며, 중앙 생존기간도 6개월 이하로 예후가 매우 불량하다. 임상증상이 나타난 환자들의 대부분(85%)은 수술 당시 완전절제가 불가능하고 이 경우 1년 사망률은 95%이다. 대부분 진행된 상태에서 발견되거나 수술 후 재발이 잘 되어 진단 당시 4%의 환자만이 5년 생존이 가능하다.

적절한 절제술을 결정하기 위해서는 담낭암의 진행 양상을 이해하고 진전 범위를 확인하는 것이 중요하다. 담낭은 점막하층*submucosa*이 없기 때문에 점막층을 침윤한 종양은 바로 근육층에 도달하게 된다. 담낭와 부위는 장막이 없기 때문에 이 부위에서 암이 발생하면 빠르게 간실질로 침윤하게 된다. 담낭암은 비교적 초기에 유출정맥을 통하여 간장의 4b, 5분절로 미세전이를 유발하고 이후 전신전이를 일으킨다. 따라서 장막이 덮여 있는 담낭 기저부에서 발생한 담낭암인 경우 직접적인 간침윤이 없다 하더라도 4b와 5분절을 동반 절제해야 한다. 담낭경부암은 비교적 초기에 간문부를 침윤하여 담관폐쇄, 문맥침윤을 야기할 수 있다. 또한 십이지장, 췌장, 대망, 횡행 결장으로 직접적인 침윤이 가능하다. 대부분의 진행 담낭암의 경우 주위 림프절전이가 흔히 관찰된다. 담낭암에서 간절제 범위를 결정하는 종양인자로는 T-병기, 종양 위치, 종양의 성장양식*growth pattern* 등이며, 동시에 환자의 나이, 전신상태, 동반질환 등의 환자 인자도 반드시 고려하여 종양학적으로 효과적이고 또한 안전한 수술 범위를 결정해야 한다. 절제술을 시행할 때 가장 중요한 원칙은 근치절제(R0 절제)를 이루는 것이다. T-병기는 수술 범위를 결정하는 데도 중요하지만 수술 후 예후를 결정짓는 가장 중요한 인자인 N-병기의 중요한 예측인자이기도 하다.

담낭암이 수술로 완치가 되는 경우는 대부분이 만성 혹은 급성 담낭염으로 담낭절제술을 할 때 우연히 발견되어, 분화도가 좋고 암 침범이 적은 경우이다. 양성 질환으로 절제된 담낭의 1~2%에서 담낭암이 발견된다. 이런 경우에는 5년 생존율이 매우 좋으나 전체 담낭암 환자의 5~10% 이내이다. 복강경 담낭절제술 시 수술이 어려운 경우 담낭암을 의심해 보아야 하며, 2기 이상의 담낭암인 경우 개복수술로 전환하고 복강경 경로 부위를 절제하여 이 부위의 재발을 방지해야 한다. 수술 시 조직생검이나 복강경검사 시의 경로에 파종이 될 수 있다.

조기 담낭암은 암세포 침윤이 담낭의 점막(T1a)이나 근육층 내(T1b)에 국한되면서 림프절전이가 없는 경우를 말하며 TNM 분류상 1기에 해당된다. 조기 담낭암은 담낭결석이나 용종으로 수술적 절제를 시행한 후 우연히 조직표본에서 발견되는 경우에서 흔하다. 일반인의 정기검진이 흔해지고 복강경 담낭절제술이 보편화되면서 조기 담낭암의 비율도 증가하고 있다. 담낭암이 점막층에 국한된 T1a 경우는 단순 담낭절제술로 충분하여 5년 생존율이 85~100%이나 담낭을 천공시키지 않도록 매우 주의해야 한다. 림프절 전이율이 2.5% 이하에서 보고되지만 단순 담낭절제술과 확대 담낭절제술 간에 예후의 차이는 없다. 담낭관의 암 침윤을 수술 중 반드시 확인해야 하며, 특히

유두형의 경우 담낭벽을 따라 퍼지는 성향이 강하므로 주의를 요한다. 근육층까지 암 침윤이 있는 T1b 담낭암의 경우 수술 범위에 있어 논란이 많다. 단순 담낭절제술만으로 10년 생존율이 90% 이상이므로 충분하다고 하는 이도 있으나, T1b 병기 환자에서 림프절 전이율이 15%까지, 림프관/혈관 암 침범은 28%까지, 그리고 단순 담낭절제술 후 재발률이 30~60%까지 가능하므로 광범위절제술이 선호된다.

조기 담낭암에서 단순 담낭절제술을 시행할 때 복강경 수술을 시도할 것인가에 대해서는 논란이 있다. 그러나 원칙적으로 담낭암이 의심이 된다면 담낭 천공 등의 위험으로 개복수술을 우선적으로 고려하는 것이 원칙이다.

T2 이상이거나 림프절전이 또는 원격전이가 있는 진행성 담낭암의 경우 초기 암보다 예후가 좋지는 않지만 간으로의 침범이 2cm 이내이면서 담낭에서 가까운 범위의 림프절에만 국한되고 전이가 없다면 침범된 4b+5분절 절제 및 간십이지장인대림프절 곽청술을 포함한 확대 담낭절제술을 시행한다. T3이나 T4 병기의 경우 수술 범위에 논란이 있으나 근치적 절제만이 예후가 불량한 담낭암에서(T3의 경우 5년 생존율 15~63%, T4의 경우 7~25%) 생존기간을 늘릴 수 있어 경험이 많은 병원에서 적극적으로 시도된다. 간 침범 부위가 넓은 경우 광범위 간절제가 필요할 수 있으며 총담관 또는 Glisson관 침범 가능성이 높아 총담관을 동반 절제하는 확대 우간절제술을 해야 하는 예가 흔하다. 위, 대장, 대망 등이 직접 침윤된 경우 R0 절제가 가능해 보이면 동반 절제를 시도해야 한다. 그러나 십이지장, 췌장 등이 침윤된 경우에 췌십이지장절제술을 동반 시행할지에 대해서는 수술 위험도가 높아 수술 시도에 주의를 요한다. 전이 림프절 제거를 위해 췌두부십이지장절제술을 동반 시도하는 것이 예후를 향상시킬 수 있는가에 대해서는 이견이 있지만 대부분의 보고에서는 회의적이다. 주문맥 및 간동맥을 침윤하는 T4 병기는 일반적으로 근치적 절제술의 비적응증이다. 담낭암에서 황달이 있으면 예후가 좋지 않은데, 담관에 직접 암 침윤이 있는 경우 약 70%에서 신경 침범이 동반되어 있어 담관을 동반 절제하더라도 예후가 나쁘다.

담낭암에서 림프절전이 여부는 매우 중요한 예후인자이다. 담낭암에서 림프절곽청술의 범위에 대해서는 여러 이론이 있다. N1군인 12번 림프절전이가 있다고 하더라도 동반절제를 할 경우 치유절제가 가능하고 장기 생존 가능성이 있으므로 12번 림프절에 전이가 있다 하더라도 수술의 비적응증은 아니다. 진행된 담낭암의 경우 19~25%에서 대동맥 주위 림프절전이가 있으며 이 경우 림프절절제술로 생존기간을 연장시키지 못하고 예후가 좋지 않다. 원격전이 이외에 광범위한 간-십이지장 인대 침범, 주요 혈관 침범, 불량한 전신상태, 광범위한 림프절전이 등이 수술의 금기이며 대장, 십이지장, 간 등으로의 직접 침범은 절대금기는 아니다.

근치 목적으로만 수술을 시행해야 하며 암의 크기를 줄일 목적으로 수술을 시행해서는 안 된다. 고령 환자가 많으므로 구역, 구토, 식욕부진으로 인한 심한 탈수나 영양결핍으로 수술 후 심한 합병증이 초래될 수 있으므로 수분 및 전해질 보충이나 영양공급에 유의해야 한다.

단순 담낭절제술 후 우연히 발견된 담낭암이 T2 병기 이상인 경우 2차로 확대 담낭절제술을 시행하면 확대 담낭절제술을 시행하지 않은 환자들에 비해 예후의 향상이 있으며, 처음부터 확대 담낭절제술을 시행한 환자들에 비해 예후의 차이가 없는 것으로 보고되었다.

절제가 불가능한 진행된 담낭암 환자는 황달을 해결한 후 항암화학요법이나 방사선요법을 시행해 볼 수 있으나, 반응이 다양하며 대부분의 연구가 후향적이거나 적은 수의 환자만을 포함하고 있는 2상 연구인 경우가 많다. 또한 생물학적 특성, 위험인자, 임상경과, 예후와 치료 반응이 서로 다른 간내담관암, 간외담관암, 담낭암, 팽대부암 심지어는 간세포암종 등을 포함하고 있는 연구가 많아 임상의로서 실제 환자에 적용하기 매우 어려운 점이 있다. 치료에 있어서도 황달과 담관염의 치료가 예후에 미치는 영향이 커서 항암제의 순수한 치료효과를 알기 어렵게 할 수 있다. 수술이 불가능한 담낭암을 포함한 담도계 암종에서 항암요법은 점차 발전하고 있다. 항암요법이 생존율을 연장시키고 삶의 질을 개선할 수 있다는 보고들이 있으며, 단독치료보다는 병합요법이 반응률이 높다고 알려져 있다. 최근 전향적 3상 연구를 통해 gemcitabine 단독요법보다 gemcitabine과 cisplatin 병합요법(gemcitabine 1,000mg/m^2, cisplatin 25mg/m^2 1, 8일 매 3주마다)이 비록 크지는 않지만 반응률 및 생존기간의 의미 있는 증가(8.1개월 대 11.7개월)가 있다고 밝혀져 현재로선 gemcitabine과 cisplatin(또는 독성이 적은 platinum 제제인 oxaliplatin) 병합요법이 수술이 불가능한 담낭암을 포함한 담도계 악성 종양의 표준치료법으로 여겨진다. 하지만 gemcitabine, cisplatin 병합요법과 다른 gemcitabine 병합요법(capecitabine, S-1 또는 oxaliplatin 등) 또는 표적치료제 등은 아직 직접 비교연구가 없는 실정으로 무작위 대조연구가 필요하다.

총간담관이나 총담관의 폐쇄로 황달이 생긴 환자에서는 내시경적 또는 경피경간적 스텐트 삽입술을 고려하고 불가능한 경우에는 경피경간 담관배액술을 시행한다. 통증과 담관염에 대해 적절한 진통제와 항생제가 필요하다.

참고문헌

1. 정재복. 담도학. 서울:군자출판사, 2008
2. 최성호. 담낭암의 진단 및 치료. 김선회, 서경석. 간담췌 외과학. 3판. 서울: 의학문화사, 2013:729-742
3. Blechacz B, Gores GJ. Tumors of the bile ducts, gallbladder, and ampulla. In Feldman M, Friedman LS, Brandt LJ, eds. Gastrointestinal and liver disease: pathophysiology/ diagnosis/ management, Volume 1, 9th ed. Philadelphia: Saunders, 2010:1171-1184
4. Boutros C, Gary M, Baldwin K, et al. Gallbladder cancer: past, present and an uncertain future. Surg Oncol 2012;21:e183-191
5. Donohue JH. Present status of the diagnosis and treatment of gallbladder carcinoma. J Hepatobiliary Pancreat Surg 2001;8:530-534
6. Dutta U. Gallbladder cancer: can newer insights improve the outcome? J Gastroenterol Hepatol 2012;27:642-653
7. Eckel F, Schmid RM. Chemotherapy in advanced biliary tract carcinoma: a pooled analysis of clinical trials. Br J Cancer 2007;96:896-902
8. Eslick GD. Epidemiology of gallbladder cancer. Gastroenterol Clin North Am 2010;39:307-330
9. Hueman MT, Vollmer CM Jr, Pawlik TM. Evolving treatment strategies for gallbladder cancer. Ann Surg Oncol 2009;16:2101-2115
10. Jayaraman S, Jarnagin WR. Management of gallbladder cancer. Gastroenterol Clin North Am 2010;39:331-342
11. Kayahara M, Nagakawa T. Recent trends of gallbladder cancer in Japan: an analysis of 4,770 patients. Cancer 2007;110:572-580
12. Kayahara M, Nagakawa T, Nakagawara H, et al. Prognostic factors for gallbladder cancer in Japan. Ann Surg 2008;248:807-814
13. Levy AD, Murakata LA, Rohrmann CA Jr. Gallbladder carcinoma: radiologic-pathologic correlation. Radiographics 2001;21:295-314.
14. Mayo SC, Shore AD, Nathan H, et al. National trends in the management and survival of surgically managed gallbladder adenocarcinoma over 15 years: a population-based analysis. J Gastrointest Surg 2010;14:1578-1591
15. Misra S, Chaturvedi A, Misra NC, et al. Carcinoma of the gallbladder. Lancet Oncol 2003;4:167-176
16. Mullen JT, Crane CH, Vauthey J. Benign and malignant gallbladder tumors. In Clavien P, Baillie J, eds. Diseases of the gallbladder and bile ducts: diagnosis and treatment, 2nd ed. Malden: Blackwell science, 2006:252-262
17. Pilgrim CH, Groeschl RT, Turaga KK, et al. Key factors influencing prognosis in relation to gallbladder cancer. Dig Dis Sci 2013;58:2455-2462
18. Reddy SK, Clary BM. Surgical management of gallbladder cancer. Surg Oncol Clin N Am 2009;18:307-324
19. Sharma A, Dwary AD, Mohanti BK, et al. Best supportive care compared with chemotherapy for unresectable gall bladder cancer: a randomized controlled study. J Clin Oncol 2010;28:4581-4586
20. Thomas CR, Fuller CD. Biliary tract and gallbladder cancer: diagnosis and therapy. New York: Demos Medical, 2009
21. Urquiza XA, Rossi RL, Oberfield RA, et al. Gallbladder cancer. In: Pitt HA, Carr-Locke DL, Ferrucci JT, eds. Hepatobiliary and pancreatic disease: the team approach to management. Boston: Little, Brown and Company, 1999:305-318
22. Valle J, Wasan H, Palmer DH, et al. Cisplatin plus gemcitabine versus gemcitabine for biliary tract cancer. N Engl J Med 2010;362:1273-1281
23. Wistuba II, Gazdar AF. Gallbladder cancer: lessons from a rare tumour. Nat Rev Cancer 2004;4:695-706

증례(22-1)

담낭암

• 심와부 동통을 주소로 내원하여 담낭암을 진단받고 근치적 절제술을 시행한 증례이다.

증례

66세 남자가 5일 전부터 시작된 경도의 심와부 통증을 주소로 내원하였다. 전신 소양감, 갈색뇨, 발열 및 오한, 체중감소는 없었다. 과거력, 가족력, 사회력에서 특이사항은 없었다. 계통적 문진에서 전신쇠약감이 있었다. 신체검진에서 혈압은 130/75mmHg, 맥박 수는 분당 62회, 호흡수는 분당 13회, 체온은 36.8°C였다. 신체검진에서 결막은 창백하지 않았고 공막에 황달은 없었다. 흉부에 거미혈관종은 없었으며, 심음과 호흡음은 정상이었다. 복부는 편평하였고 부드러웠으며, 압통이나 반발통도 없었다. 간, 비장 및 종괴는 만져지지 않았다.

일반 혈액검사는 백혈구 4,600/mm³, 혈색소 14.5g/dL, 혈소판 247,000/mm³이었다. 일반화학검사에서 콜레스테롤 174mg/dL, 총 단백 6.5g/dL, 알부민 4.2g/dL, 총 빌리루빈 0.9mg/dL, 알칼리성 인산분해효소 89IU/L, AST/ALT 17/3 IU/L, γ-GT 261IU/L였다. PT는 81%(INR 1.15)였고, B형간염바이러스표면항원과 C형간염바이러스항체는 음성이었다. 혈청 CEA 1.1ng/mL, CA19-9 23.1U/mL였다.

토의

좌장(내과 교수): 영상의학적 소견을 말씀해 주십시오.

방사선과 전임의: 외부 병원에서 시행한 복부 전산화단층촬영 소견입니다. 담낭 기저부에 내강으로 융기하며 조영증강이 되는 2.2×1.6cm 크기의 저음영의 무경성 종괴가 관찰됩니다(그림 22-1.1). 종괴가 담낭벽을 뚫고 간실질을 침범한 소견은 관찰되지 않습니다. 담낭벽의 비후나 담석은 관찰되지 않습니다. 담낭 주위 림프절비대는 관찰되지 않으며, 간, 비장, 췌장에도 이상 소견은 없습니다. 크기가 2.2cm의 담낭 종괴로 암종의 가능성이 가장 높겠습니다.

좌장: 담낭암을 진단할 때 복부초음파와 전산화단층촬영의 장단점을 말씀해 주십시오.

방사선과 전임의: 담낭 자체를 보기 위한 초기 선별검사

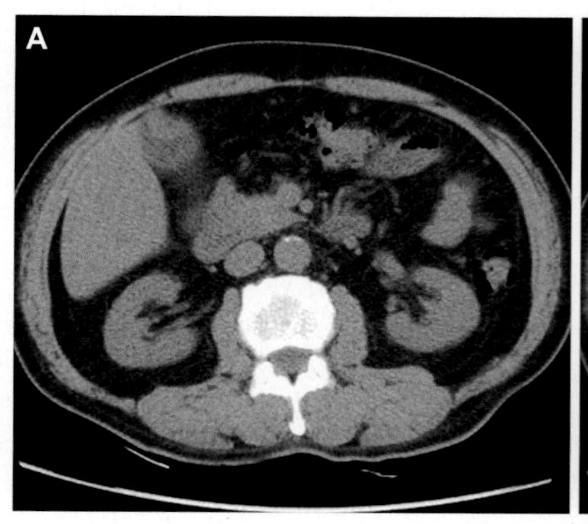

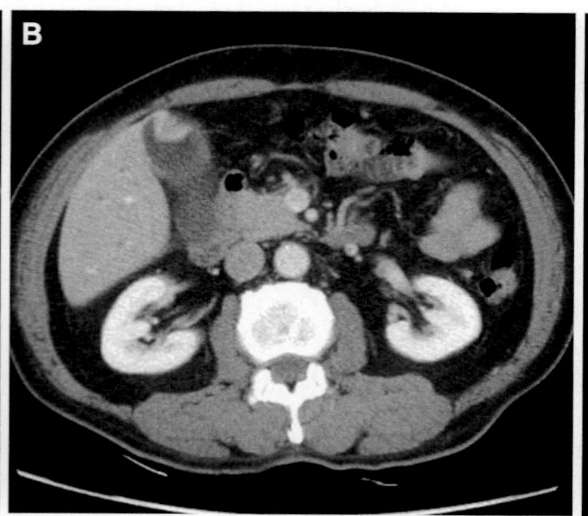

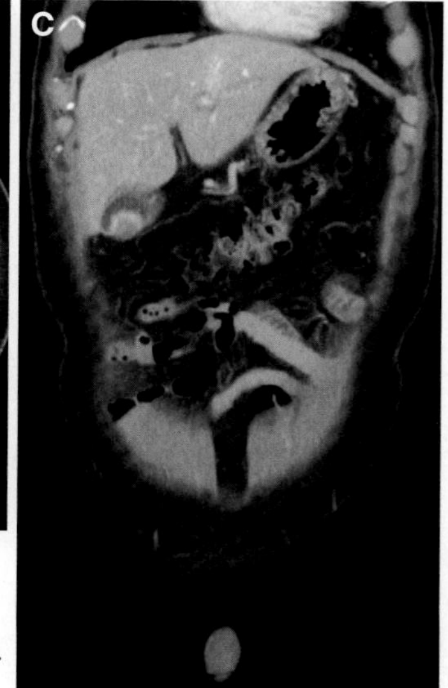

그림 22-1.1. 복부 전산화단층 소견 A. 담낭 기저부에 내강으로 융기하는 저음영의 종괴가 관찰된다. B, C. 부분적으로 조영증강이 되는 2.2×1.6cm 크기의 무경성 종괴가 관찰된다.

로서는 초음파검사를 주로 시행합니다. 그러나 최근에는 전산화단층촬영이 보편화되어 있어서 암이 의심되는 경우 초기검사로 사용하게 되는 예도 많습니다. 복부초음파검사는 담낭 내의 종괴 자체를 찾는 데는 매우 우수하지만 림프절전이나 복강 내 전이를 진단하는 데는 많은 제한이 있습니다. 비교적 젊은 환자나 담석으로 인한 동통이 더 의심될 때 먼저 시행됩니다. 전산화단층촬영은 초음파보다 담석이나 담낭벽 등 담낭 자체를 보기에는 덜 예민하나 종양의 침범 범위, 간 침범 범위, 림프절 종대, 간전이, 간문맥이나 동맥혈관 침범 등 절제 가능성을 보다 정확히 파악할 수 있습니다. 황달이 있는 경우에 초음파검사로 담관확장을 확인하여 담도폐쇄를 간접적으로 확인하게 되고, 담도폐쇄의 개략적인 위치와 종괴를 확인할 수 있습니다. 그러나 직접적으로 담관폐쇄의 원인을 구별하기 어렵고, 특히 원위부 담관은 장내 가스와 겹쳐서 확인이 어려운 경우가 많습니다. 이에 비해 전산화단층촬영은 조영 증강되는 종괴나 비후된 담관벽 등 암종을 직접 확인할 수 있으며, 주위 장기와의 관계, 특히 혈관과의 관계를 잘 파악할 수 있습니다. 병변이 진행되어 나타나는 림프절전이, 원격전이 등의 유무도 파악할 수 있습니다.

좌장: 복부 전산화단층촬영 후 어떠한 검사를 시행하였습니까?

주치의: 자기공명영상검사와 양전자방출단층촬영을 시행하였습니다. 최근 자기공명영상검사의 해상도가 높아지면서 전산화단층촬영으로는 잘 보이지 않는 간전이 등의 원격전이가 발견되는 경우들이 있습니다. 자기공명영상검사에서도 고강도로 조영 증강되는 종괴가 관찰되었고 간 등의 원격전이는 없었습니다(그림 22-1.2). 양전자방출단층촬영검사에서 종괴 부위에는 FDG의 섭취가 거의 없었고 림프절이나 원격전이를 의심할 만한 병변은 없었습니다(그림 22-1.3). 이 검사의 주목적은 전산화단층촬영이나 자기공명영상검사에서 발견하지 못한 주로 복부 이외 부위의 원격전이를 발견하여 불필요한 수술을 방지하기 위한 것입니다.

좌장: 내과에서는 어떻게 수술을 결정하게 되었습니까?

주치의: 담낭암의 경우 유일한 완치의 방법은 근치적 절제술입니다. 이 환자의 경우 양전자방출단층촬영검사에서 종괴 부위에는 FDG의 섭취가 거의 없었지만 영상의학적 검사에서 크기가 2.2cm의 담낭종괴로 암종의 가능성이 매우 높았고 주위 림프절전이나 원격전이가 발견되지 않았습니다. 따라서 근치적 절제가 가능할 것으로 판단되었고, 이러한 근치적 절제로 장기간의 생존을 기대할 수 있을 것으로 생각하였습니다.

좌장: 수술은 어떻게 시행하였습니까?

외과 전임의: 복강 내 장기에서 발생하는 다른 암종의 치료와는 달리 담낭암의 외과적 치료는 종양의 진전 범위에 따라 달라지는 특징을 가지고 있습니다. 담낭암의 표준적인 수술로 시행되는 것은 광범위 담낭절제술입니다. 염증이나 담석이 있을 때처럼 담낭만 떼어내는 것이 아니라 담낭이 있던 자리 주위의 간조직도 일부 절제하게 됩니다. 절제 범위는 논란이 있지만 담낭으로부터

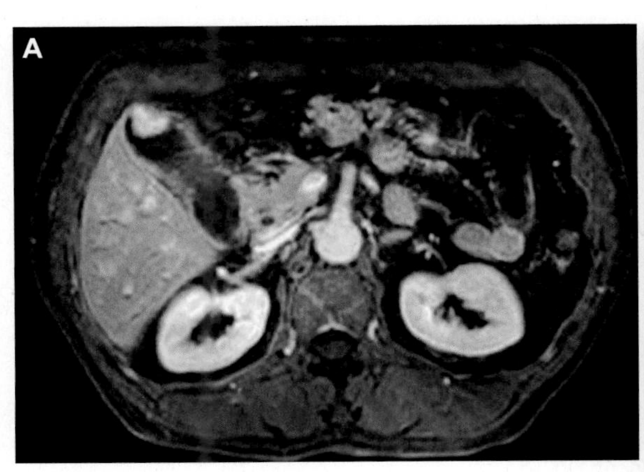

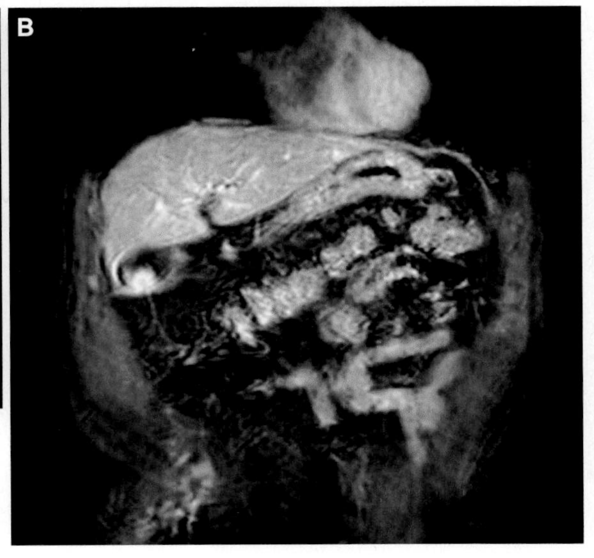

그림 22-1.2. 자기공명영상 소견 A, B. 고강도로 조영증강되는 2.2×1.6cm 크기의 무경성 종괴가 관찰된다.

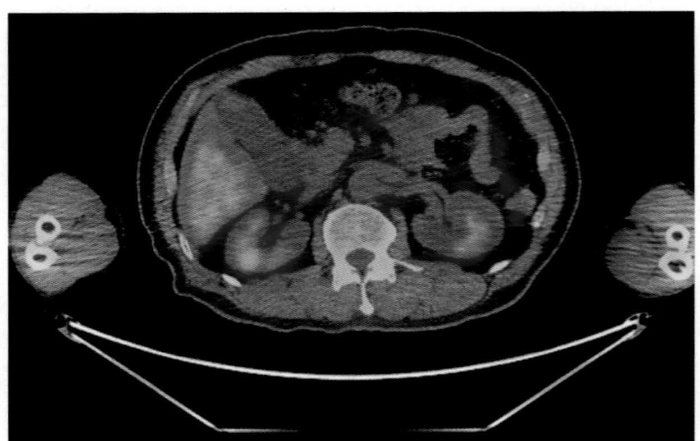

그림 22-1.3. 양전자방출단층촬영 소견 종괴 부위에는 FDG의 섭취가 거의 없다.

2~5cm 정도 쐐기형으로 절제하게 되어 있습니다. T2 이상의 병변일 때, 즉 근육을 넘어서 침범하거나 장막을 뚫었을 때는 림프절을 침범했을 가능성이 높기 때문에 림프절 박리를 합니다.

임상진단

gallbladder cancer

좌장: 병리 소견을 말씀해 주십시오.

병리과 전임의: 담낭 관찰 시 분문부*fundus*에 융기성의 고형성 종괴가 1개 관찰되었고 종괴의 크기는 2.2×1.6×1.4cm이며 단면상 담낭의 근육층까지 침범하고 있었습니다. 주위 연부조직 및 함께 붙어온 간조직으로의 침윤은 관찰되지 않았습니다(그림 22-1.4). 분화도가 나쁜 선암으로 근육층 주위 결체조직 침범이 있는 T2 병기이며(그림 22-1.5), 수술에서 제거된 11개 림프절 중 1개에서 림프절전이가 관찰되었고 간실질 내로의 침범은 관찰되지 않았습니다.

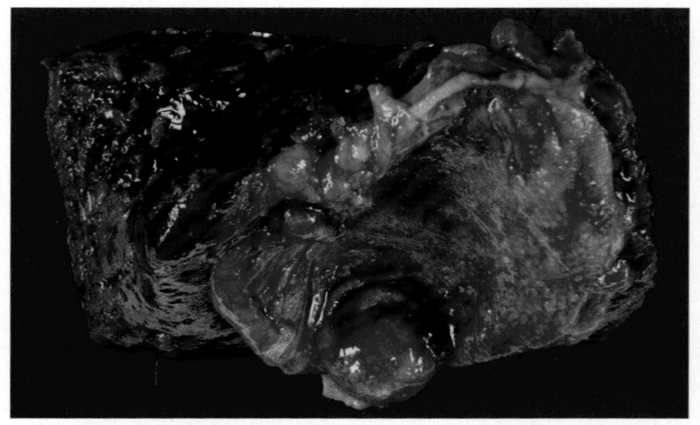

그림 22-1.4. 절제수술 조직 육안 소견 분문부에 융기성의 2.2×1.6×1.4cm 크기의 고형성 종괴가 관찰된다.

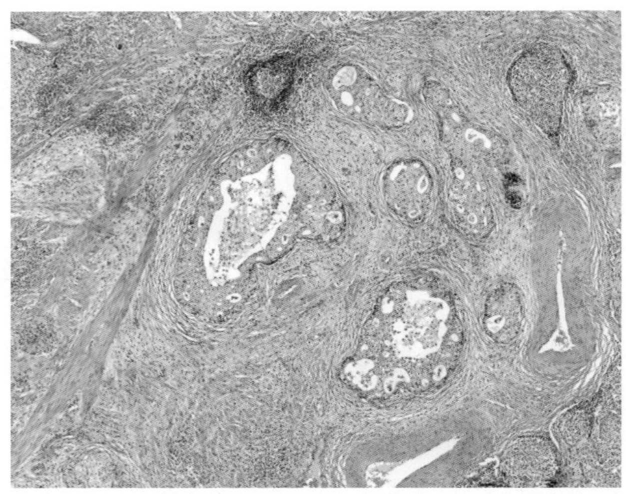

그림 22-1.5. 현미경적 병리조직 소견 분화도가 나쁜 선암세포가 근층 및 근층 주위 결체조직에서 관찰된다(H&E stain, ×40).

좌장: 이 환자에서 향후 추가적인 치료가 필요합니까?

주치의: 절제연에 암세포가 보이거나 이 환자처럼 림프절전이가 있는 경우 재발의 위험성이 매우 높습니다. 수술 후 보조적인 항암요법이나 방사선요법을 고려할 수 있으나 아직까지 생존율 증가는 명확히 입증되지는 않았습니다. 이 환자의 경우 임상시험으로 gemcitabine 1,000mg/m^2, 1, 8, 15일 매 4주마다 6개월 시행하였고 수술 후 3년 9개월 동안 3~6개월마다 복부전산화단층촬영과 혈청 CA19-9를 사용하여 외래에서 추적관찰하였으며, 현재까지 재발은 발견되지 않았습니다.

좌장: 담낭암은 질환의 초기에는 증상이나 징후가 거의 없거나 경미하여 조기진단이 어려운 종양입니다. 진단 당시에는 이미 간 등의 인접 장기에 침윤이 있어 적극적인 치료에도 불구하고 5년 생존율이 5% 이하이며 중앙생존기간도 6개월 이하로 예후가 매우 불량합니다. 이 환자의 경우에는 적극적인 외과적 치료로 매우 좋은 결과를 보였으나, 담낭암 환자의 생존율을 획기적으로 향상시키기 위해서는 암의 예방 및 조기진단, 새로운 치료법의 개발에 보다 적극적인 노력이 필요합니다.

병리진단

adenocarcinoma of gallbladder

chapter 23

담관암

김용태

- 담관암은 간디스토마, 간내담석, 담관낭종, 췌담관합류이상, 원발성 경화성 담관염 환자에서 잘 발생한다.
- 담관암은 간외담관암과 간내담관암으로 구별되며, 간외담관암은 경화형, 결절형, 유두형으로 나뉘고 각각 발생기전과 치료 및 예후가 다르다.
- 총담관 담관암이나 간내담관암이 의심되면 전산화단층촬영을 시행한 뒤 수술을 할 수 있으나, 간문부 담관암은 여러 가지 담관조영술을 시행한 뒤 절제 후 남아 있을 간 쪽 담관을 배액하여 간 기능을 호전시킨 뒤 수술한다.
- 담관암은 근치적 절제가 가장 좋은 치료법이지만 수술이 불가능한 경우 내시경 담관배액술, 광역동치료, 방사선치료, 항암화학요법 등과 같은 보조요법이 시행된다.

I 역학

담관암은 담관에 발생하는 악성 종양으로서 간내담관 또는 간외담관에 발생한다. 남자 대 여자 비율은 1.3:1로 남자에서 약간 더 호발한다. 담관암은 극동지역에 많이 발생하는데, 담관암 발생의 위험인자로 동양에서는 간디스토마, 간내담석, 담관낭종, 췌담관합류이상을, 서양에서는 원발성 경화성 담관염*primary sclerosing cholangitis*을 들 수 있다.

담관암은 동양인에서 서양인보다 약 2배 더 잘 발생하는데, 우리나라에서는 2011년 인구 10만 명당 담낭암과 담관암을 합쳐서 남자에서는 9.9명, 여자에서는 8.0명이 발생하였다.

담관암의 위험인자로는 원발성 경화성 담관염이 있는데, 63개월간 관찰 중 원발성 경화성 담관염 환자의 약 8%에서 담관암이 발생하였다(그림 23-1). 카롤리병*Caroli disease*, 담관낭종(그림 23-2), 간내담석(그림 23-3) 등도 위험인자이며, 간흡충증도 담관암을 잘 일으킨다(그림 23-

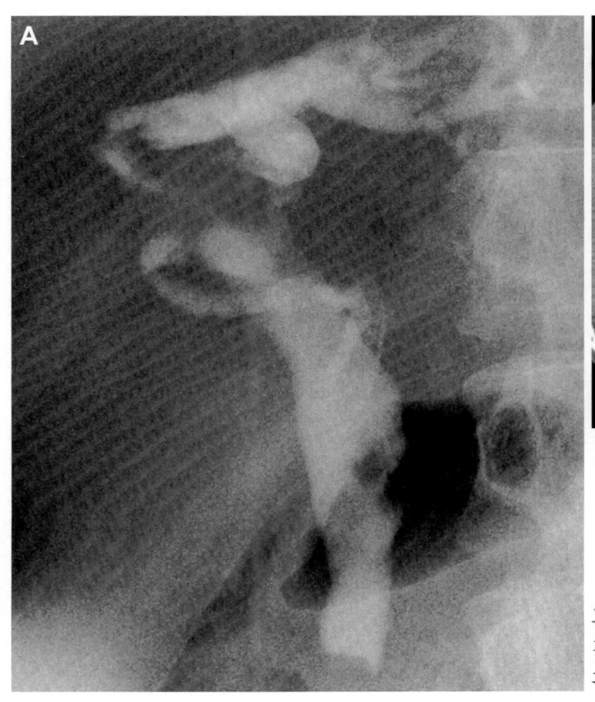

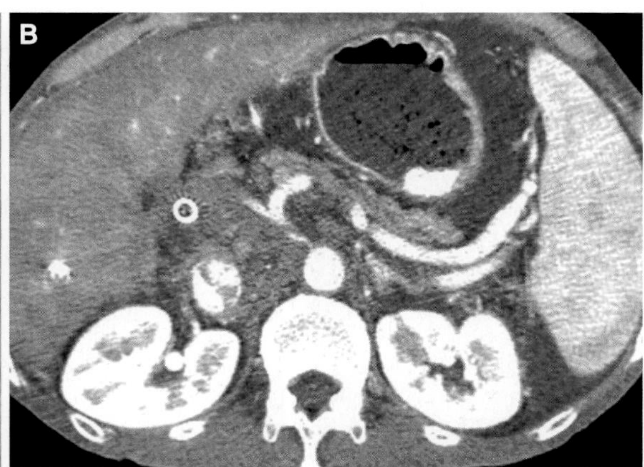

그림 23-1. 원발성 경화성 담관염에서 발병한 담관암 원발성 경화성 담관염 환자의 담관조영술로(A), 이 환자에서 경과 중 담관암이 발견된 전산화단층촬영 사진이다(B).

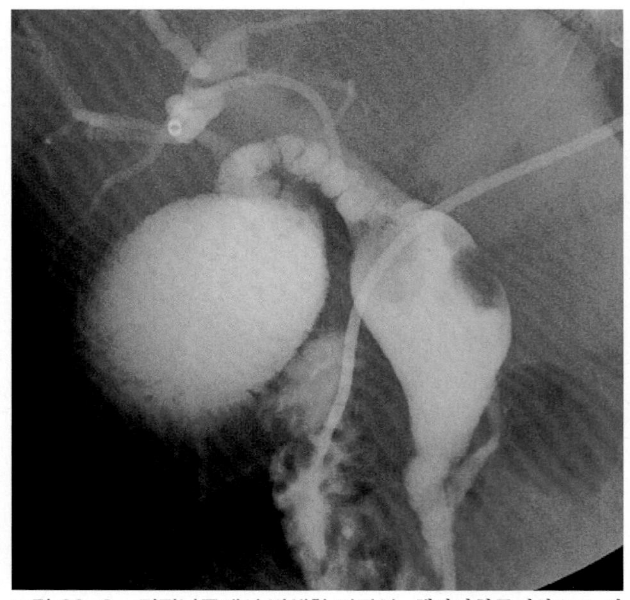

그림 23-2. 담관낭종에서 발생한 담관암 췌담관합류이상으로 인해 담관낭종이 발생된 환자에서의 담관조영술이며, 담관낭종 내에 담관암이 발생한 것이 보인다.

4). 우리나라 입원 환자들을 대상으로 조사한 바에 의하면 담관암 환자 중에 간흡충증 감염률은 8.6%로서 일반 환자들에서의 감염률 5.4%에 비해 의미 있게 높았다. 담관낭종이 있으면 평생 약 10%에서 담관암이 발생하며 카롤리병은 약 7%에서 담관암이 발생한다. 우리나라 간내담석 환자 중 5.4%에서 담관암이 발견되며, 타이완에서는 담관암 환자의 6.9%에서, 일본에서는 5.7~17.5%에서 간내담석이 동반되어 있음이 보고되었다. 원발성 담즙

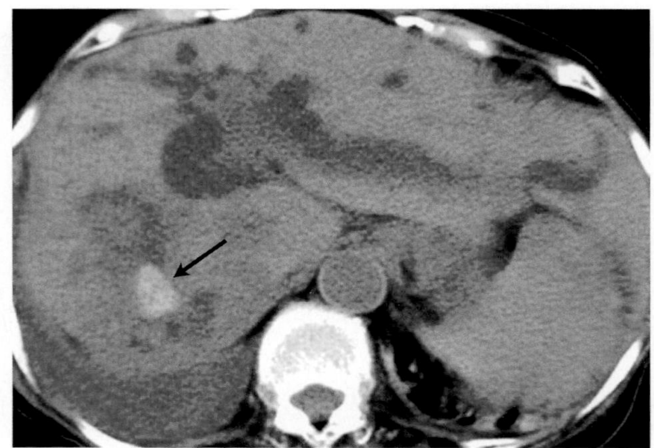

그림 23-3. 간내담석 환자에서 발생한 담관암 전산화단층촬영에서 간내담석이 우측 간엽에서 보이고(화살표), 이 주위로 저감쇄를 보이는 담관암 종괴가 관찰되며, 복막전이로 복수도 보인다.

성 간경변증과 C형간염바이러스도 담관암의 위험인자인데, 담관암 환자의 30%에서 C형간염바이러스 감염이 발견되며, 만성 C형간염 환자의 2.3%에서 담관암이 발생되어 정상인에 비해 1,000배 정도 담관암 발생 위험도가 증가한다고 알려져 있다.

Ⅱ 분류

담관암은 간외담관암과 간내담관암으로 구별된다. 간내담관암은 담관의 이차 분지 이하 근위부 말단에서 발생하는 것으로 정의되며, 간외담관암은 나머지, 즉 일차 분

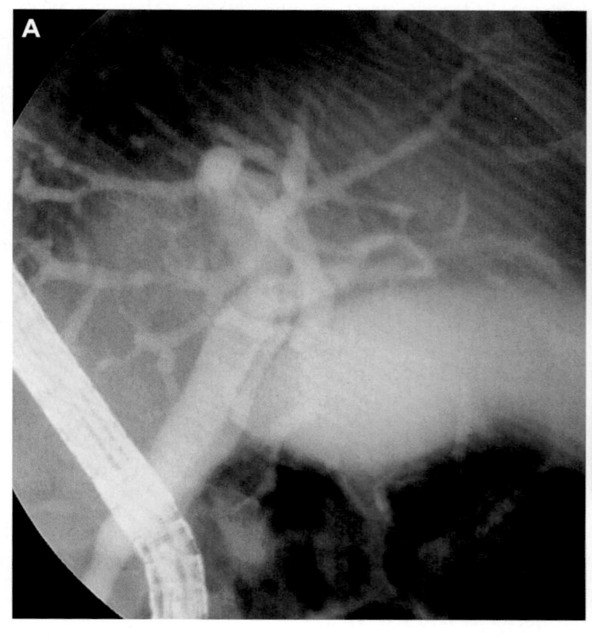

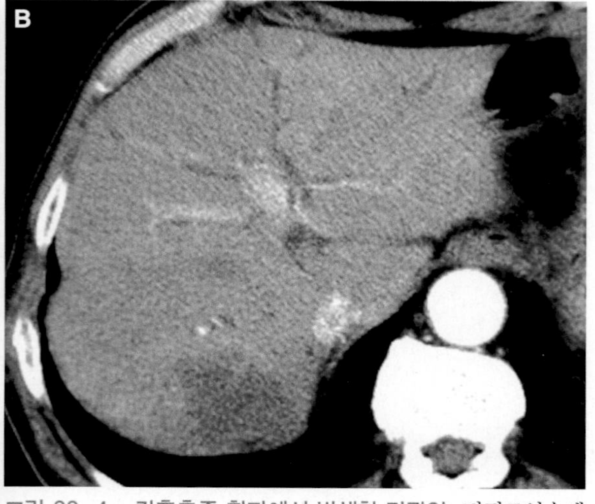

그림 23-4. 간흡충증 환자에서 발생한 담관암 담관조영술에서 간내담관 분지가 이전 간흡충의 감염으로 인해 불규칙하게 확장되어 있고(A), 전산화단층촬영에서 간우엽에 종괴가 보이며 간 전체의 담관에 확장이 관찰된다(B).

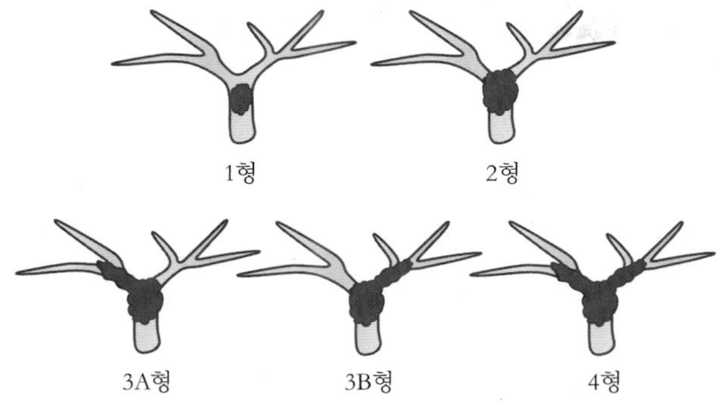

그림 23-5. 간문부 담관암의 Bismuth 분류 Bismuth 제1형은 총간관 근위부에 담관암이 위치하면서 좌우 간관에 교통이 있고, 제2형은 좌우 간관이 합류하는 부위에 담관암이 있으면서 좌우 간관을 막고 있지만 좌우 간관의 분절 담관까지는 암이 침범하지는 않는다. 제3형은 좌우 간관 어느 한쪽 분절 담관만 침범한 경우인데, 제3A형은 우측 분절 담관을, 제3B형은 좌측 분절 담관을 침범하고, 제4형은 좌우 간관 이차 분지까지 모두 침범한 형태이다.

지를 포함한 그 이상 원위부에서 발생하는 것이다.

간외담관암은 다시 위치에 따라 간문부, 중간부, 말단부 담관암으로 구별된다. 간문부 담관암은 Klatskin 종양이라고도 불리는데 간외담관암의 약 60%를 차지한다. 간문부 담관암은 다시 담관 침범 유형에 따라 Bismuth형으로 분류된다(그림 23-5). Bismuth 제1형은 총간관 근위부에 담관암이 위치하면서 좌우 간관에 교통이 있는 경우이고, 제2형은 좌우 간관이 합류하는 부위에 담관암이 있으면서 좌우 간관을 막고 있지만 좌우 간관의 분절 담관까지는 암이 침범하지 않는 경우이다. Bismuth 제3형은 좌우 간관 어느 한쪽 분절 담관만 침범한 경우인데, 제3A형은 우측 분절 담관을, 제3B형은 좌측 분절 담관을 침범한 경우이고, 제4형은 좌우 간관 이차 분지까지 모두 침범한 형태이다. Bismuth 제4형은 일반적으로 절제 불가능하다고 평가되나 사람마다 담관의 해부학적 변이가 심하기 때문에 Bismuth 제4형이라 해도 일부에서는 근치적 절제가 가능한 경우도 있다.

Ⅲ 병리

간외담관암은 형태학적으로 경화형*sclerosing*, 결절형*nodular*, 유두형*papillary*으로 나뉜다. 경화형이 가장 흔한데 담관과 주위 조직을 침투해 들어간다. 이로 인해 담관이 고리형으로 좁아지게 된다. 유두형은 담관 축을 따라서 길게 자라는 특징이 있는데 전체 담관에 걸쳐 다발성으로 존재하는 경향이 있으며, 이전에는 유두종증*papillomatosis*이라고 칭하기도 하였으나 최근에는 담관내 유두상점액종양*intraductal papillary neoplasm of bile duct*; *IPNB*이라고 불린다. 유두형이 가장 예후가 좋으며 경화형의 예후가 가장 나쁘다.

간내담관암은 형태학적으로 종괴형*mass-forming*, 담관 주위 침윤형*periductal-infiltrating*, 담관 내 성장형*intraductal-growing* 세 가지로 나뉜다. 이 세 가지에 따라 영상학적 특성, 종양 성장 양상, 종양생물학, 환자 예후가 달라진다. 종괴형이 가장 흔한데 간내담관의 위치나 직경 크기에 관계없이 여러 곳에서 잘 생기면서 대개 큰 종괴를 형성하고, 섬유성 기질이 풍부하여 딱딱하고 회백색을 띤다. 딸결절*daughter nodule*이 잘 동반되는데, 이는 문맥*portal vein*을 통해 원 종괴 바로 옆의 간 쪽으로 전이가 잘 되기 때문이다. 담관 주위 침윤형은 주로 큰 간내담관에서 발생하는데 담관과 바로 옆의 문맥을 길게 따라가며 침투하는 양상을 보인다. 따라서 길쭉하면서 나뭇가지와 같은 모양을 보인다. 대부분의 간문부 담관암이 이러한 양상을 보인다. 처음 발생한 위치에서 시작하여 담관을 따라서 멀리 자라나게 되고, 나중에는 종괴 같은 모양을 형성하기도 한다. 담관은 대부분 막히게 되고 간 내 전이보다는 림프절전이가 더 흔하다. 담관 주위 침윤형 담관암은 간내담석*hepatolithiasis* 환자에서 잘 발생한다. 담관 내 성장형은 드문데 담관 안 내강으로 종양이 자라 나온다. 간실질로 침범해 들어가지 않고 종괴를 형성하는 경우도 드물고 대개 크기가 작다.

담관암은 선암이 95%를 차지하며 이외에 편평상피세포암, 낭선종암종*cystadenocarcinoma* 등도 드물게 나타난다.

Ⅳ 발생기전

담관암은 간내담관 결석이나 간흡충증, 담관낭종, 원발성 경화성 담관염 등과 같은 만성 담즙 정체나 염증에 의해 발생한다. 이러한 자극에 의해 사이토카인*cytokine*, 산소 자유라디칼*oxygen free radical*, 세포 손상 등에 의한 세포교체가 빨라지고 DNA 손상이 축적되게 된다. 이로 인해 유전자가 손상되고 결국 악성 변화가 초래된다.

담관을 인공적으로 결찰하게 되면 담관 주변 간질세포 *stromal cell*에서 간세포성장인자*hepatocyte growth factor*; *HGF*와 인터루킨 6*interleukin 6*; *IL-6*의 분비가 촉진되어 이로 인해 담관세포의 증식이 촉진된다. 시간이 지나게 되면 담관세포가 IL-6을 분비하기 시작하고 이에 의해 담관세포에서 IL-6 수용체인 gp80/gp130이 자극되어 이를 통해 mitogen-activated protein kinase(MAPK)와 STAT 신호전달 체계가 활성화된다. 원발성 경화성 담관염과 담관암의 조직에서는 IL-6의 발현이 증가되어 있고 담관암에서는 gp80/gp130의 발현이 증가되어 있다. IL-6 수용체가 자극되면 phospholipase A2와 cyclooxygenase-2(COX-2)를 통해 MAPK(p44/p42)와 p38 kinase가 활성화되어 이로 인해 담관세포의 증식이 일어난다. HGF는 담관 주위 담관암에서 별세포*stellate cell*에서 분비되어 수용체인 c-met을 통해 담관세포의 증식을 유도하는데, 담관암종 세포에서는 HGF의 분비가 증가되어 있어 스스로의 수용체를 통해 증식을 촉진한다.

K-ras 유전자의 변이는 담도계 전체 암의 약 48%에서 발견된다. *p53* 변이도 담도계 암에서 비교적 흔히 발견되는데, 담도계 암의 약 50~70%에서 변이가 발견된다. *p53* 변이가 있으면 그렇지 않은 암 환자들보다 생존기간이 짧은데, *p53*의 변이는 일반적으로 암의 병기가 진행될수록 변이율이 높다.

담도계 암에서 *p16* 변이는 다른 부위의 암에 비해서 비교적 흔히 나타나는 특징이 있어 췌장암과 비슷하다. 담관암의 약 63%, 담낭암의 80%에서 *p16*의 점변이가 관찰된다. *p16*의 기능소실 기전이 유전자 점변이 이외에도 여러 가지가 있다는 사실을 감안하면 실제 더 많은 비율에서 *p16*의 기능이 소실되어 있을 가능성이 있다.

*Smad4*의 변이도 췌장암에서와 같이 담관암의 경우에도 자주 나타나 담관암 전체의 약 16%에서 변이가 나타나는데, 특히 원위부 담관암의 경우에는 약 50%에서 *Smad4*의 변이가 발견되고 있다. 췌장암이나 담관암의 경우 *p16*과 *Smad4*의 기능소실이 많이 나타나는 이유는 두 기관이 발생학적으로 매우 가깝게 연결되어 있어서 발암 기전도 비슷하기 때문이라고 추정된다.

V 임상 소견

간외담관암은 황달로 나타나는 경우가 거의 대부분이며 황달은 시간이 갈수록 점점 심해진다. 주위로 심하게 침투하기 전에는 통증은 거의 동반되지 않는다. 이외에 가려움증, 회색변, 체중감소, 식욕부진, 심와부 둔통 등과 같은 증상을 호소한다. 한편 간내담관암은 초기에는 증상이 거의 없는데 종양이 커지면 모호한 복부 동통, 체중 및 식욕감소 등이 나타난다. 대개 황달은 없으며 혈청 알칼리성 인산분해효소가 상승되어 발견되기도 하나 종양이 간문부 주변에 발생하면 황달이 나타나기도 한다. 총담관 원위부 담관암인 경우에는 담낭이 만져지나 압통은 없는 특징이 있다(Courvoisier 징후).

VI 진단

검사실 검사에서는 담관폐쇄에 의한 생화학적 검사의 이상 소견이 나타난다. 혈청 알칼리성 인산분해효소치와 아미노전달효소*transaminase*치의 상승이 발견되며, 담관폐쇄가 전체 담관 용량의 70% 이상에 이르면 혈청 빌리루빈치의 상승이 초래된다. 혈청 CEA와 CA 19-9가 일부에서 상승되나 CA 19-9는 양성 담관폐쇄에서도 올라갈 수 있어서 황달이 있는 환자에서는 진단에 별로 도움을 줄 수 없다.

초음파검사는 담관확장을 관찰하는 데에는 좋으나 담관암 자체를 진단하는 데에는 한계가 많다. 따라서 담관암보다는 담관결석이 의심되는 경우, 즉 폐쇄성 황달이 의심되면서 젊은 환자이고 복통이나 담관염이 동반된 경우에 유용하다. 담관암이 의심되는 경우, 즉 노년층에서 담관염이나 통증 없이 폐쇄성 황달이 나타나면 처음부터 전산화단층촬영을 시행하는 것이 좋다.

전산화단층촬영에서는 종양 근위부의 담관확장이 주로 관찰되며(그림 23-6), 담관암 자체의 영상은 담관이 좁아진 부위가 두꺼워지고 조영 증강되는 양상으로 보이는 경우가 많다. 담관암이 뚜렷하게 결절이나 종괴로 보이기도 하며, 간내담관암의 경우에는 피막이 없는 저감쇄의 종괴로 주로 나타난다. 절제 가능성 여부를 판단하는 데 중요한 림프절전이, 간동맥이나 문맥 침범, 간내전이, 복막전

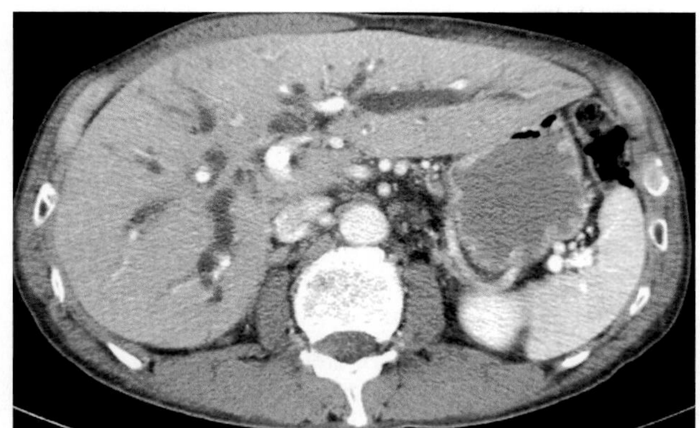

그림 23-6. 간문부 담관암의 전산화단층촬영 소견 좌우 분절 담관이 합류하는 지점에 작은 결절로 나타나는 담관암이 있고 근위부 담관이 모두 확장되어 있다.

이 및 복수 여부는 전산화단층촬영으로 잘 관찰할 수 있다. 따라서 전산화단층촬영만으로 절제 가능성을 판단할 수 있는 경우가 많다.

자기공명영상검사는 전산화단층촬영에 비해 전반적으로 해상도가 떨어지지만 자기공명 담관조영술을 얻을 수 있는 장점이 있다(그림 23-7). 그러나 이차 분지 이하의 가느다란 담관을 관찰하는 데에는 경피담관조영술에 비해 자기공명 담관조영술의 해상도가 떨어진다.

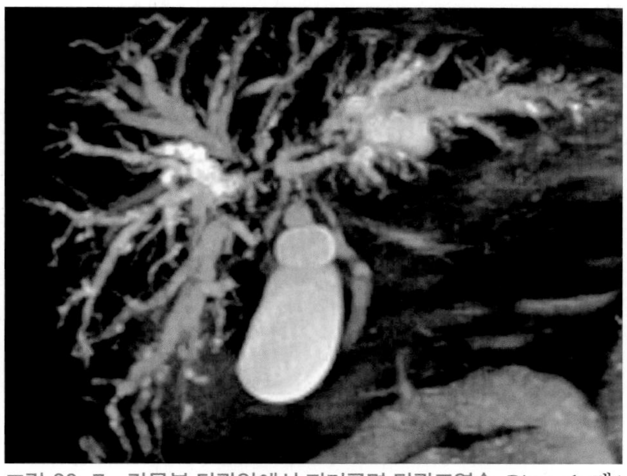

그림 23-7. 간문부 담관암에서 자기공명 담관조영술 Bismuth 제4형의 간문부 담관암에서 모든 담관 분절들이 서로 교통 없이 분리되어 있는 것이 관찰된다.

내시경 역행성 담관조영술은 원위부 총담관암의 진단이나 담관 침범 범위를 결정하는 데 유용한 검사이다. 그러나 시술 후 담관염이나 췌장염 등이 발생하여 수술이 지연될 수 있기 때문에 꼭 필요한 경우 이외에는 가능하면 시술을 피하는 것이 좋다.

간문부 담관암의 Bismuth형을 자세히 알기 위해서는

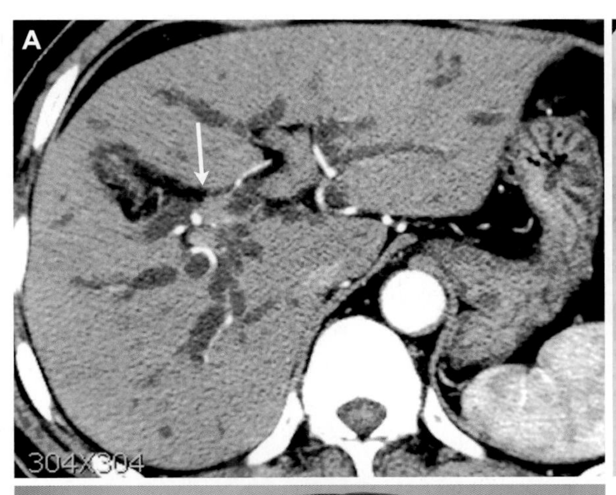

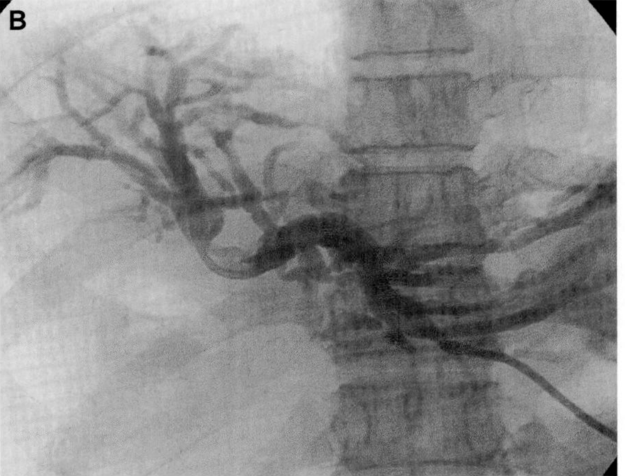

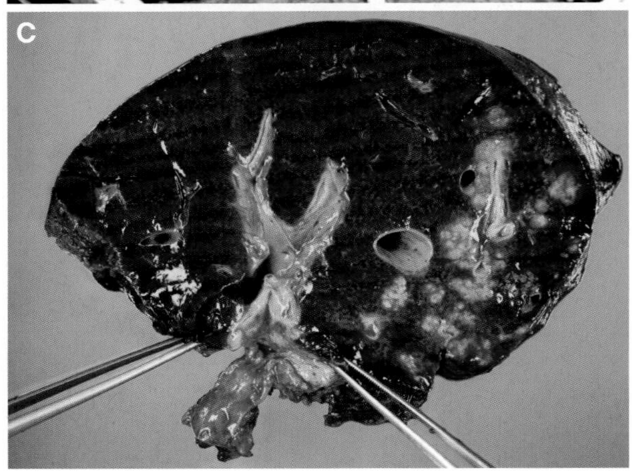

그림 23-8. 간문부 담관암에서 경피담관배액술 전산화단층촬영에서 간문부에 조영 증강되는 종괴(화살표)가 보인다(A). 이 사진에서 Bismuth 제3A형이 의심되어 왼쪽 간내담관을 통해 경피담관배액술을 시행하였으며(B), 이후 황달이 호전된 뒤 종양절제와 간우엽절제술을 시행하고 절제된 우측 간엽 사진이다(C).

자기공명 담관조영술, 내시경 역행성 담관조영술, 경피담관조영술 등이 필요하다. 이 경우 담관배액술이 동시에 필요한 경우가 많은데, 절제 가능한 담관암인 경우에는 절제한 후 남아 있을 간 쪽에 담관배액을 미리 해주어야 수술 후 간기능이 빨리 회복된다. 즉 Bismuth 제3A형인 경우에는 왼쪽 담관에, 제3B형인 경우에는 오른쪽 담관에 배액관을 설치한다(그림 23-8).

담관암에 의해 황달이 있을 때 수술 전에 모든 환자에서 담관배액술을 할 필요는 없다. 수술 전 담관배액술 후 오히려 담관염이나 췌장염, 출혈 등으로 인해 수술이 지연되거나 수술 후 이환율이 높아질 수 있기 때문이다. 그러나 담관염이 있거나 수술이 지연되는 상황에서 가려움증이 있거나 영양상태가 좋지 않을 때에는 수술 전이라도 배액을 하고, 간문부 담관암에서 간의 부분 절제가 필요한 경우에도 수술 전 담관배액술을 시행한다.

내시경 역행성 담관조영술을 할 때 담관의 병변에서 조직검사가 가능하다. 그러나 예민도가 40~60%밖에 되지 않아서 임상적으로 악성 협착이 의심되는 경우에는 조직검사 결과가 별로 도움이 되지 않는다. 임상적으로 담관의 양성 협착이 강하게 의심되는 경우 악성 여부를 배제하기 위한 목적으로 조직검사가 사용된다.

내시경초음파검사나 담관 내 초음파검사*intraductal ultrasonography; IDUS*는 담관의 두께를 비교적 정확하게 측정할 수 있어서 담관협착의 원인이 불확실한 경우 양, 악성 감별에 도움을 줄 수 있다고 여겨지나 아직 임상적으로 유용하게 사용되지는 않고 있다.

담관 내 유두상 점액종양이 여러 곳의 담관에 다발성으로 존재하거나 담관조영술만으로 간문부 담관암에서 간내담관으로의 침투 범위를 판단하기 어려운 경우에는 담도경을 이용하여 종양의 침범 범위를 정확하게 파악할 수 있다. 담도경은 경피담관배액 경로를 이용하거나 경구담도내시경으로 접근하는 등 다양한 방법이 있다.

양전자방출단층촬영은 위음성과 위양성이 아직 많고 촬영 결과를 해석하는 데에도 문제점이 많아서 담관암의 진단이나 병기결정에 많이 이용되지는 않는다.

결론적으로 총담관 담관암이나 간내담관암이 의심되면 전산화단층촬영을 시행한 뒤 바로 수술을 시행할 수 있다. 간문부 담관암이 의심되면 추가로 내시경 역행성 담관조영술이나 경피담관조영술 후 절제되지 않을 간 쪽에

표 23-1 간문부 담관암의 병기(AJCC 제7판)

원발 종양(T)
- Tis: 상피 내 암종
- T1: 종양이 근육층 또는 섬유조직까지만 확장된 상태로 담관에 국한
- T2: 종양이 담관벽을 넘어서 주변 지방조직 또는 간실질 침윤
  - T2a: 담관벽을 넘어서 담관 주변 지방조직 침윤
  - T2b: 담관 주변 간실질 침윤
- T3: 종양이 간동맥, 문맥 분지의 한쪽 혈관을 침윤
- T4: 종양이 주간문맥이나 간문맥의 양쪽 분지, 또는 공통 간동맥, 또는 간내담관의 양쪽 이차 분지, 또는 간내담관의 한쪽 이차 분지와 반대쪽 문맥 또는 간동맥을 함께 침윤

국소 림프절(N)
- N0: 국소 림프절전이가 없음
- N1: 국소 림프절전이가 있음(담낭관, 총담관, 간동맥, 그리고 간문맥 주변의 림프절 포함)
- N2: 대동맥 주변, 대정맥 주변, 상장간동맥 그리고/또는 복강동맥 림프절전이 있음

원격전이(M)
- M0: 원격전이가 없음
- M1: 원격전이가 있음

stage 0	Tis	N0	M0
stage Ⅰ	T1	N0	M0
stage Ⅱ	T2a~b	N0	M0
stage ⅢA	T3	N0	M0
stage ⅢB	T1~3	N1	M0
stage ⅣA	T4	N0~1	M0
stage ⅣB	Any T	N2	M0
	Any T	Any N	M1

표 23-2 총담관 담관암의 병기(AJCC 제7판)

원발 종양(T)
- Tis: 상피 내 암종
- T1: 종양이 조직학적으로 담관 내 국한됨
- T2: 종양이 담관벽을 통과해 침윤함
- T3: 종양이 복강축*celiac axis*이나 상장간막동맥의 침범 없이 담낭, 췌장, 십이지장 또는 다른 주변 장기를 침윤함
- T4: 종양이 복강축이나 상장간막동맥을 침윤함

국소 림프절(N)
- N0: 국소 림프절전이가 없음
- N1: 국소 림프절전이가 있음

원격전이(M)
- M0: 원격전이가 없음
- M1: 원격전이가 있음

stage 0	Tis	N0	M0
stage ⅠA	T1	N0	M0
stage ⅠB	T2	N0	M0
stage ⅡA	T3	N0	M0
stage ⅡB	T1~3	N1	M0
stage Ⅲ	T4	Any N	M0
stage Ⅳ	Any T	Any N	M1

담관배액술을 시행한다. 그러나 간문부 담관암에서도 처음부터 담관배액술이 필요 없다고 판단되는 경우에는 비침습적인 자기공명 담관조영술을 시행한 뒤 수술을 시행한다.

최근 개정된 간문부 담관암의 병기는 표 23-1과 같으며(AJCC 제7판) 총담관 담관암의 병기(AJCC 제7판)와 다르게 사용하고 있다(표 23-2).

Ⅶ 치료

담관암에 대한 완치는 외과적 절제를 해야만 기대할 수 있다. 이에 대해서는 다른 장에서 다루므로 여기에서는 완치 목적의 수술이 불가능한 환자에서 내시경 또는 경피적 배액술, 광역동치료, 그리고 항암치료에 대해서 기술한다.

1. 담관배액술

수술이 필요한 환자에서 간문부 담관암이 아니면 수술 전 일반적으로 담관배액술이 필요하지 않다. 그러나 절제가 불가능한 환자에서는 담관염이나 가려움증 등이 동반되므로 담관배액술이 필요하다. 가능하면 내시경을 이용하여 스텐트를 설치하는 것이 좋은데, 환자의 기대수명이 3개월 이상이 예상되면 생존기간 동안 배액관이 잘 막힐 수 있기 때문에 구경이 큰 금속관을 넣어야 플라스틱관에 비해 오래 갈 수 있다.

절제 불가능한 간문부 담관암에서도 내시경을 이용한 담관 스텐트 설치가 가능하다. 황달이 없어지려면 전체 간 용적의 30% 이상만 배액되면 되므로 Bismuth 제1형이나 제2형에서는 좌우 간관 어느 한쪽으로 스텐트를 넣어주면 되며, Bismuth 제3A형에서는 왼쪽 간관에(그림 23-9), 제3B형에서는 오른쪽 간관에 스텐트를 하나씩만 삽입하면 대개 황달이 호전된다. 그러나 Bismuth 제4형인 경우에는 담관의 분절들이 모두 분리되어 있어서 한쪽 분절에만 스텐트를 삽관하면 황달이 호전되기 어렵다. 이러한 경우에는 스텐트를 양쪽에 2개 넣어서 충분한 영역의 간이 배액되도록 해야 한다. 만약 내시경을 이용하여 원하고자 하는 담관에 선택적으로 배액이 불가능하다고 판단되거나 이미 경피담관배액이 되어 있는 상황이라면 경피담관배액 경로를 통해서 금속관을 넣고 경피담관배액관은 나중에 제거한다.

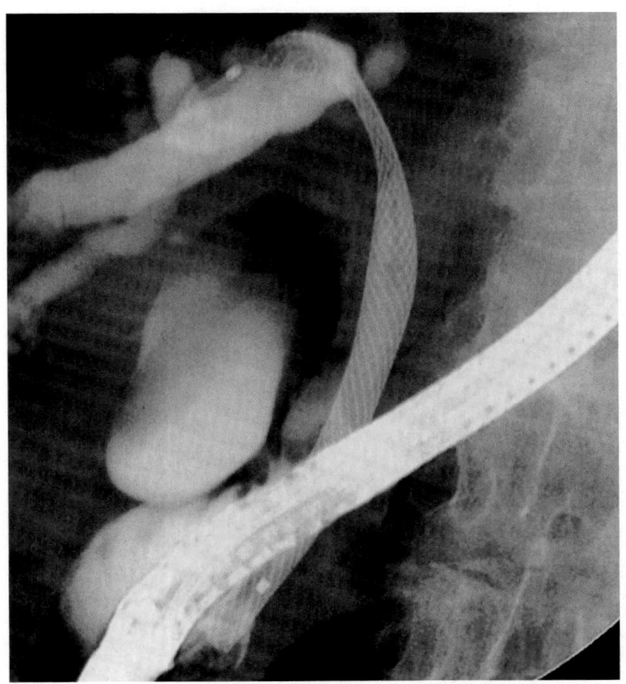

그림 23-9. 절제 불가능한 담관암에서 내시경 담관배액술 Bismuth 제3A형의 간문부 담관암에서 절제가 불가능하여 내시경을 이용하여 왼쪽 담관으로 금속 스텐트를 삽입하였다. 스텐트는 시간이 지나면 자연적으로 확장된다.

2. 광역동치료*photodynamic therapy*

광역동치료는 암세포에 특이적으로 흡수되는 광과민제*photosensitizer*를 주사하고 나서 특정한 파장의 광선을 조사하면 암세포만 선택적으로 파괴되는 원리를 이용한 치료법이다. 절제 불가능한 총담관 담관암이나 간문부 담관암, 담관에 동시 다발적으로 발생된 악성 담관 내 유두상 점액종양에서 전이가 없이 종양이 담관에만 국한되어 있을 때 시행한다. 광역동치료를 하면 단순히 스텐트만 넣은 환자보다 생존기간을 더 연장할 수 있다. 광선조사 방법은 경피담관배액을 통하거나 경구적으로 십이지장경을 이용하여 시술할 수 있다.

3. 완화 항암치료

담관암에서 가장 효과적인 치료인 근치 목적의 절제

를 받을 수 있는 환자는 25%에 불과하며, 나머지 수술을 받지 못하는 담관암 환자의 중앙 생존기간은 6개월 정도이다. 지금까지 담관암의 항암치료로서 가장 효과적인 약제는 gemcitabine과 시스플라틴*cisplatin*을 동시에 투여하는 항암요법이 인정을 받고 있다. 이차 약으로는 5-fluorouracil(5-FU) 투여를 고려해 볼 수 있다. 수행 능력이 떨어지는 환자에서는 gemcitabine 단독치료를 고려해 볼 수 있다.

4. 완화 방사선치료

완화 목적의 방사선치료가 많이 시행되고는 있으나 아직 전향적으로 비교 연구된 바는 없어서 방사선치료의 역할은 아직 불확실하다.

5. 수술 후 보조항암요법과 보조방사선요법

담도계 암에 대한 수술 후 항암약물이나 방사선치료의 효과를 연구한 전향적 무작위 선정 비교 연구에서는 수술 후 항암치료가 별로 도움이 되지 않는다고 보고하였다. 그러나 여러 후향적 연구에서 보조항암요법이 효과가 좋은 것처럼 나타나는 것은 항암보조요법을 받은 환자군들의 전신상태가 대조군에 비해서 좋았기 때문으로 추정된다. 즉 환자 선택에 있어 편견*bias*이 작용해 나타난 결과로 여겨진다. 현재로서는 근치적 절제술이 이루어지고 림프절전이가 별로 없으면 보조항암요법이나 보조방사선치료는 하지 않고, 절제면에서 암이 발견되거나 림프절전이가 되어 있는 경우에 5-FU를 주축으로 한 보조항암요법이나 보조방사선치료를 선택적으로 시도하고 있다.

참고문헌

1. Glimelius B, Hoffman K, Sjödén PO, et al. Chemotherapy improves survival and quality of life in advanced pancreatic and biliary cancer. Ann Oncol 1996;7:593-600
2. Hochberger J, d'Addazio G. Endoscopic tumor treatment in the bile duct. Gastrointest Endosc Clin N Am 2009;19:597-600
3. Khan SA, Thomas HC, Davidson BR, et al. Cholangiocarcinoma. Lancet 2005;366:1303-1314
4. Kim HG, Han J, Kim MH, et al. Prevalence of clonorchiasis in patients with gastrointestinal disease: a Korean nationwide multicenter survey. World J Gastroenterol 2009;15:86-94
5. Ortner ME, Caca K, Berr F, et al. Successful photodynamic therapy for nonresectable cholangiocarcinoma: a randomized prospective study. Gastroenterology 2003;125:1355-1363
6. Valle J, Wasan H, Palmer DH, et al. Cisplatin plus gemcitabine versus gemcitabine for biliary tract cancer. N Engl J Med 2010;362:1273-1281

증례(23-1)

총담관암

• 총담관에 발생한 악성 종양의 증례이다. 황달을 주소로 내원한 환자에 대한 일반적인 접근 및 원인이 담석과 종양에 따라 다를 경우 그 차이에 대한 비교와 함께 암에 대한 임상증상, 진단법과 치료에 대해 알아본 증례이다.

증례

67세 남성이 내원 1주일 전부터 시작된 황달을 주소로 응급실을 방문하였다. 환자는 한 달 전부터 전신위약감 및 가려움증이 있었다고 하며, 소변색이 짙어지면서 회색변을 보는 증상을 호소하였고, 3~4개월 동안 약 10Kg의 체중감소가 있었다고 하였다. 10년 전에 당뇨병을 진단받아 현재는 경구 혈당강하제를 복용하고 있었고, 5년 전에는 흉부불편감으로 내원하여 검사받았으나 심전도 및 심초음파와 관상동맥 전산화단층촬영검사에서 이상 소견 보이지 않았다. 고혈압이나 결핵, 만성 간질환은 부인하였다. 직업은 개인사업을 그만두고 은퇴한 상태이며, 일주일에 2~3차례, 매번 소주 반 병 정도의 음주력이 있었으나 흡연력은 부인하였다. 가족력에서 특이사항은 없었다. 환자는 기침이나 가래, 콧물 등은 없었다고 하였으며 흉통이나 흉부불편감도 부인하였다. 복통은 호소하지 않았으며 식욕부진, 구역, 구토, 설사, 변비 등도 부인하였고 토혈이나 흑색변, 혈변 등도 없었으나 짙은 색의 소변과 함께 회색변을 호소하였다. 신체검진에서 혈압은 118/68mmHg이었으며, 맥박은 분당 74회, 호흡은 분당 20회, 체온은 36.0° C이었고, 전신 소견에서 황달과 함께 경미한 병색이 관찰되었다. 목에서 림프절이 촉지되지는 않았고, 흉부 검진에서도 이상 소견은 없었으며, 복부는 편평하며 부드러웠고 장연동음은 정상이었다. 우상복부 촉진 시 압통은 있었으나 반발통은 없었고 간, 비장도 촉지되지 않았으며 만져지는 종괴도 없었다. 배부통 및 사지 부종도 관찰할 수 없었다.

일반혈액검사에서 백혈구 7,500/mm^3, 혈색소 12.6g/dL, 혈소판 250,000/mm^{3}이었고, 간기능검사에서 콜레스테롤 591mg/dL, 총 단백 6.8g/dL, 알부민 2.8g/dL, 총 빌리루빈/직접 빌리루빈 31.7/21.0mg/dL, 알칼리성 인산분해효소/AST/ALT는 1778/377/378IU/L이었으며 GGT는 1495IU/mL이었다. BUN/Cr은 12/0.9mg/dL로 측정되었다. B형간염바이러스표면항원은 음성, B형간염바이러스표면항체는 양성, 항C형간염바이러스항체는 음성이었으며, CEA는 3.9ng/mL이었으며 CA 19-9는 50.8U/mL이었다.

토의

좌장(외과 교수): 환자가 복통이나 발열은 없었나요?

내과 전공의: 네, 환자는 몸이 가려운 증상 외에 다른 증상은 호소하지 않았습니다.

좌장: 환자가 빌리루빈 수치가 30mg/dL 이상의 심한 황달을 호소하였는데 발열이나 복통이 없었다는 것에 대해 어떻게 생각하시나요?

내과 전공의: 환자는 3~4개월에 걸친 체중감소와 함께 황달 증세와 전신쇠약감 등을 호소하였고, 총 빌리루빈 수치 외에 직접 빌리루빈 수치 및 알칼리성 인산분해효소와 GGT도 상승하는 소견을 보였습니다. 이는 간외담관의 폐쇄를 의미하며, 특히 발열이나 복통이 없는 황달이라는 점에서 담석과 같은 양성 원인보다는 종양의 가능성이 크다는 점을 고려해야 하겠습니다.

좌장: Courvoisier 징후는 없었나요?

내과 전공의: 이 환자의 경우 병력 및 간기능검사 결과 총담관 내의 종양이 의심되기는 하였으나 Courvoisier 징후는 음성이었습니다.

좌장: 황달을 주소로 내원한 환자에 대해서 어떻게 접근을 해야 할까요?

내과 A 교수: 황달의 원인은 크게 세 가지 정도로 나눌 수 있는데, 간염과 같은 간실질의 병변인 경우와 용혈과 같이 빌리루빈의 생산이 증가하는 경우, 그리고 이번 증례와 같은 폐쇄성 황달이 있습니다. 이 환자의 경우 황달과 짙은 소변, 회색변 등의 병력과 함께 간기능검사에서 총 빌리루빈과 함께 직접 빌리루빈이 상승하였고 알칼리성 인산분해효소와 GGT 등이 현저히 동반 상승한 것으로 미루어 폐쇄성 황달이 가장 의심됩니다. 이러한 폐쇄성 황달의 원인으로는 총담관 담석이 가장 흔하고 종양에 의한 경우가 두 번째로 흔해서 두 경우가 원인의 80~90%를 차지하며, 이 두 질환의 감별이 중요합니다. 대체로 담석에 의한 경우 갑작스런 담관 내 압력상승으로 복통이 심하고, 발열, 오한 등의 담관염이 동반되는 경우가 많으며, 담석이 담관을 빠져나갈 경우 황달이 저절로 호전되기도 하고, 담석의 감돈과 같은 경우를 제외하고는 황달이 아주 심하지는 않은 점이 담석에 의한 황달을 진단하는 데 도움이 됩니다. 그에 비해 총담관 내 종양 혹은 주변 종양에 의한 압박에 의해 폐쇄가 생긴 경우 담관내강이 점점 좁아지다가 완전폐쇄가 일어난 뒤 황달이 발생하기 때문에 황달이 보다 심하게 나타나고, 압력도 서서히 증가하므로 통증이 없다는 특징이 있습니다. 따라서 이 환자의 경우와 같이 무통성의 진행하는 황달의 경우에는 악성 종양의 가능성을 반드시 염두에 두어야만 합니다.

좌장: 이 환자는 황달의 폐쇄 부위를 알기 위해 어떤 검사를 하였나요?

내과 전공의: 환자분은 악성 종양이 의심되었으며, 이 경우 종양의 위치에 대한 평가 이외에도 주변 장기와의 관계 및 전이 여부 등을 평가하기 위해 복부 전산화단층촬영을 시행하였습니다.

좌장: 황달로 내원한 환자의 영상의학적 검사에서 전산화단층촬영술을 가장 먼저 시행하나요?

내과 전공의: 일반적으로는 복부초음파검사를 시행하여 담관폐쇄 여부를 확인한 뒤 대략적인 원인과 위치를 판단한 후에 필요시 다른 영상의학적 검사를 하는 것이 순서라고 여겨지나, 이 환자의 경우 악성 종양일 가능성이 높아 초음파검사 후에도 전산화단층촬영술이 필요할 것이라고 예상되어 전산화단층촬영술을 먼저 시행하였습니다.

좌장: 영상의학적 검사 소견에 대해서 말씀해주십시오.

영상의학과 전임의: 간내담관의 확장과 함께 총담관의

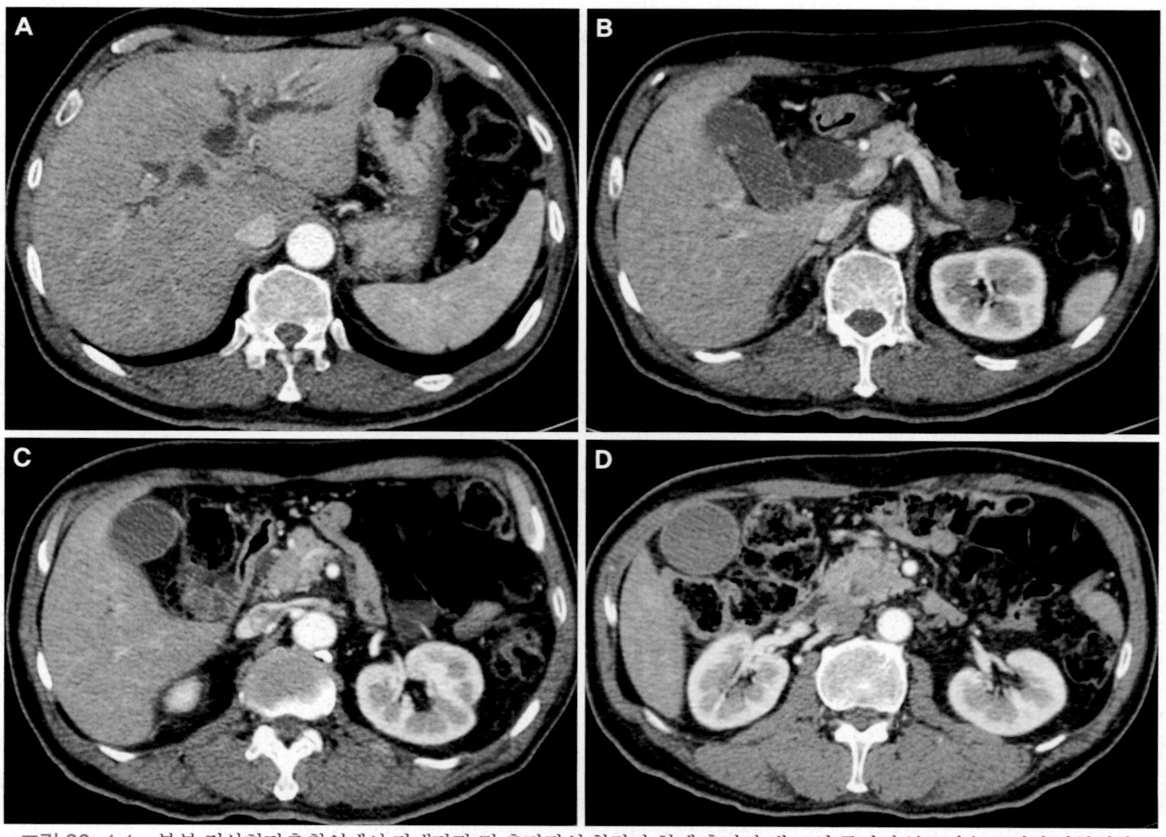

그림 23-1.1. 복부 전산화단층촬영에서 간내담관 및 총담관의 확장과 함께 총담관 내 조영 증강된 부드러운 조직이 관찰된다.

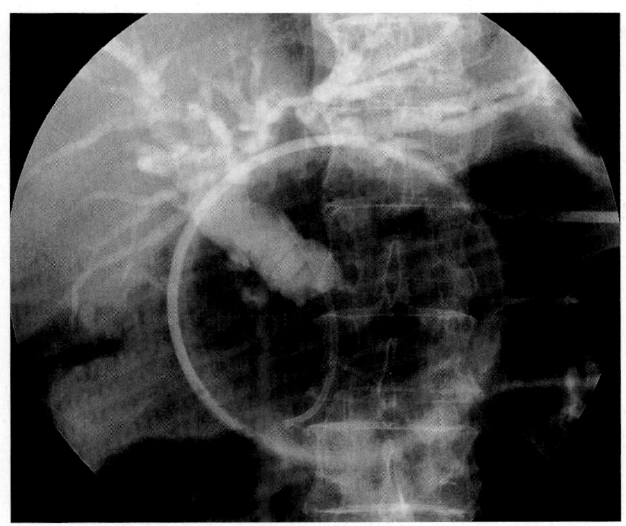

그림 23-1.2. 내시경 역행성 담췌관조영술에서 늘어난 간내담관 및 총담관이 관찰되며 원위부 총담관에서 갑작스럽게 조영이 되지 않는 모습과 함께 삽입한 스텐트가 관찰된다.

확장이 관찰되나 조영제를 주입하기 전 영상에서 담석은 보이지 않습니다. 확장된 총담관을 따라가다 보면 췌장 내 총담관에 담관 내로 자라는 듯한 양상의 2.5cm 가량 조영 증강되는 연한 조직이 관찰되며 그보다 상부 담관들도 약간 조영 증강되는 소견이 관찰되어 전산화단층촬영술에서는 담관염도 의심이 됩니다. 그 외 주변에 커져 있는 림프절이나 간내 실질 병변은 관찰되지 않습니다. 따라서 병변은 2.5cm가량의 담관 내로 자라난 총담관암이 가장 의심되며 그로 인한 이차적인 폐쇄성 담관염이 가장 의심됩니다(그림 23-1.1). 그 외 췌장의 종괴나 주췌관의 확장 소견은 관찰되지 않습니다. 전산화단층촬영술 시행 후 내시경 역행성 담췌관조영술을 시행하면서 촬영한 투시검사에서는 총담관과 간내담관의 확장이 관찰되나, 역시 담석은 관찰되지 않았으며, 원위부 총담관이 좁아진 소견과 함께 시술 후 삽입한 스텐트가 관찰됩니다(그림 23-1.2).

좌장: 내시경 역행성 담췌관조영술 검사 소견은 어땠나요?

내과 B교수: 내시경으로 관찰하였을 때 바터팽대부는 정상이었으며 총담관에 카테터를 삽관 후 담관조영술을 시행하였을 때 원위부 총담관이 좁아져 있고 그 위로 조영이 되지 않는 부위가 관찰되었습니다. 이와 같은 소견으로 담관암을 먼저 의심하였고 담관낭종의 가능성을 생각하였습니다. 이에 조영술을 시행한 뒤 플라스틱 스텐트 삽입 후 시술을 종료하였습니다.

좌장: 담관낭종이 전산화단층촬영술에서도 관찰이 되었나요?

영상의학과 전임의: 담관 내 대부분을 차지하고 있는 종양으로 인해 담관낭종 유무의 확인이 어려웠지만 잘 관찰되지는 않았습니다.

좌장: 수술은 가능한 병변이었습니까?

영상의학과 전임의: 환자분은 주변 림프절이나 장기로의 전이가 관찰되지 않아 수술 가능한 병변으로 판단되었습니다.

좌장: 그 후 환자분은 어떻게 되었습니까?

내과 전공의: 앞서 말씀드린 검사들의 결과를 종합하여 절제가 가능한 총담관암으로 임상적 진단을 내렸고, 빌리루빈 감소 후 외과 외래를 본 뒤 수술을 위해 입원하셨습니다.

좌장: 외과 입원 후에는 어떤 검사를 하셨나요?

외과 전공의: 입원 후 췌담도 자기공명영상검사를 시행하였습니다.

좌장: 자기공명영상검사 소견에 대해 말씀해주십시오.

영상의학과 전임의: 자기공명영상검사에서 총담관 내로 자라는 종양이 관찰되었으며, 종양은 담낭관이 삽입된 부위 아래 원위부 총담관에 5cm가량의 크기로 관찰되었습니다. 이전 전산화단층촬영술과 마찬가지로 간내담관의 확장은 여전히 관찰되었고, 그 외 비정상적으로 커진 림프절이나 다른 전이 역시 관찰되지 않았습니다. 담관낭종은 관찰되지 않았으나 총담관이 심하게 늘어난 소견이 관찰되었습니다.

좌장: 이상을 정리해 보면 이 환자는 황달을 주소로 내원하여 시행한 검사에서 절제 가능한 원위부 총담관암 의심하에 수술을 받은 것 같습니다. 수술 소견은 어땠습니까?

외과 전공의: 복강 내 유착이나 복수는 없었고 복막 및 다른 장기로의 전이 소견도 관찰되지 않았습니다. 담관낭종의 소견은 보이지 않았으며 총담관 원위부에서 중간 부위까지 약 5cm의 종양이 만져졌고, 총담관은 5cm가량으로 늘어나 있었습니다. 종양이 십이지장 제1구부까지 침윤한 경우 휘플*Whipple* 수술을 시행해야 하나 이 환자의 경우 십이지장으로의 침윤이나 주변 혈관을 침범하는 소견은 보이지 않아 수술은 유문보존 췌십이지장절제술을 시행하였고, 십이지장의 외측을 박

리한 후 담낭을 절제한 뒤 림프절을 절제하고 나서 유문부 직하방에서 삼각인대 상부까지의 십이지장을 박리한 뒤 십이지장을 절제하였습니다. 이후 총담관을 절제하였으며, 주변 림프절을 절제한 뒤 췌장두부를 절제하였고 공장의 일부를 박리하였습니다. 이후 공장을 대장 밑으로 올려서 췌장-공장문합술을 시행하였으며 이후 간-공장문합술을 시행하였습니다. 이후 십이지장-공장문합술을 시행한 후에 배액을 위해 JP 배액관을 3곳에 삽입한 후 수술을 종료하였습니다.

좌장: 수술 소견 중 전이를 의심할 만한 소견은 보이지 않았나요?

외과 전공의: 네. 간 및 장간막과 복강을 관찰하고 만져 보았을 때 특별히 전이 소견은 보이지 않았습니다.

좌장: 수술 후 담석은 관찰되지 않았나요?

외과 전공의: 수술 후 담낭 및 담관을 절제하였을 때 담석이나 담낭담석은 관찰되지 않았습니다.

임상진단

common bile duct cancer

좌장: 병리 소견을 말씀해 주십시오.

병리과 전임의: 수술장에서 보내온 동결절편 조직검사에서 총담관 조직과 림프절 중 하나에서 반지세포요소 *signet ring cell component*를 포함한 분화도가 나쁜 암종세포가 관찰되었습니다. 그 뒤 수술이 끝난 후 수술장에서 보내온 최종검체는 총담관과 췌장, 십이지장, 담낭을 포함하고 있었으며, 원위부 총담관 점막에 표면이 매끈한 용종 모양의 종괴가 관찰되었습니다. 종괴의 크기는 4.7×3.5×1.5cm이었으며 최종 조직검사에서는 분화도가 나쁜 암종세포와 함께 편평양*squamoid*세포와 술잔세포 비슷한 점액을 다량 함유하고 있는 세포가 섞여 있어 점액표피양*mucoepidermoid* 암종으로 최종진단을 내렸습니다. 병변의 침범 깊이는 담관에 국한되었고, 같이 보내온 림프절 17개 중 2개에서 전이가 발견되어 병리학적 병기는 T1N1이었으며, 절연면의 경계에서 췌장 내 담관과 주변 혈관림프관 침범은 있었으나, 담낭이나 췌장의 실질과 십이지장의 침윤은 없었습니다(그림 23-1.3).

좌장: 동결절편 조직과 최종수술 조직의 결과가 달랐던 것인가요?

병리과 전임의: 네. 일반적인 담관암에서 반지세포 암종

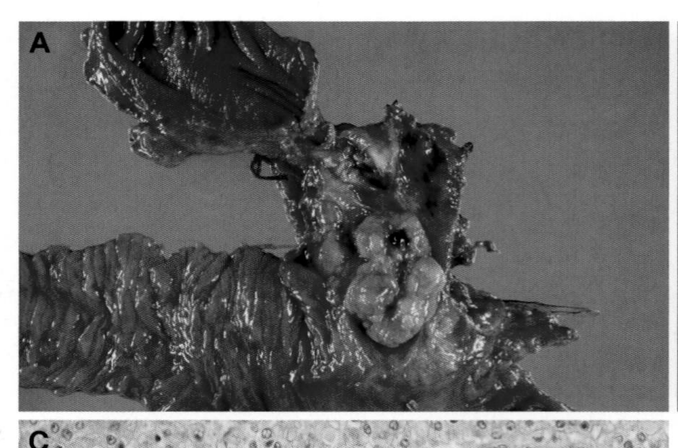

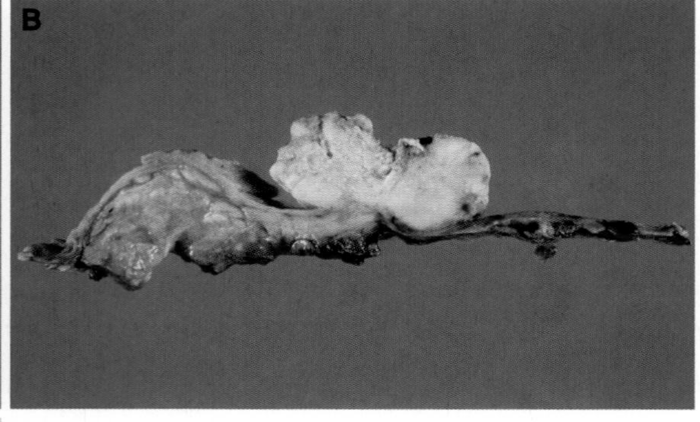

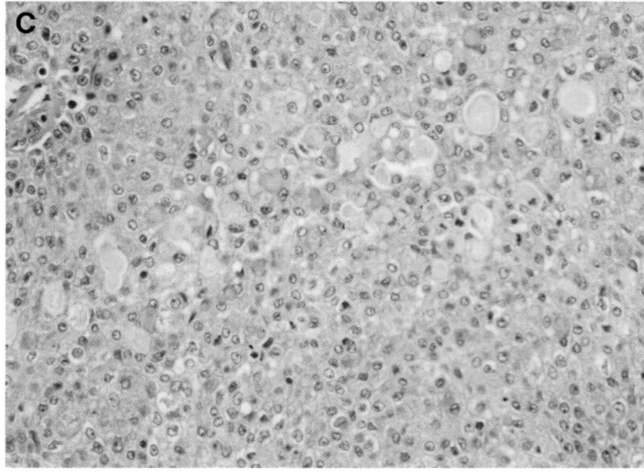

그림 23-1.3. 수술 후 총담관 내 점액표피양 암종의 육안 사진으로 담관 내로 자란 용종 모양 종양이 관찰되며(A, B), 현미경 소견(H&E staing ×400)에서 술잔세포와 비슷한 점액을 함유하고 있는 세포와 함께 다각형 세포가 섞여 있는 것이 관찰된다(C).

은 매우 드물다고 알려져 있으며 이 환자의 경우와 같은 점액표피양 암종 역시 일반적인 선암종보다는 훨씬 드물다고 알려져 있습니다. 오히려 점액표피양 암종은 침샘에서 자주 관찰된다고 알려져 있습니다. 이 환자의 경우 조직의 일부분에서 반지세포가 관찰되나 그보다는 점액을 함유하고 있는 세포와 함께 다각형*polygonal* 세포가 섞여 있는 소견이 대부분의 조직에서 관찰되었으며, 이 때문에 동결절편 조직과 최종수술 후 조직학적 진단 사이에 차이가 있었던 것 같습니다. 오히려 이 경우 선편평상피세포*adenosquamous cell* 암종과의 감별이 필요하나 조직에서 선편평상피세포가 관찰되지 않고 대부분의 암세포가 점액을 함유하고 있으면서 다각형의 세포와 섞여 있다는 점에서 점액표피양 암종의 진단이 합당하다고 판단됩니다.

외과 교수: 수술 후 총담관을 절제하였을 때 종양이 유두상으로 보였는데 병리과의 육안적인 소견과 영상의학적 검사에서는 어땠나요?

병리과 전임의: 일반적으로 관내 유두상 종양의 경우 종양이 부드러운 데 비해서 이 환자의 경우는 종양이 크기가 크고 딱딱하였으며 쉽게 부스러지는 소견을 보여 관내 유두상 종양과는 다소 다른 소견이었습니다.

영상의학과 전임의: 영상의학과적으로도 관내 유두상 종양처럼 관찰되지 않습니다.

좌장: 이 환자의 경우 예후는 어떤가요?

병리과 전임의: 침샘에서 발생한 점액표피양 암종은 예후를 우수, 중간, 나쁨으로 나누어서 평가하고 있으나 담관에서 발생한 경우는 아직까지 그 빈도가 매우 낮아 예후를 말하기 힘듭니다.

좌장: 이 환자의 경우 림프절에도 전이가 있고, 혈관림프관*angiolymphatic* 침범도 있는데 수술 후 방사선치료가 가능할까요?

치료방사선과 교수: 가능합니다만 역시 드문 세포의 악성 종양으로 이 경우 방사선치료 효과에 대해서는 알려진 바가 많지 않습니다. 따라서 선암이 아닌 다른 세포형의 암종에 준해 치료를 해야 한다고 판단됩니다.

좌장: 이번 증례는 황달을 주소로 내원한 환자로 원위부 총담관에 생긴 악성 종양 중 일반적인 선암종이 아닌 드문 점액표피양 암종으로 병리학적 진단이 쉽지 않았고, 특히 예후에 대해서도 아직 알려진 바가 많지 않은 흥미로운 경우였습니다. 그러나 황달을 주소로 내원한 환자에게 어떻게 접근하여 임상적 진단을 할 것인지와 함께 총담관의 악성 종양의 경우 위치에 따라 수술 범위가 달라진다는 점을 기억해야 할 것 같습니다.

병리진단

mucoepidermoid carcinoma at distal common bile duct

증례(23-2)

간문부 담관암

- 근위부 담관에서 발생한 악성 종양인 간문부 담관암*Klatskin tumor*은 그 발생 부위가 해부학적으로 복잡한 부위이고 주위 조직이나 혈관으로의 침범이 흔하여 유일한 근치적인 치료인 수술적인 절제가 쉽지 않아 원위부 담관에서 발생한 담관암에 비해 예후가 좋지 않은 것으로 알려져 있다. 하지만 최근 각종 영상의학적 검사기법과 수술기법, 수술 전후의 보존적 치료의 발전으로 간문부 담관암에 대한 근치적 절제의 범위와 성공률이 크게 향상되고 있다. 이 증례는 황달을 주소로 내원, 간문부 담관암으로 진단 후 근치적 절제술을 시행한 증례이다.

증례

61세 여성이 내원 2개월 전부터 시작된 황달을 주소로 내원하였다. 예전에 건강하였던 환자는 내원 3개월 전부터 점차로 심해지는 전신쇠약감과 식욕부진, 간헐적인 상복부 불편감을 호소하였고 2개월 전부터는 공막에 황달이 발생하면서 소변색이 짙어지고 대변색이 회색으로 옅어져 다른 병원에 입원하였다. 입원 후 시행한 복부초음파와 복부 전산화단층촬영에서 양측 간내담관의 확장 소견이 관찰되어 좌측 간내담관에 경피담관배액술*percutaneous transhepatic biliary drainage; PTBD*을 시행받은 후 추가적인 검사와 치료를 위해 본원으로 전원되었다. 3개월간 약 5kg의 체중감소가 있었고 복통이나 구역, 구토 등의 증상은 없었다. 과거력에서 고혈압, 당뇨병, 결핵, 간염의 병력은 없었고 사회력에서 음주력과 흡연력은 부인하였다. 신체검진에서 혈압 120/71mmHg, 맥박 수 분당 80회, 호흡수 분당 18회, 체온 35.5° C이었고, 결막은 창백하지 않았고 공막에서 황달은 관찰되지 않았다. 만져지는 림프절은 없었으며, 호흡음 및 심음은 정상이었다. 심와부에서 경미한 압통을 호소하였으나 종괴는 촉지되지 않았고, 간, 비장, 신장 또한 촉지되지 않았다. 이동 탁음은 없었고 직장수지검사는 정상이었다.

일반혈액검사에서 헤모글로빈 11.6g/dL, 백혈구 5,200/mm^3, 혈소판 295,000/mm^{3}이었다. 간기능검사에서 콜레스테롤 141mg/dL, 총 단백/알부민 7.0/3.3g/dL, 총 빌리루빈 1.1mg/dL, 알칼리성 인산분해효소 258IU/L, AST/ALT 43/14IU/L이었다. 혈당치는 135mg/dL이었고, PT/aPTT는 정상 범위였다. CEA는 2.6ng/mL, aFP는 3.4ng/mL으로 정상 범위였으나, CA 19-9는 1,344U/mL로 크게 상승되어 있었다. B형간염바이러스 표면항원과 항C형간염바이러스항체는 음성이었고 요검사에서 특별한 이상 소견은 없었다.

토의

좌장(내과 교수): 환자의 병력 및 검사 소견에서 질문이 있으면 말씀해주십시오.

학생: 내원한 주소가 황달인데 본원에서의 신체검진에서 공막에서 황달이 관찰되지 않고 간기능검사 결과에서도 빌리루빈 수치가 정상인 원인이 무엇입니까?

주치의: 타 병원에서 경피담관배액술을 시행받았기 때문입니다. 환자의 병력을 고려할 때 담관의 폐쇄로 인한 폐쇄성 황달이 발생하였을 것으로 생각되고 경피담관배액술로 폐쇄된 담관에서 담즙의 배출이 원활하게 되면서 황달은 호전되었을 것으로 생각됩니다.

좌장: 황달이 발생하는 기전은 여러 가지가 있습니다. 병력에서 폐쇄성 황달이 의심되는 근거가 무엇입니까?

주치의: 병력에서 갈색뇨와 회색변의 증상이 있었다는 점에서 그렇습니다.

내과 전임의: 빌리루빈은 혈액 내에서 포합형 빌리루빈*conjugated bilirubin*과 비포합형 빌리루빈*unconjugated bilirubin*으로 크게 구분되고, 황달은 크게 포합형 빌리루빈 수치가 총 빌리루빈 수치의 50% 이상인 포합형 고빌리루빈혈증*hyperbilirubinemia*과 50% 미만인 비포합형 고빌리루빈혈증으로 구분됩니다. 그중 황달이 발생하였을 경우 신장을 통해 소변으로 배설되는 것은 포합형 빌리루빈으로 알려져 있습니다. 처음 내원 당시 갈색뇨의 증상을 보인 점으로 보아 처음 간기능검사상 포합

형 고빌리루빈혈증을 보였을 것으로 생각됩니다. 포합형 고빌리루빈혈증은 크게 간세포성 황달과 폐쇄성 황달로 분류될 수 있는데, 우선 회색변의 증상은 폐쇄성 황달을 시사하는 간단하게 확인되면서도 매우 중요한 병력이라 하겠습니다. 또한 간세포성 황달의 경우 아스파탐산아미노전이효소*aspartate aminotransferase; AST*, 알라닌아미노전이효소*alanine aminotransferase; ALT* 수치와 알칼리성 인산분해효소 수치가 먼저 감소하고 빌리루빈 수치가 가장 늦게 회복되는 데 비해 이 증례에서는 경피담관배액술 시행 후 빌리루빈 수치는 정상화되었으나 알칼리성 인산분해효소가 여전히 높은 소견을 보여 이 또한 폐쇄성 황달을 시사하는 소견입니다.

좌장: 알칼리성 인산분해효소는 담도의 폐쇄로 인한 폐쇄성 황달을 진단하는 가장 민감한 지표로 담관이 폐쇄되면 가장 먼저 상승하고 폐쇄가 호전되더라도 가장 늦게 정상화되는 것으로 알려져 있습니다. 담관이 부분적으로만 폐쇄되면 빌리루빈 수치는 정상일 수 있으나 이 경우에도 알칼리성 인산분해효소 수치는 상승합니다. 이제 폐쇄성 황달을 감별 진단해야 하는데 지금까지의 병력과 신체검진 소견, 검사 결과 등으로 가능한 감별진단을 말씀해주십시오.

주치의: 폐쇄성 황달은 담석질환과 비담석질환인 종양성 질환으로 크게 구분됩니다. 담석질환의 경우 며칠 내로 갑작스럽게 발생한 황달, 발열이나 오한의 동반이 특징임에 비해 이 증례의 경우 몇 개월 전부터 서서히 황달, 전신쇠약감, 식욕부진이 진행하였고 체중감소가 동반되었으므로 종양성 질환의 가능성이 높겠습니다.

좌장: 이 환자에서 신체검진상 담낭이 만져지지는 않았습니까?

주치의: 만져지지 않았습니다.

좌장: 신체검진을 통해 종양 병변의 위치를 예측할 수가 있는데, 신체검진상 만약 담낭이 만져진다면 병변의 위치가 총담관 아래쪽 부위일 것으로 예측할 수 있습니다. 이렇게 압통이 없이 담낭이 촉지되는 신체검진 소견을 Courvoisier 징후라고 합니다. 물론 담낭이 만져지지 않았다고 병변의 위치가 총담관 위쪽 부위라고는 할 수 없습니다. 정리하면 폐쇄성 황달로 내원하여 경피담관배액술을 시행받은 후 황달은 호전되었고 원인으로는 종양성 질환이 의심되는 증례가 되겠습니다. 정확한 진단을 위해 여러 가지 영상의학적 검사를 시행받았는데요, 영상의학적 검사 소견을 보기로 하겠습니다.

영상의학과 전임의: 우선 다른 병원에서 시행한 복부 초음파로 양측의 간내 관이 확장된 소견이 관찰됩니다. 초음파 검사는 협착의 위치나 원인질환의 확인에는 정확도가 떨어집니다. 정확한 진단을 위해 같은 날 복부 전산화단층촬영을 시행하였는데, 담낭의 경부 부위에 약 2.6×1.2cm 크기의 조영 증강*enhancement*된 벽의 비후 소견이 관찰되며 이러한 소견은 담낭관*cystic duct*, 간문부 담관*hilar duct*과 양측 간내담관의 이차 분지 합류부*secondary confluence*에까지 관찰됩니다(그림 23-2.1). 간문부 담관 부위까지 침범한 담낭암 또는 담낭까지 침범한 간문부 담관암 중 Bismuth 제4형을 시사하는 소견입니다. 문맥으로의 침범 소견은 관찰되지 않습니다. 이 복부 전산화단층촬영에서는 문맥기*portal*

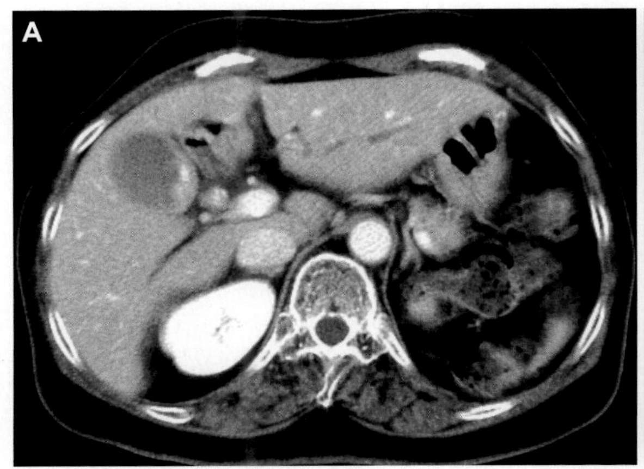

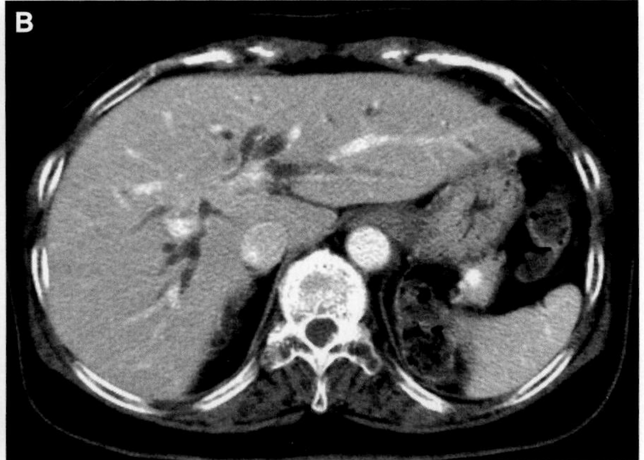

그림 23-2.1. 복부 전산화단층촬영 영상으로 양측 간내담관이 확장되어 있고(A) 담낭과 담낭관, 간문부 담관, 양측 간내담관의 이차 분지 합류부에 걸쳐 조영 증강된 벽의 비후 소견(B)이 관찰된다.

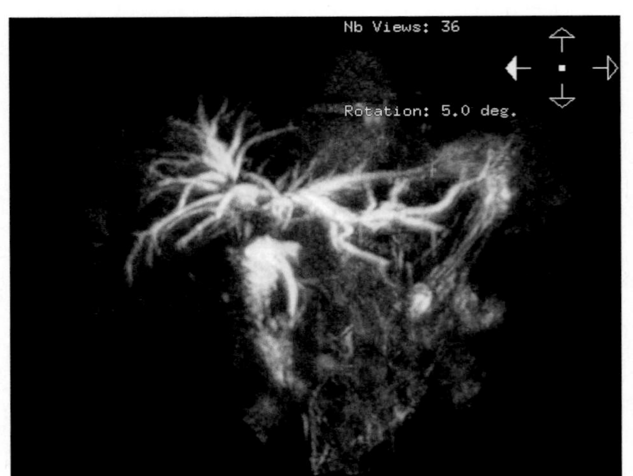

그림 23-2.2. 자기공명 담관조영술 영상으로 우측 간내담관 중 우측 전구역담관과 우측 후구역담관이 분리되어 있고, 좌측 간내담관은 B2와 B3이 분리되어 있다.

phase 영상만 있고 동맥기*arterial phase* 영상이 없어 간동맥으로의 침범 여부는 확인할 수 없었습니다. 이후 환자는 경피담관배액술을 시행받았고 본원으로 전원되어 다시 복부 전산화단층촬영을 시행받았습니다. 담낭의 경부에서 양측 간내담관의 이차 분지 합류부에 이르는 조영 증강된 벽의 비후 소견은 변화가 없고 B3을 통해 경피담관배액술이 되어 있는 소견입니다. 간십이지장 인대*hepato-duodenal ligament*를 따라 다수의 림프절종대 소견이 관찰되어 림프절전이의 가능성이 있습니다. 좌간동맥은 총간동맥*common hepatic artery*에서 기시하고 우간동맥은 상장간막동맥*superior mesentery artery*에서 기시하고 있습니다. 종괴에 의한 간동맥이나 문맥의 침범 소견은 관찰되지 않습니다. 담관에서의 종양의 침범 범위를 확인하기 위해 같은 날 시행한 자기공명 담관조영술*MRCP* 사진입니다(그림 23-2.2). 우측 간내담관 중 우측 전구역담관*right anterior duct*과 우측 후구역담관*right posterior duct*가 분리되어 있고, 좌측 간내담관 또한 B2와 B3이 분리되어 있습니다. 양측 간내담관의 이차 분지가 모두 분리되어 있는 소견으로 종양이 이차 분지 합류부까지 침범한 것으로 보여 Bismuth 분류로는 제4형에 합당한 소견입니다. 타 병원에서 시행한 경피담관배액관을 통해 경피담관조영술을 시행하였습니다. B3에 위치한 경피담관배액관을 우측 간내담관과 총담관으로 이동시키면서 담관 내에 조영제를 채운 후 얻은 영상입니다(그림 23-2.3). 양측 간내담관의 이차 분지가 모두 분리되어 있는 소견입니다. 우측 전구역 담관에서는 B8과 B5가 분리되어 있고, 좌측 간내담관에서는 B2, B3, B4가 분리되어 있습니다. 원위부 쪽으로는 담낭관 합류 부위보다 원위 부위까지 조영제가 채워지지 않아 총담관까지 종양이 침범한 것으로 보입니다. 역시 Bismuth 분류로는 제4형에 합당한 소견입니다.

학생: 다른 병원에서 이미 복부 전산화단층촬영을 시행받았는데 1개월 후 본원에서 다시 시행한 원인이 무엇입니까?

외과 교수: 타 병원 영상은 영상 간의 간격이 넓어 전반적으로 정확한 평가가 불가능하였기 때문입니다. 간문부는 해부학적으로 매우 다양하면서도 복잡한 부위이고 이 부위에서 발생한 담관암은 주위 조직이나 혈관으로 쉽게 침범하기 때문에 일단 근치적 수술을 결정하게 되면 수술 규모가 매우 커지고 상당한 위험 부담을 감

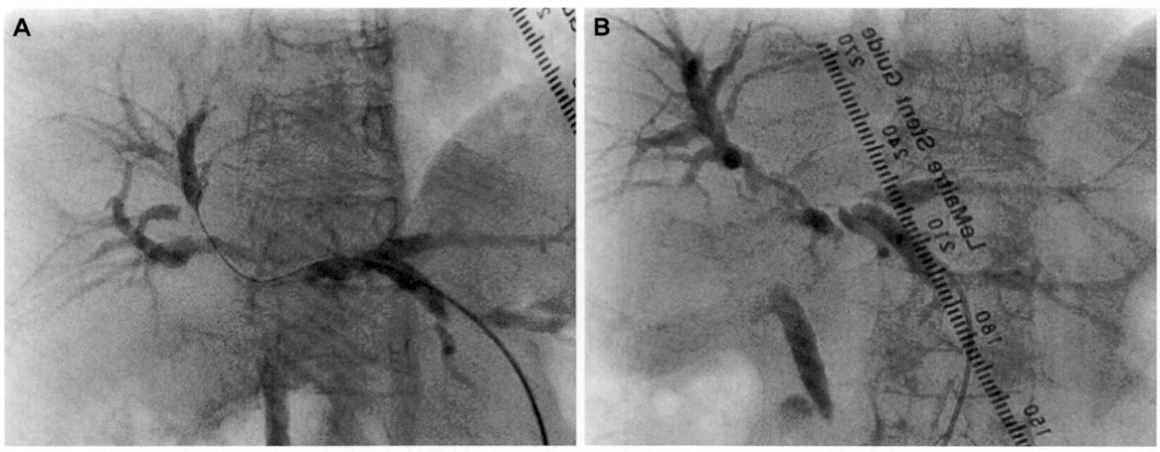

그림 23-2.3. 경피담관조영술 영상으로 우측 전구역담관에서는 B8과 B5가 분리되어 있고 좌측 간내담관에서는 B2, B3, B4가 분리되어 있는 소견이 관찰된다(A). 원위부 쪽으로는 담낭관 합류 부위보다 원위부까지 조영제가 채워지지 않는다(B).

수해야 합니다. 따라서 수술가능 여부와 절제 범위의 결정이 수술 전에 완벽하게 이루어져야 하며 이를 위해서는 종양의 침범 범위나 담관이나 주요 혈관의 해부학적 구조를 정확하게 확인해야 합니다.

영상의학과 교수: 외과교수님의 말씀대로 종양의 범위와 해부학적 구조를 정확하게 파악해야 하는데, 이를 위해 현재는 복부 전산화단층촬영 시 대부분 Multi-detector CT(MDCT)를 시행합니다. 이것의 특징은 짧은 시간에 1mm 미만의 얇은 두께로 단층촬영이 가능하다는 것으로, 환자가 한 번 숨을 참는 동안에 움직임 없는 영상을 얻을 수 있고 volume data로부터 횡축면*axial plane*뿐만 아니라 관상면*coronal plane*과 시상면*sagittal plane* 등 원하는 방향으로 영상의 재구성이 가능하여 해부학적 구조나 병변과 주위 장기와의 관계를 확인하는 데 큰 도움이 되고 있습니다. 또한 종양의 혈관 침범 여부나 혈관의 해부학적 구조도 이 한 번의 전산화단층촬영으로 확인할 수 있게 되어 예전에 시행했던 침습적인 혈관조영술*celiac angiography*은 현재 거의 시행하지 않고 있습니다.

좌장: 이 증례처럼 담관암이 의심되면 보통 자기공명 담관조영술을 포함해서 담관조영술을 시행하는데요, 학생들을 위해 담관암에서 담관조영술의 역할에 대해 설명해주십시오.

영상의학과 교수: 자기공명 담관조영술은 자기공명영상 중 물의 신호를 가장 강조하는 T2 강조영상이라고 할 수 있습니다. 비침습적으로 근위부에서 원위부에 걸친 전체 담관을 조영해주면서 최근에는 전산화단층촬영에 근접하는 해상도를 보여 많은 기관에서 담관암의 절제 가능성을 평가하기 위한 필수검사로 시행되고 있습니다. 또한 황달이 없어 담즙배액술이 필요 없거나 담관의 확장이 뚜렷하지 않아 경피담관배액술이 기술적으로 어려운 경우 큰 도움이 되는 검사라 하겠습니다. 현실적으로는 대부분 환자들이 폐쇄성 황달로 담즙배액술을 시행받게 되는데 이러한 시술을 하면서 담관조영술을 함께 시행받게 됩니다. 담즙배액은 경피담관배액술과 내시경 역행성 담관배액술*ERBD*의 두 가지 방법이 있는데, 이 증례처럼 담관암 중에서도 근위부에서 발생한 간문부 담관암의 경우에는 경피담관배액술을 많이 시행하는 것으로 보입니다. 절제 가능성을 평가하기 위해서는 담관의 해부학적 구조와 종양의 담관으로의 침습 범위, 특히 근위부 담관의 침습 범위를 파악하는 것이 중요한데, 내시경 역행성 담관조영술은 근위부 담관의 침습 범위를 확인하는 데 한계가 있기 때문입니다.

좌장: 이 환자는 담낭을 침범한 간문부 담관암으로 진단되어 외과로 전과 후 수술적 절제술을 시행받았습니다. 외과에서 생각한 수술 전 진단과 수술 소견을 말씀해주십시오.

외과 전공의: 여러 검사 결과 담낭을 침범한 간문부 담관암, 그중에서도 양측 간내담관의 이차분지 합류부를 모두 침범한 Bismuth 제4형으로 진단하였습니다. 간문부 담관암은 수술 이외에 항암제나 방사선치료로는 생존기간의 연장과 같은 도움을 받을 수 없고 유일한 근치적 치료방법은 외과적 절제밖에 없는 것으로 현재까지 알려져 있습니다. 또한 비록 양측 이차 분지 합류부를 모두 침범하였지만 간우엽절제*right hemihepatectomy*를 확장한 우측 삼구역절제*right trisectionectomy*를 시행하면 근치적 절제가 가능할 것으로 생각하고 수술을 시행하였습니다. 수술은 예정대로 간우엽절제에 간좌엽의 일부를 절제한 우측 삼구역절제를 시행하였고, 더불어 담낭절제술과 미상엽절제술*caudate lobectomy*을 시행한 다음 간공장문합술*hepaticojejunostomy*을 시행하였습니다. 절제면에 대한 동결절편검사 결과 근위부 담관 절제면 중 B2에서 종양세포가 발견되어 좀 더 근위부로 절제를 추가로 시행하였고 새로운 절제면에 대한 동결절편검사 결과 종양세포가 관찰되지 않았습니다.

좌장: 이 증례처럼 대량의 간절제를 계획하는 경우 경피문맥색전술*portal vein embolization*을 시행하기도 하는데 이 환자는 시행하지 않았습니까?

외과 전공의: 우측 문맥에 대해 색전술을 시행했습니다. 수술은 3주 후에 시행했습니다.

좌장: 간절제를 계획하는 경우 수술 전에 어떠한 준비가 필요한지와 문맥색전술을 시행하는 근거와 적응증에 대해 설명해주십시오.

외과 교수: 대량 간절제를 하는 경우에는 수술 후에 잔존 간의 기능부전이 주요 합병증이자 사망원인이므로 수술 전에 철저한 준비가 필수적입니다. 잔존 간기능에 확신을 가지려면 황달이 있는 환자에서는 경피담관배액술을 시행하여 황달이 호전되는 것을 확인해야 합니다.

경피담관배액술은 우선적으로 보존될 쪽 간엽에 시행해서 그 간엽의 기능을 호전시켜야 합니다. 경피문맥색전술은 절제될 쪽의 문맥을 색전으로 폐쇄시켜 기능을 떨어뜨리고 남을 간의 재생을 미리 자극, 유도시킴으로써 수술 후에 간기능부전을 예방하고자 하는 시술입니다. 많은 후향적 연구들을 통해 수술 후 간부전이 줄었다고 보고되고 있으나 아직 전향적 연구가 없어 근거는 확실치 않은 상태입니다. 실제로 대부분의 간문부 담관암 환자의 간은 정상 간이기 때문에 수술 전 경피담관배액술로 황달이 없어질 정도면 대량 간절제 후 간기능부전은 문제가 되지 않습니다. 하지만 이 증례처럼 잔존 간의 용적이 30% 미만이 예상되는 좌측 또는 우측 삼구역절제를 계획하는 경우와 만성 간질환이 동반되어 있는 경우에는 시도해 볼 수 있겠습니다. 문맥색전술을 시행하는 경우에는 간기능이 일시적으로 악화될 수 있으므로 대개 경피담관배액술로 황달이 없어질 때까지 기다린 후에 시행해야 하고, 시행 후에는 다시 간기능이 정상화되고 남을 쪽 간의 용적이 커질 수 있는 2~3주 정도의 기간이 지난 후에 수술하게 됩니다.

좌장: 예전에는 간문부 담관암 중 이 증례처럼 Bismuth 제4형인 경우 수술적 절제가 불가능한 것으로 알려졌지만 최근 수술기법과 영상의학적 진단의 발전으로 절제 가능한 간문부 담관암의 범주가 늘어나고 있습니다. 학생들을 위해 이 부분에 대해서도 설명해주십시오.

외과 교수: 지난 20년간 간문부 담관암의 수술법에 많은 변화가 있었고 수술결과도 향상되고 있는데, 실제로 간담췌외과 영역에서 가장 빠르게 변화하고 있는 분야 중 하나가 아닌가 생각됩니다. 간문부 담관암의 절제 가능성과 절제 범위를 확인하기 위해 전통적으로 쓰이고 있는 분류가 금일 검사 소견과 수술 소견에서 수차례 언급한 Bismuth-Corlette 분류입니다. 이 분류는 종양의 종적*longitudinal* 침윤 범위와 수술방법을 제시하는 데 의의가 있으며 이 증례처럼 제4형은 근치적 절제가 불가능하다고 제시되어 있습니다. 하지만 종양의 횡적*vertical* 침윤 범위와 림프절전이 여부에 대한 고려가 없어 절제 가능 여부를 판단하는 데에는 충분치가 않다는 점과 실제 40% 이상의 환자에서 발견되는 담관의 다양한 해부학적 변이를 제대로 반영하지 못한다는 점에서 일괄적인 적용에는 한계가 많은 분류법입니다. 2001년에 제안된 Memorial Sloan-Kettering Cancer Center의 분류법에서는 종양의 위치 및 담관의 침습 정도, 문맥 침윤 여부, 간엽의 위축 여부 등 세 가지 인자를 고려하여 간문부 담관암의 임상적 T 병기를 제시하고 있습니다. 이 분류법에서 임상적 T3 병기에 해당되는 경우, 즉 좌우 담관이 모두 이차 분지 이상 침윤된 경우나 한쪽 담관이 이차 분지 이상 침윤되어 있으면서 반대쪽 문맥의 침윤 또는 심한 간실질 위축이 있는 경우, 또는 문맥 기시부나 좌우문맥 모두 침윤이 있는 경우에는 근치적 절제가 불가능한 것으로 되어 있습니다. 이 증례의 경우도 T3 병기에 속하게 됩니다. 하지만 최근에는 수술기법의 발전으로 이러한 T3 병기 중에서도 일부에서는 근치적 절제가 가능한 것으로 알려져 있습니다. 좌우 담관의 이차 분지 이상까지 침윤된 경우에도 이차 분지 합류부가 주간관 합류부*main confluence*에 아주 가까이 있거나 특정 해부학적 변이가 동반된 일부의 경우에서는 좌측이나 우측 삼구역절제술로 근치적 절제가 가능하며 문맥이 침윤된 경우에도 침윤된 문맥을 절제함으로써 생존율의 향상이 가능합니다. 이 증례는 좌측 간내담관 중 B2와 B3의 합류부가 주간관 합류부에 아주 가까이 위치하였기 때문에 우측 삼구역절제를 통한 근치적 절제가 가능한 증례라고 하겠습니다.

좌장: 긴 설명 감사합니다. 결국 이 증례는 수술적 절제를 시도하여 수술 소견에서는 근치적 절제가 이루어진 것으로 보입니다. 하지만 정확한 근치적 절제(R0 절제) 여부를 알아보기 위해서는 병리결과의 확인이 필요합니다. 병리 소견을 말씀해주십시오.

임상진단

hilar bile duct cancer, Bismuth type IV

병리과 전임의: 간 우엽절제술을 시행한 표본입니다. 총담관에서 우측 간내담관의 기시부가 협착되어 있고 이 부위를 중심으로 크기 2.5×1.0cm의 결절형 병변이 관찰됩니다(그림 23-2.4). 종양은 담낭관 부위와 우측 간내담관을 따라 침윤하고 있어 육안적으로는 담관침윤형 *periductal infiltrating type*에 합당한 소견입니다. 종양은

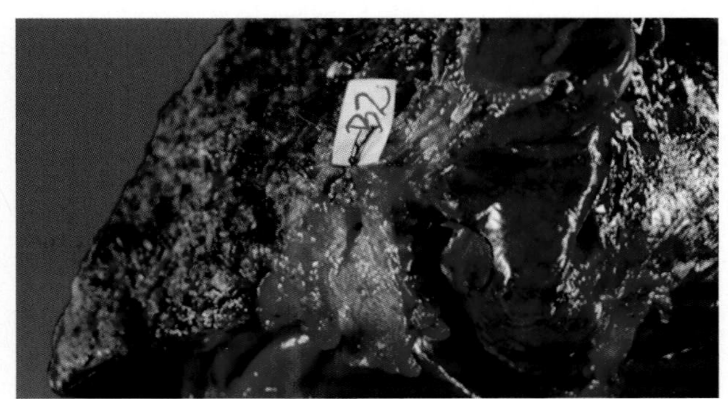

그림 23-2.4. 육안적 병리 소견으로 총담관에서 우측 간내담관의 기시부가 협착되어 있고 결절형 병변이 관찰된다.

담낭의 점막에도 침윤하고 있고 간실질을 연속 절개 시 간내담관 내에 다수의 혈전이 관찰됩니다. 현미경 소견은 중등도의 분화도를 보이는 선암 소견이고 간의 실질까지 침범이 관찰되며(그림 23-2.5), 절제된 림프절 중 1개에서 종양세포의 침윤이 관찰됩니다. 원위부와 근위부 담관과 간실질 쪽으로의 절제 면에서 모두 종양세포는 관찰되지 않았습니다. AJCC 병기로는 pT3N1에 합당한 소견입니다.

좌장: 근치적인 절제가 확인되었습니다. 추후 재발방지를 위한 추가적인 치료계획이 있습니까?

외과 전공의: 보조적인 항암방사선요법*adjuvant chemoradiotherapy*을 시행받을 예정입니다.

좌장: 담관암은 근치적 절제 후에도 비교적 높은 재발률을 보이는데 그중 수술 부위에서의 국소적인 재발이 가장 흔하므로 수술 후 보조적인 방사선요법*adjuvant radiotherapy*을 고려하게 됩니다. 실제로 수술 후 보조적인 방사선요법이나 항암방사선요법에 대한 많은 후향적 연구들에서 재발률의 감소와 생존율의 향상이 보고되고 있으나 아직 전향적인 연구에서 입증된 바가 없어 임상적인 이득은 아직 확실치 않은 상태라 하겠습니다. 정리하면 이 증례는 근치적 절제를 시행받은 간문부 담관암의 증례가 되겠습니다. 간문부 담관암은 해부학적으로 매우 복잡한 부위에서 발행하므로 주위 조직이나 혈관으로 쉽게 침범하기 때문에 원위부에서 발생한 담관암에 비해 전체적으로 예후가 좋지 않은 것으로 알려져 있습니다. 유일한 근치적 치료방법은 수술적 절제이지만 수술의 규모가 매우 크고 중증 합병증도 적지 않으므로 수술 가능성과 방법의 결정이 매우 중요하고 이를 위해서는 외과, 내과, 영상의학과 선생님들의 긴밀한 협진이 필수적이라고 하겠습니다. 또한 영상의학적 검사와 수술기법, 그리고 수술 전후의 보존적 치료의 발전으로 근치적 절제율이 40~80%, 5년 생존율이 20~30% 정도로 향상되었지만 추후에도 예후를 개선시키기 위한 많은 노력과 연구가 필요할 것으로 생각됩니다.

병리진단

periductal infiltrating type cholangiocarcinoma at right, left and common hepatic bile duct

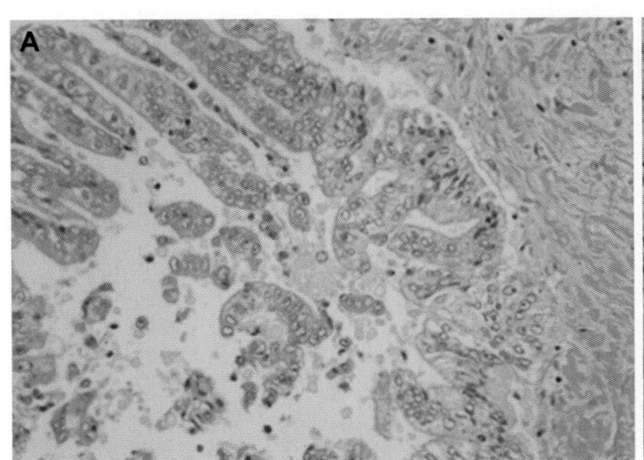

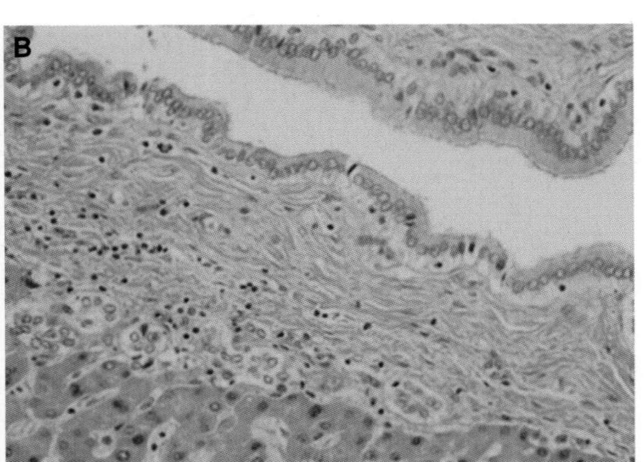

그림 23-2.5. 현미경적 병리 소견으로 중등도의 분화도를 보이는 선암 소견(A)이 관찰되고 간실질로의 침범이 동반되어 있다(B).

chapter 24

팽대부 종양

류지곤

- 팽대부 종양은 팽대부 선종과 선암인 경우가 대부분이나 드물게 위장관간질종양, 지방종, 섬유종, 근종, 신경내분비종양, 유암종 등이 있다.
- 팽대부 종양은 내시경을 통한 조직학적 생검 결과의 정확도가 떨어진다. 육안으로는 선종과 선암을 구별할 수 없으며, 직시경을 통한 조직생검은 정확도가 더욱 떨어지므로 측시경을 통한 관찰 및 생검이 필요하다.
- 팽대부 선종은 전암성 병변이므로 증상이 없어도 완전제거가 필요하며, 내시경 유두절제술이 많이 시행되고 있다.
- 팽대부 선암은 팽대부 주위암의 15~20%를 차지하며, 수술 후 예후는 다른 팽대부 주위암과 비교할 때 양호하다. 근치적 절제술의 비율은 80% 이상이고, 5년 생존율은 37~68%로 보고되고 있다.

바터팽대부*ampulla of Vater*는 담관과 췌관이 합류하면서 십이지장과 만나는 곳으로, 관이 넓어진다고 하여 붙여진 이름이다. 유두부*papilla*라는 용어를 사용하기도 하는데, 췌담관이 십이지장으로 열리는 부분이 유두 모양으로 돌출되어 있어서 붙여진 이름으로 팽대부의 일부를 의미한다. 팽대부는 팽대부췌관(Ap)과 팽대부담관(Ab), 그리고 공통관(Ac) 및 주유두부(Ad)로 나눌 수 있고, 주유두부의 장점막과 팽대부 췌담관의 점막이 만나게 된다(그림 24-1). 팽대부의 크기는 1cm에 불과하지만 췌액, 담즙, 그리고 십이지장의 내용물에 노출되어 소장에서 종양의 발생빈도가 높은 부위로 추측된다. 또한 이런 해부학적 특성 때문에 팽대부 주변의 악성 종양에 의해 폐쇄성 황달이 발생하면 임상양상이 비슷하고 수술 전에 암의 원발 부위를 정확히 알 수 없는 경우가 종종 있어 팽대부 주위암*periampullary cancer*이라는 표현을 쓰기도 한다. 즉 췌장암, 팽대부 선암, 원위부 담관암, 십이지장암 네 가지가 모두 포함된다. 팽대부 종양은 팽대부 선암과 팽대부 선종이 대부분으로, 이전에는 선종이나 선암의 구별 없

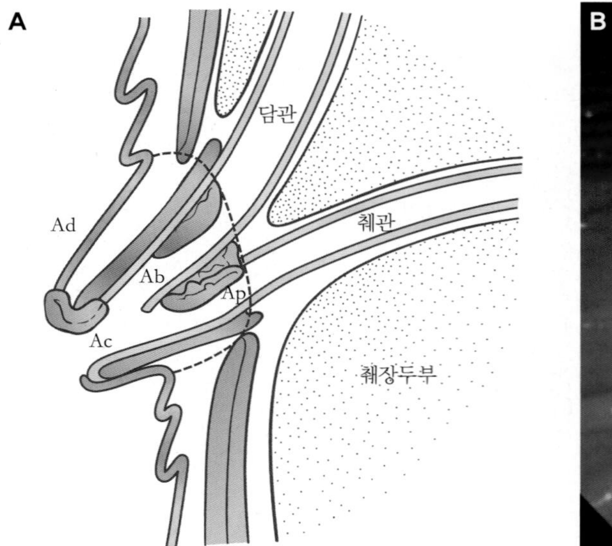

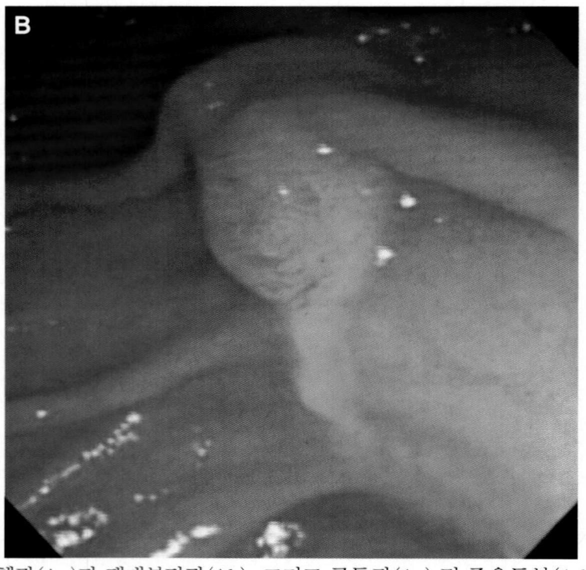

그림 24-1. 팽대부의 모식도(A) 및 내시경 소견(B) 팽대부는 팽대부췌관(Ap)과 팽대부담관(Ab), 그리고 공통관(Ac) 및 주유두부(Ad)로 구성되어 있다.

이 췌십이지장절제술을 시행하고 일부에서 팽대부절제술을 시행하였다. 그러나 현재는 우연히 발견되는 선종의 빈도가 높아져서 조직검사상 선종으로 진단된 경우에는 내시경 유두절제술*endoscopic papillectomy*을 시행하고 있다. 팽대부암은 팽대부 주위암의 15~25%를 차지하며 다른 팽대부 주위암에 비해서 근치적 수술 절제율이 높고 생존율이 높다고 알려져 있다. 해부학적 위치상 비교적 초기에 황달이 발생하고 내시경적으로 우연히 발견될 가능성이 높아 다른 팽대부 주위암에 비하여 조기발견이 용이하다.

Ⅰ 병리와 분류

팽대부 종양은 팽대부 선종과 선암인 경우가 대부분이나, 드물게 양성 종양으로 위장관간질종양*gastrointestinal stromal tumor*, 지방종, 섬유종, 근종이 있다. 기타 흔하지 않은 악성 종양으로 신경내분비종양*neuroendocrine tumor*, 평활근육종*leiomyosarcoma*, 악성 림프종 등도 있으며 전이 암의 보고도 있다. 팽대부 선종은 위장관에서 발생하는 선종과 유사하며 관상선종*tubular adenoma*, 융모선종*villous adenoma*, 관상융모선종*tubulovillous adenoma*의 세 가지로 분류된다. 선암은 육안적 모양에 따라 팽대부내부형*intra-ampullary*, 팽대부주변형*periampullary*, 혼합형으로 분류하기도 하며(그림 24-2), 일본에서는 돌출형*protruded*, 혼합형, 궤양형*ulcerative*, 특수형 네 가지로 분류하기도 한다. 분화 정도에 따라 분화가 좋은 장형*intestinal type*과 분화도가 나쁜 췌담도형*pancreatobiliary type*으로 분류되는데, 췌담도형이 예후가 나쁘다고 알려져 있다. 팽대부 선암은 대장암에서 증명되는 선종-암

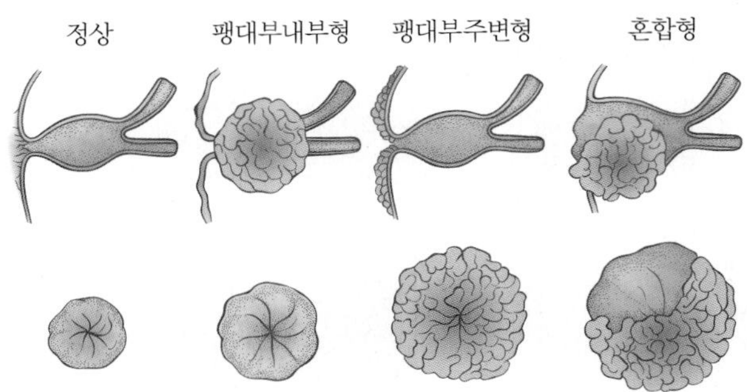

그림 24-2. 팽대부 선암의 육안적 분류 육안적 모양에 따라 팽대부내부형*intra-ampullary*, 팽대부주변형*periampullary*, 혼합형으로 분류된다.

종 이행을 통해 대부분 선종에서 발생하는 것으로 생각된다. 그 이유로는 팽대부 선종이 선암보다 7~8년 정도 먼저 발생하는 것으로 알려져 있고, 팽대부 선암 조직의 30~91%에서 선종 조직이 발견되며, 같은 병변에서 양성 조직에서부터 악성 조직까지 다양한 소견을 보이는 경우가 있기 때문이다. 즉 팽대부 선종은 형성이상증*dysplasia* 정도에 따라 저등급 형성이상증*low grade dysplasia*과 고등급 형성이상증*high grade dysplasia*으로 분류된다. 형성이상증의 정도가 심할수록 선암으로 빨리 이행되며 이미 선암이 동반되어 있는 경우도 흔하다. 또한 융모선종이 관상선종에 비해 악성화의 위험도가 높다고 알려져 있다.

Ⅱ 역학 및 위험인자

팽대부 선암이 발생하는 평균 연령은 50대 후반에서 60대 중반으로 보고되고 있으며, 선종은 이보다 7~8년 정도 빠른 것으로 보고되고 있다. 선암의 발생빈도는 100만 명당 2.9명 정도이고 남녀 간의 차이는 없다. 부검 결과에 의하면 팽대부 종양은 일반인의 0.35~0.21%에서 발견되며 대부분의 선종은 산발적으로 발생하게 되나 가족성 선종성 용종증, 가드너*Gardner* 증후군, Peutz-Jeghers 증후군에서는 매우 높은 빈도로 발생한다. 특히 가족성 선종성 용종증 환자의 50~86%에서 팽대부 선종이 발생하는데, 대개 다발성이며 이들 환자에서는 팽대부 선암 또는 십이지장암이 주요 사망원인 중의 하나이다. 대장암 발생보다 10~15년 늦게 40대나 50대에 발생하므로 대장절제술을 시행받은 후 정기적인 추적검사가 필요하다.

Ⅲ 임상상

가장 흔한 증상은 황달이며 다른 팽대부 주위암에 비해 경미하며 악화와 호전을 반복하는 비교적 특징적인 소견이 있다. 이는 종양의 반복적인 괴사와 세포탈락에 의해 팽대부의 폐쇄가 호전과 악화를 반복하기 때문이다. 선종일 경우는 폐쇄성 황달이 동반되는 경우는 드물지만 선암이라도 폐쇄성 황달이 약 50%에서만 동반되므로 황달이 없다고 악성을 배제할 수는 없다. 그러므로 황달이 있다

면 악성을 먼저 생각하는 것이 좋다. 복통, 체중감소, 전신허약감 등을 호소하는 경우도 간혹 있으며 빈혈이 있으면서 대변잠혈 양성 반응인 경우가 1/3의 환자에서 나타난다. 드물게 췌관폐쇄로 인한 췌장염이 발생할 수도 있다. 최근에 건강검진이 많이 시행되면서 위내시경이나 복부영상을 통해 무증상으로 발견되는 환자가 늘고 있다.

Ⅳ 진단

대부분의 팽대부암 환자에서 나타나며 가장 초기에 이상 소견을 보이는 검사 소견은 알칼리성 인산분해효소*alkaline phosphatase*; *ALP*의 증가로 황달이 없어도 대개 동반된다. CEA는 10%에서만 상승하고 CA 19-9는 40%에서만 상승하므로, 종양표지자는 진단에 민감하지도 특이적이지도 않다. 폐쇄성 황달을 보이는 환자에서 일반적으로 복부초음파나 전산화단층촬영을 시행하여 담도폐쇄 병변의 위치를 추정하게 된다. 췌장실질 내부 담관까지 확장되어 있는 소견이 있으면서 췌장에 종괴가 보이지 않으면 팽대부 종양을 의심할 수 있다. 또한 원위부 담관과 췌관이 함께 확장되어 있는 이중관 징후*double duct sign*가 관찰될 수 있는데, 췌장암에서 흔히 나타나지만 췌장 종괴가 보이지 않으면 팽대부 종양을 의심할 수 있다. 황달이 있고 복부영상을 통해 팽대부 종양이 의심되면 다음 단계로 내시경 역행성 담췌관조영술을 시행하게 된다. 조영술 시 소견은 담관이 확장되어 있고 담도 끝부분에 폐쇄성 충만 결손이 보인다. 황달이 있는 환자에서는 진단 목적뿐만 아니라 치료 목적으로 담도배액술을 함께 시행한다. 황달이 없이 우연히 위내시경으로 팽대부 종양이 의심되는 경우도 있지만 위내시경으로 팽대부 전체의 정면상을 정확히 보는 것은 한계가 있으므로 병변을 놓치는 경우가 많다. 그러므로 의심이 되면 내시경 역행성 담췌관조영술 시 사용하는 측시 십이지장경*side viewing duodenoscopy*으로 다시 검사하는 것이 필요하다(그림 24-3). 내시경하에서 보이는 육안적 소견은 다양하며 대개는 팽대부나 그 근처에 용종형이나 궤양형 종괴로 나타난다. 작은 종양이 팽대부 내에만 있는 팽대부내부형의 경우 유두부가 약간 커지는 소견만 나타나므로 육안적 진단이 매우 어려운데 이런 경우 조임근절개술을 시행해야 한다. 육안적으로는 선종과 선암을 구별할 수 없으며, 선암인 경우 대칭성이 소실되고 표면에 미란이나 궤양이 동반되는 경우가 많다(그림 24-4). 팽대부 선암이 다른 소화관 악성 종양과 다른 점은 내시경을 통한 조직학적 생검 결과의 정확도가 낮아 예민도는 50% 정도로 알려져 있다. 특히 직시경을 통한 조직생검은 정확도가 더욱 떨어지므로 측시 십이지장경을 통한 관찰 및 생검이 필요하다. 또한 선종과 선암이 동반하는 경우가 흔하고 생검 결과 선종으로 진단된 환자의 50%까지 carcinoma focus가 발견된다는 보고가 있다. 과거에는 팽대부의 전암성 병변인 선종도 수술적 치료를 시행하였으므로 조직학적 진단에서 선종과 선암의 감별진단이 크게 중요하지 않았다. 그러나 내시경적 기술의 발달로 현재 팽대부 선종은 내시경 절

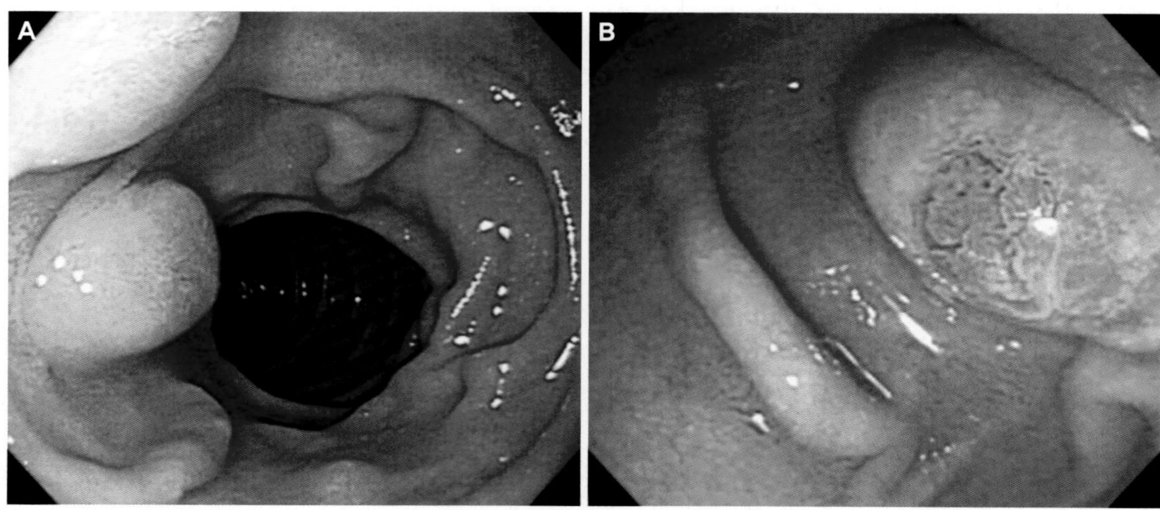

그림 24-3. 팽대부 선종의 직시경 및 측시경 소견 직시경에(A) 비해 측시경으로(B) 보았을 때 유두부를 정확히 관찰할 수 있다.

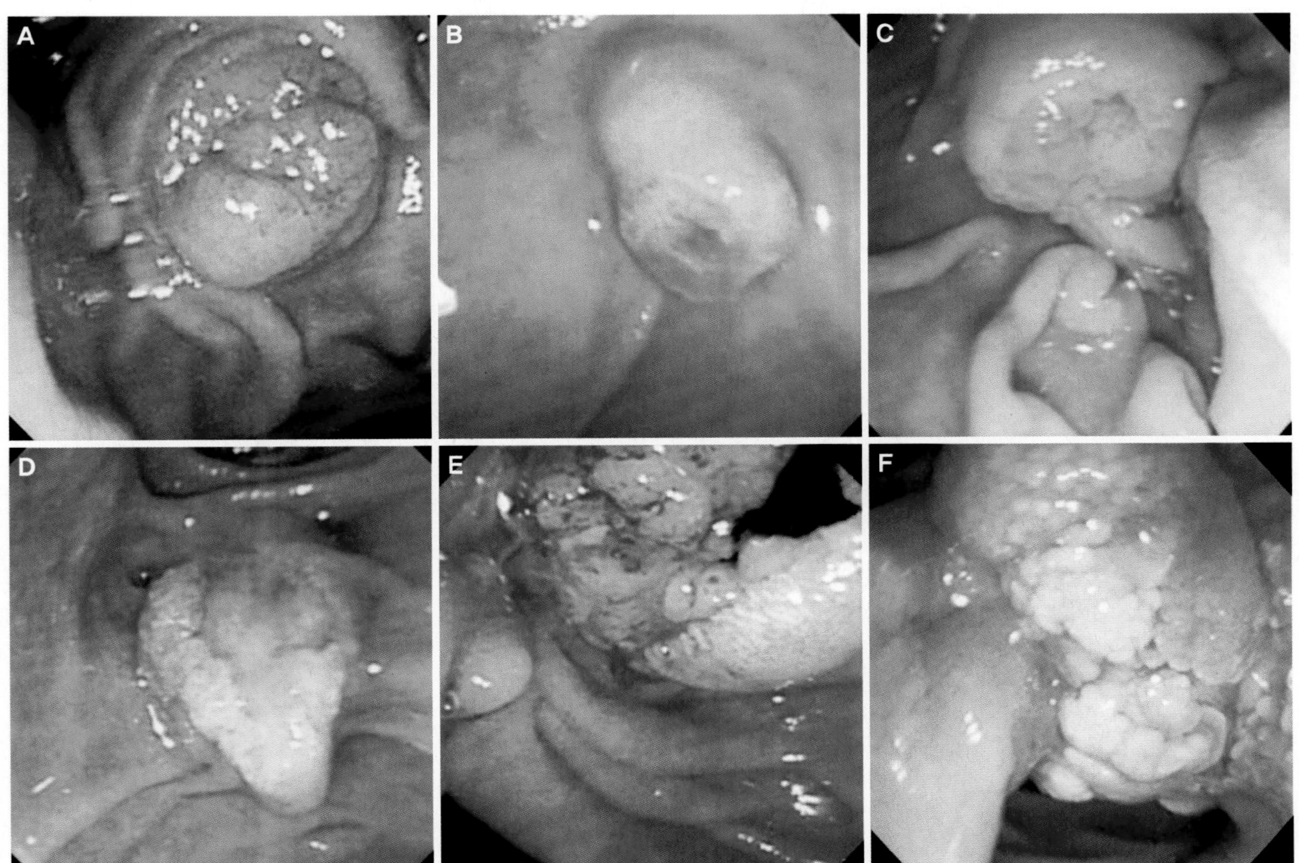

그림 24-4. 팽대부 선종과 선암의 내시경 소견 선종과(A, B, C) 선암을(D, E, F) 육안적 소견으로 감별하는 것은 어렵지만, 선암일 때 크기가 크고 궤양이 동반된 경우가 많다.

제술이 가능하므로 내시경 생검으로 선암 여부를 진단하는 것이 치료방침을 정하는 데 매우 중요하다. 상부위장관 바륨조영검사로 큰 종괴가 관찰되어 역 3 징후*inverted 3 sign*를 보이는 경우도 있지만, 작은 종양의 경우 정상 팽대부와 감별이 어렵고 민감도가 매우 낮다. 내시경초음파*endoscopic ultrasonography*는 팽대부 종양의 진단과 병기결정에서 활용도가 매우 높다. 다른 복부영상에 비해 2cm 이하의 작은 종양의 진단에 있어서 민감도가 높으며 종양의 국소 침범 정도인 T 병기 평가에서는 전산화단층촬영에 비해 우월한 것으로 보고된다. 그러나 림프절전이 평가에 있어서는 비슷한 것으로 알려져 있다(그림 24-5). 즉 종양의 크기, 담관과 췌관 침윤 정도를 진단하는 데 유리하여 T 병기 평가의 정확도는 62~90%로 보고되고 있다. 관내초음파검사*intraductal ultrasonography*가 내시경초음파검사에 비해 해상도가 높아서 T1 병기를 평가하는 데 더 우수하다는 보고가 있다. 전산화단층촬영은 폐쇄성 황달이 있을 때 폐쇄 위치를 확인하고 선암일 경우 주변 혈관 침윤과 원격전이를 판정하는 데 중요한 검사이다. 자기공명담췌관조영술은 담관암에서와 마찬가지로 담관 영상을 얻을 수 있는 장점이 있고 전산화단층촬영보다 더 작은 팽대부 종양을 진단하는 데 유리하다. 그러나 T 병기 판정에서는 내시경초음파가 더 정확하다고 알려져 있다. 양전자방출단층촬영이 잠재 전이 및 재발 발견 등에 이용될 수 있으나 그 역할에 관해서는 아직 정립되어 있지 않다.

팽대부 선암의 병기는 종양의 침습 범위, 췌장이나 주위 림프절의 침범 유무, 원격전이 유무에 따라 결정되며 AJCC 제7차 TNM 병기에 따른다(표 24-1). 종양이 림프절 침범 없이 팽대부에만(T1) 또는 십이지장까지만(T2) 있는 경우는 1기, 췌장이나(T3) 주위 림프절을 침범한(N1) 경우 2기, 종양이 췌장 주위 결체조직이나 다른 장기를 침범한 경우(T4) 3기이며 원격전이가 있는 경우는 4기로 정의하였다.

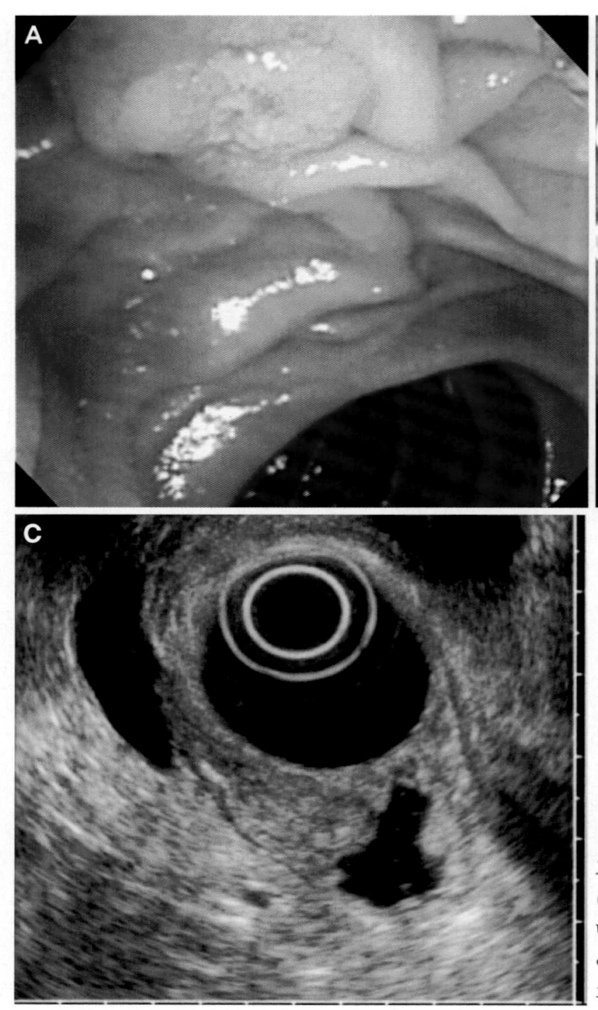

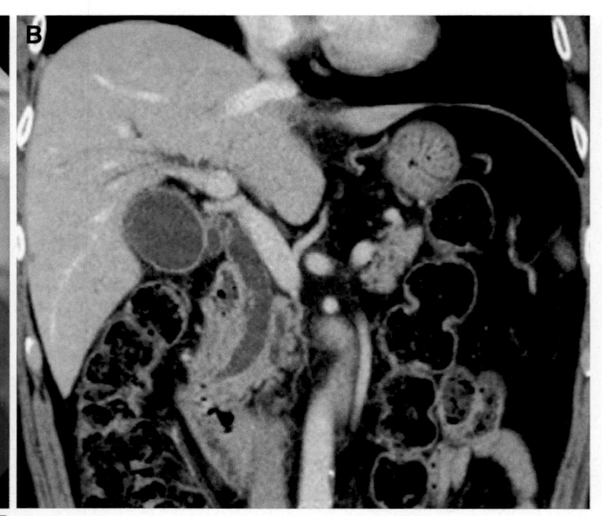

그림 24-5. 팽대부 선암의 내시경(A) 소견, 전산화단층촬영(B), 내시경초음파(C) 소견 전산화단층촬영에서는 총담관의 미만성 확장과 팽대부 주변에서 협착이 보이지만 종괴는 정확히 보이지 않는다. 내시경초음파에서는 팽대부에 국한된 종괴가 관찰된다.

표 24-1 팽대부암의 AJCC 제7차 병기

원발 종양(T)
- T0: 원발종양의 증거가 없는 경우
- Tis: 상피내암*carcinoma in situ*
- T1: 종양이 팽대부 내부 또는 Oddi 조임근 내에만 있는 경우
- T2: 종양이 십이지장에 침범한 경우
- T3: 종양이 췌장을 침범한 경우
- T4: 종양이 췌장 주위 결체조직 또는 주위 장기를 침범한 경우

주위 림프절 침범(N)
- N0: 주변 림프절전이가 없는 경우
- N1: 주변 림프절전이가 있는 경우

원격 전이(M)
- M0: 원격전이가 없는 경우
- M1: 원격전이가 있는 경우

TNM stage grouping

Stage 0	Tis	N0	M0
Stage ⅠA	T1	N0	M0
Stage ⅠB	T2	N0	M0
Stage ⅡA	T3	N0	M0
Stage ⅡB	T1~3	N1	M0
Stage Ⅲ	T4	Any N	M0
Stage Ⅳ	Any T	Any N	M1

Ⅴ 치료 및 예후

팽대부 선종은 전암성 병변이므로 증상이 없어도 완전 제거가 필요하다. 치료는 국소절제술과 췌십이지장절제술이 있고, 국소절제술에는 개복을 통한 수술적 팽대부 절제술과 내시경 유두절제술*endoscopic papillectomy*이 있는데, 현재는 내시경치료가 우선적인 치료로 추천되고 있다. 그러나 팽대부의 복잡한 해부학적 특성과 합병증의 우려 때문에 안전하게 완전히 절제하기 위해서는 숙련된 기술과 경험이 요구된다.

가장 흔히 시행하는 내시경 유두절제술은 올가미*snare*를 이용하여 종양의 모양이나 크기에 따라 한 번에 절제하거나 종양이 큰 경우에는 조각내어 제거하는 방법이다(그림 24-6). 내시경적 절제술의 가장 큰 문제점은 종양이 잔존하여 장기적으로 재발하는 예가 적지 않다는 것이다. 이를 극복하기 위해서 절제 후 절제연*resection margin*

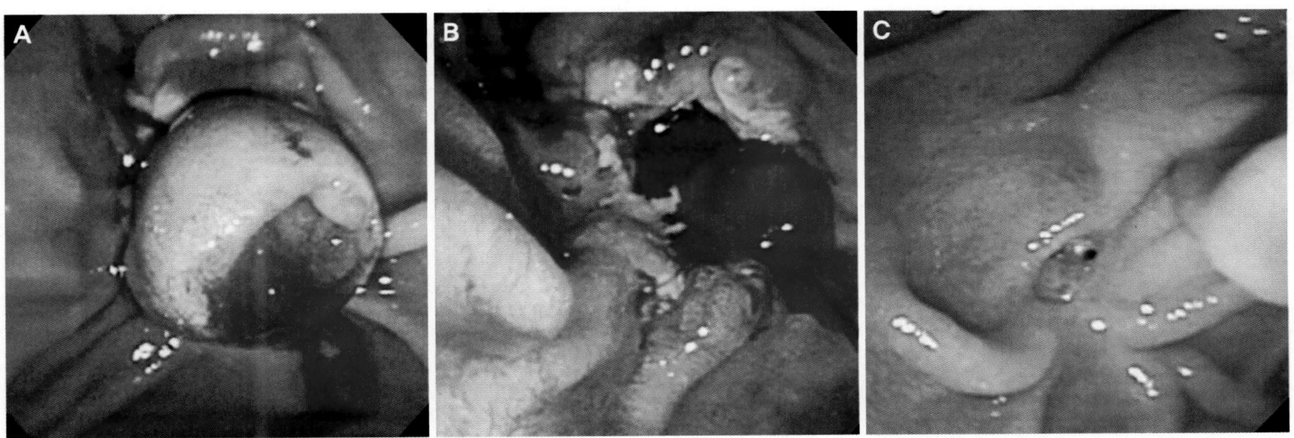

그림 24-6. 팽대부 선종의 내시경 유두절제술 전후 소견 및 추적관찰 소견 팽대부 선종을 올가미를 이용하여 절제하는 사진(A)이고 절제 직후 사진(B)이며 1개월 후 추적내시경에서 종양이 완전 절제되었고 반흔만 보인다(C).

을 추가로 전기소작*electrocauterization*하는 시술을 추가하기도 한다. 시술 전 내시경 역행성 담췌관조영술이나 내시경초음파검사를 통해 병변이 췌관이나 담관으로 침범했는지 여부를 확인하는 것이 중요하며 침범된 경우는 수술적 절제가 필요하다. 일부에서는 선종에서도 보다 근치적인 췌십이지장절제술을 시행하기도 하지만 수술에 따른 합병증을 고려할 때 일반적으로 추천되지 않는다. 팽대부 선종에 대해 내시경 유두절제술을 시행한 기존의 연구들을 살펴보면 비록 사용한 방법, 환자 선정기준, 추적관찰 기간이 달라 직접적인 비교는 어렵지만 약 80%의 환자에서 효과적으로 제거된 것으로 보고되고 있다. 크기가 2cm 이하일 때 성공률이 높고 크기가 클수록 성공률이 떨어진다. 재발률은 보고자마다 다양한데 8~33% 정도로 알려져 있다. 시술 후 3년이 지나 재발하는 경우도 있으므로 3년 이상 추적 관찰하는 것이 추천된다. 내시경 유두절제술은 담관과 췌관이 붙어 있고 혈관 형성이 잘 되어 있는 얇은 위장관에서 종양을 제거하는 시술인 만큼 심각한 합병증이 발생할 가능성이 있으며, 모든 합병증을 포함하면 35%까지 발생할 수 있다. 조기 합병증에는 췌장염, 출혈, 장 천공, 그리고 감염 등이 있을 수 있고, 후기 합병증에는 담관 입구의 협착이 있다. 특히 급성 췌장염이 가장 흔한 합병증으로 20%까지 보고되고 있으므로 췌장염을 예방하기 위해서는 시술 후 췌관에 배액관을 삽입하는 것이 추천된다.

팽대부 선암을 비롯한 악성 종양은 원격전이가 없다면 수술적 완전제거가 원칙이다. 표준적인 수술방법은 다른 팽대부 주위암과 마찬가지로 췌십이지장절제술이며, 유문부를 보존하는 유문보존 췌십이지장절제술*pylous-preserving pancreaticoduodectomy*이 주로 시행되고 있으며 림프절 곽청술*lymph node dissection*을 함께 시행한다. 양성 종양인 경우는 팽대부절제술*ampullectomy*을 주로 시행하는데, 경십이지장*transduodenal*으로 수술을 함으로써 십이지장 절개에 따른 위험 부담은 있으나, 췌십이지장절제술에 비하면 합병증은 미미하다. 과거에는 선종에 대해서 이 수술을 우선적으로 시행하였으나 현재는 내시경 절제가 불가능한 경우에 한하여 시행하고 있다. 팽대부절제술은 내시경 유두절제술에 비해 절제연 확보에 유리하므로 선종이 아닌 팽대부에 국한되어 있는 조기 팽대부암에 대해서도 적용할 수 있는가에 대해서는 논란이 있다. 그러나 서울대학교 병원의 연구 결과에 의하면 T1 팽대부암에서도 림프절전이가 9%이고 담관과 췌관을 따라 근위부로 확산한 경우가 22.4%로 많았으며 예후가 아주 좋지는 않아 T1 팽대부 선암을 수술 전에 확인하더라도 모든 환자에서 국소절제를 시행하기는 어렵다. 다만 크기가 1cm 이하이고 분화도가 좋은 T1 팽대부 선암의 경우 림프절전이가 드물다고 알려져 있어, 이들 환자 중 수술의 위험도가 높은 경우 팽대부절제술 또는 내시경 유두절제술을 시도해 볼 수 있다.

팽대부 선암의 수술 후 예후는 다른 팽대부 주위암과 비교할 때 매우 양호하여 근치적 절제술의 비율은 80% 이상이고, 5년 생존율은 37~68%로 국내외에서 보고되고 있다. 그러나 근치적 수술에도 불구하고 약 50%에서 재발이 보고되고 있으며, 예후에 관련된 인자로 종양의 크기, 종양의 침윤 깊이, 조직학적 분화도, 신경 주위 침윤, 림프관/혈관 침윤, 림프절전이 여부 등을 들 수 있다. 근치적 수술 후 효과적인 보조항암화학요법 또는 방사선 치료의 역할은 아직까지 정립되지 않지만, 림프절전이가 동반된 경우에는 재발을 줄이기 위해 일반적으로 보조치료가 추천되고 있다. 절제가 불가능한 팽대부암의 고식적 치료는 황달 해소를 위한 내시경적 담도배액관 삽입술이며, 항암화학요법은 아직까지 그 역할이 확립되어 있지 않지만, 최근에는 gemcitabine과 시스플라틴*cisplatin* 병합요법이 일반적으로 일차 치료로 시행되고 있다.

참고문헌

1. Bohnacker S, Seitz U, Soehendra N, et al. Endoscopic resection of benign tumors of the duodenal papilla without and with intraductal growth. Gastrointest Endosc 2005;62:551-560
2. Catalano MF, Linder JD, Chak A, et al. Endoscopic management of adenoma of the major duodenal papilla. Gastrointest Endosc 2004;59:225-232
3. Irani S, Arai A, Ayub K, et al. Papillectomy for ampullary neoplasm: results of a single referral center over a 10-year period. Gastrointest Endosc 2009;70:923-932
4. Woo SM, Ryu JK, Lee SH, et al. Recurrence and Prognostic Factors of Ampullary Carcinoma after Radical Resection: Comparison with Distal Extrahepatic Cholangiocarcinoma. Ann Surg Oncol 2007;14:3195-3201
5. Woo SM, Ryu JK, Lee SH, et al. Feasibility of Endoscopic Papillectomy in Early Stage Ampulla of Vater Cancer. J Gastroenterol Hepatol 2009;24:120-124
6. Yoon YS, Kim SW, Park SJ, et al. Clinicopathologic analysis of early ampullary cancers with a focus on the feasibility of ampullectomy. Ann Surg 2005;242:92-100
7. O'Connell JB, Maggard MA, Manunga J Jr, et al. Survival after resection of ampullary carcinoma: a national population-based study. Ann Surg Oncol 2008;15:1820-1827
8. Hernandez LV, Catalano MF. Endoscopic papillectomy. Curr Opin Gastroenterol 2008;24:617-22.
9. Yoon SM, Kim MH, Kim MJ, et al. Focal early stage cancer in ampullary adenoma: surgery or endoscopic papillectomy? Gastrointest Endosc 2007;66:701-707
10. Heinrich S, Clavien PA. Ampullary cancer. Curr Opin Gastroenterol 2010;26:280-285
11. Park SY, Ryu JK, Park JH, et al. Prevalence of gastric and duodenal polyps and risk factors for duodenal neoplasm in korean patients with familial adenomatous polyposis. Gut Liver 2011;5:46-51
12. Ito K, Fujita N, Noda Y. Endoscopic diagnosis and treatment of ampullary neoplasm (with video). Dig Endosc 2011;23:113-117
13. Zbar AP, Maor Y, Czerniak A. Imaging tumours of the ampulla of Vater. Surg Oncol 2012;21:293-298
14. Patel R, Varadarajulu S, Wilcox CM. Endoscopic ampullectomy: techniques and outcomes. J Clin Gastroenterol 2012;46:8-15
15. Ahn DW, Ryu JK, Kim J, et al. Endoscopic Papillectomy for Benign Ampullary Neoplasms: How Can Treatment Outcome Be Predicted? Gut Liver 2013;7:239-245
16. Napoleon B, Gincul R, Ponchon T, et al. Endoscopic papillectomy for early ampullary tumors: long-term results from a large multicenter prospective study. Endoscopy 2014;46:127-134
17. Valle J, Wasan H, Palmer DH, et al. Cisplatin plus gemcitabine versus gemcitabine for biliary tract cancer. N Engl J Med 2010;362:1273-1281
18. Adsay V, Ohike N, Tajiri T, et al. Ampullary region carcinomas: definition and site specific classification with delineation of four linicopathologically and prognostically distinct subsets in an analysis of 249 cases. Am J Surg Pathol 2012;36:1592-1608
19. Klein F, Jacob D, Bahra M, et al. Prognostic factors for long-term survival in patients with ampullary carcinoma: the results of a 15-year observation period after pancreaticoduodenectomy. HPB Surg 2014;2014:970234

증례(24-1)

바터팽대부 종양

• 바터팽대부*ampullar of Vater*에 생기는 암은 대부분 선종에서 발생하여 선종-암종 순서*adenoma-carcinoma sequence*를 따라 발생하는 것으로 알려져 있다. 발생 초기에 황달이 동반되는 경우가 많아서 팽대부 주위 종양 중에서는 예후가 비교적 좋고 수술적인 치료가 가능한 경우가 많은 편이다. 이 증례는 바터팽대부에 생긴 선암에 의해서 황달이 발생하여 내원한 환자에 대해서 수술적인 절제를 시행하여 치료한 경우이다.

증례

80세 남성이 내원 2주 전부터 소변색이 붉게 변하여 내원하였다. 환자는 6년 전 공장*jejunum*에 생긴 선암으로 공장 부분 절제술을 시행받은 경력이 있고 당시 최종 병기는 T3N1M0이었다. Fluorouracil을 이용한 보조항암화학요법을 총 여섯 주기 완료한 후 5년간 재발의 증거 없이 외래에서 추적관찰 중이었다. 추적관찰 중 시행한 복부 전산화단층촬영에서 바터팽대부 부분에서 이상 소견이 관찰되었고, 2주 전부터 소변색이 진해지기 시작하여 추가검사를 위해 입원하였다.

과거력상 당뇨병, 결핵, 만성 간질환은 부인하였으며 고혈압으로 진단받고 항고혈압 약제를 복용 중이었다. 흡연 및 음주력은 부인하였고 가족력에서 특이사항은 없었다. 계통적 문진에서 전신쇠약감이 있었으나 체중감소는 없었다. 발열 및 오한은 없었으며, 흉통, 기침, 가래, 호흡곤란은 없었다. 복부 불편감은 없었으며 토혈, 흑색변도 없었다.

활력징후는 혈압은 135/66mmHg, 맥박은 분당 68회, 호흡수는 분당 20회, 체온은 36.6°C였다. 신체검진에서 빛 반사는 대칭적이고 신속하였으며 결막은 창백하지 않았고 공막에 황달이 관찰되었다. 인후 발적, 구개편도 비대는 없었고 경부 림프절은 촉지되지 않았다. 심음은 규칙적이고 심잡음은 들리지 않았으며 흉부 팽창은 대칭적이고 호흡음은 깨끗하였다. 복부는 편평하였고 장음은 정상적이었다. 복부 종괴는 촉지되지 않았으며 압통 및 반발통도 없었다. 간, 비장, 신장은 촉지되지 않았다. 늑척추각 압통은 없었고 하지 부종, 곤봉지, 청색증은 관찰되지 않았다.

일반혈액검사에서 백혈구 6,800/mm^3, 혈색소 12.0g/dL, 혈소판 248,000/mm^{3}이었고, 일반화학검사에서 Na 134mmol/L, K 4.5mmol/L, Cl 101mmol/L, BUN/Cr 16/0.82mg/dL이었다. 간기능검사에서 총 콜레스테롤 142mg/dL, 총 단백 6.7g/dL, 알부민 3.1g/dL, 총 빌리루빈 4.6mg/dL, 알칼리성인산분해효소*alkaline phosphatase; ALP* 417IU/L, 아스파탐산아미노전이효소*aspartate aminotransferase; AST*와 알라닌아미노전이효소*alanine aminotransferase; ALT*는 54/72IU/L이었다. 프로트롬빈시간*prothrombin time*은 120%(INR 0.89)이었다. 종양표지자검사에서 암배아항원*carcinoembryonic antigen; CEA*은 0.5ng/mL, carbohydrate antigen 19-9(CA19-9)는 2.8U/mL이었다.

토의

좌장(내과 교수): 주치의 선생님께서 병력, 신체검진 및 혈액검사 소견을 간단히 정리해주시고 이를 토대로 생각할 수 있는 진단을 말씀해주십시오.

주치의: 고령의 환자이고 과거에 공장의 선암으로 인해 수술 및 보조항암화학요법을 시행하였던 경력이 있습니다. 소변색의 변화를 주소로 내원하였고 신체검진에서 공막의 황달이 있으며 간기능검사에서는 폐쇄성 황달을 시사하는 소견이 있습니다. 우선은 담관의 폐쇄로 인한 황달 및 소변색의 변화를 의심해야겠습니다.

학생: 일반적으로 공막의 황달은 빌리루빈이 어느 정도 상승되면 관찰되는지 궁금합니다. 그리고 이 환자에서 간기능검사를 어떻게 해석해야 하는지 말씀해주십시오.

주치의: 혈청 빌리루빈이 2~2.5mg/dL이면 임상적으로 황달을 발견할 수 있다고 알려져 있습니다. 이 환자에서는 총 빌리루빈 수치가 4.6mg/dL로 높아 공막의 황

달을 관찰할 수가 있었습니다. ALP가 417IU/L로 상승되어 있는 반면 AST, ALT의 상승은 미미하고 프로트롬빈시간이 정상인 점을 고려하면 폐쇄성 황달에 합당한 소견입니다. AST, ALT의 경미한 상승은 담관폐쇄에 의한 이차적인 소견으로 생각됩니다. 황달의 원인을 감별할 때 일반적으로 포합형 빌리루빈의 비율이 증가되어 있고 감마-글루타밀 전이효소*gamma-glutamyl transpeptidase*; *GGT*의 농도가 증가되어 있는 경우에 폐쇄성 황달을 더욱 시사하는 소견으로 도움이 될 수 있으나 본 환자에서는 시행되지 않았습니다.

좌장: 주치의 선생님께서 담관폐쇄가 의심된다고 말씀하셨는데, 그렇다면 담관폐쇄를 일으킨 원인은 무엇으로 추정할 수 있을까요?

주치의: 환자는 황달이 있으나 복부의 통증이나 산통, 압통 등은 호소하지 않고 발열도 없으며 활력징후도 안정적인 상태로 담관염은 발생하지 않은 것으로 생각됩니다. 이러한 소견은 주로 악성 종양에 의한 담관폐쇄에서 볼 수 있는 소견이며, 담석증에 의한 담관폐쇄는 주로 복통과 발열 등 급성 담관염이나 담낭염 등에 의한 증상을 일으키는 경우가 많다는 점에서 차이가 있습니다.

좌장: 환자의 병력에서 추적관찰 중 시행한 복부 전산화단층촬영에서 바터팽대부 부분의 이상소견이 관찰되었다는 언급이 있는데, 이 또한 악성 종양에 의한 담관폐쇄를 의심할 수 있는 단서가 될 듯하군요. 임상적으로 이 환자는 악성 종양에 의한 담관폐쇄가 의심되는데, 이 경우 영상학적 검사가 진단에 중요한 단서를 제공할 수 있습니다. 영상의학과 선생님, 이 환자가 그동안 시행받은 영상학적 검사 소견을 말씀해주십시오.

영상의학과 전임의: 이 환자는 과거 공장에 발생한 선암을 치료한 후 본원에서 주기적으로 복부전산화단층촬영을 시행하였으므로 최근에 시행한 검사와 그 전 검사를 비교하는 것이 진단에 도움이 되겠습니다(그림 24-1.1). 먼저 환자가 증상을 호소하기 2년 전에 시행한 복부 전산화단층촬영 소견을 보면 담낭과 총수담관 모두 확장된 소견이지만 특이할 만한 소견이 보이지 않으며 소장절제를 시행한 뒤 국소 부위 재발이나 원격전이를 의심할 만한 소견 역시 보이지 않습니다. 그 후 1년 전에 시행한 복부 전산화단층촬영 소견을 보면 총수담관이 확장된 것을 볼 수 있고 원위부 담관으로 추적하여 내려가 보면 바터팽대부가 도드라져 있고 십이지장 내강을 향해서 결절상으로 돌출되어 있는 것을 볼 수 있습니다. 그 외에 대동맥 주위 림프절들과 췌장 주위 림프절들이 관찰되기는 하지만 크기는 증가되어 있지 않습니다. 이후 가장 최근에 시행한 복부 전산화단층촬영

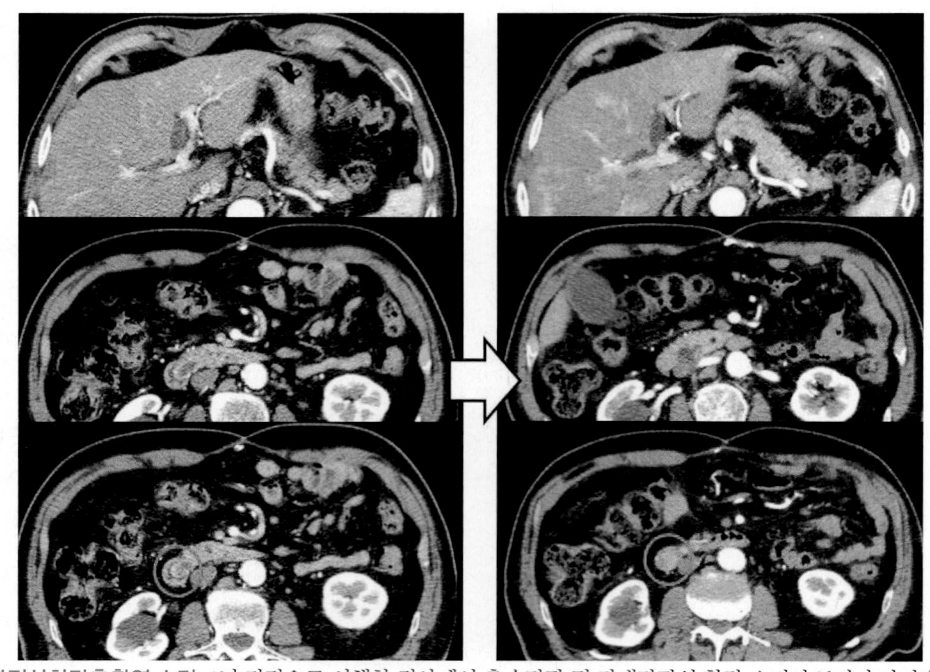

그림 24-1.1. 복부전산화단층촬영 소견 1년 간격으로 시행한 검사에서 총수담관 및 간내담관의 확장 소견이 보이며 바터팽대부의 종양이 의심된다.

소견을 보시면 총수담관의 확장은 조금 더 진행한 것으로 보이며 이외에 새롭게 간내담관도 확장되어 있는 것을 확인할 수 있고, 반면 바터팽대부의 결절상의 돌출 소견은 이전과 큰 변화를 보이지 않습니다. 그리고 이전에 보였던 대동맥 주위 림프절들과 췌장 주위 림프절들은 큰 변화가 없습니다. 이러한 영상학적인 소견을 종합하였을 때 바터팽대부 종양에 의해서 담관의 협착이 발생하여 담관의 확장이 일어났을 것으로 생각되며, 특히 추적검사에서 총수담관 및 간내담관의 확장 소견이 더 진행하는 것으로 보아 악성 종양의 가능성도 고려해야 하겠습니다.

좌장: 이 환자는 6년 전에 수술을 하고 매년 복부 전산화단층촬영을 하였고, 1년 전부터 이미 영상학적인 변화가 있었습니다. 당시에 시행한 상부위장관 내시경에서 특별한 이상 소견을 발견하지 못하여 정확한 진단을 내리지 못하였습니다. 결국 환자가 증상을 호소하고 나서야 검사를 시행하게 된 것으로 알고 있습니다. 환자는 이후 내시경 역행성 담췌관조영술을 시행하였는데, 그 결과는 어떠하였는지 말씀해주십시오.

내과 전임의: 내시경 역행성 담췌관조영술은 카메라 렌즈가 내시경 선단의 측면에 위치하고 있는 측시경으로 시행하였습니다(그림 24-1.2). 이를 이용하면 십이지장의 점막면을 더 자세히 관찰할 수 있고 직시경으로는 관찰이 어려운 바터팽대부에 대한 관찰도 용이하게 할

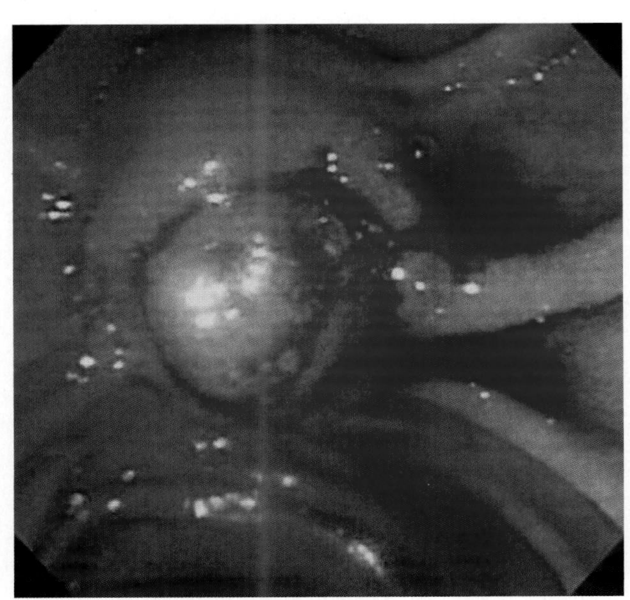

그림 24-1.2. 십이지장 내시경 소견 자발성 출혈이 동반되어 있는 바터팽대부의 종양이 관찰된다.

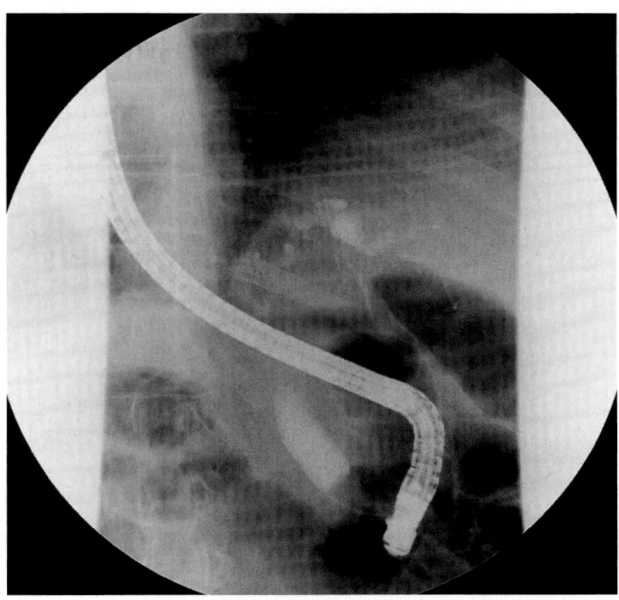

그림 24-1.3. 내시경 역행성 담췌관조영술 소견 총수담관과 간내담관의 확장이 관찰되며 원위부 총수담관에서 갑작스럽게 절단된 듯한 형태가 관찰된다.

수 있습니다. 먼저 내시경 사진을 보시면 자발성 출혈이 동반되어 있는 바터팽대부의 종양이 관찰되고, 담관조영술을 시행하였을 때 원위부 총수담관의 협착 소견이 보이며 결절형의 충만결손이 관찰되어 바터팽대부의 종양이 원위부 총수담관까지도 침윤하였음을 알 수 있습니다(그림 24-1.3). 환자의 황달을 호전시키기 위해서 플라스틱 스텐트를 총수담관에 삽입하여 담관 배액을 하였고 바터팽대부에서는 조직검사를 시행하였습니다.

좌장: 병리과 선생님 내시경 조직검사 결과는 어떠하였는지 말씀해주십시오

병리과 전임의: 네 조직검사를 시행한 검체는 총 4조각이 보내져 왔고 현미경으로 관찰하였을 때 관상구조물을 보이면서 일부 유두상으로 돌출된 부분이 보이는 선종에 해당하는 영역이 주로 관찰되었습니다(그림 24-1.4). 4조각 중 1조각에서만 국소 부위에 체판 모양의 샘이 불규칙한 모양으로 주변으로 침윤하는 형태가 관찰되어 선암종에 해당하는 샘의 모양입니다. 고배율로 관찰 시에도 온전한 샘을 만들지 못하고 체판 모양으로 관찰되는 악성 샘의 모양이 관찰되며, 세포의 핵을 관찰하였을 때 핵 내에 소수포가 관찰되고 형태가 다양한 핵들이 관찰되며 핵소체들도 많이 관찰되어 악성 세포임을 확인할 수가 있습니다. 암세포 주변으로 관찰되는 선종 조직들은 핵들이 과염색성을 보이고 가지런하게

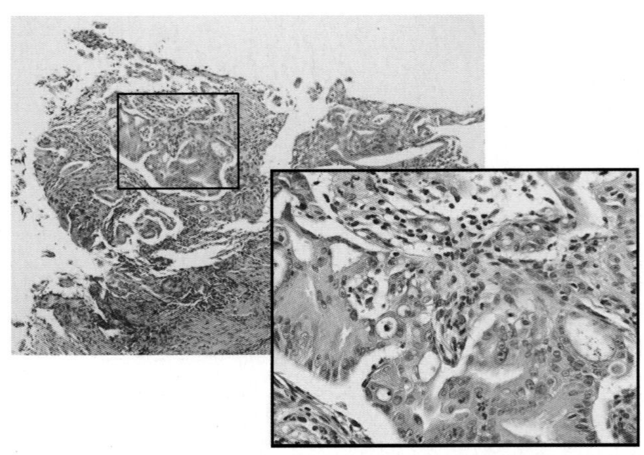

그림 24-1.4. 내시경 조직검사 소견 주로 관상융모성 선종에 해당하는 소견이 보이며 일부 악성 변화를 보이는 샘 조직들이 관찰된다.

배열되어 있으나 좀 길쭉하게 관찰되고 있습니다. 따라서 병리학적인 진단은 관상융모성 선종을 배경으로 한 선암으로 내릴 수 있겠습니다.

좌장: 예전에는 바터팽대부 종양의 치료는 수술적 절제가 원칙이었는데, 최근 일부 제한된 경우에 한해서 내시경 유두절제술이 시행되고 있는 것으로 알고 있습니다. 실제로 우리 병원에서는 얼마나 많이 시행되고 있습니까? 적응증에 대해서도 말씀해주십시오.

내과 교수: 바터팽대부에서 발생한 선암이 대부분 선종에서 발생하여 선종-암종 순서를 따라 발생한다는 것은 이미 잘 알려진 사실입니다. 내시경 유두절제술은 선종 단계에서 시행하는 것이 원칙이고 주위 조직으로 침윤이 없는 경우에 시행을 고려해 볼 수 있습니다. 따라서 시행 전 복부 전산화단층촬영, 내시경 역행성 담췌관조영술, 내시경초음파 등을 통해 병변의 범위를 확인해야 하고 조직검사를 통한 확진이 필요합니다. 실제로 우리 병원에서는 2006년부터 2013년까지 약 100명의 환자가 내시경 유두절제술을 시행받았습니다. 이번 증례의 경우 환자가 1년 전 영상학적인 이상 소견이 보일 당시에 검사를 시행하였다면 어쩌면 암종으로 발전되기 전에 진단이 되었고 주위 조직으로의 침윤이 없는 경우였다면 내시경 유두절제술도 고려해 볼 수 있겠습니다. 그러나 현재는 조직학적으로 선암으로 진단이 되었고 내시경 역행성 담췌관조영술에서 총수담관으로의 침윤도 의심되는 상황이므로 이 경우에는 수술적 절제로 치료를 해야겠습니다.

좌장: 네 그렇습니다. 그래서 결국 이 환자의 경우 수술적 치료를 시행하였습니다. 외과 선생님 수술 소견에 대해서 말씀해주십시오.

외과 전임의: 환자는 유문보존 췌장-십이지장 절제술 *pylorus preserving pancreaticoduodenectomy*을 시행하였습니다. 복강 내 복수나 파종성 전이 등은 관찰되지 않았고 복강 내 유착 소견이 관찰되었는데, 이는 아마도 이전에 공장절제술을 시행하면서 생긴 것으로 생각됩니다. 유착박리술을 시행한 후 수술적 절제를 진행하였습니다. 종괴는 바터팽대부에서 관찰되었고 크기는 약 2.0×1.5cm으로 측정되었습니다(그림 24-1.5). 췌장의 두부를 절제한 후 수술 부위를 보면 십이지장 내로 돌

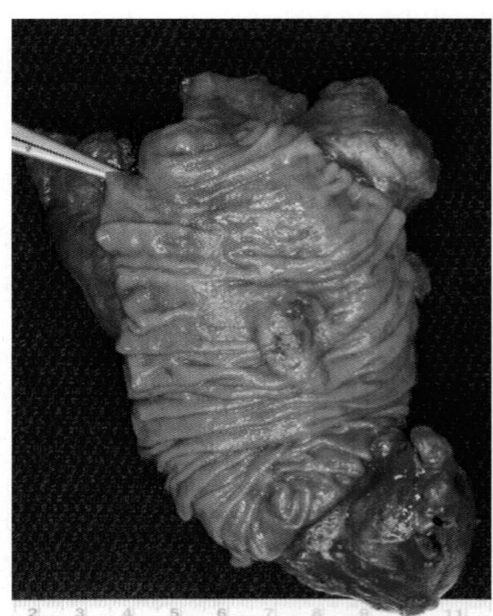

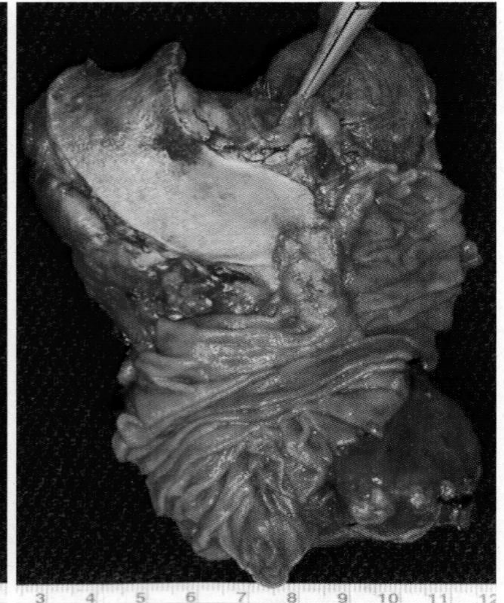

그림 24-1.5. 절제된 표본 십이지장 내강으로 돌출된 바터팽대부의 종양이 관찰된다. 총수담관을 진행 방향에 평행하게 절개하였을 때 총수담관 쪽으로도 종양이 돌출되어 있는 모습이 관찰된다.

출되는 종괴를 관찰할 수 있습니다. 원위부 총수담관을 절개하였을 때 원위부 총수담관 내로도 종양의 침윤이 의심되는 결절상을 확인할 수 있었습니다. 췌관의 배액을 위해 췌관 내에 내부배액관을 삽입 후 췌관공장문합술*pancreaticojejunostomy*을 시행하였으며 담즙의 배액을 위해 총담관공장문합술*choledochojejunostomy*을 시행하였습니다.

좌장: 수술은 특별한 문제없이 잘 시행된 것으로 보이네요. 그렇다면 이제 이 환자의 종양이 최종적으로 어느 정도로 진행한 상태였는지 수술적 절제 조직에 대한 병리학적인 검사를 통해서 확인하는 것이 중요하겠군요. 수술 후의 병리 소견을 말씀해주십시오.

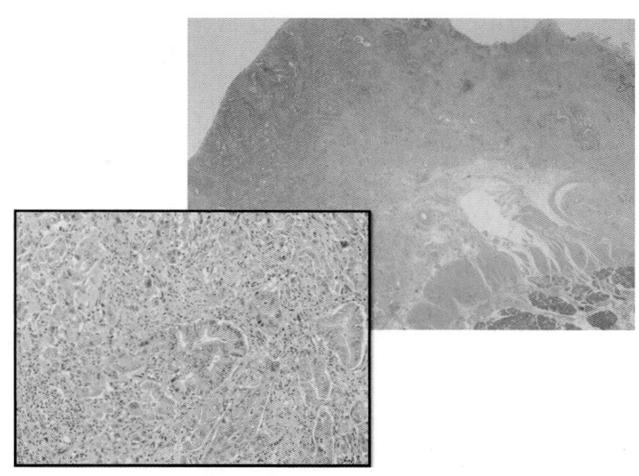

그림 24-1.6. 절제된 표본의 현미경적 소견 주로 악성 세포들로 구성된 미분화된 샘 조직들이 십이지장의 점막하층까지 침윤하고 있는 소견을 보이고 있다.

임상진단

ampulla of Vater cancer

병리과 전임의: 우선 신선상태의 조직을 관찰하면 담관을 따라서 평행하게 절개가 되어 있고 십이지장까지 따라가 보면 바터팽대부와 종양을 잘 관찰할 수 있습니다. 고정 후 조직의 육안 소견을 살펴보면 십이지장의 점막면과 총수담관을 따라 관찰 시 결절형태로 융기되어 있는 종괴가 관찰되며 담관으로 침윤하고 있는 모습을 볼 수 있습니다. 절단면을 관찰해 보면 십이지장의 횡문근 층이 관찰되는 쪽이 장막 쪽이고 점막이 관찰되는 부분이 내강 쪽입니다. 췌장실질도 관찰되는데, 조임근이 관찰되는 부분이 바터팽대부입니다. 분화가 좋은 선암이 십이지장 점막층에서 관찰되고 점막하층까지 침윤하고 있는 것이 관찰되며 바터팽대부에서도 이형성이 관찰되는 선종성 병변들이 다수 관찰되며 암종성 변화를 보이고 있는 부분도 여러 개 관찰됩니다(그림 24-1.6). 십이지장 쪽으로 침윤하고 있는 샘 조직들은 대부분 악성 조직으로 보이고 비교적 미만성으로 관찰되고 있습니다. 고배율로 관찰하면 핵의 형태가 불균일하고 체판처럼 불규칙하게 온전하지 못한 샘조직을 형성하는 것이 관찰됩니다. 핵 내에 핵소체도 여러 개 관찰되어 선암종에 합당한 소견입니다. 췌장 주위 림프절 중 총 2개에서도 악성 세포가 관찰되어 림프절전이가 확인되었습니다. 최종 진단은 중등도 분화도를 보이는 선암종으로 침윤 깊이는 바터팽대부를 벗어나서 십이지장의 점막하층까지 침윤하는 T2에 해당하는 병변이고, 림프절은 10개 중에 2개에서 전이가 확인되어 N1입니다. 수술적 절제단면은 암세포의 침윤이 보이지 않아서 완전절제가 이루어진 것으로 보입니다. 내시경 조직검사 소견으로는 선종 조직이 상당 부분을 차지할 것으로 생각했었는데, 최종 수술 검체에서는 대부분이 선암에 해당하는 조직이었고, 고도 이형성을 보이는 선종 조직은 5%가량이었습니다.

학생: 내시경 조직검사에서는 관상융모성 선종이 대부분이었고 암세포의 비중은 낮았는데, 수술 검체에서는 암세포가 대부분이었고 선종의 비중은 낮은 것으로 나왔다고 하셨는데 이렇게 차이를 보이는 이유는 무엇인가요?

소화기내과 전임의: 그것은 아마도 내시경 조직검사는 주로 병변의 표면에서 시행하게 되므로 선종 조직이 많이 포함되었고, 수술 검체에서는 하층으로 침윤하는 암 조직까지 모두 포함하므로 암 조직이 더 많이 나오게 된 것 같습니다. 이처럼 내시경 조직검사는 종양의 전체적인 성상을 모두 반영하지 못하므로 임상적인 고려도 중요하겠으며, 특히 내시경 조직검사에서 선암으로 진단이 되지 않더라도 고도 이형성이 관찰되는 경우에는 선암도 포함되어 있을 가능성에 대해서 고려가 필요합니다. 또한 융모성 형태가 많이 포함되어 있는 경우 악성도가 더 높을 가능성이 있고 장형보다는 담췌형이 더

예후가 나쁜 것으로 알려져 있습니다. 이 환자의 경우에는 배세포가 관찰되지 않아서 담췌형에 더 가깝다고 생각됩니다.

좌장: 수술로 치료를 하였고 최종적인 진단도 내려졌군요. 주치의 선생님께서 본 증례에 대해서 간략하게 요약해서 정리를 해주시기 바랍니다.

주치의: 네. 본 증례를 정리하자면 약 2주전부터 소변색의 변화가 발생하여 내원한 환자이고 혈액검사 소견은 폐쇄성 황달에 합당한 소견이었습니다. 공장의 선암으로 소장절제술 이후 추적 관찰해 오던 복부 전산화단층촬영 결과를 검토한 결과, 담관 확장 소견이 보였고 바터팽대부 종양이 의심되는 소견이 보였습니다. 내시경 역행성 담췌관조영술을 통해서 담관배액술을 시행하면서 조직검사를 시행한 결과, 바터팽대부의 선암으로 확진을 하였습니다. 본 증례에서 치료는 유문절제 췌장-십이지장절제술을 선택하였고, 수술 후 검체를 이용한 병리학적 검사에서 병기는 T2N1로 최종적으로 진단이 되었습니다.

병리진단

adenocarcinoma, moderately differentiated, ampulla of Vater

chapter

25 담도계 악성 종양의 수술

장진영

- 담도계 암은 한국에서는 발생률 9위, 사망률 6위를 차지하는 중요한 소화기 종양이다.
- 담도계 암은 수술적 절제가 완치를 결정할 수 있는 가장 중요한 인자이다.
- 담낭암의 치료는 초기 병변인 경우 담낭절제술로 충분하지만, T2 이상의 진행성 병변인 경우 확대담낭절제술을 기본으로 하여 인접 장기의 동반절제를 필요로 한다.
- 간외담관암은 종양의 발생 위치에 따라 수술적 절제율의 차이가 많이 나고, 그로 인해 생존율의 차이도 많이 발생하게 된다.
- 중, 하부 담관암에서는 췌십이지장절제술이 표준치료이나 중부 담관암에서는 담관절제만으로도 완치를 기대할 수도 있다.
- 간문부 담관암은 종양의 발생 위치에 따라 간절제술을 포함한 확대절제술을 통해 최근 치료성적이 많이 향상되었다.

Ⅰ 서론

국내에서 담도계 암은 서양과는 달리 호발종양의 하나로 발생률 9위, 사망률 6위의 종양으로, 여성의 경우 많이 발생하는 유방암보다도 담도계 암의 종양 사망자가 더 많은 것으로 알려져 있다. 담도계 암은 발생 부위에 따라 치료방법이 상이하기 때문에 담낭암, 간외담도암, 간내담도암으로 크게 나누어 기술하는 것이 일반적이다. 담도계 암은 현재까지 효과적인 항암제가 개발되어 있지 않아 수술 이외에는 근치적 치료방법이 없는 실정이다. 하지만 담도 해부학이 매우 복잡하고 개인적인 변이가 많아 외과의의 경험도나 수술원칙에 따라 수술방법에 큰 차이가 있고, 그로 인해 센터에 따라 절제율 및 치료성적에 많은 차이가 있다. 여기서는 담도계 암 중 간내담관암을 제외하고 담낭암과 간문부를 포함한 간외담도암에 대해 일반적인 수술의 원칙, 치료방법 및 그 결과에 대해서 기술하기로 한다

Ⅱ 담낭암

1. 담낭암의 임상병리학적 특성

담낭은 정상적으로는 2mm 미만의 벽두께를 가지는 기관으로 다른 소화기관과는 달리 점막하층*submucosa*이 없고 점막, 근육, 장막으로 구성된다. 담낭은 점막하층이 없기 때문에 점막층을 침윤한 종양은 바로 근육층에 도달하게 된다. 담낭은 간상*liver bed*에 붙어 있으면서 아래쪽 부위는 장막으로 덮여 있지만, 간상 부위는 장막이 없으므로 종양 발생 시 간으로 직접 침윤할 수 있는 가능성이 높다. 반대로 장막 쪽에서 종양이 생긴 경우에는 장막을 관통하여 복강 내 파종을 흔히 유발하게 된다.

담낭은 해부학적인 위치에 따라 혈류 및 림프액의 흐름에도 차이가 있어, 담낭 종양이 간상에 가까운 경우에는 작은 담낭 정맥 등을 통해 인접한 간 내 전이 등이 잘 발생하는 것으로 알려져 있어 담낭암이 근육층 이상을 침범한 경우에는 간상 부위를 2~3cm 정도 같이 절제하는 것이 보편적으로 받아들여지고 있다. 담낭암은 점막을 따라 담낭관으로 종양이 자라는 경우도 비교적 흔하며 더 진행 시에는 간문부로 종양이 침범할 수 있다. 그 외에도 담낭은 대망 조직 및 횡행 결장, 십이지장 등과도 맞닿아 있어 진행 담낭암의 경우에는 이들 장기로의 직접적인 침윤도 흔히 관찰된다.

담낭암에서는 상기 기술한 인접 장기 직접 침윤 또는 혈류를 통한 간전이 외에 림프절을 통한 전이도 흔한 것으로 알려져 있다. 따라서 T1 병변을 제외하고는 모두 림프절절제가 병기결정 및 종양 치료를 위해 반드시 필요하다.

2. 수술적 치료

담낭암은 앞에서 거론한 것처럼 해부학적으로 여러 장기와 인접하고 있어 종양의 벽심달도*depth of invasion*에 따라 단순담낭절제술부터 간췌십이지장절제술까지 매우 다양한 종류의 수술이 치료로 선택되고 있다. 여기서는 종양의 진행 정도에 따라 조기 담낭암, 진행성 담낭암으로 나누어 수술방법에 대해 기술하겠다.

(1) 조기 담낭암*early gallbladder cancer*

조기 담낭암은 다른 부위에 전이가 없고 암세포의 침윤이 담낭의 점막(T1a)이나 근육층(T1b)에 국한된 경우를 말하고, AJCC 병기로는 0기(Tis, N0, M0) 및 1기가 해당된다. 조기 담낭암은 크기가 작고 담낭 내 결석이나 용종 등과 연관된 경우가 많아서 수술 시 또는 수술 후 조직검사에서 우연히 발견되는 경우도 적지 않다.

일반적으로 조기 담낭암은 담낭절제만으로도 대부분 완치가 되고, 최근에 주로 사용되는 복강경담낭절제술로도 치료가 충분하다는 주장도 있다. 복강경담낭절제술 초기에는 담낭천공의 위험성과 트로카*trocar* 주변의 전이의 위험성 때문에 담낭암이 의심될 경우에는 개복수술을 하는 것이 원칙이었다. 하지만 최근 보고들은 대부분 천공만 발생하지 않는다면 개복과 복강경 수술에 따라 생존율에 차이가 없다는 것이 보편적으로 받아들여지고 있다.

표 25-1은 저자들이 조기 담낭암의 보고들을 체계적 문헌고찰을 통해서 분석한 림프절 및 주변 신경조직 침윤 결과이다. 같은 1기에서도 T1a의 경우에는 림프절전이가 1.8%밖에 되지 않아 대부분 단순담낭절제술로 치료가 충분하지만, T1b에서는 10.9%에서 주변 림프절전이가 발견되고 있어 T1b 이상에서는 수술 시 림프절 곽청을 필요로 한다. 또한 T1b 이상일 경우 간상으로의 암세포의 전이가 가능하기 때문에 림프절절제와 함께 담낭과 인접한 간 부위를 2~3cm 정도의 절제연을 두고 담낭과 같이 절제하는 확대담낭절제술*extended cholecystectomy*(그림 25-1)을 시행하는 것이 많이 받아들여지고 있다. 하지만 최근에는 표 25-2에서 보는 바와 같이 T1b에서는 간전이가 많지 않아 단순담낭절제술과 확대담낭절제술의 생존율의 차이가 없다는 보고도 많다. 따라서 환자의 나이 및 전신상태와 잔존 수명 등을 고려하여 그림 25-2와 같은 치료지침을 따르는 것이 바람직할 것으로 생각된다.

조기 담낭암의 경우에 T1a일 경우 수술 후 5년 생존율은 95% 이상으로 보고되며, T1b일 경우는 80~100% 정도로 보고되고 있다.

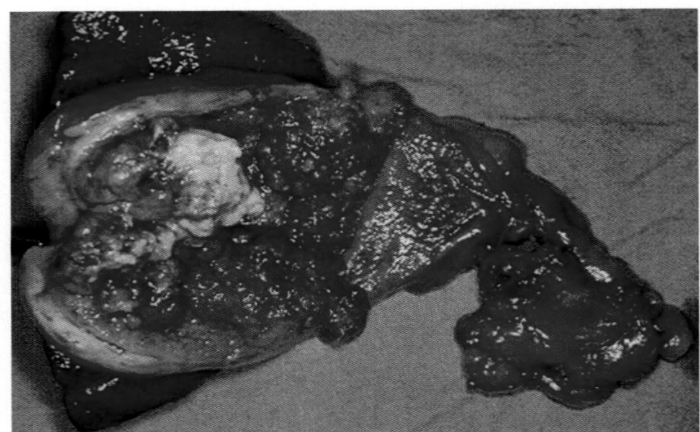

그림 25-1. 확대담낭절제술 담낭벽에 국한된 6×5cm 크기의 유두상 담낭암이 관찰되고 있으며, 담낭이 간상 부위의 간과 함께 주변 림프절이 en bloc으로 절제된 확대담낭절제술 후 모습

표 25-2 수술방식에 따른 T1b 담낭암의 5년 생존율

	환자 수 (SC/EC)	5년 생존율(%)		*P* value
		SC	EC	
Wakai T 등(2002)	25(17/8)	100	75	NS
Kim EK 등(2002)	9(6/3)	100	100	NS
Yildirim E 등(2005)	8(5/3)	50	100	NS
Ouchi K 등(1994)	7(5/2)	42	100	<0.05
Cangemi V 등(2006)	11(8/3)	37.5	100	<0.01
Goetze TO 등(2008)	72(49/23)	42	79	0.03

SC: Simple cholecystectomy, EC: Extended cholecystectomy, NS: not significant

표 25-1 T1 담낭암의 림프절전이(Lee et al, World J Gastroenterol 2011)

	T1a(n=280)	T1b(n=276)	*P* value
Lymphovascular invasion	7(2.5%)	33(12.0%)	<0.01
Perineural invasion	1(0.4%)	7(2.5%)	NS
Lymph node metastasis	5(1.8%)	30(10.9%)	<0.01

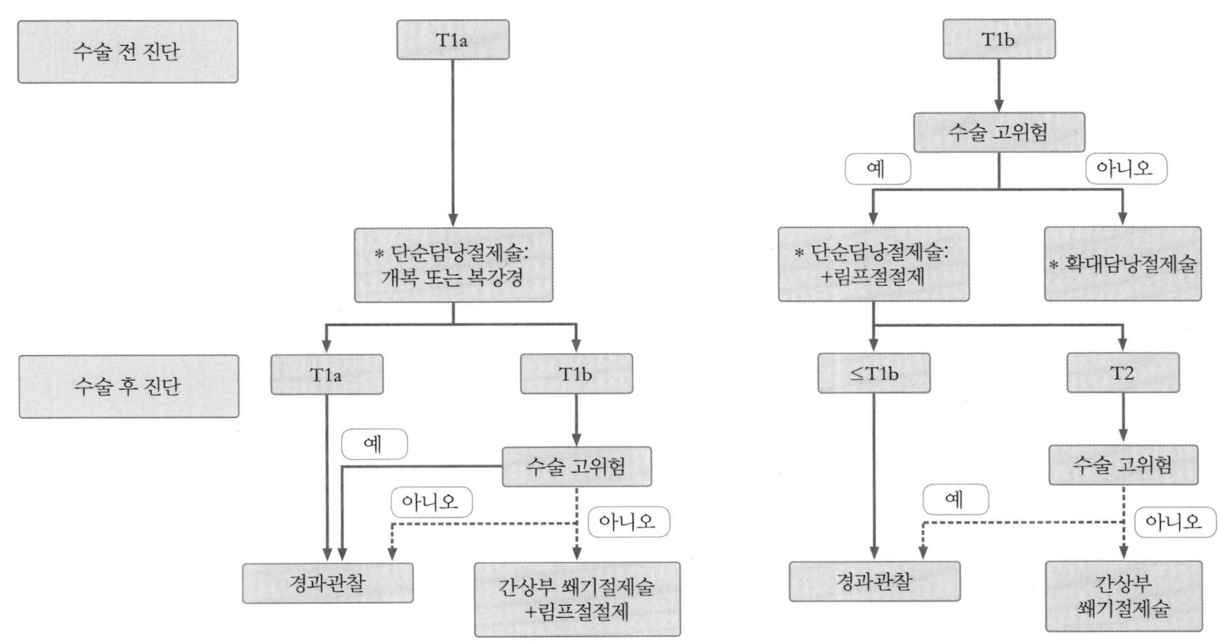

그림 25-2. T1 담낭암 환자의 치료 알고리즘 실선: 상대적으로 인정되는 증거, 점선: 현재까지 증거 없거나 미약, * 담낭관 절제연*margin*(+), 총담관절제술 시행

(2) 진행성 담낭암*advanced gallbladder cancer*

진행성 담낭암은 암종의 벽 침윤도가 T2 이상 및 림프절전이 또는 원격전이가 있는 경우를 말한다. 담낭암의 병기는 T2까지는 병변이 담낭에 국한된 것이고 T3부터는 주변 장기의 침습이 있는 경우이다. 앞에서 설명한 것과 같이 담낭암은 진행함에 따라 간문부, 간상부 또는 대장 및 십이지장 등 인접 장기로의 직접 침윤을 잘하고 림프절전이도 흔하다. 따라서 수술 전 여러 영상학적 검사를 통해 종양의 진전 범위를 파악하고 수술계획을 정해야 한다.

담낭암이 장막하에 국한되거나(T2) 간 내 침윤이 의심되는 경우에는 확대담낭절제술이 기본 술식이 된다. 담낭암의 간침윤이 명확하게 보이지만 2cm 이하의 침윤인 경우에는 S4a5 간절제가 더 좋다는 보고도 일부 있으나, 확대담낭절제술에 비해 생존율에는 별 차이가 없다는 보고가 우세하다.

담낭암이 간을 2cm 이상 침범했거나 우측 간의 혈관 또는 담관지를 침범한 경우에는 종양의 침범 위치, 해부학적 구조 및 잔존 간기능 등을 고려하여 확대우엽절제, 우삼구역절제, 중앙2구역절제 등을 선택하게 된다.

담낭암이 담낭관을 침범하여 간외담도로 이행한 경우에는 간외담도의 동반절제가 필요할 수 있다. 과거에는 침범이 없어도 림프절을 포함한 연부조직의 확실한 곽청을 위해 간외담관을 동반 절제하자는 주장도 있었으나, 생존율을 증가시키지 못한다는 보고가 대부분이다.

담낭암의 특징상 인접 장기의 침윤도 흔히 볼 수 있는데, 침범 부위에 따라 십이지장 국소 절제, 췌십이지장절제술, 대장절제 등이 필요한 경우도 있다. 진행성 담낭암이 13번 림프절(췌장 후면 부위)에 전이된 경우 췌십이지장절제술을 동반한 간췌십이지장절제술*hepato-pancreatoduodenectomy; HPD*을 주장하는 연구자들도 있지만, 이 경우 실제로 장기 생존을 기대하기는 매우 힘들다. 종양이 주요혈관 등을 침습한 경우 경우에 따라서는 간문맥, 간동맥 등을 합병 절제하는 외과의도 있으나, 담낭암의 침습 양상을 고려하면 이렇게 진행된 경우에는 수술적 절제를 시행한다고 하여도 장기생존을 기대하는 것은 무리이고 수술의 위험도만 향상시킬 뿐이다.

요약하면 T2 이상의 진행성 담낭암에서는 수술 전의 영상학적 검사를 면밀히 검토하여 확대담낭절제술을 기본으로 하여 수술 중 종양의 침습 정도 및 위치에 따라 다양한 주변 장기(간엽 이상의 간절제, 십이지장, 간외담도, 췌장두부, 대장 등)의 동반절제를 염두에 두어야 한다. 하지만 간십이지장인대(주요 혈관)의 침윤, 대동맥 주위 림프절 침윤, 그 외 전신 전이가 있는 경우에는 수술적 절제는 금기이다.

근치적 절제 후 5년 생존율은 T2의 경우 60~90%, T3인 경우 25~50% 정도로 보고되며 stage Ⅲ의 경우는 8~25% 정도로 알려져 있다.

Ⅲ 간외담관암

1. 간외담관의 분류 및 간외담관암의 임상병리학적 특징

(1) 간외담관암의 해부학적 분류

간외담관은 위로는 좌, 우 간관부터 아래로는 팽대부 직전까지의 총수담관을 의미한다. 여기서 발생하는 종양은 종양의 위치에 따라 중부(담낭관부터 췌장 내 담관 전 부위까지) 및 하부(췌장 내 담관에서 발생한 경우) 담관의 경우는 치료방법이 비슷하기 때문에 원위부 담관암으로 통칭되기도 한다. 담낭관 상부에 해당하는 총간관 또는 합류부에서 발생하는 간문부 담관을 근위부 담관암으로 통칭하는데(그림 25-3), 이 중 간문부 담관은 좌우 양측 간관*hepatic duct*과 이들이 합류하는 부위*main confluence*를 말한다. 이 부위에 발생하는 암종을 영어로는 hilar bile duct cancer, hilar cholangiocarcinoma, proximal bile duct cancer, Klatskin tumor라고 말하며, 우리말로는 간문부암, 간문부 담관암, 상부 담관암, 근위부 담관암 등 여러 이름이 혼용되어 쓰여지고 있다. 이 중 간문부암 또는 간문부 담관암, Klatskin 종양이 가장 흔히 쓰인다.

간문부암의 경우는 담관의 침습 범위에 따라 다섯 가지 형태로 분류된다(Bismuth 분류, 그림 25-4)(Bismuth 등, 1975). 이 분류는 병리학적인 의의보다는 종양의 범위와 심한 정도를 표시하기 위한 것으로, 분류형에 따라 치료

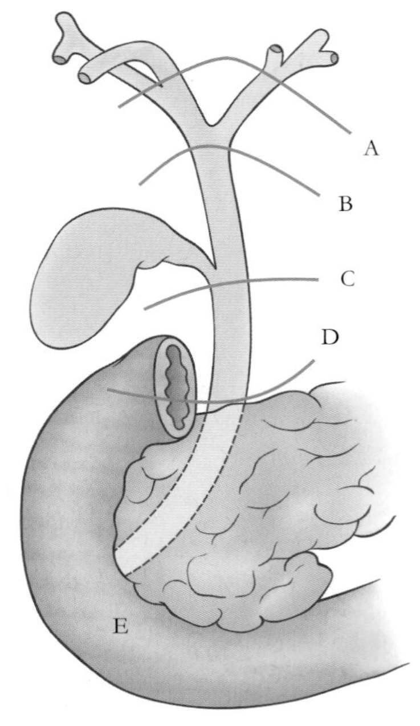

그림 25-3. 간외담관암의 해부학적 분류 간외담관암의 해부학적 구분에 의하면 A~B: 간문부담관암, B~C: 총간관암*common hepatic duct cancer*, C~D: 중부 담관암, D~E: 하부 담관암과 같이 구분하지만, 치료법 및 예후에 따라 임상적으로는 A~C까지를 근위부 담관암 또는 간문부 담관암으로 통칭하기도 한다. 마찬가지로 C~E까지를 원위부 담관암으로 통칭한다.

또는 수술의 형태가 달라지기 때문에 임상적 의의를 갖는다. 그러나 담관이 해부학적 구조상 변이가 많고 현미경적으로 담관 원위, 근위부로 종양의 침윤이 있기 때문에 실제 종양 침윤 범위보다는 과소평가될 수 있는 문제점이 있다.

(2) 간외담관암의 임상병리학적 특징

간외담관암은 일반적으로 성장 속도가 느리고 혈행성 전이가 드문 종양이다. 따라서 국소침윤이 주요 전파양상이며 그 외 신경 주위 침윤, 림프절전이 등이 특징적인 전파경로이다. 국소침윤의 상태에 따라 치료방법이 달라진다는 것을 고려하면 이 질환의 인접 조직 침윤 여부가 매

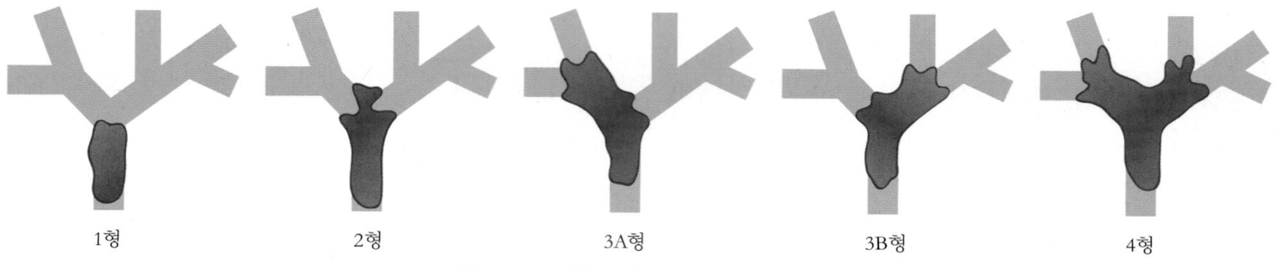

그림 25-4. 간문부담관암의 Bismuth 분류

우 중요하다. 해부학적으로 간문부 위쪽은 간실질과 간외담도, 원위부는 췌실질에 묻혀 있고, 중간부분은 간십이지장인대의 연부조직으로 둘러싸여 있다. 문맥과 간동맥은 원위부에서는 담관과 간격이 어느 정도 있으나 간문부에서는 서로 닿아 있게 되고 간 안으로 들어가면서 마침내 Glisson초에 싸여 한 단위가 된다. 특히 상부로 올라갈수록 담관암은 주변 혈관의 침습을 동반하는 경우가 많아 간문부 담관암에서는 종양학적 측면에서 해당 엽의 간을 동반 절제해야만 근치적 절제가 가능하다. 이와 같이 해부학적으로 간외담관은 근위부는 간, 원위부는 췌장, 그리고 전장에 걸쳐 문맥, 간동맥 등 주요혈관과 붙어 있어 암 발생 시 인접 장기로의 침습이 흔히 발생하기 때문에 종괴 자체가 다른 장기 암종보다 작고 성장 속도가 느리다 하여도 완치율이 나쁜 이유로 생각된다.

2. 간외담관암에서 수술적 치료의 선택

간외담관암은 수술적 절제만이 완치를 기대할 수 있는 유일한 치료법이다. 일반적으로 ① 전신전이 또는 광범위한 림프절전이가 없으며, ② 주 간문맥*main portal vein* 또는 간동맥*common hepatic artery*의 종양 침범이 없고, ③ 간문부 종양의 경우 침범 반대편의 혈관 침습 또는 간실질의 위축이 없고, ④ 양쪽 간내담관의 이차 분지 이상으로의 과도한 종양 침습이 없는 경우에는 수술적 절제의 대상이 될 수 있다. 하지만 수술의 범위가 종양의 위치, 환자의 간, 담관의 해부학적 변이, 잔존 간기능을 포함한 전신상태에 따라 크게 달라질 수 있다. 따라서 다른 어떤 종양보다도 절제 가능 여부 및 수술방법의 판단에 있어서 신중한 접근이 요구되며 경험 있는 외과의를 중심으로 내과, 영상의학과 의사들의 수술 전 협진이 중요하겠다. 담관암의 수술적인 치료선택을 위치에 따라 정리하면 아래와 같다.

(1) 중하부 담관암에서 수술의 선택

담관암에 대한 근치적 수술은 발생 부위에 따라 달라진다(그림 25-5). 하부 담관암과 대부분의 중부 담관암에 대해서는 췌십이지장절제술을 시행해야 한다(수술방법은 췌장암의 수술적 치료 참조). 대부분의 하부 담관암은 종양이 내강으로 자라는 만큼 벽 침윤이 진행하면서 췌장 침윤을 하며 주위 연부조직, 림프절로 침습하기 때문에 (유문보존)

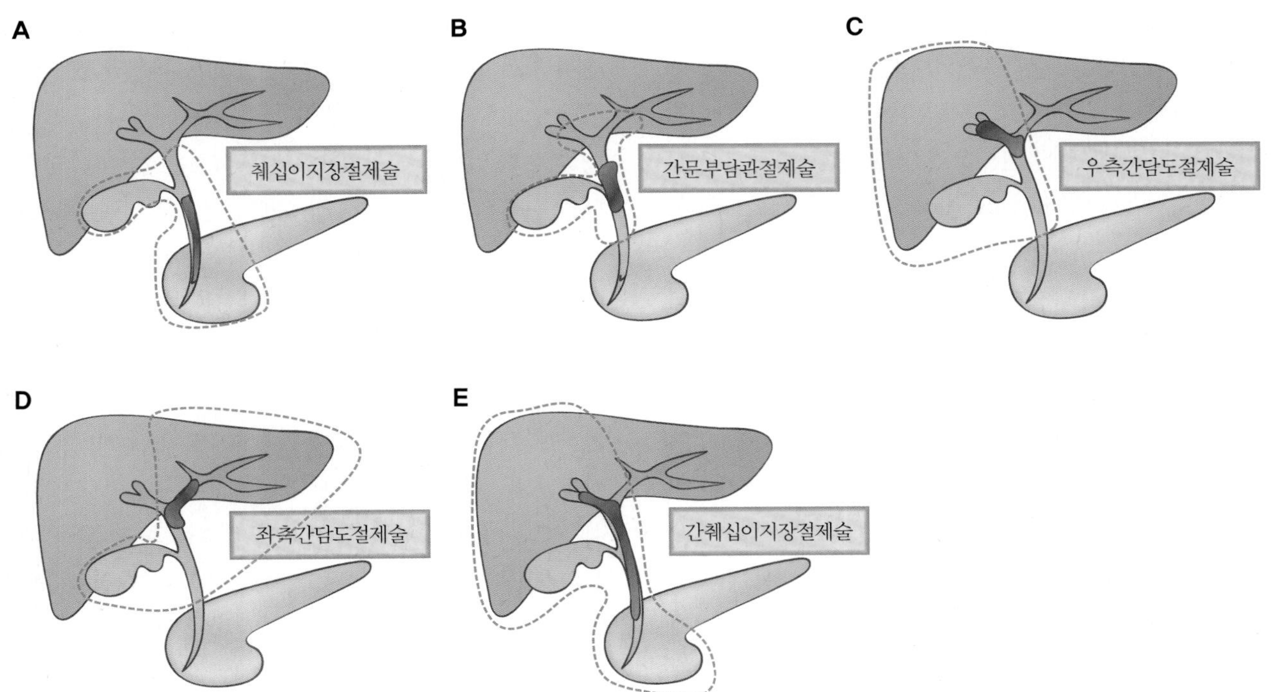

그림 25-5. 간외담관암의 위치에 따른 절제술의 형태(점선이 절제되는 범위를 표시) A. 중, 하부 담관암: 췌십이지장절제술, B. 중부 담관암 또는 Ⅰ, Ⅱ형 Klatskin 종양: 간문부담관절제술(미상엽이나 간문부 주위 간을 절제할 수도 있다), C. Ⅲa형 Klatskin 종양: 우간담도절제술(확대 이구역 또는 삼구역 절제술을 할 수도 있다), D. Ⅲb형 Klatskin 종양: 좌간담도절제술, E. 미만성 암: 간췌십이지장절제술

췌십이지장절제를 해야 한다. 중부 담관암도 종양의 특성상 담관벽을 따라 침윤을 하기 때문에 하부 담관암과 그 주위 조직으로 침윤이 있는 경우가 대부분이고 역시 췌장, 십이지장 주위의 림프절, 신경 주위를 따라 침윤이 일어나기 때문에 동일한 수술을 해야 한다. 하지만 중부 담관암 중 유두형 종양과 같이 주위로의 침윤이 없는 경우 담관절제만으로도 근치를 기대할 수 있다. 특히 수술 위험도가 높은 환자에서는 우선적으로 고려해야 할 것이다. 담관암은 다른 팽대부 주위암에서의 수술에서보다 좀 더 근위부에서 담관을 절제해야 하고 좀 더 완벽한 간십이지장인대의 골격화가 필요하다. 이는 원위부의 총수담관암이라도 상당히 근위부까지 담관벽을 따라 침윤해 올라가고 또한 횡적으로도 간십이지장인대의 림프조직, 혈관, 신경 등의 연부조직으로의 침윤이 흔하기 때문이다.

중부 담관암의 경우에는 그 이상으로 침윤이 올라가는 경우가 적지 않으므로 수술 전 또는 수술 중 조직검사 등의 도움을 받아 치료방침을 정해야 한다. 간 양측의 분절 담관이 별도로 개구될 정도로 근위부로 올라갔는데도 종양세포가 확인되면 간절제를 포함한 간문부 담관암의 치료원칙에 준하여 치료방침을 결정해야 하는 경우도 있다.

(2) 근위부 담관암에서 수술의 선택

간문부 담관암을 포함한 근위부 담관암에서 선택할 수 있는 수술은 크게 간문부의 담관만을 절제하는 담관절제술*hilar resection*과 담관절제술과 함께 해당 편측의 간절제를 병행하는 간담도절제술*major hepatobiliary resection; MHBR*로 나눌 수 있다(그림 25-5).

간담도절제술은 간절제의 위치 및 정도에 따라서 여러 술식이 있지만 대부분의 경우 Bismuth 분류 Ⅲ 이상에서 시행되는 경우가 많다.

일반적으로 Bismuth 분류로 종양을 분류할 때 Ⅰ형에서는 담관절제술이 주로 시행되고, Ⅲa형에서는 우측간엽절제 이상의 간담도절제술, Ⅲb형에서는 좌측간담도절제술을 시행하며 Ⅱ형에서는 담관절제술 단독 또는 간담도절제술을 선택할 수 있겠다. Ⅳ형의 경우에는 근치적 절제가 불가능하다고 알려져 있지만, 혈관과 담관의 변이 및 간의 용적 정도에 따라서는 여러 가지 다양한 수술적 방법을 통하여 근치적 수술(R0 절제)이 가능한 경우도 많다. 담관암의 일반적인 치료원칙은 간절제를 동반하는 것을 제외하고는 중하부 담관암의 치료에서 언급된 것과 동일하다.

일부 센터에서 간이식을 간문부 담관암의 치료로서 사용하기도 한다. 간이식은 이론적으로는 종양 부위를 박리할 필요 없이 간내외담도의 절제가 가능하기 때문에 R0 절제의 가능성이 더 높을 뿐만 아니라, 종양의 치료성적에 중요한 영향을 미치는 간문부 주위의 신경, 림프조직의 절제 및 미상엽 절제가 용이하다. 또한 종양 침습에 의한 간동맥, 간문맥의 침습 여부와 관계없이 수술을 시행할 수도 있다. 하지만 열거한 이론적인 장점과는 달리 대개의 경우 조기 재발하는 경우가 많아 치료성적이 저조한 것으로 보고되고 있다. 최근 일부 센터에서 제한된 증례를 통해 향상된 치료성적을 보고하기는 하였으나, 간 공여자가 부족하고 간이식을 통해 간문부 담관암에서 아직까지는 좋은 치료성적을 기대하기 힘들기 때문에 간이식을 간문부 담관암에서의 표준치료로 인정하기는 어렵다. 하지만 향후 효과적인 수술 전 보조요법이 개발되고 비교적 예후가 좋을 것으로 생각되는 환자에게서 선택적으로 간이식을 시행할 수도 있겠다.

(3) 근치적 수술이 불가능한 경우

근치적 수술이 불가능한 경우에는 고식적 수술과 비수술적 치료 중 택일을 해야 한다. 고식적 수술은 주로 담즙배액술이며, 위공장문합술은 십이지장 폐색이 있으면 시행할 수도 있으나 예방적으로 시행하지는 않는다. 담즙배액술은 중하부 담관암의 경우에는 근위부 담관, 즉 총간관에 공장을 Roux-en-Y로 연결하는 수술을 하면 되고, 근위부 담관암인 경우에는 간문부 접근이 용이하면 좌간관*Hepp-Couinaud approach*, B3 또는 B5 간내담관을 노출시켜 공장을 연결할 수 있으나, 최근에는 수술이 불가능하다고 판단되는 경우 비수술적인 담관배액법으로 경피경간 루트를 이용하거나 내시경을 이용하여 스텐트를 삽입하는 것이 보편적이다. 하지만 수술 중에 절제 불가능의 판단이 내려진 경우로 환자의 여명이 확실히 6개월 이상일 것으로 판단되면 담관 개존율이 훨씬 좋은 수술적 방법이 스텐트보다 유리하다.

3. 간외담관암의 치료성적

간외담관암은 종양의 발생 위치에 따라 수술적 절제율의 차이가 많이 나고, 그로 인해 생존율의 차이도 많이 발생하게 된다. 중하부 담관암의 경우에는 절제율이 60~80%로 높은 편이나, 상부 담관암의 경우에는 절제율이 30~50% 이내로 보고되고 있다. 상부 담관암인 간문부 담관암에서 절제율을 80% 이상으로 보고하는 학자도 있으나, 이 경우는 대상 환자가 수술을 시행한 경우 또는 외과 환자만을 대상으로 한 경우로 실제 절제율로 볼 수 없다. 근치적 절제가 이루어진 경우 간외담관암의 5년 생존율은 25~40% 정도이다. 일반적으로 중, 하부 담관암의 치료성적이 약간 높아 절제 후 5년 생존율은 30~40% 정도이며, 간문부 담관암의 경우 과거에는 절제가 많이 이루어지지 않았으나, 최근 들어 간절제술 등의 적극적인 도입에 힘입어 절제율도 향상되었고, 그에 따른 장기 성적도 향상되어 5년 생존율이 30% 내외로 보고되고 있다.

참고문헌

1. 최성호. 담낭암의 진단 및 치료. 김선회, 서경석. 간담췌 외과학 제3판. 서울: 의학문화사 2013;729-742
2. 김선회. 간외담관암의 진단 및 치료. 김선회, 서경석. 간담췌 외과학 제3판. 서울: 의학문화사 2013;743-753
3. 최동욱. 간문부담관암의 치료. 김선회, 서경석. 간담췌 외과학 제3판. 서울: 의학문화사 2013;754-768
4. Adsay NV, Bagci P, Tajiri T, et al. Pathologic staging of pancreatic, ampullary, biliary, and gallbladder cancers: pitfalls and practical limitations of the current AJCC/UICC TNM staging system and opportunities for improvement. Semin Diagn Pathol 2012;29:127-141
5. Brown KM, Geller DA. Proximal Biliary Tumors. Surg Clin North Am 2014;94:311-323.
6. Kang MJ, Jang JY, Lee KB, et al. Impact of macroscopic morphology, multifocality, and mucin secretion on survival outcome of intraductal papillary neoplasm of the bile duct. J Gastrointest Surg 2013;17:931-938
7. Jang JY, Kim SW, Park DJ, et al. Actual long-term outcome of extrahepatic bile duct cancer after surgical resection. Ann Surg 2005;241:77-84
8. Jarnagin WR, Fong Y, DeMatteo RP, et al. Staging, resectability, and outcome in 225 patients with hilar cholangiocarcinoma. Ann Surg 2001;234:507-517
9. Lee SE, Jang JY, Lim CS, et al. Systematic review on the surgical treatment for T1 gallbladder cancer. World J Gastroenterol 2011;17:174-180
10. Nagino M. Perihilar cholangiocarcinoma: a surgeon's viewpoint on current topics. J Gastroenterol 2012;47:1165-1176
11. Nakeeb A, Pitt HA, Sohn TA, et al. Cholangiocarcinoma. A spectrum of intrahepatic, perihilar, and distal tumors. Ann Surg 1996;224:463-473
12. Robles R, Sánchez-Bueno F, Ramírez P, et al. Liver transplantation for hilar cholangiocarcinoma. World J Gastroenterol 2013;19:9209-9215
13. Seyama Y, Kokudo N, Makuuchi M. Radical resection of biliary tract cancers and the role of extended lymphadenectomy. Surg Oncol Clin N Am 2009;18:339-359

chapter 26

담도계 악성 종양의 방사선치료

김재성

- 여러 후향적 연구에서 간외담관암 환자는 수술 후 항암제치료와 함께 방사선치료를 시행하는 것이 국소 재발률을 감소시키며 중앙 생존기간과 무병생존율을 향상시키는 것으로 알려져 있다.
- T3 이상 또는 림프절전이가 있는 고위험군 팽대부암 및 담낭암에서도 수술 후 항암방사선치료를 받는 것이 치료성적을 향상시킬 것으로 기대된다.
- 방사선치료는 3차원 입체조형치료 방법을 이용해서 수술 후 재발 위험성이 높은 부분을 적절히 포함하는 동시에 정상 장기에 조사되는 방사선량을 최소화시켜 치료 이후 합병증을 최소화한다.

Ⅰ 서론

담도계 악성 종양*biliary tract cancer*은 담낭암*gall bladder cancer*, 담관암*bile duct cancer*(cholangiocarcinoma), 바터팽대부 종양*ampulla of Vater cancer*으로 구성되어 있다. 담관암은 간내담관암*intrachepatic cholangiocarcinoma*과 간외담관암*extrahepatic cholangiocarcinoma*으로 나눌 수 있다. 간외담관암 또한 간문부 담관암*perihilar bile duct cancer*(Klatskin tumor)과 말단부 담관암*distal bile duct cancer*으로 나눌 수 있다. 수술적 절제는 유일한 완치 가능성이 있는 치료법이지만, 진단 당시 근치적 절제가 불가능한 경우가 많고, 절제 가능한 경우라도 절제 이후 국소 재발률이 높다. 따라서 각각의 경우 완화 목적의 방사선치료와 수술 후 보조적 방사선치료가 오래전부터 사용되어 왔다. 보조적 방사선치료의 효용성에 대하여 비교적 드문 질환이기에 전향적 3상 연구가 행해지지 못하고 있지만, 많은 후향적 연구와 대규모 환자를 포함한 메타분석과 SEER(Surveillance, Epidemiology, and End Results) 데이터베이스 분석을 통한 연구에서 보조적 방사선치료의 효용성이 알려져 있다. 2012년 Horgan 등은 16개의 담관암 연구와 6개의 담낭암 연구를 이용한 체계적 문헌고찰과 메타분석 결과를 발표하였다. 포함된 연구 중 9개의 연구에서는 수술 후 보조적 방사선치료만 시행하였고, 8개의 연구는 수술 후 보조적 방사선항암 병용요법을 시행하였고, 3개의 연구는 수술 후 보조적 항암화학치료만 시행하였다. 4,915명의 환자가 수술만 받았고, 1,797명의 환자는 수술 후 보조적 치료를 받았다. 사용된 보조적 치료요법에 따른 생존율을 보았을 때, 방사선항암 병용요법 [Odds ratio(OR)=0.61, p=0.049]과 항암화학요법(OR=0.39, p<0.001)의 사용은 생존 향상에 도움이 되었으나 방사선치료 단독요법(OR=0.98, p=0.90)은 효용성 증명에 실패하였다. 그러나 수술 후 림프절 양성(OR=0.49, p=0.004)이거나 절제연 양성인 환자군(OR=0.36, p=0.002)에서는, 방사선치료 단독요법을 포함해서 어떠한 형태이든지 보조적 치료가 시행된 경우에는 수술만 시행된 경우에 비해 생존율이 향상되었다.

Ⅱ 간내담관암

SEER 데이터베이스를 이용한 3,839명의 간내담관암 환자에서의 수술후 보조적 방사선요법의 효용성을 알아본 연구에서, 보조적 방사선요법은 수술 단독에 비해 유의한 생존율의 향상을 보여주었다(중앙생존기간 11개월 대 6개월, p=0.014). 방사선항암화학 병용요법의 경우 간내담관암 환자만을 대상으로 시행된 연구는 없지만, Serafini 등이 간내담관암이거나 간외담관암인 환자 92명을 대상으로 보조적 방사선항암화학 병용요법과 수술만 시행받은

표 26-1 담관암 환자에서 수술 후 보조적 방사선치료의 효용성을 알아본 연구

저자	종류	치료방법	N	중앙 생존기간(개월)	5년 생존율(%)	5년 국소제어율(%)	비고
Todoroki 1976~1999	EHCC(hilar)	수술 수술+RT	19 28	10 32	14 34	31 79	절제연 양성 환자 EBRT 43Gy±IORT 21Gy
Serafini 1988~1999	EHCC & IHCC	수술 수술+CRT	28 23	29 42	NR NR	NR NR	Distal EHCC에서만 효용
Hughes 1994~2003	EHCC(distal)	수술 수술+CRT	30 34	22 37	NR 70	27 35	EBRT 50.4Gy
Kim 2001~2009	EHCC	수술 수술+CRT	53 115	28 36	28 37	44 59	EBRT 45Gy

EHCC: extraheaptic cholangiocarcinoma, IHCC: intrahepatic cholangiocarcinoma, RT: radiotherapy, CRT: chemoradiotherapy, EBRT: external beam radiotherapy, IORT: intraoperative radiotherapy, NR: not reported

경우를 비교한 연구결과를 봤을 때, 간외담관암 환자에서만 보조적 치료요법이 유의하게 생존율을 향상시켰고, 간내담관암 환자에서는 유의한 생존율의 향상은 보여주지 못하였다. 간내담관암 또는 간외담관암 환자에서 수술 후 보조적 방사선치료의 역할에 대하여 알아본 연구들을 표 26-1에 정리하였다.

Ⅲ 간외담관암

1. 수술 후 보조적 방사선치료

Todoroki 등은 근치적 절제술 후 절제연 양성인 간문부 담관암 환자들을 분석하였다. 19명은 수술만 받았고, 28명은 수술 후 보조적 방사선치료를 받았다. 국소 제어율이 수술만 받은 경우 31.2%에서 수술 후 방사선치료까지 받은 경우 79.2%로 유의하게 향상되었고, 중앙 생존기간은 10개월에서 32개월로, 5년 생존율도 13.5%에서 33.9%로 유의하게 향상되었다. 2009년 SEER 데이터베이스를 이용한 2개의 연구결과가 발표되었다. 먼저 Shinohara 등은 1998년부터 2003년까지 치료받은 4,758명의 간외담관암 환자들의 생존율을 치료방법에 따라 비교하였다. 수술 후 보조적 방사선치료를 받은 환자군과 수술만 받은 환자군의 중앙 생존기간이 각각 16개월과 9개월로 통계적으로 유의한 차이를 보였다($p<0.0001$). 또한 방사선치료만 받은 경우와 수술이나 방사선치료 중 어느 치료도 받지 않은 경우와 비교하였을 때, 중앙 생존기간이 각각 9개월과 4개월로 유의한 차이가 있었다. 이 결과를 바탕으로 수술이 불가능한 진행된 간외담관암의 경우 방사선치료를 하는 것이 생존기간의 연장을 도모할 수 있을 것으로 추정할 수 있다. 두 번째로 Fuller 등도 SEER 데이터베이스의 간외담관암 환자들 중 원격전이가 없는 1,569명의 환자들만을 대상으로 비슷한 연구를 시행하였다. 완전절제술 후 방사선치료를 받은 군, 완전절제술만을 받은 군, 불완전절제술 후 방사선치료를 받은 군, 불완전절제술만 받은 군, 방사선치료만 받은 군, 마지막으로 수술이나 방사선치료를 모두 받지 않은 군의 중앙 생존기간이 각각 26개월, 25개월, 25개월, 21개월, 12개월, 9개월로 차이를 보였다. 완전절제술만을 받은 경우와 불완전절제술 후 방사선치료를 받은 군의 중앙 생존기간이 25개월로 비슷한 것에 비해, 불완전절제술만을 받고 방사선치료는 받지 않은 경우에는 열등한 성적(21개월)을 보여주어서 방사선치료가 불완전절제술을 보완할 수 있다고 추정할 수 있겠다.

2. 수술 후 보조적 방사선항암화학 병용요법

요즘에는 방사선치료 단독요법보다는 항암제의 방사선 민감제*radiosensitizer*로서의 효과를 기대하여 방사선과 항암제를 동시에 사용하는 방법이 주로 사용되고 있다. Borghero 등이 2008년에 발표한 연구는 고위험 환자군에서 방사선항암 병용요법이 장점이 있음을 보여주었다. 수술 후 절제연 양성이거나 림프절 양성인 환자에서는 5-FU를 기본으로 한 방사선항암 병용요법을 사용하였고, 절제연 음성이면서 림프절 음성인 환자에서는 보조치료 없이 관찰만 하였다. 병용요법을 받은 환자군에서 재발 위험성이 더 높았음에도 불구하고, 두 군 간에 국소 재발률과 전체 생존율의 차이가 없었다(중앙 생존기간: 병용요

법 32개월 대 관찰 31개월). 우리나라에서는 2011년에 김 등이 방사선항암 병용요법을 받은 115명과 수술만 받은 53명을 비교하여 5년 생존율(37% 대 28%), 중앙 생존기간(36.4개월 대 27.9개월), 5년 국소제어율(59% 대 44%)의 측면에서 병용요법이 우수함을 보고하였다.

간외담관암에서 종양의 위치가 치료성적에 영향을 주는지에 대해서는 논쟁의 여지가 있다. Heron 등은 보조적 방사선치료(±병용항암화학요법)를 수술 단독과 비교하였을 때, 보조적 방사선치료가 근위부 종양에서는 생존율 향상에 도움을 주었으나 원위부 종양에서는 유의한 효용성이 없다고 보고하였다. 반대로 Serafini 등은 전체 환자를 대상으로 한 분석에서는 방사선항암요법이 수술 단독에 비해 유의한 생존의 향상을 보여주지는 못하였는데($p=0.07$), 원위부 종양 환자만을 대상으로 하였을 때에는 방사선항암요법이 생존 향상에 유의한 도움이 됨을 보고하였다.

Ⅳ 담낭암

1. 수술 후 보조적 방사선치료

담낭암에서 방사선치료는 국소재발을 막기 위해 30년 이상 사용되었음에도 불구하고, 담낭암의 가장 흔한 재발 원인은 원격전이이므로 방사선치료의 효용성은 의심을 받기도 한다. 그러나 장기간에 걸친 다양한 기관의 연구에서 보조적 방사선치료의 역할이 있음을 보고하였다(표 26-2). 특히 2007년 Mojica 등이 발표한 3,000명 이상의 SEER 데이터베이스 분석결과에 의하면, 보조적 방사선치료는 17% 정도에서 시행되었는데 중앙 생존기간이 14개월이었고, 보조적 방사선치료를 받지 않은 경우는 8개월로 통계적으로 유의한 차이가 있었다($p<0.001$). 특히 림프절 양성이거나 국소 진행되어 간을 침범한 경우에 더욱더 효과적이었다. 한편 Wang 등은 개별 환자에서 보조적 방사선요법의 시행 여부에 따른 생존기간의 연장이 절대적인 값으로 얼마나 향상되는지를 예측할 수 있는 노모그램 *nomogram*을 SEER 데이터베이스를 이용하여 개발하였는데, 이 연구에서도 보조적 방사선치료가 림프절 양성이거나 T2 이상인 환자에서 효용이 있는 것으로 분석되었다.

2. 수술 후 보조적 방사선항암화학 병용요법

Gold 등은 Mayo Clinic에서 근치적 절제술을 시행받은 환자 73명을 대상으로 한 연구를 발표하였다. R0 절제술을 받은 환자들만을 대상으로 하였으며 25명의 환자에서 수술 후 방사선항암 병용요법이 시행되었다. 보조요법을 받은 군과 수술만 시행받은 군의 중앙 생존기간은 각각 4.8년과 4.2년으로 유의한 차이가 없었으나, T 병기와 N 병기를 보정한 다변량 분석에서는 보조적 방사선항암치료가 통계적으로 유의하게 생존율을 향상시키는 것으로 분석되었다. 우리나라에서는 조 등이 T2~3이면서 림프절 양성인 환자에서 수술 후 보조적 방사선항암 병용요법의 시행 여부가 전체 생존율과 유의한 연관이 있음을 보고하였다. 한편 Wang등은 SEER 데이터베이스를 이용하여 1995년부터 2005년까지 방사선항암 병용요법을 받은 환자를 분석하여 노모그램을 개발하였다. 이 분석에서도 앞선 분석과 마찬가지로 T2 이상이거나 림프절 양성인 환자에서 방사선항암 병용요법이 생존율 향상에 도움이 되었다.

표 26-2 담낭암 환자에서 수술 후 보조적 방사선치료의 효용성을 알아본 연구

저자	치료방법	N	중앙생존기간(개월)	5년 생존율(%)	5년 국소제어율(%)	비고
Mojica 1992~2002	수술 수술+RT	2,645 542	8 14	30(2년) 35(2년)	NR NR	SEER 데이터 분석
Wang 1988~2003	수술 수술+RT	3,428 752	8 15	28(2년) 32(2년)	NR NR	SEER 데이터 분석
Gold 1985~2004	수술 수술+CRT	48 25	50 58	40 45	75 83	EBRT 50.4Gy

RT: radiotherapy, CRT: chemoradiotherapy, EBRT: external beam radiotherapy, NR: not reported

Ⅴ 팽대부 종양

팽대부 종양 역시 매우 드문 종양이며, 다른 팽대부 주위암(췌장암, 원위부 담관암)에 비해 예후가 좋으나, 완전절제 뒤에도 5년 생존율은 30~60%로 실망스러워 수술 후 보조적 치료에 대한 연구가 있어 왔다. Bhatia 등은 Mayo Clinic에서 팽대부 종양으로 근치적 수술을 받은 125명의 환자들을 분석한 결과를 발표하였는데, 29명이 수술 후 보조적 방사선항암치료를 시행받았으며, T3~4이거나 분화가 나쁜 경우, 또는 림프절전이가 있는 경우 등 고위험인자를 가진 환자들이 차지하는 비율이 방사선항암치료를 받은 군에서 더 높았음에도 불구하고, 중앙 생존기간은 방사선항암치료를 받은 군과 수술만 받은 군이 각각 5.6년과 3.5년으로 방사선항암치료를 받은 군의 결과가 더 좋아 보였다. 고위험인자를 가진 환자들에서만 방사선항암치료의 효과에 대하여 분석해 보았을 때 림프절 양성인 54명의 환자에서는 수술 후 방사선항암치료를 시행하는 것이 중앙 생존기간을 1.6년에서 3.4년으로 유의하게 증가시켰다. Krishnan 등도 근치적 목적으로 수술을 받은 96명의 팽대부 종양 환자의 연구결과를 발표하였는데, 54명이 수술 후 방사선항암치료를 시행받았다. 유의한 고위험인자로 분석된 T3~4 병기의 34명의 환자들에서 수술 후 방사선항암치료를 시행하면 중앙 생존기간이 16.5개월에서 35.2개월로 증가되는 경향을 보였다(p=0.06). 또한 서울대학교병원에서 수술을 받은 118명의 팽대부암 환자를 분석한 결과도 마찬가지로 여러 가지 위험인자들을 보정한 다변량 분석에서 보조적 방사선항암치료가 국소 제어율을 유의하게 높이고 전체 생존율을 향상시키는 경향을 보였으며, 특히 림프절 양성인 환자들에서는 전체 생존율도 유의하게 향상시키는 결과를 보였다. 이렇게 여러 연구에서, 특히 림프절전이가 있거나 T3~4 등의 고위험인자가 있는 환자에서 방사선치료가 유용함을 보여주었다.

Ⅵ 방사선치료 기법

담도계 종양은 종양이 위치한 자리 주변에 소장, 위, 간, 신장, 척수 등 방사선에 민감한 정상 장기들이 인접해 있어 방사선치료 계획 시 이러한 장기에는 최소한의 방사선이 조사되도록 주의를 해야 한다. 3차원 입체조형치료는 과거에 평면적으로 병변에 접근할 때와 달리 전산화단층촬영을 이용해 병변을 3차원으로 재구성하여 실제 종양의 모양에 맞게 치료계획을 세워 종양 주변 장기에 조사되는 방사선을 최소화하고 종양에는 더 정확하고 많은 방사선을 조사할 수 있도록 하는 방법으로, 현대에는 대부분의 기관에서 일반적으로 사용하고 있는 기술이다(그림 26-1). 방사선치료 용량은 보통 외부조사로 하루에 1.8~2Gy를 주 5회 치료하여 총 45~50Gy 정도를 조사한다. 근치적 수술 후 보조적 방사선치료가 아닌 육안 병변이 있는 경우에는 외부방사선치료 후 담관 내 근접치료법으로 20~30Gy를 주거나 수술 중 방사선치료법을 이용하여 15~20Gy를 주기도 한다. 최근에는 세기조절방

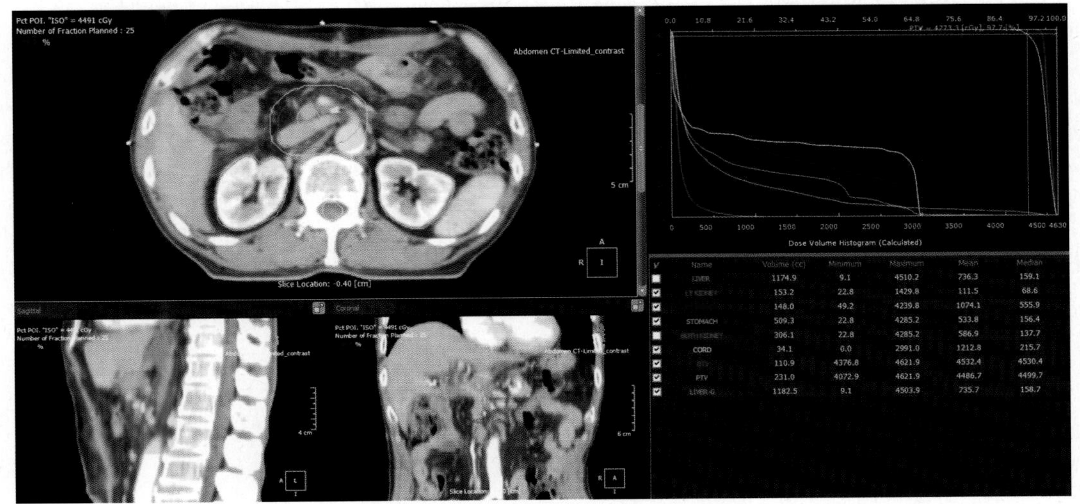

그림 26-1. 3차원 입체조형 방사선치료 계획

사선치료, 영상유도방사선치료, 정위적 체부방사선치료 등 기술의 발달로 외부조사만으로도 고용량의 방사선을 안전하게 조사하는 시도도 활발히 이루어지고 있다.

외부방사선치료로 주변의 소장이 방사선을 받아 급성 부작용으로 구역과 구토, 복통이나 설사가 발생할 수 있으며, 간에 방사선이 조사되면 일시적으로 간효소 수치가 상승할 수도 있다. 이러한 증상은 대개 심하지 않으며 방사선치료 종료 후 자연적으로 사라지게 된다. 만성 부작용은 방사선이 조사된 양과 범위와 연관이 있는데, 상부위장관이나 담관에 출혈이 발생할 수 있고 십이지장의 경우는 특히 치료 부위와 근접해 있는 데다가 방사선에 취약해 궤양이나 출혈, 협착 등이 발생할 수 있다. 위나 십이지장에 조사되는 방사선량이 55Gy 이하일 경우 심각한 만성 부작용이 발생할 확률이 5~10%로 낮지만, 55Gy 이상인 경우에는 상당수의 환자에서 심각한 만성 부작용 발생 가능성이 높아지므로 주의해야 한다.

참고문헌

1. Bhatia S, Miller RC, Haddock MG, et al. Adjuvant therapy for ampullary carcinomas: the Mayo Clinic experience. Int J Radiat Oncol Biol Phys 2006;66:514-519
2. Borghero Y, Crane CH, Szklaruk J, et al. Extrahepatic bile duct adenocarcinoma: patients at high-risk for local recurrence treated with surgery and adjuvant chemoradiation have an equivalent overall survival to patients with standard-risk treated with surgery alone. Ann Surg Oncol 2008;15:3147-3156
3. Cho SY, Kim SH, Park SJ, et al. Adjuvant chemoradiationtherapy in gallbladder cancer. J Surg Oncol 2010;102:87-93
4. Fuller CD, Wang SJ, Choi M, et al. Multimodality therapy for locoregional extrahepatic cholangiocarcinoma: a population-based analysis. Cancer 2009;115:5175-5183
5. Gold DG, Miller RC, Haddock MG, et al. Adjuvant therapy for gallbladder carcinoma: the Mayo Clinic Experience. Int J Radiat Oncol Biol Phys 2009;75:150-155
6. Heron DE, Stein DE, Eschelman DJ, et al. Cholangiocarcinoma: the impact of tumor location and treatment strategy on outcome. Am J Clin Oncol 2003;26:422-428
7. Horgan AM, Amir E, Walter T, et al. Adjuvant therapy in the treatment of biliary tract cancer: a systematic review and meta-analysis. J Clin Oncol 2012;30:1934-1940
8. Hughes MA, Frassica DA, Yeo CJ, et al. Adjuvant concurrent chemoradiation for adenocarcinoma of the distal common bile duct. Int J Radiat Oncol Biol Phys 2007;68:178-182
9. Kim K, Chie EK, Jang JY, et al. Role of adjuvant chemoradiotherapy for ampulla of Vater cancer. Int J Radiat Oncol Biol Phys 2009;75:436-441
10. Kim TH, Han SS, Park SJ, et al. Role of adjuvant chemoradiotherapy for resected extrahepatic biliary tract cancer. Int J Radiat Oncol Biol Phys 2011;81:e853-e859
11. Krishnan S, Rana V, Evans DB, et al. Role of adjuvant chemoradiation therapy in adenocarcinomas of the ampulla of vater. Int J Radiat Oncol Biol Phys 2008;70:735-743
12. Mojica P, Smith D, Ellenhorn J. Adjuvant radiation therapy is associated with improved survival for gallbladder carcinoma with regional metastatic disease. J Surg Oncol 2007;96:8-13
13. Serafini FM, Sachs D, Bloomston M, et al. Location, not staging, of cholangiocarcinoma determines the role for adjuvant chemoradiation therapy. Am Surg 2001;67:839-844
14. Shinohara ET, Mitra N, Guo M, et al. Radiation therapy is associated with improved survival in the adjuvant and definitive treatment of intrahepatic cholangiocarcinoma. Int J Radiat Oncol Biol Phys 2008;72:1495-1501
15. Shinohara ET, Mitra N, Guo M, et al. Radiotherapy is associated with improved survival in adjuvant and palliative treatment of extrahepatic cholangiocarcinomas. Int J Radiat Oncol Biol Phys 2009;74:1191-1198
16. Todoroki T, Ohara K, Kawamoto T, et al. Benefits of adjuvant radiotherapy after radical resection of locally advanced main hepatic duct carcinoma. Int J Radiat Oncol Biol Phys 2000;46:581-587
17. Wang SJ, Fuller CD, Kim JS, et al. Prediction Model for Estimating the Survival Benefit of Adjuvant Radiotherapy for Gallbladder Cancer. J Clin Oncol 2008;26:2112-2117
18. Wang SJ, Lemieux A, Kalpathy-Cramer J, et al. Nomogram for predicting the benefit of adjuvant chemoradiotherapy for resected gallbladder cancer. J Clin Oncol 2011;29:4627-4632

chapter 27

위장관 호르몬 및 췌장의 신경내분비종양

이우진, 우상명

위장관 호르몬

- 가스트린 분비를 촉진하는 주 인자는 부분 소화된 단백질, 펩타이드, 아미노산 등이며 주된 작용은 위산분비와 벽세포 성장의 자극이다.
- 콜레시스토키닌의 분비는 십이지장 내 단백질과 지방에 의해 촉진되며, 주된 작용은 담낭수축과 췌장효소 분비의 촉진이다.
- 세크레틴 분비는 십이지장의 산성화로 유발되며 이는 세크레틴분비펩타이드에 의해 매개된다. 주된 작용은 췌장에서 중탄산염과 수분의 분비촉진이다.
- 혈관작용장펩타이드*vasoactive intestinal polypeptide; VIP*는 점막세포, 평활근, 혈관 등에 연결된 신경에 분포하여 분비, 운동성, 혈류에 관여한다. VIP의 작용은 하부식도조임근 이완, 위저부의 이완, 항문조임근의 이완 등이며 또한 장혈류를 증가시키고 소장과 췌장의 분비를 촉진한다.
- 소마토스타틴은 장관에서 광범위한 억제기능을 갖는다. 가스트린, 콜레시스토키닌, 세크레틴, VIP, 모틸린, 인슐린, 글루카곤 등 위장관 호르몬의 분비와 작용을 억제하며, 위산, 췌장효소, 중탄산염, 장액, 전해질 등의 분비를 강력히 억제한다.

췌장의 신경내분비종양

- 췌장의 신경내분비종양에는 비기능성 종양, 가스트린종, 인슐린종, 글루카곤종, PP(pancreatic polypeptide)종, 소마토스타틴종, VIP종 등이 있다. 기능성 종양은 종양 자체에 의한 증상보다는 호르몬 과다 분비로 인한 증상이 나타난다.
- 초음파, 전산화단층촬영, 자기공명영상 등이 진단에 이용되나 작은 종양의 진단에는 복부혈관조영술, 내시경초음파, 소마토스타틴 수용체 신티그라피*scintigraphy*가 이용된다. 영상진단법 이외에 기능적 진단법으로 선택적 정맥혈 채취법이 있다.
- 치료는 과다 분비되는 호르몬에 의해 나타나는 증상을 조절하고 절제가 가능하면 수술을 시행한다. 소마토스타틴 유도체는 호르몬의 과다 분비를 억제하여 증상을 호전시킨다.
- 전이가 된 종양에 대해서는 항암화학요법, 소마토스타틴 유도체 사용, 절제 가능한 모든 부위의 절제, 경동맥화학색전술 등의 방법이 있다.

I 위장관 호르몬

1. 가스트린*gastrin*

(1) 생화학 및 분포

가스트린은 14, 17, 34 아미노산 등 3개의 생물학적 활성화 형태가 존재하는데 각각 mini gastrin(G14), little gastrin(G17), big gastrin(G34)으로도 불린다. 생물학적 활성 부위는 C 말단부*terminal*의 14개 아미노산이다. 가스트린은 비활성 상태로 분비되어 탈아민효소에 의해 활성형으로 바뀐다. 위장관 가스트린의 90%는 위전정부*antrum*의 G세포에서 발견되는데 이는 G17 형태이고, 나머지는 위근위부, 십이지장, 소장, 췌장에 분포한다.

(2) 분비기전

공복 시 평균치는 21~105pg/mL이고 식후 30~60분이면 42~84pg/mL 정도 상승한다. 가스트린 분비를 촉진하는 주 인자는 부분 소화된 단백질, 펩타이드, 아미노산 등이며 지방과 탄수화물은 촉진효과가 없다. 기타 촉진인자로는 칼슘, 맥주, 와인, 커피 등이 있다. 가스트린의 분비는 위전정부가 산성화되면서 소마토스타틴에 의해 억제된다. pH가 2.5이면 상당히 억제되고 pH가 1이면 거의 분비가 되지 않는다. 부교감신경의 자극은 가스트린 분비를 촉진시키는데, 이는 가스트린분비펩타이드*gastrin releasing peptide; GRP*를 신경전달물질로 하여 장관 신경계를 통해 일어난다.

(3) 작용

가스트린의 주된 작용은 위산 분비 촉진과 벽세포 성

장의 자극이다. 가스트린은 주로 엔테로크로마핀양 세포 *enterochromaffin-like cell; ECL*로부터 히스타민 분비를 자극하여 간접적으로 위산 분비를 촉진시키며, 일부는 가스트린 수용체를 활성화시켜 직접 위산 분비를 촉진시키기도 한다. 가스트린의 다른 기능은 점막혈류와 펩신 분비의 촉진이다.

2. 콜레시스토키닌*cholecystokinin*

(1) 생화학 및 분포

콜레시스토키닌은 58, 39, 33, 8 아미노산 등 여러 가지 형태로 존재한다. C 말단부의 octapeptide가 생물학적 활성도를 갖는 부위이다. 콜레시스토키닌은 상당 부분 구조적으로 가스트린과 유사하다. 콜레시스토키닌은 십이지장과 근위부 공장에 주로 분포하고, 중추신경계, 장의 장근총*myenteric plexus*의 신경, 췌장, 방광, 자궁을 공급하는 신경에서도 발견된다.

(2) 분비기전

공복 시 콜레시스토키닌은 3.9ng/mL이고 식후에는 20~40ng/mL로 상승한다. 혈중에서 콜레시스토키닌의 반감기는 2.5~7분으로 매우 짧다. 콜레시스토키닌의 분비는 십이지장 내 단백질과 지방에 의해 촉진된다. 페닐알라닌, 타이로신과 같은 방향족 아미노산이 특히 강력한 촉진작용을 한다. 지방산이 미셀*micelle*을 형성하고 9개 이상의 탄소사슬을 가질수록 효과적으로 작용한다. 콜레시스토키닌의 분비를 자극하는 기전에는 콜레시스토키닌 분비인자*CCK-releasing peptide*로 불리는 저분자량의 트립신에 예민한 펩타이드가 관여한다. 또 다른 분비 촉진인자로 췌장액에서 발견되는 감시 펩타이드*monitor peptide*가 있다. 콜레시스토키닌은 소마토스타틴에 의해 억제된다.

(3) 작용

콜레시스토키닌의 2대 작용은 담낭 수축과 췌장효소 분비의 촉진이다. 담낭 수축은 내분비*endocrine* 효과이며 췌장효소 분비 촉진에는 내분비와 신경*neurocirne* 경로가 모두 작용한다. 콜레시스토키닌은 VIP와 산화질소*nitric oxide; NO* 분비를 통한 신경계 기전으로 Oddi 조임근을 이완시킨다. 또한 콜레시스토키닌은 감각신경을 통해 간접적으로 위배출능을 지연시키고 포만감을 유도한다.

3. 세크레틴*secretin*

(1) 생화학 및 분포

다른 소화관 펩타이드와는 달리 27 아미노산 1개의 형태로만 존재한다. 세크레틴은 글루카곤, VIP, GIP(gastric inhibitory peptide), peptide histidine isoleucine, peptide histidine methionine과 유사한 구조로 세크레틴군으로 불린다. 세크레틴은 십이지장과 근위부 공장의 S세포에서 발견되고 중추신경계에서도 발견된다.

(2) 분비기전

세크레틴은 매우 불안정하여 측정이 매우 어렵다. 공복 시 3~15pg/mL이고 자극 시 30pg/mL까지 오른다. 세크레틴 분비를 유발하는 유일한 기전은 십이지장의 산성화인데, 이는 세크레틴분비펩타이드에 의해 매개된다. 십이지장 pH가 4.5이면 세크레틴 분비가 시작된다. 십이지장으로 담즙을 주입 시 세크레틴의 혈중농도가 약간 상승한다. 소마토스타틴은 세크레틴의 분비와 작용을 억제한다.

(3) 작용

세크레틴의 주된 작용은 췌장에서 중탄산염과 수분의 분비 촉진이다. 콜레시스토키닌은 세크레틴의 작용을 현저히 극대화시킨다.

4. 혈관작용장펩타이드 *vasoactive intestinal polypeptide; VIP*

(1) 생화학 및 분포

VIP는 28개의 아미노산으로 구성되었으며 장, 중추신경, 요로생식계의 신경에 널리 분포하고 장의 내분비세포에는 존재하지 않는다. 점막세포, 평활근, 혈관 등에 연결된 신경에 분포하여 분비, 운동성, 혈류에 관여하리라 추측된다.

(2) 분비기전

공복 시 혈중농도는 매우 낮고 식후에도 변함이 없어 신경전달물질로 작용함을 짐작할 수 있다. 식도팽창, 장점막의 기계적 자극 시 장정맥에서 VIP의 농도가 증가한다.

(3) 작용

VIP의 가장 중요한 생리작용은 하부식도조임근 이완, 위저부의 이완, 항문조임근의 이완 등이다. 또한 장혈류를 증가시키고 발기에도 관여한다. 지방 분해, 당원 분해를 촉진시키고 소장과 췌장의 분비를 촉진시킨다.

5. Glucose-dependent insulinotropic polypeptide(GIP)

(1) 생화학 및 분포

42개의 아미노산으로 구성되어 있으며 십이지장, 공장, 회장의 K세포에서 발견된다.

(2) 분비기전

기저치는 250pg/mL이며 음식물 섭취로 분비가 촉진되어 식후 60분에 1000pg/mL로 최고치에 도달한다. 장내 포도당, 중성지방, 아미노산이 가장 강력한 분비 촉진인자이다. 그 외에 교감신경, 칼슘, 글루카곤 등에 의하여도 영향을 받는다.

(3) 작용

처음엔 위산 분비를 억제하는 것이 주된 기능으로 알려졌으나, 혈당 상승 시 인슐린 분비를 촉진시키는 것이 주기능으로 밝혀졌다. 가스트린 분비와 위산 분비를 억제하는 기능은 생리적 농도에서는 잘 일어나지 않는다. GIP는 회장점막에서 수분과 전해질의 흡수를 억제하는 기능이 있는데 그 임상적 중요성은 아직 알려져 있지 않다.

6. Pancreatic polypeptide family

(1) 생화학 및 분포

췌장 폴리펩타이드*pancreatic polypeptide; PP*, 펩타이드 YY*peptide YY; PYY*, 신경펩타이드Y*neuropeptide Y; NPY* 등 세 가지가 있다. 모두 36개의 아미노산으로 구성되어 있고 구조가 유사하다. PP는 췌장의 내분비세포에, PYY는 대장의 내분비세포에 분포하고 NPY는 뇌와 장신경*enteric neuron*에 주로 분포한다.

(2) 분비기전

PP와 PYY는 내분비 기능을 갖고 있으며 식후에 분비된다. NPY는 신경펩타이드로서 기능을 한다. PP는 단백질과 부교감신경에 의해 자극을 받으며 PYY는 지방에 의해 분비가 촉진된다.

(3) 작용

PP의 주 작용은 췌장에서 중탄산염과 단백질 분비의 억제이다. 그 외에 담낭을 이완시킨다. PYY는 위운동과 위산 분비를 억제한다. NPY는 강력한 혈관수축제이며 아세틸콜린의 분비를 억제한다. 중추신경계에서 NPY는 음식물 섭취를 강력하게 자극한다.

7. 소마토스타틴*somatostatin*

소마토스타틴은 처음 시상하부에서 발견되어 성장호르몬의 분비를 억제한다고 알려졌다. 이후 뇌와 장에 많은 양이 분포함이 알려졌고 위장관억제펩타이드임이 밝혀졌다.

(1) 생화학 및 분포

14, 28 아미노산 두 가지 형태로 존재하는 고리 모양의 폴리펩타이드이다. 생물학적 활성도를 갖는 8개 아미노산으로 구성된 합성물질이 옥트레오타이드*octreotide*인데, 반감기가 길어 임상적으로 많이 사용되고 있다. 소마토스타틴은 중추신경계와 위장관계에 널리 분포되어 있는데, 위전정부 점막의 내분비세포, 췌도세포의 D세포, 장근총의 신경에 특히 많이 분포되어 있다. 적어도 5개의 소마토스타틴 수용체 아형이 밝혀져 있으며 수용체의 아형에 따라 분포 및 신호전달체계에 미치는 영향이 다를 것으로 추측되고 있다.

(2) 분비기전

공복 시 소마토스타틴의 농도는 10pmol/L 이하이고 식후에는 10~30pmol/L로 약간 증가한다. 소마토스타틴의 분비를 자극하는 주된 인자는 단백질과 지방의 섭취이다. 위전정부에서 소마토스타틴 분비와 가스트린 분비는 상반되게 연결되어 있다. 부교감신경이 자극되면 가스트린 분비는 촉진되는 반면 소마토스타틴의 분비는 억제된다. 반대로 위전정부가 산성화되면 가스트린 분비는 억제되고 소마토스타틴의 분비는 촉진된다. 소마토스타틴 자체는 D세포에서 소마토스타틴 분비를 억제하여 자가분비*autocrine* 조절기능을 갖는다.

(3) 작용

소마토스타틴은 장관에서 광범위한 억제기능을 갖는다. 가스트린, 콜레시스토키닌, 세크레틴, VIP, 모틸린, 인슐린, 글루카곤 등 위장관 호르몬의 분비 및 작용을 억제한다. 또한 위산, 췌장효소, 중탄산염, 장액, 전해질 등의 분비를 강력히 억제한다. 고농도에서는 장운동 및 담낭 수축을 억제한다. 장간막 혈류를 억제하고 문맥압을 감소시키지만 전신적인 혈역학적 영향은 없다. 정상조직, 특히 췌장과 일부 암조직에 antitrophic 효과가 있다. 소마토스타틴은 endocrine, paracrine, neurocrine, autocrine 경로를 통해 표적세포에 도달하는 유일한 위장관펩타이드이다.

8. 모틸린*motilin*

(1) 생화학 및 분포

22개 아미노산으로 구성된 펩타이드로 십이지장과 근위부 공장 점막의 내분비세포에서 주로 발견된다. 또한 뇌하수체, 송과선 등 뇌에서도 발견된다.

(2) 분비기전

모틸린은 공복 시 주기적으로 혈중으로 분비되는데, 이는 주기적 이동운동 복합체*migratory motor complex*의 3상과 관련이 있다. 모틸린 분비를 조절하는 기전은 아직 알려져 있지 않으며 소마토스타틴에 의해 분비가 억제된다.

(3) 작용

모틸린은 위운동을 촉진하는 것으로 처음 알려졌는데, 주 작용은 전정부와 십이지장에서 myoelectric complex를 유도하여 운동능을 조절하는 것이다. in vitro에서 십이지장, 회장, 대장, 담낭의 평활근 수축을 유발한다. 펩신과 췌장액의 분비를 촉진시키는 효과도 있다.

9. 렙틴*leptin*

렙틴은 167개 아미노산으로 구성된 단백질로 주로 지방세포에서 분비된다. 혈중 렙틴 농도는 몸의 지방 총저장량을 반영한다. 주 작용은 음식 섭취를 감소시키는 역할이다. 렙틴을 말초혈액으로 주입하면 음식 섭취가 감소하는데, 동물에서 비만해질수록 이러한 효과가 감소한다. 반면에 중추신경계에 직접 주입하면 비만한 동물도 렙틴에 정상적으로 반응하여 음식 섭취가 감소되므로, 비만에서의 렙틴 저항성이 혈액-뇌 장애물*blood-brain barrier*을 통과하는 렙틴을 수송하는 렙틴수용체에 문제가 있음을 시사한다. 외부에서 렙틴의 투여로 비만 치료효과를 기대하였으나 임상시험 결과로는 약간의 효과만이 있다.

10. 그렐린*ghrelin*

주로 위벽세포에서 분비되며 그 외에도 췌장, 소장, 대장, 중추신경계에서도 생성된다. 그렐린은 원래 성장호르몬*growth hormone; GH*의 작용기전에 관한 연구 중 성장호르몬 자극 호르몬*GH releasing hormone; GHRH*과 상승작용*synergism*을 일으키는 호르몬으로서 발견되었다. 이후 시상하부의 궁상핵*arcuate nucleus*에 분포하여 식욕을 증가시키는 NYP/agouti-related protein(AgRP) 뉴런의 GH-secretogogue-receptor 1a(GHS-R1a)에 결합하여 작용하는 가장 중요한 식욕유발 호르몬이라는 사실이 알려졌다. 그렐린 농도는 음식 섭취 1~2시간 전부터 증가하기 시작하여 섭취 직전에 최고치에 도달한다. 음식 섭취 1시간 이내에 섭취된 칼로리와 비례하여 급격히 감소하는데, 지방보다는 탄수화물이 그렐린 농도를 더 많이 낮춘다.

11. 서브스탠스 P*substance P*

(1) 생화학 및 분포

11개의 아미노산으로 구성되어 있으며 신경능선*neural crest*에서 기원한 조직에 분포한다. 장에서는 신경에 국한되어 분포하며 신경전달물질로 작용한다. 장의 일부 염증성 질환에서 서브스탠스 P 및 그 수용체가 항진된다.

(2) 분비

전기적 자극, 세로토닌, 콜레시스토키닌 등에 의하여 장신경에서 분비되며 소마토스타틴에 의해 억제된다. 정상 혈중 농도는 91pg/mL이고 대부분 장관에서 유래된다.

(3) 작용

주 작용은 평활근 수축과 분비의 촉진이다. 순화기계에서는 2차 매개물질의 유리로 심한 혈관확장을 일으킨다. 장관의 면역반응을 촉진시키는 효과가 있어 장의 염증성 질환에 역할을 할 것으로 생각된다.

Ⅱ 췌장의 신경내분비종양

1. 용어

췌장 신경내분비종양은 내분비 분화를 주로 보이는 양성 또는 악성 상피세포 종양이며, 일부에 약간의 췌관*ductal* 또는 선방세포*acinar cell* 성분이 있을 수 있다. 대개 조직학적으로 진단되며 neuron-specific enolase(NSE), synaptophysin, chromogranin A 같은 일반적인 신경내분비 표지자에 의한 면역조직화학 염색이 진단에 필요하다. 신경활성이 있는 펩타이드를 분비하고 신경내분비 표지자에 양성으로, 췌장 신경내분비종양으로 불린다. 췌관세포*ductal cell* 또는 선방세포와의 혼합형*mixed* 암종은 내분비분화 성분이 1/3 이상인 경우에 해당하나 대개 췌관선암종 또는 선방세포암종의 임상경과를 따른다.

췌장 신경내분비종양은 도세포종양*islet cell tumor*으로도 흔히 불리어 이러한 종양들이 도세포에서 기원했을 것으로 생각할 수 있으나, 기능성 췌장 신경내분비종양에서 발견되는 가스트린, VIP, 부신피질자극호르몬 방출인자*corticotropin-releasing factor; CRF*, 부신피질자극호르몬*adrenocorticotropic hormone; ACTH*, 성장호르몬 방출인자*growth hormone releasing factor; GRF* 등의 호르몬들이 성인 도세포에서 발견되지 않는다는 점에서 논란이 되어 왔다. 따라서 췌장 신경내분비종양은 과거에는 종양에서 췌장 호르몬의 과다 분비하는 사실에 근거하여 췌도세포에서 기원하는 것으로 추정되었으나, 최근에는 췌관세포의 미분화 줄기세포로부터 기원하는 것으로 간주되고 있다.

2. 역학

위장관의 유암종 및 췌장 신경내분비종양은 드문 종양으로, 위장관에서 발생하는 전체 종양 중 5% 정도를 차지한다. 췌장 신경내분비종양은 매우 드물어서, 2004년 미국의 자료에 의하면 10만 명 중 0.01~0.3명 정도의 발생률을 보였고, 이는 전체 췌장종양의 1~2%에 해당한다. 생존기간이 길기 때문에 전체 인구에서 유병률은 발생률보다 상대적으로 더 높아 전체 췌장종양의 10%를 차지한다. 하지만 크기가 작고 증상이 없는 경우가 많아 정확한 발생률이나 유병률을 알기 어려우나 부검연구에서는 0.5~1.5%로 보고된 바 있다. 최근에는 진단기술의 발전과 더불어 발생률이 조금씩 증가하고 있다. 빈도는 비기능성 종양, 인슐린종*insulinoma*, 가스트린종*gastrinoma* 순이다. 글루카곤종*glucagonoma*, 소마토스타틴종*somatostatinoma*, 혈관작용장펩타이드*VIP* 종양(VIPoma)은 매우 드물며 국내에서도 산발적인 증례 보고만이 있다. 남녀 차이가 없고 전 연령에서 발생할 수 있으며 30~60세에 호발한다. 대다수는 산발성으로 발생하나 10~30%에서 유전성으로 발생할 수 있다.

3. 분류

신경내분비종양은 내분비 전구세포*precursor cell*가 존재하는 곳에는 모두 발생할 수 있어 위장관 이외에도 폐, 흉선, 신장, 난소, 전립선, 유방, 피부 등에서 발생한다. 췌장의 신경내분비종양은 50% 정도에서 한 가지 또는 그 이상의 생물학적 활성이 있는 펩타이드를 분비하며, 비기능성 췌장 신경내분비종양이 종양 발생 장기의 기능부전 또는 전이, 종괴 효과에 의한 증상으로 발현하는 것과 달리 기능성 췌장 신경내분비종양에서는 인슐린, 글루카곤 등과 같은 췌도세포에서 분비되는 특정 호르몬의 과도한 분비와 연관되어 특정한 임상 증후군을 보이는 것이 특징이다. 따라서 췌장의 신경내분비종양은 임상적인 면을 고려하여 특정 호르몬의 과다 분비와 관련된 증상과 징후가 있는 경우 기능성 종양으로, 그렇지 않은 경우를 비기능성 종양으로 분류하게 된다. 표 27-1에 췌장 내분비종양들의 임상적인 특성을 요약하였다.

췌장 신경내분비종양은 다른 장기의 신경내분비종양과

표 27-1 췌장 내분비종양의 임상적 특징

종양(증후군) 이름	분비 호르몬	증상 및 징후	원발 부위	악성 빈도(%)	MEN-1 빈도(%)
인슐린종	인슐린	저혈당증상	췌장: 98~100%	5~15	4~6
가스트린종	가스트린	복통 설사 식도증상	췌장: 25% 십이지장: 70% 기타: 5%	60~90	20~25
글루카곤종	글루카곤	발진, 빈혈 당뇨/당불내성 체중감소 혈전/색전증	췌장: 99~100%	60~70	13~17
소마토스타틴종	소마토스타틴	당뇨 담석 설사 지방변	췌장: 60% 십이지장/공장: 40%	60	7
VIP종	VIP	심한 수양성 설사 저칼륨혈증 무위산증	췌장: 80% 기타: 20%(신경, 부신, 신경절 주위 조직)	60~80	9
GRF종	성장호르몬 유리인자	말단비대증	췌장: 30% 폐: 50% 공장: 7% 기타: 13%(부신, 후복강, 전장*foregut*)	30~40	33
ACTH종	ACTH	쿠싱증후군	췌장: 이소성 췌장의 4~16%	>90	모름
카르시노이드증후군 유발	세로토닌, 타키키닌, 프로스타글란딘	설사 안면홍조	췌장: 100%	68~88	모름
고칼슘혈증 유발	PTH-RP	고칼슘혈증에 의한 증상	췌장: 100%	80~90	모름
비기능성	없음 (PP, CgA, NSE)	체중감소, 간비대, 복부 종괴 가끔 무증상	췌장: 100%	60~90	모름

MEN-1: multiple endocrine neoplasia, VIP: vasoactive intestinal polypeptide, GRF: growth hormone releasing factor, ACTH: adrenocorticotropic hormone, PTH-RP: parathormone-related peptide, PP: pancreatic polypeptide, CgA: chromogranin A, NSE: neuron-specific enolase

마찬가지로 그 형태적 소견만으로는 악성도를 예측하기가 어렵다. 종양의 악성도와 관련 있는 병리조직 인자로는 종양의 크기, 혈관 침윤, 신경 주위 침윤, 췌장 주위 조직 침윤, 유사분열의 정도, 전이 유무 등이 있다.

2010년 새롭게 개정된 WHO 분류에서는 발생 부위, 종양의 크기 및 혈관 침윤 유무와 상관없이 종양의 분화도와 유사분열의 정도에 따라 종양을 분류하였다(표 27-2, 27-3). 2010년 WHO 분류에서는 단순히 덩어리를 의미하는 종양이라는 명칭 대신에 더 정확한 용어인 신생물*neoplasm*을 채택하여 신경내분비신생물*neuroendocrine neoplasm; NEN*로 명명하였다. 2010년 개정판에서는 특히 크기가 0.5cm 이상의 모든 췌장 신경내분비종양을 악성 행태를 보이는 종양으로 분류하였으며, 각각은 전이의 확률이 다른 것으로 간주하였고 종양의 크기와 침범 범위에 따른 병기를 추가로 기술하도록 권장하고 있다. 분류에 있어서 전형적인 조직병리학적인 진단기준인 종양의 분화

표 27-2 췌장 신경내분비종양의 임상병리학적 WHO 분류(2010년)

신경내분비신생물*neuroendocrine neoplasms*	
췌장신경내분비 미세선종*pancreatic neuroendocrine microadenoma*	
신경내분비 종양*neuroendocrine tumor; NET*	신경내분비 종양*NET G1* 신경내분비 종양*NET G2* 비기능성 신경내분비 종양*nonfuctional Pancreatic NET, G1, G2*
신경내분비 암종*neuroendocrine carcinoma; NEC*	대세포 신경내분비 암종*large cell NEC* 소세포 신경내분비 암종*small cell NEC*
EC세포 세로토닌 생성 신경내분비 종양*EC cell, serotonin-producing NET*	
가스트린종*gastrinoma*	
글루카곤종*glucagonoma*	
인슐린종*insulinoma*	
소마토스타틴종*somatostatinoma*	
혈관작용장펩타이드종*VIPoma*	

표 27-3 췌장 신경내분비종양의 분화도와 등급비교

분화도	등급	유사분열수 (10개의 고배율시야)	Ki-67 지수 (%)
고분화	저등급(1등급) 중등급(2등급)	1 2~20	1~2 3~20
저분화	고등급(3등급)	>20	>20

표 27-4 유럽신경내분비종양학회*European Neuroendocrine Tumors Society*; *ENETS* **병기**(2006년)

원발 종양(T)
T1: 종양이 췌장에 국한되며 ≤2cm
T2: 종양이 췌장에 국한되며 2~4cm
T3: 종양이 췌장에 국한되며 >4cm 또는 십이지장이나 총담관 직접 침범
T4: 종양이 주위 구조를 침범
국소 림프절(N)
N0: 국소 림프절전이가 없음
N1: 국소전이가 있음
원격전이(M)
M0: 원격전이가 없음
M1: 원격전이가 있음

1기	T1	N0	M0
2A기	T2	N0	M0
2B기	T3	N0	M0
3A기	T4	N0	M0
3B기	Any T	N1	M0
4기	Any T	any N	M1

표 27-5 미국암연합회*American Joint Committee on Cancer*; *AJCC* **병기**(2010년, 제7판)

원발 종양(T)
T1: 종양이 췌장에 국한되며 ≤2cm
T: 종양이 췌장에 국한되며 >2cm
T3: 종양이 췌장을 넘어 파급되나 복강동맥*celiac axis*이나 상장간막동맥*superior mesenteric artery*의 침범은 없음
T4 : 종양이 복강동맥이나 상장간막동맥을 침범
국소 림프절(N)
N0: 국소 림프절전이가 없음
N1: 국소전이가 있음
원격전이(M)
M0: 원격전이가 없음
M1: 원격전이가 있음

1A기	T1	N0	M0
1B기	T2	N0	M0
2A기	T3	N0	M0
2B기	T1~3	N1	M0
3기	T4	N0~1	M0
4기	Any T	Any N	M1

도와 함께 종양의 증식활동(Ki-67 지수, 유사분열수)에 따라 경도인 G1, 중증도인 G2, 고도인 G3로 나눈 3단계의 등급 체계를 같이 사용하였다. 즉, 고분화 신경내분비신생물은 신경내분비종양 G1 또는 G2로 분류하였으며, 저분화 신경내분비신생물은 신경내분비암종*neuroendocrine carcinoma*; *NEC*으로 명명하고, 세포의 형태에 따라 소세포형과 대세포형으로 나누었다. 증식 지수상 모든 신경내분비암종은 G3 등급에 해당한다. 적어도 30%를 넘는 수의 신경내분비세포와 샘암종 구조인 비내분비*non-endocrine* 성분이 혼합된 신생물은 혼합형 샘신경내분비암종*mixed adenoneuroendocrine carcinoma*; *MANEC*으로 하여 순수 신경내분비신생물과 구별하였다. 크기가 0.5cm 미만의 비기능성 종양인 미세선종*microadenoma*인 경우는 양성 종양으로 분류하였다.

최근 유럽신경내분비종양학회*European Neuroendocrine Tumor Society*; *ENETS*와 미국암연합회*American Joint Committee on Cancer*; *AJCC*, 국제암관리연합*Union For Cancer Control*; *UICC*에서 종양의 발생 부위, 크기, 범위, 혈관 침범, 림프절전이와 간 등의 원격전이 여부에 관하여 TNM 병기체계로 분류하였다(표 27-4, 27-5).

기능적 활동성, 동반된 유전질환이나 다른 질환은 개개의 종양을 기술할 때에 명시한다.

4. 병리

대개 경계가 좋고 고형성의 연백색 단일 종괴이다. 경도는 다양하며 낭성 변성인 경우도 가끔 있다. 크기는 1~5cm이며, 2cm 이상의 경우 악성의 가능성이 증가하고 3cm 이상인 경우는 대개 악성이다. 0.5cm 이하의 경우 미세선종으로 대개 비기능성 종양이며 양성으로 부검 시에 발견되는 경우가 많다. 침흡인생검이 주요한 진단방법이다. 조직학적으로 둥근 핵을 포함한 균일한 작은 세포들로 구성된다. 세포질은 막에 부착된 신경분비과립*neurosecretory granule*들을 포함하고 있는데, 이 과립에는 다양한 종류의 호르몬과 세로토닌, 도파민, 히스타민 등과 같은 생체아민*biogenic amine*들이 함유되어 있다. 이러한 물질들이 전신순환계로 분비되어 신경내분비종양과 연관된 특징적인 증상들을 종종 유발한다. 췌장의 신경내분비종양과 위장관의 유암종은 종종 조직학적으로 구

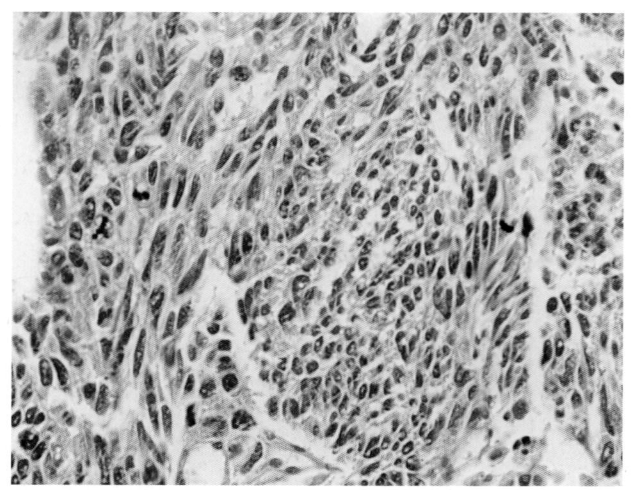

그림 27-1. 췌장 신경내분비종양의 병리 소견 분화도가 나쁜 암종으로 유사 분열하는 세포가 다수 관찰된다.

분이 불가능하다. 또한 세포병리학적으로 췌장의 신경내분비종양 간의 감별은 대개 불가능하다. 인슐린종의 5%에서 발견되는 아밀로이드 침착과 소마토스타틴종에서의 사종체*psammoma body*를 함유하는 분비선 구조만이 예외이다. 면역조직화학 염색으로도 단일 호르몬에 염색되는 경우보다 다수의 호르몬에 염색되는 경우가 많다. 조직학적으로 양성과 악성의 감별 또한 쉽지 않으며 전이 등의 임상양상에 따라 양성과 악성의 구분이 이루어진다. 분화도가 나쁜 신경내분비 암종은 가끔 췌관선암종으로 오인되며 면역염색으로 구분되어진다. 이 경우 다형성*pleomorphic* 세포로 나타나기도 하며 대개 세포유사분열 개수가 많고(그림 27-1) 혈관 침범이 있다.

종양세포는 뉴런특이에놀라아제*neuron-specific enolase; NSE*, synaptophysin, chromogranin A, protein gene product 9.5(PGP 9.5) 등에 특징적으로 염색된다. 분화도가 나쁜 암종에서는 chromogranin A가 잘 발현되지 않을 수 있는데, 이 경우에도 synaptophysin은 미만성으로 강하게 염색된다.

5. 생화학적 진단

혈액검사에서 인슐린, 가스트린, 글루카곤 등의 특이적 호르몬 외에 chromogranin A, 췌장 폴리펩타이드 또는 인체 융모성 성선자극 호르몬*human chorionic gonadotrophin; hCG-α* 같은 일반적 종양표지자가 도움이 될 수 있다. Chromogranin A는 88~100%에서 증가되며 가스트린종 이외에는 종종 종양 크기와 비례하여 방사선 영상에 앞서 재발이나 크기 변화를 평가할 수 있다. 전이된 환자의 대부분에서 증가하나 초기에는 50% 미만에서 증가한다. 인슐린종에서는 대개 정상이다. 신부전, 간부전, 염증성 장질환, 외상, 위축성 위염이나 프로톤펌프억제제 사용 시 증가할 수 있다. 이외에 NSE는 83~100%에서, 췌장 폴리펩타이드는 40~60%에서 증가된다. 인체 융모성 성선자극 호르몬-α는 40%에서 증가되며 악성을 시사한다는 보고도 있다. 인체 융모성 성선자극 호르몬-β는 20%에서 증가된다.

6. 자연경과 및 예후

췌장 신경내분비종양은 각각 악성도나 발생 위치가 다르다. 췌장에만 발생하는 종양(인슐린종, 글루카곤종, VIP종양)이 있는 반면에, 주로 췌장 이외에서 호발하는 경우(가스트린종, 소마토스타틴종, GRF종양)도 있다. 5~15%에서만 전이를 일으키는 인슐린종을 제외하면, 결국 50~80%에서 악성의 경과를 보여 처음에는 주위 림프절에 전이되고 나중에는 간에, 그리고 마지막에는 뼈 같은 곳에 원격전이가 발생한다. 일반적으로 췌관선암종보다는 예후가 좋으며 간전이 유무, 간전이 범위와 성장속도, 뼈전이 유무, 종양 크기, 종양 위치, 이소성 쿠싱증후군 발생 유무, 높은 종양표지자 수치, 여러 병리조직 소견 등이 예후 관련 인자이다(표 27-6). 크기가 작고 나쁜 예후인자가 없는 경우 예후가 좋다. 이에 비해 분화도가 나쁜 소세포암은 췌장신경내분비종양 중 2~3% 미만이며 급격히 자라고 예후가 매우 나빠 대개 1년 이내에 사망한다. 분화도가 좋은 종양의 경우 성장양상에 따라 다양하다. 일부는 수개월에서 수년 동안 특별한 치료 없이도 크기 변화가 없으며 예후가 좋다. 심지어 저절로 크기가 줄었다는 보고도 있

표 27-6 분화도가 좋은 신경내분비종양에서 나쁜 예후인자

전이
주위 장기로의 육안적 침범
혈관 침범
신경 주위 침범
직경 >2cm
유사분열 >2/10 고배율
Ki-67 >2%
괴사
인슐린종 이외의 기능성 종양

다. 또한 간전이가 있어도 환자에 따라 자라는 속도에 차이가 있을 수 있다.

15%에서 국소성으로 평균 생존기간은 136개월, 25%에서 림프절전이가 있는 국소 진행성으로 평균 생존기간 89개월, 그리고 60%에서 원격 진행성으로 평균 생존기간 25개월이다. 크기가 작고 근치적 절제가 된 경우 5년 생존율은 90~100%에 이르나, 근치적 절제가 되지 않은 경우는 15~75%, 미만성 간전이가 있어 절제가 불가능한 경우는 25~50% 정도이다.

7. 기능성 췌장 신경내분비종양

(1) 인슐린종

인슐린종은 기능성 췌장 신경내분비종양의 약 25%를 차지한다. 발생률은 1년에 100만 명당 1~2명으로 40, 50대에 호발하고 15세 이전에는 드물며 여자에 더 호발한다. 인슐린종은 98% 이상 췌장에서 발생하거나 직접 부착되어 있으며 췌장 각 부위에 고루 발생한다. 1~2%에서 췌장 이외에 발생하며 대개 십이지장벽에 위치하며 소장, 폐, 위벽, 담도, 비장, 난소도 보고가 있다. 90% 이상의 인슐린종이 양성 종양이며 발견 시에 전이가 없다면 대개 나중에도 전이가 발생하지 않는다. 대개 피막이 발달하고 혈관이 풍부한 단일 종괴를 보인다. 5~15%에서 악성으로, 크기가 크고 진단 시 약 5~10%에서 주로 췌장 주변 림프절이나 간으로 전이된다. 2~13%에서 다발성이며 1형 다발성 내분비종증*multiple endocrine neoplasia type 1; MEN-1*과 동반된 경우가 많고 악성도가 높다. 인슐린종의 약 4~6%에서 1형 다발성 내분비종증과 연관되어 발생하고, 1형 다발성 내분비종증의 약 5~10%에서 인슐린종을 동반하는 것으로 알려져 있다. 대부분의 인슐린종은 기능성 종양 중 종양의 크기가 가장 작아 약 90%에서 직경이 2cm 미만이고 1cm 미만인 경우도 40% 정도이다. 5년 생존율은 97%로 양호하다.

인슐린종의 증상은 저혈당에 의한 신경 증상, 즉 의식소실, 정신착란, 마비, 어지러움, 불안, 시력장애, 뇌전증 발작, 이상행동, 기억력 상실 등이 있다. 인슐린종의 약 90% 이상에서 공복 시나 식사가 지연되거나 식사를 거를 때, 아침 식전, 운동 시 등에 이들 신경 증상이 나타난다. 저혈당의 발작적 발생은 종양의 간헐적인 인슐린 분비에 기인한다. 진행할수록 자주 발생하며 지속적인 저혈당에 이르게 되고 결국 영구적 손상을 입게 된다. 증상 정도와 종양 크기나 악성도는 비례하지 않는다. 인슐린종의 또 다른 임상증상으로는 저혈당에 의한 카테콜아민*catecholamine* 분비에 따른 증상으로 발한, 무력감, 빈맥, 진전, 구역, 불안, 공복감, 두통 등이 보일 수 있다. 또한 공복감에 따른 음식물 섭취 증가로 비만을 보이는 경우도 있다. 저혈당 증상, 증상 발현 시 50mg/dL 이하의 혈당, 포도당 투여 시 증상의 호전을 보이는 휘플*Whipple*의 3대 증상이 있으나 특이적이지는 않다. 증상 발현 후 진단까지의 기간은 다양하며 평균 4년으로 보고되고 있다. 초기 증상이 무력감 정도로 비특이적이며 신경 증상 또는 저혈당 증상으로 많은 환자가 신경과, 정신과, 신경외과, 반복적인 응급실 내원의 병력을 갖고 있다.

인슐린종의 진단은 특징적인 임상증상과 저혈당(40mg/dL 이하)에 비하여 비정상적으로 높은 혈중 인슐린농도(인슐린 특이적인 방사선면역측정법*insulin-specific radioimmunoassay; IRMAs*으로 6μU/mL 이상, 전구인슐린*proinsulin*과 교차반응이 있는 방사선면역측정법으로 43pmol/L 이상, 면역화학발광법*immunochemiluminescence*으로 3μU/mL 이상)와 높은 혈중 C펩타이드(200pmol/L 이상), 그리고 높은 혈중 전구인슐린(0.2mg/mL 이상)이 측정될 경우 의심할 수 있다.

(2) 가스트린종

가스트린종은 가스트린을 과다 분비하는 종양으로 Zollinger-Ellison 증후군으로도 불리며, 위산의 과다분비, 근위부 공장 등 특이 부위의 소화성 궤양, 설사 등을 특징으로 한다.

주로 40대 이후에 발견되며 남녀 비는 1.5 : 1로 남자가 약간 많다. 20~25%에서 1형 다발성 내분비종증과 동반되어 발생하는 것으로 보고되고 있다. 진단 시 약 60~90%에서 전이를 보이는 악성이다. 간전이 이외에 골반 등의 뼈전이도 보고되며 이 경우 반드시 간전이가 동반된다. 발생률은 1년에 100만 명당 0.5~1.5명이다.

가스트린종의 60~90% 정도는 췌장두부, 구상돌기, 십이지장을 포함하는 가스트린종 삼각지*gastrinoma triangle*라고 불리는 장소에서 종양이 발견된다. 십이지장 구부와 2부에 흔하며 췌장보다 2~5배 더 잘 발생한다. 췌장 내에서 발생하는 경우에는 미부에 더 호발한다. 위유문부, 공장, 담도, 간, 신장피막, 난소, 장간막, 부갑상선, 뼈, 폐, 피부, 심장, 림프절에서도 발생할 수 있다. 가스트린종은 대부분 종양의 크기가 작고 다발성의 경우 모든 병소를 발견하기가 어려워 10~20%에서 병소의 정확한 진단이 곤란하다.

임상증상은 약 90% 이상에서 난치성, 다발성의 비전형적 소화성 궤양을 보이며 설사, 복통, 체중감소 등을 보이기도 한다. 약 25%에서 위장관 출혈을 동반한다. 설사는 다량의 위산 분비에 기인하며 장내 산도의 증가에 의한 췌장소화효소의 불활성화에 따른 흡수장애, 지방변을 보이는 경우도 있다. 소화성 궤양이나 위산역류로 인한 복통이 발생할 수 있다. 증상 발현 후 가스트린종의 확진까지는 6년 정도 진단이 지연되는 것으로 보고되고 있다. 최근 광범위한 프로톤펌프억제제의 사용으로 진단이 늦어지거나 안 되는 경우가 증가하고 있다. 또한 프로톤펌프억제제에 의한 가스트린치의 상승으로 인한 위양성의 경우도 증가하고 있다.

(3) 글루카곤종

글루카곤종은 글루카곤을 과다 분비하는 췌장 신경내분비종양으로, 발병률은 인구 100만 명당 0.2명 이하로 추정되는 드문 질환이다. 글루카곤종은 50, 60대에 호발하며 20세 전에는 없다. 진단 시 종양의 직경이 평균 6cm 이상으로 비교적 크며 단발성이며 서서히 자란다. 발생 부위는 췌장의 체부 또는 미부에 주로 발생하고 대개 악성으로 60~70%에서 진단 당시 간, 림프절, 뼈, 장간막, 부신 등에 전이된다. 드물게 십이지장에서 발생한 보고가 있으며 10~12%에서 다발성이거나 미만성이다. 증상 발현 후 확진까지는 8년 정도 진단이 지연되는 것으로 보고되고 있다.

글루카곤종은 4D 증후군이라 하여 당뇨병*diabetes*, 피부염*dermatitis*, 정맥혈전증*deep vein thrombosis*, 우울증*depression*의 증상을 보인다. 이외 빈혈, 설사, 복통, 체중감소(65%), 저아미노산혈증, 저콜레스테롤혈증, 저알부민혈증을 보인다. 전이가 있는 경우 설사, 체중감소, 간종대가 흔하다.

(4) 소마토스타틴종

소마토스타틴종은 고소마토스타틴혈증과 당뇨병, 담석을 특징으로 췌장 신경내분비종양 중 1% 미만의 빈도를 보이며 국내에서도 몇몇 보고가 있다.

소마토스타틴은 D세포에서 생성되며, 췌장효소와 중탄산염분비 억제 등 외분비기능 억제, 인슐린, 글루카곤 등의 여러 췌장 내분비호르몬의 분비 억제, 위산 분비 억제, 담낭운동 억제, 아미노산, 당, 칼슘의 장관으로의 흡수 억제 등 광범위한 억제작용을 갖는다. 소마토스타틴종은 약 60%에서 췌장에서 발생하며 이외 대부분 십이지장에서 발생한다. 기타 공장, 담낭관, 대장, 직장에서도 발생할 수 있다. 췌장에서 발생하는 경우 단발성으로 평균 5cm로 크며 평균 50세로 두부에 호발하고 70~90%에서 간, 림프절, 뼈에 전이가 있다. 1/3에서는 여러 호르몬을 분비한다. 대부분 증상이 없어 종양이 상당히 커진 다음에 발견되거나 간에 전이가 되어 소마토스타틴종 증후군에 해당하는 증상으로 발견된다. 십이지장에서 발생하는 경우 더 작고 사종체가 잘 관찰되며 1형 신경섬유종증*neurofibromatosis*과 연관되어 주로 양성 종양으로 여러 호르몬을 분비한다. 대개 바터팽대부 주위에 위치하여 내시경 시 우연히 발견되며, 전신증상보다 종괴의 국소효과로 증상이 나타날 수 있어 담관폐쇄, 췌장염, 위장관출혈을 일으킬 수 있다.

(5) 혈관작용장펩타이드종

VIP종양은 Verner-Mollison 증후군으로 불리기도 하며 수양성 설사*watery diarrhea*, 저칼륨혈증*hypokalemia*, 무위산증*achlorhydria*이 특징적으로 발생하며 임상증상의 약자를 모아 WDHA 증후군이라고 하기도 한다.

(6) 이소성*ectopic*으로 호르몬을 분비하는 종양

ACTH종 양(ACTHoma), GRF종 양(GRFoma), neurotensinoma, parathyrinoma 등이 보고되어 있다. 이외에도 췌장 신경내분비종양은 enteroglucagon, 콜레시스토키닌, 위억제 펩타이드*gastric inhibitory peptide*, 가스트린 유리 펩타이드*gastrin-releasing peptide; GRP*, 칼시토닌*calcitonin*, 그렐린 등을 분비할 수 있다.

8. 비기능성 췌장 신경내분비종양

비기능성 췌장 신경내분비종양은 40~50대에 호발하며 전체 췌장 신경내분비종양 중 30~50%로 보고되고 있다.

비기능성 췌장 신경내분비종양은 특이적인 증상이 없어 조기 발견이 어렵고 진단 당시 이미 진행되어 70% 이상에서 크기가 5cm 이상으로 크다. 폐쇄성 황달, 위장관 폐색, 상복부 통증, 문맥이나 상장간막정맥을 침범하여 문맥압항진증으로 인한 정맥류 출혈, 체중감소, 지방변, 반복성 췌장염 등과 같은 종괴 자체에 의한 증상으로 대부분 내원하게 되는데, 60~90%에서 전이가 동반된다. 그러나 췌관선암종에 비하여 진행 속도가 느려 췌관선암종보다 예후는 양호하다. 최근 건강검진의 증가로 우연히 발견되는 경우가 늘고 있다. 1형 다발성 내분비선종증과 동반된 경우를 제외하고는 대개 단발성으로 두부에 호발한다. 5년 및 10년 생존율은 65%, 45%이다.

조직학적으로 기능성 췌장 신경내분비종양과 감별할 수 없으며, 면역염색에서도 여러 호르몬 등에 일부분이 염색될 수 있으며 모든 호르몬에 염색이 안 되는 경우는 13% 정도이다.

9. 유전성 췌장 신경내분비종양

(1) 1형 다발성 내분비선종증

11q13염색체의 MEN-1 유전자의 돌연변이에 의해 발생하는 상염색체 우성 유전질환으로, 610개 아미노산으로 구성된 여러 전사인자와 결합하는 핵단백질인 menin에 의해 여러 조직에 발생할 수 있다. 10~20%에서 가족력이 없이 새롭게 MEN-1 유전자의 돌연변이가 생길 수 있다. 10~20%에서는 MEN-1 유전자의 돌연변이가 관찰되지 않아 다른 유전자가 관여할 가능성이 있다. 췌장(60~85%), 부갑상선(85~100%), 뇌하수체(40~70%), 부신피질(20~40%)에 관계되는 증상을 특징으로 한다. 기타 흉선, 기관지, 피부, 중추신경계, 연부조직에 발생할 수 있다. 유병률이 2만-4만 명당 1명인 드문 질환으로 20대에 부갑상선항진증으로 시작되고 30, 40대에 십이지장과 췌장의 신경내분비종양으로 발현된다. 이 환자의 20~40%에서 비기능성 종양이, 20~60%에서 가스트린종이, 5~10%에서 인슐린종이, 3~5%에서 VIP종양, 글루카곤종 및 기타 종양이 발생하며 이는 가스트린종 환자의 20~25%, 인슐린종 환자의 4~6%에 해당한다. 글루카곤종이나 VIP종양은 악성인 경우가 많다.

발병연령이 젊고 요석의 병력이 있고 가족력이 동반된다. 칼슘, 부갑상선 호르몬, 프로락틴과 뇌하수체 호르몬, 코르티솔 등을 측정해야 한다.

(2) 기타 유전성 증후군

von Hippel Lindau(VHL) 질환 환자의 10~17%에서, von Recklinghausen's 질환(1형 신경섬유종증) 환자의 0~10%에서, 결절성 경화증(tuberous sclerosis, Bourneville's disease) 환자의 1% 이하에서 유전성으로 췌장 신경내분비종양이 발생할 수 있다.

10. 종양 위치 검사

췌장의 신경내분비종양의 치료에 있어서는 종양의 범위를 정확히 아는 것이 중요하다. 초음파, 전산화단층촬영, 자기공명영상 등이 이용되는데, 그 효과는 종양의 크기에 따라 결정된다. 췌장의 신경내분비종양은 과혈관성이므로 진단의 예민도는 종양의 종류보다는 종양의 위치와 크기에 좌우된다. 인슐린종은 특히 진단 시 크기가 대개 1cm 미만으로 작고 대개 양성이므로 다른 종류의 췌장 신경내분비종양과는 다르게 접근해야 한다. 간으로의 전이를 발견하는 데는 역시 초음파, 전산화단층촬영, 자기공명영상 등의 검사가 이용된다.

췌장의 다른 종양과 마찬가지로 복부초음파검사만을

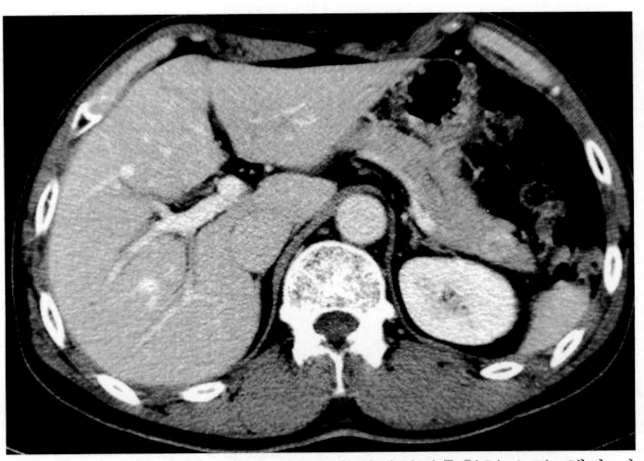

그림 27-2. 췌장 신경내분비종양의 전산화단층촬영 소견 췌장 미부에 주변부가 조영증강이 되는 1.6cm 크기의 종괴가 관찰된다.

통해 췌장의 종괴를 발견하는 데는 한계가 있다. 췌장 신경내분비종양 진단에 대한 민감도는 20~86%로 다양하게 보고되고 있다. 초음파 소견은 보통 경계가 잘 지어지는 균질한 저에코*homogenously hypoechoic* 종괴로 보이며 도플러영상에서 혈관이 발달된 소견을 보일 수 있다. 때로 고에코 halo나 샘조직의 파괴도 관찰될 수 있다.

신경내분비종양 진단에 있어 다중검출 전산화단층촬영 검사는 다른 췌장 종괴와 마찬가지로 가장 널리 이용되고 또 가장 유용한 검사라 할 수 있다(그림 27-2). 전산화단층촬영은 췌장 종양의 국소 침범 평가와 간전이 평가에 매우 유용하며, 전체적인 민감도는 70~80%에 이른다. 췌장 신경내분비종양은 전산화단층촬영 소견상 췌장선암종과는 달리 보통 췌관의 확장을 초래하지 않는다. 조영증강을 가장 선명하게 볼 수 있는 것은 보통 동맥기이지만 문맥기에서 더 잘 보이는 경우도 있다. 낭성 변화는 약 14%에서 존재한다고 보고되는데, 보통은 비기능 종양에 보이며 췌장의 다른 낭성 종양과 감별진단이 어렵다.

인슐린종은 보통 3cm 이하의 크기를 보이며 전형적으로 조영증강이 잘되는 종양으로 동맥기 영상에서 잘 보인다. 이들 종양이 혈관에 인접하여 위치한 경우 혈관으로 오인해 쉽게 발견을 못하는 경우도 있다. 가스트린종의 경우 인슐린종처럼 고혈관성 종괴를 보이는데, 가스트린종 삼각지로 알려진 부위에 주로 생기며 십이지장벽이나 림프선, 췌장에 발생한다. 보통 다발성으로 발생하며, 췌장 내에 존재할 경우는 체부 또는 미부에 위치하는 경우가 많다. 종종 악성 종양이며 간전이를 잘한다. 다발성 병변이나 국소 림프절 종대가 보이면 의심을 할 수 있으며 위 점막주름의 현저한 비대가 있어도 고가스트린혈증에 의한 이차적 변화를 의심할 수 있다. 한편 수술 전 가스트린종의 정확한 위치를 찾는 것은 상당히 어려우며 소마토스타틴 수용체 영상이나 내시경초음파검사의 도움을 받아야 하는 경우가 많다.

악성 기능성 췌장 신경내분비종양은 비교적 크고 비균질 음영을 보이는 경향이 있으며 괴사나 결절형 석회화, 주변 후복막 조직 침윤 등을 볼 수 있다. 한편 비기능 종양의 경우 크기가 크며 조직의 괴사나 낭성 변화, 석회화 등을 기능 종양보다 흔하게 볼 수 있다.

간에서 원발성으로 발생하는 신경내분비종양은 매우 드물고 전이암이 훨씬 흔한데, 원발성암의 크기가 작더라도 원격전이가 흔히 있을 수 있으며 전산화단층촬영으로 쉽게 진단할 수 있다. 전이암은 조영증강 전산화단층촬영에서 과혈관성 종양의 조영증강 양상을 보여 동맥기에서 강하게 조영 증강되며, 문맥 지연기 영상에서는 간실질과 동등한 음영이나 신호강도를 보인다. 한편 전이된 종양이 클 경우 원발 병변처럼 괴사를 보이거나 석회화된 소견을 보일 수도 있다.

췌장 신경내분비종양에서 자기공명영상검사는 전산화단층촬영에 보조적으로 쓰이거나 전산화단층촬영에서 보이지 않는 병변의 확인을 위해 이용된다.

양전자방출단층촬영*PET*은 종래의 감마카메라와 비교하여 우수한 해상도와 민감도의 영상을 제공한다. 양전자방출단층촬영과 전산화단층촬영이 결합한 양전자방출단층촬영/전산화단층촬영을 이용하면 분자생물학적인 정보와 해부학적인 정보를 함께 얻을 수 있다. 신경내분비종양의 진단과 병기결정, 환자의 예후 예측, 치료 후 추적조사에 도움이 되나 종양의 증식이 느린 경우 18F-fluorodeoxyglucose(FDG)가 종양에 섭취가 되지 않기 때문에 진단하는 데 도움이 되지 않는다. 대부분의 신경내분비종양에서 FDG 양전자방출단층촬영은 25~73%(중앙값 50%)의 낮은 진단율을 보이는데, 이는 다른 종류의 암보다 신경내분비종양의 당대사율이 낮기 때문이다. 이 경우에는 FDG 양전자방출단층촬영보다 소마토스타틴 수용체 양전자방출단층촬영이 도움이 될 수 있다. 그러나 예외적으로 분화도가 나쁘고 침습적인 암종의 경우 FDG의 섭취가 증가하여 유용할 수 있다(그림 27-3).

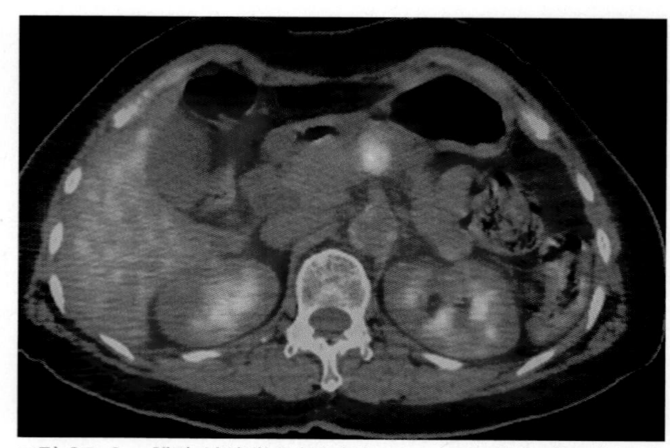

그림 27-3. 췌장 신경내분비종양의 PET 소견 췌장 체부에 FDG 섭취가 높은 1.2cm 크기의 종괴가 관찰된다. 분화도가 나쁜 암종의 경우 섭취가 증가될 수 있다.

최근 각광받고 있는 다른 진단법으로 소마토스타틴 수용체 신티그래피*somatostatin receptor scintigraphy*; *SRS*(Octeroscan)가 있다. 소마토스타틴 수용체 신티그래피에는 〔^{111}In-DTPA-D-Phe^{1}〕옥트레오타이드*octreotide*와 〔^{123}I-Tyr^{3}〕옥트레오타이드가 이용된다. 이 방법은 기존의 영상 진단법보다 예민도가 높으며 전신을 평가할 수 있어 다른 영상진단법으로 발견이 안 되는 간내 병변이나 간 및 췌장 밖의 병변도 찾을 수 있는 장점이 있다. 수술 전 종양의 발견뿐 아니라 악성인 경우 간 또는 골 전이 병소를 찾는 데 가장 예민하다. 또한 방사성 의약품을 이용한 핵의학검사들은 종양의 대사 활성도나 분자생물학적 특성에 대한 정보를 제공할 수 있는 장점이 있어 예후 예측이나 소마토스타틴 유사체 치료의 효과를 예측하는 등에 도움이 된다. 민감도는 86% 정도로 전산화단층촬영이나 자기공명영상검사보다 우수하며 소마토스타틴 수용체(SSTR)가 종양세포에 발현되는 정도에 따라 검사의 민감도가 달라져서 특히 종양의 크기가 작더라도 소마토스타틴 수용체의 밀도가 크면 발견되기 쉽다. 인체 조직에서는 현재까지 다섯 가지 소마토스타틴 수용체의 아형이 발견되었으며, 70~90%의 신경내분비종양에서 이와 같은 여러 아형들이 발현되는 것으로 알려졌는데, 그중 특히 수용체 2아형과 수용체 5아형이 많이 발견된다. 소마토스타틴 수용체 신티그래피에 사용되는 ^{111}In-옥트레오타이드는 수용체 2아형에 높은 친화도를 보이며 이를 발현하는 종양을 찾아내는 데 이용된다. 가스트린종은 체외검사에서 거의 모든 종양이 소마토스타틴 수용체를 가지고 있어 소마토스타틴 수용체 신티그래피는 가스트린종을 찾는 데 매우 유용하게 쓰일 수 있으며, 수술 전에 원발 병소를 국소화하고 전이 병소를 찾음으로써 치료의 선택에 영향을 주게 된다. 인슐린종의 경우에는 50% 미만의 양성률을 보이는데, 이는 소마토스타틴 수용체가 없거나 옥트레오타이드에 친화성이 낮은 수용체(수용체 3아형) 때문으로 생각된다. 또 대부분의 인슐린종은 단일 병변이므로 전산화단층촬영 등에서 종양이 확인되면 소마토스타틴 수용체 신티그래피를 이용해 전신을 검사할 필요는 없다. 반면 소마토스타틴 수용체 신티그래피는 인슐린종에서 옥트레오타이드 치료에 대한 반응을 예상할 수 있는 장점이 있는데, 소마토스타틴 수용체 신티그래피에서 양성을 보이는 인슐린종은 옥트레오타이드 치료에 좋은 반응을 보이며, 음성인 환자는 반응하지 않는 것으로 알려져 있다. 그러나 병변의 크기와 주변 장기의 침범 유무에 대한 정보가 없으며 가격이 비싸 널리 사용되지 못하는 제한점이 있다. 염증성 병변이 있는 경우 위양성 소견을 보일 수 있고, 종양세포에 충분한 수용체가 발현되지 않는 경우나 간 또는 간 주위에 병변이 있을 경우, 간 섭취에 비하여 종양의 섭취가 충분히 높지 않은 경우 역시 병변을 진단하기 어려울 수 있다.

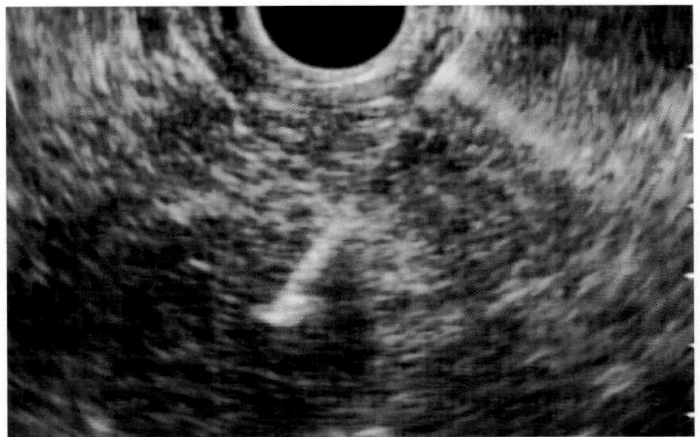

그림 27-4. 췌장 신경내분비종양의 내시경 초음파 소견 2.0cm 크기의 저에코의 경계가 좋고 균질한 종괴에서 세침흡인검사를 시행하고 있다.

최근에는 내시경초음파가 매우 효과적이라고 알려지고 있다. 췌장의 신경내분비종양은 내시경초음파에서 보통 저에코 균질성 병변으로 비교적 경계가 뚜렷하게 나타난다. 내시경초음파검사의 경우 높은 해상도로 인해 작은 종괴를 발견하는 데 유리한데, 특히 1형 다발성 내분비선종증에서 췌장 종괴를 발견하기 위한 검사에 유용하다. 초음파와 전산화단층촬영에서 찾지 못한 종양을 내시경초음파는 82%에서 진단을 하였다는 보고도 있고, 혈관조영술과 예민도를 비교할 때 더 우수한 성적을 보고하였다. 특히 인슐린종을 진단하는 데 소마토스타틴 수용체 신티그래피보다 예민도가 높다고 알려져 있다. 또한 내시경초음파 유도하 세침흡인검사*endoscopic ultrasonography guided-fine needle aspiration*; *EUS-FNA*를 통해 췌장 신경내분비종양을 병리학적으로 진단할 수 있어 유용하다(그림 27-4). 그러나 소마토스타틴 수용체 신티그래피는 핵의학 검사실에서 쉽게 시행할 수 있는 반면 내시경초음파는 의사의 숙련도에 의존적인 것이 단점이며 췌장 이외의 부분에 생긴 종양이나 전이성 병변을 보는 데는 불리한 점이 있다.

혈관조영술로 신경내분비종양 및 간전이 병변 등을 확인할 수 있으나 그 소견이 진단에 특이적이지 않으며, 꼭 필요한 것은 아니다. 췌장의 기능성 종양이 전산화단층촬영이나 자기공명영상에서 잘 발견되지 않을 때 동맥 자극 *arterial stimulation* 및 정맥 채혈*venous sampling*을 시도해 볼 수 있다. 하지만 최근 3차원 전산화단층촬영 혈관조영술 등 영상학적 검사의 눈부신 발전으로 인하여 단순히 진단만을 위해서 이러한 침습적 검사를 시행해야 할 필요성은 감소하고 있다.

영상진단법의 발전으로 췌장 신경내분비종양의 진단빈도는 증가하였으나 수술 전에 악성과 양성 종양을 감별하는 것은 어려운 문제이다. 췌장 신경내분비종양의 악성 진단은 일반적으로 주변 장기로의 침윤, 혈관으로의 침윤, 림프절 혹은 타 장기로의 전이가 있을 때 가능하다. 종양은 그 종류에 따라서 악성도가 다른데, 일반적으로 비기능 종양이 기능 종양에 비해 악성도가 높아 50~90%이며 진단 시 60% 정도에서는 이미 전이가 존재하며, 전이가 가장 잘 일어나는 부위는 간으로 알려져 있다. 만약 수술 전에 악성과 양성 종양을 감별할 수 있다면 수술 범위를 종양의 국소 절제 또는 십이지장 보존 췌두부절제술 등 적절하게 선택할 수 있어 임상적인 의의가 있다. 악성을 시사하는 특징들을 정리하면, ① 크기 2cm 이상, ② 비기능 종양, ③ 석회화, ④ 내시경초음파검사에 비균질 음영*heterogenous echogenesity*, ⑤ 췌관의 완전 폐쇄 등으로 정리할 수 있다.

11. 치료

치료의 원칙은 과다 분비되는 호르몬에 의해 나타나는 증상을 조절하고 종양의 위치 및 범위를 결정하여 절제가 가능하면 수술을 시행하는 것이다.

췌장 신경내분비종양의 가장 이상적인 치료는 외과적으로 완전히 절제하는 것이며 완치를 기대할 수 있는 방법이다. 국소적으로 반복적 재발이 있는 경우에 있어서도 가능하다면 절제하는 것이 치료의 원칙이다.

수술적 절제의 방법으론 악성이 의심될 경우 광범위 수술이 표준치료이며 양성 질환일 경우 췌기능 보존을 위한 절제술이 시도된다. 단순 종양절제술*enucleation*은 가능한 한 정상 조직을 보존하면서 병변을 절제한다는 의미에서 가장 기본이 되는 술식이라고 할 수 있다. 인슐린종의 경우 피낭*encapsulation*이 잘 형성되어 있어 조심스럽게 췌장실질을 박리하면 쉽게 췌장실질과 분리되는 경우가 많다. 최근 복강경을 이용한 단순 종양절제술이 인슐린종과 비기능성 신경내분비종양에서도 보고되고 있다.

인슐린종이나 일부 가스트린종, 그리고 크기가 2cm 미만의 작은 병변을 제외하고 췌장 신경내분비종양은 상당히 높은 악성화 경향이 있으므로 수술 시 주변 림프절절제를 포함해서 종양학적 관점에서의 췌장절제술이 필요하다.

기능성 신경내분비종양에 있어서 호르몬의 과도한 분비로 인한 증상은 수술 전 조절이 되어야만 한다. 수술 전 영양상태가 좋지 않은 환자에 있어서 충분한 영양공급이 필요하기도 하다. 인슐린종 환자는 우선 혈당치를 정상 범위로 유지하기 위하여 포도당의 정맥 내 주입이 필요하다. 혈당치를 상승시킬 수 있는 diazoxide, 베타아드레날린 수용체 차단제 및 phenytoin 등도 혈당치 상승에 도움이 되나 이들 약제의 효과는 일정하지 않으며 그 작용기간도 짧다. 인슐린종의 경우 35~50%의 환자에서 소마토스타틴 유도체인 옥트레오타이드, lanreotide는 인슐린 분비를 억제하여 저혈당이 개선되며 증상이 호전된다. 그러나 인슐린종은 다른 췌장의 신경내분비종양에 비하여 많은 환자에서 소마토스타틴 수용체가 적어 치료에 대한 반응이 떨어지며 일부의 환자에서 저혈당에 대한 반조절 작용*counter-regulatory mechanisms*을 억제하여 오히려 저혈당이 악화되는 경우가 있어 주의해서 사용해야 한다. 가스트린종은 프로톤펌프억제제와 옥트레오타이드로 위산의 과다 분비를 조절한다. 가스트린종이 다발성 내분비선종증과 연관되어 발생하는 경우에는 대개 종양절제가 불가능하기 때문에 omeprazole, lansoprazole과 같은 프로톤펌프억제제가 효과적이다. 내과적 치료에 잘 반응하지 않으면 위전절제술을 시행한다. 글루카곤종의 경우에도 옥트레오타이드를 사용하면 피부발진이 호전되고 체중감소, 복통, 설사 등의 증상이 개선된다. VIP종 환자에서는 설사를 감소시키기 위해 프레드니솔론*prednisolone*, clonidine, 인도메타신*indomethacin*, 리튬*lithium*, 프로프라놀롤*propranolol*, loperamide 등 많은 약물이 시도되었는데, 소장에서 소디움의 흡수를 억제하여 설사를 감소시키는 것으로 알려져 있다. 옥트레오타이드는 혈중 VIP

치를 감소시키고 90~95%의 환자에서 설사를 감소시켜 수술을 못하는 환자에서 장기적 치료로 고려할 수 있다. 글루카곤종이나 VIP종 환자에 있어서 설사가 심한 경우 수액의 보충 및 전해질 교정이 필요하다. 다른 췌장의 신경내분비종양과는 달리 소마토스타틴종에서는 특별한 치료약이 없어 혈당조절, 영양공급 등 대증치료만 할 수 있을 뿐이다.

비기능성 췌장 신경내분비종양은 최근 영상진단의 발달로 점차 늘어나고 있는 추세이다. 비교적 젊은 연령에서 발견되며 췌장 선암종과 비교하여 월등히 좋은 예후를 보이므로 적극적인 수술적 치료가 권장된다. 대개의 경우 췌두십이지장 절제술과 주위 림프선절제술로 잔여 종양을 남기지 않고 완전절제가 이루어질 수 있다. 악성 종양일 경우 대개 수술의 25~40% 정도에서 완전절제가 가능하고 60% 정도에서 간전이가 보고된다. 수술 시 중요한 점은 종양의 크기가 클지라도 췌장 선암종 시에 보이는 종양 침습보다는 단순한 인접 효과가 많으므로 보다 적극적으로 절제에 임해야 한다.

간전이 등의 원격전이가 있는 경우에도 환자의 전신상태가 좋고 절제가 가능하다면 원발 병소를 제거해주는 것이, 전이성 병변에서의 호르몬 분비로 인한 증상을 완화시킴으로써 삶의 질을 개선시켜 줄 수 있을 뿐만 아니라 환자의 생존을 연장할 수 있다. 간전이의 경우 전이 병변이 한쪽 엽*lobe*에 국한되어 있거나 양쪽 엽에 있는 경우에는 장경이 3cm 미만이며 전이 병변의 개수가 3~5개 미만일 때 간 절제에 대한 이상적인 적응증이다. 절제 후 남을 간 부피가 작을 경우 간문맥색전술을 시행할 수 있다. 간전이에 대한 근치적 절제 후에도 재발이 흔하게 발생하지만, 신경내분비종양 자체가 비교적 진행이 느리다. 간절제술의 5년 및 10년 생존율은 43~85% 및 35~59%, 5년 및 10년 무병생존율은 16~42%, 19%로 보고하고 있다. 하지만 간전이를 동반한 췌장 신경내분비종양에서 절제가 가능한 경우 원발 병소를 같이 절제한 경우와 다른 치료법과의 무작위 전향적인 연구가 없어 이에 대하여 보다 많은 연구가 필요하다.

절제가 불가능하거나 전이를 보이는 경우에는 호르몬에 대한 대증치료 또는 종양 성장을 억제하는 화학치료나 표적치료를 시행하나 어떤 치료가 가장 좋은지에 대하여는 논란이 있다. 그러나 최근 이들에 대해서도 종양 부담을 줄이는 수술(debulking surgery 또는 cytoreductive surgery)과 간이식 수술방법 등이 시도되고 있으며 치료성적들이 보고되고 있다. 전이가 있어도 절제 가능한 모든 종양을 제거하는 수술이 시도되기도 한다. 일반적으로 적어도 70~90%의 종괴를 제거할 수 있는 경우에 시행한다. 신경내분비종양의 경우 90% 이상의 종괴를 제거하지 않는다면 고식적 술식으로서의 의미가 없다는 보고도 있지만, 전이가 있는 경우라도 근치적 절제가 가능하면 근치적인 치료가 될 수 있다. 특히 기능성 신경내분비종양의 경우에서는 증상 완화와 생존율의 향상을 기대할 수 있다는 점에서 적극적인 절제를 권장한다. 하지만 절제 불능 간전이에 있어서 감량 수술과 다른 치료방법을 비교한 전향적 연구가 없어 수술적 절제를 고려하기 전에 종양의 크기, 전이 여부 및 종양이 분비한 호르몬에 의한 증상의 동반 여부에 대한 세밀한 검토가 반드시 필요하다. 그러나 실제 이러한 수술이 가능한 환자는 5~15%에 불과하고 아직까지 생존율을 증가시킨다는 증거는 없다.

간이식의 경우 전체적 5년 생존율은 47%이며 췌장, 십이지장 기원의 경우는 27%로 타 장기 기원보다는 간에 재발이 흔하게 발생하여 상대적으로 예후가 나쁘다.

비록 간에 전이가 있더라도 적극적으로 치료할 것을 주문하는데, 적극적인 치료를 한 경우 내분비적인 임상증상의 호전은 물론 5년 생존율이 48~83%까지 보고되고 있다. 따라서 다양한 비수술적인 치료의 중요성이 더욱 부각된다고 할 수 있다. 신경내분비종양의 간전이에 대한 국소적인 치료로는 크게 혈관을 통한 경동맥색전술 *transarterial embolization; TAE* 또는 경동맥 화학색전술 *transarterial chemoembolization; TACE*, 고주파 열치료술 *radiofrequency ablation; RFA*, 냉동요법*cryotherapy* 등이 있으며 그 외 방사선색전술*radioembolization*이나 약물방출형 입자*drug eluting bead*를 이용한 색전술, 경피적 에탄올 주입*percutaneous ethanol injection; PEI* 등이 있다. 전이된 종양의 크기가 작거나 수가 적으면 일차적으로 수술 치료를 고려하며, 비수술 치료 중에서는 고주파 열치료술을 우선 고려한다. 고주파 열치료술의 경우 4cm보다 작은 병변에서 시술되는 것이 좋지만 이보다 큰 병변에 대해서도 수술적 절제와 함께 사용될 수 있다. 그러나 이러한 시술을 하기에도 적합하지 않을 경우 대부분의 췌장의 신경내분비종양은 동맥혈의 공급을 받고 과혈관성이므로 색전술이나 화학색전술을 시도한다. 그 외 선택적 경동맥 방사성동위원소 색전술 또는 약물 방출형 입자를 이용한 색전술을 선택해 볼 수 있다. 결국 여러 가지 치료방법을 고려하고 혹은 조합하여 환자에게 적절한 치료를 선택하는 것이 중요하다.

소마토스타틴 유사체는 장, 췌장 등의 여러 기관에서 펩타이드 호르몬의 분비를 억제한다. 소마토스타틴 수용체는 대부분(80~90%)의 췌장 신경내분비종양에서 발현되는데, 미분화 신경내분비종양이나 소마토스타틴종에서는 발현이 낮다. 소마토스타틴 유사체는 수용체 2아형과 5아형에 결합을 하는 것으로 알려져 있는데, 생화학적 반응은 주로 sst2를 통해서 나타나는 것으로 알려져 있다. 내부 호르몬 소마토스타틴은 반감기가 2분 정도에 불과하기 때문에 실제 치료에 쓰일 수 없었으나 반감기가 긴 소마토스타틴 유사체(옥트레오타이드, lanreotide)가 개발되어 치료제로 사용할 수 있게 되었다. 옥트레오타이드는 반감기가 수 시간이기 때문에 하루에 2~3회 주사한다. 최근에는 서방형의 약제가 개발되어 lanreotide(격주 주사), sandostatin LAR(매달 주사), lanreotide autogel(매달 주사) 등이 사용되고 있다. 기능성 종양인 경우는 속효성 옥트레오타이드로 10~28일 주사 후 서방형 주사로 변경한다. 이와 같은 치료로 악성 인슐린종의 약 50%, 기타 기능성 종양의 70~90%에서 생화학적 반응 및 증상 완화가 관찰된다. 종양 자체가 감소하는 경우는 약 5~10%로 드물지만 종양의 성장을 지연시키는 효과는 35~50% 정도에서 기대할 수 있으며 이러한 종양의 안정화는 5~18개월 정도 유지되는 것으로 알려져 있다. 비기능성 종양에서의 소마토스타틴 유사체의 역할은 분명하지 않다. 소마토스타틴 유사물이 처음에는 신경내분비종양에서 분비되는 호르몬에 의한 증상 완화를 목적으로 사용되었으나, 최근 임상 결과들이 축적되면서 종양 증식의 억제기능이 있음이 알려졌다. 이제까지의 보고에 의하면 25~47%의 환자에서 안정 병변을 보인다고 알려져 있다. 최근 비록 췌장은 아니지만 전이성 위장관 신경내분비종양을 대상으로 한 무작위 이중맹검을 통한 제3상 임상연구에서 sandostatin LAR 치료로 대조군에 비해서 기능적인 면과 상관없이 무진행 중앙생존기간의 의미 있는 연장이 확인되었다. 소마토스타틴 유사물의 부작용으로는 설사, 지방변, 복부팽만감, 수분 저류, 구역감, 담석, 내당능 장애*glucose intolerance* 등이 있으며, 약 50%의 환자에서 발생하는 것으로 보고되지만 치료를 중단할 정도로 심한 경우는 드물다. 장기간 사용하는 경우 1/4 정도까지 담석의 발생이 증가되나 증상이 발생하는 경우는 1% 정도이다. 일부 환자에서 투여한 부위 주변에 국소 통증을 동반하기도 한다.

인터페론*interferon*은 T세포의 기능을 자극하여 호르몬 분비를 조절할 수 있어 항종양 효과뿐 아니라 40~50%의 환자에서는 호르몬 과다 분비로 인한 증상을 조절할 수 있다. 그러나 심한 피곤, 우울증, 갑상선기능 이상, 골수기능 억제 등의 부작용으로 인하여 널리 사용하지 않는다. 현재 신경내분비종양 치료에서 인터페론은 소마토스타틴 유사물 및 다른 치료제를 사용하는 중에 증상 조절이 안 되거나 종양이 진행하는 경우에 이차 약제로 사용하는 것을 권고한다. 소마토스타틴 유사물과 인터페론 알파 병합요법에서 두 약제의 상승 효과는 현재까지의 연구에서는 명확하지 않으며 초기에 병용하는 것은 추천되지 않는다.

분화도가 좋은 종양에서는 streptozocin/5-FU 혹은 streptozocin/doxorubicin 2제 복합요법이 추천되는데, 약 20~30%의 반응률을 나타내며 약 50%에서 증상 완화와 생화학적 반응을 얻을 수 있다. streptozocin은 췌장 도세포에 세포사멸 효과를 일으켜 주로 췌장 신경내분비종양의 치료제로 사용하지만, 국내에서는 희귀 의약품으로 분류되어 있다. 또한 streptozocin을 사용한 환자의 대부분은 구역, 구토가 발생하고, 약 40~50%의 환자에서는 단백뇨, 신여과율 감소가 발생하여 심한 경우 투석이 필요한 경우가 발생할 수 있어 주의가 필요하다. 경구 항암제인 temozolomide는 dacarbazine의 독성을 감소시켜 개발한 경구용 알킬화*alkylating* 항암제로, 재발된 다형성 교와종*glioblastoma multiforme* 또는 미분화 성상세포종*anaplastic astrocytoma* 등의 뇌종양에서 주로 사용하는 약제이다. 최근 항암제 부작용 감소를 위해 temozolomide 근간의 병합요법이 시도되고 있으며, temozolomide/capecitabine 병합요법은 아직 3상 결과는 발표되지 않았으나, 2상 연구에서 새로운 치료제로 기대를 모으고 있다.

분화도가 나쁜 암종에서는 etoposide/cisplatin(EP) 병합요법이 사용된다. EP 병합요법은 일반적으로 분화가 좋은 경우는 7~9%로 반응률이 낮으나 분화가 나쁜 경우에는 반응률이 40~67%를 나타낸다.

췌장 신경내분비종양의 50% 이상에서 VEGF와 그 수용체, PDGF 수용체 α 및 β, EGF 수용체, c-kit 등이 발현되는 것으로 알려져 있다. 이를 바탕으로 표적항암제를 포함한 새로운 항암제들이 시도되고 있다. Sunitinib은 대표적 tyrosine kinase 억제제로 최근 주로 신장암에서 사용되고 있는 약제이다. 최근 조기 종료된 G1/G2 진행성 췌장신경내분비종양 171명을 대상으로 한 3상 연구에서 37.5mg의 sunitinib 사용군은 무진행 중앙생존기간이 11.4개월로, 위약군의 5.5개월에 비하여 의미 있는 연장이 관찰되었고, 객관적인 반응률도 10% 대 0%로 현저한 차이가 나타났다. Sunitinib의 부작용은 3, 4등급의 호중구감소증*neutropenia*(12% 대 0%), 고혈압(10% 대 1%), 수족구증후군*hand-foot syndrome*(6% 대 0%)으로 알려져 있다.

Mammalian target of rapamycin(mTOR)은 threonine kinase로 혈관내피 성장인자, 인슐린-유사 성장인자 등의 신호전달 체계 및 hypoxia inducible factor(HIF)의 조절을 통하여 신생혈관 형성과 연관된다. mTOR 억제제인 everolimus는 초기에 면역억제제로 개발하였으나, 신장암에서 항암치료 효과가 입증되었고, 최근 신경내분비종양의 치료에 사용되고 있다. G1/G2 진행성 췌장 신경내분비종양 410명을 대상으로 진행한 연구에서 everolimus(10mg, 1일 일회 경구투약 요법)의 무진행 중앙생존기간은 11개월로 위약군의 4.6개월과 비교하여 의미 있는 연장이 확인되었으며, 3, 4등급의 부작용은 빈혈(6% 대 0%), 고혈당(5% 대 2%)과 같은 경도의 증상만 나타났다.

옥트레오타이드와 everolimus를 병용 투여한 중간보고에서는 우월한 효과를 보고하였지만, 아직 연구가 진행중이기 때문에 추가적인 결과 확인이 필요하다.

통상적인 체외 방사선치료는 골전이 또는 뇌전이가 있는 경우를 제외하고는 별 효과가 없다.

신경내분비종양은 70~90%에서 세포 표면에 소마토스타틴 수용체를 과발현하는데, 펩타이드 수용체 방사핵종치료는 소마토스타틴 수용체와 결합하는 소마토스타틴 유사물에 방사핵종을 표지하여 수술이 불가능하거나 전이된 신경내분비종양을 치료한다. 표적화 방사핵종치료는 신경내분비종양의 세포 표면에 발현되는 표적을 선택적으로 치료하여 유해작용이 적고 치료효과가 좋은 방법이다. 방사능동위원소치료는 소마토스타틴 수용체 신티그래피 같은 검사를 통해서 해당 약제의 흡수가 증가된 경우에 투여하는 것이 좋다. 베타입자 방출 핵종 *β-particle emission radionuclide*인 90Y-옥트레오타이드, 177Lu-옥트레오타이드 등이 주로 최근에 사용되고 있다. 이와 같은 치료를 통해서 9~35%가 부분적으로 종양이 감소하고, 호르몬에 의하여 환자가 겪는 증상을 호전시켜 생화학적으로 반응을 보이는 경우는 40~50% 정도인 것으로 보고되고 있다. 펩타이드 수용체 방사핵종치료는 신독성과 조혈독성을 나타낼 수 있으므로 치료 시작전에 신기능을 평가하고 혈구감소증 여부를 확인해야 한다. 신경내분비종양 치료를 위한 펩타이드 수용체 방사핵종치료 regimen에 대해서는 아직까지 합의된 기준은 없으며, 약물치료가 실패하였을 때 고려할 수 있으나 아직까지는 표적화 방사핵종치료의 잠재성에 비하여 임상에서 널리 쓰이지 못하고 있다.

참고문헌

1. Adrian TE, Ferri GL, Bacarese Hamilton AJ, et al. Human distribution and release of a putative new gut hormone, peptide YY. Gastroenterology 1985;89:1070-1077
2. Li Y, Owyang C. Endogenous cholecystokinin stimulates pancreatic enzyme secretion via vagal afferent pathway in rats. Gastroenterology 1994;107:525-531
3. Liddle RA. Gastrointestinal hormones and neurotransmitters. In Feldman M, Friedman LS, Brandt LJ, eds. Gastrointestinal and liver disease: pathophysiology/ diagnosis/ management, Volume 1, 9th ed. Philadelphia: Saunders, 2010;6-12
4. Rattan S. Role of galanin in the gut. Gastroenterology 1991;100:1762-1768
5. Arnold R. Endocrine tumours of the gastrointestinal tract. Introduction: definition, historical aspects, classification, staging, prognosis and therapeutic options. Best Pract Res Clin Gastroenterol 2005;19:491-505
6. de Wilde RF, Edil BH, Hruban RH, et al. Well-differentiated pancreatic neuroendocrine tumors: from genetics to therapy. Nat Rev Gastroenterol Hepatol 2012;9:199-208
7. Dickson PV, Behrman SW. Management of pancreatic neuroendocrine tumors. Surg Clin North Am 2013;93:675-691
8. Fendrich V, Waldmann J, Bartsch DK, et al. Surgical management of pancreatic endocrine tumors. Nat Rev Clin Oncol 2009;6:419-428

9. Grant CS. Insulinoma. Best Pract Res Clin Gastroenterol 2005;19:783-798
10. Jensen RT, Norton JA. Endocrine tumors of the pancreas and gastrointestinal tract. In Feldman M, Friedman LS, Brandt LJ, eds. Gastrointestinal and liver disease: pathophysiology/ diagnosis/ management, Volume 1, 9th ed. Philadelphia: Saunders, 2010;491-522
11. Klimstra DS, Arnold R, Carpella C, et al. Neuroendocrine neoplasms of the pancreas. In: Bosman FT, Carneiro F, Hruban R, Theise N, eds. WHO classification of tumours of the digestive system, 4th ed. Lyon: International Agency for Research on Cancer (IARC), 2010;322-326
12. Lewis RB, Lattin GE Jr, Paal E. Pancreatic endocrine tumors: radiologic-clinicopathologic correlation. Radiographics 2010;30:1445-1464
13. Metz DC, Jensen RT. Gastrointestinal neuroendocrine tumors: pancreatic endocrine tumors. Gastroenterology 2008;135:1469-1492
14. Oberg K, Eriksson B. Endocrine tumours of the pancreas. Best Pract Res Clin Gastroenterol 2005;19:753-781
15. Raymond E, Dahan L, Raoul JL, et al. Sunitinib malate for the treatment of pancreatic neuroendocrine tumors. N Engl J Med 2011;364:501-513
16. Rindi G, Klöppel G, Ahlman H, et al. TNM staging of foregut (neuro)endocrine tumors: a consensus proposal including a grading system. Virchows Arch 2006;449:395-401
17. Yao JC, Hassan M, Phan A, et al. One hundred years after "carcinoid" : epidemiology of and prognostic factors for neuroendocrine tumors in 35,825 cases in the United States. J Clin Oncol 2008;26:3063-3072
18. Yao JC, Shah MH, Ito T, et al. Everolimus for advanced pancreatic neuroendocrine tumors. N Engl J Med 2011;364:514-523

증례(27-1)

췌장의 비기능성 신경내분비종양

• 우연히 발견된 췌장과 간의 종괴를 주소로 내원하여 근치적 절제술을 시행한 췌장의 비기능성 신경내분비종양 증례이다.

증례

45세 남자가 우연히 발견된 췌장 종괴를 주소로 내원하였다. 종합검진으로 시행한 복부초음파검사에서 췌장 미부의 종괴가 발견되어 전원되었다. 복부 통증이나 전신쇠약감, 식욕부진, 체중감소, 전신소양감과 갈색뇨 등은 없었다. 과거력, 사회력에서 특이사항은 없었다. 계통적 문진에서 열, 오한, 호흡곤란, 구역, 구토, 흑색변, 배변습관의 변화 등은 없었다. 신체검진에서 혈압은 124/79mmHg, 맥박 수는 분당 67회, 호흡수는 분당 12회, 체온은 36.0°C였다. 신체검진에서 결막은 창백하지 않았으며 공막에 황달은 없었다. 흉부에 거미혈관종은 없었으며, 심음과 호흡음은 정상이었다. 복부는 편평하였고 부드러웠으며, 압통이나 반발통도 없었다. 간, 비장 및 종괴는 만져지지 않았다.

일반혈액검사는 백혈구 5,370/mm^3, 혈색소 14.2g/dL, 혈소판 373,000/mm^{3}이었다. 일반화학검사에서 콜레스테롤 132mg/dL, 총 단백 7.6g/dL, 알부민 4.5g/dL, 총 빌리루빈 0.4mg/dL, 알칼리성 인산분해효소 92IU/L, AST/ALT 17/14IU/L였다. 혈청 CEA 1.0ng/mL, CA19-9 6.8U/mL, neuron specific enolase 9.1(정상 범위 0~16.3ng/mL), chromogranin A 93(정상 범위 27~94ng/mL)이었다.

토의

좌장(내과 교수): 이 환자는 우연히 발견된 췌장의 종괴를 주소로 내원한 환자로 특별한 임상증상이나 징후가 나

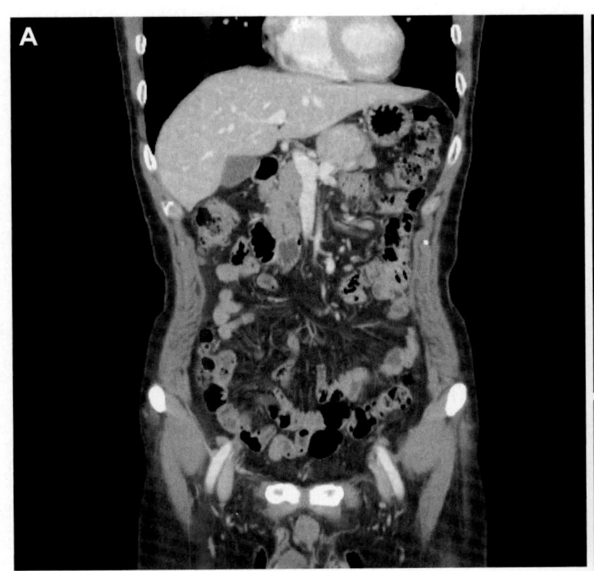

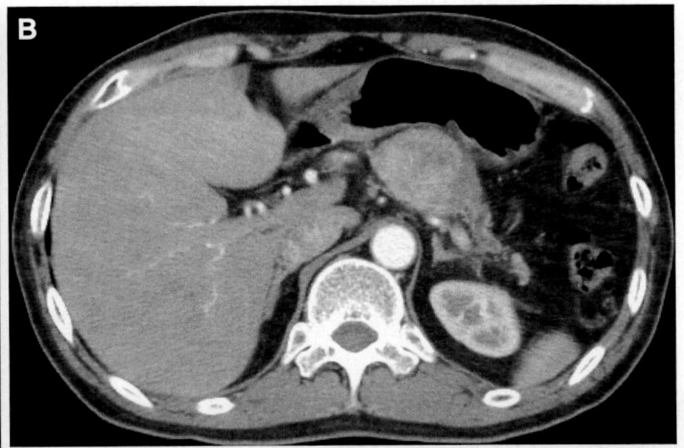

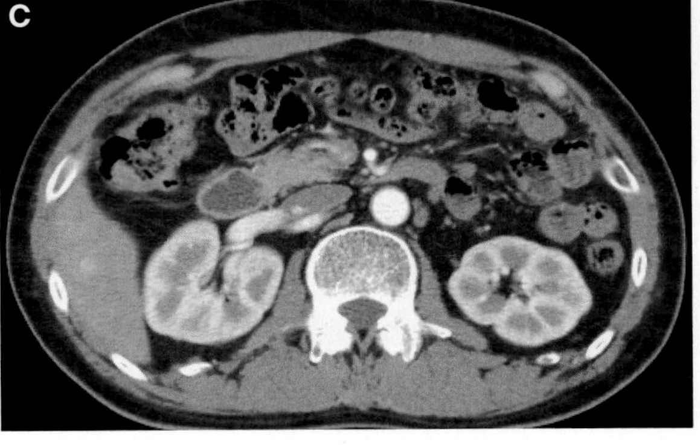

그림 27-1.1. 복부 전산화단층촬영 소견 A, B. 췌미부에 4.5×4.0cm 크기의 강한 조영증강을 보이는 종괴가 관찰된다. C. 간의 6번 분절에 0.8cm 크기의 동맥기에서 조영 증강되는 병변이 1개 관찰된다.

타나지 않습니다. 우선 방사선학적 소견을 말씀해주십시오.

영상의학과 전임의: 본원에서 시행한 복부 전산화단층촬영 소견입니다. 췌미부에 4.5×4.0cm 크기의 동맥기에서 강한 조영증강을 보이는 종괴가 관찰됩니다(그림 27-1.1). 일반적으로 췌장 선암종은 저혈관성 종양이 대부분이기 때문에 정상 췌장조직보다 저음영으로 보입니다. 따라서 혈관이 풍부하고 비교적 경계가 분명한 종괴임을 고려하였을 때 췌장의 신경내분비종양일 가능성이 높다고 여겨집니다. 불행하게도 간의 6번 분절에 0.8cm 크기의 동맥기에서 조영 증강되는 병변이 1개 관찰되었습니다.

좌장: 전산화단층촬영 이외에 추가적인 검사는 시행하지 않았나요?

주치의: 환자는 췌장암을 의심할 수 있는 증상이나 징후를 보이지 않았으며, 비교적 췌장암에 특이적인 종양표지자인 CA19-9 검사에서도 정상 소견을 보였습니다. 복부 전산화단층촬영에서도 췌장의 비기능성 신경내분비종양에 전형적인 소견을 보였습니다. 초음파 유도하 간조직검사에서 췌장 신경내분비종양의 간전이로 확진되었습니다. 자기공명영상검사에서도 추가적인 간전이 소견은 없었습니다. 양전자방출단층촬영검사에서 췌장 미부 이외에 FDG 섭취가 비정상적으로 보이는 부위는 없었습니다(그림 27-1.2). 간전이가 확인된 부위에서도 분화도 좋고 크기가 작아서인지 FDG 섭취가 없었습니다.

좌장: 간에 전이가 있음에도 절제수술을 하였는데 그 이유와 수술 소견을 말씀해주십시오.

외과 전임의: 이 환자의 경우 이론적으로 여러 치료방법이 가능하겠습니다. 항암요법을 유도요법 개념으로 몇 개월 투여해 보다가 더 이상 추가적인 전이가 발견되지 않으면 절제 수술해 보는 방법, 췌장은 절제술을 시행하고 간은 고주파 등의 소작술이나 경동맥화학색전술 등의 동맥 내 치료를 하는 방법 등이 있겠습니다. 이 환자는 비교적 젊은 연령의 환자로 전신상태가 양호하고 종양이 췌장 미부에 위치하여 절제수술이 상대적으로 용이하면서 이환율이 적고 간 종괴도 단일결절이며 크기가 작아 개복하는 김에 같이 절제수술을 하였습니다. 대장암이나 췌장 신경내분비종양 등 일부 특수한 경우에 간에 전이가 있더라도 근치적인 절제가 가능하다면 절제수술로 생존기간을 연장한다는 많은 보고가 있습니다. 개복을 하였을 때 복강 내의 복수 및 전이 등은 관찰되지 않았습니다. 췌장 미부에 4.5×4.0cm 크기의 종괴가 관찰되었고, 비교적 주위 조직과 경계가 분명하였습니다. 동맥 침범도 없었습니다. 수술은 원위부 췌장절제술*distal pancreatectomy* 및 간종양절제술*tumorectomy*을 시행하였습니다.

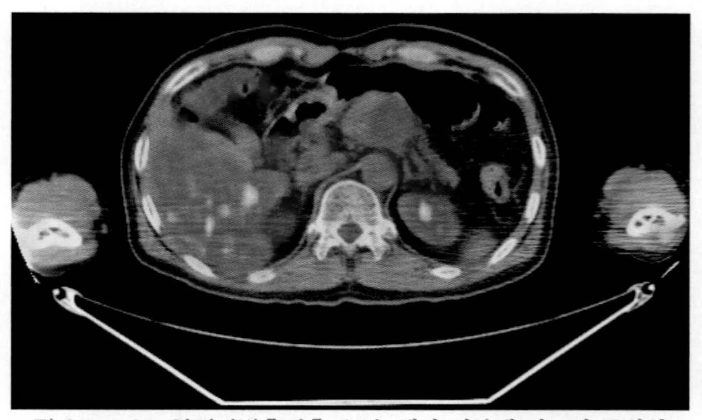

그림 27-1.2. 양전자방출단층 소견 췌장 미부에 경도의 동위원소의 섭취가 관찰된다(SUV=2.6).

임상진단

non-functioning pancreatic neuroendocrine tumor with liver metastasis

좌장: 병리 소견을 말씀해주십시오.

병리과 전임의: 육안 조직 소견으로 췌장실질을 중심으로 4.5×4×2.5cm의 주위와 경계가 비교적 명확한 회백색의 고형성 종괴가 관찰되었습니다(그림 27-1.3). 종괴 내의 출혈 및 괴사 소견은 명확하지 않으며 비정맥으로의 종괴 침윤이 관찰되었습니다. 비장실질로의 종괴 침윤은 관찰되지 않으며 비장실질 내에 또 다른 종괴 및 경색의 소견은 관찰되지 않았습니다. 간실질을 연속 절개 시 간실질을 중심으로 0.8×0.8×0.4cm의 주위와 경계가 명확한 회백색의 고형성 종괴가 관찰되었습니다. 현미경적 병리조직 소견에서 종양세포가 띠 모양 혹은 덩어리 형태로 배열되어 있는 것이 관찰됩니다(그림 27-1.4). 림프관 침윤이나 신경 주위 침윤은 없었지만 현미경적 혈관 침습이 관찰되었습니다. 수술에서 제거된 림

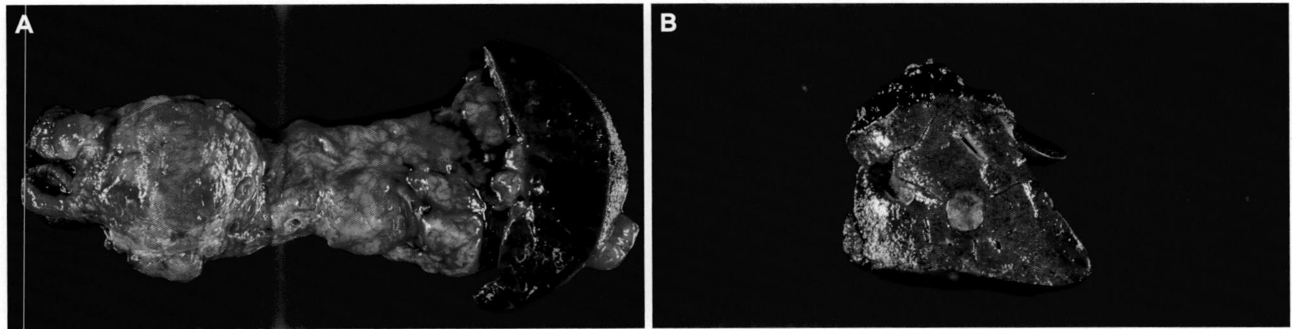
림 27-1.3. 절제수술 조직 육안 소견 A. 췌장실질을 중심으로 4.5×4×2.5cm의 주위와 경계가 비교적 명확한 회백색의 고형성 종괴가 관찰된다. B. 간의 6번 분절에 0.8cm 크기의 주위와 경계가 비교적 명확한 고형성 종괴가 관찰된다.

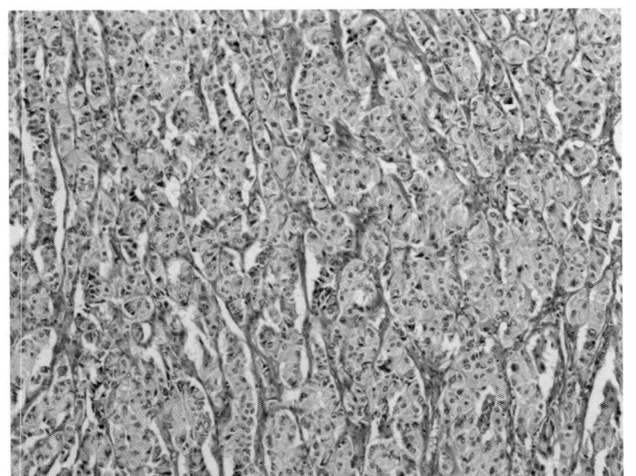
그림 27-1.4. 현미경적 병리조직 소견 종양세포가 띠 모양 혹은 덩어리 형태로 배열되어 있는 것이 관찰된다(H&E stain, ×200).

프절 개수는 10개였으며, 림프절전이는 모두에서 관찰되지 않았습니다. 면역화학염색에서 chromogranin과 synaptophysin 염색에 양성 소견을 보여 췌장 내분비종양에 합당하였습니다(그림 27-1.5). Ki 67 염색은 5%에서 양성으로 중등도 2도의 췌장 내분비종양으로 AJCC 병기로 T3N0M1이었습니다.

좌장: 이 환자의 경우 향후 재발, 특히 간전이의 가능성이 높겠습니다. 재발을 예방하기 위한 방법이 있는지요? 또한 만약 간에 재발할 경우에 치료는요?

주치의: 현재 재발을 방지하기 위한 보조요법은 입증된 바가 없는 실정입니다. 간에 전이가 생기는 경우 다시 간절제술을 하는 방법, 소작술이나 동맥 내 치료 등의 국소요법 또는 간이식 등의 치료방법, 항암요법 등을 고려할 수 있겠습니다.

좌장: 췌장 내분비종양의 분류는 종양에서 분비되어 혈중 내 존재하거나 종양조직에 존재하는 호르몬의 종류에 근거를 두고 분류하게 됩니다. 이 증례처럼 임상적 증상이나 징후가 없는 경우 비기능성 종양으로 분류합니다. 크기가 2cm 미만으로 작은 경우 대개 양성 종양의 경과를 보이지만, 크기에 관계없이 주변 장기로 침범하거나 림프절 또는 원격 전이 소견이 있으면 악성 종양으로 진단하게 됩니다.

병리 진단

non-functional pancreatic neuroendocrine tumor with liver metastasis, grade 2

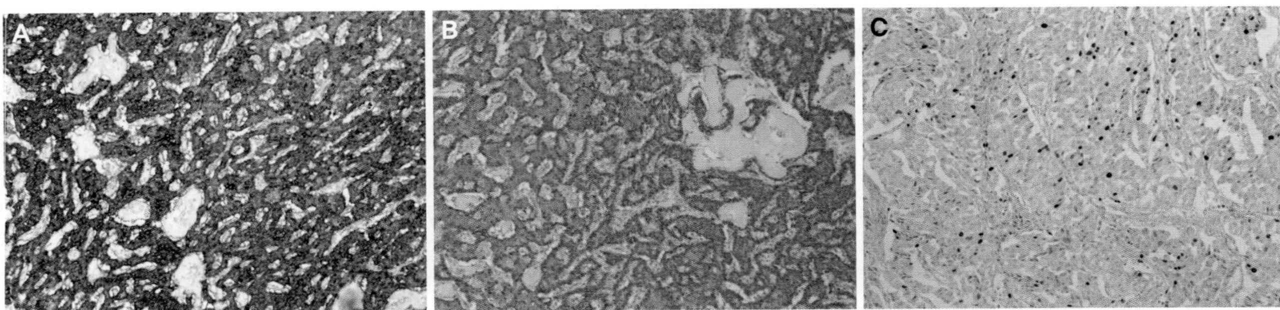
그림 27-1.5. 면역화학염색 소견 chromogranin(A)과 synaptophysin염색(B)에 양성 소견을 보여 췌장 신경내분비종양에 합당하였다(H&E stain, ×100). C. Ki 67 염색은 5%에서 양성으로 관찰된다(H&E stain, ×100).

chapter 28

급성 췌장염

이상협

- 우리나라에서의 급성 췌장염의 원인은 술, 담석이 가장 흔하며, 연령에 따라 원인이 다른 빈도로 나타난다.
- 급성 췌장염의 병태생리는 췌장 내에서 췌장효소의 조기 활성화와 췌간질로의 방출, 활성화된 췌장효소에 의한 췌실질의 자가소화, 그리고 활성화된 췌장효소가 체순환으로 흡수되어 발생하는 광범위한 전신성 독성과 여러 기관의 손상으로 구성된다.
- 상복부의 압통을 동반한 급성 복통, 혈청 췌장효소 수치의 상승, 그리고 영상학적 검사(복부초음파, 조영증강 복부전산화단층촬영, 혹은 복부자기공명영상)에서 급성 췌장염을 시사하는 소견, 이렇게 세 가지 중에 두 가지 이상이면 급성 췌장염으로 진단할 수 있다.
- 조영증강 역동적 복부 전산화단층촬영이 중증도 평가를 위한 췌장괴사의 유무와 정도 판정에 유용하다.
- 2012년 개정된 Atlanta classification에서는 일과성 장기부전, 지속성 장기부전, 전신 및 국소 합병증을 기준으로 평가하여 급성 췌장염의 중증도를 경증, 중등도, 중증의 세 가지로 분류하며, 이러한 분류를 초기에 적극적인 치료가 필요한 중증 췌장염을 확인하고 중환자실로의 입실의 기준으로 이용한다.
- 일반적인 치료법은 ① 통증의 경감을 위한 진통제의 사용, ② 혈관 내 혈액량의 유지를 위한 정맥 내 수액제나 교질용액제의 투여, ③ 금식이다.
- 경구섭취는 대개 ① 복통의 감소 또는 해소, ② 환자의 배고픔 호소, ③ 장기부전의 호전 시 재개한다.
- 괴사성 췌장염의 치료는 초기에는 항생제 및 보존적 치료를 시행하며, 임상적 상황이 악화되거나 패혈증으로 진행할 경우 내시경 또는 경피적 배액법을 시행하며, 이후로도 임상적인 호전이 없을 경우 최소 침습 후 복막괴사제거술을 시행하는 단계적인 접근이 이용된다.

Ⅰ 서론

급성 췌장염*acute pancreatitis*의 병리학적 양상은 대부분 저절로 호전되는 간질성 췌장염*interstitial edematous pancreatitis*으로부터 다양한 정도의 괴사를 동반하는 괴사성 췌장염*necrotizing pancreatitis*에 이르기까지 다양하다. 췌장염의 빈도는 국가마다, 그리고 술, 담석, 대사성 요소, 약물 등의 원인에 따라 다르다. 추정 발생률은 영국에서는 매년 10만 명당 5.4명이고, 미국에서는 매년 10만 명당 79.8명꼴로 매년 약 185,000례의 급성 췌장염이 발생하는 것으로 알려져 있다. 우리나라의 경우 1995년도에는 10만 명당 15.6명이었으나 2000년도에는 19.4명으로 증가된 소견을 보였다. 연령별 분포는 40대와 50대에 가장 빈번하며 이후로는 60대, 30대, 70대 순이었다. 성별 분포는 30~60대에서는 남성에서, 70세 이상에서는 여성에서 높은 빈도를 보였는데, 중년의 경우 남성에서 빈번한 이유는 술과 관련된 것으로 생각되며, 60세 이상인 경우 여성에서 증가되는 이유는 담석질환과 관련되는 것으로 생각된다.

Ⅱ 급성 췌장염의 원인 및 발병기전

1. 급성 췌장염의 원인

급성 췌장염의 원인은 여러 가지가 있으나(표 28-1), 이러한 원인들이 췌장의 염증을 유발시키는 기전은 아직 완전히 알려지지는 않은 상태이다. 대부분의 보고에서 급성 췌장염의 가장 흔한 원인으로 꼽히는 것은 담석이다(30~60%). 두 번째 흔한 원인은 알코올로 미국에서는 급성 췌장염의 원인 중 15~30%를 차지한다. 고중성지방혈증은 급성 췌장염 원인의 1.3~3.8%를 차지하며 혈청 중성지방치는 대개 11.3mmol/L(1,000mg/dL) 이상이다. 또한 내시경 역행성 담췌관조영술*endoscopic retrograde cholangiopancreatography; ERCP* 후 5~20%에서 합병증으로 급성 췌장염이 발생하는 것으로 알려져 있다. 급성

표 28-1 급성 췌장염의 원인

Biliary	Gallstones, microlithiasis, 'biliary sludge'
Alcohol	
Anatomic variants	Pancreas divisum, choledochal cyst, duodenal duplication,santorinicele, duodenal diverticula
Mechanical obstructions to flow of pancreatic juice	Ampullary: benign and malignant tumors, stricture or dysfunctionof SOD Ductal: stones, strictures, masses(including tumors), mucus(eg, inintraductal papillary mucinous neoplasms), parasites(Ascaris)
Metabolic	Hypercalcemia, hypertriglyceridemia
Drugs	
Toxins	
Trauma	Blunt and penetrating, instrumentation(ERCP, pancreatic biopsy)
Ischemia	Hypotension, arteritis, embolic
Hypothermia	
Infections	Viral(mumps, Coxsackie A, human immunodeficiency virus) Bacterial/other: M tuberculosis, mycoplasma Parasites(Ascaris)
Venoms(spider, Gila monster)	
Autoimmune	With or without associated autoimmune diseases(siccasyndrome, primary sclerosing cholangitis, autoimmune hepatitis, celiac disease)
Genetic(familial, sporadic)	
Idiopathic	

췌장염의 원인 중 2~5% 정도가 약물로 인해 발생하는데, 약물로 인한 과민성 반응 또는 독성 대사물에 의해 발생하는 것으로 알려져 있으나, 일부에서는 그 기전이 명확하지 않은 경우도 있다. 우리나라에서 급성 췌장염의 원인은 알코올과 담석이 각각 30% 정도이며 그 밖의 원인으로 대사성 질환, 약물, 췌장기형, 내시경 역행성 담췌관조영술 시술, 외상 등이 알려져 있다. 하지만 자세한 병력 청취 및 검사를 통해서도 원인을 밝히지 못하는 특발성인 경우가 적지 않다.

2. 급성 췌장염의 발병기전

급성 췌장염의 발병기전으로 알려진 자가소화는 단백분해효소(트립시노겐, 키모트립시노겐, 프로엘라스타아제, 인지질분해효소 A)가 장관 내가 아닌 췌장 내에서 활성화되는 것에 기인하는데, 내독소, 외독소, 바이러스감염, 허혈, 무산소증, 직접 외상 등의 요소들이 이들 단백분해효소의 전효소*proenzyme*를 활성화시키는 것으로 생각되고 있다.

3. 급성 췌장염의 병인에서 췌장효소의 활성화

최근의 몇몇 연구에서 췌장염이 세 가지의 시기로 진행하는 질환으로 제시되었다. 첫 번째 시기에는 췌장 내 소화효소 활성화와 선방세포 손상이 특징으로, 췌장효소원*zymogen*의 활성화는 세포 내 소기관에서 소화효소와 같이 위치하는 카텝신*cathepsin* B와 같은 리소좀 가수분해효소가 매개한다. 췌장염의 두 번째 시기에는 췌장에서 호중구의 활성화, 화학유인, 그리고 격리가 관여하며, 이로 인해 다양한 정도의 췌장 내 염증반응이 야기된다. 항호중구 혈청의 전처치로 유도된 호중구 고갈은 실험적으로 유발된 췌장염의 중증도를 감소시킨다. 또한 호중구 격리는 트립시노겐을 활성화시킨다는 개념을 지지하는 증거도 있다. 따라서 트립시노겐의 췌장 내 선방세포 활성화는 호중구 비의존시기와 호중구 의존시기 두 단계 과정으로 생각된다. 췌장염의 세 번째 시기는 염증을 일으킨 췌장에서 유리된 활성화된 단백분해효소와 매개체의 원격장기에 미치는 영향에 기인한다. 활성화된 효소는 세포막을 소화시키고 단백질분해, 부종, 간질출혈, 혈관손상, 응고괴사, 지방괴사 및 실질세포 괴사를 일으킨다. 세포 손상과 사멸은 브라디키닌 펩타이드, 혈관활성화 물질, 히스타민을 유출하여 혈관확장을 유발하고 혈관투과성을 증가시키며 부종을 일으켜 여러 기관, 특히 폐에 심대한 영향을 미친다. 이러한 일련의 국소적, 그리고 원격 효과의 폭포현상으로 전신성 염증반응 증후군*systemic inflammatory response syndrome; SIRS*과 급성 호흡장애 증후군*acute respiratory distress syndrome; ARDS*, 다기관 부전이 발생할 수 있다.

Ⅲ 급성 췌장염의 진단 및 임상 소견

1. 임상 소견

복통이 급성 췌장염의 주 증상이다. 통증은 가볍고 참을 수 있을 정도부터 심하고 지속적이며 꼼짝 못할 정도까지 다양하다. 특징적으로 통증은 지속적이고 천자통*boring*이며 명치 부위 및 배꼽 주위에 나타나고 종종 등이나 가슴, 옆구리, 하복부 쪽으로 방사하기도 한다. 복통은 흔히 환자가 바로 누웠을 때 심해지며 상체를 구부리거나 무릎을 굽히는 경우에는 호전된다. 위장관의 운동성 저하나 화학적 복막염으로 인한 구역, 구토, 복부팽만 등이 흔히 동반된다. 90% 이상의 급성 췌장염 환자가 복통을 호소하며, 40~70%에서는 등으로 방사되는 전형적인 복통을 호소하지만, 중증의 급성 췌장염 환자의 30~40%에서는 혼수상태나 다발성 장기부전으로 인해 전형적인 복통 증세가 나타나지 않는다.

미열이나 빈맥, 저혈압 등이 비교적 자주 일어난다. 쇼크는 드물지 않게 볼 수 있으며, 이는 ① 혈액이나 혈장단백의 후복강 내로의 삼출에 의한 혈류량 감소(후복막 작열감), ② 혈관확장이나 혈관투과성을 증가시키는 키닌펩타이드의 과도한 형성 및 분비, ③ 혈행으로 방출된 단백분해, 지방분해 효소의 전신적 효과 등에 의한 것으로 생각되고 있다. 황달은 드물게 나타난다. 피하지방 괴사로 인한 홍반성 피부 소결절도 나타날 수 있다. 10~20%의 환자에서 폐하부 수포음, 무기폐, 흉수 등이 나타날 수 있는데, 흉수는 주로 왼쪽에 나타난다. 복부압통 및 근육강직은 다양한 정도로 나타날 수 있는데, 심한 통증에 비해서는 이러한 징후는 현저하지 않은 편이다. 장음은 보통 감소되어 있거나 들리지 않는다. 기질화된 괴사를 동반한 비대된 췌장이나 췌장 가성낭종이 상복부에서 만져질 수 있다. 복강 내 출혈로 인한 배꼽 주위의 청색변화(쿨렌*Cullen* 징후)나 옆구리 부위의 청–홍–자색 또는 녹–갈색 변화(터너*Turner* 징후)가 나타나기도 하는데, 이는 헤모글로빈의 조직 내 이화작용을 반영한다. 위의 두 가지 징후가 나타나는 경우는 드물지만, 이는 심한 괴사성 췌장염을 의미한다.

2. 검사 소견

혈청 췌장효소 수치 중 혈청 아밀라아제*amylase*의 민감도 및 특이도는 기준 수치에 따라 변하게 되는데, 일반적으로 진단기준으로 정상 상한치의 3배 이상을 제시하고 있으며, 이럴 경우 민감도는 85%, 특이도는 91%이다. 그러나 아밀라아제 수치의 상승 정도와 췌장염의 중증도는 큰 상관관계가 없다. 48~72시간 이후에는 췌장염이 지속되더라도 혈청 아밀라아제 수치는 정상화되는 경향을 보인다. 그러나 지질분해효소*lipase* 수치는 7~14일 동안 증가하는 상태를 유지한다. 지질분해효소는 아밀라아제에 비해 민감도(85~100%)는 비슷하지만 특이도(85~99%)는 더 우월한 것으로 보고되고 있다. 따라서 급성 췌장염의 진단을 위해서는 혈청 아밀라아제보다 지질분해효소가 더 추천된다. 아울러 혈청 아밀라아제의 증가는 신부전증, 타액선 질환, 화상 등 췌장질환 이외의 다른 경우에도 나타날 수 있음을 염두에 두어야 한다.

복부초음파는 급성 췌장염의 진단보다는 담낭 담석이나 총담관 담석에 의한 총담관의 확장을 확인하는 데 도움을 준다. 복부 전산화단층촬영은 급성 췌장염을 확진하는 데 가장 좋은 검사이다. 급성 췌장염을 나타내는 복부 전산화단층촬영 소견으로는 췌장의 비대, 췌장실질의 불균질, 췌장 주변의 액체 저류 등이 있으며, 조영제를 사용하면 췌장괴사를 확인할 수 있으나 담관 담석의 확인은 민감도가 40~50% 정도로 낮다. 복부 자기공명영상검사는 담췌관의 해부학 구조를 파악하고 작은 담관 담석을 확인할 수 있다.

3. 진단 및 감별진단

상복부의 압통을 동반한 급성 복통, 혈청 췌장효소 수치의 상승, 그리고 영상학적 검사(복부초음파, 조영증강 복부전산화단층촬영, 혹은 복부자기공명영상)에서 급성 췌장염을 시사하는 소견, 이렇게 세 가지 중에 두 가지 이상이면 급성 췌장염으로 진단할 수 있다.

급성 췌장염과 감별해야 할 질환으로는 ① 장천공, 특히 소화성 궤양, ② 급성 담낭염과 담산통, ③ 급성 장폐쇄, ④ 장간막혈관 폐쇄, ⑤ 신산통, ⑥ 심근경색, ⑦ 박리성 대동맥류, ⑧ 혈관염을 동반한 결체조직질환, ⑨ 폐렴 및 ⑩ 당뇨병성 케톤산증 등이 있다.

Ⅳ 급성 췌장염의 종류

1. 간질성 췌장염*interstitial edematous pancreatitis*

급성 췌장염의 90~95%를 차지한다. 염증성 부종과 동반하여 췌장의 비대가 확인되며, 조영증강 복부전산화단층촬영상 췌장실질의 균일한 조영증강이 확인되며, 췌장 주위 지방은 염증성 변화를 보인다. 췌장 주위 수액고임*peripancreatic fluid collection*이 동반될 수 있으며 대부분 보존적 치료로 1주일 안에 호전을 보인다. 예후는 양호하여 사망률은 3% 이내로 알려져 있다.

2. 괴사성 췌장염*necrotizing pancreatitis*

급성 췌장염의 5~10%에서 췌장실질 혹은 췌장 주위 조직의 괴사가 발생한다. 대부분 췌장실질과 췌장 주위 조직 모두에서 괴사가 발생하며 췌장 주위 조직 단독괴사는 드물다. 괴사성 췌장염은 수일에 걸쳐 진행하므로 진단 초기에는 괴사가 확인되지 않을 수 있다. 췌장염의 초기 며칠 동안은 조영증강 복부전산화단층촬영에서 반점형*patchy*으로 조영증강이 되지 않으며 1주일쯤 지나고 나서 전반적으로 조영 증강되지 않는 췌장실질이 확인된다. 괴사성 췌장염의 20~35%에서 감염이 동반될 수 있으며 이 경우 사망률은 14~25%에 이른다. 괴사성 췌장염에서 이차적 감염은 어느 시기에도 발생할 수 있으나 처음 1주에는 드물며 보통 증상 발현 2~4주 후 발생한다. 괴사의 정도와 감염의 발생 간에는 연관성이 없다고 알려져 있다. 감염성 췌장괴사*infected pancreatic necrosis*는 항생제 사용 및 중재시술 혹은 수술이 필요하므로 진단이 매우 중요하다. 조영증강 복부전산화단층촬영에서 췌장괴사 부위에 공기음영이 관찰되면 괴사성 췌장염으로 진단할 수 있으며, 괴사 조직이나 주위 수액에 대한 흡인검사를 통한 균 동정으로도 진단할 수 있다.

Ⅴ 급성 췌장염의 합병증

1. 장기부전

장기부전을 확인하기 위해서는 호흡기계, 순환기계, 신장기능 등 세 가지 조직의 기능을 평가한다. Modified Marshall scoring system for organ dysfunction을 이용하여 한 곳이라도 점수가 2점 이상일 경우 장기부전으로 정의한다(표 28-2). 장기부전이 48시간 이내로 회복되면 일과성 장기부전*transient organ failure*이라 정의하며, 48시간 이상 지속되면 지속성 장기부전*persistent organ failure*이라 정의한다.

표 28-2 Modified Marshall scoring system for organ dysfunction

	0	1	2	3	4
PaO_2/FiO_2	>400	301~400	201~300	101~200	<101
Creatinine*(mg/dL)	<1.4	1.4~1.8	1.9~3.6	3.6~4.9	>4.9
Blood pressure(mmHg)	>90	<90 Fluid response	<90 Not responsive	<90 pH<7.3	<90 pH<7.2

* 기존에 신장기능이 좋지 않았던 환자는 신장 기능의 악화 정도에 따라 판단함.

2. 국소 합병증

국소 합병증을 기술할 때는 위치(췌장실질 내, 췌장 외부), 성상(액체, 고체, 가스), 벽의 유무 및 두께에 대한 내용이 있어야 한다. 췌장 주위 수액고임은 간질성 췌장염에서 발생하며, 췌장 가성낭종*pseudocyst*의 경우 간질성 췌장염에서 발병 4주 이후 발생할 수 있다. 급성 괴사고임*acute necrotic collection*은 괴사성 췌장염에서 합병될 수 있으며, Walled-off necrosis의 경우 괴사성 췌장염 발병 4주 이후 발생할 수 있고 가성낭종과의 감별이 필요하다. 1992년 만들어진 Atlanta classification에 분류되어 있던 췌장농양*pancreatic abscess*의 경우 발생빈도가 매우 낮으며 가성낭종과의 구별이 쉽지 않아 더 이상 사용하지 않기로 하였다.

췌장 주위 수액고임은 대부분 간질성 췌장염 발병 4주 이내에 발생한다. 피막*capsule*이 없으며 복부 전산화단층촬영에서 조영증강이 균일한 액체가 췌장에 접하여 고여 있는 소견으로 관찰된다(그림 28-1). 대부분의 췌장 주위 수액고임의 경우 저절로 없어지며 만약 4주 이상 지속되면 가성낭종으로 진행할 가능성이 높다. 췌장 가성낭종은 경계가 분명한 피막이 둘러싸고 있으며 복부 전산화단층촬영에서 조영증강이 균등한 액체가 고여 있는 소견으로 대부분 원형 또는 타원형이다. 급성 췌장염 발생 후 췌관에서 췌장액이 누출되어 췌장실질이나 췌장 주위 지방의 괴사된 부위가 액화되면서 발생한다. 흡인검사 시 아밀라아제 수치가 증가되어 있는 액체를 확인할 수 있다.

급성 괴사고임과 Walled-off necrosis는 괴사성 췌장염에서 동반된다. 급성 괴사고임은 피막이 없으며 복부 전산화단층촬영에서 췌장실질 혹은 췌장 외부에 조영증강이 균일하지 않은 액체와 괴사 조직으로 관찰된다(그림 28-2). Walled-off necrosis는 괴사성 췌장염 발병 4주 이후 발생하며 췌장실질 혹은 췌장 외부 모두에서 생길 수 있다. 액체와 괴사 조직으로 이루어져 있으며 복부 전산화단층촬영에서 조영증강이 균일하지 않으며 피막으로 둘러싸여 있다(그림 28-3). 하지만 일부에서는 복부 전산화단층촬영만으로는 고체와 액체 성분을 정확히 구분하

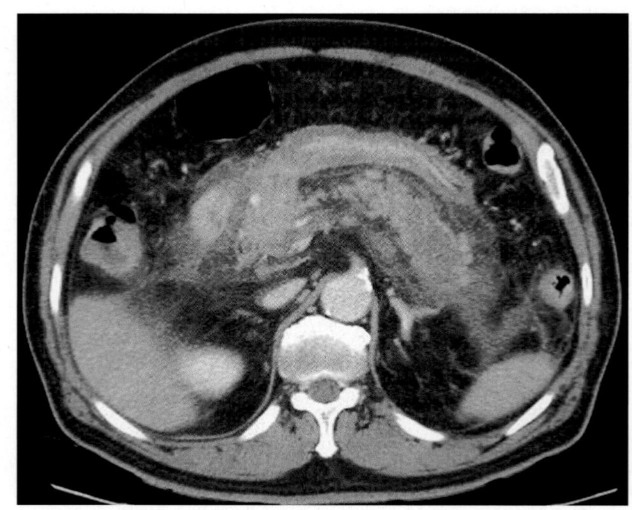

그림 28-2. 상복부 통증으로 내원한 70세 남자 환자의 복부 전산화단층촬영 췌장 주위에 액체가 고여 있는 소견과 동시에 췌장실질의 미부에 조영증강이 균일하지 않은 저음영의 괴사 소견이 관찰된다.

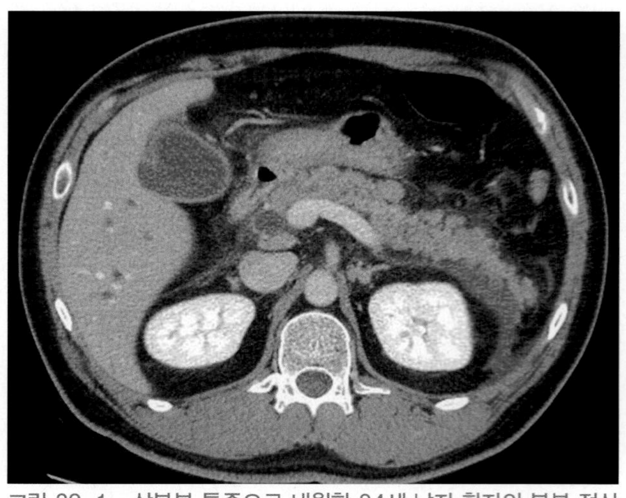

그림 28-1. 상복부 통증으로 내원한 34세 남자 환자의 복부 전산화단층촬영 췌장 주위에 피막이 없고 조영증강이 균등한 액체가 고여 있는 소견이 관찰된다.

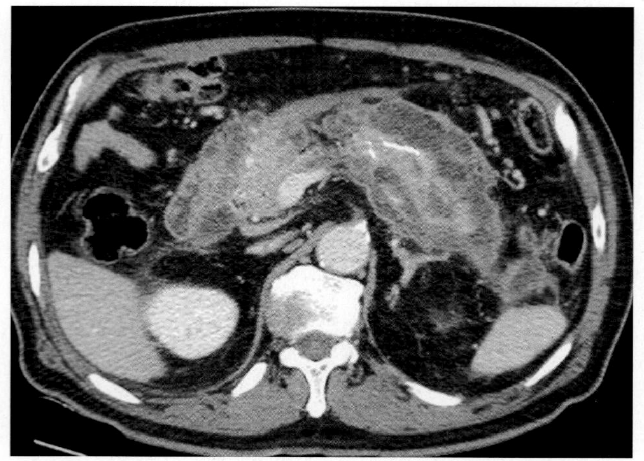

그림 28-3. 그림 28-2와 같은 증례의 1개월 후에 시행한 복부 전산화단층촬영 췌장 주위에 조영증강이 균일하지 않은 액체와 괴사 조직이 관찰되어 급성 괴사고임 소견임을 알 수가 있고 피막으로 둘러싸여 있어 walled-off necrosis임을 알 수가 있다.

지 못하여 Walled-off necrosis가 췌장 가성낭종으로 잘못 진단되기도 한다. 이 경우 복부자기공명영상 혹은 내시경초음파검사가 감별진단에 도움을 줄 수 있다.

3. 전신 합병증

전신 합병증은 관상동맥질환, 만성 폐질환, 만성 간질환, 심부전 등의 기저질환이 악화될 경우로 정의되며 앞서 언급한 장기부전과는 구분되어야 한다.

Ⅵ 급성 췌장염의 경과

1. 초기 단계

급성 췌장염의 경과는 초기 단계*early phase*와 후기 단계*late phase*로 나눌 수 있으며, 췌장염의 bimodal pattern of mortality와 일치한다. 이 둘 간의 명확한 경계는 없다. 췌장 부위의 국소적인 염증에 따른 숙주의 반응이 주를 이루는 시기를 초기 단계라고 정의하며 대략 발병 후 1주일까지이다. 췌장의 염증으로 사이토카인의 연쇄반응*cytokine cascade*이 일어나며 임상적으로 전신성 염증반응 증후군으로 나타난다. 전신성 염증반응 증후군이 지속되면 장기부전으로 이어진다. 급성 췌장염의 초기에는 췌장 괴사와 같은 국소 합병증이 잘 발생하지 않는다. 따라서 급성 췌장염의 초기에는 장기부전 여부와 장기부전의 지속기간을 통해 중증도를 평가해야 한다.

2. 후기 단계

급성 췌장염의 후기는 중등도 이상의 췌장염에서만 발생하며 염증에 의한 전신 증상이 지속되거나 국소 합병증이 발생하는 경우로 정의된다. 장기부전은 후기 단계에서도 중증도 평가에 있어서 제일 중요한 요소이며, 국소 합병증에 따라 시술 또는 수술이 필요할 수 있으므로 후기 단계에서는 국소 합병증의 정확한 진단 또한 매우 중요하다.

Ⅶ 급성 췌장염의 중증도 평가

진단 초기에 임상 증상과 징후에만 근거한 중증도 평가는 신뢰성이 떨어지므로 단순흉부촬영, 혈청 C-reactive protein(CRP), 혈청 blood urea nitrogen(BUN), 혈청 크레아티닌*creatinine* 측정 등의 객관적인 임상검사가 필요하다. 하지만 단일검사만으로는 급성 췌장염의 정확한 중증도 예측에 유용한 정보를 제공하지 못한다. 또한 여러 기관에서 다중인자 점수체계(Ranson, Imrie, APACHE II 등)들을 이용하여 중증도를 평가하려는 시도가 있었으나, 각각의 점수체계마다 예측력과 이용 편이성이 상이하여, 임상 의사들에게 보편적으로 받아들여지는 점수체계는 아직 확립되지 않았다. 급성 췌장염에서 췌장의 허혈, 괴사 및 병변의 범위를 평가하기 위해 조영증강 복부 전산화단층촬영 검사의 시행이 필요하고, 경과관찰 중 장기부전, 패혈증 및 임상양상이 악화되는 경우에는 추가적으로 복부 전산화단층촬영을 시행하는 것을 고려해야 한다. 조영증강 역동적 복부 전산화단층촬영 검사를 이용한 Computed tomography severity index(CT severity

표 28-3 Computed tomography(CT) grading of severity (Modified from the World Association guidelines and based on Balthazar and colleagues)

CT grade		
(A) Normal pancreas		0
(B) Oedematous pancreatitis		1
(C) B plus mild extrapancreatic changes		2
(D) Severe extrapancreatic changes including one fluid collection		3
(E) Multiple or extensive extrapancreatic collections		4
Necrosis		
None		0
<One third		2
One third-one half		4
>Half		6
CT severity index=CT grade+necrosis score		
	Complications	Deaths
0~3	8%	3%
4~6	35%	6%
7~10	92%	17%

표 28-4 급성 췌장염의 중증도

Mild acute pancreatitis	No organ failure No local or systemic complications	
Moderately severe acute pancreatitis	Organ failure that resolves within 48h(Transient organ failure) and/or Local or systemic complications without persistent organ failure	
Severe acute pancreatitis	Persistent organ failure(>48h)	Single organ failure Multiple organ failure

index)는 췌장괴사의 유무, 괴사 범위 및 염증변화의 범위 등을 결합하여 수치화하였고(표 28-3), 예후와 잘 연관되어 있는 것으로 받아들여지고 있다. 1992년 The Atlanta symposium에서 급성 췌장염에 대한 국제적인 협의가 있었으며 급성 췌장염의 분류 및 정의에 대해 정립하는 계기가 되었다. 이후 급성 췌장염의 병인에 대한 이해가 깊어지고 영상기술도 발전함에 힘입어 2012년에는 기존의 Atlanta classification and definition을 개정하게 되었다. 이러한 개정을 통해 급성 췌장염의 정의, 진단, 분류, 중증도, 합병증에 대해 국제적인 통일을 이루어 향후 임상진료와 연구에 도움이 될 것으로 생각된다. 1992년 Atlanta classification에서는 급성 췌장염의 중증도를 경증*mild*, 중증*severe* 두 가지로 분류하였으나 2012년 개정된 Atlanta classification에서는 경증, 중증 사이에 중등도*moderately severe*를 추가하였다. 췌장염의 중증도는 일과성 장기부전, 지속성 장기부전, 전신 및 국소 합병증을 기준으로 평가한다. 췌장염의 중증도를 평가함으로써 초기에 적극적인 치료가 필요한 중증 췌장염을 확인할 수 있으며 중환자실로의 입실의 필요 여부도 평가할 수 있다(표 28-4).

1. 경증

장기부전이 없고 전신 및 국소 합병증이 없을 때 경증으로 평가할 수 있다. 사망률은 1% 이하로 매우 낮으며 초기 단계에서 대부분 완치된다.

2. 중등도

일과성 장기부전, 전신 합병증 또는 국소 합병증이 지속성 장기부전 없이 동반된 경우로 정의된다. 췌장염의 초기 단계에서, 췌장 혹은 췌장 주위 괴사는 잘 확인되지 않고 중증도와 직접적인 연관성이 없다. 또한 초기에 췌장괴사 혹은 췌장 주위 수액고임이 확인되더라도 배액 또는 수술적 치료의 적응증이 되지 않는다. 따라서 영상학적 검사는 후기 단계에서 추천된다. 중등도 췌장염의 경우 시술 혹은 수술 없이도 회복될 수 있으나 장기간의 치료가 필요한 경우가 많다.

3. 중증

중증 췌장염은 지속성 장기부전이 동반된 상태이다. 처음 장기부전이 발생할 경우에는 일과성 장기부전인지 지속성 장기부전인지를 구분할 수가 없으므로 이럴 경우 중증 췌장염에 준해 치료를 해야 한다. 췌장염의 초기 단계에서 발생한 전신성 염증반응증후군이 지속되며 장기부전이 지속되는 상황으로 대부분 국소 합병증이 동반된다. 사망률은 36~50%로 알려져 있으며 특히 감염성 췌장괴사가 동반될 경우 사망률이 더 높음이 알려져 있다.

Ⅷ 급성 췌장염의 치료

1. 급성 췌장염의 초기 치료

대부분의 급성 췌장염 환자(85~90%)는 자기 한정성이며 치료 시작 후 3~7일 내에 저절로 좋아진다. 일반적인 치료법은 ① 통증의 경감을 위한 진통제의 사용, ② 혈관 내 혈액량의 유지를 위한 정맥 내 수액제나 교질용액제의 투여, ③ 금식이다. 급성 췌장염에 의해 지속적이고 심한 통증이 발생하며 이로 인해 불안감이 발생하고 임상경과에도 악영향을 미칠 수 있다. 급성 췌장염에 있어서 통증 조절에 관한 제대로 계획된 연구는 미흡한 실정이나 환자 주도 통증 조절*patient-controlled analgesia* 및 마약성 진통제의 정맥 내 정주를 추천하고 있다. 적절한 수액요법이 매우 중요한데, 수액이 부족할 경우 췌장괴사와 사망률이 증가하며 수액이 과다할 경우 폐부종 등의 합병증이 발생할 수 있다. 수액치료에 있어서 맞춤치료가 필요한데, 기본적으로는 20mL/kg의 bolus 치료 이후 3mL/kg/시간의 수액을 유지하며 혈청 BUN 수치에 따른 수액의 감량을 권고하고 있다. 일반적으로 급성 췌장염 환자에서는 초기에는 금식과 적절한 수액치료, 통증조절이 필요하지만 가능하면 조기에 식이 진행 혹은 경장관영양법을 시행할 것을 추천한다. 경증 및 중등도의 급성 췌장염 환자는 수액요법, 금식이 필요하며, 유동식은 3~6일부터, 정상식은 대개 5~7일부터 시작한다. 경장관영양법은 감염빈도, 수술빈도, 입원기간의 측면에서 경정맥영양법보다 우수하므로, 장마비*ileus*가 없는 이상 중증의 급성 췌장염 초기부터 고려되어야 한다. 경구섭취를 재개할 것인지의 결정은 대개 다음 기준에 근거한다. ① 복통의 감소 또는 해소, ② 환자의 배고픔 호소, ③ 장기부전이 있다가 호전된 경우이다. 혈청 아밀라아제/지질분해효소 수치의 상승 또는 복부 전산화단층촬영에서 지속적인 염증성 변화가 있다고 무증상의 배고픔을 느끼는 환자에게 음식물 섭취를 금해서는 안 된다.

2. 급성 췌장염의 국소 합병증 치료

중증 췌장염 환자 및 괴사성 췌장염 환자에서의 예방적 항생제 치료는 2개의 randomized, double-blind study에서 효과가 없음이 밝혀졌다. 메타분석*meta-analysis* 등을 종합할 때 급성 괴사고임에서 예방적 항생제의 효과는 명확하지 않으며 오히려 항생제를 사용하지 않은 군에서 감염성 췌장괴사가 감소하였다는 보고가 있다.

췌장 가성낭종을 장기간 추적관찰 시 86%에서 자연 소실이 있었고 합병증 발생률이 3~9%로 낮았다. 따라서 췌장 가성낭종은 합병증(복통, 감염, 낭종 내 출혈)이 발생한 가성낭종에서만 배액치료를 고려한다. 치료에 있어서는 우선적으로 내시경적 혹은 경피적 시술이 시도되며 이러한 중재적 시술에 반응이 없는 경우 수술적 치료를 시행한다.

무균성 괴사*sterile necrosis*의 경우 괴사제거술은 조기에 시행하는 것보다 연기하거나 수술을 시행하지 않을 때 합병증 및 사망률이 적다고 보고되어, 최근에는 급성 췌장염 발생 2~3주 내에는 내과적인 보존적 치료를 시행하는 것이 표준치료로 자리 잡고 있다. 이러한 보존적 치료에도 복통이 지속되거나 장기부전이 발생할 경우 괴사제거술이 필요할 수 있다. 감염성 췌장괴사의 치료에 있어서 초기의 괴사제거술과 step-up approach를 비교한 연구에서 step-up approach는 항생제와 함께 경피적 배액법을 시행하며 72시간 내에 호전이 없으면 최소 침습 후 복막괴사제거술*minimal invasive retroperitoneal necrosectomy*을 시행하도록 하였는데, 연구 결과 step-up approach는 초기의 괴사제거술과 비교하여 주요 합병증 및 사망률을 감소시킴이 보고되었다. 급성 췌장염 4~6주 후 발생하는 Walled-off infected necrosis에 대한 내시경적 치료와 수술적 치료를 비교한 연구에서도 내시경적 치료는 수술적 치료에 비해 염증인자, 장기부전, 복부출혈, 사망을 감소시키는 효과가 있었다. 따라서 이러한 연구 결과들을 바탕으로 하면 괴사성 췌장염의 치료 시 초기에는 항생제 및 보존적 치료를 시행하며, 임상적 상황이 악화되거나 패혈증으로 진행 시 내시경 또는 경피적 배액법을 시행한 후 호전 없을 경우 최소 침습 후 복막괴사제거술을 시행하는 단계적인 접근을 이용할 수 있을 것으로 생각된다.

가성동맥류*pseudoaneurysm*는 급성 췌장염 환자의 10% 정도에서 발생하는데, 가성낭종이나 액체고임이 있는 곳에서 주로 관찰된다. 비장동맥이 가장 흔하게 침범되며, 하부, 상부 췌십이지장동맥 순으로 침범된다. 췌장염 환자에게 특별한 원인 없이 상부위장관 출혈이 있거나 박절편*thin-cut* 복부 전산화단층촬영검사에서 가성낭종의 내부나 근처에 조영증강 병변이 나타나는 경우 가성동맥류를 의심해 보아야 한다. 확진 및 치료를 위해 동맥조영술 시행이 필요하다.

췌장성 복수는 대개 주 췌관의 파열로 인해 발생하는데, 때로는 췌관과 복강 사이의 누공 또는 가성낭종의 누출에 의해 발생하기도 한다. 혈청 아밀라아제 수치가 증가된 환자에서 복수의 알부민 수치(>3.0g/dL)와 아밀라아제 수치의 두드러진 증가가 있는 경우 췌장성 복수를 의심해야 한다. 진성 췌장성 복수에서는 파열된 췌관 또는 가성낭종에서의 유출로 인해 복수의 아밀라아제 수치가 20,000U/L 이상인 경우가 대부분이다. 내시경 역행성 췌관조영술 시행을 통해 췌관이나 가성낭종으로부터 복강 내로 조영제가 누출되는 소견으로 췌장성 복수를 진단할 수 있다. 췌관의 파열이 뒤쪽으로 생기는 경우 췌관과 흉강 사이로 내부 누공이 생겨 흉수를 형성하는데, 주로 왼쪽 흉강에 생기고 때로는 다량의 흉수를 형성한다. 췌관 파열이 앞쪽으로 생기는 경우 아밀라아제, 지질분해효소가 풍부한 복수가 발생한다. 내시경 역행성 췌관조영술을 이용한 췌관 스텐트 거치가 가장 좋은 치료방법으로 알려져 있다. 2~3주간의 내과적 치료에도 복수가 지속적으로 반복하여 나타나는 경우 해부학적 이상 여부를 확인하기 위해 췌관조영술을 시행한 후 수술을 해야 한다.

Ⅸ 결론

급성 췌장염은 환자의 임상증상, 췌장효소, 영상학적 검사로 진단할 수 있으며 괴사의 유무에 따라 간질성 췌장염 및 괴사성 췌장염으로 나눌 수 있다. 급성 췌장염의 경과는 초기 단계와 후기 단계 두 번에 걸쳐 사망률이 높은 시기가 있고, 급성 췌장염의 중증도는 초기 단계에서 회복되는 경증의 췌장염에서부터 장기부전 혹은 합병증이 동반되는 중등도 및 중증 췌장염으로 구분할 수 있다. 하지만 급성 췌장염에서의 중증도는 병의 경과에 따라 지속적으로 변할 수 있음을 숙지해야 하겠다. 치료에 있어서 초기 단계에는 수액요법, 통증요법 및 영양지원이 필수적이며, 후기 단계에서는 국소 합병증의 진단 및 이에 따른 비침습적 혹은 침습적 치료가 필요하다.

참고문헌

1. 김태현, 김진홍, 서동완 등. 급성 췌장염 진료 권고안. 대한췌담도학회지 2013;18:1-3
2. 송인성, 서동진, 윤용범 등.『김정룡 소화기계 질환』. 제3판. 서울: 일조각, 2011
3. Agarwal N, Pitchumoni CS, Sivaprasad AV. Evaluating tests for acute pancreatitis. Am J Gastroenterol 1990;85:356-366
4. Bakker OJ, van Santvoort HC, Besselink MG, et al. Prevention, detection, and management of infected necrosis in severe acute pancreatitis. Curr Gastroenterol Rep 2009;11:104-110
5. Bakker OJ, van Santvoort HC, van Brunschot S, et al. Endoscopic transgastric vs surgical necrosectomy for infected necrotizing pancreatitis: a randomized trial. JAMA 2012;307:1053-1061
6. Balthazar EJ, Robinson DL, Megibow AJ, et al. Acute pancreatitis: value of CT in establishing prognosis. Radiology 1990;174:331-336
7. Banks PA, Bollen TL, Dervenis C, et al. Classification of acute pancreatitis--2012: revision of the Atlanta classification and definitions by international consensus. Gut 2013;62:102-111
8. Banks PA, Freeman ML, Practice Parameters Committee of the American College of G. Practice guidelines in acute pancreatitis. Am J Gastroenterol 2006;101:2379-2400
9. Bergman S, Melvin WS. Operative and nonoperative management of pancreatic pseudocysts. Surg Clin North Am 2007;87:1447-1460, ix
10. Besselink MG, van Santvoort HC, Boermeester MA, et al. Timing and impact of infections in acute pancreatitis. Br J Surg 2009;96:267-273
11. Bradley EL, 3rd. A clinically based classification system for acute pancreatitis. Ann Chir 1993;47:537-541
12. Buter A, Imrie CW, Carter CR, et al. Dynamic nature of early organ dysfunction determines outcome in acute pancreatitis. Br J Surg 2002;89:298-302
13. Dellinger EP, Tellado JM, Soto NE, et al. Early antibiotic treatment for severe acute necrotizing pancreatitis: a randomized, double-blind, placebo-controlled study. Ann Surg 2007;245:674-683
14. Dellinger RP, Levy MM, Carlet JM, et al. Surviving Sepsis Campaign: international guidelines for management of severe sepsis and septic shock: 2008. Crit Care Med 2008;36:296-327
15. Forsmark CE, Baillie J, Practice AGAIC, Economics C, Board AGAIG. AGA Institute technical review on acute pancreatitis. Gastroenterology 2007;132:2022-2044
16. Gardner TB, Vege SS, Pearson RK, et al. Fluid resuscitation in acute pancreatitis. Clin Gastroenterol Hepatol 2008;6:1070-1076
17. Hallal AH, Amortegui JD, Jeroukhimov IM, et al. Magnetic resonance cholangiopancreatography accurately detects common bile duct stones in resolving gallstone pancreatitis. J Am Coll Surg 2005;200:869-875
18. Isenmann R, Runzi M, Kron M, et al. Prophylactic antibiotic treatment in patients with predicted severe acute pancreatitis: a placebo-controlled, double-blind trial. Gastroenterology 2004;126:997-1004
19. Johnson CD, Abu-Hilal M. Persistent organ failure during the first week as a marker of fatal outcome in acute pancreatitis. Gut 2004;53:1340-1344
20. Kemppainen EA, Hedstrom JI, Puolakkainen PA, et al. Rapid measurement of urinary trypsinogen-2 as a screening test for acute pancreatitis. N Engl J Med 1997;336:1788-1793

21. Kim JE, Hwang JH, Lee SH, et al. The clinical outcome of elderly patients with acute pancreatitis is not different in spite of the different etiologies and severity. Arch Gerontol Geriatr 2012;54:256-260
22. Marik PE, Zaloga GP. Meta-analysis of parenteral nutrition versus enteral nutrition in patients with acute pancreatitis. BMJ 2004;328:1407
23. Olah A, Pardavi G, Belagyi T, et al. Early nasojejunal feeding in acute pancreatitis is associated with a lower complication rate. Nutrition 2002;18:259-262
24. Russo MW, Wei JT, Thiny MT, et al. Digestive and liver diseases statistics, 2004. Gastroenterology 2004;126:1448-1453
25. Sekimoto M, Shikata S, Takada T, et al. Changes in management of acute pancreatitis before and after the publication of evidence-based practice guidelines in 2003. J Hepatobiliary Pancreat Sci 2010;17:17-23
26. Singh VK, Bollen TL, Wu BU, et al. An assessment of the severity of interstitial pancreatitis. Clin Gastroenterol Hepatol 2011;9:1098-1103
27. van Santvoort HC, Bakker OJ, Bollen TL, et al. A conservative and minimally invasive approach to necrotizing pancreatitis improves outcome. Gastroenterology 2011;141:1254-1263
28. van Santvoort HC, Besselink MG, Bakker OJ, et al. A step-up approach or open necrosectomy for necrotizing pancreatitis. N Engl J Med 2010;362:1491-1502
29. Wang SS, Lin XZ, Tsai YT, et al. Clinical significance of ultrasonography, computed tomography, and biochemical tests in the rapid diagnosis of gallstone-related pancreatitis: a prospective study. Pancreas 1988;3:153-158
30. Werner J, Feuerbach S, Uhl W, et al. Management of acute pancreatitis: from surgery to interventional intensive care. Gut 2005;54:426-436

chapter

29 자가면역췌장염

류지곤

- 자가면역췌장염은 일반적인 췌장염과 달리 복통은 경미하고 폐쇄성 황달로 주로 발현되며 췌장 및 담도계 암으로 오인될 수 있다.
- 조직학적으로 제1형과 제2형 2개의 아형이 있는데, 특징적인 영상학적 소견을 보이며 정확한 진단을 위하여 국제진단기준이 발표되었다.
- 우리나라를 비롯한 동양에서는 제1형이 대부분으로, 중년 남성에서 호발하고 IgG4가 중요한 역할을 하며 췌장 외 장기를 흔히 침범한다.

자가면역췌장염*autoimmune pancreatitis; AIP*은 일반적인 췌장염과 달리 복통은 경미하면서 폐쇄성 황달이 주 증상이며, 당뇨병이 흔히 동반되고 췌장 외 장기를 잘 침범하는 특징적인 임상양상을 보이는 질환이다. 과거에는 췌장암으로 오인하여 수술을 하는 경우가 흔하였다. 또한 특징적 조직학적·영상학적 소견을 보이며 스테로이드치료에 매우 잘 반응한다. 1995년 일본의 Yoshida 등이 처음 증례를 보고하면서 자가면역췌장염이라는 용어를 사용하였다. 우리나라에서는 2002년 자가면역췌장염 환자가 최초로 보고되었다. 우리나라에서 다기관 연구를 통해 조사한 바에 의하면 자가면역췌장염은 만성 췌장염 환자 중 약 2%를 차지하는 것으로 나타났으며, 일본과 이탈리아의 경우 각각 4.6%, 6.0%로 보고된 바 있다. 병리 소견 및 임상양상에 따라 제1형과 제2형 자가면역췌장염으로 분류되고 있다. 특히 제1형 자가면역췌장염은 IgG4가 병인에 중요한 역할을 하며 췌장뿐만 아니라 전신을 침범하여 담관, 침샘, 눈물샘*lachrymal gland*, 후복막, 림프선, 갑상선, 신장, 폐, 간 등에도 섬유화 염증을 유발할 수 있다. 자가면역췌장염이 비교적 드문 질환이지만 임상적으로 중요한 이유는 스테로이드치료에 반응을 잘하는 내과적 질병임에도 불구하고 종종 췌장암으로 오인되어 불필요한 수술을 받는 경우가 있기 때문으로, 임상양상 및 진단방법을 잘 이해하는 것이 중요하다.

I 병리 소견 및 임상양상

제1형 자가면역췌장염은 조직학적으로 lympho-

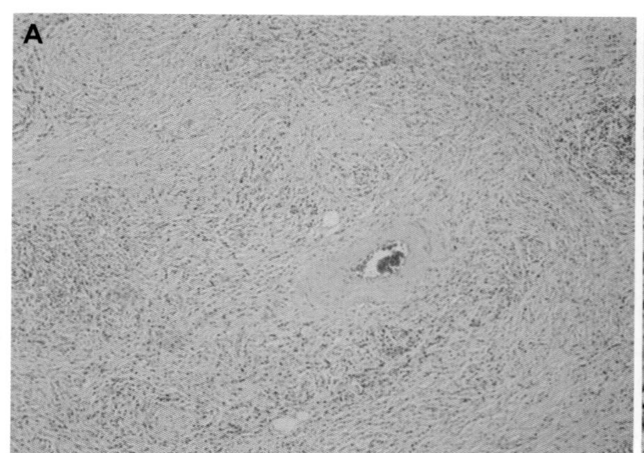
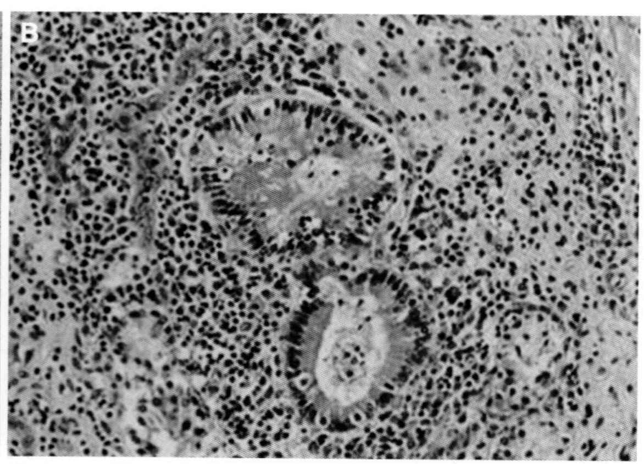

그림 29-1. 제1형 자가면역췌장염의 조직학적 소견 A. H&E staining shows storiform fibrosis, inflammatory cell infiltration and obliterative phlebitis(×40). B. Abundant lymphoplasma cell infiltration can be seen with fibrosis(×200).

plasmacytic sclerosing pancreatitis(LPSP)를 특징으로 한다. 이는 췌관 주위 림프구 및 형질세포 침윤, storiform fibrosis로 불리는 특징적인 섬유화, 그리고 이와 동반된 폐쇄성 정맥염*obliterative phlebitis*이 있으면 진단이 가능하다(그림 29-1). 또한 IgG4 양성세포의 침윤을 특징으로 한다. 이는 일본에서 처음 보고한 자가면역췌장염으로, 우리나라를 비롯한 동양에서는 대부분 제1형 자가면역췌장염이다. 서양에서는 병리학자를 중심으로 폐쇄성 황달로 발현되는 특발성 만성 췌장염의 한 형태로 다른 종류의 자가면역췌장염이 있다고 발표되었다. 이는 idiopathic duct centric pancreatitis(IDCP)로 부르며, LPSP 소견과 IgG4의 침윤이 관찰되지 않고 granulocyte epithelial lesion(GEL)을 특징으로 한다. 병리학적으로는 다르지만 영상학적 소견이 거의 유사하고 스테로이드치료에 잘 반응하므로 제2형 자가면역췌장염으로 분류하고 있다. 임상적으로 제1형은 남성에 호발하고 50~60대에 발병하며 췌장 외 장기의 침범이 흔한 반면, 제2형은 남녀비가 비슷하고 30~40대 젊은 나이에 많으며 궤양성 대장염 같은 염증성 장질환과 흔히 동반된다고 알려져 있다. 국내의 다기관 연구에서 자가면역췌장염 환자의 평균연령은 56세(16~82세), 남녀비는 2.5 : 1이었고, 제2형은 10% 미만으로 조사되었다.

1. 췌장 관련 증상

염증세포 침윤 및 섬유화가 전형적인 조직학적 소견이고, 영상학적으로 췌장의 종대가 특징이며, 가장 흔한 증상은 황달로 약 70%에서 관찰된다. 황달의 동반 여부는 소위 소시지 모양의 췌장이라 불리는 전형적인 췌실질의 전반적인 종대가 있는 미만형이거나 췌장두부에 국소 종괴가 있는 경우에 발생한다. 췌장 체부 또는 미부의 국소 종괴로 발현되는 자가면역췌장염의 경우에는 무증상으로 우연히 발견되는 경우가 흔하다. 복통은 동반하지 않는 경우가 더 많고, 간혹 동반되어도 급성 췌장염이나 췌장암과 같이 심한 복통을 호소하는 경우는 드물다. 15%에서는 체중감소가 있고 당뇨병은 42~78%에서 동반되며 외분비장애도 동반된다고 알려져 있다. 국내의 연구에서도 당뇨병은 45~51%에서 동반되었으며, 발병 6개월 이내에 당뇨병이 발생한 경우가 57%로 더 많았다. 췌장의 내분비 또는 외분비 기능장애는 25~50%이며, 스테로이드 치료 후 췌장의 염증이 소실되면 호전된다고 알려져 있다.

2. 췌장 외 장기 침범

제1형 자가면역췌장염은 전신 IgG4 연관 질환의 스펙트럼에 속하는 질환이다. 따라서 췌장뿐만 아니라 담관, 침샘, 눈물샘, 신장, 후복막, 폐, 갑상선, 림프선, 뇌하수체, 대동맥 등 전신의 장기를 침범할 수 있다. 환자의 21~44%에서 췌장 외 장기 침범을 보인다. 국내의 보고에서는 담관, 침샘, 후복막 등이 가장 흔히 동반되는 병변이다. 또한 흥미로운 사실은 췌장 외 병변이 나타나는 시기가 매우 다양하다는 것이다. 자가면역췌장염과 동시에 발현되는 경우도 있지만, 췌장 외 병변이 먼저 나타나 자가면역질환 또는 원인 불명의 질병으로 치료 또는 추적관찰을 받다가 자가면역췌장염이 발병하여 진단되는 경우도 있다. 반대로 자가면역췌장염으로 진단받고 추적관찰 도중 췌장 외 장기질환으로 재발하는 경우도 있다. 자가면역췌장염에 동반되는 췌장 외 병변은 IgG4 연관 질환이므로 유사한 병리소견을 보이고 스테로이드치료에 반응을 잘하는 것이 특징이다. 눈물샘 염증과 타액선염*sialoadenitis*을 특징으로 하는 쇠그렌증후군, 원발성 경화성 담관염, 특발성 후복막 섬유화와는 다른 임상양상을 보인다. 쇠그렌증후군은 안구 및 구강 건조증이 심하고 주로 귀밑샘*parotid gland*을 침범하는 반면, 자가면역췌장염에 동반된 경우는 건조증은 경미하고 주로 턱밑샘*submandibular gland*을 침범한다. 원발성 경화성 담관염은 젊은 연령에 발생하고 궤양성 대장염과 흔히 동반되며 황달은 초기에 없고 질병이 진행하면서 발생하는 반면, 자가면역췌장염에 동반된 경우는 50~60대 남성에 흔하며 악성 담도폐쇄처럼 황달이 갑자기 발생하는 특징이 있다.

Ⅱ 검사실검사 및 영상 소견

1. 검사실검사

자가면역췌장염 환자에게서 관찰되는 검사실 소견은 자가면역항체의 존재, 고감마글로불린혈증, IgG와 IgG4의 상승 등이다. 흔히 발견되는 자가면역항체는 antinuclear antibody, antilactoferrin antibody(ALF), anticarbonic anhydrase Ⅱ antibody(ACA-Ⅱ), rheumatoid factor 등으로, 보고에 따라 적게는 10%부터 많게는 100%에서 다양하게 나타나는 것으로 알려져 있다. 이 중에 ALF와 ACA-Ⅱ가 자가면역성 췌장염에서 가장 흔하게 나타나는 자가면역항체로 알려져 있지만, 측정을 위해서는 특수한 검사실이 별도로 필요하기에 때문에 임상에서 유용하지 못하다. IgG의 상승(>1800mg/dL)은 자가면역질환에서 일반적으로 나타나는 것으로 알려져 있으나, 자가면역췌장염에서 항상 볼 수 있는 소견은 아니고 37~76%에서 관찰된다. 과거 IgG4가 알려지기 전까지 자가면역성 췌장염을 진단하는 가장 중요한 혈청지표로서 진단기준의 하나로 사용되었다. 이후 제1형 자가면역췌장염이 IgG4 연관 질환임이 밝혀짐에 따라, 혈청 IgG4 검사는 현재 사용하는 진단기준에 포함되어 있는 중요한 검사이다. 제1형 자가면역췌장염의 진단에 있어서 민감도가 IgG는 약 60~70%인 반면에, IgG4는 80~90%로 높은 것으로 나타났다. IgG4는 일반적으로 순환하고 있는 혈청 IgG 중 약 4%를 차지하고 있는데, 제1형 자가면역췌장염 환자에서는 상승되며(>135mg/dL), 특히 2배 이상 증가하면 특이도가 매우 높다고 알려져 있다. 스테로이드치료 후에 혈청 IgG4 수치가 감소하므로 IgG4가 자가면역췌장염의 활성도를 반영하는 지표임을 알 수 있다. 반면에 제2형 자가면역췌장염에서는 혈청 IgG4의 상승이 동반되지 않으며 특징적인 혈청 소견은 아직 밝혀져 있지 않다.

2. 영상 소견

자가면역췌장염의 특징적인 영상 소견은 췌장실질의 미만성 종대와 주 췌관의 불규칙한 협착이다. 그러므로 전형적인 소견을 보기 위해서는 췌장실질을 관찰하는 전산화단층촬영*computed tomography; CT* 또는 자기공명영상*magnetic resonance image; MRI*뿐만 아니라 췌관을 보기 위한 내시경 역행성 담췌관조영술*endoscopic retrograde cholangiopancreatography; ERCP*이 모두 필요하다. CT나 MRI에서 볼 수 있는 전형적인 소견은 균일한 조영증강을 보이며 소시지 모양 췌장으로 불리는 미만성 종대가 있고 췌장 가장자리에 capsule like ring이라 불리는 저음영띠가 관찰되는 경우이다(그림 29-2). 이런 전형적인 소견은 30~80%에서 나타나며, 비교적 쉽게 자가면역췌장염을 의심할 수 있다. 그러나 일부에서는 췌장의 국소종대, 국소 췌장 종괴, 췌관확장 등 비전형적인 소견이 나타나는데, 이런 경우는 췌장암의 가능성을 우선 배제하는 것이 필수적이다. ERCP로 관찰할 수 있는 특징적인 췌관조영술 소견은 주 췌관의 불규칙하고 긴 협착(전체 주 췌관 길이의 1/3 이상), 협착 상류 주 췌관의 확장의 부재(직경 5mm 이하), 다발성 주췌관 협착 등이다(그림 29-3). 이러한 소견은 췌장암에서 볼 수 없는 소견으로 매우 특이도가 높다

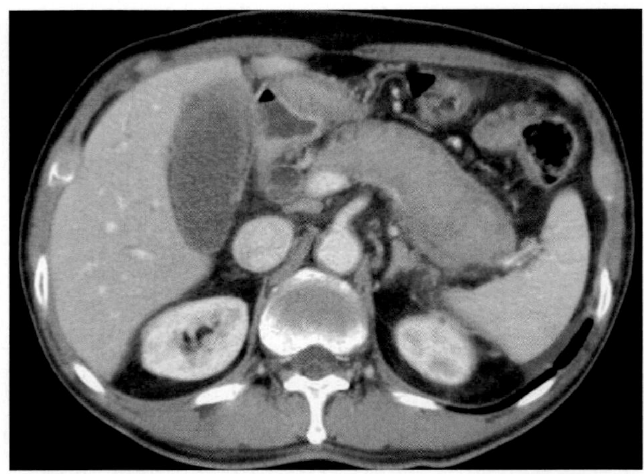

그림 29-2. 제1형 자가면역췌장염의 전형적 복부 전산화단층촬영 소견 Diffuse pancreas parenchymal swelling with contrast enhancement and capsule like rim around pancreas can be seen. Common bile duct dilatation with gallbladder distention is also noticed due to biliary obstruction.

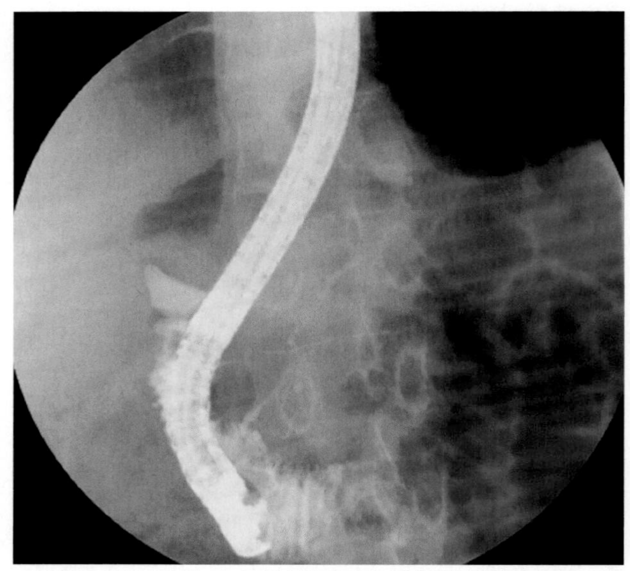

그림 29-3. 제1형 자가면역췌장염의 전형적 췌관조영술 소견 Pancreatogram shows diffuse irregular ductal strticture.

고 알려져 있다. 영상 소견은 제1형과 2형에서 유사하며 영상 소견으로 두 아형을 감별할 수는 없다.

Ⅲ 진단

2002년 일본에서 처음으로 자가면역성 췌장염의 진단 기준을 발표하였는데, 이는 영상학적·혈청학적 및 조직병리학적 소견 등의 세 요소로 구성되어 있다. 즉 영상학적으로 특징적인 소견이 있으면서 자가면역항체의 검출 또는 IgG, IgG4의 상승 등의 혈청학적 소견이 있거나 조직 생검에서 전형적인 소견이 있을 때 진단할 수 있다. 그 이후 우리나라에서 한국형 진단기준, 미국에서 HISORt 진단기준, 한국과 일본에서 공동으로 아시아 진단기준을 제정하여 잇따라 발표하였다.

1. 아시아 진단기준

일본과 한국의 전문가들이 3차례에 걸쳐 한일 자가면역췌장염 심포지엄을 가진 후 2008년 아시아 진단기준을 만들어 발표하였다(표 29-1). 영상학적·혈청학적·조직병리학적 기준의 세 가지로 구성되었으며, 영상학적 기준과 나머지 1개의 기준만 만족하면 진단할 수 있다. 그리고 수술을 시행한 환자에서 전형적인 조직병리학적 소견을 보일 때도 진단이 가능하도록 하였다. 영상학적 기준만 있는 환자에서 췌장암을 배제하는 적극적인 검사를 시행한 후 음성이면 조심스럽게 스테로이드치료를 할 수 있고 반응이 있으면 자가면역췌장염으로 진단할 수 있는 항목을 추가하였다. 비교적 간단하여 전형적인 증례에서는 임상적으로 적용하기 쉬운 장점이 있는 반면, 비전형적인 증례인 경우 췌장암과의 감별진단이 어렵다는 단점이 있고 제2형 자가면역췌장염은 포함되지 않았다.

2. 국제진단기준

international consensus diagnostic criteria

기존에 발표된 진단기준이 상이하여 국제적으로 통일되지 않다는 문제점이 있어, 2011년 국제췌장학회 *International Association of Pancreatology*에서 국제진단기준*international consensus diagnostic criteria; IDCD*을 발표하였다. 한국, 일본, 미국, 독일의 전문가들이 모여 만든 첫 번째 국제적 가이드라인으로서 자가면역췌장염을 임상적·병리학적 특징에 따라 제1형과 제2형 두 가지로 분류했고 각각의 진단기준을 제시하였다. 아형을 구분할 수 없는 경우를 달리 분류되지 않는 자가면역췌장염*autoimmune pancreatitis-not otherwise specified*으로 진단하도록 하였다. 또한 증거의 수준에 따라 진단기준을 확정적*definitive*과 가능성*probable*으로 분류하였다.

표 29-1 Asian diagnostic criteria of autoimmune pancreatitis by Korea and Japan

Criterion I. Imaging(both required)

1. Imaging of pancreatic parenchyma: Diffuse/segmental/focal enlargement of the gland. occasionally with a mass and/or hypoattenuation rim
2. Imaging of pancreaticobiliary ducts: Diffuse/segmental/focal pancreatic ductal narrowing, often with the stenosis of the bile duct

Criterion II. Serology(one required)

1. High levels of serum IgG or IgG4
2. Detection of autoantibodies

Criterion III. Histopathology of pancreatic biopsy lesions

Lymphoplasmacytic infiltration with fibrosis, with abundant IgG4-positive cell infiltration

AIP should be diagnosed when criterion I and one of the other two above criteria are satisfied, or when the histology shows the presence of lymphoplasmacytic sclerosing pancreatitis in the resected pancreas

Optional criterion: Response to steroid therapy

Diagnostic trials of steroid therapy should be conducted carefully by pancreatologists and only in patients fulfilling criterion I alone with negative work-up results for pancreatobiliary cancer

Proposed by the Research Committee of Intractable Pancreatic Diseases, provided by the Ministry of Health, Labour and Welfare of Japan and the Korean Society of Pancreatobiliary Diseases

(1) 제1형 자가면역췌장염

자가면역췌장염의 진단기준으로 5개의 중요한 특징을 선정하였다. 세부항목은 영상 소견으로 췌장실질 영상 소견(P, parencymal imaging)과 췌관 영상 소견(D, ductal imaging), 혈청 소견(S, serology), 타 장기 침범(OOI, other organ involvement), 조직학적 소견(H, histology of pancreas), 스테로이드치료에 대한 반응성(Rt, responsiveness to steroid) 등 여섯 가지로 구성되어 있다. 진단방법은 조직학적 소견, 영상 소견, 스테로이드 반응성 세 가지를 기본으로 추가 소견이 있을 때 진단이 가능하도록 하였으며, 증거 수준에 따라 확정적과 가능성 진단으로 구분하였다(표 29-2). 진단기준으로 정한 여섯 가지 항목에 대하여 자세

표 29-2 Diagnosis of definitive and probable type 1 autoimmune pancreatitis(AIP) using international consensus diagnostic criteria

Diagnosis	Primary Basis for Diagnosis	Imaging Evidence	Collateral Evidence
Definitive type 1 AIP	Histology	Typical/indeterminate	Histologically confirmed LPSP(level 1 H)
	Imaging	Typical Indeterminate	Any non-D level 1/level 2 Two or more from level 1(+level 2D*)
	Response to steroid	Indeterminate	Level 1 S/OOI+Rt or level 1 D+level 2 S/OOI/H+Rt
Probable type 1 AIP		Indeterminate	Level 2 S/OOI/H+Rt

* Level 2 D is counted as level 1 in this setting

표 29-3 Level 1 and level 2 criteria for type 1 autoimmune pancreatitis

Criterion	Level 1	Level 2
P parenchymal imaging	Typical: Diffuse enlargement with delayed enhancement(sometimes associated with rim-like enhancement)	Indeterminate(including atypical†): Segmental/focal enlargement with delayed enhancement
D Ductal imaging(ERP)	Long(>1/3 length of the main pancreatic duct) or multiple strictures without marked upstream dilatation	Segmental/focal narrowing without marked upstream dilatation(duct size, <5mm)
S serology OOI other organ involvement	IgG4, >2x upper limit of normal value a or b a. Histology of extrapancreatic organs Any three of the following: (1) Market lymphoplasmacytic infiltration with fibrosis and without granulocytic infiltration (2) Storiform fibrosis (3) Obliterative phlebitis (4) Abundant(>10cells/HPF) IgG4-positive cells b. Typical radiological evidence At least one of the following: (1) Segmental/multiple proximal(hillar/intrahepatic) or proximal and distal bile duct stricture (2) Retroperitoneal fibrosis	lgG4, 1-2x upper limit of normal value a or b a. Histology of extrapancreatic organs including endoscopic biopsies of bile duct†: Both of the following: (1) Marked lymphoplasmacytic infiltration without granulocytic infiltration (2) Abundant(>10cells/HPF) IgG4-positive cells b. Physical or radiological evidence At least one of the following: (1) Symmetrically enlarged salivary/lachrymal glands (2) Radiological evidence of renal involvement described in association with AIP
H Histology of the pancreas	LPSP(core biopsy/resection) At least 3 of the following: (1) Periductal lymphoplasmacytic infiltrate without granulocytic infiltration (2) Obliterative phlebitis (3) Storiform fibrosis (4) Abundant(>10cells/HPF) IgG4-positive cells	LPSP(core biopsy) Any 2 of the following: (1) Periductal lymphoplasmacytic infiltrate without granulocytic infiltration (2) Obliterative phlebitis (3) Storiform fibrosis (4) Abundant(>10cells/HPF) IgG4-positive cells
Response to steroid(Rt)*	Diagnostic steroid trial Rapid(≤2wk) radiologically demonstrable resolution or marked improvement in pancreatic/extrapancreatic manifestations	

* Diagnostic steroid trial should be conducted carefully by pancreatologists with caveats (see text) only after negative workup for cancer including endoscopic ultrasound-guided fine needle aspiration.

† Atypical: Some AIP cases may show low-density mass, pancreatic ductal dilatation, or distal atrophy. Such atypical imaging findings in patients with obstructive jaundice and/or pancreatic mass are highly suggestive of pancreatic cancer. Such patients should be managed as pancreatic cancer unless there is strong collateral evidence for AIP, and a thorough workup for cancer is negative (see algorithm).

† Endoscopic biopsy of duodenal papilla is a useful adjunctive method because ampulla often is involved pathologically in AIP.

표 29-4 Level 1 and level 2 criteria for type 2 autoimmune pancreatitis

Criterion	Level 1	Level 2
P Parenchymal imaging	Typical: Diffuse enlargement with delayed enhancement(sometimes associated with rim-like enhancement)	Indeterminate(including atypical†): Segmental/focal enlargement with delayed enhancement
D Ductal imaging(ERP)	Long(>1/3 length of the main pancreatic duct) or multiple strictures without marked upstream dilatation	Segmental/focal narrowing without marked upstream dilatation(duct size, <5mm)
OOI Other organ involvement		Clinically diagnosed inflammatory bowel disease
H histology of the pancreas (core biopsy/resection)	IDCP: Both of the following (1) Granulocytic infiltration of duct wall (GEL) with or without granulocytic acinar inflammation (2) Absent of scant(0~10cells/HPF) IgG4-positive cells	Both of the following: (1) Granulocytic and lymphoplasmacytic acinar infiltrate (2) Absent or scant(0~10 cells/HPF) IgG4-positive cells
Response to steroid(Rt)*	Diagnostic steroid trial Rapid (≤2wk) radiologically demonstrable resolution or marked improvement in manifestations	

* Diagnostic steroid trial should be conducted carefully by pancreatologists with caveats (see text) only after negative workup for cancer including endoscopic ultrasound0guided fine needle aspiration.
† Atypical: some AIP cases may show low-density mass, pancreatic ductal dilatation, or distal atrophy. Such patients should be managed as pancreatic cancer unless there is strong collateral evidence for AIP, and a thorough workup for cancer is negative (see algorithm).

표 29-5 Diagnosis of definitive and probable type 2 autoimmune pancreatitis(AIP) using international consensus diagnostic criteria

Diagnosis	Imaging Evidence	Collateral Evidence
Definitive type 2 AIP	Typical/indeterminate	Histologically confirmed IDCP(level H) or clinical inflammatory bowel disease+level 2 H+Rt
Probable type 2 AIP	Typical/Indeterminate	Level 2 H/clinical inflammatory bowel disease+Rt

한 기술이 있는데, 전형적인 소견인 경우 level 1, 아닌 경우 level 2로 나누어 규정을 하였다(표 29-3).

(2) 제2형 자가면역췌장염

혈청 IgG4의 상승이 없으므로 혈청 소견을 제외한 다섯 가지로 구성되어 있다(표 29-4). 췌장실질 영상 소견과 췌관 영상 소견은 제1형과 동일하며 타 장기 침범은 임상적으로 진단된 만성 염증성 장질환만 포함된다. 제1형과 달리 진단에 조직학적 소견이 필수적인데, 전형적인 조직학적 소견이 있으면 확진이 가능하며 전형적인 조직학적 소견이 없으면 추가 증거 수준에 따라 확정적 또는 가능성 진단이 가능하다(표 29-5).

3. 췌장암과의 감별진단

자가면역췌장염에서 발생하는 폐쇄성 황달은 담관의 협착, 췌장의 국소적 종괴, 미만성 종대 등과 동반되는 경우가 많다. 따라서 췌장암이나 담관암으로 오인하여 실제 임상에서 외과적 절제를 하는 경우도 종종 있다. 후향적 연구에 의하면 미국에서 췌장암으로 수술받은 환자의 2.5%가 자가면역췌장염으로 판정되었다. 국내의 다기관 연구에서도 67명의 자가면역췌장염 환자 중 14명(21%)에서, 단일 기관 55명의 환자 중 8명(15%)에서 악성 종양으로 오인 또는 악성의 가능성 때문에 수술을 시행하였다. 과거에는 자가면역췌장염에 대한 인식이 부족하여 미만성 췌장종대가 있는 전형적인 경우에도 수술을 시행하였다. 하지만 최근에는 미만성 종대, capsule like rim, 미만성 췌관협착 등 전형적인 소견이 있는 환자에서 수술을 시행한 경우는 없다. 다만 영상 소견이 비전형적인 국소형 자가면역췌장염에서 췌장암과 감별이 어려워 수술하는 경우가 대부분이다. 임상적으로 문제가 되는 것은 국소 췌장종괴로 발현되는 경우가 30% 정도를 차지한다는 사실이다. 국내의 연구에서도 미만형 종대를 보인 경우는 81%였고 나머지는 국소형 또는 비전형적인 형태였고, 이탈리아의 보고에서는 63%가 국소형으로 더 많았다.

임상적으로 폐쇄성 황달을 주소로 내원하는 경우가 많고 고령에서 발생하며 당뇨병이 새로 병발하고 일부에서는 체중감소도 나타나므로 췌장암과 매우 유사하여 임상양상으로 감별하는 것은 매우 어렵다. 그러므로 간내 담관 협착, 타액선염, 후복막섬유화증 등 췌장 외 장기의 침범이 있다면 자가면역췌장염을 의심하는 것이 필요하고 IgG, IgG4 등의 혈청학적 검사를 시행한다. 물론 췌장암 환자의 10%에서도 대부분 2배 이내이지만 IgG4의 상승이 관찰되므로 IgG4 상승만 갖고 췌장암을 배제할 수는 없다. 영상학적 소견에서도 국소형의 경우 췌장암과의 감별이 매우 어렵지만 자가면역췌장염을 시사하는 소견이 여러 연구에서 제시된 바 있다. 즉 췌관협착의 길이, 협착 상류 주췌관의 확장 정도, 종괴 원위부 췌실질의 위축 여부, 담관 벽의 비후 동반 여부 등이다. 영상학적 소견으로 췌장암과 감별이 안 되면 내시경초음파 유도하 조직생검 또는 세침흡인술이 추천된다. 물론 조직생검으로 자가면역췌장염의 전형적인 소견이 나올 확률은 50% 정도로 높지는 않지만, 췌장암의 가능성을 배제할 수 있는 장점이 있다. 내시경초음파를 통한 세침흡인술로 일단 췌장암의 가능성이 희박하다고 판단되면 진단 및 치료 목적으로 스테로이드를 사용해 볼 수 있다. 자가면역췌장염은 스테로이드에 매우 잘 반응하므로 2주간의 치료 후 추적검사를 시행하면 자가면역췌장염과 췌장암의 감별에 용이하고 췌장암 수술 경과에도 영향을 미치지 못한다는 전향적인 연구결과가 있어 조심스럽게 시행할 수 있다. 그러나 췌장암 환자를 자가면역췌장염으로 오진하는 것이 더 큰 문제이므로 항상 췌장암의 가능성을 염두에 두고 여러 가지 가능성을 고려해야 한다.

Ⅳ 치료

스테로이드가 자가면역췌장염 치료의 근간이라는 사실은 모두 인정하고 있다. 국제진단기준에서는 프레드니솔론*prednisolone* 0.6~1mg/kg을 초기 사용량으로 추천하고 있으나, 우리나라에서는 보통 0.6mg/kg이 흔히 사용된다. 스테로이드 유도치료*induction therapy*를 시작하고 영상학적·방사선학적 추적검사가 필요하다. 유도치료를 얼마간 할지에 대해서는 아직까지 표준지침은 없으나 보통 1개월 정도를 하고 있다. 스테로이드 반응성을 가지고 진단을 해야 하는 상황이라면 2주 후 추적검사를 통한 판정이 추천된다. 4주간 치료 후 반응이 있음이 확인되면 감량을 시작하는데, 보통 1~2주일에 5mg씩 감량하는 것이 추천된다. 15mg까지 감량을 하면 환자의 상태를 보고 다시 서서히 2~3개월에 걸쳐서 5mg까지 감량을 한다. 제2형 자가면역췌장염은 재발률은 10% 미만으로 흔하지 않지만, 제1형 자가면역췌장염은 약 30~50%에서 재발한다고 알려져 있으며, 특히 IgG4 연관 담관염이 동반되어 있는 경우에 재발이 흔하다. 그러나 스테로이드 유지요법을 해도 18~32%에서 재발한다고 알려져 있어 모든 환자에서 유지요법을 하는 것이 좋을지는 아직 정립되어 있지 않다. 일본에서는 제1형의 경우 모든 환자에서 프레드니솔론 5mg 유지요법을 권장하고 있으며, 그 기간은 최소 6~12개월이며 3년 이내에 끊을 것을 추천하고 있다. 췌장 외 장기가 침범된 경우에도 스테로이드에 잘 반응한다고 알려져 있는데, 당뇨병은 스테로이드치료로 일시적으로 악화될 수 있으나 25~45%는 자가면역췌장염이 호전되면 당뇨병도 호전된다고 알려져 있다. 스테로이드치료에 앞서 황달이 있는 환자에서는 ERCP를 통한 담도배액술이 필요하며 일시적인 당뇨병의 악화에 대비하여 혈당 조절이 필요하다. 일단 관해가 오고 다시 재발한 경우에도 스테로이드에 반응을 잘하므로 다시 사용하면 되는데, 이후 좀 더 천천히 감량하는 것이 추천된다. 반복적으로 재발을 한 경우 또는 장기간의 유지요법에도 불구하고 재발을 하는 경우는 아자티오프린*azathioprine*을 함께 사용하기도 하는데, 사용기간에 대해서는 아직 확립되어 있지 않다. 최근에는 B 림프구 표지자인 CD20 항원을 표적으로 하는 rituximab을 사용하여 효과를 보았다는 보고가 있으나 향후 추가적인 연구가 필요하다. 자가면역췌장염은 스테로이드에 잘 반응하는 질환이므로 일반적으로 예후는 양호하지만 치료를 하지 않고 재발을 반복하면 비가역적인 만성 췌장염으로 진행된다고 알려져 있다.

자가면역췌장염은 췌장의 미만성 또는 국소 종대를 특징으로 하는 질환으로서 폐쇄성 황달이 주요 증상이다. 당뇨병과 체중감소가 동반되기도 하여 전형적인 영상 소견이 아니면 췌장암과의 감별이 매우 어렵다. 특징적인 조직학적 소견으로 제1형과 제2형 자가면역췌장염으로 구분되며, 우리나라에서 흔한 제1형 자가면역췌장염은 IgG4 연관 전신질환의 하나이다. 혈청 IgG4의 증가가 특징적이며 담관, 타액선, 눈물샘, 후복막 등 췌장 외 장기 침범이 흔히 동반된다. 정확한 진단을 위해 국제진단기준이 발표되었는데, 진단이 불확실한 경우에는 내시경초음파를 통한 조직 획득이 필요하다. 스테로이드에 잘 반응하는 내과적 질환이므로 진단기준과 임상양상을 잘 이해하고 있어야 불필요한 수술을 피할 수 있다.

참고문헌

1. Ryu JK, Lee JK, Kim YT, et al. Clinical features of chronic pancreatitis in Korea: a multicenter nationwide study. Digestion 2005;72:207-211
2. Chari ST, Smyrk TC, Levy MJ, et al. Diagnosis of autoimmune pancreatitis: the Mayo Clinic experience. Clin Gastroenterol Hepatol 2006;4:1010-1016
3. Ryu JK, Chung JB, Park SW, et al. Review of 67 Patients with Autoimmune Pancreatitis in Korea: A Multicenter Nationwide Study. Pancreas 2008;37:377-385
4. Otsuki M, Chung JB, Okazaki K, et al. Asian diagnostic criteria for autoimmune pancreatitis: consensus of the Japan-Korea Symposium on Autoimmune Pancreatitis. J Gastroenterol 2008;43:403-408
5. Park DH, Kim MH, Chari ST. Recent advances in autoimmune pancreatitis. Gut 2009;58:1680-1689
6. Frulloni L, Scattolini C, Falconi M, et al. Autoimmune pancreatitis: differences between the focal and diffuse forms in 87 patients. Am J Gastroenterol 2009;104:2288-2294
7. Kamisawa T, Imai M, Yui Chen P, et al. Strategy for differentiating autoimmune pancreatitis from pancreatic cancer. Pancreas 2008;37:e62-e67
8. Moon S-H, Kim M-H, Park DH, et al. Is a 2-week steroid trial after initial negative investigation for malignancy useful in differentiating autoimmune pancreatitis from pancreatic cancer? A prospective outcome study. Gut 2008;57:1704-1712
9. Gardner TB, Levy MJ, Takahashi N, et al. Misdiagnosis of autoimmune pancreatitis: a caution to clinicians. Am J Gastroenterol 2009;104:1620-1623
10. Kamisawa T, Shimosegawa T, Okazaki K, et al. Standard steroid treatment for autoimmune pancreatitis. Gut 2009;58:1504-1507
11. Okazaki K, Kawa S, Kamisawa T, et al.; Research Committee for Intractable Pancreatic Disease and Japan Pancreas Society. Japanese consensus guidelines for management of autoimmune pancreatitis: I. Concept and diagnosis of autoimmune pancreatitis. J Gastroenterol 2010;45:249-265
12. Kamisawa T, Okazaki K, Kawa S, et al.; Research Committee for Intractable Pancreatic Disease and Japan Pancreas Society. Japanese consensus guidelines for management of autoimmune pancreatitis: III. Treatment and prognosis of AIP. J Gastroenterol 2010;45:471-477
13. Sah RP, Chari ST, Pannala R, et al. Differences in clinical profile and relapse rate of type 1 versus type 2 autoimmune pancreatitis. Gastroenterology 2010;139:140-148
14. Shimosegawa T, Chari ST, Frulloni L, et al. International consensus diagnostic criteria for autoimmune pancreatitis: guidelines of the International Association of Pancreatology. Pancreas 2011;40:352-358
15. Kamisawa T, Kim MH, Liao WC, et al. Clinical characteristics of 327 Asian patients with autoimmune pancreatitis based on Asian diagnostic criteria. Pancreas 2011;40:200-205
16. Kamisawa T, Chari ST, Giday SA, et al. Clinical profile of autoimmune pancreatitis and its histological subtypes: an international multicenter survey. Pancreas 2011;40:809-814
17. Song TJ, Kim JH, Kim MH, et al. Comparison of clinical findings between histologically confirmed type 1 and type 2 autoimmune pancreatitis. J Gastroenterol Hepatol 2012;27:700-708
18. Deshpande V, Zen Y, Chan JK, et al. Consensus statement on the pathology of IgG4-related disease. Mod Pathol 2012;25:1181-1192
19. Stone JH, Zen Y, Deshpande V. IgG4-related disease. N Engl J Med 2012;366:539-551
20. Hart PA, Kamisawa T, Brugge WR, et al. Long-term outcomes of autoimmune pancreatitis: a multicentre, international analysis. Gut 2013;62:1771-1776
21. Hart PA, Topazian MD, Witzig TE, et al. Treatment of relapsing autoimmune pancreatitis with immunomodulators and rituximab: the Mayo Clinic experience. Gut 2013;62:1607-1615
22. Kamisawa T, Chari ST, Lerch MM, et al. Recent advances in autoimmune pancreatitis: type 1 and type 2. Gut 2013;62:1373-1380

chapter 30

만성 췌장염

김용태

- 만성 췌장염의 원인으로는 알코올, 특발성, 췌관폐쇄, 자가면역, 열대성, 유전 등이 있다.
- 증상으로 복통, 당뇨병, 지방변, 체중감소 등이 나타난다.
- 진단은 영상의학적으로 주로 전산화단층촬영, 내시경 역행성 췌관조영술, 내시경초음파검사 등이 이용되고, 기능검사도 보조적으로 이용된다.
- 치료는 복통에 대해 진통제, 췌장효소 등을 투여하고 통증이 조절되지 않으면 내시경을 이용한 췌관확장이나 외과적 수술을 한다. 흡수장애에는 식사 때마다 약 30,000IU의 지방분해효소를 투여한다.
- 합병증으로 가성낭종, 담관폐쇄, 복수, 흉수, 십이지장협착, 가성동맥류, 췌장암 등이 발생하며 내시경치료를 하면 대개 호전된다.

Ⅰ 원인

만성 췌장염은 만성적인 염증으로 인하여 췌장의 외분비 기능이 저하되고 섬유화가 진행되며, 일부에서는 내분비 기능의 장애까지 초래되는 질환이다. 만성 췌장염은 100,000만 명당 3~10명 정도로 발견된다. 원인은 여러 가지가 있으며(표 30-1), 가장 흔한 것은 알코올이고 다음이 특발성이다. 우리나라의 경우에는 약 64.3%에서 원인이 알코올이며, 특발성이 20.8%, 췌관폐쇄가 8.6%, 자가면역성이 2.0%이다.

알코올 섭취량이 많아질수록 만성 췌장염에 걸릴 확률이 높아진다. 간의 경우에는 어느 정도 일정한 양 이상의 알코올을 섭취해야 간에 병변을 일으킬 수 있지만, 췌장의 경우에는 췌장염을 일으키는 알코올의 역치가 따로 있는 것은 아니고 조금씩 술을 마시는 사람도 만성 췌장염에 걸릴 수 있다. 그러나 만성적 알코올 중독자라도 대부분에서는 만성 췌장염이 발생되지는 않고 아주 일부의 사람에서만 발생한다. 어떤 요인이 이러한 개인차에 관여하는지에 대해서는 아직 잘 알려져 있지 않다. 술의 종류나 마시는 양상, 빈도 등은 별로 영향을 미치지 않는다.

특발성 만성 췌장염은 약 20%를 차지하고 있는데 청소년형과 노인형으로 나뉜다. 청소년형은 대개 20세 전후에 발견되며 남녀의 비는 같고, 동통이 심하나 외분비기능은 비교적 좋으며, 석회화도 심하지 않다. 이에 비해 노인형은 60세에 주로 남자에게 발생하며, 동통은 심하지 않고 석회화가 심하다.

열대성 만성 췌장염은 아시아와 아프리카의 일부지역에서 많이 발생하는데 아직 그 정확한 원인은 잘 모르고 있다. 영양실조가 관여되리라고 추정하기도 하였으나, 영양상태가 좋지 않은 지역에서 만성 췌장염이 별로 발생하지 않는 경우도 많다. 열대지역에서 섭취하는 음식물과의 관계에 대해서 여러 연구가 있었는데, 그중 주목을 받고 있는 것이 카사바*cassava*이다. 이것을 섭취하면 세포 내에서 산소 유리기가 많이 생성되고 이들의 보집자인 초과산화물불균등화효소*superoxide dismutase* 등의 효소를 불활성화하여 췌장염을 일으킨다고 여겨진다. 열대지역에서는

표 30-1 만성 췌장염의 분류

알코올	
특발성	
열대성	
유전성	
대사성	괴사 후 고칼슘혈증 고중성지방혈증
췌관폐쇄	양성 협착 분할췌 악성 협착
자가면역	

음식물 중에 아연, 구리, 셀레늄 등과 같은 항산화물질이 부족하기 때문에 카사바와 같은 물질에 의한 췌장염 발생을 억제할 수 있는 기능도 감소되어 있다. 그러나 현재까지 카사바가 직접적으로 만성 췌장염을 일으킨다는 실험적 또는 임상적 자료는 없다.

유전성 만성 췌장염은 상염색체 우성으로 유전되는데, 이에 관련된 유전자 중 하나가 cationic trypsinogen 1(PRSS1) 유전자로 밝혀졌다. 정상인에서는 트립시노겐*trypsinogen*이 췌장에서 만들어져 십이지장으로 분비된 이후에야 트립신*trypsin*으로 변환되면서 활성화된다. 만약 이것이 선방세포 내에서 미리 트립신으로 활성화되면 췌장세포는 자가 소화되어 췌장염이 발생한다. 정상에서는 트립신이 세포 내에서 활성화되면 트립신 스스로가 주위에 있는 다른 트립신의 특정 부위를 공격하여 분해시킴으로써 트립신의 작용을 자체적으로 억제하게 된다. 유전성 만성 췌장염 가계에서 트립시노겐 유전자에 변이가 발견되는데, 이 변이된 부위는 바로 트립신이 자체의 공격을 받는 부위에 해당하는 곳이다. 이곳에 변이가 발생하면 트립시노겐이 세포 내에서 활성화되어도 트립신에 의하여 분해되지 않아서 지속적으로 췌장염이 발생하게 되며, 결국 나중에는 만성 췌장염으로 이행하게 된다. 이외에도 유전성 원인의 만성 췌장염으로서 낭성섬유화*cystic fibrosis*가 있다. Cystic fibrosis transmembrane conductance regulator(CFTR)에 변이가 발생하면 췌관에서 췌액을 잘 분비하지 못하게 되어 췌액의 점도가 높아지고 이로 인하여 만성 췌장염이 초래된다. Pancreatic secretory trypsin inhibitor-Kazal type 1(SPINK1)과 키모트립시노겐*chymotrypsinogen C; CTRC* 유전자에 변이가 발생하면 췌장에서 트립신이 비정상적으로 활성화되어 췌장염을 일으키게 된다. PRSS1 유전자변이는 자체만으로도 만성 췌장염을 일으킬 수 있지만, SPINK1이나 CFTR 유전자변이는 이것 자체만의 변이로 췌장염을 일으키는 경우는 드물고, 주로 알코올이나 열대성 등과 같은 다른 만성 췌장염의 위험인자가 있을 때 만성 췌장염 발생 위험을 증가시키는 요인으로 작용한다고 이해되고 있다.

선천성 기형, 특히 분할췌*pancreatic divisum*와 만성 췌장염의 관련성이 제기되고 있다. 정상에서는 태아기에 췌장이 형성되면서 복측 췌관과 배측 췌관이 합류해야 하는데, 선천적으로 이 둘이 서로 합쳐지지 않으면 주췌관이 부유두로 개구하게 된다. 이렇게 되면 췌액의 흐름에 지장을 받게 되어 만성 췌장염이 잘 발생한다.

췌장에 양성 종양이나 악성 종양, 가성낭종, 양성 협착 등이 생기면 선방세포가 위축되고 섬유화되며 췌관의 확장이 일어나 만성 췌장염이 발생한다.

중증 급성 췌장염인 괴사성 췌장염의 일부에서 만성 췌장염으로 이행된다.

부갑상선기능항진증이 있으면 약 1.5%에서 만성 췌장염이 일어난다. 기전으로는 부갑상선기능항진증에 의해서 고칼슘혈증이 발생하고, 칼슘에 의하여 췌장의 선방세포가 자극되는 동시에 간질과 췌관에 칼슘이 침착을 일으키게 되기 때문으로 여겨진다. 고지질혈증, 특히 고중성지방혈증*hyper-triglyceridemia*이 만성 췌장염을 일으킬 수 있다.

최근에 보고가 증가하고 있는 원인인자로서 자가면역 췌장염이 있다. 췌장에 IgG4를 가진 림프구 및 형질세포들이 침범해 들어와 염증 반응을 일으키는 질환인데, 췌장뿐만 아니라 담관, 침샘, 콩팥 등 다른 여러 장기를 침범할 수 있다. 기타 여러 가지 약제들이 만성 췌장염을 일으킬 수 있는데, 일정한 양상은 없고 대개 몇몇 증례 보고 형식으로 발견되고 있다.

Ⅱ 병태생리

만성 췌장염이 발생하는 기전에 대해서 아직 명확하게 밝혀지지는 않은 상태이다. 췌관 내 단백전*protein plug*이나 췌석이 먼저 발생하고 이로 인하여 췌장실질에 염증과 섬유화가 이차적으로 초래된다는 주장과, 급성 췌장염과 같은 기전으로 선방세포에 반복되는 염증이 먼저 발생하고 섬유화가 진행되면서 이로 인하여 췌관이 이차적으로 좁아지게 된다는 주장이 큰 주류를 이루고 있다.

1. 췌관 내 단백전, 췌석

만성 췌장염에서는 췌장 경화와 섬유화, 그리고 췌관 내 췌석 등의 소견이 관찰된다. 먼저 췌관 내 췌석이 발생하고 이로 인하여 췌관이 폐쇄되며, 이차적으로 췌장실질에 변화가 초래된다는 주장이 일차적 췌관폐쇄설이다.

평소 술을 잘 먹지 않는 정상인에서는 알코올 섭취 후 췌액의 분비가 증가된다. 그런데 평소 술을 많이 마시는 사람에서는 알코올 섭취 후 반대로 분비되는 중탄산의 농도가 옅어지고 췌액의 분비량이 줄어들고, 대신 단백과 칼슘의 분비는 증가한다. 이로 인하여 췌관에 단백전이 생성되고 시간이 지나면 여기에 칼슘이 침착되어 석회화된 췌석이 발생한다. 췌석을 이루고 있는 단백성분을 분석해 보면 과거에 pancreatic stone protein(PSP)로 불리던 lithostathin이 많이 검출된다. 만성 췌장염에서는 이러한 lithostathin에 결함이 생기는데, 변이된 lithostathin은 췌관 내에서 잘 녹지 않고 서로 엉겨 붙어서 췌석을 형성하게 된다. 알코올은 췌액의 점도를 올리는데, 췌액 내 hexosamine이 증가된 까닭으로 여겨진다. 췌액의 점도가 증가하면 췌액의 흐름을 방해하여 이차적으로 단백침착을 초래하게 된다.

2. 알코올의 독성작용

알코올은 췌장에 직접적으로 혹은 그 대사산물을 통해 작용하여 독성작용을 일으킬 수 있다. 알코올은 또한 콜레시스토키닌*cholecystokinin*; *CCK*의 농도를 올리거나 췌장 선방세포의 CCK에 대한 감수성을 증가시킨다. 알코올은 산소 유리기를 생산하여 세포를 파괴시킬 수 있고, 췌장 선방세포 내에서 트립신억제제에 비해서 상대적으로 트립시노겐 농도를 증가시키기 때문에 트립신이 췌장세포 내에서 활성화되는 것을 조장하기도 한다.

알코올이나 알코올 대사산물이 선방세포의 세포 내 대사작용에 일차적으로 문제를 일으키고 이로 인하여 선방세포의 지방성 퇴화와 선방 내 또는 선방 주위에 섬유화를 초래하리라고 추측된다.

3. 산소 유리기 작용

알코올을 포함한 여러 자극에 의하여 췌장 내 산소 유리기가 반복되어 과량 발생하면 이로 인하여 췌장 선방세포 내 신호전달체계에 문제가 초래되는데, 소화효소 전구물질인 지모겐*zymogen*이 들어 있는 분획과 카텝신 B*cathepsin B* 등과 같은 물질이 포함되어 있는 리소좀*lysosome* 분획이 비정상적으로 합쳐지게 된다. 그러면 카텝신 B에 의하여 지모겐들이 활성화되고 이로 인하여 췌장이 반복적으로 파괴된다. 이러한 자극이 반복되어 발생되게 되면 결국 만성 췌장염으로 이행될 수 있다. 이외에 산소 유리기에 의해 선방세포의 세포막 지질이 변화되는 것도 만성 췌장염의 한 기전이다.

4. 괴사-섬유화 기전

괴사-섬유화 가설에서는 알코올 등과 같은 여러 자극이 간질 내 지방괴사와 출혈, 섬유화를 일차적으로 일으키고, 선방 주위가 섬유화되어서 이차적으로 선방 간의 췌관이 변형되며, 이러한 과정이 심해지면 췌관이 막히거나 좁아지면서 췌액이 저류되어 단백이 췌관 내에서 침착된다는 이론이다. 췌관의 폐쇄가 심해지고 더욱 광범위해지면 좁아진 췌관으로 분비하는 위치의 선방들이 거꾸로 이에 대한 영향을 받아 퇴화되어 없어지고 섬유화도 심해지게 된다.

Ⅲ 임상 소견

만성 췌장염의 흔한 증상은 심와부에 발생하는 복통이다. 복통은 한 번 발생하면 며칠 동안 지속되는 특징이 있고, 대개는 좋아졌다가 몇 개월마다 다시 반복된다. 드물게 동통이 몇 주 또는 몇 개월 이상 지속되는 경우도 있다. 대개는 만성 췌장염이 오래되면 췌장이 더 이상의 기능을 하지 못하고 소진되어 통증까지도 없어진다. 동통은 식사로 인하여 악화되기도 하며, 앞으로 굽히고 앉으면 약간 완화되는 경향이 있고, 등이나 왼쪽 어깨로 방사되기도 한다. 이러한 동통은 췌장의 압력상승이나 신경의 염증 등에 의해서 발생하는 경우가 많으나 담관의 협착이나 가성낭종 형성, 이차적 췌장암 발생 등과 같은 합병증이 발생해도 생기기 때문에 동통의 양상에 변화가 있는지를 항상 유심히 살펴야 한다.

췌장의 외분비기능이 감소하면 이로 인하여 흡수장애가 나타날 수 있다. 흡수장애는 외분비기능이 정상의 5~10% 이하로 떨어지는 말기에 발생하는데, 지방 흡수장애가 주로 나타나며 단백질 흡수장애도 나타날 수 있다. 지방이 들어 있는 식사를 하고 나서 분량이 많고 냄새가 심하게 나는 묽은 변을 보게 되며, 대변이 물에 뜨거나 물에 기름방울이 뜨는 것으로 쉽게 알 수 있다. 내분비장애는 만성 췌장염의 초기에는 대개 잘 일어나지 않는데, 췌장이 아주 심하게 파괴된 말기에나 주로 나타나게 된다. 이때 인슐린 부족으로 당뇨병이 발생한다.

복통이나 식욕감소로 인해 식사량이 줄고, 흡수장애 또는 당뇨병으로 인하여 체중감소가 나타난다. 십이지장이 폐쇄되면 구역, 구토가 일어나고, 총담관이 폐쇄되면 황달이 일어나며, 문맥이나 비정맥이 막히면 위정맥류가 발생하여 나중에 이 때문에 토혈을 하는 경우가 있다. 지방 흡수장애가 오랫동안 지속되면 비타민부족 증상이 나타나기도 한다.

Ⅳ 진단

만성 췌장염의 진단은 임상증상과 외분비 또는 내분비 기능검사, 그리고 형태학적 변화를 검사함으로써 가능하다. 이러한 형태학적인 변화는 만성 췌장염의 초기에는 잘 나타나지 않고, 기능의 감소도 대개 췌장의 기능이 상당히 저하된 이후에야 측정이 가능하기 때문에, 만성 췌장염의 초기에는 진단이 매우 어렵다.

1. 단순복부촬영

만성 췌장염 환자의 약 30~70%에서는 단순복부촬영에서 췌장의 석회화가 관찰된다(그림 30-1). 췌장에서 일단 석회화가 관찰되면 만성 췌장염이 있을 확률은 95% 정도로 높다. 만성 췌장염의 급성 악화기에는 급성 췌장염에서 보이는 모든 소견이 다 관찰될 수 있다.

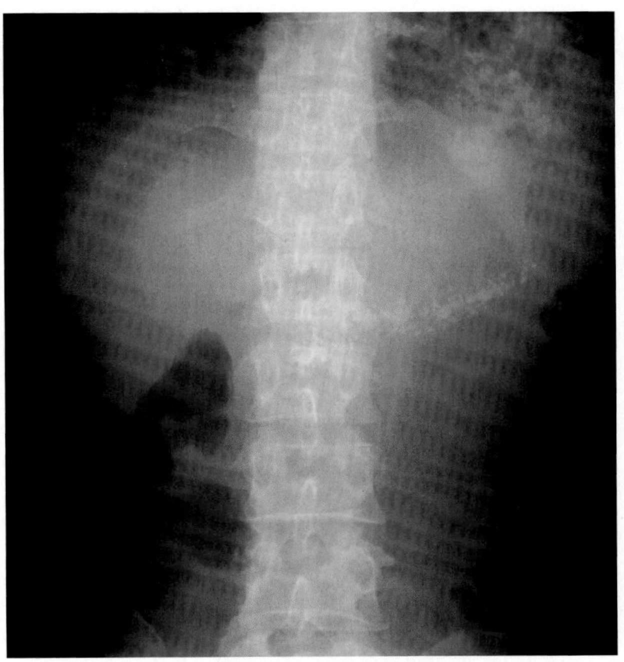

그림 30-1. 만성 췌장염에서 복부단순촬영 췌장 부위, 특히 체, 미부에 석회화가 관찰된다.

2. 복부초음파검사

만성 췌장염에서 관찰되는 가장 특징적인 소견으로는 췌관의 확장과 췌관 내 혹은 췌장실질 내 석회화, 그리고 가성낭종 등이다. 췌장의 크기는 전반적 또는 국소적으로 대개 커져 있고, 때로는 크기가 정상 또는 작아져 있다. 모양은 불규칙하게 보인다. 췌장의 섬유화와 지방의 침착에 의해 췌장실질 에코가 증가되어 보이며, 석회화에 의해 후방 음영이 관찰되기도 한다. 그러나 경도의 초기 만성 췌장염에서는 정상 초음파검사 소견을 보이는 경우도 흔하다. 초음파검사 진단 예민도는 약 60~70%이며 특이도는 약 80~90%이다. 복부초음파검사는 만성 췌장염 자체의 진단 외에도 이와 동반된 간, 담도 질환을 발견해내고, 가성낭종이나 농양, 복수 등과 같은 췌장염의 합병증을 조사하는 데에도 유용하다.

3. 복부 전산화단층촬영

만성 췌장염에서는 전산화단층촬영에서 췌장의 크기가 전반적으로 커져 있는 경우가 많은데, 만성 췌장염의 초기에는 췌장의 크기가 정상인 경우도 많고 말기에는 위축되는 경향이 있다. 국소적으로 종괴와 같은 모양을 하고 있는 경우도 20%에서 관찰되는데, 이러한 경우에는 췌장암과 구별하기 매우 어렵다. 췌장실질의 감쇄 정도도 정상에 비하여 높아지거나 낮아지는 등 불규칙하게 달라져 있고, 췌장 주위에 액체가 고여 있거나 주위 지방조직과 췌장의 경계가 불명확하게 보이기도 한다. 췌관은 염주알과 같이 확장된 모양으로 보이는 경우가 가장 특징적이지만 단순하게 확장되어 있는 경우도 많다. 췌장에서의 석회화를 발견할 수 있는 진단 예민도는 전산화단층촬영이

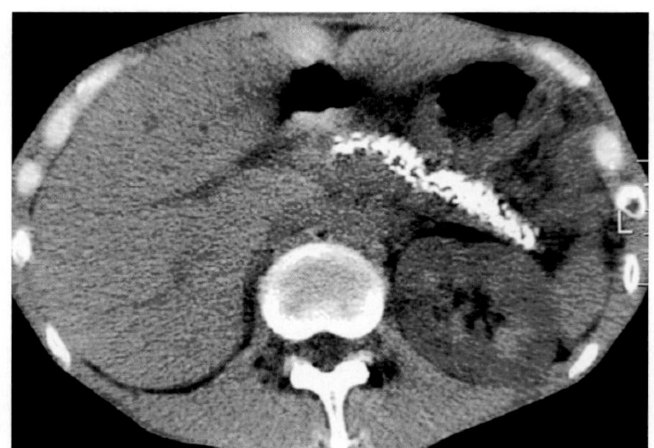

그림 30-2. 만성 췌장염에서 전산화단층촬영 췌장에 심한 석회화가 관찰되며, 췌장의 실질은 심하게 위축되어 조금밖에 남지 않았다.

단순복부촬영보다도 훨씬 높다(그림 30-2). 췌장 주위에 있는 문맥이나 비정맥이 막혀 있는 것이 관찰되기도 하고, 가성동맥류도 관찰할 수 있다. 가성낭종이나 총담관확장 등과 같은 합병증도 전산화단층촬영을 통해 잘 발견된다. 만성 췌장염에서 전산화단층촬영의 진단 예민도는 75~90%, 특이도는 94~100%이다. 그러나 초기의 만성 췌장염은 전산화단층촬영으로도 정상으로 나타나며 췌장암과 구별하기 어려운 경우도 종종 관찰되어, 이러한 때에는 초음파 및 초음파내시경 유도하 췌장 조직검사나 내시경 역행성 췌관조영술이 감별진단에 도움이 된다.

4. 내시경 역행성 췌관조영술

내시경 역행성 췌관조영술은 만성 췌장염의 형태학적 진단에 있어서 가장 예민한 검사방법이다. 초기 만성 췌장염에서는 작은 췌관 분지가 좁아지거나 확장된 소견이 보이는데(그림 30-3), 병이 진행될수록 주췌관에도 형태학적 변화가 온다. 주췌관의 병변은 만성 췌장염이 진행된 경우 특징적으로 확장과 협착이 반복되어 나타나기 때문에 내시경 역행성 췌관조영술에서는 마치 염주알과 같은 양상을 보인다. 그러나 췌관이 단순히 일정하게 확장되어 보이기도 하고, 췌관의 형태가 불규칙하게 보이기도 한다. 또한 췌장실질 내나 췌관 내에서 췌석이 충만 결손으로 보인다(그림 30-4). 이외에 총담관의 협착과 이로 인한 담관 확장 소견이 보이기도 한다.

만성 췌장염 환자에서 내시경 역행성 췌관조영술의 진단 예민도는 71~93%, 특이도는 89~100%라고 보고되

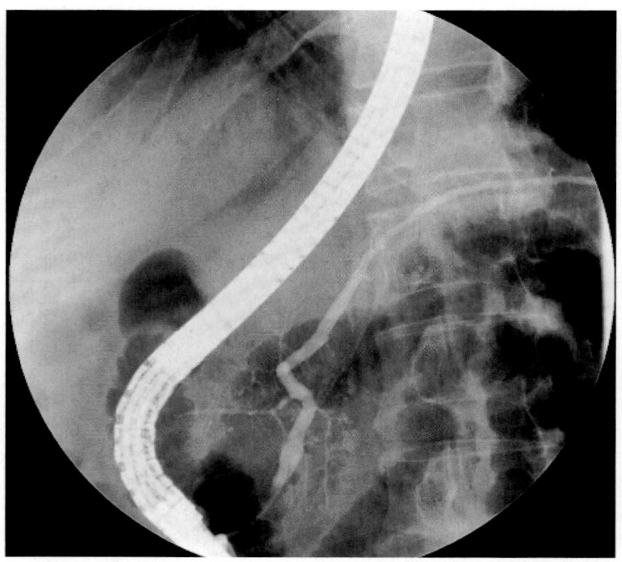

그림 30-3. 만성 췌장염에서 내시경 역행성 췌관조영술 주췌관은 약간 확장되어 있지만 좁아진 부위는 없고 주로 췌관 분지에 변화가 온 경우로서 췌관 분지가 여러 곳에서 확장되어 있다.

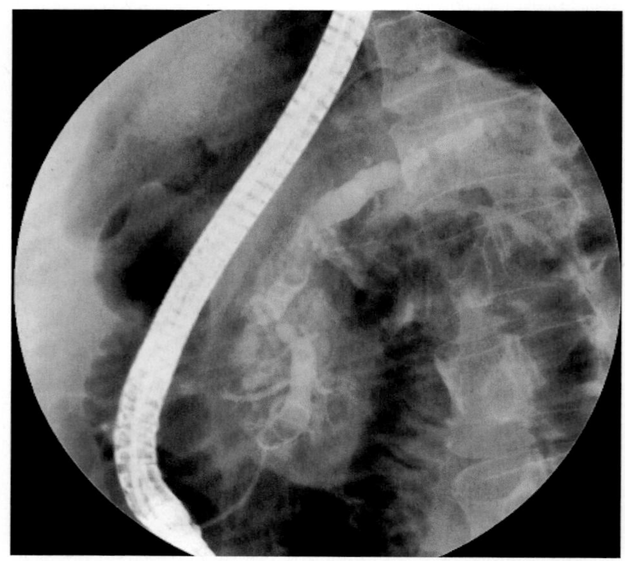

그림 30-4. 만성 췌장염에서 내시경 역행성 췌관조영술 주췌관이 심하게 확장되어 있고 몇 군데 협착도 관찰된다. 췌관 안에 췌석으로 인해 여러 개 충만 결손이 보인다.

고 있다. 내시경 역행성 췌관조영술의 진단 예민도는 만성 췌장염의 원인에 따라서도 차이를 보이는데, 알코올성 만성 췌장염에서는 췌관의 병변이 심하게 나타나기 때문에 특발성 만성 췌장염에서보다 진단적 예민도가 높다.

5. 내시경초음파검사

만성 췌장염에서 내시경초음파검사의 소견은 체외초음파검사의 소견과 거의 동일하나 췌관의 변화나 췌장실질

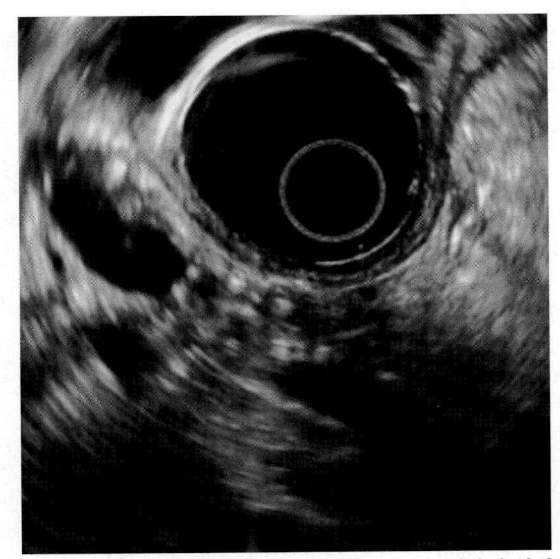

그림 30-5. 만성 췌장염에서 내시경초음파 소견 췌관이 확장되어 있고, 췌장의 에코 양상이 불규칙하며 여러 곳에서 고에코성 점들과 췌실질의 석회화가 동시에 관찰된다.

에코 변화 등을 좀 더 자세하게 관찰할 수 있다는 장점이 있다. 췌장의 에코가 불규칙하고 고에코성 선들이 나타나며 췌관의 에코도 증가되는 등의 소견들을 자세히 관찰할 수 있어서(그림 30-5) 내시경초음파검사의 진단적 예민도가 아주 높다고 보고되고 있다. 그러나 내시경초음파는 시술자에 따라 주관적 해석이 많이 작용할 수 있다는 문제가 있다.

6. 자기공명담췌관조영술

만성 췌장염에서 자기공명담췌관조영술과 내시경 역행성 췌관조영술을 비교해 보았을 때, 두 검사 사이에 소견이 일치하는 정도가 약 70~92%로 비교적 좋다고 보고하고 있다. 그러나 자기공명담췌관조영술의 해상력은 내시경 역행성 췌관조영술에 비해서 떨어지기 때문에 주췌관의 변화는 잘 나타날 수 있으나 췌관의 분지에 발생된 변화를 발견하기는 어렵다. 따라서 비교적 초기의 만성 췌장염의 진단에 있어서는 자기공명담췌관조영술의 진단적 예민도가 떨어진다.

7. 췌장의 기능검사

만성 췌장염이 의심되는데 영상의학적 검사에서 진단을 내릴 수 없을 때 췌장의 외분비기능검사를 시행함으로써 진단에 도움을 얻을 수 있다. 췌장의 기능검사는 크게 나누어 직접적인 방법과 간접적인 방법 두 가지가 있다. 직접적 기능검사 방법은 위장에 삽관하여 췌장액을 채취하여 검사하는 것으로, 비교적 정확하기는 하나 환자에게 침습적이고 가격이 비싸며 방법이 복잡하여 별로 시행되지 않는다. 간접적인 췌장기능검사는 비침습적이어서 간단한 반면 진단 정확도가 많이 떨어진다는 단점이 있다.

직접적 췌장기능검사는 위와 십이지장에 삽관을 하고 세크레틴*secretin*이나 CCK를 정맥 주사하거나 음식물을 투여하여 췌장의 외분비를 자극시킨 후 췌관을 통하여 십이지장으로 분비된 액체를 모아 이 중에서 중탄산이나 췌장효소의 농도를 측정하여 췌장의 외분비기능을 측정하는 방법이다. 췌장 자극을 세크레틴이나 CCK 주사로 한 경우에 만성 췌장염의 진단 예민도는 약 90%, 특이도는 약 95%로 진단적 정확도가 매우 높다. 췌장을 자극하는 데 있어서 음식물을 이용하여 췌장을 자극하는 Lundh 검사가 있는데 세크레틴이나 CCK에 의한 자극보다 예민도가 떨어진다.

간접적 췌장기능검사 방법으로는 여러 가지가 있다. 만성 췌장염에서는 췌장에서 소화효소의 합성과 분비가 감소하기 때문에 혈중이나 대변 내 이러한 효소의 농도가 감소되어 있다. 아밀라아제를 위시한 여러 췌장효소의 혈중농도는 만성 췌장염 환자의 약 30%에서 감소되어 있다. 혈중 췌장효소치가 감소된 소견은 만성 췌장염의 진단에 있어서 예민도는 낮지만 특이도는 매우 높아 약 95%에 이른다. 49~71%에서는 혈중 효소치가 정상이며, 약 30%에서는 증가되어 있다. 대변 내 췌장효소 농도가 감소된 것을 이용하여 만성 췌장염을 진단하기도 하는데, 장내에서 안정된 형태로 남아 있는 엘라스타아제*elastase*를 이용하는 방법을 사용하고 있는데, 초기의 만성 췌장염을 진단하는 데 있어서는 예민도가 높지 않다.

만성 췌장염에서는 지질분해효소*lipase*가 부족하여 지방의 흡수장애가 발생한다. 지방의 흡수장애는 흡수되지 않고 나오는 지방의 양을 대변에서 측정하여 알 수 있는데, 경구 투여된 지방의 7% 이상이 대변으로 나오면 흡수장애가 있다고 평가한다. 이러한 정량적 방법은 대변을 계속 모아서 측정해야 하는 번거로움이 있기 때문에, 임상적으로는 대변에 있는 지방을 염색하여 현미경으로 검사하는 비교적 간단한 정성적 방법을 주로 이용한다. 그러나 만성 췌장염이 많이 진행되어 췌장의 외분비기능이 정상의 5~10% 이하로 떨어진 말기 이후에야 양성으로 나타나고 또한 만성 췌장염 이외의 다른 여러 가지 질환에서도 지방의 흡수장애가 나타날 수 있기 때문에 만성 췌장염을 진단하는 데 예민도와 특이도가 모두 낮다. 따라서 만성 췌장염 진단 자체보다는 흡수장애가 있는 환자에서 치료를 하면서 흡수장애에 대한 치료효과를 추적검사하는 데 이용된다.

췌장의 외분비기능을 측정하는 데 있어서 또 다른 간접적 방법으로는 췌장효소에 의해서 분해되는 기질을 경구투여한 뒤 이들이 분해되어 나오는 산물을 측정하여 췌장효소의 분비가 많고 적음을 알아내는 검사들이 있다. 이 중 triolein 호기검사는 지방의 흡수장애를 확인하기 위하여 14C-triolein을 먹게 한 다음 triolein이 흡수 분해되어 마지막에 폐를 통해 배출되는 $^{14}CO_2$ 양을 측정하여 지방의 흡수 정도를 측정하는 방법이다. 이 방법은 대변을 모으지 않아도 된다는 장점이 있는 반면, 지방의 흡수뿐만 아니라 장 점막의 병변, 간대사 장애, 당뇨병, 폐기능의 이상 등과 같이 지방의 분해와 지방분해산물을 배출하는 과정에 이상이 발생해도 검사 결과가 영향을 받는다는 단점이 있다.

Ⅴ 치료

만성 췌장염 환자에서는 임상적으로 세 가지가 문제되고 있는데, 복통이 약 70%, 흡수장애는 10~20%, 당뇨병이 3~37%에서 초래된다.

1. 흡수장애

췌장에서 분비되는 췌장효소는 정상인에서는 췌장의 기능에 여유가 많아 췌장기능이 약 90% 감소할 때까지도 별다른 지장을 초래하지 않는다. 병이 발생한 후 흡수장애의 증상이 발생할 때까지는 오랜 기간이 걸리게 되는데, 알코올에 의한 만성 췌장염에서는 일반적으로 약 13년, 특발성 만성 췌장염에서는 17~26년이 걸리게 된다.

여러 가지 영양분 중에서도 가장 먼저 흡수장애 증상이 초래되는 것은 지방이다. 지방분해효소는 단백분해효소보다 더 빨리 분비의 감소가 일어나고, 또한 산이나 단백분해작용에 의해서 다른 효소보다 더 쉽게 파괴되기 때문이다. 지방분해효소는 pH가 4 이하에서, 트립신은 3.5 이하에서 불활성화된다. 췌장효소가 경구 투여되었을 때 위산에 의해서 많이 파괴되는데, 이로 인해 지방분해효소의 경우에는 약 17%만이 십이지장에 도달한다. 이와 같이 췌장효소는 위산에 의해 쉽게 불활성화되기 때문에 위와 십이지장에서의 pH 변화는 효과적인 약물치료를 위하여 매우 중요하게 고려해야 한다.

흡수장애의 증상을 호전시키기 위해서는 식사 후 정상인에서 분비되는 췌장효소의 양을 기준으로 이 가운데 5%는 십이지장에 도달해야 효과를 볼 수 있다. 식사 후 4시간 동안 정상인에서는 약 140,000IU의 지방분해효소가 분비되기 때문에 이의 5%인 7,000IU가 십이지장에 도달해야 한다. 경구로 지방분해효소를 복용하는 경우에 위산에 의해서 불활성화되는 것을 감안하여 식사 때마다 약 30,000IU의 지방분해효소를 투여해야 한다. 췌장효소제제는 제품에 따라 역가에 많은 차이가 있으므로 처방하기 전에 지방분해효소의 역가를 확인해야 한다. 췌장효소는 식사와 골고루 섞여서 십이지장으로 넘어가야 효과를 제대로 발휘할 수 있으므로 식사와 같이 복용하도록 한다. 위산에 의한 효소파괴를 막기 위해 고안된 장피막형*enteric coated* 제제는 췌장효소를 특수 막*polymer*으로 싼 제제로서, 이 막은 pH가 5 이상이 되어야 녹기 때문에 위에서는 안정되고 십이지장에서만 유리되어 효과를 발휘할 수 있게 되어 있다. 그러나 식사 직후에는 실제로 위의 pH가 5 이상이 되었다가 다시 4 이하로 떨어지는 경우가 많기 때문에, 장피막형 췌장효소도 위산에 의해서 불활성화되는 경우가 많다. 또한 장피막형 제제는 미세캡슐안에 포장되어 있어 유문부를 잘 통과하지 못하여 십이지장에서 음식물과 함께 같이 섞이지 못하는 경우도 많다. 따라서 흡수장애의 치료효과에 있어서 실제적으로는 장피막형이 단순한 췌장효소제제에 비하여 평균적으로 더 우수하지는 못하다.

Microencapsulated enteric coated sphere 형태의 췌장효소제제가 있는데, 1개의 캡슐에 micro-tab 형태로 25,000IU의 지방분해효소가 함유되어 있다. 캡슐이 위산에 녹지 않고 십이지장에서 녹으며 micro-tap이므로 음식과 잘 섞이므로 가장 이상적인 췌장효소제제이다. 흡수장애의 정도에 따라 식사 시 1~2캡슐을 복용하면 효과적이며 현재 널리 사용되고 있다.

지방 섭취는 처음 치료를 시작할 때에는 제한할 필요가 없다. 췌장효소의 투여로 흡수장애의 증상이 완전히 소실되지는 않으나 임상적으로 문제가 될 정도의 증상은 거의 없어지고 환자의 체중도 증가하게 된다.

이러한 치료에도 불구하고 흡수장애가 계속되면 투여하는 췌장효소의 양을 두 배로 올려본다. 이후에도 흡수장애 증상이 호전되지 않으면 지방 섭취를 하루 50~75g 정도로 줄여보고 식사의 횟수를 늘려 음식물을 조금씩 자주 섭취하게 한다. 이러한 조치로도 흡수장애가 개선되지 않으면 H_2 수용체 길항제를 같이 투여하여 췌장효소가 위에서 불활성화되는 것을 억제한다. 만성 췌장염의 흡수장애에 대한 치료는 환자에게 평생 지속되는 것이므로 H_2 수용체 길항제를 처음부터 췌장효소와 같이 투여할 필요는 없다. 지방의 흡수장애가 지속되어 임상적으로 문제가 발생하는 경우에 medium chain triglyceride를 섭취하게 하면 지방의 흡수가 잘된다.

2. 동통

만성 췌장염에서 동통이 발생하는 기전으로 세 가지가 제시되고 있는데, 췌장실질 또는 췌관의 압력상승, 혈류의 장애, 췌장신경의 변화 등이다. 정상인에서 췌장실질과 췌관의 압력은 7mmHg 정도인 데 비해, 만성 췌장염 환자에서는 25mmHg 정도로 높아져 있다. 만성 췌장염에서는 췌장액의 점도가 증가되어 있고 췌관석이나 췌관의 협착 등에 의해서 췌관 내 압력이 상승하게 된다. 동통이 있는 환자가 없는 환자보다 췌장의 압력이 증가되어 있으며, 수술로 압력을 감압해주면 동통이 사라지는데, 동통이 감소되는 정도는 압력의 감소 정도와 비례한다.

정상 췌장을 자극하면 췌장의 혈류량이 증가하는 데 반해, 만성 췌장염에서는 췌장의 자극으로 인하여 췌장의 압력이 증가하기 때문에 오히려 췌장으로의 혈류량이 감소하는 현상이 발생하게 된다. 만성 췌장염에서는 췌장 자극 후 상대적으로 허혈상태에 빠지게 되어 이로 인하여 동통이 발생할 수 있다.

만성 췌장염 환자의 췌장 신경 주위에 호산구들이 많이 침윤되어 있는 소견이 발견되는데, 이러한 호산구에서 세포독성 사이토카인*cytokine*들이 분비되어 동통을 유발할 수 있다. 또한 신경섬유초가 파괴되어 있어 신경세포가 해로운 물질들에 직접 노출될 수 있다.

통증에 대한 약물로 처음에는 살리실산염*salicylate*이나 아세트아미노펜*acetaminophen* 등과 같은 비마약성 진통제를 식사 전에 투여한다. 충분한 양의 비마약성 진통제를 투여해도 별로 효과가 없으면 마약을 투여한다. 췌장효소 투여가 흡수장애의 치료뿐만 아니라 동통의 치료에도 효과가 있을 수 있다. 십이지장으로 음식물이 넘어가게 되면 십이지장 점막에서 CCK 분비를 촉진하는 일종의 단백질이 내강 쪽으로 분비되는데, 이 물질은 일단 CCK를 자극한 뒤에는 췌장에서 분비된 단백분해효소에 의하여 분해되어 없어진다. 만성 췌장염에서는 췌장에서 단백분해효소가 잘 분비되지 않기 때문에 CCK 자극물질이 분해되지 못해 췌장이 계속적으로 자극되어 동통이 유발된다. 따라서 부족한 췌장효소를 보충해주면 CCK 자극물질이 파괴되어 동통이 감소될 수 있다. 단순형 췌장효소제제가 장피막형보다 동통감소에 더 효과적이다. 단순형 췌장효소제제는 주로 십이지장에서 작용하기 때문에 CCK를 효과적으로 억제할 수 있는 반면, 장피막형은 상당량이 십이지장 이후 공장에서 유리되어 활성화되기 때문에 효과적으로 십이지장에서 CCK를 억제하지 못하기 때문이다.

동통치료에 있어 위와 같은 약물이 효과가 없으면 내시경치료나 수술적 치료를 고려한다. 췌관협착 부분에 대해서 내시경으로 인공관을 삽입하면 동통이 감소될 수 있다. 특히 췌관의 협착이 유두부 근처의 췌장두부에 국한되어 있고 협착 부위도 한 곳인 경우에는 시술도 용이하고 효과가 좋다. 협착된 췌관을 풍선을 이용하여 확장하고 인공관을 삽입한다. 내시경 시술의 성공률은 70~100%로 보고되고 있고, 시술 후 동통이 감소되는 비율은 14~36개월까지 관찰하였을 때 약 30~76%이다. 그러나 협착된 부위가 여러 곳이거나 췌석이 다수 관찰되는 경우에는 인공관에 의한 동통의 감소효과가 그리 좋지는 못하다. 인공관을 제거한 후에 대개 췌관의 협착이 다시 발생하는 경향은 있으나 재협착이 있더라도 동통 감소효과는 지속될 수 있다. 췌관에 인공관을 설치하여 동통 감소효과가 뚜렷한 환자는 이후 수술적으로 치료해도 효과가 좋아, 수술에 의한 동통 감소효과를 수술하기 전에 미리 예측하는 데 이용하기도 한다.

췌석이 있는 경우 이러한 췌석 자체가 동통을 유발하는지 아니면 단순한 췌장염의 결과인지에 대해서는 아직 논란이 있다. 췌석이 유두부에서 약 4~5cm 이내에 위치하고 있으면 올가미 등을 이용하여 비교적 쉽게 제거할 수 있다. 내시경 췌석제거술은 27~80%에서 성공이 가능하고, 동통의 감소도 50~80%에서 나타난다. 그러나 올가미를 이용한 췌석제거가 용이하지 않을 때에는 췌석에 대해서 체외충격파 쇄석술을 시행하면 도움이 된다. 미리 비췌관*nasopancreatic tube*을 설치한 후 체외충격파 쇄석술을 시행하면 췌석을 조준하여 분쇄하는 데 용이하다. 체외충격파 쇄석술을 이용하면 췌석이 99%에서 분쇄되고 59%에서 완전제거가 가능하다. 이들을 약 1년간 추적조사하였을 때 85%에서 동통 감소의 효과가 있었다고 보고되었으나 대조군과의 비교가 별로 없고 장기적인 치료효과에 대해서도 아직 미지수이다.

분할췌가 있는 경우 이로 인하여 복통이나 반복적인 급, 만성 췌장염이 발생한다는 보고가 있으나 췌장염과 분할췌의 관계에 대해서는 아직 논란이 있다. 분할췌가 있는 경우 부유두의 췌관에 대해서 내시경 조임근절개술을 시행하면 반복적인 급성 췌장염에는 재발 방지효과가 있으나 만성 췌장염의 경과는 호전시킬 수 없었다는 보고가 있다.

비수술적 신경절단술은 췌장에 분포하는 감각신경을 관장하는 복강신경절*celiac ganglia*에 대해 초음파나 전산화단층촬영술 또는 내시경초음파 유도하에 에탄올이나 스테로이드를 주입하여 신경을 차단하는 방법이다. 약 50%의 환자에서 동통의 완화효과가 있다. 그러나 시간이 지나면 동통이 재발하는 문제점이 있다. 동통이 너무 심한데 약물치료나 내시경치료, 수술적 치료로 통증조절이 잘되지 않을 때 일시적으로 시도해 볼 수 있다.

Ⅵ 합병증

만성 췌장염의 합병증은 췌장 내에 발생하는 합병증과 췌장 외의 것으로 나누어진다(표 30-2).

표 30-2 만성 췌장염의 합병증

췌장 내 합병증	가성낭종 농양 급성 괴사성 췌장염 췌장암
췌장 외 합병증	십이지장협착 총담관협착 소화성 궤양 소화관 출혈 흉수 복수 비장의 병변 뼈의 병변 대사성 변화

1. 가성낭종

만성 췌장염 환자의 약 18~40%에서 가성낭종이 발생하는데, 이는 급성 췌장염에서의 10%보다 높다. 만성 췌장염에서 흔히 췌관의 협착이 관찰되는데, 이로 인하여 말단 췌관이 확장되고 이것이 점점 커지면 췌관의 상피세포가 소실되어 가성낭종이 발생하리라 추측되고 있다. 이러한 기전은 급성 췌장염에서 췌장 또는 췌장 주위의 조직괴사나 췌관의 파열 등에 의하여 췌장액이 한 곳에 모이게 되어 가성낭종이 발생하는 기전과는 다르다.

췌장 만성 가성낭종을 가진 환자의 약 86%에서 복통을 호소하는데 대개 지속적인 양상을 나타내는 특징이 있다. 약 50%에서는 구역, 구토, 체중감소 등의 증상이 동반된다. 그 외에도 황달이 13%에서 발생되며, 모르고 있다가 가성낭종으로의 출혈이나 가성낭종이 파열되어 갑자기 복수가 차서 발견되기도 한다.

초음파검사는 가성낭종을 발견하는 데 약 50%의 예민도를 보인다. 가성낭종의 치료를 결정할 때에는 주위 장기와의 관계를 정확하게 알아야 하기 때문에 좀 더 자세한 정보를 얻기 위해서 전산화단층촬영을 실시한다. 향후 치료방법을 선택하기 위하여 가성낭종과 췌관 사이가 서로 통해 있는지를 밝히는 것이 아주 중요한데, 내시경 역행성 췌관조영술은 이러한 교통 여부를 확인하는 데 가장 좋은 방법이다. 만성 췌장염에서는 약 60%의 가성낭종이 췌관과 통해 있다. 내시경 역행성 췌관조영술 검사 후 가성낭종으로 세균이 유입되어서 가성낭종이 감염되는 경우가 있다. 따라서 가성낭종을 중재적으로 치료하기 직전에 이 검사를 시행하는 것이 좋다.

낭성 종양과 가성낭종의 감별이 매우 중요한데, 가성낭종의 경우에 췌장 자체에 급성 또는 만성 췌장염의 증거가 보이고, 낭포가 주로 하나이며, 낭포의 벽이 얇다. 그리고 낭포 내나 낭포 벽에 석회화가 관찰되지 않는다. 이에 반하여 낭성 종양의 경우에는 췌장의 실질에 췌장염의 증거가 없고, 낭포도 대개 여러 개로 이루어져 있는 경우가 많으며, 낭포의 벽이나 가운데에 석회화가 관찰되는 경우가 있다. 또한 낭포의 벽이 불규칙하거나 두꺼워져 있는 부위가 관찰되기도 하는데, 이러한 경우는 특히 악성 낭성 종양일 가능성이 높다. 만약 영상의학적으로도 감별이 되지 않는 경우에는 낭포를 세침 천자한다. 가성낭종의 경우에는 천자액의 아밀라아제치가 대부분 상승되어 있고 CEA가 낮으며, 상피세포가 관찰되지 않는다.

급성 췌장염에 합병된 가성낭종은 저절로 없어지는 경우가 약 60%이지만, 만성 췌장염 환자의 가성낭종은 기다려도 없어지는 경우가 드물다. 만성 췌장염에 의한 가성낭종 환자 30명을 추적관찰만 하였을 때 첫 6주간 3%에서만 가성낭종이 작아졌고, 23%에서 합병증이 발생하였다. 크기가 처음부터 크면 합병증이 잘 생기는데 가성낭종의 크기가 6cm 이상이면 경과관찰 중 약 1/3에서 출혈이나 총담관협착, 복강 내 파열, 감염 등과 같은 합병증이 발생한다. 따라서 만성 췌장염에서는 가성낭종의 크기가 크면 아예 처음부터 배액을 해주는 것이 좋다. 가성낭종의 합병증, 즉 출혈, 감염, 파열, 동통, 주위 장기의 협착 등이 동반되어 있으면 배액을 해야 한다.

가성낭종에 대한 치료로는 수술, 경피적 배액술, 그리고 내시경 배액술이 있다. 가능한 한 내시경 방법을 먼저 선택하고, 이 방법이 가능하지 않거나 실패하는 경우에 이차적으로 경피적 배액술을 시행하게 된다. 수술은 앞서 방법이 실패하거나 가능하지 않을 때에 한해서 시행한다.

내시경 가성낭종배액술은 크게 두 가지로 나누어지는데, 유두부를 통한 배액과 위나 십이지장 벽을 통한 배액이 있다. 가성낭종의 약 60%에서는 췌관과 가성낭종이 서로 통해 있기 때문에 이러한 경우에는 유두부를 통해서 췌관협착 부위 또는 더 깊게 낭종까지 카테터를 삽입하면 낭종이 없어질 수 있다. 장관 벽을 통한 내시경 배액으로 내시경 낭위조루술*cystogastrostomy* 또는 낭십이지장조루술*cystoduodenostomy*을 시행하고자 하는 경우에는 가성

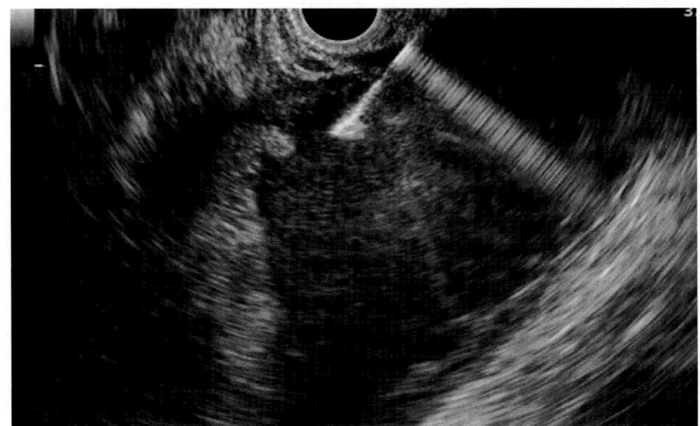

그림 30-6. 가성낭종에 대한 내시경초음파 천자 만성 췌장염에 합병된 가성낭종에 대해 내시경초음파로 관찰하면서 바늘을 이용하여 위벽을 통해 천자하고 있다. 이 바늘 통로를 통해 스텐트를 넣어 가성낭종을 배액하였다.

낭종과 카테터를 설치할 해당 위장관 벽이 가까운 거리에 위치해 있는지를 미리 알아보고 시술을 시행한다. 내시경초음파를 이용하면 좀 더 용이하게 시술할 수 있고 혈관을 피할 수 있어서 합병증도 줄일 수 있다(그림 30-6). 가성낭종에 대한 내시경 배액술의 성공률은 약 95%이다. 출혈이나 천공, 낭종의 감염 등과 같은 합병증은 10% 정도에서 발생된다. 외래에서 추적 관찰하여 가성낭종이 완전히 소실되면 카테터를 제거하는데, 대개 시술로부터 약 1~2개월이 걸린다.

경피적 가성낭종배액술은 초음파 유도하에 경피적으로 가성낭종에 카테터를 삽입하는 것이다. 내시경방법보다는 가성낭종의 위치가 시술 가능성 여부에 미치는 영향이 적다. 카테터 삽입 후 추적관찰 중 가성낭종이 없어지고 나오는 췌액이 줄면 카테터를 제거하는데, 대개 1~2개월이 소요된다. 성공률은 약 80~90%이고, 카테터를 통한 감염이나 출혈, 췌장-피부 간 누공형성 등과 같은 합병증이 약 5~32%에서 발생한다. 경피적 배액술은 비교적 시술이 용이하며, 가성낭종에 고여 있는 액체 점도가 너무 높은 경우 수시로 세척해줄 수 있다는 장점이 있다. 그러나 환자가 몸 밖으로 관을 가지고 있어야 하는 불편함이 크고, 배액관을 제거한 후에도 췌장과 피부 사이의 누공이 막히지 않고 지속될 수 있다는 문제점이 있다. 또한 가성낭종과 췌관 사이에 교통이 있는 경우에는 배액량이 줄지 않고 지속될 수 있다.

가성낭종의 치료로서 외과적 수술방법에는 가성낭종의 내부배액과 외부배액, 그리고 절제 등이 있다. 가능하면 가성낭종을 위장관과 연결해주는 내부배액법이 외부

배액법보다 더 좋은데, 내부배액에는 낭위조루술, 낭공장조루술 등이 많이 사용된다. 가성낭종이 췌장의 꼬리 부분에 위치해 있을 때는 원위췌장절제술을 통하여 가성낭종 부위를 절제하는 방법이 있다. 외과적 내부배액에 따른 합병증 발생률은 약 5~20%이며, 수술에 따른 사망률은 약 5% 미만이다. 그러나 외부배액법을 시행받은 환자들에서는 합병증 발생률이 33~67% 정도로 높으며, 대개 수술 당시 환자의 상태가 좋지 않은 경우가 대부분이어서 사망률도 약 0~25%이고, 일단 좋아진 이후 가성낭종의 재발률도 약 5~10%에 달한다.

2. 출혈

급성 췌장염과 달리 만성 췌장염에서는 출혈이 흔히 발생하지는 않지만 출혈하면 약 12.5%에서 사망하게 된다. 만성 췌장염에 동반되는 출혈의 원인은 소화성 궤양, 가성낭종, 췌장동맥의 가성동맥류, 비정맥의 혈전에 의한 위정맥류, 췌장액에 의한 췌장동맥의 손상으로 발생하는 누공 및 파열 등이다. 이러한 원인에 따라 위장관 내, 가성낭종 내, 복강 내, 후복막강 등으로 출혈이 발생한다.

만성 췌장염 환자에서는 소화성 궤양이 잘 발생하고 이에 따른 출혈의 빈도도 높다. 가성낭종이나 염증성 종괴 또는 만성 췌장염이 갑자기 급성으로 악화되는 경우에 이들 주위에 있는 췌동맥, 총간동맥 또는 비동맥 등이 손상을 받게 된다. 그러면 손상된 동맥이 복강 내로 바로 터지거나 인접한 췌관 내 혹은 가성낭종으로 출혈할 수 있다(그림 30-7). 가성낭종의 벽에 인접하여 가성동맥류가 형성된 뒤 이것이 가성낭종으로 터지는 경우가 가장 많으며, 갑자기 심한 복통과 함께 복부에 종괴가 만져진다. 검진 시 종괴에서 맥동이 느껴진다. 출혈된 가성낭종이 췌관과 통하여 있는 경우에는 토혈이나 혈변, 흑변으로 나타나기도 한다. 가성낭종의 약 10%에서 가성동맥류가 동반되는데, 가성낭종의 후기 합병증으로 사망하는 경우의 약 50%가 이러한 가성동맥류의 출혈 때문이므로 가성낭종을 추적 관찰하는 경우에는 항상 이러한 출혈 가능성에 대해서 주의를 해야 한다.

만성 췌장염의 경우 약 4%에서 비정맥 혈전이 발견된다. 비정맥 혈전이 발생하면 식도에는 대개 정맥류가 생기지 않고 주로 위의 저부에 위정맥류가 발생하게 되는데 따라서 정맥 출혈은 주로 위정맥류 출혈이 가장 많다. 문맥 자체에 혈전이 생기기도 한다. 정맥류는 위뿐만 아니라 결장, 십이지장, 공장 등에도 발생할 수 있다. 가성낭종의 벽에서는 동맥만이 아니라 정맥에서 출혈하는 경우도 있는데, 특히 가성낭종이 점점 커지는 동안에 이러한 출혈

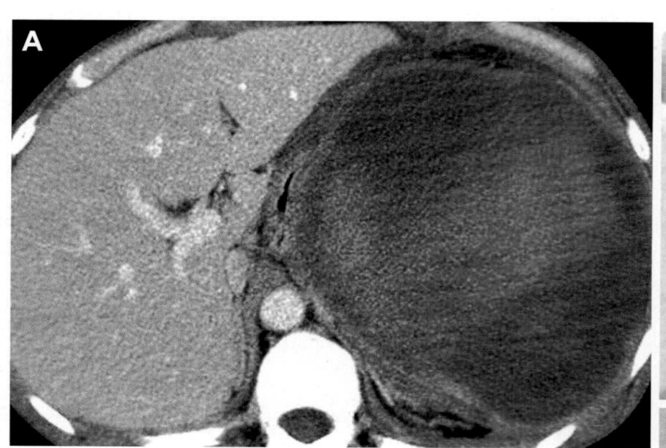

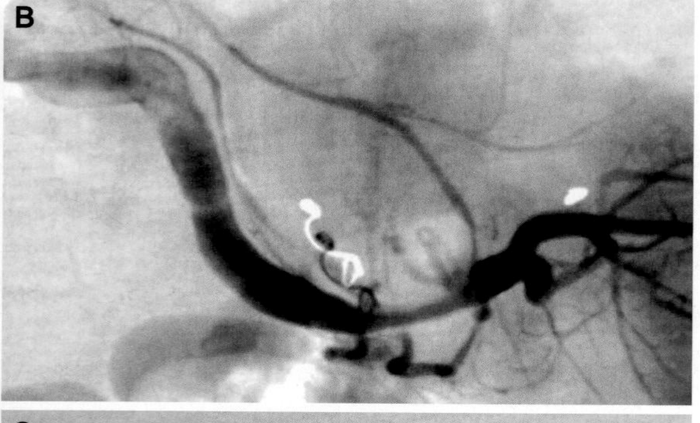

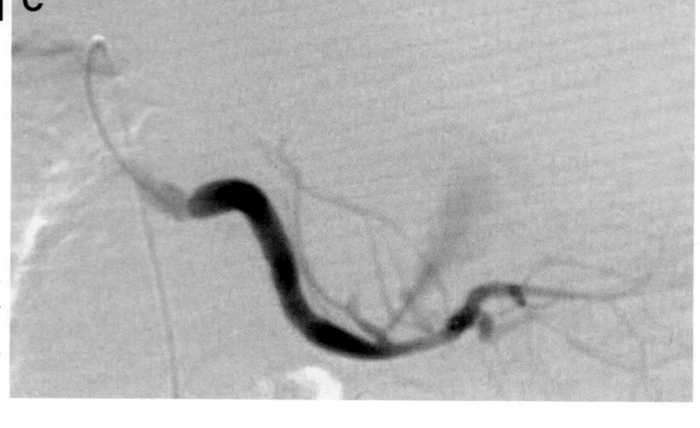

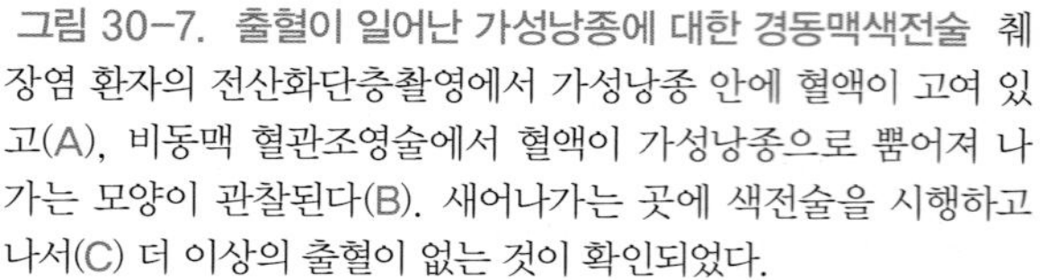

그림 30-7. 출혈이 일어난 가성낭종에 대한 경동맥색전술 췌장염 환자의 전산화단층촬영에서 가성낭종 안에 혈액이 고여 있고(A), 비동맥 혈관조영술에서 혈액이 가성낭종으로 뿜어져 나가는 모양이 관찰된다(B). 새어나가는 곳에 색전술을 시행하고 나서(C) 더 이상의 출혈이 없는 것이 확인되었다.

이 잘 발생한다.

만성 췌장염과 관련한 출혈을 원인별로 살펴보면 가성동맥류가 45.3%, 가성낭종이 35.8%, 동맥의 미란이 7.5%, 소화관 정맥류가 5.7%, 비장출혈이 1.9% 등의 순이었다. 위장관으로의 출혈이 있게 되면 우선 내시경을 이용하여 상부위장관에서 출혈 부위가 있는지 찾아보고, 만약 출혈 부위를 찾지 못하면 전산화단층촬영 후 혈관조영술을 시행한다. 혈관조영술에서 출혈 부위가 발견되어 바로 색전술을 시행하면 약 80%에서 출혈을 멈추게 할 수 있다. 만약 색전술로도 지혈이 되지 않으면 수술을 시행한다. 수술을 하는 경우 혈관만 묶는 것이 아니라 가능한 한 출혈한 병변 부위를 모두 절제하는 것이 좋다. 복막 내나 후복막강으로 출혈이 있는 경우에는 전산화단층촬영을 하여 가성동맥류 출혈이 확인되면 색전술을 시행한다.

3. 췌장암

만성 췌장염이 있는 사람에서 췌장암이 발견될 확률은 1.4~2.7%로서 일반인보다 높다. 만성 췌장염 환자의 경과관찰 중 췌장암으로 이환될 확률은 10년 후에 약 1.8%, 20년 후에 4%로 보고되었다.

만성 췌장염에서 췌장암이 발생하는 경우 췌장암의 진단이 매우 어렵다. 만성 췌장염 환자에서 복부 동통이 증가하거나 황달, 체중감소가 심하면 췌장암을 의심해야 하고, 영상의학적으로도 전에 관찰되지 않던 새로운 병변이 나타나면 췌장암의 가능성을 생각해야 한다. 구별이 어려우면 내시경초음파를 이용한 세침흡인검사가 감별에 이용될 수 있다. 양전자방출단층촬영 검사는 위음성과 위양성이 많아서 감별에 별로 도움이 되지 않는다. 절제 가능성이 있는 췌장암이 강하게 의심되면 조직검사와 관계없이 수술을 시행하는 것이 좋다. 만성 췌장염에서 병발된 췌장암의 치료는 일반적 췌장암과 동일하다.

4. 농양

급성 췌장염에서와는 달리 만성 췌장염에서는 췌장농양이 잘 발생하지 않는다. 만성 췌장염 환자의 1.2%에서 농양이 발생하는데, 저절로 발생하는 경우는 거의 없고 대개 수술이나 내시경치료 후 합병증으로 나타나거나 만성 췌장염이 급성으로 악화되어 조직이 괴사된 후 그곳이 감염되면서 발생하게 된다. 치료는 내시경 또는 경피적 배액 혹은 외과적 수술을 이용하여 농양을 배액해주어야 한다.

5. 총담관협착

만성 췌장염에서 여러 가지 기전에 의해 총담관이 좁아지는데, 만성 췌장염의 급성 악화기에 심한 염증과 부종에 의하여 일시적으로 좁아지기도 하고 췌장의 섬유화 또는 가성낭종에 의해 협착이 초래되기도 한다. 만성 췌장염 환자의 약 4~10%에서 담관협착이 나타나는데, 대개 황달이 나타나서 발견되기도 하지만 혈청 알칼리성 인산분해효소나 아스파탐산아미노전이효소*aspartate aminotransferase*; *AST*, 알라닌아미노전이효소*alanine aminotransferase*; *ALT*치가 상승되어서 발견되기도 한다.

총담관협착의 확진은 내시경 역행성 담췌관조영술이 가장 좋다. 만성 췌장염에 의한 총담관협착의 치료는 협착의 직접적 원인기전에 따라 다르다. 급성 염증에 의해 협착된 경우라면 고식적 치료로 염증이 사라질 때까지 기다려 볼 수 있고, 만약 황달이나 다른 합병증이 있으면 내시경을 이용하여 스텐트를 설치하고 나서 이후 부종이 좋아진 뒤 스텐트를 제거한다. 협착이 가성낭종 때문에 발생한 것이라면 가성낭종을 배액한다. 췌장 자체의 섬유화 때문에 발생한 경우에도 처음에는 내시경을 이용하여 플라스틱관을 순차적으로 5개 이상 삽관하여 6개월 이상 기다렸다가 제거하면 상당 부분 협착이 호전된다. 그래도 협착이 지속되면 수술을 시행하는 것이 좋다. 수술로는 복강경을 이용한 총담관 십이지장문합술이 권장된다.

6. 십이지장협착

췌장두부의 만성 췌장염에 의한 섬유화나 가성낭종, 또는 일시적 염증의 악화 등에 의하여 십이지장이 압박을 받아서 좁아지게 된다. 이로 인하여 복통, 구역, 구토 등의 증상이 나타나는데 상부위장관조영술을 이용하여 진단한다. 협착이 급성의 염증 악화에 의해서 초래된 경우에는 금식과 고식적 치료를 통해 췌장의 부종과 염증이 좋아지면 협착도 풀리게 된다. 가성낭종이 원인인 경우에는 가성낭종 자체의 배액치료가 효과적이며, 췌장의 섬유화에 의한 경우에는 외과적인 위공장문합술이 좋다.

7. 췌성누공

췌성누공은 몸 내부로의 누공과 외부로의 누공으로 나뉜다. 내부로 췌장의 누공이 발생하면 가성낭종, 췌성복수, 흉수, 췌장-장관 누공 등이 초래되고, 후복막강이나 종격동으로 누공이 발생할 수 있다. 대개 췌관협착이 동반되는 경우가 많아서 내시경을 이용하여 췌관에 인공관을 삽입하면 누공이 사라질 수 있다. 외부 누공은 췌장과 피부 사이에 생기는 것으로 주로 깊은 자상 등에 의하여 초래되기 때문에 만성 췌장염에서는 저절로는 잘 생기지는 않고, 수술이나 경피적 카테터를 이용하여 외부로 가성낭종을 배액하고 나서 합병증으로 발생하는 경우가 있다.

8. 췌성복수

만성 췌장염에서 췌성복수가 생기는 기전은 주로 가성낭종이 갑자기 파열되거나 가성낭종에서 낭액이 복강으로 새어나가기 때문이지만 췌관에서 췌액이 직접 복강으로 새기 때문에 발생하기도 한다. 진단은 복수검사에서 아밀라아제나 지질분해효소가 혈청보다 높으면 확진이 가능하다. 췌성복수의 알부민*albumin*치는 대개 3.0g/dL 이상이다.

췌성복수에 대한 치료는 일단 금식시키고 완전정맥영양*total parenteral nutrition*을 시행하여 저절로 좋아지는지 지켜본다. 소마토스타틴*somatostatin*이나 이와 유사한 약제를 사용하면 고식적 치료의 성공률을 높일 수 있으며, 금식기간을 줄일 수 있다. 고식적 치료로 약 50%에서 췌성복수가 소실된다. 금식 후 기다렸는데도 소실되지 않으면 내시경을 이용하여 췌관조영술을 실시하여 협착 여부를 관찰하고, 좁아져 있으면 경유두적으로 췌관에 카테터를 설치하면 복강으로 빠지던 췌액이 십이지장 쪽으로 배액되면서 복수가 없어지게 된다. 가성낭종에서 췌성복수가 발생한 것으로 생각될 경우 가성낭종에 대한 배액을 먼저 시행하면 췌성복수는 자연적으로 소실될 수 있다. 췌성복수에 대한 치료 후 복수가 다시 재발하는 경우는 약 15%이다.

9. 췌성흉수

만성 췌장염에서 가성낭종이나 췌관이 파열되면 췌액이 누공을 형성하며 후복막강을 통하여 종격동이나 늑막내로 고이게 된다. 췌성흉수의 진단은 흉수천자상 아밀라아제가 상승되어 있으면 의심할 수 있다. 내시경 역행성 췌관조영술을 이용하여 췌장과 흉수 사이에 누공을 찾으면 진단이 확실해지고 치료에 필요한 정보를 얻을 수 있다. 췌성흉수에 대한 치료는 췌성복수 환자의 치료와 거의 동일한 원칙으로 하면 되는데, 가능하면 유두를 통과하여 파열된 췌관을 가로지르거나 협착된 곳을 통과하는 인공관을 내시경적으로 삽입하는 방법이 좋다.

참고문헌

1. 윤용범, 김영호, 박중원 등. 한국인에서의 만성 췌장염의 임상적 특성. 대한소화기병학회 1993;25:182-189
2. Dervenis CG. Pancreatic Pseudocysts in Chronic Pancreatitis. In: Dervenis CG, ed. Advances in Pancreatic Disease: Molecular Biology, Diagnosis and Treatment. Stuttgart: Georg Thieme Verlag, 1996;228-231
3. Dervenis CG. Hemorrhage in Chronic Pancreatitis. In: Dervenis CG, ed. Advances in Pancreatic Disease: Molecular Biology, Diagnosis and Treatment. Stuttgart: Georg Thieme Verlag, 1996;232-239
4. Deziel DJ, Prinz RA, Uzer MF, et al. Pseudocysts. In: Pitt HA, Carr-Locke DL, Ferrucci JT, eds. Hepatobiliary and Pancreatic Disease: The Team Approach to Management. Boston: Little, Brown and Company, 1995;339-354
5. Kaufman JA, Waltman AC, Castillo CFD. Pancreatic Hemorrhage. In: Pitt HA, Carr-Locke DL, Ferrucci JT, eds. Hepatobiliary and Pancreatic Disease: The Team Approach to Management. Boston: Little, Brown and Company, 1995;377-386
6. Kozarek RA, Traverso LW. Pancreatic Fistulas. In: Pitt HA, Carr-Locke DL, Ferrucci JT, eds. Hepatobiliary and Pancreatic Disease: The Team Approach to Management. Boston: Little, Brown and Company, 1995;413-420
7. Pedersen NT, Worning H. Chronic Pancreatitis. Scand J Gastroenterol 1996;216:52-58
8. Lankisch PG, Banks PA. Chronic Pancreatitis: Complications. In: Lankisch PG, Banks PA, eds. Pancreatitis. Berlin: Springer, 1998;279-301
9. Owyang C, Levitt MD. Chronic Pancreatitis. In: Yamada T, Alpers DH, Owyang C, et al. eds. Gastroenterology. Volume 2. 2nd ed. Philadelphia: J.B. Lippincott Company, 1995;2091-2112

10. Ryu JK, Lee JK, Kim YT, et al. Korean Multicenter Study Group on Chronic Pancreatitis. Clinical features of chronic pancreatitis in Korea: a multicenter nationwide study. Digestion 2005;72:207-211

증례(30-1)

만성 췌장염

• 만성 췌장염에 따른 통증, 지방변, 담관협착증 등의 임상증상을 보이는 환자에서 내시경치료와 수술적 치료의 적응증을 보여주는 증례이다.

증례

39세 남성이 8개월 전에 시작된 상복부 통증을 주소로 내원하였다. 상복부 통증은 체한 듯한 양상으로 식후 2~3시간 정도 지나서 발생되어 한 시간 정도 지속되었다. 통증이 있는 동안에는 앞으로 웅크린 자세로 움직이지 못할 정도로 심하였다. 통증은 주로 상복부에 국한되어 나타났으나 가끔 등으로 방사되기도 하였다. 복통 완화를 위하여 소화제를 복용하였으나 효과가 없었다. 6개월 전부터 식사량이 많은 경우에는 배변 시 냄새가 심하고 기름이 뜨는 양상의 묽은 변이 나타났으며, 이 기간에 5kg의 체중감소가 있었다. 내원 5개월 전 상기 증상과 함께 소변이 진해지며 공막이 노랗게 되는 증상으로 타 병원에서 담관협착으로 진단받았다. 외부병원에 입원하여 내시경 조임근절개술과 담관 스텐트 삽입술을 시행받은 후 내원 1달 전까지는 비교적 통증이 없고 식사량이 늘어 이전의 체중으로 회복되는 등 전반적으로 호전되었다. 내원 1달 전부터 상복부 통증이 재발하였는데, 빈도가 증가하여 이틀에 한 번 통증이 발생하였으며, 진통제를 먹어야 통증이 소실될 정도로 심해졌다. 22세부터 매주 2~3회씩 한 번에 소주를 2병 이상 마셨던 환자는 6년 전에 당뇨병 진단을 받고 술과 담배를 끊고 경구혈당강하제로 혈당을 조절하다가 5개월 전부터는 인슐린으로 조절 중이었다. 가족력에서 특이사항은 없었고 계통적 문진에서 식욕감소, 오한, 발열 등의 증상은 없었다. 신체검진에서 혈압은 110/80mmHg, 맥박 수는 분당 96회, 호흡수는 분당 16회, 체온은 36.7°C였다. 결막은 창백하지 않았고, 공막에 황달은 관찰되지 않았다. 복부는 다소 경직되어 있었으나 편평하였고, 장음은 정상적이었다. 압통, 반발통은 없었고 간과 비장은 만져지지 않았다. 직장수지검사에서 특이 소견은 없었다.

일반혈액검사에서 백혈구 3,300/mm^3, 혈색소 13.5g/dL, 혈소판 264,000/mm^{3}였다. 간기능검사는 콜레스테롤 106mg/dL, 총 단백 7.5g/dL, 알부민 3.9g/dL, 총 빌리루빈 1.3mg/dL, 직접 빌리루빈 0.3mg/dL, 알칼리성 인산분해효소 187IU/L, AST/ALT 43/74IU/L, GGT 218IU/L, 아밀라아제는 59IU/dL였다. 대변잠혈검사는 음성이었고, B형간염바이러스표면 항원 및 항체는 음성이었고, C형간염바이러스항체도 음성이었다.

토의

좌장(외과 교수): 병력 및 검사 소견으로 어떤 질환을 생각하셨습니까?

주치의: 만성 복통의 병력, 통증의 양상, 지방변, 오랜 기간 동안의 음주력을 고려해 볼 때 만성 췌장염을 생각하였습니다.

학생: 병력에서 보이는 지방변은 무엇을 의미합니까?

주치의: 췌장의 외분비기능부전으로 발생한 소화효소분비장애로 인한 지방의 흡수장애로 배변 후 변기에 기름이 뜨게 되는 현상입니다.

학생: 이 환자에서 황달이 발생한 이유는 무엇입니까?

주치의: 만성 췌장염은 췌장의 섬유화를 일으키는 질환인데, 췌장 내 총담관 주위의 섬유화가 담관협착을 발생시켜 황달이 발생한 것으로 생각하였습니다.

좌장: 환자가 외부병원에서 담관협착증의 치료를 위해 담관 스텐트 삽입술을 시행받았는데 어떤 종류의 스텐트를 사용하였습니까?

주치의: 처음에는 플라스틱 스텐트를 설치하였으나, 여러 번의 재협착이 와서 마지막에는 금속 스텐트를 사용한 것으로 알고 있습니다.

좌장: 이 환자에 적용된 담관 스텐트 삽입술에 대하여

말씀해주십시오.

내과 교수: 만성 췌장염에서 발생한 담관협착증의 경우 만성 염증에 의한 섬유화로 발생합니다. 이 경우에 스텐트를 설치하였다가 증상이 완화된 후 제거하면 30%에서는 몇 년 동안 증상 없이 지내나, 70%에서는 재협착이 발생합니다. 재협착이 발생하면 대부분 수술적 치료가 필요하게 됩니다. 이러한 이유로 스텐트는 주로 수술 전 일시적인 치료로서 이용되고 있습니다. 금속 스텐트는 나중에 제거하기 어렵기 때문에 수술이 불가능한 악성 질환에 사용하는 것이 원칙입니다. 그러나 최근에는 내시경으로 제거가 가능한 피막형 금속 스텐트가 개발되어 양성 질환에도 일부 조심스럽게 사용되고 있습니다.

좌장: 이 환자는 6년 전부터 금주를 한 것으로 알고 있는데, 8개월 전부터 발생한 이번 복통과 알코올은 어떤 관련이 있습니까?

주치의: 과거에 음주 후에도 복통이 있었지만, 8개월 전부터 발생하였던 복통은 이전과 양상이 다르고 최근에 술을 먹은 적이 없었으므로 알코올에 의한 복통보다는 다른 원인에 의한 복통을 고려해야 할 것으로 생각됩니다.

내과 교수: 췌장염에 의한 복통이 발생했는데도 아밀라아제 수치가 정상인 이유는 무엇입니까?

주치의: 췌장염 때 췌장실질에 발생한 염증으로 췌세포가 괴사에 빠질 때 아밀라아제가 증가하는 것으로 알려져 있습니다. 급성 췌장염에서는 정상 췌세포가 많이 남아 있는 상태에서 췌세포괴사가 일어나므로 대부분 아밀라아제의 수치가 증가합니다. 이에 비해서 만성 췌장염에서는 만성적인 염증으로 췌세포가 이미 심하게 감소되어 있는 경우가 많습니다. 이런 경우에는 급성 악화로 췌장에 염증이 생겨도 아밀라아제가 증가하지 않을 수 있습니다. 또한 만성 췌장염에서 발생한 복통은 췌장의 염증 외에 다른 합병증으로도 발생할 수 있으며, 이 경우에도 아밀라아제는 증가하지 않을 수 있습니다. 이 환자도 이러한 이유로 아밀라아제가 증가하지 않았을 것으로 생각됩니다.

좌장: 영상의학적 소견에 대해 말씀해주십시오.

영상의학과 전임의: 내원 5개월 전 외부 병원에서 조영제를 사용한 후 촬영한 복부 전산화단층촬영입니다. 췌장의 정상 실질은 조영증강이 되는데, 이러한 정상 췌장실질은 거의 보이지 않고 췌장의 체부와 미부에 조영증강 전에도 고감쇠로 보이는 석회화와 저감쇠의 관 모양 구조로 보이는 늘어난 췌관이 보이고 있습니다. 원위 총담관은 약간 늘어나 있고 그 내부에 높은 감쇠로 나타나는 스텐트가 있습니다. 공기-담관조영*air-biliarygram*도 관찰됩니다. 내원 2개월 전 외부병원에서 시행한 내시경 역행성 담췌관조영술입니다. 양쪽 간내담관과 총담관이 늘어나 있고, 총담관 원위부의 협착이 보이고 있습니다. 이상의 소견으로 만성 췌장염과 이의 합병증으로 인한 총담관 원위부의 협착 및 이에 따른 담관협착을 생각해 볼 수 있겠습니다. 내원 1개월 전에 시행한 내시경 역행성 담췌관조영술입니다. 이전과는 달리 총담관 내에 금속 스텐트가 설치되어 있는 소견입니다. 본원 내원 이후 시행한 단순복부촬영입니다. 췌장의 두부, 체부, 미부를 따라 만성 췌장염을 시사하는 심한 석회화가 보이고, 오른쪽으로 금속 스텐트와 근위부의 늘어난 담관이 공기-담관조영으로 보이고 있습니다(그림 30-1.1). 본원에서 시행한 복부 전산화단층촬영입니다. 늘어난 총담관 내로 높은 감쇠를 보이

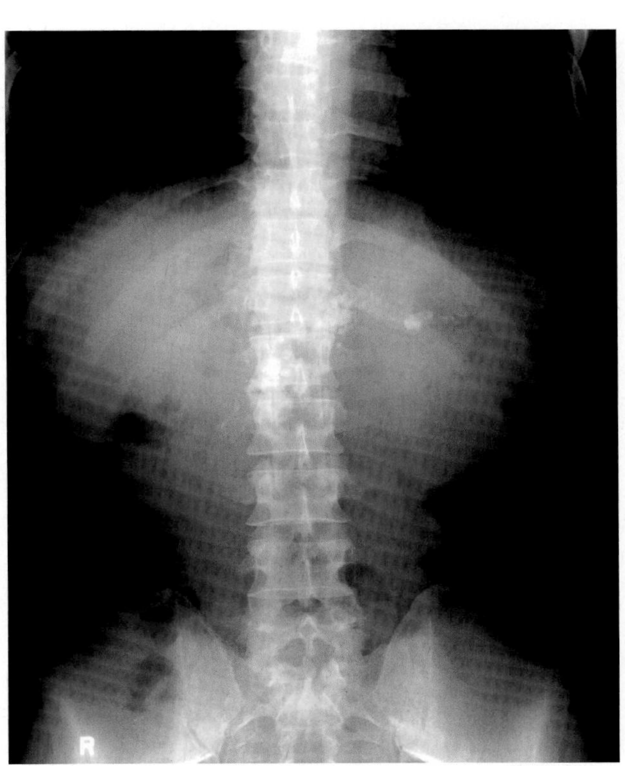

그림 30-1.1. 만성 췌장염의 단순복부촬영 췌장의 석회화와 담관에 삽입된 금속 스텐트 및 공기-담관조영이 관찰된다.

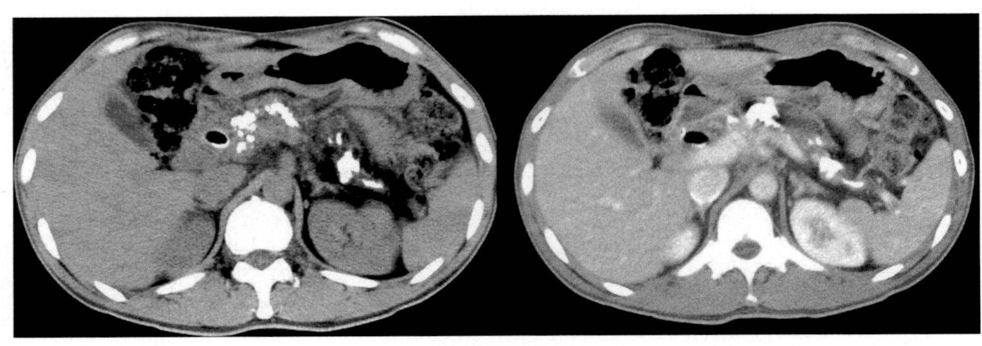

그림 30-1.2. 만성 췌장염의 복부 전산화단층촬영 총담관에 금속 스텐트가 관찰되며 췌장에 심한 석회화와 위축 및 췌관확장이 관찰된다.

는 관 모양의 스텐트와 췌장에 심한 석회화가 보이고 있습니다(그림 30-1.2). 뚜렷한 종양은 관찰되지 않습니다. 본원에서 내시경 역행성 담췌관조영술을 다시 시행하였습니다. 이전과 비슷한 소견을 보이고 있습니다. 본원에서 자기공명 담췌관조영술을 시행하였습니다. 췌장의 체부와 미부에 중간에 협착이 동반된 췌관확장의 소견이 보이고, 두부에는 췌관이 보이지 않고 있습니다. 양쪽 간내담관과 근위부 총담관이 늘어나 있는 소견을 보입니다. 원위부는 금속 스텐트로 인한 교란으로 정확히 평가되지 않고 있습니다. 이상으로 만성 췌장염과 이의 합병증으로 인한 총담관 원위부의 협착을 생각할 수 있습니다. 또한 이러한 경우 췌장 내 악성 종양에 의한 담관폐쇄를 감별해야 하는데 영상 소견에서 췌장 내 종양의 증거는 찾을 수 없었습니다.

좌장: 입원 중에 시행한 내과적 치료에 대한 반응과 수술을 고려하게 된 이유에 대하여 말씀해주십시오.

주치의: 췌장효소제 투여 후에 지방변이 약간 감소하는 추세를 보였고, 모르핀 같은 마약성 진통제를 사용하면 통증은 견딜 만한 정도로 조절되는 양상이었지만, 완전히 조절되지 않고 담관폐쇄의 소견이 보여 수술을 고려하게 되었습니다.

내과 교수: 만성 췌장염에 의한 통증이 마약성 진통제를 2주간 사용해도 지속될 정도로 내과적 치료에 반응이 없고 일상생활에 지장을 줄 정도인 경우와 담관폐쇄의 소견이 있는 경우에 수술을 고려합니다. 그 외에도 십이지장폐쇄 및 췌장암이 의심되면 수술을 고려합니다.

좌장: 수술 후 당뇨병 등의 내분비기능부전의 호전은 기대할 수 있습니까?

내과 교수: 내분비기능은 개선되지 않는 것으로 알려져 있습니다.

좌장: 수술 소견에 대해 말씀해주십시오.

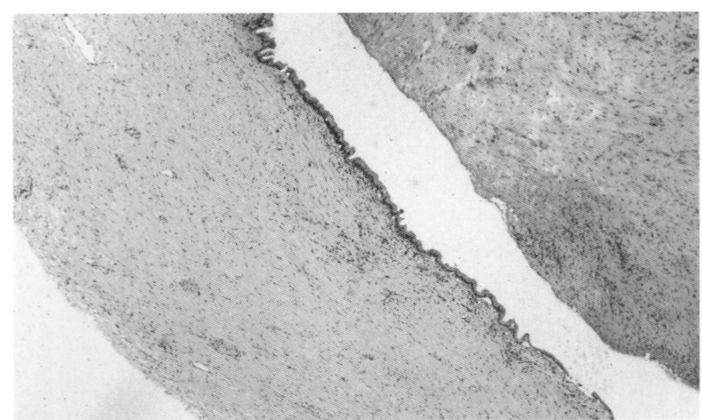

그림 30-1.3. 만성 췌장염의 병리조직 소견 췌관의 섬유화와 만성 염증이 관찰된다(H&E staining ×40).

외과 전공의: 복부를 절개하였을 때 전체적으로 복강 내 유착이 심하였습니다. 총담관은 직경 2cm 정도로 늘어나 있었고, 위 뒤쪽으로 접근하여 췌장과 위의 유착을 박리했을 때 췌관이 노출되면서 농이 20cc 정도 배출되었고, 췌관을 따라 절개하였을 때 2cm가량의 췌관석이 관찰되었습니다. 췌관석을 제거하고 측면으로 췌장-공장문합술을 시행하였고, 담낭절제술과 총담관 내 금속 스텐트를 제거 후 담관-공장문합술을 시행하였습니다. 수술 시 종양이나 가성낭종은 관찰되지 않았습니다.

좌장: 만성 췌장염의 수술적 치료는 췌관배액, 췌장절제, 신경차단 등으로 구성되고, 이 중 배액과 절제가 주로 이용됩니다. 협착 등으로 인한 췌관이나 담관의 모양에 변형이 있고, 이에 따른 관 내 압력상승으로 인한 통증이 발생하게 되는 경우에는 담관-공장문합술 등의 배액술이 주로 시행되고, 췌담관의 모양에 변형이 없고, 병변이 국소화되어 있는 경우에는 절제술이 주로 시행됩니다. 경우에 따라 두 가지 방법이 병용되기도 합니다.

임상진단

chronic pancreatitis

좌장: 병리 소견에 대하여 말씀해주십시오.

병리과 전임의: 보내온 조직은 췌관으로 표기된 신선상태의 연부조직으로 육안 소견상 1.5×0.4cm 크기의 관상 구조물이었고 현미경 소견에서 섬유화가 동반된 만성 염증의 소견을 보이고 있어(그림 30-1.3) 만성 췌장염에 의한 소견으로 생각할 수 있겠습니다. 특별히 췌장암을 시사하는 소견은 없었습니다.

병리진단

chronic pancreatitis

증례(30-2)

만성 췌장염

• 만성적인 음주력이 있던 사람에서 폐쇄성 황달을 동반한 만성 췌장염을 수술적 요법으로 치료한 경우이다.

증례

45세 남성이 2개월 전 시작된 황달을 주소로 내원하였다. 평소에 거의 매일 소주 3~4병을 마셔온 환자는, 4~5년 전부터 가끔씩 심와부 통증이 있었으나 특별한 치료 없이 지내왔다. 통증은 주로 과음을 하고 난 후에 발생하였고 1주일 정도 지속되다가 저절로 호전되곤 하였다. 통증의 양상은 지속적이었고 방사통은 없었으나 식욕부진과 구역이 동반되었다. 구토는 없었고 설사나 지방변도 없었다. 1년 전 당뇨병이 발견되어 인슐린치료를 받기 시작했고 이 무렵부터 통증의 빈도가 잦아졌다. 내원 2개월 전 다시 유사한 양상의 심와부 통증이 시작되었으나 10여 일이 지나도 통증의 호전은 없었고 갈색뇨와 전신소양증이 동반되었다. 1개월 전부터 외부병원에서 입원치료를 받았으나 호전되지 않아서 본원에 입원하였다. 환자는 2개월 동안 15kg의 체중감소가 있었고, 전신쇠약감이 매우 심하였으나 발열이나 오한은 없었다. 토혈이나 흑색변, 혈변 등의 증상은 없었으며 다음, 다뇨, 다식 등의 증상도 없었다. 신체검진에서 활력징후는 혈압 130/90mmHg, 심박 수 분당 85회, 호흡수 분당 18회, 체온 36.5° C였다. 만성 병색이 뚜렷하였고 의식은 명료하였다. 결막은 창백하지 않았으나 공막에 황달이 있었으며, 혀의 탈수 소견은 없었다. 경부 림프절은 촉지되지 않았고 정맥의 확장은 없었으며 흉부 청진에서 이상음은 없었다. 거미혈관종은 없었다. 장음은 정상이었고 복부팽만도 없었으며 촉진했을 때 복부는 부드러웠고 압통이나 반발통은 없었다. 장기나 종괴는 촉지되지 않았다.

일반혈액검사는 백혈구 7,700/mm^3, 혈색소 12.3g/dL, 혈소판 239,000/mm^{3}였고 적혈구침강속도는 99mm/hr였다. 일반화학검사는 콜레스테롤 233mg/dL, 총 단백 7.0g/dL, 알부민 3.7g/dL, 총 빌리루빈 7.5mg/dL, 직접 빌리루빈 3.3mg/dL, 알칼리성 인산분해효소 369IU/L, AST/ALT 54/36IU/L, 혈청아밀라아제 107IU/dL였다. 요검사에서 요 빌리루빈은 양성이었다.

토의

좌장(내과 A교수): 영상의학적 소견을 말씀해주십시오.

영상의학과 전임의: 1개월 전 외부병원에서 시행한 복부 전산화단층촬영입니다(그림 30-2.1). 췌관이 전반적으로 확장되어 있으며 췌실질 또한 미만성 위축을 보이고 여러 부위에서 석회화 음영이 관찰되고 있습니다. 조금 더 아래쪽 단층촬영면의 확장된 췌관 내부에서 보이는 석회화 음영은 구상돌기*uncinate process* 내 췌관췌석*pancreatolith*으로 판단됩니다. 이상의 소견은 모두 만성 췌장염에 합당한 영상의학적 소견입니다. 위장을 보면 위벽이 전반적으로 비후되어 있고 바깥쪽으로는 지저분한 경계의 침윤이 동반되어 있으며, 췌미부와 비장의 주변에 액체가 고여 있습니다. 이러한 소견은 만성 췌장염이 급성 악화*acute exacerbation*된 소견입니다. 담낭과 양쪽 간내담관, 총담관이 모두 확장되어 있습니다. 총담관을 추적해 보면 원위 총담관 부위에서 매끄럽게 좁아지

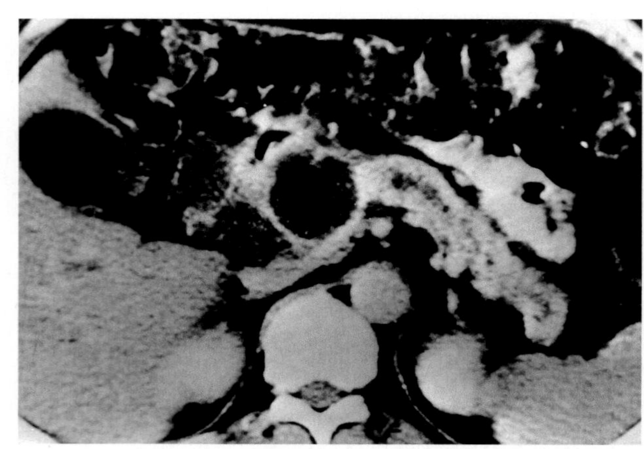

그림 30-2.1. 복부 전산화단층촬영 소견 췌장의 위축과 췌관의 전반적 확장이 있으며 췌두부에 가성낭종이 관찰된다.

는 소견이 있어서 담관이 폐쇄된 부위가 원위부 총담관임을 알 수 있습니다. 좁아지는 총담관의 전방 부위에 경계가 분명한 벽을 가지며 내부에 저감쇠*low attenuation*의 음영을 포함한 종괴가 있는데 이는 가성낭종으로 생각됩니다. 이와 비슷한 구조물이 위후 벽에 연하여 관찰되고 있습니다. 복부 전산화단층촬영의 소견을 종합하면 췌석을 동반한 만성 췌장염에 급성 염증이 동반되고, 가성낭종이 있으면서 가성낭종에 의한 압박이나 염증성 변화에 의한 췌실질의 섬유화로 원위부 총담관 부위에서 담관폐쇄가 있는 상황입니다. 다음은 4주 뒤에 추적검사로 실시한 복부 전산화단층촬영입니다. 위벽의 경계가 잘 그려지고 비후도 감소되어 있습니다. 또한 장간막 지방층도 정상적으로 보이고 비장 주위에 고여 있던 액체도 없어져서 급성 염증은 호전된 것으로 보입니다. 그러나 췌실질의 위축, 췌관의 미만성 확장, 췌관 내 췌석에는 변함이 없고 전반적인 담도계의 확장도 변화가 없습니다. 가성낭종의 크기는 더욱 커져 있습니다.

좌장: 영상의학적 소견으로 확실한 만성 췌장염의 소견이 있으면서 임상적으로나 영상의학적으로 급성 악화의 소견이 보이므로 만성 재발성 췌장염*chronic relapsing pancreatitis*으로 분류할 수 있겠습니다. 이 증례에서 췌장암의 감별은 가능합니까?

영상의학과 전임의: 만성 췌장염에 동반되어 있는 작은 췌장암의 감별은 매우 어렵습니다. 나선형 전산화단층촬영*spiral CT*을 하면 초기 동맥상*early arterial phase*에서 정상 췌실질이 고감쇠로 보이고 췌장암은 그에 비해서 저감쇠로 보여 감별이 가능한 경우도 있지만 이 증례처럼 지연상*delayed phase*만 있는 경우는 감별이 어렵습니다.

좌장: 수술 소견을 말씀해주십시오.

외과 전공의: 담관폐쇄를 동반하는 만성 췌장염이란 임상진단하에 개복술을 실시하였습니다. 췌두부는 매우 단단하면서 석회화가 진행되어 있었습니다. 염증성 유착이 심하여 주위 조직과의 정확한 해부학적 관계를 알기 어려웠습니다. 췌두부의 상연에 직경 3cm 정도의 가성낭종이 있었고 이는 총담관에 붙어 있어서 총담관을 압박하고 있었습니다. 그러나 육안적으로 악성 종양의 가능성을 배제할 수 없어서 유문보존형 췌십이지장 절제술*pylorus-preserving pancreaticoduodenectomy*을 실시하였습니다.

좌장: 담관폐쇄의 원인이 가성낭종의 압박과 췌실질의 염증에 의한 섬유화 중 어느 것이었습니까?

외과 전공의: 수술장에서의 육안 소견으로는 가성낭종에 의한 압박보다는 췌두부의 심한 염증에 의한 섬유화 때문으로 판단하였습니다. 또한 악성 종양의 병발 여부도 육안적으로 완전히 배제할 수는 없었습니다. 따라서 배액술보다는 췌절제술의 적응이 된다고 판단하였습니다.

임상진단

chronic pancreatitis with pseudocyst and biliary obstruction associated malignancy 감별

좌장: 병리 소견을 말씀해주십시오.

병리과 전임의: 절단면 소견에서 십이지장의 점막 면에 염증이 매우 심한 췌장이 연결되어 있습니다(그림 30-2.2). 늘어난 췌관 내에 흰색으로 보이는 많은 수의 석회화 물질들이 있습니다. 췌관의 측부에는 직경 2.5cm 정도의 벽을 가지는 낭성 종괴가 있고 내부는 괴사성 물질들로 충만해 있습니다. 종괴의 주변은 섬유화와 부종이 혼합되어 있습니다. 총담관은 췌두부의 바로 위부터 확장되어 있어서 췌장 내 총담관의 폐쇄를 알 수 있습니다. 췌관 내에 산재하던 흰색 물질들이 조직처리 과정에서 소실되어 수가 줄어 보이지만 전형적인 췌석의 모양을 보이고 있습니다. 췌실질을 보면 정상적인 소엽상 구조*lobular structure*가 유지되고 있는 부분도 있으나 대부분에서는 소엽상 구조가 소실되면서 포도상 선*acini* 구조가 파괴되어 있습니다(그림 30-2.3). 특징적으

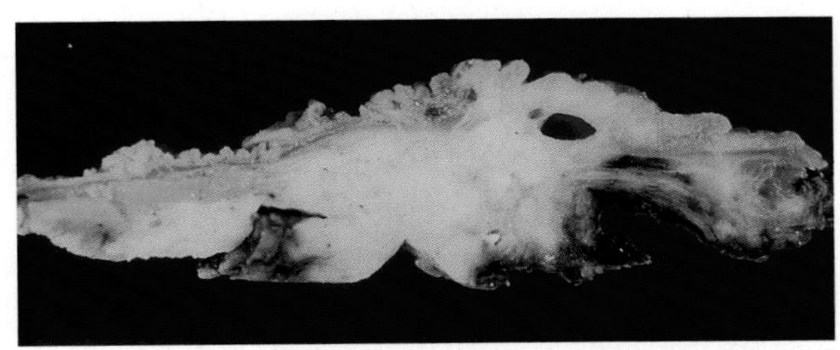

그림 30-2.2. 절단 표본의 육안 소견 췌실질은 위축되어 있고, 총담관이 확장되어 있다.

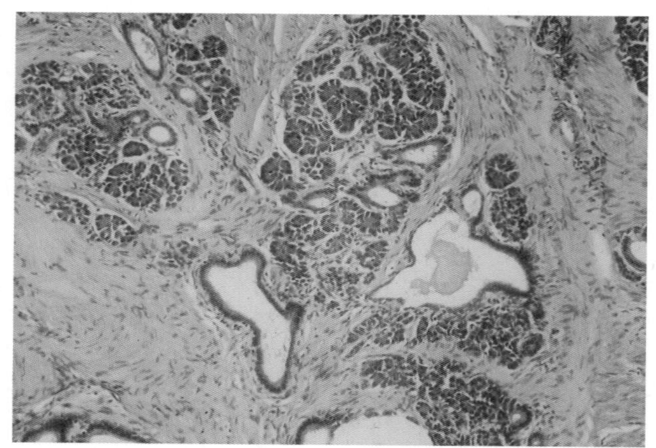

그림 30-2.3. 췌실질의 현미경 소견 심한 섬유화와 함께 소엽상 구조 및 포도상 선*acini*의 파괴가 관찰된다. 세관*ductule* 내의 호산성 물질은 단백전자*protein plug*로 보인다(H&E, ×100).

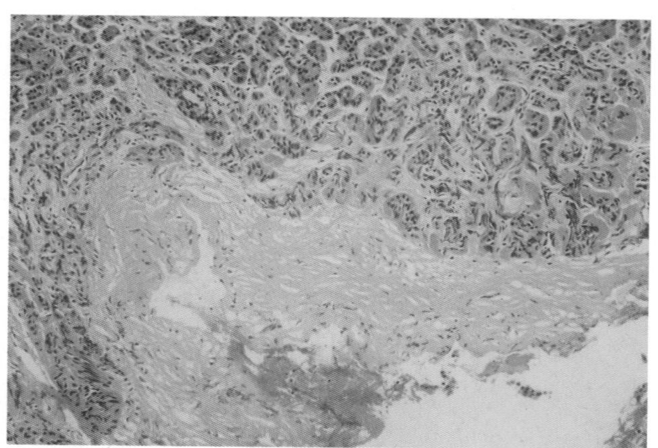

그림 30-2.4. 췌장낭종의 현미경 소견 낭종의 벽은 피복상피*lining epithelium*를 갖지 않으며 섬유성 결체조직으로 되어 있다(H&E, ×100).

로 소엽 내 혹은 소엽 간 섬유화가 심하게 진행되어 있습니다. 세관*ductule* 내에는 호산성이면서 층상구조*lamellar structure*를 보이는 물질이 있는데 이는 췌관의 폐쇄에 따른 췌장액의 저류로 생긴 단백전자*protein plug*로 생각됩니다. 고배율로 살펴보면 낭성 종괴의 벽은 피복상피*lining epithelium* 없이 결체조직으로만 이루어져 있어서 가성낭종이라는 것을 알 수 있습니다(그림 30-2.4). 이상의 소견으로 만성 췌장염과 이에 동반된 가성낭종 및 담관폐쇄로 진단하였습니다.

병리진단

chronic pancreatitis with pseudocyst and biliary obstruction

좌장: 만성 췌장염의 병리학적 분류로 볼 때 만성 석회화 췌장염으로 볼 수 있겠습니다. 다른 범주인 만성 폐쇄성 췌장염은 다른 원인으로 췌관이 폐쇄되고 이에 이차적으로 췌장염이 발생하는 것으로 매우 드문 예입니다. 이 증례에서 보이는 췌관의 폐쇄는 췌석에 의한 것이므로 전자의 범주로 보아야 할 것입니다. 알코올성 췌장염에서 흔히 췌석이 발견되는데 이의 기전은 알코올을 많이 섭취하면 췌액의 점도가 높아지고 이에 따른 저류로 배액이 불량해지면 여기에 칼슘이 침착됨으로써 발생하는 것으로 알려져 있습니다. 만성 췌장염은 내과적 치료가 기본적인 치료인데 언제 수술을 고려해야 하는지 말씀해주십시오.

외과 교수: 만성 췌장염에서 수술의 적응증으로는 조절되지 않는 통증이나 기타 합병증들이 있습니다. 즉 담관폐쇄나 호전되지 않는 가성낭종, 심한 췌장염에서 드물게 동반되는 십이지장폐쇄가 있겠고, 악성 종양의 감별이 불가능할 때도 수술의 적응증이 됩니다. 수술의 종류는 담관폐쇄의 경우 악성 종양이 완전히 배제될 수 있다면 배액술만 할 수 있으나 악성 종양과 감별되지 않는다면 췌절제술을 시행해야 합니다. 췌절제술에는 유문보존췌십이지장절제술과 고전적인 휘플*Whipple* 수술이 있습니다. 통증의 완화를 위한 술식에는 측부 췌공장문합술*lateral pancreaticojejunostomy*이나 췌절제술이 있습니다. 가성낭종에 대한 수술적 치료로는 크기가 작으면 낭절제술*cystectomy*을 할 수 있고 가성낭종이 췌두부에 있거나 크기가 크면 내부 배액술로 낭공장문합술*cystojejunostomy*이나 낭위장문합술*cystogastrostomy*을 고려해 볼 수 있습니다.

좌장: 만성 췌장염에서도 몇 가지 경우에는 수술을 고려해야 한다는 것을 명심해야겠습니다. 만성 췌장염에서 가장 흔하고 문제가 되는 합병증은 마약성 진통제에 의존성이 생기는 것입니다. 이는 물론 심한 통증이 일차적인 원인입니다. 경우에 따라서는 췌관의 폐쇄로 인해 통증이 유발되기도 하는데 이때는 췌관의 폐쇄를 완화하는 수술로 통증의 경감을 기대할 수 있습니다. 그러나 췌관폐쇄가 뚜렷하지 않으면서 통증이 지속되는 경우가 더욱 흔한데 이런 경우 신경차단술을 시도해 보지만 장기적인 효과는 기대하기 어렵습니다.

chapter

31 췌장염의 외과적 치료

윤유석

- 급성 췌장염에 대한 수술은 주로 괴사성 췌장염이 동반된 경우 시행하고, 무균성 괴사*sterile necrosis*에 대해서는 집중적인 내과적 치료에도 호전이 없거나 악화되는 경우 수술을 고려한다.
- 괴사조직제거술*necrosectomy*의 적절한 시기는 발병 후 3~4주 정도 지난 다음이고, 지연수술의 근거는 췌장과 췌장 주위 조직의 괴사의 경계를 명확히 하여 가능한 한 수술 범위를 축소함으로써 췌장의 내분비, 외분비 기능을 최대한 보존하자는 데 있다.
- 괴사조직제거술은 전통적으로 개복수술로 시행되었지만, 수술 후 높은 사망률로 인해 최근에는 후복막경이나 복강경을 이용해 괴사조직을 제거하는 최소침습술식*minimally invasive surgery*이 시행되고 있다.
- 만성 췌장염에서 수술의 주 적응증은 내과적 치료로 해결되지 않는 지속적이고 반복적인 통증이며, 이외에 가성낭종, 총담관의 협착, 십이지장폐쇄, 주위 혈관의 협착과 같은 만성 췌장염의 합병증이 발생하였거나 췌장암이 의심되는 경우에 수술을 시행한다.
- 만성 췌장염에 대한 수술방법은 췌관배액술과 췌절제술이 있고, 췌관의 확장 정도, 췌관의 협착 범위, 췌실질의 파괴 정도에 따라 수술방법을 결정한다.
- 측부 췌공장문합술*lateral pancreaticojejunostomy*은 췌두부에 염증성 종괴 없이 췌관의 미만성 확장으로 인한 통증에 대해 가장 많이 시행된다.
- 췌두부절제술은 췌관이 확장되지 않은 경우나 췌두부에 염증성 종괴가 있는 경우 시행하고, 최근에는 췌십이지장절제술*pancreatoduodenectomy*보다는 이와 치료효과가 비슷하면서 췌장기능의 저하가 적은 십이지장보존췌두부절제술 *duodenum-preserving pancreatic head resection*이 선택적으로 시행되고 있다.
- 원위췌절제술*distal pancreatectomy*은 췌장염이 췌미부나 체부에 국한된 경우 시행한다.
- 췌전절제술*total pancreatectomy* 혹은 췌아전절제술*near-total pancreatectomy*은 췌관배액술이나 부분췌절제술이 실패한 경우 마지막 방법으로 고려할 수 있다.

I 급성 췌장염

1. 수술 적응증

급성 췌장염에 대한 수술은 췌장이나 췌장 주위 조직의 괴사, 농양, 가성낭종과 같은 국소 합병증이나 장기부전을 동반하는 중증 급성 췌장염에 대해 주로 시행되었다. 과거에는 무균성 괴사*sterile necrosis*가 있는 환자들에서도 괴사조직절제술*necrosectomy*을 시행하였지만, 최근에는 병의 진행단계에 따라서 초기단계에서는 내과적인 치료를 우선으로 하고 병의 경과를 보아 감염이 확인되거나 무균성 괴사라 하더라도 집중적인 내과적 치료에도 호전이 없거나 악화되는 경우 수술적 치료를 시행하고 있다. 이에 대한 이론적 근거는 급성 췌장염에서 사망의 80%는 췌장염의 감염성 합병증에 기인하고 췌장괴사가 감염될 경우 사망률이 30%로 증가한다는 것이다. 또한 다발성 장기부전이 동반된 췌장괴사의 감염에 대해 보존적인 치료를 할 경우 사망률이 100%까지 보고되는 반면, 수술적 치료를 시행한 경우 경험이 있는 병원에서의 사망률은 10~30% 정도로 보고되고 있어 췌장괴사의 감염이 진단되면 괴사조직을 제거해야 한다.

반면 무균성 괴사가 있는 환자들에 대한 수술적 치료에 대해서는 아직 논란이 있지만, 3주 이상 집중적인 내과적 치료에도 호전이 없거나 악화되는 경우, 그리고 장천공, 출혈, 복강구획 증후군*abdominal compartment syndrome* 등의 합병증이 발생할 경우가 수술의 적응증이 될 수 있다.

2. 수술시기

중증 급성 췌장염은 두 단계에 걸쳐 발생한다고 알려져

있다. 초기는 증상발현 후 첫 1~2주 정도의 기간으로 염증반응에서 분비되는 염증매개자로 인해 호흡기계, 심혈관계, 신장의 기능부전을 동반하는 전신염증반응증후군 *systemic inflammatory response syndrome*의 형태로 나타나고, 발병 후 수 시간 내지 수일 이내에 심혈관계나 호흡기계 부전으로 인해 치명적인 상황까지 진행될 수 있다. 발병 2~3주 후에는 췌장이나 췌장 주위 조직에 괴사가 관찰되고 이 시기의 다발성 장기부전은 괴사조직의 이차적 감염에 의해 발생한다. 이런 급성 췌장염의 병태생리학적 이해와 과거에 조기수술 후의 높은 사망률로 인해 최근에는 초기단계에는 내과적인 치료를 우선으로 하고 후기단계에 들어서 괴사조직이 감염되면 수술하는 방향으로 바뀌고 있다. 현재는 중증 급성 췌장염에서 수술은 환자가 보존적 치료에 반응을 하는 동안은 최대한 지연되어야 한다는 것이 일반적 견해이다. 중증 급성 췌장염에 대해 발병 3일 이내와 적어도 발병 12일 이후에 수술한 환자들을 비교한 무작위 대조연구도 조기수술 환자군의 높은 사망으로 인해 조기 종료된 바 있다. 또한 지연수술은 췌장과 췌장 주위 조직의 괴사의 경계를 명확히 하여 가능한 한 수술 범위를 축소함으로써 수술 중 출혈을 줄이고 췌장의 내분비, 외분비 기능에 필요한 온전한 췌장실질을 보존하는 장점이 있다. 이런 근거들로 발병 후 적어도 3~4주 후가 괴사조직절제술*necrosectomy*의 적절한 시기로 인정되고 있다.

3. 수술방법

(1) 개복수술

괴사성 췌장염에 대한 수술의 목적은 괴사된 조직을 가능한 한 모두 제거하여 괴사와 감염의 진행을 줄이고 염증매개자의 분비를 억제함으로써 추가적인 합병증의 발생을 줄이고자 하는 것이다. 췌절제술은 정상 췌장조직을 함께 제거하게 되어 수술 후 내분비, 외분비 기능장애 가능성이 있고 수술 후 사망률이 높기 때문에 괴사조직만 제거하는 방법이 선호되고 있다. 일반적인 수술원칙은 장기를 최대한 보존하기 위해 수술 중 출혈을 최소화하면서 괴사조직만을 제거하고 수술 후에 후복막에 남은 debris와 삼출물*exudates*을 제거하는 것이다. 전통적으로 개복수술로 시행되어 왔고 괴사조직 제거방법은 동일하지만, 잔존하거나 추후 발생하는 괴사조직을 제거하는 방법에 따라 대개 네 가지 방법으로 구분된다. ① 괴사조직제거술과 개복 거즈 packing 및 교환, ② 괴사조직제거술과 계획적인 반복적 재수술, ③ 괴사조직제거술과 폐쇄성 거즈 packing, ④ 괴사조직제거술 후 소낭*lesser sac*의 폐쇄성 관류*closed lavage*(그림 31-1)이다. 지금까지 경험이 있는 병원에서 이러한 술식들에 의한 사망률은 15~25% 정도로 보고되고 있다. 아직까지 이 술식 간의 비교연구는 없기 때문에 현재 수술자의 선호도에 따라 수술방법이 선택되고 있는데, 소낭의 폐쇄성 관류 수술이 가장 많이 시행

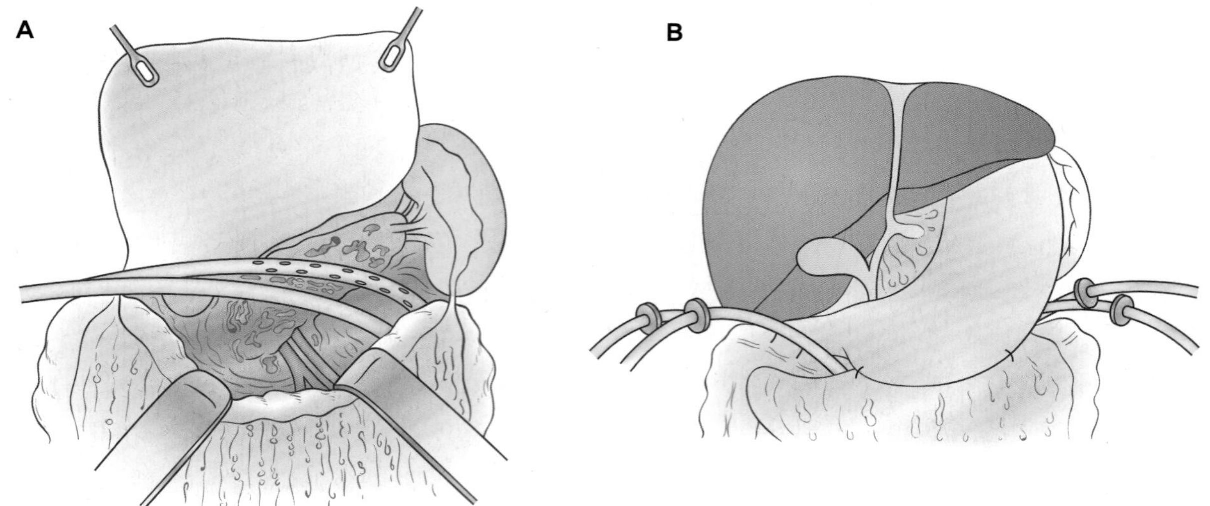

그림 31-1. 괴사조직제거술 후 소낭*lesser sac***의 폐쇄성 관류***closed lavage* A. 대망*greater omentum*을 절개하면서 소낭으로 접근하여 괴사조직을 제거한 후 배액관들을 각각 췌미부, 하행결장 뒤와 췌두부, 상행결장 뒤에 거치한다. B. 수술 후 관류를 위해 소낭은 대망과 횡행결장을 봉합하여 닫는다. (참고문헌 15)

되고 있다.

(2) 최소침습수술

괴사성 췌장염에 대한 개복수술은 수술 후 사망률이 높을 뿐만 아니라 큰 절개창과 연관된 상처감염, 탈장, 출혈, 장누공 등의 합병증이 발생할 수 있고, 수술 자체가 환자의 국소 혹은 전신적 염증반응을 악화시켜 장기부전을 유발시킬 수 있다는 문제점이 있다. 최근 이러한 개복수술의 문제점을 개선하기 위해 후복막경이나 복강경을 이용해 괴사조직을 제거하는 최소침습술식들이 시도되고 있다. 개복괴사조직 절제술과 최소침습수술의 성적을 비교한 한 연구에서는 수술시행 횟수, 수술 후 APACHE II 점수, 수술 후 중환자실 체류기간, 재원기간, 사망률에서 유의하게 최소침습수술이 우수한 성적을 보였다고 보고하였다. 현재 가장 많이 시행되는 최소침습술식은 후복막접근법으로, 보고들마다 약간의 방법의 차이가 있지만 수술 전에 거치된 배액관으로 넓힌 경로에 내시경을 삽입하여 직접 들여다보면서 세척과 흡인으로 괴사조직을 제거하거나 배액관 주위에 4~5cm의 절개를 가하여 겸자를 이용해 괴사조직을 제거한 후 내시경을 삽입하여 추가적으로 괴사조직을 제거하는 술식들이 있다(그림 31-2). 이런 술식들은 괴사조직들을 제거하는 데 많은 횟수의 시술과 시간이 필요한 경피적 배액법의 단점을 극복하고 작은 상처를 통해 개복수술에서와 같이 괴사조직을 효과적으로 제거할 수 있고, 여러 개의 방으로 나누어진 경우 격벽을 제거하여 하나의 방을 만들어 배액을 원활히 할 수 있다는 장점이 있다. 이러한 후복막접근법은 괴사조직의 복강 내 오염을 최소화할 수 있고 내부 장기의 손상을 피할 수 있다는 이론적인 장점이 있지만, 괴사성 췌장염이 발생한 부위에 따라 접근하는 데 제한이 있을 수 있고 충분한 수술시야가 확보되지 않아 주요 혈관이나 장기의 손상의 가능성이 있을 뿐만 아니라 복강 내의 동반된 다른 질환을 동시에 수술할 수 없다는 단점이 있다. 복강경을 이용한 경복막접근법은 이러한 후복막접근법의 단점을 극복할 수 있지만, 후복막의 감염된 조직들이 복강 내를 감염시킬 수 있다는 단점이 있다. 최근 괴사의 양상, 점도, 위치에 따른 각 최소침습시술들 간의 치료효과 차이를 고려하여 각 술식들을 침습성에 따라 단계적으로 적용하여 치료하려는 단계적 최소침습 접근법*step-up approach*이 보고되고 있다. 이러한 접근법은 우선 패혈증을 완화시키고 괴사조직제거술을 연장하거나 피하기 위한 목적으로 일단계로 중재적 영상시술이나 내시경을 통해 카테터배액법을 시행하고, 반응이 없으면 최소침습 괴사조직제거술을, 마지막 단계로 개복수술을 시행하는 방법이다. 단계적 최소침습접근법(일단계: 카테터배액법, 이단계: 후복막접근법을 통한 최소침습괴사조직 제거술)과 일차적으로 개복 괴사조직제거술을 비교한 최근 PARTNER 연구에서는 단계적 최소침습접근법 후 사망률과 주요 합병증이 줄었고 장기적으로 창상 부위 탈장, 당뇨의 발생이 적었다고 보고하였다.

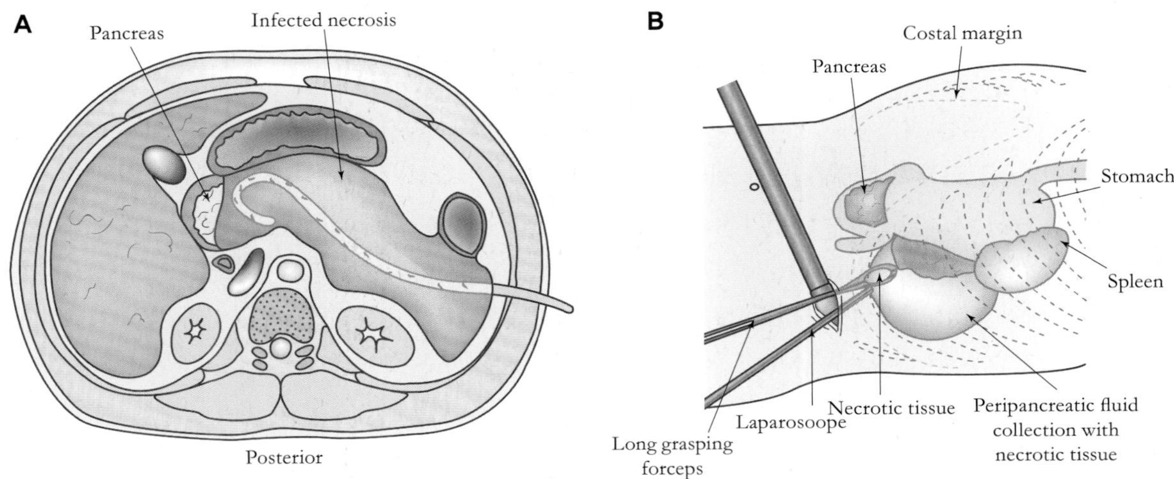

그림 31-2. 비디오보조 후복막 괴사조직제거술 A. 경피적 배액관을 후복막으로 접근하는 가이드로 삼아 5cm 정도의 절개를 가한다. B. 처음에 긴 겸자로 괴사조직들을 제거한 후 0도 내시경을 삽입하여 깊은 부위의 괴사조직들을 제거한다.

II 만성 췌장염

1. 수술 적응증

대부분의 만성 췌장염 환자는 내과적 치료를 받는데, 내과적 치료로 해결되지 않는 지속적·반복적인 통증이 수술의 주요 적응증이다. 이외에 췌장종양이 의심되는 경우, 총담관이나 십이지장에 협착이 있는 경우와 방사선시술이나 내시경시술으로 해결이 안 되는 가성낭종, 주위 혈관의 협착, 거짓동맥류*pseudoaneurysm*와 같은 만성 췌장염의 합병증에 대해 수술을 시행한다.

2. 수술시기

만성 췌장염이 췌장의 실질이 파괴되고 섬유화 조직으로 대치되는 진행성의 염증성 질환임을 고려할 때 췌장의 외분비 및 내분비 기능을 보존하기 위해 조기에 수술적 치료를 시행해야 한다는 연구결과들이 나오고 있다. Nealon 등은 주췌관의 확장이 동반된 만성 췌장염 환자들 중에서 췌관배액술을 시행한 환자들은 80% 이상에서 췌장의 내외분비 기능이 유지된 반면, 수술을 시행하지 않고 보존적 치료를 시행한 환자들은 20% 정도에서만 췌장기능이 유지되었다고 보고하였다. 이런 결과는 폐쇄성 만성 췌장염의 경우 췌장에 기능적 혹은 형태학적으로 비가역적 변화가 오기 전에 조기에 수술을 시행해야 하는 근거를 제시하고 있다.

3. 수술방법

수술의 주 적응증이 되는 만성 췌장염의 통증의 원인은 명확하지 않지만 췌관협착에 의한 췌관 내 압력증가, 췌장 주위 신경의 염증, 췌장실질의 만성 변화 등이 복합적으로 연관이 있을 것으로 생각된다. 이런 이유로 만성 췌장염의 통증에 대해 다양한 수술이 시행되어 왔고 크게 세 가지로 분류될 수 있다: ① 폐쇄된 췌관을 배액하는 감압술, ② 췌장의 두부, 미부, 혹은 전 절제술, ③ 신경차단술. 수술방법의 선택은 영상의학적 검사를 시행하여 췌장과 췌관의 해부학적 정보를 파악한 후 췌관의 확장 정도, 췌관의 협착 범위, 췌실질의 파괴 정도에 따라 결정한다. 만성 췌장염에 대한 이상적인 수술은 문제가 되는 췌장 병변을 처리하고 통증을 장기간 지속적으로 제거할 수 있으면서 췌장의 내분비와 외분비 기능을 최대한 보존하는 것이다. 최근 들어 수술이 장기간 통증을 없애고 비수술적 치료에 비해 낮은 합병증, 사망률과 함께 좋은 삶의 질을 제공한다는 결과들이 보고되고 있다.

(1) 췌관배액술*duct drainage procedure*

췌두부에 염증성 종괴 없이 췌관이 미만성으로 확장(6~7mm 이상)된 경우 시행할 수 있다. Duval(1954)은 비장과 함께 췌장미부를 절제하고 공장을 단단문합*end-to-end anastomosis*하여 췌관을 역행적으로 배액하는 술식을 개발하였으나, 다발성 췌관협착이 있는 경우 완전히 췌관을 감압하기 힘들고 수술성적이 좋지 않아 현재는 시행하지 않고 있다. 또한 팽대부 부위에 협착이 있고 췌관이 전반적으로 확장된 경우 경십이지장조임근성형술*transduodenal sphincteroplasty*을 시행할 수 있지만, 이런 경우가 드물 뿐만 아니라 현재는 내시경 조임근절개술로 대체되고 있다. Puestow와 Gillesby(1958)는 상기 두 술식에서 해결할 수 없는 전 췌장에 걸친 다발성 췌관협착에 대해 비장과 췌미부 일부를 절제한 후 췌장을 췌관을 따라 종으로 열고 열린 췌장을 공장에 함입시키면서 췌장과 공장을 측측문합*side-to-side anastomosis*하는 술식을 개발하였다. 이후에 Partington과 Rochelle(1960)은 이 술식을 변형하여 비장과 췌미부를 절제하지 않고 췌미부에서 췌두부까지 종으로 췌관을 연 후 췌관과 공장을 측측문합하는 방식을 제안하였고 현재 가장 많이 시행되는 췌관배액술이다(그림 31-3). 이 술식은 췌관의 협착이 있으면서 이하 췌관이 확장된 경우나 'chain of lakes' 모양의 다발성 협착과 확장이 있는 경우가 좋은 적용 대상이며 절제되는 췌장실질이 적어 췌장의 내분비, 외분비 기능이 잘 유지된다는 장점이 있다. 단기적으로는 80% 이상에서 통증이 소실되고 수술 사망률은 5% 이하, 수술 합병률은 25% 정도로 안전한 수술이다. 하지만 장기 추적 관찰한 연구들에서는 약 40%에서 수술 후 2년 정도에 통증이 재발한다고 보고하고 있다. 측부 췌공장문합술 시행 후 통증이 소실되지 않거나 재발되는 원인으로는 췌관이 불충분하게 감압된 경우, 췌장염증이 악화된 경우, 악성 종양이 있거나 새로 발생한 경우, 췌두부에 신경병증 병변이

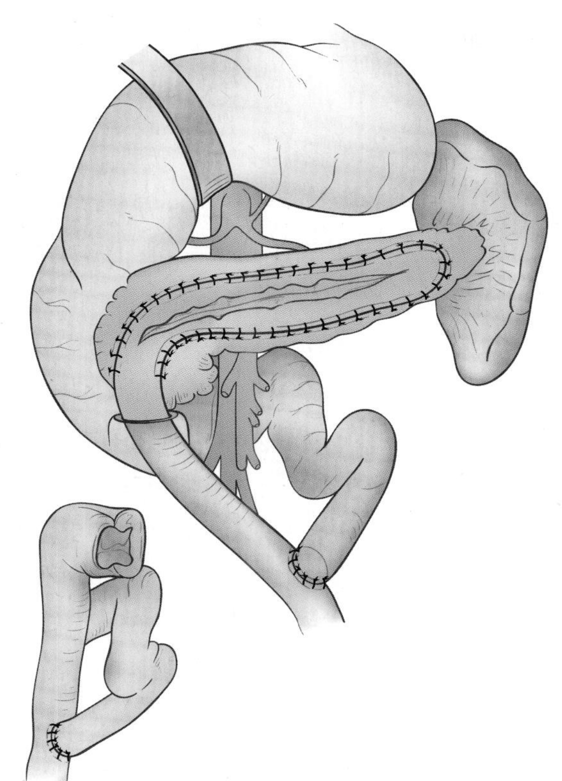

그림 31-3. Partington과 Rochelle의 측부 췌공장문합술*lateral pancreaticojejunostomy* (참고문헌 5)

있는 경우 등이 언급되고 있다.

(2) 췌절제술

만성 췌장염의 염증성 변화와 췌관협착이 대부분 췌두부를 우선적으로 침범하기 때문에 췌두부는 만성 췌장염의 증상 정도나 나머지 췌장의 염증 진행을 조절하는 것으로 알려져 있다. 췌두부절제는 췌관이 확장되지 않은 경우나 췌두부에 염증성 종괴가 있는 경우 적용되는데, 췌두부절제술 후 70~80% 환자들에서 통증이 호전된다고 보고되고 있다. 췌두부절제는 전통적으로 고전적(휘플 *Whipple* 수술) 혹은 유문보존췌십이지장절제술*pylorus-preserving pancreatoduodenectomy*에 의해 시행되었다. 하지만 이 술식의 문제점은 수술 후 합병증이 높고, 십이지장절제로 인한 소화기능의 상실과 췌장의 외분비, 내분비 기능의 장애를 일으킬 수 있다는 것이다. Beger(1985)는 이런 문제점을 해결하기 위해 췌장을 췌경부에서 절제한 후 십이지장과 총담관을 보존하면서 대부분의 췌두부를 절제한 후 공장의 Roux-en-Y 분절을 양쪽의 남은 췌관에 문합하는 십이지장보존 췌두부절제술*duodenum-preserving pancreatic head resection*을 제안하였다(그림 31-4). Frey(1987)는 Beger 수술의 기술적으로 어려운 부분인 췌장경부에서의 절단과 양쪽 췌관공장문합술을 시행하지 않으면서 췌두부를 국소적으로 절제하고 측부 췌공장문합술을 추가하여 췌관배액을 원활하게 하는 술식을 보고하였다(그림 31-5). 십이지장보존 췌두부절제술이나 Frey 술식은 위, 십이지장, 담관을 보존함으로써 소화 생리학적 기능을 유지하고 절제되는 췌장실질을 줄일 수 있어 내분비장애도 적게 생긴다는 장점이 있다. 최근 전향

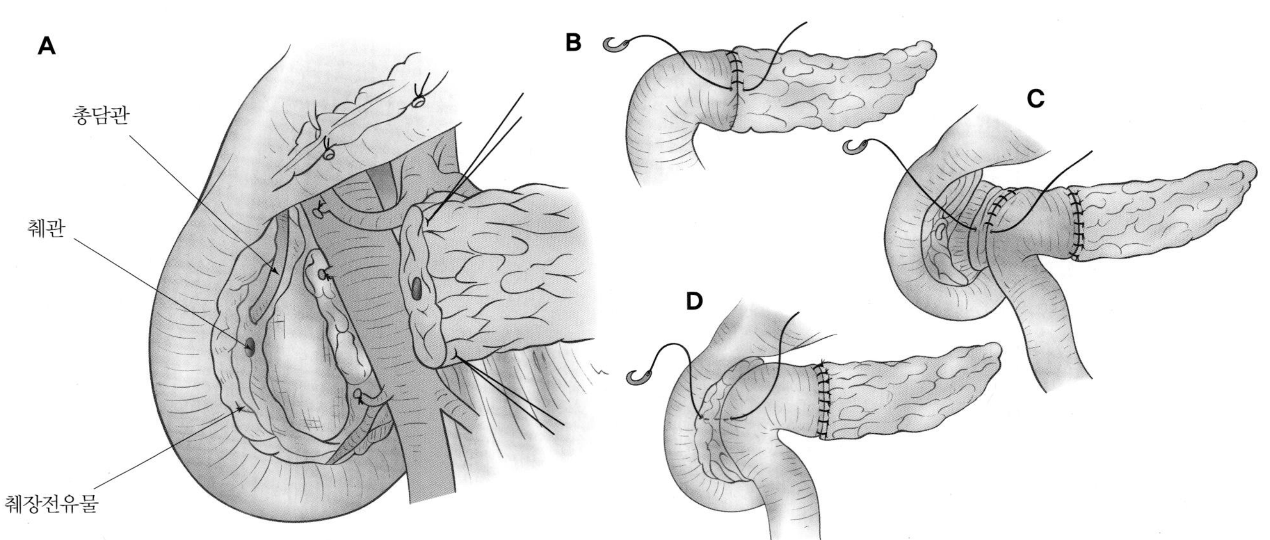

그림 31-4. Beger의 십이지장보존 췌두부절제술*duodenum-preserving pancreatic head resection* A. 췌경부에서 절제한 후 십이지장과 총담관을 보존하면서 대부분의 췌두부를 절제한다. B, C, D. 공장의 Roux-en-Y 분절을 양쪽의 남은 췌관에 각각 단단, 단측 문합을 한다. (참고문헌 5)

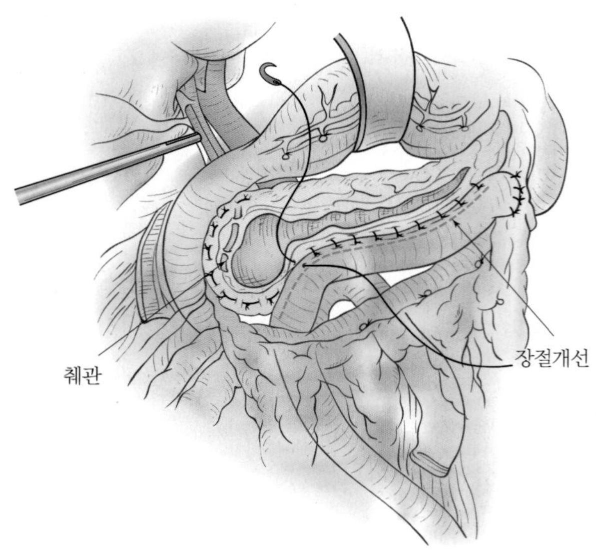

그림 31-5. Frey 술식 췌두부 국소절제술과 측부 췌공장문합술을 혼합한다. (참고문헌 5)

적 무작위 연구들에 의하면 췌십이지장절제술과 비교하여 수술 후 통증 소실률에서 차이가 없으면서 체중회복, 수술 후 췌장의 내분비, 외분비 기능면에서 보다 우수한 성적을 보였다. 이런 결과들을 바탕으로 현재 십이지장보존 췌두부절제술이나 Frey 술식은 만성 췌장염에 대한 췌두부절제술의 선택적인 술식으로 인정되고 있다. 원위췌절제술*distal pancreatectomy*은 췌장염, 췌관협착이나 가성낭이 췌미부나 체부에 국한된 경우 시행한다. 전 췌장에 걸쳐 췌장염이 있는 경우는 체미부나 체부에 보다 심한 췌장염이 있더라도 췌두부에서 재발이 예상되고 췌기능 이상을 초래할 수 있으므로 시행하지 않는다. 췌전절제술*total pancreatectomy* 혹은 췌아전절제술*near-total pancreatectomy*은 전 췌장 조직이 제거됨으로써 수술 후 당뇨병과 심한 지방변을 일으킬 수 있어 일차적인 수술방법으로는 시행되지 않는다. 증상 완화를 위해 시행한 췌관배액술이나 부분췌장절제술이 실패한 경우나 완전한 췌장기능부전이 있거나 내과적 치료로 호전되지 않는 심한 통증이 있는 경우 마지막으로 선택될 수 있는 수술이다. 최근에는 췌전절제술 후 생기는 당뇨병을 피하기 위해서 도세포이식*islet cell transplantation*을 함께 시행하여 당뇨조절이 용이하였다는 결과들이 보고되고 있다. 하지만 도세포이식은 만성 췌장염 환자들의 25~30%에서는 도세포가 심하게 손상되어 도세포이식이 불가능하고 이식된 도세포가 기능을 안 하거나 세포 소멸되는 문제점들이 있어 아직 만성 췌장염의 치료에서 도세포 이식의 역할에 대해서는 명확히 정립되어 있지 않다.

(3) 신경차단술

췌관감압술 후 통증 완화가 안 된 경우나 췌관감압술을 시행할 수 없는 경우 췌절제술 이외에 신경차단술을 시행할 수 있다. 내장신경절제술*splanchnicectomy*과 복강신경절절제술*celiac ganglionectomy*은 췌절제술에 따르는 수술 합병증을 피하고 췌실질 손상을 주지 않아 이론적으로는 이상적인 수술이지만, 초창기의 좋은 성적에 비해 추적관찰에서 효과가 없는 것으로 판명되어 현재는 시행되고 있지 않다. 경흉좌내장신경절제술*transthoracic left splanchnicectomy*이나 췌장의 완전탈신경술*complete denervation of the pancreas*도 수술 후 초기에 우수한 결과가 보고되었으나 장기적인 추적관찰이 필요한 수술방법이다. 최근에는 최소침습수술로 흉강경을 이용한 내장신경절제술이 시행되고 있는데, 췌관이 작고 이전 췌장염에 대한 수술력이 없는 선택적인 환자들에서 진통효과가 우수한 것으로 보고되고 있다. 하지만 단기적인 통증 소실률은 양호하지만 시간이 지나면서 치료효과가 떨어진다.

참고문헌

1. 김선회, 서경석. 간담췌외과학 2, 제3판. 서울: 의학문화사. 2013
2. Ahmed SA, Wray C, Rilo HL, et al. Chronic pancreatitis: recent advances and ongoing challenges. Curr Probl Surg 2006;43:127-238
3. Ahmed Ali U, Pahlplatz JM, Nealon WH, et al. Endoscopic or surgical intervention for painful obstructive chronic pancreatitis. Cochrane Database Syst Rev 2012;1:CD007884
4. Aimoto T, Uchida E, Nakamura Y, et al. Current surgical treatment for chronic pancreatitis. J Nippon Med Sch 2011;78:352-359
5. Andersen DK, Frey CF. The evolution of the surgical treatment of chronic pancreatitis. Ann Surg 2010;251:18-32
6. Baghdadi S, Abbas MH, Albouz F, et al. Systematic review of the role of thoracoscopic splanchnicectomy in palliating the pain of patients with chronic pancreatitis. Surg Endosc 2008;22:580-588
7. Cirocchi R, Trastulli S, Desiderio J, et al. Minimally

invasive necrosectomy versus conventional surgery in the treatment of infected pancreatic necrosis: a systematic review and a meta-analysis of comparative studies. Surg Laparosc Endosc Percutan Tech 2013;23:8-20
8. da Costa DW, Boerma D, van Santvoort HC, et al. Staged multidisciplinary step-up management for necrotizing pancreatitis. Br J Surg 2014;101:e65-e79
9. Gooszen HG, Besselink MG, van Santvoort HC, et al. Surgical treatment of acute pancreatitis. Langenbecks Arch Surg 2013;398:799-806
10. Martin RF, Hein AR. Operative management of acute pancreatitis. Surg Clin North Am 2013;93:595-610
11. Mihaljevic AL, Kleeff J, Friess H, et al. Surgical approaches to chronic pancreatitis. Best Pract Res Clin Gastroenterol 2008;22:167-181
12. Townsend CM. Sabiston Textbook of Srugery. 18th ed. Amsterdam: Elsevier Inc., 2008
13. Uhl W, Warshaw A, Imrie C, et al. International Association of Pancreatology. IAP Guidelines for the Surgical Management of Acute Pancreatitis. Pancreatology 2002;2:565-573
14. Van Santvoort HC, Besselink MG, Bakker OJ, et al. A step-up approach or open necrosectomy for necrotizing pancreatitis. N Engl J Med 2010;362:1491-1502
15. Werner J, Feuerbach S, Uhl W, et al. Management of acute pancreatitis: from surgery to interventional intensive care. Gut 2005;54:426-436
16. Working Group IAP/APA Acute Pancreatitis Guidelines. IAP/APA evidence-based guidelines for the management of acute pancreatitis. Pancreatology 2013;13:e1-e15
17. Yin Z, Sun J, Yin D, et al. Surgical treatment strategies in chronic pancreatitis: a meta-analysis. Arch Surg 2012;147:961-968
18. Yoon YS. Surgical Approach for Acute Pancreatitis. Korean J Med 2013;85:135-140

chapter

32 췌장 낭성종양의 역학 및 분류

우상명

- 복부 영상검사를 통해 우연히 발견되는 췌장 낭성 병변의 빈도가 증가하고 있다.
- 췌장 낭성 병변 중에서 낭성종양이 차지하는 비율이 높으며, 이외 췌장염과 수반된 췌장 가성낭종, 비종양성 낭종, 고형종양의 낭성 변화가 있다.
- 췌장 낭성종양은 장액낭성종양, 점액낭성종양, 췌관내 유두상 점액종양, 고형 가유두상 종양 등으로 분류할 수 있으며, 악성 가능성*malignant potential*은 다양하다.

최근 건강검진의 보편화와 함께 영상검사의 사용 증가로 인해 실제 진료현장에서 우연히 발견되는 췌장 낭성 병변이 늘어나고 있다. 복부 전산화단층촬영이나 자기공명영상에서 우연히 발견되는 췌장 낭성 병변의 빈도는 약 2% 이상으로 추정되고, 고령일수록 빈도가 증가한다. 이러한 낭성 병변 중 대부분은 낭성종양이고, 가성낭종*pseudocyst*이 차지하는 비율은 약 30%이다. 가성낭종과 비종양성*nonneoplastic* 낭종은 증상이 나타나지 않으면 치료가 필요 없지만 일부 낭성종양은 악성화 가능성이 있으므로 정확한 진단과 함께 적절한 치료가 중요하다. 최근 췌장 낭성종양에 대한 이해나 지식이 급속히 발전했으나, 아직 정확한 유병률*prevalence*과 자연경과에 대한 지식은 부족한 상태이다.

I 역학

췌장 낭성 병변은 크게 췌장염과 수반된 췌장 가성낭종과 낭성종양으로 나눌 수 있다. 이제까지 췌장 낭성 병변에서 췌장 가성낭종이 다수를 차지한다고 알려져 있었으나, 췌장염의 기왕력이 없는 사람에서 우연히 췌장의 낭성 병변이 발견되는 빈도가 많아져 췌장 낭성종양이 50% 이상 차지하고 있다.

전체 인구에서 췌장 낭성 병변의 유병률은 명확하지 않으며, 연구에 따라 0.35%부터 24%까지 매우 다양하게 나타난다(표 32-1). 우리나라 환자 118,113명을 대상으로 시행한 286,971건의 복부초음파와 복부 전산화단층촬영을 분석한 연구에서 췌장 낭성 병변이 561례 발견되었고, 그중 췌장염의 과거력이 확인된 증례를 제외하여 유병률을 0.35%로 추정하였다. 가장 높은 유병률을 보고한 연구는 일본에서 300례의 부검 증례를 분석한 연구로, 췌

표 32-1 췌장 낭성 병변의 유병률에 대한 연구들의 특징

저자	발표연도	국가	대상 환자 수(명)	유병률(%)	진단방법	췌장질환의 과거력이 있는 환자 제외 유무
Kimura 등	1995	일본	300	24.3	부검	무
Zhang 등	2002	미국	1,444	19.6	자기공명영상	무
Spinelli 등	2004	미국	24,039	1.2	자기공명영상, 복부 전산화단층촬영	무
이 등	2007	국내	118,113	0.35	복부초음파검사, 복부 전산화단층촬영	유
Laffan 등	2008	아일랜드	2,832	2.6	복부전산화단층촬영	유
Lee 등	2010	미국	616	13.5	자기공명영상	유
de Jong 등	2010	네덜란드	2,803	2.4	자기공명영상	유

장 낭성 병변의 유병률은 24%에 이르렀다. 이외 복부 전산화단층촬영이나 자기공명영상 등 영상진단을 통한 유병률은 2.4~19.6%로 보고되고 있다. 고령일수록 빈도가 증가하며 남녀 비는 비슷하였다. 1993년부터 2004년까지 수술 또는 생검을 통하여 병리학적으로 진단되거나 특징적인 방사선학적 소견을 바탕으로 췌장 낭성종양으로 진단된 증례를 모아 분석한 국내 다기관 연구에서 췌장 낭성 종양의 연간 진단 건수가 지속적으로 증가하고 있음을 보고하였다. 최근에 나타나는 췌장 낭성종양의 빈도 증가는 실제 발생률의 증가 때문이라기보다는 건강검진이나 다른 질환의 진단에 복부 영상검사를 자주 이용하게 되면서 이전에 비해 우연히 발견되는 경우가 많아졌기 때문이다. 또한 영상학적 진단기법의 발달과 췌장의 낭성종양에 대한 인식이 증가한 것도 빈도 증가에 기여하였다.

일본에서는 복부초음파를 이용한 연구에서 췌장 낭성 병변의 유병률이 0.2%임을 보고하였고, 미국의 보고에서는 24,039건의 복부 전산화단층촬영과 자기공명영상 소견에서 290례(1.2%)의 췌장 낭성 병변을 발견, 그중 췌장염의 과거력이 확인되지 않은 증례가 약 58%인 168례(0.7%)임을 보고하였다. 영상의학과 의사 2명이 1,444례의 Spin-echo 자기공명영상을 분석한 연구에서는 유병률이 19.6%까지 나타났으나, 대상 환자에서 췌장 질환의 과거력을 지닌 환자를 제외하지 않았다. 이와 같이 연구에 따라 유병률의 차이가 크게 나타나는 원인으로는 대상 집단이 병원 외 혹은 병원 내에서 모집되었는지, 췌장질환을 가진 환자들을 얼마나 제외하였는지를 들 수 있다. 또한 시행한 영상검사 종류에 따라 민감도나 특이도가 큰 차이를 보이는 것도 원인이 될 수 있다.

낭성종양은 크게 양성, 전암성, 악성 병변으로 구분할 수 있는데, 수술받은 환자를 대상으로 한 연구에서 전암성 및 악성 병변의 빈도는 30~47%로 보고되고 있다. 기존의 보고들은 주로 수술한 환자들만 포함하였기 때문에 수술받지 않고 추적관찰 중인 환자들은 분석에서 제외되었다는 한계가 있다. 췌관내 유두상 점액종양, 점액낭성종양, 장액낭성종양이 전체 췌장 낭성종양 중 80~90%를 차지한다. 우리나라 보고에서는 췌관내 유두상 점액종양이나 고형 가유두상 종양*solid pseudopapillary neoplasm*의 비율이 서양의 보고보다 상대적으로 높다. 1993년부터 2005년까지 우리나라에서 수술 또는 생검을 통하여 병리학적으로 췌장의 낭성종양으로 진단된 1,064례의 연구에서 췌관내 유두상 점액종양 41%, 점액낭성종양 25%, 고형 가유두상 종양 18%, 장액낭성종양 15%였다. 이 연구에서 고형 가유두상 종양이 장액낭성종양보다 더 많은 이유는 장액낭성종양은 악성화하는 경우가 거의 없으므로, 전형적인 영상 소견을 보이면서 증상이 없는 경우 수술을 피하고 병리학적 진단 없이 경과관찰을 하는 경우가 많기 때문이다. 환자의 연령은 대부분의 경우 50세 이상이었으나 고형 가유두상 종양의 경우 60% 이상의 환자가 40세 미만으로 비교적 젊은 나이에 호발하는 것으로 나타났으며, 췌관내 유두상 점액종양 이외 다른 낭성 종양들은 여자에서 많이 발생하였다.

Ⅱ 분류

물혹 혹은 낭종이란 정상적 혹은 비정상적이건 간에 기체, 액체 또는 반고체 물질을 내용물로 하고 상피세포로 벽이 구성된 폐쇄된 공동*cavity* 또는 주머니*sac*을 말한다. 그러나 실제 임상에서는 벽을 구성하는 상피세포 없이 공동을 형성하는 병변부터 영상학적으로 저음영의 종양 또는 저류성 낭종, 혹은 낭종성 선종과 낭성 췌관 선암종*cystic ductal adenocarcinoma*처럼 췌관과 연결되어 폐쇄되지 않은 공동까지 모두 포함한다. 즉 최근 발달된 영상검사기법을 통해서 발견되는 낭성 의심 병변을 모두 일컫는다.

이러한 낭성 병변의 종류는 매우 다양하다. 대부분은 낭성종양이고 가성낭종*pseudocyst*이 차지하는 비율은 약 30%이며, 드물게 기타 비종양성 낭종과 고형종양의 낭성 변화가 있다. 가성낭종은 벽을 구성하는 상피세포가 없고 주로 췌장염 합병증으로 발생하며 췌장외분비 효소가 풍부한 액체나 괴사된 물질을 함유한다. 비종양성 낭성 병변에는 진성 낭종*true cyst*, 다발성 낭종*polycystic disease*, *lymphoepithelial cyst* 등이 있다. 진성 낭종은 장액낭성종양, 점액낭성종양같이 벽을 구성하는 상피세포가 있고 de novo로 발생한다.

1978년 Compagno와 Oertel이 췌장 낭성 병변을 최초로 분류하였으며, 낭성 종양을 양성 장액성 낭성신생물*serous cystic neoplasm*과 악성 가능성이 있는 점액성 낭성신생물*mucinous cystic neoplasm*로 나누었다. 이후 Basturk

과 Adsay가 병리학적·병원론적*pathogenetic*, 그리고 생물학적 특징을 기반으로 하여 새로운 분류를 제안하였다. 이 분류에서는 신생물 낭종*neoplastic cyst*이 60%를 차지하며, 이러한 신생물 낭종 중 췌관에서 유래했을 가능성이 있는 낭성종양인 점액성 종양*mucinous type*과 장액성 종양*serous type*이 각각 30%와 20%로 가장 흔하다. 2010년도에 수정된 세계보건기구의 분류에서는 낭성종양을 췌장 종양에 모두 합쳤고 이 중 상피세포 종양을 양성, 전암성*premalignant*, 그리고 악성 종양으로 분류하였다. 췌장 낭성종양은 양성에서 악성까지 매우 다양한 악성도를 보이는데, 양성 종양에는 장액낭선종*serous cystadenoma*과 선방세포 낭선종*acinar cystadenoma*, 전암성 종양에는 저이형성*low-grade dysplasia*, 중간이형성*intermediate dysplasia*, 혹은 고이형성*high-grade dysplasia*을 보이는 점액낭성종양과 췌관내 유두상 점액종양이 있다. 악성 종양으로는 장액낭선암*serous cystadenocarcinoma*, 침습암종을 동반한 점액낭성종양과 췌관내 유두상 점액종양, 고형 가유두상 종양 등이 있다.

참고문헌

1. 윤용범. 췌장 낭성종양. 서울: 진기획, 2012
2. 윤용범, 이광혁, 이준규 등. 한국에서의 췌장의 낭성종양. 대한내과학회지 2006;70:261-267
3. Zamboni G, Kloeppel G, Hruban RH, et, al. Mucinous cystic neoplasms of the pancreas. In: World Health Organization Classification of Tumours. Pathology and Genetics of Tumours of the Digestive System, Aaltonen LA, Hamilton SR (Eds), Lyon: IARC Press, 2000
4. Basturk O, Coban I, Adsay NV, et al. Pancreatic Cysts. Pathological classification, differential diagnosis and clinical implication. Arch Pathol Lab Med 2009;133:423-438
5. Bosman FT, Carneiro F, Hruban RH, et al. eds. WHO classification of tumors of the digestive system. 4th ed. Lyon: IARCPress 2010
6. Brugge WR, Lauwers GY, Sahani D, et al. Cystic neoplasms of the pancreas. N Engl J Med 2004;351:1218-1226
7. de Jong K, Nio CY, Hermans JJ, et al. High prevalence of pancreatic cysts detected by screening magnetic resonance imaging examinations. Clin Gastroenterol Hepatol 2010;8:806-811
8. Fernandez-del Castillo C, Warshaw AL. Cystic tumors of the pancreas. Surg Clin North Am 1995;75:1001-1016
9. Ferrone CR, Correa-Gallego C, Warshaw AL, et al. Current trends in pancreatic cystic neoplasms. Arch Surg 2009;144:448-454
10. Goh BK, Tan YM, Cheow PC, et al. Cystic lesions of the pancreas: an appraisal of an aggressive resectional policy adopted at a single institution during 15 years. Am J Surg 2006;192:148-154
11. Ikeda M, Sato T, Morozumi A, et al. Morphologic changes in the pancreas detected by screening ultrasonography in a mass survey, with special reference to main duct dilatation, cyst formation, and calcification. Pancreas 1994;9:508-512
12. Kimura W, Nagai H, Kuroda A, et al.Analysis of small cystic lesions of the pancreas. Int J Pancreatol 1995;18:197-206
13. Kosmahl M, Pauser U, Peters K, et al. Cystic neoplasms of the pancreas and tumor-like lesions with cystic features: a review of 418 cases and a classification proposal. Virchows Arch 2004;445:168-178
14. Laffan TA, Horton KM, Klein AP, et al. Prevalence of unsuspected pancreatic cysts on MDCT. Am J Roentgenol 2008;191:802-807
15. Le Borgne J, de Calan L, Partensky C. Cystadenomas and cystadenocarcinomas of the pancreas: a multiinstitutional retrospective study of 398 cases. Ann Surg 1999;230:152-161
16. Lee KS, Sekhar A, Rofsky NM, et al. Prevalence of incidental pancreatic cysts in the adult population on MR imaging. Am J Gastroenterol 2010;105:2079-2084
17. Lee SH, Shin CM, Park JK, et al. Outcomes of cystic lesions in the pancreas after extended follow-up. Dig Dis Sci 2007;52:2653-2659
18. Spinelli KS, Fromwiller TE, Daniel RA, et al. Cystic pancreatic neoplasms: observe or operate. Ann Surg 2004;239:651-657
19. Yoon WJ, Lee JK, Lee KH, et al. Cystic neoplasms of the exocrine pancreas: an update of a nationwide survey in Korea. Pancreas 2008;37:254-258
20. Zhang XM, Mitchell DG, Dohke M, et al. Pancreatic cysts: depiction on ingle-shot fast spin-echo MR images. Radiology 2002;223:547-553

chapter 33

췌관내 유두상 점액종양

황진혁

- 췌관내 유두상 점액종양은 우연히 발견되는 경우가 많으며 췌장에서 발견되는 낭성종양 중 가장 흔한 종양으로, 다른 낭성종양과 달리 고령 남성에서 흔히 발견되는 종양이다.
- 췌관내 유두상 점액종양은 전암성 병변이지만 아형에 따라 자연경과 및 예후는 매우 다르다.
- 주췌관형의 경우 침습암의 가능성이 매우 높기 때문에 발견 즉시 수술적 절제가 추천된다.
- 분지췌관형의 경우 자연경과가 비교적 양호하기 때문에 'High-risk stigmata'가 동반되지 않은 경우는 추적관찰이 추천된다. 하지만 주췌관이 10mm 이상 확장되어 있거나 조영증강되는 벽결절이 발견된 경우는 수술의 적응증이 된다.
- 췌관내 유두상 점액종양에서 발생한 침습암의 경우는 췌장선암에 비해 비교적 예후가 좋기 때문에 발견된 경우 보다 적극적인 치료가 필요하다.

Ⅰ 정의 및 개요

췌관내 유두상 점액종양*intraductal papillary mucinous neoplasm; IPMN*은 췌관에서 발생하여 유두모양으로 성장을 하면서 점액을 분비하는 특징을 지닌 종양으로, 1982년 처음 보고된 이후로 점차 많이 발견되고 있다. 과거에는 췌장에서 우연히 발견되는 낭성 병변 중 가성낭종이 대부분을 차지하는 것으로 알려졌지만, 최근 국내의 다기관 연구결과 췌장의 낭성 병변 중 췌관내 유두상 점액종양이 가장 흔히 발견되는 것으로 밝혀졌다. 이는 건강검진이 보편화되고 다른 질환의 문제로 시행하는 전산화단층촬영*computed tomography; CT* 혹은 자기공명영상*magnetic resonance imaging; MRI* 등 영상검사에서 췌장 낭성 병변을 발견하는 경우가 증가하였기 때문이다. 이 질환은 여러 가지의 이름으로 불리다가 1996년 세계보건기구*World Health Organization; WHO*에서 췌관내 유두상 점액종양으로 명명되어 현재까지 쓰이고 있다.

췌관내 유두상 점액종양은 병리학적으로 소견에 따라 저이형성/중간이형성, 고이형성 및 침습암으로 분류된다. 임상적으로는 침범된 해부학적 위치에 따라 분지췌관형, 혼합형 및 주췌관형으로 나뉘며 각각 아형의 임상양상, 자연경과 및 예후는 매우 다른 양상을 보인다.

Ⅱ 진단

1. 임상양상

췌관내 유두상 점액종양이 발견되는 연령은 30대부터 90대까지 분포하고 있으나 주로 고령에서 발견된다. 저이형성을 보이는 췌관내 유두상 점액종양에 비해 침습암은 평균 5년 정도 늦게 발견된다. 임상증상이나 신체검진에서는 특이소견이 없기 때문에 건강검진 혹은 다른 목적으로 검사한 결과 우연히 발견되는 경우가 흔하다. 남성에서 호발하며(남녀비 1.5~2:1), 발생하는 평균 나이는 61세로 비교적 고령에서 발생한다. 복통이 가장 흔한 증상으로 다른 낭성종양과 달리 증상을 유발하는 경우가 많은데, 그 이유는 췌관내 유두상 점액종양은 주췌관과 통해 있어 종양에서 분비되는 점액이 주췌관을 막아서 췌장염이 발생할 수 있기 때문이다. 임상적으로는 만성 췌장염과 유사하게 나타날 수 있고 일부에서는 급성 췌장염으로 발현되어 이에 대한 검사를 하다가 췌관내 유두상 점액종양이 발견되기도 한다.

췌관내 유두상 점액종양과 췌장 이외 타 장기 종양의 연관성에 대해 여러 연구결과가 발표되었다. 결론적으로 현재까지의 데이터를 바탕으로 췌관내 유두상 점액종양 환자에서 췌장 외 악성 종양이 유의하게 호발한다고 결론 내리기는 어렵다. 그 이유는 대부분의 연구들에서 적절한 대조군의 선정이 어렵거나, 선택 치우침 발생이 문제가 될 수 있기 때문이다. 최근 췌관내 유두상 점액종양 환자에서 악성 종양의 발생률이 일반인에 비해 더 높지 않다는 연구결과도 고려해 볼 때, 췌관내 유두상 점액종양 환자에서 자주 암검진을 해야 한다는 주장은 설득력이 떨어진다.

췌관내 유두상 점액종양의 자연경과에 대해 대규모로 충분한 기간을 갖고 연구한 자료는 아직 없다. 특히 주췌관형은 증상이 있는 경우가 많고 또한 악성화의 빈도가 높기 때문에 수술적 치료 없이 추적관찰만 하는 것이 현실적으로 드물기 때문에, 자연경과에 관한 전향적 연구는 거의 없다. 현재까지의 자료를 종합하면 주췌관형 췌관내 유두상 점액종양은 양성 종양에서 시작하여 상피내암을 거쳐 침습암종으로 발전하며, 악성의 위험도는 2년에 58%, 5년에 63%라고 추정할 수 있다. 분지췌관형은 주췌관형에 비하여 덜 침습적인 자연경과를 보인다고 알려지면서 수술적 치료 없이 추적 관찰하는 환자가 많아짐에 따라 자연경과에 관한 연구도 많이 나오고 있다. 무증상 환자에서 악성의 위험인자가 없는 분지췌관형 췌관내 유두상 점액종양의 자연경과를 살펴보면 27~41개월 추적관찰 시 크기의 증가는 2~58%에서 관찰되며 악성도는 0~6.4%로, 추적관찰이 가능한 예후가 좋은 종양임을 알 수 있다. 최근 연구에 따르면 402명의 벽결절(<10mm)을 동반한 분지형 췌관내 유두상 점액종양 환자를 평균 42개월 관찰하였을 때 1례에서 침습암이 발생하였지만 췌관내 유두상 점액종양에서 발생하지는 않았다. 아직까지 결론을 내리기는 어렵지만, 분지췌관형 췌관내 유두상 점액종양의 자연경과가 양호한 것만은 사실이며 증상이 없고 벽결절의 크기가 작을 경우 추적관찰이 가능하다.

2. 영상의학적 소견

췌장에 낭성 병변이 발견되었을 때 췌관내 유두상 점액종양인지 여부와 악성화의 소견이 있는지를 감별하는 것이 치료방침을 정하는 데 매우 중요하다. 복부초음파를 시행하여 췌장 병변을 감별 혹은 진단하는 것은 매우 어렵다. 하지만 췌장두부의 낭성 병변의 경우 복부초음파에서 종종 발견되기 때문에 추적관찰의 목적으로 복부초음파검사를 주기적으로 시행할 수 있다. 전산화단층촬영과 자기공명영상은 병변의 해부학적인 위치 및 형태를 잘 알려주기 때문에 췌관내 유두상 점액종양의 영상진단에 중요한 역할을 하고 있으며 내시경초음파, 내시경 역행성 담췌관조영술 등도 진단에 이용된다. 주췌관형에서는 미만성 또는 분절성으로 주췌관 확장을 보이고(그림 33-1, 33-2), 분지췌관형에서는 단일 낭성 병변 또는 포도송이처럼

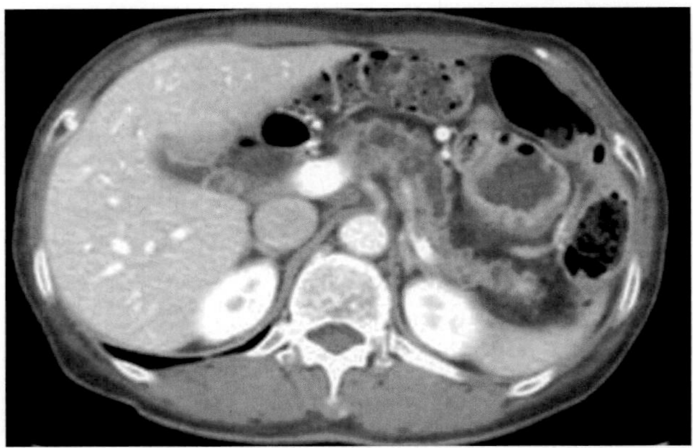

그림 33-1. 주췌관형 췌관내 유두상 점액종양의 복부 전산화단층촬영 췌장 체부와 미부의 주췌관이 미만성으로 확장되어 있으며 췌장의 실질의 위축이 관찰된다.

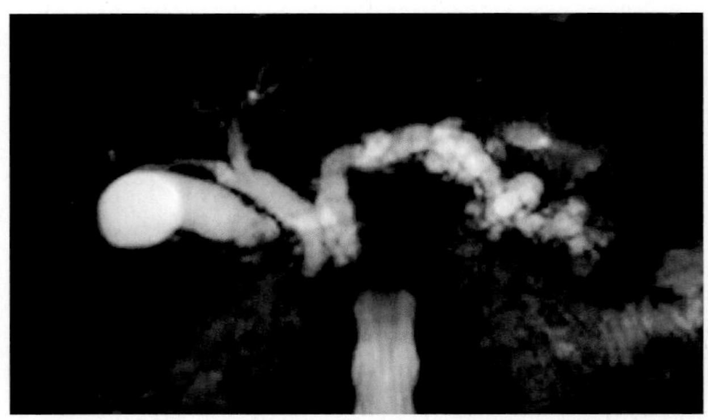

그림 33-2. 주췌관형 췌관내 유두상 점액종양의 자기공명 담췌관조영술 전장의 주췌관이 확장되어 있다.

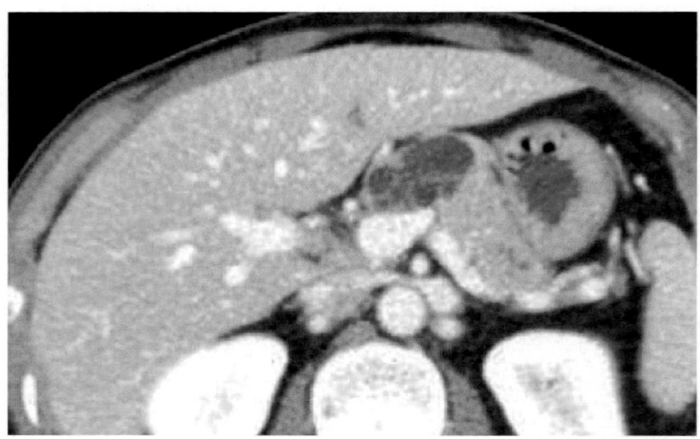

그림 33-3. 분지췌관형 췌관내 유두상 점액종양의 복부 전산화단층촬영 췌장체부에 내부에 격막을 가지고 있는 낭성 병변이 관찰된다. 주췌관은 확장되어 있지 않으며 췌장실질의 위축도 관찰되지 않는다.

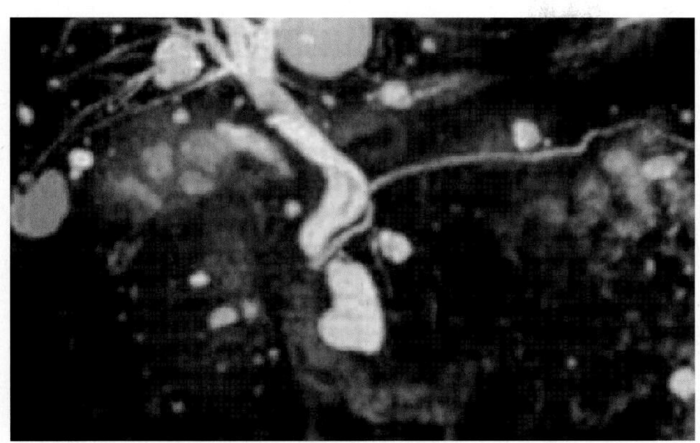

그림 33-4. 주췌관형 췌관내 유두상 점액종양의 자기공명 담췌관조영술 주췌관형과 달리 췌관은 확장되어 있지 않다. 종양과 췌관은 교통하기 때문에 마치 작은 낭종이 췌관에 달려 있는 소견으로 관찰된다.

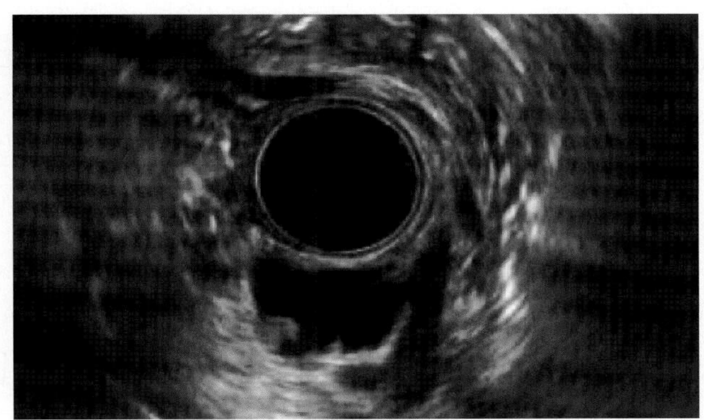

그림 33-5. 분지췌관형 췌관내 유두상 점액종양의 내시경초음파 낭종 내에 벽결절을 관찰할 수 있다.

여러 개의 작은 낭들이 모여 있으며 주췌관은 늘어나지 않거나 경미한 확장을 동반한다(그림 33-3, 33-4). 늘어난 주췌관이나 낭성 병변 내부에 벽결절(그림 33-5), 점액 덩어리, 고형 종괴 등이 보이기도 한다. 주췌관과 연결된 낭종이 관찰되면 분지췌관형을 시사하지만 전산화단층촬영으로 보기에는 한계가 있다. 다발성 낭종이 있으면 점액낭성종양보다는 췌관내 유두상 점액종양의 가능성을 먼저 생각할 수 있다.

주췌관형에서는 내시경 소견으로 유두부에서 점액이 흘러나오는 것이 보이는데 이것만으로도 거의 확진할 수 있다. 그러나 이런 소견은 20~55%에서만 발견되고 악성일수록 그 빈도가 높다고 알려져 있다. 내시경 역행성 췌관조영술에서 주췌관형인 경우 늘어난 주췌관 내에 차 있는 점액 또는 종양 결절에 의해 다양한 모양의 경계가 분명한 충만 결손들을 관찰할 수 있으며, 분지췌관형의 낭성 병변들은 주췌관과의 연결을 확인할 수 있고 역시 내부에 점액이나 종양 결절에 의한 충만 결손들이 보일 수 있다. 그러나 내시경 역행성 췌관조영술에서는 점액 때문에 췌관이 충분히 조영되지 않는 단점이 있고, 췌관에서 조영제 충만 결손이 보일 때 이것이 점액인지 아니면 췌관 내 돌출된 종괴인지를 감별하기가 어려운 경우도 있다. 검사에 따른 합병증을 고려할 때 단지 진단 목적으로는 자기공명 담췌관조영술 검사가 우선 추천된다. 초음파내시경검사도 췌관내 유두상 점액종양의 진단에 자주 이용되는데, 낭종의 크기를 정확하게 측정하고 벽결절, 고형 종괴 동반 여부를 확인하여 악성 여부를 판단하는 데 이용된다.

3. 병리학적 소견

췌관내 유두상 점액종양은 종양이 주췌관 내에만 발생하는 주췌관형과, 췌관의 이차 분지 이하에서 발생하는 분지췌관형으로 크게 구분되며, 이 두 가지의 혼합형도 있다. 췌관내 유두상 점액종양은 점액낭성종양에서 관찰되는 간엽 간질*mesenchymal ovarian-like stroma*이 없다는 점과 주췌관과 연결이 있다는 점이 특징적이다. 점액을 분비하는 원주세포들이 좁쌀모양, 유두모양 혹은 융모상으로 췌관 내로 돌출되어 있다. 상피세포는 저이형성, 중간이형성, 고이형성 및 침습암에 이르기까지 다양하며, 이러한 소견이 한 환자에서 모두 나타나기도 한다.

췌관내 유두상 점액종양은 병리 소견에 따라 gastric형, intestinal형, pancreatobiliary형, 그리고 oncocytic형으로 구분된다. MUC에 대한 면역조직화학염색 소견은 이러한 구분에 있어 유용하다. Gastric형은 분지췌관형, intestinal형은 주췌관형에서 주로 관찰되며 예후와의 관련성도 보고되고 있다.

Ⅲ 치료

1. 내과적 치료

췌관내 유두상 점액종양의 치료방침을 정하기 위해서는 자연경과에 대한 정보가 필요한데, 아직까지는 췌관내 유두상 점액종양의 자연경과에 대해서 잘 디자인된 연구가 부족한 실정이다. 일반적으로 두 아형, 즉 주췌관형(혼합형 포함)과 분지췌관형의 악성 위험도가 다르다고 알려져 있다. 췌관내 유두상 점액종양은 췌장암의 전구 병변으로 알려져 있지만, 종양이 발견되는 평균 나이가 61세 전후이고 선종에서 선암으로 진행하는 데 5~7년 정도의 비교적 긴 시간이 필요한 점 또한 치료방침 결정에 고려되어야 한다.

주췌관형은 carcinoma in situ를 포함한 침습암이 동반되어 있을 가능성이 평균적으로 약 70%로 알려져 있다. 증상이 있는 경우, 주췌관 확장이 심한 경우, 벽결절이 있는 경우 악성화가 동반되어 있을 가능성이 높다. 따라서 주췌관형은 발견 당시 수술적 완전절제가 필요하다. 분지췌관형은 carcinoma in situ를 포함한 침윤성 암의 가능성이 6~46%, 침윤암의 경우는 적게는 0%에서 많게는 30%(평균 25%)까지 다양하게 보고되고 있다. 분지췌관형은 주췌관형에 비해 악성화 가능성이 낮은데, 2006년 국제 consensus 지침에 따르면 크기가 3cm 이하이면서 증상이 없고 벽결절 및 주췌관 확장이 없는 경우는 악성화 가능성이 낮기 때문에 관찰할 수 있다고 권고하였다. 2012년에 발표된 가이드라인에 따르면 3cm보다 큰 분지췌관형이라 할지라도 'high-risk stigmata'(조영 증강되는 벽결절, 10mm 이상 확장된 주췌관)가 동반되지 않다면 조심스럽게 관찰할 수 있다고 하였다. 치료방침 결정을 위해서는 종양에 내재된 악성 위험도 이외에 환자의 기대여명, 환자의 전신상태, 외과 의사의 수술 숙련도, 병변의 위치 등이 다각적으로 고려되어야 한다.

현재 분지췌관형 IPMN 환자에서 낭종의 크기 변화 및 벽결절 유무 등을 발견하기 위해 6~12개월마다 복부초음파, 내시경초음파, CT 혹은 MRI 등의 검사가 추천된다. 최근 췌장낭종의 치료방법으로 내시경초음파하 에탄올주입술*EUS-guided ethanol lavage*이 소개되었는데, 이 시술은 내시경초음파 유도하에 크기가 5cm 이하의 췌장 낭종의 낭종액을 흡인하고, 순수 에탄올을 주입하여 2~3분 경과한 뒤 제거하고 다시 80% 에탄올을 재차 주입하는 방법이다(그림 33-6). Gan 등은 이 방법으로 약 1/3의 췌장 낭종이 완전 소실되었고 13%는 크기가 줄어 췌장 낭종의 하나의 치료방법이 될 수 있음을 보고하였으며, 국내에서 오 등은 낭종 소실률을 높이기 위해 에탄올에 paclitaxel을 혼합하여 주입하여 이전 연구결과보다 2배 이상 낭종 소실률을 높일 수 있음을 보고하였다. 그러나 분지췌관형의 경우에는 췌관과 낭종 사이가 통해 있어서 에탄올 주입 후 에탄올이 주췌관으로 흘러 들어가 주췌관 협착을 일으킬 가능성이 있어 그 유용성과 안전성에 대한 추가적인 연구가 필요하다.

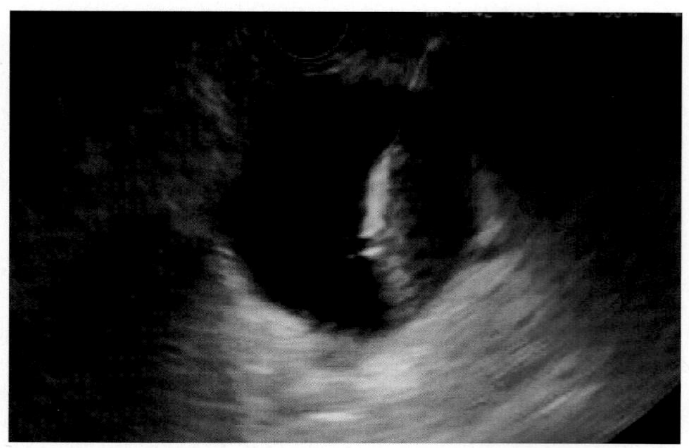

그림 33-6. 내시경초음파하 에탄올주입술 낭종 내부에 순수 알코올을 주입하고 있는 사진이다.

2. 외과적 치료

췌관내 유두상 점액종양은 췌장암의 전구 병변이기 때문에 췌장암으로 진행되기 전에 종양을 완전 절제하는 것이 치료의 원칙이다. 하지만 주로 고령에서 발견된다는 점, 흔히 종양이 췌장두부에서 발견되는 점, 두 아형 중 분지췌관형의 경우는 침습암으로 진행할 가능성이 적은 점 등은 치료방침 결정에 있어서 중요하게 고려되어야 한다. 수술 후 췌장의 내분비 및 외분비 기능도 중요하게 고려되어야 하는데, 일부 환자의 경우 췌전절제술*total pancreatectomy*이 필요한 경우도 있는데, 췌관내 유두상 점액종양의 경우 수술 후 남겨진 췌장에서 재발하는 경우는 5~10%에 지나지 않고, 재발을 한 일부 환자의 경우 재수술이 가능하고, 침윤암의 경우는 재발 양상이 주로 림프절 또는 간 전이인 점 등을 고려할 때 췌전절제술은 신중하게 적용되어야 한다.

(1) 주췌관형

주췌관형의 경우 췌장선암에 준하여 병변 및 주변 림프절을 모두 절제하는 것이 일반적이다. 종양의 위치에 따라 두부의 경우 PPPD(Pylorus-Preserving Pancreaticoduodenectomy)를 포함한 췌십이지장절제술

pancreatoduodenectomy, 체미부의 경우 췌미부절제술*distal pancreatectomy*, 그리고 췌관의 전장에 걸쳐 있는 경우에는 췌전절제술을 시행한다. 수술 전 영상학적 검사로 종양의 침범 위치를 정확히 알 수 있다면 수술 범위를 결정하기 용이하지만, 주췌관의 여러 곳을 침범하는 특성 때문에 수술 전 검사만으로 종양의 위치를 정확히 알 수 없어 수술 범위를 결정하기 어려운 경우도 있다.

(2) 분지췌관형

분지췌관형의 경우도 주췌관형과 마찬가지로 여러 군데에서 발견되는 경우가 드물지 않기 때문에 이러한 경우 절제연이 음성을 확보하기 위해서는 췌전절제술이 필요하지만 악성 가능성이 높은 병변만 제거하는 경우가 일반적이다. 분지췌관형의 경우도 종양의 위치에 따라 두부종양의 경우 PPPD를 포함한 췌십이지장절제술, 미부종양의 경우 췌미부절제술이 시행되지만, 전형적인 췌미부절제술보다는 비장을 보존하는 변형술식이 많이 사용되고 있고, 최근에는 점차 복강경하 췌미부절제술이 많이 시행되고 있다. 또한 종양이 크지 않으면서 체부에 위치한 경우 췌장 중앙구역 절제술을 시행할 수 있다.

일부 센터에서는 췌장두부 혹은 uncinate process에 위치한 크기가 작은 분지췌관형 췌관내 유두상 점액종양에 대해 핵절제술을 시행하여 만족할 만한 수술결과를 얻었다고 보고하고 있지만, 임상에 널리 적용되기 위해서는 안전성에 관한 대규모 전향적 임상연구가 필요하다.

(3) 수술 후 보조요법

아직까지 췌관내 유두상 점액종양의 경우 수술 후 보조요법(항암치료, 방사선치료)에 대한 연구는 별로 없는 실정이다. 비침습형의 경우는 절제만으로 5년 생존율이 80~100%에 이르기 때문에 수술 후 추가적인 치료는 추천되지 않는다. 최근 연구결과에서 침습암의 경우는 림프절전이가 있는 경우에 국한해서 수술 후 보조방사선요법이 암 생존기간의 향상에 도움된다는 보고하였지만 그와 반대의 연구결과도 있어 수술 후 보조요법에 대한 대규모 연구가 필요한 실정이다.

Ⅳ 예후

선종의 경우 완전 절제되었다면 주췌관형, 분지췌관형 모두 10년 생존율이 95%에 이를 정도로 예후가 좋다. 따라서 침습형이 아닌 경우 수술 후 예후는 기타 췌장 양성 낭종과 유사하여 수술 후 질환 자체의 재발에 의한 사망이 없거나 매우 드문 것으로 알려져 있다. 최근 수술받은 283명의 췌관내 유두상 점액종양 환자의 예후에 관한 후향적 연구결과에 따르면 분지췌관형의 경우 5/10년 생존율이 95/90%에 이르는 반면 주췌관형의 경우는 83/67%에 지나지 않으며 혼합형은 주췌관형과 유사함을 보였다. 2012년 황 등은 췌관내 유두상 점액종양으로 수술받은 187명 환자를 분석하였는데, 수술받은 모든 환자의 5년 생존율은 83%였으며, 주췌관형/분지췌관형/혼합형은 각각 92/73/73%였다. 여러 연구결과들을 종합해 보면 침습형의 경우에는 수술 후 5년 생존율이 40% 정도에 불과하지만, 비침습형의 경우에는 80~100%로 비교적 양호한 예후를 보였다. 하지만 이러한 연구결과는 수술적 절제술을 받은 환자들만을 대상으로 하였기 때문에, 악성화 가능성이 높은 환자들이 주로 수술을 받는다는 점을 고려할 때 전체 췌관내 유두상 점액종양 환자의 예후로 잘못 이해될 소지가 있다. 그럼에도 불구하고 특히 침습형의 경우에는 췌장선암과 비교했을 때 절제 후 5년 생존율이 양호하기 때문에 적극적으로 수술을 고려해야 한다.

참고문헌

1. 김용태. 췌관내유두상종양의 내과 치료. 대한소화기학회지. 2008;52:214-219
2. 장진영. 췌관내유두상종양의 외과 치료. 대한소화기학회지. 2008;52:220-225
3. Fernández-del Castillo C, Adsay NV. Intraductal papillary mucinous neoplasms of the pancreas. Gastroenterology 2010;139:708-713
4. Gan SI, Thompson CC, Lauwers GY, et al. Ethanol lavage of pancreatic cystic lesions: initial pilot study. Gastrointest Endosc 2005;61:746-752
5. Hwang DW, Jang JY, Lee SE, et al. Clinicopathologic analysis of surgically proven intraductal papillary mucinous neoplasms of the pancreas in SNUH: a 15-year experience at a single academic institution. Langenbecks Arch Surg 2012;397:93-102
6. Jang JY, Kim SW, Lee SE, et al. Treatment guidelines for branch duct type intraductal papillary mucinous neoplasms of the pancreas: when can we operate or observe? Ann Surg Oncol 2008;15:199-205
7. Oh HC, Seo DW, Song TJ, et al. Endoscopic ultrasonography-guided ethanol lavage with paclitaxel injection treats patients with pancreatic cysts. Gastroenterology 2011;140:172-179
8. Pelaez-Luna M, Chari ST, Smyrk TC, et al. Do consensus indications for resection in branch duct intraductal papillary mucinous neoplasm predict malignancy? A study of 147 patients. Am J Gastroenterol 2007;102:1759-1764
9. Rodriguez JR, Salvia R, Crippa S, et al. Branch-duct intraductal papillary mucinous neoplasms: observations in 145 patients who underwent resection. Gastroenterology 2007;133:72-79
10. Tanaka M, Chari S, Adsay V, et al. International consensus guidelines for management of intraductal papillary mucinous neoplasms and mucinous cystic neoplasms of the pancreas. Pancreatology 2006;6:17-32
11. Tanaka M, Fernandez-del Castillo C, Adsay V, et al. International consensus guidelines 2012 for the management of IPMN and MCN of the pancreas. Pancreatology 2012;12:183-197
12. Turrini O, Waters JA, Schnelldorfer T, et al. Invasive intraductal papillary mucinous neoplasm: predictors of survival and role of adjuvant therapy. HPB(Oxford) 2010;12:447-455
13. Weinberg BM, Spiegel BM, Tomlinson JS, et al. Asymptomatic pancreatic cystic neoplasms: maximizing survival and quality of life using Markov-based clinical nomograms. Gastroenterology 2010;138:531-540
14. Woo SM, Ryu JK, Lee SH, et al. Branch duct intraductal papillary mucinous neoplasms in a retrospective series of 190 patients. Br J Surg 2009;96:405-411
15. Worni M, Akushevich I, Gloor B, et al. Adjuvant Radiotherapy in the Treatment of Invasive Intraductal Papillary Mucinous Neoplasm of the Pancreas: an Analysis of the Surveillance, Epidemiology, and End Results Registry. Ann Surg Oncol 2012;19:1316-1323

증례(33-1)

췌관내 유두상 점액종양

• 췌관내 유두상 점액종양*intraductal papillary mucinous neoplasm*; *IPMN*은 췌장의 낭성종양 중에서 최근 급격하게 빈도가 증가하고 있는 질환으로, 과다한 점액 분비를 동반한 췌관 상피세포의 증식과 췌관확장을 특징으로 하며 조직학적으로는 양성에서 악성까지의 다양한 범위의 악성도를 보인다. IPMN으로 진단되거나 의심될 경우 영상의학적 검사 소견상 악성을 시사하는 소견의 유무, 환자의 나이, 병변의 위치 등 임상적인 상황을 모두 고려하여 수술적인 절제 여부를 결정하게 된다. IPMN은 악성으로의 이행이 가능하므로 초기에 수술적인 절제술을 시행하지 않더라도 영상의학적 검사를 통한 정기적인 추적관찰이 필수적이다.

증례

63세 남성이 건강검진에서 우연히 발견된 췌장의 낭종을 주소로 내원하였다. 건강하였던 환자는 내원 2년 전 타 병원에서 건강검진으로 시행한 복부초음파에서 췌장의 낭종이 발견되어 복부 전산화단층촬영과 복부 자기공명영상을 시행받고 이후 추적관찰을 시행하였다. 추적관찰 중 시행한 영상의학적 검사 결과 병변의 성상이 변하고 혈청 CA 19−9 수치가 지속적으로 상승하는 추세를 보여 수술적 절제를 권유받고 본원에 내원하였다. 과거력에서 당뇨병 외의 다른 특이 병력은 없었고, 음주력과 흡연력은 부인하였다. 열, 오한, 기침, 객담, 흉통은 없었고, 식욕부진, 구역, 구토, 변비, 설사는 없었으며, 갈색뇨와 체중감소도 없었다. 신체검진에서 혈압 115/70mmHg, 맥박 수 분당 76회, 호흡수 분당 20회, 체온 36.7°C였고, 결막은 창백하지 않았고 공막에서 황달은 관찰되지 않았다. 혀는 탈수되어 있지 않았고, 만져지는 림프절은 없었으며, 호흡음 및 심음은 정상이었다. 복부에서 장음은 정상이었고, 간, 비장, 신장, 종괴는 촉지되지 않았으며, 복부의 압통과 반발통은 없었다. 이동 탁음은 없었고 직장수지검사는 정상이었다.

일반혈액검사에서 혈색소 14.2g/dL, 백혈구 5300/mm^3, 혈소판 237,000/mm^{3}였다. 간기능검사에서 콜레스테롤 147mg/dL, 총 단백/알부민 7.4/4.7g/dL, 빌리루빈 0.6mg/dL, 알칼리성 인산분해효소 57IU/L, AST/ALT 17/15IU/L였다. 혈당은 214mg/dL였고, 아밀라아제는 150U/L, 지질분해효소는 99U/L였다. CEA는 1.8ng/mL, CA 19−9는 93.6u/mL였다. B형간염바이러스 표면항원과 항C형간염바이러스는 음성이었고 요검사 또한 음성이었다.

토의

좌장(내과 교수): 환자의 병력 및 검사 소견에서 질문이 있으시면 말씀해주십시오.

학생: CA 19−9 수치가 상승되어 있는데 이 환자에서의 임상적 의미가 궁금합니다.

주치의: 정상인에서 췌장암의 선별검사로 CA 19−9은 적절치 않은 것으로 알려져 있으나 타 병원에서 추적관찰 중 지속적인 상승 추세를 보였으므로 악성 종양에 대한 감별이 필요할 것으로 생각됩니다.

좌장: 대부분의 췌장의 낭성종양에서 CA 19−9는 정상 소견을 보이고 IPMN의 경우 악성인 경우에도 CA 19−9 수치는 20% 미만에서만 상승되어 있으므로 췌장의 낭성종양에서의 양성과 악성의 감별에 CA 19−9는 별로 도움이 되지 못하는 것으로 알려져 있습니다. 하지만 이 환자의 경우 추적관찰 도중 병변의 성상이 변하면서 CA 19−9가 지속적인 상승 추세를 보였으므로 악성 종양으로의 발전 가능성을 생각해야 하겠습니다. 영상의학과 선생님, 그동안 시행받은 영상학적 검사 소견을 말씀해주십시오.

영상의학과 전임의: 내원 1년 전 외부병원에서 시행한 복부 자기공명영상입니다. 췌장의 두부에 1.1cm 정도 크기의 낭성 병변이 관찰되며 미부에도 작은 크기의 낭성 병변들이 관찰되고 있습니다. 이 병변은 췌관과 연결되어 있으나 병변 내에 고형성분*solid component*은 관찰

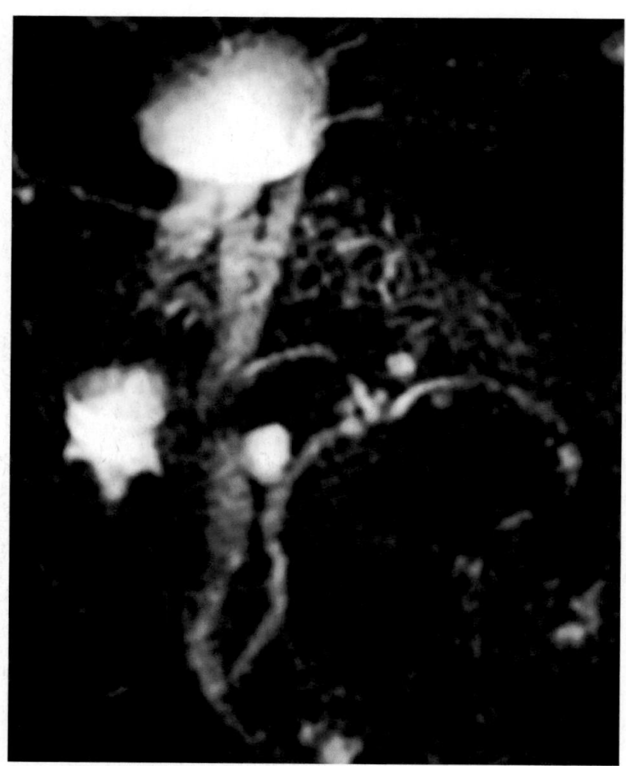

그림 33-1.1. 내원 1년 전 복부 자기공명영상 췌관과 연결*communication*되어 있는 낭종이 관찰된다. 췌관의 확장은 동반되어 있지 않다.

되지 않고 주췌관의 확장 소견 또한 뚜렷하게는 관찰되지 않습니다(그림 33-1.1). 분지췌관형 IPMN에 합당한 소견입니다. 본원 내원 직후 복부 전산화단층촬영과 자기공명영상을 시행하였습니다. 췌장의 두부에 췌관과 연결되어 있는 낭성 병변이 관찰되고 이전에 비해 크기가 증가하였으며 주췌관의 불규칙적인 미만성 확장 소견도 새로이 관찰됩니다. 그러나 복부 전산화단층촬영과 자기공명영상에서는 병변 내에 고형 성분은 확인되지 않습니다(그림 33-1.2).

좌장: 내시경초음파 소견 말씀해 주십시오. 췌장의 낭종을 진단하는 데 있어 내시경초음파의 역할도 함께 설명해주십시오.

내과 전임의: 내시경초음파는 낭종 내 고형성분이나 격막, 벽결절*mural nodule*의 유무, 췌장실질로의 침범 여부 등 악성 종양 여부의 예측에 필요한 낭종 내부의 성상을 확인하는 데 있어 다른 영상학적 검사들보다 우수한 것으로 알려져 있습니다. 또한 영상학적 검사와 내시경초음파 소견상 감별진단이 모호할 경우 내시경초음파 유도하의 세침흡인검사*fine needle aspiration; FNA*를 통해 낭액을 채취하여 아밀라아제, CEA, 세포진검사*cytology* 등을 시행하면 감별진단에 크게 도움이 되는 것으로 알려져 있습니다. 경피적 세침흡인검사와는 달리 악성 종양이라고 하더라도 파종*seeding*의 위험은 거의 없는 것으로 알려져 있습니다. 이 환자의 내시경초음파 소견을 말씀드리겠습니다. 췌장의 두부에 2.5cm 크기의 낭종이 관찰됩니다. 낭종은 췌관과 연결되어 있고 내부에 1.1cm 크기의 벽결절이 동반되어 있습니다(그림 33-1.3). 췌장의 두부에서 미부에 걸쳐 주췌관이 8mm

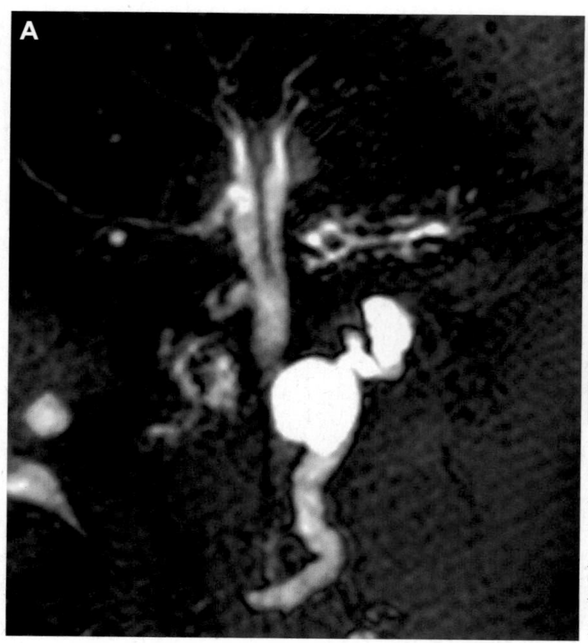

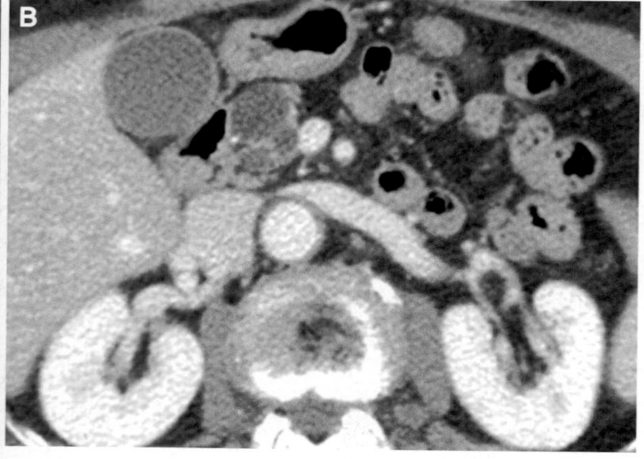

그림 33-1.2. 내원 당시 복부 자기공명영상 및 복부 전산화단층촬영 췌두부에 췌관과 연결되어 있는 낭종이 있고 이전에 보이지 않았던 주췌관의 불규칙적인 미만성 확장이 관찰된다(A). 복부 전산화단층촬영에서는 췌장두부에 분지췌관형 췌관내 유두상 점액종양으로 추정되는 낭성 종괴가 보이나 벽결절은 관찰되지 않는다(B).

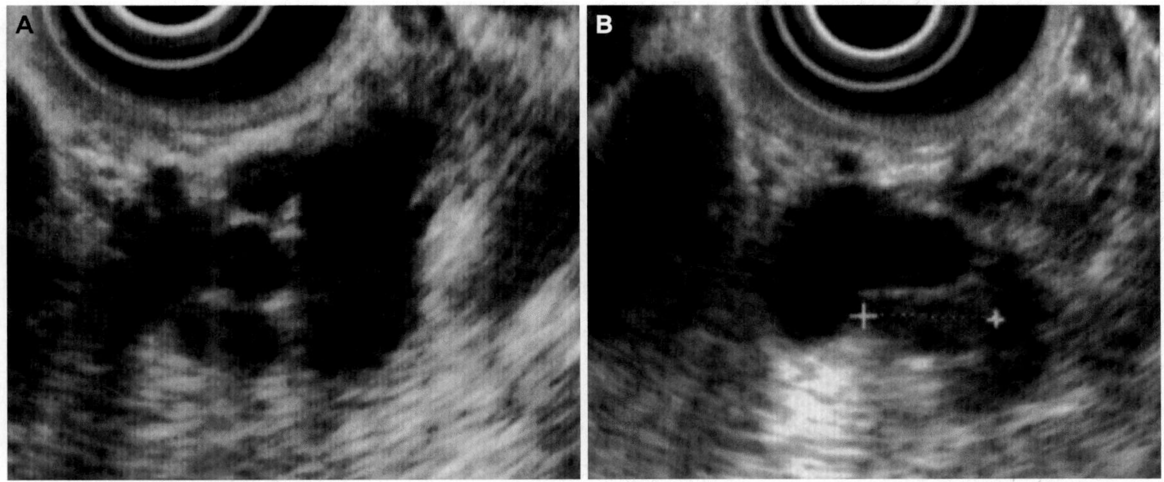

그림 33-1.3. 초음파내시경 소견 췌장두부에 낭종이 관찰되고(A) 내부에 1.1cm 크기의 벽결절*mural nodul*이 동반되어 있다(B).

정도로 확장되어 있는 소견이 관찰됩니다. 췌관내 유두상 점액종양 중 주췌관형과 분지췌관형이 혼합된 혼합형으로 보여지며 악성 종양으로의 이행 가능성을 시사합니다.

좌장: 검사 결과를 바탕으로 추후의 치료계획을 설명해 주십시오.

주치의: 췌장두부에서의 주췌관의 불규칙적이고 미만성인 확장 소견, 내시경초음파에서 벽결절의 존재 등으로 보아 악성 종양으로의 이행이 의심됩니다. 또한 환자 연령이 높지 않고 전신상태도 양호하여 적극적인 수술적 절제를 계획하였습니다.

학생: 내시경 역행성 담췌관조영술*ERCP*은 시행하지 않았습니까?

내과 전임의: 타 병원에서 추적관찰 동안 ERCP를 시행한 기록은 없었고 본원에서도 시행하지 않았습니다. ERCP는 낭종과 췌관 사이의 연결 소견이나 유두부에서 점액이 흘러나오는 소견을 확인하여 췌관내 유두상 점액종양을 진단하는 데 도움이 되고 췌관의 확장 유무를 확인하는 데에도 유용한 검사로 알려져 있습니다. 하지만 이 증례의 경우 이미 다른 영상학적 검사를 통해 낭종이 췌관과 연결되어 있고 주췌관이 심하게 확장되어 있는 것이 이미 확인되어 췌관내 유두상 점액종양의 진단을 위해 ERCP가 꼭 필요하지는 않다고 생각됩니다. 또한 내시경초음파가 ERCP보다 덜 침습적이면서도 악성 여부의 예측을 위해 낭종의 성상을 확인하는 데 있어 우월한 것으로 알려져 있어 내시경초음파를 우선적으로 시행하였습니다.

좌장: 치료계획과 그 근거에 대해 주치의 선생님께서 잘 설명하신 것 같습니다. 추가하자면 IPMN에 대한 수술적 절제 여부를 결정하기 위해서는 영상의학적 검사 소견상 악성을 시사하는 소견의 유무, 환자의 나이, 병변의 위치와 같은 임상적인 상황을 종합적으로 고려해야 할 것입니다. 수술 전 영상의학적 소견을 통해 양성과 악성을 구별하기 위한 많은 연구가 있었고 연구별로 여러 가지 기준이 제시되고 있습니다. 주췌관형인 경우 악성의 위험이 높은 것으로 알려져 있어 수술적 절제를 고려해야 하고, 분지췌관형의 경우 낭종의 크기, 중격의 두께, 주췌관의 확장 여부, 벽결절이나 고형성분의 유무 등이 악성의 예측에 많이 사용되고 있습니다. 이 증례의 경우가 양성 종양에서 악성으로 이행한 경우로 보여집니다. 결국 이 환자는 수술받게 되었는데요, 외과 선생님께서 수술 소견을 말씀해주십시오.

외과 전공의: IPMN 진단하에 수술을 시행하였습니다. 복강 내에 복수, 유착, 종양 및 결절 등의 특별한 이상은 없었으며, 췌관은 전반에 걸쳐 9mm 정도로 확장되어 있었습니다. 바터팽대부 부위로부터 3.5cm까지 췌장의 두부를 절제한 후 절제면의 원위부 췌관에서 동결절편검사 결과 암세포가 관찰되어 원위부위로 1.5cm 정도 추가 절제를 시행하였습니다. 추가 절제한 절제면의 원위부 췌관에서 동결절편검사 결과 역시 암세포가 관찰되어 췌전절제술*total pancreatectomy*과 비장적출술을 시행하였습니다.

외과 교수: 원래는 유문보존 췌십이지장절제술*pylorus preserving pancreaticoduodenectomy*을 계획하고 수술을

시작했으나 절제면의 원위부 췌관에서 지속적으로 암세포 침윤이 관찰되어 췌전절제술과 비장적출술로 절제를 확장하였습니다.

좌장: 근치적 절제를 위해 췌전절제술을 시행할 수밖에 없었던 증례로 보입니다. 췌전절제술은 실제로 많이 시행하지는 않는 것으로 알고 있는데요, 췌전절제술을 시행하는 적응증과 시행 후 발생 가능한 합병증에 대해 설명해주십시오.

외과 교수: 실제로 췌장암이 있어도 췌전절제술로 생존율의 향상이 증명된 바가 없으므로 췌전절제술을 시행하는 경우는 드물지만, 미만성 췌장암이 절제가 가능한 경우나 이 증례처럼 췌장두부에서 발생한 종괴에 대한 수술 시 원위 췌절제면에 암세포 침윤이 계속 확인되는 경우 췌전절제술을 고려할 수 있겠습니다. 최근 수술 경험이 많이 축적되어 성적이 크게 향상되었지만 휘플*Whipple*수술이나 유문보존 췌십이지장절제술 같은 수술은 수술 자체가 복잡하고 시간도 많이 소요되므로 어느 정도의 합병증은 피할 수 없기 때문에, 합병증의 치료가 수술적 치료에 포함된다는 포괄적인 생각을 가지고 치료에 임해야 합니다. 또한 절제 후 췌장의 내분비 및 외분비 기능이 약화될 수도 있는데, 특히 절제를 보다 확장해서 췌전절제술을 시행할 경우 외분비기능의 소실로 인한 영양장애, 불안정성 당뇨병이 발생하는 것을 피할 수 없으므로 자기관리 능력이 있는 환자에게만 시행되어야 합니다.

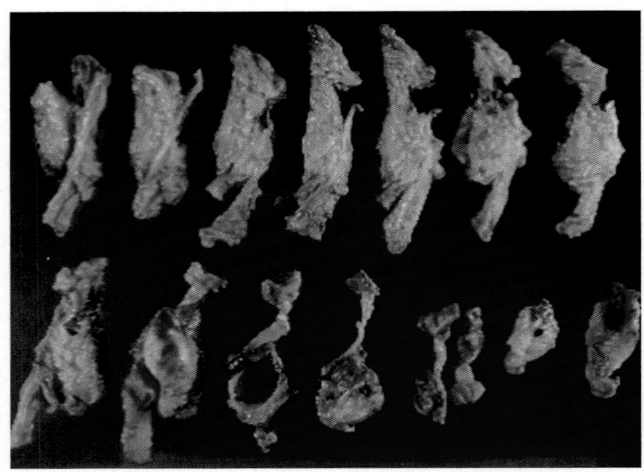

그림 33-1.4. 절제된 표본 주췌관의 불규칙적인 미만성 확장과 함께 췌관과 연결된 2.5cm 크기의 낭종처럼 늘어난 부위가 관찰된다.

임상진단

intraductal papillary mucinous carcinoma

좌장: 좋은 말씀 감사합니다. 그럼 이제 수술 후의 병리 소견을 말씀해주십시오.

병리과 전임의: 육안 소견상 췌관은 전반적으로 확장되어 있는 소견입니다. 췌장의 두부를 관찰하면 췌관이 열려 왔고, 췌관이 연결되어 있는 낭종처럼 늘어난 부위가 함께 열려져 왔는데, 이 부위의 크기는 2.5×1.5×1.0cm 정도로 측정됩니다(그림 33-1.4). 낭종처럼 관찰되는 부위는 고형성 증식 부위는 관찰되지 않고, 주변에 출혈이나 괴사 소견은 관찰되지 않았습니다. 현미경 소견상 확장된 주췌관의 전 부위와 낭종으로 관찰

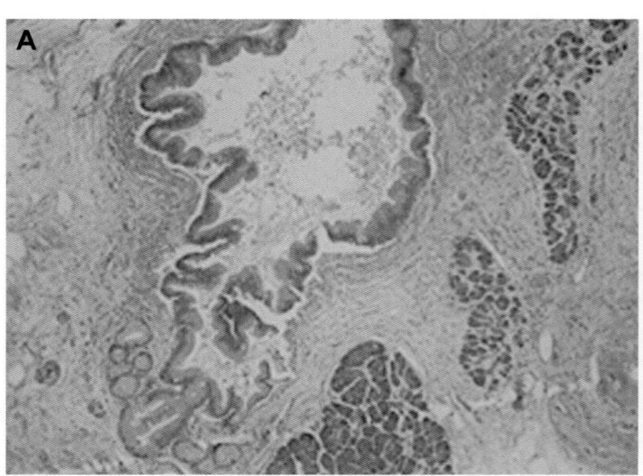

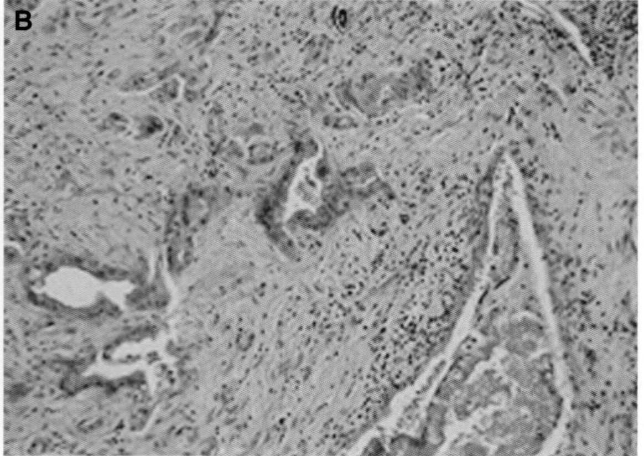

그림 33-1.5. 현미경적 조직 소견 A. 췌관의 확장 소견이 관찰되고 내부에 점액을 함유하고 있는 columnar epithelial cell로 구성된 상피세포가 유두상의 구조를 이루고 있다. B. 낭종처럼 늘어난 부위에 췌장실질 내의 침윤을 동반한 암종이 관찰된다.

되는 부위의 상피가 유두상의 구조를 이루고 있고, 상피세포는 내부에 점액을 함유하고 있는 tall columnar epithelial cell로 되어 있습니다(그림 33-1.5). 췌관내 유두상 점액종양에 합당한 소견입니다. 그중 낭종으로 관찰되는 부위는 침습성 췌관내 유두상 점액선암종 *invasice intraductal papillary mucinous carcinoma* 소견입니다.

좌장: 췌관내 유두상 점액종양의 빈도가 증가하고 있는데요, 우리나라에서의 빈도가 최근 보고된 것이 혹시 있습니까?

병리과 교수: 1982년 최초로 보고된 이래로 췌관내 유두상 점액종양의 빈도는 지속적으로 증가하고 있습니다. 2008년 보고된 국내의 연구에서는 확진된 췌장 낭성종양 중 췌관내 유두상 점액종양의 빈도는 41%로 췌장 낭성종양 중 가장 흔하게 발생하는 것으로 보고되었습니다.

좌장: 최근 각종 영상학적 검사가 발전하고 임상에서의 사용빈도도 높아져 이번 증례와 같이 우연히 발견되는 췌장의 낭성종양의 증례를 점점 더 많이 접하게 됩니다. 췌장의 낭성 종양은 조직검사가 어려워 실제로 수술 전에는 정확한 진단이 어려운 경우가 많습니다. 여러 가지 영상학적 검사를 통해 종양의 종류나 악성 여부를 어느 정도는 예측할 수 있다고 알려져 있지만 아직도 정확한 감별진단은 매우 어렵습니다. 따라서 수술을 하지 않는 대부분의 췌장 낭성종양의 자연경과에 대한 정보가 이들의 치료방침을 결정하는 데 매우 중요하며, 현재 많은 연구가 진행 중입니다. 결국 췌장의 낭성종양이 발견되면 수술적 절제의 필요 여부에 대한 신중한 임상적인 판단이 필요하고, 초기에 수술을 시행하지 않더라도 장기간에 걸친 정기적인 추적관찰은 필수적이라 하겠습니다.

병리진단

intraductal papillary mucinous carcinoma,
invasive, mixed type

chapter

34 점액낭성종양

정지봉

- 점액낭성종양은 난소형 상피하 간질로 구성된 특징적인 병리학적 소견을 보이는 췌장 낭성종양으로, 대부분 여성에서 발생하고 췌장의 체부 또는 미부에서 주로 발생하는 것이 특징이다.
- 영상학적 검사에서 점액낭성종양은 대부분 대낭으로 관찰되고, 췌관과의 연결 소견은 매우 드문 것으로 알려져 있으며, 내시경초음파 유도 세침흡인검사에서 장액성 낭종에 비해 낭액의 CEA 수치가 상승되어 있는 것이 특징이다.
- 점액낭성종양은 많은 경우 악성으로 진행하는 것으로 알려져 있고, 대부분 췌장의 체부 또는 미부에서 발생하여 수술 위험이 비교적 낮으므로, 수술적 절제를 시행하는 것이 원칙이다.
- 최근에는 내시경초음파 유도 세침흡인검사를 통해 낭종액을 모두 흡입한 후 에탄올 세척 또는 파클리탁셀*paclitaxel* 주입을 통해 점액낭성종양을 제거하고자 하는 내시경적 치료의 시도가 진행되고 있다.
- 점액낭성종양의 경우 침습성 악성 종양이 아니면 수술적 절제 후 재발이 거의 없어 예후가 매우 양호한 것으로 알려져 있다.

Ⅰ 개요

점액낭성종양*mucinous cystic neoplasm; MCN*은 췌장 낭성종양 중 점액*mucin*을 분비하는 원주상피세포*columnar epithelium*와 난소형 상피하 간질*ovarian-type subepithelialstroma*로 구성된 상피성 종양으로 정의된다. 난소형 상피하 간질이라는 용어는 장액낭성종양*serous cystic neoplasm*과의 감별을 위해 1978년 Compagno와 Oertel에 의해 처음 제시되었다. 그런데 1996년 WHO 분류에서 점액낭성종양과 췌관내 유두상 점액종양*intraductal papillary mucinous neoplasm; IPMN*이 구분되고 2000년 WHO 분류에서 점액낭성종양의 진단에 난소형 상피하 간질 소견이 강조되기 전에는 대부분의 연구에서 점액낭성종양과 췌관내 유두상 점액종양이 구분되지 않고 사용되었고, 심지어 2000년 이후에도 점액낭성종양의 진단에 난소형 상피하 간질 소견을 채택하지 않은 연구들이 많아 점액낭성종양을 대상으로 하는 연구에 췌관내 유두상 점액종양이 포함되는 경우가 적지 않았다. 이후 여러 연구에서 난소형 상피하 간질 소견이 반드시 포함되어 정의된 점액낭성종양의 경우 비교적 일정한 임상병리학적 특성을 보이는 것이 밝혀짐에 따라 2002년 International Association of Pancreatology에서는 점액낭성종양의 진단에 난소형 상피하 간질 소견을 반드시 채택할 것을 권고하였고, 아직 일부 논란은 있으나 현재까지의 연구를 종합해 보면 점액낭성종양에 대한 정의는 난소형 상피하 간질 소견을 보이는 낭성종양으로 국한하는 것이 합당할 것으로 보여진다.

Ⅱ 역학 및 임상 소견

수술 환자 중 점액낭성종양의 빈도는 연구에 따라 다양해서 8%에서 많게는 45%까지 보고되고 있고, 국내의 한 연구에서는 췌장낭성종양으로 확진된 환자들 중에서의 빈도가 25%로 보고되었다. 하지만 상기 연구들의 경우 대부분 난소형 상피하 간질로 정의되지 않은 점액낭성종양도 포함되어 있으므로 해석에 주의가 필요하다. 점액낭성종양의 경우 난소형 상피하 간질로 구성되어 다른 췌장 낭성종양과 확연히 구분되는 특성을 보이는데, 대부분 여성에서 발생하고(95~100%), 췌장의 체부 또는 미부에서 발생(93~99%)하는 것이 특징이다. 또한 발생 연령은 주로 40대 전후이고 다발성 병변으로 발생하는 경우는 매우 드문 것으로 알려져 있다.

점액낭성종양의 경우 20~85%에서 복부불편감, 구역,

소화불량 등의 증상으로 발현되나 황달의 발생은 드문 것으로 알려져 있다. 최근에는 점점 더 많은 영상검사가 임상에서 사용됨에 따라 우연히 발견되는 점액낭성종양의 빈도가 점차 증가하고 있다.

Ⅲ 영상의학적 소견

복부 전산화단층촬영에서 대부분(85%) 대낭*macrocyst*으로 관찰되고 단방*unilocular*(그림 34-1) 혹은 격막을 동반한 다방*multilocular*(그림 34-2) 낭종으로 관찰되며, 10~29%에서 낭종 벽에 석회화*calcification*가 관찰되는데 장액낭성종양과는 달리 석회화가 낭종의 바깥쪽 벽에서 관찰된다. 복부 전산화단층촬영이나 복부 자기공명영상에서 낭종과 췌관이 연결되는 경우는 매우 드물고 이는

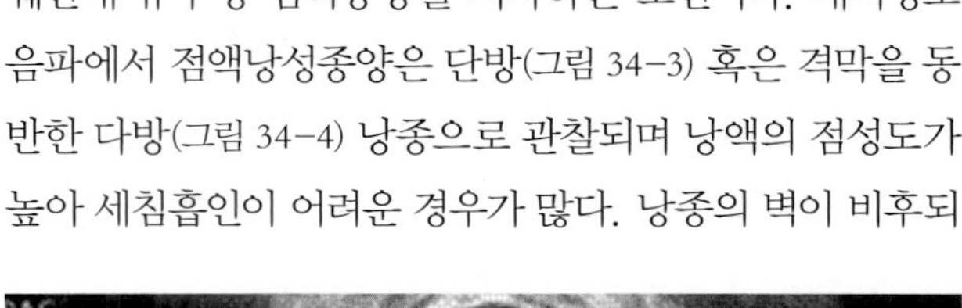

췌관내 유두상 점액종양을 시사하는 소견이다. 내시경초음파에서 점액낭성종양은 단방(그림 34-3) 혹은 격막을 동반한 다방(그림 34-4) 낭종으로 관찰되며 낭액의 점성도가 높아 세침흡인이 어려운 경우가 많다. 낭종의 벽이 비후되

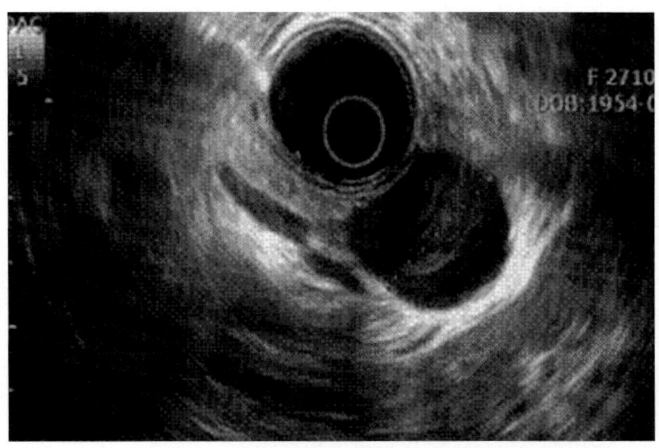

그림 34-3. 그림 34-1과 같은 증례의 내시경초음파 췌장의 미부에 내부에 격막이 없는 2.5cm 크기의 원형모양의 단방 낭성 병변이 관찰된다.

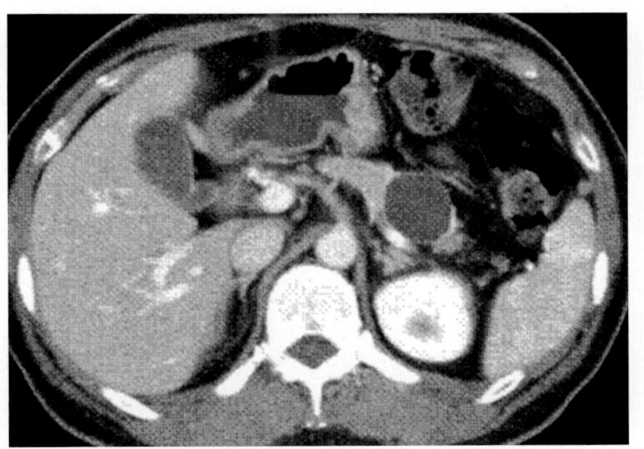

그림 34-1. 54세 여성 환자의 복부 전산화단층촬영 췌장의 미부에 단방 낭성 병변이 관찰된다.

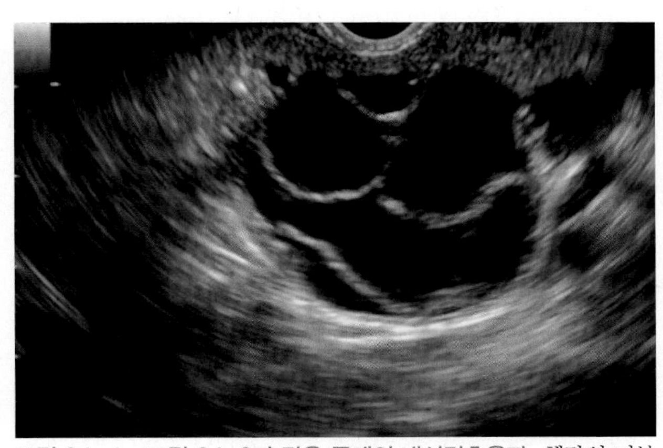

그림 34-4. 그림 34-2과 같은 증례의 내시경초음파 췌장의 미부에 격막을 동반한 다방 낭성 병변이 관찰된다.

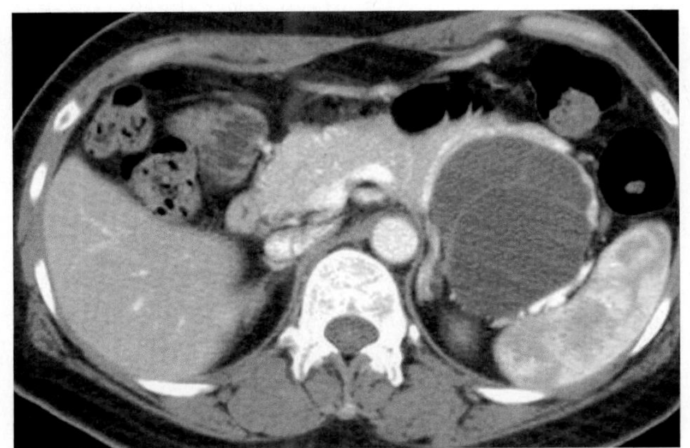

그림 34-2. 27세 여성 환자의 복부 전산화단층촬영 췌장의 미부에 격막을 동반한 다방 낭성 병변이 관찰된다.

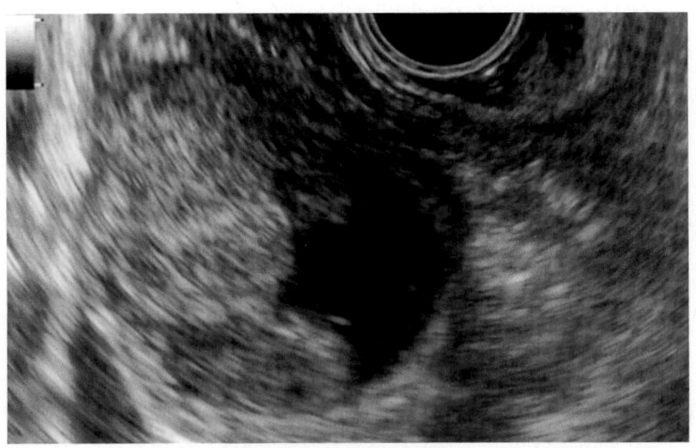

그림 34-5. 60세 여성 환자의 내시경초음파 췌장의 미부에 낭성 병변이 관찰되고 내부가 고형결절로 덮여 있어 악성 종양을 강력히 시사하는 소견이다.

어 있거나 낭종 내부에 벽결절*mural nodule*이 관찰되는 소견(그림 34-5)은 악성 종양의 가능성이 매우 높음을 시사하는 소견이다.

Ⅳ 병리학적 소견

1. 육안소견

점액낭성종양의 전형적인 육안 소견은 매끈한 표면을 지니는 다양한 두께의 섬유 가성피막으로 둘러싸인 구형의 종괴 소견으로, 표면에 석회화가 동반되어 있는 경우도 있고 크기는 평균 6~10cm 정도이다. 절단면은 수 밀리미터부터 수 센티미터 크기의 단방 혹은 다방 낭종으로 구성되고 낭종 내부에는 끈끈한 점액 또는 출혈성 괴사물질로 채워져 있다(그림 34-6). 각각의 낭종의 내벽은 매끈하고 반짝이는 표면으로 구성되지만 침습성 악성 종양의 경우 표면이 유두상으로 돌출된 소견을 보이고 고형결절이 동반되어 있는 경우가 많다(그림 34-7). 낭종과 췌관이 연결되어 있는 경우는 드문 것으로 알려져 있다.

2. 현미경 소견

앞서 정의에서도 언급하였듯이 점액낭성종양의 조직 소견은 상피내층과 난소형 간질로 구성된다. 상피내층은 점액을 분비하는 원주형 세포로 구성되고 이러한 원주상피세포는 같은 종양 내에서도 다양한 정도의 구조적인 세포학적인 비정형성*atypia* 소견을 보일 수 있는데, 그 정도에 따라 저도, 중등도, 고도 이형성*dysplasia*으로 구분된다. 침습성 악성 종양에서도 국소적으로만 주위 조직으로의 침윤 소견을 보이는 경우가 적지 않으므로 광범위하고도 철저한 조직학적 검사가 필요하다. 난소형 간질은 원형의 핵과 성긴 세포질로 구성된 방추모양*spindle-shaped*의 세포로 가득 찬 조직으로 점액낭성종양 진단에 필수적인 조직 소견이다(그림 34-8).

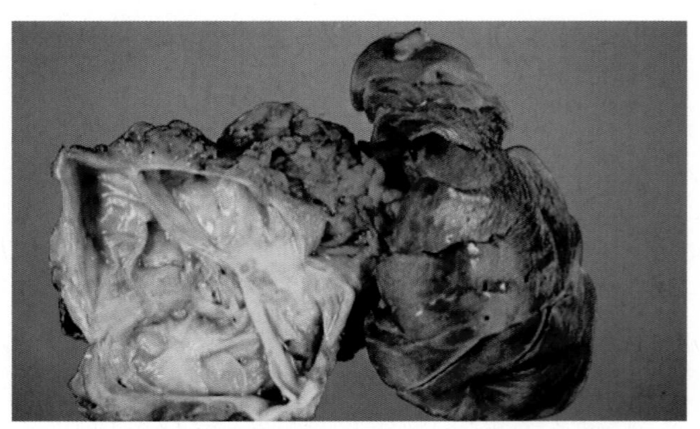

그림 34-6. 점액낭성종양 중 양성 종양의 육안적 소견 낭종 내벽의 표면은 매끈하고 내부에 소량의 점액이 관찰된다.

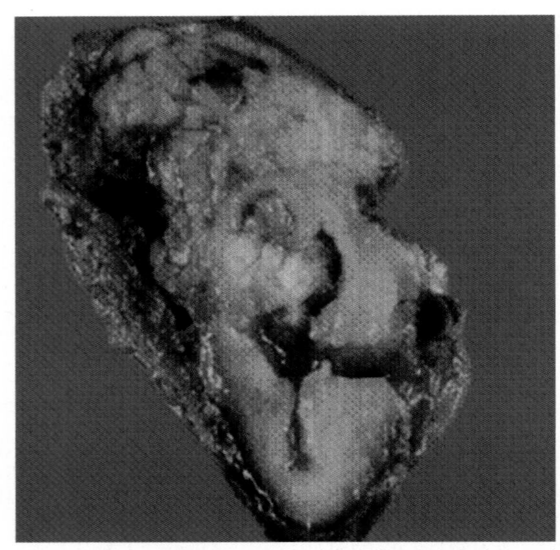

그림 34-7. 침습성 암종을 동반한 점액낭성종양의 육안적 소견 낭종 내벽의 표면이 유두상으로 돌출된 소견을 보이며 고형결절이 동반되어 있다.

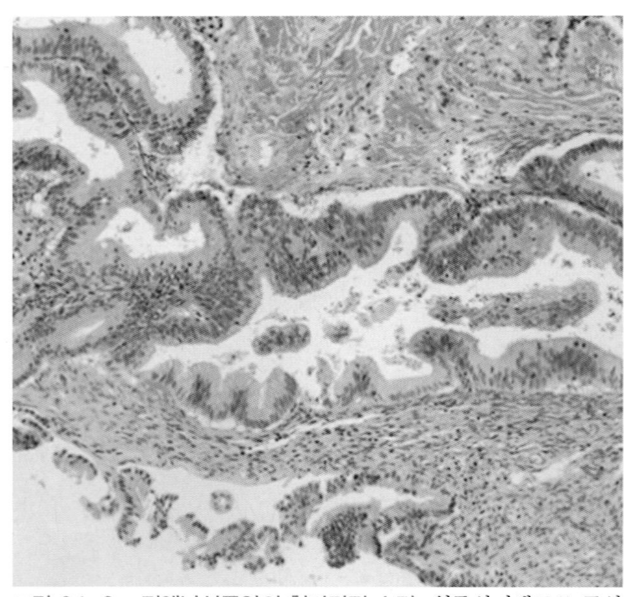

그림 34-8. 점액낭성종양의 현미경적 소견 원주상피세포로 구성된 상피내층과 방추모양의 세포로 가득찬 난소형 상피하 간질 소견이 관찰된다(H&E stain, ×200).

3. 악성도

점액낭성종양은 양성에서 악성까지 다양한 악성도를 보이는데, 2000년 WHO 분류에서는 경도 이형성*MCN with mild dysplasia* 혹은 선종*mucinous cystadenoma*, 중등도 이형성*MCN with moderate dysplasia* 혹은 경계성 종양*borderline neoplasm*, 상피내암종*carcinoma in situ*, 침습성 점액낭선암종*invasive mucinous cystadenocarcinoma*으로 구분하였으나, 2010년 WHO 분류는 저도 또는 중등도 이형성*MCN with low-or intermediate-grade dysplasia*, 고도 이형성*MCN with high-grade dysplasia*, 침습성 암종*MCN with associated invasive carcinoma*의 세 가지 악성도로 구분하고 있다. 악성 종양의 빈도는 11~15%, 그중 침습성 악성 종양은 4~12% 정도로 보고되고 있으나, 이들 연구 모두 수술적 절제를 시행받은 환자만을 대상으로 시행하므로 인한 선택 치우침*selection bias*을 지니고 있음을 고려해야 하겠다.

V 감별진단

1. 다른 낭성종양과의 감별진단

앞서 언급한 대로 점액낭성종양은 대부분 중년 여성에서 발생하고 췌장의 체부 또는 미부에서 단일 병변으로 발생하므로 감별에 가장 중요한 포인트가 된다. 영상학적 소견상 대부분 단방 혹은 다방 대낭으로 관찰되고 췌관과 연결되는 경우는 드물고 낭종의 바깥쪽 벽의 석회화 소견이 특징이지만 영상학적 소견만으로는 다른 췌장 낭성종양과의 감별이 어려운 경우가 많다.

2. 양성과 악성의 감별진단

점액낭성종양에서 수술 전 악성 여부를 예측하는 데 가장 중요한 인자는 낭종의 크기와 벽결절의 유무로 알려져 있다. 수술적 절제를 시행받은 163례의 점액낭성종양을 대상으로 시행한 한 연구에서는 악성 종양의 64%에서 벽결절이 동반되어 있으나 낭종의 크기가 4cm 이하이면서 벽결절이 없는 경우 중 악성 종양은 한 증례도 없음을 보고하였고, 10개의 연구를 모아 총 344례의 점액낭성종양 증례를 분석한 한 연구에서도 악성 종양은 모두 크기가 3cm 이상임을 보고하였다. 하지만 대부분의 경우 수술 전 악성 여부를 정확히 예측하는 것은 불가능하다.

3. 내시경초음파 유도 세침흡인검사

내시경초음파 유도 세침흡인검사를 통해 낭액 내 CEA 수치를 분석하면 장액성 낭종*serous cyst*과 점액성 낭종*mucinous cyst*의 감별에 도움이 되는 것으로 알려져 있다.

췌장 낭성 병변에서 양성(가성낭종 또는 장액성 낭종)과 점액성 낭종을 감별하기 위해 낭액검사를 시행한 12개의 연구(총 환자수 450명)에서 CEA 수치가 5ng/dL 미만이면 양성(민감도 50%, 특이도 95%), 800ng/dL 이상이면 점액성 낭종을 강력하게 시사하였다(민감도 48%, 특이도 98%). 이러한 12개의 연구 중 가장 규모가 큰 한 연구결과 CEA 수치가 192ng/mL 이상이면 높은 정확도(79%)로 점액성 낭종을 감별할 수 있었고, 최근에는 CEA 수치의 기준수치*cut-off level*를 109ng/mL로 하였을 경우 더 높은 정확도(86%, 민감도 81%, 특이도 98%)로 점액성 낭종을 감별할 수 있음을 보고하고 있다. 또한 한 연구에서는 CEA 수치가 6000ng/mL 이상이면 점액낭선암종을 강력하게 시사함을 보고하였다. 하지만 이러한 연구들마다 기준수치가 차이가 있다는 문제가 있다.

VI 치료 및 예후

1. 치료

점액낭성종양은 많은 경우 악성으로 진행하는 것으로 알려져 있어 동반질환으로 인해 수술 위험이 높지 않은 이상 수술적 절제가 원칙으로, 대부분 췌장의 체부 또는 미부에서 발생하므로 원위부 췌장절제술*distal pancreatectomy*을 시행하는 경우가 많다. 췌십이지장 절제술에 비해 원위부 췌장절제술의 수술 위험이 비교적 낮고, 점액낭성종양이 대부분 비교적 젊은 중년 여성에서 발생하므로 장기간에 걸친 추적관찰이 필요하다는 점을 감안하면, 수술적 절제를 고려하는 것이 합당할 것으로 보인다. 하지만 여러 연구에서 크기가 작고(3~4cm 이하) 벽결절을 동반하지 않은 점액낭성종양의 악성 위험은 매우 낮은 것으로 보고되고 있어, 이 경우 수술 후 췌장 기능을 최대한 보존하기 위해 종양의 발생 부위에 따라 중간 췌장절제술*middle pancreatectomy*이나 종양적출술*enucleation*과 같은 보존적인 수술만을 시도하기도 한다. 또한 악성 위험이 매우 낮으면서 고령이거나 동반질환으로 인해 수술 위험이 높은 경우에는 주의 깊은 추적관찰을 고려할 수도 있겠다. 최근에는 내시경초음파 유도 세침흡인검사를 통해 낭종액을 모두 흡입한 후 에탄올 세척 또는 파클리탁셀*paclitaxel* 주입을 통해 낭성종양을 제거하고자 하는 시도가 진행되고 있다.

2. 예후

수술적 절제 후 예후는 침습성 악성 종양의 유무와 깊은 상관관계가 있다. 여러 연구에서 수술적 절제를 시행받은 양성 종양이나 상피내암종은 절제 후 장기간의 관찰 후에도 재발하는 경우는 거의 없는 것으로 보고되고 있지만, 일단 재발한 경우에는(주로 침습성 악성 종양) 생존기간이 평균 6개월 정도로 예후가 불량한 것으로 알려져 있다. 점액낭성종양의 수술 후 5년 생존율과 10년 생존율은 각각 93~97%, 84~97%이지만, 침습성 악성 종양을 제외하면 이러한 장기 생존율이 거의 100%로 보고되고 있다. 따라서 침습성 악성 종양이 아닌 점액낭성종양의 경우 수술적 절제 후 대부분 재발 없이 완치가 가능할 것으로 생각된다.

참고문헌

1. 윤용범, 김용태, 류지곤 등. Cystic Neoplasms of the Pancreas/췌장낭성종양. 서울: 진기획, 2012
2. Balci NC, Semelka RC. Radiologic features of cystic, endocrine and other pancreatic neoplasms. Eur J Radiol 2001;38:113-119
3. Brugge WR. The use of EUS to diagnose cystic neoplasms of the pancreas.Gastrointest Endosc 2009;69:S203-S209
4. Brugge WR, Lewandrowski K, Lee-Lewandrowski E, et al. Diagnosis of pancreatic cystic neoplasms: a report of the cooperative pancreatic cyst study. Gastroenterology 2004;126:1330-1336
5. Buetow PC, Rao P, Thompson LD. From the Archives of the AFIP. Mucinous cystic neoplasms of the pancreas: radiologic-pathologic correlation. Radiographics 1998;18:433-449
6. Cizginer S, Turner B, Bilge AR, et al. Cyst fluid carcinoembryonic antigen is an accurate diagnostic marker of pancreatic mucinous cysts. Pancreas 2011;40:1024-1028
7. Compagno J, Oertel JE. Mucinous cystic neoplasms of the pancreas with overt and latent malignancy (cystadenocarcinoma and cystadenoma). A clinicopathologic study of 41 cases. Am J Clin Pathol 1978;69:573-580
8. Crippa S, Bassi C, Salvia R, et al. Enucleation of pancreatic neoplasms. Br J Surg 2007;94:1254-1259
9. Crippa S, Bassi C, Warshaw AL, et al. Middle pancreatectomy: indications, short- and long-term operative outcomes. Ann Surg 2007;246:69-76
10. Crippa S, Salvia R, Warshaw AL, et al. Mucinous cystic neoplasm of the pancreas is not an aggressive entity: lessons from 163 resected patients. Ann Surg 2008;247:571-579
11. Curry CA, Eng J, Horton KM, et al. CT of primary cystic pancreatic neoplasms: can CT be used for patient triage and treatment? AJR Am J Roentgenol 2000;175:99-103
12. DeWitt J, McGreevy K, Schmidt CM, et al. EUS-guided ethanol versus saline solution lavage for pancreatic cysts: a randomized, double-blind study. Gastrointest Endosc 2009;70:710-723
13. Fernandez-del Castillo C, Targarona J, Thayer SP, et al. Incidental pancreatic cysts: clinicopathologic characteristics and comparison with symptomatic patients. Arch Surg 2003;138:427-433
14. Goh BK, Tan YM, Cheow PC, et al. Cystic lesions of the pancreas: an appraisal of an aggressive resectional policy adopted at a single institution during 15 years. Am J Surg 2006;192:148-154
15. Katz MH, Mortenson MM, Wang H, et al. Diagnosis and management of cystic neoplasms of the pancreas: an evidence-based approach. J Am Coll Surg 2008;207:106-120
16. Kloppel G, Solcia E, Longnecker DS. Histological typing of tumors of the exocrine pancreas. International Histological Classification of Tumors. Berlin, Heidelberg, New York: Springer, 1996
17. Kosmahl M, Pauser U, Peters K, et al. Cystic neoplasms of the pancreas and tumor-like lesions with cystic features: a review of 418 cases and a classification proposal. Virchows Arch 2004;445:168-178
18. Le Borgne J, de Calan L, Partensky C. Cystadenomas and cystadenocarcinomas of the pancreas: a multiinstitutional retrospective study of 398 cases. French Surgical Association. Ann Surg 1999;230:152-161
19. Linder JD, Geenen JE, Catalano MF. Cyst fluid analysis obtained by EUS-guided FNA in the evaluation of discrete cystic neoplasms of the pancreas: a prospective single-

center experience. Gastrointest Endosc 2006;64:697-702
20. Nishigami T, Onodera M, Torii I, et al. Comparison between mucinous cystic neoplasm and intraductal papillary mucinous neoplasm of the branch duct type of the pancreas with respect to expression of CD10 and cytokeratin 20. Pancreas 2009;38:558-564
21. Oh HC, Seo DW, Lee TY, et al. New treatment for cystic tumors of the pancreas: EUS-guided ethanol lavage with paclitaxel injection. Gastrointest Endosc 2008;67:636-642
22. Reddy RP, Smyrk TC, Zapiach M, et al. Pancreatic mucinous cystic neoplasm defined by ovarian stroma: demographics, clinical features, and prevalence of cancer. Clin Gastroenterol Hepatol 2004;2:1026-1031
23. Sahani DV, Kadavigere R, Blake M, et al. Intraductal papillary mucinous neoplasm of pancreas: multi-detector row CT with 2D curved reformations--correlation with MRCP. Radiology 2006;238:560-569
24. Talamini MA, Moesinger R, Yeo CJ, et al. Cystadenomas of the pancreas: is enucleation an adequate operation? Ann Surg 1998;227:896-903
25. Tanaka M, Chari S, Adsay V, et al. International consensus guidelines for management of intraductal papillary mucinous neoplasms and mucinous cystic neoplasms of the pancreas. Pancreatology 2006;6:17-32
26. van der Waaij LA, van Dullemen HM, Porte RJ. Cyst fluid analysis in the differential diagnosis of pancreatic cystic lesions: a pooled analysis. Gastrointest Endosc 2005;62:383-389
27. Yamao K, Yanagisawa A, Takahashi K, et al. Clinicopathological features and prognosis of mucinous cystic neoplasm with ovarian-type stroma: a multi-institutional study of the Japan pancreas society. Pancreas 2011;40:67-71
28. Yoon WJ, Lee JK, Lee KH, et al. Cystic neoplasms of the exocrine pancreas: an update of a nationwide survey in Korea. Pancreas 2008;37:254-258
29. Zamboni G, Fukushima N, Hruban RH, et al. Mucnious cystic neoplasms of the pancreas. WHO Classification of Tumours of the Digestive System. Lyon: IARC Press, 2010:300-303
30. Zamboni G, Kloppel G, Hruban RH, et al. Mucinous cystic neoplasms of the pancreas. Pathology and Genetics of Tumours of the Digestive system. Lyon: IARC Press, 2000:237-240

증례(34-1)

점액낭성종양

• 췌장의 점액낭성종양*mucinous cystic neoplasm*은 난소형 상피하 간질*ovarian-type subepithelial stroma*로 구성된 특징적인 병리학적 소견을 보이는 췌장 낭성종양으로, 대부분 여성에서 발생하고 췌장의 체부 또는 미부에서 주로 발생하는 것이 특징이다. 조직학적으로는 양성에서 악성까지의 다양한 범위의 악성도를 보이지만 많은 경우에서 악성으로 진행하는 것으로 알려져 있어 수술적 절제를 시행하는 것이 원칙이다.

증례

68세 여성이 내원 2개월 전부터 발생한 좌상복부 불편감으로 내원하였다. 예전에 건강하였던 환자는 내원 2개월 전부터 좌상복부의 불편감이 발생하여 타 병원에서 복부 전산화단층촬영을 시행하였고 췌장의 미부에 낭성 병변이 관찰되어 본원으로 내원하였다. 과거력상 특이 소견은 없었고, 음주력과 흡연력은 부인하였다. 열, 오한, 기침, 객담, 흉통은 없었고, 식욕부진, 구역, 구토, 변비, 설사는 없었으며, 갈색뇨와 체중감소도 없었다. 신체검진에서 혈압 125/80mmHg, 맥박 수 분당 62회, 호흡수 분당 20회, 체온 36.5°C였고, 결막은 창백하지 않았고 공막에서 황달은 관찰되지 않았다. 복부에서 장음은 정상이었고, 복부의 압통과 반발통은 없었으나 좌상복부에 종괴가 촉지되었다.

일반혈액검사에서 혈색소12.9g/dL, 백혈구 5800/mm^3, 혈소판 215,000/mm^{3}였다. 간기능검사에서 콜레스테롤 162mg/dL, 총 단백/알부민 7.2/4.3g/dL, 빌리루빈 0.5mg/dL, 알칼리성 인산분해효소 42IU/L, AST/ALT 21/17IU/L였다. 아밀라아제는 72U/L, 지질분해효소는 89U/L였다. CEA는 1.8ng/mL, CA 19-9는 10.3u/mL였다.

토의

좌장(내과 교수): 환자의 병력 및 검사 소견에서 질문이 있으시면 말씀해주십시오.

학생: 이 환자에서의 아밀라아제, 지질분해효소와 CA 19-9 수치는 모두 정상이었지만, 췌장 미부에서 발견된 낭성 병변과 관련하여 어떠한 임상적 의미가 있는지 궁금합니다.

외과 주치의: 췌장염에 합당한 복통이 있으면서 아밀라아제 또는 지질분해효소 수치가 상승되어 있으면 급성 췌장염을 진단할 수 있습니다. 하지만 이 환자의 경우 췌장염에 합당한 복통이 없었고 아밀라아제 또는 지질분해효소 수치가 정상이므로 급성 췌장염의 가능성은 떨어집니다. 또한 영상학적 검사에서 발견된 췌장 낭성 병변의 대부분에서 혈청 CA 19-9 수치는 이 환자의 경우처럼 정상 수치를 보이는 것으로 알려져 있습니다. 따라서 혈청 CA 19-9 수치가 췌장 낭성 병변의 감별진단에 큰 도움이 되지는 못하겠습니다.

좌장: 잘 답변해주셨습니다. 영상의학과 선생님, 그동안 시행받은 영상학적 검사 소견을 말씀해주십시오.

영상의학과 전임의: 본원에 내원하기 전에 타 병원에서 시행한 복부 전산화단층촬영입니다. 췌장의 미부에 인접해서 14cm 정도의 크기의 낭성 병변이 관찰됩니다. 워낙 크기가 커서 정확한 위치를 확인하는 것이 쉽지는 않지만 췌장의 미부에서 발생한 낭성 병변으로 추측됩니다. 내부는 여러 격벽*septum*으로 구분되는 대낭*macrocyst*들로 구성되어 있고, 뚜렷한 벽결절*mural nodule*은 관찰되지 않습니다(그림 34-1.1). 본원에서 시행한 복부 자기공명영상입니다. 복부 전산화단층촬영 소견과 마찬가지로 14cm 크기의 낭성 병변이 췌장의 미부에서 관찰되는데, 내부에는 뚜렷한 벽결절은 관찰되지 않습니다(그림 34-1.2). 이상의 영상 소견을 종합해 볼 때 췌장 가성낭종*pseudocyst*일 가능성도 배제는 할 수 없지만 환자분의 임상증상이나 병변의 위치를 고려하면, 그리고 여성이라는 점을 감안하면 점액낭성종양*mucinous cystic neoplasm; MCN*일 가능성이 더 높을 것으로 생각됩니다.

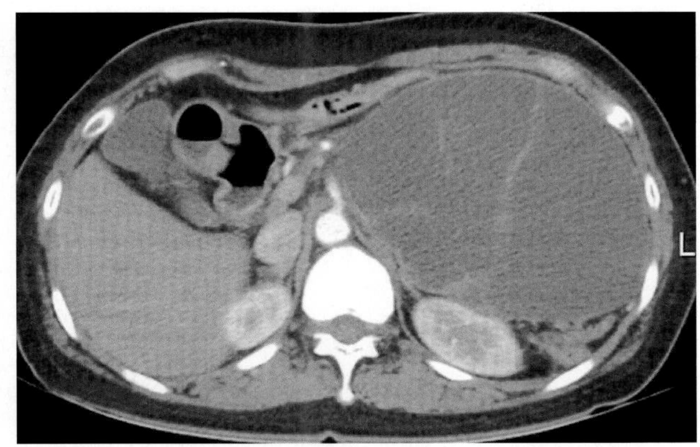

그림 34-1.1. 복부 전산화단층촬영 소견 췌장미부에 약 14cm 크기의 낭종이 관찰된다. 내부는 여러 격벽으로 구분되는 대낭들로 구성되어 있다.

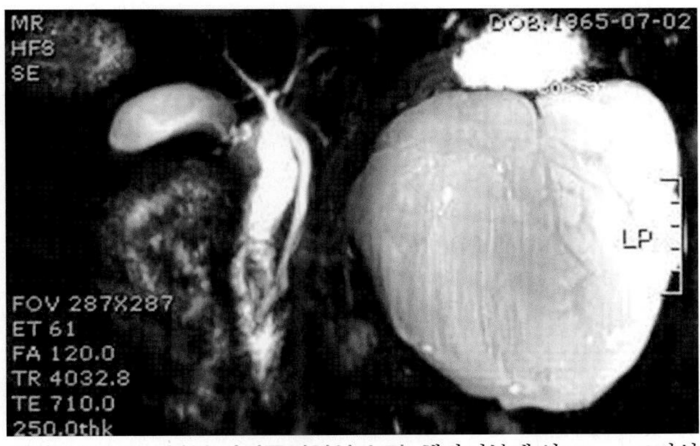

그림 34-1.2. 복부 자기공명영상 소견 췌장미부에 약 14cm 크기의 낭종이 관찰된다. 내부는 여러 격벽으로 구분되는 대낭들로 구성되어 있다.

좌장: 췌장 낭성 병변의 감별진단에서 복부 자기공명영상의 역할이 어떠한 것이 있는지 설명해주셨으면 합니다.

영상의학과 전임의: 췌장 낭성 병변의 감별진단에서 격벽이나 벽결절, 고형성분의 여부와 같은 낭성 병변의 내부 성상을 확인하는 것이 매우 중요한데, 이 부분에서 복부 자기공명영상이 복부 전산화단층촬영보다 약간 더 우수한 것으로 알려져 있습니다. 또한 췌장 낭성 병변과 췌관 사이의 연결 여부를 확인할 수 있다는 장점이 있습니다. 췌장 낭성 병변과 췌관 사이의 연결 소견이 관찰되면 췌관내 유두상 점액종양의 가능성을 의심해야 합니다.

좌장: 감사합니다. 이제 내시경초음파 소견을 말씀해주십시오. 췌장 낭성 병변의 감별진단에서 내시경초음파의 역할도 함께 설명해주십시오.

내과 전임의: 앞서 영상의학과 선생님께서 말씀하신 대로 췌장 낭성 병변의 감별진단에서 격벽이나 벽결절, 고형 성분의 여부와 같은 낭성 병변의 내부 성상을 확인하는 것이 매우 중요한데, 내시경초음파는 다른 영상학적 검사들보다 정확도가 우수한 것으로 알려져 있습니다. 또한 췌장실질로의 침범 여부도 비교적 정확히 확인할 수가 있겠습니다. 또한 영상학적 검사와 내시경초음파검사를 시행해도 감별진단이 모호할 경우 내시경초음파 유도하의 세침흡인검사*fine needle aspiration*를 통해 낭액을 채취하여 아밀라아제, CEA, 세포진검사*cytology* 등을 시행하면 감별진단에 크게 도움이 되는 것으로 알려져 있습니다. 경피적 세침흡인검사와는 달리 악성 종양이라고 하더라도 악성 종양의 파종*seeding*의 위험은 거의 없는 것으로 알려져 있습니다. 그럼 이 환자의 내시경초음파 소견을 말씀드리겠습니다. 췌장의 미부에 14cm 크기의 낭종이 관찰됩니다(그림 34-1.3). 내부는 여러 격벽으로 구분되는 대낭들로 구성되어 있고 뚜렷한 벽결절이나 고형 성분은 관찰되지 않습니다. 점액낭성종양일 가능성이 높을 것으로 보입니다.

좌장: 췌장 낭성 병변에 대한 감별진단에서 영상학적 소견 못지않게 임상적인 소견도 중요합니다. 이 환자의 경우 급성 췌장염 또는 만성 췌장염의 병력이 없기 때문에 췌장 가성낭종이라 진단하기는 어렵겠습니다. 또한 여성이고 병변의 위치가 췌장의 미부라는 점을 감안하면 점액낭성종양의 가능성이 높을 것으로 보입다. 점액낭성종양은 대부분 여성에서 발생하고 췌장의 체부 또는 미부에서 발생하는 것으로 알려져 있습니다. 그렇다면 검사 결과를 바탕으로 추후의 치료계획을 설명해

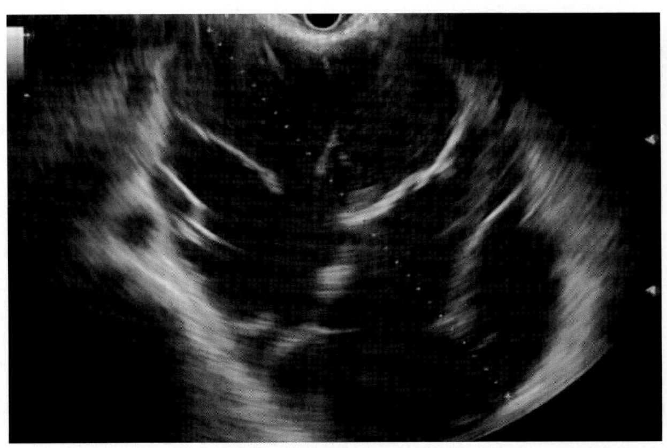
그림 34-1.3. 내시경초음파 소견 췌장미부에 약 14cm 크기의 낭종이 관찰된다. 내부는 여러 격벽으로 구분되는 대낭들로 구성되어 있다. 벽결절이나 고형 성분은 관찰되지 않는다.

주십시오.

외과 주치의: 임상적인 소견과 영상학적 소견, 내시경초음파 소견에서 점액낭성종양이 의심됩니다. 점액낭성종양의 경우 많은 경우가 악성으로 진행하는 것으로 알려져 있어 환자분의 젊은 연령을 고려해서 수술적 절제를 계획하였습니다.

학생: 내시경초음파 유도하의 세침흡인검사는 시행하지 않았습니까?

내과 전임의: 내시경초음파 유도하의 세침흡인검사를 통한 낭액 분석으로 췌장 낭성 병변의 감별에 도움이 된다고 알려져 있습니다. 특히 낭액 내의 CEA 수치는 가성낭종이나 장액낭성종양*serous cystadenoma*과 같은 양성 병변에 비해 점액낭성종양이나 췌관내 유두상 점액종양과 같은 전암성 병변에서 크게 상승하는 것으로 알려져 있습니다. 하지만 그 기준수치가 여러 연구마다 차이가 있고 양성 병변과 전암성 병변의 CEA 수치가 겹치는 부분이 적지가 않아, 낭액 분석만으로 완전히 감별하는 것은 어렵겠습니다. 또한 악성 여부를 예측하는 데 있어서 낭성 병변의 크기가 절대적인 것은 아니지만 3~4cm 이상의 경우에는 악성의 위험을 생각해야 합니다. 이 환자의 경우 임상적인 소견과 영상학적 소견, 내시경초음파 소견에서 점액낭성종양이 강력히 의심되었고, 크기 또한 14cm 정도로 매우 큰 낭성 병변이었으므로 수술적 절제를 곧바로 계획하는 것도 합당할 것으로 보입니다.

좌장: 치료계획과 그 근거에 대해 외과 주치의 선생님과 내과 전임의 선생님께서 잘 설명하신 것 같습니다. 결국 이 환자는 수술받게 되었습니다. 외과 선생님께서 수술 소견을 말씀해 주십시오.

외과 전임의: 점액낭성종양 진단하에 수술을 시행하였습니다. 복강 내에 복수, 유착, 종양 및 결절 등의 특별한 이상은 없었으며, 췌관의 확장은 없었습니다. 췌장의 미부에서 커다란 종괴가 관찰되어 비장 동맥과 정맥을 결찰하고 박리한 다음에 비장을 절제하였고 종괴를 포함한 췌장의 체부와 미부를 절제하였습니다. 원위부 췌장절제술*distal pancreatectomy*과 비장적출술*splenectomy*를 시행하였습니다.

좌장: 점액낭성종양이 의심될 경우 시행하는 수술방법에 대해 설명해주셨으면 합니다.

외과 교수: 점액낭성종양은 대부분 췌장의 체부 또는 미부에서 발생하므로 원위부 췌장절제술을 시행하는 경우가 많습니다. 췌장두부의 종괴를 절제하기 위해 시행하는 췌십이지장절제술에 비해서는 수술 위험이 크게 낮은 것으로 알려져 있습니다. 또한 여러 연구에서 3~4cm 이하로 크기가 작고 벽결절을 동반하지 않은 점액낭성종양의 경우 악성 위험이 매우 낮은 것으로 보고되고 있어, 이 경우 수술 후 췌장 기능을 최대한 보존하기 위해 종양의 발생 부위에 따라 중간 췌장절제술*middle pancreatectomy*이나 종양적출술*enucleation*과 같은 보존적인 수술만을 시도하기도 합니다.

임상진단

mucinous cystic neoplasm

좌장: 좋은 말씀 감사합니다. 그럼 이제 수술 후의 병리소견을 말씀해주십시오.

병리과 전임의: 육안 소견상 췌장 원위부에 회백색 낭종이 관찰되고 낭종의 크기는 13×12.5×10cm 정도로 측정됩니다. 단면을 내어 보았을 때 췌장실질과 연결되는 양상의 회백색 고형성 부위가 관찰되고 국소적으로 투명한 점액질의 물질과 짙은 노란색의 액체가 차 있는 부분이 관찰됩니다(그림 34-1.4). 현미경 소견상 원주상피세포로 구성된 상피내층과 방추 모양의 세포로 가득 찬 난소형 상피하 간질 소견*ovarian-type subepithelial*

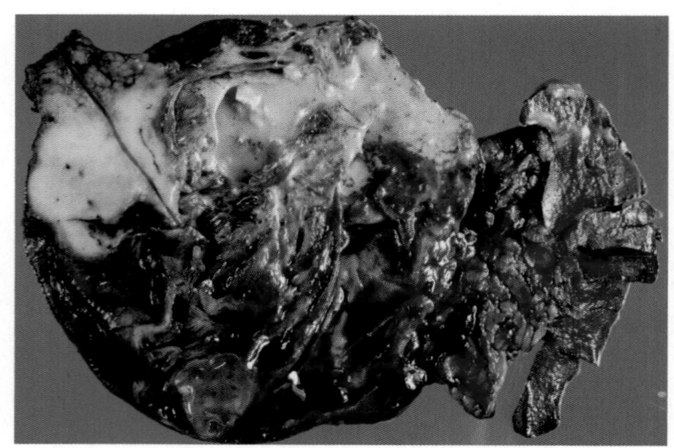

그림 34-1.4. 절제된 표본의 육안적 소견 회백색의 고형성 부위와 노란색의 점액질의 액체로 구성된 낭종이 관찰된다.

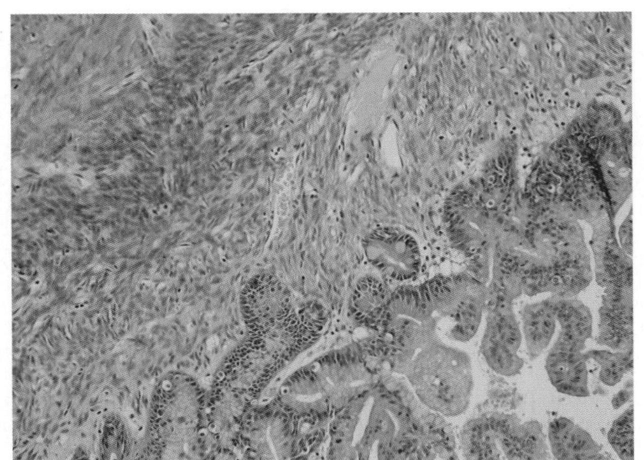

그림 34-1.5. 현미경 소견 원주상피세포로 구성된 상피내층과 방추모양의 세포로 가득 찬 난소형 상피하 간질 소견이 관찰된다(H&E stain, ×200).

*stroma*이 관찰됩니다(그림 34-1.5). 점액성의 상피는 유두상의 투사모양*papillary projection*을 보이고 있고 세포비정형성*cellular atypia* 소견이 동반되어 있습니다. 중증도의 이형성*intermediate-grade dysplasia*을 동반한 점액낭성종양에 합당한 소견입니다.

좌장: 점액낭성종양의 악성도 구분에 대해 설명해주셨으면 합니다.

병리과 교수: 점액낭성종양은 양성에서 악성까지 다양한 악성도를 보입니다. 2000년 WHO 분류는 경도 이형성*MCN with mild dysplasia* 혹은 선종*mucinous cystadenoma*, 중등도 이형성*MCN with moderate dysplasia* 혹은 경계성 종양*borderline neoplasm*, 상피내 암종*carcinoma in situ*, 침습성 점액낭선암종*invasive mucinous cystadenocarcinoma*의 네 가지 악성도로 구분하였으나, 2010년 WHO 분류는 저도 또는 중등도 이형성*MCN with low-or intermediate-grade dysplasia*, 고도 이형성*MCN with high-grade dysplasia*, 침습성 암종*MCN with associated invasive carcinoma*의 세 가지 악성도로 구분하고 있습니다. 이 환자의 경우 저도 또는 증등도 이형성의 점액낭성종양*MCN with low-or intermediate-grade dysplasia*에 합당하다고 하겠습니다.

좌장: 말씀 감사합니다. 최근 각종 영상학적 검사가 발전하고 임상에서의 사용빈도도 높아져 이번 증례와 같이 경미한 증상으로 우연히 발견되는 췌장 낭성 병변의 증례를 점점 더 많이 접하게 됩니다. 췌장 낭성 병변은 조직검사가 어려워 실제로 수술 전에는 정확한 진단이 어려운 경우가 많습니다. 따라서 여러 가지 임상적인 소견과 영상학적 검사 소견을 종합해서 췌장 낭성 병변의 종류나 악성 여부를 예측한 다음에 치료방침을 정해야 하겠습니다. 이 증례는 임상적인 소견과 영상학적인 검사를 통해 점액낭성종양이 강하게 의심되어 수술적 절제를 시행받은 증례가 되겠습니다. 마지막으로 말씀드리고자 하는 것은 점액낭성종양이 의심되면 우선 수술적 절제를 고려해야 하지만, 최근에는 내시경초음파 유도하 세침흡인검사를 통해 낭종액을 모두 흡입한 후 에탄올 세척 또는 파클리탁셀*paclitaxel* 주입을 통해 점액낭성종양을 제거하고자 하는 내시경적 치료가 시도되고 있다는 점입니다. 아직 장기간의 추적관찰 결과가 없어 장기간의 효과는 규명되지 않았지만 비교적 안전하고 합병증이 없는 시술이라는 점에서 동반된 전신질환으로 인해 수술 위험이 높은 환자에서 수술적 절제의 효과적인 치료 대안이 될 수 있을 것으로 보입니다.

병리진단

mucinous cystic neoplasm with low-or intermediate-grade dysplasia

chapter

35 고형 가유두상 종양

이광혁

- 췌장에서 비교적 드물게 관찰되는 저도의 악성 종양인 고형 가유두상 종양은 수술적 절제 시 매우 좋은 예후를 보인다.
- 크기가 작을 때 고형 종양으로 발생하고 크기가 커가면서 일부 조직이 괴사되어 낭성 부분이 같이 관찰되는 특징이 있는 종양으로, 비교적 나이가 젊은 여성에서 흔하다.
- 이 종양에 대한 특징적인 조직 소견과 면역화학염색 소견으로 췌장에서 발생하는 다른 종양과 감별할 수 있다.

Ⅰ 개요

고형 가유두상 종양은 가성유두로 구성된 고형부분과 낭성부분이 번갈아 가면서 관찰되는 조직 병리 소견을 지닌 저도의 악성 종양으로, 유두낭종*papillary cystic tumor*, solid and papillary epithelial neoplasm(SPEN), solid and cystic tumor 등의 다양한 명칭으로 알려져 있다. 원래 피막으로 잘 덮여 있는 고형성이지만, 크기가 자라면서 내부의 출혈 및 괴사로 낭성 변화가 초래되어 낭종이 같이 관찰되는 경우가 흔하다. 주로 20대 여성에게서 많이 발견된다. 비특이적 증상 혹은 다른 이유로 시행한 복부영상검사에서 발견되는 경우가 흔하다. 고형 성분 및 낭성 성분이 같이 존재하는 특징적인 영상 소견으로 수술 전 진단을 하게 된다. 최근에는 내시경초음파 및 이를 이용한 세포진검사 혹은 조직검사가 가능하여 수술 전 조직학적 확진에 도움을 주고 있다.

Ⅱ 임상상

여성의 비율이 90%이며 평균 연령은 약 20세이다. 과거에는 대부분의 환자가 증상이 있고 난 뒤에 발견이 되었으나, 최근에 복부영상검사 시행이 증가하면서 우연히 발견되는 경우가 늘고 있다. 고형 및 낭성 부분이 섞여 있는 췌장 병변이 젊은 여성에게서 발견되는 것이 전형적인 췌장의 고형 가유두상 종양 임상 소견이다. 크기가 3cm보다 작은 경우에 낭성 부분이 없이 고형 부분만 관찰될 수 있으며, 이런 경우에는 다른 췌장 고형 종양과의 감별이 필요하다. 흔한 증상은 비특이적으로 복통, 구역, 구토, 체중감소가 있다. 일부에서는 위장관폐쇄, 빈혈, 황달, 췌장염 등으로 검사 후에 진단되기도 한다. 소아에서는 만져지는 복부 종괴가 가장 흔한 증상이다. 신체검진 소견에서 복부 종물이 만져질 수 있다.

Ⅲ 진단

영상학적 검사에서 고형 및 낭성 부분이 동반된 피막으로 잘 싸여진 이질성의 연부조직 종괴로 관찰되고 약 30%

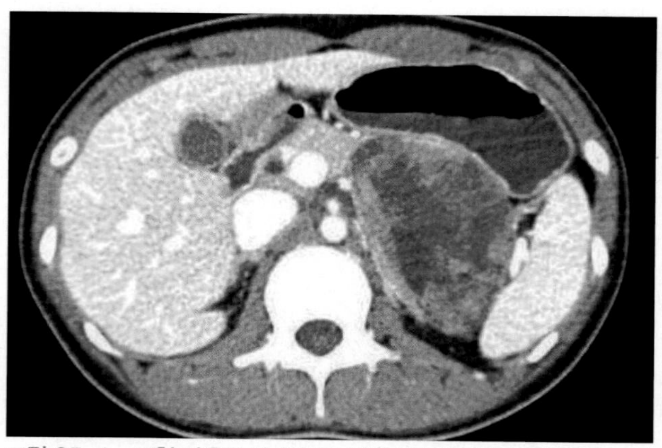

그림 35-1. 고형 가유두상 종양의 복부 전산화단층촬영 소견 고형 부분은 주변부에 있고 내부로 유두상 돌출이 관찰된다. 고형 부분은 주변 췌장에 비해서 비균일하게 조영 증강되는데, 동맥기에 약하게 조영 증강되다가 정맥기에 더 조양 증강되는 소견을 보인다.

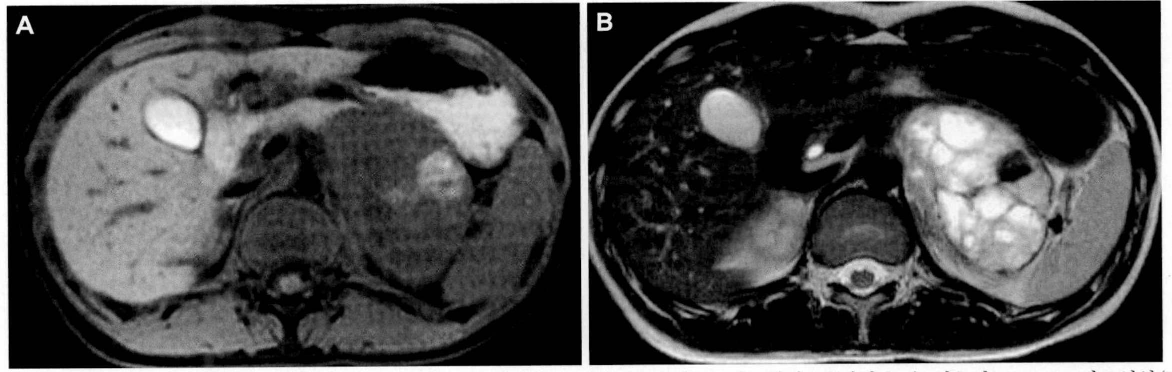

그림 35-2. 고형 가유두상 종양의 복부 자기공명영상 소견 출혈을 동반한 부분이 T1 강조영상(A)에서 높은 신호강도로, T2 강조영상(B)에서 낮은 신호강도로 관찰되고 있다.

에서 특징적인 주변부 석회화가 관찰된다. 주로 고형 부분은 주변부에 있고 내부로 유두상 돌출이 관찰된다. 고형부분은 주변 췌장에 비해서 비균일하게 조영 증강되는데, 동맥기에 약하게 조영 증강되다가 정맥기에 더 조양 증강되는 소견을 보인다(그림 35-1). 자기공명영상에서 출혈에 의한 액체-침전물 경계가 잘 관찰될 수 있으며, 주변 췌장과 비교하여 T1 강조영상에서는 다양한 신호강도를 T2 강조영상에서는 비균일한 고신호강도를 보일 수 있다(그림 35-2). 내시경초음파 유도하 세침흡인으로 얻은 조직검사 소견상 중앙에 혈관성 핵심*vascular core*을 갖는 점액양*myxoid* 물질이 종양세포를 둘러싸고 있고 유두상 구조를 보이는 특징적인 소견이 관찰되면 진단할 수 있으며, 면역 염색에서 vimentin, CD10, beta-catenin 등에 염색되는 특징이 정확한 진단에 도움을 준다.

Ⅳ 병리

육안적으로 절제된 종양을 관찰하면 고형, 낭성 및 고형과 낭성의 혼합된 형태 모두 가능하며 출혈이 동반될 수도 있다(그림 35-3). 크기는 1cm 내외부터 수십 cm까지 매우 다양하다. 피막으로 쌓여서 주변 췌장과 구별이 잘 되는 경우가 대부분이며 비장과 십이지장과 같은 주변 장기로 침범하는 경우는 드물다. 이런 종괴를 잘라보면 고형부분과 낭종, 혈종 혹은 괴사된 부분으로 구성된 노란색 부위가 같이 관찰된다. 종괴의 크기가 작을수록 낭종 부분은 관찰되지 않고 섬유화가 관찰된다.

조직학적으로 종양세포들은 불규칙적인 육주*trabecula*를 형성하거나 유두 배열을 하고 혈관이 잘 발달되어 있으며, 혈관 주위의 세포는 잘 유지되어 있는 반면 혈관에서 먼 세포는 부종 및 퇴행성 변화를 보인다. 혈관 주변에 결체 조직의 발달이 매우 적은데 이는 종양에서 출혈이 잘

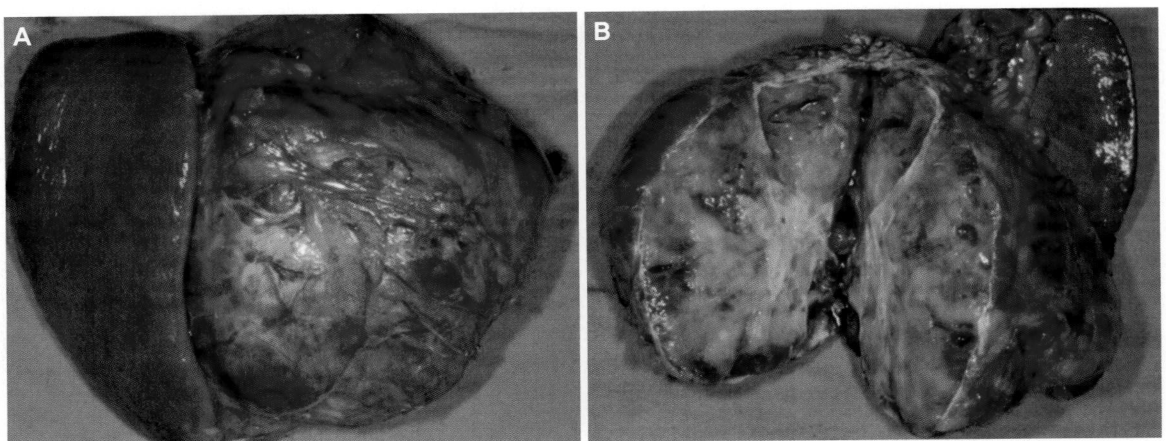

그림 35-3. 수술 후 절제된 조직 10cm 크기의 고형과 낭성의 혼합된 종괴이다. 내부에 점상 출혈이 동반되었고 피막으로 쌓여서 주변 췌장과 구별이 잘되었다(A). 잘랐을 때 혈종 혹은 괴사된 부분으로 구성된 노란색 부위가 같이 관찰된다(B).

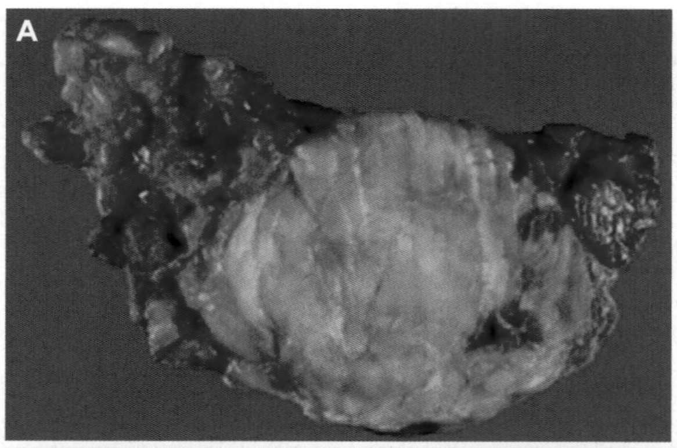

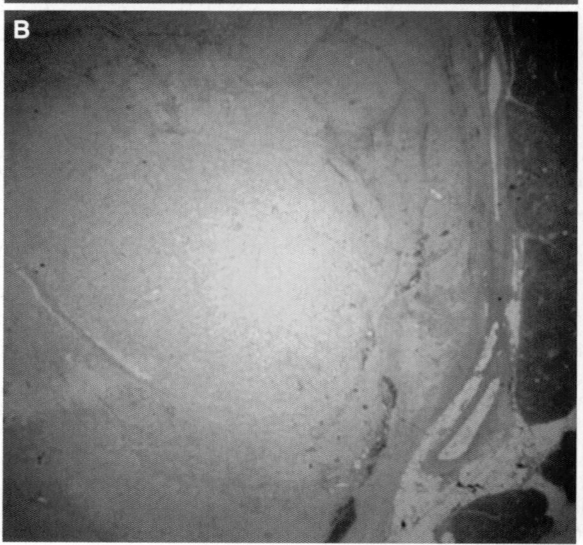

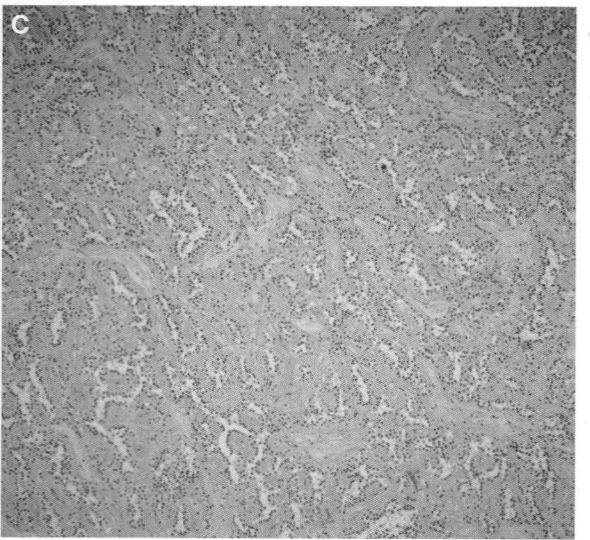

그림 35-4. 고정 후 사진 및 현미경 소견 비교적 경계가 명확한 종괴가 관찰되며(A), 현미경으로 관찰했을 때 혈관 주위로만 세포가 생존하여 유두상 모양을 보이는 가성 유두 구조가 관찰된다(B. ×10 H&E 염색, C. ×200, H&E 염색)

발생하는 원인이 된다(그림 35-4).

Ⅴ 치료 및 예후

치료는 최대한 수술적 절제가 원칙이고 췌장암과는 달리 절제 후 90% 이상에서 완치되고 있다. 수술 후 5% 정도의 재발률이 보고되고 있으며 약 15%에서는 간과 복강내로 전이가 있는 악성 변화를 보인다. 전이가 있는 경우에도 절제를 시행하면 좋은 예후를 보이는 경우가 많으며 항암치료와 방사선치료의 효과는 확실하지 않다.

악성화의 가능성이 있는 종양으로 수술적 완전절제가 치료원칙이며, 췌장암과 비교하여 비교적 절제범위를 줄여서 췌장의 기능을 유지하는 방향으로 수술을 진행한다. 종양만 절제해내는 종양적출술*enucleation*, 중앙췌장절제술*median pancreatectomy*, 덜 광범위한 림프절절제*less radical lymph node dissection*, 복강경하 췌장절제술*laparoscopic pancreatectomy* 등의 효과적인 수술적 치료가 보고되고 있다.

참고문헌

1. Baek JH, Lee JM, Kim SH, et al. Small (<or=3 cm) solid pseudopapillary tumors of the pancreas at multiphasic multidetector CT. Radiology 2010;257:97-106
2. Bardales RH, Centeno B, Mallery JS, et al. Endoscopic ultrasound-guided fine-needle aspiration cytology diagnosis of solid-pseudopapillary tumor of the pancreas: a rare neoplasm of elusive origin but characteristic cytomorphologic features. Am J Clin Pathol 2004;121:654-662
3. Buetow PC, Buck JL, Pantongrag-Brown L, et al. Solid and papillary epithelial neoplasm of the pancreas: imaging-pathologic correlation on 56 cases. Radiology 1996;199:707-711
4. Cantisani V, Mortele KJ, Levy A, et al. MR imaging features of solid pseudopapillary tumor of the pancreas in adult and pediatric patients. AJR Am J Roentgenol 2003;181:395-401
5. Jani N, Dewitt J, Eloubeidi M, et al. Endoscopic ultrasound-guided fine-needle aspiration for diagnosis of solid pseudopapillary tumors of the pancreas: a multicenter experience. Endoscopy 2008;40:200-203
6. Martin RC, Klimstra DS, Brennan MF, et al. Solid-pseudopapillary tumor of the pancreas: a surgical enigma? Ann Surg Oncol 2002;9:35-40
7. Reddy S, Cameron JL, Scudiere J, et al. Surgical management of solid-pseudopapillary neoplasms of the pancreas (Franz or Hamoudi tumors): a large single-institutional series. J Am CollSurg 2009 208:950-957
8. Yu MH, Lee JY, Kim MA, et al. MR imaging features of small solid pseudopapillary tumors: retrospective differentiation from other small solid pancreatic tumors. AJR Am J Roentgenol 2010;195:1324-1332
9. Zhang H, Liang TB, Wang WL, et al. Diagnosis and treatment of solid-pseudopapillary tumor of the pancreas. Hepatobiliary Pancreat Dis Int 2006;5: 454-458

증례(35-1)

고형 가유두상 종양

• 고형 가유두상 종양*solid pseudopapillary tumor*은 원래 낭종*cyst*은 아니고 고형 종양이 내부에서 괴사 및 낭성 변성을 보이면서 이차적으로 내부에 낭성 부분이 생기는 질환이다. 췌장의 낭성 종양 중에서는 비교적 드문 질환이나 젊은 여성에서 발견된 췌장의 낭성 병변일 경우 반드시 의심해야 하며 비교적 특징적인 영상학적 검사 소견을 보인다. 이 증례는 젊은 남성에서 발생한 고형 가유두상 종양의 증례이다.

증례

37세 남성이 건강검진에서 우연히 발견된 췌장의 종괴를 주소로 내원하였다. 예전에 건강하였던 환자는 내원 1개월 전 직장 건강검진에서 시행한 복부초음파에서 췌장에 종괴가 발견되었고 타 병원에서 복부 전산화단층촬영을 시행 후 내원하였다. 내원 당시 환자가 호소하는 증상은 없었으며 체중감소나 식욕감퇴, 구토, 설사 혈변 등의 증상도 없었다. 과거력에서 당뇨병, 고혈압, 결핵, 간염 등의 병력은 없었고, 사회력에서 한 달에 20회 음주를 하였으며 19pack year의 흡연을 하였다. 신체검진상 혈압은 100/78mmHg였으며, 맥박은 분당 64회, 호흡은 분당 20회, 체온은 36.1° C였다. 전신 소견에서 병색은 관찰되지 않았으며, 목에서 림프절이 촉지되지는 않았고, 흉부 검진에서도 이상 소견은 없었으며, 복부는 편평하고 부드러웠고 장연동음은 정상이었다. 압통이나 반발통은 없었고 간, 비장도 촉지되지 않았으며 만져지는 종괴도 없었다.

혈액검사 소견에서 백혈구 7,500/mm^3, 혈색소 14.3g/dL, 혈소판 231,000/mm^{3}였고, 간기능검사 소견은 콜레스테롤 240mg/dL, 총 단백 6.6g/dL, 알부민 4.3g/dL, 총 빌리루빈 0.6mg/dL, 알칼리성 인산분해효소/AST/ALT는 56/24/49U/L였다. BUN/Cr은 14/1.2mg/dL로 측정되었다. CEA 1.0ng/mL였으며 CA 19-9는 4.3U/mL였다.

토의

좌장(외과 A교수): 환자가 한 달에 20회나 음주를 한다고 했는데 매번 술은 얼마나 드셨습니까?

내과 전공의: 한 번 드실 때마다 소주 한 병 정도였다고 합니다.

좌장: 이전에 급성 췌장염의 병력은 없었나요?

내과 전공의: 네. 부인하셨습니다.

좌장: 외부 병원에서 시행한 영상의학적 검사 소견에 대해서 말씀해주십시오.

영상의학과 전임의: 건강검진에서 시행한 복부초음파는 현재 없으므로 외부병원에서 시행한 복부 전산화단층촬영 사진을 먼저 보겠습니다. 복부 전산화단층촬영 사진을 보면 췌장의 두부에 약 5×4.5cm의 비교적 큰 종괴가 관찰되며 종괴는 혼재된 감쇠를 보이면서 내부 여러 곳에 작은 반점의 석회화 등이 관찰되고 있고, 비교적 경계가 좋으며 주변 혈관이나 다른 기관의 침범은 보이지 않습니다(그림 35-1.1). 그 외 미만성의 지방간이 의심되는 것 외에 다른 소견은 보이지 않습니다. 따라서 남성이라는 점을 감안하면 매우 드물지만 고형과 낭성의 종괴이면서 내부에 출혈과 작은 반점의 석회화가 낭종 벽에서 관찰된다는 점을 감안할 때 고형 가유두

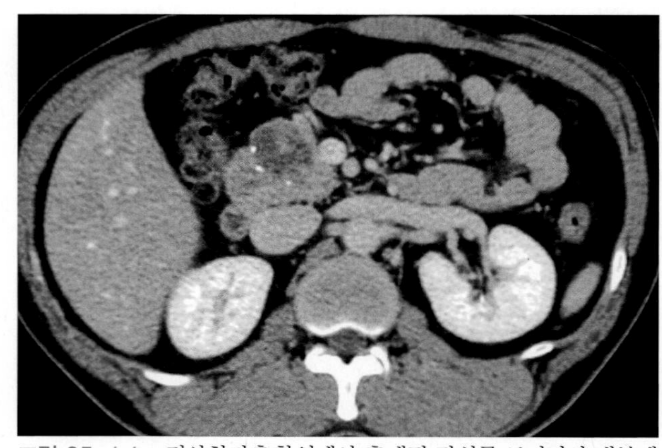

그림 35-1.1. 전산화단층촬영에서 혼재된 감쇠를 보이면서 내부에 작은 반점의 석회화가 동반된 경계가 분명한 종괴가 췌장의 두부에서 관찰된다.

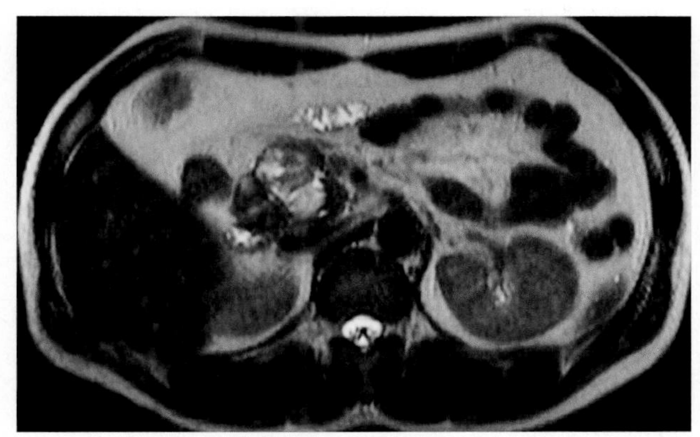

그림 35-1.2. 자기공명영상의 T2 조영증강영상에서 내부의 괴사와 이로 인한 중격처럼 보이는 불규칙한 선형 구조를 동반한 종괴가 췌장의 두부에서 관찰된다.

상 종양을 먼저 고려해야 하며, 다음으로는 젊은 남성에서 생긴 혼재된 감쇠를 보이는 종괴라는 점을 감안하여 비기능성 도세포종양*non-functioning islet cell tumor*의 가능성을 고려해야 하겠습니다. 그리고 이 둘보다는 가능성이 더욱 떨어지지만 보통의 췌장세포가 아닌 선방세포종양*acinar cell carcinoma*이나 미분화세포종양*anaplastic cell carcinoma* 등도 감별해야 할 듯합니다. 내원 후 우리 병원에서 시행한 자기공명영상에서는 약 4.5×4.2cm 크기의 소엽성 종괴가 관찰되며, 이 종괴의 내부는 많은 부분에서 괴사되어 있고, 일부 중격처럼 보이는 불규칙한 선형 구조가 T2 영상에서 관찰되며, T1 조영증강영상에서는 병변 내부의 구조들이 뚜렷한 조영 증가를 보이지는 않는 소견입니다(그림 35-1.2). 병변에 의해 총담관과 췌관이 종괴에 눌려 있긴 하나 직접적인 침윤은 보이지 않습니다. 주변 혈관으로의 침윤도 없어 수술이 가능한 병변으로 여겨집니다. 그 외 주변에 커져 있는 림프절이나 간 내 병변은 관찰되지 않습니다. 이러한 병변은 역시 신경내분비종양이나 고형 가유두상종양을 우선 고려해야 하며 가능성은 낮지만 장액낭선종*serous cystadenoma*의 가능성도 고려해야 할 듯합니다.

좌장: 수술 전 인슐린과 C-펩타이드는 얼마였습니까?

내과 전공의: 인슐린과 C-펩타이드는 모두 정상 범위였습니다.

내과 A교수: 내시경 역행성 담췌관조영술*ERCP*은 시행해 보지 않았습니까?

내과 B교수: ERCP와 내시경초음파를 시행하였습니다. ERCP에서 췌관에 캐뉼라를 삽입 후 조영제를 주사하였을 때 낭종과 주췌관의 연결은 찾을 수 없었습니다. 내시경초음파에서는 췌장의 두부에 4.5cm의 이질적인 에코음영과 함께 석회화를 동반한 다낭성 병변이 관찰되어 장액낭성종양을 의심하였고 내시경초음파 유도 세침흡인술*fine needle aspiration*을 시행하였습니다. 이후 추가적으로 복부초음파 유도 아래 경피적 생검을 시행하였습니다.

내과 A교수: 악성 종양일 경우 경피적 생검을 시행하면서 파종의 가능성이 있지 않을까요?

내과 B교수: 가능하긴 하겠지만 이 환자의 경우 ERCP와 내시경적 초음파에서 장액낭성 종양의 가능성이 많다고 판단되었고, 세침흡인술 결과가 진단적이지 못할 가능성을 염두에 두고 복부초음파 유도 경피적 생검을 시행하였습니다.

좌장: 내과에서 외과로 전과했을 때 진단은 무엇이었습니까?

내과 전공의: 외과로 전과했을 때 임상적으로는 장액낭성종양을 가장 염두에 두었으나 세포진검사와 생검검사 결과 고형 가유두상 종양이라고 진단되었습니다.

좌장: 수술 소견은 어땠는지 말씀해주십시오.

외과 전공의: 전신마취하에 수술을 시행하였습니다. 복강 내 복수는 없었고 복막 및 다른 장기로의 전이 소견도 관찰되지 않았습니다. 췌장의 두부에 약 5.5cm의 종괴가 관찰되었고 성상은 고형이면서 내부에 석회화가 동반된 출혈과 괴사가 관찰되었습니다. 주변 대정맥이나 위장간막정맥, 위장간막동맥, 간동맥의 침범은 관찰되지 않았습니다. 횡행결장의 장간막침범이 의심되어 같이 절제하였고 수술은 췌십이지장절제술*Whipple's operation*을 시행하였습니다.

좌장: 수술 소견 중 전이를 의심할 만한 소견은 보이지 않았나요?

외과 전공의: 네. 간, 장간막과 복강을 관찰하고 만져 보았을 때 특별히 전이 소견은 보이지 않았습니다. 다만 앞서 말씀드렸듯이 횡행결장의 장간막 침윤은 의심되었습니다.

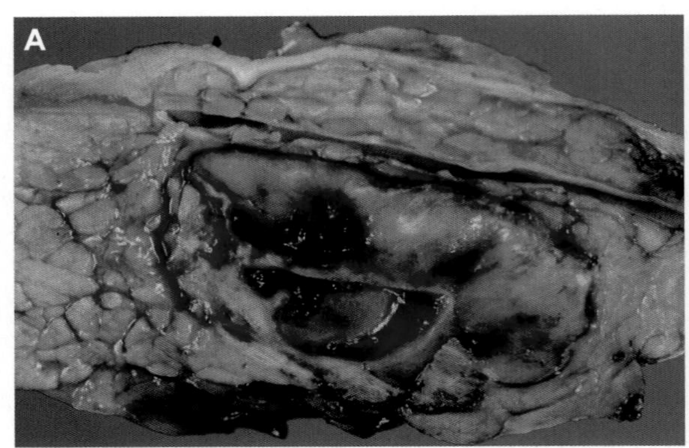

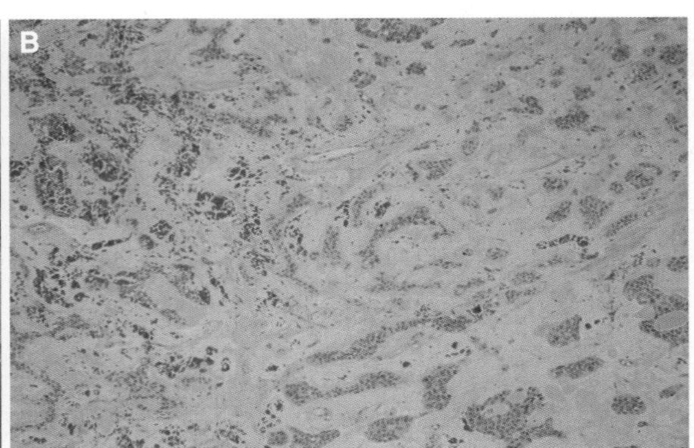

그림 35-1.3. A. 내부에 출혈과 괴사를 동반한 유두상 성장을 하고 있는 낭종. B. 종양의 현미경적 소견

임상진단

solid pseudopapillary tumor

좌장: 병리 소견을 말씀해주십시오.

병리과 전임의: 췌십이지장절제술 후 보내온 조직은 신선 상태의 일부 절제된 위장 조직과 소장, 총담관, 췌장 조직을 포함하는 검체였으며 총담관을 따라 단면을 내보았을 때 췌장실질 내에 비교적 경계가 명확하며 이질적인 종괴가 하나 관찰되었습니다(그림 35-1.3). 육안적으로 종괴는 4.2×3.5×4.5cm이며 총담관이나 십이지장으로의 침윤은 관찰되지 않고, 주췌관으로의 침윤도 뚜렷하지 않았습니다. 종괴를 절편하여 H&E 염색을 하여 광학 현미경으로 관찰하였을 때 경미한 핵의 비정형성과 함께 유사분열이 고배율에서 1/10이었고, 정맥 침윤은 있었으며 침윤성 경계를 보였습니다. 함께 보내온 14개의 림프절 중 전이는 없었습니다. 환자의 진단은 고형 가유두상 종양으로, 이 종양의 기원은 밝혀지지 않았으며 이전에 유두상 낭성종양이라고 했던 것입니다. 광학현미경 검사상 섬유성 기질의 내부에 모세혈관이 있고 이 주변으로 종양세포가 있는 형태입니다.

병리과 교수: 고형 가유두상 종양은 조직 소견만 갖고 악성을 판단할 수 없어 악성 진단의 기준이 다소 모호하지만, 이 환자의 경우 주변 정상조직 실질과의 경계가 뚜렷하지 않고 췌장실질 주변 조직으로의 침윤이 있었다는 점 등에서 경계성 악성 종양이라기보다는 침윤성 암종이라고 분류하는 것이 합당하다고 판단됩니다.

내과 전임의: 낭성 종괴에서 배액한 검체로 CEA, 아밀라아제 등의 검사를 시행하였나요?

외과 전공의: 시행하였고 정상 범위였습니다.

좌장: 췌장의 낭종성 종양의 분류에 대해 말씀해주십시오.

외과 전공의: 췌장의 낭종성 종양에는 점액낭선종, 점액낭선암, 장액낭선종, 장액낭선암, 췌관내 유두상 점액종양, 고형 가유두상 종양, 신경내분비 종양 등이 있습니다. 점액낭선종은 악성으로 변화할 가능성이 있어 점액낭선암처럼 수술로 절제해야 하나 장액낭선종은 악성 변화에 대한 보고가 아주 드물어서 심한 증상이 있거나 혹은 다른 질환과의 감별을 위해서 수술을 합니다. 이 환자와 같은 고형 가유두상 종양의 경우 대부분이 젊은 여성에게서 발생한다는 임상적인 특징을 가지고 있으며 전이는 비교적 드물지만 국소침윤은 자주 하는 것으로 알려져 있습니다.

좌장: 이 종양은 주로 젊은 여성에게 많다고 했는데 이 환자는 남성입니다. 이 질환의 남녀 비율은 어떻습니까?

내과 A교수: 남녀비는 서양에서는 약 1:20이라고 알려져 있으나 우리나라는 1:6 정도로 남성의 비율이 상대적으로 높다고 알려져 있습니다.

좌장: 고형 가유두상 종양은 상대적으로 드문 종양으로, 천천히 자라고 매우 커지기 전까지는 증상을 잘 유발하지 않는 것으로 알려져 있습니다. 하지만 조직 소견만으로 양성과 악성을 구별하기 어렵고 임상적으로 악성인 경우가 있으므로 수술적으로 모두 제거해주는 것이 원칙이며 심지어 전이가 된 부위도 함께 절제해주는 것이 바람직합니다. 또한 이렇게 경계를 충분히 확보하여 수술로 절제할 경우 완치를 기대하거나 혹은 장기간

의 생존이 가능하다고 알려져 있으며, 아직 그 병리기전이 완전히 설명되지 않은 질환으로 임상적, 그리고 영상의학적으로 다른 더 흔한 췌장 종양과의 감별이 중요합니다.

병리진단

solid pseudopapillary tumor

chapter 36

장액낭성종양

김진

- 췌장의 장액낭성종양은 대개 양성 경과를 보이며 악성인 경우는 극히 드물다.
- 우리나라에서 췌장 낭성종양 중 장액낭성종양은 20%가량을 차지한다.
- 췌장의 장액낭성종양에 대한 영상의학적 진단에는 내시경초음파가 가장 중요하다.
- 전형적 영상 소견을 보이는 장액낭성종양이 증상을 유발하지 않으면 대개 수술적 치료가 필요하지 않다.
- 전형적 영상 소견을 보이지 않는 경우에는 악성화의 가능성이 있는 다른 질환과의 감별에 각별히 유의해야 한다.

Ⅰ 개요

췌장의 장액낭성종양*serous cystic neoplasm*은 췌장에 발생하는 낭성종양의 일종으로, 1978년 Compagno와 Oertel이 악성화의 가능성이 높은 점액낭성종양*mucinous cystic neoplasm*과는 경과를 달리하는 양성 경과의 소낭성 선종*microcystic adenoma*에 대한 병리학적 연구 결과를 발표한 이후 주목을 받게 되었다. 이후 장액낭성종양은 점액낭성종양과는 달리 작은 낭종들이 벌집모양으로 뭉쳐 있는 형태로 주로 나타나고, 양성 경과를 보이며, 병리 및 영상의학 소견도 점액낭성종양과는 다른 질환임이 밝혀져 왔다.

Ⅱ 임상양상

췌장의 낭성종양은 전체 원발성 췌장종양의 15% 정도를 차지하며, 서양의 많은 연구에서 췌장의 낭성종양 가운데 장액낭성종양은 35%가량을 차지하는 것으로 보고되어 왔다. 그러나 우리나라의 다기관연구에서는 전체 췌장 낭성종양 중 장액낭성종양의 비율을 18.5%로 보고하였고, 수술 후 병리검사에서 확인된 췌장 낭성종양 159례를 분석한 국내의 단일기관 연구에서도 전체 낭성종양 중 23%가 장액낭성종양으로 집계되어, 서양에서보다는 췌장 낭성종양 중 상대적으로 낮은 분율을 보였다.

진단 당시 평균 연령은 60대 초반으로 보고되는 문헌이 많으나, 우리나라의 보고는 약 51세로 다소 낮은 경향을 보이고 있고, 70~85%가 여성이다. 호발 부위는 문헌에 따라 차이가 있지만 췌장의 모든 부위에 발생할 수 있는 것으로 알려져 있다.

근래에는 건강검진을 목적으로 또는 타 질환에 대한 추가검사를 위하여 복부에 대한 영상의학적 검사가 시행되는 빈도가 높아지면서 췌장 낭성종양의 발견빈도 역시 높이지고 있다. 장액낭성종양도 절반 이상의 환자에서 증상 없이 복부에 대한 진단적 검사 중 우연히 발견된다. 증상이 있는 경우에도 대부분 비특이적으로, 가장 흔한 것은 만성적 복부통증(약 40%)이고, 그 외에 종괴촉지, 식욕감퇴, 체중감소, 황달 등의 증상이 나타날 수 있다. 증상의 발현에 가장 큰 영향을 미치는 요소는 종양의 크기로서, Tseng 등에 따르면 진단 당시 종양의 크기가 4cm 이상인 경우가 4cm 이하인 경우보다 종양의 자라는 속도도 매우 빠르며(1.93cm/년 대 0.6cm/년) 증상이 나타날 확률 역시 높다(72% 대 22%, $P<0.001$). 그 외에도 종양의 위치도 증상 발현에 영향을 미칠 수 있는데, 췌장의 두부에 위치하는 경우에 증상의 발현이 흔한 것으로 알려져 있다.

처음 기술될 무렵에는 췌장의 장액낭성종양은 악성화의 가능성이 상당한 점액낭성종양과는 달리 모두 양성 경과를 밟는 것으로 알려졌으며, 이후에도 인근 장기를 침범하거나 원격전이를 보이는 악성화된 사례들은 전 세계적으로 손에 꼽을 정도여서 일반적으로 양성 질환으로 인식되어 왔다. 그러나 단일기관에서 약 20년 동안 장액낭성종양으로 수술을 받은 257례를 후향적으로 분석한 외국의 한 연구에 따르면 약 5%에서 위나 비장과 같은 췌장 인근 장기로의 국소 침습이 있었고 약 1%에서 간으로의 전이를 보였으며, 국내에서도 대장과 비장을 국소 침범한 악성 장액낭성종양의 증례가 보고된 바가 있어, 매우 드물게는 악성화할 수 있는 질환임이 밝혀졌다. 즉, 췌장 장액낭성종양의 임상상은 일반적으로 양성 경과를 보이며, 그 크기가 클 경우 증상을 초래할 수 있고, 매우 드물게는 악성화되는 경우도 있다고 하겠다.

혈액검사 소견에서는 특기할 만한 사항은 없다고 알려져 있다. 국내의 보고에서는 CA 19-9가 약 8.1%에서만 정상 상한치 이상으로 증가해 있었고, 혈청 아밀라아제도 대부분 정상 소견을 보였다.

Ⅲ 육안 소견

췌장의 장액낭성종양은 그 형태학적 특징 때문에 '소낭성 선종'이라고도 불려 왔다. 전형적인 병변은 2cm 이하의 작은 낭종들이 벌집모양 또는 포도송이처럼 모여 있으면서, 각각의 낭종들은 점액소*mucin*를 함유하지 않고 글리코겐이 풍부한 맑은 액체를 담고 있으며, 전체 병변의 경계는 비교적 명확하다(그림 36-1). 또한 약 20~30%에서는 종양의 중심부에 별형*stellate* 반흔이라 불리는 섬유상 변화가 있으며 석회화를 동반하기도 한다. 췌관과의 소통은 없다.

이와 같은 전형적인 소견을 보이는 병변을 소낭성 장액낭선종*microcystic serous cystadenoma*이라 부르는데, 장액낭성종양에는 이와는 형태적으로 다른 양상을 보이

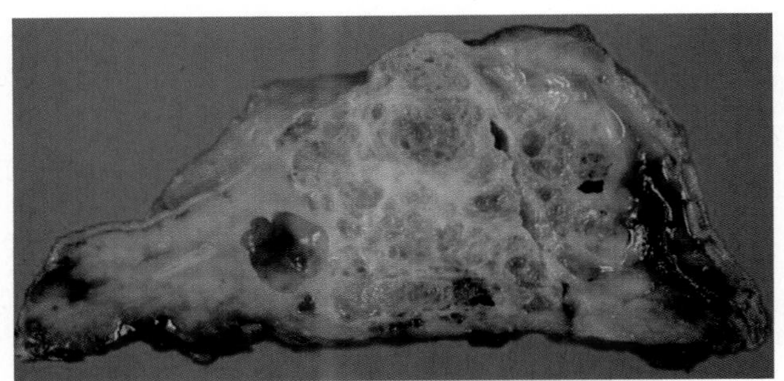

그림 36-1. 소낭성 장액낭성종양의 육안 소견 소낭이 벌집 또는 스펀지 모양으로 모여 있으며 가운데 섬유화로 인한 반흔성 변화가 있다.

표 36-1 췌장 장액종양의 분류

Serous neoplasms of the pancreas(WHO, 2010)
Microcystic serous cystic neoplasm
Macrocystic serous cystic neoplasm
Solid serous neoplasm
von Hippel-Lindau(VHL)-associated serous cystic neoplasm
Mixed serous-neuroendocrine neoplasm

는 변이형*variant*들이 있다. 현재는 장액낭성종양에 대한 WHO 분류법이 널리 받아들여지고 있는데, 2010년의 분류는 소낭성 장액낭성종양 이외에 네 가지의 변이형을 기술하고 있어서, 췌장의 장액종양*serous neoplasms*을 총 다섯 가지로 분류하고 있다(표 36-1). 소낭성 장액낭선종 이외의 변이형으로는 대낭성 장액낭성종양*macrocystic serous cystic neoplasm*, 고형 장액종양*solid serous neoplasm*, 폰 히펠-린다우 연관 장액낭성종양*von Hippel-Lindau-associated serous cystic neoplasm*, 혼합형 장액-신경내분비종양*mixed serous-neuroendocrine neoplasm*이 있다.

대낭성 장액낭성종양은 2cm 이상 크기의 낭종이 1개 또는 여러 개 모여 있으며, 췌장두부에 빈발하고, 남성에서 보다 흔하다. 현미경적으로는 소낭성 장액낭선종과 동일하다. 점액낭성종양 및 췌관내 유두상 점액종양과의 감별이 어려울 수 있다. 고형 장액종양은 육안상 낭성 부위 없이 병변 전체가 고형으로 보이는 변이형으로서, 췌장의 신경내분비 종양과 유사한 소견을 보인다. 폰 히펠-린다우 연관 장액낭성종양은 폰 히펠-린다우병 환자에서 나타나는 췌장이상 중 가장 흔한 것으로 35~90%에서 나타난다. 결절성 종괴가 아니라 미만형*diffuse* 또는 반점형

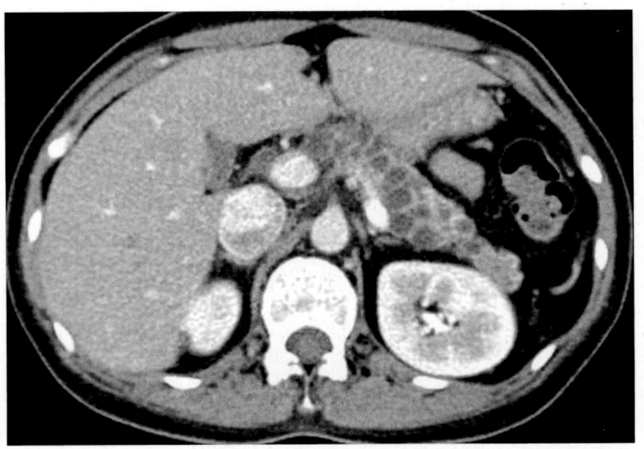

그림 36-2. 폰 히펠-린다우 연관 장액낭성종양의 전산화단층촬영 소견 다양한 크기의 수많은 소낭이 췌장 전체에 미만형으로 분포한다.

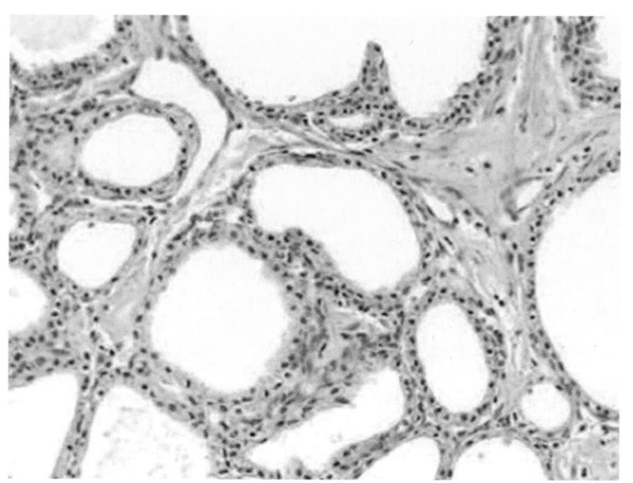

그림 36-3. 장액낭성종양의 현미경 소견 균일한 단층의 세포들로 둘러싸여 있는 낭들로 구성되어 있으며, 낭벽을 이루는 세포들은 글리코겐이 풍부하며 원형의 핵을 가지고 있는 입방형 장액세포이다(H&E, ×400).

patchy 병변의 형태로 나타나는 것이 특징이다(그림 36-2).

혼합형 장액-신경내분비 종양은 장액낭선종이 췌장 신경내분비 종양과 함께 나타나는 것으로 매우 드물게 발생한다. 대부분은 폰 히펠-린다우병과 연관되어 나타나는 것으로 알려져 있다.

Ⅳ 현미경 소견

장액낭성종양은 균일한 단층의 세포들로 둘러싸여 있는 낭들로 구성되어 있으며, 낭벽을 이루는 세포들은 내부에 원형의 핵과 투명한 세포질을 가지고 있는 PAS 양성의 글리코겐이 풍부한 입방형 장액세포이다(그림 36-3). 전술한 바와 같이 장액낭성종양에는 여러 가지 변이형이 있으나 이들 간에 각 종양세포의 조직병리학적 특징은 동일하다. 다만 이러한 세포들이 만드는 낭종들의 크기나 개수 혹은 전체 종양의 임상양상이 변이형을 구분할 뿐이다. 소낭종 사이를 채우고 있는 기질은 혈관상이 매우 좋은 섬유성 결합조직이며 일부에서 석회화를 수반한다.

Ⅴ 영상의학 소견

전형적인 장액낭선종은 복부 전산화단층촬영 *computerized tomography*; *CT*(그림 36-4), 복부 자기공명

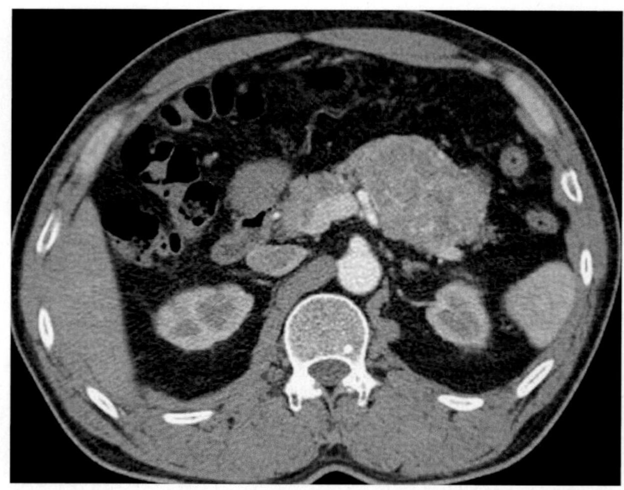

그림 36-4. 소낭성 장액낭선종의 복부 전산화단층촬영 소견 췌장 미부에 종괴가 있고, 그 내부에는 소낭들이 모여 벌집모양을 보이며 조영 증강된다.

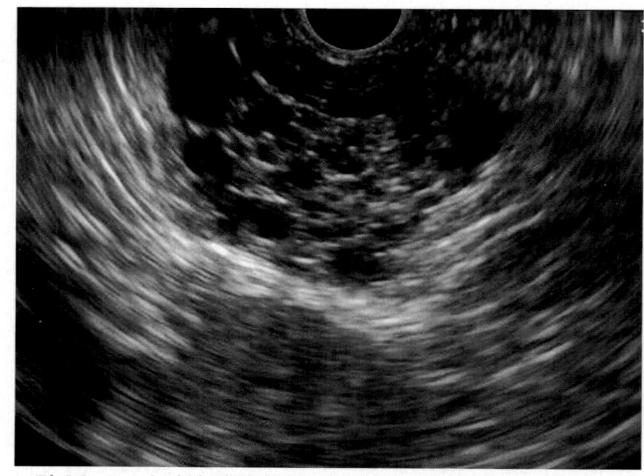

그림 36-5. 소낭성 장액낭선종의 내시경초음파 소견 모여 있는 다양한 크기의 작은 낭종들이 잘 구별되어 보인다.

영상*magnetic resonance imaging* 또는 내시경초음파(그림 36-5)에서 경계가 비교적 명확한 다방성*multilocular* 종괴의 형태로 나타나며 종종 중심부에 별모양 반흔과 함께 햇살모양*sunburst* 석회화를 보인다.

흔히 이용되지는 않으나 혈관조영검사를 할 경우 대개 과다혈관*hypervascular* 병변으로 나타난다.

Ⅵ 감별진단

췌장의 낭성종양은 거의 대부분 복부초음파, 복부 전산화단층촬영 혹은 복부 자기공명영상과 같은 비침습적 영상의학 검사를 통해 발견된다. 장액낭성종양 역시 이러

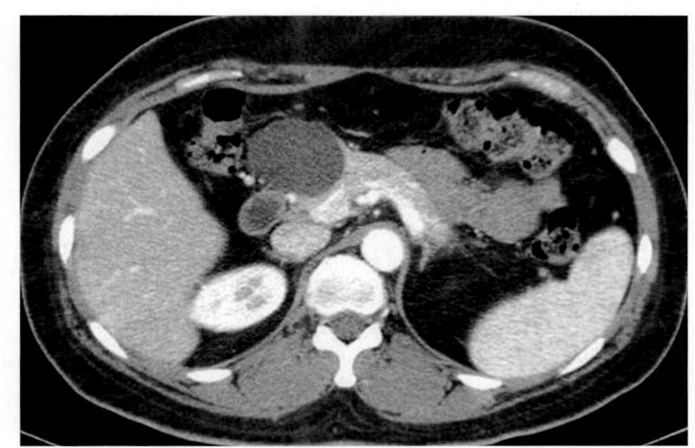

그림 36-6. 대낭성 장액낭성종양의 전산화단층촬영 소견 췌장두부에 4cm가량의 대낭성 낭성 종괴가 보이며, 영상 소견으로는 점액낭성종양과 감별이 안 되나, 수술 결과 대낭성 장액낭성종양으로 진단되었다.

한 경향을 보이며, 근래에 건강검진의 활성화 및 영상의학검사의 보급으로 무증상으로 우연히 발견되는 빈도가 높다. 복부초음파의 경우 췌장 전체를 평가하기 어려운 경우가 많아 복부 전산화단층촬영과 복부 자기공명영상 및 내시경초음파가 영상검사의 핵심이다.

복부 전산화단층촬영과 복부 자기공명영상 및 내시경초음파 소견에서 특징적인 장액낭선종의 소견이 있는 경우는 영상검사만으로도 쉽게 진단이 가능하나, 변이형의 경우에는 다른 췌장 병변과의 감별이 곤란할 수 있다. 특히 대낭성 장액낭성종양의 경우는 점액낭성종양이나 분지췌관형 췌관내 유두상 점액종양과 감별이 어렵고(그림 36-6), 고형 장액종양은 신경내분비종양 등의 고형종양들과 감별이 쉽지 않다. 우리나라에서의 한 보고에 따르면 장액낭성종양의 복부 전산화단층촬영 소견을 조사하였을 때 단지 38.9%에서만 전형적 소낭성 낭선종의 소견을 보였고, 나머지 60%가 넘는 예에서는 대낭성이나 고형 종괴의 복부 전산화단층촬영 소견을 보였다. 수술로 진단된 257례를 분석한 연구에서는 수술 전에 CT를 통해 장액낭성종양으로 진단되었던 예가 전체의 23.3%에 불과하였고, 영상의학의를 대상으로 눈가림법으로 장액낭성종양의 진단율을 측정한 연구에서는 23~47%에서만 정확하게 진단할 수 있었다. 따라서 영상의학적으로 장액낭성종양을 진단하고 감별하는 데에는 각별한 주의가 필요하며, 비전형적 변이형의 존재에 대하여 잘 숙지해야 하겠다.

내시경초음파는 췌장에 근접하여 고해상도의 영상을 얻을 수 있고, 필요시 세포검사나 조직검사 또는 낭종액 흡인 등을 할 수 있으므로 췌장 낭성질환의 감별에 있어 가장 중요한 검사법이라고 할 수 있다. 특히 낭종액 세침흡인검사가 대낭성 장액낭성종양을 점액낭성종양이나 분지췌관형 췌관내 유두상 점액종양과 감별하는 데 유용할 수 있다. 장액낭성종양의 흡인액은 점액소가 없어 묽고 맑은 양상이며, 낭종액 CEA(<5ng/mL)와 낭종액 아밀라아제(<250U/L)가 낮게 측정되는 것이 보통이다. 그러나 그 기준수치*cut-off value*를 얼마로 할지에 대해서는 논란이 있고 추가연구가 필요하다.

또한 내시경초음파를 통한 세침흡인을 통하여 세포검사를 시행할 수 있는데, 장액낭성종양의 경우 그 민감도가 매우 낮아 일상적으로 시행하기는 어렵다. 한편 정확한 조직학적 검사를 위해서 낭성종양 벽의 조직검사를 시도할 수 있는데, 이를 위해 내시경초음파를 통한 침생검*core biopsy*을 시행할 수 있다. 그러나 이 역시 병변의 크기 및 위치에 따른 기술적 제한이 있고, 그리 높지 않은 조직채취율 및 낭종액의 유출에 대한 염려 등으로 널리 시행되지는 않는 경향이다.

Ⅶ 치료

진단이 확실한 장액낭성종양의 치료는 대개 보존적이었다. 장액낭성종양은 점액낭성종양과는 달리 악성화 가능성이 거의 없는 임상적 양성 질환이라는 점 때문이다. 따라서 증상이 없고 진단이 거의 확실한 장액낭성종양의 경우 수술을 하지 않고 경과를 관찰하는 것이 보통이다. 근래 췌장수술과 관련한 사망률 및 이환율이 크게 감소하였고, 장액낭성종양의 일부는 악성경과를 밟을 수도 있다는 점이 알려지면서 수술에 대한 보다 적극적인 검토가 이루어지는 추세이다. 수술 적응증에 대한 구체적 기준이 확립되어 있지는 않으나, 영상의학적으로 주위 장기를 침범하는 등의 악성을 시사하는 소견이 있거나, 종양으로 인한 증상이 있거나, 악성의 가능성이 있는 다른 질환과의 감별이 어려운 경우에는 적극적으로 수술적 치료를 고려하는 것이 추천된다. 이외에도 종양이 크거나 크기 증가가 빠른 경우에도 수술적 치료가 필요할 가능성이 높다. 수술 여부를 결정함에 있어서는 병변의 위치 및 환자의 전신 상태 등도 함께 종합적으로 평가되어야 한다.

Ⅷ 예후

일반적으로 완전하게 절제된 장액낭성종양은 국소적 재발이나 원격전이를 하지 않기 때문에 완치로 간주된다. 따라서 정기적 추적관찰이나 술후 보조요법은 필요하지 않다. 다만 매우 낮은 발생률을 보이는 장액성 낭선암의 예후나 추적관찰 및 술후 보조요법에 대해서는 알려진 바가 없다.

참고문헌

1. 노혜린, 김선회, 서경석 등. 췌장낭성종양의 임상적 고찰. 대한소화기학회지 1999;34:815-826
2. 윤용범. 췌장낭성종양. 서울: 진기획, 2012
3. 윤원재, 윤용범, 이광혁 등. 한국에서의 췌장의 낭성종양. 대한내과학회지 2006;70:261-267
4. Ceppa EP, De la Fuente S, Reddy SK, et al. Defining criteria for selective operative management of pancreatic cystic lesions: does size really matter? J Gastrointest Surg 2010;14:236-244
5. Cho W, Cho YB, Jang KT, et al. Pancreatic serous cystadenocarcinoma with invasive growth into the colon and spleen. J Korean Surg Soc 2011;81:221-224
6. Compagno J, Oertel JE. Microcystic adenomas of the pancreas (glycogen-rich cystadenomas): a clinicopathologic study of 34 cases. Am J Clin Pathol 1978;69:289-298
7. Correa-Gallego C, Ferrone CR, Thayer SP, et al. Incidental pancreatic cysts: do we really know what we are watching. Pancreatol 2010;10:144-150
8. Curry CA, Eng J, Horton KM, et al. CT of primary cystic pancreatic neoplasms: can CT be used for patient triage and treatment? Am J Roentgenol 2000;175:99-103
9. Katz MH, Mortenson MM, Wang H, et al. Diagnosis and management of cystic neoplasms of the pancreas: an evidence based approach. J Am Coll Surg 2008;207:106-120
10. Papanikolaou IS, Adler A, Neumann U, et al. Endoscopic ultrasound in pancreatic disease--its influence on surgical decision-making. Pancreatology 2009;9:55-65
11. Sahani D, Prasad S, Saini S, et al. Cystic pancreatic neoplasms: evaluation by CT and magnetic resonance cholangiopancreatography. Gastrointest Endosc Clin N Am 2002;12:657-672
12. Sakorafas GH, Sarr MG. Cystic neoplasms of the pancreas; what a clinician should know. Cancer Treat Rev 2005;31:507-535
13. Sarr MG, Kendrick ML, Nagorney DM, et al. Cystic neoplasms of the pancreas. Surg Clin North Am 2001;81:497-509
14. Sarr MG, Murr M, Smyrk TC, et al. Primary cystic neoplasms of the pancreas: neoplastic disorders of emerging importance-current state of the art and unanswered questions. J Gastrointest Surg 2003;7:417-428
15. Sperti C, Pasquali C, Decet G, et al. F-18 fluorodeoxyglucose positron emission tomography in differentiating malignant from benign pancreatic cysts: a prospective study. J Gastrointest Surg 2005;9:22-28
16. Tanaka M, Chari S, Adsay V, et al. Management of intraductal papillary mucinous neoplasms and mucinous cystic neoplasms of the pancreas. Pancreatology 2006;6:17-32
17. Terris B, Fukushima N, Hruban RH. Serous neoplasms of the pancreas. In: Bosman FT, Carneiro F, Hruban RH, et al. eds. WHO Classification of Tumours of the Digestive System, 4th ed. Lyon: IARC, 2010:296-299
18. Tseng JF. Management of serous cystadenoma of the pancreas. J Gastrointest Surg 2008;12:408-410
19. Tseng JF, Warshaw AL, Sahani DV, et al. Serous cystadenoma of the pancreas: tumor growth rates and recommendations for treatment. Ann Surg 2005;242:413-419

chapter 37

기타 낭성종양

김진

- 췌장의 주요 낭성종양 네 가지 이외의 낭성종양은 매우 드물다.
- 낭성 췌장 신경내분비 종양은 괴사 물질이 아니라 맑은 낭액으로 차 있으며 단방성이다.
- 선방세포 낭선종은 양성 낭성종양이며 악성화하지 않는다.
- 선방세포 낭선암은 선방세포암종의 변이형이며, 선방세포암종과 자연경과가 유사하다.
- 거의 모든 고형 췌장종양에서 괴사성 내지 퇴행성 변화에 의한 낭성 변화가 일어날 수 있다.

Ⅰ 개요

영상 의학기술의 발전에 따라 췌장 낭성종양의 빈도가 증가하는 경향이다. 대부분의 낭성 종양은 췌장의 주요 낭성종양이라고 할 수 있는 췌관내 유두상 점액종양, 점액낭성종양, 고형 가유두상 종양 및 장액낭성종양에 해당되지만 이외에도 비교적 드물게 발견되는 낭성종양들이 있다. 이러한 드문 낭성종양들도 그 발견빈도가 증가하는 경향이나, 대부분 매우 희귀하기 때문에 아직 이들 질환에 대한 지식이나 정보는 극히 제한되어 있다. 이 장에서는 췌장의 주요 낭성종양 이외의 비교적 드문 낭성 종양에 관하여 그 병리 및 임상상을 위주로 살펴보고자 한다.

Ⅱ 낭성 췌장 신경내분비 종양

췌장 신경내분비 종양은 대개는 고형으로, 혈관이 발달한 종양이다. 종양이 큰 경우에 약간의 소낭성 변성 *degeneration*은 드물지 않게 발견되지만, 낭성 췌장 신경내분비 종양*cystic pancreatic neuroendocrine neoplasms*이라고 할 만한 현저한 낭성 변화는 드물게 관찰된다. 이러한 낭성 췌장 신경내분비 종양의 내부에는 괴사성 물질 *material*이 아니라 맑거나 장액혈액성*serosanguinous*의 액체가 들어 있으며, 그 내벽 면은 주위의 고형부와 다르지 않은 세포들로 이루어져 있다. 낭성 췌장 신경내분비 종양의 생물학적 특성은 고형 췌장 신경내분비 종양과 대체로 유사한 것으로 알려져 있으며, 그 대부분은 비기능성 *nonfunctioning*이다. 그러나 Singhi 등과 Kawamoto 등은 낭성 췌장 신경내분비 종양이 고형 종양보다 췌장미부에 발생하는 경향이 약간 더 크고, 종양 괴사가 드물고, 혈관이나 신경 주위 침범을 잘하지 않으며, 주위 림프절 전이나 간전이를 잘하지 않는 것으로 보고하였다. 영상의학적 소견은 벽이 두꺼운 단방성의 낭성 병변을 보이며, 많은 경우에 다른 췌장 낭성 병변과 감별이 어렵다. 내시경초음파를 이용한 세침흡인 및 세포 검사를 통해 대개 진단할 수 있으며, 가능하면 수술적 치료가 필요하다. 예후는 고형 췌장 신경내분비 종양과 다르지 않으며, 간전이나 림프절전이에 대한 치료도 같다.

Ⅲ 낭성 선방세포종양

1. 선방세포 낭선종*acinar cell cystadenoma*

선방세포 낭선종은 형태학적으로 선방세포와 유사한 세포로 이루어진 양성의 낭종성 상피 병변으로, 매우 드물다. 여성에서 호발하며 30대에 처음 진단되는 경우가 많다. 대개 1.5 내지 10cm가량이며, 주변과 경계가 좋은 단방성 또는 다방성 종괴를 형성하는데, 개별 종괴의 크기는 1mm부터 수 cm에 이른다. 낭종 내부는 수양성 액체*watery fluid*로 차 있으며, 췌관과의 교통은 극히 드물다. 일부에서는 다발성 병변을 보이며, 췌장 전체에 걸쳐 있기도 한다. 발견되지 않다가 다른 이유로 시행한 췌장 적출 표본에서 발견되는 작은 병변들도 있는데, 이들은 보통 1cm 이하이고, 단방성이며, 육안적으로는 보이지 않는 경우도 많다. 현미경적으로 선방세포 낭선종을 이루는 낭종은 선방세포로의 분화를 보이는 잘 분화된 세포들로 벽을 이루는데, 한 층의 세포로 되어 있는 경우도 있고, 세포들이 모여 작은 군집들을 이루기도 한다. 비정형세포는 없다. 임상적으로 다른 췌장 낭성종양, 특히 장액낭성종양 및 점액낭성종양과의 감별이 곤란한 경우가 많다. 선방세포 낭선종은 모두 양성이며, 악성 세포전환 *malignant transformation*을 한다는 증거는 없다.

2. 선방세포 낭선암*acinar cell cystadenocarcinoma*

선방세포 낭선암은 선방세포 분화를 보이는 악성 낭성 종양으로서, 선방세포암종*acinar cell carcinoma*의 변이형으로 간주되고 있으며 매우 드물다. 대부분의 예에서는 매우 큰 종괴(평균 24cm)를 형성하며, 보통 1cm 미만의 작은 낭종들로 구성된다. 이 낭종들의 내벽은 선방세포 모양의 종양 세포층으로 구성된다. 선방세포 낭선암의 임상상은 선방세포암종과 다르지 않은 것으로 알려져 있는데, 일부에서 지질분해효소*lipase*의 혈중 분비를 통해 피하지방 괴사를 일으키는 지질분해효소 과다분비 증후군*lipase hypersecretion syndrome*을 보일 수 있다. 선방세포 낭선암의 예후는 췌관 선암보다는 양호한 것으로 알려져 있으며, 림프절이나 간 전이가 없는 상태에서 완전절제를 받은 경우 비교적 예후가 좋다.

Ⅳ 고형 췌장종양의 낭성 변화

거의 모든 고형 췌장종양에서 괴사성 내지 퇴행성 변화에 의한 낭성 변화가 보고되었다. 췌관선암의 1~8%에서 어느 정도의 낭성 변화가 있는 것으로 조사되는데, 일부 인접 췌관의 변화 등이 있을 수는 있으나, 낭성 변화의 대부분은 종양 내부에서 괴사에 의해 나타난다. 이러한 낭성 변화는 분화가 불량한 큰(평균 9cm) 췌장암에서 전형적으로 나타난다. 낭성 괴사 또는 출혈변성*hemorrhagic degeneration*을 일으키는 다른 고형 췌장종양으로는 선편평세포암종*adenosquamous cell carcinoma*, 파골세포양 거대세포를 보이는 미분화암종*undifferentiated carcinoma with osteoclast-like giant cells* 및 신장세포암이나 난소암으로부터의 전이암 등이 있다. 수술을 하지 않고 이들 질환을 정확히 진단하는 것은 매우 어려운데, 내시경초음파를 통한 세포검사가 도움이 될 수 있다. 낭성 변화 여부가 이들 췌장종양의 예후에 미치는 영향은 거의 없다.

Ⅴ 낭성 기형종

췌장의 낭성 기형종*cystic teratoma*은 극히 드물다. 이는 서서히 자라는 양성의 생식세포 종양으로서 다양한 형태를 보일 수 있다. 외배엽, 내배엽 및 중배엽 모두에서 유래하는 성숙 조직을 포함할 수 있는데, 흔히는 외배엽 유래 조직이 두드러진다. 주로 10~30세에서 보고되었으며, 8~12cm가량의 종괴로 나타난다. 기형종에서 매우 드물게 악성 종양이 동반될 수 있으므로 외과적 절제를 할 경우에는 철저한 조직병리학적 검사를 해야 한다. 악성 부분이 없을 경우 수술적 절제로 완치된다.

Ⅵ 중간엽 기원의 낭성종양

췌장의 원발성 중간엽*mesenchyme* 종양은 극히 드물며, 염증성 근섬유모세포종양*inflammatory myofibroblastic neoplasm*, 위장관외 기질종양*extragastrointestinal stromal neoplasm*, 단발성 섬유종양*solitary fibrous neoplasm* 및 신경집종*schwannoma* 등이 있다. 이 중 췌장 신경집종이 절반 이상에서 낭성 병변의 형태를 보인다. 췌장 신경집종은 대개 양성이며, von Recklinhausen병의 8%가량에서 악성 변화를 보이는 것으로 알려져 있다. 췌장 신경집종에 대한 수술적 치료 시 양성 병변에 대해서는 단순 종괴적출술*simple enucleation*을 시행하는 것으로 충분하며, 악성 병변에 대해서는 표준 췌장절제 방법을 따른다.

참고문헌

1. 윤용범. 췌장낭성종양. 서울: 진기획, 2012
2. Basturk O, Coban I, Vokan Adsay N. Pancreatic cysts. Pathologic classification, differential diagnosis and clinical implications. Arch Pathol Lab Med 2009;133:423-438
3. Bui TG, Nguyen T, Huerta S, et al. Pancreatic schwannoma. A case report and review of the literature. JOP 2004;5:520-526
4. Dennis ZW, Goh BKP, Tham EQW, et al. Cystic neoplasms of the pancreas: current diagnostic modalities and management. Ann Acad Med Singapore 2009;38:251-259
5. Colombo P, Arizzin C, Roncalli M. Acinar cell cystadenocarcinoma of the pancreas: report of rare case and review of the literatgure. Hum Pathol 2004;35:1568-1571
6. Garcea G, Ong SL, Neal CP, et al. Cystic lesions of the pancreas: A diagnostic and management dilemma. Pancreatology 2008;8:236-251
7. Goh BK, Ooi LL, Tan YM, et al. Clinico-pathologic features of cystic pancreatic endocrine neoplasms and a comparison with their solid counterparts. Eur J Surg Oncol 2006;32:553-556
8. Kawamoto S, Johnson PT, Shi C, et al. Pancreatic neuroendocrine tumor with cystlike changes: evaluation with MDCT. Am J Roentgenol 2013;200:W283-W290
9. Khor TS, Badizadegan K, Ferrone C, et al. Acinar cystadenoma of the pancreas: a clinicopathologic study of 10 cases including multilocular lesions with mural nodules. Am J Surg Pathol 2012;36:1579-1591
10. Klimstra DS, Hruban RH, Kloppel G, et al. Acinar cell neoplasms of the pancreas. In: Bosman FT, Carneiro F, Hruban RH, et al. eds. WHO Classification of Tumours of the Digestive System, 4th ed. Lyon: IARC, 2010:314-318
11. Kosmahl M, Pauser U, Anlauf M, et al. Pancreatic ductal adenocarcinomas with cystic features: neither rare nor uniform. Mod Pathol 2005;18:1157-1164
12. Kosmahl M, Pauser U, Peters K, et al. Cystic neoplasms of the pancreas and tumor-like lesions with cystic features: a review of 418 cases and a classification proposal. Virchows Arch 2004;445:168-178
13. Ligneau B, Lombard-Bohas C, Partensky C, et al. Cystic endocrine tumors of the pancreas: clinical, radiologic, and histopathologic features in 13 cases. Am J Surg Pathol 2001;25:752-760
14. Rivkine E. Cystic teratoma of the pancreas. Gastroenterolol Clin Biol 2007;31:1016-1019
15. Sakorafas GH, Smyrniotis V, Reid-Lombardo KM, et al. Primary pancreatic cystic neoplasms of the pancreas revisited. Part IV: rare cystic neoplasms. Surg Oncol 2012;21:153-163
16. Singhi AD, Chu LC, Tatsas AD, et al. Cystic pancreatic neuroendocrine tumors: a clinicopathologic study. Am J Surg Pathol 2012;36:1666-1673
17. Shchegolev AI. Cystic teratoma of the pancreas. Arkh Pathol 2007;69:40-42
18. Shinghi AD, Chu LC, Tatsas AD, et al. Cystic pancreatic neuroendocrine tumors: a clinicopathologic study. Am J Surg Pathol 2012;36:1666-1673
19. Tan G, Vitellas K, Morrison C, et al. Cystic schwannoma of the pancreas. Ann Diagn Pathol 2003;7:285-291

chapter 38

무증상 췌장 낭성 병변에 대한 감별진단 및 임상적 접근

이상협

- 최근 임상에서 영상학적 검사의 사용빈도가 증가함에 따라 우연히 발견되는 무증상의 췌장 낭성 병변의 빈도가 점차적으로 크게 증가하고 있다.
- 우연히 발견되는 췌장 낭성 병변은 비종양성 병변에서 악성 종양까지 병리적으로 넓은 영역의 질환을 차지하는데, 상당수는 낭성종양으로 알려져 있어 감별진단이 매우 중요하다.
- 최근 여러 영상검사, 특히 내시경초음파의 발달로 어느 정도 감별진단이 가능해졌으나 아직 완전한 감별진단이 어려운 경우가 많다.
- 영상학적 검사와 내시경초음파 검사에서 악성 종양의 위험 소견이 관찰되지 않는 대다수의 췌장 낭성 병변은 매우 양호한 자연경과를 보이므로 즉각적인 수술보다는 추적관찰을 하는 것이 권고되고 있다.
- 현재까지의 연구 결과를 종합하면, 추적관찰 기간은 5년 이상 가능한 한 지속적으로 시행하는 것이 권고되고, 추적관찰 간격은 적어도 2년간은 6개월 간격으로, 이후에는 1년 간격으로 경과관찰을 하는 것을 근간으로 크기에 따라 추적관찰 주기를 가감하는 것으로 정리된다. 하지만 추적관찰 방법 및 간격에 대한 절대적인 지침은 아직 확립되지 않은 상태이다.

Ⅰ 서론

최근 복부초음파, 복부 전산화단층촬영, 복부 자기공명영상 등 점점 더 많은 영상검사가 임상에서 사용됨에 따라 우연히 발견되는 무증상의 췌장 낭성 병변의 빈도가 점차 증가하고 있다. 다검출기*multidetector* 복부 전산화단층촬영을 이용한 연구에서는 췌장 낭성 병변의 유병률을 2.3%로 보고하였고 자기공명영상을 이용한 연구에서는 13.5~44.7%의 유병률을 보고하여, 영상검사의 사용빈도의 증가와 영상기술의 발전에 따라 무증상의 췌장 낭성 병변의 빈도가 증가하고 있음을 알 수 있다. 국내에서 시행한 한 다기관 연구 결과에서도 국내에서 췌장 낭성종양의 연간 진단건수가 지속적으로 증가되고 있음이 보고되어 이를 확인할 수 있다.

췌장 낭성 병변 중 낭성종양*cystic tumor*이 차지하는 비율은 약 10~20%이고 나머지는 대부분 가성낭종*pseudocyst*이 차지한다고 알려져 있었는데, 최근 여러 보고들을 통해 우연히 발견되는 췌장 낭성 병변의 상당수는 낭성종양임이 점차 분명해지고 있다. 수술받은 환자를 대상으로 한 연구에서 낭성종양의 전암성 및 악성 병변의 빈도가 30~47%로 보고되었다. 이러한 결과를 토대로 몇몇 연구자들은 췌장 낭성종양의 자연경과에 관한 이해가 아직 부족하고 수술 전의 영상검사로는 양성과 악성 병변을 정확하게 감별하기가 어려우므로 모든 낭성종양에 대해 적극적인 수술적 절제를 고려해야 함을 주장하였다. 하지만 췌장 낭성종양에 대한 이러한 결과는 수술한 종양에 대한 자료이기 때문에 실제로 모든 췌장 낭성 병변을 대표한다고 보기 어렵다. 최근 많은 연구자들은 영상검사와 내시경초음파*endoscopic ultrasonography; EUS*가 발전하고, 일부 췌장 낭성종양의 자연경과에 대한 이해도가 높아졌으며, 수술적 절제술의 사망률이 여전히 높은 수준이므로, 수술적 절제술은 선별적으로 시행되어야 한다고 주장하고 있다.

Ⅱ 무증상 췌장 낭성 병변의 감별진단

무증상 췌장 낭성 병변의 감별진단에 앞서 간략하게 췌장 낭성 병변의 분류를 살펴보고자 한다. 낭종*cyst*이라는 용어는 병리적으로 정의된 것이 아니라 영상검사 소견으로 붙여진 용어이다. 따라서 췌장 낭성 병변은 넓은 영역의 질환을 포함하며 크게 다음과 같은 3가지의 카테

표 38-1 췌장 낭성 병변의 분류

Nonneoplastic cysts	Pseudocyst Congenital cyst
Cystic neoplasms	Serous cystadenoma Mucinous cystic neoplasm Intraductal papillary mucinous neoplasm
Cystic degeneration of solid tumor	Solid pseudopapillary tumor Cystic endocrine tumor Cystic ductal adenocarcinoma

고리로 분류할 수 있다(표 38-1). 이 중 실제 임상에서 접하는 가장 흔한 병변은 가성낭종, 장액낭성종양*serous cystadenoma*, 점액낭성종양*mucinous cystic neoplasm*과 췌관내 유두상 점액종양*intraductal papillary mucinous neoplasm*이다. 췌장 낭성 병변에 대한 진단의 목표는 양성, 전암성, 악성 병변을 감별하는 것이다. 하지만 다양한 진단 수기의 발전에도 불구하고 어떠한 검사법도 단독으로는 완전한 감별진단이 불가능하다. 따라서 췌장 낭성 병변에 대한 감별진단 및 치료를 위해서는 철저한 병력 청취와 복부초음파, 복부 전산화단층촬영, 복부 자기공명영상, 내시경초음파, 내시경 역행성 담췌관조영술*Endoscopic retrograde pancreatography; ERP*, 양전자방출 단층촬영 *Positron emission tomography; PET*과 같은 여러 영상 수기들이 함께 시행되어야 한다.

1. 임상 소견

나이와 병력, 과거력 같은 임상 소견과 영상검사 소견을 조합하면 췌장 낭성 병변을 감별하는 데 도움이 될 수 있다(표 38-2). 췌장염의 병력이 동반되어 있으면서 영상검사상 단일 낭종 또는 다발성의 단방성*unilocular* 낭종 소견이 관찰될 경우 가성낭종일 가능성이 높으나, 췌장 낭성종양, 특히 췌관내 유두상 점액종양이 원인이 되어 췌장염이 발생하였을 가능성도 염두에 두어야 한다. 또한 다발성의 단방성 낭종일 경우 폰 히펠-린다우 증후군*Von Hippel-Lindau(VHL) syndrome*이 원인일 수도 있으므로 가족력의 청취 또한 중요하다고 하겠다.

2. 혈청 종양표지자

대부분의 췌장 낭성종양에서 혈청 종양표지자가 정상 수치를 보여 감별진단에 혈청 종양표지자가 큰 도움이 되지는 못한다. CEA 또는 CA 19-9 수치가 상승되어 있을 경우 높은 양성 예측률(70~100%)로 전암성 혹은 악성 병변을 진단하는 데에 도움이 된다. 대부분의 낭성 내분비종양에서 혈청 chromogranin-A 수치가 상승되어 있는 것으로 알려져 있다.

3. 영상검사

췌장 낭성 병변의 감별을 위해 처음 추천되는 검사는 조영제를 사용한 복부 전산화단층촬영이다. 특징적인 소견이 관찰될 경우 이것만으로도 정확한 감별진단이 가능한 것으로 알려져 있지만, 이러한 특징적인 영상 소견이 관찰되는 경우는 50%가 안 되는 것으로 알려져 있다. 내시경 역행성 담췌관조영술을 통해 췌관내 유두상 점액종양을 진단할 수 있는데, 미만성 혹은 분절성의 췌관 확장, 점액*mucin*이나 벽결절*mural nodule*로 인한 음영 결손, 췌관과 낭종의 연결 등의 소견이 관찰될 경우 췌관내 유두상 점액종양의 가능성이 높다. 내시경 역행성 담췌관조영술이 췌관과 낭종의 연결 여부의 확인에 있어서 복부 전산화단층촬영이나 자기공명영상보다 우수한 것으로 알려져

표 38-2 췌장 낭성 병변의 임상적 특징

	Gender	Age	Location	Morphology	Type of Epithelium	ERCP/MRCP Finding	Risk of Maligancy
SCA	Famale>Male	50~60	Evenly	Microcyatic	Serous	Normal	Rare
MCN	Female, mostly	50~60	Body/Tail	Unilocular, septated,	Mucinous	Normal	Moderate
IPMN	Male>Female	60~70	Head	Multilocular	Papillary Mucinous	Dilated main ducts, communication with branch duct	Moderate
SPT	Female, mostly	30~40	Evenly	Mixed solid and cystic	Endocrine-like	Normal	Low

SCA: Serous cystadenoma, MCN: Mucinous cystic neoplasm, IPMN: Intraductal papillary mucinous neoplasm, SPT: Solid pseudopapillary tumor, ERCP: Endoscopic retrograde cholangiopancreatography, MRCP: Magnectic resonance cholangiopancreatography

있고, 내시경 소견상 팽대된 유두에서 점액이 흘러나오는 소견이 관찰되면 췌관내 유두상 점액종양으로 진단할 수 있다. 복부 자기공명영상은 한 번의 검사로 췌장의 실질과 췌관을 모두 관찰할 수 있으며, 비록 내시경 역행성 담췌관조영술보다는 정확도가 약간 낮지만 비침습적으로도 췌관과 낭종의 연결 여부를 확인할 수 있다는 장점이 있다. 또한 다량의 점액으로 인해 내시경 역행성 담췌관조영술로는 췌관 전체의 관찰이 불가능할 경우 자기공명영상이 더 높은 정확도로 주췌관 및 분지췌관의 관찰이 가능하다.

4. 내시경초음파

내시경초음파는 앞서 살펴본 영상검사들보다 췌장 낭성 병변의 형태를 더 정확하게 평가할 수 있다. 낭종 내 고형 성분, 췌장실질 내로의 침윤, 췌관의 폐색 등의 소견은 악성을 강력하게 시사하는 소견이나, 이러한 소견이 없을 경우 악성을 진단하는 데 있어 민감도, 특이도 및 정확도는 각각 56%, 45%, 51%에 불과한 것으로 보고되었다.

내시경초음파 유도하에 세침을 접근시켜 낭액을 흡입할 수 있고, 격벽*septum*이나 벽결절에서 조직을 채취할 수 있다. 또한 경피적으로 접근하였을 경우와 비교하여 내시경초음파를 통해 접근하면 종양세포의 침로 전이의 위험을 최소화할 수 있다. 채취된 낭액에서 낭액 내 종양 표지인자, 낭액의 점성도, 낭액 내 점액을 포함하는 배세포의 존재, 낭액 내 아밀라아제 수치 및 종양과 관련된 유전자 돌연변이의 평가가 가능하다.

췌장 낭성 병변에서 양성(가성낭종 또는 장액낭성종양)과 전암성 혹은 악성[점액성 낭종(점액낭성선종 또는 점액성낭성선암종)] 병변을 감별하기 위해 낭액검사를 시행한 12개의 연구(총 환자수 450명)를 종합한 결과(표 38-3), 낭액 내 아밀라아제 수치가 250U/L 미만이면 가성낭종을 배제할 수 있었고(민감도 44%, 특이도 98%), CEA 수치가 5ng/dL 미만이면 양성을(민감도 50%, 특이도 95%), 800ng/dL 이상이면 점액성 낭종을 강력하게 시사하였다(민감도 48%, 특이도 98%). 여러 연구 결과 췌장 낭성종양의 감별진단에 유용한 낭액검사는 CEA 수치지만, 그 기준수치*cut-off level*는 연구들마다 차이가 있다. 71명의 환자들을 대상으로 한 다른 연구에서 낭액의 점성도가 1.6 이상이고 CEA 수치가 480ng/mL 이상이면 가성낭종이나 장액낭성종양으로부터 점액성 낭종을 높은 정확도로 감별할 수 있음을 보고하였다. 즉, 췌장 낭종의 천자액에서 점도의 증가는 점액소의 존재를 의미하며 점액낭성종양이나 췌관내 유두상 점액종양의 가능성을 의미한다.

낭액의 유전자를 이용한 분자표지자 검사가 점액성 낭종과 장액성 낭종의 구별에 유용하게 사용될 수 있음이 최근 제시되었지만, 향후 위의 결과를 입증하고 췌관내 유두상 점액종양과 점액낭성종양의 감별 여부를 결정하기 위한 후속 연구가 필요한 실정이다.

5. 양전자방출단층촬영

췌장 낭성 병변의 악성 여부의 감별에 대한 정확도를 조사한 두 연구 결과, 민감도가 각각 58%와 84%, 특이도가 85%와 94%로 연구들 간에 상반된 결과가 보고되었다. 하지만 두 연구에서 모두 악성 병변의 진단에 양전자방출단층촬영 소견과 복부 전산화단층촬영 소견 간의 일치도가 높은 것으로 보고되었다.

표 38-3 낭액 내 아밀라아제, CEA, CA 19-9 수치와 세포검사의 민감도, 특이도, 양성 예측률, 음성 예측률과 정확도

Cutoff	Diagnosis	Sensitivity(%)	Specificity(%)	PPV(%)	NPV(%)	Accuracy(%)
Amylase<250U/L	SCA, MCA, MCAC	44	98	98	53	65
CEA<5ng/mL	SCA, PC	50	95	94	55	67
CEA>800ng/mL	MCA, MCAC	48	98	94	75	79
CA 19-9<37U/mL	SCA, PC	19	98	94	38	46
Cytology: malignant cells	MCAC		48	100(?)		

PPV: Positive predictive value, NPV: Negative predictive value, CEA: Carcinoembryonic antigen, CA: Carbohydrate-associated antigen, SCA: Serous cystadenoma, MCA: Mucinous cystadenoma, MCAC: Mucinous cystadenocarcinoma, PC: pseudocysts

6. 적절한 임상적 접근을 위한 감별진단

환자에 대한 철저한 병력 청취가 필요하고 혈청 종양표지자를 측정하며 영상검사로는 우선 복부 전산화단층촬영을 시행한다. 2cm 이하의 췌장 낭성 병변은 감별진단을 위한 추가검사 없이 경과 관찰한다. 2cm 이상 크기의 췌장 낭성 병변은 내시경초음파와 내시경 역행성 담췌관 조영술 등을 통하여 췌관과의 교통 여부, 췌관의 확장 정도, 췌관이나 낭종 벽의 결절 여부 등을 관찰하여 췌관내 유두상 점액종양인지 악성 가능성이 있는지를 관찰한다. 악성 가능성이 있으면 절제를 하고, 악성 가능성이 적으면 병변의 변화를 경과 관찰한다. 3cm 이상 크기의 췌장 낭성 병변이면서 모양이 점액낭성종양이나 췌관내 유두상 점액종양이 의심되면 가능한 한 절제를 한다. 분지췌관형 췌관내 유두상 점액종양이 진단되는 경우, 크기가 3cm 미만이어도 벽결절이 관찰되는 경우, 그리고 주췌관의 확장이 동반되어 있는 경우에는 수술적 절제술을 고려해야 한다. 내시경초음파상 크기가 2cm 이상이면서 점액낭성종양 혹은 췌관내 유두상 점액종양의 특징적인 소견이 관찰되지 않으면 감별진단을 위해 세침흡인검사를 시행해야 한다. 낭액 내 종양표지자 및 점성도를 측정하고 세포검사를 시행하여 점액낭성종양이 의심(높은 CEA 수치, 높은 점성도, 세포검사 결과 양성)되면 수술적 절제술을 시행해야 한다. 장액성이면 더 이상의 치료가 필요 없다. 하지만 세포흡인검사까지 시행함에도 불구하고 감별이 모호할 경우에는 환자의 연령, 췌장 낭성 병변의 위치, 환자의 동반 이환력 등을 바탕으로 적절한 임상적 접근을 위한 감별진단을 해야 할 것이다(그림 38-1).

Ⅲ 무증상 췌장 낭성 병변의 임상적 접근

췌장 낭성 병변이 발견되었을 경우 이에 대한 치료방침은 각각의 환자의 임상적인 소견에 따라 개별화되어야 하고, 이를 위해 증상의 유무, 환자의 연령, 낭종의 크기, 악성의 위험도, 낭종의 위치, 수술 위험도 등의 인자를 고려해야 한다. 췌장 낭성 병변들 중에서 악성화 위험도가 있는 전암성 병변인 점액낭성종양과 췌관내 유두상 점액

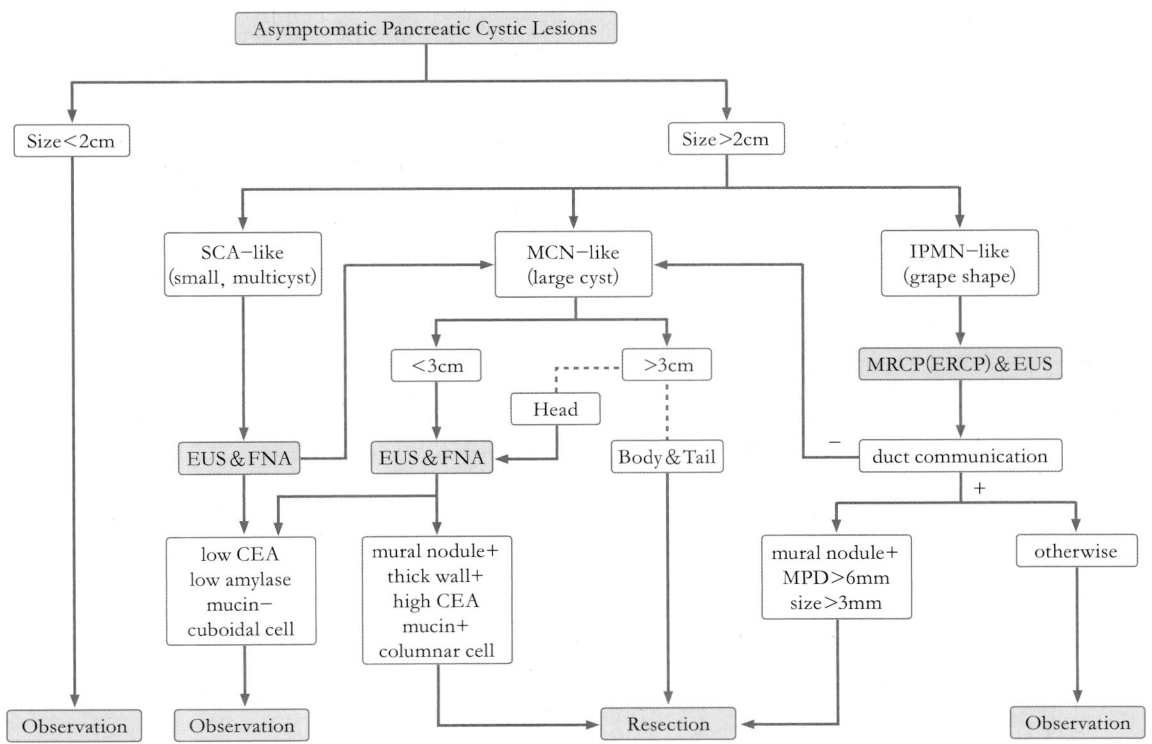

그림 38-1. 무증상 췌장 낭성 병변의 적절한 임상적 접근을 위한 감별진단 SCA: Serous cystadenoma, MCN: Mucinous cystic neoplasm, IPMN: Intraductal papillary mucinous neoplasm, EUS: Endoscopic ultrasonography, FNA: Fine needle aspiration, MRCP: Magnectic resonance cholangiopancreatography, ERCP: Endoscopic retrograde cholangiopancreatography, CEA: Carcinoembryonic antigen, MPD: Main pancreatic duct

종양 중 주췌관형은 수술적 치료가 원칙이다. 분지 췌관형 췌관내 유두상 점액종양은 악성화 위험이 있기는 하나 비교적 악성화 위험도가 낮고 진행이 느린 것으로 알려져 있어, 주체관의 확장이 있거나 벽결절이 관찰되거나 증상이 발현된 경우에 수술적 치료를 고려한다. 수술적 절제의 결정에 있어서 크기의 기준은 이전의 3cm 이상보다 완화되고 있는 추세이다. 고형 가유두상 종양 또한 악성화 위험도가 있으므로 수술적 절제가 원칙이다. 췌장 낭성종양에 대한 기존의 통계는 대부분 수술한 종양에 대한 자료이기 때문에 실제 우연히 발견된 낭성종양을 대표한다고 보기 어렵고, 수술을 하지 않은 낭성종양은 조직검사가 어려워 실제 이들이 어떤 종양인지를 알기가 어렵다. 또한 여러 가지 영상학적 기술의 발달로 종양의 종류를 어느 정도 예측할 수 있다고 알려져 있기는 하지만 정확하게 예측할 수도 없다. 따라서 췌장 낭성 병변의 자연경과를 바탕으로 한 임상적 접근이 중요하다.

1. 췌장 낭성 병변의 자연경과

최근 수행된 우연히 발견된 췌장 낭성 병변의 자연경과에 대한 연구결과들을 살펴보면 다음과 같다. 영상검사에서 크기가 2.5cm 미만이고 고형 성분이 없으며 연령이 65세 이상이면서 증상이 없는 369명의 췌장 낭성 병변을 가진 환자들에 대한 추적관찰(평균 추적기간 24개월) 연구 결과, 29명(8%)의 환자가 추적관찰 중 수술적 절제술을 시행받았고, 그중 11명(3%)만이 악성 종양임이 보고되었다. 세침흡인검사 결과 점액이 없고 CEA 수치가 200ng/mL 미만이며 증상이 없는 98명의 췌장 낭성 병변을 가진 환자들에 대한 평균 24개월간의 추적관찰 연구에서는 16명(19%)의 환자가 추적관찰 중 낭종의 크기가 증가하였고 그 중 수술을 받은 4명(4%)의 환자들 중 1명에서만 전암성 병변인 점액낭성종양으로 확인되었다. 또한 내시경초음파 결과 악성 여부가 모호한 90명의 환자들을 평균 4년간 추적 관찰한 연구에서는 1명의 환자에서만 악성 변화가 발견되었고, 증상이 발생한 환자는 1명도 없었다. 아울러 국내에서 수행된 연구를 살펴보면(그림 38-2), 췌장 낭성 병변이 우연히 발견된 182명의 환자들을 평균 5년간 추적관찰을 한 경우 57명(31%)의 환자에서 추적기간 중 병변의 크기가 증가하였고, 26명(14%)의 환자가 병변 크기 및 성상의 변화, 반복되는 통증 등으로 수술적 절제술을 시행받

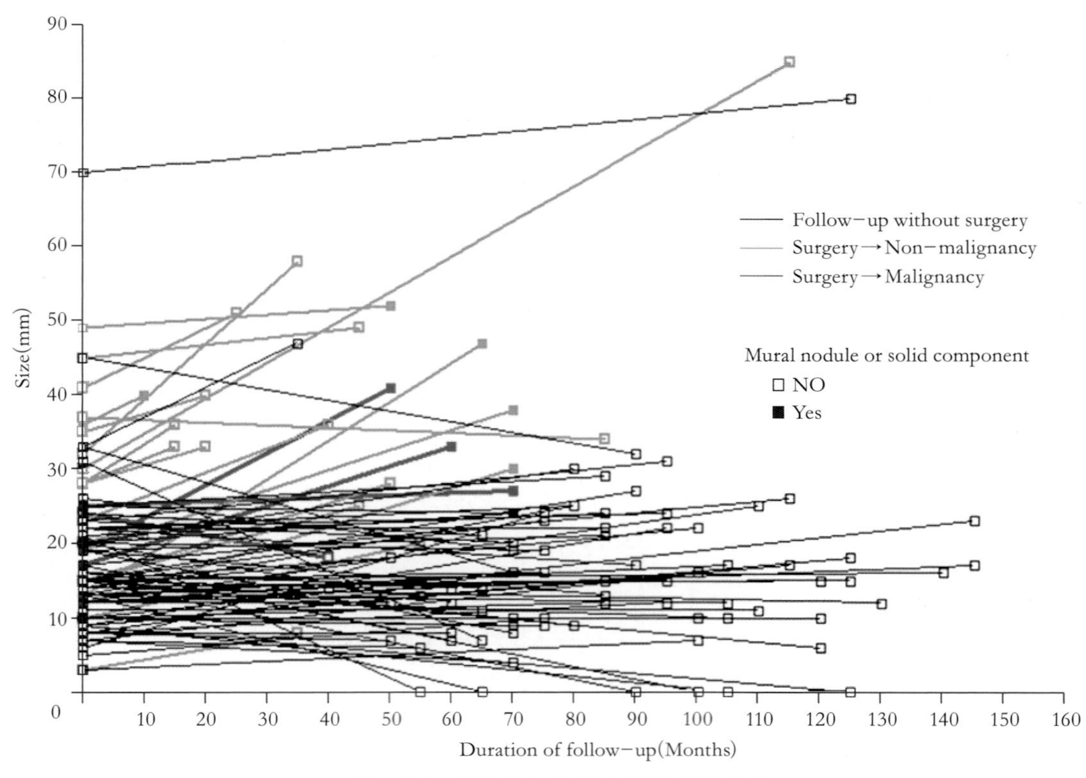

그림 38-2. 무증상 췌장 낭성 병변의 변화 양상

았는데, 이 중 전암성 및 악성 병변으로 확인된 환자는 각각 12명(6%), 4명(2%)이었다. 이러한 결과를 보면 거의 대부분의 우연히 발견된 췌장 낭성 병변은 경과관찰만 하고 크기가 커지거나 증상이 발생하거나 혹은 낭종의 성상이 바뀌는 경우에 한해 절제를 해도 괜찮을 것이라는 해석이 가능하다. 즉, 대부분의 무증상 췌장 낭성 병변은 느린 진행과 양호한 예후를 보이기 때문에, 추가로 장기간에 걸친 자연경과에 대한 연구가 수행된다면, 절제술은 악성의 위험이 높은 일부 환자들에 대해서만 선별적으로 시행하고 악성 위험도가 낮은 환자들에 대해서는 정기적인 경과관찰을 시행하는 것이 가능해질 것으로 보인다.

2. 무증상 췌장 낭성 병변에 대한 추적관찰의 전략

점액낭성종양 혹은 췌관내 유두상 점액종양과 같이 추적관찰이 필요한 낭성종양의 관찰 주기 및 방법과 관련된 연구가 부족하기 때문에, 알려진 악성화 위험도, 환자의 전신상태 및 환자의 선호도를 바탕으로 추적관찰 전략이 결정된다. 최근 발표된 International Association of Pancreatology(IAP)의 권고안의 추적관찰은 주의 소견*worrisome features*과 고위험 소견*high-risk stigmata*(표 38-4)에 바탕을 두고 진행한다. 고위험 소견과 증상을 유발하는 낭성종양은 수술적 절제를 권고하고 있다. 주의 소견이 있는 낭성종양의 경우 내시경초음파검사를 시행하여 벽결절, 췌장실질의 위축이 동반된 주췌관의 확장, 낭종 벽*wall*의 비후 또는 조영되는 부분과 국소 임파절 종대가 있는지 확인하여 수술적 절제 여부를 결정하고, 세침흡인검사 결과가 악성이 의심되는 경우에는 수술적 절제를 권고하고 있다. 주의 소견과 고위험 소견이 없는 낭성종양은 크기를 바탕으로 관찰주기가 결정된다. 1cm 이하의 병변은 2~3년 간격으로 자기공명영상검사 또는 복부 전산화단층촬영을 시행하고, 1~2cm 크기의 병변은 2년간 매년 자기공명영상검사 또는 복부 전산화단층촬영을 시행한 후 변화가 없는 경우 관찰주기를 연장하고, 2~3cm 크기의 병변은 자기공명영상검사 또는 내시경초음파를 3~6개월 간격으로 시행하고 환자가 젊고 수술이 적합한 경우에는 수술적 절제를 고려할 것을 권고하고 있다. American College of Radiology(ACR) 권고안은 2cm 이하의 병변은 매년, 2~3cm 크기의 병변은 2년간 6개월 간격으로, 이후에는 1년 간격으로 경과 관찰할 것을 권고하였다(그림 38-3). 종합하면, 내시경초음파검사를 통해 가능한 한 감별진단을 하고 적어도 2년간은 6개월 간격으로, 이후에는 1년 간격으로 경과관찰을 하는 것을 근간으로 크기에 따라 추적관찰 주기를 가감하는 것으로 정리할 수 있다.

언제까지 경과관찰을 수행할 것인가에 대한 의문에 대해서는 아직 정리되지 않은 상태이다. 최근 국내에서 수행된 무증상 췌장 낭성 병변의 장기간 추적관찰 연구에서 주목할 만한 새로운 사실은 관찰 개시 5년 이후에도 6명(5.4%)의 환자에서 낭종의 크기가 증가하였고, 7명(6.3%)의 환자가 낭종 크기 및 성상의 변화, 반복되는 통증 등으로 수술적 절제술을 시행받았는데, 이 중 2명(1.8%)의 환자가 악성 병변으로 확인되어 추적 관찰기간은 5년 이상 가능한 한 지속적으로 하는 것이 타당할 것이라는 결론을 유추해 볼 수 있다.

영상학적 관찰 방법의 선택은 매우 중요한 문제이다. 초음파검사의 경우에는 인체에 무해하다는 장점이 있으나 췌장의 체부와 미부에 대한 관찰이 어렵다는 제한점이 있다. 복부 전산화단층촬영검사는 췌장 전체에 대한 세밀

표 38-4 점액성 낭성 종양의 주의 소견*worrisome features*과 고위험 소견*high-risk stigmata*

Worrisome features	Clinical evidence of pancreatitis Cyst size >3cm Thickened/enhanced cyst walls Main pancreatic duct size 5~9mm Non-enhanced mural nodules Abrupt change in main pancreatic duct caliber, with distal pancreatic atrophy Regional lymphadenopathy
High-risk stigmata	Obstructed common bile duct associated with lesion of the pancreatic head Enhanced solid component within the cyst Main pancreatic duct size ≥10mm

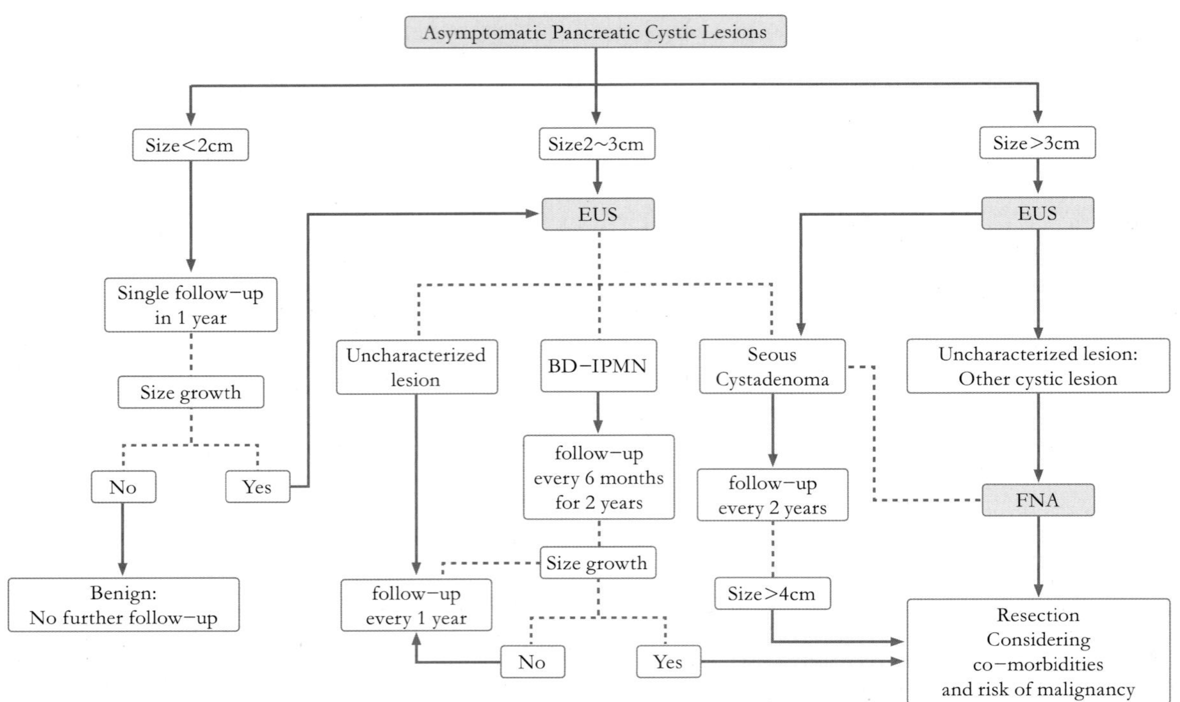

그림 38-3. 무증상 췌장 낭성 병변의 추적관찰 전략 BD-IPMN: branch duct intraductal papillary mucinous neoplasm, EUS: endoscopic ultrasound, FNA: fine needle aspiration

한 검사가 가능하다는 장점이 있으나, 젊은 환자에서 장기간의 추적관찰이 필요한 경우에는 방사선 노출의 누적이 부담된다. 복부 자기공명영상검사의 경우에는 방사선 노출에 대한 부담이 없이 췌장 전체에 대한 자세한 검사가 가능하다는 장점이 있으나 비싼 비용이 단점이다. 내시경초음파검사는 낭종 내 벽결절의 유무에 대한 검사 예민도가 가장 우수하며 췌장 낭성 병변의 추적관찰에 대한 유용성이 높이 평가되고 있어서 주의 소견이 있는 경우에는 시행을 적극 고려해야 한다. 따라서 복부초음파검사로 병변이 잘 관찰되는 경우에는 복부초음파검사로 경과관찰을 할 수 있겠으나, 그렇지 않은 경우에는 환자와 병변에 따라 적절한 검사 종류를 결정해야 한다. 최근 ACR 권고안은 낭종 내 격벽 또는 결절*nodule*을 관찰하거나 주췌관과의 교통을 확인하는 데의 우수함과 방사선 피폭이 거의 없다는 점에서 복부 자기공명영상검사를 추적관찰 방법으로 추천하였지만, 고비용과 가용성에 대한 고려와 60세 이상의 환자에서는 방사선 피폭의 문제가 크게 부각되지 않다는 고려를 바탕으로 복부 전산화단층촬영검사도 좋은 대안이라고 권고하였다. 아울러 조영증강을 하지 않는 저선량 복부 전산화단층촬영을 추적관찰 방법으로 적용해 보는 것도 고려해 볼 수 있다. 크기가 2cm 이상인 낭성종양의 경우 내시경초음파검사를 이용한 추적관찰이 유용한 방법으로 권고되고 있다.

Ⅳ 결론

최근 우연히 발견된 췌장 낭성 병변의 빈도가 지속적으로 증가하고, 비종양성 병변에서 악성 종양까지 병리적으로 넓은 영역의 질환을 차지하므로 감별진단이 매우 중요하다. 현재까지의 여러 연구 결과들을 종합해 보면 대다수의 췌장 낭성 병변은 즉각적인 수술보다는 경과관찰을 하는 것이 합당한 것으로 보인다. 최근 여러 영상검사, 특히, 내시경초음파의 발달로 어느 정도 감별진단이 가능해졌으나 아직 완전한 감별진단이 어려운 경우가 많으며 추적관찰 방법 및 간격에 대한 절대적인 지침도 없는 상태이다. 따라서 췌장 낭성 병변의 자연경과에 대한 보다 많은 이해와 효과적인 치료방침의 마련을 위해 보다 장기간에 걸친 추가적인 연구가 필요할 것으로 생각된다.

참고문헌

1. 송인성, 서동진, 윤용범 등. 김정룡 소화기계 질환. 서울: 일조각, 2011
2. 윤 용 범, 김 용 태, 류 지 곤 등. Cystic Neoplasms of the Pancreas/췌장낭성종양. 서울: 진기획, 2012
3. Ahn DW, Lee SH, Kim J, et al. Long-term outcome of cystic lesions in the pancreas: a retrospective cohort study. Gut Liver 2012;6:493-500
4. Al-Haddad M, El H, II, Eloubeidi MA. Endoscopic ultrasound for the evaluation of cystic lesions of the pancreas. JOP 2010;11:299-309
5. Allen PJ, D'Angelica M, Gonen M, et al. A selective approach to the resection of cystic lesions of the pancreas: results from 539 consecutive patients. Ann Surg 2006;244:572-582
6. Berland LL. The American College of Radiology strategy for managing incidental findings on abdominal computed tomography. Radiologic clinics of North America 2011;49:237-243
7. Brugge WR, Lewandrowski K, Lee-Lewandrowski E, et al. Diagnosis of pancreatic cystic neoplasms: a report of the cooperative pancreatic cyst study. Gastroenterology 2004;126:1330-1336
8. Edirimanne S, Connor SJ. Incidental pancreatic cystic lesions. World J Surg 2008;32:2028-2037
9. Fernández-del Castillo C, Alsfasser G, Targarona J, et al. Serum CA 19-9 in the management of cystic lesions of the pancreas. Pancreas 2006;32:220
10. Fernández-del Castillo C, Targarona J, Thayer SP, et al. Incidental pancreatic cysts: clinicopathologic characteristics and comparison with symptomatic patients. Arch Surg 2003;138:427-433
11. Fukukura Y, Fujiyoshi F, Hamada H, et al. Intraductal papillary mucinous tumors of the pancreas. Comparison of helical CT and MR imaging. Acta Radiol 2003;44:464-471
12. Girometti R, Intini S, Brondani G, et al. Incidental pancreatic cysts on 3D turbo spin echo magnetic resonance cholangiopancreatography: prevalence and relation with clinical and imaging features. Abdominal imaging 2011;36:196-205
13. Goh BK, Tan YM, Cheow PC, et al. Cystic lesions of the pancreas: an appraisal of an aggressive resectional policy adopted at a single institution during 15 years. Am J Surg 2006;192:148-154
14. Laffan TA, Horton KM, Klein AP, et al. Prevalence of unsuspected pancreatic cysts on MDCT. AJR American journal of roentgenology 2008;191:802-807
15. Lahav M, Maor Y, Avidan B, et al. Nonsurgical management of asymptomatic incidental pancreatic cysts. Clin Gastroenterol Hepatol 2007;5:813-817
16. Lee KS, Sekhar A, Rofsky NM, et al. Prevalence of incidental pancreatic cysts in the adult population on MR imaging. Am J Gastroenterol 2010;105:2079-2084
17. Lee SH. [Clinical approach to incidental pancreatic cystic lesions]. Korean J Gastroenterol 2010;55:154-161
18. Lee SH, Shin CM, Park JK, et al. Outcomes of cystic lesions in the pancreas after extended follow-up. Dig Dis Sci 2007;52:2653-2659
19. Linder JD, Geenen JE, Catalano MF. Cyst fluid analysis obtained by EUS-guided FNA in the evaluation of discrete cystic neoplasms of the pancreas: a prospective single-center experience. Gastrointestinal endoscopy 2006;64:697-702
20. Mansour JC, Schwartz L, Pandit-Taskar N, et al. The utility of F-18 fluorodeoxyglucose whole body PET imaging for determining malignancy in cystic lesions of the pancreas. J Gastrointest Surg 2006;10:1354-1360
21. Oh HC, Kim MH, Hwang CY, et al. Cystic lesions of the pancreas: challenging issues in clinical practice. Am J Gastroenterol 2008;103:229-239
22. Ramage JK, Davies AH, Ardill J, et al. Guidelines for the management of gastroenteropancreatic neuroendocrine (including carcinoid) tumours. Gut 2005;54 Suppl 4:iv1-iv16
23. Sperti C, Pasquali C, Decet G, et al. F-18-fluorodeoxyglucose positron emission tomography in differentiating malignant from benign pancreatic cysts: a prospective study. J Gastrointest Surg 2005;9:22-28
24. Sperti C, Pasquali C, Guolo P, et al. Serum tumor markers and cyst fluid analysis are useful for the diagnosis of pancreatic cystic tumors. Cancer 1996;78:237-243
25. Sugiyama M, Atomi Y, Hachiya J. Intraductal papillary tumors of the pancreas: evaluation with magnetic resonance cholangiopancreatography. Am J Gastroenterol 1998;93:156-159
26. Tanaka M, Fernandez-del Castillo C, Adsay V, et al. International consensus guidelines 2012 for the management of IPMN and MCN of the pancreas. Pancreatology 2012;12:183-197
27. van der Waaij LA, van Dullemen HM, Porte RJ. Cyst fluid analysis in the differential diagnosis of pancreatic cystic lesions: a pooled analysis. Gastrointest Endosc 2005;62:383-389
28. Walsh RM, Vogt DP, Henderson JM, et al. Natural history of indeterminate pancreatic cysts. Surgery 2005;138:665-670
29. Yamao K, Nakamura T, Suzuki T, et al. Endoscopic diagnosis and staging of mucinous cystic neoplasms and intraductal papillary-mucinous tumors. J Hepatobiliary Pancreat Surg 2003;10:142-146
30. Yoon WJ, Lee JK, Lee KH, et al. Cystic neoplasms of the exocrine pancreas: an update of a nationwide survey in Korea. Pancreas 2008;37:254-258

chapter
39 췌장 낭성종양의 수술

장진영

- 낭성종양의 악성도 정도에 따라 수술의 적응증이 다르므로 낭성종양의 진단에 따라 개별적인 치료접근을 해야 한다.
- 췌장의 수술방법에는 다양한 장기보존 술식이 있으므로 주변 조직 침습 및 림프절전이의 가능성이 없는 경우에는 장기보존 술식을 통해 췌장기능 감소를 최소화해야 한다.
- 악성의 위험도가 있는 종양에서는 췌관선암에 준하는 수술 범위 및 방법을 선택해야 한다.
- 최근 들어 복강경 췌미부수술은 안전성과 수술시간 등이 개복수술과 같은 것으로 알려져 있어서 낭성종양의 수술에 보편적으로 사용되고 있다. 하지만 췌두부절제술에서의 복강경 수술은 아직까지 표준수술은 아니다.

I 수술의 적응증

췌장의 낭성종양에 대한 치료로 낭 내 알코올 주입을 포함한 몇 가지 시도들이 최근 시도되고 있기는 하지만, 경과관찰이 아닌 치료를 결정했다면 아직까지는 수술만이 췌장 낭성종양에 있어서 근본적인 치료방법이다. 종양의 치료에 있어서 고려해야 할 항목은 여러 가지가 있지만, 특히 췌장의 낭성종양의 치료에 있어서는 종양의 악성도, 증상 여부, 질환의 자연경과를 고려한 예상 진행속도, 병변의 위치, 치료의 종류에 따른 효과/부작용 및 경제비용과 같은 일반적인 사항 외에 췌장수술이 가지고 있는 합병증 및 내외분비 기능손실을 고려하지 않을 수 없다. 최근에는 복강경수술과 같은 최소침습수술*minimally invasive surgery*이 췌장수술에도 적극적으로 도입되고 있고, 실제로 기존 수술방법과 비교했을 때 악성화된 경우가 아니라면 기존 개복수술에 비해 수술 후 회복 및 미용, 기능적인 측면에서 우월한 경우가 인정되어 그 적용이 점점 늘고 있다.

일반적으로 췌장수술은 복부수술 중 가장 높은 수술 후 합병증 및 사망률을 보이는 것으로 알려져 있지만(특히 췌장두부수술일 경우), 경험이 많은 병원일 경우에는 비교적 안전하게 시행할 수 있는 수술로 인식되어 가고 있다. 따라서 과거에는 양성 질환에서 췌장수술을 금기시하였던 경향이 있었지만, 최근에는 췌장염과 같은 양성 질환뿐만 아니라 췌장 낭성종양과 같은 중등도 또는 저악성도의 종양에서의 수술적 치료가 급격히 늘고 있다.

일부에서는 3cm를 기준으로 대부분의 작은 낭성종양은 양성일 가능성이 많으므로 수술보다는 경과 관찰할 것을 추천하기도 하지만, 이것은 개별 낭성질환의 특징을 고려하지 않은 치료로 적당한 것이 될 수 없다.

표 39-1 흔한 췌장 낭종의 종류와 수술 적응증

췌관내 유두상 점액종양*IPMN*	주췌관형 부췌관형의 경우 3cm 이상의 낭종 주췌관이 5mm 이상 확장 벽 내 결절*mural nodule* 존재 췌관 직경의 급격한 변화 림프절 종대
점액성낭성종양*MCN*	4cm 미만의 벽 내 결절이 없는 고령의 환자를 제외한 모든 환자
고형 가유두상 종양*SPN*	진단 시 모든 환자가 수술의 대상
장액낭성종양	경과관찰이 원칙이나 증상이 있거나 지속적으로 자라서 주변 조직을 압박하는 경우

췌장 낭종의 치료에 있어서는 아직까지도 개별 병원 및 의사의 치료기준에 차이가 많기는 하지만, 최근 발표된 국제 가이드라인에 따르면 표 39-1과 같이 췌관내 유두상 점액종양*intraductal papillary mucinous neoplasm; IPMN*의 경우에는 ① 주췌관형이거나 부췌관형 중에서는 ② 3cm 이상의 낭종, ③ 주췌관이 5mm 이상 확장된 경우, ④ 벽 내 결절*mural nodule* 존재, ⑤ 췌관 직경의 급격한 변화, ⑥ 림프절 종대 등이 수술의 적응증으로 인정되고 있다. 점액낭성종양*mucinous cystic neoplasm; MCN*도 악성의 가능성이 있어 가급적 모든 경우에서 수술을 권유하나, 4cm 미만으로 벽 내 결절이 없는 고령에서는 경과관찰이 가능하겠다. 장액낭성종양의 경우에는 대부분 경과관찰이 가능하지만 진단이 애매한 경우, 증상이 있는 경우, 지속적으로 자라서 혈관 등의 주변 조직을 압박하는 경우에는 수술을 하는 것이 좋다.

다른 장에서 개별 췌장낭종에 대한 특징 및 수술의 적응증과 관련하여 자세히 기술하였으므로, 여기서는 췌장 낭종의 표준적 치료인 수술적 절제가 결정된 환자에서 수술 전후 고려해야 할 사항 및 수술 종류 및 그 선택에 대해 정리하고자 한다.

Ⅱ 수술방법의 결정에 관여하는 요소

이미 종양의 수술이 결정된 경우라 할지라도 어떤 수술을 할지는 아래 언급한 여러 임상인자들을 충분히 고려해 판단해야 한다.

① 종양의 악성도: 췌장에서 발생한 낭성종양은 대부분이 전형적인 췌장암에 비해 예후가 좋고 주변 침습이 많지 않아 췌장암에서 시행되는 췌장절제술에 비해서 췌장 실질 및 주변 조직의 절제를 최소화하는 기능보존 술식을 선택하는 것이 일반적이다. 물론 낭성종양이라 할지라도 이미 주변 조직의 침습이 의심되는 경우나 악성의 가능성이 매우 높은 경우에는 췌장선암에 준하는 수술이 바람직하다.

② 병변의 위치: 일반적으로 종양이 췌두부에 위치한 경우 십이지장, 담관 등의 주변 장기를 동반 절제해야 하고, 절제 후에도 여러 문합이 필요하여 수술이 더 어렵고, 기능적인 손실과 합병증도 많다. 따라서 췌장의 두부보다는 체부 또는 미부에 위치한 종양의 경우에는 좀 더 적극적으로 수술을 권유할 수 있다. 다행히 췌장낭종의 경우 상당수에서 췌두부보다는 체미부에 위치한 경우가 많아 수술 자체도 비교적 손쉬운 췌미부절제술을 시행할 수 있다. 더군다나 최근에는 췌미부절제술의 상당수가 복강경을 통해 이루어져서 수술에 대한 환자의 동의를 좀 더 쉽게 구할 수 있다.

③ 췌장의 내외분비 기능 보존 고려: 대부분의 저악성도 종양의 경우 췌장 또는 주변 장기의 절제를 최소화하여 췌장의 기능을 보존하는 술식들이 최근에 많이 개발되어 왔다. 이들 수술은 최소절제를 목표로 하는 수술이지만 췌장외과 의사에게는 매우 고난도의 기술과 경험을 요구하여 수술시간도 길고, 그에 따르는 수술 후 합병증도 만만치 않은 수술이다. 하지만 장기적인 관점에서 보면 종양학적으로 문제가 없다면 췌장의 절제를 최소화하여 췌장의 기능 보존을 극대화하려는 시도는 필요하다고 생각된다.

④ 그 외 환자의 전신상태 및 수술 후 발생할 수 있는 문제들(경제적 비용, 재발의 위험도, 기능적 손실 등)을 해결할 수 있는 의지 및 능력, 종양의 병리학적 진단을 위한 주변 조직 동반절제의 필요성, 개별 병원의 췌장수술 경험에 따라 수술방법의 선택은 달라질 수 있으므로 환자 및 보호자와의 상의를 통해 개별적으로 접근하는 것이 바람직하다.

Ⅲ 수술의 종류

선택할 수 있는 수술의 종류를 종양의 위치 및 장기보존 정도에 따라 나누어 설명하면 아래와 같다.

① 췌장두부

- 전형적 수술: 췌십이지장절제술*pancreatoduodenectomy; PD*, 십이지장보존 췌십이지장절제술*pylorus preserving pancreatoduodenectomy; PPPD*
- 장기보존 수술: 십이지장보존 췌두부절제술*duodenum preserving resection of head of the pancreas; DPRHP*, 췌십이지장 2부절제술*pancreatic head rese-*

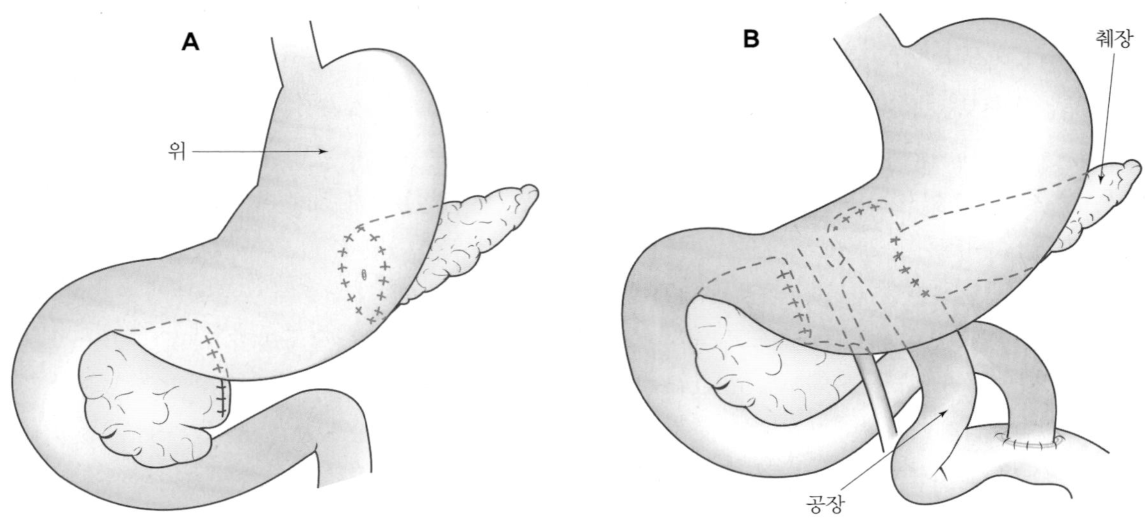

그림 39-1. 췌중앙절제술 췌장의 중앙 부위 절제 후 췌장두부는 단면 처리하고, 미부는 위(A) 또는 공장(B)과 문합한다.

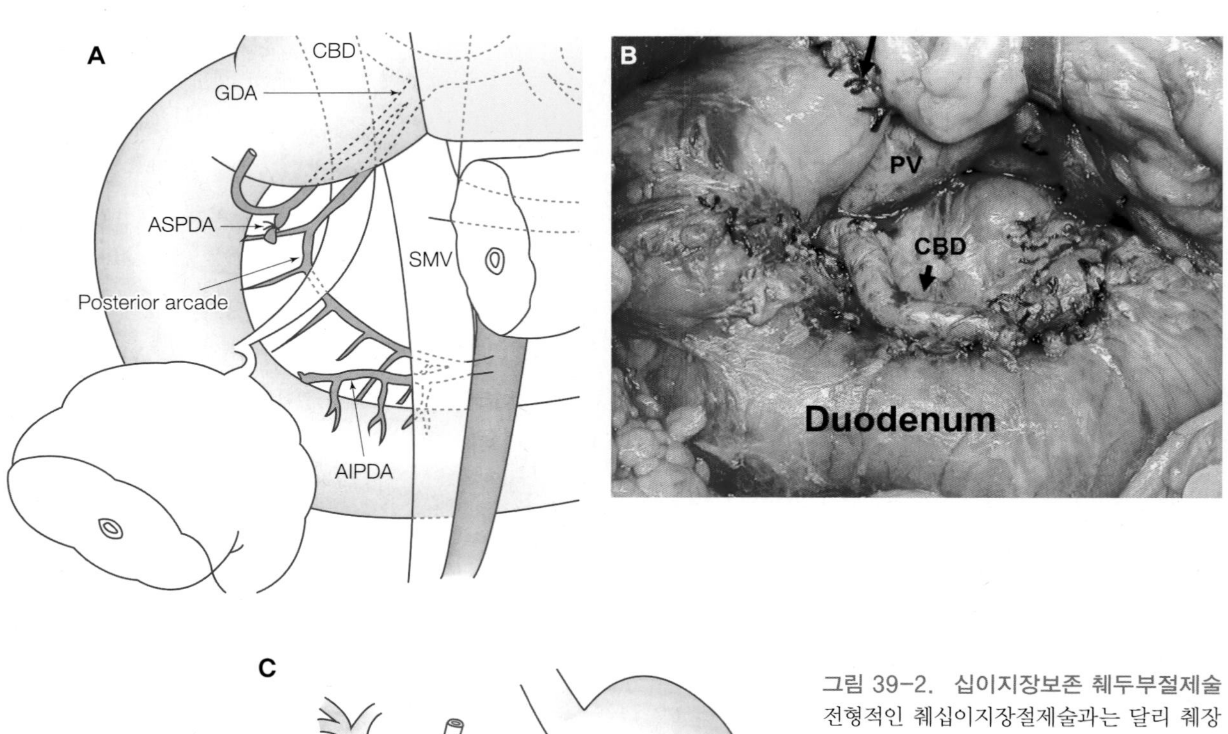

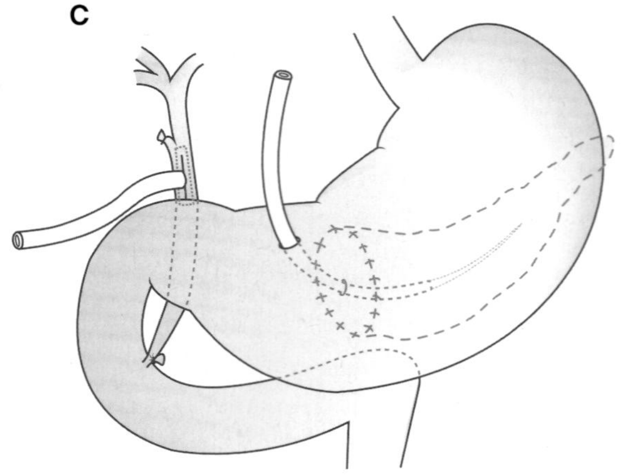

그림 39-2. 십이지장보존 췌두부절제술 전형적인 췌십이지장절제술과는 달리 췌장 주변의 여러 혈관 및 총수담관을 그대로 보존하면서 췌장두부만을 절제한다(A). B는 췌두부 절제후 실제 수술 시야를 보여주는 것이고, 이후 그림 C와 같이 췌장의 체미부를 위와 연결하게 된다. ASPDA: anterior superior pancreaticoduodenal artery, AIPDA: anterior inferior pancreaticoduodenal artery, CBD: common bile duct, GDA: gastroduodenal artery, PV: portal vein, SMV: superior mesenteric vein

ction with segemental duodenectomy; *PHRSD*, 핵절제술*enucleation*, 배부 혹은 복부 췌두부절제술*dorsal or ventral pancreas head resection*

② 췌장체부

– 전형적 수술: PD, PPPD, 췌미부절제술*distal pancreatectomy*, 췌아전절제술*subtotal pancreatectomy*

– 장기보존 수술: 췌중앙절제술*central or median pancreatectomy*, 핵절제술

③ 췌장미부

– 전형적 수술: 췌미부절제술

– 장기보존 수술: 비장보존 췌미부절제술, 핵절제술

그 외 췌장의 전반에 걸친 또는 다발성 종양의 경우에는 췌전절제술 또는 아전절제술을 시행할 수 있다.

췌장수술을 전문으로 하지 않는 의사들에게는 생소하지만 임상적으로 사용되는 몇 가지 중요한 장기보존 술식을 소개하면 다음과 같다.

① 췌중앙절제술: 종양이 췌장의 체부에 위치한 경우 최소한의 췌장절제술을 목적으로 하여 췌장의 가운데 부분을 절제하고, 그림과 같이 췌장미부는 위장 또는 소장과 문합하여 주고, 두부는 봉합하는 방법이다(그림 39–1).

② 십이지장보존 췌두부절제술: 이 술식은 만성 췌장염의 수술로 개발된 이후 두부에 위치한 췌장낭종의 수술에도 사용되고 있다. 췌장두부로의 미세혈관과 연부조직을 모두 결찰 및 박리해야 하기 때문에 수술이 매우 까다롭고 오래 걸리며, 합병증도 췌십이지장절제술보다 적다고 할 수 없어 많이 사용되고 있지는 않지만 십이지장 및 담관을 온전히 보전할 수 있다는 장점이 있다(그림 39–2).

③ 비장보존 췌미부절제술: 전형적인 췌미부절제술은 림프절 곽청을 포함한 주변 연부조직의 동반 제거를 위해 비장 동맥과 정맥을 절제하기 때문에 원위부 췌장과 함께 비장을 동반 절제하게 된다. 하지만 양성 질환의 경우 굳이 비장을 동반 절제할 이유가 없다면, 비장으로 가는 혈류를 보존하여 비장을 살리는 변형 술식을 시행하게 된다(그림 39–3).

Ⅳ 절제 부위의 선택 및 고려사항

일반적으로 췌관내 유두상점액 종양*IPMN*을 제외하고는 췌장 낭성종양은 종양의 위치가 비교적 명확히 구분되기 때문에 종양의 위치에 따라 절제하는 부위를 선택한 후, 종양의 악성도, 표재성 병변, 크기, 췌장의 위축 및 췌장염 동반 여부, 수술 전 당뇨 여부, 수술자에게 익숙한 수술의 방법 및 숙련도를 고려하여 수술을 선택하게 된다.

수술을 선택하는 데 있어서 가장 중요한 것은 종양의

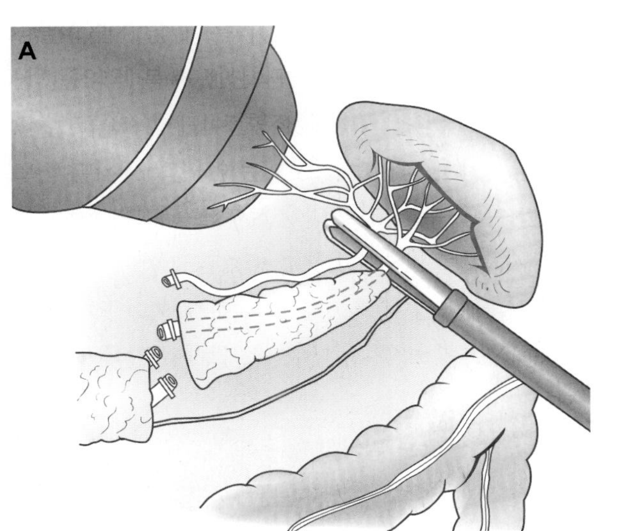

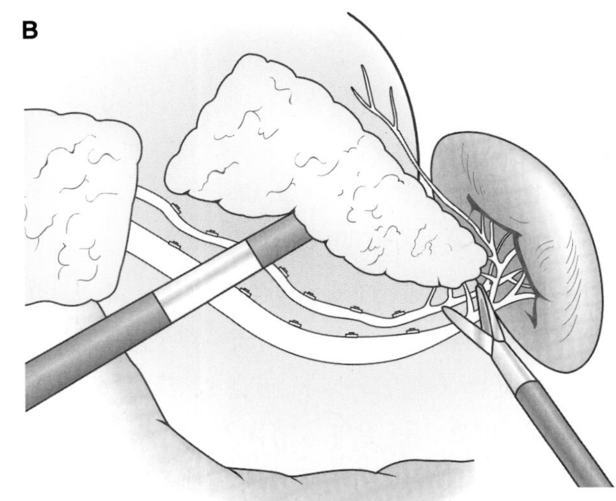

그림 39–3. 비장보존 췌미부절제술 A. 비장 동, 정맥은 췌미부와 함께 절제하지만 비문*splenic hilum*에서 단위혈관*short gastric vessels*을 보존하여 비장을 살리는 방법, B. 비장 동, 정맥의 작은 혈관 분지를 모두 박리하여 보존하고 췌장미부만을 절제하는 방법(비장혈관보존 췌미부절제술).

악성도로 생각되며, 악성의 가능성이 높은 경우는 위에서 열거한 장기보존 술식보다는 표준절제를 하는 것이 현명하겠다. 저악성도로 생각되는 종양의 경우 장기보존 술식을 고려하게 되는데, 이런 술식이 절제 범위가 작기는 하지만, 표준술식에 비해 매우 복잡하고 어려운 박리, 결찰 과정이 요구되기 때문에, 주변 조직에 염증이 동반된 경우에는 위에서 열거한 여러 장기보존 수술을 선택하기 곤란하다. 따라서 이런 술식을 고려할 때는 수술 전에 내시경시술 또는 조직검사 등 췌장 주변의 염증을 유발할 수 있는 조작을 가급적 하지 않는 것이 바람직하다.

장기보존 술식 중에서도 가장 절제 범위가 작은 것은 핵절제술로 최근 들어 췌장 낭종에서의 시술이 늘어나고 있다. 하지만 핵절제술 자체가 전형적인 췌장절제술에 비해 췌장누출 등의 합병증이 높을 수 있고, 조직박리 시 종양이 터질 수 있다. 병리적으로도 핵절제술은 조직 침윤, 인접 기질의 변화 등을 확인할 수 없어서 진단에 장애가 될 수 있다는 점 등을 고려하면, 무분별하게 사용하는 것보다는 양성 종양으로 생각되며 종양이 작고 피막형성이 좋고 표면*superficial*에 위치한 종양을 대상으로 시행하는 것이 바람직할 것으로 생각한다.

IPMN은 질환의 특성상 다른 낭성종양과는 달리 췌관을 따라서 종양이 자라는 특성 때문에 수술 전에 절단면을 미리 정하기 곤란한 경우가 비교적 흔하다. 일반적으로 주췌관형 또는 혼합형의 경우에는 진단 당시 악성인 경우가 60% 이상이기 때문에 수술을 견딜 수 있는 상태라면 적극적인 수술적 절제를 추천한다. 국소적인 확장이 주된 경우에는 췌두부 또는 체미부의 해당 부위 췌장을 절제하는 수술을 하겠지만, 주췌관을 미만성으로 침범한 경우에는 췌전절제술도 고려해야 한다. 임상 의사의 입장에서는 가급적 췌전절제술은 피하고 싶기 때문에 병변이 미만성인 경우에는 병변이 심한 부위를 우선 절제하고, 남는 부위의 절단면에서 조직검사 및 췌관 내 내시경/초음파 등을 시행하여 중등도 이하의 이형성을 보이는 경우에는 수술을 중단하고 경과관찰을 시행할 수도 있다. 하지만 고이형성 또는 암의 소견을 보이는 경우에는 한두 번의 절단면 절제를 더 시행하고, 그래도 같은 소견이면 췌전절제술을 고려해야 한다. 하지만 이때도 췌전절제술 후 당뇨와 소화기능 장애가 필연적이므로 상황을 이해하고 치료에 협조적인 환자를 대상으로 시행해야 한다. 또한 수술 후에는 당뇨 및 소화제 복용에 따른 교육과 환자와의 협조가 잘 이루어져야 함은 물론이다.

Ⅴ 최소침습수술의 적용

1987년 복강경 담낭절제술이 최초로 시행된 후 복강경 수술기법과 기구의 발전으로 인해 현재 외과의 많은 영역에서 복강경수술이 시행되고 있고, 이전에 금기로 여겨졌던 대장암, 위암에서도 조기병변일 경우 개복술과 같은 임상 성적을 보인다는 것이 알려지고 있다. 췌장수술 영역에서도 복강경수술이 적극적으로 도입되어 현재 질환의 치료방법 선택에 많은 영향을 미치고 있다.

이 중 현재 췌장 영역에서 복강경으로 시도되는 수술은 개복수술로 시행되는 대부분의 수술들이 해당되지만, 아직까지 그 효율성을 인정받은 것은 복강경 췌미부절제술이다.

이는 1996년 Cuschieri과 Gagner 등이 처음 보고하였는데, 최근에는 대부분의 센터에서 이 수술을 임상에 적용하고 있다. 저악성도의 종양에서 시행할 경우 개복술과 비교해서 재발률에 차이가 없을뿐더러, 수술시간, 합병증 등에서도 차이가 없고, 수술 후 재원일수, 출혈량 등은 오히려 복강경수술이 개복수술보다 적은 것으로 알려져 있다. 또한 초기 복강경 시기에 비해 많은 술기의 발전과 습득으로 인하여 복강경 췌미부절제술은 특별히 어려운 증례나 악성이 심한 경우를 제외하고는 앞으로 췌장원위부 저악성도 종양의 치료에 있어서 표준치료로 자리 잡을 것으로 생각한다. 최근에는 로봇수술을 복강경수술 대신에 시도하는 센터가 늘고 있다. 하지만 기존 복강경수술에 비해 수술시간은 긴 반면에 비싸고 특별한 장점은 없어서 비용효과 면에서 우수한 수술이라고 할 수는 없다. 다만 복강경수술에 대한 경험이 부족한 외과 의사에게 learning curve를 줄일 수 있다고는 알려져 있어 향후 대규모 비교연구가 필요할 것으로 생각된다.

반면에 췌장두부에 위치한 낭종에 대한 치료로 췌십이지장절제술을 복강경으로 시행하는 것에 대해서는 아직 부정적인 의견이 많다. 1994년 Gagner 등에 의해 처음으로 췌두부에 국한된 만성 췌장염에 대해 전 복강경 술식으로 유문보존 췌십이지장절제술이 보고되었고, 이후 췌장 낭종을 포함한 비교적 양성 질환에 대한 수술증례가 꾸준히 늘고 있다.

최근 보고들은 수술시간 및 출혈의 감소 등이 이전에 비해 좋아짐을 보고하였지만, 몇몇 술자를 제외하고는 모두 몇 예 이내의 증례보고 수준일뿐더러, 여전히 수술시간이 6~10시간 가까이 걸린다. 또한 수술 후 합병증이 40% 내외 등으로 보고되어 있고, 그로 인해 재원일의 단축도 불가능한 것으로 보여, 과연 최초침습수술의 장점을 살릴 수 있는 수술인가의 여부는 현재 결론 내리기 불가능하다. 췌장 문합부의 안정성 외에도 장기적 삶의 질의 관점에서 보면 췌관의 개존성*patency*이 제일 중요한데 복강경수술 시에 시행되는 췌장공장문합술(대부분 dunking 방법)이 개복 시의 췌관공장관점막문합술*duct to mucosa pancreatoduodenectomy*보다 기능적으로 나쁘기 때문에 장기적인 추적관찰을 통해 기능적이 측면에서의 연구와 함께 향후 지속적인 수술 기구 및 기법의 발전이 필요할 것으로 생각된다.

Ⅵ 요약 및 결론

췌장의 낭성종양의 치료로 수술이 결정된 경우라 할지라도 종양의 악성도, 증상 여부, 질환의 자연경과를 고려한 예상 진행속도, 병변의 위치, 치료의 종류에 따른 효과/부작용 및 경제비용과 같은 여러 인자를 종합적으로 판단하여 개별 환자의 특수성을 반영한 수술방법을 결정해야 한다. 종양이 저악성도인 경우가 많은 것을 고려한다면 장기의 기능을 최대한 보존하면서 최소 침습적인 방법으로 수술을 시행하는 것도 적극적으로 고려해야 할 것으로 생각된다. 특히 췌장의 체, 미부에 위치한 췌장낭종의 경우에는 복강경 술식이 여러 가지 장점으로 인해 점차 표준적인 술식으로 자리를 잡아가고 있는 만큼 이 부위에 발생한 전암성 병변의 낭종의 경우에는 좀 더 적극적인 절제가 가능할 것으로 생각된다.

참고문헌

1. 장진영. 췌장의 낭성종양. 김선회, 서경석. 간담췌 외과학. 제3판. 서울: 의학문화사 2013:931-943
2. Jin-Young Jang. Timing of resection of Branch duct IPMN. Tanaka. Intraductal Papillary Mucinous Neoplasm of the Pancreas. Springer 2013:171-180
3. Ahn YJ, Kim SW, Park YC, et al. Duodenal-preserving resection of the head of the pancreas and pancreatic head resection with second-portion duodenectomy for benign lesions, low-grade malignancies, and early carcinoma involving the periampullary region. Arch Surg 2003;138:162-168
4. Aly MY, Tsutsumi K, Nakamura M, et al. Comparative study of laparoscopic and open distal pancreatectomy. J Laparoendosc Adv Surg Tech A 2010;20:435-440
5. Cirocchi R, Partelli S, Coratti A, et al. Current status of robotic distal pancreatectomy: a systematic review. Surg Oncol 2013;22:201-207
6. Dedieu A, Rault A, Collet D, et al. Laparoscopic enucleation of pancreatic neoplasm. Surg Endosc 2011;25:572-576
7. Eom BW, Jang JY, Lee SE, et al. Clinical outcomes compared between laparoscopic and open distal pancreatectomy. Surg Endosc 2008;22:1334-1338
8. Gagner M, Palermo M. Laparoscopic Whipple procedure: review of the literature. J Hepatobiliary Pancreat Surg 2009;16:726-730
9. Gagner M, Pomp A. Laparoscopic pylorus-preserving pancreatoduodenectomy. Surg Endosc 1994;8:408-410
10. Kiely JM, Nakeeb A, Komorowski RA, et al. Cystic pancreatic neoplasms: enucleate or resect? J Gastrointest Surg 2003;7:890-897
11. Kooby DA, Hawkins WG, Schmidt CM, et al. A multicenter analysis of distal pancreatectomy for adenocarcinoma: is laparoscopic resection appropriate? J Am Coll Surg 2010;210:779-785
12. Lee SE, Jang JY, Hwang DW, et al. Clinical efficacy of organ-preserving pancreatectomy for benign or low-grade malignant potential lesion. J Korean Med Sci 2010;25:97-103
13. Nakamura M, Nakashima H. Laparoscopic distal pancreatectomy and pancreatoduodenectomy: is it worthwhile? A meta-analysis of laparoscopic pancreatectomy. J Hepatobiliary Pancreat Sci 2013;20:421-428
14. Sahani DV, Saokar A, Hahn PF, et al. Pancreatic cysts 3 cm or smaller: how aggressive should treatment be? Radiology 2006;238:912-919
15. Tanaka M, Fernández-del Castillo C, Adsay V, et al.. International Association of Pancreatology. International consensus guidelines 2012 for the management of IPMN and MCN of the pancreas. Pancreatology 2012;12:183-197
16. Warshaw AL. Distal pancreatectomy with preservation of the spleen. J Hepatobiliary Pancreat Sci 2010;17:808-812

chapter 40

췌장암의 원인 및 병인

류지곤

- 췌장암은 발견 당시 이미 진행되어 근치적 절제 가능성이 20% 이하이면서 절제 후에도 대부분 재발하는 예후가 매우 나쁜 암이다.
- 췌장암 발생의 위험인자로는 흡연, 만성 췌장염, 당뇨병, 가족력, 고열량 고지질 식사, 남성, 고령 등이다.
- 췌장암에서는 *KRAS*, *p53*, *p16/CDKN2A*, *SMAD4* 등 유전자의 변이가 흔히 관찰된다.
- Pancreatic intraepithelial neoplasia(PanIN)은 췌장암의 전구 병변으로 알려져 있으며, PanIN-1, PanIN-2, PanIN-3을 거쳐 췌장암으로 발전한다.

우리나라에서 췌장암은 발생빈도 면에서 보면 전체 암 중 2.3%로서 8번째에 해당하지만, 암으로 인한 사망원인으로는 5번째를 차지하고 있다. 이는 췌장암이 다른 암에 비하여 발생빈도가 그리 높지는 않지만 일단 발생하면 사망률이 매우 높다는 것을 의미한다. 2011년 통계에 의하면 총 발생 환자는 연간 5,080명이고 남자는 10만 명당 8.6명, 여자는 5.2명으로 발표되었는데, 외국에서도 일반적으로 10만 명당 4~10명으로 알려져 있다. 서양에서 췌장암은 전체 암 중 약 3%를 차지하고 있고, 암으로 인한 사망자의 약 5%를 차지하고 있다.

췌장암에 대한 치료방법이 그동안 많이 발전해 왔음에도 불구하고 5년 생존율은 아직 극히 저조하다. 보건복지부 통계에서는 8.7%이고 전 세계적으로도 5% 정도이다. 우리나라의 통계는 치료를 받지 않은 환자가 빠져 있을 가능성이 높아 실제 생존율은 더 낮을 것으로 추정된다. 생존율이 저조한 이유는 췌장암 발견 당시에 완치 목적의 수술적 절제가 가능한 환자의 비율이 전 세계적으로 10~20%밖에 되지 않기 때문이다. 다행히 절제술을 시행받은 환자들이라도 추적관찰 중에 대부분은 재발을 잘하는 문제점이 있다. 즉, 근치적 절제술 후에도 5년 생존율이 약 10~20%밖에 되지 않아 췌장암은 다른 어떤 암보다도 예후가 좋지 않은 편이다.

I 위험인자

췌장암의 위험인자에 대해서는 그동안 많은 연구가 진행되어 왔다(표 40-1). 남성에서 여성보다 약 1.3배 발생률이 높고, 50세 이상 나이가 많은 연령에서 주로 발생한다.

표 40-1 췌장암의 위험인자

변수	위험도(배)	해설
연령	20	연령 증가에 따라 기하급수적 증가 50세 이상에서 50세 미만보다 20배 위험도 증가
성별	1.3	남자가 여자보다 1.3배의 위험도
비만	1.5	체질량지수 25 이상이면 1.3배 위험도, 30 이상이면 1.7배 위험도
식이		고지방, 고열량 식사는 위험도를 높임 신선한 과일, 야채, 섬유소는 위험도를 낮춤
흡연	2	흡연자는 최소 2배 이상의 위험도 증가 금연은 예방전략에 가장 좋은 기회 제공
췌장염 유전성 만성	 53~70 13~14	모든 종류의 췌장염은 위험도를 높임 평생 위험도 30~40% 5년 이상 추적 시 13~14배 위험도 증가 누적 위험도 10년에 2%
가족력	3~5 18~57	일등친이 췌장암이면 평생 위험도 5% 일등친이 2 또는 3명 이상 췌장암
당뇨병 장기간 병력 최근 발병	 2 3.9	당뇨병은 췌장암의 조기증상일 수 있음 발병 20년 이상 당뇨병 발병 1년 이내

육류나 지방성분이 많은 식사를 하는 사람에서 췌장암의 발생률이 2배 정도 높은 반면, 신선한 채소나 과일을 많이 섭취하는 사람에서는 발생률이 적은 것으로 나타났고, 비만인 사람에서는 약 1.5배 높은 발생률을 보인다. 또한 담배는 잘 알려진 위험인자로서 흡연자는 비흡연자보다 약 2배 췌장암의 발생률이 높다. 직업적으로 발암물질에 노출되어서 췌장암이 발생할 가능성도 있으나, 정확하게 어떤 물질이 췌장암과 연관되어 있는지에 대해서는 아직 확실한 정보가 없다.

만성 췌장염과 췌장암의 연관성은 많은 역학 연구에서 규명되어 왔는데, 두 질환은 빈번하게 같이 존재한다. 만성 췌장염 환자를 5년 이상 추적 관찰한 경우 위험도는 13~14배이며, 10년마다 약 2%의 누적 위험도로 보고되는데 20년간 4~5%의 보고도 있다. 전체 만성 췌장염의 약 3~5%에서만 췌장암이 발생하며, 우리나라의 다기관 연구에서는 814명의 만성 췌장염 환자 중에서 25명(3.1%)에서 췌장암이 발생하여 외국과 비슷한 발병률을 보였다. 상염색체 우성으로 유전하며 80%의 투과도를 보이는 유전성 췌장염*hereditary pancreatitis*은 췌장암의 위험도가 대조군보다 53~70배에 이르며 40세 이후 급격히 증가한다. 일생 동안 약 40%까지 췌장암이 발병하는 것으로 알려져 있으나, 아직 우리나라에는 유전성 췌장염은 증례 보고만 몇 예 있을 뿐 극히 드물다.

당뇨병은 췌장암의 위험인자로 20년 이상 오래된 당뇨병은 위험도가 2배 정도로 알려져 있다. 또한 췌장암 자체로 인하여 이차적으로 당뇨병이 발생하는 경우가 흔하므로, 최근 1년 이내에 당뇨병이 발생한 군에서 췌장암 발생 위험도는 3~7배로 높다.

가계의 유전적 요인에 의하여 췌장암이 발생하는 경우도 있는데, 췌장암 환자의 5~10%에서 관련된다고 생각된다. 췌장암의 가족력이 있는 경우 췌장암의 위험도는 가족에서의 췌장암 환자 수, 혈연 정도, 발병 연령 등에 따라 다르나, 직계 가족에서 2명 또는 3명 이상의 췌장암 환자가 있는 경우(가족성 췌장암) 대조군보다 6배 또는 32배의 위험도 및 일생 동안 20%까지의 위험도를 갖는다. 췌장암은 몇몇 유전성 질환군과 연관되어 있는데, 이는 유전성 췌장염, 유전성 비용종성 대장암*hereditary nonpolyposis colorectal carcinoma*, 가족성 선종성 용종증 *familial adenomatous polyposis*, Gardner 증후군, Peutz-Jeghers 증후군, 폰 히펠-린다우*von Hippel-Lindau* 증후군, familial multiple mole melanoma, 혈관확장성 운동실조증*ataxia telangiectasia*, 제1형 다발성 내분비 종양증 등이다.

Ⅱ 분자생물학적 발병기전

분자생물학의 발전으로 인하여 췌장암의 발생 및 진행에 관여하는 많은 유전자들이 밝혀져 있다. *KRAS* 유전자변이는 대부분의 췌장암에서 발견되는 가장 잘 알려진 종양유전자이며, *p16/CDKN2A*, *p53*, *DPC4/SMAD4* 등의 유전자는 종양억제유전자로 췌장암 발병에 중요한 역할을 한다. 그 이외에도 흔하지 않지만 *BRCA2*, *AKT2*, *LKB1/STK11*, *MLH1* 유전자변이도 췌장암의 일부에서 발견된다(표 40-2).

1. 종양유전자

KRAS 유전자변이는 췌장암의 약 90~95%에서 발견되는 가장 흔한 변이로, *KRAS*의 변이율이 매우 높은 것은 췌장암에서의 특징적 현상이다. 또한 췌장암의 전구병변인 pancreatic intraepithelial neoplasia-1(PanIN-1)에서부터 *KRAS* 유전자변이가 나타나기 시작하므로 췌장암의 발생 단계 중 비교적 초기 단계에서부터 중요한 역할을 할 것으로 여겨진다. 12번 유전자의 단완에 존재하는 *KRAS*는 Ras 단백 중 하나이며 세포의 증식이나 분

표 40-2 췌장암에서 흔히 발견되는 유전자이상

유전자 이름		염색체	빈도
종양유전자	*KRAS2*	12p	90~95%
	AKT2	19q	10~20%
	BRAF	7q	5%
종양억제유전자	*p16*	9p	>95%
	p53	17p	50~75%
	DPC4/SMAD4	18q	50~60%
	LKB1/SKT11	19p	5%
	MKK4	17p	4%
DNA 수복 유전자	*MLH1*	3p	3~15%
	BRCA2	13q	7%
	FANC-C	9p	<5%
	FANC-G	9p	<5%

화 등에 관련된 신호전달을 중간에서 매개하는 물질로서, 성장촉진인자들과 같은 세포 외 자극에 의하여 활성화된다(그림 40-1). Ras 단백은 자극이 없는 상태에서는 GDP와 결합되어 비활성화되어 있으나 외부 자극이 있게 되면 GTP와 결합되면서 활성화되고, 이어서 다음 단계로서 Raf, MEK, ERK 등을 활성화시킨다. 종양에서 *KRAS*의 변이는 주로 12, 13, 61번 코돈*codon*에서 일어나는데, 이렇게 변이된 *KRAS*는 GTP를 다시 GDP로 바꾸어 비활성화되는 기능이 상실되어서, 외부의 자극이 없어도 계속 활성화 상태로 있게 된다. 이로 인하여 세포는 증식조절 기능을 상실하고 계속 증식하는 상태가 된다. *KRAS* 유전자변이는 일부 아형의 변이를 제외하고는 예후와는 무관한 것으로 알려져 있다.

BRAF 유전자는 7번 유전자의 장완에 존재하며 췌장암의 5%에서 유전자변이가 발견되는데, *KRAS* 유전자변이가 없는 췌장암에서 발견된다. *AKT*는 serine-threonine kinase의 일종으로 19번 유전자 장완에 존재하며, 종양유전자로 췌장암 조직 및 세포주의 10~20%에서 과발현된다고 알려져 있다. *AKT*는 PI3 kinase의 하부 경로로 epidermal growth factor, platelet-derived growth factor 등 각종 성장인자에 의해 활성화되며 췌장암 세포의 침습성을 촉진시키는 데 기여한다.

2. 종양억제유전자

종양억제유전자의 기능상실은 모든 종류의 암 발생에 있어서 매우 중요하다. 췌장암에서는 이러한 종양억제유전자의 기능상실이 다른 암과 비교해서 특히 높은 비율로 나타나고, 변이된 종양억제유전자의 종류도 여러 가지라는 점이 특징적이다. 그중에서도 특히 *p53*과 *p16/CDKN2A*, *DPC4* 종양억제유전자의 변이가 많이 관찰된다.

p53 종양억제유전자는 17번 염색체의 단완에 존재하며, p53 단백은 세포주기 억제나 세포고사 유도에 관여하는 유전자의 발현을 촉진하는 전사인자의 기능을 한다. 인체 암의 50% 이상에서 *p53* 유전자변이가 관찰되는데, DNA 손상 등 세포가 피해를 입으면 *p53* 유전자가 활성화되면서 각종 유전자의 전사를 유도하여 세포주기를 억제하고 세포고사를 촉진한다. *p53* 유전자변이의 약 90%는 DNA 결합 부위에 해당하는 exon 5, 6, 7, 8에서 일어

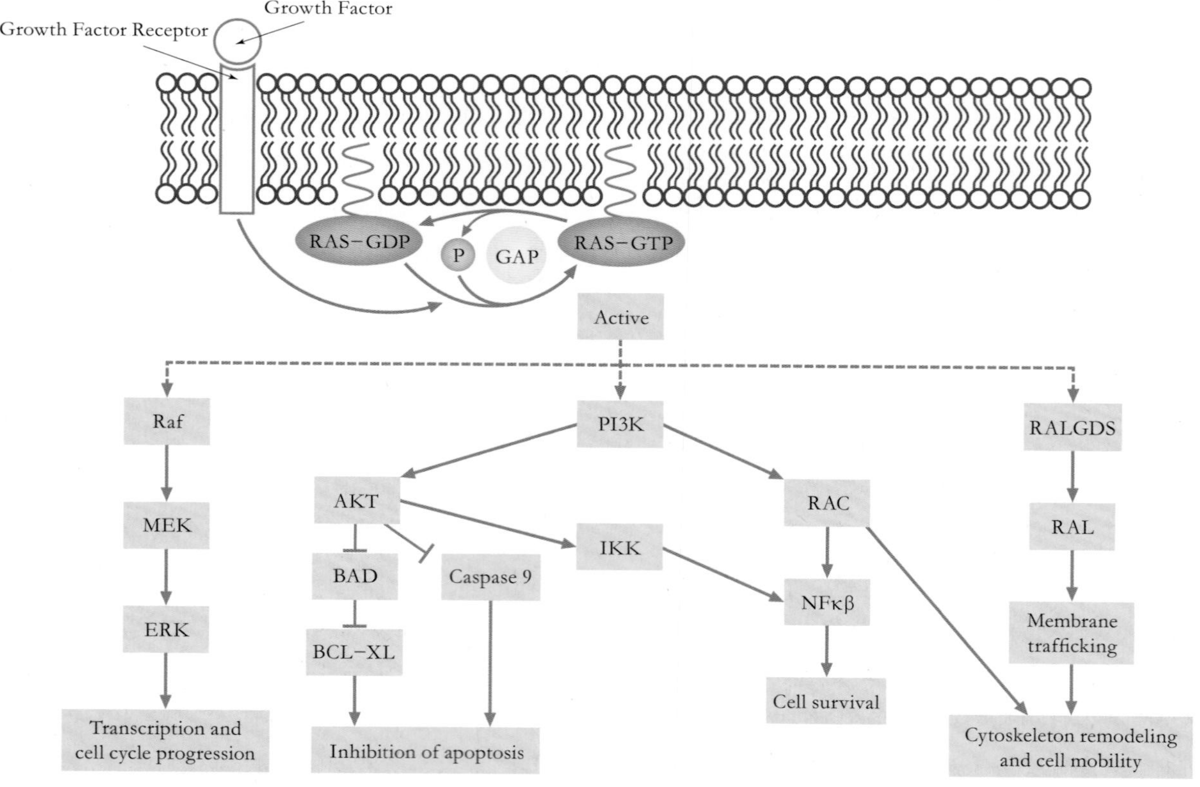

그림 40-1. Ras 신호전달 경로

난다. 췌장암 조직에서 *p53* 유전자변이는 50% 이상에서 발견되는데, 이 중 약 78%는 점돌연변이*point mutation*고 나머지는 결손*deletion*, 삽입*insertion*이라고 알려져 있으며, PanIN-3에서부터 변이가 나타난다. *p53* 유전자변이가 있으면 변이된 p53 단백이 형성되는데, 이는 DNA에 결합할 수 없어 세포에 축적되므로 야생형 단백에 비하여 반감기가 길다. 그러므로 조직세포에서 p53 단백의 검출은 *p53* 변이의 간접적인 인자로 사용될 수 있다. 췌장암 조직에서 p53 면역조직화학염색을 시행하면 41~80%에서 과발현이 검출된다. *p53* 변이는 종양의 병기, 분화도, 나이, 예후 등과는 관련이 없다고 알려져 있다.

*p16/CDKN2A*은 9번 염색체 단완에 존재하는 종양억제유전자로 췌장암뿐만 아니라 많은 인체 암의 발생에 관여한다. *p16/CDKN2A* 유전자는 16Kd의 단백질을 생성하는데, p16/CDKN2A 단백은 cyclin-CDK 복합체와 결합되어 이들의 기능을 억제하는 종양억제단백 중 하나이다. *p16/CDKN2A*은 특히 CDK4를 억제하기 때문에 *p16/CDKN2A*의 기능이 감소되면 G1/S에서 세포주기를 조절하는 기능이 사라져서 암의 발생에 기여하게 된다. *p53*이 주로 대립유전자의 결손과 점돌연변이 과정을 통해서 기능이 상실되는 데 비해서, *p16/CDKN2A*은 이러한 기전 외에도 대립유전자 한 쌍 모두가 결손되는 동종결손*homozygous deletion* 기전을 통해서도 췌장암의 상당한 예에서 기능이 소실되게 된다. 또한 *p16/CDKN2A*의 promoter 위치의 DNA가 메틸화*methylation*되면 *p16/CDKN2A*의 messenger RNA(mRNA)의 전사가 이루어지지 않는데, 이러한 과메틸화*hypermethylation* 기전을 통해도 *p16/CDKN2A*의 기능이 상실되는 경우도 많다. 췌장암에서는 *p16/CDKN2A*의 동종결손이 46~50%, 점돌연변이가 30~34%의 비율로 관찰되고 있어서, 이를 합하면 췌장암의 약 95% 이상에서 *p16/CDKN2A*의 기능상실이 관찰되며 PanIN-2 병변의 55%에서 기능상실을 보인다.

SMAD4 유전자는 18번 유전자 장완에 존재하는 유전자로 transforming growth factor beta(TGF-β)의 신호를 전달하는 물질 중 하나이며 과거 *DPC4*라고도 불렸다. TGF-β는 상피세포의 증식을 억제하는 기능을 가지고 있으며, 섬유화를 일으키고 면역을 조절하는 기능도 가지고 있어서 암의 발생에 있어 중요한 역할을 하고 있음이 이미 밝혀져 있다. *SMAD4*가 변이되어 있으면 TGF-β에 의한 세포증식억제 기능이 약화되어 발암에 관여하게 된다. 췌장암에서는 *SMAD4*의 동종결손이 30%, 점돌연변이가 22%에서 발견되어 약 50%의 췌장암에서 *SMAD4*의 기능상실이 발암에 관여하고 있음을 알 수 있다. *p53*과 마찬가지로 췌장암 발암과정의 후반기에 주로 나타난다. 췌장암의 예후와 관련이 있고 여러 장기에 전이와 관련이 있다고 알려져 있다.

*LKB1/STK11*은 19번 유전자 단완에 존재하며 모든 조직에서 발현되는 단백으로, serine-threonine kinase의 일종이며 세포주기의 조절에 관여한다. *LKB1/STK11* 유전자변이는 상염색체 우성으로 유전되는 Peutz-Jeghers 증후군을 일으킨다고 잘 알려져 있으며, 이 환자들은 대장암, 췌장암 등 소화기 악성 종양 발병의 고위험군이다. 췌장암 환자의 약 5%에서 *LKB1/STK11* 유전자 변이가 발견된다.

3. DNA 수복 유전자*repair genes*

세포 내 DNA는 대개 안정적으로 보존되지만 세포분열 과정에서 잘못 복제될 가능성이 항상 있다. DNA가 잘못 복제되는 경우 이를 복구하는 기전이 다행히 세포 내에 있으며, 이렇게 잘못된 DNA를 바로잡아 주는 효소가 DNA 수복효소이다. DNA 수복효소에 변이가 발생되어 기능에 이상이 생기게 되면 DNA의 여러 곳에 동시 다발적으로 심각한 변이가 발생되는데, 특히 종양유전자나 종양억제유전자에 변이가 발생되고 이러한 현상이 누적되면 암으로 발전하게 된다. 이러한 DNA 수복효소가 잘못되어서 나타나는 암으로 대표적인 것이 유전성 비용종성 대장암이다. DNA 수복효소에 문제가 발생되었을 때 가장 먼저 쉽게 변이가 발생되는 DNA 부위는 두세 개의 뉴클레오타이드가 연이어 반복되어 나타나는 microsatellite라고 불리는 장소이다. 뉴클레오타이드가 연이어 반복되어 있으면 DNA가 복제되는 과정에서 뉴클레오타이드가 몇 개 빠져 버리기 쉽기 때문이다. 세포의 DNA에서는 이러한 장소가 아주 여러 곳에서 발견된다. 따라서 DNA 수복효소에 문제가 생겼을 때에는 특히 microsatellite 부위가 불안정해져서 길이가 달라지기 때문에 이를 손쉽게 찾아낼 수 있는데, 이러한 현상을 microsatellite instability라 부른다. 췌장암에서는 *BRACA2*, *FANC-C*, *FANC-G*, *MLH1*, *hMSH2*, *ATM* 등의 유전자이상이 관찰되는데 흔하게 발견되지는 않지만 몇 가지 이유로 중요한 의미를 갖는다. 첫째, 이들 유전자변이는 가족성 췌장암과 관련이 있다. 둘째, *MLH1*, *hMSH2* 유전자의 기능상실은 microsatellite instability를 보이는데 이는 특징적인 조직학적 소견을 보인다. 셋째, 이들 유전자변이가 췌장암의 항암제 치료 반응성과 관련이 있다.

4. Epigenetic silencing

유전자의 변이뿐만 아니라 epigenetic 변화도 발암과정에 매우 중요하다고 알려져 있다. 즉 유전자 서열의 변이 없이도 종양억제유전자의 promoter gene DNA의 과메틸화가 발생하면 유전자의 기능이 상실되는데, 췌장암을 비롯한 각종 고형암의 발암과정에 중요한 역할을 하는 것으로 알려져 있다. 각종 암 조직에서 promoter gene 과메틸화를 분석한 결과에 의하면 종양마다 특이적인 형태의 과메틸화를 보인다고 알려져 있다. 췌장암에서 종양억제와 관련 있는 부위의 과메틸화가 알려진 유전자는 *p16/CDKN2A*, *preproenkephalin*, *E-cadeherin*, *retinoic acid-β*, *osteonectin*, *suppressor of cytokine signaling-1*, *tumor suppressor in lung cancer 1*, *Neuronal pentraxin II* 등이다. 이들 유전자는 종양성장억제 기능을 하므로 과메틸화에 의한 유전자기능 소실은 발암에 중요하다. 반대로 저메틸화*hypomethylation*가 있어 과발현되는 유전자도 알려졌는데 *maspin*, *S100P*, *mesothelin*, *prostate stem cell antigen*, *claudin-4* 등이다.

MicroRNA(miRNA)는 약 19~25 뉴클레오타이드 non-coding RNAs로, 특정 mRNA를 표적으로 결합하여 mRNA를 파괴하여 유전자 발현 조절에 관여한다고 알려져 있다. 이러한 miRNA가 주목받는 이유는 miRNA의 50% 이상이 암과 연관된 유전자에 위치한다는 보고와 함께 miRNA의 비정상적인 발현 혹은 돌연변이가 종양의 발생과 깊은 연관성을 띠면서, 종양유전자 또는 종양억제유전자로 작용한다고 알려졌기 때문이다. 즉 암의 발생, 진행, 전이, 항암제 내성에 모두 관여한다는 사실이 밝혀졌다. 췌장암에서 miR-155, miR-21, miR-196a, miR-205, miR-210, miR-221, miR-222, miR-375 등이 과발현되어 있고 miR-29c, miR-30a-3p, miR-96, miR-141, miR-216, miR-217, miR-494 등은 저발현되어 있다고 알려져 있다. 특히 miRNA 21는 췌장암뿐만 아니라 췌장암의 전구 병변에서도 발현이 증가되어 있으며, 특히 gemcitabine 저항성을 포함해 췌장암 환자에서 나쁜 예후와 관련이 있는 것으로 잘 알려져 있다.

5. 기타

Hedgehog 신호전달 경로는 췌장암 세포의 침습적인 특징과 전이에 중요한 역할을 한다고 알려져 있다. Hedgehog는 *PTCH*, *SMO*에 의해 활성화되는데 hedgehog 신호전달 경로의 활성화는 진행성 췌장암의 시작 및 유지에 중요하며 췌장암의 70% 이상에서 hedgehog ligand가 과발현되어 있다. Hedgehog 신호전달 경로의 활성화는 결합조직형성 기질*desmoplastic stroma* 형성을 촉진하고 항암제의 유입을 방해한다고 알려져 있다.

6. 가족성 췌장암

유전종양증후군 없이 직계가족 2명 이상에서 췌장암으로 확인된 경우를 가족성 췌장암으로 부르며, 췌장암 중 차지하는 비율은 10% 이내로 많지는 않지만, 이들에서 췌장암의 발생기전을 연구하는 데 아주 중요한 유전자 정보를 얻을 수 있다.

직계가족에 췌장암 환자가 2명 있는 경우와 3명 있는 경우 췌장암의 위험도는 각각 6배, 14~32배로 알려져 있다. 가족성 췌장암 환자에서 *BRCA2* 변이가 발견되는데, 미국의 보고에서는 가족성 췌장암 29가족 중 5가족(17.2%), 유럽의 연구에서는 26가족 중 5가족(19%)에서 발견되어 가족성 췌장암에서 발견되는 가장 흔한 원인 유전자이다. 현재 가족성 췌장암 환자의 약 10%가 *BRCA2* 변이가 원인일 것으로 추정하고 있다. *BRCA*와 함께 DNA 복구에 필요한 유전자인 *ATM*, *PALB2* 유전자변이와 가족성 췌장암의 관계에 관한 연구에 의하면 170가족을 조사한 연구에서 *ATM* 유전자변이가 6가족에서 발견되었고, 100가족을 조사한 다른 연구에서는 *PALB2* 유전자변이가 4가족에서 발견되었다. 현재까지 가족성 췌장암에서 그 원인으로 밝혀진 유전자는 *BRCA2*, *ATM*, *PALB2* 유전자변이이고 약 10% 내외를 차지하며 그 외에 다른 유전자변이는 아직 알려진 바 없다.

Ⅲ 췌장암의 전구 병변 및 진행과정

현재까지 췌장에서 발생하는 악성 종양의 전구 병변은 세 가지가 알려져 있다. 췌관내 유두상 점액종양, 점액낭성종양, PanIN으로, PanIN이 일반적으로 췌장암으로 불리는 관형 선암*ductal adenocarcinoma*의 전구 병변으로 인정되고 있다. 즉 정상 상피세포가 flat hyperplasia 모 양 의 PanIN-1A를 거 쳐 PanIN-1B(ductal papillary hyperplasia)로 진행하고 비정형성*atypia*을 보이는 PanIN-2(ductal papillary hyperplasia with atypia)로 진행한 후 PanIN-3(severe ductal dysplasia or carcinoma in situ)를 거쳐 침윤성 암으로 발전한다(그림 40-2). PanIN-1부터 PanIN-3까지 관찰되는 형태학적 변화는 유전자의 단계적 변화와 많은 연관성을 갖고 있어, 췌장암에서 발견되는 유전자 변화의 대부분이 PanIN 병변에서도 발견되며 그 유병률은 비정형성의 등급에 따라 증가한다. *KRAS* 유전자 변이는 초기 단계인 PanIN-1A에서부터 약 35%에서 발견되며 PanIN-1B에서는 43%, PanIN-3에서는 86%로 등급이 높을수록 높은 발현율을 보인다. *p16/CDKN2A* 불활성화는 PanIN-1A에서부터 약 30%에서 발견되며 PanIN-1B와 PanIN-2에서는 55%, PanIN-3에서는 71%로 역시 전구 병변의 중증도와 높은 상관관계를 보였다. *p53*, *DPC4* 유전자변이는 주로 후반기에 나타나는데 PanIN-3에서 각각 41%, 30%에서 나타났으며 *BRCA2* 불활성화는 오직 PanIN-3에서만 검출된다. 이러한 형태학적 및 유전적인 변화의 상관관계는 대장암의 선종에서 선암으로의 진행모델과 유사하며 췌장암의 조기진단을 위한 분자생물학적 진단방법을 개발하는 데 매우 중요한 정보이다.

최근 줄기세포에 관한 연구가 활발해지면서 암줄기세포*cancer stem cell*라는 개념이 도입되었다. 암줄기세포는 처음에 백혈병 같은 혈액암에서 밝혀졌으나 이후 유방암, 대장암, 췌장암, 뇌종양 등과 같은 고형암에서도 존재한다는 것이 밝혀졌다. 암줄기세포는 종양 안에 존재하는 암세포 중 일부이며 무한히 똑같은 암세포를 계속 만드는 특징이 있다(self-renew). 다른 말로 tumorigenic cell, tumour initiating cell이라고도 부른다. 이종이식

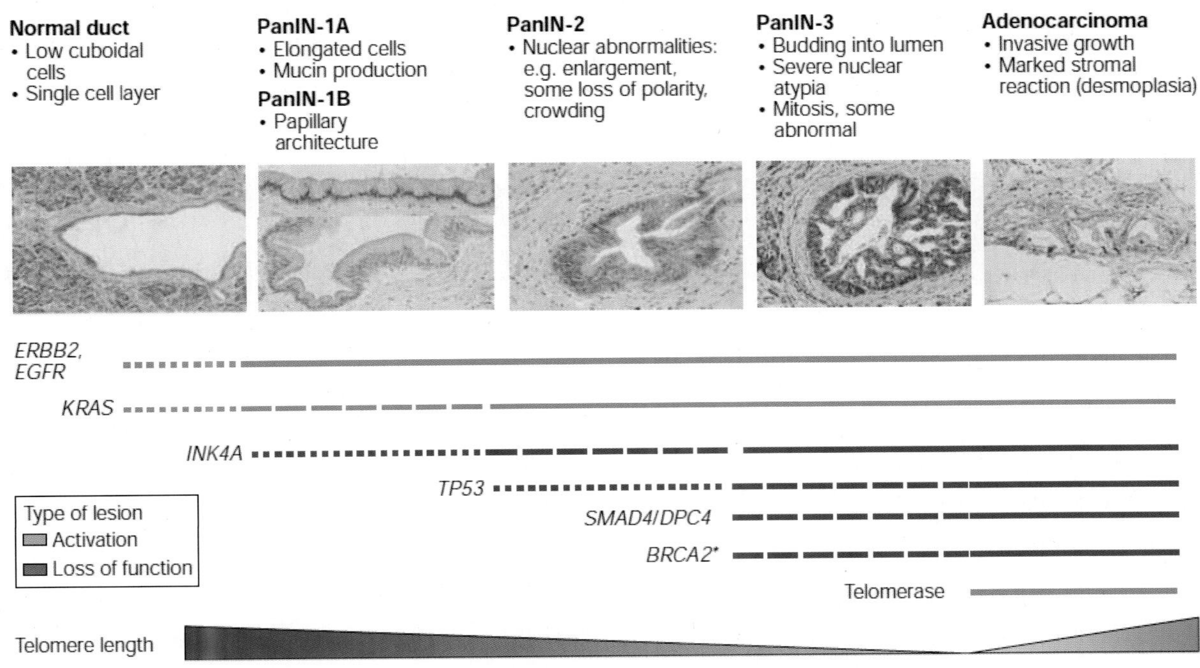

그림 40-2. 췌장암의 진행모델 및 유전자이상(참고문헌 9)

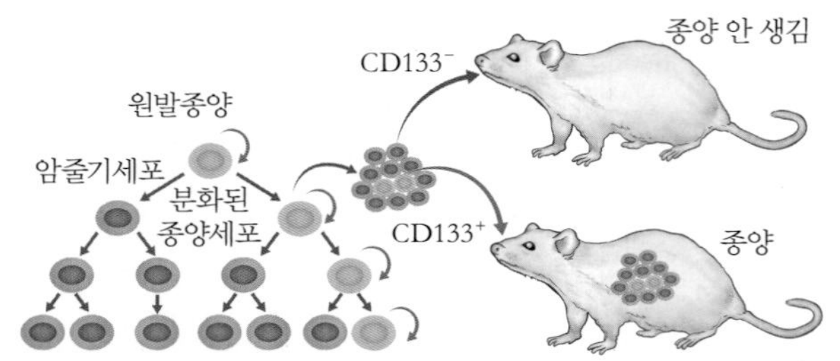

그림 40-3. 췌장암 줄기세포의 self-renewal 능력(참고문헌 10)

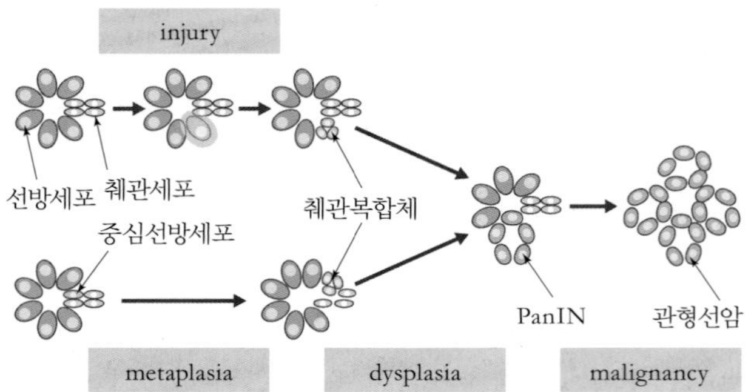

그림 40-4. 췌장암 세포의 잠재적 기원(참고문헌 11)

xenograft 동물모델을 만들 때 암줄기세포가 많이 포함될수록 적은 수의 세포를 주입해도 종양이 형성되는 반면, 암줄기세포가 아닌 암세포를 주입하면 아무리 많은 수를 주입해도 종양이 생기지 않는다(그림 40-3). 췌장암에서는 암줄기세포의 표지자로 CD133⁺, CD133⁺/CXCR4⁺, CD44⁺/CD24⁺/ESA⁺, CD44⁺/c-Met^{High}, aldehyde dehydrogenase 1 등이 보고된 바 있으나 아직까지는 더 연구가 필요한 상황이다. 췌장암에서 흥미로운 점은 췌장조직의 90%는 선방세포*acinar cell*이고 10%만이 췌관세포*ductal cell*와 도세포*islet cell*임에도 불구하고 췌장의 악성 종양의 90%는 관형 선암*ductal adenocarcinoma*이라는 사실이다. 췌장암의 발생이 췌관세포 자체에서 발생했을 가능성보다는 줄기세포를 포함한 췌관세포 이외의 세포로부터 분화되어 췌관세포의 표현형을 나타낼 가능성을 시사한다. 유전자이식 생쥐*transgenic mice* 모델에서는 실제 췌관세포에 *KRAS2*와 같은 유전자변이를 시켰을 때는 췌장암이 발생하지 않지만, 선방세포 또는 분화되기 이전의 세포에 유전자변이를 시키면 PanIN-1부터 PanIN-3까지의 변화가 모두 관찰된다는 사실에서 사람의 췌장암에서도 암세포의 기원이 췌관세포가 아니고 줄기세포를 포함한 췌관세포 이외의 세포일 가능성을 강력히 시사한다. 이러한 실험 결과에 근거하여 췌장의 만성적인 손상과 유전자변이로 췌장암이 발생하는 데 두 가지 가능성을 제시하였다(그림 40-4). 췌장이 만성적으로 자극을 받으면 선방세포가 태생기 때 발현되는 유전자의 재발현과 함께 metaplastic duct를 형성하거나 선방세포와 췌관세포 사이에 있는 줄기세포로 추정되는 중심선방세포*centroacinar cell*에서 metaplastic duct가 형성되고 이것이 PanIN-1부터 PanIN-3까지의 과정을 거쳐 췌장암이 발생한다는 가설이다.

Ⅳ 병리

췌장에 발생하는 외분비 종양의 약 80~90%는 관형 선암이다. 따라서 대개 췌장암이라 하면 관형 선암을 지칭하는 것으로 되어 있다. 췌장의 종양에 대해서는 종양의 생물학적 특성에 따라 WHO에서 분류한 지침을 가장 많이 이용하고 있다(표 40-3).

1. 관형 선암

관형 선암종은 약 60~70%가 췌장두부에서 발생한다. 육안 관찰에서 주위 췌장과 경계가 명확하지 않으며, 만져서 딱딱하고 색깔은 옅은 노란색이나 회색을 띠고 있다. 조직학적으로 분화가 잘된 관형 선암은 췌관의 모양을 잘 유지하고 있고, 주위에 아주 심하게 형성된 결합조직 속에 묻혀서 관이나 선 모양을 형성하고 있다. 분화가 나쁜 쪽으로 갈수록 선의 모양이 이상하게 왜곡되어 비틀어져 있고, 점액 생성도 적어지고, 결합조직 형성도 적어진다.

췌장 주위 조직이나 장기로 침범을 잘하는데, 주로 췌장 주위의 지방조직, 신경조직, 림프계 등을 침범하며 혈관으로 전이하기 이전에 대개 림프절전이가 발생한다. 주위 장기로의 침범은 이후에 나타나는데, 특히 임상적으로 암이 늦게 발견되는 경향이 있는 체부, 미부의 췌장암에서 흔하고, 위, 결장, 비장, 복막 등으로 퍼지게 된다. 혈행성 전이가 잘되는 장기 순서로는 간, 폐, 부신, 신장, 뼈, 뇌, 피부의 순이다.

표 40-3 췌장 외분비 종양의 WHO 분류

<table>
<tr><td>양성</td><td colspan="2">장액낭선종serous cystadenoma
점액낭선종mucinous cystadenoma
췌관내 유두상 점액선종intraductal papillary-mucinous adenoma
성숙 과오종mature teratoma</td></tr>
<tr><td>경계성borderline
(uncertain malignant potential)</td><td colspan="2">중등도 이형성을 동반한 점액낭성종양mucinous cystic neoplasm with moderate dysplasia
중등도 이형성을 동반한 췌관내 유두상 점액종양intraductal papillary-mucinous neoplasm with moderate dysplasia
고형 가유두상 종양solid-pseudopapillary neoplasm</td></tr>
<tr><td rowspan="7">악성</td><td>관형 선암종ductal adenocarcinoma</td><td>점액성 비낭성 선암종mucinous noncystic carcinoma
반지세포형 암종signet ring cell carcinoma
선편평세포형 암종adenosquamous carcinoma
미분화선암종undifferentiated (anaplastic) carcinoma
관형내분비형 혼합형 암종mixed ductal-endocrine carcinoma</td></tr>
<tr><td colspan="2">장액낭선암serous cystadenocarcinoma</td></tr>
<tr><td colspan="2">점액낭선암mucinous cystadenocarcinoma(비침습성/침습성)</td></tr>
<tr><td colspan="2">췌관내 유두상 점액선암종intraductal papillary-mucinous carcinoma(비침습성/침습성)</td></tr>
<tr><td>선방세포암acinar cell carcinoma</td><td>선방세포낭선암acinar cell cystadenocarcinoma
선방세포내분비형 혼합형 암종mixed acinar-endocrine carcinoma</td></tr>
<tr><td colspan="2">췌장모세포종pancreatoblastoma</td></tr>
<tr><td colspan="2">고형 가유두상 암종solid-pseudopapillary neoplasm</td></tr>
<tr><td></td><td colspan="2">기타</td></tr>
</table>

2. 선방세포암*acinar cell carcinoma*

대개 50~70대에 잘 발생하고, 남성에서 발생률이 두 배 높다. 원 발생 병소의 암은 아주 작은데 이미 다른 곳으로 전이가 되어 전이가 된 부위의 암이 먼저 발견되는 경우가 많다. 선방세포에서 유리되어 혈중으로 유리되는 지질분해효소*lipase*에 의해서 15%에서는 피하지방 괴사, 다발성 관절통, 혈중 호중구증가증이 오기도 한다. 육안적으로 선방세포암은 췌장의 전체에 다발성으로 퍼져 있는 경우가 많은데, 정상 췌장과 종양의 경계가 명확하게 구별된다. 갈색이며 단단하지 않고 연하며 괴사가 되어서 낭성 변화를 보이기도 한다. 조직학적으로 암세포는 선방 모양을 유지하고 있고, 주위에 결체조직은 별로 없다.

기타 다른 낭성 종양과 내분비 종양, 그리고 아주 드문 외분비 종양은 다른 장에서 다루므로 여기에서는 생략하기로 한다.

참고문헌

1. Hermann PC, Mueller MT, Heeschen C. Pancreatic cancer stem cells-insights and perspectives. Expert Opin Biol Ther 2009;9:1271-1278
2. Hruban RH, Maitra A, Goggins M. Update on pancreatic intraepithelial neoplasia. Int J Clin Exp Pathol 2008;1:306-316
3. Feldmann G, Maitra A. Molecular genetics of pancreatic ductal adenocarcinomas and recent implications for translational efforts. J Mol Diagn 2008;10:111-122
4. Singh M, Maitra A. Precursor lesions of pancreatic cancer: molecular pathology and clinical implications. Pancreatology 2007;7:9-19
5. Lowenfels AB, Maisonneuve P. Epidemiology and risk factors for pancreatic cancer. Best Pract Res Clin Gastroenterol 2006;20:197-209
6. Raimondi S, Maisonneuve P, Lowenfels AB. Epidemiology of pancreatic cancer: an overview. Nat Rev Gastroenterol Hepatol 2009;6:699-708
7. Hahn SA, Greenhalf B, Ellis I, et al. BRCA2 germline mutations in familial pancreatic carcinoma. J Natl Cancer Inst 2003;95:214-221
8. Murphy KM, Brune KA, Griffin C, et al. Evaluation of candidate genes MAP2K4, MADH4, ACVR1B, and BRCA2 in familial pancreatic cancer: deleterious BRCA2 mutations in 17%. Cancer Res 2002;62:3789-3793

9. Bardeesy N, DePinho RA. Pancreatic cancer biology and genetics. Nat Rev Cancer 2002;2:897-909
10. Hermann PC, Mueller MT, Heeschen C. Pancreatic cancer stem cells-insights and perspectives. Expert Opin Biol Ther 2009;9:1271-1278
11. Murtaugh LC, Leach SD. A case of mistaken identity? Nonductal origins of pancreatic "ductal" cancers. Cancer Cell 2007;11:211-213
12. Roberts NJ, Jiao Y, Yu J, et al. ATM mutations in patients with hereditary pancreatic cancer. Cancer Discov 2012;2:41-46
13. Jones S, Hruban RH, Kamiyama M, et al. Exomic sequencing identifies PALB2 as a pancreatic cancer susceptibility gene. Science 2009;324:217
14. Sah RP1, Nagpal SJ, Mukhopadhyay D, Chari ST. New insights into pancreatic cancer-induced paraneoplastic diabetes. Nat Rev Gastroenterol Hepatol 2013;10:423-433
15. Muniraj T, Jamidar PA, Aslanian HR. Pancreatic cancer: a comprehensive review and update. Dis Mon 2013;59:368-402
16. Abel EV, Simeone DM. Biology and clinical applications of pancreatic cancer stem cells. Gastroenterolog 2013;144:1241-1248
17. Gnoni A, Licchetta A, Scarpa A, et al. Carcinogenesis of pancreatic adenocarcinoma: precursor lesions. Int J Mol Sc 2013;14:19731-19762
18. Fang Y1, Yao Q, Chen Z, et al. Genetic and molecular alterations in pancreatic cancer: implications for personalized medicine. Med Sci Monit 2013;19:916-926
19. Wolfgang CL, Herman JM, Laheru DA, et al. Recent progress in pancreatic cancer. CA Cancer J Clin 2013;63:318-348
20. Murtaugh LC. Pathogenesis of pancreatic cancer: lessons from animal models. Toxicol Pathol 2014;42:217-228
21. Rustgi AK. Familial pancreatic cancer: genetic advances. Genes Dev 2014;28:1-7
22. Cowan RW1, Maitra A. Genetic progression of pancreatic cancer. Cancer J 2014;20:80-84
23. Srivastava SK, Arora S, Singh S, et al. MicroRNAs in pancreatic malignancy: Progress and promises. Cancer Lett 2014;347:167-174
24. Reid MD, Saka B, Balci S, et al. Molecular genetics of pancreatic neoplasms and their morphologic correlates: an update on recent advances and potential diagnostic applications. Am J Clin Pathol 2014;141:168-180

chapter
41 췌장암의 임상상 및 진단

황진혁

- 췌장암은 발생률은 낮지만 5년 생존율이 5% 정도에 지나지 않을 정도로 예후가 나쁘다.
- 대개 황달, 체중감소, 복통 등을 주소로 내원하지만 이러한 경우 수술이 가능한 경우가 15% 정도에 불과하다.
- 증상이 없는 조기에 췌장암을 발견할 경우 절제가능성이 높아져 예후가 좋아지지만, 현재까지 임상적으로 유용하게 췌장암을 조기에 진단할 수 있는 방법은 아직 개발되지 않은 실정이다.
- 췌장암 발생 고위험군에서 복부 전산화단층촬영, 자기공명영상, 초음파내시경 등을 이용하여 조기에 췌장암을 진단하려는 연구가 진행되고 있다.
- 최근 새로 발병한 당뇨병이 췌장암의 조기 증상일 수 있음이 알려지면서 췌장암 조기진단을 위한 생물표지자에 대한 많은 연구가 진행되고 있어 그 결과가 기대된다.

Ⅰ 임상증상 및 징후

임상적으로 대부분의 췌장암 환자는 황달을 주소로 내원하는데, 특히 췌장의 오른쪽, 즉 췌장두부에서 발생한 췌장암이 췌장 내 총담관을 막을 때 황달이 발생한다. 췌장암 환자는 이와 동반해서 복통, 진한 색 소변*dark urine*, 회색변*acholic stool*, 체중감소, 가려움증, 식욕부진 등의 증상을 호소한다. 왼쪽 췌장, 즉 췌장의 체부/미부에서 발생한 췌장암의 경우는 황달 없이 심와부 복통 및 배부통을 호소한다. 그리고 췌장암 환자의 약 10%는 새로 생긴 당뇨병이 첫 증상일 수 있기 때문에 중년 이후 당뇨병이 발생한 경우는 췌장암의 가능성을 염두에 두어야 한다. 또한 명백한 음주력이나 담석증 없이 급성 췌장염이 발생한 경우에도 한 번쯤은 췌장암을 의심해 보아야 한다. 이외에 드문 증상으로 췌장암이 십이지장을 침범했을 때 메스꺼움이나 구토증을 호소할 수 있다

췌장암 환자가 처음 병원을 방문했을 때 관찰되는 가장 흔한 징후는 황달인데, 가려움증이 동반된 경우는 피부에 상처가 관찰되기도 하고 간혹 담낭이 만져지기도 한다(Courvoir 징후). 드물게는 파종성 진행성*disseminated advanced* 췌장암 환자에서 간전이로 인해 간이 만져지기도 하고 왼쪽 쇄골상와 임파절 비대*Virchow*, 배꼽 주위 임파절 비대*Sister Mary Joseph* 등이 만져지기도 한다.

혈액검사 소견으로는 우측 췌장암의 경우 담도폐색에 의해 빌리루빈, 알카리성 포스파타아제/감마-글루타밀전이효소*γ-glutamyl transpeptidase; GGT*의 상승, 아스파탐산아미노전이효소*aspartate aminotransferase; AST*/알라닌아미노전이효소*alanine aminotransferase; ALT*의 경미한 상승이 동반될 수 있다. 상대적으로 오랜 시간에 걸쳐 췌장암이 발생한 경우 영양결핍의 정도에 따라서 경도의 빈혈 및 저알부민혈증이 동반되기도 한다. 드물게는 췌장효소(아밀라아제/지질분해효소)가 상승될 수 있는데, 이 경우는 췌관내 유두상 점액낭종*intraductal papillary mucinous neoplasm; IPMN*에서 흔히 관찰되는 소견이다. 황달이 오래 지속된 경우는 지방용해성 비타민, 특히 비타민 K의 섭취장애로 프로트롬빈시간이 길어지기도 한다.

Ⅱ 진단

1. 영상학적 진단

현재까지 췌장암의 진단 및 병기결정에 가장 많이 이용되는 검사는 삼차원 영상으로 재구성이 가능한 다중검출기 복부 전산화단층촬영*multidetector CT*이다. 이 촬영기법은 1990년대 후반에 도입되었는데, 각 장기에 따른 동맥상*arterial phase* 및 정맥상*venous phase*을 제공한다. 간략히 소개하면 조영제를 정맥으로 약 3mL/초의 속도로

주입하는데, 매 75초마다 약 20초 동안 숨을 참을 동안에 췌장 전체의 영상을 얻게 된다. 특징적으로 췌장암은 췌장실질에 비해 조영증강이 떨어지게 관찰되며 해상도는 정맥상에서 가장 두드러진다.

췌장암의 복부 전산화단층촬영 소견은 우측 췌장에서 발생한 췌장암의 경우 특징적으로 총담도 혹은 주췌관 폐색이 동반되기 때문에 이차적으로 간내담도 확장 및 체부/미부의 주췌관 확장이 동반된다(그림 41-1). 좌측 췌장에서 발생한 췌장암의 경우는 비장정맥을 침범하여 혈전증을 동반할 수 있으며 위정맥류가 관찰되기도 한다. 췌장암 주위로 복강동맥*celiac axis* 및 분지동맥, 상장간막동맥/정맥이 관찰되며 이들 혈관 침범 여부를 알 수 있으며 이는 췌장암의 치료방침 결정에 매우 중요하다(그림 41-2). 복부 전산화단층촬영 소견에서 간전이나 임파절전이 등도 관찰된다(그림 41-3).

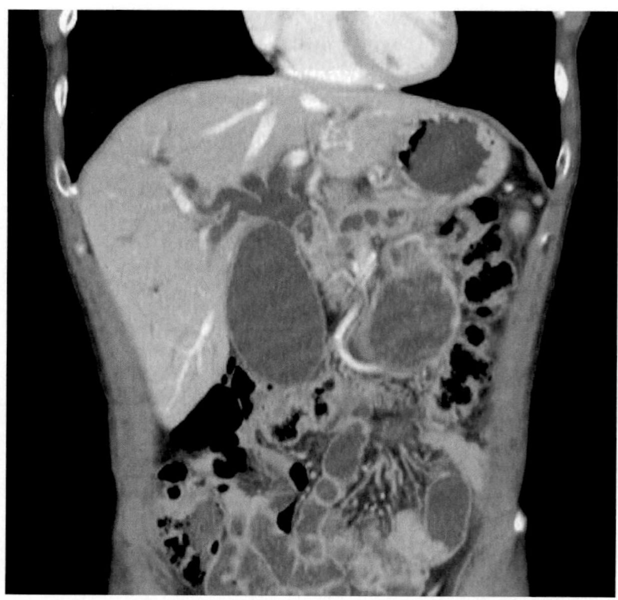

그림 41-1. 담도확장 및 췌관확장을 동반한 췌장 두부암 소견 췌장 두부에 조영증강이 되지 않는 종괴가 관찰되며 총담도 확장 및 췌관의 확장(double duct sign)이 관찰된다.

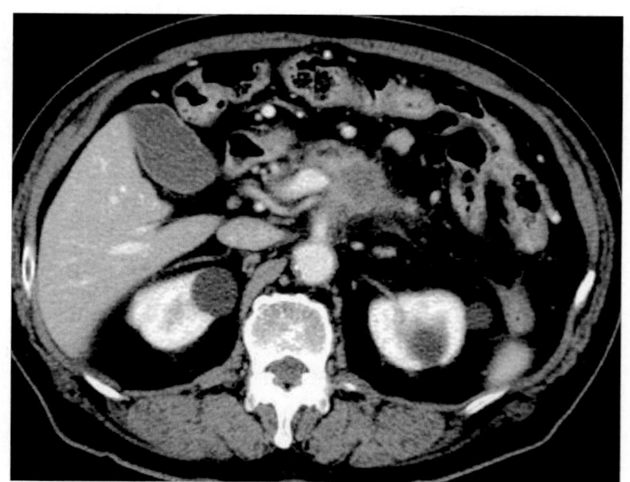

그림 41-2. 주요 혈관 침범이 있는 췌장암 췌장체부에 조영증강이 되지 않는 종괴가 관찰되며 이 종괴에 의해 상장간막정맥 및 celiac axis의 침범이 있어 수술적 치료가 어려운 경우이다.

자기공명영상*magnetic resonance imaging; MRI*의 발전에 힘입어 최근 췌장암의 진단 및 병기결정에 자기공명영상이 많이 이용되고 있다. 췌장암은 섬유조직이 풍부하여 혈관분포가 적기 때문에 대부분의 췌장암은 T1-weighted fat-suppressed 영상에서 저신호음영으로 관찰된다. 수술적 절제 유무를 평가함에 있어서는 복부 전산화단층촬영보다 우월하지는 않다.

췌장암을 평가함에 있어서 내시경 역행성 담췌관조영술*endoscopic retrograde cholangiopancreatography; ERCP*의 역할은 많이 줄어들었다. 내시경 역행성 담췌관조영술에서 췌장염의 과거력이 없으면서 주췌관의 협착이 길 경우 췌장암을 의심할 수 있지만 복부 전산화단층촬영 혹은 자기공명영상이 발전한 요즘에는 췌장암의 진단만을 위해서는 내시경 역행성 담췌관조영술은 잘 이용되지 않는다.

최근 췌장을 평가하는 데 초음파내시경*endoscopic ultrasonography; EUS*이 점차 많이 이용되고 있고 이에 대한 많은 연구가 이루어졌다. 일반적으로 췌장의 종괴를 평가함에 있어 복부 전산화단층촬영 혹은 자기공명영상과 비교하여 숙련된 의사가 초음파내시경을 시행하였을 때 민감도와 특이도가 높다(그림 41-4). 초음파내시경은 세침흡인검사*fine needle aspiration; FNA*를 통해 조직을 얻을 수 있다는 장점을 가지고 있어 수술 전 조직학적 진단이 필요한 경우 유용한 검사다. 물론 수술 전 선행화학요법 혹은 선행화학방사선요법이 계획되지 않은 경우 절제 가능한 췌장암은 수술 전 조직검사가 반드시 필요하지 않다. 비록 췌장암이 의심되는 환자에서 복부 전산화단층촬영 혹은 자기공명영상이 가장 중요한 검사이지만 양성자방출단층촬영*positron emission tomography; PET*이 필요한 경우도 있다. 양전자방출단층촬영은 암세포의 당분대사가 증가되어 있는 점을 이용하여 영상을 얻는 방법이다. Fluoride 18을 표지시킨 FDG(fluorodeoxyglucose)를 이용하여 영상을 얻는데 최근 연구에서 PET이 췌장암을 진단하는 데 민감도 및 특이도가 매우 높았다(그림 41-5). 하

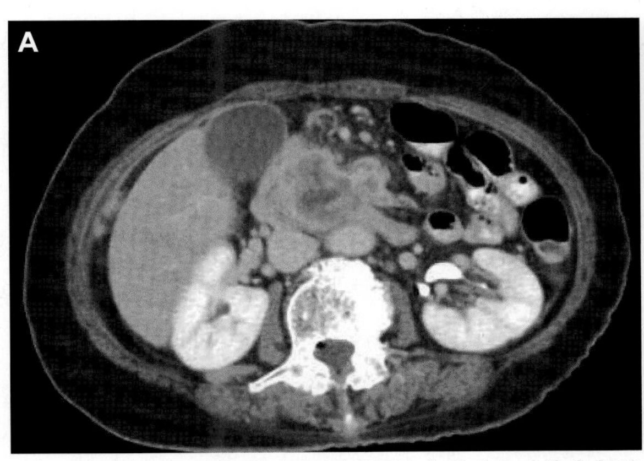

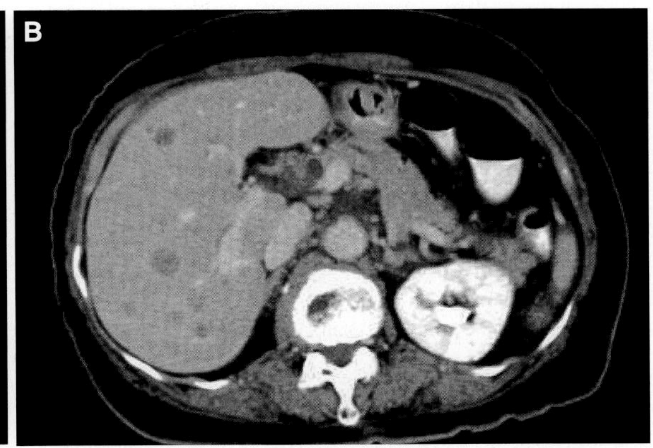

그림 41-3. 간전이를 동반한 췌장암 췌장두부에 종괴가 관찰되며(A) 간에 여러 개의 전이성 결절이 관찰되어(B) 전이성 췌장암으로 진단받은 경우이다.

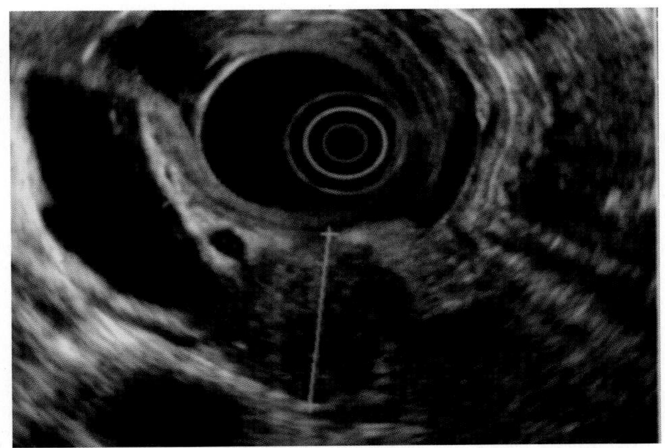

그림 41-4. 두부 췌장암의 초음파내시경 소견 췌장두부에 총담도 확장을 동반한 저에코성 종괴가 관찰되어 수술 후 췌장암으로 진단 받은 경우이다.

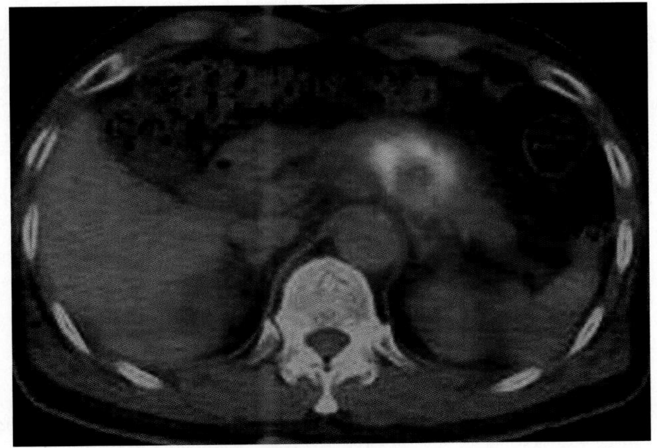

그림 41-5. 미부 췌장암에서 양전자단층촬영 소견 췌장미부에 hot uptake가 관찰된다.

지만 암세포뿐만 아니라 염증, 감염 등에서도 위양성이 나타날 수 있어 이에 대한 향후 연구가 필요하다.

2. 조직학적 진단

수술적 절제가 가능한 췌장암의 경우 수술 전 조직학적 확진은 꼭 필요한 것은 아니다. 그 이유는 췌장암으로 확진된 환자는 당연히 수술을 받아야 하며 그렇지 않은 환자라 할지라도 위음성의 가능성이 있기 때문에 수술이 필요한 경우가 흔하기 때문이다. 그러나 수술적 절제가 불가능한 췌장암에서는 항암화학요법 혹은 동시항암화학방사선요법을 위해 조직검사가 필요하며 수술 전 선행요법을 위해서도 조직검사는 필수적이다. 임상양상이나 영상학적 소견이 췌장암에 전형적이지 않은 때도 췌장 림프종 등의 드문 질환을 감별하기 위해서 조직검사가 필요하다. 조직검사가 필요한 경우 경피적 접근과 내시경적 접근의 방법이 있다. 경피적 접근이 대체로 안전하지만 출혈, 췌장염, 누공, 농양 등이 드물게 발생할 수 있다. 또한 경피적으로 조직검사 후 암세포 파종이 있었던 예도 보고되어 조직검사가 필요할 경우에는 세침흡인검사를 포함하는 초음파내시경이 추천된다.

3. 복강경검사

췌장암 환자에서 진단 혹은 병기결정 목적을 위한 복강경검사의 역할은 논란의 여지가 있다. 실제로 복부 전산화단층촬영, 자기공명영상, 초음파내시경을 시행하여 절제가 가능한 췌장암으로 진단된 경우에도 많게는 약 20~40% 환자에서 수술 시에 복강 혹은 간 전이가 발견되기 때문에 불필요한 수술을 받지 않게 하기 위해서 수술 전 먼저 복강경검사를 시행할 수도 있다. 복강경검사는 이환율이나 사망률이 매우 낮고 외래에서도 시행할 수 있으며 시술 중 조직검사도 가능하다는 장점을 가지고 있다. 담도폐색을 동반한 췌장 두부암의 경우에는 예기치 않은 복강전이가 발견되는 경우는 20% 미만이고 수술적 완화요법*operative palliation*이 필요한 경우가 흔해 일반적으로 수술 전 복강경검사가 필요하지 않다. 하지만 체부와 미부의 췌장암의 경우 많게는 약 50%에서 예기치 않은 복강전이가 발견되고 수술적 완화요법이 필요한 경우가 드물기 때문에 수술 전 복강경검사를 함으로써 불필요한 수술을 피할 수 있다. 후향적 연구에 따르면 두부 췌장암의 경우 단지 약 2% 환자에서 nontherapeutic laparotomy를 시행받았지만 체부 및 미부 췌장암 경우에는 복강경검사로 약 1/3의 환자에서 수술을 피할 수 있었다고 하는데, 이에 대한 비교 연구가 필요하다.

Ⅲ 고위험군의 선별검사

1. 췌장암의 고위험군

췌장암은 5년 생존율이 5% 이하로 예후가 매우 나쁜데, 그 이유는 대부분이 진행된 후에 발견되어 수술 절제가 가능한 경우가 15% 내외이고, 완전절제가 가능하였던 경우에도 2년 내에 80% 내외의 환자들이 재발을 경험하게 되며 항암화학요법 및 방사선요법에 대한 반응도가 낮기 때문이다. 따라서 현재 췌장암의 생존율을 향상시킬 수 있는 방법 중 하나는 조기 발견인데, 아직 잘 정의된 고위험군이 없고 민감도와 특이도가 매우 높은 선별검사가 개발되지 않았다는 데 한계가 있다. 조기에 췌장암을 발견할 경우, 특히 크기가 1cm 이하는 5년 생존율이 75%를 상회할 정도로 좋다. 췌장암을 조기에 발견하기 위해서는 고위험군을 선별하고 선별검사를 잘 이해하는 것이 중요하다. 그러나 현재의 선별검사가 아무리 민감도와 특이도가 높다고 해도 췌장암의 발병률이 비교적 낮기 때문에(5~10/10만 명) 건강한 일반인 전체를 대상으로 하였을 때는 위양성률이 매우 높아 비용-효과적이지 않다.

그래서 선별검사는 췌장암의 고위험군에서 시행하는 것이 바람직한데, 그중 비용-효과 면에서 의미가 있는 대상은 췌장암의 약 5~10%에 속하는 유전성 췌장암이다. 여기에는 *BRCA1/2*의 변이가 있는 가족성 유방암 증후군 환자, Peutz-Jeghers 증후군 환자, 가족성 선종성 용종증*familial adenomatous polyposis* 환자, 선천성 비용종성 대장암*hereditary non-polyposis colorectal cancer* 환자, 유전성 췌장염 환자(특히 PRSS1 변이 양성) 등이 속한다. 그리고 가족 중에 췌장암 환자가 한 명, 두 명, 세 명이면 위험도가 각각 약 4.6배, 6.4배, 그리고 32배로 증가한다.

이외에 산발형 췌장암의 위험인자로는 고령, 흡연, 만성 췌장염, 제2형 당뇨병 등이 있다. 미국에서 연구결과를 살펴보면 50세 이상 연령보정 췌장암의 발병률은 인구 10만 명당 38명으로 젊은 사람에 비해 높다. 그러나 이들을 대상으로 민감도 및 특이도가 각각 99%인 선별검사를 이용하여 검진하였을 때 양성 예측률은 단지 3.6%에 지나지 않는다. 이러한 결과는 전 인구를 검진의 대상으로 할 경우 받아들여지기가 미흡하다. 흡연자에서 췌장암의 위험도는 2배 정도이고 원인에 관계없이 만성 췌장염은 췌장암의 원인인자이며 상대적인 위험도는 6배 정도이다. 그러나 만성 췌장암의 경우는 음주, 흡연 등의 교란변수가 있어 논란의 여지가 있다.

췌장암과 당뇨병의 관련성은 과거부터 많은 연구가 이루어졌는데, 췌장암 환자의 45~65%에서 당뇨병이 동반되어 있고 국내 췌장암 환자의 약 30~40%에서 당뇨병이 동반되었다. 최근 연구에 따르면 당뇨병은 췌장암의 원인이고(상대 위험도는 약 1.8배) 동시에 50세 이상에서 처음 발병한 당뇨병은 췌장암의 조기 증상일 가능성이 있다. 즉 췌장암 환자에서 동반된 당뇨병 중 약 50%는 최근에 발병한 당뇨병이고 이 경우는 당뇨병이 췌장암의 조기 증상일 수 있기 때문에 이러한 환자들을 대상으로 췌장암 선별검사를 시행할 수 있지만, 50세 이상에서 처음 당뇨병이 진단된 사람들 중 3년 이내 췌장암이 발병할 확률이 1% 미만이기 때문에 이와 관련한 생물표지자*biomarker*가 개발되기 전에 췌장암 선별검사를 시행하는 데는 무리가 있다.

2. 조기진단

대부분의 췌장암은(약 85%) 늦게 발견되어 수술적 절제가 어렵다. 크기가 작은 종양의 완전절제만이 완치를 기대할 수 있기 때문에 췌장암을 조기에 진단하기 위해 많은 노력을 기울여 왔다. 이상적으로는 수술적 절제로 완치율이 높은 병변을 비침습적 검사나 생물표지자를 이용해서 조기에 발견하는 것인데, 이러한 병변들로는 전암성 병변인 PanIN(pancreatic intraepithelial neoplasia) 병변(특히 PanIN-3), 양성 췌관내 유두상 점액낭종, 크기 1cm 이하의 췌장암 등이 있다.

현재 췌장암 선별검사 혹은 조기진단에 이용되는 검사로는 복부 전산화단층촬영, 자기공명영상, 초음파내시경 등이 있으며 다중검출기 복부 전산화단층촬영의 경우 3차원 영상재구성, CT 혈관조영술 등의 영상구축도 가능하게 되었다. 초음파내시경은 낭종과의 감별에 용이하며 CT에서 발견되지 않는 작은 크기의 병변(2~5mm)에 대해 세침흡인을 시행하여 진단할 수 있다는 장점을 가지고 있다. 내시경 역행성 담췌관조영술은 작은 췌장암은 잘 발견할 수 없으며 다른 검사에 비해 침습적이라는 단점을 가지고 있다.

실제 고위험군뿐만 아니라 일반인에서 손쉽게 할 수 있는 검사가 종양표지자검사이다. 종양표지자란 암세포에 의해 생성된 정상 세포에는 존재하지 않는 물질이나 암에 반응하여 신체가 분비하는 물질을 일컫는데, 이를 측정함으로써 암의 진단 및 치료에 이용하는 것이다. 종양표지자의 이상적인 조건은 혈액이나 체액에서 쉽게 측정될 수 있어야 하며 암 특이적이고 조기 암에서 발견되어야 하며 종양의 크기 혹은 병기와 비례관계가 있고 치료결과를 예측할 수 있어야 한다. 췌장암 특이적인 종양표지자는 아직 없는 실정이며 췌장암 진단에 있어 임상적으로 널리 이용되고 있는 종양표지자는 혈청 CA 19-9이다. CA 19-9는 췌장암 진단뿐만 아니라 췌장암 환자의 치료반응을 예측하는 데 이용되기도 한다. 하지만 약 10~15% 사람들은 Lewis 항원 음성이어서 CA 19-9를 분비하지 않기 때문에 CA 19-9를 선별검사에 이용하기에는 제한적이다. 또한 CA 19-9는 종괴가 작거나 무증상일 경우에는 정상 범위에 있을 수 있고(위음성) 양성 췌장질환 및 담도질환에서 위양성일 수 있다. 그러므로 췌장암을 조기 진단율을 높이기 위해서는 CA 19-9 외의 새로운 생물표지자가 개발되어야 한다.

현재 췌장암 고위험군에서 췌장암을 조기 진단하기 위해서 초음파내시경, 3차 영상재조합이 가능한 다중검출기 전산화단층촬영, CA19-9 등의 시행 후 이상 소견이 관찰되면 내시경 역행성 담췌관조영술, 초음파내시경하 세침흡인 등의 검사가 추천된다. 일부 센터에서 고위험군에 대해 선별적으로 시행되어 그 효과가 보고되고 있다. 그러나 이러한 선별검사가 임상적으로 널리 적용되기 위해서는 먼저 비용 대비 효과에 대한 검증, 선별검사가 필요한 고위험군에 대한 정의, 적합한 선별검사 주기, 알맞은 수술방법(부분절제 대 전절제) 등에 대한 연구가 이루어져야 한다. 췌장 전체를 절제받은 경우 당뇨병 등의 심각한 합병증이 발병하기 때문에 현재까지는 췌장 전 절제의 경우 췌장암의 발병위험도가 매우 높은 일부 환자 군, 즉 *PRSS1*의 변이가 확인된 유전성 췌장염 환자 등에 국한해야 한다.

3. 종양표지자 개발

지금까지 췌장암을 조기 진단하기 위해 혈청 종양표지자에 대해 많은 연구가 이루어졌고 일부는 널리 이용되고 있지만 크기가 작은 췌장암을 진단할 수 있는 종양표지자는 개발되지 않았다.

종양표지자는 세 가지의 생화학적 표지자로 나눌 수 있다(DNA, RNA, 단백질). DNA 관련 췌장암 표지자는 췌장암 특이적인 DNA alteration을 찾는 것인데, 이는 PCR(polymerase chain reaction) 방법으로 가능하게 되었다. 가능성 있는 DNA 종양표지자는 DNA 메틸화 *methylation*의 변화, 미토콘드리아 DNA의 변이 등인데, 특히 DNA 메틸화는 조기 췌장암 진단의 종양표지자로서 가능성이 있다. 췌장암 발생 과정에서 많은 메틸화의 변화가 일어나는데(예, *hMLH1*, *P16*) methylation-specific PCR로 검출 가능하다. 이러한 유전자의 메틸화는 종종 정상 십이지장에서도 관찰된다. 이러한 표지자가 임상적으로 췌장 병변을 감별하는 데 유용하게 이용되려면 DNA 메틸화의 정량적 분석이 필요하다.

췌장암 조기진단을 위해서 췌액이나 세침흡인물에서 mRNA의 이상을 발견하려는 다양한 연구가 이루어졌다. 그중 telomerase의 활성도에 관한 연구가 많이 이루어졌는데 췌장암 환자의 약 90%에서 telomerase 활성도가 췌액에서 측정된다. 양성 췌장질환과 췌장암의 감별에 텔로머라아제*telomerase* 활성도가 이용될 수 있지만 염증세포에서도 텔로머라아제가 발현되기 때문에 췌장암에서 특이적이지는 않다. 정상 췌장과 췌장암 사이에는 많은 유전자의 발현 차이가 있기 때문에 유전자 칩을 이용한 연구가 진행되고 있다.

췌장암 진단에 가장 유용하고 임상 적용이 가능한 것은 단백질 종양표지자이다. 이러한 연구를 뒷받침하는 것이 단백질체학*proteomics*인데, 다양한 기법을 이용한 연구가 진행되고 있다.

Ⅳ 병기(표 41-1)

American Joint Committee on Cancer(AJCC)의 병기 판정이 주로 이용되는데, 비교적 병기의 진행 정도와 환자의 예후에서 관련성이 있다. 즉 병기 ⅠA, ⅠB, ⅡA, ⅡB, Ⅲ, Ⅳ(AJCC 7th ed.)에서 5년 생존율은 각각 31.4%, 27.2%, 15.7%, 7.7%, 6.8%, 그리고 2.8%였다. 하지만 이러한 병기는 수술 전 검사에서 정확히 알 수 없고 수술 후에 결정되는 것이기 때문에 췌장암 환자를 진료함에 있어 임상적으로 중요한 것은 절제가능성*resectability*을 판단하는 것이다. 따라서 수술 전 검사 소견을 바탕으로 췌장암은 ① resectable, ② borderline, ③ locally advanced unresectable, ④ metastatic pancreatic cancer로 구분된다. Borderline resectable pancreatic cancer라는 용어는 2006년 National Comprehensive Cancer Network(NCCN) 진료지침부터 새로 사용되기 시작하였고, 아직 각 기관마다 조금씩 기준을 달리하고 있다. 그러나 복강동맥에 대한 암세포의 침윤이 없고, 상장간동맥 및 총간동맥에 대해서는 암세포와 180도 미만으로 접합된 경우 혹은 상장간정맥-간문맥계의 폐색이 동반되더라도 혈관재건술이 가능한 경우라면 기관 혹은 외과 의사에 따라서 수술을 진행해 볼 수 있다.

표 41-1 췌장암의 병기

Primary Tumor(T)

TX: Primary tumor cannot be assessed
T0: No evidence of primary tumor
Tis: Carcinoma in situ*
T1: Tumor limited to pancreas, 2cm or less in greatest dimension
T2: Tumor limited to pancreas, greater than 2cm in greatest dimension
T3: Tumor extends beyond the pancreas but without involvement of the celiac axis or superior mesenteric artery
T4: Tumor involves the celiac axis or the superior mesenteric artery (unresectable primary tumor)

Regional Lymph Nodes(N)**

NX: Regional lymph nodes cannot be assessed
N0: No regional lymph nodes metastasis
N1: Regional lymph nodes metastasis

Distant Metastasis(M)

M0: N0 distant metastasis
M1: Distant metastasis, peritoneal seeding

Stage	T	N	M
Stage 0 :	Tis	N0	M0
Stage 1A:	T1	N0	M0
Stage 1B:	T2	N0	M0
Stage ⅡA:	T3	N0	M0
Stage ⅡB:	T1~T3	N1	M0
Stage Ⅲ:	T4	anyN	M0
Stage Ⅳ:	any T	any N	M1

* This also includes the pancreatic intraepithelial neoplasia(PanIN)-3 classification
** includes lymph nodes along the hepatic artery, celiac axis, pyloric and splenic regions

Ⅴ 수술 전 담도배액술

췌장암에 의해 폐쇄성 황달이 발생한 경우에 근치적 수술이 불가능하다면 담도배액술을 시행하는 것에 대해서는 논란의 여지가 없다. 그러나 근치적 수술이 가능한 췌장암의 경우에는 아직 논란이 많은 상태이다. 주로 초기에 시행된 여러 후향적 연구에서는 담도배액술을 시행한 경우에 더 좋은 성과를 보고하였다. 그러나 최근에 발표되는 전향적 연구들에서는 수술 후 사망률 및 합병증을 낮추지 못한다는 연구결과가 많다. 뿐만 아니라 수술 가능한 병기의 두부 췌장암 환자만을 대상으로 무작위로 담도배액술 시행 후 수술을 받은 군과 수술만 받은 군을 배정하여 시행한 전향적 다기관 임상시험에서, 오히려 담도배액술을 시행받은 군에서 수술 관련 합병증이 유의하게 많이 발생하였다. 따라서 황달이 동반된 수술 가능한 모든 췌장암 환자에서 담도배액술을 진행하는 것은 근거가 매우 부족한 상황이며, 제한된 경우에 한해서 담도배액술이 시행되어야 할 것이다. ① 담관염, ② 폐쇄성 황달에 의한 간부전 또는 신부전, ③ 수술이 오랫동안 연기될 경우, ④ neoadjuvant therapy를 받을 예정인 경우가 고려의 대상이 된다.

참고문헌

1. 이종균. 췌장암의 스크리닝 및 진단. 대한소화기학회지 2008;51:84-88
2. AJCC Cancer Staging Atlas: A Companion to the Seventh Editions of the AJCC Cancer Staging Manual and Handbook. 2nd ed. New York: Springer 2013:299-300
3. DeVita VT, Hellman S, Rosenberg SA. Cancer Principles and Practice of Oncology. 7th ed. Philadelphia: Lippincott Williams & Wilkins, 2005:945
4. Lai EC, Lau SH, Lau WY. The current status of preoperative biliary drainage for patients who receive pancreaticoduodenectomy for periampullary carcinoma: A comprehensive review. Surgeon 2014;12:290-296
5. Maitra A, Hruban RH. Pancreatic cancer. Annu Rev Pathol 2008;3:157-188
6. Pancreatic cancer. NCCN Clinical Practice Guideline in Oncology. 2009
7. Pannala R, Basu A, Petersen GM, et al. New-onset diabetes: a potential clue to the early diagnosis of pancreatic cancer. Lancet Oncol 2009;10:88-95
8. van der Gaag NA, Rauws EA, van Eijck CH, et al. Preoperative biliary drainage for cancer of the head of the pancreas. N Engl J Med 2010;362:129-137

chapter
42 췌장암의 수술

김선회

- 췌장암의 근치적 절제율은 25~30%이고 수술 사망률은 1~3% 이하다.
- 복강동맥 또는 상장간막동맥 침윤이 있는 국소적으로 진행된 종양이나 간 등에 원격전이가 있는 췌장암은 UICC/AJCC 병기 Ⅲ, Ⅳ기에 해당되며 근치적 절제가 불가능하다.
- 췌장암에 대한 근치적 수술로는 췌장암의 위치와 심한 정도에 따라 췌십이지장절제술, 유문보존 췌십이지장절제술, 췌전절제술, 원위췌절제술 등이 있다.
- 근치적 절제술 후 5년 생존율은 15~20%에 불과하고, 재발 시에 국소재발은 50~80%이고, 원격전이는 80% 정도이다,
- 절제술 후 예후인자는 병기결정 인자인 종양의 크기, T 병기, 림프절전이 등이고, 절제 후 병리검사상 잔류암 유무(절제연 침습 유무)도 중요한 인자이다.

췌장은 복강동맥, 상장간막동맥, 문맥 등 주요 혈관과 얽혀 있어서 쉽게 혈관 침윤이 일어나고, 진단 시 이미 주변의 림프절전이가 심하거나 간전이가 발견되어 근치적 절제가 불가능한 경우가 많다. 췌장암의 근치적 절제율은 10%도 안 되던 것이 최근에는 20% 이상으로 호전되었다. 췌두부암인 경우 절제율은 20~25% 이상이 되고, 췌체미부암인 경우는 증상이 늦게 나타나 절제율이 15~20%에 불과하다. 수술 사망률은 1980년대에는 10% 이상 되던 것이 최근에는 많이 향상되어 1~3% 이하가 되었다. 절제 후 5년 생존율은 약간의 향상이 있었으나 여전히 15~20%를 넘지 못하고 있다.

Ⅰ 암종의 전파양상

췌장암은 직접 침윤에 의하여 십이지장, 담도, 비장, 부신, 위후벽 등 주위 장기와 후복막 및 췌장 주위 주요 혈관 및 신경총으로 전파된다. 췌두부암이 배측췌 부위, 즉 췌두후하부에서 발생하면 비교적 초기에 담도 침윤을 일으켜 황달이 오기 쉽고, 경부 또는 그보다 원위부 췌암인 경우에는 황달이 드물고 따라서 특이 증상이 없어 상당히 진행되어 발견되는 경우가 많다. 구상돌기에서 상장간막동맥 등 장간막 측으로 주로 침윤하는 경우에도 황달 없이 절제 불가능한 상태로 흔히 발견된다. 췌체미부암이 비장의 문부 및 비장실질 침윤을 보이는 경우, 후복막 침윤에 의해 좌측 부신 침윤을 보이는 경우도 많다.

췌장암의 주위 주요 혈관 침습은 절제 가능성을 판단하는 중요 기준이 된다. 주위 혈관의 침윤빈도는 30~50%에 이른다. 위치에 따라 복강동맥과 상장간막동맥, 총간동맥 등 동맥과 상장간막정맥과 문맥 침윤이 발생한다. 동맥주위신경총 이상 침윤은 근치적 수술이 불가능하다.

췌두전상부나 경부암인 경우에는 비장정맥이 합류되는 부위의 문맥 침윤이 될 수 있고 구상돌기나 췌두후하부암이면 상장간막정맥에 침윤이 있기 쉽다. 정맥 벽 침윤이 진행되면서 정맥 내강이 막힐 수 있다. 그렇게 되면 주위로 측부 혈관*collateral vessels*이 발달하게 되고 이 정도 되면 절제가 불가능하기에 이른다.

췌장암은 림프절전이를 잘하는 종양으로 그 빈도는 50~80%까지 보고되었다. 췌두부암인 경우에는 초기에 후췌두부십이지장 림프절(13번)로의 전이가 가장 흔하며, 전췌십이지장 림프절, 간십이지장인대, 총간동맥 림프절, 상장간막동맥 림프절, 대동맥 림프절 등으로 전이된다. 절제를 받은 환자의 절반 이상이 림프절전이가 있고 대동맥 림프절을 절제해 보면 20% 이상에서 전이가 발견된다. 원위췌장암인 경우에는 비동맥 림프절, 비문부 림프절, 복강동맥 림프절, 상장간막 동맥 림프절, 대동맥 주위 림프절 등으로 전이된다. 드물게 좌측 쇄골상부 림프

절*Virchow node*에의 전이가 말기 환자에서 나타난다.

췌장암 환자는 진단 당시 원격전이가 발견되어 절제수술을 받지 못하거나 절제술 후에 원격전이로 재발을 보이는 환자가 많다. 원격전이는 혈행성 전이나 복강 내 파종이다. 혈행성은 간전이가 대부분이고 드물게 폐, 뼈 등에 있다. 복강 내 파종은 어디든지 있을 수 있고 체미부암에서는 소망낭에 국한된 파종이 있을 수 있다.

Ⅱ 절제 가능성의 결정

췌장암의 예후는 근치적 절제술 후에도 매우 불량하다. 그러나 절제수술만이 그나마 완치의 기회를 가져다줄 수 있다고 보고 있다. 따라서 췌장암이 확인되면 먼저 절제가 가능한지, 절제수술이 예후에 도움을 줄 수 있는 환자인지를 판단해야 한다. 근치적 절제술이 불가능하거나 도움이 안 되는 환자는 원격전이가 있거나 복강동맥 또는 상장간막동맥 침윤이 있는 국소적으로 진행된 종양이며, UICC/AJCC 병기 Ⅲ, Ⅳ기에 해당된다. 그 외에도 대동맥 주위 림프절전이가 있다든지 문맥/상장간막정맥 침윤이 심해도 절제가 도움이 되지 않는다.

간전이는 초음파, 전산화단층촬영*computerized tomography; CT*에서 대개 확인이 되고 애매하면 자기공명영상*magnetic resonance imaging; MRI*이나 양전자단층촬영*positron emission tomography; PET* 검사를 하여 도움을 받을 수 있다. 수술 전에 경피경간 조직검사를 할 수도 있고 병기결정 복강경검사*staging laparoscopy*와 복강경초음파검사를 시행할 수 있다. 확인이 안 되면 개복을 하고 수술 중 초음파검사하 확인, 조직검사를 시행할 수도 있다.

주요 혈관 침윤 유무는 주로 CT로 혈관 내강의 변화와 혈관 주위 소견을 확인하게 되는데, 필요에 따라 CT angiography를 시행할 수도 있다. 복강동맥, 상장간막동맥의 내강에 변화가 있거나 확실한 절반 이상의 동맥 주위 침윤*encasement*이 보이는 경우, 문맥/상장간막정맥 내강의 협착, 우회정맥의 발달 등의 소견이 있으면 수술이 도움이 안 된다.

림프절전이가 있는 췌장암은 완치가 극히 드물다. 따라서 심한 췌장 주위 림프절전이가 확실하다든지 대동맥 주위 림프절전이가 있으면 근치수술의 의미가 없다. 이러한 소견이 CT에서 보이는 경우에 PET-CT를 시행하여 확인할 수도 있고 심한 경우에는 경피 조직검사를 할 수도 있다. 확인이 안 되면 개복을 하여 확인할 수도 있다. 그러나 림프절전이가 확실하지 않은데 의심되는 것만으로 수술을 포기해서는 안 되겠다.

췌장암 환자에서 절제 가능성을 결정하기 어려운 경우가 많다. 따라서 주요 혈관 침습 소견에 따라서 경계성 절제가능성*borderline resectability*의 개념이 도입되었다. 기술적으로 혹은 육안적으로 종양의 절제가 가능할 것으로 판단되나 현미경적 잔류 종양이 있을 가능성이 높은 경우 경계성 절제가능 췌장암*borderline resectable pancreas cancer*이라고 한다. 이런 환자들에게는 수술을 먼저 하는 것이 나을지 항암방사선 치료를 먼저 시행하고 그 경과를 보고 수술 여부를 결정하는 것이 좋을지에 대해 연구 중이다.

Ⅲ 수술적 치료

췌장암에 대한 수술적 치료는 췌장암의 위치와 심한 정도 또는 외과의의 선택에 따라 다음과 같은 방법들이 있다.

근치적 절제술
- 췌십이지장절제술
- 유문보존 췌십이지장절제술
- 췌전절제술
- 원위췌절제술

고식적 수술
- 총담관공장문합술
- 위공장문합술

1. 췌두부암

췌두부암에 대한 표준 절제술은 췌십이지장절제술(Whipple 수술)이다. 유문보존 췌십이지장절제술*pylorus-preserving pancreatoduodenectomy; PPPD*이 도입된 1990년도 이후부터는 점차 이 수술이 기존의 수술을 대치해 가고 있다. 다만 췌두부암 중 십이지장 구부와 근접한 부위에서 발생한 경우는 유문보존술이 부적절하다.

췌장 주위의 주요 혈관의 합병절제 여부, 췌장 주위 신경, 림프절 등의 절제 범위 등에 대해서는 논란이 있다. 일반적으로 대동맥 주위 림프절은 원격전이에 해당된다고 보아 근치 차원이 아니라 병기결정의 의미로 보아야 한다. 최근에는 림프절이나 신경총 등에 대한 수술적 절제의 정도가 예후에 영향을 주지 못한다고 보고되었다.

복강동맥 침윤에 대한 복강동맥절제 원위췌절제술은 생존율 향상에 대한 기대를 갖게 하며 합병증이 많지 않아 점차 확대 시행되어 가는 추세이다. 상장간막동맥의 합병절제는 생존율 향상은 없고 합병증만 문제가 되어 시행치 않고 사라져 가고 있고, 문맥/상장간막정맥 절제는 적극적으로 시행되면서 빈도가 많아지고 있다. 문맥 침윤은 종양의 위치 의존요소이지 병기가 심한 것을 의미하지 않는다고 보는 시각이 많다.

수술 술기의 발전에 힘입어 췌장암에 대한 최소침습수술이 조심스럽게 시도되기도 한다. 기술적으로 최소침습 원위췌절제술은 안정성이 널리 받아들여지고 있으며, 일부 기관에서는 최소침습 췌십이지장절제술을 시행하기도 한다. 그러나 췌장암에 대한 최소침습수술은 종양학적 안전성 측면에서 논란의 여지가 있어 추가적인 연구가 필요하다.

(1) 췌십이지장절제술

수술 술기와 마취기술 및 중환자 치료의 발달로 인하여 췌십이지장절제술은 비교적 안전한 치료법으로 여겨지게 되었다. 전통적으로 췌십이지장절제술 시에 절제되는 부분은 췌두부, 원위부 위장, 십이지장 전장, 근위부 공장 일부, 담낭, 원위 총담관을 포함한다. 이들과 함께 주위 연조직, 림프절, 신경 등을 절제한다. 필요에 따라 문맥/상장간막정맥을 절제한다.

췌전절제술은 췌장 절제연에 조직학적인 암세포의 증거가 있거나 다발성인 경우에서 시행할 수 있겠다.

(2) 유문보존 췌십이지장절제술

췌십이지장절제술을 하면서 위장과 함께 십이지장의 2~3cm를 보존한다. 위절제 후 증후군이 적고, 수술시간이 적게 걸리고, 또 수술 후 영양상태가 호전되는 등 여러 가지 장점들이 알려져 있다. 상기 술식의 합병증은 췌십이지장절제술과 큰 차이가 없으나, 가장 논란의 대상이 되는 것은 위배출시간의 지연으로 발생빈도는 20~50% 정도 보고되고 있다. 종양의 근치적 절제가 제한된다는 우려가 있어 췌장암에 대해서 시행하는 데는 유보적인 입장이 있었으나 국소재발이나, 장기 생존율에 있어서 차이가 없다고 보고되었다.

2. 췌체부암 및 췌미부암

췌체미부암이 절제가 가능하면 비장을 포함한 원위췌절제술을 시행한다. 절제연이 확보될 수 있으면 대개 췌장 경부에서 절단하고 그 원위부를 절제하게 된다. 안전한 절제연 확보를 위해 그보다 우측까지 췌두부를 일부 포함하여 절제하거나 전절제술로 갈 수도 있다.

비장동정맥은 기시부 또는 합류부에서 절단하여 제거해야 한다. 상장간막동맥 침윤은 절제의 금기이나 비동맥이 기시하는 부위의 복강동맥 침윤이 있는 경우에는 수술 위험도가 크지 않은 환자에서는 복강동맥을 함께 포함하여 절단할 수도 있다. 단 복강동맥 절단으로 대개 좌위동맥, 총간동맥 등이 절단되므로 간혈류가 상장간막동맥-하췌십이지장동맥-위십이지장동맥-고유간동맥을 타고 유지가 되는가를 절단 전에 확인해야 하고 위혈류가 문제가 되면 위전절제술을 동반 시행해야 한다. 많은 수술 예가 보고된 것은 아니지만 수년 이상 장기간 생존 예도 보고되어 있다. 췌후면 절제연 음성을 얻고 복강동맥 림프절, 총간동맥 전면 림프절을 완전 절제하기 위해 췌장 경부를 우선 절제한 후 우측에서 좌측으로 수술을 진행하는 radical antegrade modular pancreatosplenectomy(RAMPS)를 시행하기도 한다.

Ⅳ 수술 후 예후 및 재발 양상

국내 대형병원 증례를 모아 분석한 바에 의하면 절제술 후 5년 생존율은 아직도 15~20% 정도로 매우 낮고 중앙 생존기간은 14~20개월 정도에 불과하다.

췌장암은 초기에 국소 림프절전이를 하며, 방사선검사상 간전이를 발견할 수 없는 경우라도 수술 당시 이미 간전이가 있는 경우가 많다. 근치적 절제수술 후 재발률은

80~90%에 이르겠는데, 이 중 국소재발은 50~80%이고, 원격전이는 80% 정도로 보고되고 있으며, 이 중 간전이가 가장 흔하다. 국소재발이 흔한 이유로는 췌장암이 특징적으로 후복막조직으로의 침윤이 빈번하고 림프절전이가 많기 때문이다.

절제술 후 장기적인 예후를 결정하는 예후인자로는 병기결정 인자인 종양의 크기, T 병기, 림프절전이 등이 있다.

혈관, 주로는 문맥/상장간막정맥의 합병절제 여부 자체는 수술 후 장기 치료성적에 영향이 없다. 병기체계에도 동맥 침윤 유무는 T3와 T4로 분류하는 기준이고 Ⅱ기와 Ⅲ기로 나누어져 절제 가능성을 좌우하지만, 문맥/상장간막정맥 침윤은 T3로 분류되어 ⅡA 또는 ⅡB기에 속하게 된다. 그러나 합병 절제된 정맥에 실제 조직학적 침윤이 있는 경우에는 예후가 매우 불량하여 절제가 도움이 된다고 보기 어렵다.

췌장의 절제연의 암세포 침윤 유무도 중요한 예후인자다. 침윤이 있으면 R0가 아니라 R1 이상이 된다. 일단 완치를 바라보려면 R0가 필수조건이다. 수술 중에 다른 부위는 근치적으로 절제가 되고 췌경부 절단면에만 침윤이 확인되면 절제연이 확보될 때까지 췌장을 좌측으로 더 절제하도록 하고 최악의 경우 전절제를 고려해야 한다.

Ⅴ 절제 불가능한 췌장암에 대한 고식적 수술

췌장암은 절제율이 낮기 때문에 대부분의 환자에서 삶의 질을 높이기 위한 완화치료가 아주 중요하다. 환자에게 수술적인 방법과 비수술적인 방법을 적용할 것인가는 환자의 증상, 전신상태, 예상되는 생존기간 및 치료에 따른 합병증과 사망률을 고려하여 결정해야 한다. 수술 전에 이미 절제가 불가능하거나 의미가 없다고 판단되면 비수술적 중재술(stenting)을 선택하고, 수술 중에 절제가 불가능하다고 판단되었을 경우에는 완화수술을 필요에 따라 시행하는 경향이다.

담도폐쇄가 있거나 곧 올 것으로 예상되는 경우에는 담관공장문합술을 시행하고, 십이지장폐쇄가 있거나 곧 올 것으로 예상되는 췌두부암인 경우에는 위-공장문합술도 같이 시행한다.

참고문헌

1. 장진영, 김선회, 최성호 등. 한국인 췌관선암의 수술적 치료 결과 분석 -4개 대학병원 합동조사 결과- 한국간담췌외과학회지 2004;8:85-91
2. American Joint Committee on Cancer. AJCC cancer staging manual. Seventh edition, 2009
3. Han SS, Park SJ, Kim SH, et al. Clinical significance of portal-superior mesenteric vein resection in pancreatoduodenectomy for pancreatic head cancer. Pancreas 2012;41:102-106
4. Hirano S, Kondo S, Hara T, et al. Distal pancreatectomy with en bloc celiac axis resection for locally advanced pancreatic body cancer: long-term results. Ann Surg 2007;246:46-51
5. Jang JY, Kang MJ, Heo JS, et al. A prospective randomized controlled study comparing outcomes of standard resection and extended resection, including dissection of the nerve plexus and various lymph nodes, in patients with pancreatic head cancer. Ann Surg 2014;259:656-664
6. Kang MJ, Jang JY, Lee SE, et al. Comparison of the long-term outcomes of uncinate process cancer and non-uncinate process pancreas head cancer: poor prognosis accompanied by early locoregional recurrence. Langenbecks Arch Surg 2010;395:697-706
7. Kayahara M, Nagakawa T, Ueno K, et al. Surgical strategy for carcinoma of the pancreatic head area based on clinocopathologic analysis of nodal involvement and plexus invasion. Surgery 1995;117:616-623
8. Lim JE, Chien MW, Earle CC. Prognostic factors following curative resection for pancreatic adenocarcinoma. A population-based, linked database analysis of 396 patients. Ann Surg 2003;237:74-85
9. Nakao A, Harada A, Nonami T, et al. Lymph node metastasis in carcinoma of the head of the pancreas region. Br J Surg 1995;82:399-402
10. Nakao A, Kanzaki A, Fujii T, et al. Correlation between radiographic classification and pathological grade of portal vein wall invasion in pancreatic head cancer. Ann Surg 2012;255:103-108
11. Schäffer M, Mullhaupt B, Clavien PA. Evidence-based pancreatic head resection for pancreatic cancer and chronic pancreatitis. Ann Surg 2002;236:137-148
12. Tempero MA, Malafa MP, Behrman SW, et al. NCCN clinical practice guidelines in oncology; pancreatic adenocarcinoma version 1. 2014. Available at http://www.nccn.org
13. Tran KT, Smeenk HG, van Eijck CH, et al. Pylorus preserving pancreaticoduodenectomy versus standard Whipple procedure: a prospective, randomized, multicenter analysis of 170 patients with pancreatic and periampullary tumors. Ann Surg 2004;240:738-745
14. Varadhachary GR, Tamm EP, Abbruzzese JL, et al.

Borderline resectable pancreatic cancer: definitions, management, and role of preoperative therapy. Ann Surg Oncol 2006;13:1035-1046

15. Yeo CJ, Cameron JL, Lillemoe KD, et al. Pancreaticoduodenectomy with or without distal gastrectomy and extended retroperitoneal lymphadenectomy for periampullary adenocarcinoma, part 2: randomized controlled trial evaluating survival, morbidity and mortality. Ann Surg 2002;236:355-366

chapter 43

췌장암의 항암화학요법

우상명

- 진행성 췌장암에 대한 항암치료는 고식적인 치료에 비하여 증상 감소와 생존율 증가 등의 효과가 있어 항암치료를 적극적으로 시행하는 것을 추천한다.
- 활동도*performance status*가 좋은 진행성 췌장암 환자의 일차치료로 FOLFIRINOX 항암요법이나 nab-paclitaxel과 gemcitabine 병용요법을 우선적으로 고려할 수 있으며, 활동도가 좋지 않은 환자의 경우에는 gemcitabine 단독요법을 추천한다. Gemcitabine 단독요법의 대안으로 경구용 항암제인 S-1을 고려할 수 있다.
- 근치적 절제술을 받은 모든 췌장암 환자에게 수술 후 보조요법으로 항암치료를 추천하며, 시행할 수 있는 보조항암요법으로는 gemcitabine, 5-FU, 그리고 S-1 등이 있다.

췌장암은 우리나라 암 사망률 순위에서 5위에 이르는 주요 질병이다. 5년 생존율은 5~6%에 불과하며, 치사율이 모든 암 중에서 가장 높다. 대부분의 환자들이 근치적 절제가 불가능한 상태로 진단되고, 증상 없이 초기에 발견되더라도 수술 후 대부분 재발하기 때문에 췌장암 치료에서 항암화학요법이 중요한 역할을 담당하고 있다. 췌장암에 대한 항암치료는 고식적인 치료에 비하여 효과가 있어 항암화학요법을 적극적으로 시행하는 것이 권고된다. 그러나 진행성 췌장암 치료의 표준치료로 인정받았던 gemcitabine 단독요법은 삶의 질을 유지하는 데 어느 정도 효과가 있으나, 완전관해는 거의 이룰 수 없고 생존기간 연장 효과도 만족할 만한 수준에 이르지 못하였다. 따라서 gemcitabine과 다른 항암제를 병용요법으로 하여 항암 효과를 증가시키려는 노력이 꾸준히 있었으며, 이러한 병용요법은 특히 활동도*performance status*가 좋은 전이성*metastatic* 췌장암 환자에게 시행하는 것이 보다 효과적일 수 있다. 최근 nab-paclitaxel(nano-albumin-bound paclitaxel)과 gemcitabine 병용요법이 중앙 생존기간을 1.8개월 연장한다는 3상 연구 결과가 발표되었다. 또한 5-FU와 irinotecan, 류코보린*leucovorin*, oxaliplatin 항암제로 구성된 FOLFIRINOX 항암요법은 전이성 췌장암에서 중앙 생존기간을 11개월까지 늘리는 고무적인 성적을 보고하였다. 그러나 이러한 4제 요법은 높은 부작용 발생률로 인해 활동도가 좋은 환자만을 대상으로 시행할 수 있다는 한계가 있다.

I 진행성 췌장암에서의 항암요법

진행성 췌장암이란 국소진행*locally advanced* 혹은 전신적으로 진행된*metastatic* 췌장암을 말한다. 이러한 진행성 췌장암 치료에서 항암치료의 목적은 암의 진행을 억제하여 환자의 증상을 호전시키고 환자의 삶의 질을 향상시키며, 궁극적으로 환자의 생존기간을 연장시키는 데 있다.

췌장암은 오래전부터 항암치료에 잘 듣지 않는 암이라고 알려져 있고, 대부분 환자가 고령이어서 항암치료를 적극적으로 시행하지 않았다. 또한 췌장암의 종괴는 주로 섬유조직으로 이루어져 있고 암세포는 일부에 불과하여, 항암치료 후 암에 대한 치료반응을 평가하는 데 어려움이 있다. 그러나 췌장암에 대한 항암치료는 고식적인 치료에 비하여 증상 감소와 생존율 증가 효과가 있음이 여러 연구를 통하여 밝혀져서, 현재 췌장암에 대해 항암치료를 적극적으로 시행하는 것이 권고된다.

1. Gemcitabine 기반 항암요법

Gemcitabine(2, 2-difluorodeoxycytidine)은 피리미딘*pyrimidine* 항대사물질이며 데옥시티딘*deoxytidine* 유지물질이다. Gemcitabine 단독요법은 증상이 있는 진행성 췌장암 환자 126명을 대상으로 시행한 무작위 배정 대조연구에서 5-FU 단독요법에 비하여 1년 생존율이 연장된 결과를 보였다(각각 18%, 2%, p=0.0001). 이러한 결과를 바탕으로 췌장암의 일차 항암요법으로 인정되었다. 이 연구에서는 임상이득*clinical benefit*이라는 지표를 사용하였는데, 임상이득이란 통증, 활동도 저하, 체중감소 등의 증상이나 징후가 호전되는 것을 의미한다. Gemcitabine을 사용한 환자군에서 임상이득이 의미 있게 향상되었다는 결과로 gemcitabine 단독요법은 진행성 췌장암의 일차 치료로 인정받았으나, 완전관해는 거의 이룰 수 없고 생존기간 연장 효과도 만족할 만한 수준에 이르지 못하였다. 이후 효과를 증가시키기 위해 gemcitabine에 다른 항암제를 추가하는 방향으로 연구들이 이루어졌다. 이러한 연구들은 대부분 gemcitabine 단독요법을 대조군으로 하여 gemcitabine과 기존에 있거나 새로운 세포독성 항암제의 병용요법의 효과를 비교하는 형태를 취하였다. 이러한 병용약물에는 5-FU, 시스플라틴*cisplatin*, oxaliplatin, capecitabine, S-1, irinotecan, exatecan, 그리고 premetrexel 등이 있다. 몇 개의 연구에서 반응률의 상승과 무진행 생존기간의 연장을 보고하였으나, 어떠한 연구들도 일차 목적인 생존기간을 연장하지 못하였다. 하지만 15개의 무작위 대조 연구를 분석한 Heinemann 등의 메타분석에 따르면 platinum 제제나 fluoropyrimidine을 gemcitabine과 병합한 경우 특히 활동도가 좋은 환자군에서 생존기간이 연장되었다[hazard ratio(HR)=0.91, 95% CI 0.85~0.97; p=0.004]. Sultana 등의 메타분석에서도 gemcitabine과 platinum 제제 병합요법군(HR=0.85, 95% CI 0.74~0.96)과 gemcitabine과 capecitabine 병합요법군(HR=0.83, 95% CI 0.72~0.96)에서 gemcitabine 단독투여군에 비해 생존기간 연장을 보였으며, 5-FU나 irinotecan 병합요법은 생존기간을 향상시키지 못하였다.

Nanoparticle albumin-bound(nab)-paclitaxel은 paclitaxel과 알부민*albumin*을 결합한 nanoparticle 제형으로 진행성 유방암이나 폐암에서 효과가 인정된 약제이다. 최근 진행성 췌장암 환자 861명을 대상으로 gemcitabine 단독요법군을 대조군으로 시행된 대규모 3상 연구에서 nab-paclitaxel과 gemcitabine 병용요법군에서 반응률(각각 23%, 7%), 중앙 무진행 생존기간(각각 5.5개월, 3.7개월), 그리고 중앙 생존기간(각각 8.5개월, 6.7개월) 등 모든 지표에서 향상된 결과가 나타났다. 이러한 결과는 gemcitabine과의 병합요법으로 nab-paclitaxel을 일차적으로 선택할 수 있는 중요한 근거라고 할 수 있다.

2. 5-fluorouracil(5-FU) 기반 항암요법

5-FU는 gemcitabine이 나오기 전까지 췌장암 치료에서 주된 약제로서 단독 혹은 다른 약제와의 병용요법으로 많이 사용되어 왔다. 그러나 관해율이 약 10% 미만이고 생존기간의 연장이 뚜렷하지 않아 gemcitabine이 췌장암에 도입된 이후로는 5-FU는 일차 치료제로 사용되지 않고 gemcitabine에 효과가 없는 환자에서 이차 치료제의 주축으로 사용되고 있었다. 그러나 최근에 발표된 FOLFIRINOX 항암요법의 3상 연구는 전이성 췌장암에서 중앙 생존기간을 11개월까지 늘리는 고무적인 성적을 보고하여 5-FU 기반으로 한 항암치료가 다시 주목을 받고 있다. FOFIRINOX는 5-FU와 irrinotecan, 류코보린, oxaliplatin 항암제로 구성되어 있으며 투여방법 은 oxaliplatin 85mg/m^2, irinotecan180mg/m^2, 그리고 류코보린 400mg/m^2 투여한 뒤 5-FU 400mg/m^{2}를 정맥 주사하고, 이후 48시간 동안 5-FU 2,400mg/m^{2}을 지속적으로 주입한다. 전이성 췌장암 환자를 대상으로 시행한 이 연구에서 중앙 무진행 생존기간과 중앙 생존기간이 gemcitabine 단독투여군에서 각각 3.3개월, 6.8개월, FOFIRINOX 병합요법군에서는 각각 6.4개월과 11.1 개월로 나타났고, 1년 생존율은 21%에서 48%로 증가되었다. 그러나 이 연구는 혈청 빌리루빈 수치가 거의 정상이고 활동도가 좋은 환자만을 대상으로 시행하였으며, FOLFIRINOX 투여군에서 gemcitabine 단독투여군에 비해 매우 높은 부작용이 나타났다. 특히 FOLFIRINOX 투여군 중 42%의 환자에서 granulocyte-colony stimulating factor를 투여했으며, 3도 이상의 백혈구감소증이 46%, 호중구 감소성 발열*febrile neutropenia*이 5.4%의 환자에서 발생하였다.

S-1은 경구용 fluoropyrimidine 계열의 약제로서, 5-FU의 전구체인 ftorafur(tegafur)와 dihydropyrimidine dehydrogenase 억제제인 gimeracil(chloro-dihydroxypyridine), orotate phosphoribosyltransferase 억제제인 oteracil(potassium oxonate)이 혼합된 약제이다. 일본과 대만에서 834명의 환자를 대상으로 진행한 3상 연구에서 S-1 단독요법은 매일 80~120mg을 4주 동안 복용 후 2주 휴식하는 방법으로 투여하여, gemcitabine 단독요법과 비교하여 열등하지 않은*non-inferior* 것으로 나타났다

(중앙 생존기간, 각각 9.7개월, 8.8개월). S-1 단독요법군에서 반응률이 통계적으로 의미 있게 더 높았으나(각각 21%, 13%), 혈액학적 부작용의 빈도도 높았다.

3. 표적치료제

췌장암의 분자생물학적 변화에 대한 지식이 축적됨에 따라 암세포가 특징적으로 가지고 있는 경로를 표적으로 하는 표적치료제들이 개발되어 임상에 도입되었다. 이러한 표적치료제들은 gemcitabine과 병용하는 방식으로 임상연구가 진행되었으나 대부분 연구 결과들이 기대에 미치지 못하였다. 현재까지 epidermal growth factor receptor(EGFR) tryosine kinase 억제물질인 erlotinib만이 췌장암에서 승인된 표적치료제이다(표 43-1). 3상 연구에서 gemcitabine과 erlotinib을 병용 투여한 환자군에서 gemcitabine 단독투여군에 비해 23%의 무진행 생존기간 연장 증가와 18%의 사망위험 감소를 보고하였다. 이러한 생존기간의 연장효과는 erlotinib과 연관된 피부발진의 정도가 심할수록 뚜렷하였다. 그러나 약 0.3개월에 불과한 중앙 생존기간 연장 등 효과에 대한 논란이 지속되고 있으며, 다른 EGFR tryosine kinase 억제제인 gefitinib과 lapatinib 등에 대한 연구는 더 이상 진행되지 않았다.

Cetuximab은 EGFR의 세포외 도메인에 대한 단클론항체로서, 리간드 결합을 억제하는 기전으로 EGFR의 인산화를 차단하고 신호 전달을 막는다. Cetuximab과 gemcitabine의 병합치료는 gemcitabine 단독치료군에 비해 3상 연구에서 우월한 치료성적을 보이지 못하였다(중앙 생존기간 각각 6.5개월, 6개월, p=0.14). 현재 췌장암에서 EGFR를 표적으로 하는 표적치료제는 반응이 좋은 환자를 가려내는 전략이 필요하며, 가능성 있는 예측인자에는 피부발진, *EGFR* 활성변이 혹은 *EGFR* copy number, *K-ras* 돌연변이 등이 있다. 또한 Erb family를 포함하여 여러 표적을 차단하는 전략이 현재의 EGFR 억제제의 제한된 효과를 극복하는 방법이 될 수 있다.

악성 종양의 성장과 생존에 필수적인 신생혈관 형성의 근간이 되는 vascular endothelial growth factor(VEGF)와 그 수용체*vascular endothelial growth factor receptor*(VEGFR)는 췌장암의 90%에서 과발현되어 매력적인 표적으로 평가되어 많은 연구가 이루어졌다. Bevacizumab은 VEGF에 대한 단클론항체으로 내피세포*endothelial cell* 표면의 수용체인 VEGFR-1 및 VEGFR-2에 결합하는데, 이들의 활성화를 리간드 단계에서 차단한다. Gemcitabine과 병합하여 반응률, 생존기간 및 무진행 생존기간의 향상을 보고한 2상 연구 결과를 바탕으로 빠르게 3상 연구로 진행하였으나, gemcitabine 단독치료군에 비해 생존기간을 연장하지 못하였다. 전이성 췌장암 환자를 대상으

표 43-1 진행성 췌장암에서 표적치료제와 gemcitabine 병용요법에 대한 무작위 선정 대조 3상 연구 결과

표적	치료	대상 환자 수	중간 생존기간(개월)	P값	저자	발표연도
Matrix metalloprotease	Gemcitabine+marimastat Gemcitabine	313	5.4 5.4	0.99	Bramhall 등	2002
Farnesyl transferase	Gemcitabine+Tipifarnib Gemcitabine	688	5.9 6.3	0.75	Van Cutsem 등	2004
EGFR	Gemcitabine+Erlotinib Gemcitabine	569	6.2 5.9	0.03	Moore 등	2007
EGFR, VEGF	Gemcitabine+Erlotinib+bevacizumab Gemcitabine+Erlotinib	607	7.1 6.0	0.21	Van Cutsem 등	2009
VEGF	Gemcitabine+bevacizumab Gemcitabine	602	5.8 5.9	0.95	Kindler 등	2010
EGFR	Gemcitabine+Cetuximb Gemcitabine	745	6.3 5.9	0.23	Philip 등	2010
VEGF	Gemcitabine+Axitinib Gemcitabine	632	8.5 8.3	0.54	Kindler 등	2011
VEGF, B-Raf, PDGFR-B	Gemcitabine+Sorafenib Gemcitabine	104	8.0 9.2	0.23	Gonclaves 등	2012

로 bevacizumab를 gemcitabine과 erlotinib에 병합한 3상 연구에서도 gemcitabine/erlotinib 치료군에 비해 통계적으로 유의하게 무진행 생존기간은 연장하였으나 생존기간을 향상시키지 못하였다. Aflibercept(VEGF-TRAP)는 VEGFR-1과 VEGFR-2의 세포 외 도메인*extracellular domain*을 인간 IgG의 Fc 부분과 융합한 제제로, VEGF와 결합하고 모든 VEGF isoform과 태반생장인자*placental growth factor*를 중화시킨다. 전 임상결과를 바탕으로 aflibercept과 gemcitabine를 병용 투여하는 3상 연구로 진행하였으나 중간분석에서 유효하지 않은 것으로 판단되어 조기 중단되었다. Axitinib은 VEGFR-1, 2, 3과 혈소판 유래 성장인자 수용체*platelet derived growth factor receptor; PDGFR*, c-kit을 억제하는 강력한 tyrosine kinase 억제제이나, gemcitabine과 병합한 3상 연구의 중간분석에서 유효하지 않은 것으로 판단되어 조기 중단되었다. Sorafenib은 B-raf, VEGFR2, PDGFR-B를 억제하며 전 임상시험에서 췌장암 세포주와 동물모델에서 효과를 나타내었으나 gemcitabine과 병합한 3상 연구에서 일차 목표인 무진행 생존기간을 연장하지 못하였다. 현재까지의 연구결과에서 VEGF/VEGFR 신호전달체계를 표적으로 하는 표적치료제는 췌장암에서 효과적이지 않으며, 이는 암세포를 둘러싼 저혈관성 간질*stroma*이 원인일 수 있다.

4. 이차 항암치료

췌장암의 일차 항암요법인 gemcitabine을 기반으로 한 항암요법이나 FOFIRINOX 항암요법에 실패한 경우 선택할 수 있는 항암제는 매우 제한적이며, 이에 대한 체계적인 연구도 매우 부족한 상태이다. 아직 어떠한 이차 항암요법이 효과적인지 뚜렷하지 않으나 최근까지의 연구 결과들에서 그 가능성을 기대할 수는 있다. Gemcitabine을 기반으로 한 일차 항암요법에 실패한 경우 5-FU나 capecitabine 또는 S-1 등을 단독으로 투여하거나, 좀 더 적극적으로 5-FU와 oxaliplatin 병용요법(FOLFOX) 또는 capecitabine과 oxaliplatin 병용요법을 고려할 수 있다. FOLFIRINOX 항암요법에 실패한 경우 gemcitabine을 이차 약물로 선택하는 것이 합리적이라 할 수 있으나, 단독요법과 gemcitabine을 기반으로 한 병용요법 중 어느 것을 선택해야 하는지 분명하지 않다.

Ⅱ 국소진행 췌장암의 치료

전체 췌장암의 약 30~40%은 진단 당시 주요 혈관 침범으로 인해 완전절제가 불가능한 국소진행형 췌장암으로 진단되는데, 중앙 생존기간이 8~12개월로 전이성 췌장암에 비해 상대적으로 좋은 예후를 보인다. 현재 국소진행형 췌장암에서 가장 효과적인 치료가 무엇인지 분명하지 않다. 특히 방사선치료를 항암치료에 추가하는 항암방사선 동시요법*concurrent chemoradiotherapy*이 전신항암요법만을 시행하는 것보다 도움이 되는지에 대해 논란이 있는 상태이다. 대부분의 임상시험들이 국소진행형 췌장암과 전이성 췌장암을 구분하지 않았고, 연구들마다 연구 디자인이나 치료방법이 달라 결론을 내기 어렵다. 항암방사선 동시요법과 항암요법을 비교한 2개의 무작위 배정 대조연구도 서로 다른 결과를 보고하였다. Chauffert 등이 국소진행형 췌장암 환자 119명을 대상으로 gemcitabine 단독요법만 시행한 환자군과 총 60Gy의 방사선치료와 5-FU와 시스플라틴 병합요법을 동시에 시행한 후 gemcitabine 항암치료를 시행한 환자군을 비교한 연구에 따르면 항암방사선 동시요법군에서 3도 이상의 독성이 많이 나타났고, 생존기간이 gemcitabine 단독요법군에 비해 유의하게 짧았다. 이에 반해 Loehrer 등의 연구결과에 따르면 gemcitabine과 총 50.4Gy의 방사선치료를 동시에 시행한 군에서 gemcitabine 단독요법군에 비해 중앙 생존기간이 유의하게 증가하였다(각각 11.2개월, 9.2개월, p=0.044). 그러나 이 연구는 환자 모집이 저조하여 조기 중단되었다.

2~3개월의 유도항암치료*induction chemotherapy* 이후 국소진행형 췌장암이 진행되지 않은 경우에만 항암방사선 동시요법을 시행하는 접근방법은 방사선치료와 같은 국소치료에서 도움을 받을 수 없는, 즉 빠르게 전이가 나타나는 환자들이 불필요한 치료를 받지 않을 수 있다는 장점이 있다. 그러나 현재까지 보고된 연구가 드물고, 특히 전향적인 연구가 필요한 상태이다. 국소진행형 췌장암에 대해 어떠한 항암요법을 우선적으로 고려해야 할지에 대해서도 분명하지 않다. 최근에 효과가 입증된 nab-paclitaxel과 gemcitabine 병용요법이나 FOLFIRINOX 병용요법의 경우 전이성 췌장암 환자만을 대상으로 연구가 진행되어 국소진행형 췌장암의 치료에도 같은 효과를 기대할 수 있는지에 대해서 추가연구가 필요한 상태이다. FOLFOX나 5-FU와 류코보린, 그리고 irinotecan 병용요법(FOLFIRI) 등 또한 국소진행형 췌장암의 치료에서 고려할 수 있다.

Ⅲ 수술 후 보조요법*adjuvant therapy*

증상 없이 낮은 병기에 발견된 췌장암 환자들에서도 수술 후 80% 이상 암이 재발하게 된다. 따라서 이러한 불량한 예후를 향상시키기 위해 수술을 받은 모든 췌장암 환자에게 보조항암요법을 시행해야 한다. 일반적으로 수술 후 보조요법을 가능한 한 빠른 시기에 시행하는 것이 좋다고 여겨져 대개 수술 후 4~6주 이내에 시행하는 것을 목표로 한다. 그러나 췌장암의 경우 수술 후 이환율*morbidity*이 높아 환자의 회복이 늦어져 수술 후 보조요법이 지연되는 경우가 적지 않다. European Study Group for Pancreatic Cancer(ESPAC)-3 연구 데이터를 재분석한 최근 연구결과를 살펴보면, 수술 후 항암치료를 6개월 동안 유지하지 못한 환자들 중 항암치료를 수술 후 8주 이내에 시작한 경우에 결과가 오히려 좋지 못하였다.

수술 후 보조요법의 선택 중 방사선치료를 포함시키는 부분은 전문가들 사이에 의견이 크게 엇갈리고 있는 상태로, 현재 항암방사선 동시요법과 gemcitabine 항암요법을 병합하는 치료와 gemcitabine 단독요법을 비

표 43-2 췌장암 수술 후 보조요법에 대한 무작위 선정 대조 연구 결과

	저자	발표연도	대상 환자 수	치료	중앙 생존기간	P값
전신 항암요법	Bakkevold 등	1993	61 31	5FU/DOX/MMC –	23 11	0.04
	Takada 등	2002	81 77	MMC/5FU –	– –	NS
	Kosuge 등	2006	45 44	5FU/Cisplatin –	12.5 15.8	NS
	Neoptolemos 등(ESPAC-1)	2004	147 142	5FU/FA –	20.1 15.5	0.009
	Oettle 등(CONKO-001)	2007	179 175	Gemcitabine –	22.1 20.2	0.06
	Ueno 등(JSAP-02)	2009	58 60	Gemcitabine –	22.3 18.4	0.19
	Neoptolemos 등(ESPAC-3)	2010	551 537	5FU/FA Gemcitabine	23.0 23.6	0.39
항암방사선 동시요법	Kalser 등(GITSG 9173)	1985	21 22	40Gy+5FU→5FU/FA –	21 10.9	0.03
	Klinkenbijl 등(EORTC 40891)	1999	110 108 145 144	40Gy+5FU – 40Gy+5FU 5FU	24.5 19 15.9 14.8	0.208 0.05
	Neoptolemos 등(ESPAC-1)	2004	73 69 72 69	40Gy+5FU – 40Gy+5FU→5FU/FA –	13.9 16.9 19.9 16.9	NS NS
	Regine 등(RTOG 9704)	2008	221 230	Gemcitabine→50.4Gy+5FU→Gemcitabine 5FU→50.4Gy+5FU→5FU	– –	0.34

5FU: 5-fluorouracil, DOX: doxorubicin, MMC: mitomycin C, FA: folinic acid, NS: not significant

교하는 무작위 배정 대조연구가 진행되고 있다. 현재까지 진행된 대규모 3상 연구를 표 43-2에 정리하였다. ESPAC-1 연구에서 수술 후 folinic acid를 병합한 5-FU 투여가 생존기간을 연장시켰으나, gemcitabine 항암요법의 경우에는 무진행 생존기간은 연장되었으나 생존기간은 연장되지 않았다. Neoptolemos 등이 보고한 ESPAC-3 연구에서는 folinic acid를 병합한 5-FU 항암요법과 gemcitabine 항암요법은 생존기간에서 차이가 없지만 부작용은 gemcitabine이 적은 것으로 나타났다. 최근 장기간 추적결과를 발표한 European Charité Onkologie(CONKO)-001 연구에서는 수술 후 추적관찰만 시행한 환자군과 비교하여 gemcitabine 항암요법군의 5년 생존율과 10년 생존율이 각각 21%, 12.2%로, 통계적으로 의미 있는 차이가 나타났다. 일본 환자들을 대상으로 S-1과 gemcitabine 단독요법을 비교한 대규모 3상 연구의 중간결과에 따르면 S-1의 효과가 열등하지 않게 나타났다.

항암방사선 동시요법의 경우 European Organization for the Research and Treatment of Cancer(EORTC)와 ESPAC-1 연구에서 생존기간을 연장시키지 못하였으나, Gastrointestinal Tumor Study Group(GITSG) 연구에서는 43명의 매우 적은 대상 환자 수와 낮은 방사선 조사량에도 불구하고 항암방사선 동시요법과 5-FU 기반 항암요법을 시행한 환자군에서 중앙 생존기간이 수술 후 추적관찰만 시행한 환자군의 11개월에 비교하여 20개월로 연장되었다. 이를 바탕으로 항암방사선 동시요법과 전신 항암요법를 병합하는 방식으로 연구들이 진행되고 있다. Radiation Therapy Oncology Group(RTOG) 9704 연구에서 5-FU 기반 항암방사선치료 전후에 gemcitabine 단독요법과 5-FU 항암요법을 비교하였을 때, 양 군 간에 생존기간의 차이는 없었으나 췌장두부에 발생한 암의 경우에는 gemcitabine 치료군에서 생존기간이 연장되었다.

Ⅳ 수술 전 선행화학요법
neoadjuvant chemotherapy

수술 전 선행화학요법의 이론적 장점은 수술 후 항암치료까지 기다리는 시간을 줄일 수 있고 절제 불가능한 종양도 항암치료 후 병기를 낮추어 절제가 가능한 상태로 바꿀 수 있으며, 수술 후 바로 전이가 발견되는 환자들을 선행화학요법을 하면서 미리 제외할 수 있어 불필요한 수술을 줄일 수 있다는 점들을 들 수 있다. 특히 경계성 절제가능*borderline resectable* 췌장암에서 절제연*resection margin*이 음성인 근치절제의 가능성을 높이기 위해 고려할 수 있다.

경계성 절제가능 췌장암의 정의는 아직 확립되지 않았으나, 대개 기술적으로 종양의 절제가 가능할 것으로 판단되나 현미경적 절제연이 양성이 될 확률이 높아 근치절제 가능성이 낮은 경우를 의미한다. 즉 수술 전 영상검사상 상장간막 동/정맥, 간문맥 또는 간동맥으로의 직접 종양 침윤이 확인되는 경우에는 종양의 근치적 절제가 불가능하다고 판단하지만, 종양의 주요 동/정맥 접촉 각도가 180도 미만이면서 혈관 내로의 직접 종양 침윤은 없는 것으로 생각되는 경우 경계성 절제가능 췌장암이라 판단한다. 이런 환자군 중 일부는 실제로 주요 혈관의 종양 침윤의 가능성이 매우 적을 수 있으므로, 적극적인 선행항암화학요법의 시행을 통해 근치절제의 기회를 갖고 생존율의 향상을 이루었다는 보고가 최근 발표되고 있다. 그러나 대부분 후향적 연구이고 대상 환자 수가 적으며, 경계성 절제가능 췌장암의 정의에 따라 대상 환자가 다르다는 한계가 있다. 또한 수술 전 선행요법으로 방사선치료를 추가하는 것이 효과적인지에 대해서도 분명하지 않다.

췌장암 치료에서 항암치료는 주도적인 역할을 담당해야 하며, 최근 연구들에서 고무적인 성적을 발표하였지만 아직 해결해야 할 문제가 많다. 본문의 내용을 정리하면 활동도가 좋은 진행성 췌장암 환자의 경우 FOLFIRINOX 항암요법이나 nab-paclitaxel과 gemcitabine 병용요법을 일차 치료로 우선적으로 고려해야 하며, 활동도가 좋지 않은 환자의 경우에는 gemcitabine 단독요법이 표준치료로 판단된다. 수술을 시행한 환자의 경우 수술 후 보조요법으로 항암치료를 시행해야 하며, 시행할 수 있는 보조항암요법으로는 gemcitabine, 5-FU, 그리고 S-1 등이 있다. 항암방사선 동시요법과 수술 전 선행화학요법이 췌장암의 치료에서 어떠한 역할을 담당해야 하는지에 대해서는 추가적인 연구가 필요하다.

참고문헌

1. 김용태. 췌장암의 항암요법. 대한소화기학회지 2008;51:111-118
2. Bramhall SR, Schulz J, Nemunaitis J, et al. A double-blind placebo-controlled, randomised study comparing gemcitabine and marimastat with gemcitabine and placebo as first line therapy in patients with advanced pancreatic cancer. Br J Cancer 2002;87:161-167
3. Burris HA, 3rd, Moore MJ, Andersen J, et al. Improvements in survival and clinical benefit with gemcitabine as first-line therapy for patients with advanced pancreas cancer: a randomized trial. J Clin Oncol 1997;15:2403-2413
4. Chauffert B, Mornex F, Bonnetain F, et al. Phase III trial comparing intensive induction chemoradiotherapy (60 Gy, infusional 5-FU and intermittent cisplatin) followed by maintenance gemcitabine with gemcitabine alone for locally advanced unresectable pancreatic cancer. Definitive results of the 2000-01 FFCD/SFRO study. Ann Oncol 2008;19:1592-1599
5. Colucci G, Labianca R, Di Costanzo F, et al. Randomized phase III trial of gemcitabine plus cisplatin compared with single-agent gemcitabine as first-line treatment of patients with advanced pancreatic cancer: the GIP-1 study. J Clin Oncol 2010;28:1645-1651
6. Conroy T, Desseigne F, Ychou M, et al. FOLFIRINOX versus gemcitabine for metastatic pancreatic cancer. N Engl J Med 2011;364:1817-1825
7. Cunningham D, Chau I, Stocken DD, et al. Phase III randomized comparison of gemcitabine versus gemcitabine plus capecitabine in patients with advanced pancreatic cancer. J Clin Oncol 2009;27:5513-5518
8. Heinemann V, Boeck S, Hinke A, et al. Meta-analysis of randomized trials: evaluation of benefit from gemcitabine-based combination chemotherapy applied in advanced pancreatic cancer. BMC Cancer 2008;8:82
9. Herrmann R, Bodoky G, Ruhstaller T, et al. Gemcitabine plus capecitabine compared with gemcitabine alone in advanced pancreatic cancer: a randomized, multicenter, phase III trial of the Swiss Group for Clinical Cancer Research and the Central European Cooperative Oncology Group. J Clin Oncol 2007;25:2212-2217
10. Huguet F, Andre T, Hammel P, et al. Impact of chemoradiotherapy after disease control with chemotherapy in locally advanced pancreatic adenocarcinoma in GERCOR phase II and III studies. J Clin Oncol 2007;25:326-331
11. Kalser MH, Ellenberg SS. Pancreatic cancer. Adjuvant combined radiation and chemotherapy following curative resection. Arch Surg 1985;120:899-903
12. Kindler HL, Ioka T, Richel DJ, et al. Axitinib plus gemcitabine versus placebo plus gemcitabine in patients with advanced pancreatic adenocarcinoma: a double-blind randomised phase 3 study. Lancet Oncol 2011;12:256-262
13. Kindler HL, Niedzwiecki D, Hollis D, et al. Gemcitabine plus bevacizumab compared with gemcitabine plus placebo in patients with advanced pancreatic cancer: phase III trial of the Cancer and Leukemia Group B (CALGB 80303). J Clin Oncol 2010;28:3617-3622
14. Klinkenbijl JH, Jeekel J, Sahmoud T, et al. Adjuvant radiotherapy and 5-fluorouracil after curative resection of cancer of the pancreas and periampullary region: phase III trial of the EORTC gastrointestinal tract cancer cooperative group. Ann Surg 1999;230:776-782
15. Kosuge T, Kiuchi T, Mukai K, et al. A multicenter randomized controlled trial to evaluate the effect of adjuvant cisplatin and 5-fluorouracil therapy after curative resection in cases of pancreatic cancer. Jpn J Clin Oncol 2006;36:159-165
16. Loehrer PJ, Sr., Feng Y, Cardenes H, et al. Gemcitabine alone versus gemcitabine plus radiotherapy in patients with locally advanced pancreatic cancer: an Eastern Cooperative Oncology Group trial. J Clin Oncol 2011;29:4105-4112
17. Moore MJ, Goldstein D, Hamm J, et al. Erlotinib plus gemcitabine compared with gemcitabine alone in patients with advanced pancreatic cancer: a phase III trial of the National Cancer Institute of Canada Clinical Trials Group. J Clin Oncol 2007;25:1960-1966
18. Neoptolemos JP, Stocken DD, Bassi C, et al. Adjuvant chemotherapy with fluorouracil plus folinic acid vs gemcitabine following pancreatic cancer resection: a randomized controlled trial. JAMA 2010;304:1073-1081
19. Neoptolemos JP, Stocken DD, Friess H, et al. A randomized trial of chemoradiotherapy and chemotherapy after resection of pancreatic cancer. N Engl J Med 2004;350:1200-1210
20. Oettle H, Post S, Neuhaus P, et al. Adjuvant chemotherapy with gemcitabine vs observation in patients undergoing curative-intent resection of pancreatic cancer: a randomized controlled trial. JAMA 2007;297:267-277
21. Olive KP, Jacobetz MA, Davidson CJ, et al. Inhibition of Hedgehog signaling enhances delivery of chemotherapy in a mouse model of pancreatic cancer. Science 2009;324:1457-1461
22. Philip PA, Benedetti J, Corless CL, et al. Phase III study comparing gemcitabine plus cetuximab versus gemcitabine in patients with advanced pancreatic adenocarcinoma: Southwest Oncology Group-directed intergroup trial S0205. J Clin Oncol 2010;28:3605-3610
23. Rahma OE, Duffy A, Liewehr DJ, et al. Second-line treatment in advanced pancreatic cancer: a comprehensive analysis of published clinical trials. Ann Oncol 2013;24:1972-1979
24. Regine WF, Winter KA, Abrams RA, et al. Fluorouracil vs gemcitabine chemotherapy before and after fluorouracil-based chemoradiation following resection of pancreatic

adenocarcinoma: a randomized controlled trial. JAMA 2008;299:1019-1026
25. Takada T, Amano H, Yasuda H, et al. Is postoperative adjuvant chemotherapy useful for gallbladder carcinoma? A phase III multicenter prospective randomized controlled trial in patients with resected pancreaticobiliary carcinoma. Cancer 2002;95:1685-1695
26. Ueno H, Ioka T, Ikeda M, et al. Randomized phase III study of gemcitabine plus S-1, S-1 alone, or gemcitabine alone in patients with locally advanced and metastatic pancreatic cancer in Japan and Taiwan: GEST study. J Clin Oncol 2013;31:1640-1648
27. Ueno H, Kosuge T, Matsuyama Y, et al. A randomised phase III trial comparing gemcitabine with surgery-only in patients with resected pancreatic cancer: Japanese Study Group of Adjuvant Therapy for Pancreatic Cancer. Br J Cancer 2009;101:908-915
28. Van Cutsem E, van de Velde H, Karasek P, et al. Phase III trial of gemcitabine plus tipifarnib compared with gemcitabine plus placebo in advanced pancreatic cancer. J Clin Oncol 2004;22:1430-1438
29. Van Cutsem E, Vervenne WL, Bennouna J, et al. Phase III trial of bevacizumab in combination with gemcitabine and erlotinib in patients with metastatic pancreatic cancer. J Clin Oncol 2009;27:2231-2237
30. Von Hoff DD, Ervin T, Arena FP, et al. Increased survival in pancreatic cancer with nab-paclitaxel plus gemcitabine. N Engl J Med 2013;369:1691-1703

chapter

44 췌장암의 방사선치료

지의규

- 국소진행 췌장암의 치료에서 동시화학방사선치료는 방사선치료 단독 혹은 항암화학치료 단독에 비해 생존율이 우월한 경향을 보였다.
- 경계성 절제가능*borderline resectable* 췌장암에서 수술 전 치료를 시행하여 치료성적의 향상된 결과를 보였다.
- 방사선치료는 국소침습에 따른 증상의 완화에 효과적이며 삶의 질 향상에 기여한다.
- 수술 후 방사선치료는 절제연 침윤이 있는 경우 분명한 역할이 있으며, 절제연 음성인 경우에도 역할이 있을 것으로 추정된다.
- 방사선치료의 정도 관리가 예후 및 부작용의 발생에 영향을 미친다.

췌장암의 치료는 수술적 절제술이 가장 중요하나, 진단 당시 절제가 가능한 경우는 전체 환자의 10~20% 정도이고, 수술적 절제술을 시행받은 경우라 하더라도 국소재발률이 많게는 86%에 이르고 있어 방사선치료가 보조요법으로 시행되어 왔다. 한편 수술적 절제가 불가능하나 원격전이가 없는 국소진행 췌장암은 30~40%에서 관찰되며, 근치적 목적으로 항암화학치료와 병행하여 방사선치료가 시도되고 있는데, 통증과 황달 등 국소침습으로 인한 증상을 동반하는 경우에는 우회로 수술, 스텐트 삽입술 등과 함께 완화 목적으로도 이용되고 있다. 치료효과의 증진을 위한 방사선 민감제로 5-fluorouracil(5-FU)이 널리 사용되어 왔으나, 최근에는 gemcitabine을 비롯한 다양한 화학요법제들이 개발되어 사용되고 있다.

I 국소진행 췌장암의 방사선치료

절제 불가능한 췌장암은 ① 원격전이가 있거나, ② 상장간막동맥, 복강동맥, 하대정맥 혹은 대동맥을 포위 또는 침범하거나, ③ 상장간막정맥 및 간문맥을 폐쇄시키는 경우로 정의된다. 췌장암은 진단 당시 약 80%가 절제 불가능한 상태에서 발견되며, 이 중 절반가량은 원격전이가 없는 국소진행성이어서 방사선치료의 대상이 되어 왔다.

Mayo Clinic에서는 국소진행성*locally advanced* 췌장암 환자를 대상으로 5-FU 기반의 화학방사선치료군과 방사선치료 단독군을 비교하는 무작위 임상 연구를 시행하여 병용요법의 효과를 보고하였다. 이어 Gastrointestinal Tumor Study Group(GITSG)에서는 40Gy 및 60Gy의 방사선에 5-FU를 병용한 군을 60Gy의 방사선치료 단독군과 비교하는 3상 연구를 시행하였고, 방사선 선량에 관계없이 5-FU를 병용한 화학방사선치료군의 1년 생존율이 방사선치료 단독군보다 통계학적으로 유의하게 향상되었다(40% 대 10%, $p<0.05$). 그러나 이후 진행된 여러 연구에서는 기존보다 향상된 결과를 확인하지 못하고 있었다(표 44-1). Gemcitabine이 전이성/진행성 췌장암의 치료에서 5-FU보다 효과적임이 밝혀지면서, Li 등은 국소진행 췌장암 환자를 대상으로 gemcitabine 기반 화학방사선치료와 5-FU 기반 화학방사선치료를 비교한 3상 연구를 시행하였고, gemcitabine군이 전체 생존율(14.5개월 대 6.7개월, $p=0.027$), 병변 진행 소요 기간(7.1개월 대 2.7개월, $p=0.019$) 및 반응률(50% 대 13%, $p=0.005$) 등에서 5-FU군보다 우월함을 증명하였다(표 44-2). 이후 gemcitabine을 병용한 화학방사선치료는 여러 기관에서 널리 시도되고 있으며, 7.9~14.5개월 정도의 중앙 생존기간을 보고하고 있다. Gemcitabine에 5-FU 혹은 시스플라틴*cisplatin* 등의 약제를 병용한 연구 결과들도 잇따르고 있는데, 연구마다 방사선량, 방사선치료 범위, 항암요법제의 용량 및 방사선치료와의 병용시기 등에 차이가 있고, 이로 인해 치료 독성 및 성적에 있어서도 일치된 결과를 보여주지는 못하고 있어 향후 추가적인 연구가 필요할 것으로 보인다.

표 44-1 국소 진행된 췌장암에서 항암화학요법과 방사선치료의 무작위 연구 결과

연구		치료방법	환자 수	중앙 생존기간(월)	1년 생존율(%)	p값
방사선치료 대 화학방사선치료	Mayo Clinic	35~40Gy 35~40Gy+5-FU	32 32	6.3* 10.4*	NA NA	<0.05
	GITSG	60Gy	25	5.3	10	<0.05
		40Gy+5-FU 60Gy+5-FU	83 86	8.4 11.4	40	
	ECOG	59.4Gy 59.4Gy+MF	49 55	7.1 8.4	NA NA	0.16
항암화학요법 대 화학방사선치료	ECOG	5-FU 40Gy+5-FU→5-FU	44 47	8.2 8.3	32 26	NS
	GITSG	SMF 54Gy+5-FU→SMF	21 22	7.4 9.7	19 41	<0.02
	FFCD-SFRO	Gemcitabine 60Gy+FP→gemcitabine	60 59	13 8.6	53 32	0.05
	GERCOR	G→G G→RT+5-FU	56 72	11.7 15.0	- -	0.0009
	ECOG	G→G G+RT→G		9.2 11.0	- -	0.044
	LAP07	G±E→G±E G±E→54Gy+C±E	136 133	16.4 15.2	- -	NS

GITSG: Gastrointestinal Tumor Study Group, ECOG: Eastern Cooperative Oncology Group, FFCD-SFRO: Fédération Français de Cancérologie Digestive-Société Français de Radiothérapie Oncologie, 5-FU: 5-fluorouracil, MF: mitomycin C and 5-fluorouracil, SMF: streprozocin, mitomycin C and 5-fluorouracil, FP: 5-fluorouracil and cisplatin, G: gemcitabine, E: erlotinib, C: capecitabine, NS: not significant, * 평균 생존

화학방사선치료와 항암화학치료 단독을 비교하는 연구에서는 연구기관에 따라 상충되는 결과가 발표되었다. Gemcitabine 기반의 병용치료 효과를 평가하는 4개의 2상 및 3상 연구를 진행하면서(GERCOR trial), 3개월의 항암화학치료로 질병이 진행하지 않을 경우 5-FU 기반의 화학방사선치료를 추가하거나 gemcitabine 기반의 항암화학치료를 지속하도록 한 연구에서, 중앙 생존기간은 gemcitabine 기반 항암화학치료군에서 11.7개월인 반면에, 5-FU 기반 화학방사선치료군에서 15개월로 증가하였다(p=0.0009). 연구자들은 국소진행성 췌장암에서 방사선치료의 결과가 만족스럽지 못한 이유는 방사선치료 시행 당시 존재하는 잠재성 원격전이 때문이며, 항암화학치료 중 원격전이가 발견된 경우에는 국소치료인 방사선치료를 생략함으로써 방사선치료로 이득을 얻을 수 있는 환자군을 보다 잘 선별할 수 있고, 이 경우 방사선치료는 항암화학치료 단독보다 더 효과적이라고 주장하였다. 가장 최근에는 먼저 4개월의 gemcitabine과 gemcitabine 및 erlotinib의 비교 연구를 진행하고, 이후 추가로 gemcitabine과 방사선치료와 capecitabine 요법을 비교하며, 각 군에 erlotinib을 추가했는지 여부에 따라 구분하는 2차에 걸친 전향적 3상 무작위 배정 연구인 LAP07의 결과가 발표되었다. 기존의 결과와 달리 gemcitabine 단독치료와 비교하여 erlotinib의 추가로 생존율 개선을 보이지 않았고, 방사선치료의 추가 여부가 생존에 영향을 미치지 않았다. 수술 후 치료의 경우 프로토콜 준수 여부에 따라 생존율 및 부작용의 빈도에 차이를 보인다는 점에 대한 추가 연구에 기반한 하위 분석에서도 각각의 경우에 통계적인 유의성은 없는 것으로 보고하였다. 원격전이를 동반한 췌장암에서 gemcitabine 단일요법에 비하여 FOLFIRINOX 복합요법이 부작용의 빈도는 높지만 통계적으로 유의한 중앙생존기간의 증가를 얻을 수 있다는 사실이 보고되어, 향후 병용 효과에 대한 비교 연구가 기대되고 있다.

표 44-2 국소진행 췌장암에서 동시화학방사선치료에 대한 무작위 연구 결과

연구	치료방법	환자 수	중앙 생존기간(월)	1년 생존율(%)	p값
SWOG	60Gy+MeCCNU/5-FU	33	8.8	-	0.677
	60Gy+MeCCNU/5-FU/testolactone	29	6.9	-	
GITSG	60Gy+5-FU	73	8.5	-	>0.8
	40Gy+doxorubicin	70	7.6	-	
Earle 등	50~60Gy+5-FU	44	7.8	-	0.82
	50~60Gy+hycanthone	43	7.8	-	
Li 등	50.4~61.2Gy+5-FU	16	6.7	31	0.027
	50.4~61.2Gy+gemcitabine	18	14.5	56	

SWOG: Southwest Oncology Group, GITSG: Gastrointestinal Tumor Study Group, MeCCNU: methyl-CCNU, 5-FU: 5-fluorouracil

Ⅱ 경계성 절제가능 췌장암의 방사선치료

수술 후 화학방사선치료가 생존율을 증가시키더라도 만일 수술 후 환자의 상태가 추가치료를 견딜 만큼 회복되지 못하면, 추가치료가 연기되거나 추가치료 자체를 시행하지 못할 가능성이 높다. 따라서 일부에서는 절제가 가능한 췌장암 환자에게 수술 전 치료의 필요성을 주장하기도 한다.

수술 전 치료가 수술 후 치료에 대해 가지는 이론적 장점은 다음과 같다. 첫째, 수술에 따른 혈관손상이 없는 상태에서 방사선치료가 진행되어 산소공급이 원활하므로 암세포의 방사선감수성이 수술 후 방사선치료에 비해 높다. 둘째, 병기 감소 혹은 크기 감소 효과로 수술 후 절제연 양성률을 감소시킬 수 있다. 셋째, 수술 후 추가치료가 지연되는 상황을 미연에 방지할 수 있다. 이와 같은 이론적인 장점은 직장암에서 수술 전 및 수술 후 화학방사선치료를 비교한 3상 연구를 통해 국소제어율의 증가 및 치료독성의 감소로 증명된 바 있다. 특히 췌장암의 경우 수술 전 화학방사선치료로 미세전이를 조기에 치료하고 치료 후 재검사 결과 원격전이가 발견될 경우 불필요한 수술을 막을 수 있다. ECOG에서 53명의 환자를 모집하여 5-FU와 마이토마이신 C를 50.4Gy의 방사선치료와 함께 투여하였을 때, 17명이 원격전이로 절제술을 받지 못하였고, M.D. Anderson Cancer Center에서 35명을 대상으로 5-FU와 함께 10회에 걸쳐 30Gy의 방사선을 조사하는 소분할 조사 후 재검사한 결과 11명에서 원격전이가 발견된 결과를 발표하기도 하였다.

수술 전 치료의 대상의 범위에 대한 논의는 절제 가능성에 대한 정의에 따라 달라진다. 분류에 따라 조금씩 차이가 있어 복강정맥/간문맥이나 총간동맥의 침윤 정도에 따라 차이를 보이나 미국간췌담도학회*Americas Hepato-Pancreato-Biliary Association*; *AHPBA*의 분류나 M.D. Anderson 분류가 비교적 많이 쓰이고 있다.

아직까지 췌장암에서 수술 전 방사선치료와 수술 후 방사선치료를 비교한 3상 연구는 없으나, 다수의 기존 치료 환자 자료를 후향적으로 분석한 미국의 Surveillance, Epidemiology, and End Results(SEER) 자료를 이용한 분석 및 캘리포니아주 암 추적 프로그램*California Cancer Surveillance Program*에서는 수술 전 치료를 시행한 군의 예후가 우수함을 보고하였다. 미국 암 데이터베이스*National Cancer Data Base* 분석 연구를 이용한 비용 평가 및 삶의 질 보정 생존기간 측면에서 수술 전 치료가 더 우수함을 확인한 바 있다. 기존에 발표된 연구를 바탕으로 시행된 메타분석 연구에서도 이와 같은 차이를 확인한 바 있다. 총 111개 연구에 포함된 4,394명의 환자를 분석한 Gillen 등의 연구에서, 절제가 불가능한 환자 중 선행치료로 약 1/3에서 절제가 시행되었고, 절제가 시행된 환자의 중앙 생존기간은 약 20개월로 수술을 시행하지 못하거나 완화치료를 시행한 경우에 비해 현격한 개선을 확인하였다. 이와 달리 절제가 가능했던 환자에서는 수술 후 치료까지 시행한 후의 중앙 생존기간은 20.1~23.6개월이고, 수술 전 치료를 시행하고 수술을 한 경우에는 23.3개월로 큰 차이를 보이지 않았다. 이런 결과를 바탕으로, 수술 전 치료는 국소 진행된 절제가 어려운 환자를 우선 대상으로 시행할 것을 권고하기도 하였다.

표 44-3 국소 진행된 췌장암에서 수술 전 화학방사선치료 연구 결과

연구자		항암화학제제	방사선량 (Gy)	환자 수 (명)	절제율 (%)	완전절제율 (%)	중앙 생존기간(월)	
							전체	수술
단일화학요법+방사선치료	Evans*	5-FU	50	28	61	50	–	18
	Pister*	5-FU	30	35	57	51	37	25
	Evans*	G	30	86	74	66	23	34
	Pister*	Paclitaxel	30	35	57	34	12	19
	Calvo	Tegafur	45~50.4	15	60	46	17	23
복합화학요법+방사선치료	Hoffman	FM	50.4	53	45	20	9.7	15.7
	Moutadier	FP	45	61	66	60	20	26.6
	Magnin	FP	45	32	59	22	16	30
	Turrini	FP	45	102	61	56	17	23
	Mornex	FP	50	41	63	80	9.4	11.7
항암화학요법±방사선치료		G	–	24	38	25	9.9	–
	Palmer	GP	–	26	69	46	15.6	–
	Heinrich	GP	–	28	89	71	26.5	19.1
	Talamonti	G→G	36	20	85	80	–	26
	Varadhachary*	GP→G	45	90	58	55	17	31

5-FU: 5-fluorouracil, G: gemcitabine, FM: 5-fluorouracil and mitomycin C, FP: 5-fluorouracil and cisplatin, GP: gemcitaine and cisplatin,
* M. D. Anderson Cancer Center 시행 연구

현재까지 보고된 수술 전 화학방사선치료에 대한 연구들을 보면 다양한 화학요법과 방사선치료를 병용하고 있다. 절제율은 45~74%이며, 수술적 절제가 시행된 경우의 중앙 생존기간은 15~34개월 정도이다. 진행된 여러 연구에서 대상으로 한 환자의 차이가 있어 직접적인 비교에 어려움이 있지만, M.D Anderson Cancer Center에서 유사한 기준으로 시행한 여러 2상 연구에서 얻은 결론은, gemcitabine 기반의 화학방사선치료를 시행한 경우가 절제율이나 중앙 생존기간이 가장 길었고, 화학방사선치료 전 gemcitabine과 platinum 병행 유도요법은 추가적인 이득이 없다고 보고한 바 있다. 이와 달리 하이델베르크 병원에서의 후향적인 분석에서는, 수술 전 치료방법으로 화학방사선요법과 화학요법 사이에 별다른 차이가 없다고 보고하기도 하였다(표 44-3).

직장암이나 식도암과 같이 수술 전 치료가 이미 많이 시행되고 있는 다른 소화기암과 달리 췌장암은 전산화단층촬영*computed tomography; CT*상에서 치료반응을 평가하기 어렵다. 수술 전 치료반응 평가방법으로 자기공명영상*magnetic resonance imaging; MRI*, 양전자방출단층촬영*positron emission tomography; PET*, CA 19-9 등을 준용하는 경우도 있으나, 수술 전 치료기간 동안 새로운 원격전이가 발견되거나 국소 병변의 명확한 진행이 없는 경우 절제를 시도할 것을 권고하기도 한다. 아울러 병변 자체에서 섬유화를 동반하는 경우가 많아 병리학적 치료반응을 평가하기에도 제약점이 많은 것으로 알려져 있다. 식도암이나 직장암에서의 경우처럼 반응 평가의 원칙에 기반한 구분을 미국병리 의사협회*College of American Pathologists*에서 추천하고 있고, Ishkawa, Evans, Pendurthi, White, Hartman 등이 췌장암 특성에 맞춘 구체적이고 다양한 평가기준을 제시하고 있으나, 통일된 단일한 원칙은 뚜렷하게 정립되지 못한 상황이다.

Ⅲ 완화 목적의 방사선치료

국소진행성 췌장암에서 현재까지의 연구 결과는 방사선치료를 추가한 군에서 방사선치료 단독군 혹은 항암화학치료 단독군에 비해 좀 더 우월한 결과를 얻은 경우가 많았다. 그러나 5년 생존율이 10% 미만으로 대부분이 사망에 이르는 점을 감안한다면, 국소진행성 췌장암 환자의 치료에서는 삶의 질 또한 중요한 치료의 목표가 되어야 할 것이다. 췌장암은 통증, 위장관폐색, 상부위장관의 궤양 및 출혈 등의 국소 증상을 유발할 수 있고, 이들 증상은 국소진행성 췌장암뿐만 아니라 원격전이를 동반한 경우에서도 환자의 삶의 질을 저하시킬 수 있다.

Haslam 등은 29명의 절제 불가능한 췌장암 환자를 대

상으로 60Gy의 방사선치료±5-FU 후 증상의 호전을 후향적으로 평가하였다. 4주 이상 지속되는 통증의 완전 완화, 체중의 증가, 폐쇄성 증상의 완화, 종괴가 촉지될 경우 종괴의 크기 감소 중 두 가지 이상의 소견이 관찰되는 경우를 '양호', 통증의 부분완화, 체중감소의 중지, 활동도의 증가 중 한 가지 소견이 관찰되는 경우를 '보통'으로 판정하였을 때, 45%에서 양호, 24%에서 보통의 증상 호전이 관찰되었다. 국내에서도 유 등이 Haslam 등과 같은 평가기준을 적용하였을 때 21%에서 양호, 67%에서 보통의 반응을 보고하여 방사선치료가 췌장암의 국소침습으로 인한 증상의 완화에 효과적임을 보여주었다. North Central Cancer Treatment Group에서 진행된 gemcitabine과 시스플라틴을 병용한 화학방사선치료에 대한 2상 연구에서 linear analogue self-assessment system을 이용하여 삶의 질을 평가한 바 있으며, 통증의 빈도 및 강도의 유의한 호전을 보고하였다. 따라서 수행능력 저하 등의 이유로 적극적인 치료가 곤란하거나 원격전이가 확인된 환자의 경우에서도 통증이나 폐쇄 증상 등의 국소증상 조절을 위해 단기간의 완화 방사선치료 시행에 대한 고려가 필요하겠다.

Ⅳ 절제된 췌장암의 방사선치료

췌장암에서 근치적 절제술을 시행하더라도 수술 후 추가치료를 시행하지 않을 경우, 국소재발률이 50~86% 정도로 보고되고 있다. 이러한 높은 국소재발률은 암세포의 후복막 연조직으로의 빈번한 침윤과 췌장 부근의 해부학적 제한으로 수술 시 충분한 절제연을 두고 후복막 연조직을 제거하기 힘들기 때문이다. 따라서 방사선치료를 수술과 병용함으로써 국소재발을 줄이고 나아가 생존율을 향상시키려는 시도가 이어졌다.

GITSG에서는 1974년 미세 잔여 병변 없이 완전 절제된 췌장암 환자를 대상으로 수술 단독군과 수술 후 화학방사선치료군으로 무작위 배정하여 비교하는 3상 연구를 시행하였고, 화학방사선치료군의 중앙 생존기간이 수술 단독군에 비해 유의하게 길었다(20개월 대 11개월, p=0.03). 이어 시행된 European Organization for Research and Treatment of Cancer(EORTC) 연구에서도 췌장암 및 팽대부 주위암 환자 전체를 대상으로 한 분석에서는 화학방사선치료의 여부에 따라 중앙 생존기간이 유의한 차이를 보이지 않았으나(p=0.2), 췌장암 환자만을 대상으로 한 하위분석에서는 화학방사선치료군의 중앙 생존기간이 수술 단독군에 비해 긴 경향을 보였다(17.1개월 대 12.6개월,

표 44-4 절제된 췌장암에서 5-FU 근간 보조요법의 무작위 연구 결과

연구		치료방법	환자 수	중앙 생존기간(월)	1년 생존율(%)	p값
화학방사선요법(화방) 여부	GITSG	수술 수술→화방	22 21	11 20	5 19	0.03
	EORTC	수술 수술→화방	54 60	12.6 17.1	10 20	0.099
	ESPAC-1	수술→비화방 수술→화방	144 145	17.9 15.9	20 10	0.05
항암화학요법(항암) 여부	ESPAC-1	수술→비항암 수술→항암	142 147	15.5 20.1	8 21	0.009
	Norwegian trial*	수술 수술→FAM	30 31	11 23	8 4	0.10
	Japanese trial†	수술 수술→MF	47 45	– –	26.6 17.8	0.45
	JSAP‡	수술 수술→FP	44 45	15.8 12.5	14.9 26.4	0.94

GITSG: Gastrointestinal Tumor Study Group, ECOG: Eastern Cooperative Oncology Group, ESPAC: European Study Group for Pancreatic Cancer, JSAP: Japanese Study Group of Adjuvant Therapy for Pancreatic Cancer, FAM: 5-fluorouracil, doxorubicin, and mitomycin C, MF: mitomycin C and 5-fluorouracil, FP: 5-fluorouracil and cisplatin, * 61명 환자 중 14명(23%)은 팽대부 종양, † 절제된 췌장암 환자 하위군 분석, ‡ 89명 환자 중 57명(64%)은 수술 중 방사선치료도 받았음.

p=0.099)(표 44-4).

한편 European Study Group for Pancreatic Cancer (ESPAC)에서는 근치적 절제술을 받은 췌장암 환자를 수술 단독군, 수술 후 항암화학치료군, 수술 후 화학방사선치료군, 수술 후 화학방사선치료 및 항암화학치료군의 네 군으로 무작위 배정하였다. 화학방사선치료는 GITSG와 동일하게 시행하였고, 항암화학치료는 5-FU(425mg/m²)와 류코보린*leucovorin*(20mg/m²)을 6주기 투여하였다. 연구자들은 화학방사선치료 및 항암화학치료 여부에 따라 두 군씩 묶어 분석을 실시하였고, 그 결과 항암화학치료가 유의하게 중앙 생존기간을 연장시키는 반면(p=0.009), 화학방사선치료는 오히려 단축시킨다고 보고하였다(p=0.05). 그러나 ESPAC-1 연구를 제외한 다른 3상 연구에서는 수술 후 항암화학치료가 절제된 췌장암 환자의 생존율을 유의하게 향상시키지 못하였다. 게다가 ESPAC-1 연구는 2×2군으로 환자를 배정한 후 분석 시에는 서로 다른 두 군을 묶어 분석하는 등 연구의 디자인 및 분석에 있어서 문제점이 지적되었고, 췌장암의 보조적 치료에 대한 기존의 연구 결과와 비교할 때 치료성적이 전형적이지 않은 측면이 있어 그 해석에 많은 주의가 필요하다는 지적을 받았다(표 44-4).

다양한 췌장암의 수술 후 보조적 치료에 대한 3상 연구들은 일치된 결과를 도출하지 못하였다. 이에 Stocken 등은 2004년까지 그 결과가 발표된 3상 연구와 함께, ESPAC에서 2×2군으로 무작위 배정된 환자(ESPAC-1) 이외에 추가적으로 항암화학치료 혹은 화학방사선치료를 받은 환자들(ESPAC-1 plus)의 자료를 추가하여 메타분석을 실시하였고, 예후인자에 따라 하위분석을 실시하였을 때 절제연 양성인 환자에서는 항암화학치료보다는 화학방사선치료가 보다 효과적이라는 점이 확인되었다. 특히 절제연에 대한 병리학적 검사과정을 표준화한 결과, 절제연 양성률이 85%에 이른다는 최근의 보고를 고려할 때 췌장암의 수술 후 방사선치료의 역할에 대해서는 앞으로 보다 세심한 접근이 필요하다고 하겠다.

췌장암에서 gemcitabine의 효과가 알려지면서, 수술 후 보조요법에서도 gemcitabine을 병용한 연구들이 시도되었다. Radiation Therapy Oncology Group(RTOG)에서는 근치적 절제술을 받은 췌장암 환자를 대상으로 5-FU 기반의 화학방사선치료를 시행하되 화학방사선치료 전후에 투여하는 선행/유지 항암화학제제로 5-FU와 gemcitabine를 비교하는 연구(RTOG 97-04) 결과를 발표하였다. 모집된 538명 중 종양이 두부에 위치한 381명을 분석하여 중앙 생존기간은 5-FU군, gemcitabine군이 각각 16.9개월, 20.6개월로 수술 후 보조요법에서 gemcita-bine이 5-FU보다 우월하다고 보고하였으나(p=0.033), 최근 발표된 결과에서 5년 생존율에서는 차이가 없음을 보고하였다(p=0.12).

수술 후 gemcitabine 치료와 수술 단독군을 비교하는 CONKO-001 연구 결과에 따르면, 수술 단독군에 비해 gemcitabine(1000mg/m², ×3/4주)을 6주기 투여한 군에서 중앙 무질병생존기간이 유의하게 연장되었고(6.9개월 대 13.4개월, p<0.001), 중앙 생존기간은 연장되는 경향을 보였으나 통계적으로 유의하지는 않았다(20.2개월 대 22.1개월, p=0.06).

CONKO-001 연구의 실험군을 RTOG 97-04의 실험군과 비교해 보면, CONKO-001 연구의 gemcitabine 두 번째, 세 번째 주기가 RTOG 97-04에서는 5-FU를 병용한 화학방사선치료로 치환되어 있다는 것을 알 수 있으며, gemcitabine의 투여 용량 및 일정은 양 연구에서 동일하였다. 중앙 생존기간은 CONKO-001 연구

표 44-5 절제된 췌장암에서 gemcitabine 단독치료와 동시 화학방사선치료의 무작위 연구 결과

연구	치료방법	환자 수	중앙 생존기간(월)	1년 생존율(%)	p값
CONKO-001*	수술	175	20.2	21	0.06
	수술→GEM	179	22.1	34	
RTOG 97-04	수술→5-FU-RT	194	16.9	21	0.033
	수술→GEM-RT	187	20.6	32	
	수술→GEM-RT†	-	25.2	46	-

CONKO: Charité Onkologie, RTOG: Radiation Therapy Oncology Group, GEM: gemcitabine, 5-FU: 5-fluorouracil; RT, radiotherapy, * 모든 환자의 CA 19-9 수치는 정상치의 2.5배 이내였음. † 췌장 머리 부분 종양으로 CA 19-9는 90(대략 정상치의 2.5배) 이내이고 프로토콜에 따른 방사선 치료를 받았음.

가 RTOG 97-04보다 다소 길었으나(22.1개월 대 20.6개월), 3년 생존율은 비슷하였다(34% 대 32%)(표 44-5). 그러나 CONKO-001 연구에서는 수술 후 종양표지자인 CEA 혹은 CA 19-9를 측정한 후 정상 상한치의 2.5배를 넘는 경우 연구 대상에서 제외하여, 예후가 보다 좋은 환자가 선별되었다고 볼 수 있다. 이에 RTOG에서는 종양이 두부에 위치하고 CA 19-9가 90(정상 상한치의 약 2.5배) 이하이면서 방사선치료 프로토콜을 준수한 환자들의 치료결과를 다시 분석한 결과, 중앙 생존기간 25.2개월, 1년 생존율 46%로 CONKO-001 연구에 비해 우월한 결과를 보여주었다(표 44-5). 췌장암에서 수술 후 항암화학치료 단독으로 gemcitabine과 5-FU를 비교 연구한 ESPAC-3 연구의 초기결과에서는 두 군 간의 차이가 없는 것으로 보고하였다. 따라서 췌장암에서 수술 후 최적의 보조적 치료에 대한 추가연구에 대해서는 아직 결론을 도출하기 어려운 상태이며, 향후 다양한 연구를 통한 접근이 요구되고 있는 실정이다.

현격한 치료결과 향상을 보여 많은 기대를 모았던 5-FU 기반의 수술 후 화학방사선치료에 시스플라틴과 인터페론알파*interferon-alpha*를 추가하는 기법은 2상 연구에서와 달리, 3상 연구에서 5-FU 단일 제제와 비교하여 생존율의 증가를 보이지 못하였다.

V 방사선치료 기법

방사선치료 시에는 종양 및 종양의 주위 조직을 포함하되 주변 장기인 간, 위장, 소장, 신장 및 척수에 조사되는 방사선량을 최소화하여 종양에 충분한 양의 방사선을 조사하면서 방사선으로 인한 부작용을 줄이도록 해야 한다. RTOG 97-04 연구는 췌장암의 방사선치료에서 최초로 체계적인 정도 관리를 시도한 연구로, 방사선치료 프로토콜을 준수한 군과 그렇지 못한 군으로 나누어 분석한 결과, 프로토콜 준수군의 생존율이 비준수군보다 유의하게 높았고(중앙 생존기간 1.74년 대 1.47년, p=0.019), 다변량 분석에서도 그 통계학적 유의성이 유지되었다(p=0.02). 또한 gemcitabine 군에서는 프로토콜 준수군의 치료독성이 비준수군에 비해 낮은 경향을 보이기도 하였다. 이는 국소치료법인 방사선치료를 시행하는 데 있어 정도 관리가 치료성적 및 독성에 영향을 준다는 사실을 밝힌 최초의 전향적 연구로서, 향후 췌장암에서 방사선치료의 역할에 대한 연구를 디자인하고 그 결과를 해석할 때 정도 관리적 측면에 대한 고려가 필요함을 시사하고 있다.

방사선치료 기술의 발달로 3차원 입체조형 방사선치료가 도입되면서 방사선치료의 범위에서도 변화가 있었다. 미시간 대학에서 국소진행 췌장암을 대상으로 gemcitabine(1000mg/m2, ×3/4주)을 2주기 병행하면서, 1상 연구에서는 육안적 종양에 1cm의 여유만을 두어 치료할 경우 2.4Gy씩 총 36Gy가 2상 연구의 방사선량으로 추천되었고, 같은 기관에서 치료받은 74명의 환자를 대상으로 한 후향적 분석에서는 4명에서만(5%) 주변 림프절이 재발되는 것이 관찰되었다. 이와 같은 접근법은 수술 후 보조요법 및 수술 전 치료에서도 적용되었고, 기존의 방사선 조사야를 적용한 치료결과와 비슷하거나 오히려 우월한 국소제어율을 보고하였다. 이들 연구는 제한적 범위의 방사선치료를 통해 전신치료인 gemcitabine을 최대용량으로 투여하면서도 국소치료인 방사선치료를 동시에 시행할 수 있음을 보여준 연구라는 데 그 의의가 있다.

한편 세기조절방사선치료는 종양과 주위 정상조직 간의 관계를 구체적으로 알 수 있으며, 이들에게 조사되는 방사선 선량에 대해 정확한 정보를 구할 수 있을 뿐만 아니라, 방사선에 민감한 주위 정상조직에 전달되는 방사선량을 선택적으로 조절하여 정상조직 보호효과를 극대화하면서 종양의 방사선량을 증가시킬 수 있는 장점을 갖고 있어, 췌장암과 같은 복부종양에서도 점차 적용되고 있다. 아울러 최근에는 cyberknife 등을 이용한 정위적 방사선치료도 각광을 받고 있다. 기존의 통상 분할방사선치료가 일일 1회 1.8~2Gy씩 5~6 주간에 걸쳐 대개 45~54Gy의 방사선을 조사하는 데 반해, 정위적 방사선치료는 1~3회에 걸쳐 고선량의 방사선을 조사함으로써 기존의 방사선치료와 비슷한 11개월의 중앙 생존기간을 보였다. 연구결과에 따라 차이가 있지만, 1회의 치료에서 높은 부작용 빈도를 보고한 것과 달리 경험과 지식의 축적과 함께 4~5회에 걸쳐서 시행하는 체부정위적 방사선치료*stereotactic body radiotherapy* 또는 stereotactic ablative body radiotherapy의 시행으로 부작용 빈도를 더욱 낮춘 초기 연구 결과들이 발표되고 있다. 이러한 치료법은 기존의 치료에 비해 치료기간이 짧아 편의성 면에서 장점이 있고 전신 항암화학요법과의 병행 면에서도 이점이 있어 향후 많은 연구가 집중되어 진행될 것으로 기대되고 있다.

참고문헌

1. NCCN Clinical practice guidelines in oncology, V. 2. 2014: pancreatic adenocarcinoma. Available at http://www.nccn.org/professionals/physician_gls/PDF/pancreatic.pdf
2. Burris HA 3rd, Moore MJ, Andersen J, et al. Improvements in survival and clinical benefit with gemcitabine as first-line therapy for patients with advanced pancreas cancer: a randomized trial. J Clin Oncol 1997;15:2403-2413
3. Li CP, Chao Y, Chi KH, et al. Concurrent chemoradiotherapy treatment of locally advanced pancreatic cancer: gemcitabine versus 5-fluorouracil, a randomized controlled study. Int J Radiat Oncol Biol Phys 2003;57:98-104
4. Moore AM, Cardenes H, Johnson CS, et al. A phase II study of gemcitabine in combination with radiation therapy in patients with localized, unresectable, pancreatic cancer: a Hoosier Oncology Group trial. J Clin Oncol 2004;22:41s
5. Talamonti MS, Catalano PJ, Vaughn DJ, et al. Eastern Cooperative Oncology Group phase I trial of protracted venous infusion fluorouracil plus weekly gemcitabine with concurrent radiation therapy in patients with locally advanced pancreas cancer: a regimen with unexpected early toxicity. J Clin Oncol 2000;18:3384-3389
6. Haddock MG, Swaminathan R, Foster NR, et al. Gemcitabine, cisplatin, and radiotherapy for patients with locally advanced pancreatic adenocarcinoma: results of the North Central Cancer Treatment Group phase II study N9942. J Clin Oncol 2007;25:2567-2572
7. Huguet F, Andre T, Hammel P, et al. Impact of chemoradiotherapy after disease control with chemotherapy in locally advanced pancreatic adenocarcinoma in GERCOR phase II and III studies. J Clin Oncol 2007;25:326-331
8. Ryu MR, Yoon SC, Kim YS, et al. The results of palliative radiation therapy in patients with unresectable advanced pancreatic cancer. J Korean Soc Ther Radiol Oncol 2006;24:243-247
9. Neoptolemos JP, Stocken DD, Friess H, et al. A randomized trial of chemoradiotherapy and chemotherapyafter resection of pancreatic cancer. N Engl J Med 2004;350:1200-1210
10. Abrams RA, Yeo CJ. Combined modality adjuvant therapy for resected periampullary pancreatic and nonpancreatic adenocarcinoma: a review of studies and experience at the Johns Hopkins Hospital, 1991-2003. Surg Oncol Clin N Am 2004;13:621-638
11. Stocken DD, Buchler MW, Dervenis C, et al. Meta-analysis of randomized adjuvant therapy trials for pancreatic cancer. Br J Cancer 2005;92:1372-1381
12. Verbeke CS, Leitch D, Menon KV, et al. Redefining the R1 resection in pancreatic cancer. Br J Surg 2006;93:1232-1237
13. Oettle H, Post S, Neuhaus P, et al. Adjuvant chemotherapy with gemcitabine vs. observation in patients undergoing curative-intent resectionof pancreatic cancer: a randomized controlled trial. JAMA 2007;297:267-277
14. Regine WF, Garcia M, Berger AC, et al. Post-resectional CA 19-9 values are associated with significantly worse survival in patients with pancreatic carcinoma treated with adjuvant therapy on RTOG 9704: implications for current and future trials. Int J Radiat Oncol Biol Phys 2007;69:S78
15. Piccozi VJ, Kozarek RA, Traverso LW. Interferon-based adjuvant chemoradiation therapy after pancreaticoduodenectomy for pancreatic adenocarcinoma. Am J Surg 2003;185:476-480
16. Mornex F, Girard N, Delpero JR, et al. Radiochemotherapy in the management of pancreatic cancer-part I: neoadjuvant treatment. Semin Radiat Oncol 2005;15:226-234
17. Stessin AM, Meyer JE, Sherr DL. Pre-operative radiation is associated with improved survival in patients with respectable pancreatic cancer: analysis of data from the Surveillance, Epidemiology, and End Results (SEER) registry. Int J Radiat Oncol Biol Phys 2007;69:S272
18. Ben-Josef E, Shields AF, Vaishampayan U, et al. Intensity-modulated radiotherapy (IMRT) and concurrent capecitabine for pancreatic cancer. Int J Radiat Oncol Biol Phys 2004;59:454-459
19. Koong AC, Le QT, Ho A, et al. Phase I study stereotactic radiosurgery in patients with locally advanced pancreatic cancer. Int J Radiat Oncol Biol Phys 2004;58:1017-1021
20. Koong AC, Christofferson E, Le QT, et al. Phase II study to assess the efficacy of conventionally fractionated radiotherapy followed by a stereotactic radiosurgery boost in patients with locally advanced pancreatic cancer. Int J Radiat Oncol Biol Phys 2005;63:320-323
21. Gillen S, Schuster T, zum Büschenfelde C, et al. Preoperative/neoadjuvant therapy in pancreatic cancer: a systematic review and meta-analysis of response and resection percentages. PLos Med 2010;7:e1000267
22. Belli C, Cereda S, Anand S, et al. Neoadjuvant therapy in resectable pancreatic cancer: a critical review. Cancer Treat Rev 2013;39:518-524
23. Stroel O, Berebs V, Hinz U et al. Resection after neoadjuvant therapy for locally advanced, "unresectable" pancreatic cancer. Surgery 2012;152:S33-S42

증례(44-1)

췌장 두부암

• 소화불량을 주소로 내원하여 경계절제 가능 췌장암 진단하에 수술 전 항암화학요법을 시행하고 수술을 시행받은 증례로, 췌장암의 진단적 접근과 치료 및 치료반응 평가에 대해 고찰하였다.

증례

47세 여성이 두 달 전 시작된 소화불량으로 인근 병원에서 췌장에 이상 소견이 있다고 듣고 본원에 내원하였다. 소화불량은 식사와는 무관하였으며 이외에 통증이나 발열, 오한을 수반하지는 않았다. 과거력에서 당뇨병, 고혈압, 결핵 등의 병력은 없었으며 간염이나 담석 등의 병력도 없었다. 사회력에서 흡연이나 음주력 또한 뚜렷하지 않았다. 계통적 문진에서 체중감소, 식욕부진 등도 동반되지 않았다. 신체검진상 활력징후에서 혈압은 102/63mmHg, 맥박 수는 분당 84회, 호흡은 분당 20회, 체온은 36.2°C이었고, 체중은 50.75Kg, 신장은 158.70cm이었다. 전신 소견상으로는 건강해 보였다. 두경부 검진에서 공막 황달 소견을 포함한 이상 소견은 관찰되지 않았다. 흉부 검진에서도 이상 소견은 관찰되지 않았다. 복부 검진에서 압통이나 반발통은 없었고, 간이나 비장, 종괴는 만져지지 않았다. 장음은 정상 범위였고 이동 탁음의 소견은 없었다.

검사실 소견을 보면 일반혈액검사에서 백혈구 7,560/μL, 혈색소 12.1g/dL, 혈소판 300,000/μL이었으며, 일반화학검사상 Ca/P 10.4/3.5mg/dL, 공복혈당 288mg/dL, 요산 4.0mg/dL, 콜레스테롤 289mg/dL, 총 단백 8.0g/dL, 알부민 4.9g/dL, 총 빌리루빈 2.3mg/dL, 알칼리성 인산분해효소 543IU/L, AST/ALT 109/323IU/L였다. 소변검사에서 특이 소견은 없었다. 종양표지검사에서 CA 19-9가 1192U/mL로 증가된 소견을 보였으며 혈청검사에서 B형간염바이러스표면항원 음성, B형간염바이러스표면항체 양성, C형간염바이러스항체 음성, anti-HIV 음성이었다.

토의

좌장(내과 교수): 정리해 보면 47세의 여성이 소화불량으로 다른 병원을 방문해 시행한 검사에서 이상 소견이 발견되어 우리 병원에 오게 된 증례입니다.

검사 결과를 보면 총 빌리루빈 수치가 증가되어 있는데, 공막과 전신에서 황달 소견은 없었습니까? 또 직접 빌리루빈 수치는 확인하지 않았습니까?

주치의: 갈색 소변이나 황달을 의심할 만한 다른 이상이 없었습니다. 총 빌리루빈 수치 증가가 확인되어 시행한 검사에서 총/직접 빌리루빈 수치는 각각 1.2/0.9mg/dL였습니다.

좌장: 전원되기 이전에 시행한 조치나 검사는 무엇이 있었습니까?

주치의: 외부 병원에서 CT, MRI, PET 및 조직검사를 시행하였고, 담관에 삽관을 하였습니다. 조직검사 결과는 선암이었습니다.

좌장: 영상검사 소견을 듣겠습니다.

영상의학과 교수: 외부 병원에서 시행한 복부 CT 및 MRI에서 췌장두부에 약 2.3cm 크기의 조영증강이 되는 종괴가 관찰되고 있습니다(그림 44-1.1A). 종괴는 상장간막정맥과 90도 정도 붙어 있습니다. 그러나 상장간막정맥이 간문맥으로 이행되는 지점에서 주변 연부 조직 침윤을 동반하고 있는 협착 부위가 관찰되고 있어 종양에 의한 직접 침윤을 배제하기 어렵습니다. 아울러 췌장 주변부 침윤과 주변 림프절 종대가 동반되어 있습니다. 본원에서 시행한 검사에서도 병변의 크기나 범위에 변화는 관찰되지 않고 있습니다. 담도 내 삽관으로 인한 간내담도에의 air-biliarygram 소견이 관찰되고 있어 기능을 유지하고 있음을 시사합니다.

핵의학과 교수: 외부 병원에서 시행한 PET로 판독에 제

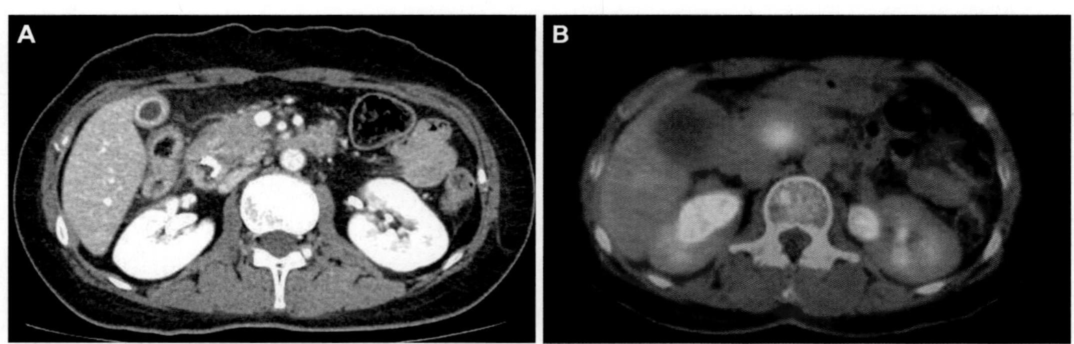

그림 44-1.1. 치료 전 복부 CT 및 PET 소견 상장간막정맥에 접하여 저감쇠의 종괴가 있고(A), 대사 증가 소견이 관찰되고 있다(B).

약이 있겠습니다. 다른 영상 소견에서 관찰되는 부위에 대사 항진 소견이 관찰되고 있어 췌장암을 시사하는 소견입니다(그림 44-1.1B). 이외에 전이를 의심할 만한 소견은 관찰되고 있지 않습니다.

좌장: 영상학적으로 절제불가 병변과 경계절제 가능 병변의 기준에 대해 설명을 부탁드립니다.

영상의학과 교수: 병기 정의상 상장간막동맥이나 복강동맥 침윤이 있는 경우는 절제 불가능으로 분류합니다. 분류 체계에 따라 차이가 있어서 침윤을 접촉에서부터 둘러싸는 경우까지 나눌 수 있고, 대개는 90도 이상 접촉한 경우 침윤의 가능성이 있고, 180도 이상 둘러싸고 있는 경우는 침윤의 가능성이 높다고 보고하고 있습니다. 이외에 주요 혈관인 상장간막정맥 및 간문맥과 총간동맥을 접촉할 경우에 경계절제 가능 병변으로 구분하고 있습니다. 환자가 참여하신 연구에서는 상장간막정맥 및 문맥의 경우 종양이 인접하거나 둘러싸고 있으나, 혈관협착을 동반하지 않거나 협착이 동반되었어도 혈관 재건이 가능한 경우로 정의하고, 위십이지장동맥 및 간동맥, 상장간막동맥, 복강동맥의 경우에는 종양 접촉각도 180도 미만이면서 동맥 직경 감소가 없는 경우로 정의하였습니다.

좌장: 병변에 대해 필요한 추가검사나 조치는 없었습니까?

소화기내과 교수: 크기가 작은 병변에서의 병변 확인과 조직검사 및 삽관 등의 목적으로 내시경 시술과 내시경초음파를 고려할 수 있겠으나, 본 환자의 경우는 이미 외부 병원에서 조직검사 및 삽관을 시행하고 전원되어 본원에서는 추가적인 검사를 시행하지는 않았습니다.

좌장: 내시경초음파 및 시술에 대해 좀 더 상세하게 설명을 부탁드립니다.

소화기내과 교수: 내시경초음파검사는 췌장 종괴를 발견하는 데 가장 예민한 검사법으로 발견율은 96%(85~100%) 정도이며 1cm 미만의 병변도 식별이 가능합니다. 또한 2cm 이하의 작은 종양에서 특히 전산화단층촬영술이나 자기공명영상보다 민감도가 우월합니다. 또한 병기 및 절제 여부 판정에 있어 혈관침범 유무 등을 판단하는 데 도움을 줄 수 있습니다. 또한 아주 작은 간전이나 소량의 복수(복막전이)를 진단하는 데 매우 유용하며 내시경초음파 세침흡인술로 병리진단까지 할 수 있어 불필요한 수술을 막는 데 도움을 줄 수 있습니다. 현재 다채널 전산화단층촬영술 시행 후 상호보완적으로 시행하는 것을 추천하고 있습니다. 참고적으로 내시경초음파 세침흡인술의 적응증을 설명드리면 절제 불가능한 암환자에서 항암 또는 방사선 치료 시작 전의 경우, 치료방침이 바뀔 수 있는 다른 종양 진단의 경우, 진단이 불확실할 경우, 췌장암 선행 항암방사선요법 시작 전에 병리진단을 하기 위한 경우, 치료방침이 바뀔 수 있는 원격전이(간, 복수, 림프절) 진단이 필요한 경우, 환자가 병리진단 없이는 절제수술을 꺼릴 때 등에 적응해 볼 수 있겠습니다.

좌장: 이후 시행된 치료에 대해 설명해주십시오.

외과 교수: 환자는 조직학적으로 확인된 경계절제 가능 췌장암으로, 진행 중인 3상 임상 연구 참여를 권유하였습니다. 환자 및 보호자께서 치료에 따르는 이득과 손실에 대해 충분하게 설명을 듣고 이해하신 후 연구 참여를 결정하셨습니다. 본 환자는 수술 전 치료군에 배정되어 치료를 진행하였습니다.

방사선종양학과 교수: 치료 전 검사에서 확인된 병변 및 임상적으로 전이가 가능한 주변 림프절 지역에 매일 1.8Gy씩 총 25회에 걸쳐서 45Gy를 화학요법과 병행하

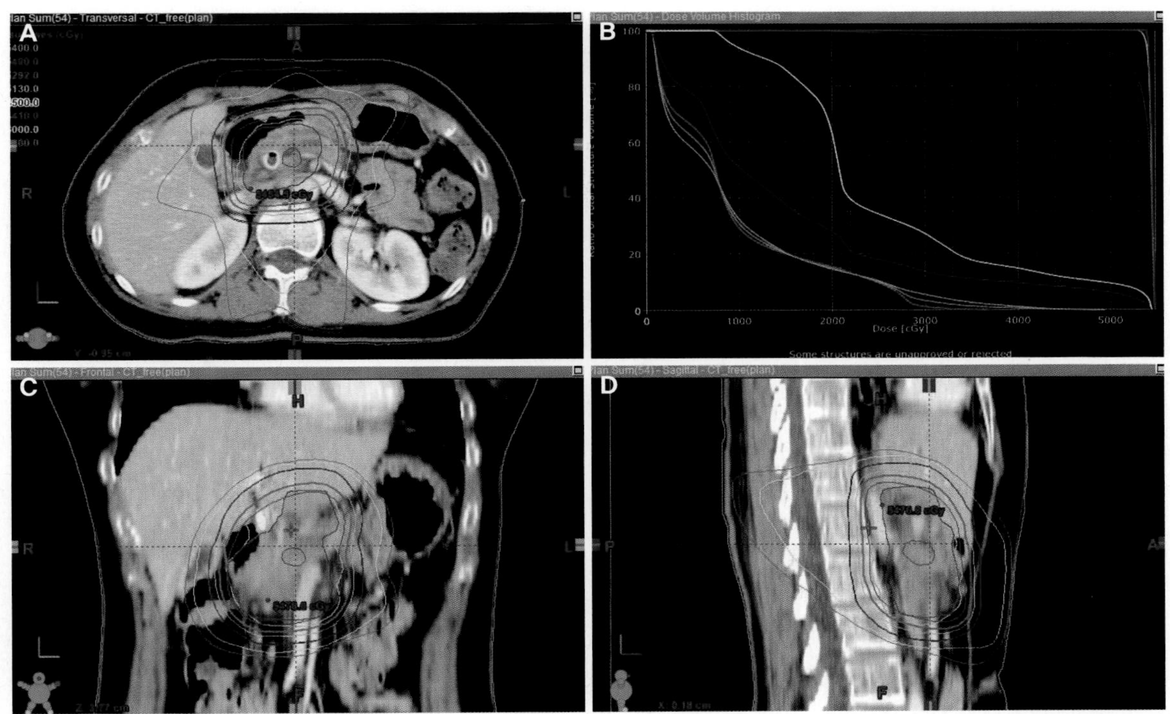

그림 44-1.2. 방사선치료 계획 중심축(A) 횡단면(C) 관상면(D) 시상 면에서의 방사선량 분포 곡선과 주요 장기별 선량체적곡선(B)을 보여준다.

여 진행합니다. 이후 치료 범위를 검사상 확인된 병변으로 국한하여 같은 일정으로 5회에 걸쳐 9Gy 추가 치료를 시행합니다. 방사선치료 중에는 호흡 등으로 인한 정상 장기의 움직임이 있어 이를 보완하기 위하여 복부 압박을 통한 호흡 범위 제한이나 호흡동조치료 등을 활용하고 있습니다. 방사선량 처방은 표적체적 95%에 목표 선량 100%, 목표 선량 95%에 표적체적 100%를 포함하면서, 1cm^3 최대선량을 105% 미만으로 유지하도록 합니다. 아울러 방사선치료 계획에서는 주요 주변 장기의 방사선량 제약이 중요합니다. 현재는 신장은 23Gy 체적을 30% 미만으로, 간은 30Gy 체적을 40% 미만으로, 위장 및 소장은 45Gy 및 50Gy 체적을 각각 15%, 10% 미만으로 하며, 척수는 최대선량을 45Gy 미만으로 합니다(그림 44-1.2).

종양내과 교수: 방사선치료를 진행하는 동안 매주 1주 1회 체표면적당 gemcitabine 300mg 정주요법을 시행합니다. 방사선치료를 6주간 30회를 시행하여 통상적으로 6회를 시행하고 있습니다. 치료 시작 직전 및 매주 신체계측 및 혈액검사 등으로 환자의 수행능력 등을 평가하고, 결과에 따라 용량을 조절하게 됩니다. 중증도가 높은 백혈구, 혈소판 감소가 발생한 경우에는 치료를 잠시 중단하는 경우도 있습니다만, 본 환자는 도중 용량 변경이나 휴식 없이 계획한 치료일정을 잘 소화하였습니다.

좌장: 치료 후 시행한 영상 소견 말씀 부탁드립니다.

영상의학과 교수: 수술 전 치료 종료 후에 시행한 CT, MRI에서는 치료 이전과 비교하여 병변의 크기는 감소된 소견은 관찰되고 있지 않습니다(그림 44-1.3A). 다만 병변 내부에 감쇠 부위가 커져서 방사선치료에 의한 변화의 가능성이 있습니다. 상장간막정맥과의 접촉각도 및 길이가 각각 109도, 1.5cm로 치료 전 125도, 1.5cm와 큰 차이를 보이고 있지는 않습니다. 간문맥과의 접촉각도 및 길이는 수술 전에는 180도, 0.8cm이었으나, 치료 후 영상에서는 담도 내 금속관으로 인한 영상 왜곡으로 판정이 어려웠습니다.

핵의학과 교수: 췌장두부 삽관 부위 주변으로 대사가 증가된 병변이 관찰되고 있고, SUV(standardized uptake value)는 5.8입니다(그림 44-1.3B). 병변의 위치상 잔류 종양 여부 평가는 어려우며, 삽관 및 치료에 동반된 염증 반응의 가능성이 높겠습니다. 이외에 전이를 의심할 만한 소견은 관찰되고 있지 않습니다.

좌장: 종양표지자의 변화는 없었습니까?

주치의: 치료 시작 직전에 시행한 검사에서 CA 19-9는 3,777U/mL였습니다. 치료기간 중에 지속적으로

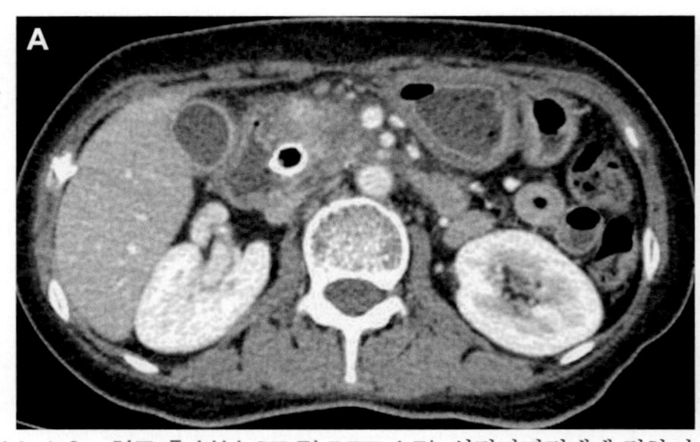

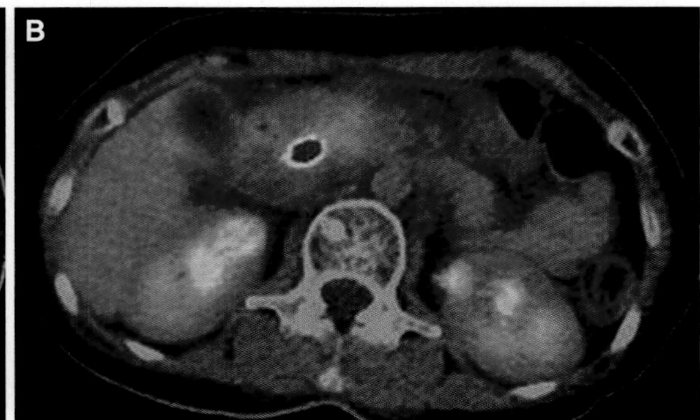

그림 44-1.3. **치료 후 복부 CT 및 PET 소견** 상장간막정맥에 접하여 저감쇠 부위가 증가되고 주변 침윤이 심화된 소견과(A), 담도 삽관 부근에서만 대사증가 소견이 관찰되고 있다(B).

감소하여 치료 후 추적영상검사를 시행한 검사에서는 429U/mL로 감소되었습니다.

좌장: 영상학적으로 변화는 관찰되지 않았으나, 종양표지자는 1/9 정도로 수치가 감소되었습니다. 종양표지자와 영상 소견과의 괴리를 어떻게 설명할 수 있습니까?

방사선종양학과 교수: 다른 고형암에 비하여 췌장암은 방사선치료에 대한 반응 평가가 매우 어려운 것으로 알려져 있습니다. 이번 환자에서처럼 CT나 MRI상의 변화보다는 PET 검사나 종양표지자가 좀 더 예민한 것으로 연구자들이 보고하고 있습니다.

좌장: 그럼 수술 소견 부탁드립니다.

외과 교수: 배꼽 위 중앙절개를 시행했습니다. 간전이의 소견은 보이지 않았고, 복막으로의 파종이나 직장선반 *rectal shelf*의 소견도 없었습니다. 복수도 없었고 다른 복강 내 전이를 의심할 만한 소견은 관찰되지 않았습니다. 췌장에 6cm가량의 딱딱한 종괴가 만져졌습니다. 종괴는 후복막 유착이 매우 심하여 직접 침윤이 의심되었고, 결장간막과도 심하게 붙어 있어 결장간막을 함께 절제하였습니다. 아울러 간문맥 및 상장간막정맥에 6cm 정도 붙어 있어 병변과 함께 정맥을 절제하고, 우형반*bovine patch*를 이용하여 혈관 개입이식*interposition graft*을 시행하였습니다. 췌장 목 부위에서 육안적으로는 절연면 음성 소견이었으나, 동결검사상 종양 의심 소견으로 나와 전췌장절제술을 시행하였습니다.

좌장: 병리 소견 말씀 주십시오.

병리과 교수: 먼저 육안 소견을 보시면 절단면에서 췌장 단면에 백황색의 딱딱한 종괴가 있습니다(그림 44-1.4). 종괴의 경계는 불분명하며, 췌장두부를 침범하고 있고, 췌장을 넘어 총담관과 십이지이장으로의 침윤이 관찰

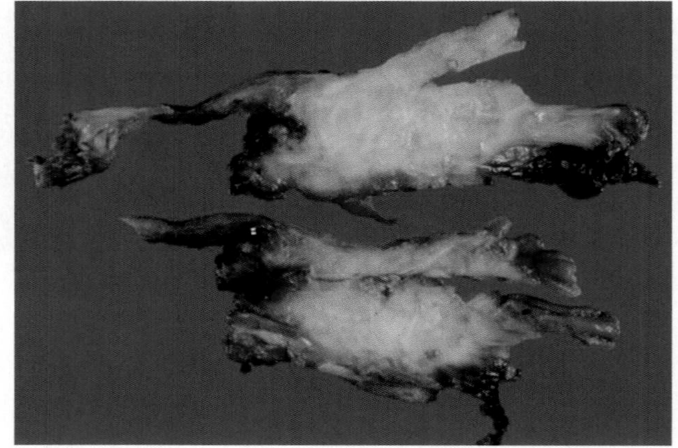

그림 44-1.4. **육안 소견** 췌장두부에 백황색의 종괴가 관찰되고 있으며 후복막 절연 면까지 침범이 의심되고 있다.

되고 있고, 췌장 뒤쪽으로 함께 절제된 상장간막정맥으로의 침윤 소견도 관찰되고 있습니다. 현미경 소견으로는 병변의 전체 범위는 4.0×2.0×1.6cm입니다. 육안 소견과 마찬가지로, 췌장 주변으로 침윤을 동반하여 담도의 근육층, 십이지장의 점막층 및 상장간막정맥의 외막*adventitia*까지 침윤이 관찰되고 있습니다. 침윤은 관찰되지만, 많은 부위에서 암세포는 한두 개만 관찰되고 있고, 대부분은 섬유화되어 치료에 반응한 것으로 추정됩니다(그림 44-1.5). 림프절은 총 20개를 찾아보았는데 암세포의 전이는 발견되지 않았습니다.

좌장: 치료반응에 대한 병리학적 분류에 대해 말씀을 부탁드립니다.

병리과 교수: 미국 병리학회 분류를 대체로 따르고 있습니다. 반응 정도는 4단계로 구분하여, 종양세포가 없는 경우, 몇 개의 세포만 남은 경우, 섬유화에 비하여 종양세포가 더 많은 경우, 잔존 종양이 많은 경우를 각각 완전 반응*complete response*/0, 중등도 반응*moderate*

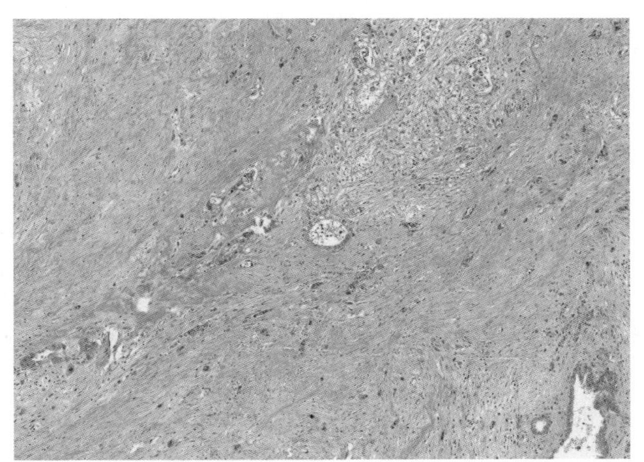

그림 44-1.5. 현미경 소견 대부분은 섬유화된 소견으로 1개의 암세포가 관찰된다.

response/1, 최소 반응*minimal response*/2, 불량 반응 *poor response*/3으로 구분하고 있습니다. 방사선치료 후에 종양의 섬유화되는 것에 기반한 분류로, 췌장암은 다른 고형암과 달리 섬유화가 동반되는 경우가 많아서 분류기준 종양세포의 분율을 다르게 주장하는 연구자들도 많습니다. 이 환자의 경우는 몇 개의 종양 세포만이 관찰되어 중등도 반응/1에 해당됩니다.

최종진단

pancreas head cancer, adenocarcinoma cT3N1, ypT3N0(중등도 반응/1)

좌장: 수술 후 종양표지자의 변화는 어땠습니까?

주치의: 수술 후 일주일 후에 시행한 검사에서는 20U/mL였습니다.

좌장: 수술 후에는 정상화되었군요. 수술 전 치료의 장점에 대해서 설명을 부탁드립니다.

방사선종양학과 교수: 지난 30여 년간 수술 후 치료에 따른 치료성적의 향상이 미미하여, 다른 소화기암에서처럼 수술 전 치료를 적용하는 연구가 진행되고 있습니다. 수술 전 치료의 일반적인 이론적 장점은 수술에 따른 혈관손상이 없는 상태에서 방사선치료가 진행되어 산소공급이 원활하므로, 암세포의 방사선감수성이 수술 후 방사선치료에 비해 높고, 병기 감소 혹은 크기 감소 효과로 수술 후 절제연 양성률을 감소시킬 수 있으며, 수술 후 추가치료가 지연되는 상황을 미연에 방지할 수 있다는 점이며, 원격전이가 많이 동반되는 췌장암의 경우 술 전 치료기간 동안 원격전이가 추가로 발견되는 환자에서는 수술적 치료에 대한 부담을 덜 수 있습니다.

좌장: 향후 추가치료 방침에 대해 설명해주십시오.

종양내과 교수: 수술 단독에 비하여 수술 후 항암화학요법의 시행으로 생존율 향상은 여러 연구에서 확인되었습니다. 수술 전 치료 시에 방사선치료와 항암화학요법이 병행되기는 하나, 병행치료의 부작용 가능성 때문에 충분한 용량이 투여되지 못합니다. 따라서 수술 후에 유지항암화학요법을 추천하고 있습니다. 환자가 참여한 연구방침에서도 수술 후 gemcitabine 요법을 시행하는 것을 원칙으로 합니다. 단독치료이므로 체표면적당 1000mg을 매주 1회 3주간 정주하고 일주일 쉬는 일정으로 4회 반복합니다.

좌장: 치료 종료 이후 추적관찰 지침에 대해서도 설명을 부탁드립니다.

외과 교수: 췌장암은 수술을 포함한 근치적인 치료를 해도 재발률이 매우 높은 종양으로, 주기적인 추적관찰이 매우 중요합니다. 치료 종료 후 첫 1년 동안은 매 3개월마다 복부 CT 와 종양표지자, 간기능검사 등의 혈액검사를 시행하고, 이후에는 6개월 간격으로 시행하고 있습니다.

좌장: 참여해주셔서 감사합니다. 추가 질문 없으면 이번 증례 토의 마무리하도록 하겠습니다.

한글 찾아보기

ㄱ

ㄴ

ㄷ

ㄹ

ㅁ

ㅂ

ㅅ

ㅇ

ㅈ

ㅊ

ㅋ

ㅌ

ㅍ

ㅎ

영문 찾아보기

A

B

C

D

E

F

G

H

I

J

K

L

M

N

O

P

Q

R

S

T

U

V

W

X

Y

Z

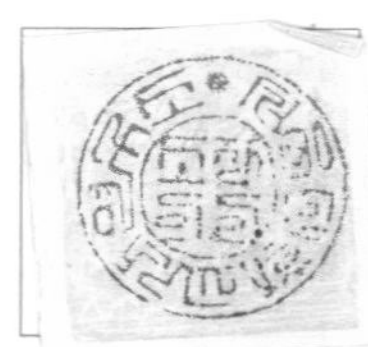

김정룡

제4판 제2권 **소화기계 질환**

제1판 1쇄 펴낸날 2000년 9월 10일
제2판 1쇄 펴낸날 2005년 11월 15일
제3판 1쇄 펴낸날 2011년 1월 31일
제4판 1쇄 펴낸날 2016년 6월 30일

편저자 | 김정룡
펴낸이 | 김시연

펴낸곳 | (주)일조각
등록 | 1953년 9월 3일 제300-1953-1호(구:제1-298호)
주소 | 110-062 서울시 종로구 경희궁길 39
전화 | 734-3545 / 733-8811(편집부)
733-5430 / 733-5431(영업부)
팩스 | 735-9994(편집부) / 738-5857(영업부)
이메일 | ilchokak@hanmail.net
홈페이지 | www.ilchokak.co.kr

ISBN 978-89-337-0712-8 94510
ISBN 978-89-337-0710-4 94510(전 2권)

값 100,000원

* 이 도서의 국립중앙도서관 출판예정도서목록(CIP)은
서지정보유통지원시스템 홈페이지(http://seoji.nl.go.kr)와
국가자료공동목록시스템(http://www.nl.go.kr/kolisnet)에서
이용하실 수 있습니다.(CIP제어번호 : CIP2016013837)